心脏病学实践
2016

主　　编　马长生　韩雅玲

主　　审　胡大一　方　圻　刘力生

学术秘书　杜　昕　乔　岩

人民卫生出版社

图书在版编目（CIP）数据

心脏病学实践. 2016 / 马长生，韩雅玲主编. —北京：人民卫生出版社，2016

ISBN 978-7-117-23399-6

Ⅰ. ①心… Ⅱ. ①马… ②韩… Ⅲ. ①心脏病学 Ⅳ. ①R541

中国版本图书馆 CIP 数据核字（2016）第 231086 号

人卫智网	**www.ipmph.com**	**医学教育、学术、考试、健康，购书智慧智能综合服务平台**
人卫官网	**www.pmph.com**	**人卫官方资讯发布平台**

心脏病学实践 2016

主　　编：马长生　韩雅玲
出版发行：人民卫生出版社（中继线 010-59780011）
地　　址：北京市朝阳区潘家园南里 19 号
邮　　编：100021
E - mail：pmph @ pmph.com
购书热线：010-59787592　010-59787584　010-65264830
印　　刷：北京人卫印刷厂
经　　销：新华书店
开　　本：889 × 1194　1/16　　**印张**：45
字　　数：1426 千字
版　　次：2016 年 10 月第 1 版　2016 年 10 月第 1 版第 1 次印刷
标准书号：ISBN 978-7-117-23399-6/R · 23400
定　　价：122.00 元
打击盗版举报电话：010-59787491　E-mail：WQ @ pmph.com
（凡属印装质量问题请与本社市场营销中心联系退换）

编者名单

（按文中出现顺序排序）

姓名	单位	职称
林曙光	广东省医学科学院/广东省人民医院/广东省心血管病研究所	主任医师
徐峥嵘	广东省医学科学院/广东省人民医院/广东省心血管病研究所	博士
胡大一	北京大学人民医院心血管病研究所	教授
尹学珺	北京大学医学部乔治健康研究所	助理研究员
武阳丰	北京大学公共卫生学院流行病与卫生统计学系/北京大学临床研究所	教授
靳　英	中国人民解放军总医院老年心内科	副主任医师
叶　平	中国人民解放军总医院老年心内科	主任医师
黄　岚	第三军医大学附属新桥医院心内科	主任医师
谭　虎	第三军医大学附属新桥医院心内科	主任医师
杨天伦	中南大学湘雅医院心内科	主任医师
钟巧青	中南大学湘雅医院心内科	副主任医师
李素芳	北京大学人民医院心内科	助理研究员
陈　红	北京大学人民医院心内科	教授
光雪峰	昆明医科大学附属延安医院暨云南心血管病医院心内科	教授
林春荣	昆明医科大学附属延安医院暨云南心血管病医院心内科	住院医师
王　薇	首都医科大学附属北京安贞医院/北京市心肺血管疾病研究所	研究员
黄　玮	重庆医科大学附属第一医院心内科	主任医师
雷　寒	重庆医科大学附属第一医院心内科	主任医师
李为民	哈尔滨医科大学附属第一医院心内科	主任医师
修春红	哈尔滨医科大学附属第一医院心内科心脏超声室	副主任医师
马长生	首都医科大学附属北京安贞医院心内科	主任医师
常三帅	首都医科大学附属北京安贞医院心内科	博士
冷　凤	北京大学第一医院老年内科	住院医师
刘梅林	北京大学第一医院老年内科	教授
周胜华	中南大学湘雅二医院心内科	教授
王继光	上海交通大学附属瑞金医院/上海市高血压研究所	教授
孙宁玲	北京大学人民医院心脏中心	主任医师
霍　勇	北京大学第一医院心内科	主任医师
范芳芳	北京大学第一医院心内科	助理研究员
许建忠	上海交通大学医学院附属瑞金医院/上海市高血压研究所	副主任医师
高平进	上海交通大学医学院附属瑞金医院/上海市高血压研究所	研究员
马青峰	首都医科大学宣武医院神经内科	主任医师
华　琦	首都医科大学宣武医院心脏中心	主任医师
张　晔	第三军医大学第三附属医院心内科	主治医师
曾春雨	第三军医大学第三附属医院心内科	教授
张　瑜	新疆维吾尔族自治区人民医院高血压诊断治疗研究中心	副主任医师
李南方	新疆维吾尔族自治区人民医院高血压诊断治疗研究中心	教授

江竞舟	中山大学附属第一医院心内科	博士
董吁钢	中山大学附属第一医院心内科	教授
李曦铭	天津市胸科医院心内科/天津市心血管病研究所	副主任医师
丛洪良	天津市胸科医院心内科/天津市心血管病研究所	教授
马依彤	新疆医科大学第一附属医院心脏中心	主任医师
谢　翔	新疆医科大学第一附属医院心脏中心	副主任医师
朱建华	浙江大学医学院附属第一医院心内科	主任医师
周逸蒋	浙江大学医学院附属第一医院心内科	主治医师
郭艺芳	河北省人民医院老年心脏科	教授
刘先宝	浙江大学医学院附属第二医院	副主任医师
王建安	浙江大学医学院附属第二医院	教授
赵兴胜	内蒙古自治区人民医院心脏中心	教授
贺利平	内蒙古自治区人民医院心脏中心	主任医师
严晓伟	北京协和医院心内科	主任医师
李　江	中南大学湘雅二医院心内科	教授
赵水平	中南大学湘雅二医院心内科	教授
祝之明	第三军医大学大坪医院高血压内分泌科/重庆市高血压研究所	教授
李　强	第三军医大学大坪医院高血压内分泌科/重庆市高血压研究所	主治医师
高润霖	中国医学科学院阜外心血管病医院心内科冠心病中心	研究员
董豪坚	广东省人民医院心内科	主治医师
孙　硕	广东省人民医院心内科	住院医师
陈纪言	广东省人民医院心内科	主任医师
贾海波	哈尔滨医科大学附属心血管病医院心内科	副主任医师
张希玲	哈尔滨医科大学附属心血管病医院心内科	主治医师
黄幸涛	哈尔滨医科大学附属心血管病医院心内科	主治医师
胡思宁	哈尔滨医科大学附属心血管病医院心内科	主治医师
于　波	哈尔滨医科大学附属心血管病医院心内科	主任医师
陶　凌	第四军医大学西京医院心内科	教授
刘　毅	第四军医大学西京医院心内科	主治医师
韩雅玲	沈阳军区总医院心内科	主任医师
李　洋	沈阳军区总医院心内科	主治医师
沈　迎	上海交通大学医学院附属瑞金医院心脏科	博士
张瑞岩	上海交通大学医学院附属瑞金医院心脏科	教授
沈卫峰	上海交通大学医学院附属瑞金医院心脏科	教授
崔锦钢	中国医学科学院阜外心血管病医院心内科	副主任医师
乔树宾	中国医学科学院阜外心血管病医院心内科	主任医师
吕树铮	首都医科大学附属北京安贞医院心内科	主任医师
熊　波	重庆医科大学附属第二医院心内科	博士
黄　晶	重庆医科大学附属第二医院心内科	主任医师
高传玉	河南省人民医院心内科	主任医师
程兆云	河南省人民医院心内科	主任医师
丛广志	宁夏医科大学总医院心内科	博士
贾绍斌	宁夏医科大学总医院心内科	教授
金重赢	浙江大学医学院附属邵逸夫医院心内科	主治医师

傅国胜　浙江大学医学院附属邵逸夫医院心内科　主任医师
聂绍平　首都医科大学附属北京安贞医院急诊危重症中心　主任医师
公　威　首都医科大学附属北京安贞医院急诊危重症中心　博士
吴永健　中国医学科学院阜外心血管病医院冠心病中心　主任医师
许海燕　中国医学科学院阜外心血管病医院冠心病中心　主任医师
侯晓彤　首都医科大学附属北京安贞医院心脏外科危重症中心　教授
江　洪　武汉大学人民医院心内科　教授
马瑞松　武汉大学人民医院心内科　住院医师
孙英贤　中国医科大学附属第一医院心内科　主任医师
程　颖　中国医科大学附属第一医院心内科　主治医师
李　琦　中国医学科学院阜外心血管病医院心外科　主治医师
郑　哲　中国医学科学院阜外心血管病医院心外科　主任医师
苏　晞　武汉亚洲心脏病医院心内科　教授
李继文　武汉亚洲心脏病医院心内科　教授
李　峥　上海交通大学仁济医院心内科　主治医师
何　奔　上海交通大学仁济医院心内科　教授
杨新春　首都医科大学附属北京朝阳医院心脏中心　教授
周　旭　首都医科大学附属北京朝阳医院心脏中心　主治医师
华　伟　中国医学科学院阜外心血管病医院心律失常中心　教授
顾　敏　中国医学科学院阜外心血管病医院心律失常中心　博士
程晓曙　南昌大学第二附属医院心内科　主任医师
鲍慧慧　南昌大学第二附属医院心内科　副主任医师
郦明芳　江苏省人民医院心内科　主治医师
曹克将　江苏省人民医院心内科　主任医师，教授
李毅刚　上海交通大学医学院附属新华医院心内科　教授
王　君　上海交通大学医学院附属新华医院心内科　主治医师
刘娜娜　中国医学科学院阜外心血管病医院心内科　博士
浦介麟　中国医学科学院阜外心血管病医院心内科　研究员
刘元生　北京大学人民医院急诊科　教授
郭继鸿　北京大学人民医院心内科　教授
黄从新　武汉大学人民医院心内科　主任医师
赵振刚　四川大学华西医院心内科　讲师
陈　茂　四川大学华西医院心内科　主任医师
潘文志　复旦大学附属中山医院心内科　主治医师
葛均波　复旦大学附属中山医院心内科　教授
王　勇　中日友好医院心内科　教授
周　颖　中日友好医院心内科　博士
史　倞　南京医科大学第一附属医院心内科　住院医师
孔祥清　南京医科大学第一附属医院心内科　教授
张慧平　国家老年医学中心/北京医院心内科　副主任医师
孙福成　国家老年医学中心/北京医院心内科　主任医师
杨杰孚　国家老年医学中心/北京医院心内科　主任医师
黄　峻　南京医科大学第一附属医院　教授
李占全　辽宁省人民医院心内科　主任医师

孟　锦	辽宁省人民医院心内科	主任医师
郑　杨	吉林大学第一医院心血管疾病诊治中心	教授
周珊珊	吉林大学第一医院心血管疾病诊治中心	主治医师
黄沛森	中国医学科学院阜外心血管病医院冠心病中心	住院医师
钱海燕	中国医学科学院阜外心血管病医院冠心病中心	副主任医师
杨跃进	中国医学科学院阜外心血管病医院冠心病中心	主任医师
叶　勇	复旦大学附属中山医院/上海市心血管病研究所	住院医师
吴　剑	复旦大学附属中山医院/上海市心血管病研究所	青年副研究员
邹云增	复旦大学附属中山医院/上海市心血管病研究所	教授
谭　宁	广东省人民医院心内科	主任医师
陈鹏远	广东省人民医院心内科	住院医师
高修仁	广州中山大学附属第一医院心内科	教授
李庆朗	广州中山大学附属第一医院心内科	博士
张　骞	首都医科大学附属北京安贞医院心内科	主治医师
刘小慧	首都医科大学附属北京安贞医院心内科	主任医师
姚　青	第三军医大学西南医院心内科	副教授
宋治远	第三军医大学西南医院心内科	教授
郝盼盼	山东大学齐鲁医院心内科	主治医师
张　运	山东大学齐鲁医院心内科	教授
安　涛	中国医学科学院阜外心血管病医院心力衰竭中心	主治医师
张　健	中国医学科学院阜外心血管病医院心力衰竭中心	教授
张　钲	兰州大学第一医院心内科	主任医师
舒小军	兰州大学第一医院介入科	主治医师
袁祖贻	西安交通大学第一附属医院心内科	主任医师
陈　涛	西安交通大学第一附属医院心内科	主治医师
严文文	同济大学附属同济医院心内科	讲师
王乐民	同济大学附属同济医院心内科	教授
杨天和	贵州省人民医院心内科	主任医师
张长海	贵州省人民医院心内科	副主任医师
田　野	哈尔滨医科大学附属第一医院心内科	教授
赵　鹃	哈尔滨医科大学附属第一医院心内科	教授
钱菊英	复旦大学附属中山医院心内科	教授
陆　浩	复旦大学附属中山医院心内科	副主任医师
卢志南	中国医学科学院阜外心血管病医院血栓中心	主治医师
荆志成	中国医学科学院阜外心血管病医院血栓中心	主任医师
杨德彦	北京协和医院心内科	主治医师
方　全	北京协和医院心内科	教授
李　保	山西省心血管病医院心内科	主任医师
杨　滨	山西省心血管病医院心内科	副主任医师
曾晓春	广西医科大学第一附属医院心内科	副主任医师
黄丽蓉	广西医科大学第一附属医院心内科	硕士
伍伟锋	广西医科大学第一附属医院心内科	教授
严　激	安徽省立医院心内科	教授
孙　琦	安徽省立医院心内科	副主任医师

程赛楠	中国医学科学院阜外心血管病医院磁共振影像科	博士
赵世华	中国医学科学院阜外心血管病医院影像中心	主任医师
马青变	北京大学第三医院急诊科	主任医师
高　炜	北京大学第三医院心内科	教授
卢　群	西安交通大学医学院第一附属医院心内科	助理研究员
马爱群	西安交通大学医学院第一附属医院心内科	教授
刘俊明	新疆生产建设兵团医院心内科	主任医师
王明建	新疆生产建设兵团医院心内科	副主任医院
魏　盟	上海市第六人民医院心内科	教授
赵　清	上海市第六人民医院心内科	教授
李飞雪	天津医科大学第二医院心脏科	副主任医师
李广平	天津医科大学第二医院心脏科	教授
刘　斌	吉林大学第二医院心内科	教授
张春鹏	吉林大学第二医院心内科	主治医师
周玉杰	首都医科大学附属北京安贞医院心内科	主任医师
刘　巍	首都医科大学附属北京安贞医院心脏外科中心	副主任医师
王　旭	首都医科大学附属北京安贞医院急诊危重症中心	主治医师
傅向华	河北医科大学第二医院心内科	主任医师
肖宇杨	河北医科大学第二医院心内科	住院医师
樊延明	河北医科大学第二医院心内科	主治医师
陈松文	上海交通大学附属第一人民医院心内科	主治医师
凌智瑜	上海交通大学附属第一人民医院心内科	副主任医师
刘少稳	上海交通大学附属第一人民医院心内科	主任医师
林　立	华中科技大学同济医学院附属同济医院心内科	副教授
段嘉霖	华中科技大学同济医学院附属同济医院心内科	住院医师
张存泰	华中科技大学同济医学院附属同济医院老年科	教授
刘方舟	广东省人民医院/广东省心血管病研究所	住院医师
吴书林	广东省人民医院/广东省心血管病研究所	主任医师
李学斌	北京大学人民医院心内科	主任医师
段江波	北京大学人民医院心内科	主治医师
郑强荪	第四军医大学唐都医院心内科	主任医师
刘雄涛	第四军医大学唐都医院心内科	主治医师
卢永昕	华中科技大学同济医学院附属协和医院心内科	教授
何利伟	南方医科大学南方医院心内科	住院医师
许顶立	南方医科大学南方医院心内科	教授
李　凌	郑州大学第一附属医院心内科	教授
赵晓燕	郑州大学第一附属医院心内科	副教授
柳志红	中国医学科学院阜外心血管病医院心内科	教授
赵智慧	中国医学科学院阜外心血管病医院心内科	副主任医师
罗　勤	中国医学科学院阜外心血管病医院心内科	副主任医师
黄连军	首都医科大学附属北京安贞医院介入诊疗科	主任医师
曾庆龙	首都医科大学附属北京安贞医院心外科	博士
孙　欢	吉林大学中日联谊医院心内科	主治医师
杨　萍	吉林大学中日联谊医院心内科	教授

李虹伟	首都医科大学附属北京友谊医院心血管中心	主任医师
赵树梅	首都医科大学附属北京友谊医院心血管中心	副主任医师
李东泽	四川大学华西医院心内科	住院医师
曾　智	四川大学华西医院心内科	教授
朱鲜阳	沈阳军区总医院先心病内科	主任医师
王建铭	沈阳军区总医院先心病内科	主治医师

前言

作为长城国际心脏病学会的配套用书,《心脏病学实践》陪伴大家16年了。每年我们的组稿专家都会梳理心血管领域的重大事件,总结和评价新研究、新进展,邀请国内众多知名心血管领域专家分享先进的思想与理念,分享新技术的应用经验,展望新的研究和发展方向。在信息传播和人们阅读习惯发生巨大变化的今天,我们希望当您翻开《心脏病学实践》的时候,仍能感受到与专家面对面交流的真诚与喜悦,因为每版《心脏病学实践》都渗透着他们的心血与汗水。我们由衷地感谢每位对本书给予过热忱帮助的专家和同道。

长城国际心脏病学会议的主席将实行轮换制,《心脏病学实践》也将由当年和下一年度的主席作为主编。相信不同的主编和组稿团队将来会为本书带来新的思想和创意,我们期待着《心脏病学实践》每年以不同的风格出现在大家面前。

由于我们水平有限,组稿和统稿的时间紧张,书中难免会存在疏漏和不完善之处,真诚地期待专家、同道和热心的读者针对内容和版面设计提出宝贵的建议,协助我们把明年的《心脏病学实践》做得更好。

马长生　韩雅玲

2016年9月9日

目录

第一部分　心血管疾病的预防和管理

第二部分　心血管疾病临床问题与研究进展

第一篇　高血压与代谢性疾病

第二篇 冠心病

第三篇 心律失常

第四篇 心脏结构与心脏功能

第五篇 其他临床问题

第三部分 从病例学习处理原则

第一部分　心血管疾病的预防和管理

心血管疾病的预防：高危策略与人群策略

随着经济发展、人口老龄化以及生活方式的改变，许多国家中过去肆虐流行的营养不良疾病已逐渐被控制，取而代之的是营养过剩所导致的非传染性疾病如心血管疾病、糖尿病、肿瘤等。动脉粥样硬化性心血管疾病（cardiovascular disease，CVD）是当前全球死亡和致残的主要原因，约占30%，超过传染性疾病和寄生虫病的总和[1]。二十世纪六七十年代心血管疾病被视为高收入国家的常见病，目前中低收入国家（low-income and middle-income countries，LMICs）居民也深受该类疾病的困扰。据估计，2011—2025年全球非传染性疾病所产生的经济负担将为7万亿美元，超过80%产生于LMICs，其中CVD占大部分费用[2]。所有国家均已意识到非传染性疾病对人力、社会和经济产生的后果，这种后果对贫困和弱势人口尤为可怕，这是21世纪最大的公共卫生挑战之一。减少全球非传染性疾病负担比什么都重要，也是实现可持续发展的必要条件。为此，世界卫生组织制定了到2025年将包括心血管疾病在内的4种主要非传染性疾病造成的过早死亡减少25%的总体目标[3]。

我国心血管疾病现状

我国处于快速经济社会转型期，人们精神压力增多、吸烟、饮酒、膳食中动物脂肪和胆固醇摄入增多、公众自我预防和保健认知不足，难以保持良好的心理平衡状态，加上公共卫生政策相对滞后，使得我国心血管病发病率及死亡率逐年上升，发病年龄提前。2016年6月我国发布了“2015年中国心血管病报告”[4]，报告提示我国心血管疾病危险因素流行趋势明显，CVD发病人数持续增加。今后10年CVD患病人数仍将快速增长。目前，心血管疾病死亡占城乡居民总死亡原因的首位，农村心血管疾病死亡率从2009年起超过并持续高于城市水平，心血管病占居民疾病死亡构成在农村为44.6%，城市为42.51%，意味着每5例死亡者中就有2例死于心血管疾病。2014年农村心血管病死亡率为295.63/10万，其中心脏病死亡率为143.72/10万，脑血管病死亡率为151.91/10万（脑出血74.51/10万，脑梗死45.30/10万）；城市心血管病死亡率为261.99/10万，其中心脏病死亡率为136.21/10万，脑血管病死亡率为125.78/10万（脑出血52.25/10万，脑梗死41.99/10万）。2014年心血管疾病的住院费用中，急性心肌梗死为133.75亿元，颅内出血为207.07亿元，脑梗死为470.35亿元。自2004年以来，年均增长速度分别为32.02%、18.90%和24.96%。心血管疾病负担日渐加重已成为重大的公共卫生问题。如何应对和遏止我国心血管病的上升是我们国家及卫生系统面临的严峻挑战。

心血管疾病预防

在日常实践工作中，医师们常常用风险评估模型预测某个人未来罹患某种疾病的概率。然而，同样的风险评估模型可否适用于整个人群呢？Geoffrey Rose是世界上第一位考虑整个群体风险的著名科学家，他认为疾病的决定因素在群体层面和个人层面是不完全相同的。因此，心血管疾病的预防在个体层面和群体层面也是有区别的。目前最有效的心血管疾病预防策略是“高危策略”和“人群策略”[5]。“高危策略”主要针对心血管疾病患者或心血管疾病高危患者，即将个体卫生保健干预目标放在心血管疾病总危险处于中高危或者单一危险因素（如糖尿病、高血压和高胆固醇血症）超过治疗建议阈值的人员方面。该方法在资源匮乏环境的初级保健工作中具有可行性，甚至可由非内科医生卫生工作者加以实施，譬如对已经患有糖尿病等其他疾病的人员开展心血管疾病二级预防。然而单纯控制高风险人群的危险因素能有效预防心血管疾病的发生吗？ 2012 年 Yang 等[6]发表于《美国医学会杂志》(*JAMA*)的一项研究分析可能有助于我们进一步了解这个问题，其根据国家健康与营养调查研究死亡率相关数据归纳总结出 7 个心血管健康因素并以此对人群进行分类，6 个及以上的因素预示着低风险人群。这个强调保留心血管健康因素而非认识及治疗高风险人群的方法给人类带来积极的信号，其简单的心血管健康归纳方法逐渐被美国心脏协会官方采用以制订 2020 年心血管健康目标。Yang 等发现约 90% 的死亡来自具备 4 个以下心血管健康因素的人群，约 40% 的死亡发生在具备 1 个或不具备心血管健康因素的高风险人群，然而，令人费解的是 46% 的死亡发生在具备 3 个或 4 个心血管健康因素的中危人群，而该人群约占整个人群的一半。大部分心血管事件并非仅发生在高危人群，高危策略干预措施对靶个体来说效果肯定，只干预高危人群会错失大部分将来可能发生心血管疾病的人群。

很长时间以来，“人群策略”即全人群干预措施被认为是更经济、有效的。包括 Framingham 心血管发病危险评估在内的几项里程碑式的研究已明确多种危险因素有增加心血管病死亡的作用。吸烟、不合理饮食、过量饮酒和缺乏运动等不良生活方式，以及高血压病、糖尿病、肥胖等与心血管病发病率密切相关。从 20 世纪 60 年代开始，欧洲和美国的冠心病死亡率的下降达 50%~80%，而且所有年龄段和不同性别的人群死亡率均有下降，同时相应的缺血性脑卒的发生率及死亡率也显著下降，这使得高收入国家人群的预期寿命持续延长。显然，发达国家近 50 年来对心血管疾病死亡率的控制是卓有成效的。欧洲国家认为这些巨大的变化与社会经济进步以及整个人群的饮食和生活方式改变息息相关，归因于高血压控制、他汀类药物治疗心血管疾病的一级预防策略[7]。世界卫生组织曾指出，健康的 60% 取决于生活方式，遗传因素占 15%，环境因素占 17%，医疗仅占 8%。2012 年《柳叶刀》(*Lancet*)发布的几项研究报告中指出：全世界约 1/3(20 多亿)的成年人，每天的活动量不足，全球每年约 530 万人因活动量不足而死亡，每年死于吸烟的人数大约也是 500 万。IMPACT 政策模型广泛应用于预测及评估一些治疗策略、疾控风险效果方面。据 IMPACT 模型分析：美国在 1980—2000 年生活方式改变对心血管疾病死亡率下降的贡献率为 44%；英国在 1981—2000 年临床治疗措施对心血管疾病死亡率下降的贡献率分别为 58% 和 42%；即使在冠心病发病率最高的芬兰，1982—1997 年心血管疾病死亡率大幅度下降，其中 53% 归因于生活方式改变[8-10]。由此可见，人群生活方式改变在心血管疾病预防方面影响重大。采取健康教育手段，防止和改变不良的生活方式和行为应是心血管疾病预防策略的中心环节，也是全人群策略的体现[14]。改变生活方式和健康教育最主要的内容是合理的善食，坚持中度体力活动、戒烟、防止超重和精神紧张，其具体内容也随着心血管危险因素的研究进展而日益充实和完善。

公共卫生政策措施

显然，目前在预防控制非传染性疾病方面进展不足并不是因为缺少干预措施。非传染性疾病发病率和死亡率高是由于在具有成本效益的干预措施方面投入不足，特别是在低收入和中等收入国家[11,13]。首先，在低收入国家，政府在健康方面的投入占其国内生产总值的比例很小。例如，在低收入国家仅占 2%，在中低收入国家仅占 3%~5%(相对高收入国家的 12% 而言)，我国为 5.57%。第二，除美国外的大部分高收入国家都有一些普及的全民医疗保险的形式，然而，在低收入国家却未能普及。第三，低收入国家的卫生系统不得不在营养不良的治疗、儿童、传染性疾病和逐渐增加的非传染性疾病之间进行适当的权衡分配有限的资源。第四，低收入国家的医疗卫生专业人员很少，而且主要集中在城市服务于富人。第五，低收入国家着重于治疗，预防方面的投入不成比例。对大多数人而言，高昂的医疗费用是一项很沉重的负担，公共管理体系薄弱、缺少资金和不完善的。另外，在低收入国家，腐败和不道德的医疗行为比较常见，譬如做一些没必要和昂贵的检测，由于高昂的健康保健的开销而造成家庭负债的现象很普遍。另外，尽管低收入国家的整体风险因素水平最低，但其心血管疾病和死亡事件反为最高，这预示着这些中低收入国家的医疗健康体系水平尚待改进。

非传染性疾病的驱动因素包括全球化对商品营销和贸易的影响、快速城市化及人口老龄化。这些因素不因个人意志转移，单纯依靠医疗卫生机构的努力很难满意地控制心血管的发生率和死亡率，必须让政府参与进来，尤其是处理非传染性疾病问题、制定政策时肯定需要政府最高级别发挥领导作用[12]。2015

年发表在《柳叶刀》上的“世界心脏联盟全球心血管疾病预防展望”一文中也提到卫生领域、非医疗和医疗机构以及需和政府之间建立非传染病防控联盟与合作关系[11]。《2014年全球非传染性疾病现状报告》提出9个全球预防控制非传染性疾病目标：减少有害使用酒精、身体活动不足、盐/钠摄入量、烟草使用和高血压；遏制肥胖和糖尿病上升；提高预防心脏病和脑卒中措施的覆盖面，并获得基本技术和药物，力争实现2025年将4种主要非传染性疾病造成的过早死亡减少25%的总体目标[3]。为实现这一目标，各参与国家的政府应根据国情制定合理的公共卫生政策，利用媒体广泛宣传心血管疾病的防治知识，卫生部门定期发布健康核心信息；科学合理膳食，推广低盐、低脂、低糖、低热量的健康食品；积极营造运动健身环境；切实加强控烟工作，全面推行公共场所禁烟；及时发现并管理高风险人群，加强高风险人群（高血压、糖尿病、高血脂和吸烟、酗酒、超重、肥胖等）的检出和管理将大大减少全球心血管疾病的负担。

小　结

非传染性疾病是21世纪卫生和发展主要挑战之一，我们面临前所未有的改变非传染性疾病发展进程的机遇，这是一个重要的历史时刻。各国必须迅速行动起来，“高危策略”和“人群策略”并举，期望有效减少全球心血管疾病的负担。

（林曙光　徐峥嵘）

参考文献

[1] World Health Organization. Cardiovascular diseases (CVDs) fact sheet No. 317, March 2013. Available at: http://www.who.int/mediacentre/factsheets/fs317/en/. Accessed August 14, 2014.

[2] World Health Organization. The global economic burden of non-communicable diseases, September 2011. Available at: http://apps.who.int/medicinedocs/en/d/Js18806en/. Accessed August 14, 2014.

[3] World Health Organization. 69th World Heart Assembly. Global status report on noncommunicable diseases 2014. http://www.who.int/nmh/publications/ncd-status-report-2014/en/.

[4] 陈伟伟，高润霖，刘力生，等. 2015年中国心血管病报告. 中国循环杂志，2016，31(6)：521-528.

[5] Rose G. Sick individuals and sick populations. Int J Epidemiol, 1985, 14: 32-38.

[6] Yang Q, Cogswell ME, Flanders WD, et al. Trends in cardiovascular health Metrics and Associations with all-Cause and CVD mortality among US adults. JAMA, 2012, 307: 1273-1283.

[7] Bandosz P, O'Flaherty M, Drygas W, et al. Decline in mortality from coronary heart disease in Poland after socioeconomic transformation: modelling study. BMJ, 2012, 344: d8136.

[8] Ford ES, Ajani UA, Croft JB, et al. Explaining the decrease in U.S. deaths from coronary disease, 1980-2000. N Engl J Med, 2007, 356(23): 2388-2398.

[9] Unal B, Critchley JA, Capewell S. Explaining the decline in coronary heart disease mortality in England and Wales between 1981 and 2000. Circulation, 2004, 109(9): 1101-1107.

[10] Laatikainen T, Critchley J, Vartiainen E, et al. Explaining the decline in coronary heart disease mortality in Finland between 1982 and 1997. Am J Epidemiol, 2005, 162(8): 764-773.

[11] Yusuf S, Wood D, Ralston J, et al. The World Heart Federation's vision for worldwide cardiovascular disease prevention. Lancet, 2015, 386(9991): 399-402.

[12] Weeramanthri T, Hendy S, Connors C, et al. Primary Health Care: a strategic framework for the prevention and control of chronic noncommunicable disease. Glob Health Action, 2014, 7: 24504.

[13] Yusuf S, Perel P, Wood D, et al. Reducing Cardiovascular Disease Globally: The World Heart Federation's Roadmaps. Glob Heart, 2015, 10(2): 93-95.

[14] Authors/Task Force Members, Piepoli MF, Hoes AW, et al. 2016 European Guidelines on cardiovascular disease prevention in clinical practice: The Sixth Joint Task Force of the European Society of Cardiology and Other Societies on Cardiovascular Disease Prevention in Clinical Practice (constituted by representatives of 10 societies and by invited experts): Developed with the special contribution of the European Association for Cardiovascular Prevention & Rehabilitation (EACPR). Eur J Prev Cardiol, 2016, 23(11): NP1-NP96.

慢病防控需要群防群治

我国高血压、糖尿病、肥胖、烟草依赖等患者以亿计数，动脉粥样硬化性心血管病、癌症、慢性阻塞性肺疾病也都以百万、千万计，作为其根源的不健康生活方式和行为广泛流行。

面对如此严峻的挑战，我国现行的医疗服务体系极为落后，是一种被动式、碎片化、防治分离、只治不防、越治越忙的困局。医院越办规模越大，毛收入急剧上升，患者人满为患，医生越来越忙，为每个患者看病的时间越来越短，医患关系日趋紧张，社会与广大患者对医疗服务的满意度每况愈下。不断增加但仍有限的医疗资源都消耗在生病以后、疾病复发、急性事件和疾病终末期。没病的等得病，得病的等复发，前不预防，后不康复，投入越多，浪费越大。

解决问题的根本出路是大办健康管理、预防、康复/二级预防和慢病管理的“4S”店。需要主动提供健康慢病管理服务的专业队伍和群众运动相结合，医患两方主动，有效互动，协调好医-患、患-患、医-医三个关系，开展群防群治，打一场符合中国国情的防控慢病的人民战争。

以冠状动脉支架为例，每年治疗近50万例患者，但做完就“放羊”，缺少系统的随访、术后的康复与二级预防。众所周知，无论一代代支架在生物技术上有多大进展，支架治疗本身是姑息疗法，治标不治本。支架本身是置入人体血管的金属异物，其本身就是即刻与远期血栓形成的风险，支架内也可发生动脉粥样硬化，其他冠状动脉也会发生新的病变。支架术后阿司匹林、他汀等停药率高，大大增加支架内血栓和新发动脉粥样硬化病变风险。而且接受支架治疗的广大患者普遍对自身疾病和支架后续会发生什么风险不知情，心中无数，既忧病又忧支架。医疗信息不对称，而网络获取的信息又十分混杂，不少为不实事求是的坏消息。即使适应证适当，手术成功的支架治疗后患者中，虑病和虑支架的焦虑抑郁甚至惊恐发作常见，真正感觉良好者为数不多。

近来，我在全国各地推动支架治疗的患者开展“过好支架人生”的主动服务，线上知识传播与健康知识咨询，与逐渐遍布全国的心血管疾病预防康复中心地面服务结合，对接受治疗的患者和家庭成员进行个体化的5个处方制定与实施。首先指导患者管理好循证用药的有效性、安全性和依从性，落实运动、营养、心理（包括睡眠）和戒烟限酒处方。通过这一服务过程，对每个患者进行教育，让他们对自身疾病与支架治疗知根知底，学习自我管理疾病的知识，发挥患者与家庭的主观能动性，提升自我管理疾病的能力。在此基础上，通过手机微信或短信，实现服务团队与患者/家属互动的长期主动随访机制。最近在长春中医药大学附属医院看到在成立不久的心血管预防康复中心接受管理服务的支架术后患者精神面貌、生活质量的巨大改善，用药依从性的大幅提高，感到十分欢欣鼓舞。我们又进一步组建接受支架的患者“过好支架人生”俱乐部，建立患-患的微信群，促进同病相怜的患者之间互动，交流防治经验。我们又把从事心血管预防与康复的网点连接起来，形成医-医协作团体，对更广大的支架治疗的患者做好长期的服务。

当前盲目攀比支架数量，不做术后随访管理是极不负责任的医疗行为。一对患者不负责，二对医生的职业不负责，三对支架技术不负责，四对医保不负责，浪费医疗卫生资源。

与接受支架治疗的患者一样，所有慢病患者都是终生带病生存，没有根治性技术，都必须有长期终身的全面、全程管理服务和关爱。这就迫切需要在这次医药卫生改革中，从根本上变革现有的医学模式、医疗服务体系与结构、医疗资源配置，尤其是付费机制，做颠覆性变革，大办健康管理和慢病管理的“4S”店，发挥医患双方积极性，做好全社会动员，群防群治，走出一条控制慢病流行的成功中国路，实现健康中国梦。

（胡大一）

减盐争议:数据还是证据

心脑血管疾病是世界和中国最主要的疾病负担,每年因心脑血管疾病死亡的人高达1700万人,占总死亡人数的1/3。心脑血管疾病最主要的危险因素是高血压,而盐的过量摄入是导致血压升高的决定性因素之一。从20世纪初,有关盐摄入量与血压及心脑血管疾病关系的研究在全世界广泛开展。大量流行病学研究、人群干预研究、临床试验、基因研究和动物研究都表明减少盐摄入量有降低血压的作用。世界卫生组织提出减少盐摄入量是降低血压进而减少心血管疾病和其他慢性病风险最具成本效益的措施之一,并设立了到2025年全球人群盐摄入量减少30%的全球健康目标。但近几年陆续有研究发表质疑限盐的益处。2016年5月一篇发表于《柳叶刀》的文章再次提出盐摄入量与心血管事件呈U型曲线关系,引起了医学界和民众间的广泛热议。本章将基于目前减盐的科学研究,讨论相关科学证据,分析争议来源,探讨今后的研究方向,并为今后的减盐行动提供参考。

1. 减盐争议的起因和争议焦点

科学的魅力在于它的开放性和可怀疑性,证据的形成也离不开质疑的声音。在减盐这一问题上,从以前减盐对血压是否有影响到现在减盐对于心血管疾病等硬终点事件的影响,争议已持续近半个世纪之久。如今,减少食盐的摄入可以明显降低血压这一结论已通过大量动物试验、人群观察性研究以及人群临床试验得到证实。但是,近年来在医学领域具有较强影响力的杂志,如《美国医学会杂志》(*JAMA*)、《美国新英格兰杂志》(*NEJM*),以及《柳叶刀》(*Lancet*)接连发表了数篇文章,指出盐摄入量与心血管事件是U型曲线关系,摄盐入量过高和过低都会增加心血管疾病的发病风险。美国国家科学院的医学研究所(Institute of Medicine,IOM)也对现有的科学证据进行了评估,并指出:“尚未有足够充分的证据,对低于2300mg/d的钠摄入(约等于食盐摄入6g)是否增高或降低心血管疾病的发生率作出判定。”对IOM的报告的正确解读应是“盐摄入降低至6g后是否有必要进一步减少仍缺乏证据”。然而,这一结论却被那些一直反对减盐的利益攸关方所利用,试图让公众误认为“减盐反而会使心血管病发病风险增高”。加之,一些媒体为了吸引眼球而故弄玄虚的炒作,对这些研究结果的误读和传播一时甚嚣尘上,对全球减盐行动的质疑之声在民众中传播开来。这些错误说法的广泛传播,势必严重影响到我国和全球正在开展的人群减盐行动,阻碍我国心血管病预防和控制工作,有必要在此予以澄清,以正视听。

2. 争议各方的论据

2.1 反对减盐的论据

首先,让我们来看一看反对减盐有哪些科学依据。

在这些减盐可能升高心血管疾病风险的研究中,影响较大的是2014年发表于《新英格兰杂志》的PURE研究,该研究是18个国家超过10万人参与的人群观察性研究,分析了钠摄入量与血压及心血管疾病终点事件的关系,总体回归分析发现每升高1g钠(2.5g食盐)摄入,收缩压升高2.11mmHg,舒张压升高0.78mmHg,与之前关于钠摄入量与血压关系的研究结论一致。与此同时,该研究报道钠摄入量与血压关联性的大小与钠摄入水平显著相关(存在交互作用):食盐量越高,随着食盐量增高而升高的血压幅度越大,每日钠摄入超过5g钠组(12.7g食盐),每升高1g钠(2.5g食盐)摄入,收缩压升高2.58mmHg;每日钠摄入在3~5g钠(7.6~12.7g食盐)之间组,收缩压升高1.74mmHg;而钠摄入在3g钠(7.6g食盐)以下组,收缩压升高0.74mmHg[1]。但是,该研究也观察到在平均3.7年的随访期内,有3317例(3.3%)患者发生了死亡或心血管事件,钠的摄入量过高(≥7g/d)或者过低(<3g/d)都会有较高的心血管疾病风险,盐摄入量与心血管事件呈U型曲线关系[2]。表面看上去,PURE研究有很大的样本量,又是国际著名的研究机构和著名

专家分析和发表的结果，且在著名医学杂志发表，结果自然应当十分可信。然而，必须指出的是：样本量大并不是结果可信的充要前提。PURE 研究存在以下明显的重要不足使我们有足够的理由怀疑结果的真实可靠。首先，这是一个横断面研究，无法确定因果关系。其次，这是一个多个国家和地区参加的研究，各国之间人群盐摄入量差别巨大，人们对盐与心血管疾病关系的认识也存在巨大差别，因而人们的吃盐行为受患病的影响差异也是很大的[3]。而这一点恰恰是 PURE 研究在分析时没有加以控制的。PURE 研究的第三个缺陷是对个体盐摄入量暴露水平的估计不准确。尿液样本均为点尿样本，而点尿样本不能准确反映个体的食盐摄入水平。

最近一次引起减盐争议的文章是在 2016 年 5 月，《柳叶刀》发表了一篇关于在高血压和血压正常的人群中钠摄入量与心血管疾病及脑卒中关系的研究。该研究综合了 4 个队列人群的研究数据，分析得出盐摄入量与心血管事件是 U 型曲线关系，在摄盐量过高和过低都会增加心血管疾病的风险。并且在血压正常的人群中，高钠摄入并没有增加心血管疾病和脑卒中风险，反而过低的钠摄入量会增加风险。据此研究结果，作者指出，限盐应仅在高血压人群或者食盐量很多的人群中开展，而不是在全人群中推广。在将该文章结论当作支持决策的证据前，我们应当仔细分析这篇文章，不难发现这篇文章依然存在 2 个比较严重的缺陷影响其证据的可靠性。首先，在这项研究所依据的 4 项原始研究中，大多数样本(76%)来源于前面所提到的横断面研究——PURE 研究，其缺陷已如前述。一个是病例队列研究——EPIDREAM，其余 2 项是入选已经患有糖尿病的心血管病高危患者药物临床试验。这些研究对象更可能是因病而摄入更少的盐，但他们发生和死于心血管疾病的风险仍远高于另外 2 项研究的研究对象。把这些不同质的人群混在一起分析，在没有恰当地控制混杂效应的情况下，很容易得出所看到的所谓 U 型曲线关系。除此之外，这几个研究对于暴露因素(钠摄入)的测量均没有采用估算钠摄入量的金标准——24 小时尿液收集，而是用的一次性点尿尿钠估算食盐量。如上所述，点尿尿钠并不能准确地反应个体盐(钠)的摄入[4]。

总之，我们可以清楚地看出：这些提供反对减盐数据的研究均是观察性研究，均无法排除因果倒置的可能，均没有对研究人群的同质性作出严格规定或在分析时作出恰当地调整，对盐摄入量的真实暴露水平测量和估计均存在严重的方法学不足。因此，尽管这些研究有较大的样本量，出自知名研究机构，发表在知名杂志，但并不能够提供有足够说服力的科学证据。

2.2 支持减盐的论据

有关减盐的研究始自 20 世纪初。到 20 世纪 80 年代，减盐的对身体的益处已被科学界普遍接受。基于减盐可以降低血压的研究结果，世界卫生组织(WHO)将推荐每人每天不超过 5g 盐写入高血压防治指南，世界各国也开始发起了一系列减盐运动以降低本国人均食盐量。之所以世界卫生组织、国际营养和心血管病领域的各大学术组织均一致认可减盐有益无害，不仅是因为支持减盐的研究数量更多，更重要的是这些研究的质量更好，所得的结论更加可信。

其实，在 INTERSALT 之前，关于盐摄入量与血压的关联就一直存在争论。一来是因为这些研究大多是观察性研究，二来采用的研究方法多不统一，缺乏严格的质量控制。正是基于这样的背景下，为了澄清这一重要问题，国际上组织开展了 INTERSALT 研究。它包含了来自于 32 个不同国家的 52 组人群的样本(n=10 079)，不仅样本量巨大，而且大家统一采用相同的研究方案，通过 24 小时尿钠这一“金标准”方法来测量食盐摄入量。为了避免各地实验室间的测量误差，所有的尿液样本寄送统一的中心实验室进行分析测定。在我国，有北京、南宁和天津 3 个中心(每一中心样本量为 200 人)参与了本项研究。研究结果发现，在 4 组盐摄入量非常低的人群中，血压水平不随年龄增加而上升且一直维持在较低水平，而在其余 48 个人群之中，血压随年龄上升的斜率则与钠盐摄入量显著相关[5]。自此，减盐对于防控高血压有益的观点开始占据上风，但争议并未完全消失。20 世纪 90 年代，另外一项研究方法更加标准化、质量控制措施更为严格的国际合作研究——INTERMAP 研究在中国、日本、美国和英国 4 个国家展开，目的是为了探究宏量及微量营养素的摄入与血压之间的关系。来自于这 4 个国家的 4680 例 40~59 岁成年人参与了本项研究，研究采用 2 次 24 小时尿电解质测定(由比利时统一的中心实验室完成)并结合 4 次 24 小时膳食情况调查来测量研究对象的食盐摄入量。该研究关于钠摄入与血压的结果与 INTERSALT 研究结果具有一致性，中国人群 24 小时尿钠分别为 5633mg/d(男性人群，相当于食盐摄入 14.33g/d)与 4839mg/d(女性人群，相当于食盐摄入 12.31g/d)，均显著高于其他 3 个国家。同时中国人群平均收缩压为 121.3mmHg(标准差 17.4mmHg)，也为 4 个国家中最高，即使在肥胖流行程度远低于欧美国家的情况下，血压水平仍然处于较高值，提示了高盐摄入对于我国人群血压的关键影响[6]。我国北方盐摄入水平和血压平均水平都远高于南方，在校正了体重指数以及其他协变量后，我国南北地区收缩压差异的 66% 能够被钠、钾离子摄入水平的不同所解释，仅钠摄入水平的差别就能够解释南北地区收缩压差异的 1/3[7]。再次证实了我国人群中食盐摄入与高血压之间存在的正向关联。

INTERMAP 虽然拥有足够样本量和高质量的研究过程，但仍是观察性研究，与之相比，高质量的随机对照试验更能提供建立因果关系所需的高等级证据。在以减盐为干预的随机对照试验中，无论在干预措施的选择(保证干预依从性和排除其他干预因素)和主要观察指标(摄盐量)的估计上难度都很大，因此，完成高质量的随机对照试验也面临着很多挑战。在关于减盐和血压关系的随机对照试验中，最为著名的研究为在美国开展的 DASH-Sodium(Dietary Approaches to Stop Hypertension-Sodium)研究。这是一个随机交叉设计的对照试验，对比不同饮食模式(DASH 饮食和普通饮食)以及不同食盐摄入水平下的血压值差异。食盐摄入分为高、中、低三档依次进行，每一档次的盐摄入持续 30 天。研究期间，研究对象的所有饮食全部由研究者免费提供，并且有专门的营养师来配餐，每日的食盐量也是严格定量控制的。研究结果发现，不论接受 DASH 饮食模式的干预组或是接受普通饮食模式的对照组，研究对象收缩压均随着盐摄入量的减少(高盐摄入→中等盐摄入→低盐摄入)呈依次显著降低的趋势，清楚呈现了食盐摄入与血压水平之间的剂量 - 反应关系，而且在任何种族、性别以及基线血压水平的研究对象中均能够观察到这种规律[8]。DASH 研究的结果，因其严格的试验设计和高质量的完成终于使那些一直怀疑减盐能够降低血压的声音闭了嘴。

在系统综述方面，第一篇有关减盐随机对照试验的荟萃分析 1991 年问世。经分析，每日减少 3~6g 盐可在高血压人群中降低血压 5/3mmHg，在血压正常人群中降低血压 2/1mmHg[9]。自 1991 年来，也陆续有系统综述对减盐对血压影响的随机对照试验进行了荟萃分析。2013 年，一项包含有 34 项临床试验的 Meta 分析(包括 22 项在高血压患者中的研究，12 项在健康人群中的研究)发现，不论是在高血压人群或是健康人群之中，持续较长时间(减盐干预持续时间不低于 4 周)、中等程度的减少食盐摄入(平均减少食盐摄入 75mmol/d，即 4.4g/d)均能够显著降低血压水平(高血压人群收缩压降低 5.39mmHg，健康人群收缩压降低 2.42mmHg)[10]。另外一项 Meta 分析，纳入了 167 项盐与血压关系的试验研究，同样发现，不论研究对象是否患有高血压，不论种族，减少食盐摄入都能够显著降低血压的水平[11]。这些系统综述开展的时间不同，因此纳入分析的文章数量不同，干预人群特征不同(有的针对全人群，有的针对高血压人群，有的针对血压正常人群，研究人群的其他社会学特征也存在一定差异)，但他们都在以下几点达成了一致：①减少盐的摄入量可以显著降低血压水平；②血压降低的程度和减少盐摄入的幅度存在显著的剂量反应关系，盐摄入降低越多，血压降低幅度也越大；③无论性别、年龄(包括儿童和青少年)、种族、起始血压值，都能看到减盐对降压的作用。至此，减盐可以有效地降低血压终于尘埃落定，不再争论。国际各大高血压防治指南也纷纷将减盐作为高血压防治的一个重要手段写入其中。

因此，目前关于减盐的争论并不是减盐是否能够降压，而是是否应该减盐和应该减到什么水平？高血压是心血管疾病最重要的危险因素，长期血压控制不佳会导致动脉硬化，诱发心脑血管卒中，损害心脏、肾脏及全身各个脏器。既然过量摄入食盐与高血压有着密切关系，那么理论上食盐摄入也将是预防心血管疾病的有效策略之一。然而，仅凭此推断是不够的，必须要有足够的证据来了解减盐与心脑血管疾病发病死亡之间的关系。

来自群体研究的证据首推芬兰的全人群干预研究。芬兰从 20 世纪 70 年代开始，便开始实施全民减盐行动，并观察到男性摄盐量从人均 13g/d 降至 10g/d，女性摄盐量从人均 10.5g/d 降至 7.6g/d 期间，即便在 BMI 上升的情况下仍然看到血压下降了 20%，并且冠心病和脑卒中发病率都有显著下降[12]。但从科学性角度来看，这样的证据最没有说服力，因为同时可能存在其他很多因素的变化，导致了心脑血管病的减少，而非减盐的作用。

关于减盐与心血管疾病事件关系的探究主要来自前瞻性的队列研究。在 2009 年发表于《英国医学期刊(*BMJ*)的一篇系统综述汇总了13个队列研究的数据分析,发现多摄入5g盐将升高17%心血管疾病风险,以及23%脑卒中风险[13]。然而,与前述那些新近报道的减盐可能有害的研究一样,这些研究也属于观察性研究,其提供的证据并不足以证明减盐就一定能够减少心脑血管疾病,特别是当盐摄入量比较低的时候。

更强的证据应该来自干预试验,特别是设计合理的随机对照试验。目前,干预试验的证据主要来自美国的TOHP(Trials Of Hypertension Prevention Ⅰ and Ⅱ)系列随机对照试验。与对照组相比,干预组食盐量下降后,在18个月和36个月随访时均看到收缩压、舒张压降低,更可喜的是,在10~15年后的随访中,干预组心血管疾病的发病率和死亡率明显低于对照组,干预组的心脑血管事件比对照组低25%~30%[14]。然而,TOHP研究的设计也存在明显的不足。首先,它还不能算是一个真正的随机对照试验,而是对参加一个降血压的随机对照试验研究对象的长期随访。减盐对于心脑血管事件的影响结论来源于后续随访的数据。其次,由于随访时间很长,失访率较高(23%),随访调查中没有对血压和尿钠做直接的监测。正是由于现有干预试验存在这些不足,使得支持人群减盐的证据仍不够充分。

作为减盐的一个策略,采用低钠高钾替代盐与减盐存在同样的证据和不足。低钠盐能够显著降压已经得到严格的随机对照试验证实,证据充分。但低钠盐是否可以减少心脑血管病事件,仍没有足够证据。唯一的证据来自中国台湾的一项整群随机对照试验。尽管研究观察到干预组总死亡率和心血管病死亡率的下降,但由于只有5组人群,该试验的科学性和说服力仍不充分。另外,低钠盐由于加入了氯化钾,其是否可能导致高钾血症长期受到部分专家的质疑。网上近来甚至出现了"低钠盐是毒盐"的说法。虽然,目前还没有任何低钠盐导致高钾血症的确切报道,但这些不同意见和声音反映了关于低钠盐的安全性仍有待提供具有科学性的证据。

3. 数据与证据的区别

在科学界,争议是普遍存在的现象。争议会引起科研的兴趣和推动研究的进展。随着减盐研究的进展,关于减盐效果的数据越来越丰富,支持争议双方的研究数据也越来越多。但数据不等于证据。只有从高质量研究所产生的无偏倚数据方可作为研究证据,为大众健康和卫生策略制定提供可靠的支持。

最可靠的证据应来源于高质量的随机对照试验或者基于这些随机对照试验的系统综述。当我们举证时,应将通过随机对照试验获得的数据放在总结证据的首要位置。世界高血压联盟(World Hypertension League)已发起倡议,要求制定关于减盐临床研究的标准,因为低质量的研究数据正在误导大众,适得其反地稀释着多年来我们为了全球健康倡导减盐的努力。

我们需要明确,数据并不一定是证据。目前,减盐或采用低钠盐能够降低血压已得到了充分的科学证据。减盐会增加心血管疾病风险的研究报道尚不构成证据,充其量只能算是数据。

4. 目前仍缺乏的证据

在中国和世界上许多其他国家,人均每日摄盐量都远远超过指南推荐水平,甚至高达指南推荐量的2倍。将食盐量降低至指南推荐水平将对心血管疾病大有裨益并且很大程度上节约医疗成本。对于摄盐量过高的人来说,减少食盐摄入能够减少心血管疾病风险。科学界对这一点并没有太多争论。即使是前述发表的低盐有可能增加心血管病风险的研究中也观察到高盐摄入增加心血管病风险的结果。争论的焦点主要在究竟应该减少到什么水平。但这恰恰又是最难加以证明的。就像血压需要减低到什么水平,全世界做了大量的研究工作,但至今争论仍在,仍需更多的研究和不断努力。在未来的科学研究中,需要像研究降压药物那样,继续努力开展证据等级高的随机对照试验探究减盐与心脑血管事件,死亡等硬终点事件间的关系。目前,由笔者之一牵头的一项在中国农村地区开展的大规模整群随机对照试验——低钠盐与脑卒中关系研究(Salt-substitute and Stroke Study)正在中国北方5省的600个村子开展,旨在评估使用低钠盐代替普通食盐对脑卒中发病率和死亡率的影响。该项目共纳入脑卒中高危患者约21 000例,项目开展期间,项目将为每个干预村入组高危患者的家庭免费提供低钠盐以取代普通食用盐以达到持续进行减盐的效果,并对所纳入的研究对象进行每6个月一次的定期随访以获得终点事件相关信息,研究预期在2019年结束。我们期待该研究能够为澄清目前的争论也贡献一些有价值的数据。

另外，需要实施更多的政策转化研究，研究的主题应由“是否需要减盐”过渡到“如何有效减盐”上。正像上面说到的，虽然对于血压降低到多少尚存争论，但全世界对于降压有益却是一致公认的。我们同样不能因为对于食盐减少到多少这个小问题仍存争议，就忘记了减盐有益的大结论。在我国，食盐量绝不是过低，而是过高的问题。与其争论把盐减到多少合适，不如想一想如何才能尽快改变我国的高盐饮食习惯。目前在临床研究和公共卫生实践中面临的主要挑战是探索在人群范围内如何实施有效的、覆盖面广、成本效益高、持久降低盐摄入量的干预措施，以达到WHO所提出的在2025年减少盐摄入量30%的目标。在中国，由于饮食习俗，盐摄入量的70%以上来源于烹饪。目前，尽管中国代用盐研究（CSSS）等随机对照试验已经证实了低钠盐的降压效果，也显示了低钠代用盐作为一种有效且易于接受的减盐干预方式的实际应用潜力，但低钠盐的安全性问题仍有待更加充分的科学数据。在山西长治开展的School-EduSalt整群随机对照试验，也证实了基于学校的小学生及其家庭行为干预技术在减少家庭食盐摄入和降低血压方面的显著效果，但其可推广性和人群预防心脑血管病的价值仍有待大范围验证。

5. 结语

综上，目前有关减盐的争论如同有关降压的争论，不在于减盐是否有益，而在于减到什么水平恰当。高盐摄入有害正如同高血压有害一样毫无争议。我国作为一个高盐摄入的国家，与其不停地争论盐究竟吃多少合适，不如抓紧研究如何改变高盐摄入的现状。在我们关注盐摄入适宜水平的同时，投入更多的精力去研究减盐的有效和安全手段。随着更多严格设计的大规模减盐干预试验开展，相信将来有一天人类终将清楚食盐摄入的恰当水平。

（尹学珺　武阳丰）

参考文献

[1] Mente A, O'Donnell MJ, Rangarajan S, et al. Association of urinary sodium and potassium excretion with blood pressure. N Engl J Med, 2014, 371(7): 601-611.

[2] O'Donnell M, Mente A, Rangarajan S, et al. Urinary sodium and potassium excretion, mortality, and cardiovascular events. N Engl J Med, 2014, 371(7): 612-623.

[3] Mozaffarian D, Fahimi S, Singh GM, et al. Global sodium consumption and death from cardiovascular causes. N Engl J Med, 2014, 371(7): 624-634.

[4] Mente A, O'Donnell MJ, Yusuf S. Response to 'Estimation of sodium excretion should be made as simple as possible, but not simpler: misleading papers and editorial on spot urines'. J Hypertens, 2015, 33(4): 887-890.

[5] Intersalt: an international study of electrolyte excretion and blood pressure. Results for 24 hour urinary sodium and potassium excretion. Intersalt Cooperative Research Group. BMJ, 1988, 297(6644): 319-328.

[6] Zhou BF, Stamler J, Dennis B, et al. Nutrient intakes of middle-aged men and women in China, Japan, United Kingdom, and United States in the late 1990s: the INTERMAP study. J Hum Hypertens, 2003, 17(9): 623-630.

[7] Zhao L, Stamler J, Yan LL, et al. Blood pressure differences between northern and southern Chinese: role of dietary factors: the International Study on Macronutrients and Blood Pressure. Hypertension, 2004, 43(6): 1332-1337.

[8] Sacks FM, Svetkey LP, Vollmer WM, et al. Effects on blood pressure of reduced dietary sodium and the Dietary Approaches to Stop Hypertension (DASH) diet. DASH-Sodium Collaborative Research Group. N Engl J Med, 2001, 344(1): 3-10.

[9] Law MR, Frost CD, Wald NJ. By how much does dietary salt reduction lower blood pressure? Ⅲ-Analysis of data from trials of salt reduction. BMJ, 1991, 302(6780): 819-824.

[10] He FJ, Li J, Macgregor GA. Effect of longer term modest salt reduction on blood pressure: Cochrane systematic review and meta-analysis of randomised trials. BMJ, 2013, 346: f1325.

[11] Graudal NA, Hubeck-Graudal T, Jurgens G. Effects of low-sodium diet vs. high-sodium diet on blood pressure, renin, aldosterone, catecholamines, cholesterol, and triglyceride (Cochrane Review). Am J hypertens, 2012, 25(1): 1-15.

[12] Karppanen H, Mervaala E. Sodium intake and hypertension. Prog Cardiovasc Dis, 2006, 49(2): 59-75.

[13] Strazzullo P, D'Elia L, Kandala NB, et al. Salt intake, stroke, and cardiovascular disease: meta-analysis of prospective studies. BMJ, 2009, 339: b4567.

[14] Cook NR, Cutler JA, Obarzanek E, et al. Long term effects of dietary sodium reduction on cardiovascular disease outcomes: observational follow-up of the trials of hypertension prevention (TOHP). BMJ, 2007, 334(7599): 885-888.

饮食中的脂肪、胆固醇与心血管疾病

根据《全球疾病负担报告》显示，2013 年美国 30.8% 死亡归因于心血管疾病（cardio vascular disease，CVD）[1]。根据《中国心血管病报告 2014》《中国心血管病报告 2015》显示，2013 年、2014 年中国 CVD 死亡率均占据疾病死亡的首位，这两年农村 CVD 死亡率分别为 44.8%[2]、44.60%[3]，城市 CVD 死亡率分别为 41.9%[1]、42.51%[2]，而且目前似乎仍呈上升趋势。CVD 疾病负担日益加重，已成为重大公共卫生问题。

CVD 中以动脉粥样硬化性心血管疾病（atherosclerosis cardiovascular disease，ASCVD）为多见，其根本的病理生理机制就是动脉粥样硬化。目前业已证明，动脉粥样硬化与血脂相关，其中高胆固醇血症是 ASCVD 的致病性危险因素之一。原发性血脂异常的原因有遗传基因缺陷或其他微小基因突变，或饮食因素即高胆固醇，或高饱和脂肪酸摄入以及热量过多引起肥胖[4]。

血脂代谢紊乱被认为是动脉粥样硬化最重要的危险因素，血清总胆固醇、甘油三酯、低密度脂蛋白胆固醇（low-density lipoprotein-cholesterol，LDL-C）水平的升高及高密度脂蛋白胆固醇（high-density lipoprotein-cholesterol，HDL-C）的降低被认为与增高的冠心病及缺血性脑卒中风险相关。血脂在血浆中不以自由状态存在，必须与载脂蛋白结合后成为脂蛋白才能在体内转运。脂蛋白一般分为四类：HDL、LDL、极低密度脂蛋白（very low density lipoprotein，VLDL）和乳糜微粒（chylomicron，CM），在机体内发挥不同的作用。在整个代谢过程中，LDL 是转运胆固醇的主要形式，是"不好的胆固醇"。HDL 主要功能是参与胆固醇的逆向转运，将胆固醇转运至肝脏，在肝内转化为胆汁酸或直接通过胆汁排出体外，意味着"好的胆固醇"。胆固醇、甘油三酯、HDL-C、LDL-C 质和量的变化及代谢产物，都对 CVD 产生重要影响。

一、膳食中的脂肪与胆固醇

脂类是脂肪及类脂的总称。脂肪是三脂肪酸甘油酯或称甘油三酯，而类脂包括胆固醇及其酯、磷酯及糖脂等。脂肪来源于烹调用油脂和食物本身所含的油脂，除食用油含约 100% 的脂肪外，含脂肪丰富的食品为动物性食物和坚果类。所有的脂肪均由饱和脂肪酸、单不饱和脂肪酸和多不饱和脂肪酸 3 种脂肪酸按不同比例混合组成。含胆固醇较高的食物有畜肉内脏、禽类内脏、蛋黄、奶酪等，而且同时脂肪含量也高[5]。健康成年人每日摄入的胆固醇若增加 100mg，男性血液胆固醇水平将增高 0.038mmol/L，而女性增加 0.073mmol/L。研究发现，膳食中脂肪的数量和类型比胆固醇本身的数量更能影响血胆固醇水平。其一，来源于动物或植物中过多总脂或过多饱和脂肪可刺激机体代谢产生超出需要的胆固醇。其二，膳食中不饱和脂肪能降低血胆固醇水平。饱和脂肪酸摄入量过高也可导致血总胆固醇、LDL-C 升高，继发引起动脉粥样硬化，增加患者 CVD 的风险[6]。而且进食饱和脂肪的同时也食入了较多的胆固醇，进一步加重了 CVD 的风险。

依据膳食中脂肪与胆固醇的效应，可以将对敏感人群具有潜在升高血总胆固醇水平作用的食物分为两种类型：一类是含饱和脂肪比例高的食物，如黄油、肥肉、全脂奶制品、可可果和固态食用油。它们能刺激机体代谢产生更多胆固醇。另一类是含高胆固醇的食物（它们通常也含高的饱和脂肪），当超出机体调节能力时亦能增加血胆固醇水平。这一类食物有蛋黄、肥肉（特别是内脏）、海鲜、全脂奶制品、黄油、一些方便食品、猪油等[5]。

依照我国传统的饮食习惯，日常生活中我们并不经常或大量食用上述含有脂肪或胆固醇较高的食物。但近年来，随着生活水平的提高，脂肪与胆固醇的摄入量较前明显增加，由此而带来的高脂血症发病率明显增高。

二、甘油三酯来源及与 ASCVD 的关系

甘油三酯是由甘油和脂肪酸组成，主要作用就是储存能量与提供能量。人体内，甘油三酯主要在肝脏

和小肠合成，以肝脏合成能力最强，合成后即分泌入血。小肠黏膜则主要利用脂肪消化产物再合成甘油三酯，连同合成及吸收的磷脂及胆固醇，加上载脂蛋白形成新生的CM，经淋巴进入血循环，与HDL进行载脂蛋白的交换，形成成熟的CM。经进一步代谢，CM内核的甘油三酯90%以上被水解、释出，被机体组织利用，而表面的载脂蛋白、磷脂、胆固醇离开CM，形成新生的HDL；CM颗粒逐步变小，最后转变为富含胆固醇酯的CM残粒。在脂肪的代谢过程中，脂肪与胆固醇的关系密不可分。另外，脂肪组织是机体合成甘油三酯的另一重要组织，它可利用食物脂肪中的脂肪酸合成甘油三酯。

甘油三酯的性质和特点主要取决于脂肪酸。源于食物的脂肪酸称为外源性脂肪酸，是人体内脂肪酸的主要来源，在体内可通过改造加工被人体利用。同时，机体还可以利用糖和脂蛋白转变为脂肪酸，称为内源性脂肪酸，而葡萄糖来源为主要途径。内源性及外源性脂肪酸均用于甘油三酯的生成，以储存能量。在一定条件下，脂肪酸在肝和肌肉组织进行氧化释放能量[7]。

血浆中甘油三酯主要存在于CM和VLDL中，CM和VLDL统称为富含甘油三酯的脂蛋白（triglyceride-rich lipoprotein，TRL），是运输内源性甘油三酯的主要形式。血甘油三酯升高常反映CM、VLDL残粒及小颗粒高密度的LDL（sLDL）增多，这些残粒脂蛋白均具有致动脉粥样硬化作用[8,9]。

Weintraub发现空腹血脂水平正常的CVD患者，其餐后的CM及残粒的清除和血浆甘油三酯水平的恢复均延迟。考虑CVD患者存在甘油三酯代谢障碍，血浆甘油三酯的水平与心血管疾病相关[10]。有荟萃分析显示，经过校正传统的危险因素、HDL-C、非高密度脂蛋白胆固醇（non-HDL-C）后，甘油三酯与CVD关系减弱[11]。而Patsch等进行的冠脉造影相关的病例对照研究中，在校正了总胆固醇、LDL-C和HDL-C之后，得出结论：甘油三酯仍然是CVD的独立危险因素[12]。Patel进行的研究也进一步证实，高甘油三酯血症与冠心病、脑卒中独立相关[13]。2007年英国的Sarwar等荟萃了26万人群的27项流行病调查研究，再次证实了高甘油三酯是代谢性CVD的独立危险因素[14]。

三、胆固醇来源及与ASCVD的关系

胆固醇是动物组织细胞必不可少的物质，它不仅是细胞膜的重要组分，同时也是合成胆汁酸、维生素D以及类固醇激素的前体物质。人体内的胆固醇有两个来源：一是内源性，成年人除脑组织外各种组织都能合成胆固醇，主要是由肝脏利用乙酰辅酶A合成，每天合成的胆固醇为1.0~1.2g，是人体内胆固醇的主要来源，占总合成量的70%~80%。二是外源性的，即机体通过食物摄取。经膳食摄入胆固醇的吸收率只有30%，仅占体内合成胆固醇的1/7~1/3。而且随着食物胆固醇含量的增加，吸收率还要下降[6]。生理状态下，机体可通过减少内源性胆固醇的合成来平衡外源性胆固醇的吸收增加，但长期的高脂饮食可导致血脂升高，机制可能为：①大量甘油三酯的摄取，使小肠经外源性途径CM增加，最终转变为LDL-C；②摄入胆固醇增加，使肝脏胆固醇含量增高，LDL受体表达相对不足，脂质代谢减少；③肝脏经内源性途径合成VLDL增加[15]。

目前已明确动脉粥样硬化是大多数CVD的病理基础。在对动脉粥样硬化斑块形成发病机制的阐述上曾有多种学说，其中最具说服力的是“胆固醇学说”，其实质就是胆固醇代谢障碍。

1910年德国的化学家温道斯在人体尸体中发现了动脉壁粥样斑块内的大量胆固醇沉积。1913年俄罗斯病理学家阿尼兹科夫[16,17]用高胆固醇饮食在短期内诱发了动脉粥样硬化病变，认为动脉粥样斑块的发生、发展取决于血液中胆固醇升高的程度及升高持续的时间，同时得出大幅度的降低血胆固醇水平可以逆转斑块。阿尼兹科夫进一步从病理生理学角度揭示血胆固醇水平升高可促发动脉粥样硬化形成，胆固醇代谢异常是动脉粥样硬化发生的关键因素。自此，胆固醇与CVD的关系逐步成为热点。1984年发表的Framingham心脏研究[18]显示：血清总胆固醇水平与冠心病事件呈显著正相关，总胆固醇水平每升高1%，冠心病事件风险增加2%；总胆固醇降低1%，急性心肌梗死减少2%。从Framingham心脏研究得出的重要理念是：“没有胆固醇就没有冠心病”，动脉粥样硬化性疾病是可以预防的。1990年MRFIT研究结果[19]公布：总胆固醇水平每降低1%，冠心病死亡危险降低2%。美国这两个有关CVD危险因素的研究具有里程碑意义，奠定了现代“胆固醇理论”。

有基础实验[20,21]观察到实验组动物经过8周的高脂高胆固醇饮食即造成动物体内甘油三酯、胆固醇、

LDL-C 明显升高，继而主动脉粥样硬化斑块形成。而经过高胆固醇饮食形成动脉粥样硬化动物模型，改为低胆固醇饮食一段时间后，动脉粥样病变的脂纹与斑块面积明显减少，动脉内胆固醇及胆固醇酯含量显著降低。Lifestyle Heart Trial 和 Heidelberg Exercise/Diet Study 均观察到冠心病患者通过控制饮食和增加活动等改善生活方式的方法使 LDL-C、总胆固醇或和甘油三酯水平明显下降，冠状动脉硬化病变均有不同程度改善[22,23]。

另有 1977 年的一项流行病学研究，单单从饮食改变上为胆固醇学说提供了更有力的证据。二战前后，大批日本人移民夏威夷岛和加州，他们的饮食结构也随之改变。Robertson 医生通过跟踪随访，最终发现针对同一人群，仅仅由于饮食结构的改变，血总胆固醇水平升高，心脏病发病率随之上升[24]。而当通过饮食控制胆固醇水平时，冠心病的发病率明显下降。CPPT 研究通过降脂药胆酸螯合剂，第一次证明了有针对性地降低血中胆固醇水平，可以有效预防 CVD 的发生[25]。

研究表明，当总胆固醇超过一定程度时，冠心病的发病率随总胆固醇水平的升高而增加。LDL-C 是胆固醇的主要载体，因血浆中约有 70% 胆固醇存在其中，LDL 又被称作富含胆固醇的脂蛋白，被认为是所有血浆脂蛋白中最主要的致动脉粥样硬化性脂蛋白。大量的临床资料已证实，总胆固醇和 LDL-C 的升高是冠心病最主要的独立危险因素[26]。基于广泛的基础和临床研究，目前 LDL-C 成为多个国家降脂指南推荐的降脂治疗的第一靶标。无论基线 LDL-C 水平如何，只要降低 1.0mmol/L 的 LDL-C，就可带来 20% 左右心血管获益[27]。

自他汀类药物的研发以来，大量的证据已经证明 LDL-C 降幅和心血管疾病风险的线性相关性[28,29]。2014 年 11 月 17 日在美国心脏病学大会（American heart association，AHA）上公布的大型临床试验 IMPROVE-IT 研究结果，进一步论证了胆固醇理论的重要性。该研究提示 ASCVD 的二级预防能够从他汀联合依折麦布进一步降低 LDL-C 水平中获益，再一次证明了针对 ASCVD 患者 LDL-C "低一些更好"，充分证明了只要降低了胆固醇水平就可以减少心血管事件风险，降胆固醇手段不重要，降幅更重要[30]。

四、饱和脂肪酸

饱和脂肪酸指没有双键的脂肪酸。饱和脂肪酸含量高的脂肪在室温下通常是固态的。主要食物来源包括动物制品，如肉和乳制品，另外有热带油类，如椰子油、棕榈油。

膳食与 CVD 的关系中饱和脂肪有重要作用。有学者认为影响血清胆固醇的主要营养成分是饱和脂肪酸及膳食胆固醇，以及因膳食热量的摄入与消耗不平衡而导致的超重和肥胖。最初于 1970 年发表的"七国研究"[31]首先确立了膳食摄入的饱和脂肪酸与血脂上升、心脏病发病率增加存在相关性。研究表明，饱和脂肪酸有升高血清胆固醇和 LDL-C 的作用。因此认为，进食大量含饱和脂肪酸的食物会增加心血管疾病风险。Williams 评估了 15 个欧洲国家心血管疾病患病率，认为适当减少饱和脂肪酸而替代以不饱和脂肪酸，可以降低血胆固醇及 LDL-C，并减少了 CVD 事件及 CVD 相关死亡[32]。Brousseau 等进行的动物研究发现，减少膳食中饱和脂肪，并以含 ω-3、ω-6 系列的多不饱和脂肪酸替代，能够降低甘油三酯、总胆固醇及 LDL-C 水平，同时升高 HDL-C 水平[33]。另有多个研究发现 ω-3 脂肪酸有抗炎、抑制血小板聚集、扩张血管、降脂作用，能够显著降低血清 VLDL 的合成，进而降低甘油三酯、总胆固醇及 LDL-C 水平，同时升高 HDL-C 水平[30,34]。但也有研究提示 ω-3 脂肪酸可以升高 LDL-C 水平及 LDL/HDL 比值，而 HDL 水平本身无明显变化[35]。目前研究者大多支持饮食中 ω-3/ω-6 不饱和脂肪酸比值在一定范围内，是比较健康的膳食模式[36]。2007 版《中国成人血脂异常防治指南》[37]中指出：ω-3 脂肪酸制剂能降低甘油三酯和轻度升高 HDL-C，对总胆固醇和 LDL-C 无影响。当用量为 2~4g/d 时，可使甘油三酯下降 25%~30%。并建议高纯度的 ω-3 脂肪酸制剂可用于临床调脂治疗。

回顾美国多年的 CVD 数据，美国自 1980 年发布居民膳食指南强调降低居民脂肪、特别强调限制饱和脂肪的摄入量一段时间后，90 年代以来的全国平均胆固醇、LDL-C 水平较前明显下降，ASCVD 患病率及死亡率呈现明显下降趋势[38,39]。目前的资料显示，控制饱和脂肪摄入量，ASCVD 获益是明确的。

五、膳食指南推荐及解读[40,41]

1. 反式脂肪酸

反式脂肪酸是与植物性食物中自然存在的不饱和脂肪酸结构不同的不饱和脂肪酸，主要来源包括在加工食品过程中使用的部分氢化植物油中，如甜品、微波爆米花、冷冻比萨、人造黄油和咖啡奶精。反式脂肪酸也天然存在于反刍动物性食品中，例如奶制品、牛肉和羊肉。因为反式脂肪酸天然存在的量较少，主要为人工制造，可升高 LDL，增加 CVD 风险[39,40]。2015 版最新的美国指南指出因不可避免地从食物中摄入反式脂肪酸，但厂家及食品制造商已经在减少添加反式脂肪酸，故指南中仅是建议尽可能少地摄入反式脂肪酸。而我国 2016 版《中国居民膳食指南》比较严格，建议每日反式脂肪酸摄入量不超过 2g。

2. 饱和脂肪酸

婴幼儿期人体需要饱和脂肪帮助生长发育，但 2 岁及以后人体可以不再需要从膳食中摄入饱和脂肪酸。含有饱和脂肪酸的食物热量较大，很容易热量超标，因此要限制摄入量。另外，目前有证据显示过多摄入饱和脂肪与胰岛素抵抗[42]、早老年痴呆症[43,44]、癌症[45]等风险增加有关，而胰岛素抵抗与 ASCVD 之间密切相关，推测饱和脂肪与 ASCVD 之间必定有某种联系，但其中的病理生理机制仍需进一步研究阐述。因饱和脂肪对机体健康存在致病风险，故在当前的膳食指南中对其摄入量是有明确限制的。2016 版《中国居民膳食指南》建议每天摄入饱和脂肪来源的能量少于总能量的 8%，而 2015 版美国居民膳食指南定量为少于总能量的 10%。两个指南虽然文字表述不同，对膳食建议的核心内容都是：控制热量摄入，平衡膳食模式。

3. 胆固醇

美国新版膳食指南指出 1 岁及以上的人体足以合成满足日常所需的胆固醇量，没必要从食物中摄取，应尽可能少地从食物中摄入胆固醇。该指南建议聚焦于健康的膳食模式及其食物和营养素特性，未限制胆固醇摄入量，但并不意味着健康膳食模式中胆固醇不重要了。因血液胆固醇与 CVD 的关系是确凿的，对于具有慢性病或血脂偏高的成年人，仍需注意，绝不能无节制地摄入膳食胆固醇。在美国指南对应的 12 个能量水平的膳食模式中，每日胆固醇的量大致在 100~300mg，胆固醇摄入量与既往指南一致（2014 年指南推荐限制胆固醇 <300mg/d）。但至于未明确限制膳食中胆固醇摄入量的原因，可能有以下几种：①膳食模式要考虑到多种食物成分的相互作用，身体情况受健康膳食模式的整体影响，而不应只关注于食物中的某一个孤立的营养成分；②还需要更多的研究来证明膳食胆固醇与血胆固醇之间的剂量反应关系，目前尚没有充分的证据去量化膳食胆固醇的摄入量。但指南明确提出选择合适热量、健康膳食结构，其中饱和脂肪热量不超过总热量的 10%，考虑到胆固醇与饱和脂肪同源，含胆固醇较高的食物一般饱和脂肪含量也高，因此指南中对膳食饱和脂肪的限制其实也是间接对膳食胆固醇的限制，只是不再用具体数字来表述而已。

美国新膳食指南指出人们日常摄入的食物并不是单个的食物组和营养素，而是组合不同类型食物，总的形成一个整体的膳食模式。美国膳食指南强调：①所有的食物和饮料的选择都很重要，在合适的热量水平选择一个健康的饮食模式；②重视多样化、营养密度和量；③限制添加糖和饱和脂肪的供能，限制钠的摄入；④转向更健康的食物和饮料选择；⑤全民支持健康膳食模式。指出健康模式需要限制饱和脂肪和反式脂肪、糖和钠，指南中未对胆固醇摄入量做出明确的数字限制。

我国 2011 年开始的一项血脂异常调查研究结果显示，血脂异常接受调脂治疗者仅有 39%，患者 LDL-C 的达标率仅为 25.8%，而高危和极高危患者中，LDL-C 的达标率更差，分别为 19.9% 和 21.1%[46]。目前我国仍面临着血脂异常高患病率、低知晓率、低治疗率及低控制率的“三低一高”的严峻现状，CVD 发病率与死亡率仍呈增长趋势[3]，医务工作者正面临着巨大挑战，未来任重而道远。

（靳英　叶平）

参 考 文 献

[1] GBD 2013 Mortality and Causes of Death Collaborators.Global, regional, and national age-sex specific all-cause and cause-specific mortality for 240 causes of death, 1990-2013: a systematic analysis for the Global Burden of Disease Study 2013. Lancet, 2014, 385 (9963): 117-171.

[2] 陈伟伟,高润霖,刘力生,等.《中国心血管疾病报告 2014》概要. 中国循环杂志, 2016, 31 (6): 617-622.

[3] 陈伟伟,高润霖,刘力生,等.《中国心血管疾病报告 2015》概要. 中国循环杂志 2016, 31 (6): 521-528.

[4] 赵水平. 血脂紊乱与调脂治疗. 血脂紊乱研究的现状. 医师进修杂志, 2001, 24 (1): 1-3.

[5] 中国营养学会. 中国居民膳食指南 2016. 北京: 人民卫生出版社, 2016: 87-106.

[6] 周俊梅. 膳食脂肪对血胆固醇水平的影响. 食品科技, 1997 (2): 38.

[7] 周爱儒. 生物化学. 6 版. 北京: 人民卫生出版社, 2011: 106-138.

[8] Nakamura T, Kugiyama K .Triglycerides and remnant particles as risk factors for coronary artery disease.Curr Atheroscler Rep, 2006, 8 (2): 107-110.

[9] Yarnell JW, Patterson CC, Sweetnam PM, et al. Do total and high density lipoprotein cholesterol and triglycerides act independently in the prediction of ischemic heart disease?Ten-year follow-up of Caerphilly and Speedwell Cohorts.Arterioscler Thromb Vasc Biol, 2001, 21 (8): 1340-1345.

[10] Sharret AR, Chambless LE, Heiss G, et al. Association of postprandial triglyceride and retinyl palmitate responses with asymptomatic carotid artery atherosclerosis in middle-aged men and women. Arterio Thromb Vasc Biol, 1995, 15: 2122-2129.

[11] Chapman MJ, Ginsberg HN, Amarenco P, et al. Triglyceride-rich lipoproteins and high-density lipoprotein cholesterol in patients at high risk of cardiovascular disease: evidence and guidance for management. Eur Heart J, 2011, 32: 1345-1361.

[12] Patsch JR, Miesenbock G, Hopferwieser T, et al.Relation of triglyceride metabolism and coronary artery disease.Studies in the postprandial state. Arterioscler Thromb, 1992, 12 (11): 1336-1345.

[13] Patel A, Barzi F, Jamrozik K, et al.Serum triglycerides as a risk factor for cardiovascular diseases in the Asia-Pacific region.Circulation, 2004, 110 (17): 2678-2686.

[14] Sarwar N, Danesh J, Eiriksdottir G, et al. Triglycerides and the risk of coronary heart disease: 10 158 incident cases among 262 525 participants in 29 Western prospective studies.Circulation, 2007, 115: 450-458.

[15] 李桂源. 病理生理学. 3 版. 北京: 人民卫生出版社, 2015: 169-173.

[16] Anitschkow NN, Chalatov S.Ueber experimentelle?Choleserinsteatose and ihre Bedeutung fur die Entstehung einigrerpathologischer Proxesse. Zentralbl Allg Pathol, 1913, 24: 1-9.

[17] Adnitschkow N.Ueber die Veranderrungen der Kaninchenaorta bei experimenteller Cholesterinsteatose.Beitr Pathol Anat, 1913, 56: 379-404.

[18] Castelli WP. Epidemiology of coronary heart disease: the Framingham study.Am J Med, 1984, 76 (2A): 4-12.

[19] LaRosa JC, Hunninghake D, Bush D, et al.The cholesterol facts.A summary of the evidence relating dietary fats, serum cholesterol, and coronary heart diseae.A joint statement by the American Heart, Lung, and Blood Institute.The Task Force on cholesterol Issues, American Heart Association.Circulation, 1990, 81 (5): 1721-1733.

[20] Harrison DG, Ohara Y.Physiologic consequences of increased vascular oxidant stresses in hypercholesterolemia and atherosclerosis; implication for impaired vasomotion.Am J Cardio, 1995, 75: 75-81.

[21] Lutz M, Cortez J, Vinet R.Dietary fats and cholesterol supplementation effects on aortic and lipid response in rats.Nutr Biochem, 1994, 5: 446.

[22] Ornish D, Brown SE, Scherwitz LM, et al.Can lifestyle changes reverse coronary heart disease?The Lifestyle Heart Trial.Lancet, 1990, 336: 129-133.

[23] Schuler G, Hambrecht R, Schlierf G, et al.Rugular physical exercise and low-fat diet: effects on progression of coronary artery disease.Circulatin, 1992; 86 (1): 1-11.

[24] 武汉医学院. 营养与食品卫生学. 北京: 人民卫生出版社, 1981: 15, 64-70.

[25] Probstfield .L, Rifkind BM. The lipid research clinics coronary primary prevention trial: Design, results, and implications. Eur J Clin Pharmacol, 1991 40 (1): S69-S75.

[26] Farwell WR, Sesso HD, Buring JE, et al.Non-high-density lipoprotein cholesterol Versus low-density lipoprotein cholesterol as risk factor for a first nonfatal myocardial myocardial infarction.Am J Cardiol, 2005, 96 (8): 1129-1134.

[27] Grundy SM, Cleeman JI, Merz CN, et al. Implications of recent clinical trials for the National cholesterol Education Program Adult Treatment Panel Ⅲ guidelines. Circulation, 2004, 110 (2): 227-239.

[28] Baigent C, Keech A, Kearney PM, et al. cholesterol Treatment Trialists' (CTT) Collaborators. Efficacy and safety of cholesterol-lowering treatment; prospective meta-analysis of data from 90 056 participants in 14 randomised trials of statins. Lancet, 2005, 366 (9493): 1267-1278.

[29] Cholesterol Treatment Trialists' (CTT) Collaboration, Baigent C, Blackwell L, et al. Efficacy and safety of more intensive lowering of LDL cholesterol: a meta-analysis of data from 170 000 participants in 26 randomised trials. Lancet, 2010, 376 (9753): 1670-1681.

[30] Cannon CP, Blazing MA, Giugliano RP et al.Ezelimibe added to statin therapy after acute coronary syndromes.N Engl J Med 2015, 372: 2387-

2397

[31] Feskens EJ, Virtanen SM, Rassanen L, et al.Dietary factors determining diabetes and impaired glucose tolerance.A 20-year follow-up of the Finnish and Dutch cohorts of the Seven Countries Study.Diabetes Care 1995, 18 (8): 1104-1112.

[32] Williams FL, O'Flaherty M, Mwatsama M, et al. Estimating the cardiovascular mortality burden attributable to the European Common Agricultural Policy on dietary saturated fats. Bull World Health Organ, 2008, 86 (7): 535-541.

[33] Brousseau M E, Lee JH, Lanni MS, et al.Dietary mono-unsaturated and polyunsaturated fatty acid are comparable in their effects on hepatic apolipoprotein mRNA abudance and liver lipid concentration when substituted for saturated fatty acid in Cynomolous monkeys.J Nutr, 1995, 12 (5): 425.

[34] Schmidt GR. Therapeutics of fish oil. ASHP Annual Meeting, 1989, 46; PI-33.

[35] Harris WS, Dujovne CA, Zucker M, et al.Effects of a low saturated fat, low cholesterol fish oil supplement in hypertriglyceridemic patients: placebo controlled trial. Ann Intern Med, 1988, 109: 465-470.

[36] Kris-Etherton PM, Taylor DS, Yu-Poth S, et al.Polyunsaturated fatty acids in the food chain in the United states.Am J Clin Nutr, 2000, 71: 179s-s188s.

[37] 中国成人血脂异常防治指南制订联合委员会 . 中国成人血脂异常防治指南(2007 版). 中华心血管病杂志, 2007, 35 (5): 390-419.

[38] 卫生部心血管病防治研究中心 . 中国心血管病报告 2011. 北京: 中国大百科全书出版社, 2012.

[39] Go AS, Mozaffarian D, Roger VL, et al.Heart disease and stroke statistics-2013 update: A report from The American Heart Association. Circulation, 2013, 127 (1): e6-e245.

[40] 中国营养学会 . 中国居民膳食指南(2016). 北京: 人民卫生出版社, 2016.

[41] Dietary Guidelines for Americans 2015-2020 Eighth Edition.https://health. gov/dietaryguidelines /2015/resources/2015-2020, Dietary guidelines.pdf, 2016-08-01.

[42] 刘海岩 . 糖尿病的脂代谢紊乱及其治疗 . 实用糖尿病杂志, 2005, 1 (4): 51-53.

[43] Eskelinen MH, Ngandu T, Helkala E L, et al.Fat intake at midlife and cognitive impairment later in life: a population-based CAIDE study.Int J Geriatr Psychiatry, 2008, 23 (7): 741-747.

[44] Bhat NR. Linking cardiometabolic disorders to sporadic Alzheimer's disease: a perspective on potential mechanisms and mediators.J Neurochem, 2010, 115 (3): 551-562.

[45] Shimizu H, Ross RK, Bernstein L, et al. Cancers of the prostate and breast among Japanese and white immigrants in Los Angeles County. Brit J Cancer, 1991, 63: 963-966

[46] Wei Y, Guo H, The E, et al. Persistent lipid abnormalities instatin-treated coronary artery disease patients with and without diabetes in China. Int J Cardiol, 2015, 182C: 469-475.

预防心血管疾病的最佳运动量

生命在于运动。千万年来,体力活动是人类赖以生存的基本技能。直到近代,获得维持生命必需的基本物质如食物与水的活动仍要求我们不断运动,如行走和跑步,有时还需要长距离跋涉。与之相适应,人体有一套与之匹配的能量储存及释放系统。休息时储存能量,活动时释放能量,人类已在进化中获得了近乎完美的能量储释方案。但在现代社会中,随着科技的飞速发展,汽车、电梯等代步工具的出现,我们已不需要行走即可轻松获得食物及水,体力活动已不再是维持生命之必须技能。如果工作又具有久坐不动的特点,人们似乎已完全没有必要进行任何体力活动。但事实真是如此吗? 实际上,这种生活方式的转变正是我们自掘坟墓的开始。目前,由于体力活动减少,能量失衡导致肥胖及相关慢性病,尤其是心血管疾病的病人逐年增多。人们也开始关注运动预防心血管疾病,积极参与不同的体育锻炼,包括从低强度散步到高强度极限运动等。已有研究资料表明,规律体育锻炼是延长寿命、降低心血管疾病发生率的有效方式。1992 年美国心脏协会发表报告,将缺乏体力活动列为心脏病第四大可改变危险因子。对于心血管疾病患者来说,无论一级预防还是二级预防,对于久坐不动或缺乏锻炼的患者均建议进行适量运动。最近研究表明,高强度的体育锻炼有更好的心血管结局,这导致更多的患者选择高强度运动。但其是否对于所有心血管病人均有效,临床医生是持怀疑态度的。我们需要权衡利弊,本着个体化原则,根据不同人群选择不同运动方案。本文拟结合近期研究资料,综述预防心血管疾病运动的基本准则、常见运动方式及方案,着重阐述不同运动方案对关键心血管事件的影响,为不同人群提供优化的运动方案以进行心血管疾病预防提供依据。

一、体力活动定义及量化指标

体力活动指任何由骨骼肌收缩引起的导致能量消耗的身体运动。锻炼,为体力活动中一种,指有阶段和最终目标的、有计划、有组织、重复的、以保持和(或)提高体能为目的的体力活动。所有锻炼均包括等长或等张运动,即竞技项目中基本生理分类。在临床实践中,虽然许多运动或锻炼具有共通的生理机制,锻炼常被分为有氧运动 / 耐力训练(如跑步、行走)和无氧运动 / 阻力运动(如举重等)。虽然目前关于阻力运动的心血管影响数据逐渐增加,但仍不丰富,我们主要围绕有较好剂量效应的有氧运动 / 耐力训练进行综述,如行走、跑步、单车、划船或游泳等。

随着运动量概念的逐步完善,运动暴露的量化指标也逐渐建立起来了。在最基本的概念层面,运动剂量是由 3 个独立变量组成:持续时间、频率和强度。故而,运动量可以用这 3 个参数进行描述。持续时间反映一项运动一个阶段的时间累积量。在有氧 / 耐力运动训练中常表示为几分钟或几个小时。频率指一个阶段时间内(如数天、数周或数月)的练习总次数。总之,这两个参数反映了一段给定时间内锻炼的总时间。

运动强度的表现形式更为复杂。可分为两大类:一类以绝对值为量化指标,如运动时能量代谢率等;另一类以占可测量活动最大量的百分比这一相对值为量化指标。如有氧 / 耐力运动,绝对运动强度通常以单位时间内能量代谢率(千卡)或代谢当量表示。标准化的运动量绝对值常用于评估大规模的社区人群运动强度。绝对值强度的局限性主要是指对不同个体体质变异性辨识度低。如 5METs 强度运动,对于心血管疾病晚期的患者来说已是需要努力完成的峰值运动,而对竞技运动员来说却是相当容易的。与前者不同,相对运动强度指标考虑了不同个体的体质差异。它以个体所能完成的最大生理峰值百分比来表示(如心率和氧耗量)。就前面提到的示例来说,心血管疾病终末期患者每小时 3 英里与竞技运动员每小时 8 英里的运动强度均为耗氧峰值的 75%。运动处方多采用相对运动强度。以运动处方为基础的高品质观察和运动干预研究也常采用相对运动强度。相对运动强度指标精确性好于绝对强度指标,但它需要有一个准确测定峰值，这通常涉及一些实验室检查或现场运动评估，故而可能不太适用于人口学研究时的大范围调查研究。现有很多预估峰值的预测公式，但其准确性尚不尽如人意。

运动时间与频率乘积可很好反映累积运动剂量。绝对强度可以表示为千卡/周，MET-小时/周或MET-分钟/周。这些值常用于运动剂量流行病学研究，因为它们可以从自我报告表中推断，但现已证明，在临床实践中，它们难以用于运动习惯与运动处方干预的评价。相反，当运动量以相对强度值表示时，常以某强度（如轻度、中度等）某周持续时间来表示。这些形式可能更适用于病人。但如上所述，它需要测试各个个体的生理学指标和锻炼能力指标。这两种方法都各自有各自的优点和局限性，适用各自的特定临床研究模式。

二、体力活动与心血管疾病危险因素关系

心血管疾病存在许多危险因素，体力活动可能通过干预不同危险因素获得不同心血管疾病结局。现有大量观察研究和几项精心设计的运动干预研究评估了不同运动水平对心血管疾病危险因素的影响。仔细分析现有数据，可以发现坚持优化剂量的有氧运动、根据运动反应实时精细调节运动剂量具有更好的临床结局。故而，要求我们在临床实践中，需要根据不同人群情况制定不同的、个性化的运动处方。现就运动对不同危险因素的影响分别综述如下。

1. 血脂

有氧运动训练对血脂的影响已被广泛研究。运动主要对高密度脂蛋白（high-density lipoprotein，HDL）、低密度脂蛋白（low-density lipoprotein，LDL）和甘油三酯产生影响。

（1）高密度脂蛋白：现有研究提示，运动训练对HDL影响幅度不大，但偏向于有利。Kodama对运动干预影响HDL研究进行了荟萃分析，纳入了25项RCT研究，结果显示，运动后HDL净增加2.5mg/dl。该研究同时指出，影响HDL水平需要一定运动量，要求每周运动最少消耗能量和持续时间分别为900千卡和120分钟，且每次训练时间必须超过30分钟，而对运动频率和强度则没有要求。2013年美国《AHA/ACC降低心血管风险生活方式管理指南》推荐，每周进行中等程度运动至少150分钟或高强度运动75分钟，正好接近于该荟萃分析提示的运动量。分析指出，HDL增高效应在初始总胆固醇较高和身体质量指数较低的人群更显著。该分析纳入研究的运动强度较少超过2000千卡/周，故而不能反映超过此范围运动对HDL的影响。有一项观察性研究调查了超过20天的高剂量运动对HDL的影响，发现HDL明显升高，这与耐力运动员，如马拉松运动员的血脂谱变化一致。

（2）低密度脂蛋白：运动对LDL的影响，目前实验结果存在差异，尤其是有氧运动训练。有两项大的荟萃分析研究发现，排除混杂变量（饮食、体重等）影响，LDL并不像HDL那样变化显著。相反，Kelley荟萃分析发现，规律锻炼可引起LDL小幅下降，为4~6mg/dl。另一项维持18周慢跑训练的中年男性血脂研究亦有相同实验结果，LDL有5%轻度下降。一项随机对照研究（Studies of Targeted Risk Reduction Intervention Through Defined Exercise，STRRIDE）调查了中度到高强度有氧运动（行走、慢跑等）对血脂的影响。实验表明，尽管总LDL无明显变化，17英里/周慢跑组致动脉粥样硬化亚组成分的大小和数量较11英里/周低，提示可能存在一定的剂量反应。

（3）甘油三酯：甘油三酯对运动训练的反应也有类似的不一致和高度可变性。Durstine研究显示，有氧运动训练降低甘油三酯5~38mg/dl或4%~37%，而另一些研究却提示甘油三酯变化较小。甘油三酯异质性大于HDL的一个可能原因是甘油三酯水平容易受到最后一次运动锻炼影响。STRRIDE研究显示，17英里/周慢跑组甘油三酯更低。有趣的是，即使总运动水平一致，中等强度锻炼组甘油三酯下降更明显，更持久。虽然目前研究提示这种反应还存在一定的不一致性，但大多数研究表明，总的运动量是影响甘油三酯水平最重要的决定因素。

综上所述，规律锻炼对血脂总的影响是偏向于有益的。对于HDL，多项研究均一致证实其有效性。但对于LDL和甘油三酯，结果尚存在矛盾。目前指南根据已有的研究建议每周至少进行中等程度运动150分钟或高强度运动75分钟。但目前尚没有研究提示对血脂造成有害影响的运动上限指标。对于HDL，超过指南推荐的运动量还能继续产生有益影响。但目前尚没有对照、纵向研究评估高剂量运动对血

脂和心血管疾病风险指数(如炎症标志物)的影响。

2. 血压

已有大量研究探讨体育锻炼与血压之间的关系。大型观察性研究提示,活动量越大,高血压发生率越低。但这种相关性在妇女和黑人中并不明显。对照性研究和荟萃分析均表明锻炼有明显降血压效应,收缩压降低 3~5mmHg,舒张压降低 2~4mmHg。高血压患者更明显,收缩压降低 6~8mmHg,舒张压降低 5~6mmHg。目前降低血压运动量的最低阈值还不清楚,究竟哪个锻炼参数(频度、持续时间、锻炼强度)是关键因素也不明确。一项小型对照实验对老年高血压患者进行了研究,提示低强度锻炼比高强度锻炼有更好血压降低效应。这与之前的动物实验结果一致。但另外几项研究表明,与低强度持续运动相比,高强度间歇运动降压效果更显著。总之,锻炼对血压的影响是肯定的,但是目前还没有肯定的量效关系研究,也不知道能改善血压的最低运动量阈值。

3. 胰岛素和糖代谢

流行病学数据表明运动能改善代谢。运动增加胰岛素敏感性和非胰岛素介导的骨骼肌糖代谢。有几项大型 RCT 研究探讨了运动预防和治疗代谢综合征和糖尿病。由于运动只是研究中一个因素,还包括其他生活方式改变,如饮食控制、减肥等,故而很难对运动这一项效果作出正确的分析。其中两项大型研究包括 Finnish 糖尿病预防研究和 US 糖尿病预防研究描述了中等强度运动量(240 分 / 周和 150 分 / 周)所产生的效果。两项实验结果均表明体重减轻较运动对糖尿病改善更重要。在 Finnish 糖尿病预防研究中,在饮食习惯和体重改变一致情况下,有运动习惯改变组其糖尿病发生风险较无改变组降低更加明显。STRRIDE 研究也提示,运动组代谢综合征发生率从 41% 降至 27%。而且高强度运动组比低强度运动组代谢综合征发生率有显著降低。最近研究也有类似发现,运动量与胰岛素敏感性增加相关,但目前尚缺乏阈值和最大效应研究。

尽管已经清楚运动和胰岛素及糖代谢之间有量效关系,但数据间存在矛盾。STRRIDE 研究提示,在总量相同情况下,中等强度锻炼比高强度锻炼更能改善代谢性疾病。这表明只有中等强度锻炼影响到胰岛素抵抗相关代谢途径,削减了餐后脂肪分解和甘油三酯运输。然而,又有其他研究发现高强度锻炼,包括持续锻炼和间歇性锻炼,在促进胰岛素敏感性方面比中等强度锻炼更有效。无论结果如何,这些研究都表明锻炼和代谢健康之间有正相关,只是不清楚量效关系而已。

总之,生活方式改变(包括锻炼、节食及减重)明显有益于代谢综合征和糖尿病预防。虽然已有研究提示高运动量更能提高胰岛素敏感性,现有指南仍然推荐多数大型实验研究采用的中等强度运动方案。

4. 体重

减重是锻炼最直接结果。运动改变了身体能量平衡,但影响能量平衡的因素还有能量摄入。现已发布多个指南指导如何正确运动来预防和治疗肥胖。但目前认为,为了减重和防止复胖,运动量还可在现有指南基础上加倍。最近几项 RCT 研究表明:每周运动 13~26MET/ 小时是达到减重(1%~3%)的最低量,也是保持体重所需的运动量。运动量和体重之间有明显的量效关系。STRRIDE 研究中发现高运动量锻炼者可显著减低 3%~7% 的体脂,而低运动量(行走 / 慢跑,11 英里 / 周)者只能保持体重。另外两项 RCT 也表明了相同论点,即大运动量才能更好减重。值得注意的是这些研究都没提到特定的饮食干预。McTieman 的一项研究显示,计算出的体重减轻应为 8kg,但实际观察到的却是 2kg。这些都说明为了达到明显减重的目的(>5%),饮食和运动两方面的因素都必须注意。饮食控制包括:运动前摄入或减少总摄入。运动量至少 26MET- 小时 / 周才能达到消耗足够能量,如步行 3 英里 /(小时·卡)或跑步 6 英里,20 分 / 天。

总之,控制体重或减轻体重所需的最低运动量远远大于减少心血管疾病所需运动量。运动和减重之间有明显量效关系。数据表明,至少要达到现有指南推荐运动量的一倍才能保持健康体重。若要减脂还需增加运动量。在临床实践中,我们需强调通过加强锻炼和控制能量摄入两方面达到减脂目的。

5. 体适能

大量研究表明,体适能与全因死亡率及心血管事件死亡率之间都存在负相关关系。一项随访老年男性退伍军人 20 年的研究提示,每增加一个 MET 运动值,死亡风险就下降 12%。无论年龄和性别,任何参数运动量增加(如频度、强度和持续时间)都促进体适能增加。STRRIDE 研究表明,即使运动强度不同,只要运动总量相同，峰值耗氧量改变即相同。而在相同运动强度下，运动总量多者则峰值耗氧量改善越多。影响体适能的因素众多，除了运动外还包括年龄、性别、体重和遗传。对于体育锻炼产生的反应个体差异很大。有研究观察了 8 个月标准化锻炼（跑步 17 英里 / 周）所产生的效果，其峰值耗氧量改变量从 -5% 到 +70% 不等。此外，客观测量的健康指标和运动量之间的关系因存在运动形式的不同而变得更为复杂，特别是那些在实验室中难以复制的运动方式，如滑雪、游泳等。值得一提的是运动锻炼对于体适能的影响大于其他传统心血管疾病危险因素。这就可部分解释为什么运动锻炼产生的心血管保护效应远超于对传统心血管危险因素干预预计产生效应的总和。但其通过何种调节机制发挥作用尚不清楚。一项来自女性健康研究的数据表明：运动对心血管事件的改善有相关性，但只能解释 59% 的事件。所以，我们还需进一步了解运动如何产生了这种保护机制。虽然不清楚运动和促进体适能之间的具体途径和方式，但可以明确两者之间有肯定的量效关系。

三、体力活动与心血管疾病预后关系

虽然很早人们就意识到体育活动影响人们健康及预期寿命，但直到近代人们才逐渐规范地进行了研究。1953 年，英国 Morris 及其团队发现不同职业其体力活动水平不一样，其冠心病发病率及寿命也不一样。在这项观察性研究中，他们调查了有轨电车司机及售票员的冠心病发病率。上班时，司机常久坐不动，而售票员常需要不停地上下车及来回地在通道里走动。结果令人惊奇，售票员冠心病发病率仅为司机一半。他们进一步扩大研究人群，在其他类似职业中也发现了同样现象，如邮差冠心病发病率低于久坐不动的公务员。Blair 等发表了另一个有关体力活动与全因死亡率的标志性研究。这个研究 1970—1981 年跟踪了 13 344 例在得克萨斯州的达拉斯库伯临床中心（Cooper Clinic）医学体检的病人，其死亡率与体力活动完成量显著相关。由于职业相关体力活动水平不能完全反映个体整体的体力活动情况，研究者进一步调查了不同人群整天的体力活动情况，包括工作及闲暇时的体育锻炼。这些新的大型前瞻性队列研究，如哈佛校友健康谱研究（Harvard Alumni Health Study）及女性健康计划（Women's Health Initiative），进一步明晰了运动量与健康及寿命的密切联系。哈佛校友健康谱研究纳入 1962 年开始的 17 000 例哈佛健康男性校友，随访 30 年，得到的数据充分说明了运动习惯和死亡率之间有相关性。其中的运动分级相关性表明，死亡风险减少最明显的是运动量在 500~999 千卡 / 周的人群。其他一些高质量观察性研究也表明增加常规运动量可以减少心血管事件的风险和死亡率，有明显的量效关系。这些流行病学研究中一个重要研究指标—运动量暴露多采用传统的标准自我报告法，以便于对大量人群进行研究。当把这些队列研究中的体力活动量进行分层，即获得了不同运动量人群不同临床结局等有价值的信息。总之，早期流行病学资料评估了不同人群体力活动量与重要健康结局的关系，为我们后续的公共健康研究奠定了重要基础。

但我们也必须认识到，流行病学调查研究具有几个明显缺陷。首先，它们可能存在选择性偏移及其他明确因果关系外的因素干扰。比如，Heady 从有轨电车司机和售票员制作制服时测量的腰围资料中发现，有轨电车司机平均腰围大于售票员。虽然亚组分析显示，排除腰围干扰后，司机与售票员仍存在冠心病发病率差异，但其他职业是否同样存在差异就不是十分肯定。其次，虽然采用了严密的调查方案，流行病学调查研究也可能因为被调查者自我报告习惯不同而不能反映真实情况。最后，流行病学调查研究中可能仅有一小部分人群进行了高强度锻炼，故而其曲线终末段的效力就大打折扣。

随机对照临床试验（randomized control trial，RCT）是验证临床假设的金标准，它克服了许多观察性研究的缺点，也被用于研究体力活动的生物学效应。但 RCT 研究设计复杂，指标要求严苛。因此，目前所有关于锻炼的 RCT 研究均采用的是可快速检测的、与危险因素或疾病负荷相关的间接指标，如血脂、体适能、心脏结构改变等，而不是临床硬终点。因此，锻炼相关的 RCT 研究虽然加深了我们对运动生理学的理解，也部分解释了观察性研究中所看到的、好的临床结局可能的存在原因，但其仍没有找到锻炼可改善临床健康结局，如死亡率的直接证据。这是以后研究的方向。

四、运动量推荐

运动是日常活动的重要组成部分，比较容易量化，因此历来是研究总活动量的一个重点。但目前大家开始越来越关心总活动量和健康之间的关系，从而提出了非运动活动量这一概念。有研究指出，非运动活动量能显著影响健康。例如，对于生活中久坐的人群，若其能间隙站立，其死亡率就可明显下降；即使运动达到或超过现有指南里推荐的活动量的人，若增加非运动活动量，其死亡风险还能降低。科学技术的进步让我们能更好地计算我们日总活动量。市面上销售的健身监测仪已为人们广泛使用，可以用来估计每天的能量消耗及步数。但这些仪器用来监测运动时步数比较准确，但监测非运动性活动量往往不准，会低估或高估每日的总活动消耗，而且它们也不能计算出运动强度，所以替代不了实验中所采用的装置。临床上一般推荐的运动目标值是每天 10 000 步，这是日本在 20 世纪 60 年代提出的。尽管有一些文献报道表明，在这一范围内的活动量有益于身体健康，但目前尚缺乏支持此提法的明确科学依据。所以这种非运动性活动量与健康的关系还需进一步研究。但在临床上，我们鼓励使用健身监测仪，因为患者往往会因此而增加他们活动量。

1. 指南推荐

运动量和健康之间的相关性已得到广泛认可。1990—2000 年，由美国运动医学院疾病控制中心、美国国立卫生研究所和卫生与公众服务部（Health and Human Services，HHS）三个机构独立发布了活动量指南，都提到常规中等强度锻炼可以减少慢性疾病的总体风险，建议所有人每天都应该参加至少 30 分钟的中等强度运动。这个量到目前为止仍然是公众健康指南的推荐量，但一些最新指南（HHS2008，WHO2010）推荐的运动量为每周至少 150 分钟的中等强度锻炼(3~6METs）或 450~900MET- 分 / 周。HHS 指南中强调：450~900MET- 分 / 周是获得健康所需的最低运动量值，若要获得其他目的，如达到最佳健康状态或进行体重管理，则需更大总量和强度。其具有强大的文献证据支持。它分析了 1995—2007 年共 73 篇文献，其中大部分是前瞻性观察性研究。总共纳入了 100 万研究对象。研究了年龄、种族和性别异质性。中位随访时间为 12 年，在此期间约 140 000 人次死亡。校正混杂因素后，将运动量最多组和最少组进行比较，人群的总体死亡风险为 69%（降低了 31%），男女之间无差异。大于 65 岁的人群风险减低更为明显（56%）。

美国心脏协会和美国心脏病学院的运动量临床实践推荐：运动总量与前一致，但有更长运动时间（由每次 30 分钟延长至 40 分钟）和更低频率（由 5 次 / 周降低至 3~4 次 / 周）。因为有资料显示，此种运动方案降血压和降血脂效果更佳。所有指南均指出，每周 3 英里 / 小时步行 150 分钟为最小目标值(500MET- 分)。HHS 指南还选择了一个最低运动量的高限，即 6 英里 / 小时跑步 75 分钟 / 周，它总运动时间缩短，却达到 750MET- 分，主要是考虑到有研究提示更高剂量运动量或更强运动具有更好的心血管危险因素控制，如体适能和体重管理。

每周 150 分钟中等强度锻炼的建议是基于观察到 2~2.5 小时中等强度锻炼是降低全因死亡率的最小运动量。然而，仔细研究运动量和死亡率的关系并未发现某个特定的运动量是特别的阈值点。大型流调数据表明：久坐的生活方式（<0.5 小时 / 周的中等强度锻炼）死亡风险高，而 1.5 小时 / 周的中等强度锻炼可以降低 20% 的死亡风险，若要再降低 20%（共 40%）则需要再加 5.5 小时 / 周的中等强度锻炼（共 7 小时 / 周）。研究还发现，若运动量再增加，死亡风险还会继续降低，未发现极量。然而，这些研究均未提供最小和最佳运动量的值。

2. 低于指南推荐运动：有比没有好

目前指南推荐的活动量是维持健康需要量，并非是低于此剂量就无益。目前认为，即使日常活动中的少量运动亦可对健康有益。一项对护士的健康调查发现：1~1.9 小时 / 周的中等量活动就可以显著降低全因死亡率，若进一步增加到 7 小时 / 周，虽然死亡率降低有显著性差异，但差异并无特别意义。对老年男性的研究中也发现，每周步行 1 小时都可以降低全因死亡风险（*RR* 0.69；95%*CI* 0.58~0.88）；还有一项研究发现，老年人即使偶尔锻炼（<1 次 / 周），死亡风险也会降低 28%。近来还发现，老年人患心血管疾病的风险也可因小量锻炼而降低。每周步行 6~12 街区的老年人，心血管疾病的发生率显著降低（*HR* 0.70；95%*CI* 0.58~0.83）。近期一些大型前瞻性研究都发现各个年龄段的成年人都因小量运动而受益。其中一个队列研究，纳入了 6 项研究，661 137 例对象，随访 14.2 年，期间 116 686 人死亡。研究发现，小量运动（0.1~7.5MET- 小时 / 周）比久坐的生活方式死亡风险降低 20%（*HR* 0.80；95%*CI* 0.78~0.82），若运动量在指南推荐基础上增加 9%，死亡风险还会持续降低。一项中国台湾成年人流行病学调查发现：即使锻炼量低

于指南推荐，为 4.5MET- 小时 / 周或 90 分钟 / 周中等强度锻炼，也可显著降低 14% 的全因死亡率（*RR* 0.86；95%*CI* 0.81~0.91）。总之，低于指南推荐的运动量似乎也可增进健康和保持长寿。所以对那些完全不活动的患者，临床都应建议，即使最少量的活动都可以改善他们的健康。

3. 高于指南推荐运动：最多不一定最好，但无害

目前全球有越来越多的人开始进行大量运动，比如想参加体育比赛或想控制体重等。对于大量运动，既往的流行病学数据都来自运动员，其前半生都持续进行着高强度运动。观察的结果是这些运动员明显很少进医院，并且很少有人得哮喘、心血管疾病和使用抗炎药物，而且比非运动员对照组寿命长。尽管有这些有说服力的前期结果，近来的研究却认为高水平的剧烈运动弊大于利。有研究认为运动量和死亡率的量效曲线末端可能呈“J”型或“U”型，表示大量剧烈运动反而降低了运动所带来的益处。这一说法得到了近来的流行病学数据、运动生理学等研究的支持。极量运动和死亡风险关系的评估难以实施，因为大多数以人为基础的队列研究都不会让受试者参加极量运动。在哥本哈根心脏观察性研究中发现：那些进行艰苦长跑训练的人比静坐对照组的死亡风险更高（*HR* 1.97；95%*CI* 0.48~8.14），这一发现也让人意识到死亡率和跑步量之间可能真有“U”型效应曲线。但可以看出，其可信区间太大，且相互重叠，这个结论不为统计学认可。最近两项实验更准确地研究了在运动量的上限附近的死亡风险。健身中心的纵向研究评估了大于 13 000 名跑步锻炼者 15 年随访的全因死亡率和心血管疾病死亡率。其结果发现跑步量和死亡率的曲线是“J”型而非“U”型。这一发现说明，轻、中度锻炼对健康有持续的正性影响，不断增加运动量不能导致更好的结局，但也无害。同样，Arem 等最近总结了 6 个独立的研究，纳入了大于 600 000 例受试者，其中运动量最大者到达指南推荐的近 10 倍（跑步 75MET- 小时 / 周），他们的死亡率低于久坐者，但与中等强度锻炼者并无差异。更仔细的研究发现，高运动量组还有略高的死亡率，但其可能是因为高运动量组样本量少造成的。另一项对老年马拉松运动员和久坐对照组的观察研究中发现，高运动量可能导致或加速冠脉粥样硬化。但马拉松运动员中有一半为吸烟者，所以这一现象也可能是运动之外的其他因素造成的。研究者认为，并非高运动量引起了冠脉粥样硬化，而是反复出现的血流剪切应力的改变以及炎症状态导致冠脉粥样硬化。总之，这是一个复杂而未知的领域。目前已有多个研究观察到耐力性体育赛事后，运动员肌钙蛋白升高。继而提出一种假设：多年反复参加这类赛事可导致永久性心脏损害。然而心脏影像学并无明显改变，且在正常受试者中，急性运动后肌钙蛋白也会升高。所以目前认为，这种升高是一种良性、适应性改变。在无亚临床心肌炎、使用违禁药品和存在遗传易感性的运动员中，心肌损害还是少有发生。虽然长期耐力锻炼不一定产生心肌损害，但急剧体育比赛可导致一过性猝死风险增加。在那些有遗传易感性和本身就有心血管疾病的人群中，这种猝死风险最高。所以，我们在对心血管疾病患者进行二级预防推荐和他们的心脏康复计划制定时应充分考虑运动量的问题。

五、总　　结

科学研究证实日常锻炼或更高强度锻炼有益于心血管健康。运动与锻炼，就像临床实践中使用的药物一样，最好能够量化，包括强度、持续时间和频率。现有运动相关指南数据多基于已有的坚实流行病学基础，也已有较多的 RCT 研究开始探索运动增强健康和长寿的机制。在心血管疾病临床实践中，运动剂量和类型应根据不同个体、不同目标、个体化设置。关于运动与心血管疾病的研究虽然已经取得了很大发展，但有很多方面还需要更多更深入的研究。基于更好、更准确的运动测量方法，尤其是增加其在现实生活中的应用范围，将促进我们更好地了解不同运动水平对心血管健康的影响，同时随着细胞和生化机制研究的不断深入，也为我们更好理解运动促进健康的分子机制提供条件。

（谭虎　黄岚）

参 考 文 献

[1] Morris JN, Heady JA, Raffle PA, et al. Coronary heart disease and physical activity of work. Lancet, 1953, 265: 1053-1057.

[2] Heady JA, Morris JN, Raffle PA. Physique of London busmen; epidemiology of uniforms. Lancet, 1956, 271: 569-570.

[3] Hagberg JM, Montain SJ, Martin WH 3rd, et al. Effect of exercise training in 60- to 69-year-old persons with essential hypertension. Am J Cardiol, 1989, 64: 348-353.

[4] McTiernan A, Sorensen B, Irwin ML, et al. Exercise effect on weight and body fat in men and women. Obesity (Silver Spring), 2007, 15: 1496-1512.

[5] Kodama S, Tanaka S, Saito K, et al. Effect of aerobic exercise training on serum levels of high-density lipoprotein cholesterol: a meta-analysis. Arch Intern Med, 2007, 167: 999-1008.

[6] Eckel RH, Jakicic JM, Ard JD, et al, Tomaselli GF; American College of Cardiology/American Heart Association Task Force on Practice Guidelines. 2013 AHA/ACC guideline on lifestyle management to reduce cardiovascular risk: a report of the American College of Cardiology/American Heart Association Task Force on Practice Guidelines. Circulation, 2014, 129 (suppl 2): S76-S99.

[7] Williams PT. Relationship of distance run per week to coronary heart disease risk factors in 8283 male runners: the National Runners' Health Study. Arch Intern Med, 1997, 157: 191-198.

[8] Durstine JL, Grandjean PW, Davis PG, et al. Blood lipid and lipoprotein adaptations to exercise: a quantitative analysis. Sports Med, 2001, 31: 1033-1062.

[9] Leon AS, Sanchez OA. Response of blood lipids to exercise training alone or combined with dietary intervention. Med Sci Sports Exerc, 2001, 33 (suppl): S502-S515.

[10] Kelley GA, Kelley KS, Tran ZV. Walking, lipids, and lipoproteins: a meta analysis of randomized controlled trials. Prev Med, 2004, 38: 651-661.

[11] Kelley GA, Kelley KS. Effects of aerobic exercise on lipids and lipoproteins in adults with type 2 diabetes: a meta-analysis of randomizedcontrolled trials. Public Health, 2007, 121: 643-655.

[12] Zilinski JL, Contursi ME, Isaacs SK, et al. Myocardial adaptations to recreational marathon training among middleaged men. Circ Cardiovasc Imaging, 2015, 8: e002487.

[13] Slentz CA, Houmard JA, Johnson JL, et al. Inactivity, exercise training and detraining, and plasma lipoproteins: STRRIDE: a randomized, controlled study of exercise intensity and amount. J Appl Physiol (1985), 2007, 103: 432-442.

[14] Pereira MA, Folsom AR, McGovern PG, et al. Physical activity and incident hypertension in black and white adults: the Atherosclerosis Risk in Communities Study. Prev Med, 1999, 28: 304-312.

[15] Parker ED, Schmitz KH, Jacobs DR, et al. Physical activity in young adults and incident hypertension over 15 years of followup: the CARDIA study. Am J Public Health, 2007, 97: 703-709.

[16] Paffenbarger RS Jr, Jung DL, Leung RW, et al. Physical activity and hypertension: an epidemiological view. Ann Med, 1991, 23: 319-327.

[17] Paffenbarger RS Jr, Lee IM. Intensity of physical activity related to incidence of hypertension and all-cause mortality: an epidemiological view. Blood Press Monit, 1997, 2: 115-123.

[18] Cornelissen VA, Fagard RH. Effects of endurance training on blood pressure, blood pressure-regulating mechanisms, and cardiovascular risk factors. Hypertension, 2005, 46: 667-675.

[19] Tuomilehto J, Lindström J, Eriksson JG, et al. Prevention of type 2 diabetes mellitus by changes in lifestyle among subjects with impaired glucose tolerance. N Engl J Med, 2001, 344: 1343-1350.

[20] Knowler WC, Barrett-Connor E, Fowler SE, et al. Reduction in the incidence of type 2 diabetes with lifestyle intervention or metformin. N Engl J Med, 2002, 346: 393-403.

[21] Blair SN, Kohl HW 3rd, Paffenbarger RS Jr, et al. Physical fitness and all-cause mortality: a prospective study of healthy men and women. JAMA, 1989, 262: 2395-2401.

[22] Kokkinos P, Myers J, Faselis C, et al. Exercise capacity and mortality in older men: a 20-year follow-up study. Circulation, 2010, 122: 790-797.

[23] Pate RR, Pratt M, Blair SN, et al. Physical activity and public health: a recommendation from the Centers for Disease Control and Prevention and the American College of Sports Medicine. JAMA, 1995, 273: 402-407.

[24] Physical activity and cardiovascular health: NIH Consensus Development Panel on Physical Activity and Cardiovascular Health. JAMA, 1996, 276: 241-246.

[25] U.S. Department of Health and Human Services. Physical Activity and Health: A Report of the Surgeon General. Atlanta, GA: U.S. Department of Health and Human Services, Centers for Disease Control and Prevention, National Center for Chronic Disease Prevention and Health Promotion, 1996.

[26] Rockhill B, Willett WC, Manson JE, et al. Physical activity and mortality: a prospective study among women. Am J Public Health, 2001, 91: 578-583.

[27] Trolle-Lagerros Y, Mucci LA, Kumle M, et al. Physical activity as a determinant of mortality in women. Epidemiology, 2005, 16: 780-785.

[28] Soares-Miranda L, Siscovick DS, Psaty BM, et al. Physical activity and risk of coronary heart disease and stroke in older adults: the Cardiovascular Health Study. Circulation, 2016, 133: 147-155.

[29] Kujala UM, Sarna S, Kaprio J, et al. Hospital care in later life among former world-class Finnish athletes. JAMA, 1996, 276: 216-220.

[30] Kujala UM, Sarna S, Kaprio J. Use of medications and dietary supplements in later years among male former top-level athletes. Arch Intern Med, 2003, 163: 1064-1068.

[31] Marijon E, Tafflet M, Antero-Jacquemin J, et al. Mortality of French participants in the Tour de France (1947-2012). Eur Heart J, 2013, 34: 3145-3150.

[32] Farahmand BY, Ahlbom A, Ekblom O, et al. Mortality amongst participants in Vasaloppet: a classical long-distance ski race in Sweden. J Intern Med, 2003, 253: 276-283.

[33] Garatachea N, Santos-Lozano A, Sanchis-Gomar F, et al. Elite athletes live longer than the general population: a meta-analysis. Mayo Clin Proc, 2014, 89: 1195-1200.

[34] Levine BD. Can intensive exercise harm the heart? The benefits of competitive endurance training for cardiovascular structure and function. Circulation, 2014, 130: 987-991.

[35] La Gerche A, Heidbuchel H. Can intensive exercise harm the heart? You can get too much of a good thing. Circulation, 2014, 130: 992-1002.

[36] Schnohr P, O'Keefe JH, Marott JL, et al. Dose of jogging and long-term mortality: the Copenhagen City Heart Study. J Am Coll Cardiol, 2015, 65: 411-419.

[37] Möhlenkamp S, Lehmann N, Breuckmann F, et al. Marathon Study Investigators; Heinz Nixdorf Recall Study Investigators. Running: the risk of coronary events: prevalence and prognostic relevance of coronary atherosclerosis in marathon runners. Eur Heart J, 2008, 29: 1903-1910.

肥胖患者的体重管理

流行病学调查结果显示，2009—2010 年，美国有 7800 万肥胖成年人，肥胖会显著增加高血压、血脂异常、2 型糖尿病、心脏病、卒中、胆囊炎、骨关节炎、睡眠呼吸暂停及呼吸功能障碍，甚至某些癌症的患病率[1]，肥胖大大增加了冠心病的全因死亡风险，肥胖对生物医学、心理学以及经济学等有着序贯性影响，严重危害民众健康。

体重指数（body mass index，BMI）为 25~29.9kg/m^2 视为超重，BMI≥30kg/m^2 诊断为肥胖，69% 的成年人处于肥胖或是超重状态[2]，随着健康教育的普及，大部分民众对肥胖的认识增强，但是低收入人群肥胖人口呈逐年上升趋势。与正常体重的患者相比，肥胖患者的住院费用增加 46%，出院后处方药物的花费增加 80%[3]。

2013 年，美国心脏学会（American College of Cardiology，ACC）和美国心脏协会（American Heart Association，AHA）以及美国国立心肺血液研究所共同推出了成人超重与肥胖患者的减重指南，于 2014 年在全球推广这一指南，并制定了超重或肥胖患者的慢病初级预防模式（图 1），旨在对超重或肥胖患者的体重进行精细管理[4]。

2016 年 6 月，AHA 与国际糖尿病组织发表了联合声明，并提出 2 型糖尿病合并超重或肥胖的手术治疗共识，本文对该共识进行总结如下。

尽管不断有证据表明代谢性疾病手术疗法在减轻胰岛素抵抗、控制糖尿病患者的血糖以及减少心血管病危险因素（如睡眠呼吸暂停低通气综合征、高血压、血脂异常、房颤）等方面有着时间短、见效快、近期获益显著等优点[5]，但是外科手术并没有作为一种治疗手段写进现有的糖尿病治疗指南或共识中。

本次共识的产生是因为多学科、多领域的专家共同参加《第二届糖尿病外科手术治疗高峰论坛》时对手术治疗代谢性疾病（如减重手术等）的获益与局限性等进行了讨论，针对 2 型糖尿病患者是否应该接受手术治疗推出这一共识，以便于患者、临床工作者以及参与卫生政策制定的相关人士知晓。

本次专家共识推荐 2 型糖尿病患者存在以下两种情况时应接受手术治疗：Ⅲ度肥胖，体重指数 >40kg/m^2，无论其血糖控制状况如何均建议接受外科手术治疗；Ⅱ度肥胖，体重指数 35~40kg/m^2，且同时合并有经过改善生活方式以及规范的药物治疗后依然不能控制的血脂异常。

2 型糖尿病患者合并以下两种情况时也可以考虑手术治疗：Ⅱ度肥胖，体重指数 35~40kg/m^2，合并有得到控制的高脂血症；Ⅰ度肥胖，体重指数 30.0~34.9kg/m^2，同时合并有经过改善生活方式以及规范的药物治疗后依然不能控制的血脂异常。

共识也特别指出，亚洲患者的体重指数标准应该减少 2.5kg/m^2，但是不推荐Ⅰ度肥胖且血脂得到良好控制的 2 型糖尿病患者采用外科手术治疗代谢性疾病。本次共识中推荐 Roux-en-Y 胃肠旁路手术作为治疗代谢性疾病的术式，Lap-Band 和 VSG 也是可以施行的手术方式，但是这两种手术方式的远期效果尚不确定。

术后的随访应该有多个部门、多个学科的人共同参与，如初级卫生保健人员、内分泌专家、内科医生、肝病科医生和肾科医生等，需密切观察术后的血糖、防范各种潜在的并发症，尤其是要密切观察那些术前有微血管病变史、非酒精性肝病史或是合并有与肥胖相关性肾病的患者。

专家组认为未来关于代谢性疾病手术治疗的研究要点包括：①应用 BMI 以外的标准评估 2 型糖尿病患者；②观察青少年患者接受手术治疗后的长期疗效并与其他治疗手段进行比较；③选择和优化患者手术干预的时机。

步骤一：接诊患者，测量体重、身高，计算 BMI，评估患者超重或是肥胖的程度。

↓

步骤二：根据 BMI 进行评估。BMI：25~29.9kg/m^2（超重）；BMI：30~34.9kg/m^2，Ⅰ度肥胖；BMI：35~39.9kg/m^2，Ⅱ度肥胖；BMI≥40kg/m^2，Ⅲ度肥胖。

↓

步骤三：评估并且治疗心血管危险因素以及治疗肥胖相关的并发症，评估超重或Ⅰ~Ⅲ度肥胖的患者发生心血管病、糖尿病的风险，监测血压、随机血糖、随机血脂，测量腰围。由于肥胖与高血压、血脂异常、糖尿病等的发病密切相关，因此专家组建议强化管理与肥胖相关的高危因素。

↓

步骤四：管理体重以及改善生活方式，患者体重与既往的不良生活方式密切相关，医务人员应该询问患者既往体重增加与减少的情况、饮食习惯、是否有肥胖的家族史、既往用药的详细情况、是否使用过影响体重的药物等，以便为患者制定合适的诊疗方案。

↓

步骤五：BMI≥30kg/m^2 或 BMI 为 25~29.9kg/m^2 且合并有相关的高危因素则需要减重；BMI<25kg/m^2 或者 BMI 为 25~29.9kg/m^2 不合并有相关的高危因素不需要减重。

↓

步骤六：正常体重即 BMI 为 18.5~24.9kg/m^2 的个体，如果没有超重或肥胖的家族史，可定期咨询医务人员，保持体重；超重且合并其他危险因素，如糖尿病、糖尿病前期、高血压、血脂异常、腰围超标等或体重正常但是有超重或肥胖的家族史，则应经常测量体重，避免体重增加，如体重增加则应减少摄食，并建议患者定期进行体育锻炼。

↓

步骤七：评估对拟改善生活方式的超重或肥胖患者获益的程度，并评估减重成功的可能性，以及导致减重不成功的可能原因。

↓

步骤八：制定减重的目标及干预策略。应从现实的角度出发，合并数个心血管高危因素的患者体重下降 3%~5% 是较为可行的，在 6 个月内，随着体重的下降，患者能明显获益；限制热量的摄入，同时进行体育锻炼，女性一天摄入的总热量约 1200~1500kcal，男性一天摄入的总热量约 1500~1800kcal，耗能 500kcal/d 是比较合理的；低热量饮食（<800kcal/d）适用于在医务人员监管下的强化改善生活方式的患者。进行减重的过程中应该密切注意药物的使用，适时调整降压药物、降糖药物、调脂药物的剂量等。

↓

步骤九：如果患者的体重未能减轻或是进行生活方式的干预后，BMI≥30kg/m^2 或 BMI≥27kg/m^2 且出现并发症，则应考虑调整治疗策略。

↓

步骤十：严格干预生活方式 6 个月及以上，依然未能减重者可酌情选择合适的药物减重或进行进一步评估，如 BMI≥40kg/m^2 或 BMI≥35kg/m^2 且有合并症存在，则建议行外科手术以达到减重的目的。

↓

步骤十一：BMI≥30kg/m^2 或 BMI≥27kg/m^2，有一种以上的合并症，且患者本人有积极的减重意愿，在积极干预生活方式的同时可以考虑使用减肥药物，从而达到减重的目的，所选用的减重药物必须是获得美国食品药物管理局（Food and Drug Administration，FDA）批准，且为临床医师熟练掌握的药物，临床医师应该谨慎权衡减重药物可能导致的不良反应，以及使用减重药物后患者的获益与风险比。

↓

步骤十二：经过积极干预生活方式且规范使用减重药物后，BMI≥40kg/m^2 或 BMI≥35kg/m^2 且合并有肥胖相关疾病的患者，如本人有很强的减重欲望且乐于和医师配合，可以请外科医师会诊，考虑进行减重手术。

↓

步骤十三：采取减重措施后如体重下降幅度大于或等于初始体重的 5%~10%，可视为减重成功。

↓

步骤十四：达到目标体重后依然还需要采取相应的措施以保持体重，患者应该坚持减重的策略，如每周自我监测体重，低热量摄食，积极进行体育锻炼，每周至少有 200 分钟的锻炼时间。

图 1　超重或肥胖患者的慢病初级预防模式

（杨天伦　钟巧青）

参考文献

[1] Ogden CL, Carroll MD, Kit BK, et al. Prevalence of obesity in the United States, 2009-2010. NCHS Data Brief, 2012, 82: 1-8.

[2] Flegal KM, Carroll MD, Kit BK, et al. Prevalence of obesity and trends in the distribution of body mass index among us adults, 1999-2010. JAMA, 2012, 307: 491-497.

[3] Finkelstein EA, Trogdon JG, Cohen JW, et al. Annual medical spending attributable to obesity: payer-and service-specific estimates. Health Aff (Millwood), 2009, 28: w822-w831.

[4] American Heart Association; American College of Cardiology; Obesity Society, AHA/ACC/TOS Guideline for the Management of Overweight and Obesity in Adults. Circulation, 2014, 129 (25 Suppl 2): S139-S140.

[5] Rubino F, Nathan DM, Eckel RH, et al. Metabolic surgery in the treatment algorithm for type 2 diabetes: a joint statement by international diabetes organizations. Diabetes Care, 2016, 39 (6): 861-877.

microRNAs 与冠心病诊断

microRNAs(miRNAs)是一类进化上高度保守的非编码小分子单链 RNA(约 22nt),在转录水平负性调控靶基因表达,参与调控动脉粥样硬化形成与发展的全过程。miRNAs 不仅存在于细胞质内,还稳定存在于细胞外,如血液循环。因此,miRNAs 被认为是多种疾病的潜在生物标志物。冠心病(coronary heart disease,CHD)高危类型——急性冠脉综合征(acute coronary syndrome,ACS),包括 ST 段抬高型心肌梗死(ST elevated myocardial infarction,STEMI)、非 ST 段抬高型心肌梗死(non-ST elevated myocardial infarction,NSTEMI)和不稳定型心绞痛(unstable angina,UA),其早期发现与快速诊断是患者及时获得最佳治疗方案的有力保障,但是现有标志物并不能完全满足这一条件。心脏肌钙蛋白(cardiac troponin,cTn)或超敏肌钙蛋白(hs-cTn)作为诊断急性心肌梗死(acute myocardiol infarction,AMI)的金标准具有时间延迟性,通常在心肌坏死后 3 小时才可在血液中检测到。而对于 UA 患者目前尚缺乏有效的诊断标志物,也缺乏鉴别稳定性冠心病(stable CHD)和 UA 的标志物。如今,miRNAs 的出现为冠心病诊断标志物的研发带来了新的机遇与挑战。本文重点围绕 miRNAs 生成过程、循环中 miRNAs 特点和 miRNAs 在冠心病诊断中的潜在价值进行阐述。

1. miRNA 的生成和功能

编码 miRNAs 的基因序列位于基因间区或内含子区域。基因间 miRNAs 通常位于两个基因编码区之间,有其独立于宿主基因的转录启动子。相反,内含子 miRNAs 位于蛋白编码基因的内含子序列内,常与该宿主基因有共同的启动子及转录调节子[1,2]。miRNAs 多由 RNA 聚合酶Ⅱ(极少为 RNA 聚合酶Ⅲ)转录出长约数千个碱基的初级 miRNAs 转录本,即"pri-miRNAs",包含一个茎环结构、一个 5' 端帽子和 3' 端多聚 A 尾结构[3]。pri-miRNAs 在 Drosha(属于核酸内切酶Ⅲ家族)/DGCR8(di georgegyndromecritical region gene 8)酶复合物作用下,被剪切成具有茎环结构的长约 70 个核苷酸的 miRNAs 前体,即"pre-miRNAs"[4]。随后,pre-miRNAs 在 Exportin-5 运输下由细胞核进入细胞质[5],并在核酸内切酶Ⅲ家族的另一成员 Dicer 酶剪切下,去除茎环结构,形成长约 22 个核苷酸的 miRNA 双链结构(miRNA guide strand/passenger strand,既往称 miRNA 和 miRNA*),通常是 guide strand 进入 RNA 诱导的沉默复合体(RNA-induced silencing complex,RISC),该复合体内含 Argonaute 2,后者可促进 miRNA 与靶 mRNA 3' 端非翻译区(3'-untranslated region,3'-UTR)以碱基互补配对方式结合,导致 mRNA 降解(完全互补结合,哺乳动物为此方式)或抑制 mRNA 翻译(不完全互补结合)[6]。根据 miRNAs 序列来自 pre-miRNAs 的 3' 臂或 5' 臂,成熟 miRNA 被命名为 miRNA-3p 和 miRNA-5p(图 1,见彩图 1)。据估计约 60% 以上的蛋白编码基因受到 miRNAs 的直接调控[7]。一个 miRNA 可以调控多个靶基因,一个靶基因也可以受多个 miRNAs 的调控,同一个 miRNA 还可在不同细胞组织内发挥调控作用,因而在人体病理生理学改变中形成复杂的网络调控模式。

2. 循环中 miRNAs 的特点

最初研究人员认为 miRNAs 只存在于细胞内,但 2007 年 Valadi 等发现外泌体内有 miRNAs 存在,外泌体可携带 miRNAs 进入其他细胞,在细胞间发挥生物学信号交流、介导 miRNAs 的基因调控作用[8]。随后研究者发现 miRNAs 其实存在于各种体液中,如血清、血浆、唾液和尿液等[9]。凋亡、坏死、氧化应激或炎症等病理性刺激均可促使细胞释放 miRNAs 至血液循环。血液循环中的 miRNAs 以凋亡小体(>1000nm)、微颗粒(100~1000nm)、外泌体(<100nm)囊泡形式或与脂蛋白(如 HDL)[10]、RNA 结合蛋白(如 Argonaute 2)[11]形成复合物存在。人工合成的 miRNAs 在血浆内会被 RNA 酶快速降解[12],而人体血浆中分离出的 miRNAs 由于有上述囊泡或脂蛋白的保护,不易被 RNA 酶降解,非常稳定。循环 miRNAs 耐沸水煮、耐酸碱、

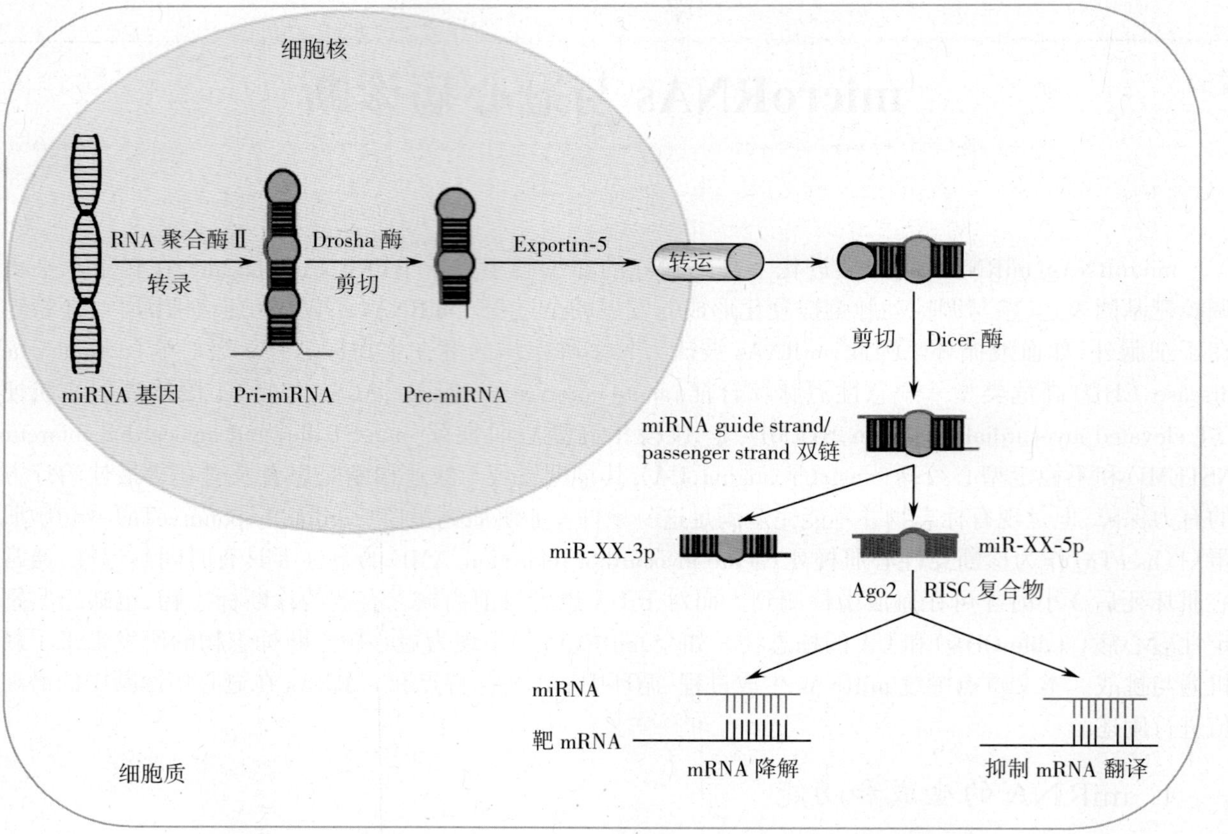

图 1 miRNAs 的生成及作用机制

耐反复冻融，可在室温下长时间放置[13]，这些特性为其作为疾病相关标志物奠定了基础。

3. 循环 miRNAs 在冠心病诊断中的研究

3.1 循环 miRNAs 与 AMI

miR-1、miR-133、miR-208a、miR-208b 和 miR-499 等 miRNA 是肌细胞特异表达的 miRNAs[14]，心肌梗死后它们会被快速释放进入血液，导致其在血液循环中的水平特异性增高。目前，有关 AMI 诊断的临床研究均围绕这些 miRNAs 展开（表 1），其中一些 miRNA 可能是比 cTn 更早的 AMI 诊断标志物。

Wang 等[14]发现 AMI 患者在发病 12 小时内（平均时间 4.8 小时），血浆中 miR-1、miR-133、miR-208a 和 miR-499 较对照组均显著增高。受试者工作曲线（receiver-operating-characteristic curves，ROC）分析显示，4 个 miRNAs 均具有 AMI 诊断价值，曲线下面积（area under the ROC curve，AUC）为 0.847~0.965，其中 miR-208a 敏感性和特异性最高，分别为 90.9% 和 100%（cTnI AUC=0.987）。他们还发现，发病 4 小时内采集到的 20 例 AMI 患者血浆中，均可检测到升高的 miR-208a，而仅在 17 个标本中检测到 cTnI，提示 miR-208a 可能是优于 cTnI 的 AMI 早期（特别是发病 4 小时内）诊断标志物（注：AUC 代表标志物的准确性）。

一项较大规模的临床研究也证实[15]，AMI 患者血浆中 miR-208b 和 miR-499 水平均明显高于健康对照者，且 STEMI 患者高于 NSTEMI 患者，提示血浆中 miRNAs 升高水平可能与心肌坏死程度有关。值得注意的是，他们还发现患者发病 1 小时内，miR-208b 和 miR-499 水平已经高于对照组。在发病 3 小时内，miR-499 诊断 AMI 阳性率为 93%，略高于 hs-cTnT（阳性率为 88%）。遗憾的是，miR-499 未能提高 hs-TnT 对 AMI 的诊断正确率。然而，另一项以疑似 ACS 患者为分析对象的研究却发现[16]，miR-1 和 miR-499 可以增加 hs-TNT 的 ACS 诊断正确率，AUC 由 0.86 增至 0.90。

由于 NSTEMI 患者常缺乏典型症状和明显的心电图改变，而一些特殊人群，如老年人合并心力衰竭和慢性肾脏病等疾病时，也可出现 cTn 升高，导致 cTn 假阳性，使两者不易鉴别，最终延误诊治。Olivieri

表 1　miRNAs 作为急性心肌梗死标志物的研究

miRNA	研究对象(n)	ROC(AUC)	来源	作者及发表时间
↑:miR-208a	STEMI:33 健康对照:30	0.96	血浆	Wang GK, et al.2010[14]
↑:miR-208b,-499	AMI:510(STEMI:397,NSTEMI:113) 健康对照:87	miR-208b:0.83 miR-499:0.96	血浆	Devaux Y, et al. 2012[15]
↑:miR-1,-499 -21	疑似 ACS 患者 332 例,最终确诊 106 例 ACS 患者	miR-1:0.75 miR-499:0.79 miR-21:0.76 hs-TNT+miR-1:0.90 hs-TNT+miR-499:0.90 hs-TNT+miR-21:0.89	血浆	Oerlemans MI, et al. 2012[16]
↑:miR-499-5p	伴心衰的 NSTEMI:92 急性心衰:81	0.88	血浆	Olivieri F, et al. 2013[17]
↑:miR-1,-133a,-208b,-499	AMI:67 健康对照:32	miR-1:0.82 miR-133a:0.94 miR-208b:0.88 miR-499:0.88	血浆	Li YQ, et al. 2013[19]
↑:miR-208b	STEMI:224 Non-AMI:931	0.76	血浆	Devaux Y, et al. 2015[21]
↑:miR-1,-133a,-133b,-499-5p	STEMI:33 健康对照:17	—	血浆	D'Allessandra Y, et al. 2010[23]
↑:miR-208b,-499	STEMI:32 冠造阴性胸痛者:36	miR-208b:0.944 miR-499:0.918	血浆	Corsten MF, et al. 2010[24]
↑:miR-1,-133a,-208b	AMI:30 UA:25	—	血浆	Widera C, et al. 2011[25]
↑:miR-1	AMI:93 健康对照:66	0.77	血浆	Ai J, et al. 2010[26]
↑:miR-1,-134,-186,-208,-223,-499	AMI:117 心绞痛:182 健康对照:100	6 个 miRNAs 组合:0.81(AMI 和健康对照) 0.95(心绞痛和健康对照) 0.83(AMI 和心绞痛)	血清	Li C, et al. 2013[27]
↑:miR-1291,-663b	STEMI:20 非 ACS 对照:20	miR-1291:0.91 miR-663b:0.94	全血	Meder B, et al. 2011[28]
↑:miR-1	AMI:56 健康对照:28	0.85	血浆	Li LM, et al. 2014[29]
↑:miR-21-5p,-361-5p ↓:miR-519e-5p	AMI:17 健康对照:28	3 个 miRNAs 组合:0.98	血浆	Wang F, et al. 2014[30]
↑:miR-486-3p,-150-3p ↓:miR-126-3p,26a-5p,-191-5p	STEMI:39 健康对照:39	miR-191-5p/miR-486-3p:0.86 miR-486-3p/ miR-126-3p:0.84 miR-126-3p/miR-150-3p:0.84 miR-486-3p/miR-26a-5p:0.82 miR-26a-5p/miR-150-3p:0.82 miR-191-5p/miR-150-3p:0.78	血清	Hsu A, et al. 2014[31]

等[17]的研究提示 miRNAs 在上述疾病鉴别诊断中有潜在优势。他们检测了伴有心力衰竭的老年 NSTEMI 患者(平均 82.6 岁)、无 AMI 的心力衰竭患者(平均 81.3 岁)和健康对照者(平均 79.5 岁)循环中 miR-1、miR-21、miR-133a、miR-208a、miR-423-5p(在心衰患者循环中升高[18])和 miR-499-5p 的水平。发现与健康对照组相比,NSTEMI 患者循环中 miR-499-5p 和 miR-21 水平不仅高于健康对照者,还高于心力衰竭者。在 NSTEMI 和急性心力衰竭患者的鉴别诊断中,miR-499-5p 的诊断正确率高于 cTnT 或 hs-cTnT(miR-499-5p AUC=0.86,cTnT AUC=0.68,hs-cTnT AUC=0.70)。

上述研究表明,相比于 cTnT 或 hs-cTnT,miRNAs 在 AMI 早期诊断及鉴别诊断中有重要价值。但在 AMI 诊断正确率上,miRNAs 可能并不优于 cTn。

Li 等[19]检测 AMI 患者发病 12 小时内的血浆 miR-1、miR-133a、miR-208b 和 miR-499,发现 4 个 miRNAs 水平均明显高于健康对照者,且具有 AMI 诊断潜能,AUC 为 0.8265~0.9468,但敏感性和特异性均低于 cTnT(AUC 0.9820)。

2014 年 Cheng 等[20]对 miRNAs 作为心肌梗死诊断标志物的研究进行了荟萃分析。在纳入的 19 项研究中,研究排前 4 位的 miRNAs 依次是 miR-499、miR-1、miR-208b 和 miR-133a。其中,miR-499 的敏感性为 0.88,特异性为 0.87,AUC 为 0.9584;miR-1 的敏感性为 0.63,特异性为 0.76,AUC 为 0.8519;miR-208b 的敏感性为 0.78,特异性为 0.88,AUC 为 0.8965;miR-133a 的敏感性为 0.89,特异性为 0.87,AUC 为 0.9434。这 4 个 miRNAs 均与现有 AMI 诊断标志物具有相关性。作者认为,miR-133a 和 miR-499 最具有心肌梗死诊断价值,miR-208b 在心肌梗死中的诊断作用有待进一步证实。2015 年一项前瞻性、国际多中心的大规模研究证实[21],虽然 miR-208b 在 AMI 中具有诊断价值(AUC 0.76),但其诊断正确率低于 cTnT(AUC=0.84)或 hs-cTnT(AUC 0.94),即使 miR-208b 联合 cTnT 或 hs-cTnT 诊断时,也不能提高 AMI 诊断正确率。

此外,miRNAs 能否作为 AMI 诊断标志物,还需要了解其在心肌梗死后随时间变化的特点。Liebetrau 等[22]通过行室间隔心肌消融术的患者,模仿急性心肌细胞坏死病变,巧妙地回答了这一问题。他们在肥厚型梗阻性心肌病患者行室间隔心肌消融术前,及术后 15 分钟 ~24 小时的多个时间点收集血液样本,检测血清中 miR-21、miR-208a、miR-1 和 miR-133a 的释放动力学。发现在术后 15 分钟,miR-1 已升高 3 倍,75min 达到峰值(66.8 倍);miR-21 始终未升高;miR-133a 在术后 15 分钟即明显增高(2.9 倍),75~480 分钟持续处于高值(>50 倍);miR-208a 仅在术后 105 分钟升高 2.8 倍,之后未再继续升高,并逐步降至正常。总之,miR-1、miR-133a 和 miR-208a 在诱导性心肌梗死 4 小时内均持续升高,特别是 miR-1 和 miR-133a 升高时间更早,并与 hs-cTnT 水平呈线性相关。该研究为 miRNA 作为心梗标志物研究提供了重要的时间参考依据。

3.2 循环 miRNAs 与 UA

UA 患者是发生 AMI 的高危人群,既往有许多研究者致力于寻找诊断或预警 UA 的生物标志物,可惜结果并不理想。而 miRNAs 的出现为获得 UA 相关标志物带来了新希望。

我们课题组通过高通量手段筛查发现[32],UA 患者循环 miRNAs 表达谱与非心源性胸痛患者相比有明显差别,UA 患者血浆中 miR-106b/25、miR-17/92a 簇、miR-21/590-5p 家族、miR-126* 和 miR-451 显著增高,它们均具有诊断 UA 的潜能,AUC 为 0.720~0.799。此外,这些 miRNAs 在稳定型心绞痛患者中并未升高。

Zeller 等[33]发现,与非冠心病胸痛患者相比,UA 患者血清中 miR-132、miR-150 和 miR-186 显著升高,虽然 3 个 miRNAs 无单独诊断 UA 的能力,但联合后可提高其对 UA 的诊断价值(AUC 0.91)。Hoekstra 等[34]发现,UA 患者单个核细胞内 miR-134、miR-198 和 miR-370 水平明显高于稳定性冠心病患者。

虽然上述研究中标本类型不同,但结果均显示 UA 患者循环中 miRNAs 水平与正常人明显不同,提示 miRNAs 有成为 UA 诊断标志物的潜在价值。需要注意的是,目前有关 UA 的 miRNAs 标志物研究尚处于起步阶段,样本量均较小(仅数十人),标本类型不统一、患者入选标准不亦统一等,是今后研究中需要解决的问题。

3.3 循环 miRNAs 与稳定性冠心病(stable CHD)

Fichtlscherer 等[35]通过高通量技术,检测了稳定冠心病患者(至少 1 支血管狭窄 >50%)和健康对照者血浆中 miRNAs 表达谱,发现 miR-133 和 miR-208a(心肌细胞富含)在患者组明显增高,而 miR-126、miR-

17 和 miR-92a(内皮细胞富含)、miR-145(血管平滑肌细胞富含)、miR-155(炎性细胞富含)均显著下调。

D'Alessandra 等[36]发现,miR-337-5p、miR-433 和 miR-485-3p 水平(均增高)与冠心病(至少一支冠脉血管狭窄 >70%)呈正相关。特别是与健康者相比,miR-1、miR-122、miR-126、miR-133a/miR-133b、miR-199a、miR-485-3p 和 miR-377-5p 在 UA 和稳定性冠心病患者血浆中均明显增高。ROC 曲线分析显示,仅 miR-1、miR-126 和 miR-485-3p 具有稳定性冠心病诊断潜能,AUC 分别为 0.918、0.929 和 0.851;仅 miR-1、miR-126 和 miR-133a 具有诊断 UA 的潜能,AUC 分别为 0.920、0.906 和 0.867。miR-1、miR-126 和 miR-485-3p 组合在鉴别稳定性冠心病患者与健康对照者时,诊断正确率 >87%。但是,未发现可用于鉴别稳定性冠心病和 UA 的 miRNAs。

多个研究提示,外周血单个核细胞内 miRNAs 与稳定性冠心病明显相关。Hulsmans 等[37]发现肥胖患者外周血单核细胞内 miR-181a 表达减少,与冠心病的发生具有相关性。Hoeckstra 等[34]则发现,冠心病患者外周血单个核细胞内 miR-135a 和 miR-147 明显高于健康对照者。Zhu 等还发现,与非心源性胸痛患者相比(n=31),稳定型心绞痛患者、UA 患者、AMI 患者外周血单个核细胞中 miR-155 水平,随着冠心病严重程度逐渐降低,此外,2 或 3 支血管发生病变(狭窄程度 >50%)的患者,其外周血单个核细胞内 miR-155 水平明显低于无或仅一支血管病变患者[38]。

近年来,也有人开始关注 miRNAs 基因多态性对冠心病的影响。Xiong 等[39]通过对中国汉族人群中 295 例 CHD 患者和 283 例正常对照者研究发现,pre-miR-146a rs2910164 位点多态性,可能通过促进 miR-146a 表达,增加患 CHD 风险。日本一项纳入 66 例 CHD 患者和 33 例非 CHD 患者的队列研究发现,miR-146 水平在 CHD 组明显增高[40]。

需要注意的是,常用心血管药物可以影响循环 miRNAs 的表达谱[40,41]。如,稳定冠心病患者血液中内皮祖细胞来源的 miR-221、miR-222 水平及外周血单核细胞来源的 miR-146a、miR-146b 水平明显升高,在经过阿托伐他汀与血管紧张素Ⅱ受体拮抗剂治疗 12 个月后,miR-221、miR-222、miR-146a、miR-146b 的表达水平较前明显降低。因此,miRNAs 标志物的筛选需要考虑到药物因素的影响。

4. miRNAs 定量检测的问题与挑战

目前用于 miRNAs 检测的常用方法主要有生物芯片技术、二代测序技术和实时定量聚合酶链式反应(polymerase chain reaction,PCR)。生物芯片技术可在短时间内快速获得 miRNAs 表达谱,即高通量筛查。但是当前各商业性生物芯片平台(主要包括 Agilent、Ambion、Exiqon 和 Toray 公司)之间的检测结果,在一致性方面并不理想[42]。目前最常用的筛选循环 miRNA 的高通量技术是 Ambion 公司的 TaqMan 低密度芯片(TaqManlow density Array,TLDA),该方法基于 PCR 原理,有外置内参做校正,检测结果相对稳定可靠。采用二代测序技术检测血浆或血清中的 miRNAs 表达谱,首要问题是样本量消耗大,至少需要数毫升血浆或血清,而生物芯片只需要几百微升血浆或血清。实时荧光定量 PCR 是目前应用最普遍的 miRNAs 检测技术,但该方法也有一定的问题[43],如血浆和血清哪个更适宜做 miRNA 的标本来源尚无一致意见,样本发生溶血对循环 miRNA 检测会产生影响[44]。此外,实时荧光定量 PCR 技术从 RNA 提取到得到 PCR 结果,至少需要 3 小时,如此低的检测效率用于临床 ACS 诊断也是非常困难的。正在研发中的生物传感器技术,其响应时间可快至数秒,灵敏度在 pg 级以下,有望在提高 miRNAs 检测效率上带来突破性进展。

5. 结语

虽然循环 miRNAs 在冠心病诊断中的研究尚处于起步阶段,但大量研究已经证实,miRNAs 是一类具有潜在诊断价值的新型生物标志物。目前各项研究的结果出现不一致情况,主要与样本量偏小(仅数十例),标本来源(血浆、血清、全血、单个核细胞)、入选标准、检测方法、校正内参等多方面因素不同有关。所以今后需要进行标本类型、检测方法等一致的、较大规模的临床研究,以实现对 miRNAs 诊断效能的有效评估。由于目前大部分研究发现 miRNAs 在 AMI 诊断正确率上低于或等同于现有的传统标志物,仅极少数研究显示 miRNAs 优于传诊断标志物,故 miRNAs 暂被认为是现有标志物的补充或辅助诊断标志物,尚不能成为独立诊断标志物。但是,在 AMI 早期阶段,血液循环中心肌坏死标志物浓度非常低或尚无法检测到时，miRNAs 可能会提供非常重要的辅助诊断信息。

（李素芳　陈红）

参考文献

[1] Bartel DP. MicroRNAs: genomics, biogenesis, mechanism, and function. Cell, 2004, 116(2): 281-297.

[2] Bartel DP. MicroRNAs: target recognition and regulatory functions. Cell, 2009, 136(2): 215-233.

[3] Krol J, Loedige I, Filipowicz W. The widespread regulation of microRNA biogenesis, function and decay. Nat Rev Genet, 2010, 11(9): 597-610.

[4] Landthaler M, Yalcin A, Tuschl T. The human DiGeorge syndrome critical region gene 8 and Its D. melanogaster homolog are required for miRNA biogenesis. Curr Biol, 2004, 14(23): 2162-2167.

[5] Yi R, Qin Y, Macara IG, et al. Exportin-5 mediates the nuclear export of pre-microRNAs and short hairpin RNAs. Genes Dev, 2003, 17(24): 3011-3016.

[6] Okamura K, Ishizuka A, Siomi H, et al. Distinct roles for Argonaute proteins in small RNA-directed RNA cleavage pathways. Genes Dev, 2004, 18(14): 1655-1666.

[7] Friedman RC, Farh KK, Burge CB, et al. Most mammalian mRNAs are conserved targets of microRNAs. Genome Res, 2009, 19(1): 92-105.

[8] Valadi H, Ekstrom K, Bossios A, et al. Exosome-mediated transfer of mRNAs and microRNAs is a novel mechanism of genetic exchange between cells. Nat Cell Biol, 2007, 9(6): 654-659.

[9] Weber JA, Baxter DH, Zhang S, et al. The microRNA spectrum in 12 body fluids. Clin Chem, 2010, 56(11): 1733-1741.

[10] Tabet F, Vickers KC, Cuesta Torres LF, et al. HDL-transferred microRNA-223 regulates ICAM-1 expression in endothelial cells. Nat Commun, 2014, 5: 3292.

[11] Turchinovich A, Weiz L, Langheinz A, et al. Characterization of extracellular circulating microRNA. Nucleic Acids Res, 2011, 39(16): 7223-7233.

[12] Tsui NB, Ng EK, Lo YM. Stability of endogenous and added RNA in blood specimens, serum, and plasma. Clin Chem, 2002, 48(10): 1647-1653.

[13] Sayed AS, Xia K, Yang TL, et al. Circulating microRNAs: a potential role in diagnosis and prognosis of acute myocardial infarction. Dis Markers, 2013, 35(5): 561-566.

[14] Wang GK, Zhu JQ, Zhang JT, et al. Circulating microRNA: a novel potential biomarker for early diagnosis of acute myocardial infarction in humans. Eur Heart J, 2010, 31(6): 659-666.

[15] Devaux Y, Vausort M, Goretti E, et al. Use of circulating microRNAs to diagnose acute myocardial infarction. Clin Chem, 2012, 58(3): 559-567.

[16] Oerlemans MI, Mosterd A, Dekker MS, et al. Early assessment of acute coronary syndromes in the emergency department: the potential diagnostic value of circulating microRNAs. EMBO Mol Med, 2012, 4(11): 1176-1185.

[17] Olivieri F, Antonicelli R, Lorenzi M, et al. Diagnostic potential of circulating miR-499-5p in elderly patients with acute non ST-elevation myocardial infarction. Int J Cardiol, 2013, 167(2): 531-536.

[18] Tijsen AJ, Creemers EE, Moerland PD, et al. MiR423-5p as a circulating biomarker for heart failure. Circ Res, 2010, 106(6): 1035-1039.

[19] Li YQ, Zhang MF, Wen HY, et al. Comparing the diagnostic values of circulating microRNAs and cardiac troponin T in patients with acute myocardial infarction. Clinics (Sao Paulo), 2013, 68(1): 75-80.

[20] Cheng C, Wang Q, You W, et al. MiRNAs as biomarkers of myocardial infarction: a meta-analysis. PLoS One, 2014, 9(2): e88566.

[21] Devaux Y, Mueller M, Haaf P, et al. Diagnostic and prognostic value of circulating microRNAs in patients with acute chest pain. J Intern Med, 2015, 277(2): 260-271.

[22] Liebetrau C, Möllmann H, Dörr O, et al. Release kinetics of circulating muscle-enriched microRNAs in patients undergoing transcoronary ablation of septal hypertrophy. J Am Coll Cardiol, 2013, 62(11): 992-998.

[23] D'Alessandra Y, Devanna P, Limana F, et al. Circulating microRNAs are new and sensitive biomarkers of myocardial infarction. Eur Heart J, 2010, 31(22): 2765-2773.

[24] Corsten MF, Dennert R, Jochems S, et al. Circulating MicroRNA-208b and MicroRNA-499 reflect myocardial damage in cardiovascular disease. Circ Cardiovasc Genet, 2010, 3(6): 499-506.

[25] Widera C, Gupta SK, Lorenzen JM, et al. Diagnostic and prognostic impact of six circulating microRNAs in acute coronary syndrome. J Mol Cell Cardiol, 2011, 51(5): 872-875.

[26] Ai J, Zhang R, Li Y, et al. Circulating microRNA-1 as a potential novel biomarker for acute myocardial infarction. Biochem Biophys Res Commun, 2010, 391(1): 73-77.

[27] Li C, Fang Z, Jiang T, et al. Serum microRNAs profile from genome-wide serves as a fingerprint for diagnosis of acute myocardial infarction and angina pectoris. BMC Med Genomics, 2013, 6: 16.

[28] Meder B, Keller A, Vogel B, et al. MicroRNA signatures in total peripheral blood as novel biomarkers for acute myocardial infarction. Basic Res Cardiol, 2011, 106(1): 13-23.

[29] Li LM, Cai WB, Ye Q, et al. Comparison of plasma microRNA-1 and cardiac troponin T in early diagnosis of patients with acute myocardial infarction. World J Emerg Med, 2014, 5(3): 182-186.

[30] Wang F, Long G, Zhao C, et al. Atherosclerosis-related circulating miRNAs as novel and sensitive predictors for acute myocardial infarction. PLoS One, 2014, 9(9): e105734.

[31] Hsu A, Chen SJ, Chang YS, et al. Systemic approach to identify serum microRNAs as potential biomarkers for acute myocardial infarction. Biomed Res Int, 2014, 2014: 418628.

[32] Ren J, Zhang J, Xu N, et al. Signature of circulating microRNAs as potential biomarkers in vulnerable coronary artery disease. PLoS One, 2013, 8(12): e80738.

[33] Zeller T, Keller T, Ojeda F, et al. Assessment of microRNAs in patients with unstable angina pectoris. Eur Heart J, 2014, 35(31): 2106-2114.

[34] Hoekstra M, van der Lans CA, Halvorsen B, et al. The peripheral blood mononuclear cell microRNA signature of coronary artery disease. Biochem Biophys Res Commun, 2010, 394(3): 792-797.

[35] Fichtlscherer S, De Rosa S, Fox H, et al. Circulating microRNAs in patients with coronary artery disease. Circ Res, 2010, 107(5): 677-684.

[36] D'Alessandra Y, Carena MC, Spazzafumo L, et al. Diagnostic potential of plasmatic MicroRNA signatures in stable and unstable angina. PLoS One, 2013, 8(11): e80345.

[37] Hulsmans M, Sinnaeve P, Van der Schueren B, et al. Decreased miR-181a expression in monocytes of obese patients is associated with the occurrence of metabolic syndrome and coronary artery disease. J Clin Endocrinol Metab, 2012, 97(7): E1213-E1218.

[38] Zhu GF, Yang LX, Guo RW, et al. microRNA-155 is inversely associated with severity of coronary stenotic lesions calculated by the Gensini score. Coron Artery Dis, 2014, 25(4): 304-310.

[39] Xiong XD, Cho M, Cai XP, et al. A common variant in pre-miR-146 is associated with coronary artery disease risk and its mature miRNA expression. Mutat Res, 2014, 761: 15-20.

[40] Takahashi Y, Satoh M, Minami Y, et al. Expression of miR-146a/b is associated with the Toll-like receptor 4 signal in coronary artery disease: effect of renin-angiotensin system blockade and statins on miRNA-146a/b and Toll-like receptor 4 levels. Clin Sci (Lond), 2010, 119(9): 395-405.

[41] Minami Y, Satoh M, Maesawa C, et al. Effect of atorvastatin on microRNA 221/222 expression in endothelial progenitor cells obtained from patients with coronary artery disease. Eur J Clin Invest, 2009, 39(5): 359-367.

[42] Sato F, Tsuchiya S, Terasawa K, et al. Intra-platform repeatability and inter-platform comparability of microRNA microarray technology. PLoS One, 2009, 4(5): e5540.

[43] Git A, Dvinge H, Salmon-Divon M, et al. Systematic comparison of microarray profiling, real-time PCR, and next-generation sequencing technologies for measuring differential microRNA expression. RNA, 2010, 16(5): 991-1006.

[44] Köberle V, Pleli T, Schmithals C, et al. Differential stability of cell-free circulating microRNAs: implications for their utilization as biomarkers. PLoS One, 2013, 8(9): e75184.

睾酮与心血管疾病

睾酮是人体内主要的雄性激素，由胆固醇在人体内合成，其前体物质是去氢表雄酮及其硫酸酯。在女性，睾酮主要由肾上腺髓质网状带分泌，而男性则主要在睾丸间质细胞中合成，在其靶器官内由5α-还原酶还原为双氢睾酮。睾酮主要在肝脏灭活，以17-酮类衍生物随尿排出。研究表明，睾酮受体广泛存在于人体的大部分心房肌及心室肌、主动脉、冠状动脉、肺动脉血管平滑肌、外周血管组织等组织器官中，循环中的睾酮可以通过睾酮受体直接作用于上述组织器官。睾酮有多种生物学效应，许多疾病与之相关，本文对近年来睾酮与心血管疾病关系的研究进展作一综述。

1. 睾酮的生物学特性

睾酮属C-19类固醇激素，血浆睾酮的水平受下丘脑-垂体-性腺轴的调控，下丘脑分泌的促性腺激素释放激素可刺激垂体合成和分泌黄体生成素和促卵泡生成素，该两种激素又可刺激睾丸分泌睾酮。血浆中睾酮50%~60%与性激素结合球蛋白结合，45%与白蛋白结合，只有1%~3%呈游离状态。正常成年男性血浆中总睾酮的浓度为10~35nmol/L，睾酮的水平在20~29岁达高峰，以后随着增龄的变化逐渐下降。

睾酮在人体中发挥多种生理作用。睾酮可以直接进入靶细胞与基因表达相关蛋白结合从而促进特定基因的表达，睾酮的这种作用与雄激素受体的介导有关。此外，睾酮还能不通过雄激素受体的介导作用发挥某些快速的、一过性生理效应，如睾酮对动脉的舒张作用。

睾酮的生理效应一般有如下几点：①维持正常的第二性征和正常的性功能；②促进骨髓造血，提高认知能力；③增加肌肉的重量和力量，维持正常的骨密度，增加骨的强度等。

但近年来的研究提示，睾酮除上述众所周知的生理作用外，可能有其他生理效应，特别是对心血管系统、新陈代谢都有独特的效应。

2. 睾酮与心血管疾病

(1) 睾酮与血脂代谢

脂质代谢紊乱是动脉粥样硬化（atherosclerosis，AS）的主要发病机制之一。睾酮通过以下两个途径调节血脂：首先，睾酮增加脂代谢的关键酶-脂蛋白酯酶和肝性脂肪酶的活性，促使乳糜微粒和极低密度脂蛋白水解，释放脂肪酸，同时增加肝细胞对脂质的摄取，为高密度脂蛋白胆固醇（high-density lipoprotein-cholesterol，HDL-C）提供前体，从而降低总胆固醇（total cholesterol，TC），升高HDL-C，以发挥抗AS的作用；其次，睾酮经芳香化生成雌激素，间接地增加低密度脂蛋白胆固醇（low-density lipoprotein-cholesterol，LDL-C）受体活性，促进LDL-C与其受体的结合，从而降低LDL-C，以发挥抗AS的作用。

Medras等研究发现更年期男性血浆睾酮浓度与HDL-C水平呈正相关，与TC和LDL-C呈负相关。Stefan等通过观察进行睾酮替代治疗低性腺功能老年男性的血脂变化，发现替代治疗后患者的血浆睾酮达到正常水平，血浆TC和LDL-C水平下降，但不影响HDL-C水平。Simmond等对50名健康男性血清睾酮与胆固醇及其他代谢指标进行研究发现，血清睾酮水平较低者，其体重指数、LDL、甘油三酯、载脂蛋白B、TC都较高，而血清HDL、载脂蛋白A较低，其差异显著。Mareovina等对19例健康男性志愿者给予睾酮肌注20周，结果脂蛋白a基础值>25nmol/L者，治疗后脂蛋白a水平明显下降，停止治疗后又恢复到原来水平。提示：体内睾酮可以通过调节血脂代谢，减弱LDL-C、TC和脂蛋白a对心血管系统的危险作用，减少男性AS和冠心病的发生。Basaria等发现，因前列腺癌行去雄激素治疗后的男性与年龄、疾病相匹配的对照组相比有较高的体重指数及脂肪含量。这种雄激素调节脂肪含量的作用已被睾酮替代治疗可减少男性肥胖所证实，肥胖与睾酮水平存在相关性，睾酮水平与男性体重指数负相关。Abate等人报道认为向心性皮下脂肪堆积强烈地预示血浆游离睾酮的降低，并且发现血浆睾酮浓度与体脂含量、腹部脂肪含量及胰岛素水平都呈负相关。

(2) 睾酮与胰岛素抵抗

睾酮和糖尿病、高胰岛素血症、胰岛素抵抗之间的密切相关性已得到大多数学者的认可。胰岛素抵抗是肝脏、脂肪和肌肉等外周组织对胰岛素生物效应反应性降低的一种状态，90% 代谢综合征的男性存在胰岛素抵抗。随着年龄增长，男性血清睾酮水平逐渐降低，空腹血糖水平、血清胰岛素水平及胰岛素抵抗逐渐增加。Haidar 等研究发现，患有糖尿病的前列腺癌患者接受睾丸切除术后，随血清睾酮水平下降同样可出现代谢异常，血糖更难以控制。研究显示，血清睾酮水平过高或过低均会加速胰岛素抵抗。过高浓度睾酮造成胰岛素抵抗，其途径为：①减少肝脏对胰岛素的降解；②减少外周组织对胰岛素的结合和降解；③高浓度的睾酮可明显降低胰岛素介导的葡萄糖的转运和肌内糖原的合成，葡萄糖利用减少刺激胰岛 B 细胞分泌胰岛素，形成高胰岛素血症；④睾酮可参与体内脂肪分布的调节，予中心性肥胖的中年男性以睾酮替代治疗可以降低胰岛素水平；⑤睾酮可引起对胰岛素抵抗的 2 型肌纤维的增加，对胰岛素敏感的 1 型肌纤维减少，肌肉形态的改变与胰岛素敏感性下降有关。而睾酮水平过低亦与胰岛素抵抗有关，予促性腺激素缺乏的男性患者补充生理浓度的睾酮可改善胰岛素的敏感性。适量睾酮可以通过对胰岛素敏感性的调节而对代谢综合征发展起积极的作用。

Lunenfeld 研究发现，包括睾酮在内的性激素可作为反映男性 2 型糖尿病患者代谢变化的指标，在胰岛素相对不足的情况下，性激素是胰岛素作用的拮抗剂，可加重已存在的糖代谢紊乱，而血糖的升高以及继发的代谢紊乱又改变了性腺的内环境，干扰性腺代谢，使其机能发生变化。Telecom 入选 1292 例健康男性，结果显示血浆总睾酮水平与胰岛素显著负相关，且不依赖于年龄、饮酒、吸烟及血浆葡萄糖。一项较大规模的德国人群研究中，入选 155 例男性 2 型糖尿病患者与 155 例健康对照，两组对比发现：糖尿病组患者游离睾酮水平低于对照组，并与 BMI 负相关。最近对 103 例 2 型糖尿病患者的研究显示其性腺功能低下发病率为 33%，此外伴糖耐量异常男性的总睾酮水平也较低。Phillips 等对 80 例成年男性研究发现总睾酮和游离睾酮与胰岛素水平负相关，雌二醇 / 睾酮比与胰岛素水平呈正相关。控制内脏脂肪组织后，只有雌二醇 / 睾酮比与胰岛素浓度仍保持相关性。

(3) 睾酮对内皮的影响

心血管疾病的危险因素如高血压、糖尿病、老年等都存在内皮细胞功能或数量的降低。血管内皮细胞受损是 AS 发病的启动步骤。血管内皮细胞功能下降会引起正常的抗凝、抗细胞黏附、抗氧化功能降低。与此同时，内皮细胞及血小板表达的黏附因子和单核细胞趋化蛋白 -1 增高，从而导致细胞附壁，引发一系列反应。新近研究发现内皮细胞存在雄激素受体，低水平睾酮可降低内皮细胞数量或功能。生理量的睾酮能够改善内皮功能，而内皮细胞产生一氧化氮（nitric oxide，NO）则可使血管扩张。研究还发现睾酮可增加老年男性的血管内皮功能，舒张冠状动脉，缓解老年男性心绞痛症状，改善心肌缺血。不仅是男性，在女性体内睾酮同样对内皮功能产生影响。将从正常志愿者静脉血中分离出的循环内皮细胞进行体外培养，证明了内皮细胞雄激素受体的存在，睾酮通过雄激素受体剂量依赖性地促进内皮细胞增殖、迁移及克隆形成。

动物实验证实雄激素对动脉血管有直接的扩张作用。Costarells 等根据离体动脉实验提出：睾酮可增加内皮细胞 NO 释放，从而扩张冠脉。Medras 等证实睾酮是血管张力的功能调节剂，可影响微循环的生理特性。静脉输入睾酮可以进入犬的冠状动脉主干及小动脉并引起扩张。其机制可能是通过一氧化氮合酶产生和 ATP 依赖性 K^+ 通道的激活。Medras 将睾酮注入犬冠状动脉引起冠状动脉主干及分支扩张，他认为这与雄激素对 NO 合成酶的诱导、ATP 依赖性 K^+ 通道的激活有关。男性 CHD 患者冠状动脉内注射睾酮后。可产生内皮依赖性的动脉舒张。老年男性 CHD 患者服用雄性激素后其血浆前列腺素水平提高，血栓素水平降低。但也有报道指出，睾酮可增加内皮素释放，增加血栓素受体表达，加重内皮功能紊乱。

(4) 睾酮与高血压

高血压伴随的血管内皮功能紊乱与血浆总睾酮浓度的降低密切相关，研究发现内源性睾酮对血管内皮具有保护作用。血浆睾酮浓度下降不仅与高血压有关，还与高血压分期、危险分层有关。Jones 等人证实，睾酮可通过阻断血管平滑肌细胞上的 Ca^{2+} 通道，同时促进 K^+ 通道开放而发挥舒张血管效应，而后的实验进一步证实睾酮诱导的血管平滑肌细胞舒张主要是通过电压敏感型 K^+ 通道激活和大电导 Ca^{2+} 激活 K^+ 通道调节的。此外，通过低浓度睾酮诱导人胸廓内动脉血管舒张实验发现，ATP- 敏感型 K^+ 通道和电压敏感

型 K^+ 通道并不参与睾酮诱导血管平滑肌细胞舒张，但在离体的桡动脉中证实 ATP- 敏感型 K^+ 通道也参与了血管功能调节。也有一些研究认为睾酮是一种内源性 Ca^{2+} 通道阻滞剂，其通过阻断 L 型 Ca^{2+} 通道而发挥血管舒张效应。

Johan 等人发现在男性高血压患者中，血浆睾酮、游离睾酮浓度较正常人群更低，睾酮、游离睾酮浓度分别与收缩压呈负相关。同时，血浆睾酮浓度水平还与高血压并发心血管事件风险相关。在高血压人群中，睾酮高浓度组与低浓度组比较，低浓度组高血压心血管事件风险增加。因而睾酮可作为心血管风险增加的生物学指标。动物实验显示，雄激素对大鼠有升血压的作用。在一项用高盐饮食喂养的雄性大鼠研究中也表明雄激素具有升高血压的作用，其机制可能通过激活肾素 - 血管紧张素系统；去势则可以减少血压升高的发生。对自发性高血压大鼠的研究也显示，雄激素有升高血压的作用。Xue 等采用低剂量的血管紧张素Ⅱ（angiotensin Ⅱ，AngⅡ）能够提高雄性小鼠血压，而雌性小鼠并无明显升高；去势可降低 AngⅡ所致的雄性小鼠血压升高，说明雄激素可以易化血管紧张素的升压作用。以 1548 例 25~84 岁男性为研究对象的 Tromso 研究和以 1132 例 30~79 岁男性为研究对象的 Rancho Bernardo 研究都报道过男性高血压患者睾酮浓度降低。然而，观察性研究又有着明显的自身局限性，它并不能很好解释两者间存在的因果关系。因此，就有相关的前瞻性研究对男性高血压患者血浆睾酮浓度的变化进行了报道。以 794 例 50~91 岁男性为研究对象的前瞻性研究发现男性高血压患者的睾酮浓度要比对照人群低 8%。同样，一项历时 5 年的随访调查研究发现睾酮浓度与基础血压水平呈负相关，低水平的睾酮浓度将增加高血压发病率和高血压心血管事件风险。

(5) 睾酮与凝血及纤溶功能

凝血与纤溶障碍是加重 AS 的主要原因之一。内源性纤溶系统的功能依赖于纤溶酶原激活物（tissue-type plasminogen activator，t-PA）与纤溶酶原激活抑制物 -1 之间的动态平衡。血浆中纤溶酶原激活抑制物 -1 增多是血栓形成的主要原因，凝血因子Ⅶ、纤维蛋白原增多也是 AS 的危险因素。伴有睾酮水平降低的男性冠心病患者血浆纤溶酶原激活抑制物 -1、纤维蛋白原和凝血因子Ⅶ的水平和活性常常增加，与睾酮负相关，而具有抗凝作用的组织纤溶激活物则与睾酮正相关。用睾酮治疗性腺功能低下的男性患者，可使血栓栓塞性疾病和心肌梗死发病率下降。可见，男性睾酮低下者易患冠心病的原因至少部分与凝血和抗凝功能失调有关。Medras 等报道，在男性更年期内源性睾酮与 t-PA 呈正相关，而与纤溶酶原激活抑制物 -1、纤溶蛋白原、D- 二聚体及 a2- 抗纤维蛋白溶酶呈负相关，因而内源性睾酮具有抗动脉粥样硬化的作用。简言之，纤溶和凝血系统紊乱均可促进冠心病的发生，而雄激素缺乏会引起此系统紊乱。

(6) 睾酮与慢性心力衰竭

目前研究证实心力衰竭（heart failure，HF）患者存在多种性激素失衡，包括雌激素、脱氢表雄、雄激素等，对其分别进行研究后发现，各种性激素在 HF 的发生发展中发挥不同的作用。随着人口老龄化的发展，越来越多的证据显示男性机体雄性激素的变化可能是导致众多老年性疾病如心血管疾病、代谢性疾病的重要原因之一。在对男性慢性心力衰竭（chronic heart failure，CHF）人群观察中发现，该人群中普遍存在性激素水平下降。进一步研究发现雄性激素水平的降低与 HF 的不良预后有关。而给予 HF 患者补充外源性睾酮治疗可明显改善其运动能力，减轻 HF 症状。Jankowska 等人研究发现，CHF 患者血清脱氢表雄酮、胰岛素样生长因子及睾酮水平下降，这些促合成代谢激素的下调是 HF 不良预后的独立危险因素，国内曾有研究报道男性 HF 患者睾酮水平随心脏射血分数的下降而降低。Pugh 等认为，HF 患者血液中存在较高水平的炎性因子，如白细胞介素 -6、肿瘤坏死因子 -α 等，肿瘤坏死因子 -α 可引起左心室收缩能力减弱，心脏扩大、心室肥厚等病理生理改变，而睾酮具有免疫调节作用，睾酮水平的升高可抑制炎性因子的产生。HF 小鼠模型也显示血浆睾酮的下降导致白细胞介素 -10 和肿瘤坏死因子 -α 失衡，进而促进心室重构，睾酮替代可抑制小鼠的心室重构。

动物及临床研究中证实睾酮有如下作用：①短期生理剂量的睾酮治疗可显著改善 CHF 患者的血流动力学，能明显减轻左心室后负荷，增加心输出量；②睾酮有增加冠状动脉血流、提高心肌对缺血损伤的阈值等作用，这一作用可能对改善 CHF 患者心肌能量代谢起重要作用，从而提高心脏功能；③动物实验表明，睾酮可以拮抗小鼠 HF 状态下的交感神经系统反应性亢进，在人类，相似的作用可能是抑制交感 - 肾素 - 血管紧张素系统活性的重要途径。动物实验显示，睾酮缺乏能改变心肌钙通道及心肌蛋白合成；在一项为期12个月的随机双盲实验中，睾酮治疗组的HF患者在观察终点，左心室大小及左心室射血分数均无明显进展，而安慰剂组患者上述两项指标均明显恶化；表明睾酮抑制HF状态下心室重构，延缓病情的发展，可见睾酮是男性CHF患者体内重要的保护因素，其保护机制可能是通过抑制或延缓心室重构，抑制氧化应激的发生起作用的。

3. 展望

综上所述，睾酮可以通过调节血脂代谢、糖代谢，影响血管张力，抑制心室重构和改善纤溶凝血功能等途径对抗心血管疾病的发生和发展，其血浆水平下降可能是心血管疾病发病的重要预测因子，但因有关睾酮与心血管疾病关系的基础和临床研究尚不充分目前仍存在不少争议。因此，设计合理的大规模的流行病学调查，并从细胞分子学水平进行探讨其生理意义十分必要。

（光雪峰　林春荣）

参 考 文 献

[1] Haring R, Völzke H, Steveling A, et al. Low serum testosterone levels are associated with increased risk of mortality in a population-based cohort of men aged 20-79. Eur Heart J, 2010, 31: 1494-1501.

[2] Morley JE, Charlton E, Patrick P, et a1.Validation of a screening questionnaire for androgen deficiency in aging males.Metabolism, 2000, 49: 1239-1242.

[3] Traish AM, Saad F, Feeley RJ, et al. The dark side of testosterone deficiency: Ⅲ. Cardiovascular disease. J Androl, 2009, 30: 477-494.

[4] Sakurai T, Iimuro S, Araki A, et al. Age-associated increase in abdominal obesity and insulin resistance, and usefulness of AHA/NHLBI definition of metabolic syndrome for predicting cardiovascular disease in Japanese elderly with type 2 diabetes mellitus. Gerontology, 2010, 56: 141-149.

[5] Akishita M, Hashimoto M, Ohike Y, et al. Low testosterone level as a predictor of cardiovascular events in Japanese men with coronary risk factors. Atherosclerosis, 2010, 210: 232-236.

[6] Nettleship JE, Jones RD, Channer KS, et al. Testosterone and coronary artery disease. Front Horm Res, 2009, 37: 91-107.

[7] Haring R, Baumeister SE, Völzke H, et al. Prospective association of low total testosterone concentrations with an adverse lipid profile and increased incident dyslipidemia. Eur J Cardiovasc Prev Rehabil, 2011, 18: 86-96.

[8] Firtser S, Juonala M, Magnussen CG, et al. Relation of total and free testosterone and sex hormone-binding globulin with cardiovascular risk factors in men aged 24-45 years. The Cardiovascular Risk in Young Finns Study. Atherosclerosis, 2012, 222: 257-262.

[9] Foresta C, Caretta N, Lana A, et a1.Reduced number of circulating endothelial progenitor cells in hypogonadal men. J Clin Endocrinol Metab, 2006, 91: 4599-4602.

[10] Lu YL, Kuang L, Zhu H, et al.Changes in aortic endothelium uhrastructure in male rats following castration, replacement with testosterone and administration of 5-alpha. reductase inhibitor.Asian J Androl, 2007, 9: 843-847.

[11] Keating NL, ONalley AJ, Smith MR.Diabetes and cardiovascular disease during androgen deprivation therapy for prostate cancer.J Clin Oncol, 2006, 24: 4448-4456.

[12] Corona G, Mannueci E, Petrone L, et al.NCEP-ATPIII defined metabolic syndrome, type 2 diabetes mellitus, and prevalnce of hypogonadism in male patients with sexual dysfunetion.J Sex Med, 2007, 4: 1038-1045.

[13] Page ST, Amory JK, Bowman FD, et al.Exogenous testosterone (T)alone or with finasteride increases physical performanee, grip strength, and lean body mass in older men with low serm T. J Clin Endoerinol Metab, 2005, 90: 1502-1510.

[14] Laaksonen DE, Niskanen L, Punnonen K, et al. Sex hormones, inflammation and the metabolic syndrome: a population—based study.Eur J Endoerinol, 2003, 149: 601-608.

[15] Laaksonen DE, Niskanen L, Punnonen K, et al.The metabolic syndrome and smoking in relation to hypogonadism in middle-aged men: a prospective cohort study.J Clin Endocrinol Metab, 2005, 90: 712-719.

[16] Yassin A, Saad F. Erectile dysfunction, metabolic syndrome, hypogonadism are intertwined. J Urol, 2007, 177(4): 288.

[17] Smith MR, Lee H, Nathan DM. Insulin sensitivity during combined androgen blockade for prostate cancer. J Clin Endocrinol Metab, 2006, 91(4): 1305-1308.

[18] Kalyani RR, Dobs AS. Androgen deficiency, diabetes, and the metabolic syndrome in men. Curr Opin Endocrinol Diabetes Obes, 2007, 14(3): 226-234.

[19] Grossmann M, Thomas MC, Panagiotopoulos S, et al. Low testosterone levels are common and associated with insulin resistance in men with diabetes. J Clin Endocrinol Metab, 2008, 93(5): 1834-1840.

[20] Svartberg J, Agledahl I, Figenschau Y, et al. Testosterone treatment in elderly men with subnormal testosterone levels improves body composition and BMD in the hip. Int J Impot Res, 2008, 20(4): 378-387.

[21] Kapoor D, Aldred H, Clark S, et al. Clinical and biochemical assessment of hypogonadism in men with type 2 diabetes: correlations with bioavailable testosterone and visceral adiposity. Diabetes Care, 2007, 30(4): 911-917.

[22] Kalyani RR, Dobs AS. Androgen deficiency, diabetes, and the metabolic syndrome in men. Curr Opin Endocrinol Diabetes Obes, 2007, 14(3): 226-234.

[23] Allan CA, Strauss BJ, McLachlan RI. Body composition, metabolic syndrome and testosterone in ageing men. Int J Impot Res, 2007, 19(5): 448-457.

女性心血管疾病的预防
——为什么强调性别的差异

心血管疾病是当今威胁女性健康和生命的主要疾病，是导致中国女性死亡的首位原因。心血管疾病作为我国女性的第一位死因尚未得到公众的足够关注和重视[1]。随着我国人口的老龄化和心血管病危险因素的不良变化，女性心血管疾病负担呈持续增加变化。女性特有的生理特点、心血管疾病的病理生理表现、临床诊治等均与男性有所差别，这也意味着为更有效地防控女性心血管病，应制定针对性强、适宜女性人群的心血管病防治策略。

循证医学为科学地解决医务工作者所面临的众多问题提供了一条有效途径；探讨降低女性心血管疾病风险的策略也应以科学证据为基础[2]。大量的研究结果告诉我们：心血管疾病是可防可治的。近数十年来，一些西方心血管疾病高发的国家心血管疾病死亡率出现持续下降的变化，其中危险因素的有效防控是最重要的原因[3,4]。本章重在描述女性心血管疾病流行病学的研究进展。只有更好地了解女性心血管疾病的流行情况和特征、知晓女性心血管疾病危险因素的特点和变化趋势、认清女性心血管疾病防治中存在的不足和误区，才能有针对性地提出女性心血管疾病防治策略和干预措施；以便采取更加合理和有效的手段，以达到控制、减少和预防女性心血管疾病危害的目的。

1. 女性心血管疾病负担及变化

2004—2010年全国死亡监测数据显示[5]：女性心血管疾病死亡率呈持续增加状态。2004年，女性心血管疾病死亡率为225.16/10万，2010年上升到245.08/10万，年上升幅度为1.56%。其中，农村女性心血管疾病死亡率超过城市女性。2010年，城市女性标化心血管疾病死亡率为253.04/10万，农村女性为302.03/10万；据此估算女性因心血管疾病死亡的人数达到180万，平均每20秒就有1名女性因心血管疾病死亡。

心血管疾病是我国女性人群第一位的死亡原因。女性心血管疾病死亡占总死亡的构成比高于男性[6]：城市女性为44.27%，高于城市男性的38.80%；农村女性为45.31%，高于农村男性的38.36%。1990—2010年，城乡女性心血管疾病死亡率及死亡构成均呈增加变化；其中农村女性增加幅度大于城市女性(表1)。

表1　中国人群心血管疾病标化死亡率及死亡构成比变化趋势

地域和年代	男性		女性	
	标化死亡率(1/100 000)	构成(%)	标化死亡率(1/100 000)	构成(%)
城市				
1990	175.73	34.57	137.05	39.12
1995	163.47	35.72	120.49	39.63
2000	150.91	37.30	108.76	41.13
2010	349.16	38.80	253.04	44.27
农村				
1990	149.77	24.82	110.84	29.54
1995	142.10	25.12	99.09	27.83
2000	150.52	29.35	107.50	32.32
2010	451.37	38.36	302.03	45.31

我国人群心血管疾病最常见的类型是脑卒中。中国人群脑卒中发病率大于西方人群[7]。2010 年，女性心血管疾病总死亡人数中，脑血管病死亡是缺血性心脏病死亡的 1.5 倍（131.23/10 万 *vs* 86.13/10 万）。与我国人群脑卒中高发病率不同，我国人群冠心病发病率低于西方发达国家的水平。近 30 年，随着社会经济的发展和生活方式的改变，我国人群冠心病发病率、死亡率呈快速上升变化。2004—2010 年，在女性心血管疾病死亡率上升变化中，缺血性心脏病死亡率的上升幅度最大，年上升幅度达到 4.38%；超过脑卒中死亡率年上升幅度（0.53%）。女性不同类型的心血管疾病变化特点见表 2。

表 2　2004—2010 年我国女性不同类型心血管疾病死亡率变化

类型	死亡率（1/10 万）							年变化值（%）	年变化幅度（%）
	2004	2005	2006	2007	2008	2009	2010		
缺血性心脏病	68.34	72.03	66.00	77.66	81.68	82.04	86.13	3.18	4.38
脑血管病	129.94	135.66	120.57	131.94	136.73	135.26	131.23	0.69	0.53
高血压心脏病	9.99	10.79	24.88	19.93	15.68	14.52	13.39	0.30	1.97
风湿性心脏病	7.91	7.46	6.71	5.72	6.27	5.50	4.69	−0.48	−7.28
其他心脏病	8.99	9.10	14.21	13.26	10.90	9.66	9.64	0.25	2.16

摘自：中华流行病学杂志，2013，34（10）：985-988.

在冠心病死亡率的快速上升变化中，不同地区人群冠心病死亡率变化特点有所差别。其表现是：城市高于农村，大城市高于中小城市。不论城市女性还是农村女性，心血管病死亡率均呈增加变化。值得注意的是农村女性冠心病死亡率增加的幅度大于城市女性。与 2004 年相比，2010 年城市女性冠心病死亡率增加了 84.2%，而农村女性冠心病死亡率增加了 180.9%（表 3）。

表 3　中国不同地区人群冠心病死亡率变化趋势（1/100 000）

年代	城市合计		大城市		中小城市		农村	
	男性	女性	男性	女性	男性	女性	男性	女性
2004	48.1	44.3	53.1	49.5	32.4	27.7	24.9	23.2
2005	43.9	40.3	56.3	50.7	37.7	35.1	21.9	22.6
2006	59.35	54.79	76.43	71.77	37.89	32.83	34.29	33.18
2007	65.26	64.08	82.84	80.83	48.92	48.55	48.22	42.33
2008	93.55	89.22	103.59	99.45	46.76	41.07	53.86	49.86
2009	97.81	92.04	107.37	102.08	63.93	55.58	75.77	66.62
2010	90.91	81.61	100.83	90.86	57.17	49.61	73.15	65.16

急性心肌梗死的住院患者人数与人群冠心病发病和死亡率增加的变化趋势相一致。2001—2011 年，全国 162 家医院参加的 China PEACE 研究[8]中，共收集了 13 815 例急性心肌梗死住院患者。与 2001 年相比，2006 年女性急性心肌梗死住院患者人数增加了 1.85 倍。2011 年，女性急性心肌梗死住院患者人数比 2001 年增加了 2.65 倍。有研究者利用“北京市心血管病监测系统”数据，对 2007—2012 年北京市居民因冠心病住院的 421 929 例病例进行了分析。研究结果显示[9]：6 年间，北京市居民的冠心病住院率增加了 56.0%，年龄标化住院率增加了 43.0%。调整年龄后，女性冠心病年龄标化住院率增加了 42.4%。除 25~34 岁年龄组外，其他各年龄组均呈上升变化。其中 45~54 岁年龄组上升幅度最大，达到 68.8%（表 4）。

表 4 2007—2012 年北京市不同年龄组女性冠心病住院率变化(1/100 000)

年龄组(岁)	2007—2012 年							相对改变 *(%)
	2007	2008	2009	2010	2011	2012	2007—2012	
25~34	2.5	2.2	2.4	2.1	2.0	1.9	2.2	-23.0
35~44	20.8	22.3	29.7	26.1	31.5	31.5	26.8	51.5
45~54	154.6	178.2	199.5	190.6	235.4	260.9	203.0	68.8
55~64	599.5	678.8	736.3	700.1	808.0	891.5	747.1	48.7
65~74	1759.1	1836.1	2010.0	1934.2	2236.9	2362.3	2023.2	34.3
75~84	2558.3	2804.5	3032.2	2960.8	3347.8	3590.6	3090.2	40.4
≥85	1832.5	1898.3	2140.3	2179.1	2257.3	2917.3	2256.7	59.2
年龄标化率	369.2	399.7	438.2	421.7	486.6	525.6	443.2	42.4

注:* 相对改变 =(2012 年冠心病住院率 -2007 年冠心病住院率)/2007 年冠心病住院率 × 100%

人均期望寿命是反映国家健康状况及社会发展水平的一个重要指标。1970—2010 年,我国女性期望寿命由 63.5 岁增长到 79 岁。因心血管疾病导致的死亡是造成我国居民寿命减少的最主要原因[10]。通过对全国死因监测系统数据的分析[11]:2010 年,因心血管疾病死亡导致我国女性期望寿命减少了 4.97 岁。其中,城市女性平均期望寿命减少了 4.71 岁,农村女性平均期望寿命减少了 5.07 岁。

未来心血管疾病的变化趋势:有研究者通过模型对我国未来 20 年心血管疾病发病情况进行了预测,其结果显示[12]:由于我国人群老龄化的加速,以及心血管疾病危险因素的不良变化,未来心血管疾病仍呈持续增加状态。2010—2030 年,仅考虑人口老龄化和人口增加的因素,心血管疾病事件数每年增加 >50%;如果考虑血压、胆固醇水平、糖尿病(上升变化)、吸烟(下降)等因素,心血管疾病事件每年将额外增加 23%。20 年间,女性心血管疾病事件将增加 973.7 万人。

2. 女性心血管疾病危险因素的流行特点

我国女性心血管疾病负担的上升变化与人群心血管疾病危险因素的变化是一致的。高血压是我国人群心血管疾病最重要的危险因素。我国人群 20% 的急性冠心病事件和 42%~50% 的急性脑卒中事件的发生归因于高血压[13]。近数十年来,我国女性人群高血压患病率呈持续增加变化。全国调查数据显示:1991—2002 年,成人女性高血压患病率由 10.2% 增加到 18.0%。2007—2008 年多省市调查数据显示:≥20 岁女性高血压患病率为 24.1%[14]。2010 年中国 CDC 在 31 个省市、自治区、直辖市对 98 658 人调查结果显示[15]:≥18 岁女性高血压患病率达到了 31.5%。

高胆固醇血症是动脉粥样硬化疾病的重要危险因素。INTERHEART 研究显示[16]:血脂异常可解释心肌梗死原因的 49.2%。其中,女性的血脂异常与心肌梗死的关联强度大于男性(*OR*:4.42 *vs* 3.76)。近 30 年来,我国人群总胆固醇(total cholestrol,TC)水平的快速增加是冠心病发病率、死亡率增加的主要原因。1984—1999 年,北京地区 35~74 岁人群 TC 水平平均增加了 1.04mmol/L,同时期,人群冠心病死亡率的上升 77% 归因于 TC 水平的增加[17]。我国多中心心血管疾病流行病学研究显示[18]:可比性的 9 组中年人群(35~59 岁),20 世纪 80 年代初,女性血清 TC 升高(≥5.20mmol/L)检出率为 19.2%,到 90 年代初上升到 27.1%,10 年间上升了 41.1%。到 1998 年,女性血清 TC 升高(≥5.20mmol/L)检出率已达到 31.7%,比 80 年代初增加了 65%,比 90 年代初又增加了 17%。2007—2008 年,基于中国多省市≥20 岁 46 239 人调查结果显示[19],女性高胆固醇(TC≥6.22mmol/L)血症患病率为 9.3%,高于男性 8.7% 的患病率。并据此估算全国女性高胆固醇人数达到 4570 万。2002 年中国居民营养和健康状况调查及 2010 中国疾病控制中心(centers for disease control,CDC)负责组织的 31 个省市"中国慢性病监测调查"结果显示[20,21],我国农村女性 TC 水平及高胆固醇患病率呈明显增加状态(表 5)。

表 5　我国女性总胆固醇水平及高胆固醇血症 * 患病率分布及变化

年龄组（岁）	TC 水平（mmol/L）				高 TC 患病率（%）			
	城市		农村		城市		农村	
	男性	女性	男性	女性	男性	女性	男性	女性
2000 年								
18~44	3.89	3.75	3.71	3.59	2.7	1.7	2.2	1.2
45~49	4.21	4.35	3.96	4.07	6.0	7.9	3.2	4.5
≥60	4.32	4.67	3.96	4.25	7.0	14.2	2.9	6.2
2010 年								
18~44	3.94	3.76	3.95	3.78	3.3	1.4	2.9	1.3
45~49	4.32	4.44	4.20	4.28	5.9	6.6	3.7	4.1
≥60	4.23	4.56	4.15	4.45	3.7	9.0	2.5	5.8

注：* 高胆固醇血症标准：TC≥6.22mmol/L

糖尿病是心血管疾病的主要危险因素之一。女性糖尿病患者其心梗的发病风险高于男性。与非糖尿病患者相比，女性糖尿病患者发生冠心病的危险是 8 倍，而男性仅为 3 倍[22]。我国人群第一个心血管病终生风险的研究结果显示[23]：在多个心血管病危险因素中，糖尿病是判别女性心血管疾病终生风险的重要标识。例如，35 岁的女性没有糖尿病者，其心血管疾病终生累积风险是 18.6%，而有糖尿病者，其心血管疾病终生累积风险可达到 33.9%，风险增加了 82%。

近年来，糖尿病在我国人群中呈快速增加变化。2007—2008 年，中华医学会糖尿病分会组织的中国成人糖尿病患病率的调查结果显示[24]：以空腹血糖和餐后 2 小时血糖检测指标为依据，全国 14 省市≥20 岁女性糖尿病患病率为 8.8%。2010 年，中国 CDC 组织的 31 个省市的“中国慢性病监测调查”结果显示[25]：以空腹血糖、餐后 2 小时血糖以及糖化血红蛋白检测指标为依据，全国≥18 岁的女性糖尿病患病率达到 11.0%。估算全国女性糖尿病患病人数达到 5340 万。

超重和肥胖是心血管疾病的独立危险因素，也是导致高血压、血脂异常和糖尿病等多个心血管疾病危险因素的原因[26]。肥胖者合并高血压、血脂异常和糖尿病 3 种危险因素的比例是正常体重人群的 4.5 倍[27]。1993—2009 年，我国女性人群体重指数（body mass index，BMI）和腰围分别增加了 0.8kg/m^2 和 4.7cm[28]。2002 年，“中国居民营养和健康状况调查”结果显示：我国城市女性超重和肥胖的检出率为 28.5%，农村女性为 21.6%。2010 年，“中国慢性病监测调查”结果显示[29]：城市女性超重和肥胖的检出率已达 45.2%，农村女性超重和肥胖的检出率达到 40.2%。1993—2009 年的九省市“中国健康和营养调查”中，可比数据人群肥胖指标的变化中，女性 BMI 和腰围均呈持续增加变化（表 6）。

表 6　1993—2009 年中国女性体重指数（BMI）和腰围的变化趋势

年代	BMI		腰围	
	平均值（kg/m^2）	肥胖检出率（%）	平均值（cm）	中心肥胖检出率 *（%）
1993	22.0	5.0	72.4	27.8
1997	22.3	6.7	73.5	30.8
2000	22.7	8.6	74.5	37.1
2004	22.8	9.2	77.1	40.3
2006	22.8	9.0	77.9	41.4
2009	22.8	10.1	79.2	45.9

注：* 腰围≥80cm

另外，吸烟及二手烟对我国女性心血管疾病的影响也应引起高度重视。最近，包含了亚洲21项队列的100余万人的汇总分析显示[30]：在相同的吸烟量下，女性吸烟者冠心病和脑卒中死亡风险均高于男性（*HR*：1.68 *vs* 1.52；1.37 *vs* 1.19）。2010年全球成人烟草调查数据显示[31]：近10年，中国14~24岁女性吸烟率呈增加状态，城市和农村年轻女性曾吸烟率分别达到20.1%和19.0%；现吸烟率分别为4.2%和1.9%。2010年调查数据显示我国女性二手烟吸入的比例高达71.6%，比2002年增加了31.1%。二手烟将使女性冠心病、缺血性脑卒中和外周血管疾病的风险分别增加60%、56%和87%[32]。

我国女性多个心血管疾病危险因素的不良变化正是女性心血管疾病持续增加的重要原因。包括中国在内的全球52个国家参与的Interheart研究发现[16]：女性94%的心肌梗死可归因于9个传统危险因素（包括血脂异常、吸烟、糖尿病、高血压、肥胖、紧张、日常缺乏水果蔬菜摄入、缺乏运动和饮酒）。近数十年来，西方发达国家心血管疾病死亡率明显下降，分析其下降原因[3,4]：心血管疾病的降低50%~70%可归因于危险因素的改善。这些研究结果为心血管疾病防控策略的制定提供了依据和方向。只有加强心血管疾病的一级预防，预防和控制人群心血管病危险因素水平，才能最大程度地降低心血管疾病风险。

3. 女性特殊生理期心血管疾病的特点

女性妊娠期和绝经后是预防心血管疾病的两个特殊时期。女性肩负着社会和家庭双重任务，生殖健康赋予女性更加重大的责任，特别是国家全面放开了生育二胎的政策。妊娠期女性，首次妊娠的年龄、肥胖、合并高血压病、糖尿病等均为妊娠期心血管疾病发生的高危因素。此外，妊娠期间血容量增加，心排量增多，心率增快等血流动力学改变，及高凝状态均成为诱发心血管病的危险因素。因此，应加强孕前和孕期心血管疾病危险因素筛查和管理[33]。

女性绝经后心血管疾病的发病风险迅速增加；绝经后女性与同龄非绝经女性相比，冠心病发生风险增加2~3倍[34]。我国女性总体心血管疾病发病率低于男性，但在55岁以后，女性心血管疾病发病率呈快速增加状态，到75岁与男性发病率相似[35]。

女性绝经后多种心血管疾病的危险因素呈增加状态，是女性心血管疾病发病率快速增加的重要因素；绝经后女性成为心血管疾病的高风险人群[36]。我国多个研究显示[19,21,37-38]：50岁之前，男性高血压患病率高于女性；50岁之后，女性高血压患病率迅速增加，赶上并超过男性。2010年，全国CDC在31个省市调查结果显示：60岁以上人群中，女性糖尿病患病率达20.8%，高于男性的18.3%；高血压患病率达68.6%，高于男性的65.0%；高胆固醇患病率达6.9%，高于男性的2.9%。

在女性绝经后多种心血管疾病的危险因素增加变化中，血脂水平的不良变化尤为明显，应该引起更大的关注。多省市队列人群研究结果显示[39]：1992—2007年，随年龄增加，女性人群平均TC、LDL-C和TG水平增加，而HDL-C水平下降；多个血脂指标中TC水平的上升和HDL-C水平的轻度下降导致non-HDL-C水平的增加幅度最大。其中女性基线35~44岁年龄组随时间变化到50~59岁年龄组，其血脂水平和血脂异常检出率的增加幅度大于其他年龄组（表7）。

随着年龄的增加，女性多个心血管疾病危险因素的不良变化使女性心血管疾病危险因素的个数增加。多省市队列研究结果中[40]，1992年中年女性人群没有高血压、血脂异常、糖尿病、吸烟和肥胖者为39.1%，但到2002年，没有高血压、血脂异常、糖尿病、吸烟和肥胖者危险因素者仅为16.6%。

为了减少心血管疾病的危害，美国心脏协会（American heart association，AHA）提出了“理想心血管健康”标准。即行为健康（不吸烟、BMI正常、体育锻炼达标及健康膳食）和身体健康（TC<200mg/dl、不吸烟、血压<120/80mmHg及血糖<100mg/dl）。AHA的目标是2020年有20%的美国人达到“心血管健康”标准[41]。一项对年龄在20~65岁的1 012 418例国人数据分析结果显示[42]：女性“理想心血管健康”者为2.6%。新近一项研究对≥20岁的96 121例研究结果显示[43]：女性行为健康者为1%，身体健康者为22.5%；女性“理想心血管健康”者仅有0.4%。我国心血管疾病危险因素的防治工作面临严峻的挑战。

4. 女性心血管疾病防治现状

了解心血管疾病为“第一杀手”是女性采取预防行动、改善健康和延长寿命的最常见原因[44]。1997年，美国心脏协会（AHA）发起了针对全国女性的心血管疾病相关调查，主要调查内容包括是否知晓心血管疾病是女性首位死因、心脏病发作的征兆、预防的措施以及影响预防的原因和障碍。其后，每3年监测其变

表 7　多省市队列人群女性不同年龄组血脂水平和血脂异常率的变化（均值 ± 标准差）

年龄组（岁）	1992 年基线			2007 年复查		
	35~44	45~54	55~64	50~59	60~69	70~79
血脂水平						
TC（mmol/L）	4.40 ± 0.78	4.82 ± 0.89	5.06 ± 0.97	5.35** ± 0.96	5.53** ± 0.97	5.52** ± 1.01
LDL-C（mmol/L）	2.46 ± 0.75	2.76 ± 0.87	3.04 ± 0.95	3.33** ± 0.86	3.42** ± 0.87	3.40** ± 0.91
TG（mmol/L）	1.13 ± 0.67	1.40 ± 0.95	1.43 ± 13.8	1.69** ± 1.16	1.94** ± 1.24	1.81** ± 0.87
HDL-C（mmol/L）	1.43 ± 0.36	1.45 ± 0.3	1.39 ± 0.36	1.42 ± 0.29	1.42 ± 0.29	1.42 ± 0.29
non-HDL-C（mmol/L）	2.97 ± 0.79	3.38 ± 0.91	3.67 ± 0.96	3.94** ± 0.93	4.10** ± 1.01	4.10** ± 0.94
血脂异常率						
TC≥6.22	27（1.8）	72（7.0）	44（11.1）	262（17.2）	239（23.2）	89（22.5）
LDL-C≥4.14	29（1.9）	59（5.8）	42（10.7）	236（15.5）	202（19.6）	71（17.9）
TG≥2.26	69（4.5）	115（11.2）	40（10.1）	293（19.2）	272（26.5）	89（22.5）
高脂血症	97（6.4）	166（16.1）	81（20.5）	505（33.1）	459（44.6）	158（39.9）

注：配对 t 检验 P 值：**$P<0.01$；高脂血症：TC≥6.22mmol/L 和（或）LDL-C≥4.14mmol/L 和（或）TG≥2.26mmol/L

化。研究结果发现，1997—2012 年，知晓心血管疾病是女性首位死因的比例从 30% 上升到 56%，心血管病相关知识知晓情况有所改善；但仍然有约一半的女性没有意识到心脏病或脑卒中处在最高死亡的风险。我国女性对心血管疾病的危害认识不足，加强和提高女性心血管疾病认知水平是预防工作的重要环节。

近年来，我国人群心血管疾病危险因素控制情况有所改善，但仍处于较低的水平。我国 35~74 岁女性人群中，高血压的知晓率、治疗率和控制率分别为 50.8%、33.8%、10.5%；还有很大的提升空间。2007—2008 年，全国 14 省市≥20 岁成人调查结果显示：女性高胆固醇血症（TC≥6.22mmol/L）的知晓率、治疗率和控制率分别为 20.7%、14.0% 和 11.2%，均低于男性的 27.6%、21.4% 和 18.3%[45]。我国人群糖尿病患者中女性的知晓率、治疗率虽然略高于男性（分别为 30.57% *vs* 29.7%；26.2% *vs* 25.5%），但糖尿病控制率仍是女性低于男性（38.6% *vs* 40.7%）[46]。

在女性心血管疾病一级防治药物使用中，还存在不规范用药的问题。在多中心协作研究中[47]，通过对 5206 例≥35 岁门诊高血压病患者分析，结果显示，在既往无心血管疾病的门诊高血压患者中，有 2/3 属于心血管疾病的高危患者，适宜应用阿司匹林。高危患者阿司匹林应用率为 32.2%。而 CVD 低危患者，属于不适宜应用阿司匹林的高血压患者中，有 23.3% 应用阿司匹林；女性不适宜应用率高于男性。研究结果提示：我国高血压患者阿司匹林一级预防使用中，高危者应用不足及低危者不适宜应用的问题并存。

在已有心血管疾病的患者中，其二级防治药物措施的使用也需要改善。2001—2004 年，我国 274 家中心参加了 CREAT 研究。该研究对 7431 例 ST 段抬高型心肌梗死患者数据回顾性分析显示[48]：女性降脂治疗率低于男性（68.9% *vs* 72.0%，$P<0.01$）。“中国冠心病二级预防架桥工程”，对全国 64 家医院急性冠脉综合征患者二级预防药物调查显示[49]：他汀类药物使用率也表现为女性低于男性（58% *vs* 66.6%）；极低密度脂蛋白控制达标率也是如此（24.1% *vs* 32.2%）。

5. 小结

综上所述，心血管疾病是威胁我国女性健康和生命的重要原因，其心血管疾病发病率、死亡率呈持续增加状态。女性心血管疾病发病率和死亡率的增加与危险因素的不良变化密切关联。女性心血管疾病流行特点与男性有所差别，而女性心血管疾病及防治措施应用不足，这些研究结果提示：针对女性心血管疾病的流行特点，应制定相应的、有针对性的防治策略和防治措施。

增加女性的心血管疾病风险意识教育，提高女性对心血管疾病的认知，对促进改善女性自身健康状况及维护家庭成员健康都具有重要意义。开展公众教育是心血管疾病一级预防的重要措施。改善生活方式、控制心血管疾病的危险因素、促进人群保持“理想心血管健康”标准将有效地预防心血管疾病的发生[41,50]。我国人口众多，又面临着人口老龄化、医疗需求快速增加和医疗资源有限的矛盾；提倡“心血管健康”理念、改善生活方式，是费用效益比高的措施。加强对心血管疾病的全面预防，改善女性心血管健康水平，需要全社会的共同努力。

（王薇）

参考文献

[1] 中华医学会心血管分会．中国女性心血管疾病预防专家共识．中国心血管病研究，2012，5：321-328.

[2] Gill SK .Cardiovascular risk factors and disease in women. Med Clin North Am，2015，99（3）：535-552.

[3] Scholes S，Bajekal M，Love H，et al. Persistent socioeconomic inequalities in cardiovascular risk factors in England over 1994-2008：a time-trend analysis of repeated cross-sectional data. BMC Public Health，2012，12：129.

[4] Capewell S，Hayes DK，Ford ES，et al. Life-years gained among US adults from modern treatments and changes in the prevalence of 6 coronary heart disease risk factors between 1980 and 2000. Am J Epidemiol，2009，170（2）：229-236.

[5] 中华人民共和国卫生部．2011 年中国卫生统计年鉴．北京：中国协和医科大学出版社，2011.

[6] 刘明波，王文，周脉耕．2004--2010 年中国心血管病死亡流行趋势分析．中华流行病学杂志，2013，34（10）：985-988.

[7] Tsai CF，Thomas B，Sudlow CL. Epidemiology of stroke and its subtypes in Chinese vs white populations：a systematic review. Neurology，2013，81（3）：264-272.

[8] Li J，Li X，Wang Q，et al. ST-segment elevation myocardial infarction in China from 2001 to 2011（the China PEACE-Retrospective Acute Myocardial Infarction Study）：a retrospective analysis of hospital data. Lancet，2015，385（9966）：441-451.

[9] 张倩，赵冬，谢武祥，等．2007 年至 2012 年北京市居民冠心病住院率和住院病死率变化趋势．中华心血管病杂志，2016，44（1）：43-49.

[10] Yang G，Wang Y，Zeng Y，et al. Rapid health transition in China，1990-2010：findings from the Global Burden of Disease Study 2010. Lancet，2013，381（9882）：1987-2015.

[11] Fan J，Li GQ，Liu J，et al. Impact of cardiovascular disease deaths on life expectancy in Chinese population. Biomed Environ Sci，2014，27（3）：162-168.

[12] Moran A，Gu D，Zhao D，et al. Future cardiovascular disease in china：markov model and risk factor scenario projections from the coronary heart disease policy model-china. Circ Cardiovasc Qual Outcomes，2010，3：243-252.

[13] 王薇，赵冬，孙佳艺，等．中国 11 省市队列人群危险因素与不同类型心血管病发病危险的比较．中华心血管病杂志，2006，34（12）：1133-1137.

[14] Gao Y，Chen G，Tian H，et al. Prevalence of hypertension in China：a cross-sectional study. PLoS One，2013，8（6）：e65938.

[15] 李镒冲，王丽敏，姜勇，等．2010 年中国成人高血压患病情况．中华预防医学杂志，2012，46（5）：409-413.

[16] Yusuf S，Hawken S，Ounpuu S，et al. Effect of potentially modifiable risk factors associated with myocardial infarction in 52 countries（the INTERHEART study）：case-control study. Lancet，2004，364（9438）：937-952.

[17] Critchley J，Liu J，Zhao D，et al. Explaining the increase in coronary heart disease mortality in Beijing between 1984 and 1999. Circulation，2004，110（10）：1236-1244.

[18] 国家“九五”科技攻关课题协作组．我国中年人群心血管病主要危险因素的流行现状及从 80 年代初至 90 年代末的变化趋势．中华心血管病杂志，2001，29（2）：74-79.

[19] Yang W，Xiao J，Yang Z，et al. Serum lipids and lipoproteins in Chinese men and women. Circulation，2012，125（18）：2212-2221.

[20] 赵文华，张坚，由悦，等．中国 18 岁以上人群血脂异常流行特点的研究．中华预防医学杂志，2005，39（5）：306-310.

[21] 李剑虹，王丽敏，李镒冲，等．2010 年我国成年人血脂异常流行特点．中华预防医学杂志，2012，46：414-418.

[22] Li J，Luo Y，Xu Y，et al. Risk factors of peripheral arterial disease and relationship between low ankle-brachial index and mortality from all-cause and cardiovascular disease in Chinese patients with type 2 diabetes. Circ J，2007，71：377-381.

[23] Ying Wang，Jing Liu，Wei Wang，et al. Lifetime risk for cardiovascular disease in a Chinese population：The Chinese Multi-Provincial Cohort Study. Eur J Prev Cardiol，2015，22（3）：380-388.

[24] Yang W，Lu J，Weng J，et al. Prevalence of diabetes among men and women in China. N Engl J Med，2010，362（12）：1090-1101.

[25] Xu Y，Wang L，He J，et al. Prevalence and control of diabetes in Chinese adults. JAMA，2013，310（9）：948-959.

[26] Global Burden of Metabolic Risk Factors for Chronic Diseases Collaboration（BMI Mediated Effects），Lu Y，Hajifathalian K，et al. Metabolic mediators of the effects of body-mass index，overweight，and obesity on coronary heart disease and stroke：a pooled analysis of 97 prospective cohorts with 1.8 million participants. Lancet，2014，383（9921）：970-983.

[27] 王增武，郝光，王馨，等．我国中年人群超重/肥胖现况及心血管病危险因素聚集分析．中华流行病学杂志，2014，35（4）：354-358.

[28] 李晓燕，姜勇，胡楠，等．2010 年我国成年人超重及肥胖流行特征．中华预防医学杂志，2012，46：683-686.

[29] Xi B，Liang Y，He T，et al. Secular trends in the prevalence of general and abdominal obesity among Chinese adults，1993-2009. Obes Rev，2012，13（3）：287-296.

[30] Zheng W, McLerran DF, Rolland BA, et al. Burden of Total and Cause-Specific Mortality Related to Tobacco Smoking among Adults Aged ≥45 Years in Asia: A Pooled Analysis of 21 Cohorts. PLoS Med, 2014, 11(4): e1001631.

[31] 杨功焕 . 2010 年全球成人烟草调查中国报告 . 北京：中国三峡出版社，2011：11.

[32] 国家心血管病中心 . 中国心血管病报告 2013. 北京：中国大百科全书出版社，2014.

[33] 中华医学会健康管理学分会，中华医学会心血管病学分会，中华医学会超声医学分会，等 . 中国体检人群心血管病危险因素筛查与管理专家共识 . 中华健康管理杂志，2015，9(6)：398-412.

[34] Kannel WB. Metabolic risk factors for coronary heart disease in women: perspective from the Framingham Study. Am Heart J, 1987, 114(2): 413-419.

[35] 孙佳艺，刘静，谢学勤，等 . 2007 至 2009 年北京市 25 岁以上居民急性冠心病事件发病率的监测 . 中华心血管病杂志，2012，40(3)：194-198.

[36] 中国医师协会心血管内科医师分会女医师工作委员会，中华医学会心血管病学分会女性心脏健康学组 . 绝经后女性血脂异常管理的中国专家共识 . 中华心血管病杂志，2014，42(4)：279-283.

[37] 李剑虹，米生权，李镒冲，等 . 2010 年我国成年血脂水平及分布特征 . 中华预防医学杂志，2012，46(7)：607-612.

[38] 王会志，王临虹，李镒冲，等 . 2010 年中国 60 岁以上居民高血压和糖尿病及血脂异常状况调查 . 中华预防医学杂志，2012，46(10)：922-926.

[39] 孙佳艺，赵冬，刘静，等 . 1992—2007 年多省市队列人群女性血脂水平的变化特点 . 心肺血管病杂志，2015，34(9)：673-681.

[40] 李岩，赵冬 . 女性心血管病流行趋势及治疗概况 . 中华老年多器官疾病杂志，2009，8(3)：213-215.

[41] Goff DC Jr, Lloyd-Jones DM, Bennett G, et al. 2013 ACC/AHA guideline on the assessment of cardiovascular risk: a report of the American College of Cardiology/American Heart Association Task Force on Practice Guidelines. J Am Coll Cardiol, 2014, 63: 2935-2959.

[42] Bi Y, Jiang Y, He J, et al. Status of cardiovascular health in Chinese adults. J Am Coll Cardiol, 2015, 65(10): 1013-1025.

[43] Wu HY, Sun ZH, Cao DP, et al. Cardiovascular health status in Chinese adults in urban areas: analysis of the Chinese Health Examination Database 2010. Int J Cardiol, 2013, 168(2): 760-764.

[44] Mosca L, Hammond G, Mochari-Greenberger H, et al. Fifteen-year trends in awareness of heart disease in women: results of a 2012 American Heart Association national survey. Circulation, 2013, 127(11): 1254-1263.

[45] Yang W, Xiao J, Yang Z, et al. Serum lipids and lipoproteins in Chinese men and women. Circulation, 2012, 125(18): 2212-2221.

[46] Xu Y, Wang L, He J, et al. Prevalence and control of diabetes in Chinese adults. JAMA, 2013, 310(9): 948-959.

[47] 刘军，赵冬，刘静，等 . 我国门诊高血压患者阿司匹林一级预防应用现状 . 中华内科杂志，2016，55(4)：267-272.

[48] 邵兴慧，杨艳敏，朱俊，等 . ST 段抬高型心肌梗死患者治疗及近期预后的性别差异 . 中华心血管病杂志，2012，40：108-114.

[49] 李红娟，刘军，刘静，等 . 他汀药物在中国极高危冠心病患者二级预防中的应用现况 . 中华心血管病杂志，2010，38：1033-1103.

[50] Bi Y, Jiang Y, He J, et al. For the 2010 China Noncommunicable Disease Surveillance Group. Status of cardiovascular health in Chinese adults. J Am Coll Cardiol, 2015, 65(10): 1013-1025.

理性看待健康体检的价值

健康体检是预防医学的一种形式，或称之为“预防保健性体检”。健康体检是指对无症状个体和群体的健康状况进行医学检查与评价的医学服务，其重点是对慢性非传染性疾病及其风险因素进行筛查与风险评估，并提供健康指导建议及健康干预方案。健康体检是实施疾病早期预防和开展健康管理的基本途径及有效手段之一，采用医学手段和方法进行身体检查，包括超声、心电、放射等医疗设备检查，血液、尿便的实验室检查。定期健康检查可能会增加患者接受相关疾病风险筛查的检查率，但研究证据表明普通人群的健康体检不能均获益。因此，目前健康体检价值需理性看待。

1. 健康体检的概述

1.1 健康体检的概念

健康体检是以健康为中心的身体检查，是一种自我保健的重要措施。中华人民共和国卫生和计划生育委员会 2009 年颁布的《健康体检管理暂行规定》提出“健康体检是指通过医学手段和方法对受检者进行身体检查，了解受检者健康状况、早期发现疾病线索和健康隐患的诊疗行为”[1]。

1.2 健康体检与其他体检的区别

体检是医疗的诊断环节，是医疗的第一步，是针对症状或疾病及其相关因素的诊察手段。由于以往都是有病才去看医生，一般把以疾病诊治为目的的体检，称之为“医疗性体检”。在办理入职、入学、入伍、驾照、出国、结婚、保险等手续时的体检，是以某项特定工作或行为的体检，称之为“社会性体检”。而针对未病、初病或将病的健康或亚健康人群的体检，属于健康体检。

1.3 健康体检发展历史

1908 年，美国士兵开始实行身体检查。1914 年，美国纽约的一家保险公司，为投保人实施多项身体检查，是最早的多项健康体检。1920 年，英国伦敦出现最早拥有固定设备，并系统化进行的综合健康检查。主动的健康体检是在 20 世纪 40 年代首先在美国出现的。第二次世界大战后，人们认识到健康的重要性，要求保持身体健康；由传统的患病后被动诊治，到主动找医生检查，健康体检行业应运而生。1947 年美国医药协会首次提出了“健康体检”的概念，指出人们应当在还是健康的时候就去看医生，而不是已经患病时才去，并建议 35 岁以上的健康人应每年做一次全面的体格检查。

2. 国外健康体检项目及推荐级别

2.1 心血管疾病的筛查和风险评估

英国国家医疗服务体系（National Health Service，NHS）主导的健康体检计划是一项对 40~74 岁人群进行心血管疾病的风险评估和管理项目，旨在筛查心血管疾病的高危因素[2]。Chang 等观察了 138 788 例参加 NHS 健康体检项目的患者，平均随访 2 年。参加了健康体检的患者中，0.17% 有慢性肾脏疾病、0.09% 有家族性高胆固醇血症、2.99% 有高血压、0.03% 有周围血管疾病及 1.31% 有 2 型糖尿病的检出率[3]。研究发现参加了健康体检比未参加者的心血管风险和相关危险因素如血压、体重指数（body mass index，BMI）、总胆固醇水平明显降低。重要的是，NHS 健康体检可以在疾病造成真正伤害之前发现潜在问题并予以预防。NHS 健康体检包括后续检查和预约均为免费。英国通过 NHS 健康检查发现心血管疾病是可预防的死亡原因中最主要原因。超过 400 万人参加了 NHS 健康检查。NHS 健康检查的目的是给予健康的信息及支持帮助到达健康目标，保持健康的体重、积极锻炼、健康均衡饮食、戒烟、少饮酒，享受更好的生活质量。NHS 健康检查每年预防了 1600 人发生心脏病和脑卒中，预防 1400 人发展成 2 型糖尿病，至少检测出 20 000 例早期 2 型糖尿病或早期肾脏疾病。

2.1.1　高血压

高血压患者血压达标可降低 50% 的心力衰竭、40% 的脑血管意外、25% 的心肌梗死发生率，美国预防服务工作组（US Preventive Services Task Force，USPSTF）A 级推荐≥18 岁的成年人均应行高血压筛查[4]。

2.1.2　吸烟

所有的临床医生应该向成人患者询问吸烟史并提供戒烟干预（USPSTF A 级）；所有的临床医生应该询问妊娠妇女，她们是否吸烟并应提供个体化的咨询意见（USPSTF A 级）[5]。

2.1.3　肥胖

欧洲过去 10 年成人及儿童肥胖发生率已由 10% 增长到 40%。6 岁以上儿童及成人均应进行肥胖筛查（USPSTF B 级）。积极的行为干预有助于减重，减少心血管疾病危险因素及增高血糖耐受，因此，BMI>30kg/m^2 的患者应该进行多因素行为干预（USPSTF B 级）[6]。

2.1.4　脂质代谢紊乱

35 岁以上男性以及 45 岁以上有心血管疾病危险因素的女性每 5 年应进行一次胆固醇异常筛查（USPSTF A 级）[7]。

2.1.5　2 型糖尿病

美国糖尿病协会（American Diabetes Association，ADA）建议：①≥45 岁无症状的成人；②任何年龄超重或肥胖的成年人；③≥1 个危险因素的人（ADA B 级）均应进行筛查[8]。USPSTF 推荐对持续血压 >135/80mmHg（USPSTF B 级）但其他无症状成人进行筛查（USPSTF Ⅰ级）[9]。

2.2　癌症筛查

美国癌症协会建议 40 岁以上的人每年做一次癌症相关的健康检查，20 岁以上的人则每 3 年进行一次。

2.2.1　乳腺癌筛查

对于年龄 40~49 岁妇女乳腺 X 线片检查的推荐存在争议；USPSTF 和美国内科医师协会（American College of Physicians，ACP）都推荐 2 年应该做一次乳腺 X 线筛查；美国国家综合癌症网络（National Comprehensive Cancer Network，NCCN）（NCCN 1 类）、美国癌症协会（American Cancer Society，ACS）（ACS 强烈建议从 45 岁开始；ACS 推荐年龄从 40~44 岁开始）、美国妇产科医师学会（American College of Obstetricians and Gynecologists，ACOG）和美国放射协会（American College of Radiology，ACR）均推荐每年常规进行乳房 X 线筛查。对于年龄 50~74 岁女性乳腺 X 线筛查的推荐不同地域和不同组织有所不同；对于≥75 岁的女性存在争议：ACP 不建议进行任何乳腺癌的筛查；ACS 和 ACOG 推荐年度乳腺影像筛检。

2.2.2　肺癌筛查

2013 年 USPSTF 推荐年龄 55~80 岁，≥30 年的吸烟史应每年进行 CT 扫描筛查肺癌；NCCN、USPSTF 及美国胸内科医生学会（American College of Chest Physicians，ACCP）均推荐年龄 55~74 岁，≥30 年的吸烟史，戒烟 <15 年（NCCN 1 类，ACCP 2B 级，USPSTF B 级）；年龄≥50 岁，吸烟≥20 年，和 1 个额外的风险因素包括癌症史、肺癌家族史、肺部疾病史、氡暴露，或相关职业暴露（NCCN 2B 类）；肺癌高危患者不推荐进行：胸部 X 线片，一次或定期（ACCP 1A）及定期痰细胞学检查（ACCP 2B 级）。

2.2.3　前列腺癌筛查

USPSTF 和美国家庭医师学会（American Academy of Family Physicians，AAFP）不建议对所有年龄进行前列腺特异性抗原筛查（USPSTF D 级）；而瑞士泌尿协会则建议进行前列腺癌的筛查[10]。

2.2.4　宫颈癌筛查

USPSTF 建议年龄 21~29 岁的女性每 3 年进行一次宫颈细胞学检查（巴氏涂片或液基）（USPSTFA 级；ACOG 水平）；对于年龄 30~65 岁女性，建议每 5 年进行一次细胞学筛查和人类乳头状瘤病毒检测，也可以每 3 年细胞学筛查（USPSTFA；ACOG 水平）；对于卵巢癌，主要的医疗机构不建议对低风险的妇女进行筛查。

2.3　传染病筛查

USPSTF 推荐对所有 15~65 岁的青少年、成人，所有孕妇和任何高危人群筛查人类免疫缺陷病毒

(human immunodeficiency virus，HIV)(A 级)；强烈推荐所有孕妇在第一次产前时对乙型肝炎病毒表面抗原进行筛查(A 级)；对慢性乙型肝炎病毒感染但无症状人群不做常规筛查(D 级)；对 1945—1965 年出生的人进行丙型肝炎病毒筛查(B 级)；在丙型肝炎病毒感染的高危人群中的筛查(B 级)。

3. 不同人群健康体检

3.1 职业性健康体检

职业性健康体检是职业病防治三级预防工作中的第一关键任务，有助于职业病的早发现、早诊断、早治疗。随着经济社会的发展，职业的种类增加，职业对人们健康状况的影响也越来越大，通过职业性健康检查，我们不仅能及时了解职工的健康状况，还可以通过信息收集统计分析了解当前职业中存在的风险，有利于我们发现职业禁忌证及疑似职业病，做好职业病防治工作，保护劳动者健康。Tomohiro 等观察了泰国曼谷 298 例参加过健康体检的男性出租车司机，发现这些出租车司机的心血管疾病风险的增加与不健康的工作方式有关，因此，改善司机工作条件可能有助于健康促进和预防心血管疾病，定期体检政策的制定和实施有助于改善人们的健康状态[11]。Luger 等选取了 704 名职员，并对其进行 BMI、腰围、血压、血脂、血糖及 10 年心血管疾病风险检查，结果发现其高血压、腹型肥胖等心血管风险较高，因此定期职业健康检查有助于初步筛查风险因素，促进生活方式的改善[12]。

3.2 学生身体健康检查

Hayek 等对 230 所北黎巴嫩普通学校 5~15 岁 41 347 名学生进行常规身高体检，发现 40% 学生被查出身材矮小，且 59% 学生是首次接触儿科医生或校医。因此，学生健康体检筛查有助于早期发现生长发育迟滞[13]。提高对学生健康状况的监管能力和检测水平，定期对学生进行健康检查，不仅可以预防传染病在学校发生和流行，还可以根据学生健康检查的结果给予专业医生的建议，预防疾病的发生，这对于学生的学习来说具有至关重要的作用和意义。

3.3 老年人身体健康检查

随着年龄的增长，老年人身体各系统及新陈代谢等器官功能都处于衰退状态。定期健康检查可以监测病人器官衰老的状态及速度，可早期预防老年性疾病，还可以根据他们健康体检的结果由专业人员制定相应的健康管理方案，以指导他们日常生活和疾病的各个方面如饮食、运动、作息、药物服用等。

3.4 孕妇健康检查

预防出生缺陷、提高出生人口素质是我国政府一直关注的重要议题之一。出生缺陷不仅影响儿童的生命健康和生活质量，而且影响整个国家人口素质。孕前优生健康检查是预防出生缺陷的关键环节，是出生缺陷一级预防的重要手段。孕前健康体检不仅可以从源头上减少出生缺陷发生的风险暴露，最大限度地降低出生缺陷的发生风险，也能够降低不良妊娠结局的发生风险，提高人口素质。

4. 国内健康体检

随着食品安全问题的日益突显，人们越来越多的把注意力放在了自身健康情况的提前判断上，“有病早治、无病预防”的健康理念逐渐深入人心，从“患病求医”向“健康管理”的转变也已经成为 21 世纪世界医疗卫生体系的重要思想。目前国内的体检市场主要为医院、疗养院、门诊部和健康体检中心所占领。很多医院认识到，健康体检中心是医院创收和新的经济增长点。因此，我国各地医疗卫生机构相继推出以“健康为中心”的体检服务以满足人们的需求。据北京市卫生信息中心统计 2002 年有 500 多家医疗机构。年体检人数在 220 多万人，而到 2004 年医疗机构数量不变的情况下，年体检人数就增加到 380 多万人。从事健康体检的机构众多，涉及三级、二级、一级医院、门诊部以及连锁机构等各级医疗机构；从事健康体检的机构在体制上有公立、民营、外资、部队、企业医院，各种医疗机构都开始了健康体检。当时的体检市场是鱼龙混杂、良莠不齐，因而出现了医务人员资质、医疗设备管理、检验水平、放射防护、院感管理等方面诸多问题。北京市卫生和计划生育委员会为了规范体检市场、提高体检质量，成立了“北京市体检质量控制和改进中心”。国家卫生和计划生育委员会 2009 年下发的《健康体检管理暂行规定》是每个医疗机构从事体检医疗服务所必须遵守的法规性文件，然而由于国家经济发展不平衡，各地的体检需求、医疗机构规划等具体情况不同，应在国家卫生和计划生育委员会要求暂行规定”的原则下，制订符合当地情况、切实可行、便于操作的具体管理办法。2014 年《健康体检基本项目专家共识》提出国内健康体检基本项目采用“Ⅰ+X”的体系框架，“Ⅰ”为基本体检项目，包括健康体检自测问卷、体格检查、实验室检查、辅助检查等。“X”为专项体检项目，包括主要慢性非传染性疾病风险筛查及健康体适能检查项目[14]。

4.1　健康体检自测问卷

健康体检自测问卷除基本信息采集外，主要包括健康史、躯体症状、生活方式和环境、心理健康与精神压力、睡眠健康、健康素养 6 个维度和 85 个具体条目。基本信息填写项目应与国家电子病历及健康档案相一致，符合国家卫生行业信息标准的统一要求。

4.2　体格检查

体格检查包括一般检查和物理检查两个部分。一般检查包括身高、体重、腰围、臀围、血压、脉搏；物理检查包括内科、外科、眼科检查、耳鼻咽喉科、口腔科、妇科等。体格检查的内容依据为《诊断学（第 8 版）》，其中血压、体重、腰围及体重指数等指标均具有较高级别的循证医学研究证据，是健康体检和健康管理的重要指标和数据。

4.3　实验室检查

实验室检查包括常规检查、生化检查、细胞学检查 3 个部分。常规检查包括血常规、尿常规、粪便常规 + 潜血，其中血、尿、粪便常规检查是《诊断学（第 8 版）》规定的检查内容，而粪便潜血实验是《结直肠癌治疗指南》[15]中推荐的筛查项目；生化检查包括肝功能、肾功能、血脂、血糖、尿酸，其中肝、肾功能是《诊断学（第 8 版）》规定的检查内容，而血脂、血糖和尿酸等检查项目具有较高的循证医学证据并被国内外慢性病风险预防指南推荐；宫颈刮片细胞学检查是女性宫颈癌的早期初筛项目。

4.4　辅助检查

辅助检查包括心电图检查、X 线检查、超声检查 3 个部分。常规心电图检查和腹部 B 超检查是《诊断学（第 8 版）》和《健康体检管理暂行规定》中要求设置的项目，X 线检查项目的设置严格遵循了国家卫生和计划生育委员会《关于规范健康体检应用放射检查技术的通知》要求，只设置了对成年人进行胸部 X 线正 / 侧位拍片检查，取消了胸部透视检查。

4.5　备选检查项目

慢性病早期风险筛查项目包括心血管疾病（高血压、冠心病、脑卒中、外周血管病）、糖尿病、慢性阻塞性肺疾病、慢性肾脏疾病、部分恶性肿瘤（食管癌、胃癌、直结肠癌、肺癌、乳腺癌、宫颈癌、前列腺癌）等。

5. 获益与问题

健康体检在美国和日本比较普及，而东南亚和欧洲大陆国家的做法却有所不同。在日本，法律规定日常工作人员每年要完成一次完整的健康体检。尽管年度体检在一些国家是常规诊疗，但在大多数人中仍缺乏科学证据。2012 年的一项 Cochrane 综述表明接受健康检查对降低死亡风险和疾病并无获益。而每年接受健康检查的人却更容易被诊断存在健康问题。一些著名的健康组织不建议年检。美国癌症协会建议 40 岁以上的人每年做一次癌症相关的健康检查，20 岁以上的人则每 3 年进行一次。2006 年 9 月的一项系统回顾研究表明健康检查能更好地分配特殊筛查，采取干预措施（如巴氏涂片、胆固醇测定和粪便隐血试验）及减少病人担忧。证据支持这几项特殊的筛查干预措施能使病人获益。年检对总成本、患者残疾和病死率、疾病发现、血压或血脂这些间接指标的影响也很难有定论。最近一项研究发现健康检查与癌症的筛查率增加有关。虽然缺乏良好的证据，公众愿意做这些健康检查，尤其是免费检查。尽管推荐指南不建议常规年检，但是仍然有许多家庭医生这样做，收费的医疗系统也建议推广这种做法。许多外科医生在手术前依然会询问病人近期常规检查的结果，以更好地进行手术。健康检查的优势包括监测和后续预防疾病或早期改善身体状况例如高血压、酗酒、吸烟、不健康饮食、肥胖和癌症。此外，健康检查可以改善医患关系，减少病人焦虑。越来越多的私人保险公司甚至医疗保险都纳入年检。

健康检查也带来一些问题：增加有健康风险者的焦虑，过度诊断现象的发生，错误的诊断（例如运动心脏综合征误诊为肥厚性心肌病）和伤害，甚至死亡，用不必要的检查来检测或确认通常不存在疾病，或者把例行检查作为筛查的后续工作。无端增加体检项目是资源浪费，甚至对受检者有害。如有一单位对其中、高层管理人员每人做一项头颅 CT 扫描就属于这种情况。关于体检频次，一般 1~2 年为宜，1 年以内多次体检并无必要。如 40 岁以上女性应该每 1~2 年做一次乳腺癌筛查。高危人群（有明显的乳腺癌遗传倾向者、有乳腺导管或小叶中重度不典型增生或小叶原位癌患者、有胸部放疗史的患者）筛查年龄应提前，频次可以适当增加。有些特殊检查也并非每次体检都要同步去做，如大肠镜筛查结直肠癌属于有创性检查，受检者接受度低，可能出现肠穿孔等并发症，50 岁以上人群（有家族史的高危人群应提前至 40 岁）可每 5 年做一次完整的大肠镜检查，其他年份可以只做粪便隐血试验。需要特别引起注意的是，对 75 岁以上老年人进行肿瘤（如结直肠癌、乳腺癌、宫颈癌、前列腺癌）筛查可能并无益处，但目前医学界的意见尚未统一。

6. 总结

近年来，随着我国社会进步和人民生活水平的提高，人们对自身健康越来越关注，健康体检的需求不断增长，但相对国外体检项目目标人群明确、指南细致，我国缺乏权位机构或指南对各年龄段人群检测项目进行针对性指导。另外，我国定期健康体检降低全因、癌症和心血管病的死亡还有待大样本临床研究进一步探讨，从而有助于制定适应我国国情的体检指南。应客观理性地看待健康体检，根据每个人的年龄、性别、医疗条件和危险因素制定出合适的筛查间隔周期，选择相应的检查，提高健康体检效率，降低成本，同时促进国民健康素质，改善人们的生活质量和预后，成为全国健康管理的重要组成部分，对我国医疗卫生事业的发展做出重要贡献。

（黄玮　雷寒）

参考文献

[1] 中华人民共和国卫生部．健康体检管理暂行规定（卫医改发[2009]77 号）.

[2] Baker C, Loughren EA, Crone D, et al. Patients' perceptions of a NHS Health Check in the primary care setting. Qual Prim Care, 2014, 22: 232-237.

[3] Chang KC, Lee JT, Vamos EP, et al. Impact of the National Health Service Health Check on cardiovascular disease risk: a difference-in-differences matching analysis. CMAJ, 2016, 188: E228-E238.

[4] U.S. Preventive Services Task Force. Screening for high blood pressure: U.S. Preventive Services Task Force reaffirmation recommendation statement. Ann Intern Med, 2007, 147: 783-786.

[5] U.S. Preventive Services Task Force. Counseling and interventions to prevent tobacco use and tobacco-caused disease in adults and pregnant women: U.S. Preventive Services Task Force reaffirmation recommendation statement. Ann Intern Med, 2009, 150: 551-555.

[6] Moyer VA, U.S. Preventive Services Task Force. Screening for and management of obesity in adults: U.S. Preventive Services Task Force recommendation statement. Ann Intern Med, 2012, 157: 373-378.

[7] Helfand M, Carson S. U.S. Preventive Services Task Force. Evidence Syntheses, Formerly Systematic Evidence Reviews. Screening for Lipid Disorders in Adults: Selective Update of 2001 US Preventive Services Task Force Review. Rockville (MD): Agency for Healthcare Research and Quality (US), 2008.

[8] Standards of medical care in diabetes-2016: summary of revisions. Diabetes Care, 2016, 39 (Suppl 1): S4-S5.

[9] U.S. Preventive Services Task Force. Screening for type 2 diabetes mellitus in adults: U.S. Preventive Services Task Force recommendation statement. Ann Intern Med, 2008, 148: 846-854.

[10] Virgini V, Meindl-Fridez C, Battegay E, et al. Check-up examination: recommendations in adults. Swiss Med Wkly, 2015, 145: w14075.

[11] Ishimaru T, Arphorn S, JIRAPONGSUWAN. Hematocrit levels as cardiovascular risk among taxi drivers in Bangkok, Thailand. Ind Health, 2016. [Epub ahead of print].

[12] Luger M, Luger E, Höfler J, et al. Worksite Prevalence of (un)diagnosed cardiovascular risk factors from a health-check-program in an Austrian company. J Occup Environ Med, 2015, 57: 1353-1359.

[13] Hayek F, Berro B, Fayad W. Awareness campaign for the early detection of growth disorders in public school children in North Lebanon. Ethn Dis, 2016, 26: 417-426.

[14] 中华医学会健康管理学分会，中华健康管理学杂志编委会．健康体检基本项目专家共识．中华健康管理学杂志，2014, 8: 81-90.

[15] 美国结直肠外科医师协会标准实践工作组织．结直肠癌治疗指南．中华胃肠外科杂志，2005, 8: 269-272.

颈动脉超声的适应证
——探查亚临床血管疾病及评估心血管疾病风险

动脉粥样硬化性血管病变在儿童时期就开始，在随后的几十年里悄然地发展[1]。当动脉粥样硬化导致血流受限而引起缺血或由于斑块的破裂和侵蚀而导致血栓形成时，就会出现临床症状[2]。首次发病即有可能是致命性的心肌梗死或高度致残性的脑卒中。虽然不是所有有动脉粥样硬化斑块的人都会发生临床心血管事件，但亚临床动脉粥样硬化的程度越严重，其发生心血管事件的风险也越大[3-5]。高危无症状患者进行针对危险因素的强化治疗获益会最大，因此为了预防和减少心血管疾病的发病和死亡，及早甄别这一类人群已成为目前临床关注的焦点[6,7]。

目前，那些高危患者主要是通过使用风险评分系统来发现的，比如 SCORE 或 Framingham 风险评分系统（FRS）[8,9]。然而它们对未来心血管事件的预测价值一般[10]。于是有很多里程碑式的研究通过探查这些高危患者是否存在亚临床动脉粥样硬化来进一步提升对未来心血管事件的预测能力。这其中包括 CT 扫描冠状动脉钙化和颈动脉超声检查是否存在动脉粥样硬化。颈动脉超声的优势在于相对廉价、无创和没有电离辐射。于是在美国心脏协会和学院心脏病学会的指南中提出对心血管疾病中等风险程度的无症状患者进行心血管事件风险评估中，颈动脉内中膜厚度（CIMT）和冠状动脉钙化计分（CACS）是Ⅱa 类推荐[11]。在欧洲心血管预防指南中的推荐级别是Ⅱb[12]。

颈动脉超声检查内容和适用人群

颈动脉内中膜厚度（CIMT）和颈动脉斑块是评估颈动脉粥样硬化最常用的两大指标。CIMT 是测量颈动脉壁最内侧两层的厚度。颈动脉斑块定义为局部的动脉壁增厚超过周围管壁的 50%，或局部 CIMT 大于 1.5mm 并突入动脉管腔内[13]。

对于中等心血管危险程度（FRS：6%~20%，无冠心病、周围动脉疾病、脑血管疾病、糖尿病或腹主动脉瘤）的患者，超声测量 CIMT 和探查颈动脉斑块对于评估心血管危险程度最有价值[14]。

具有以下临床情况的患者也应当考虑颈动脉超声测量 CIMT 和探查颈动脉斑块：①一级亲属有早发心血管疾病的家族史（男性 <55 岁，女性 <65 岁）；②年龄 <60 岁伴有单一危险因素且有严重病变者（比如：家族性遗传性血脂异常）；③女性 <60 岁，有至少 2 个心血管危险因素[14]。

CIMT 对心血管疾病风险的预测价值

The Kuoppio 缺血性心脏病研究是最早提出 CIMT 与未来冠脉事件的相关关系。该研究发现 CIMT 每增加 0.1mm，心肌梗死的风险会增加 11%[15]。随后，有几个大的临床研究，包括 ARIC 研究[16]、CHS 研究[17]、CAPS 研究[18]、MDCS 研究[19]和 Rotterdam 研究[20]，均提出 CIMT 可以用来评估心血管疾病的风险。但有关 CIMT 能否在传统风险因素评分（FRS）的基础上提供附加预后信息的研究都没能得到阳性结果。

在动脉粥样硬化多种族研究研究中（Multi-ethnic Study of Atherosclerosis，MESA）发现，经过 FRS 调整后，颈总动脉 IMT（CCA-IMT）不能预测冠心病或脑卒中的风险[21]。CAPS 研究显示即使 CIMT 对心血管事件有独立预测价值，但不能改善个体危险分层[22]。Cooney 等回顾性的研究发现颈动脉斑块对冠心病风险的预测价值要高于 CIMT[23]。一项收纳了 15 篇相关文章的荟萃分析提出 CIMT 虽然与未来心血管事件相关，但把它加入到传统心血管疾病危险评估模型中后并不能进一步提升模型的预测价值[24]。但近期的一项研究提出采用专门的测量工具（cardiohealth station）后，CIMT 对于基于传统风险因素评分为中危的患者具有再分层的价值，即从这些中危患者中能进一步找出更加高危的人群[25]。有研究发现颈总动脉 IMT

(CCA-IMT)受收缩压影响更大[26],对脑卒中有更好的预测价值[27],而颈内动脉 IMT(ICA-IMT)对动脉粥样硬化性心血管事件则有更好的预测价值[28]。

CIMT 与斑块对未来心肌梗死的预测价值比较

由于斑块的形成是动脉粥样硬化的表征,故此斑块的出现能预测未来心血管事件毫不稀奇。一项囊括了 11 项人群研究的荟萃分析显示与 CIMT [包括颈总动脉、窦部和(或)颈内动脉]相比,颈动脉斑块对未来心梗的预测有更高的准确性和特异性[29]。没有斑块者 10 年心血管事件的发生率明显低于 CIMT 正常者。一项荟萃分析发现单独测量颈动脉斑块比所有非斑块位置的 IMT 更能预测心血管事件[30]。许多研究提示斑块比 CIMT 更能预测心血管事件。在 ARIC 研究中,当所有颈动脉节段的平均 CIMT 叠加传统风险因子(TRFs)和斑块后能显著增加对男性冠心病风险的预测价值[31]。该研究中颈动脉斑块联合 CIMT 对中危患者的预测价值最大。三城市研究(Three-City Study)观察了 5895 例没有冠心病史的老年人(65~85 岁),平均随访年限是 5.4 年。该研究发现颈动脉斑块的出现,而不是无斑块区 CCA-IMT,是初发心脏事件的独立预测因子[32]。传统风险因子叠加颈动脉斑块会显著改善心脏事件风险预测。随着斑块数量的增加,其心血管疾病的风险也显著增加。IMPROVE 研究(Carotid Intima Media Thickness [IMT] and IMT-Progression as Predictors of Vascular Events in a High Risk European Population)也观察到了类似的情况[33]。该研究还发现在冠心病或心血管事件的再分层中,所有颈内动脉 IMT 最大值的平均值要比 CCA 远端 IMT 的平均值表现更好。

上述这些研究提示颈动脉斑块对动脉粥样硬化性心脏事件具有预测能力。斑块更易于在颈动脉窦部和颈内动脉内形成,这也许能解释为什么这些部位的 IMT 是心血管事件良好的预测因子,而单纯测量 CCA-IMT 或在没有斑块的位置测量的 IMT 对动脉粥样硬化性心脏病的预测价值不高。有研究发现,尽管颈动脉斑块对冠心病有良好的预测能力,但斑块与 CIMT 联合评价对于无症状糖尿病患者的冠状动脉疾病是更好的一线筛查工具[34]。由于 CCA-IMT 增厚与脑卒中风险增加有关,联合 FRS,IMT 和斑块评估会提高对全部心血管事件的预测能力。

CIMT 和斑块与危险因素的相关关系

英国区域性心脏研究发现 CCA-IMT 与颈动脉窦部 IMT 相关,但与两者分别相关的危险因素和动脉粥样硬化性疾病却不尽相同[35]。CCA-IMT 和与脑卒中有关的危险因素相关,而颈动脉窦部 IMT 及斑块和与缺血性心脏病有关的危险因素相关。IMT 受遗传因素影响较大,而斑块看起来更多的受常见的冠心病危险因素影响[36]。此外,斑块还与动脉的僵硬度等动脉粥样硬化指标有关,而 IMT 则不具有这种相关关系[36]。尽管单中心研究已经提示类似超声这种影像结果会引致临床医生治疗模式的改变[37,38],但仍需要随机临床研究来证实 CIMT 和斑块的评估是否能真正改善临床预后。故此 2013 年美国心血管危险评估指南并不推荐在临床实践中常规测量 CIMT 来预测心血管事件[39]。

目前,由于缺乏 IMT 测量的统一标准,在临床实践中尚不推荐连续评估 CIMT 来监测动脉粥样硬化的进展或逆转[14,40,41]。但在大型的临床研究中,由于有标准化的 IMT 操作流程,故此可以连续评估 CIMT 来监测动脉粥样硬化的进展或逆转[36]。

IMT 在年轻人中的应用价值

在年轻人中,CIMT 提供了一个能反映动脉粥样硬化进程的可靠的和可测量的参数。因为在这个人群中动脉粥样硬化斑块或钙化都还没有形成,心脑血管事件可能要等到几十年后才能出现[42]。

有研究已经发现,同健康的儿童相比,Ⅰ型糖尿病的肥胖儿童其平均 CCA-IMT,颈动脉窦部 IMT 和 ICA-IMT 均显著增厚[43]。年轻的吸烟者其 CIMT 尽管在正常范围,但要明显高于非吸烟者[44]。川崎病儿童有冠状动脉瘤者,其 CIMT 逐年增加,而没有形成动脉瘤者,CIMT 除了在疾病早期增加外,随后会逐年减低[45]。Poyrazoglu 等[46]的研究发现有偏头疼的儿童其 CIMT 明显高于正常儿童,提出对这类患儿进行颈动脉超声检查以发现亚临床动脉粥样硬化。

故此，欧洲儿童心脏病协会心血管预防工作组提出儿童 CIMT 测量能提供有关血管损害的信息，并强调其在儿童心血管疾病预防中的预测价值。提出不同的测量方法会影响不同中心 CIMT 测量值的比较。统一测量方法会更利于多中心研究和比较[47]。

结 语

有关是否在危险分层中应用 CIMT 一直颇有争论，这与不同的 CIMT 研究中缺乏统一的方法学不无关系[48]。无论是对于危险分层还是风险预测，在颈动脉窦部及颈内动脉测量的 IMT 比 CCA-IMT 更有价值。评价斑块负荷量比单纯描述斑块存在与否更能反映动脉粥样硬化程度和心血管疾病风险。但目前更倾向于定性评估，颈动脉斑块定量评价的可重复性还缺乏深入的研究。联合 CIMT 和斑块的评价比任何一种单独的评价更好。故此，临床推荐颈动脉超声仅适用于低 - 中等危险程度的患者，同时强调对结果的判读需结合所有心血管危险因素，不推荐将颈动脉超声用于临床随访监测[49]。

（李为民　修春红）

参 考 文 献

[1] McGill HC Jr, McMahan CA, Herderick EE, et al. Effects of coronary heart disease risk factors on atherosclerosis of selected regions of the aorta and right coronary artery: PDAY research group, Pathobiological Determinants of Atherosclerosis in Youth. Arterioscler Thromb Vasc Biol, 2000, 20: 836-845.

[2] Virmani R, Burke AP, Farb A, et al. Pathology of the vulnerable plaque. J Am Coll Cardiol, 2006, 47: C13-C18.

[3] Greenland P, Abrams J, Aurigemma GP, et al. Prevention conference V: beyond secondary prevention, identifying the high-risk patient for primary prevention, noninvasive tests of atherosclerotic burden, writing group Ⅲ. Circulation, 2000, 101: E16-E22.

[4] Taylor AJ, Merz CN, Udelson JE. 34th Bethesda conference: executive summary-can atherosclerosis imaging techniques improve the detection of patients at risk for ischemic heart disease. J Am Coll Cardiol, 2003, 41: 1860-1862.

[5] Greenland P, LaBree L, Azen SP, et al. Coronary artery calcium score combined with Framingham score for risk prediction in asymptomatic individuals. JAMA, 2004, 291: 210-215.

[6] Graham I, Atar D, Borch-Johnsen K, et al. European guidelines on cardiovascular disease prevention in clinical practice: full text. Fourth Joint Task Force of the European Society of Cardiology and other societies on cardiovascular disease prevention in clinical practice (constituted by representatives of nine societies and by invited experts). Eur J Cardiovasc Prev Rehabil, 2007, 14 (Suppl 2): S1-S113.

[7] Perk J, De Backer G, Gohlke H, et al. European Guidelines on cardiovascular disease prevention in clinical practice (version 2012): The Fifth Joint Task Force of the European Society of Cardiology and Other Societies on Cardiovascular Disease Prevention in Clinical Practice (constituted by representatives of nine societies and by invited experts) * Developed with the special contribution of the European Association for Cardiovascular Prevention & Rehabilitation (EACPR). Eur Heart J, 2012, 33 (13): 1635-1710.

[8] Conroy RM, Pyorala K, Fitzgerald AP, et al. Estimation of ten-year risk of fatal cardiovascular disease in Europe: the SCORE project. Eur Heart J, 2003, 24: 987-1003.

[9] McGorrian C, Leong T, D'Agostino R, et al. Risk estimation systems in clinical use: SCORE, Heart Score and the Framingham system // D'Agostino R, Graham I. Therapeutic Strategies in Cardiovascular Risk. Oxford, UK: Clinical Publishing, 2008.

[10] Batsis JA, Lopez-Jimenez F. Cardiovascular risk assessment--from individual risk prediction to estimation of global risk and change in risk in the population. BMC Med, 2010, 8: 29.

[11] Greenland P, Alpert JS, Beller GA, et al. ACCF/AHA guideline for assessment of cardiovascular risk in asymptomatic adults: a report of the American College of Cardiology Foundation/American Heart Association Task Force on Practice Guidelines. J Am Coll Cardiol, 2010, 56: e50-e103.

[12] Perk J, De Backer G, Gohlke H, et al. European Guidelines on cardiovascular disease prevention in clinical practice (version 2012): The Fifth Joint Task Force of the European Society of Cardiology and Other Societies on Cardiovascular Disease Prevention in Clinical Practice (constituted by representatives of nine societies and by invited experts) * Developed with the special contribution of the European Association for Cardiovascular Prevention & Rehabilitation (EACPR). Eur Heart J, 2012, 33 (13): 1635-1710.

[13] Roman MJ, Naqvi TZ, Gardin JM, et al. Clinical application of noninvasive vascular ultrasound in cardiovascular risk stratification: a report from the American Society of Echocardiography and the Society of Vascular Medicine and Biology. J Am Soc Echocardiogr, 2006, 19: 943-954.

[14] Stein JH, Korcarz CE, Hurst RT, et al. Use of carotid ultrasound to identify subclinical vascular disease and evaluate cardiovascular disease risk: a consensus statement from the American Society of Echocardiography Carotid Intima-Media Thickness Task Force. Endorsed by the Society for Vascular Medicine. J Am Soc Echocardiogr, 2008, 21 (2): 93-111; quiz 189-190.

[15] Salonen JT, Salonen R. Ultrasonographically assessed carotid morphology and the risk of coronary heart disease. Arterioscler Thromb, 1991, 11: 1245-1249.

[16] Chambless LE, Heiss G, Folsom AR, et al. Association of coronary heart disease incidence with carotid arterial wall thickness and major risk factors: the Atherosclerosis Risk in Communities (ARIC) Study, 1987-1993. Am J Epidemiol, 1997, 146: 483-494.

[17] O'Leary DH, Polak JF, Kronmal RA, et al. Distribution and correlates of sonographically detected carotid artery disease in the Cardiovascular Health Study. The CHS Collaborative Research Group. Stroke, 1992, 23: 1752-1760.

[18] Lorenz MW, Schaefer C, Steinmetz H, et al. Is carotid intima media thickness useful for individual prediction of cardiovascular risk? Ten-year results from the Carotid Atherosclerosis Progression Study (CAPS). Eur Heart J, 2010, 31: 2041-2048.

[19] Rosvall M, Janzon L, Berglund G, et al. Incident coronary events and case fatality in relation to common carotid intima-media thickness. J Intern Med, 2005, 257: 430-437.

[20] Bots ML, Hoes AW, Koudstaal PJ, et al. Common carotid intima-media thickness and risk of stroke and myocardial infarction: the Rotterdam Study. Circulation, 1997, 96: 1432-1437.

[21] Yeboah J, McClelland RL, Polonsky TS, et al. Comparison of novel risk markers for improvement in cardiovascular risk assessment in intermediate risk individuals. JAMA, 2012, 308: 788-795.

[22] Lorenz MW, Schaefer C, Steinmetz H, et al. Is carotid intima media thickness useful for individual prediction of cardiovascular risk? Ten-year results from the Carotid Atherosclerosis Progression Study (CAPS). Eur Heart J, 2010, 31: 2041-2048.

[23] Simon A, Megnien JL, Chironi G. The value of carotid intima-media thickness for predicting cardiovascular risk. Arterioscler Thromb Vasc Biol, 2010, 30: 182-185.

[24] van den Oord SC, Sijbrands EJ, ten Kate GL, et al. Carotid intima-media thickness for cardiovascular risk assessment: systematic review and meta-analysis. Atherosclerosis, 2013, 228 (1): 1-11.

[25] Cooney M, Cooney MT, Maher V, et al. Improvement in the estimation of cardiovascular risk by carotid intima-medial thickness: A report from the Dublin Cardiohealth station study. Preventive Medicine Reports, 2015: 725-729.

[26] Ferreira JP, Girerd N, Bozec E, et al. Intima-Media Thickness Is Linearly and Continuously Associated With Systolic Blood Pressure in a Population-Based Cohort (STANISLAS Cohort Study). J Am Heart Assoc, 2016, 5 (6): e003529.

[27] Yeboah J, McClelland RL, Polonsky TS, et al. Comparison of novel risk markers for improvement in cardiovascular risk assessment in intermediate-risk individuals. JAMA, 2012, 308: 788-795.

[28] Cao JJ, Arnold AM, Manolio TA, et al. Association of carotid artery intima-media thickness, plaques, and C-reactive protein with future cardiovascular disease and all-cause mortality: the Cardiovascular Health Study. Circulation, 2007, 116: 32-38.

[29] Inaba Y, Chen JA, Bergmann SR. Carotid plaque, compared with carotid intima-media thickness, more accurately predicts coronary artery disease events: a meta-analysis. Atherosclerosis, 2012, 220: 128-133.

[30] Spence JD, Yoichi Inaba, Jennifer A, et al. Carotid plaque measurement is superior to IMT: invited editorial comment on: carotid plaque, compared with carotid intimamedia thickness, more accurately predicts coronary artery disease events: a meta-analysis. Atherosclerosis, 2012, 220: 34-35.

[31] Nambi V, Chambless L, Folsom AR, et al. Carotid intima-media thickness and presence or absence of plaque improves prediction of coronary heart disease risk: the ARIC (Atherosclerosis Risk In Communities) study. J Am Coll Cardiol, 2010, 55: 1600-1607.

[32] Plichart M, Celermajer DS, Zureik M, et al. Carotid intima-media thickness in plaque-free site, carotid plaques and coronary heart disease risk prediction in older adults. The Three-City Study. Atherosclerosis, 2011, 219: 917-924.

[33] Baldassarre D, Hamsten A, Veglia F, et al. Measurements of carotid intima-media thickness and of interadventitia common carotid diameter improve prediction of cardiovascular events: results of the IMPROVE (Carotid Intima Media Thickness [IMT] and IMT-Progression as Predictors of Vascular Events in a High Risk European Population) study. J Am Coll Cardiol, 2012, 60: 1489-1499.

[34] Akazawa S, Tojikubo M, Nakano Y, et al. Usefulness of carotid plaque (sum and maximum of plaque thickness) in combination with intima-media thickness for the detection of coronary artery disease in asymptomatic patients with diabetes. J Diabetes Investig, 2016, 7 (3): 396-403.

[35] Ebrahim S, Papacosta O, Whincup P, et al. Carotid plaque, intima media thickness, cardiovascular risk factors, and prevalent cardiovascular disease in men and women: the British Regional Heart Study. Stroke, 1999, 30: 841-850.

[36] Naqvi TZ, Lee MS. Carotid intima-media thickness and plaque in cardiovascular risk assessment. J Am Coll Cardiol Img, 2014, 7: 1025-1238.

[37] Korcarz CE, DeCara JM, Hirsch AT, et al. Ultrasound detection of increased carotid intimamedia thickness and carotid plaque in an office practice setting: does it affect physician behavior or patient motivation. J Am Soc Echocardiogr, 2008, 21: 1156-1162.

[38] Marchesi F, Giacosa R, Reggiani V, et al. Morphological changes in the carotid artery intima after gastric bypass for morbid obesity. Obes Surg, 2016. [Epub ahead of print].

[39] Goff DC Jr., Lloyd-Jones DM, Bennett G, et al. 2013 ACC/AHA guideline on the assessment of cardiovascular risk: a report of the American College of Cardiology/American Heart Association task force on practice guidelines. J Am Coll Cardiol, 2014, 63 (25 PtB): 2935-2959.

[40] Lorenz MW, Price JF, Robertson C, et al. Carotid intima-media thickness progression and risk of vascular events in people with diabetes: results from the PROG-IMT collaboration. Diabetes Care, 2015, 38 (10): 1921-1929.

[41] Montalcini T, Romeo S, Fava A, et al. Carotid intima-media thickness: a target or a marker. Am J Ther, 2014, 21 (6): 535-539.

[42] Geerts CC, Bots ML, Grobbee DE, et al. Parental smoking and vascular damage in young adult offspring: is early life exposure critical? The atherosclerosis risk in young adults study. Arterioscler Thromb Vasc Biol, 2008, 28: 2296-2302.

[43] Urbina EM, Kimball TR, McCoy CE, et al. Youth with obesity and obesity-related type 2 diabetes mellitus demonstrate abnormalities in carotid structure and function. Circulation, 2009, 119: 2913-2919.

[44] Mozzini C, Casadei A, Roscia G, et al. Young smoker "ABCD" vascular assessment: a four-step ultrasound examination for detecting peripheral, extra and intra-cranial early arterial damage.BMC Cardiovasc Disord, 2016, 16 (1): 147.

[45] Haley J, Selamet Tierney ES. Patterns of carotid intima-media thickness progression in Kawasaki patients: a crystal ball for long-term vascular health. J Am Heart Assoc, 2016, 5 (7): e003778.

[46] Poyrazoglu HG, Vurdem UE, Arslan A, et al. Evaluation of carotid intima-media thickness in children with migraine: a marker of subclinical atherosclerosis. Neurol Sci, 2016. [Epub ahead of print].

[47] Dalla Pozza R, Ehringer-Schetitska D, Fritsch P, et al. Association for European Paediatric Cardiology Working Group Cardiovascular Prevention. Intima media thickness measurement in children: A statement from the Association for European Paediatric Cardiology (AEPC) Working Group on Cardiovascular Prevention endorsed by the Association for European Paediatric Cardiology. Atherosclerosis, 2015, 238 (2): 380-387.

[48] Ravani A, Werba JP, Frigerio B, et al.Assessment and relevance of carotid intima-media thickness (C-IMT) in primary and secondary cardiovascular prevention. Curr Pharm Des., 2015, 21 (9): 1164-1171.

[49] Ray A, Huisman MV, Rabelink TJ. Can and should carotid ultrasound be used in cardiovascular risk assessment?: the internist's perspective. Eur J Intern Med, 2015, 26 (2): 112-117.

移动互联网技术在心血管疾病管理中的应用

移动互联网革命

移动互联网技术正以前所未有的广度和深度，加速驱动社会进步并改变人类生活，随着大数据、云计算、人工智能等多领域技术与移动互联网的跨界融合，人与人、人与物、人与服务、人与场景、人与未来的联系变得前所未有的紧密，人类将进入智慧生活的新时代。

移动互联网改变医疗服务模式

在福克斯新闻网 2014 年发布的健康服务七项预测中，“远程医疗逐步替代常规门诊”位列其中。移动互联网技术能够提升医疗服务的质量和效率，缩小医疗服务的区域差异，降低医疗费用，最终提高患者健康水平和生活质量。医疗服务模式将在数字化的移动互联网时代经历有史以来最大规模的重构和颠覆。

移动互联网技术极大地扩展了医疗服务的覆盖范围。对于边远地区的居民，交通闭塞和经济因素使其经常被排除在传统大型医疗服务体系之外，而如今无线网络已经覆盖全世界 90% 以上的人口，互联网的优势就在于可以无缝隙的为所有人提供平等的医疗服务。事实上，在有些欠发达国家，互联网医疗已经被用于扩大医疗覆盖。而通过互联网技术使患者与医生远程“面对面”交流，不仅可以节省患者的旅费，还能使医生与患者之间的交流更灵活，真正让患者参与其中，实现医患共同决策，使医疗服务更加人性化。

在健康数据记录方面，人们通过可穿戴设备将体征变化导入私人健康数据平台，整合各种设备中的数据，全方位监测用户身体状况，用户可以在移动平台中看到自己每天的呼吸、心率、血压、体温、血氧含量、睡眠时间、运动距离、消耗能量等数据。可穿戴设备不仅保证了 24 小时的连续监测，通过连接医疗机构，实现患者与医务人员之间的互动，以前在医院无法获取的数据也有望通过实时传输获得，从而进行远距离监测和预警。此外，许多智能穿戴设备通过移动端的 APP，整合了临床决策支持软件（CDSS），通过分析患者的具体信息为患者提供基于数据的个性化的诊断和治疗决策，不仅能高效快捷地为患者提供医疗服务，又避免了纯经验性治疗的弊端。如果患者心脏病突然发作，智能设备能够监测并记录事件发生时的生命体征，并立刻发送定位求救信号到急救中心，医生根据实时传送的数据提前制定诊疗方案。

在数据存储和应用方面，医疗信息系统（HIS）系统能够利用计算机和网络通讯技术对医院各部门的病人诊疗信息和行政信息进行管理，并对医疗活动各阶段中产生的数据进行采集、存储、处理、提取、传输、汇总等，从而为医院的整体运行提供全面的、自动化的管理和各种服务，简化诊疗过程，优化医疗环境，改变目前医疗秩序混乱的局面。而且诊疗信息数字化，有利于监管部门进行管理。目前国内几乎所有的三级医院均已经覆盖 HIS 系统，未来的工作还需将不同 HIS 系统之间的信息格式统一，完善接口联系，为更大规模的信息共享和探索打好基础。此外，通过云存储和云计算技术进行高效的存储和提取患者的医疗记录，数量和速度均非传统手段所能比拟。通过整合这些电子医疗记录，实现更高效的疾病管理，减少不必要的检查或就诊开销，还能避免重复医疗，大大降低医疗费用。

移动互联网技术在心血管管理中的应用

目前已经开始为心血管患者提供服务的互联网医疗产品主要为症状或指标监测类 APP，以及具有监测和健康指导作用的智能化可穿戴装置。调查显示，9% 的美国人使用移动 APP 跟踪或管理健康，预计到

2018 年全球会有超过 17 亿人成为移动医疗产品使用者。2012 年医疗领域约有 3 千万无线可穿戴式健康传感器应用，预计 2017 年用于远程病人监控以及在线专业医疗的应用将占可穿戴无线设备市场的 20%。从 2013 年发布移动医疗 APP 监管指南开始，FDA 已经在监管移动医疗产品的安全性和有效性方面发挥作用。

美国 CardioNet 公司开发的远程心电监测系统在动态心电图技术基础上，增加了无线通信终端以及后台分析系统和监控中心，一旦检测到患者的异常心率，就能发送至监控中心供医生进行分析，并能完成危险预警的功能。权威杂志上发表的一项研究显示 CardioNet 系统明显优于传统的 Loop event monitors，表现为高检出率、紧急提醒效果显著，以及辅助诊断效果好。AliveCor 公司开发的移动心电图监护仪，可以安装在智能手机上，通过手指放在电极上采集体表心电信号，就能生成单导联心电图，通过 APP 自动储存并发送给医生。2014 年的美国心律年会上报道的初步结果表明，AliveCor 装置简便有效，整个流程应答时间在 15 分钟以内，只需要一部 iPhone 手机，就能够及时准确地诊断心律失常。

移动互联网技术还为医疗行为提供信息化服务、远程医疗平台和慢性疾病管理等相关的 APP 和软件。Epocrates 开发了大量 APP 为医生提供了数以千计的处方药和非处方药的信息，以及医疗计算器、实验室检查结果分析及治疗指南等，为医生临床决策提供支持。Triage 自助诊断与分诊系统根据患者的症状，自助推荐患者去相应科室就诊，然后推荐附近医院，从而减少了不必要的转诊和医疗资源浪费。ZocDoc 根据地理位置、保险状态及医生专业为患者提供就诊预约服务，可推荐医生并直接完成预约。WellDoc“糖尿病管家系统”通过 APP 收集饮食、血糖水平和药物治疗方案，通过云端获得个性化的反馈和警示；将药物剂量、血糖波动情况、每餐碳水化合物摄入等进行分析，发送给医护人员，根据情况为患者指导患者调整用药，行为指导和疾病教育。TELADOC 在线问诊系统通过移动互联网提供 24 小时在线诊疗服务，2016 年第一季度完成 24 万人次的访问，同比增长 61%。近年来我国移动医疗领域也不断有创新的产品和模式推出，在健康云、医疗信息化、线上挂号、医药电商、用药助手、在线问诊、网络医院等方面进行了大量探索。

此外，大量的医疗数据，蕴藏着关于生命和疾病的奥秘，通过大数据的方法进行探索，能够找到一些传统方法无从发现的联系和答案。苹果公司的 ResearchKit 在医疗研究领域也打开了一扇门，通过手机持有者主动 / 被动记录的健康数据，通过问卷调查反馈的医疗建议，能够帮助医生准确评估受试者生活方式及活动与疾病之间的关系。充分利用了移动设备的功能收集全新类型的数据，既能体现出大数据的数量庞大和种类多样，又能体现出前所未有的速度快捷。心血管领域的 MyHeart Counts 开始应用后不到 24 小时就有 11 000 人参与 1 个心血管研究，而传统方法招募 10 000 人参加医学研究需要 50 个医疗中心投入 1 年的时间。2015 年 4 月，HealthKit 与 Cedars-Sinai 医学中心的电子病历进行整合，患者通过 HealthKit 应用同步自己的私人健康数据和医院的电子病历档案，可以和医生在线直接沟通。

移动互联网技术在心血管预防和管理中的效果

最早将移动互联网技术用于心血管领域是采用电话、短信或者植入装置对患者进行远程管理，力图减少患者的再住院并改善长期预后。2010 年发表在《新英格兰医学杂志》的 Tele-HF 研究从 33 家中心入选 1653 例患者，随机分入电话远程管理和常规治疗组，远程监护每天通过自动语音应答系统，回答症状和体重等问题，结果显示，语音应答自助监测未降低住院和死亡。

对患者进行远程管理的关键环节在于信息流通的顺畅性以及医疗应答的实时性，根据患者的病情采用个体化定制的管理方案是关键，而要满足数量庞大的患者需求，并对患者的病情变化快速做出反应，需要有更加便捷高效的沟通方式，互联网的广泛覆盖和低廉成本使其成为可能。

2013 年发表在 *JAMA* 上的一项研究从 8 家诊所入选了 450 例高血压患者随机分入常规诊疗和远程干预组。远程干预组通过远程电子血压监测系统进行血压管理，监测数据通过专用网络传输记录，药师调整用药。随访 18 个月，患者血压改善水平显著优于对照组。

美国 Mayo Clinic 对 44 例 PCI 术后患者采用不同的管理方式，19 例患者采用传统方式管理，25 例患者使用医院自主开发的 APP 进行管理，监测病人体重、血压、血糖、运动状况以及食谱等，病人主动输入数据，医生基于数据给出建议。3个月后使用APP管理的一组患者再入院和急诊就诊的比例降低40%。

2015年发表在*JAMA*上的TEXTME研究随机纳入了710例冠心病患者，随机分组后干预组每周接收4条短信，提供生活方式干预的建议和提醒；对照组采用常规方法随访。6个月之后干预组的血压控制率、血脂控制率、体重控制率、不吸烟率、规律运动率均显著优于对照组。

同年另一篇发表在*Circulation*杂志上的SimCard研究采用群组随机对照的方法，在从47个中国西藏和印度的47个农村招募了2086例心血管疾病高危患者。干预组由社区健康工作者采用专门研发的APP每月进行用药和生活方式的管理；对照组则进行常规随访。随访1年后，干预组阿司匹林应用率较对照组增加17.1%，收缩压降低2.7mmHg。该研究证实了在落后地区采用移动医疗可以更便捷高效的对心血管病患者进行管理。

2016年*JAMA Inter Med*杂志上发表的随机对照试验纳入了1590名大学生，干预组在12周内接收157条关于有效戒烟的短信；而对照组仅每2周接收1条“谢谢参与”的短信。结果表明，在干预8周时干预组戒烟成功率（25.9%）明显高于对照组（14.6%），干预停止后4周的戒烟成功率仍有显著差异（20.6% *vs* 14.2%）。该研究表明移动互联网方式能够有效改善不良生活方式。

2011年发表的CONNECT研究在36个中心入选了1997例植入ICD或CRT-D的患者，随访15个月，患者接受自动预警功能的远程监控或常规访视，结果显示，远程管理显著缩短临床事件发生到临床决策时间。2016年的IN-TIME研究在欧洲、澳大利亚等地的36家三级医院纳入716例植入ICD/CRT-D的心力衰竭患者，随访1年，远程监护组心力衰竭预后明显优于对照组。

加拿大的安大略省由政府资助建立远程医疗网络，不直接提供医疗服务，应用视频等远程传输技术提供远程指导和教育培训，为医疗机构和医务工作者提供支持，2011—2012年减少旅行量1.3亿英里，减少旅行费4500万加元，心力衰竭和肺疾病住院率降低60%，急诊就诊减少70%，为722例脑卒中患者远程指导溶栓，减少350万美元花费，同时患者满意度达92%，并有91%的患者表示会继续使用。目前欧盟也正在逐步推动心力衰竭、糖尿病等疾病社区管理的互联网医疗解决方案，以降低住院率，减少医疗花费，提高患者生活质量。

互联网心血管疾病医院

当前，我国心血管疾病学专家正在积极推进互联网心血管病医院的建设，目标是为千万名医生提供临床科研创新服务平台，为千百万患者提供高质量低成本的心血管健康服务。从而改变医疗服务模式，建立强大的没有围墙的心血管病医院，改善人类心血管健康。

互联网心血管医院的总体架构包括3个平台：

（1）患者与公众心血管健康教育和管理平台：以患者健康教育为主旨，涵盖心血管健康常识、个人健康档案、疾病资料库、药物资料库、健康评估工具、实用预防工具、智慧应答工具等。在此基础上开发出面向患者的心血管疾病和健康App，包括健康教育、体征监测、用药提醒和疾病预警等功能。

（2）心血管远程在线诊疗平台：利用移动互联网和计算机多媒体技术，为基层医疗机构、临床一线医生和全国患者提供诊疗行为指导，包括远程会诊、远程查房、在线导管室、远程影像诊断、远程转诊等，推动分级诊疗政策，造福广大心血管病患者。

（3）线上和线下相结合的心血管病诊治平台：线上服务包括专家实时在线咨询、专业团队长期管理和自动电子决策；线下服务包括实体诊所和实体医院，能够满足专家面诊、手术预约和住院治疗等各项需求。服务对象不仅包括患者，还为各类医疗机构、体检中心和医疗设备公司提供立体支持。

互联网心血管医院的建设将帮助心血管医生解答临床实际问题，实现心血管疾病患者的个体化医疗需求，切实提高中国心血管疾病的诊治水平，为心血管疾病患者提供便捷、一流的预防和管理服务。医生的参与是互联网医疗在心血管领域实现创新和发展的关键，树立“以患者为中心，以数据为主线”的信息化理念，进行颠覆式创新，切实推动技术设计和整合、创新价值评价、系统和模型的标准化以及相关指南的制定。

小 结

不管是手机 App/ 智能穿戴设备，还是远程医疗 / 心血管医院，我们正在将整个医疗体系“虚拟化”，但这个虚拟化并非代表着不安全或者不确切，正相反，我们的终极目标是——使医疗服务不再受时空的限制。让先进的移动互联网技术与我们心血管医疗服务相结合，产生 1+1>2 的功效，远程、低价、高效、精准、大数据等特点将助力移动互联网时代的医疗健康管理走向一个崭新的高度。

（马长生 常三帅）

2016年欧洲心血管疾病预防临床实践指南解读

2016年5月23日 *European Heart Journal* 发布了第六版欧洲心血管疾病预防临床实践指南。本指南可概括为“4W”（What、Who、How、Where），就心血管预防定义、获益人群、心血管风险评估时机和方式，以及如何进行心血管疾病预防等方面依次阐述，对临床心血管疾病预防具有重要指导意义。本文解读指南的主要内容。

一、心血管疾病预防

心血管疾病（cardiovascular disease，CVD）预防是指通过对人群或个体采取各项干预措施，消除或减少心血管疾病及其相关功能障碍所产生的影响。

CVD是人群患病和死亡的主要原因。近年来，肥胖、糖尿病等心血管危险因素的持续增加导致心血管疾病患病率和死亡率进一步升高。研究表明，通过采取促进健康生活方式、控制不良生活习惯、改善危险因素等心血管疾病预防措施，可以大幅度降低心血管疾病患病率，提高生存率，改善疾病预后。研究表明，健康人群采取健康生活方式至少可以预防80%的心血管疾病和40%的肿瘤。

二、心血管风险评估及获益人群

貌似健康的个体可能存在多种心血管危险因素。当个体存在早发心血管疾病家族史、家族性高胆固醇血症、主要心血疾管危险因素（如吸烟、高血压、糖尿病、血脂代谢异常）及增加心血管疾病危险的合并症时，心血管疾病危险增高。存在心血管疾病危险因素的个体需要定期评估心血管疾病风险，根据风险级别决定干预措施，风险越高，干预措施越强。

指南推荐对40岁以上男性、50岁以上女性及其他所有心血管疾病风险增高的个体至少每5年进行一次系统心血管疾病风险评估，当心血管疾病风险接近阈值时建议增加评估次数；不推荐无心血管疾病风险<40岁的男性和<50岁的女性进行系统评估。

指南继续沿用第四版欧洲心血管疾病预防指南推荐使用SCORE评分系统估测个人10年内致死性心血管事件发生率。该系统用年龄、性别、胆固醇、收缩压、吸烟状况来预测个体10年内致死性心血管事件发生率；适用人群为40岁以上、近似健康的成人，不用于存在高血压、糖尿病、慢性肾脏病等心血管疾病高危因素等个体。SCORE评分量表分为低风险量表和高风险量表（图1、图2，见彩图2、彩图3）。低风险量表适用于欧美地区（低危国家）（即年龄为45~74岁，年龄校正后的心血管疾病死亡率男性<225/10万人、女性<175/10万人的国家）。在使用该量表时，首先找到对应性别、吸烟状态和最接近年龄段；然后找到最为相近的血压和胆固醇水平，最后判定其风险值。当SCORE评分<5%，为心血管疾病风险低到中危人群，推荐采取生活方式，使其维持低到中危状态；SCORE评分为5%~10%者为高危人群，推荐强化生活方式干预，必要时考虑药物治疗；SCORE评分≥10%为极高危人群，常规推荐药物治疗。

心血管疾病高危患者在心血管疾病风险评估与预防中获益更多，为了更好地帮助医生进行风险评估，该指南综合心血管疾病高危因素和SCORE评分量表进行了心血管风险归类，具体如表1。

除传统心血管疾病高危因素及SCORE评分量表外，评估心血管风险时还需综合早发心血管病家族史、社会心理因素、体重指数、CT冠脉钙化评分、颈动脉影像学确诊的颈动脉斑块、踝肱指数（ABI）等多项指标。另外，临床多种疾病增加心血管风险，如慢性肾脏病、流感、牙周炎、肿瘤治疗患者、自身免疫性疾病、阻塞性睡眠呼吸暂停低通气综合征、勃起功能障碍等。指南推荐评估该类个体心血管疾病风险，评估时酌情提高心血管疾病风险值。

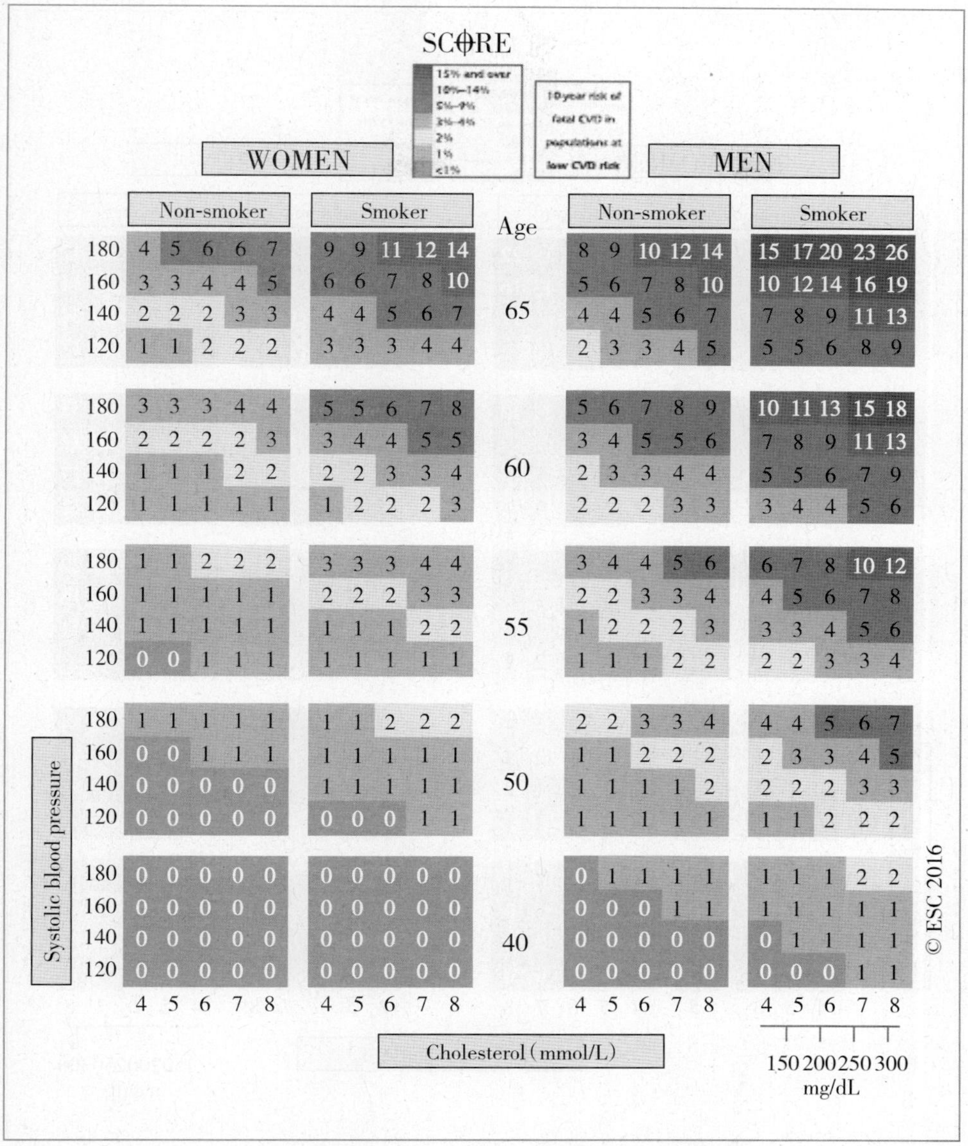

图 1　低心血管疾病风险 SCORE 量表（SCORE= 系统性冠脉风险评估）

表 1　心血管疾病风险归类

风险	存在的情况（任意一项）
极高危	• 临床或影像学已诊断为心血管疾病，包括既往心肌梗死、冠脉血运重建或其他动脉血运重建、卒中和短暂性脑缺血发作、主动脉瘤或外周动脉疾病 • 影像学明确的心血管疾病，包括冠脉造影或颈动脉超声发现的明确斑块（不包括颈动脉内中膜厚度增加） • 糖尿病伴有靶器官损害如蛋白尿，或伴有其他心血管危险因素，如吸烟、血脂异常、血压升高 • 严重的慢性肾脏病，即 eGFR<20ml/（min·1.73m^2） • SCORE≥10%
高危	• 有一项危险因素，如胆固醇 >8mmol/L（310mg/dl）或血压≥180/110mmHg • 极高危组以外的其他多数糖尿病患者（没有主要危险因素的年轻 1 型糖尿病患者可列为低危或中危） • 中度慢性肾脏病，即 eGFR 30~59ml/（min·1.73m^2） • SCORE 为 5%~10%
中危	• SCORE 为 1%~5%，许多中年人归于此类
低危	• SCORE<1%

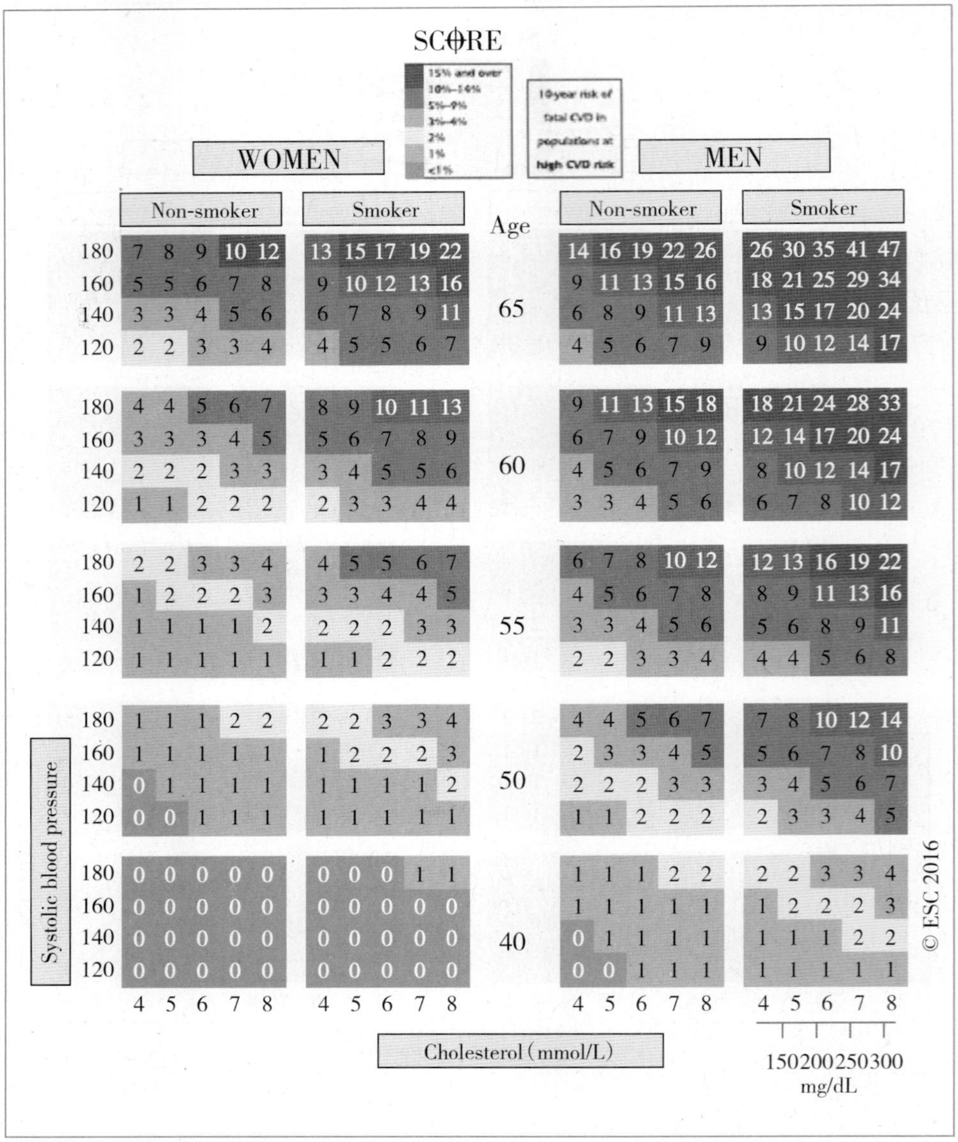

图 2 高心血管疾病风险 SCORE 量表（SCORE= 系统性冠脉风险评估）

三、心血管疾病风险干预措施

心血管疾病风险干预措施包括认知行为干预、社会心理因素干预、生活方式干预及药物干预等；对心血管疾病风险高危和极高危人群需综合多种干预措施，进行多模式管理，减少心血管疾病及心血管事件发生。

1. 认知行为干预

认知影响生活方式和依从性，认知行为疗法对于个体接受健康生活方式是有效的。该指南推荐多学科健康管理人员共同参与，通过动机性晤谈等方式，加强认知行为干预，辅助生活方式改变，减少心血管风险。

2. 社会 - 心理因素干预

社会 - 心理因素干预能帮助消除社会 - 心理应激、抑郁和焦虑，从而帮助改变行为习惯、提高生活质量、改善疾病预后。已确诊心血管疾病和已有社会 - 心理症状的患者，本指南推荐综合健康教育、运动和心理治疗等方式进行多模式干预，以改善社会 - 心理健康；对有典型的抑郁、焦虑或敌意情绪症状的个体，应考虑进行药物治疗。若心血管疾病危险因素与精神障碍(如抑郁)或社会 - 心理因素相关时，应干预社会 -

心理危险因素达到预防心血管疾病的目的。

3. 吸烟干预

吸烟是心血管疾病独立危险因素，被动吸二手烟同样存在心血管风险。指南推荐避免接触任何形式的烟草，包括吸食二手烟。对吸烟者，鼓励戒烟，最有效的方法是综合简单建议干预、辅助药物治疗以及随访支持。推荐采用“5As”戒烟策略帮助患者戒烟，即 ASK：系统询问患者吸烟情况；ADVISE：力劝患者戒烟；ASSESS：评估患者成瘾程度及戒烟意愿；ASSIST，确定戒烟策略，包括设定戒烟日历、行为建议和药物支持；ARRANGE：安排随访时间。

4. 运动干预

久坐生活方式增加心血管疾病风险，适量运动能降低全因死亡率和心血管死亡率，同时有益于改善精神状况，提高生活质量。对健康成人，指南推荐每周不低于 150 分钟的中等强度有氧运动（表 2）或每周不低于 75 分钟的高强度有氧运动，同时指出运动量逐渐增加至每周 300 分钟的中等强度有氧运动或每周 150 分钟的高强度有氧运动，可增加心血管获益。对参与运动的个体推荐定期评估和给予建议来促进参与程度，如有必要，可随着时间增加运动量。低风险个体进行运动，不需要进一步评估。有心血管危险因素的久坐人群，在参与高强度运动前应进行临床评估，在医生指导下进行运动。同时该指南推荐多时段的运动形式，即将每周的运动时间分散开，最好每天都运动；每天的运动时间也应分散开，每次运动至少持续 10 分钟。

表 2　运动强度分类和相对水平

绝对强度			相对强度		
强度	METs	举例	心率标准（达最大心率百分比）	自觉劳累分级（Borg 量表评分）	说话测试
轻度	1.1~2.9	步行（<4.7km/h）；轻家务劳动	50%~63%	10~11	
中度	3~5.9	快走（4.8~6.5km/h），慢速骑行（15km/h），绘画，装饰，使用吸尘器，修剪草坪，高尔夫，跳舞，网球，游泳	64%~76%	12~13	呼吸加快但仍能完整说话
高强度	≥6	竞走，慢跑或跑步，骑行 >15km/h，负荷园艺工作（持续挖土或锄地），拍水游泳	77%~93%	14~16	呼吸困难，难以交谈

注：MET 为代谢当量，指活动时的能量消耗除以休息时的能量消耗；最大心率：220－年龄

5. 营养干预

营养习惯影响心血管疾病及包括癌症在内的其他慢性疾病，健康的饮食习惯是心血管疾病预防的基石。指南推荐的健康饮食摄入热量应控制在维持健康体重范围内，即 BMI 为 20~25kg/m^2。指南推荐的健康饮食特点主要包括控制饱和脂肪酸和反式脂肪酸摄入，限盐限酒，保证足量膳食纤维、蔬菜、水果、鱼等的摄入，具体特点如表 3。

表 3　健康饮食特点

健康饮食特点
饱和脂肪酸摄入不超过总能量的 10%，可用多不饱和脂肪酸替代饱和脂肪酸
反式脂肪酸摄入越少越好，加工食品中最好不要加，天然的 <1%
盐摄入 <5g/d
每天 30~45g 膳食纤维，最好来自全谷物食品
每天摄入≥200g 水果（分 2~3 次摄入）
每天摄入≥200g 蔬菜（分 2~3 次摄入）
每周食用 1~2 次鱼，指富含不饱和脂肪酸的鱼
每天摄入 30g 无盐坚果
限制酒精摄入，男性不超过 20g/d，女性不超过 10g/d
不饮用加糖软饮料

6. 控制体重

超重和肥胖均提高全因死亡率和心血管死亡率，达到及维持标准体重对代谢相关心血管危险因素(血压、血糖、血脂等)有积极作用，在 BMI 为 20~25kg/m^2 时(年龄 <60 岁人群)，全因死亡率最低；过多减轻体重无心血管疾病保护作用。本指南推荐维持健康体重，超重和肥胖人群尽量达到健康体重或通过减重降低血压、血脂异常和 2 型糖尿病风险，从而改善整个心血管疾病风险谱。

7. 血压管理

血压升高是心血管疾病、心力衰竭、脑血管病、外周血管疾病、慢性肾脏病及心房颤动的危险因素，当血压 >115/75mmHg 时，心血管疾病和卒中的风险均随着血压升高而升高。指南推荐所有高血压患者及血压正常高值者采取生活方式干预措施，包括控制体重，增加运动量、限盐、适度饮酒、低脂饮食、增加水果、蔬菜摄入等；有心血管风险的 1 级或 2 级高血压患者应考虑药物治疗；所有 3 级高血压患者及心血管极高危的 1 级或 2 级高血压患者推荐药物治疗。指南推荐所有年龄 <60 岁高血压患者降压目标为血压 <140/90mmHg，年龄 >60 岁的个体降压目标为收缩压 140~150mmHg。指南认为所有主要类别降压药(如利尿剂、血管紧张素受体拮抗体、钙拮抗剂、β- 受体阻滞剂等)的降压效果无显著差异，均可用于降压治疗。对于合并糖尿病的高血压患者，尤其在出现蛋白尿或微量白蛋白尿时，建议使用肾素 - 血管紧张素 - 醛固酮受体拮抗剂；高血压患者合并多种代谢危险因素时，不建议使用 β- 受体阻滞剂和噻嗪类利尿剂。

8. 血脂控制

该指南强调，血浆中低密度脂蛋白胆固醇(LDL-C)水平升高导致动脉粥样硬化，降低 LDL-C 减少心血管事件。高密度脂蛋白胆固醇(HDL-C)水平降低者心血管风险增加，但升高 HDL-C 药物无明显心血管获益。血脂控制目标强调将 LDL-C 降至目标值，即极高危心血管患者，LDL-C<1.8mmol/L 或在基线水平下降 50% 以上；高危心血管患者，LDL-C<2.6mmol/L 或在基线水平下降 50% 以上；其他患者，LDL-C 靶目标 <3mmol/L。

9. 血糖管理

糖尿病患者常合并血压、血脂异常，其心血管风险为正常人 2 倍。无论有无心血管疾病，个体中筛查是否有糖尿病时，应考虑检测糖化血红蛋白(不需空腹)和空腹血糖，不确定时可做糖耐量试验。该指南强调对糖尿病患者进行多模式管理，管理的中心环节是通过生活方式管理中持续性饮食改变来控制体重以及增加运动水平。2 型糖尿病患者心血管疾病风险管理中强调血糖、血脂和血压控制，使血糖、糖化血红蛋白、血脂、血压达到靶目标值，降低心血管疾病风险。该指南推荐非妊娠的 1 型或 2 型成年糖尿病患者，降糖目标为糖化血红蛋白 <7%；没有心血管疾病及体弱状况时，降糖目标为糖化血红蛋白≤6.5%；推荐老年、体弱、长年糖尿病、已有心血管疾病的糖尿病患者放宽糖化血红蛋白目标值。指南推荐没有禁忌证且可耐受的患者选用二甲双胍作为一线用药，合并心血管疾病的患者建议尽早加用钠 - 葡萄糖共转运蛋白受体 2(SGLT2)抑制剂。

10. 抗血小板治疗

心脑血管疾病患者加用抗血小板药物治疗可减少事件发生，降低死亡率。该指南推荐急性冠脉综合征患者，除非存在禁忌证，使用阿司匹林联合氯吡格雷(或替格瑞洛)治疗至少 12 个月；联合治疗 12 个月后，谨慎评估缺血与出血风险，决定是否继续联合用药。心梗慢性期患者(>12 个月)推荐使用阿司匹林治疗。既往无急性冠脉综合征的稳定型冠心病患者不推荐替格瑞洛。没有心血管疾病的个体，使用阿司匹林增加大出血风险，指南不推荐常规使用阿司匹林。

11. 用药依从性

在药物干预过程中，复杂的用药方式可能减低个体依从性，指南推荐尽量简化用药方案；在药物干预过程中应进行重复监测和评估用药依从性，医生需辨别不依从用药的原因，以便将来选择更合适的干预措施。此外，推荐使用复方制剂增加用药依从性。

四、多方参与、有效干预

有效的心血管疾病预防需各级医疗保健机构与患者协作，制定个体化干预方案，同时保证有效实施干预措施，改善群体健康状况。承担基层医疗的全科医生需对社区个体进行心血管风险评估、给予生活方式干预建议，是心血管疾病预防措施启动、协调及长期随访的关键人物。专科医生、护士应对院内心血管疾病患者进行疾病预防健康宣教，包括生活方式改变、危险因素管理和用药优化，以减少死亡率和并发症的风险。有心血管疾病危险因素及确诊为心血管疾病患者应该遵医嘱改变生活方式、按时按量使用治疗药物，以降低心血管风险，减少心血管疾病发生。

五、总　　结

该指南从心血管疾病预防的角度，就临床工作中如何进行心血管疾病风险评估，不同个体如何进行心血管风险因素干预给出了详细推荐意见，对心血管疾病干预中的吸烟、饮食、运动等给出了指导建议，对合并心血管高危因素人群的降压、降脂、降糖治疗推荐了目标值，对临床心血管疾病预防干预措施的制定具有重要指导意义。

（冷凤　刘梅林）

参 考 文 献

Piepoli MF, Hoes AW, Agewall S, et al. 2016 European Guidelines on cardiovascular disease prevention in clinical practice: The Sixth Joint Task Force of the European Society of Cardiology and Other Societies on Cardiovascular Disease Prevention in Clinical Practice (constituted by representatives of 10 societies and by invited experts)Developed with the special contribution of the European Association for Cardiovascular Prevention & Rehabilitation (EACPR). Eur Heart J, 2016, 37 (29): 2315-2381.

第二部分　心血管疾病临床问题与研究进展

第一篇　高血压与代谢性疾病

2015年运动员心血管疾病筛查科学声明概要与解读

2015年12月美国心脏协会（AHA）和美国心脏病学学会（ACC）发布了《关于心血管功能异常竞技运动员的体能评估与资格评价专家共识》（下文简称“共识”），对伴有心血管功能异常的运动员有关的医学问题进行了分析和总结，提供了评估运动员遗传因素和先天性心脏病筛查的实施方案，以确保年轻运动员的健康和安全。当前已明确，与无心血管疾病的竞技运动员相比，存在潜在心血管疾病的年轻运动员心脏性猝死风险显著增加。因此，临床医生通过合理的判断，及时筛查出存在心血管异常的运动员是预防青年运动员猝死的重要手段。上述专家共识是该领域目前唯一可用的指导性纲领，可为临床医生体检、筛查和决策提供帮助。本文就共识中有关运动员心血管异常筛查方法进行解读与分析。

运动员心血管疾病的筛查已被证实可降低运动相关性猝死，有助于保护年轻运动员的安全。筛查的目的是为了识别哪些运动员有潜在的猝死风险。在明确这类运动员后，临床医师根据情况进一步判断该运动员是否适合相关的体育运动。通常识别存在心血管疾病运动员的途径有：①由家庭医生或社区医生进行综合评估；②对有心血管遗传病家族史者进行系统性筛查；③因其他疾病就诊时偶然发现心血管异常；④大规模人群普查，如针对所有高中生或大学生运动员进行心血管疾病普查，以明确是否适合参加竞技类体育运动；⑤因出现相关心血管疾病症状而就医。其中，绝大部分有心血管疾病的运动员是通过第1~3种途径被发现。该共识着重从以下方面分析了有关运动员心血管疾病筛查的若干问题。

（一）筛查总则

目前，对所有运动员从事体育运动之前进行心血管疾病普查的国家只有美国、意大利和以色列。多数欧洲国家仅对运动精英，如参加国际比赛、奥林匹克运动会和职业运动员进行筛查。筛查的手段主要有病史询问（包括个人史和家族史）、体格检查及心电图检查。运动员进行心血管疾病筛查可识别少部分有潜在致死危险的遗传性或先天性心血管疾病如肥厚型心肌病，从而限制其从事竞技体育运动并进行早期干预，如药物治疗、外科介入或者植入ICD以预防猝死。同时也能从整体上使体育场环境变得更安全。

（二）存在的争议

尽管存在潜在的获益，然而具有心血管异常的运动员实为少数，因此如何最准确、有效地进行筛查仍存在诸多争议。其中最主要的争论在于是否应该由国家出资进行针对运动员的强制性心血管疾病筛查。意大利法律规定所有运动员在从事体育运动前必须对其进行病史询问及体格检查，同时完善常规12导联心电图以筛查可能存在的致命性心血管疾病。以色列自1997年以来其国家体育运动法律也采取了类似的包括ECG在内的筛查方法。在美国，常规对高中和大学体育运动员进行病史询问和体格检查，但不常规行ECG检查。相比之下，基于低事件发生率及公平性原因，丹麦明确拒绝对运动员和其他任何人群进行系统性普查。而日本则尝试对所有健康人群(不只限于运动员)进行大范围的心血管疾病筛查。由此可见,如何科学有效地筛查运动员心血管疾病国际上尚无统一定论,各国需根据自身情况制定最为合适的方案。

(三) 筛查内容:心电图 *vs* 病史采集和体格检查

目前美国常规对所有高中和大学年龄段各个级别的竞技运动员经行心血管疾病的筛查,筛查内容包括采集个人史、家族史和进行体格检查。具有潜在心血管异常的运动员或非运动员,经过系统询问个人情况,通常会提供有价值的临床病史(如曾有胸痛、劳力性呼吸困难或晕厥史等)。由于绝大多数青年猝死者具有遗传病背景,全面的家族史询问能提高基因相关遗传病的诊断率。细致的体格检查常常能为诊断提供线索,如器质性心脏杂音多提示瓣膜性心脏病或其他心脏结构异常如左室流出道梗阻。AHA 推荐完善以下病史采集和体格检查:

个人史:

1. 是否有体力活动相关的胸痛、胸部不适、胸部紧迫感、胸部压榨感。
2. 是否有不明原因的晕厥或晕厥前兆,排除血管迷走性原因所致。
3. 是否有运动相关的无法解释的呼吸困难、乏力及心悸。
4. 是否曾经诊断有心脏杂音。
5. 是否有高血压。
6. 是否曾经被限制参加体育运动。
7. 是否曾被临床医生要求行心脏检查。

家族史:

8. 是否有一个或一个以上亲属因心脏疾病在 50 岁前早逝(包括猝死)。
9. 是否有小于 50 岁的近亲因心脏疾病导致残疾。
10. 家族中是否有肥厚性心肌病、扩张性心肌病、长 QT 综合征或其他离子通道病患者;是否有马凡综合征或有临床意义的心律失常患者,特别是有遗传相关的心脏疾病者。

体格检查:

11. 是否有心脏器质性杂音(应在平卧位和站立位听诊,必要时嘱患者做 Valsalva 动作,应特别注意有无左室流出道梗阻的杂音)。
12. 股动脉触诊以排除主动脉缩窄。
13. 是否有马凡综合征的体征。
14. 坐位肱动脉血压(最好测量双上肢)。

在病史询问和体格检查基础上联合心电图检查是否能更有效地筛查潜在的致死性心血管疾病,目前尚无统一定论。其中以下三点尤其值得注意:①12 导联心电图在普通健康人群中作为心血管疾病诊断工具的可靠性仍然未被证实;②运动员通过心电图筛查能降低运动相关死亡率的证据主要来自于意大利威尼托地区的数据库。该地区为右室心肌病高发区,该数据库的数据显示联合常规心电图在内的筛查有助于早期发现患有右室心肌病的运动员,通过强制其脱离竞技体育运动可使运动员的死亡率显著下降。基于此,30 余年来意大利将 12 导联心电图纳入到运动员心血管异常常规筛查项目中;③美国、以色列等国家对意大利的研究进行重复检验后并未得出相同结论。在美国明尼苏达州通过单纯病史采集和体格检查进行筛查后发现,同期运动员的死亡率与常规行心电图筛查的意大利威尼托地区没有区别。此外,以色列在常规联合心电图筛查后并未发现与此前未采用心电图检查时运动员死亡率有显著差别。事实上,常规心电图筛查并不能进一步降低运动员死亡率的原因,很大程度上可能源于竞技运动员总的心血管疾病患病率较低。与此同时,心电图检查结果并不具备疾病特征性,假阴性及假阳性率较高,加上需要支付一定检查费用且需提供心电图机才能完成,这些都可能限制其在大规模筛查中的应用。因此,与单纯病史询问加体格检查相比,联合心电图筛查是否在降低运动员死亡率方面更有优势尚需进一步研究证实。

(四) 运动员猝死发生率

由于现实生活中竞技运动员猝死的发生率很低,因此针对年轻运动员进行心血管异常筛查的问题往往被公共忽视。大量证据表明，运动员猝死为罕见事件。年轻运动员因心血管疾病导致猝死的发生率为1/8 万 ~1/20 万，远远低于同期交通事故、自杀、吸毒、他杀或癌症的死亡率，而与雷击致死的发生率相近。与此一致的是，有研究显示美国国家大学体育协会注册的大学竞技运动员中，明确因心血管疾病死亡的人数约等于吸毒和自杀死亡人数之和。美国官方登记了近 33 年来注册运动员的猝死情况，其中记载人数最多的 1 年为 75 人；意大利威尼托地区的数据库显示该地区 26 年来运动员猝死人数共为 55 人，平均约每年 2 人。而在其他人群的研究数据显示因心血管疾病猝死的运动员人数更低，如在美国明尼苏达地区高中运动员中每年因心血管疾病猝死的人数小于 1 人，大学生运动员每年因心血管疾病猝死的人数约为 4 人。值得关注的是，目前各国采用的筛查运动员心血管异常的方法，即使常规联合心电图检查，仍存在假阴性结果。有证据显示，在系统病史询问及体格检查的基础上联合心电图筛查仍可能漏诊已经存在心血管异常的运动员，使得心血管疾病死亡的运动员中 30%~40% 未能事先被发现。

（五）心电图普查与小范围筛查

AHA 专家委员会分别在 1996 年、2007 年和 2014 年评估后决定不支持对运动员进行强制性心血管异常筛查，尤其反对常规行心电图检查。如前所述，运动员因心血管疾病猝死极为罕见事件，不足以形成一个重要的公共卫生问题从而影响国家卫生政策的制定。不支持常规运用心电图检查筛查运动员是否存在心血管疾病的理由主要有以下方面：①国家每年需要筛查的运动员数目巨大，而事件发生率相对较低；②心电图假阳性率和假阴性率均较高，为 5%~20%；③基于效费方面的考虑，即大范围心电图普查对资源和费用的需求与事件发生的绝对值很低之间的矛盾；④由于责任问题不可避免地会促使医生做出让运动员退出竞技体育的决定；⑤缺少专职医生及医疗资源用于运动员体格检查和心电图分析；⑥心电图分析医生的不固定性及专业水平，以及不同种族人群可能具有不同心电图特点等因素都会影响心电图结果的判读；⑦青少年需要每年行心电图检查以发现随年龄增加而可能出现的心肌病表现；⑧心电图初步筛查出心脏疾病风险后，还需要进一步影像学及其他相关检查以明确诊断，这势必会加大筛查费用及仪器设备的投入；⑨即使进行心电图检测，也不能筛查出所有存在心血管疾病的运动员，仍然会出现较高的假阴性率。

AHA 并不反对小范围的运动员心血管异常筛查中采用心电图检查。当前在某些高中、大学以及社区中已经采用了心电图或心脏超声对运动员进行筛查。只是考虑到心电图检测仍有较高的假阳性率及假阴性率，AHA 建议应进行严格的质量控制，并使参加筛查的相关人员都能理解以上手段可能带来的获益及风险。

（六）种族差异

因心血管疾病导致猝死在不同性别、不同种族的运动员中都有报道，尽管女性明显少于男性（女性:男性 =1:9）。当前，对不同性别和种族的运动员进行心血管异常筛查的频率和标准是统一的。虽然非洲裔运动员因肥厚型心肌病猝死较为多见，这可能会促使加大对非洲裔运动员的筛查力度，但并没有充分证据支持不同的种族应采取不同的筛查策略。但值得注意的是，不同种族在心电图表现中的差异越来越受到重视，这种差异可能会影响心电图正常值的定义及结果判读，从而成为影响少数民族筛查结果的潜在因素。

（七）道德问题

仅针对竞技运动员的心血管异常筛查有可能会引发道德争论，因为这种筛查排除了广大的年轻非运动员。竞技运动员因心血管疾病猝死的风险较非运动员升高的程度目前尚无定论，但非运动员猝死人数的绝对值明显高于竞技运动员，因为前者的人口基数更大。因此，理论上 AHA 并不将非运动员排除在心血管异常筛查的人群之外。

基于对以上问题的分析，2015 年 AHA/ACC《关于心血管功能异常竞技运动员体能评估与资格评价专家共识》对竞技运动员心血管异常筛查给出了以下 5 点主要建议：

1. 检查者应采用 AHA 推荐的 14 点筛查内容或其他协会（如美国儿科学院）体格评估意见等，以获得被检查者全面的病史和体格检查数据，从而排查是否存在遗传性 / 先天性的心血管异常（推荐类别Ⅰ，证据水平 C）。

2. 推荐检查者使用标准化的问卷调查表进行高中和大学运动员的筛查工作（推荐类别Ⅰ，证据水平 C）。

3. 可以考虑在小范围年轻健康人群（12~25 岁）筛查中采用系统的病史询问和体格检查基础上联合 12 导联心电图或心脏超声检测，以期提高遗传性 / 先天性，以及其他心血管异常的诊断率，这种筛查不一定只局限于竞技运动员，如可在高中、大学或者某些社区中进行包括年轻非运动员的普查。推荐筛查过程有医生密切参与并进行严格的质量控制。一旦采用 12 导联心电图作为筛查手段，则应该注意其局限性，如可能出现假阳性和假阴性检查结果，以及需相应的经费支持（推荐类别Ⅱb，证据水平 C）。

4. 不推荐强制性对 12~25 岁年龄段健康人群进行大范围心电图普查以筛查遗传性 / 先天性心血管疾病以及其他心血管异常，不管是针对年轻运动员还是非运动员（推荐类别Ⅲ，证据水平 C）。

5. 不推荐对 12~25 岁普通人群进行基于病史询问和体格检查的大规模心血管异常普查（推荐类别Ⅲ，证据水平 C）。

（周胜华）

参考文献

[1] Maron BJ, Friedman RA, Kligfield P, et al. Assessment of the 12-lead electrocardiogram as a screening test for detection of cardiovascular disease in healthy general populations of young people (12-25 years of age): a scientific statement from the American Heart Association and the American College of Cardiology. J Am Coll Cardiol, 2014, 14 (64): 1479-1514.

[2] Maron BJ, Thompson PD, Ackerman MJ, et al. Recommendations and considerations related to preparticipation screening for cardiovascular abnormalities in competitive athletes: 2007 update: a scientific statement from the American Heart Association Council on Nutrition, Physical Activity, and Metabolism: endorsed by the American College of Cardiology Foundation. Circulation, 2007, 12 (115): 1643-1645.

[3] Steinvil A, Chundadze T, Zeltser D, et al. Mandatory electrocardiographic screening of athletes to reduce their risk for sudden death proven fact or wishful thinking. J Am Coll Cardiol, 2011, 11 (57): 1291-1296.

[4] Maron BJ, Haas TS, Ahluwalia A, et al. Incidence of cardiovascular sudden deaths in Minnesota high school athletes. Heart Rhythm, 2013, 3 (10): 374-377.

[5] Holst AG, Winkel BG, Theilade J, et al. Incidence and etiology of sports-related sudden cardiac death in Denmark--implications for preparticipation screening. Heart Rhythm, 2010, 10 (7): 1365-1371.

[6] Maron BJ. Diversity of views from Europe on national preparticipation screening for competitive athletes. Heart Rhythm, 2010, 10 (7): 1372-1373.

[7] Corrado D, Schmied C, Basso C, et al. Risk of sports: do we need a pre-participation screening for competitive and leisure athletes. Eur Heart J, 2011, 8 (32): 934-944.

[8] Pelliccia A, Zipes DP, Maron BJ. Bethesda Conference #36 and the European Society of Cardiology Consensus Recommendations revisited a comparison of U.S. and European criteria for eligibility and disqualification of competitive athletes with cardiovascular abnormalities. J Am Coll Cardiol, 2008, 24 (52): 1990-1996.

[9] Corrado D, Pelliccia A, Bjornstad HH, et al. Cardiovascular pre-participation screening of young competitive athletes for prevention of sudden death: proposal for a common European protocol. Consensus Statement of the Study Group of Sport Cardiology of the Working Group of Cardiac Rehabilitation and Exercise Physiology and the Working Group of Myocardial and Pericardial Diseases of the European Society of Cardiology. Eur Heart J, 2005, 5 (26): 516-524.

[10] Corrado D, Basso C, Pavei A, et al. Trends in sudden cardiovascular death in young competitive athletes after implementation of a preparticipation screening program. JAMA, 2006, 13 (296): 1593-1601.

[11] Corrado D, Basso C, Schiavon M, and Thiene G. Screening for hypertrophic cardiomyopathy in young athletes. N Engl J Med, 1998, 6 (339): 364-369.

[12] Maron BJ, Haas TS, Doerer JJ, et al. Comparison of U.S. and Italian experiences with sudden cardiac deaths in young competitive athletes and implications for preparticipation screening strategies. Am J Cardiol, 2009, 2 (104): 276-280.

[13] Maron BJ, Haas TS, Murphy CJ, et al. Incidence and causes of sudden death in U.S. college athletes. J Am Coll Cardiol, 2014, 16 (63): 1636-1643.

[14] Maron BJ. Counterpoint: Mandatory ECG screening of young competitive athletes. Heart Rhythm, 2012, 10 (9): 1646-1649.

精准医学时代的高血压治疗——病因学分型

精准医学主要依托计算(或称数据、数字)技术(computing technology),以及计算技术所支撑的生物技术、影像技术以及传输技术。我们也把这种计算或数据技术称为大数据技术,主要特征是速度快、储量大。生物技术则主要包括基因、蛋白质等生物大分子分析技术,以及代谢产物等海量小分子分析技术,可以看到疾病的蛛丝马迹。影像技术主要包括超声、X 线、CT、磁共振等技术,可以看清楚疾病。传输技术则指无线通讯、云平台以及互联网所构成的快速数据传输系统,分享知识与智慧。这些技术能力为多种疾病的精准诊治提供了可能性。

高血压是最常见的心血管疾病,是大部分国家最重要的致死、致残原因。因为每 5 位成年人就有 1 例高血压患者,患者人数巨大,所以,依靠传统的医疗模式根本不可能管理好高血压。大部分高血压患者不知道自己患有高血压,或者直到发生了脑卒中或心肌梗死后才开始进行治疗和管理,根据我们 2012 年进行的全国抽样调查,高血压的控制率只有 10% 左右。但上述数据技术等技术能力将能够从两个方面提升我们的管理能力:一是提高群体水平上的可及性,发现并管理每一位高血压患者;二是提高个体水平上的准确性,即所谓的"精准医学"。到底该如何利用"精准医学"提升高血压的管理呢?需要阐明高血压的病因,并在病因学分型的基础上进行对因治疗。

"高血压"概念的形成与发展

沿用至今的袖带法血压测量技术进入临床应用之后不久,英国科学家 Clifford Allbutt 即发现有些人并无明确的导致血压升高的疾病,比如肾上腺、肾脏、甲状腺以及主动脉等疾病,但血压却显著升高,他把这种情况命名为"hyperpiesis"。"piesis"源自希腊语,是"压力"的意思。后来,他发现"hyperpiesis"可能是多种疾病的一个共同临床表现,因此,又进一步提出了"hyperpiesia"这样一个综合征的疾病概念[1]。再后来,他因为长时间在法国工作,常使用"hypertension"一词代替"hyperpiesis"。"tension"源自拉丁语,有"向外伸张力量"的意思,描述血流对血管壁的压力更为贴切。自此,"hyperpiesis"与"hypertension"两个词并用了一些时间,最终"hypertension"留了下来,而"hyperpiesis"现在已经很少有人知道,连带着"hyperpiesia"也消失了[2]。最终"hypertension"又逐步取代了"hyperpiesia"所代表的疾病概念,而用"high blood pressure"描述血压升高这种临床表现。在美国,长期使用"high blood pressure",比如 JNC 系列指南一直使用这一描述,美国心脏协会(AHA)的高血压理事会直到最近才把"Council for High Blood Pressure Research"改为"Council on Hypertension"。这些变化一方面体现了高血压的复杂性,同时也体现了我们对高血压认识的不断深化。

尽管在"hypertension"出现后不久即有了"essential hypertension"的说法,但"hypertension"最初描述的实际上就是所谓的"原发性高血压",但后来"hypertension"被用来泛指"高血压",从而才有了我们今天采用的"继发性(secondary)"与"原发性(essential 或 primary)"高血压的描述与分类方法。前者长期以来主要指发生在肾上腺、肾脏、甲状腺和主动脉的几种疾病,后来部分高血压指南增加了阻塞性睡眠呼吸暂停,但仍有异议;而后者,则是指那些没有明确致病原因的高血压。第二次世界大战以后,随着人口的老龄化与生活方式的变化,所谓的"原发性高血压"的患病率迅速上升,巨大的社会需求所产生的商业利益极大地促进了降压药物的研究与开发。从二十世纪五六十年代只有很少几种降压药物,到 21 世纪初,不到半个世纪,进入临床应用的降压药物已多达数十种。大量药物的出现,彻底改变了高血压的诊治,高血压的诊断标准在 2003 年从 160/90mmHg 或 160/95mmHg 降低到了 140/90mmHg[3,4],需要治疗的人数显著增加;高血压的治疗条件显著改善,新出现的药物不仅降压疗效更好,而且不良反应也较少,因而得到普遍应用。通过有效控制血压,各种类型的高血压急症、危象和并发症等显著下降。

高血压病因学分型诊治的基本理念

大量药物出现的同时，高血压的患病率也在迅速上升，许多高血压按照“原发性”高血压诊治，但可能是或同时伴有“继发性”高血压，大量高血压因此不能有效控制，出现了大量的使用多种药物也难以控制的所谓的“难治性高血压”，高血压带来的危害仍很大。高血压领域的“繁华”逐渐变为“浮华”，诊治、管理指南大量出现，但缺乏明确的指向；高血压学科的活力明显下降，不再或不太朝气蓬勃，而是有些因循守旧，抱守残缺，面对快速发展的计算技术、生物技术、影像技术、功能检测技术，面对血压、血管领域的进展，传统的“继发性”“原发性”高血压的诊治理念坚如磐石，不可撼动。我们不能忽视、轻视这些问题，而是需要正视、重视它们。需要坚持创新，理清思路，从而找到出路。我们可能需要在做好社区高血压管理的基础上，建立各种类型的高血压诊治中心，对高血压特别是难治性高血压进行病因学分型，从而治疗导致高血压的疾病。

通过对高血压进行病因学分型，可以进行对因治疗，从而阶段性地根治高血压，或显著提高降压治疗的效果。分型当然首先需要提高“继发性”高血压的诊断水平，包括肾上腺疾病、肾脏疾病以及主动脉狭窄等的诊断。肾上腺疾病包括醛固酮增多症（原发、继发）、皮质醇增多症、嗜铬细胞瘤等；而肾脏疾病包括肾动脉狭窄（大动脉炎、纤维性肌发育不良、动脉粥样硬化斑块）、肾小球或肾小管疾病等。随着高血压诊疗技术的迅速提高，这些继发性高血压的诊断率显著升高，已成为高血压住院诊治人群的主体。但这些继发性高血压，即便加上阻塞性睡眠呼吸暂停综合征，仍然是高血压的绝对少数，绝大部分高血压仍然被诊断为原发性高血压，包括一些年龄较小的高血压患者。因此，分型诊治的主要目标是所谓的原发性高血压。真正的原发性高血压可能主要是那些因为动脉硬化在老年期发病而致病原因并不明显或即便明显也无法祛除的高血压，可能是每天多吃了 2g 钠盐，或每周多喝了 100g 酒，或者每个月抽了 20 支烟，或者是工作或生活的压力稍大，也可能只是因为到了 80~100 岁的耄耋之年。因为时光不可倒转，这样的高血压病因当然不可逆转，因此，可以称为真正的原发性高血压。除此之外，绝大部分高血压都应该可以找到病因，并可以通过祛除病因，显著降低血压，或控制血压。当然，祛除病因有时可能并不容易，或几乎不可能，比如吸烟和酗酒都可导致高血压，但很多人已经成瘾，无法戒断；或因为吃的盐多一些，或者肥胖，或者工作、生活压力大，或者体力活动少等，都并不容易解决。但通过病因学分型仍有可能帮助我们找到体内的发病机制或病理生理学特征，通过有效干预这些发病或病理生理学机制，实现更加有效的治疗。

高血压病因学分型诊治的初步实践

根据近年来我国高血压的流行趋势，可以在以下几个方面进行有益的探索。第一，青少年代谢综合征高血压。近年来，青少年高血压的患病率迅速升高，主要原因是热量或不健康的食品或添加物摄入过多，以及体力、体育活动过少等原因，导致各种类型的代谢紊乱，比如以甘油三酯升高与高密度脂蛋白胆固醇降低为特征的代谢综合征，有时伴有肥胖、微量白蛋白尿以及高尿酸血症等[5]。对这部分患者，需要明确导致血压升高的体内机制与体外原因，纠正体内紊乱，祛除体外原因，有效控制血压，使这些青少年能够健康成长。第二，中青年交感神经过度激活高血压。由于生活节奏加快，工作与生活的压力加大，加上吸烟、饮酒等不健康的生活方式，中青年人群高血压的患病率上升也十分明显。这个年龄的高血压患者，往往因为这些外部因素导致交感神经过度激活，导致血压升高。已经作为继发性高血压写入部分高血压指南的睡眠呼吸暂停综合征导致高血压的机制在很大程度上也是交感神经过度激活。但因为并非每个交感神经激活者都有高血压，因此还需要进一步探讨与这类高血压发生相关的机制，从而能够更加有效地管理这类高血压患者。第三，非肾动脉主干显著狭窄的缺血性肾病高血压。各种原因导致的肾动脉主干的狭窄通常都会导致高血压，但这种情况尽管诊断率显著提高，但仍不多见。其他类型的肾脏血管病变所导致的肾脏缺血性病变，可能也会导致高血压，还可能是更为常见的导致高血压或高血压难治的原因。比如，早在 20 世纪 60 年代，就有学者提出多支肾动脉或副肾动脉可能是导致高血压的原因[6]，尽管后来有研究者发现并非每一个有副肾动脉者都有高血压，因而充满争议。但因为多支肾动脉或副肾动脉很常见，不能排除其和高血压发病的关系，这可能是一个有重要意义的研究领域。

在现阶段，面对数量巨大的高血压患者人群，应尽可能加强血压监测，特别是在还没有诊断高血压的人群中进行家庭血压监测，从而实现在血压开始升高时即得到及早诊断，这样绝大部分高血压患者的治疗目标是降压达标；部分高血压患者可能通过简单、常见的诊断评估，即可发现血管与靶器官损害，比如心电图、微量白蛋白尿、踝臂指数等，这些患者需要更全面的血管与靶器官结构与功能评估；有些高血压患者可能有明显的继发性高血压线索，比如低血钾、低或高肾素等，这部分患者需要进行传统继发性高血压筛查。尽管有些高血压患者没有这类典型继发性高血压的线索，但如果年龄较小或有其他典型特征，则也需要进行发病机制与病理生理学特征的分析与探讨，从而实现根据病因与发病机制对这部分高血压患者分型诊治[7,8]。在“精准医学”时代，这一切皆有可能实现。

（王继光）

参考文献

[1] Vey DC, Allbutt C. A case of hyperpiesia. Br Med J, 1923, 1 (3251): 672-673.

[2] CLASSIFICATION of types of hypertension.J Am Med Assoc, 1958, 166 (6): 640-641.

[3] Chobanian AV, Bakris GL, Black HR, et al. The Seventh Report of the Joint National Committee on Prevention, Detection, Evaluation, and Treatment of High Blood Pressure: the JNC 7 report. JAMA, 2003, 289 (19): 2560-2572.

[4] European Society of Hypertension-European Society of Cardiology Guidelines Committee. 2003 European Society of Hypertension-European Society of Cardiology guidelines for the management of arterialhypertension. J Hypertens, 2003, 21: 1011-1053.

[5] 杨潇潇，李燕，王继光，等. 住院青少年高血压患者临床资料分析. 中华高血压杂志，2011，19（6）：524-528.

[6] Robertson PW, Klidjian A, Hull DH, et al. Hypertension and multiple renal arteries. Lancet, 1965, 1 (7384): 556.

[7] Wang JG. Chinese hypertension guidelines. Pulse (Basel) 2015; 3: 14-20.

[8] 王继光. 高血压分型诊治. 中西医结合心脑血管病杂志，2015（7）：865-866.

关于高血压血压目标值的争议及思考——从新近的国际临床试验说起

高血压是一种不断进展的疾病，血压控制不良会导致心、脑、肾等重要器官的损害，直至发生心脑血管疾病。对此，各国指南非常重视高血压患者的血压管理，并在指南中提出了相应的意见和建议。而这些意见和建议是源于一系列 RCT 研究以及观察性研究和真实世界的研究。2015 年公布的几项 RCT 研究又对血压管理提出了新的思考。在我国高血压慢病管理中，高血压治疗的达标率低，心脑血管疾病的发病事态仍然十分严峻。血压管控的目标值到底是多少？这几年随着大量大规模临床研究的结果揭晓，降压目标值反而摇摆不定而难以确定。

2009 年第一个关于高危的高血压患者（糖尿病）降压目标的试验（SBP<120mmHg *vs* SBP<140mmHg），即 ACCORD 研究公布之后，血压过度降低的理念受到了挑战。随后，2014 年底美国 JNC8 公布后，提出将 >60 岁的高血压患者的 SBP 降压目标从 <140mmHg 上调至 <150mmHg，从而又一次引起降压目标的争议。2015 年美国 NIH 公布了 SPRINT 研究，其降压目标与 ACCORD 研究完全一样（SBP<120mmHg *vs* SBP<140mmHg）但临床结局却与 ACCORD 研究截然不同。这再一次引起了对降压目标的争鸣。到底如何理解降压的目标争议问题？

一、解读 SPRINT 研究和 ACCORD 研究的异和同

1. 两项试验的相同点

①两项试验的入组时 SBP 均为 137mmHg；②两项试验的基线年龄均为 67 岁；③两项试验的终点血压均为强化治疗组 SBP<120mmHg，常规降压组 SBP<140mmHg。

2. 两个试验的不同点

①基线疾病状态不同：即 ACCORD 研究中入组的糖尿病患者占 100%，脑卒中患者占 25%，心血管疾病患者占 35%；而 SPRINT 研究中入组的糖尿病患者占 0%，脑卒中患者占 0%，心血管疾病患者占 25%，入组者年龄 >75 岁的患者占 25%。②临床结局不同：ACCORD 研究显示，与常规降压组比较，虽然强化降压组（SBP<120mmHg）的脑卒中事件下降，但强化治疗组的心血管死亡率显著增加 35%，全因死亡率增加 22%，一级心脑血管事件终点下降 12%（没有显著性统计学差异，P=0.20）。而 SPRINT 研究显示：强化降压组（SBP<120mmHg）与常规降压组比较，心脑血管事件（致死、非致死心肌梗死、心力衰竭、脑卒中和心血管死亡）降低 25%（具有显著的统计学差异，P<0.001）。

通过这两个同样降压到相同目标水平却获益不同的研究，说明当研究人群选择不一样的时候，血压降低的目标水平可能不一样。糖尿病是极高危的患者，糖尿病与高血压并存时大多合并存在大血管病变，而 ACCORD 研究中不仅糖尿病患者达 100%，并且脑卒中患者达 35%，有心血管疾病的患者也达 25% 以上，这些患者当血压过低时可能出现器官的灌注不足。而 SPRINT 研究入组的多为低、中危的患者，他们没有糖尿病的病史也没有卒中史，心血管疾病仅占 25%，这部分高血压患者降低血压低一些临床获益会大一些。因此，正确的理解 RCT 研究，理解不同血压状态和不同合并症的高血压患者的降压目标也可能不一样。我们提倡高血压患者早期干预治疗，在没有合并症的时候就治疗，有可能延缓器官损害、减少心脑血管事件的发生。

二、高龄老年患者血压应该控制在什么水平

HYVET 研究第一次提供 >80 岁的高龄老年高血压患者 SBP<150mmHg 获益的临床证据，也推动了各

国高血压指南中关于降压目标水平的确定。然而，JNC8 却将 >60 岁高血压人群的控制目标值从原来的 <140mmHg 提高为 <150mmHg，是否意味着 60~80 岁人群血压在 140~150mmHg 之间不需要治疗？这是学术界最纠结和争议的地方。我们可以通过近期的试验证明 JNC8 的这个降压目标是否合理。

1. SPRINT 研究的高龄（>75 岁）高血压患者亚组分析发现，在强化降压组中不论患者身体状态如何，均获得良好的心脑血管事件降低的益处。

2. HOPE 3 研究是一种低危心血管疾病的心脏结局观察的药物干预性研究。结果显示：在血压水平为 1 级的高血压患者中血压均值在 143mmHg 时强化降压是可以获益，而血压在正常高值阶段的低危心血管疾病的患者中强化降压并没有带来获益。

从中我们可以看出：不论年龄多大，躯体的基础疾病状况很重要；对于危险因素少的高血压患者，血压控制在较低的水平可以获得较好的临床益处。老年人或者高龄老年人在启动降压治疗的过程中首先应当评估风险（危险因素和靶器官损害及临床疾病），依据危险的程度启动药物治疗，以及确定降压的目标水平。

三、糖尿病患者的血压应当控制在哪个目标水平

首先是来自 ACCORD 研究的针对高血压合并糖尿病的重要研究，虽然 ACCORO 研究显示，强化降压组（SBP 降至 119mmHg）与标准降压组（SBP 降至 133mmHg）的主要复合终点事件发生率无显著差异，但强化降压组卒中发生率显著降低 41%，此结果对于脑卒中发生率高于心肌梗死的地域十分重要。在以后发表的 2014 年日本 JSH 指南中仍然保持糖尿病合并高血压患者的血压目标值为小于 130/80mmHg，中国 2014 糖尿病防治指南也将血压控制目标值修订为 140/80mmHg，加拿大指南也保留了糖尿病患者血压控制在 130/80mmHg 的目标值，台湾指南也确定了血压控制在 <130/80mmHg。

总之，在高血压的血压管理中，达标治疗非常重要，而目标血压的确定也是思考和争议之处。目前的共识是对一般高血压患者的目标血压均应 <140/90mmHg。对于高龄老年高血压患者，血压目标应 <150mmHg，在危险分层后对于低危的高龄老年患者血压可以降得更低一些。对高危的老年患者以及合并糖尿病的高血压患者，应依据大血管病变的状况实现个体化的血压下降程度，以最大限度地保证患者血压下降的有效性和安全性。对于已经存在心血管疾病或慢性肾脏病的老年高血压患者，应进行危险因素及靶器官损害的评估，给予个体化的治疗方案及降压目标，一味的强化降压可能会造成重要脏器的缺血事件，甚至引发心血管事件发生。

（孙宁玲）

H 型高血压患者脑卒中的预防

“H 型高血压”是指伴有血浆同型半胱氨酸（homocysteine，Hcy）升高（Hcy≥10μmol/L）的高血压[1]。“H 型高血压”的概念一经提出随即得到了临床工作者的广泛关注。2011 年发布的《中国高血压防治指南 2010》中指出高血压是一种“心血管综合征”，多种心血管危险因素的综合干预对于高血压患者的风险控制来说尤为重要，其中血浆 Hcy 水平升高也被纳入其中，作为影响高血压患者心血管预后的重要因素之一[2]。近期，《H 型高血压诊断与治疗专家共识》[3]先后在《中华高血压杂志》《中国实用内科杂志》和《中国医学前沿杂志》发表，旨在从我国高血压人群自身特征出发，制定出符合人群特征、具有循证医学证据的高血压治疗方案，关注 H 型高血压患者脑卒中的预防将是应对我国脑卒中高发的重要策略，并将为高血压患者的精准治疗提供可能性。

1. 中国高血压患者脑卒中预防的背景

脑卒中是导致我国居民死亡的第一位病因。据 2014 年中国心血管病报告[4]估计，2013 年我国脑卒中死亡率城市人口为 125/10 万人、农村人口为 150/10 万人，高于冠心病死亡率（城市、农村分别为 100/10 万人和 98/10 万人）。同时我国是脑卒中发病大国，患病率位居世界第一。国家卫生服务分析报告显示：1993 年我国脑卒中的患病率为 4%，2008 年已攀升至 9.7%，且近年来仍呈现持续上升趋势，如不能找到有效干预手段，我国必将面临脑卒中发病及死亡的井喷之势。同时，脑卒中也给我国也带来了巨额的医疗费用。自 2004 年以来，脑卒中住院费用以年均 25.37% 的增长速率递增，至 2013 年我国脑卒中的住院费用高达 398.08 亿元[4]。因此，脑卒中是目前我国慢病防治中最亟待解决的重大疾病，要实现中国心脑血管疾病发病和死亡的拐点，必须从脑卒中入手。

高血压是最重要的心脑血管疾病危险因素。作为“八五”国家科技攻关课题和我国目前最大的心血管疾病队列研究，我国多省市心血管疾病危险因素队列研究纳入 30 378 名来自我国 11 省市的 35~64 岁成年居民，对该人群心血管病发病和死亡情况持续跟踪 10 年，结果也提示：不论急性冠心病事件、急性缺血性还是出血性卒中事件，高血压均是第一位危险因素[5]。在一定范围内，随着血压的升高，脑卒中和冠心病事件的风险呈现不断增加的趋势。

亚洲人群血压的升高和心脑血管事件的关系更强。10mmHg 的收缩压相关脑卒中风险在亚洲人群中为 41%，而在澳大利亚人群中仅为 30%，而心血管死亡相关风险在亚洲人群和澳大利亚人群中分别是 30% 和 28%[6]。而另一项包括中国 13 个人群在内的亚太队列研究中，收缩压每增加 10mmHg，亚洲人群脑卒中与致死性心肌梗死风险分别增加 53% 和 31%，而澳大利亚与新西兰人群仅分别增加 24% 和 21%[2]。

值得注意的是，与冠心病相比，中国人群高血压和脑卒中的关系更为密切[7,8]。我国 10 组人群前瞻性研究显示，收缩压每增加 10mmHg，缺血性脑卒中风险增加 47%，出血性脑卒中风险增加 54%，冠心病发病风险增加 28%[9]。总结在欧美、日本和中国开展的 11 项高血压临床试验的数据，脑卒中和心肌梗死发生率的比值在欧美国家开展的研究中为 1.02~1.63，日本为 5.00，中国则为 6.56 和 13.00。进一步将比较限定在同时于欧洲和中国开展的 Syst-Eur 和 Syst-China 研究中，结果我国高血压患者脑卒中和心肌梗死发生率的比值是 6.56，而欧洲则是 1.58[7]。

我国高血压人群脑卒中之所以高发，在一定程度上和我国高血压的治疗率和控制率偏低密切相关。另一方面，中国高血压患者脑卒中预防效果不佳，而血脂异常、糖尿病和肥胖等脑卒中传统危险因素的比例并不显著高于西方人群，因此，在中国人群中应存在某些未知的危险因素导致脑卒中高发，揭示我国脑卒中高发特有的危险因素已经成为我国脑卒中防治中亟待解决的问题。

2. H 型高血压与中国脑卒中的一级预防

大量流行病学研究显示，高 Hcy 是心脑血管疾病尤其是脑卒中发生的重要危险因素。血中 Hcy 的代谢需要叶酸的参与，亚甲基四氢叶酸还原酶（MTHFR）是代谢过程中的关键酶，TT 基因型患者血 Hcy 水平显著升高。72 项 *MTHFR* 基因多态性研究和 20 项前瞻性流行病学研究的荟萃分析表明，Hcy 每升高 5μmol/L，缺血性心脏病风险升高约 33%（*OR* 1.33；95%*CI* 1.22~1.46）；脑卒中风险增加约 59%（*OR* 1.59；95%*CI* 1.30~1.95），而 Hcy 每降低 3μmol/L，缺血性心脏病风险降低约 16%（11%~20%），脑卒中风险降低约 24%（15%~33%），证明高 Hcy 是导致心脑血管疾病尤其是脑卒中发生的独立危险因素[10]。Hcy 研究协作组在 2002 年的一项纳入 12 项前瞻性研究的荟萃分析表明，Hcy 每降低 3μmol/L，缺血性心脏病发病风险可以减少 11%，脑卒中发病风险可以减少 19%[11]。

而中国人群中的研究也得出了相似的结论。在中国 6 个中心进行的一项病例对照研究，共纳入 1823 例脑卒中患者和 1832 例对照，结果表明，高 Hcy 人群（≥16μmol/L）脑卒中风险增加了 87%（*OR* 1.87，95%*CI* 1.58~2.22）[12]；进一步的随访研究（中位数：4.5 年）证实，高 Hcy 患者脑卒中复发率（*RR* 1.31，95%*CI* 1.10~1.61）和全因死亡率（*RR* 1.47，95%*CI* 1.15~1.88）均显著升高[13]。另一项前瞻性研究共观察 2009 例基线无心脑血管疾病和癌症的中国受试者，随访 11.95 年，结果表明 Hcy>9.47μmol/L 的受试者其心脑血管事件发生的风险增加 2.3 倍（95%*CI* 1.24~4.18），Hcy>11.84μmol/L 的受试者其死亡风险增加 2.4 倍（95%*CI* 1.76~3.32）[14]。Xu 等[15]汇总在中国汉族人群中进行的脑卒中相关基因研究共计 76 项进行荟萃分析，结果显示，MTHFR 677TT 基因型是缺血性脑卒中的重要危险因素（*OR* 1.55，95%*CI* 1.26~1.90）。同样，刘建平等[16]的 Meta 分析以 CC 基因型为参照发现，TT、CT 基因型的人群发生脑卒中的危险性显著增加，其 OR 值分别为 2.26 和 1.56，MTHFR 基因多态性与人群脑卒中的易感性密切相关。

同时，在高胆固醇、吸烟、高血压 3 个传统危险因素中，仅有 Hcy 升高与高血压在致血管疾病风险上具有显著协同作用，Hcy 升高合并高血压者血管疾病风险增加约 11 倍[17]。高血压合并 Hcy 升高的患者脑卒中的风险与无这两项危险因素的人群相比更是显著升高（男性 *OR* 12，95%*CI* 6~23；女性 *OR* 17，95%*CI* 10~29）[18]。因此，我国学者提出“H 型高血压”的概念，即是指伴有血浆 Hcy 升高（Hcy≥10μmol/L）的高血压。“H 型高血压”并不是高血压和高 Hcy 水平的简单组合，1 加 1 并不等于 2，当高血压合并高 Hcy 同时存在，其心脑血管疾病尤其是脑卒中的风险将成倍的增加，提示我们需要同时控制 H 型高血压人群的血压和高 Hcy，单独降压或降 Hcy 的获益都是不充分的。

由于我国饮食习惯中多采用蒸、煮、煎、炒等传统的烹饪方式，导致摄入的蔬菜中叶酸大量失活，因此，我国居民血清叶酸水平明显低于其他国家。美国第三次全国健康与营养调查中叶酸水平为 17.8nmol/L[19]，而在我国六城市轻中度高血压患者中平均水平则为 13.65nmol/L[20]。同时，欧美人群中 *MTHFR* 677TT 基因型频率为 10%~12%，而我国人群 *MTHFR* C677T 基因遗传突变率则高达 16.2%[21]。这些因素均造成我国人群高 Hcy 发生率显著增高。以血浆 Hcy>16μmol/L 为判断标准，南方为 7%，北方为 28%，以血浆 Hcy>10μmol/L 为判断标准，则南方为 32%，北方为 58%，平均 45%[22]。而且，我国高血压人群 Hcy 水平更是显著高于正常人群，高血压人群 Hcy 均值约为 15μmol/L，如以血浆 Hcy>10μmol/L 为标准，总体高 Hcy 发生率为 75%，其中男性为 91%，女性为 63%[23]。我国人群特别是高血压人群是高 Hcy 血症的高发人群。因此，H 型高血压概念的提出揭示了我国高血压人群不同于西方国家的重大差异，对于我国高血压人群脑卒中的预防来说可能具有重大的临床意义。

3. 补充叶酸预防脑卒中的循证医学证据

叶酸、维生素 B_{12}、维生素 B_6、甜菜碱、胆碱等常被用于降低 Hcy。甜菜碱可降低空腹 Hcy 的 12%~20%，但甜菜碱和胆碱均对血脂有负面影响。补充叶酸是目前降低 Hcy 最为有效和安全的方法之一，可以合并或不合并使用维生素 B_{12} 或维生素 B_6。美国和加拿大从 1998 年开始向面粉中添加叶酸，极大地改善了叶酸和 Hcy 的水平，除了使新生儿脊柱裂和无脑畸形的发生率分别下降了 31% 和 16% 之外，脑卒中致死率从 1990—1997 年的每年下降 0.3% 提高到每年下降 2.9%（P=0.0005）；加拿大人群卒中致死率从 1990—1997 年的每年下降 1.0% 提高到每年下降 5.4%（P<0.0001）；而英格兰和威尔士未进行叶酸强化，其同期卒中死亡率下降速率未见显著变化[24]。该研究结果有力地支持了补充叶酸降低脑卒中死亡的观点。截至 2009 年，全球 59 个国家开展面粉强化强制政策的国家中有 51 个实施了叶酸强化。

早期补充叶酸进行心脑血管疾病一级或二级预防的大型随机对照临床试验均得出了阴性结果，分析其原因，首先，美国和加拿大分别从 1998 年和 1996 年实施面粉强化叶酸政策，而上述研究多是在同一时期开展，叶酸强化改善了居民叶酸水平低而 Hcy 水平高的状况，如 VISP 研究开始时两组患者的 Hcy 差异为 2μmol/L，治疗结束时为 1.5μmol/L，强化叶酸使叶酸极其缺乏人群的比例减少到了 1% 左右，并减少了两组患者之间 Hcy 水平的差异，这可能使最可能受益的人群比例大大减少。同时，两组 Hcy 水平差异的减少也降低了研究得出阳性结果的统计效力[25]。其次，补充叶酸的效果对于不同的临床终点来说可能并不相同，脑卒中风险降低更为明显，如 HOPE2 研究中，B 族维生素治疗显著降低卒中风险达 25%（*HR* 0.75，95%*CI* 0.59~0.97），在亚组分析中，年龄 <69 岁、未强化叶酸、基线胆固醇和 Hcy 水平偏高、入选时未接受抗血小板和降脂治疗的患者受益更大[26,27]。挪威地区的 WENBIT 研究虽然因为 NORVIT 阴性研究结果公布而提前终止，但是，该研究在 38 个月时发现，与未服用叶酸的人群相比，补充叶酸的人群脑卒中发生率有下降的趋势（*HR* 0.72，95%*CI* 0.44~1.17）[28,29]。VITATOPS 研究中首要终点（脑卒中、心肌梗死和血管性死亡）下降约 9%，血管性死亡显著降低 14%（*RR* 0.91，95%*CI* 0.82~1.00，*P*=0.05）[30]。SU.FOL.OM3 研究表明，服用复合维生素 B 治疗组脑卒中发病风险较安慰剂组显著降低（*HR* 0.57，95%*CI* 0.33~0.97）[31]。最后，这些研究均是在已经发生 CVD 的患者中观察二级预防的效果，而一级预防的效果如何尚不知道，而且 3 种维生素的使用量远远超过了生理需求，大剂量的联合应用可能会产生负面的作用[32]。

2007 年我们研究团队针对上述问题发表在《柳叶刀》杂志的荟萃分析结果显示：补充叶酸总体上能够使脑卒中风险下降 18%，在未普及面粉强化叶酸的国家或地区、一级预防、服用叶酸超过 36 个月和 Hcy 降低超过 20% 时脑卒中降低的效果更为显著，说明作为一级预防措施，补充叶酸能够显著降低脑卒中风险，并且明确了最大受益人群，为叶酸降低 Hcy 措施用于脑卒中预防提供了高质量的循证医学证据[33]。不久之后，这一结果被 48 家国际著名大学和研究所的荟萃分析所证实，该荟萃分析纳入 237 项 MTHFR C677T 基因型研究和 13 项随机双盲对照临床试验，结果显示：在未补充叶酸的亚洲人群中，TT 基因型和脑卒中显著相关，但是在摄入叶酸较多或食物中已经添加叶酸的地区如欧洲、美国、澳大利亚和新西兰，这种关系明显减弱，并且存在一定的量效关系[34]。我们对迄今发表的所有有关补充叶酸报道脑卒中终点的随机对照临床研究进行的荟萃分析显示：总体人群补充叶酸可以降低脑卒中风险 8%。在未谷物强化叶酸的人群中补充叶酸可以显著降低脑卒中风险 11%；其中基线使用他汀比例较低（<80%）、未强化使用他汀的研究、基线年龄较低（<63 岁）的研究、基线高血压患者比例较高（>55%）的研究疗效更为显著。补充叶酸在降低脑卒中风险的同时不会增加 MI、全因死亡或肿瘤的风险[35]。该结果再次确证了补充叶酸防治脑卒中尤其是在未强化叶酸人群中的显著疗效，强调了补充叶酸降低 Hcy 在高血压人群的重要性。

上述分析表明：叶酸的疗效需要在缺乏叶酸的人群和地区才可以显示出来。其实早在 1985—1991 年，我国林州市地区开展的一项 RCT 已经研究了在缺乏叶酸的中国人群中补充叶酸的疗效，研究纳入 3318 例受试者，随机给予安慰剂或者叶酸 0.8mg/d，以及其他的维生素和多种矿物质治疗，随访 6 年后治疗组脑血管病导致的死亡减少达 37%，在男性人群中疗效更为明显[36]。从 2008 年开始，我们团队开展了依叶用于原发性高血压患者脑卒中预防的随机双盲对照研究也即中国脑卒中一级预防研究（CSPPT），比较依叶干预组和依那普利对照组脑卒中及其他心脑血管事件的发生率，并分析 *MTHFR* C677T 基因多态性对各种终点事件风险以及对药物疗效的预测作用，目前主要结果已经发表于 *JAMA* 杂志。本研究入选 20 702 例无卒中或心梗病史的高血压患者，根据 *MTHFR* C677T 基因型分层，层内随机分为依叶干预组（依叶片 10mg/0.8mg/d）和依那普利干预片（依那普利 10mg/d），平均随访 4.5 年。结果依叶组首发脑卒中发生率明显下降达 21%（*HR* 0.79，95%*CI* 0.68~0.93），缺血性卒中和复合心血管事件（包含心血管死亡、心肌梗死和卒中）发生风险也显著下降达 24% 和 20%。补充叶酸降低脑卒中的疗效在基线叶酸水平偏低的人群中更为显著。同时，结合基线叶酸和 *MTHFR* C677T 基因多态性的分析结果显示：对于 CC 或 CT 基因型患者来说，基线叶酸最低组脑卒中发生风险最高，并且获益也是最大的；而对于 TT 基因型患者来说，可能需要高于 0.8mg/d 剂量的叶酸才能达到较好的脑卒中预防效果。CSPPT 人群服用降脂药和抗血小板药物的比例很低，研究结果较少受到这些药物因素的影响[37]。在 *JAMA* 杂志同期述评中，哈佛大学资深流行病学家和营养学家均对本研究给予了高度的评价，认为 CSPPT 是精准医学的代表之作，最终揭示了以往补充叶酸研究结果不一致的原因，不仅对中国而且对全世界脑卒中的预防都具有重要的影响意义[38]。根据 CSPPT

的研究结果，在我国现有的缺乏叶酸的营养状况下，对所有的高血压患者而言，补充叶酸均应作为卒中一级预防的策略，尤其在脑卒中高发的北方地区，而 CSPPT 所采用的降压药物中添加叶酸的措施在我国高血压患者中是切实可行的，可以保证依从性和固定剂量。

综上所述，我国人群叶酸水平低，Hcy 水平高，尤其在高血压人群具有极高的高 Hcy 发生率，Hcy 升高可通过多重病理机制导致心脑血管事件的发生，尤其和脑卒中发生密切相关，并且和高血压在导致心脑血管事件尤其是脑卒中的发生方面具有显著的协同作用。而且，经由随机对照临床研究进一步证实，补充叶酸降低 Hcy 可以显著降低整体人群脑卒中发生率，尤其是低叶酸或 TT 基因型人群对补充叶酸的反应更为敏感，针对高血压人群补充叶酸降低 Hcy 的治疗也已经确证可以显著降低脑卒中的发生风险。因此，占总体高血压患者 75% 的"H 型高血压"人群应是我国进行脑卒中防控的重点人群，而有效控制"H 型高血压"的治疗手段应成为应对我国脑卒中高发流行态势的重要公共卫生措施。

（范芳芳 霍勇）

参考文献

[1] 胡大一，徐希平．有效控制"H 型"高血压 - 预防卒中的新思路．中华内科杂志，2008，47（12）：976-977.

[2] 中国高血压防治指南修订委员会．中国高血压防治指南 2010. 中华高血压杂志，2011，19（8）：701-743.

[3] 李建平，卢新政，霍勇，等．H 型高血压诊断与治疗专家共识．中华高血压杂志，24（2）：123-127.

[4] 国家心血管病中心．中国心血管病报告 2014. 中国大百科全书出版社，2015.

[5] 王薇，赵冬，孙佳艺，等．中国 11 省市队列人群危险因素与不同类型心血管病发病危险的比较．中华心血管病杂志，2006，34（12）：1133-1137.

[6] Lawes CM, Rodgers A, Bennett DA, et al. Blood pressure and cardiovascular disease in the Asia Pacific region. J Hypertens, 2003, 21 (4): 707-716.

[7] Kjeldsen SE, Julius S, Hedner T, et al. Stroke is more common than myocardial infarction in hypertension: analysis based on 11 major randomized intervention trials. Blood Press, 2001, 10 (4): 190-192.

[8] Perkovic V, Huxley R, Wu Y, et al. The burden of blood pressure-related disease: a neglected priority Hypertension for global health. Hypertension, 2007, 50 (6): 991-997.

[9] 张红叶，杨军，周北凡，等．我国十组人群脑卒中危险因素的前瞻性研究．中国慢性病预防与控制，1996，4：150-152.

[10] Wald DS, Law M, Morris JK. Homocysteine and cardiovascular disease: evidence on causality from a meta-analysis. Brit Med J, 2002, 325(7374): 1202-1206.

[11] The Homocysteine Studies Collaboration. Homocysteine and risk of ischemic heart disease and stroke: a meta-analysis. JAMA, 2002, 288: 2015-2022.

[12] Li Z, Sun L, Zhang H, et al. Multicenter Case-Control Study in China. Elevated plasma homocysteine was associated with hemorrhagic and ischemic stroke, but methylenetetrahydrofolatereductase gene C677T polymorphism was a risk factor for thrombotic stroke: a Multicenter Case-Control Study in China. Stroke, 2003, 34: 2085-2090.

[13] Zhang W, Sun K, Chen J, et al. High plasma homocysteine levels contribute to the risk of stroke recurrence and all-cause mortality in a large prospective stroke population. Clin Sci (Lond), 2009, 118: 187-194.

[14] Sun Y, Chien KL, Hsu HC, et al. Use of serum homocysteine to predict stroke, coronary heart disease and death in ethnic Chinese. 12-year prospective cohort study. Circ J, 2009, 73: 1423-1430.

[15] Xu X, Li J, Sheng W, et al. Meta-analysis of genetic studies from journals published in China of ischemic stroke in the Han Chinese population. Cerebrovasc Dis, 2008, 26 (1): 48-62.

[16] 刘建平，程锦泉，彭绩，等，中国汉族人群 MTHFR 基因多态性与脑卒中易感性关系的 Meta 分析．中国疾病控制杂志，2007，11（1）：30-32.

[17] Graham IM, Daly LE, Refsum HM, et al. Plasma homocysteine as a risk factor for vascular disease. The European Concerted Action Project. JAMA, 1997, 277: 1775-1781.

[18] Towfighi A, Markovic D, Ovbiagele B. Pronounced association of elevated serum homocysteine with stroke in subgroups of individuals: a nationwide study. J Neurol Sci, 2010, 298: 153-157.

[19] Selhub J, Jacques PF, Rosenberg IH, et al. Serum total homocysteine concentrations in the third National Health and Nutrition Examination Survey (1991-1994): population reference ranges and contribution of vitamin status to high serum concentrations. Ann Intern Med, 1999, 131(5): 331-339.

[20] 汪国海，霍勇，王梦德，等．轻中度高血压人群叶酸与同型半胱氨酸水平的相关分析．疾病控制杂志，2007，11（2）：171-173.

[21] Botto LD, Yang Q. 5,10-Methylenetetrahydrofolate reductase gene variants and congenital anomalies: a HuGE review. Am J Epidemiol, 2000, 151(9): 862-877.

[22] Hao L, Ma J, Zhu J, et al. High prevalence of hyperhomocysteinemia in Chinese adults is associated with low folate, vitamin B-12, and vitamin B-6 status. J Nutr, 2007, 137: 407-413.

[23] 赵峰,李建平,王淑玉,等. 高血压人群基线同型半胱氨酸水平对依那普利叶酸片降压及降同型半胱氨酸疗效的分析. 中华医学杂志, 2008, 88: 2957-2961.

[24] Yang Q, Botto LD, Erickson D, et al. Improvement in stroke mortality in Canada and the United States, 1990 to 2002. Circulation, 2006, 113: 1335-1343.

[25] Toole JF, Malinow MR, Chambless LE, et al, Lowering homocysteine in patients with ischemic stroke to prevent recurrent stroke, myocardial infarction, and death: the Vitamin Intervention for Stroke Prevention (VISP) randomized controlled trial. JAMA, 2004, 291(5): 565-575.

[26] Lonn E, Yusuf S, Arnold MJ, et al. Homocysteine lowering with folic acid and B vitamins in vascular disease. N Engl J Med, 354: 1567-1577.

[27] Saposnik G, Ray JG, Sheridan P, et al. Homocysteine-lowering therapy and stroke risk, severity, and disability: additional findings from the HOPE 2 trial. Stroke, 2009, 40(4): 1365-1372.

[28] Ebbing M, Bleie Ø, Ueland PM, et al. Mortality and cardiovascular events in patients treated with homocysteine-lowering B vitamins after coronary angiography: a randomized controlled trial. JAMA, 2008, 300(7): 795-804.

[29] Bønaa KH, Njølstad I, Ueland PM, et al. Homocysteine lowering and cardiovascular events after acute myocardial infarction. N Engl J Med, 2006, 354(15): 1578-1588.

[30] VITATOPS Trial Study Group. B vitamins in patients with recent transient ischaemic attack or stroke in the VITAmins TO Prevent Stroke (VITATOPS) trial: a randomised, double-blind, parallel, placebo-controlled trial. Lancet Neurol, 2010, 9: 855-865.

[31] Galan P, Kesse-Guyot E, Czernichow S, et al. Effects of B vitamins and omega 3 fatty acids on cardiovascular diseases: a randomised placebo controlled trial. BMJ, 2010, 341: c6273.

[32] Wang X, Demirtas H, Xu X. Homocysteine, B vitamins, and cardiovascular disease. N Engl J Med, 2006, 355(2): 207-209.

[33] Wang X, Qin X, Demirtas H, et al. Efficacy of folic acid supplementation in stroke prevention: a meta-analysis. Lancet, 2007, 369: 1876-1882.

[34] Holmes MV, Newcombe P, Hubacek JA, et al. Effect modification by population dietary folate on the association between MTHFR genotype, homocysteine, and stroke risk: a meta-analysis of genetic studies and randomised trials. Lancet, 2011, 378(9791): 584-594.

[35] Huo Y, Qin X, Wang J, et al. Efficacy of folic acid supplementation in stroke prevention: new insight from a meta-analysis. Int J Clin Pract, 2012, 66(6): 544-551.

[36] Mark SD, Wang W, Fraumeni JF Jr, et al. Lowered Risks of Hypertension and Cerebrovascular Disease after Vitamin/Mineral Supplementation: the Linxian Nutrition Intervention. Am J Epidemiol, 1996, 143: 658-664.

[37] Huo Y, Li J, Qin X, et al. CSPPT Investigators. Efficacy of folic acid therapy in primary prevention of stroke among adults with hypertension in China: the CSPPT randomized clinical trial. JAMA, 2015, 313(13): 1325-1335.

[38] Stampfer M, Willett W. Folate supplements for stroke prevention: targeted trial trumps the rest. JAMA, 2015, 313(13): 1321-1322.

再谈老年高血压降压目标值

《中国高血压防治指南(2010)》定义年龄≥65岁,收缩压(SBP)≥140mmHg和(或)舒张压(DBP)≥90mmHg,为老年高血压。若SBP≥140mmHg,DBP<90mmHg,为老年单纯收缩期高血压。老年高血压的病理生理变化非常复杂,是一特殊类型的高血压,与60岁以下的高血压患者比较,类似程度的血压升高,老年人发生心脑血管事件的危险显著增加。近年来,针对老年高血压危害大、控制率低的现状,美国新高血压指南(JNC8)、欧洲高血压学会科学年会(ESH2016),2014美国高血压学会(ASH)/国际高血压学会(ISH)等相继颁布了新的高血压指南,结合一些新的大型临床试验结果,本文就老年高血压降压目标值再次阐述。

1. 老年高血压病理生理学特点

心脑血管疾病是老年高血压主要的死亡原因,与年龄相关的动脉硬化扮演了重要角色。动脉硬化主要是由于动脉内膜和中层的增厚,以及侵入的血管平滑肌细胞产生的胶原累积,导致主动脉脉搏波传导速度增加,反射的压力波也更快,从而导致收缩压的升高。主动脉弹性减退,舒张期主动脉回缩力减小,血流量减少,舒张压下降,由此导致老年高血压的临床特点为:①以收缩压升高为主,60岁以上的约65%、70岁以上的约90%为单纯收缩期高血压[1];②由于单纯收缩压升高,故脉压差增大;③随着年龄增长,老年人压力感受器敏感性降低,自主神经调节功能下降,导致血压波动大,更易随情绪、季节和体位的变化而出现明显波动,更易出现体位性低血压;④部分高龄老年人甚至可发生餐后低血压。

2. 近年各大指南对老年患者血压目标值的推荐

2014美国新高血压指南(JNC8)将≥60岁定义老年,建议老年高血压患者血压≥150/90mmHg时启动降压药物治疗,降压的目标值为<150/90mmHg[2]。其主要证据来源于Syst-Eur[3]、SHEP[4]、HYVET[5]、JATOS[6]、VALISH[7]和CARDIO-SIS[8]6个RCT研究,JNC8专家组认为这6项研究结果强烈推荐60岁以上的高血压人群其目标值为<150mmHg。但David K.Cundiff教授指出对60岁以上无危险因素的轻度高血压患者进行药物治疗缺乏足够的证据,前三项安慰剂对照RCT(Syst-Eur、SHEP和HYVET)仅纳入了2期高血压(SBP≥160mmHg)患者,并不能说明是否启动药物治疗的阈值应该设定在SBP为150mmHg。后三项RCT(JATOS、VALISH和CARDIO-SIS)没有安慰剂对照组,不能回答轻度高血压药物治疗的疗效和安全性问题。

与JNC8有所不同,2014 ASH/ISH[9]、2013 ESH[10]、2011英国国际临床诊治规范中心(NICE)[11]等指南则推荐,80岁以上的老年高血压患者,当收缩压≥160mmHg时,启动药物治疗,如果身体和精神状况允许,可将收缩压降低到140~150mmHg。

2014日本高血压学会(JSH)指南则推荐,65岁以上高血压患者血压≥160/90mmHg启动药物治疗[12]。65~74岁患者的降压目标值为<140/90mmHg;75岁以上老年患者,血压目标值为<150/90mmHg,如能耐受可降至<140/90mmHg。

ASH/ISH、ESC及JSH专家组认为目前所有的已证明老年高血压治疗获益的研究均在SBP>160mmHg的患者中进行的,故将药物治疗的起始阈值定为SBP≥160mmHg。在ALLHAT[13]、ACCOMPLISH[14]、VALUE[15]研究纳入了大量60~80岁患者,这些研究均采取140mmHg作为目标血压。唯有HYVET[5]研究纳入了80岁以上的患者,该研究是一项多国多中心、随机双盲、安慰剂对照试验,共入选3845例患者,入选患者平均年龄为83.5岁,入组时的基线血压平均为173/90.8mmHg,经过中位1.8年随访,以吲达帕胺缓释片为基础,必要时加培哚普利的治疗方案,结果治疗组收缩压降至144mmHg,降低血压的同时,降低高龄高血压患者全因死亡率21%、致死性脑卒中39%、心力衰竭64%、全部心血管事件34%。两组血钾、血糖、肌酐和尿酸等代谢性指标无显著性差异,治疗组严重不良事件(358例)显著低于安慰剂组(448例)。

因此推荐 80 岁以上人群的治疗目标值为 150/90mmHg。

我国近期进行了 FEVER 研究亚组分析显示[16]，将老年高血压 SBP 降至 138mmHg 时仍可发现心血管获益，故提出如老年患者能耐受可降至 140/90mmHg 以下。

3. 老年高血压降压目标值仍存在争议

(1) 较低的降压目标值获益更多

SPRINT 研究旨在探索高血压人群的最佳降压目标[17]，研究纳入 9361 例血压为 130~180mmHg 且有心血管风险的患者（其中 75 岁以上的老年高血压 2636 例，约占 28%），随机分入强化降压治疗组（收缩压 <120mmHg）或标准降压治疗组（收缩压 <140mmHg）。主要复合终点包括心肌梗死（MI）、其他急性冠脉综合征（ACS）、卒中、心衰或心血管死亡。结果显示，与标准降压相比，强化降压组的复合终点事件发生率比标准降压组低 25%，全因死亡率降低 27%，心血管病死率降低 43%，因此这项研究被提前终止。这项研究的亚组分析显示，在强化降压组，75 岁以下的高血压患者，首要复合终点下降 20%，而 75 岁以上的老年高血压患者其主要复合终点下降 33%，提示老年高血压患者强化降压同样获益，甚至获益更多。

进一步将 SPRINT 研究中 75 岁以上老年高血压患者单独分析[18]，2636 例 SPRINT 研究受试者（≥75 岁），其中 1317 例患者接受强化降压（目标值≤120mmHg），1319 例接受标准治疗（目标值≤140mmHg），平均随访 3.14 年。结果，强化降压组平均血压低于标准治疗组（123.4mmHg *vs* 134.8mmHg），全因死亡率降低 33%（73 例 *vs* 107 例，*P*=0.009），心血管事件降低 34%（102 例 *vs* 148 例，*P*=0.001），心衰和非致死性心衰，分别下降 38% 和 37%，且有统计学意义。两组的心梗和卒中，分别下降 31%、28%，但无统计学差异。严重不良事件（SAE），强化降压组与标准降压组的发生率无明显差异（48.4% *vs* 48.3%）。虽然相对于标准降压组，强化降压组低血压（2.4% *vs* 1.4%）、晕厥（3.0% *vs* 2.4%）、电解质紊乱（4.0% *vs* 2.7%）、急性肾损伤或肾衰竭（5.5% *vs* 4.0%）、摔倒损伤（4.9% *vs* 5.5%）的绝对数量明显较多，但并没有统计学差异。体位性低血压的发生率（21% *vs* 21.8%）两组相似，有晕厥症状的体位性低血压在强化降压组增加 44%，但同样并无统计学意义。该研究结果无疑为老年高血压患者强化降压提供了有力的证据。

另一值得提及的是开放标签皮层下小卒中二级预防（SPS3）试验研究[19]。研究共纳入美国和加拿大 81 所机构既往半年内发生腔隙性卒中的患者 3020 例，平均年龄为 63 岁，随机进入高目标值（130~149mmHg）降压治疗组和低目标值（小于 130mmHg）降压治疗组。两组患者高血压比例均为 75%，糖尿病患者比例分别为 36% 和 37%。纳入研究时两组平均基线血压水平分别为 145/80mmHg 和 144/78mmHg，平均服用降压药数量分别为 1.8 和 1.7。平均随访 3.7 年后，低目标值降压治疗组（平均 SBP 为 127mmHg）有 125 例患者发生卒中（年发生率为 2.3%），高目标值降压治疗组（平均 SBP 为 138mmHg）有 152 例患者发生卒中（年发生率为 2.8%）（*HR* 0.81，95%*CI* 0.64~1.03，*P*=0.08）。虽然结果未能达到统计学差异，但低于 130mmHg 的目标值已出现可减少缺血性卒中风险趋势（*HR* 0.84，*P*=0.19），特别是发现出血性脑卒中风险可减少约 60%（HR 0.37，*P*=0.03）。这一研究结果提示对老年高血压二级预防，推荐更低的降压目标值是合理的。

(2) 更低的降压目标值并无获益

2016 年 ACC 会议公布了心脏预后预防评估 HOPE3 试验结果[20]。该研究纳入 12 705 例中等心血管风险的患者，平均年龄为 65.7 岁，随访时间为 5.6 年。单纯降压组患者使用坎地沙坦 16mg+ 氢氯噻嗪 12.5mg 降压。降压组患者最终血压为 128.2mmHg，安慰剂组最终血压为 133.9mmHg。观察终点为：心血管相关死亡、心梗、卒中、血运重建、心脏骤停或心衰。对于心血管疾病（CVD）中危人群，单纯降压治疗未能降低心血管事件。但该研究入选者为中等心血管风险患者，而不一定为高血压患者，入选者仅 1/3 收缩压超过 140mmHg，而正是在 SBP>143.5mmHg 的患者中积极降压使心血管事件下降 27%，提示降压未获益与纳入人群的基线血压水平有关，降压治疗只能针对高血压患者。

最近刚发表的欧洲老年医学协会的关于老年虚弱的高血压患者的专家共识[21]，基于 HYVET 研究的强大证据，将老年虚弱患者的高血压治疗起始值仍定于 SBP≥160mmHg，虽然 2014ASH 建议 SBP≥150mmHg 启动治疗，但该共识认为 SBP≥150mmHg 启动治疗仍缺少证据。所以对于 1 级的老年虚弱高血压患者（SBP 140~159mmHg）启动治疗是否获益，仍悬而未决。而老年虚弱高血压患者降压目标值的确定也有其局限性，目前仍以 SBP<150mmHg 作为降压目标值，对于是否将目标值更低，该共识提出，已有一些观察性研究发现，更低的目标值增加死亡率；而在日本的一些研究中，目标值 SBP<140mmHg 并不获益[7,22]；至于是否 SBP 可以降至 130mmHg，甚至 120mmHg，共识认为应该有“J”形曲线的存在，过低的血压会引起低血压等事件增加。该共识提到了 SPRINT 研究老年患者强化降压（SBP<120mmHg）后获益，但该研究排除了虚弱的老年患者：6 个月内发生症状性心衰或左室射血分数降低、诊断或接受治疗痴呆、预期存活不足 3 年及住在养老院的患者。这些患者能否从强化降压获益尚不可知，这是研究的不足之处。该共识提出，对于虚弱的高龄高血压患者（居住在养老院及日常生活需要照顾的人），出于安全原因，如果 SBP<130mmHg，则应减少降压药物剂量甚至停用，认为 SBP 在 130~150mmHg 是安全范围。

4. 展望

总之，老年高血压患者从较高的血压水平降到目标值，不管这一目标值是 150mmHg 还是 140mmHg，获益都是显然的，然而小于 140mmHg 甚至 130mmHg 是否继续获益一直是有争议的。老年高血压患者往往合并多脏器受损，这一复杂的病理生理过程与临床降压治疗之间形成新的挑战，比如老年人僵硬的血管常常导致血压难以达标，而一味追求收缩压达标又难免造成重要器官供血不足。因此，老年高血压患者更应注重个体化治疗，也许目标值也涉及个体化问题。当然老年高血压同样重在预防，应从年轻时加以重视对血压的管理及血管功能的保护，一旦血管弹性丧失，血管结构破坏，单纯降压是难以改变其功能的。将来对老年高血压患者应重视并开展病因分型诊治，或许可能根据老年病理生理特点设计分型诊治的降压目标值临床试验，以期达到精准医学的目的。

（许建忠 高平进）

参 考 文 献

[1] Aronow WS, Fleg JL, Pepine CJ, et al. ACCF/AHA 2011 expert consensus document on hypertension in the elderly: a report of the American College of Cardiology Foundation Task Force on Clinical Expert Consensus documents developed in collaboration with the American Academy of Neurology, American Geriatrics Society, American Society for Preventive Cardiology, American Society of Hypertension, American Society of Nephrology, Association of Black Cardiologists, and European Society of Hypertension. J Am Coll Cardiol, 2011, 57: 2037-2114.

[2] James PA, Oparil S, Carter BL, et al. 2014 evidence-based guideline for the management of high blood pressure in adults: report from the panel members appointed to the Eighth Joint National Committee (JNC 8). JAMA, 2014, 311: 507-520.

[3] Staessen JA, Fagard R, Thijs L, et al. Randomised double-blind comparison of placebo and active treatment for older patients with isolated systolic hypertension. The Systolic Hypertension in Europe (Syst-Eur) Trial Investigators. Lancet, 1997, 350: 757-764.

[4] Prevention of stroke by antihypertensive drug treatment in older persons with isolated systolic hypertension. Final results of the Systolic Hypertension in the Elderly Program (SHEP). SHEP Cooperative Research Group. JAMA, 1991, 265: 3255-3264.

[5] Beckett NS, Peters R, Fletcher AE, et al. Treatment of hypertension in patients 80 years of age or older. N Engl J Med, 2008, 358: 1887-1898.

[6] JATOS Study Group. Principal results of the Japanese trial to assess optimal systolic blood pressure in elderly hypertensive patients (JATOS). Hypertens Res, 2008, 31: 2115-2127.

[7] Ogihara T, Saruta T, Rakugi H, et al. Target blood pressure for treatment of isolated systolic hypertension in the elderly: valsartan in elderly isolated systolic hypertension study. Hypertension, 2010, 56: 196-202.

[8] Verdecchia P, Staessen JA, Angeli F, et al. Usual versus tight control of systolic blood pressure in non-diabetic patients with hypertension (Cardio-Sis): an open-label randomised trial. Lancet, 2009, 374: 525-533.

[9] Weber MA, Schiffrin EL, White WB, et al. Clinical practice guidelines for the management of hypertension in the community: a statement by the American Society of Hypertension and the International Society of Hypertension. J Clin Hypertens (Greenwich), 2014, 16: 14-26.

[10] Mancia G, Fagard R, Narkiewicz K, et al. 2013 ESH/ESC guidelines for the management of arterial hypertension: the Task Force for the Management of Arterial Hypertension of the European Society of Hypertension (ESH) and of the European Society of Cardiology (ESC). Eur Heart J, 2013, 34: 2159-2219.

[11] Krause T, Lovibond K, Caulfield M, et al. Management of hypertension: summary of NICE guidance. BMJ, 2011, 343: d4891.

[12] Shimamoto K, Ando K, Fujita T, et al. The Japanese Society of Hypertension Guidelines for the Management of Hypertension (JSH 2014). Hypertens Res, 2014, 37: 253-390.

[13] ALLHAT Officers and Coordinators for the ALLHAT Collaborative Research Group. The Antihypertensive and Lipid-Lowering Treatment to Prevent Heart Attack Trial. Major outcomes in high-risk hypertensive patients randomized to angiotensin-converting enzyme inhibitor or calcium

channel blocker vs diuretic: The Antihypertensive and Lipid-Lowering Treatment to Prevent Heart Attack Trial (ALLHAT). JAMA, 2002, 288: 2981-2997.

[14] Jamerson K, Weber MA, Bakris GL, et al. Benazepril plus amlodipine or hydrochlorothiazide for hypertension in high-risk patients. N Engl J Med, 2008, 359: 2417-2428.

[15] Julius S, Kjeldsen SE, Weber M, et al. Outcomes in hypertensive patients at high cardiovascular risk treated with regimens based on valsartan or amlodipine: the VALUE randomised trial. Lancet, 2004, 363: 2022-2031.

[16] Zhang Y, Zhang X, Liu L, Zanchetti A. Is a systolic blood pressure target <140mmHg indicated in all hypertensives? Subgroup analyses of findings from the randomized FEVER trial. Eur Heart J, 2011, 32: 1500-1508.

[17] Wright JT Jr, Williamson JD, Whelton PK, et al. A randomized trial of intensive versus standard blood-pressure control. N Engl J Med, 2015, 373: 2103-2016.

[18] Williamson JD, Supiano MA, Applegate WB, et al. Intensive vs standard blood pressure control and cardiovascular disease outcomes in adults aged ≥75 years: a randomized clinical trial. JAMA, 2016, 315: 2673-2682.

[19] Benavente OR, Coffey CS, Conwit R, et al. Blood-pressure targets in patients with recent lacunar stroke: the SPS3 randomised trial. Lancet, 2013, 382: 507-515.

[20] Lonn EM, Bosch J, Lopez-Jaramillo P, et al. Blood-pressure lowering in intermediate-risk persons without cardiovascular disease. N Engl J Med, 2016, 374: 2009-2020.

[21] Benetos A, Bulpitt CJ, Petrovic M, et al. An Expert opinion from the European Society of Hypertension-European Union Geriatric Medicine Society Working Group on the management of hypertension in very old, frail subjects. Hypertension, 2016, 67: 820-825.

[22] Rakugi H, Ogihara T, Goto Y, et al. Comparison of strict- and mild-blood pressure control in elderly hypertensive patients: a per-protocol analysis of JATOS. Hypertens Res, 2010, 33: 1124-1128.

急性出血性脑卒中降压治疗策略的变化与争议

脑出血(intracerebral Hemorrhage,ICH)是脑卒中相关致残和致死的重要原因之一,其与缺血性脑卒中相比具有更高的死亡率(尤其是发病的最初4周内)。流行病学调查指出欧美国家ICH发病率占全部脑卒中的10%~15%,而在亚洲国家则高达20%~30%[1]。

高血压是脑出血最常见的危险因素,脑出血后也往往合并血压显著升高。相比缺血性脑卒中,其血压升高幅度更高。目前对缺血性脑卒中患者的血压管理意见相对一致,而对脑出血急性期的血压管理却存在较大争议。现有不同指南对脑出血后的血压控制目标及降压启动时机等内容存在截然不同的描述。一方面,研究结果提示高收缩压与脑出血后血肿扩大、神经功能恶化、死亡和残疾等风险增加相关。脑出血后持续性高血压可能促进血肿周围水肿扩大以及再出血、增加脑血流量及颅内压,造成患者不良转归,因此有效地管理血压,对脑出血尤其是脑出血急性期非常必要;而另一方面,脑出血后的血压控制过低可能引起脑组织低灌注和继发性脑缺血。下面我们从脑出血后是否应控制血压、何时及如何启动降压治疗及合理的血压控制目标等方面进行探讨。

一、脑出血后是否应该控制高血压

2006年欧洲卒中促进会(EUSI)建议脑出血后收缩压(SBP)≥180mmHg时给予降压治疗,与1999年ASA指南建议一致,即当SBP≥180mmHg或舒张压(DBP)≥105mmHg时给予降压治疗[2]。2007年ASA指南建议SBP≥180mmHg或平均动脉压(MAP)≥130mmHg且没有明显或可疑颅内压(ICP)升高时给予降压治疗,如颅内压升高,应对患者进行ICP监测和脑灌注压(CPP)监测,且CPP应维持在60~80mmHg[3]。

2008年发表的INTERACT1研究纳入404例发病6小时内、SBP为150~220mmHg的脑出血患者,分为强效降压组(SP<140mmHg),标准降压组(SP<180mmHg),发现第一小时强化降压组平均血压较标准降压组下降14mmHg,而1~24小时强化降压组平均血压较标准降压组下降10mmHg。主要终点事件为24小时血肿变化率,可见强化降压组可减少脑出血患者血肿扩大。亚组分析指出发病3小时内、起始血压≥181mmHg的患者使用强化降压获益最大。尽管该研究的关注点不在两组的不同临床结局,但两组的90天不良临床结局及死亡率未见显著差异[4]。同期的ATACH-1研究纳入60例脑出血患者,该研究显示了强化降压的可行性及耐受性,但未评估疗效[5]。

综上可见,对脑出血后血压较高患者进行有效降压是合理的。这也是随后的INTERACT-2,SCAST和ATACH-2等临床研究开展的前期基础。

二、何时启动降压治疗

2006年欧洲卒中促进会(EUSI)建议收缩压(SBP)≥180mmHg时给予降压治疗,与1999年ASA指南建议一致,即当SBP≥180mmHg或舒张压(DBP)≥105mmHg时给予降压治疗。2007年ASA指南[3]建议SBP≥180mmHg或平均动脉压(MAP)≥130mmHg且没有明显或可疑颅内压(ICP)升高时给予降压治疗。从上述权威指南描述可知,SBP≥180mmHg作为ICH后降压启动的时机的界值是相对统一的。

三、合理的目标血压值是多少

2003年美国心肺血研究所(NHLBI)公布了高血压预防、检测、评价和治疗的全国委员会第7次报告即JNC7指南,其中指出在脑卒中急性期虽然急性降压的利弊如何尚不清楚,但在病情稳定或改善之前将血压控制在160/100mmHg左右是合适的[6]。而2014年发表的JNC8回避了该问题[7]。

2007年美国卒中协会(ASA)指南建议目标SBP<160mmHg或MAP在110mmHg以下。指南进一步声

明如果 SBP>180mmHg 或 MAP>130mmHg，且怀疑 ICP 增高者，建议进行 ICP 监测。建议使用静脉短效药物控制 ICH 急性期血压。2010 版指南对 2007 版指南做了修改，认为 140mmHg 作为目标 SBP 很可能是安全的。随后的 2015 年 6 月发布的更新版指南，在获得 INTERACT-2 及 ICH-ADAPT 研究结果的基础上，对脑出血后血压管理的收缩压目标值降至 140mmHg 作出了安全性 IA 级和有效性 IIA 级别的推荐意见表述，同时还强调了对收缩压 >220mmHg 者可能需要快速降压及持续监测血压（Ⅱb/C）。2016 年 6 月发表的 ATACH-2 研究结果则进一步验证了 ICH 后降压至 140mmHg 目标值的安全性及有效性，其同时还提示了过分积极降压（如收缩压降至 120mmHg）并不能获得进一步的临床获益及降低死亡率。因而，从现有证据来看，ICH 后收缩压降压目标值为 140mmHg 相对最合理。鉴于 INTERACT-2 和 ATACH-2 结果对 ICH 后降压治疗指导的重要性，笔者将详细介绍一下两项研究，以便读者可以清晰地掌握上述观点的由来。

2013 年公布的 INTERACT-2[8]研究为开放性、终点盲法、随机对照临床试验，其纳入脑出血 6 小时内的患者 2839 例（收缩压 150~220mmHg），2794 例患者可检测到主要结局，其中 1382 例患者接受强化降压治疗方案（1 小时内使血压降到目标血压即 SBP 至 130~139mmHg，并持续 7 天，治疗方法包括静脉注射降压药），1412 例患者接受标准降压方案（目标血压 SBP<180mmHg），研究结果显示强化降压组 719 例（52.0%）出现主要不良结局（包括死亡、严重残疾即 mRS 评分≥3 分），而标准降压组为 785 例（55.6%）（*OR* 0.87；95%*CI* 0.75~1.01，*P*=0.06），也即两组间主要终点事件发生率无显著统计学差异。但次要终点事件分析结果发现强化降压治疗组的功能恢复显著优于标准降压组（采用比较分析 mRS 评分发现 *OR* 0.87，95%*CI* 0.77~1.00；*P*=0.04），并且其身体和精神健康相关的生活质量也优于标准降压组（采用 EQ-5D 评分，强化降压组 0.60 ± 0.39，标准降压组 0.55 ± 0.40，*P*=0.002）。作者由此获得结论：积极降压治疗没有显著降低主要结局死亡率或严重致残率，但严格控制血压对脑出血患者是安全的；再次进行的 mRS 有序分析结果表明积极降压治疗降低了改良 Rankin 量表评分，可改善功能预后。其分层分析将脑出血患者根据基础收缩压分 5 个亚组（包括 SBP<160mmHg、160~169mmHg、170~179mmHg、180~189mmHg，以及≥190mmHg，同质性检测 *P*=0.790），发现强化降压治疗对基础 SBP 为 150~220mmHg 的患者均有益，并且目标 SBP 为 130~139mmHg 时患者获益最大。因此对与 INTERACT2 纳入患者相似的脑出血患者推荐进行早期强化降压治疗使SBP<140mmHg以利于促进其功能恢复是合理的，而且很可能增加临床获益。值得指出的一点是，INTERACT-2 研究的入组对象病情相对较轻（平均基线 NIHSS 为 10 分），且血肿量较小（平均体积 11ml），可能不具有普遍代表性。

2016 年 6 月《新英格兰医学杂志》发表的 ATACH-2[9]研究纳入脑出血患者 1000 例（56.2% 为亚裔患者），基础收缩压为（200.6 ± 27.0）mmHg，其中强化降压组 500 例，标准降压组 500 例。纳入标准：出血量 <50cm^3；格拉斯哥评分≥5 分。强化降压组在脑出血发作 4.5 小时内使用静脉注射尼卡地平降压并在接下来的 24 小时持续静脉降压，要求在脑出血发作到使用静脉治疗的时间窗中测压必须至少有一次 SBP≥180mmHg，其目标 SBP 为 110~139mmHg；标准降压组目标 SBP 为 140~179mmHg。主要结局指标为 3 个月死亡率及致残率（mRS 4~6 分），强化降压组为 38.7%（186/481），而标准降压组为 37.7%（181/480）（*OR* 1.04，95%*CI* 0.85~1.27）（分析校正了年龄、起始格拉斯哥评分、是否出现脑室出血）。72 小时内与治疗相关的严重不良反应：强化降压组为 1.6%，标准降压组为 1.2%。7 天内肾脏严重不良事件发生率：强化降压组显著高于标准降压组（9.0% *vs* 4.0%，*P*=0.002）。该研究指出脑出血患者强化降压（SBP 110~139mmHg）与标准降压（SBP 140~179mmHg）比较并不能降低死亡及致残发生率。但进一步分析指出该研究中标准降压组的 3 个月死亡率或致残率为 37.7%，显著低于本研究基于既往文献所预期的 60%，因此本研究中具有有利特征的患者比例高（56% 患者的基线格拉斯哥评分为 15 分）可能使患者向有利结局方偏移，进而使强化降压的益处难以显现。

通过比较两项研究，我们不难发现两者结果在降压有效性方面的差异之处，而出现这种矛盾的可能原因包括：

1. 发病时间差异　INTERACT2 研究中 41% 患者的发病时间≥4 小时，而 ATACH2 研究中所有患者发病时间均在 4.5 小时内。

2. 收缩压差异　INTERACT2 研究纳入的患者（2839 例）中仅 48% 的患者收缩压≥180mmHg，而

ATACH2研究中所有患者起始收缩压均≥180mmHg。

3. 血压控制失败率的差异 INTERACT2研究中66%的患者1小时内降压到目标收缩压失败，而ATACH2研究中仅12.2%的患者2小时内降压到目标收缩压失败。

4. 降压程度的差异 ATACH2研究中第一个2小时的平均最小收缩压强化降压组为128.9mmHg，标准降压组为141.1mmHg；INTERACT2研究中第一小时内强化降压组的平均收缩压为150mmHg，而标准降压组为164mmHg。

最后，基于上述循证医学证据和我们的临床经验，得出以下建议：基于ATACH-2研究结果，对于基线收缩压高的脑出血(ICH)患者(收缩压≥150mmHg)进行超早期和达标性降低血压(目标SBP为140mmHg)相对安全且可以减少血肿扩大，降低病死率及残疾率，但治疗中需要避免密集和快速的降压，以避免造成其产生的安全性副反应。

(马青峰 华琦)

参考文献

[1] Adeoye O, Broderick JP. Advances in the management of intracerebral hemorrhage. Nat Rev Neurol, 2010, 6: 593-601.

[2] Steiner T, Kaste M, Forsting M, et al. Recommendations for the management of intracranial haemorrhage-part Ⅰ: Spontaneous intracerebral haemorrhage. The European Stroke Initiative Writing Committee and the Writing Committee for the EUSI Executive Committee. Cerebrovasc Dis, 2006, 22: 294-316.

[3] Broderick J, Connolly S, Feldmann E, et al. Guidelines for the management of spontaneous intracerebral hemorrhage in adults: 2007 update: A guideline from the American Heart Association/American Stroke Association Stroke Council, High Blood Pressure Research Council, and the Quality of Care and Outcomes in Research Interdisciplinary Working Group. Circulation, 2007, 116: e391-e413.

[4] Anderson CS, Huang Y, Wang JG, et al. Intensive blood pressure reduction in acute cerebral haemorrhage trial (INTERACT): A randomised pilot trial. Lancet Neurol, 2008, 7: 391-399.

[5] Qureshi AI. Antihypertensive Treatment of Acute Cerebral Hemorrhage (ATACH): Rationale and design. Neurocrit Care, 2007, 6: 56-66.

[6] Chobanian AV, Bakris GL, Black HR, et al. The Seventh Report of the Joint National Committee on Prevention, Detection, Evaluation, and Treatment of High Blood Pressure: The JNC 7 report. JAMA, 2003, 289: 2560-2572.

[7] James PA, Oparil S, Carter BL, et al. 2014 evidence-based guideline for the management of high blood pressure in adults: Report from the panel members appointed to the Eighth Joint National Committee (JNC 8). JAMA, 2014, 311: 507-520.

[8] Hill MD, Muir KW. INTERACT-2: Should blood pressure be aggressively lowered acutely after intracerebral hemorrhage. Stroke, 2013, 44: 2951-2952.

[9] Qureshi AI, Palesch YY, Barsan WG, et al. Intensive Blood-Pressure lowering in patients with acute cerebral hemorrhage. N Engl J Med, 2016.

高血压的个体化药物选择

高血压及其引起的并发症已成为威胁人类健康的主要疾病之一。目前各国针对高血压制定的相应指南或防治原则，均建立在循证医学证据之上，体现了共性问题，反映了专家们达成的共识，具有普遍的指导意义。但高血压是一种异质性疾病，每一个高血压个体具有不同的临床特征，不同的降压药物具有各自的强适应证和禁忌证，因此降压目标、治疗方案不尽相同。临床医师在基于循证医学指南的基础上，应充分考虑高血压患者的具体情况，做到遵循基本原则的个体化治疗。

一、不同降压药物的禁忌证和强适应证

掌握不同降压药物的禁忌证和强适应证是高血压个体化药物选择的基础。目前常用的降压药物有钙拮抗剂（CCB）、肾素血管紧张素转换酶抑制剂（ACEI）、肾素血管紧张素受体阻滞剂（ARB）、利尿剂、β受体阻滞剂、固定配方复方制剂等几大类。

（1）CCB：耐受性较好，适用于大多数类型的高血压，降压作用明确、迅速、有效，无明显种族、年龄差别，个体差异较小，疗效基本不受食盐摄入影响，对电解质、糖脂代谢基本无不良影响，尤对老年高血压、单纯收缩期高血压、冠状动脉粥样硬化、颈动脉粥样硬化、肾动脉狭窄、周围血管病患者适用，可单药或与其他降压药物联合应用于糖尿病、冠心病、呼吸系统疾病及脂质代谢紊乱的肾脏病患者。非二氢吡啶类CCB禁用于严重心动过缓及Ⅱ~Ⅲ度房室传导阻滞患者；伴有心动过速者应慎用二氢吡啶类CCB，不影响慢性心力衰竭预后的二氢吡啶类CCB仅有非洛地平及氨氯地平。少数患者可有头痛、踝部水肿、牙龈增生等副作用。

（2）ACEI：降压作用明确，靶器官保护作用明确，对糖脂代谢无不良影响；尤对高血压合并慢性心力衰竭、陈旧心肌梗死、心功能不全、心房颤动预防、糖尿病肾病、非糖尿病肾病、代谢综合征、蛋白尿/微量白蛋白尿患者有益。可与小剂量噻嗪类利尿剂或二氢吡啶类CCB合用；双侧肾动脉狭窄、妊娠、高血钾者禁用；肾功能正常伴单侧肾动脉狭窄者可以使用ACEI，但要严密监测肌酐变化。ACEI在用药最初2个月可增加肌酐水平，这与ACEI的药理作用相关，升幅小于30%为预期反应，可继续治疗，注意监测肌酐水平；升高30%~50%提示可能存在肾脏缺血，应停药寻找原因并设法排除，待肌酐恢复正常后再用。注意咳嗽等副作用，偶见血管神经性水肿等不良反应。目前对于肌酐>265μmol/L的患者使用ACEI仍有争议，有研究认为此时应用ACEI仍能延缓肾脏损害进程。

（3）ARB：降压作用明确，保护靶器官作用确切，对糖脂代谢无不良影响；尤对高血压合并左室肥厚、心力衰竭、心房颤动预防、糖尿病肾病、代谢综合征、微量白蛋白尿、蛋白尿患者有益，也适用于ACEI引起的咳嗽而不能耐受者；可与小剂量噻嗪类利尿剂或二氢吡啶类CCB合用。双侧肾动脉狭窄、妊娠、高血钾者禁用；偶见血管神经性水肿等不良反应。

（4）利尿剂：价格低廉，降压作用明确，小剂量噻嗪类利尿剂适用于1~2级高血压或脑卒中二级预防，也是难治性高血压的基础药物之一。利尿剂对老年高血压、心力衰竭患者尤其有益。可与ACEI或ARB、CCB合用。小剂量噻嗪类利尿剂基本不影响糖脂代谢。大剂量利尿剂对血钾、尿酸及糖代谢可能有一定影响，要注意定期检查血钾、血糖及尿酸。痛风为禁忌证。除了噻嗪类利尿剂外，近年来对螺内酯等保钾类利尿剂在高血压中的应用有了进一步的认识。PATHWAY-2研究探讨了经ACEI/ARB+CCB+利尿剂充分治疗至少3个月后血压仍不能达标的难治性高血压患者，分别加用多沙唑嗪、比索洛尔、螺内酯或安慰剂，哪种治疗方案能够更为有效的控制血压。结果表明，将螺内酯作为第4种降压药物较其他药物能够更显著的降低血压水平，进而提高降压达标率，这一研究证实了螺内酯在顽固性高血压治疗中的重要作用[1]。PATHWAY-3研究以至少合并代谢综合征中一项异常、无确诊糖尿病的高血压患者为对象，比较了

单用保钾利尿剂阿米洛利、单用氢氯噻嗪或联合应用半量阿米洛利与半量氢氯噻嗪的降压作用以及对糖代谢的影响。结果显示，半量联合应用保钾利尿剂和排钾利尿剂降压作用更为显著，且其对血糖和血钾无明显影响[2]。PATHWAY-2 与 PATHWAY-3 研究为临床上更为合理地应用利尿剂提供了循证医学证据。

(5) β 受体阻滞剂：降压作用明确，对心脏保护作用明确，推荐用于高血压伴有交感神经活性增高以及高动力状态如心率增快的患者。尤其适用于高血压伴心肌梗死后、冠心病心绞痛、快速性心律失常、慢性心力衰竭或心率偏快（静息心率 80 次 / 分及以上）的高血压患者。对心血管高危患者的猝死有预防作用。可与二氢吡啶类 CCB 合用。对哮喘及Ⅱ~Ⅲ度房室传导阻滞患者禁用。大剂量长期使用要注意对糖脂代谢的影响，高选择性 $β_1$ 受体阻滞剂对糖脂代谢影响不大。注意支气管痉挛、心动过缓等副作用，不要突然停药，以免发生撤药综合征。2016 ESH 高血压伴心率增快患者管理——第二次公示会议声明提出：过快的心率（通常认为静息心率高于 80~85 次 / 分）是心血管疾病的重要危险因素，所有的高血压患者均应关注心率，建议心率过快的高血压患者无禁忌证时应考虑使用 $β_1$ 受体阻滞剂[3]。

(6) 固定剂量复方制剂：为常用的一类高血压治疗药物，其优点是使用方便，可改善治疗的依从性，尤其适用于依从性较差的患者及老年人。应用时注意其相应组成成分的禁忌证和副作用。我国传统固定复方制剂包括复方利血平（复方降压片）、复方利血平氨苯蝶啶片（降压 0 号）、珍菊降压片等有明确的降压作用且价格低廉，可作为基层（尤其对经济欠发达的农村地区）降压药的一种选择。

(7) 其他：其他种类的降压药包括 α 受体阻滞剂、中枢性降压药（可乐定、甲基多巴），交感神经末梢阻滞剂（利血平、胍乙啶），直接血管扩张剂（肼屈嗪、硝普钠），ATP 敏感性钾通道开放剂（二氮嗪、吡那地尔）等。不作为一线选择，因此只作为前几种降压药效果欠佳时的二线用药。

二、降压药的联合应用

优先推荐以下前 6 种组合方案：①二氢吡啶 CCB 和 ACEI/ARB；②ACEI/ARB 和小剂量噻嗪类利尿剂；③二氢吡啶 CCB 和 β 受体阻滞剂；经过这一方案足量充分治疗后若血压仍不达标，推荐 3 种降压药的联合方案：二氢吡啶 CCB 和 ACEI 或 ARB 和小剂量噻嗪类利尿剂，仍不达标可优先考虑加用醛固酮拮抗剂。A 受体阻滞剂、中枢作用药（如 $α_2$ 受体激动剂：可乐定）、血管扩张剂不是一线用药，但在前述药物已充分应用但血压仍未达标患者可考虑谨慎加用。避免同种类降压药的组合，一般不主张 ACEI 与 ARB 联合使用治疗普通高血压。

三、降压药物的个体化选择

（一）生活方式的改善及控制相关因素

对于任何一个确诊为高血压的个体，都应该首先启动生活方式的改善并充分控制其他可能影响血压的危险因素（肥胖、吸烟、高盐摄入、重度饮酒、高脂血症、长期失眠、伴慢性疼痛和长期焦虑等）。停用或慎用具有升压作用的药物（如口服避孕药、肾上腺类固醇类、可卡因、甘草、麻黄等）。

（二）继发性高血压的药物治疗

对所有的继发性高血压其首要原则均为积极治疗引起继发性血压增高的原发疾病，在此基础上控制血压，减轻对靶器官的损害。部分继发性高血压在病因得到根治后血压可能恢复正常或部分下降。

常见的继发性高血压包括：

(1) 肾实质性高血压。病因为急性、慢性肾小球肾炎、间质性肾炎、肾盂肾炎、红斑狼疮性肾炎、糖尿病性肾病和多囊肾等。除了针对不同病因进行原发疾病的控制外，降压方面因肾脏疾病患者几乎均伴有肾素 - 血管紧张素的异常激活，药物方面首选 ACEI/ARB，尤其对伴有蛋白尿的患者，可降低肾小球囊内压和肾小球滤过压，保护肾功能。使用 ACEI/ARB 时应监测血肌酐水平，通常认为肌酐升幅 <30% 是可以接受的。ACEI/ARB 存在禁忌时可使用钙拮抗剂或 β 受体阻滞剂，必要时可联用噻嗪类利尿剂或袢利尿剂。对于急性肾小球肾炎尤其是伴有蛋白尿患者，ACEI/ARB 通常也是有益的，但治疗上通常需要合并其他药物如免疫抑制剂、激素等。

(2) 肾血管性高血压。研究显示：因先天性肾动脉纤维肌发育不良引起的肾动脉狭窄在接受经皮肾动脉腔内成形术及支架置入术后可显著改善高血压[4]，但对于因肾动脉动脉粥样硬化狭窄所致高血压无改善。ASTRAL、CORAL 研究得出一致结论：对于肾动脉粥样硬化，应给予控制血压、调脂、抗血小板等防止动脉粥样硬化进展综合治疗措施[5,6]。降压药物的选择方面，对单侧肾动脉狭窄者可选用 ACEI/ARB，但对双侧严重肾动脉狭窄，或单功能肾（自然或人工移植）者，ACEI/ARB 可能使肾小球滤过率进一步降低，使肾功能不全恶化，应慎用。CCB、β 受体阻滞剂降压作用明确，不明显影响肾功能，无禁忌证单独使用或联用，利尿剂、醛固酮拮抗剂也可联用。

(3) 嗜铬细胞瘤所致高血压。首选手术切除。药物治疗首选 α 受体阻滞剂如酚妥拉明。如伴有心律失常，可加用 β 受体阻滞剂，但必须在 α 受体阻滞剂使用后联用，否则可加剧周围血管的收缩作用。

(4) 原发性醛固酮增多症。因肾上腺腺瘤引起者首选手术治疗。药物方面首选醛固酮拮抗剂螺内酯，可辅助联用 ACEI/ARB。

(5) Cushing 增多症。首选手术治疗，术前可使用肾上腺酶抑制剂如酮康唑、依托咪酯、甲吡酮，抗肾上腺素剂米托坦，多巴胺兴奋剂卡麦角林和帕瑞肽等进行术前准备，恢复血钾、降低血压，若不能手术，可使用抗肾上腺药物皮质类固醇合成抑制剂如赛庚啶等治疗，降低皮质醇水平从而缓解临床症状。

(6) 甲状腺功能异常。甲状腺功能亢进症通常合并高收缩压，甲状腺功能减退通常合并高舒张压。治疗上主要是针对甲状腺疾病的治疗，在此基础上甲亢合并高血压通常选用非选择性 β 受体阻滞剂，甲减合并高血压可选择利尿剂。

(7) 睡眠呼吸暂停综合征。睡眠呼吸暂停综合征是加重血压升高的独立危险因素，也是难治性高血压的重要诱因之一。首选持续正压通气治疗。药物治疗方面，睡眠呼吸暂停综合征多伴有高醛固酮血症，有小规模的临床试验证明联用醛固酮拮抗剂螺内酯可有效降低 OSA 患者血压[7]。也有小规模的研究发现 β 受体阻滞剂降低夜间动态血压较 CCB 及 ACEI/ARB 类药物更为有效[8]。

（三）其他高血压相关因素的控制

(1) 高血压伴有肥胖：减重是此类患者治疗的基石。肥胖者多伴有血脂异常、胰岛素抵抗、尿酸异常等，首选 ACEI/ARB 等类药物，可改善胰岛素抵抗，对血糖血脂尿酸代谢无明显不良影响。利尿剂对血脂、血糖及尿酸代谢有一定影响，应谨慎使用或小剂量联用，避免大剂量使用。β 受体阻滞剂可降低交感神经的兴奋性，对可应用于肥胖、胰岛素抵抗引起的交感神经兴奋性异常增高的患者，但非选择性 β 受体阻滞剂因其对血脂有不利影响，应避免使用或慎用。

(2) 高盐摄入：盐摄入是影响血压的重要影响因素。中国是一个盐分摄入大国，估计目前盐敏性高血压超过全部高血压人群的 25% 以上。目前对盐敏性高血压的临床检测方法因较为繁琐尚未得到全面推广，但在有条件的医院可以实行。对于所有的高血压患者均应控制日常盐分的摄入，对于日常生活盐分摄入较大的人群除限盐外给予小剂量噻嗪类利尿剂是有效的。

(3) 焦虑：对于此类患者关注其情绪及精神因素，对于高血压伴有焦虑引起的持续交感神经兴奋性增高，β 受体阻滞剂有效，合理联合用药的同时可应用抗焦虑药物。

（四）不同人群的高血压药物选择

1. 中 - 低危高血压患者

中低危人群指 1~2 级高血压，合并危险因素较少（<3 个），无靶器官损害的高血压人群。综合各个指南推荐认为这部分人群如果年龄 <60~65 岁（≥18 岁），降压目标值为 <140/90mmHg；如果≥60~65 岁，血压需降至 150/90~140/90mmHg 以下，耐受良好者可降至低于 140/90mmHg；对于≥80 岁的患者，推荐收缩压目标值≤150mmHg，但不宜低于 130/60mmHg。进一步降低血压是否带来更进一步获益目前并无定论。旨在论证强化降压可以更为显著降低复合心血管终点事件发生率的 SPRINT 研究[9]共纳入 9361 例受试者，年龄≥50 岁，平均年龄 67.9 岁，收缩压≥130mmHg，除外确诊的糖尿病、卒中和充血性心衰（有症状或 EF<35%），至少具有一项心血管危险因素（临床或亚临床心血管疾病、20ml/(min·1.73m^2)≤eGFR<60ml/(min·1.73m^2) 的慢性肾脏疾病，10 年 Framingham 心血管风险评分≥15%、年龄≥75 岁）的受试者。主要复合终点事件为：首次发生心肌梗死、急性冠脉综合征、脑卒中、心衰或心血管死亡。研究受试者随机分为两组，即标准降压组（收缩压目标值 <140mmHg）或强化降压组（收缩压目标值 <120mmHg），因强化降压组获

益显著，研究在平均随访3.26年后提前结束。结果显示，强化降压组在患者主要复合终点事件以及单个终点事件中心力衰竭发生率、心血管死亡率以及全因死亡率均显著优于标准降压组，两组患者之间心肌梗死、急性冠状动脉综合征以及卒中发生率差异无显著统计学意义。进一步亚组分析提示强化降压对入选时无心血管疾病、无慢性肾病、收缩压相对较低的患者有带来更大收益的趋势。因本研究排除了糖尿病、心力衰竭和终末期肾病等处于心血管事件链终末端的患者群，纳入的是对强化降压治疗可耐受性比较高的受试者，提示对于特定人群，即相对“健康”、无严重心脑血管疾病的中低危高血压患者中，强化降压可能带来更大的益处。因此对于相对年轻、严重合并症少和耐受性较好的高血压患者，在降压治疗未带来明显副作用或生活质量下降的前提下，强化降压是值得考虑的，可能更为显著地改善预后。对于这部分人群几大类降压药物均可根据患者临床特点考虑选择。在积极治疗高血压的同时，应注意预防患者总体心血管事件，尤其对伴有吸烟、高盐饮食、高脂血症、高同型半胱氨酸血症，肥胖、应激、睡眠呼吸暂停综合征等危险因素的患者进行综合干预。

2. 老年患者

老年高血压患者有其自身特点：因大动脉弹性减弱，单纯收缩期高血压较为多见；脉压较大；血压变异较大，自主调节功能失常易导致体位性低血压；通常具有较多危险因素、合并靶器官损害，合并心脑血管疾病、糖尿病、肾功能不全等情况较多，常需多药联合。2010中国指南建议≥65岁患者血压降至150/90mmHg以下，耐受良好者降至140/90mmHg，≥80岁者不宜低于130/60mmHg；老年高血压合并糖尿病、冠心病、心衰及肾病者降至140/90mmHg以下。2013 ESH/ESC高血压指南推荐多数收缩压>160mmHg的患者将血压降至140mmHg以下，包括糖尿病、既往卒中/TIA、冠心病、慢性肾脏疾病（CKD）和低-中等心血管风险的患者。对于年龄>80岁的患者，推荐收缩压目标值为140~150mmHg。2013ISH/ASH高血压指南推荐血压降至140mmHg以下，包括CKD或糖尿病患者；对于年龄>80岁患者，放宽血压目标值至≤150mmHg。2014JNC8推荐年龄≥60岁的一般人群在收缩压≥150mmHg或舒张压≥90mmHg时启动药物治疗，降压目标为血压<150/90mmHg；如果这部分人群通过药物治疗血压已降至140mmHg以下，患者耐受良好，无不良反应或生活质量下降，那么治疗不需要调整；年龄≥18岁合并慢性肾脏疾病、糖尿病的高血压患者在血压收缩压≥140mmHg或舒张压≥90mmHg时启动药物治疗，降压目标为血压<140/90mmHg。2015年加拿大高血压指南建议，一般高血压患者<140/90mmHg；年龄≥80岁者收缩压<150mmHg。2015 AHA/ACC/ASH冠心病合并高血压患者治疗的联合声明认为对于>80岁的患者，合理的血压目标值为<150/80mmHg；对冠心病合并高血压患者降压目标值而言，<140/90mmHg为一类推荐（Ⅰ/A），<130/80mmHg是二类推荐（Ⅱb/C）。2014ESH/ISH年会上一项阿姆斯特丹老龄化研究数据分析显示，在老年人血压管理中“生理年龄”比实际年龄更重要。研究者认为舒张压过高或过低均可能与心血管风险及全因死亡增加相关，这取决于患者身体的强弱，尤其是死亡风险和舒张压之间的关系“令人吃惊”。在较为“健康”的老年人中，与舒张压正常者（71~90mmHg）相比，舒张压增高（>90mmHg）者死亡率增加50%，但舒张压降低（<70mmHg）与死亡率增加无统计学相关性；而在较为“虚弱”的老年人中，舒张压降低者死亡率增加50%，但舒张压增高与死亡率增加无统计学相关性。研究者指出，我们在治疗老年高血压患者时重要的是不仅要看实际年龄。同样是一个85岁的患者，其功能和生理年龄不同，治疗方法也可能不同。未来研究中我们应该关注是否可以使用生理年龄指导老年高血压患者的管理；也许对于“虚弱”的老年人可以不必那么严格地控制血压。我们最终的目标是个体化的治疗[10]。

老年高血压的药物治疗，应充分考虑患者耐受性的原则。遵循小剂量起始用药、逐渐加量，若无禁忌证用利尿剂、CCB、ACEI/ARB、β受体阻滞剂等治疗高血压均有益，可分别按照其合并的其他临床疾病及药物强适应证进行选择。降压药务必从小剂量开始，根据耐受性逐步降压，应测量用药前后坐立位血压；尤其对体质较弱者更应谨慎。在血压控制不佳时，医生应逐步增加单药剂量或药物种类，剂量调整的间歇期要比一般高血压患者长。降压时需控制合理的降压速度，因老年人血管自身调节功能下降，短时间降压过快易导致重要脏器灌注不足，降压达标时间适当延长。老年高血压患者脉压大，降低收缩压可能导致极低的舒张压（<60mmHg）。此时警示医生仔细评价任何不良的体征和症状，尤其是心肌缺血导致不良表现的患者。部分舒张压低的老年收缩期高血压患者的降压治疗有一定难度。舒张压<60mmHg，如收

缩压 <150mmHg 则观察，如收缩压≥150mmHg 则谨慎用小剂量利尿剂、ACEI/ARB、CCB；舒张压不宜低于60mmHg。α 受体阻滞剂可用于合并前列腺增生及脂代谢异常的老年患者，但不作为一线选择，因此只作为前面数种降压药无效时的二线用药。硝酸酯类药物没有被写入指南，但临床上合并冠心病的部分老年患者使用硝酸酯类药物后血压的确会明显降低，因此该类药可用于老年难治性高血压或合并冠心病的辅助治疗。应避免使用引起直立性低血压的药物，如哌唑嗪、胍乙定、甲基多巴以及对中枢神经有抑制的降压药，如利血平、可乐定、甲基多巴，因一旦发生精神抑郁，将增加治疗难度。对于服用多种心脏和其他疾病相关药物的老年患者，医生须考虑到药物的相互作用、依从性、治疗花费和其他后果。应仔细评估患者的意愿。医疗服务的提供者应询问患者，他们是否正在应用“选择性药物”，如草药、食疗或营养补充品。这些应用尚未得到临床试验的支持，但在老年患者中很常见，且可能与处方药产生负性相互作用，临床医生应予以充分考虑。

3. **高血压合并冠心病**

从病理生理学角度来讲，积极降低收缩压有利于降低心肌负荷，保护心肌，但过低的血压可能减少重要脏器的灌注，尤其舒张压与心脏预后可能存在 J 型曲线，舒张压过低可能影响冠状动脉的灌注，带来不良后果。现有的高质量随机临床试验证据对高危患者的目标血压值并不一致。SPRINT 亚组分析发现对于已经发生心血管病的患者，强化降压（收缩压目标值 <120mmHg）较标准降压（收缩压目标值 <140mmHg）的主要复合终点事件发生率虽有下降趋势，但并未达到统计学显著性差异。提示对于已经发生冠心病的高血压患者，强化降压治疗使其获益的可能性相对较小。2016 年 *Lancet* 的一篇 Meta 分析纳入 1950—2015 年 19 项随机对照临床试验[11]，共计 44 989 例患者，平均随访时间 3.8 年，强化降压组血压平均 133/76mmHg，非强化降压组血压平均 140/81mmHg。荟萃分析发现强化降压治疗在减少主要心血管事件、心肌梗死、卒中、蛋白尿，以及糖尿病视网膜病变方面带来更大获益，其中高危患者（纳入研究时即已合并血管病变、肾脏疾病或糖尿病）绝对净获益最大，而且即使在收缩压 <140mmHg 的患者中，这种获益依然存在；而在心力衰竭、心血管死亡，总死亡率以及终末期肾脏疾病方面两组未发现统计学差异。临床研究结论尽管不完全一致，但目前认为冠心病患者舒张压维持在 70~79mmHg 是较为合适的。冠心病患者降压时需控制合理的降压速度，舒张压接近 60mmHg 时应高度警惕，尤其是 60 岁以上患者，因为这类人群的冠心病风险明显增加。2015 年 AHA/ACC/ASH 推荐对于冠心病合并高血压患者降压目标值而言，<140/90mmHg 为一类推荐（Ⅰ/A），<130/80mmHg 是二类推荐（Ⅱb/C）；对于 >80 岁的患者，合理的血压目标值为 <150/80mmHg。

稳定型心绞痛患者的高血压治疗：此类患者降压治疗可选择的药物包括 β 受体阻滞剂、CCB、ACEI/ARB、利尿剂和硝酸酯类药物，治疗过程中还需考虑患者有无甲状腺功能低下和阻塞性呼吸睡眠暂停综合征，而且应教育患者注重对生活方式的改善。β 受体阻滞剂是冠心病心绞痛发作患者治疗高血压的首选药物，也可作为稳定型心绞痛患者缓解症状的首选用药，推荐用于心梗或 ACS 后左室功能正常、左室功能障碍（EF<40%）或心衰的所有患者。β 受体阻滞剂禁忌或副作用不能耐受时，CCB 可用于降低血压、缓解心肌缺血症状；β 受体阻滞剂初始治疗不成功时，可以联合 CCB 或长效硝酸盐类。地尔硫䓬或维拉帕米不应用于心衰或左室功能障碍的患者，避免使用短效硝苯地平。CCB 除降压治疗外可能具有多效性作用，有利于稳定动脉粥样硬化斑块。除非禁忌，ACEI 应该用于冠心病稳定型心绞痛同时合并高血压、糖尿病、左室射血分数≤40% 或 CKD 所有患者，降低血压的同时保护心肌，改善预后。ARB 药物适应证同 ACEI，可用于不能耐受 ACEI 者。ONTARGET 研究显示 ACEI 联合 ARB 无额外益处，但副作用增加，故不推荐联合使用。硝酸酯类药物用于稳定性冠心病合并高血压患者是一类推荐，但此类药物不应与磷酸二酯酶抑制剂西地那非类药物合用，高血压并不影响长效硝酸酯类药物用于预防心绞痛，也不影响抗血小板及抗凝药（无禁忌时）在冠心病患者的应用。

ACS 患者的高血压治疗：高血压对 ACS 预后影响较为复杂，过高及过低的血压均与预后不良有一定相关性。ACS 患者降压时也应遵循缓慢降压、避免舒张压 <60mmHg 等原则，并选择有明确证据的药物，如 β 受体阻滞剂、ACEI/ARB 等，无禁忌证且耐受良好可逐步滴定至最大剂量（靶剂量）。硝酸甘油应谨慎用于下壁 STEMI 患者，并禁忌用于右室心肌梗死患者，使用时应避免低血压及耐药。β 受体阻滞剂是 ACS

治疗的基石，可减少梗死面积，降低猝死风险，提倡尽早使用(24 小时内)。目前没有证据显示 CCB 对急性 STEMI 有益，但短效硝苯地平会增加死亡率，不推荐地尔硫䓬和维拉帕米常规应用于 ACS 患者，仅在持续或频繁心肌缺血时用于无严重左室功能障碍或其他禁忌证者的替代药物治疗。ACEI/ARB 可作为 ACS 患者的降压首选，有利于降低心梗扩张，防止左室重构以及心腔扩大。在 ACEI/ARB 及 β 受体阻滞剂治疗基础上，醛固酮拮抗剂可进一步增加获益，利尿剂则适用于充盈压升高、肺静脉淤血或有心衰证据的患者，但应注意低钾血症。心肌梗死后患者无禁忌证应长期用 ACEI/ARB、β 受体阻滞剂和醛固酮拮抗剂，ACEI/ARB、β 受体阻滞剂耐受良好可逐步滴定至最大剂量(靶剂量)。

4. 合并心力衰竭的高血压患者

心衰患者血压目标值为 <140/90mmHg，若患者耐受良好且不出现药物治疗或较低血压所致副反应或生活质量下降也可考虑谨慎降至更低，高龄患者应检查直立性血压变化，避免收缩压 <130mmHg 和舒张压 <65mmHg。心衰患者治疗高血压时一般包括药物(常需联合用药)与非药物疗法、限盐、运动训练及控制其他危险因素等方法。

轻度症状性心衰患者首选噻嗪类利尿剂，严重心衰患者选袢利尿剂，应联合 ACEI/ARB、β 受体阻滞剂和(或)醛固酮拮抗剂螺内酯治疗，减少不良反应，改善患者预后。ACEI 可降低缺血性左室功能障碍患者的死亡率，还能明显降低高危患者的心衰发作和新发糖尿病风险。ARB 明显降低 2 型糖尿病和肾病患者的心衰发病率，与 ACEI 效果无差异。推荐 β 受体阻滞剂用于高血压相关左室收缩功能障碍患者的长期治疗，首选临床试验证实的 4 种药物(卡维地洛、琥珀酸美托洛尔、比索洛尔及奈必洛尔)。ACEI/ARB 以及 β 受体阻滞剂均应从小剂量开始，逐渐缓慢滴定至靶剂量。脑啡肽酶是一种中性内肽酶，降解包括利钠肽、缓激肽和肾上腺髓质素等几种内源性血管活性肽，抑制脑啡肽酶可以增加这些血管活性肽水平，拮抗神经内分泌过度激活及其引起的血管收缩，钠潴留和血管重塑等。LCZ696 是一种血管紧张素受体脑啡肽酶抑制剂(angiotensin receptor-neprilysin inhibitor，ARNi)，由脑啡肽酶抑制剂 sacubitril(AHU377)和 ARB(缬沙坦，valsartan)，以 1∶1 的摩尔比合成，对血管紧张素受体及脑啡肽酶具有双重抑制作用，实验证明 LCZ696 在降低血压的同时显著降低改善心衰终点事件，在减低心血管死亡以及因心力衰竭住院优于 ACEI 依那普利，有望成为高血压合并心衰患者治疗的药物选择[12,13]。

5. 高血压合并糖尿病

目前针对高血压合并糖尿病患者的降压目标值仍存在争议。以糖尿病患者为对象的 ACCORD 研究发现，合并高血压的糖尿病患者接受严格的降压治疗较标准降压(目标收缩压 120mmHg *vs* 140mmHg)未显著减少主要终点事件(非致死性心肌梗死、非致死性脑卒中、心血管性死亡复合终点)以及全因死亡率，但显著降低总脑卒中以及非致死性脑卒中事件风险[14]。继续随访 ACCROD 纳入的受试者 4.4 年后发现，强化降压显著改善左室肥厚、减少新发左室肥厚[15]，但对糖尿病视网膜病变无显著改善[16]。一项纳入 1996—2014 年 45 项实验，共 104 586 名受试者的 Meta 分析显示[17]：若以基础血压进行分层分析，糖尿病患者在基础收缩压≥140mmHg 时，降压治疗可显著改善总死亡率、冠状动脉性心脏病、心血管疾病、心力衰竭；无论基础血压≥140mmHg 或是 <140mmHg，降压治疗均能改善脑卒中、视网膜病变及蛋白尿。以降压治疗后实际血压进行分层分析可以发现，糖尿病患者在收缩压≥130mmHg 时血压下降与总死亡率、冠状动脉性心脏病、心血管疾病、脑卒中、心力衰竭、肾衰竭、蛋白尿、视网膜病变改善显著相关，当收缩压更进一步下降至 <130mmHg 时，脑卒中改善更为显著，视网膜病变、蛋白尿获益减小，心血管事件包括冠状动脉性心脏病、心血管疾病、心力衰竭以及肾衰竭无显著改善。因此研究者提出对于有脑血管疾病史、非增殖性糖尿病视网膜病变的糖尿病患者，可以考虑在收缩压 140mmHg 时即启动降压治疗，将收缩压降至 130mmHg 以下，但同时应充分估计到降压可能带来的副作用，衡量个体降压净获益与风险。另一项纳入 49 项超过 73 000 例的 Meta 分析[18]则显示：在基础血压高于 150mmHg 的糖尿病患者接受降压治疗后全因死亡、心血管死亡以及各个心血管终点事件包括心肌梗死及脑卒中均显著降低。基础血压 140~150mmHg 的糖尿病患者降压获益小于基础血压高于 150mmHg 的糖尿病患者；而没有证据显示基础血压低于 140mmHg 的糖尿病患者从降压中获益。受到 ACCORD 研究结果的影响，2014JNC8 将高血压合并糖尿病患者靶目标血压由 JNC7<130/80mmHg 上调至 <140/90mmHg，英国国家卫生与保健研究所 / 高血

压协会(NICE/BSH)以及ASH/ISH指南将目标血压定在<140/90mmHg;欧洲2013 ESH/ESC将目标血压定在<140/85mmHg,加拿大2016高血压教育指南(CHEP)以及日本2014高血压指南仍将高血压合并糖尿病患者目标血压定在<130/80mmHg。

高血压合并糖尿病患者在无禁忌证时降压药首先考虑选择ACEI/ARB;联合用药也需以ACEI或ARB为基础,加用CCB或小剂量噻嗪类利尿剂或小剂量β受体阻滞剂。有糖尿病肾病按慢性肾脏疾病的要求管理血压。糖化血红蛋白<7%、年龄较大、病史较长、已经发生严重大血管并发症、有严重低血糖事件史,以及独居者宜采取较为宽松的降糖目标值。荟萃分析发现不同药物控制血压给糖尿病患者带来的益处较为相似,利尿剂改善心力衰竭症状方面显著优于其他药物,CCB似乎增加心力衰竭风险,但可降低卒中风险,LIFE研究中ARB较非选择性β受体阻滞剂降低死亡率。

6. 高血压合并脑卒中

高血压是脑卒中的重要危险因素。在卒中一级预防方面,AHA/ASA指南推荐[19]对血压的管理:①建议进行血压的常规筛查,并通过改变生活方式、药物治疗等手段对高血压患者进行合适的治疗;②对高血压前期(收缩压120~139mmHg/舒张压80~89mmHg)患者,建议每年进行高血压的筛查并促进健康生活方式;③高血压患者需要进行降压治疗,目标血压应低于140/90mmHg。

在脑卒中急性期,因脑卒中类型不同对血压有不同的管理。对于出血性脑卒中,高血压是脑出血(ICH)的重要危险因素,急性脑出血患者常伴有明显血压升高,且血压升高的幅度通常超过缺血性脑卒中患者。血压水平在脑出血的急性期起到重要作用。相比缺血性脑卒中预后与血压存在U型或J型曲线相比(最低点SBP:140~150mmHg),过高的血压引起脑出血面积扩大、神经功能恶化、残疾等风险增加。研究显示脑出血早期血压升高在140~150mmHg以上显著增死亡风险,但作为再出血的危险因素仍有争议。ICH后急性期降压的主要目的是避免潜在的出血点再次出血,这对于动脉瘤破裂和先天性脑动静脉畸形(AVM)出血是非常恰当的,后者持续出血和再次出血的风险最高;但大血管病变不太明确的原发性脑出血,血压中度升高的患者血肿扩大的发生率可能较低,且与理论上血肿周围缺血的风险相平衡。2015 ASH/ACA自发性脑出血诊治指南血压管理推荐[20]:①对于收缩压150~220mmHg的急性脑出血住院患者,在没有急性降压禁忌证的情况下,紧急降压至140mmHg是安全的(Ⅰ/A),并可改善患者的功能预后(Ⅱa/B);②对于收缩压>220mmHg的ICH患者,在持续性静脉输注和密切监测血压的情况下,进行积极降压治疗是合理的(Ⅱb/C)。而对于ICH复发的预防推荐所有ICH患者均应控制血压(Ⅰ类推荐,A级证据);ICH发生后应立即给予控制血压的措施(Ⅰ/A);长期血压控制目标为130/80mmHg是合理的(Ⅱa/B)。

对于缺血性脑卒中,多数患者在发病24小时内血压会自发降低,因此并不提倡积极降压,应避免过度的降压治疗。《中国急性期缺血性脑卒中诊治指南(2014)》指出:①准备溶栓者,血压应控制在收缩压<180mmHg、舒张压<100mmHg;②缺血性脑卒中后24小时内血压升高的患者应谨慎处理。应先处理紧张焦虑、疼痛、恶心呕吐及颅内压增高等情况。血压持续升高,收缩压≥200mmHg或舒张压≥110mmHg,或伴有严重心功能不全、主动脉夹层、高血压脑病的患者,可予降压治疗,并严密观察血压变化。可选用拉贝洛尔、尼卡地平等静脉短效药物,避免使用引起血压急剧下降的药物。脑卒中后若病情稳定,血压持续≥140/90mmHg,无禁忌证,可于起病数天后恢复使用发病前服用的降压药物或开始启动降压治疗。美国2014版AHA/ASA卒中和TIA二级预防指南推荐[21]:发病24小时内的紧急降压仅限于某些特定情况下(准备使用t-PA溶栓、SBP>220mmHg或DBP>120mmHg);既往未接受降压治疗的缺血性脑卒中或TIA患者,若发病后数日收缩压≥140mmHg或舒张压≥90mmHg,应启动降压治疗;对于血压<140/90mmHg的患者,其降压获益并不明确。长期的血压应该调控在140/90mmHg以下;既往存在高血压并接受降压治疗的缺血性脑卒中和TIA患者,为预防脑卒中复发和其他血管事件,应在数日后恢复降压治疗。脑卒中或TIA患者的降压目标值尚不明确,应根据患者具体情况确定。一般认为应将血压控制在140/90mmHg以下。近期发生腔隙性脑卒中的患者,收缩压控制在130mmHg以下可能是合理的。一些生活方式改变可降低血压,也是全方面降压治疗的合理组成部分。这些改变包括限盐、减重、摄取富含水果、蔬菜和低脂肪产品的饮食、规律的有氧运动以及限制酒精摄入。目前并没有足够证据显示某一类特定的降压药物较其他类降压药物更能显著改善卒中,能获得推荐的血压下降水平的最佳药物配方尚不确定,特定药物和目标值的选

择应当个体化。根据药理特性、作用机制、考虑每个患者的特点，可能需要服用某些特定药物（如颅外脑血管闭塞性疾病、肾功能损害、心脏病和糖尿病）。降压达标为卒中高血压治疗的主要目标，良好的血压控制较选择某种特定的降压药物更能改善脑卒中。有研究提示大动脉粥样硬化性脑梗死更适合 CCB，而 ACEI 和 ARB 在延缓肾脏疾病进展方面更加有效。SPS3 研究纳入 3020 例平均年龄 63 岁的新发腔隙性脑梗死患者，随机分为接受强化降压治疗组（收缩压 <130mmHg）以及非强化降压治疗组（收缩压 130~149mmHg），平均随访 3.7 年。研究发现严格控制血压降低腔隙性卒中患者卒中风险（包括致死性及致残性），降低受试者心肌梗死、严重血管事件风险，但均未达到统计学差异[22]。进一步分析发现，以复发卒中、主要血管事件以及全因死亡为主要终点事件，血压与事件亦存在 J 型曲线。事件风险最低的血压区间分别是在收缩压为 120~128mmHg，舒张压为 65~70mmHg。最低点分别在收缩压 124mmHg 以及舒张压 67mmHg。例如在收缩压高于 124mmHg 时，收缩压每一标准差（11.1mmHg）的升高与死亡率升高相关，在低于 124mmHg 时每一标准差（11.1mmHg）的降低与死亡率升高相关；舒张压高于 67mmHg 时，每一标准差（8.2mmHg）的升高与死亡率增加相关，舒张压低于 67mmH 时每一标准差（8.2mmHg）的降低与死亡率升高相关[23]。

7. 高血压合并慢性肾脏疾病（CKD）

过高或过低的血压均可能增加高血压合并 CKD 患者的死亡率。一项纳入 651 749 名退伍军人的高血压合并 CKD 研究发现收缩压在 130~159mmHg 且舒张压在 70~89mmHg 的患者死亡率最低，而同时具有高收缩压以及低舒张压的患者死亡率最高。中等程度升高的收缩压同时舒张压高于 70mmHg 的患者死亡率低于“理想的”收缩压但同时舒张压低于 70mmHg 的患者；6 年的随访中发现收缩压 <120mmHg 患者其全因死亡率高于收缩压在 120~139mmHg 的患者，因此研究者认为对于高血压合并 CKD 患者理想的血压可能是 SBP/DBP 在 130~159mmHg/70~89mmHg，为了追求“理想的”收缩压而过分降低舒张压似乎并无益处[24,25]。另外两项研究（Modification of Diet in Renal Disease，MDRD；the African American Study of Kidney Disease and Hypertension，AASK）也未发现在标准降压（目标血压 140/90mmHg）以及强化降压（125/75mmHg）两组间 GFR 存在显著差异[26,27]。2012 年国际肾脏病组织改善全球肾脏病预后（KDIGO）指南将 CKD 患者血压控制目标根据有无蛋白尿分别定为 <130/80mmHg 及 140/90mmHg；2013 年 ESC 指南推荐所有 CKD 患者降压目标值为 <140/90mmHg，合并大量蛋白尿时可将收缩压降为 <130mmHg，老年人血压控制目标为（140~150）/90mmHg；JNC8 指南推荐≥18 岁的高血压伴 CKD 患者目标血压 <140/90mmHg。2015 年加拿大肾脏学会推荐[28]：对于尿蛋白 <30mg/24h，诊所血压持续 >140/90mmHg 的患者目标血压≤140/90mmHg；尿蛋白≥30mg/24h，诊所血压持续 >130/80mmHg 的患者目标血压≤130/80mmHg。指南推荐伴有 CKD 的儿童在血压持续高于其年龄、性别以及身高组血压的 90 分位值以上推荐开始降压治疗；建议 CKD 尤其伴有蛋白尿的儿童，血压应持续降至其年龄、性别以及身高组血压的 50 分位值或以下。药物治疗方面，ACEI/ARB 因其对肾脏的保护作用，几乎是所有指南一致推荐高血压合并 CKD 治疗的基石。无论是否合并糖尿病及蛋白尿，并提倡尽早使用，尽早阻断肾脏病进程。加拿大 2015 指南明确提出对于 CKD 儿童，除非出现低血压体征或症状，无论尿蛋白水平如何均推荐使用 ACEI/ARB。KDIGO 指南推荐：GFR<45ml/（min·1.73m^2）时，ACEI/ARB 应从小剂量开始；因为肾脏保护作用，即使在 GFR<30ml/（min·1.73m^2）的患者也不建议中断 ACEI/ARB 治疗。JNC8 也推荐对于≥18 岁 CKD 患者无论种族及是否伴有糖尿病，在初始治疗或联用治疗时均应使用 ACEI/ARB 以改善肾功能。但是对原因不明的肾衰竭的病人使用 ACEI/ARB 要小心，因为若是双侧肾动脉狭窄，ACEI/ARB 可促使血液透析的患者使用 ACEI 需透析后给药，因 ACEI 可能被透析清除。目前临床证据并不推荐 ACEI 与 ARB 联合用于肾衰竭患者。基线血压高或血压不达标者应联合长效 CCB、利尿剂以及 β 受体阻滞剂。CCB 在终末期肾衰患者降压治疗中亦具有重要意义，在肾功能受损时无需减低剂量，且可改善因使用促红细胞生成素引起的继发性高血压。ACEI/ARB 类药物与 CCB 类药物联用可互补达到最大程度改善肾脏血流动力学的目的。因醛固酮在 CKD 进程中对肾脏炎症反应及纤维化起重要作用，醛固酮拮抗剂也可使用，但要注意监测血钾情况。

8. 晨峰高血压

无论血压正常者还是高血压患者，清晨觉醒并恢复直立体位后血压会迅速上升，并在较短时间内（2~4 小时）达到较高水平，这一现象称为晨峰血压（MBPS）。晨峰血压增高是心血管疾病的独立危险因素。有研究认为晨峰血压较诊所血压与突发卒中相关性更高[29]。一般采用觉醒后2小时内的血压平均值减去夜间睡眠时的血压最低值MBPS≥35mmHg即为晨峰血压增高。目前防治措施主要有生活方式改变和药物治疗。前者主张晨醒后继续卧床或慢侧身起床，起床后不剧烈运动、避免情绪激动等。药物治疗方面最重要的就是选择长效平稳的降压药，即药物谷峰比值>50%和平滑指数>0.8。服用长效CCB或者长效ACEI/ARB等药物，使24小时血压保持平稳；另外调整服药时间，夜间服药或睡前加服降压药物可能效果更佳。

9. 妊娠期高血压

妊娠期妇女降压治疗的目的是预防心脑血管意外和胎盘早剥等严重母胎并发症。收缩压≥160mmHg和(或)舒张压≥110mmHg的高血压孕妇应进行降压治疗；收缩压≥140mmHg和(或)舒张压≥90mmHg的高血压患者也可应用降压药。目标血压：孕妇未并发器官功能损伤，收缩压应控制在130~155mmHg为宜，舒张压控制在80~105mmHg；孕妇并发器官功能损伤，则收缩压应控制在130~139mmHg，舒张压应控制在80~89mmHg。降压过程力求血压下降平稳，不可波动过大，且血压不可低于130/80mmHg，以保证子宫-胎盘血流灌注。在出现严重高血压，或发生器官损害如急性左心室功能衰竭时，需要紧急降压到目标血压范围，注意降压幅度不能太大，以平均动脉压的10%~25%为宜，24~48小时达到稳定。常用降压药物有肾上腺素能受体阻滞剂、钙离子通道阻滞剂及中枢性肾上腺素能神经阻滞剂等药物。常用口服降压药物有拉贝洛尔、硝苯地平或硝苯地平缓释片等；如口服药物血压控制不理想，可使用静脉用药，常用有：拉贝洛尔、酚妥拉明；孕期一般不使用利尿剂降压，以防血液浓缩、有效循环血量减少和高凝倾向。不推荐使用阿替洛尔和哌唑嗪。硫酸镁子痫治疗的一线药物，不作为降压药使用。妊娠期禁止使用ACEI/ARB[30]。

10. 高血压合并青光眼

首选利尿剂。该类药物除降低血压外，又能防止眼压升高，在合理应用利尿剂的情况下，可以适当加用其他类抗高血压药物。避免使用扩血管药物。

11. 高血压合并支气管哮喘或阻塞性肺疾病

首选CCB和ACEI/ARB，因为这两类药物有降低肺动脉高压的作用。CCB可扩张支气管，防止运动后哮喘发作。非选择性β受体阻滞剂可加重这类疾病的发作，因此要避免使用；选择性β_1受体阻滞剂在支气管哮喘和阻塞性肺疾病急性发作期禁用，在缓解稳定期可谨慎使用并注意监测患者反应。

12. 高血压合并痛风和高尿酸血症

有证据表明氯沙坦能够降低血尿酸，可优先考虑使用；利尿剂因有升高尿酸的作用，应谨慎使用。

13. 合并外周血管疾病

避免使用β受体阻滞剂，因可收缩外周血管，可选用CCB类药物，有扩张外周血管作用。

四、难治性高血压

应用非药物治疗以及包括利尿剂在内的至少3种药物足量治疗数周仍不能将血压控制在目标水平称为难治性高血压。对难治性高血压患者影响血压的因素进行充分干预，排除继发性高血压后，在此基础上应遵循个体化原则合理联合用药。钠潴留是难治性高血压的主要机制之一，纠正容量负荷是成功降压的关键，利尿剂是控制难治性高血压的最有效药物。在加用第4种药物应优先考虑醛固酮类拮抗剂螺内酯。2013年中国难治性高血压专家共识提出，对难治性高血压应用螺内酯+ACEI或ARB的双阻断策略。PATHWAY-2研究证实了经ACEI/ARB+CCB+利尿剂充分治疗至少3个月后血压仍不能达标的难治性高血压患者，将螺内酯作为第4种降压药物较分别加用多沙唑嗪、比索洛尔或安慰剂更显著的降低血压水平。这一研究证实了螺内酯在顽固性高血压治疗中的重要作用，对于指导顽固性高血压的药物治疗具有良好的实用意义，但使用过程中应注意监测血钾。医生在治疗难治性高血压时还需注重治疗模式的转变，关注患者情绪及精神因素，合理联合用药的同时应用抗焦虑药物。

五、基因检测及临床生化指标对抗高血压药物的个体化选择的作用

高血压的个体作用差异与个体基因型、表观遗传等因素相关。GENRES研究[31]发现，较高的血浆肾

素水平、较低的空腹血糖、较高的血钠是对 ARB 类药物可能敏感的预测因子，尤其是肾素水平是对 ARB 类药物可能敏感最强的预测因子；较高的血浆肾素水平同时也是对 β 受体阻滞剂类药物可能敏感的预测因子；高龄、较低的血胆固醇、较低的尿钠排泄以及较低的血钙是对钙拮抗剂药物可能敏感的预测因子。虽然基础研究证实众多基因多态性与高血压相关，但临床试验结果并不尽如人意，在 GWAS 预测的多个可能与血压相关的基因多态性包括如血管紧张素 Met235Thr、血管紧张素转换酶 I/D、血管紧张素 1 受体 1166A/C、β_1 肾上腺素受体 Ser49Gly 及 Arg389Gly、CYP2C9 *1/ *2/ *3、STK39（rs6749447）等，仅发现 STK39（rs6749447）基因多态性则可能与 24 小时血压对 ARB 类药物 losartan 的反应相关，这些研究结果尚有待大规模的 RCT 试验进一步验证[31,32]。但无论如何，个体基因型指导下的个体化药物选择必将是未来医学发展的方向之一。

高血压的药物治疗是由医务工作者和患者共同完成的一项长期的任务。医师应在遵循循证医学证据的基础上依照每一位高血压患者的具体临床特征进行合理的个体化治疗，对于合并有多种、复杂临床情况的患者，当药物使用彼此存在冲突时，应分清疾病的主次，着重解决与患者预后更为紧密相关的主要矛盾，以最终达到控制血压，减少并发症，提高生活质量，最大程度改善预后的目的。

（张晔　曾春雨）

参 考 文 献

[1] Williams B, MacDonald TM, Morant S, et al. Spironolactone versus placebo, bisoprolol, and doxazosin to determine the optimal treatment for drug-resistant hypertension (PATHWAY-2): a randomised, double-blind, crossover trial. Lancet, 2015, 386 (10008): 2059-2068.

[2] Brown MJ, Williams B, Morant SV, et al. Effect of amiloride, or amiloride plus hydrochlorothiazide, versus hydrochlorothiazide on glucose tolerance and blood pressure (PATHWAY-3): a parallel-group, double-blind randomised phase 4 trial. Lancet Diabetes Endocrinol, 2016, 4 (2): 136-147.

[3] Palatini P, Rosei EA, Casiglia E, et al. Management of the hypertensive patient with elevated heart rate: Statement of the Second Consensus Conference endorsed by the European Society of Hypertension. J Hypertens, 2016, 34 (5): 813-821.

[4] Slovut DP, Olin JW. Fibromuscular dysplasia. N Engl J Med, 2004, 350 (18): 1862-1871.

[5] ASTRAL Investigators, Wheatley K, Ives N, et al. Revascularization versus medical therapy for renal-artery stenosis. N Engl J Med, 2009, 361(20): 1953-1962.

[6] Cooper CJ, Murphy TP, Cutlip DE, et al. CORAL Investigators. Stenting and medical therapy for atherosclerotic renal-artery stenosis. N Engl J Med, 2014, 370 (1): 13-22.

[7] Yang L, Zhang H, Cai M, et al. Effect of spironolactone on patients with resistant hypertension and obstructive sleep apnea. Clin Exp Hypertens, 2016, 38 (5): 464-468.

[8] Kraiczi H, Hedner J, Peker Y, et al. Comparison of atenolol, amlodipine, enalapril, hydrochlorothiazide, and losartan for antihypertensive treatment in patients with obstructive sleep apnea. Am J Respir Crit Care Med, 2000, 161 (5): 1423-1428.

[9] SPRINT Research Group, Wright JT Jr, Williamson JD, et al. A randomized trial of intensive versus standard blood-pressure control. N Engl J Med, 2015, 373 (22): 2103-2116.

[10] Muller M, Post Hospers G, Maier AB, et al. Blood pressure and mortality risk in an older population: The critical role of biological age. J Intern Med, 2015, 277 (4): 488-497.

[11] Xie X, Atkins E, Lv J, Bennett A, et al. Effects of intensive blood pressure lowering on cardiovascular and renal outcomes: updated systematic review and meta-analysis. Lancet, 2016, 387 (10017): 435-443.

[12] McMurray JJ, Packer M, Desai AS, et al. PARADIGM-HF Investigators and Committees. Angiotensin-neprilysin inhibition versus enalapril in heart failure. N Engl J Med, 2014, 371 (11): 993-1004.

[13] Jhund PS, Claggett B, Packer M, et al. Independence of the blood pressure lowering effect and efficacy of the angiotensin receptor neprilysin inhibitor, LCZ696, in patients with heart failure with preserved ejection fraction: an analysis of the PARAMOUNT trial. Eur J Heart Fail, 2014, 16 (6): 671-677.

[14] ACCORD Study Group, Cushman WC, Evans GW, et al. Effects of intensive blood-pressure control in type 2 diabetes mellitus. N Engl J Med, 2010, 362 (17): 1575-1585.

[15] Soliman EZ, Byington RP, Bigger JT, et al. Effect of intensive blood pressure lowering on left ventricular hypertrophy in patients with diabetes mellitus: action to control cardiovascular risk in diabetes blood pressure trial. Hypertension, 2015, 66 (6): 1123-1129.

[16] Action to Control Cardiovascular Risk in Diabetes Follow-On (ACCORDION) Eye Study Group and the Action to Control Cardiovascular Risk in

Diabetes Follow-On (ACCORDION) Study Group. Persistent effects of intensive glycemic control on retinopathy in type 2 diabetes in the action to control cardiovascular risk in diabetes (ACCORD) follow-on study. Diabetes Care, 2016, 39 (7): 1089-1100.

[17] Emdin CA, Rahimi K, Neal B, et al. Blood pressure lowering in type 2 diabetes: a systematic review and meta-analysis. JAMA, 2015, 313 (6): 603-615.

[18] Brunstrom M, Carlberg B. Effect of antihypertensive treatment at different blood pressure levels in patients with diabetes mellitus: systematic review and meta-analyses. BMJ, 2016, 352: i717.

[19] Meschia JF, Bushnell C, Boden-Albala B, et al. Council on Cardiovascular and Stroke Nursing; Council on Clinical Cardiology; Council on Functional Genomics and Translational Biology; Council on Hypertension. Guidelines for the primary prevention of stroke: a statement for healthcare professionals from the American Heart Association/American Stroke Association. Stroke, 2014, 45 (12): 3754-3832.

[20] Hemphill JC 3rd, Greenberg SM, Anderson CS, et al. American Heart Association Stroke Council; Council on Cardiovascular and Stroke Nursing; Council on Clinical Cardiology. Guidelines for the Management of Spontaneous Intracerebral Hemorrhage: A Guideline for Healthcare Professionals From the American Heart Association/American Stroke Association. Stroke, 2015, 46 (7): 2032-2060.

[21] Kernan WN, Ovbiagele B, Black HR, et al. American Heart Association Stroke Council, Council on Cardiovascular and Stroke Nursing, Council on Clinical Cardiology, and Council on Peripheral Vascular Disease. Guidelines for the prevention of stroke in patients with stroke and transient ischemic attack: a guideline for healthcare professionals from the American Heart Association/American Stroke Association. Stroke, 2014, 45 (7): 2160-2236.

[22] SPS3 Study Group, Benavente OR, Coffey CS, et al. Blood-pressure targets in patients with recent lacunar stroke: the SPS3 randomised trial. Lancet, 2013, 382 (9891): 507-515.

[23] Odden MC, McClure LA, Sawaya BP, et al. Achieved Blood Pressure and Outcomes in the Secondary Prevention of Small Subcortical Strokes Trial. Hypertension, 2016, 67 (1): 63-69.

[24] Kovesdy CP, Bleyer AJ, Molnar MZ, et al. Blood pressure and mortality in U.S. veterans with chronic kidney disease: a cohort study. Ann Intern Med, 2013, 159 (4): 233-242.

[25] Kovesdy CP, Lu JL, Molnar MZ, et al. Observational modeling of strict vs conventional blood pressure control in patients with chronic kidney disease. JAMA Intern Med, 2014, 174 (9): 1442-1449.

[26] Klahr S, Levey AS, Beck GJ, et al. The effects of dietary protein restriction and blood-pressure control on the progression of chronic renal disease. Modification of Diet in Renal Disease Study Group. N Engl J Med, 1994, 330 (13): 877-884.

[27] Appel LJ, Wright JT Jr, Greene T, et al. AASK Collaborative Research Group. Intensive blood-pressure control in hypertensive chronic kidney disease. N Engl J Med, 2010, 363 (10): 918-929.

[28] Akbari A, Clase CM, Acott P, et al. Canadian Society of Nephrology commentary on the KDIGO clinicalpractice guideline for CKD evaluation and management. Am J Kidney Dis, 2015, 65 (2): 177-205.

[29] Hoshide S, Yano Y, Haimoto H, , et al. Morning and evening home blood pressure and risks of incident stroke and coronary artery disease in the Japanese general practice population: the Japan morning surge-home blood pressure study. Hypertension, 2016, 68 (1): 54-61.

[30] 中华医学会妇产科学分会妊娠期高血压疾病学组．妊娠期高血压疾病诊治指南(2015). 中华妇产科杂志, 2015, 50 (10): 721-728.

[31] Suonsyrjä T, Hannila-Handelberg T, Paavonen KJ, et al. Laboratory tests as predictors of the antihypertensive effects of amlodipine, bisoprolol, hydrochlorothiazide and losartan in men: results from the randomized, double-blind, crossover GENRES Study. J Hypertens, 2008, 26 (6): 1250-1256.

[32] Hiltunen TP, Kontula K. Clinical and molecular approaches to individualize antihypertensive drug therapy. Ann Med, 2012, 44 (Suppl 1): S23-S29.

降压治疗中利尿剂的选择

利尿剂用于治疗高血压的历史已超过半个世纪。由于其良好的疗效及性价比，能够有效预防心血管并发症，保护靶器官，延缓骨质疏松患者矿物质脱失等优点，国内外相关权威指南均肯定了利尿剂在降压领域中的地位。本文主要针对利尿剂的作用机制、在高血压治疗中的地位和降压的优势人群进行阐述。

1. 利尿剂的分类、作用机制和临床应用

1.1 噻嗪类利尿剂

噻嗪类利尿剂属于中效利尿剂。根据化学结构不同该类药物又分为噻嗪型（thiazide-type，TT）和噻嗪样（thiazide-like，TL）利尿剂，其中噻嗪型利尿剂的基本化学结构由苯噻二嗪核和磺酰胺基组成，包括氢氯噻嗪和苄氟噻嗪等；噻嗪样利尿剂的化学结构含有磺酰胺基，包括氯噻酮、吲哒帕胺等。

其作用机制分为初始效应和长期效应。初始效应即给药的1~2周内，尤其是48小时内，主要通过竞争性结合远曲小管的近端，抑制 Na^+-Cl^- 共同转运载体，使该段NaCl重吸收受抑制，降低肾的稀释功能。此时机体的血容量、细胞外液量、心排出量和血压明显下降，但总的外周阻力代偿性增加，在血压下降的同时交感神经和肾素-血管紧张素-醛固酮系统激活。6~8周后血容量、心排出量恢复至服药前水平，但外周血管内含钠量减少通过 Na^+-K^+ 交换机制抑制碳酸酐酶，使细胞内pH升高，从而使 Ca^{2+} 激活的K通道开放，使电压依赖性 Ca^{2+} 通道失活，从而使细胞内 Ca^{2+} 含量减少，血管平滑肌对去甲肾上腺素（norepinephrine，NE）的缩血管反应降低，血管舒张。

吲达帕胺属于特殊的噻嗪类利尿剂。半衰期比噻嗪型利尿剂长，与其他噻嗪类利尿剂相似，主要对远曲小管的近段起作用，即使在脱水状态仍具有增加渗透性清除和自由水肾小管重吸收的作用，比较安全。由于吲达帕胺属于脂溶性，口服后与血浆蛋白结合较高，选择性地集中在血管平滑肌，较强的抑制细胞钙离子内流，降低血管收缩对升压物质（血管紧张素Ⅱ及NE等）的反应性，因此具有较强的扩血管作用。

噻嗪类利尿剂适用于大多数无利尿剂禁忌证的高血压患者的初始和维持治疗，尤其适用于老年、高龄老年高血压、单纯收缩期高血压或伴心力衰竭患者，此外对各种原因引起的水肿（以轻中度心源性水肿疗效较好）、尿崩症有一定的疗效，还可用于特发性高尿钙伴有肾结石者。

1.2 袢利尿剂

袢利尿剂主要作用于髓袢升支粗段髓质和皮质部管腔膜面 Na^+-K^+-$2Cl^-$ 共同转运载体，抑制该载体蛋白的转运能力，使尿中 Na^+、K^+、Cl^- 浓度增高，肾脏稀释功能降低，NaCl的排出量明显增加，同时髓质高渗压下降，肾的浓缩功能亦受影响，水的重吸收减少，促进远曲小管分泌 K^+，是最强的利尿剂。利尿效果呈现明显的剂量依赖性，随着剂量的增大，利尿效果明显增强，且药物剂量范围较大。临床上常用的药物有：呋塞米、布美他尼、托拉塞米。

袢利尿剂主要用于伴肾功能不全、充血性心力衰竭、肾病综合征的高血压患者以及某些难以控制的高血压。此外袢利尿剂由于其强大的利尿作用，可加速毒物的排出，可用于经肾排泄的药物中毒的抢救处理。

1.3 保钾利尿剂

保钾利尿剂分为两类，一类抑制远曲小管和集合管的 Na^+-H^+ 共同转运体，抑制 Na^+ 再吸收和 K^+ 的分泌，其作用不依赖于醛固酮。代表药物有氨苯碟啶和阿米洛利。另一类为醛固酮受体拮抗剂，可与醛固酮受体竞争远曲小管及集合管细胞质内的醛固酮受体，从而干扰醛固酮调节 Na^+-K^+ 交换过程，使尿中 Na^+、Cl^- 排出增多，而 K^+ 的排出减少。代表药物有螺内酯和依普利酮。此类药物利尿作用弱，起效慢，维持久，是排钠能力最低的利尿药。

保钾利尿剂的降压作用弱，不宜单独使用，常与其他利尿剂合用。醛固酮受体拮抗剂主要用于治疗原

发性醛固酮增多症，以及某些难治性高血压。此外，还可用于高血压合并心力衰竭和心肌梗死后的患者。

2. 利尿剂在高血压治疗中的地位和循证研究证据

1957 年氯噻嗪（Chlonothiazide）首次应用于临床治疗高血压，开启了利尿剂降压的先河[1]。20 世纪 90 年代，3 项随机、双盲、安慰剂、多中心研究（包括 SHEP、Syst-Eur、Syst-China 试验）[2-4]均证实噻嗪类利尿剂可有效降低血压，并减少脑卒中及心血管事件的发生率。2002 年的 ALLHAT 研究再次证实噻嗪类利尿剂降低收缩压方面优于血管紧张素转化酶抑制剂（angiotensin converting enzyme inhibitor，ACEI）、钙离子拮抗剂（calcium channel blockers，CCB），在预防心脑血管事件方面亦优于上述两种药物，由于其价格低廉，应作为降压治疗一线用药[5]。另一项高龄老年高血压患者的随机、双盲、安慰剂对照研究（HYVET）显示噻嗪类利尿剂可有效降低高龄老年患者（年龄 >80 岁）的血压，且全因死亡率降低 21%，心血管事件发生率降低 34%，致死性脑卒中降低 39%[6]。

由于利尿剂拥有大量循证研究的证据，国内外权威指南均推荐利尿剂作为高血压治疗的一线用药。2010 年中国高血压指南建议[7]，噻嗪类利尿剂尤其适用于老年、高龄老年高血压、单纯收缩期高血压或伴心力衰竭患者，也是难治性高血压的基础药物之一。袢利尿剂适用于高血压合并心力衰竭、肾功能不全的患者。而保钾利尿剂更适合于高血压合并心力衰竭和心肌梗死后的患者。2010《加拿大高血压教育计划及诊治建议》推荐[8]：无合并症的高血压患者，初始抗高血压单药治疗应包括噻嗪类利尿剂（A 级证据）；对于合并心力衰竭的高血压患者（纽约心功能Ⅲ～Ⅳ级），可使用醛固酮受体拮抗剂（B 级证据），如需要可加用噻嗪类利尿剂（B 级证据）及袢利尿剂（D 级证据），对于合并脑血管疾病的高血压患者，可联合利尿剂及 ACEI；合并左心室肥厚者，可选用噻嗪类（D 级证据）；合并糖尿病肾病时，可选用噻嗪类利尿剂，当容量过剩时，可选用噻嗪类利尿剂（55 岁及以上时 A 级证据，55 岁以下时 B 级证据），合并尿蛋白且降压未达标时可加用噻嗪类利尿剂（C 级证据）。2013 年欧洲高血压协会（European Society of Hypertension，ESH）和欧洲心脏病学会（European Society of Cardiology，ESC）高血压指南指出[9]，五大类降压药（噻嗪类利尿剂、CCB、ACEI、ARB、β- 受体阻滞剂）均可作为高血压的初始及维持用药。新近，备受瞩目的 2014 年美国成人高血压指南（JNC8）正式颁布[10]。同期，美国心脏协会（American Heart Associassion，AHA）、心脏病学学会（American College of Cardiology，ACC）与国家疾控中心（Center for Disease Control，CDC）共同制定的降压治疗科学建议（AHA/ACC/CDC 科学建议）[11]以及美国高血压协会（American Society of Hypertension，ASH）与国际高血压协会（International Society of Hypertension，ISH）联合颁布的社区高血压管理临床实践指南（ASH/ISH）[12]均肯定了噻嗪类利尿剂在降压治疗中的基石地位。JNC8 指南认为，对于非黑种人高血压患者，噻嗪类利尿剂与 CCB、ACEI/ARB 均可作为降压一线药物。在黑种人高血压患者中利尿剂则具有更重要的临床地位。AHA/ACC/CDC 科学建议认为噻嗪利尿剂更适合于多数高血压患者的初始治疗与维持治疗。ASH/ISH 指南推荐年龄≥60 岁的老年高血压患者可首先选择噻嗪类利尿剂与 CCB 治疗。

3. 利尿剂降压的优势人群

3.1　难治性高血压

难治性高血压（resistant hypertension，RH）是指在改善生活方式基础上，应用了足够剂量且合理的≥3 种降压药物（包括利尿剂）治疗 1 个月后，血压仍在目标水平之上，或至少需要≥4 种降压药物血压才能有效控制，称之为难治性高血压[7]。而血压难以控制的原因往往与多种因素有关，如：患者的不良生活方式、患者的依从性差、药物治疗的不足或不规范以及继发性高血压等。AHA 2008 年发表的难治性高血压诊断、评估和治疗的声明指出：未应用利尿剂或利尿剂剂量不足是难治性高血压的原因之一，增加利尿剂剂量是控制难治性高血压的主要手段。2013 年中国难治性高血压诊断治疗中国专家共识指出[13]：在优化的药物联合方案（钙拮抗剂 + 肾素 - 血管紧张素抑制剂 + 利尿剂），以及最佳的、可耐受的治疗剂量。在此基础上如血压仍不能控制在靶目标水平，可根据患者的个体临床情况加用醛固酮拮抗剂（肾功能允许的情况下）或 β 受体阻滞剂、α-β 受体阻滞剂或 α 受体阻滞剂以及中枢神经系统拮抗药物。2013 年意大利高血压学会发表的难治性高血压的临床管理指出[14]：用盐皮质受体拮抗剂治疗难治性高血压不仅归因于其降压的有效性，更在于其能有效减少靶器官损伤。一项研究[15]总结了5个前瞻性研究和1项回顾性研究关于盐皮质受体拮抗剂降压的有效性，2002—2007年纳入1848例难治性高血压，使用盐皮质受体拮抗剂平均血压降低22/10mmHg。这一研究肯定了螺内酯在难治性高血压治疗中的重要作用。

3.2 老年高血压

老年高血压指年龄>60岁（国际标准为年龄>65岁）的老年人，血压持续或3次非同日测量收缩压≥140mmHg，和（或）舒张压≥90mmHg，若收缩压≥140mmHg，且舒张压≤90mmHg，则为老年单纯收缩期高血压（isolated systolic hypertension，ISH）[7]。2002年国家卫生和计划生育委员会组织的全国27万人营养与健康状况调查资料显示，我国60岁以上人群高血压的患病率为49%，即每两位60岁以上老人就有1位罹患高血压。老年高血压具有收缩压增高为主、血压波动大、脉压大、易发生直立性低血压、餐后低血压等特点，故治疗老年高血压的理想降压药物应符合如下条件：①平稳、有效；②安全性好，不良反应少；③服用简便，依从性好。利尿剂能够减少心血管意外的风险并降低病死率。《老年高血压诊断与治疗2011中国专家共识》指出[16]：利尿剂应作为老年人高血压联合用药时的基本药物，可用于治疗老年单纯收缩期高血压，尤其适用于合并心力衰竭、水肿的老年高血压患者。《2011年美国老年高血压共识》也推荐噻嗪类利尿剂作为降压初始用药。由于长期应用利尿剂增加电解质紊乱、糖代谢异常的风险并可能影响肾脏血流灌注，需监测肾功能的变化及电解质水平、预防发生低钾血症和高尿酸血症。

3.3 盐敏感性高血压

盐是高血压发生、发展最重要的环境因素。大量流行病学调查、动物实验及临床研究均证实钠盐摄入显著增加了高血压发生风险，而控制钠盐摄入可有效减少降压药物的用量并有助于提高降压药物的疗效[17,18]。盐敏感性（salt sensitivity）指相对高盐摄入导致的血压升高，是存在于部分个体的一种血压对盐的遗传易感性。调查显示，我国一般人群中盐敏感者占15%~42%，而高血压人群中占60%，高血压家族史阳性的青少年中约为40%[17]。黑种人、老年人、停经女性、糖尿病、肥胖和代谢综合征患者中盐敏感性比例较高。Strazzulo等[19]对钠盐摄入与心脑血管事件的荟萃分析表明：高盐饮食可增加心血管事件风险17%，增加脑卒中的风险达23%。而降低钠盐摄入可显著降低心血管事件达20%[20]。故对于盐敏感性高血压患者应首先给予限盐，并适当补钾、补钙。在药物治疗方面，利尿剂的利钠缩容机制对盐敏感性高血压具有良好的效果。2003年发布的JNC7[21]推荐利尿剂适用于大多数无合并症的高血压患者，可单独或与其他类型降压药联合应用。2014年日本高血压指南特别指出利尿剂对盐敏感性高血压有明确的疗效。而2013年底发布的JNC8[10]推荐对于黑种人高血压患者起始用药为CCB或利尿剂，这可能是基于众多研究认为黑种人高血压患者中盐敏感者所占比例明显高于白种人高血压患者。

因此，在盐敏感性高血压患者中合理使用利尿剂或CCB可有效控制这类高血压并且具有良好的靶器官保护作用。

3.4 高血压合并心力衰竭

心力衰竭是高血压常见的并发症，无论是急性心力衰竭还是慢性心力衰竭，都以心脏收缩和舒张功能下降、外周阻力增加为主要表现。利尿剂是心力衰竭治疗中改善症状的基石，其排钠利尿作用，可将体内多余的水分排出体外，有效缓解患者的症状。但利尿剂的适量应用至关重要，剂量不足则水钠潴留，会降低对ACEI的反应，增加β受体阻滞剂的风险；若剂量过大则容量不足，增加低血压及肾前性肾功能不全的风险。对于急性心力衰竭，快速利尿至关重要，首选袢利尿剂，起始时选用弹丸式注射或静脉输注；对于已经应用利尿剂的患者应考虑增加剂量，除非入院前患者已经存在利尿剂治疗依赖的严重情况。使用袢利尿剂除利尿作用外，还有静脉扩张作用，有利于减轻肺水肿，以降低死亡率。对于高血压合并慢性心力衰竭的患者，各国指南均推荐噻嗪类利尿剂作为首选。此外，2014年中华医学会心血管病学分会联合《中华心血管病杂志》编辑委员会正式发布了《心力衰竭诊断和治疗指南2014》[22]，提出了慢性心衰的基本治疗方案"金三角"概念，即在ACEI和β受体阻滞剂黄金搭档基础上加用醛固酮受体拮抗剂，三药联合称之为"金三角"，成为慢性心衰的基本治疗方案。

3.5 特殊类型的高血压

原发性醛固酮增多症（primary aldosteronism，PA）又称原醛，是一种常见的继发性高血压，在高血压人群中的发病率达5%~15%[23-24]。以高血压、低血钾、高醛固酮、低肾素活性为主要临床表现。对于双侧型原醛及无手术意愿的原醛患者，盐皮质受体拮抗剂具有良好的治疗效果。有研究显示，依普利酮和螺内酯均可有效降低原醛患者的血压水平、升高血钾、降低尿蛋白排泄及内脏脂肪[25-26]。对于原发性醛固酮增多症患者应首选螺内酯，但在服用螺内酯期间如果出现男性乳房发育、阳痿、女性月经紊乱等不良反应，可选择依普利酮治疗。

4. 结语

利尿剂在高血压治疗中的地位不可替代，拥有大量翔实的循证医学证据，降压效果确切，明显改善高血压的预后。但在临床应用过程中，应避免长期大剂量单独应用，以免发生电解质紊乱、糖代谢障碍、内分泌紊乱等不良反应。利尿剂治疗期间应密切监测患者肾功能、离子、体重及尿量。

附表　利尿剂的分类、临床应用及不良反应

利尿剂分类	临床应用	不良反应
噻嗪类利尿剂	噻嗪类利尿剂适用于大多数无利尿剂禁忌证的高血压患者的初始和维持治疗，尤其适用于老年、高龄老年高血压、单纯收缩期高血压或伴心力衰竭患者，此外对各种原因引起的水肿（以轻中度心源性水肿疗效较好）、尿崩症有一定的疗效，还可用于特发性高尿钙伴有肾结石者	①电解质紊乱，长期用药可发生低血钠、低血镁、低氯性碱中毒和低钾血症。也可发生高钙低磷血症；②高尿酸血症，痛风患者慎用；③糖脂代谢紊乱，可诱发糖耐量异常甚至糖尿病，并可引起血脂紊乱；④少数病人服药后可产生胃肠道症状。也可引起过敏反应
袢利尿剂	袢利尿剂主要用于伴肾功能不全、充血性心力衰竭、肾病综合征的高血压患者以及某些难以控制的高血压。此外袢利尿剂由于其强大的利尿作用，可加速毒物的排出，可用于经肾排泄的药物中毒的抢救处理	①水和电解质紊乱，长期用药可发生低血容量、低血钠、低氯性碱中毒和低钾血症；②耳毒性，大量静脉注射可导致耳鸣、听力下降或暂时性耳聋；③高尿酸血症，可诱发痛风；④少数病人可发生白细胞、血小板减少
保钾利尿剂	保钾利尿剂的降压作用弱，不宜单独使用，常与其他利尿剂合用。醛固酮受体拮抗剂主要用于治疗原发性醛固酮增多症，以及某些难治性高血压。此外，还可用于高血压合并心力衰竭和心肌梗死后的患者	①内分泌功能紊乱：长期大剂量服用螺内酯，可引起男性乳房发育，阳痿，女性月经紊乱；②电解质紊乱：长期应用可引起高钾血症

（张瑜　李南方）

参考文献

[1] Hollander W, Wilkins RW. Chlonothiazide: a new type of drug for the treatment of arterial hypertension. BMQ, 1957, 8(3): 69-75.

[2] Patel AB, Kostis JB, Wilson AC, et al. Long-term fatal outcomes in subjects with stroke or transient ischemic attack: fourteen-year follow-up of the systolic hypertension in the elderly program. Stroke, 2008, 39(4): 1084-1089.

[3] Liu L, Wang JG, Gong L, et al. Comparison of active treatment and placebo in older Chinese patients with isolated systolic hypertension. Systolic Hypertension in China (Syst-China) Collaborative Group. J Hypertens, 1998, 16(12 Pt 1): 1823-1829.

[4] Fagard RH, Staessen JA. Treatment of isolated systolic hypertension in the elderly: the Syst-Eur trial. Systolic Hypertension in Europe (Syst-Eur) Trial investigators. Clin Exp-Hypertens, 1999, 21(5-6): 491-497.

[5] Siragy HM. Major outcomes in high -risk hypertensive patients randomized to angiotensin-converting enzyme inhibitor or calcium channel blocker vs diuretic: The antihypertensive and Lipid-Lowering Treatment to prevent Heart Attack Trial (ALLHAT). Curr Hypertens Rep, 2003, 5(4): 293-294.

[6] Beckett NS, Peters R, Fletcher AE, et al.. Treatment of hypertension in patients 80 years of age or older. N Engl J Med, 2008, 358(18): 1887-1898.

[7] 中国高血压防治指南修订委员会. 中国高血压防治指南2010. 中华高血压杂志, 2011, 19(58): 701-743.

[8] Hackam DG, Khan NA, Hemmelgarn BR, et al. The 2010 Canadian hypertension programme recommendation for the management of hypertension-Part 2. Can J Cardiol, 2010, 26(5): 249-258.

[9] Mancia M, Fagard R, Narkiewicz K, et al. 2013 ESH/ESC guidelines for the management of arterial hypertension. Eur Heart J, 2013, 34(28):

2159-2219.

[10] James PA, Oparil S, Cater BL, et al. 2014 evidence-based guideline for the management of high blood pressure in adults: report from the panel members appointed to the Eighth Joint National Committee (JNC8). JAMA, 2014, 311 (5): 507-520.

[11] Go AS, Bauman MA, Coleman King SM, et al. An effective approach to high blood pressure control: a science advisory form the American Heart Association, the American College of Cardiology, and the Centers for Disease Control and Prevention. Hypertension, 2014, 63 (4): 878-885.

[12] Weber MA, Schiffrin EL, White WB, et al. Clinical practice guidelines for the management of hypertension in the community: a statement by the American Society of Hypertension and the International Society of Hypertension. J Hypertens, 2014, 32 (1): 3-15.

[13] 孙宁玲，霍勇，王继光，等. 难治性高血压诊断治疗中国专家共识. 中华高血压杂志. 2013, 21 (4): 321-326.

[14] Veglio F, Grassi G, Mancia G, et al. Clinical management of resistant hypertension. Practical recommendations from the Italian society of hypertension (SIIA). High Blood Press Cardiovasc Prev, 2013, 20 (4): 251-256.

[15] Chapman N, Dobson J, WilsonS, et al. Effect of spironolatactone on blood pressure in subjects with resistant hypertension. Hypertension, 2007, 49 (4): 839-845.

[16] 中华医学会心血管病学分会. 中国老年学学会心脑血管病专业委员会. 中华内科杂志，2012, 51 (1): 76-82.

[17] 牟建军，刘治全. 关注盐和盐敏感性提高我国高血压防治水平. 中华高血压杂志，2010, 18 (3): 201-202.

[18] Taylor RS, Ashton KE, Moxham T, et al. Reduced dietary salt for the prevention of cardiovascular disease: a meta analysis of randomized controlled trials (Cochrane review). Am J Hypertens, 2011, 24 (8): 843-853.

[19] Strazzulo P, D'Elia L, Kandala NB, et al. Salk intake, stroke, and cardiovascular disease: meta-analysis of prospective studies. BMJ, 2009, 339: b4567.

[20] He FJ, Mac Gregor GA. Salt reduction lowers cardiovascular risk: meta-analysis of outcome trials. Lancet, 2011, 378 (9789): 380-382.

[21] Joint National Committee on Prevention, Detection, and Treatment of High blood Pressure. The seventh Report of the Joint National Committee on Prevention, Detection, and Treatment of High blood Pressure (JNCVII). JAMA, 2003, 289 (10): 3560-3572.

[22] 中华医学会心血管病学分会. 中国心力衰竭诊断和治疗指南 2014. 中华心血管病杂志，2014, 42 (2): 98-122.

[23] Rossi GP, Bernini G, Caliumi C, et al. A prospective study of the prevalence of primary aldosteronsim in 1125 hypertensive patients. J Am Coll Cardiol, 2006, 48: 2293-2300.

[24] Ito Y, Takeda R, Karashima S, et al. Prevalence of primaryaldosteronism among prehypertensive and stage 1 hypertensive subjects. Hypertens Res, 2011, 34: 98-102.

[25] Karashima S, Yoneda T, Kometani M, et al.Comparison of eplerenone and spironolactone for the treatment of primary aldosteronism. Hypertens Res, 2016, 39 (3): 133-137.

[26] Colussi G, Catena C, Sechi LA. Spironolactone, eplerenone and the new aldosterone blockers in endocrine and primary aldosteronism. J Hypertens, 2013, 31: 3-15.

PCSK9抑制剂的过去、现在和未来

2015年发布的全球疾病负担研究(Global Burden of Disease study,GBD)报告中指出,1990—2013年,全球每年约5400万的总死亡人数中约1729万死于心血管疾病,而动脉粥样硬化性心血管疾病(ASCVD)是导致死亡的主要原因[1]。CTT(Cholesterol Treatment Trialists)协作组一项包含有27项血脂相关试验的荟萃分析结果显示,经他汀类药物治疗后,血浆LDL-C每下降39mg/dl其主要CVD事件发生风险即降低21%,且下降幅度与LDL-C基础水平无关[2];此外,多项研究提示LDL-C在致动脉粥样硬化中起的作用超过了任何危险因素,因此将LDL-C降至理想水平是减少主要CVD事件和死亡率的关键。他汀类药物作为主要的降胆固醇药物,其疗效在不同个体中有一定的差异,在临床工作中也常见患者对其不耐受的现象,而新型降脂药物有望弥补现时降脂治疗的不足。在距第一个他汀类药物上市将近30年的今天,新型降脂药物PCSK9(前蛋白转化酶枯草溶菌素9(proprotein convertase subtilisin/kexin type 9,PCSK9)抑制剂已从遗传学观察进展到临床研究及应用,两个单克隆抗体类PCSK9抑制剂于2015年被批准用于临床,它们的上市将使降脂治疗进入了一个新时代。

一、PCSK9概述

(一) PCSK9结构

PCSK9是可溶性内源性丝氨酸蛋白酶,哺乳动物前蛋白转化酶家族的成员之一,其主要在肝脏合成,在肠道、肾脏及脑也有低水平表达。*PCSK9*基因位于人类染色体1p32.3,长22kb,包含12个外显子和11个内含子,编码包含692个氨基酸残基的PCSK9酶原,与其他前蛋白转化酶家族成员一样,含有4个结构域,包括信号肽结构域、原结构域、枯草溶菌素样催化域和可变的羧基末端结构域,其C末端结构域中有一个在其他枯草溶菌素丝氨酸蛋白酶中未出现过的折叠。

(二) PCSK9在LDL-C代谢中的作用

体内约一半的胆固醇由肝脏和肠道通过限速酶3-羟基-3-甲基戊二酰辅酶A(HMG-CoA)还原酶合成。胆固醇合成和吸收转运进入血液中主要是通过LDL蛋白的作用,其次是通过高密度脂蛋白(HDL)和脂蛋白(a)的作用。这些LDL中的大多数会通过肝脏跨膜低密度脂蛋白受体(LDL-R)从循环系统中清除。每个LDL-R会和一个LDL-C颗粒结合,形成的复合体通过网格蛋白小窝内化入细胞并进入内体。由于内体中pH值降低,LDL-R的构象发生改变,与LDL-C解离后返回到细胞膜,LDL-C则进入溶酶体被降解,如此形成一个连续的循环过程。肝脏LDL-Rs活性的下降主要受到两种机制的调节,包括转录过程中的胆固醇调节元件结合蛋白2(SREBP-2)以及转录后的PCSK9产生的作用。PCSK9是一种主要由肝脏合成的蛋白,目前认为它主要通过与LDL-R的表皮生长因子样重复域A(EGF-A)结合而形成PCSK9-LDL-R复合物,通过内化进入细胞并进入内体。在内体中pH降低的环境下PCSK9的亲和力显著加强,使PCSK9-LDL-R复合物不发生解离,从而阻断了LDL-R向细胞表面的循环回收,导致溶酶体对PCSK9-LDL-R复合物的降解。因此,PCSK9最终可以导致肝细胞表面LDL-Rs表达的下调,LDL-C在血流中的清除减少,血浆LDL-C水平升高。

二、PCSK9抑制剂的过去

(一) PCSK9的发现

从1990年开始科学家已经陆续阐明哺乳类动物中前蛋白转换酶的9个亚型及其相关分泌性前体的组织特异性。其中7种属于酵母枯草杆菌蛋白酶亚家族,而第8种枯草菌素蛋白酶异构酶/一位酶(subtilisin kexin isozyme/site-1 protease,SKI-1/S1P)属于另一亚家族。2003年Seidah等以SKI-1/S1P保守序列发现蛋白转化酶 PCSK9，由于最初是在神经细胞内发现，并且在凋亡神经细胞中表达量明显增多，因此该蛋白曾被称为神经细胞凋亡调节转化酶 1（neural apoptosis regulated convertase1，NARC-1）[3]。

（二）PCSK9 与胆固醇关系的发现

PCSK9 在胆固醇代谢方面的作用于 2003 年由 Abifadel 等发现，其通过对患有常染色体显性遗传高胆固醇血症（autosomal dominant hypercholesterolemia，ADH）的法国家族进行基因排查与分析后，发现 PCSK9 功能获得性变异（HC92 和 HC60）使 LDL-C 水平显著升高[4]。因此，PCSK9 被确定为除了 LDL-R 基因和载脂蛋白 B（ApoB）基因以外第三个家族性高胆固醇血症（familial hypercholesterolemia）易感基因；基于此，科学家对 PCSK9 的功能性变异是否能导致 LDL-C 水平的降低展开了研究。

（三）PCSK9 功能性缺失性突变的发现

2004 年，Dallas 心脏研究对不同的人群（50% 为非洲裔美国人）进行了基因分析，发现 PCSK9 两种功能缺失型变异（Y142X 和 C679X），基因突变个体的 LDL-C 水平较非携带者降低 40%[5]。2006 年 Cohen 等报道了 Atheroscle-rosis Risk in Communities（ARIC）研究，同样发现在 3363 例非洲裔美国人中的 2.6% 存在 PCSK9 功能缺失型突变（Y142X 和 C679X）[6]，基因突变导致 LDL-C 水平下降达 28%，冠脉事件在 15 年的随访期中发生率下降 88%；9524 例白种人中 3.2% 存在 PCSK9 基因序列的变异（R46L 等位基因）[6]，导致 LDL-C 水平降低 15% 以及冠脉事件发生率下降 47%。研究显示这些 PCSK9 功能缺失性变异均使患者得到获益，并且对 LDL 水平的降低和 ASCVD 的保护似乎更优于他汀类降脂药物。2007 年，相似的结果也出现在 *PCSK9* 基因敲除小鼠的动物实验中，显示 PCSK9 功能缺失型突变会促进肝对脂质的代谢，降低血中 LDL-C 水平，并提示 PCSK9 可以成为调节体内 LDL-C 代谢、降低 CVD 发病率的重要药物靶点。

（四）PCSK9 抑制剂的研究

PCSK9 基因变异的研究观察结果令人振奋，科学家们开始研究抑制 PCSK9 的方法，主要方法包括使用 EGF-A 抑制剂、蛋白抑制剂、单克隆抗体、转运 RNA（tRNA）抑制剂以及模拟抗体蛋白药（adnectin）。而其中最常用的是单克隆抗体，其通过结合 PCSK9 而抑制 PCSK9 与 LDL-R 结合，阻止 LDL-R 的降解，使 LDL-R 发挥结合 LDL-C 的功能并正常循环回到胞膜上，以此保持细胞表面 LDL-R 数量的基本恒定，最终实现控制机体血脂的水平的作用。针对灵长类动物和人类使用单克隆抗体抑制 PCSK9 的安全性最早在 2009 年的研究中就进行了描述[7]。随后，于 2014 年开始的 PCSK9 单克隆抗体Ⅱ期临床研究目前已完成，多项Ⅲ期的临床研究也已经发现 PCSK9 抑制剂可显著降低不同人种的 LDL-C 并且具有良好的安全性。由 PCSK9 的发现至它的靶点确定只用了不足 5 年的时间，其临床研究和药物的上市也十分迅速；PCSK9 抑制剂的上市距离第一个他汀类药物上市大概已有 27 年之久，已经成为目前降脂治疗的突破和新希望。

三、PCSK9 抑制剂的现状及临床研究

目前临床运用的主要降脂药物为他汀类药物，然而他汀类药物仍然存在着较多的缺陷。例如其降脂效果在不同个体中差异较大，有部分患者即使接受了他汀类药物最大使用剂量治疗，LDL-C 仍未能达标；降低 LDL-C 水平效果有限的其中一个原因可能是他汀类药物增加 LDL-Rs 数量引起的病理生理学副作用，另一个可能是他汀类药物通过依赖胆固醇调节元件结合蛋白（SREBP）的途径诱导 PCSK9，从而抵消了其降脂的药理作用。此外，脂蛋白（a）是 ASCVD 一个潜在的风险因素，而他汀类药物降低脂蛋白（a）水平的作用微乎其微。对他汀类药物的不耐受现象在临床中也十分常见，几乎 30% 服用他汀类药物的患者会出现肌肉症状；在临床中也常可见服用大剂他汀类药物后出现与骨骼肌损伤相关的症状。另外，他汀类药物对 FH 患者的降脂效果常欠佳。因此，目前以他汀类药物作为核心的降脂治疗并不能满足部分患者需求，而新的降脂靶点和药物或许能使这部分患者额外获益。近年 PCSK9 被证实在胆固醇体内平衡中发挥关键的调节作用，可通过与低密度脂蛋白受体（LDL-R）结合，引起 LDL-R 被溶酶体降解，而 LDL-R 水平的降低会引起 LDL-C 水平的升高。自 10 年前发现 PCSK9 基因以来，很多制药公司开启了以 PCSK9 为靶点的药物开发项目。有研究显示单克隆抗体 PCSK9 抑制剂作为单药治疗时可使 LDL-C 水平下降 57%，与他汀类药物联用会使其水平下降 73%，并且在 FH 患者中也起到了较好效果。因此，目前认为对于那些经过他汀类药物治疗后 LDL-C 水平仍不达标的和 FH 的患者，PCSK9 抑制剂能进一步提高降脂（胆固醇）疗效。

流行病学观察和科学研究快速地推进了PCSK9抑制剂的临床研究和上市。目前研究中的PCSK9抑制剂包括反义核苷酸（ASOs）、小分子干扰RNA（siRNA）、模拟抗体蛋白药和单克隆抗体。其中，单克隆抗体Alirocumab和Evolocumab的Ⅲ期研究得到了良好的结果，以至于它们的注射类制剂（Praluent和Repatha）于2015年获美国和欧盟批准上市。华中科技大学同济医学院附属协和医院的廖玉华等的荟萃分析纳入了VOYAGER研究和25项Alirocumab和Evolocumab等Ⅱ期及部分的Ⅲ期试验资料，3种他汀类药物较大剂量资料汇总显示26 558例患者LDL-C水平下降达46.25%，PCSK9单克隆抗体组724例患者LDL-C水平下降达52.66%，推测PCSK9单克隆抗体比他汀类药物能够进一步降低LDL-C水平，但缺乏显著性差异；而他汀类药物+PCSK9单克隆抗体8448例患者LDL-C水平下降能达59.35%，与单用他汀类药物治疗相比有显著性差异。以下对目前最受关注的3个单克隆抗体PCSK9抑制剂Alirocumab、Evolocumab和Bococizumab进行简单介绍。

（一）Alirocumab

Alirocumab是一种人类单克隆抗体，于2015年7月24日被美国食品药品监督管理局（FDA）批准上市使用。对于需要额外降低LDL-C水平的杂合子型家族性高胆固醇血症（HeFH）或ASCVD的患者来说，Alirocumab可以作为已经达到最大耐受剂量的他汀类治疗的辅助药物；推荐剂量为75mg两周一次（皮下注射），如果LDL-C水平尚未达标可以加量至150mg；推荐剂量的疗效和安全性已被各项Ⅱ期和Ⅲ期试验证实。另外，令人鼓舞的结果是Ⅱ期试验显示在使用阿托伐他汀药物的基础上，加用Alirocumab 150mg两周一次的剂量可使LDL-C水平下降达66.2%~73.2%。Alirocumab部分主要临床试验如下。

ODYSSEY试验纳入了各种各样的患者群体，包括HeFH、心血管高风险和他汀类药物不耐受者。其中ODYSSEY-Mono试验（NCT01644474）包括103例没有接受降血脂治疗的患者。这些患者被随机分配接受Alirocumab，75mg，两周一次或依泽麦布10mg/d。如果Alirocumab组中患者在治疗8周后LDL-C<70mg/dl，那么在第12周时剂量可以增加到150mg两周一次。在24周结束时，Alirocumab治疗组的LDL-C水平较基线下降达47%，而依泽麦布组下降16%。另外，研究发现Alirocumab的耐受性好，且副作用发病率与安慰剂相当[8]。

ODYSSEY-Combo Ⅰ期和Ⅱ期试验（NCT01664175和NCT01644188）登记了超过1000例使用他汀类药物降脂未达标的高心血管风险患者。ODYSSEY-Combo Ⅰ期为期52周的试验中，316例患者按2∶1的比例被随机分配使用Alirocumab或安慰剂。Alirocumab组从基线到24周的LDL-C水平降低达48%，而安慰剂组为2%。ODYSSEY-Combo Ⅱ期试验是为期104周的研究，在该研究中720例患者被随机分配接受Alirocumab或依泽麦布，结果显示，Alirocumab组患者LDL-C水平较基线下降达50.6%，依折麦布组患者下降达20.7%。24周和52周时，Alirocumab组LDL-C水平分别为51.6mg/dl和53.3mg/dl[9,10]。

ODYSSEY LONG-TERM（NCT01507831）是一个为期78周的研究，2341例HeFH或高心血管疾病风险患者均已经接受了最大耐受他汀类药物剂量，而加用Alirocumab后LDL-C水平下降可达61.0%[11]。

在安全性方面，通过合并分析Ⅱ期和Ⅲ期阶段试验的3752例患者，提示Alirocumab与安慰剂相比较，除了局部注射部位反应外（Alirocumab的报告比例是7.2%，而安慰剂治疗组是5.1%）的安全性相当[12]。

（二）Evolocumab

Evolocumab为一种人类单克隆抗体，于2015年8月27日获得美国食品药物监督管理局批准上市使用。Evolocumab被建议用于虽然已控制饮食并且接受最大耐受他汀类药物治疗，但仍需要额外降低LDL-C的HeFH或临床动脉粥样硬化心血管疾病成人患者；或者虽然接受了其他降LDL治疗[如他汀类药物、依泽替米贝（Ezetimibe）、LDL血浆分离置换]后仍需额外降低LDL-C的纯合子型家族性高胆固醇血症（HoFH）患者。使用剂量推荐为140mg每2周1次或420mg每月1次，皮下注射；通过对12个Ⅱ期和Ⅲ期阶段试验的汇总分析，证实推荐剂量的安全性与安慰剂相当。Evolocumab部分主要临床试验如下。

GAUSS-2（NCT01763905）试验显示Evolocumab在他汀类药物不耐受人群中的效果和耐受性较好，肌肉相关症状的发生概率仅为8%，而使用依泽麦布的发生概率为18%。使用Evolocumab组的LDL-C水平的下降率为53%~56%，而使用依泽麦布组下降18%[13]。

GAUSS-3（NCT01984424）试验采用分两阶段双交叉试验模式对他汀类药物不耐受人群进行观察。结果显示 Evolocumab 组肌肉相关症状的发生率仅为 20.7%，而使用依折麦布的发生率为 28.8%。Evolocumab 组的 LDL-C 水平的下降 52.8%~54.5%，而使用依泽麦布组为 16.7%。综上结果提示 Evolocumab 可明显降低 LDL-C 水平，效果优于依折麦布，且肌肉相关症状发生率较低[14]。

DESCARTES（NCT01516879）试验随机挑选 905 例虽然接受过降血脂治疗但 LDL-C>75mg/dl 的患者，该试验显示使用 Evolucumab 长期治疗达 1 年，LDL-C 水平下降 57%，下降幅度与短期治疗的观察结果相近[15]。

RUTHERFORD-2 试验（NCT01763918）包括 331 例 FH 患者或通过他汀类药物降低其 LDL-C 至少 4 周患者。这些患者被随机分配到 140mg 每 2 周 1 次 Evolucumab 组，420mg 每月 1 次 Evolucumab 组或安慰剂组。在研究结束时，结果显示使用 Evolucumab 在每 2 周 1 次和每月 1 次治疗组的 LDL-C 水平下降率分别为 59% 和 61%，差别不大。Evolucumab 与安慰剂相比具有良好的耐受性和降脂效果[16]。

TESLA B 试验（NCT01588496）包括了 50 例 HeFH、通过他汀类药物加强降脂（脂蛋白分离除外）以及平均 LDL-C 为 350mg/dl 的患者。这些患者被随机分配接受每月 420mg Evolocumab 或 12 周安慰剂。结果显示 Evolocumab 组的 LDL-C 下降 31%，且其具有良好的耐受性以及其副作用与安慰剂相当[17]。

（三）Bococizumab

Bococizumab 是一种人类单克隆抗体，目前 bococizumab 正处于Ⅲ期 SPIRE 临床试验。该试验纳入约 32 000 例患者，包括 6 项降脂Ⅲ期研究（SPIRE-SI、SPIRE-AI、SPIRE-HR、SPIRE-FH、SPIRE-LL、SPIRE-LDL）和 2 项心血管预后研究（SPIRE-1，SPIRE-2）。其中 6 项降脂Ⅲ期研究在伴有 CVD 事件风险的成人患者中开展，调查 Bococizumab 降低 LDL-C 的疗效、安全性和耐受性。目前辉瑞公司已宣布 Bococizumab 在降脂Ⅲ期 SPIRE-AI（Autoinjector）研究中获得了成功，不过该研究的完整数据尚未公布。SPIRE-AI 研究是 Bococizumab Ⅲ期 SPIRE 临床项目中的第 2 个降脂Ⅲ期研究，而此前公布的首个降脂Ⅲ期研究 SPIRE-SI 在他汀不耐受的高血脂症成人患者中开展，也达到了降低 LDL-C 的主要终点。

四、PCSK9 抑制剂的未来

（一）PCSK9 抑制剂目前存在的缺陷

PCSK9 抑制剂（主要是单克隆抗体）可有效降低 LDL-C 水平且安全性良好，可作为降胆固醇治疗的新选择。但是目前关于 PCSK9 抑制剂也存在一些需要解答和解决的问题，其中包括：它是否能降低主要 CVD 事件的发生率？长期安全性如何？对于这两个问题需要关注计划于 2018 年结束的 2 项大型临床研究：Evolocumab 的 FOUEIER 研究和 Alirocumab 的 ODYSSEY 研究。另外，降脂治疗需要长期维持，从成本及成本效益来看，目前上市的两款 PCSK9 抑制注射剂价格昂贵，每年需花费约 1.46 万美元，而他汀类药物治疗每年花费仅约 800 美元。因此，PCSK9 抑制剂暂时还不可能代替他汀的临床应用；寻找与 Evolocumab 和 Alirocumab 有相当的降 LDL-C 效果及安全性，并且具有更高性价比的 PCSK9 抑制剂成为需求。

（二）PCSK9 抑制剂的脱靶效应

基于较全面的研究和理想的研究结果，目前 PCSK9 抑制剂被视为前景十分广阔的新型高脂血症治疗药物，对于此类新型药物的脱靶效应也应受到关注。在一些研究中，PCSK9 的基因变异已被建议用于调节血压。在 Reasons for Geographic and Racial Differences in Stroke study（REGARDS）中，可见 PCSK9 的多态性与非洲裔美国人群的血压相关，并表明 *PCSK9* 的基因变异与收缩压有一定的关联性，提示罕见的 *PCSK9* 基因变异可能对非洲裔美国人群的血压有所影响，这为进一步研究奠定了基础[18]。此外，PCSK9 抑制剂的脱靶效应对心血管系统是否有副作用也需要进一步研究。

（三）PCSK9 对动脉粥样硬化的直接作用

最近科学家们就 PCSK9 在动脉粥样硬化中发挥的作用开展了转化医学研究，有研究认为 PCSK9 除了影响 LDL-C 水平之外，它对血管壁的直接作用在动脉粥样硬化（atherosclerosis，AS）发生、发展中也发挥重要影响。血管壁巨噬细胞的脂质蓄积及炎症反应是 AS 发生发展中的关键环节已得到广泛认同，因此抑制巨噬细胞脂质蓄积和炎症反应是干预 AS 形成的一个重要方向。Fazio 等[19]去年报道的一项研究提示尽管在生理条件下巨噬细胞不会释放大量 PCSK9，但巨噬细胞局部释放的 PCSK9 可直接作用于血管，并参与AS的形成。因此将来应继续阐明PCSK9在血管壁如何直接参与AS发生，为揭示PCSK9在AS发病中的作用及机制提供新观点，为确立PCSK9作为AS治疗新靶点提供更充分的科学依据。

（四）非单克隆抗体PCSK9抑制剂展望

目前主要有2个PCSK9抑制口服制剂正处于临床试验阶段，其一为Bristol-Myers Squibb（BMS）公司的BMS-962476，它是PCSK9的模拟抗体蛋白（adnectin）抑制剂，研究显示它可如抗体一样与高亲和力靶结合。另一个是胆固醇酯转运蛋白（CETP）抑制剂K-312，研究显示它可以抑制PCSK的表达从而发挥降低LDL-C的作用。这两种可抑制PCSK9的口服制剂现均处于Ⅰ期临床研究阶段，若将来被批准上市，有望较现时已上市的单克隆抗体类PCSK9抑制剂更具性价比。

2015欧洲心脏病协会年会上Medicines公司公布了其小分子干扰RNA（siRNA）类PCSK9抑制药物ALN-PCS的两个小型临床试验结果。一项多剂量实验显示500mg ALN-PCS可以降血脂达到78%，经过一次注射的140天以后LDL水平仍然比基线低40%。另一项稍大实验显示ALN-PCS可以平均降60%的LDL-C水平，这与PCSK9蛋白抑制剂疗效相似。提示ALN-PCS较目前上市的PCSK9抑制剂更为长效，可能只需一年注射2~4次，这使患者的依从性会更好。ALN-PCS的Ⅱ期临床试验ORION-1已于2015年底启动，预计招募480例患有动脉粥样硬化心血管疾病（ASCVD）或具有等同风险（因糖尿病或FH引起）的高胆固醇血症患者，这些患者之前都使用过其他降脂药治疗但无法把胆固醇降到期望的水平，试验旨在比较3个月或半年皮下注射一次ALN-PCS对治疗这类患者的疗效和安全性。另外，ALN-PCS的Ⅲ期临床试验预计于2017年开始，我们拭目以待这些临床试验的结果。

（五）PCSK9抑制剂的前景

PCSK9作为枯草溶菌素蛋白激酶K亚家族的一个成员，在血脂代谢的调节中起到了关键作用，PCSK9功能获得性基因突变通过提高血浆LDL-C水平及其他可能的机制导致动脉粥样硬化发生。PCSK9抑制剂（主要是单克隆抗体）的早期临床试验效果显著，联合他汀类药物治疗或单独使用可使LDL-C水平降低40%~72%且安全性良好。这为对他汀类药物不耐受及家族性高胆固醇血症的患者提供了新的降脂药物选择，PCSK9抑制剂已成为一种现有降LDL-C药物之外前景广阔的治疗药物。但是对PCSK9抑制剂仍需要进一步的研究探讨其长期使用的安全性、潜在机制以及检验其对心血管终点事件及死亡率的影响。另外，单克隆抗体制剂的成本问题、PCSK9对动脉粥样硬化的直接作用、PCSK9抑制剂的脱靶效应等需更多研究解决和阐明。各种非单克隆抗体的PCSK9抑制剂的研究近年也如火如荼地进行中，未来PCSK9抑制剂在降脂治疗中的地位，我们拭目以待。

（董吁钢　江竟舟）

参考文献

[1] GBD 2013 Mortality and Causes of Death Collaborators. Global, regional, and national age-sex specific all-cause and cause-specific mortality for 240 causes of death, 1990-2013: a systematic analysis for the Global Burden of Disease Study 2013. Lancet, 2015, 385(9963): 117-171.

[2] Cholesterol Treatment Trialists'(CTT) Collaborators, Mihaylova B, Emberson J, et al. The effects of lowering LDL cholesterol with statin therapy in people at low risk of vascular disease meta-analysis of individual data from 27 randomized trials. Lancet, 2012, 380: 581-590.

[3] Seidah NG, Benjannet S, Wickham L, et al. The secretory proprotein convertase neural apoptosis-regulated convertase 1 (NARC-1): liver regeneration and neuronal differentiation. Proc Natl Acad Sci U S A, 2003, 100: 928-933.

[4] Abifadel M, Varret M, Rabès JP, et al. Mutations in PCSK9 cause autosomal dominant hyper cholesterolemia. Nat Genet, 2003, 34(2): 154-156.

[5] Cohen J, Pertsemlidis A, Kotowski IK, et al. Low LDL cholesterol in individuals of African descent resulting from frequent nonsense mutations in PCSK9. Nat Genet, 2005, 37: 161-165.

[6] Cohen JC, Boerwinkle E, Mosley Jr TH, et al. Sequence var-iations in PCSK9, low LDL, and protection against coronary heart disease. N Engl J Med, 2006, 354: 1264-1272.

[7] Chan JC, Piper DE, Cao Q, et al. A pro-protein convertase subtilisin/kexin type 9 neutralizing antibody reduces serum cholesterol in mice and nonhuman primates. Proc Natl Acad Sci U S A, 106(24): 9820-9825.

[8] Roth EM, Taskinen MR, Ginsberg HN, et al. Monotherapy with the PCSK9 inhibitor alir-ocumab versus ezetimibe in patients with hypercholesterolemia: results of a 24 week, double-blind, randomized phase 3 trial. Int J Cardiol, 2014, 176: 55-61.

[9] Kereiakes DJ, Robinson JG, Cannon CP, et al. Efficacy and safety of the proprotein con-vertase subtilisin/kexin type 9 inhibitor alirocumab among high cardiovascular risk patients on maximally tolerated statin ther-apy: the ODYSSEY COMBO Ⅰ study. Am Heart J, 2015, 169(6): 906-915.

[10] Cannon CP, Cariou B, Blom D, et al. Efficacy and safety of alirocumab in high cardio-vascular risk patients with inade-quately controlled hypercholesterolaemia on maximally toler-ated doses of statins: the ODYSSEY COMBO Ⅱ randomized controlled trial. Eur Heart J, 2015, 36(19): 1186-1194.

[11] Robinson JG, Farnier M, Krempf M, et al. Efficacy and safety of alirocumab in reducing lipids and cardiovascular events. N Engl J Med, 2015, 372: 1489-1499.

[12] Jones PH, Bays H, Chaudhari U, et al. Pooled safety and adverse events in nine randomized, placebo-controlled, phase 2 and 3 clinical trials of alirocumab[abstract]. J Am Coll Cardiol, 2015, 65: A1363.

[13] Robinson JG, Nedergaard BS, Rogers WJ, et al. Effect of evolocumab or ezetimibe added to moderate- or high-intensity statin therapy on LDL-C lowering in patients with hypercholesterolemia: the LAPLACE-2 randomized clinical trial. JAMA, 2014, 311: 1870-1882.

[14] Nissen SE, Stroes E, Dent-Acosta RE, et al, Efficacy and Tolerability of Evolocumab vs Ezetimibe in Patients With Muscle-Related Statin Intolerance: The GAUSS-3 Randomized Clinical Trial. JAMA, 2016, 315(15): 1580-1590.

[15] Raal FJ, Honarpour N, Blom DJ, et al. Inhibition of PCSK9 with evolocumab in homozygous familial hypercholesterolaemia (TESLA Part B): a randomised, double-blind, placebo-controlled trial. Lancet, 2015, 385: 341-350.

[16] Raal FJ, Stein EA, Dufour R, et al. PCSK9 inhibition with evolo-cumab (AMG145) in heterozygous familial hyper-cholesterolaemia (RUTHERFORD-2): a randomised, double-blind, placebo-controlled trial. Lancet, 2015, 385: 331-340.

[17] Toth PP, Sattar N, Genest J, et al. A comprehensive safety analysis of 6026 patients from phase 2 and 3 short and long term clinical trials with evolocumab (AMG 145[abstract]. J Am Coll Cardiol, 2015, 65: A1351.

[18] Ballantyne CM, Neutel J, Cropp A, et al. Results of bococizumab, a monoclonal anti-body against proprotein convertase subtilisin/kexin type 9, from a randomized, placebo-controlled, dose-ranging study in statin-treated subjects with hypercholesterolemia. Am J Cardiol, 2015, 115: 1212-1221.

[19] Giunzioni I, Tavori H, Covarrubias R, et al. Local effects of human PCSK 9 on the atherosclerotic lesion. J Pathol, 2016, 238(1): 52-62.

他汀相关自身免疫性肌病

【摘要】 他汀相关自身免疫性肌病(statin-associated autoimmune myopathy)是使用他汀类药物后出现的,以进行性肌无力、肌酶升高和肌纤维的坏死性改变和抗 3- 羟基 -3 甲基戊二酰辅酶 A 还原酶(3-hydroxy-3methylglutaryl coenzyme A reductase,HMGCR)自身抗体阳性为特征的一类自身免疫性肌病,是坏死性自身免疫性肌病(necrotizing autoimmune myopathy,NAM)的一种[1]。本病十分罕见,急性进展可出现横纹肌溶解而导致急性肾功能不全甚至死亡[2,3],为更好地帮助临床医生认识此病,本文主要从发病机制、诊断及治疗处理三方面对该病进行综述。

【关键词】 他汀相关自身免疫性肌病;坏死性自身免疫性肌病;抗 HMGCR 抗体

他汀类药物目前广泛用于心血管疾病的一级和二级预防,通过降低低密度脂蛋白胆固醇(LDL-C)的浓度,以及抗炎及稳定冠脉斑块甚至部分逆转粥样硬化等作用,能显著降低不良心血管事件的发生率;最近研究发现,他汀类药物具有多效性,能通过减轻全身炎症反应、改善内皮功能和降低血小板高反应性而使绝大多数的使用者获益[4]。此外,他汀类药物常见的副作用有肌肉疼痛、乏力等,但患者一般能够耐受;在减量、停用或换用其他降脂药后可缓解[5]。只有很小一部分患者(每年约占万分之一)会出现他汀相关自身免疫性肌病,表现为持续的肌肉疼痛且伴有明显的肌酸激酶(creatine kinase,CK)水平的升高,肌肉活组织检查可见肌纤维的坏死和再生,以及检测出抗 3- 羟基 -3 甲基戊二酰辅酶 A 还原酶(HMGCR)自身抗体阳性;这其中大约有 0.02% 的患者可出现横纹肌溶解[6,7]。和大多数患者相比,这类患者在停用他汀类药物后仍可有持续进展的肌痛、乏力等症状及肌酸激酶水平的进一步升高,需要联合免疫抑制剂等药物治疗,下面我们就他汀相关自身免疫性肌病的发病机制、诊断及治疗进行讨论。

一、发 病 机 制

他汀相关自身免疫性肌病是坏死性自身免疫性肌病的一种,目前认为主要是由他汀类药物的使用、基因及自身免疫因素等综合作用引起。Christopher-Stine 发现坏死性自身免疫性肌病中的分子量为 100~200kD 的自身抗体与他汀类药物的暴露有关,其随后被证实为 3- 羟基 -3 甲基戊二酰辅酶 A 还原酶(HMGCR)自身抗体[8,9]。抗 HMGCR 抗体阳性的 NAM 患者中大部分有他汀类药物服用史(66.7%),并且中老年患者占到 92.3%,而且男性的比例比女性要高[7]。HMGCR 是他汀类药物作用的主要靶点,也是抗 HMGCR 自身抗体的结合位点,并且免疫荧光检测发现服用他汀类药物的 NAM 患者再生肌纤维中 HMGCR 的表达显著上调[2,5,8]。但目前 HMGCR 在他汀相关自身免疫性肌病进展中的作用仍不明确。而人类白细胞抗原(human leukocyte antigen,HLA)Ⅱ类因子的等位基因 DRB1*11:01 和抗 HMGCR 自身抗体的进展密切相关,当他汀引起 HMGCR 高表达时,DRB1*11:01 可表达具有强免疫源性的 HMGCR 衍生多肽,故而 DR11+ 对于抗 HMGCR 自身抗体进展具有很高的阳性预测价值[8,10]。因此,对于有他汀暴露史且 DRB1*11:01 阳性的患者,高度怀疑抗 HMGCR 相关免疫介导的坏死性肌病。但是对于他汀是否是引起这一疾病的唯一致病因素仍然不确定[1,11]。

他汀和 HMGCR 的结合会引起蛋白构向改变,导致隐性表位的暴露而引起自身免疫不耐受。一旦自身免疫耐受被打破和自身免疫反应被激活,即使停用他汀类药物后,肌肉细胞中高浓度的 HMGCR 水平仍会继续推动免疫反应的进程,这可能是该病患者在停用他汀后肌痛乏力症状仍进行性进展的原因[1,9]。而且,通过免疫组织化学染色的方法可以发现,补体系统激活的终末效应产物,又称膜攻击复合物(membrane attack complex,MAC)在一部分抗 HMGCR 自身抗体阳性的肌病患者的小血管和非坏死肌纤维中沉积,提示 MAC 对微血管的损害可能是 NAM 肌肉坏死的基础或促进因素。此外,免疫细胞的浸润,以及抗 HMGCR 自身抗体与其他抗原的交叉反应等是否是引起肌肉损伤的因素目前仍然不能确定。

一项针对他汀相关性肌病的易感基因研究指出，等位基因 SLCO1B1*5 和肌病密切相关，其编码的阴离子转运多肽 OATP1B1 主要调节肝细胞对他汀的摄取[9]。该等位基因相关的肌病风险可能具有他汀特异性，例如，SLCO1B1*5 等位基因的携带者应用辛伐他汀引起肌病的风险是正常人的 3 倍，而阿托伐他汀和瑞舒伐他汀则没有这方面的报道，说明他汀相关性肌病也许和他汀类药物自身的药代动力学有关[1]。此外，SLCO1B1*5 相关的 rs4149056 C 单核苷酸多态性引起他汀相关性肌病时具有他汀种类和(或)剂量依赖性；在一项针对欧洲人的抗 HMGCR 抗体阳性的小样本研究发现，rs4149056 C 出现的概率为 14%~22%，因此不同人群中 SLCO1B1 等位基因引起他汀相关性肌病的风险也不确切[9,10]。

尽管有明确证据表明等位基因 SLCO1B1*5 能增加他汀相关性肌病的风险，但考虑他汀类药物预防不良心血管事件发生的作用和可能发生的他汀相关肌病，目前临床上还未推广对于 SLCO1B1*5 的基因检测[10]。此外，有研究报道，他汀类药物可以引起肌细胞线粒体辅酶 Q10 含量的下降从而引起肌痛，但是目前并没有明确的证据支持辅酶 Q10 的补充治疗能够减轻他汀相关性肌病引起的肌痛症状[5,12]。

二、诊　断

诊断他汀相关性自身免疫性肌病前我们首先明确肌痛、肌炎和肌病的概念。目前关于肌痛、肌炎和肌病的定义还没有统一。根据 2002 年 ACC/AHA/NHLBI 的建议，肌病是各种原因引起的肌肉病变，包括药物、遗传或免疫性因素。而肌痛的定义是：肌肉疼痛、乏力等症状而不伴血 CK 值的升高；肌炎是肌肉症状加上血 CK 值的升高；横纹肌溶解症指除了上述症状外，血 CK 值超过正常值上限（upper limit of normal，ULN）的 10 倍，常伴急性肾功能不全的表现。而 FDA 则忽略了肌痛和肌炎的分类，认为肌病是肌痛症状伴 CK 值超过正常值上限的 10 倍，而横纹肌溶解症是肌痛症状伴 CK 值显著升高，并超过 ULN 的 50 倍，常伴随肾功能损害的表现。最新 2016 年 NLA 的定义是：肌病是肌痛症状伴 CK 值超过 ULN 的 10 倍，横纹肌溶解症是血 CK 值 >10 000IU/L，或者是 CK 值超过 ULN 的 10 倍加上血清肌酐升高或需要静脉水化治疗[2,13,14]。他汀相关性自身免疫性肌病的诊断包括以下几个方面。

(1) 肌痛症状及肌酸激酶升高

通常是首要表现，也是最主要的表现。患者有他汀类药物的服用史，且出现对称性的近端肌肉乏力，出现肌肉疼痛、蹲起、迈步或提重物困难等肌力下降表现，部分患者可出现非特异性的皮疹或关节疼痛表现[5,15]；极少数患者可出现雷诺现象[8,16]，这里需将他汀相关性自身免疫性肌病的肌痛和一般他汀类药物相关的肌痛相鉴别。两者均有他汀类药物服用史，而后者引起的肌痛相对较常见，一些观察性研究证实服用他汀类药物后出现肌痛的概率为 5%~10%，其肌肉疼痛主要分布在大腿、小腿或两者都有；肌肉疼痛表述可以是沉重感，僵硬，活动后乏力甚至是痉挛等，疼痛常是间歇性的，疼痛程度随时间而变，还有一部分患者可出现肌腱疼痛，严重的也可出现日常活动受限，只能床边活动等[13]，其引起的肌痛症状在停用他汀类药物后一般能够缓解；而他汀相关自身免疫性肌病发病率更低，据估计每年只有(2~3)/10 万，其引起的肌痛往往呈持续性进展或加重，即使停用他汀类药物后也不见缓解。此外，一般他汀类药物引起的肌痛的血清化验结果很少伴随肌酸激酶水平的升高或即使升高也往往在 10 倍 ULN 以下。相比之下，他汀相关性自身免疫性肌病除肌痛外往往伴随血 CK 值的升高超过 ULN 的 10 倍，达到 2000IU/L 以上[5,17]。

(2) 肌电图及核磁共振显像

肌病的急性活动期肌电图可以见到短棘多相波伴自发电位，常提示肌源性损害；核磁共振显像可见明显的肌肉水肿[9,16-19]。

(3) 肌活检示肌纤维的坏死和再生

停用他汀类药物后，骨骼肌的症状持续不缓解或加重，以及 CK 值持续升高时，考虑进行肌肉活组织检查，他汀相关性自身免疫性肌病中最显著的组织学特征就是肌细胞的坏死和再生。Christopher-Stine 一项针对 225 例肌病患者的研究纳入了伴持续性近端肌肉无力、肌酸激酶升高、肌电图提示肌源性损害和 MRI 示肌细胞水肿的患者，其中 38 例行肌肉活检发现：肌细胞的退化、再生和(或)坏死，原发性肌内膜的炎症及血管周围炎症、镶边空泡、束周萎缩和纤维化等[9,16,20]。Tae Chungd 对抗 HMGCR 自身抗体阳性的患者肌活检发现，肌内膜和血管腔周围间隙可见散在的 $CD4^+$ 和 $CD8^+$ T 淋巴细胞、浆细胞样树突状细胞和巨噬细胞的浸润，半定量分析发现巨噬细胞以 CD163⁺D 的 M2 型为主，并认为其在肌肉组织再生和修复中扮演重要作用；还有不到 20% 的以 CD11c⁺ 的 M1 型巨噬细胞，其主要作用是介导组织损伤，多见于癌性肌病患者的肌活检标本。此外，免疫组织化学染色发现约有 14/16 的肌肉活检标本中发现在非坏死肌纤维膜可见 MHC Ⅰ类分子和膜攻击复合物沉积，提示免疫应答参与了该病的发生或进程[19,21,22]。

(4) 抗 HMGCR 自身抗体阳性

抗 HMGCR 自身抗体在他汀相关自身免疫性肌病患者中有很高的特异性。约翰霍普金斯肌炎中心的一项研究显示，750 例怀疑免疫性肌病的患者中有 45 例检测到了抗 HMGCR 自身抗体，而且在出现他汀相关自限性骨骼肌肉症状的患者中很少检出该抗体，在皮肌炎、多发性肌炎和包涵体性肌炎中均未发现抗 HMGCR 自身抗体[9,21]。Vidya Limaye 的研究也发现有他汀类药物服用史的患者抗 HMGCR 自身抗体特异性达 94%，敏感性只有 78%，由此证明该抗体对于他汀相关自身免疫性肌病具有很高的阴性预测价值[23]。因此，对于有他汀类药物暴露史并出现进行性发展的肌痛表现，且抗 HMGCR 自身抗体阳性的患者考虑他汀相关自身免疫性肌病具有很高的诊断价值。

酶联免疫吸附试验检测抗 HMGCR 自身抗体的特异性(99%)和敏感性(94%)均很高，但也有大约 0.7% 的假阳性率。为了避免误诊，只有当患者的肌酸激酶水平很高时才考虑检测自身抗体。此外抗 HMGCR 自身抗体在无他汀类药物使用的患者中也可能是阳性，约占所有队列研究中阳性患者的 1/3，而且年龄普遍偏向年轻，这类患者虽然有肌病但是对治疗的反应不像使用他汀类药物的患者良好。此外，他汀相关性自身免疫性肌病的诊断还需要和坏死性自身免疫性肌病的其他类型相鉴别。根据自身抗体，如抗信号识别颗粒抗体、抗合成酶抗体、抗 Mi-2 抗体等不同，以及肌肉活组织检查和临床表现的差异可以和其他如包涵体性肌炎、皮肌炎、多发性肌炎等坏死性自身免疫性肌病相鉴别[1,3]。

三、治疗与管理

研究证实，抗 HMGCR 自身抗体和血 CK 值以及肌力具有一定的相关性。在疾病初期，患者肌力下降而自身抗体滴度和 CK 值水平是升高的；经治疗好转后患者肌力和血 CK 值可以完全恢复到正常水平，而抗 HMGCR 自身抗体虽较急性期下降但总体水平仍是升高的。因此，抗 HMGCR 自身抗体的定量分析可作为评估疾病的活动性的指标[7]。他汀相关自身免疫性肌病患者肌力的改善常常作为评估患者预后的确切指标[21]。如果患者在接受他汀类药物治疗时出现了肌痛症状，建议动态监测血清肌酸激酶水平和基线水平的变化关系。对于轻度乏力的患者，可停用他汀类药物并密切观察，当肌痛症状不见改善或持续恶化时应考虑可能出现了自身免疫性肌病，可以启动免疫抑制或免疫调节治疗[1,19,24]。虽然没有临床试验证实免疫抑制剂对他汀相关性自身免疫性肌病的效用，但临床经验表明，起始治疗常规口服泼尼松，按每天每公斤体重 1mg 给予，可联合甲氨蝶呤、咪唑硫嘌呤、霉酚酸酯、他克莫司等药物可使患者症状得到缓解。对于严重肌无力进展或者联合用药 8~12 周后仍不起效的患者可以静脉使用丙种球蛋白或利妥昔单抗[16]。通常静注丙种球蛋白(intravenous immunoglobulin，IVIG)用于治疗一半以上的他汀诱导的自身免疫性肌病。Mammen 等[25]针对既往有糖尿病病史的肌病患者使用静注丙球的单联疗法，并取得不错的治疗效果，因此推荐 IVIG 或许可以作为他汀相关自身免疫性肌病患者的一线治疗。

Ramanathan 等[26,27]报道了 6 例抗 HMGCR 自身抗体阳性的自身免疫性肌病患者的治疗情况，起始均使用大剂量激素的情况下，联合使用不同的免疫抑制治疗，包括静脉注射丙种球蛋白(n=5)、血浆置换(n=2)、甲氨蝶呤(n=6)、咪唑硫嘌呤(n=1)、环孢霉素(n=2)、利妥昔单抗(n=2)、环孢素(n=1)，在平均 4.5 年的随访期间，有 5 例出现 0~3 次的症状反复，所有患者共出现 10 次症状反复的情况，其中 9 次均与激素减量或停用有关。虽然多数患者使用免疫抑制治疗后反应良好，表现为肌力改善和血 CK 值的下降；但是当激素减量或停用后有些患者症状出现反复，并伴随肌力的进一步下降和CK值再次升高。当患者症状反复时，此时常需要联合多种免疫抑制剂治疗，尤其是重新启用大剂量激素或静脉注射丙种球蛋白的方式以期获得临床缓解。另外，当患者肌力逐渐恢复时，免疫抑制剂的减量可能会引起症状反复，因此需要识别哪些患者症状会反弹而需要长期使用免疫抑制剂治疗；此外，目前有证据表明抗 HMGCR 自身抗体的持续出现及血清 CK 值的升高可作为预测肌病反复的生物标志物，但这仍需大样本临床数据的支持。因此，对于这类存在复发风险的患者如何进行个性化的治疗仍需进一步的摸索[7,28]。还有，一些经过治疗的患者肌力能完全恢复，但是肌酸激酶水平仍然很高，研究发现这些患者虽然肌细胞再生的速度在不断减慢，但仍超过了其破坏的速度，这种情况下治疗是否需要升级仍然存在争议。一些患者虽然激酶水平恢复正常但仍表现为肌肉无力，这常出现在一些接受了长期治疗免疫治疗的患者身上，肌肉核磁共振检查可发现这些患者的肌肉组织被脂肪组织所替代，因此考虑出现了不可逆性进展的肌肉损伤[1,7]。此外，当肌损害严重出现横纹肌溶解症时可以考虑血浆置换或 DNA 免疫吸附治疗。王晓军等使用 DNA 免疫吸附疗法治疗皮肌炎和多发性肌炎的患者，证明其能有效地改善临床症状，降低肌酸激酶水平，并对参与致病过程的 ANA 和免疫球蛋白有较好的清除作用[29]。不过该疗法目前主要应用于一些自身免疫性疾病治疗效果不佳和急危重症的情况，且该治疗不是针对病因的治疗，因而不能替代基础的激素和免疫抑制剂治疗。目前，DNA 免疫吸附疗法用于他汀相关自身免疫性肌病的治疗也仍需进一步的临床证据支持。

四、结　　论

他汀相关自身免疫性肌病是由于他汀药物的使用以及个体遗传易感性而出现的以进行性肌肉疼痛、肌酸肌酶升高、肌力下降以及抗 HMGCR 自身抗体阳性为特征的一类坏死性自身免疫性肌病；持续进展的可以严重影响患者的生活质量，甚或危及生命。对于绝大多数患者而言，使用他汀类药物是安全有效的，其副作用也是可以接受的，只有极少数的患者出现肌痛持续进展及肌酶水平显著升高，出现这种情况才考虑他汀诱发的自身免疫性肌病，进一步抗 HMGCR 自身抗体检测确诊后，需停用他汀类药物且合并使用免疫抑制剂治疗。值得庆幸的是，多数患者经治疗后肌力有显著改善，总体预后不错。

（李曦铭　丛洪良）

参 考 文 献

[1] Mammen AL, Statin-Associated Autoimmune Myopathy. N Engl J Med, 2016, 374(7): 664-669.

[2] Pasternak RC, Smith SC Jr, Bairey-Merz CN, et al. ACC/AHA/NHLBI clinical advisory on the use and safety of statins. J Am Coll Cardiol, 2002, 40(3): 567-572.

[3] Albayda J, Lisa CS. Identifying statin-associated autoimmune necrotizing myopathy. Cleve Clin J Med, 2014, 12: 736-741.

[4] Saakshi K, Gisele ZG. Statins and autoimmunity. Immunol Res, 2013, 56: 348-357.

[5] Auer J, Sinzinger H, Franklin B, et al. Muscle- and skeletal-related side-effects of statins: tip of the iceberg. Eur J Prev Cardiol, 2016, 23(1): 88-110.

[6] Klein M, Mann H, Pleštilová L, et al. Increasing incidence of immune-mediated necrotizing myopathy: single-centre experience. Rheumatology, 2015, 54(11): 2010-2014.

[7] Werner JL, Christopher-Stine L, Ghazarian SR, et al. Antibody levels correlate with creatine kinase levels and strength in anti-3-hydroxy-3-methylglutaryl-coenzyme A reductase-associated autoimmune myopathy. Arthritis Rheum, 2012, 64(12): 4087-4093.

[8] Christopher-Stine L, Casciola-Rosen LA, Hong G, et al. A novel autoantibody recognizing 200-kd and 100-kd proteins is associated with an immune-mediated necrotizing myopathy. Arthritis Rheum, 2010, 62(9): 2757-2766.

[9] Mammen AL, Chung T, Christopher-Stine L, et al. Autoantibodies against 3-hydroxy-3-methylglutaryl-coenzyme A reductase in patients with statin-associated autoimmune myopathy. Arthritis Rheum, 2011, 63(3): 713-721.

[10] Patel J, Superko HR, Martin SS, et al. Genetic and immunologic susceptibility to statin-related myopathy. Atherosclerosis, 2015, 240(1): 260-271.

[11] Sewright KA, Clarkson PM, Thompson PD. Statin myopathy: incidence, risk factors, and pathophysiology. Curr Atheroscler Rep, 2007, 9: 389-396.

[12] Taylor BA, Lorson L, White CM3, et al. A randomized trial with coenzyme Q10 in patients with statin myopathy. Atherosclerosis, 2015, 238(2): 329-335.

[13] Joy TR, Hegele RA. Narrative review: statin-related myopathy. Ann Intern Med, 2009, 150: 858-868.

[14] McKenney JM, Davidson MH, Jacobson TA, et al. Final conclusions and recommendations of the National Lipid Association Statin Safety Assessment Task Force. Am J Cardiol, 2006, 97: 89C-94C.

[15] Claeys KG, Handt OGS, Jens R, et al. Diagnostic challenge and therapeutic dilemma in necrotizing myopathy. Neurology, 2013, 10: 932-935.

[16] Allenbach Y, Drouot L, Rigolet A, et al. Anti-HMGCR autoantibodies in European patients with autoimmune necrotizing myopathies: inconstant

exposure to statin. Medicine, 2014, 93: 150-157.

[17] Needham M. Necrotising autoimmune myopathy - clinical aspects. Pathology, 2015, 47 (Suppl 1): S42.

[18] Rider LG, Miller FW. Deciphering the clinical presentations, pathogenesis, and treatment of the idiopathic inflammatory myopathies. JAMA, 2011, 305 (2): 183-190.

[19] Hamann PD, Cooper RG, McHugh NJ, et al. Statin-induced necrotizing myositis - A discrete autoimmune entity within the "statin-induced myopathy spectrum". Autoimmunity Reviews. 2013, 12: 1177-1181.

[20] Limaye V, Bundell C, Peter H, et al. Clinical and genetic associations of autoantibodies to 3-hydroxy-3-methyl-glutaryl-coenzyme a reductase in patients with immune-mediated myositis and necrotizing myopathy. Muscle Nerve, 2015, 2: 196-203.

[21] Chung T, Christopher-Stine L, Paik JJ, et al. The composition of cellular infiltrates in anti-HMG-CoA reductase-associated myopathy. Muscle Nerve, 2015, 52 (2): 189-195.

[22] Kuncova K, Sedlackova M, Vencovsky J, et al. Inflammatory myopathy associated with statins: report of three cases. Modern Rheumatology, 2014, 24 (2): 366-371.

[23] Dalakas MC. Pathogenesis and therapies of immune-mediated myopathies. Autoimmunity Reviews, 2012, 3: 203-206.

[24] Mammen AL, Tiniakou E. Intravenous Immune Globulin for Statin-Triggered Autoimmune Myopathy. N Engl J Med, 2015, 373 (17): 1680-1682.

[25] Basharat P, Christopher-Stine L. Immune-mediated necrotizing myopathy: update on diagnosis and managemen. Curr Rheumatol Rep, 2015, 17 (12): 72.

[26] Ramanathan S, Langguth D, Hardy TA, et al. Clinical course and treatment of anti-HMGCR antibody-associated necrotizing autoimmune myopathy. Neurol Neuroimmunol Neuroinflamm, 2015, 2: e96.

[27] Albert SC, Marcelo AC, Ana M, et al. Statins and myositis: the role of anti-HMGCR antibodies. Expert Rev Clin Immunol, 2015, 12: 1277-1279.

[28] 王晓军，韩聚方，戈海青，等 .DNA 免疫吸附治疗自身免疫性炎性肌病的临床疗效 . 实用医学杂志，2015，4：678-679.

GLP-1 受体激动剂的应用进展及其心血管安全性评价

近年来，2 型糖尿病（T2DM）的发病率呈明显上升趋势。在中国的流行病学调查结果显示，T2DM 的发病率接近 10%[1]。据估计，在美国将有 1/3 的人会在其一生中发展为 T2DM[1]。T2DM 主要特点是胰岛素抵抗以及不断进展的胰岛素分泌缺陷。在美国，T2DM 被认为是导致死亡的第七大原因之一，主要和糖尿病所致的微循环及大动脉的并发症有关。而血糖的控制对于糖尿病相关的死亡率和致残率的降低具有重要的意义。控制血糖的主要措施除了生活方式的改变、饮食的调节、运动锻炼、减肥等，药物治疗是重要的干预措施，常常需要多种类别的药物联合应用。二甲双胍由于其安全有效、费用低廉、并能降低心血管危险而被推荐为一线药物[2]。但是，有时单用二甲双胍并不能使血糖达标或者患者不能耐受长期服用，因此不得不考虑使用二线的降糖药物。

胰高血糖素样肽 -1（GLP-1）是小肠 L 细胞分泌的肠促胰岛素样多肽。大量研究表明 GLP-1 受体激动剂（RAs）可产生葡萄糖依赖性胰岛素分泌，抑制胰高血糖素的分泌，并降低食欲等多效性作用，在过去的 10 年间已经作为一类新的降糖药物被应用于临床治疗中，并认为对心血管产生积极影响。大多数临床研究均将 GLP-1RAs 的心血管作用作为次要终点，至今，仅有一项大型随机临床研究（ELIXA study），将心血管不良事件作为其终点事件。对于严重糖尿病患者，尽管严格控制血糖，心血管疾病的发生、发展仍会持续。因此，RAs 的心血管效应已经引起了全世界医疗行业的极大关注，我们也将期待更多大规模临床试验以更好阐释 GLP-1RAs 对心血管的作用及其机制，以期更好指导临床治疗。本文将对 GLP-1 受体激动剂的应用进展及其心血管安全性评价作一介绍。

一、GLP-1 受体功能

GLP-1 受体是一种肽激素，主要在远端回肠和结肠合成释放入血，并受食物摄入的影响。GLP-1（7-36）NH 2 是其主要活性形式，可以通过二肽基肽 -4（DPP-4）降解为 GLP-1（9-36）[3]，半衰期为 2 分钟。人类的 GLP-1 受体是一种 G 蛋白偶联受体，包括 463 个氨基酸，包括 1 个大型胞外域和 7 个跨膜结构域[4]。既往动物实验表明，GLP-1 受体的表达定位在胰岛细胞、肺、脑、胃、肾、肝和心脏[4-5]。最近，进一步的研究表明，GLP-1 受体在心脏中的表达主要定位在心肌细胞，心内膜，微血管内皮和主动脉平滑肌细胞[5]。人们普遍认为，GIP-1 受体信号通过刺激 G 蛋白 GS 以增加环状 AMP 堆积并激活蛋白激酶 A 来实现。研究还证实，在胰腺 β 细胞中，GLP-1 受体的激活还可增加细胞内钙离子浓度，并激活钙依赖性级联信号[4]。在胰岛素分泌细胞系中也观察到磷脂酰肌醇 -3- 激酶和促分裂原活化蛋白激酶途径的激活[6]。当 GLP-1 输注到离体小鼠心脏时，cGMP 的产生显著增加，提示此信号通路在 GLP-1 激活中的作用[5]。在人类中，GLP-1 受体活性取决于 GLP-1 受体激动剂浓度[7-8]。

二、GLP-1 受体激动剂的发展

GLP-1 对血糖控制的多效效应促使 GLP-1 受体激动剂的发展以利于糖尿病的治疗。第一个被批准应用于临床的 GLP-1 受体激动剂是艾塞那肽（艾塞那肽 -4），主要通过皮下注射给药。该药发现于 1990 年，是从毒蜥的唾液中分离出来的由 39 个氨基酸组成的多肽。其半衰期为 60~90 分钟，满足每天给药 2 次的要求。利拉鲁肽是在美国和欧洲批准上市的另一种 GLP-1 的衍生物，可以每天 1 次给药。在临床上，二甲双胍由于其安全性、有效性、价廉性、心血管有益性，多年来一直作为治疗糖尿病的一线药物。但部分病人因血糖控制不达标、双胍耐受等原因，需要考虑其他药物治疗。因此，二线药物，如 GLP-1 受体激动剂、钠 -

葡萄糖共转运体 2 抑制剂（SGLT2-I）、磺酰脲类制剂（SU）、或噻唑烷二酮类制剂（TZD）逐渐进入视野。美国糖尿病协会 2016 指南详细介绍了配合二甲双胍使用的一些二线药物功效，但并未明确推荐使用某种药物。美国内分泌临床协会及美国内分泌学学会 2015 年指南指出，相对一些老药类包括 SU 和 TZD，更推荐 GLP-1RA 和 SGLT2 的使用。美国糖尿病协会、美国内分泌临床协会及美国内分泌学学会均推荐以病人为中心进行药物选择，以安全、有效、价廉等为原则，更好选择药物使用。Gurgle 等[9]于 2016 年开展了一项关于 GLP-1RA 和 SGLT2 临床疗效对比的研究试验。作者共纳入 31 篇研究 GLP-1RA 临床疗效的研究，6 篇关于 SGLT2 临床疗效相关文献，通过综合对比使用药物后，2 型糖尿病患者 HbA1c 下降程度、体重减轻程度、经济效益性及安全性等多个方面均有较好效果。研究最终表明，两种药物因较低发生低血糖风险、并对心血管、体重、血压或可产生有益作用，并相对于其他药物价格较为低廉，均可作为糖尿病 2 线药物而被使用。

三、GLP-1 受体激动剂的临床应用

目前已上市的 CLP-1 受体激动剂和尚处于临床试验阶段的 CLP-1 受体激动剂均基于对天然 CLP-1 和 Exendin-4 的改造。天然的 CLP-1 是一种人体自身分泌的由胰高血糖素原基因转录的肠促胰岛素激素。它由肠道 L 细胞分泌，通过进食刺激诱导合成分泌。通过连接 B 家族 C 蛋白偶联受体，CLP-1 激活胞内腺苷酸环化酶（adenylatecyclase）蛋白激酶 A（proteinkinase A，PKA）、鸟苷酸转化因子（CAMP-regulated guanine nucleotide exchange factorⅡ，Epac2），进而增加细胞质内 Ca^{2+} 浓度，促使 B 细胞分泌胰岛素。主要的 GLP-1 受体激动剂介绍如下。

1. 艾塞那肽 -4（Exenatide-4）

艾塞那肽 -4 是首个上市的 GLP-1 受体激动剂，商品名是“百泌达”，通用名称为“艾塞那肽注射液”。于 2005 年 4 月获得 FDA 批准。该药与已知天然的 CLP 只有 53% 同源性。研究显示 Exenatide-4 对于 CLP-1 受体表达细胞的亲和力强于 CLP-1。Exenatide-4 第二位氨基酸为 Cly，可以有效抵抗 DPP-Ⅳ对于 His7-Ala8 的分解。同时 Leu27-Ser45 形成紧凑的三级皱褶有效遮蔽了 Trp_{31} 的暴露，增强了肽链的稳定性。Exenatide-4 皮下注射半衰期为 2.4 小时，使用频率为每天 2 次。研究显示，在单独使用 Exenatide-4 或联合口服降糖药治疗 30 周后，2 型糖尿病患者糖化血红蛋白（HbA1c）下降 0.8%~0.9%，同时体重下降 1.8~2.6kg。当联合使用 Exenatide-4 和二甲双胍 88 周后 HbA1c 下降达 1.1%，同时体重下降了 4.4kg。Davies 等比较了分别使用 Exenatide-4 和甘精胰岛素治疗 26 周后两组糖尿病控制状况，结果显示血糖控制水平没有显著性差别，而在体重控制上 Exenatide-4 组则显著优于甘精胰岛素组。

2. Exenatide LAR

Exenatide LAR 是在 Exenatide 基础上发展起来的长效制剂，由可生物降解的聚乙丙交酯微球包裹而成（商品名：Bydureon；通用名：艾塞那肽长效注射液）。通过缓释技术有效延长了艾塞那肽半衰期，可以 1 周使用 1 次，半衰期长达 5~6 天。有研究显示，对 50 岁以上糖尿病人群进行 Exenatide LAR 治疗 6 个月的结果显示 HbA1c 下降了 1.3%。Drucke 等的研究中显示和 Exenatide-4 比较，Exenatide LAR 表现出了更为出众的血糖控制能力，但是在体重控制方面，两种药物未见明显差异。

3. 利拉鲁肽（Liraglutide）

Liraglutide 商品名是诺和力，通用名：利拉鲁肽注射液，由丹麦 Novo Nordisk 公司研制，与人体内 CLP-1（7-37）有 97% 的同源性。Liraglutide 在 CLP-1 基础上进行了 Lys34-Arg34 替换，在 Lys26 上通过一个 Clu 连接了 C16 脂肪酸链。Knudse 等研究显示 Liraglutide 进入血液便会以非共价键形式结合血清白蛋白，在遮蔽 DPP-Ⅳ和中性肽链内切酶的酶切位点同时降低了肾清除率。故利拉鲁肽在血液中半衰期达到了 11~13 小时。Tanaka 等进行的为期 24 周临床试验中，Liraglutide 治疗组的血糖控制能力显示非劣于二甲双胍治疗组，并且 Liraglutide 治疗组的 HbA1c 指标下降速度更快。Buse 等直接比较利拉鲁肽和艾塞那肽治疗效果后发现利拉鲁肽血糖控制方面更为优异。Liraglutide 另外几项Ⅲ期临床试验结果也显示 Liraglutide 组糖尿病人群在 HbA1c 降低 1.1%~1.8%，同时伴随体重下降 2~3kg，血糖控制情况随着剂量增加而得到增强。由于 Liraglutide 的降低体重方面显示出独有的潜力，近年来更多的研究集中在

Liraglutide。对于肥胖糖尿患者的血糖控制上，Ariel 等在对肥胖糖尿病患者人群予以 Liraglutide(3mg) 和饮食控制治疗后，治疗组相较于空白对照组患者体重下降了 6.9kg。这显示出 Liraglutide 在肥胖糖尿病患者中有巨大的治疗前景。

4. Lixisenatide

Lixisenatide(商品名：利西拉来)，于 2013 年 2 月在欧洲上市。在结构上，Lixisenatide 在 Exenatide-4 基础上进行了 Pro38-Ser38 和 Ser39-Lys39 氨基替换，同时在 C 段添加了 5 个 Lys。该药经肾排泄，半衰期为 3 小时。临床上使用为每天 1 次。Becker 等研究显示 Lixisenatide 控制餐后血糖的能力具有剂量依赖性。当结合口服降糖药和基础胰岛素治疗后 Lixisenatide 会有额外的下调餐后血糖作用。在 24 周随机对照试验中，Lixisenatide 联用口服降糖药后显示出持续降低体重的特点，在延迟胃排空的同时明显降低餐后血糖。引人注意的是在联用甘精胰岛素后，糖尿病病人 HbA1c 指标下降明显(0.7%~0.8%)，体重也有一定下调。这一特点使得 Lixisenatide 联用基础胰岛素成为了极具潜力的治疗方式。

5. 阿必鲁肽

CSK 研制的 Albiglutide(商品名：阿必鲁肽) 于 2014 年经 FDA 批准上市。Albiglutide 由 2 个 CLP-1 串联至含有 585 个氨基酸的血清白蛋白 N 端得到，通过 Ala8-Cly8 替换来掩蔽 DPP-Ⅳ清除位点获得水解抗性。借助于融合蛋白这一成药形式其半衰期达到了 6~8 天，使用频率延长到了 1 周 1 次。完成的名为 HARMONY5 的Ⅲ期临床试验显示 Albiglutide 组(每周 30mg) 相较于匹格列酮组(每周 30mg) 和安慰剂组，有着更好的降血糖功效和耐受性。然而名为 HARMONY 7 的Ⅲ期临床试验结果则显示 Albiglutide(每周 50mg) 相比于 Liraglutide 并不具有治疗优势，Albiglutide 治疗组在降低了 HbAlc 0.78% 同时体重只是轻微降低了 0.6kg，而 Liraglutide 组体重则降低了 2.16kg。

6. Dulaglutide

Dulaglutide(商品名：杜拉糖肽) 为 2 个 CLP-1 类似物同 hIgC4-Fc 共价结合的融合蛋白。与天然的 CLP-1 相比，Dulaglutide 在 CLP-1 基础上进行了 Ala8-Cly8、C1y26-C1u26、Arg36-C1y36 氨基替换，以防止 DPP-Ⅳ的分解作用。因为 Dulaglutide 为 Fc 融合蛋白所以具有抗体长半衰期的性质，半衰期达到了 4 天。Dulaglutide 于 2014 年 9 月经 FDA 批准上市。上市前 Dulaglutide 进行了名为 AWARD 的 5 个大型Ⅲ期临床研究。研究将不同剂量 Dulaglutide 组(剂量为 1.5mg 和 0.75mg) 与 4 种常用的 2 型糖尿病治疗药物(二甲双胍、西格列汀、艾塞那肽、甘精胰岛素) 进行了比较，数据结果显示：Dulaglutide 两剂量组治疗 26 周后对血糖的控制状况优于艾塞那肽组。治疗 52 周后，Dulaglutide 两剂量组对血糖的控制状况非劣于甘精胰岛素组；治疗 26 周后 Dulaglutide 组非劣于二甲双胍组；联合赖脯胰岛素治疗的 Dulaglutide 两剂量组对 HbA1c 控制状况非劣于甘精胰岛素组；治疗 26 周后，Dulaglutide 两剂量组对血糖的控制状况非劣于西格列汀组(HbAI 下降 1.1%、0.9% 和 0.4%)。此外在 AWARD-6 研究中还显示在已接受二甲双胍治疗的 2 型糖尿病人群中，Dulaglutid 治疗组的 HbA1c 水平非劣于 Liraglutide 治疗组，且安全性和耐受性两组相似。

四、心血管安全性评价

许多 GLP-1 RAs 制剂已被用于临床，艾塞那肽和利拉鲁肽已较早应用，而较新的药物，如 Lixisenatide、Dulaglutide 和 Albiglutide 也被投入市场中。大量研究已初步证实了传统 RAs 对心血管的有益作用。国内研究表明，与其他降糖药物比较，使用艾塞那肽和利拉鲁肽，可使 2 型糖尿病患者收缩压和舒张压降低 1~5mmHg[10]。Smits 等[11]在非糖尿病受试群体中发现，静脉输注艾塞那肽，可使患者心率平均增加 6.8 次 / 分，并使血压上升 9.8mmHg。Mendis 等[12]招募健康男性受试者，结果发现艾塞那肽与安慰剂组相比，受试者心率增加 8.2 次 /min，平均心输出显著增加 1.2L/min，外周阻力降低 120dyn·s/cm^5，尿钠：肌酐降低。另外，一些研究表明服用该类制剂可改变一些作为心血管危险因素标志物的含量，如脂联素、瘦素、高敏 C 反应蛋白、肿瘤坏死因子 α、白介素 6、纤溶酶原激活物抑制剂、B 型钠尿肽等。一项 64 例 2 型糖尿病患者参与的长达 8 个月的随访实验表明，使用 GLP-1 RAs 制剂，可抑制颈动脉内膜中层增厚。Lonborg 等[13]研究发现，ST 段抬高性心肌梗死(MI) 患者静脉输注艾塞那肽，将减少再灌注损伤和最终梗死面积。Woo 等[14]也有相似发现。在国内研究中也同样观察到，ST 段抬高型心肌梗死患者使用 GLP-1 RAs 制剂后，左室射血分数也得到轻度改善[15]。此外，一项急性心肌梗死的糖尿病患者的回顾性研究表明，利拉鲁肽可能会改善心肌梗死后的左室重塑[16]。大量小型研究的结果表明 GLP-1 RAs 将产生心血管有益作用，然而，更大规模的临床试验数据尚需更进一步明确其机制及其作用。

Best 等[17]对 39 275 例每天服用 2 次艾塞那肽的 2 型糖尿病患者进行了回顾性研究，发现艾塞那肽可降低包括心肌梗死，缺血性脑卒中或冠状动脉血运重建在内的心血管不良事件发生。Monami 等[18]进行了一项包含 33 项发表及未发表的相关研究的荟萃分析，评价 RAs 制剂对主要心血管不良事件、心血管死亡率的影响。此项荟萃分析至少证实了短期内，低风险的个体的 GLP-1RAs 的心血管安全性。并且与安慰剂相比，GLP-1RAs 可具有降低 MACE 发生率的有益效果。

Gros 等[19]在 GLP-1 受体敲除小鼠模型中发现缺乏 GLP-1 受体导致左心室（LV）收缩功能受损并减慢静息心率。Nikolaidis 等[20]研究表明，对于扩张型心肌病动物模型，GLP-1 静脉内输注 48 小时将显著改善左心室收缩功能、搏出量以及心输出量。此外，许多针对缺血 / 再灌注动物模型研究一致表明，GLP-1 对缺血后的恢复和心肌存活产生有利影响[21-24]。GLP-1 对血管可产生一氧化氮依赖或非依赖性的舒血管作用[20-30]。对高血压易感动物模型研究表明，输注 GLP-1 将产生利尿和促尿钠排泄作用，最终降低高血压和减少蛋白尿，并改善血管内皮功能[31]。

然而，大多研究都为回顾性研究，众多评价 GLP-1 RAs 使用对心血管影响的前瞻性随机临床试验，迄今仅有 ELIXA 研究[32]公布其结果。在 ELIXA 研究中发现，与对照组相比，并未发现 Lixisenatide 对包括心血管死亡、心肌梗死、脑卒中和不稳定型心绞痛再住院在内的一系列心血管不良事件有显著作用，同时也未发现其降低心衰再入院率或死亡率作用。其他尚未公布结果的相关研究，可能在这个问题上提供进一步的证据支持。

五、展　　望

虽然在临床试验中表明 GLP-1RAs 具有安全性和有效性。然而，根据美国食品药品监督管理局发布的指南，评估新型降糖药物的心血管风险及抗糖尿病药物的长期心血管安全性仍需引起极大关注。目前，大多数临床试验仍在进行中，只有一个前瞻性随机临床试验，报告了 2 型糖尿病患者主要心血管事件。其他尚未公布，我们将期待更多大型前瞻性研究，为这一问题的深入探讨及评价，提供更多的指导。

（马依彤　谢翔）

参考文献

[1] CDC.Centers for Disease Control and Prevention. National Diabetes Statistics Report：Estimates of Diabetes and its Burden in the United States. 2014.

[2] American Diabetes Association. Standards of medical care in diabetes-2016：summary of revisions. Diabetes Câre，2016，39（Suppl 1）：S4-S5.

[3] Kieffer TJ，McIntosh CH，Pederson RA. Degradation of glucose-dependent insulinotropic polypeptide and truncated glucagon-like peptide1 in vitro and in vivo by dipeptidyl peptidase Ⅳ. Endocrinology，1995，136：3585-3596.

[4] Nauck M，Frid A，Hermansen K，et al. Efficacy and safety comparison of liraglutide，glimepiride，and placebo，all in combination with metformin，in type 2 diabetes：the LEAD（liraglutide effect and action in diabetes）-2 study. Diabetes Care，2009，32（1）：84-90.

[5] Lorenz M，Pfeiffer C，Steinstrasser A，et al. Effects of lixisenatideonce daily on gastric emptying in type 2 diabetes--relationship to postprandialglycemia. RegulPept，2013，185：1-8.

[6] Rosenstock J，Reusch J，Bush M，et al. Potential of albiglutide，a long-acting GLP-1 receptor agonist，in type 2 diabetes：a randomized controlled trial exploring weekly，biweekly，and monthly dosing. Diabetes Care，2009，32（10）：1880-1886.

[7] Davies MJ，Bergenstal R，Bode B，et al. Efficacy of liraglutide for weight loss among patients with type 2 diabetes：the SCALE Diabetes Randomized Clinical Trial. JAMA，2015，314（7）：687-699.

[8] Bolli GB，Munteanu M，Dotsenko S，et al. Efficacy and safety of lixisenatideonce daily vs. placebo in people with type 2 diabetes insufficiently controlled on metformin（GetGoal-F1）. Diabet Med，2014，31（2）：176-184.

[9] Gurgle HE，White K，McAdam-Marx C. SGLT2 inhibitors or GLP-1 receptor agonists as second-line therapy in type 2 diabetes：patient selection and perspectives. Vasc Health Risk Manag，2016，12：239-249.

[10] Wang B，Zhong J，Lin H，et al. Blood pressure-lowering effects of GLP-1 receptor agonists exenatide and liraglutide：a meta-analysis of clinical

trials. Diabetes Obes Metab, 2013, 15: 737-749.

[11] Smits MM, Muskiet MH, Tonneijck L, et al. Exenatide acutely increases heart rate in parallel with augmented sympathetic nervous system activation in healthy overweight males. Br J Clin Pharmacol, 2016, 81: 613-620.

[12] Mendis B, Simpson E, MacDonald I, et al. Investigation of the haemodynamic effects of exenatide in healthy male subjects. Br J Clin Pharmacol, 2012, 74: 437-444.

[13] Lonborg J, Kelbaek H, Vejlstrup N, et al. Exenatide reduces final infarct size in patients with ST-segment-elevation myocardial infarction and short-duration of ischemia. Circ Cardiovasc Interv, 2012, 5: 288-295.

[14] Woo JS, Kim W, Ha SJ, et al. Cardioprotective effects of exenatide in patients with ST segment-elevation myocardial infarction undergoing primary percutaneous coronary intervention: results of exenatide myocardial protection in revascularization study. Arterioscler Thromb Vasc Biol, 2013, 33: 2252-2260.

[15] Chen WR, Hu SY, Chen YD, et al. Effects of liraglutide on left ventricular function in patients with ST-segment elevation myocardial infarction undergoing primary percutaneous coronary intervention. Am Heart J, 2015, 170: 845-854.

[16] Nozue T, Yamada M, Tsunoda T, et al. Effects of liraglutide, a glucagon-like peptide-1 analog, on left ventricular remodeling assessed by cardiac magnetic resonance imaging in patients with acute myocardial infarction undergoing primary percutaneous coronary intervention. Heart Vessels, 2016, 31(8): 1239-1246.

[17] Best JH, Hoogwerf BJ, Herman WH, et al. Risk of cardiovascular disease events in patients with type 2 diabetes prescribed the glucagon-like peptide 1 (GLP-1) receptor agonist exenatide twice daily or other glucose-lowering therapies: a retrospective analysis of the LifeLink database. Diabetes Care, 2011, 34: 90-95.

[18] Monami M, Dicembrini I, Nardini C, et al. Effects of glucagon-like peptide-1 receptor agonists on cardiovascular risk: a meta-analysis of randomized clinical trials. Diabetes Obes Metab, 2014, 16: 38-47.

[19] Gros R, You X, Baggio LL, et al. Cardiac function in mice lacking the glucagonlike peptide-1 receptor. Endocrinology, 2003, 144: 2242-2252.

[20] Nikolaidis LA, Elahi D, Hentosz T, et al. Recombinant glucagon-like peptide-1 increases myocardial glucose uptake and improves left ventricular performance in conscious dogs with pacing-induced dilated cardiomyopathy. Circulation, 2004, 110: 955-961.

[21] Bose AK, Mocanu MM, Carr RD, et al. Glucagon-like peptide 1 can directly protect the heart against ischemia/reperfusion injury. Diabetes, 2005, 54: 146-151.

[22] Huisamen B, Genade S, Lochner A. Signalling pathways activated by glucagon-like peptide-1 (7-36) amide in the rat heart and their role in protection against ischaemia. Cardiovasc J Afr, 2008, 19: 77-83.

[23] Xie Y, Wang SX, Sha WW, et al. Effects and mechanism of glucagon-like peptide-1 on injury of rats cardiomyocytes induced by hypoxia-reoxygenation. Chin Med J (Engl), 2008, 121: 2134-2138.

[24] Zhao T, Parikh P, Bhashyam S, et al. Direct effects of glucagon-like peptide-1 on myocardial contractility and glucose uptake in normal and postischemic isolated rat hearts. J Pharmacol Exp Ther, 2006, 317: 1106-1113.

[25] Ban K, Noyan-Ashraf MH, Hoefer J, et al. Cardioprotective and vasodilatory actions of glucagon-like peptide 1 receptor are mediated through both glucagon-like peptide 1 receptor-dependent and -independent pathways. Circulation, 2008, 117: 2340-2350.

[26] Golpon HA, Puechner A, Welte T, et al. Vasorelaxant effect of glucagon-like peptide-(7-36) amide and amylin on the pulmonary circulation of the rat. Regul Pept, 2001, 102: 81-86.

[27] Green BD, Hand KV, Dougan JE, et al. GLP-1 and related peptides cause concentration-dependent relaxation of rat aorta through a pathway involving KATP and cAMP. Arch Biochem Biophys, 2008, 478: 136-142.

[28] Nystrom T, Gonon AT, Sjoholm A, et al. Glucagonlike peptide-1 relaxes rat conduit arteries via an endothelium-independent mechanism. Regul Pept, 2005, 125: 173-177.

[29] Nystrom T, Gutniak MK, Zhang Q, et al. Effects of glucagon-like peptide-1 on endothelial function in type 2 diabetes patients with stable coronary artery disease. Am J Physiol Endocrinol Metab, 2004, 287: E1209-E1215.

[30] Richter G, Feddersen O, Wagner U, et al. GLP-1 stimulates secretion of macromolecules from air ways and relaxes pulmonary artery. Am J Physiol, 1993, 265 (4 Pt 1): L374-L381.

[31] Yu M, Moreno C, Hoagland KM, et al. Antihypertensive effect of glucagon-like peptide 1 in Dahl salt-sensitive rats. J Hypertens, 2003, 21: 1125-1135.

[32] Pfeffer MA, Claggett B, Diaz R, et al. Lixisenatide in patients with type 2 diabetes and acute coronary syndrome. N Engl J Med, 2015, 373: 2247-2257.

盐-糖协同转运蛋白2抑制剂的应用进展及其心血管安全性评价

2型糖尿病(type 2 diabetes mellitus,T2DM)患者具有更高的心血管(ardiovascular,CV)事件风险。高血糖本身可促进动脉粥样硬化和心力衰竭发生,但迄今研究的众多降糖策略对减少心血管风险几无作用。盐-糖协同转运蛋白2(sodium glucose cotransporter-2,SGLT2)抑制剂是一类新型降糖药物,其主要机制是增加尿糖排泄,并能独立于胰岛素改善血糖水平。最近公布EMPA-REG OUTCOME研究证明在7020例T2DM和相关心血管疾病(cardiovascular disease,CVD)患者中,SGLT2抑制剂恩格列净(Empagliflozin)与安慰剂组相比可显著减少复合CV终点事件(包括心血管事件死亡、非致死性心肌梗死和非致命脑卒中)的发生率[1]。SGLT2抑制剂有益的生理学机制包括了血糖调控在内的多种因素如减轻体重、降低血压、促钠排泄、肾脏血流动力学作用、心肌能量和(或)神经体液作用等。

一、2型糖尿病的自然病程和病理生理

2型糖尿病是一种全身性疾病,具有多种病理生理学障碍。在疾病进程中,一般均表现有中重度肌肉和肝脏组织胰岛素抵抗、β细胞葡萄糖敏感性受损和胰岛素分泌增加。随着病程进展,β细胞不能分泌足够的胰岛素以抵消胰岛素抵抗,正常糖耐量逐渐进展成糖耐量受损(IGT),而后成为显性2型糖尿病[2]。除了核心缺陷即胰岛素抵抗和β细胞衰竭,2型糖尿病人还至少表现出5种病理生理异常:①脂肪细胞胰岛素抵抗,脂类分解加速、循环游离脂肪酸(FFA)水平升高、血浆FFA升高,细胞因子紊乱(TNF-α、瘦素、脂联素、IL-6等),毒性脂质代谢产物(甘油二酯、脂肪酸-辅酶A和神经酰胺)沉积在肌肉、肝脏和β细胞内(脂毒性)[2,3],加重肝脏/肌肉胰岛素抵抗,加剧β细胞衰竭;②β细胞对胰高血糖素样肽-1(GLP-1)和葡萄糖依赖性胰岛素释放多肽(GIP)的胰岛素刺激效应产生抵抗,肠促胰素功能受损;③胰高血糖素分泌增加和肝胰高血糖素敏感性增加,导致肝肾葡萄糖异生增加[2,3];④肾葡萄糖重吸收增加;⑤脑胰岛素抵抗及神经递质功能失调导致食欲和体重增加。由于其病理生理的复杂性,对大多数2型糖尿病患者而言,为维持葡萄糖内稳态,多药联合应用往往是其最终治疗方案,甚至包括那些最初由单一药物可获得良好控制的病人。此外,由于2型糖尿病是一种逐步进展的疾病,随着时间的推移患者将接受更多的降糖药物治疗以维持其正常血糖水平[4]。由于2型糖尿病与心血管并发症发病率增加密切相关,降糖药物需维持正常血糖但不加重心血管危险因素(CVRFs),不加速潜在的动脉粥样硬化进程,最理想则是能减少心血管疾病风险。值得一提的是,在Look AHEAD临床试验[5]中对超重/肥胖的2型糖尿病患者进行强化的生活方式干预,在平均9.6年药物治疗随访后,尽管其血糖的生物学指标明显改善、脂肪得到良好控制并有其他健康获益,但对心血管疾病的发生几无作用。因此,研究降糖药对预防CVD的作用是十分必要的。

二、2型糖尿病患者的心血管风险

据WHO统计,全球≥18岁人群糖尿病患病率约为8.5%且仍在不断增长[6]。心血管疾病和糖尿病是全球和地区居前位的死亡原因。最近一项对CVD代谢危险因素的全球负荷的比较评估中,2010年全球60%的心血管疾病死亡归因于4个可控的心脏代谢风险因素[7]:高血压、血糖、体重指数和血清胆固醇水平。

2型糖尿病患者心血管疾病风险显著增高,主要由于其重要的CVD并发症:心肌梗死(MI)、脑卒中和心力衰竭(HF)。心脑血管疾病是2型糖尿病患者死亡的首要原因,占该人群死亡原因的60%以上,心血管事件严重并发症所占的比例则更大[4,8]。最新的危险因素协作数据表明,糖尿病病人的心血管事件死亡风险是普通人的2倍,T2DM合并MI史的患者相比无T2DM或先前MI病人具有4倍风险[9]。

目前已经证实糖尿病微血管并发症(视网膜病、肾病和神经病变)与糖尿病的严重程度和高血糖的持续时间直接相关,并可由 HbA1c 直接反映[4,10]。然而,大血管并发症是糖尿病患者死亡的首要原因,其中包括心肌梗死和脑卒中,占 2 型糖尿病人总死亡人数的 80%[11]。一项芬兰队列研究显示,对于没有先前心肌梗死史的 T2DM 患者,其 7 年心肌梗死发病率是非糖尿病研究对象的 2 倍,而与非糖尿病有心肌梗死史者近似[12]。2 型糖尿病合并心肌梗死患者的动脉粥样硬化事件复发率非常高,每年约为 6%[13],病死率约为匹配的非糖尿病个体的 2 倍[14-16]。进一步研究发现,血糖和心血管风险增加之间的关系在正常血糖范围内就开始出现,即使没有证据明确显示存在血糖的阈值变化。一项在安大略省开展的基于人群的健康研究(379 003 例糖尿病患者和 9 018 082 例非糖尿病受试者)显示,心血管疾病风险从低到高的转变在糖尿病组中提前 14.6 年发生[17]。

CVRFs 包括高血压、血脂异常(高密度脂蛋白胆固醇下降、甘油三酯升高、小而密 LDL 颗粒升高)、肥胖(特别是内脏型)、缺乏体力活动、亚临床炎症和内皮功能障碍。该簇症状又称为代谢或胰岛素抵抗综合征,可一致预测动脉粥样硬化性 CVD(ASCVD)。许多研究已报道在一般人群中胰岛素抵抗 / 高胰岛素血症和 ASCVD 之间存在密切关联,即使针对多种 CVRFs 进行调整,T2DM 患者在接受胰岛素治疗后仍持续存在 ASCVD 风险。在 ORIGIN 试验中,12 537 例 T2DM 合并先前 CVD 或 CVRFs 患者接受中位年数 6.2 年胰岛素治疗后,对心血管疾病结局仅有中性影响[18]且仅轻度减少颈动脉内 - 中层厚度(Carotid intima-media thickness,C-IMT)进展[19]。

胰岛素抵抗也直接作用于动脉粥样硬化的病理过程并独立于代谢异常本身。故即使肥胖而无糖尿病,患有胰岛素抵抗综合征的患者也具有与 T2DM 患者相似的 CVD 风险[20]。高血糖并不是 T2DM 患者 CVD 风险增加的唯一决定因素。降低血压和改善血脂谱对于减少 CVD 风险而言比降血糖更重要。因此仅具有降糖作用而不影响其他代谢过程的药物(胰岛素[4,18]、磺脲类[4]、DPP-4 抑制剂[21-23])对减轻 CVD 风险作用甚微。

这些数据都表明目前仍亟需新的策略以减少 2 型糖尿病患者的心血管疾病风险。

三、降糖与降低心血管疾病风险

迄今很少有证据表明血糖控制本身能降低心血管事件风险[4,24]。在过去 10 余年中,不同的针对 2 型糖尿病的临床试验对比了强化降糖与标准治疗对心血管结局的影响。其中 3 个大型临床试验——ADVANCE[8]、ACCORD[25]和 VADT[26],纳入了长程 T2DM 患者,其中很大比例患者合并心血管疾病,余下的病人具有簇集的心血管危险因素,这些结果未能显示出强化降糖策略比标准治疗能显著降低大血管事件。因此,根据近几年临床试验观察,强化降糖对比公认的标准治疗对于长程 T2DM 合并动脉粥样硬化性心血管事件或具有心血管危险因素的患者并不能起到更大的预防作用。

2008 年,美国 FDA 和欧洲药监局发布的制药行业指南要求新研发的降糖药需对 T2DM 中的高危人群具有确证的心血管安全性,即新药申请(NDA)时必须提交在Ⅱ期和Ⅲ期临床试验中关于对心血管事件的荟萃分析。因此近几年已完成以及正在进行和计划中的心血管结局试验数大大增加。其中 3 项临床试验评估了新型降糖药二肽基肽酶(DPP-4)抑制剂沙格列汀 Saxagliptin(SAVOR-TIMI 53)[21]、阿格列汀 Alogliptin(EXAMINE)[22]、西格列汀 Sitagliptin(TECOS)[23],2 项临床试验研究胰高血糖素样蛋白(GLP)-1 受体激动剂(GLP1-RA)Lixisenatide(ELIXA)[27]和利拉鲁肽 Liraglutide(LEADER)[28]对心血管事件的作用:这些研究均意图证明将各自的药物添加到基础降糖治疗后相比安慰剂组对心血管结局具有非劣效性。前 4 项试验均证明各自药物具有统计学非劣效性,即对主要心血管结局事件与对照组相比无明显差异,但未能显示其具有心血管获益。而近日新发表的 LEADER 研究[28]结果则显示利拉鲁肽可明确降低 2 型糖尿病患者的心血管事件风险:利拉鲁肽显著减少患者的主要结局事件(显著减少心血管死亡;减少非致死性心肌梗死、卒中及因心衰住院事件但无统计学差异)并可显示减少微血管并发症发生(显著减少肾脏病变,增加视网膜病变但无统计学差异),且对 eGFR<60ml/(min·1.73m^2)或有心血管病史者的亚组人群获益更大。

四、肾脏在葡萄糖代谢中的作用

肾脏通过糖异生和从尿中重吸收葡萄糖,在葡萄糖稳态中发挥重要的作用。在非糖尿病人群中,每天有 160~180g 葡萄糖由肾脏滤过；在健康的非糖尿病个体中，几乎所有被滤过的葡萄糖均在近端小管被重吸收。90% 葡萄糖由肾小球滤过，在近端小管第一段通过盐 - 糖协同转运蛋白 2（Sodium glucose cotransporter-2，SGLT2）被重吸收。SGLT2 是一种低亲和力，高容量的转运体[29]。其余的 10% 葡萄糖在肾小管远端通过 SGLT1 重吸收，SGLT1 则是一种高亲和性，低容量的转运体（图 1A，见彩图 4A）。SGLT2 是一类定位在顶端膜的蛋白，能够主动、逆浓度梯度转运葡萄糖与钠到细胞中，这个过程是通过 ATP 依赖性钠钾泵主动转运钠离子出细胞完成的。葡萄糖一旦进入细胞内，即通过 GLUT2 被动地自小管细胞基底膜扩散进入血液，GLUT2 则是 GLUT 膜蛋白家族中的一员（图 1B，见彩图 4B）。如果血糖负荷超过约 180 mg/dL 的肾小管葡萄糖排泄阈值，即可出现尿糖。在糖尿病和慢性高血糖症患者中，阈值常反常地上升至约 220mg/dl，其原因在于近端小管 SGLT2 表达上调导致肾最大糖重吸收能力增强。这种不良的适应机制可解释为 SGLT2 转录和翻译增加从而 SGLT2 在近端小管顶膜密度增加所致（图 1C，见彩图 4C）[30]。

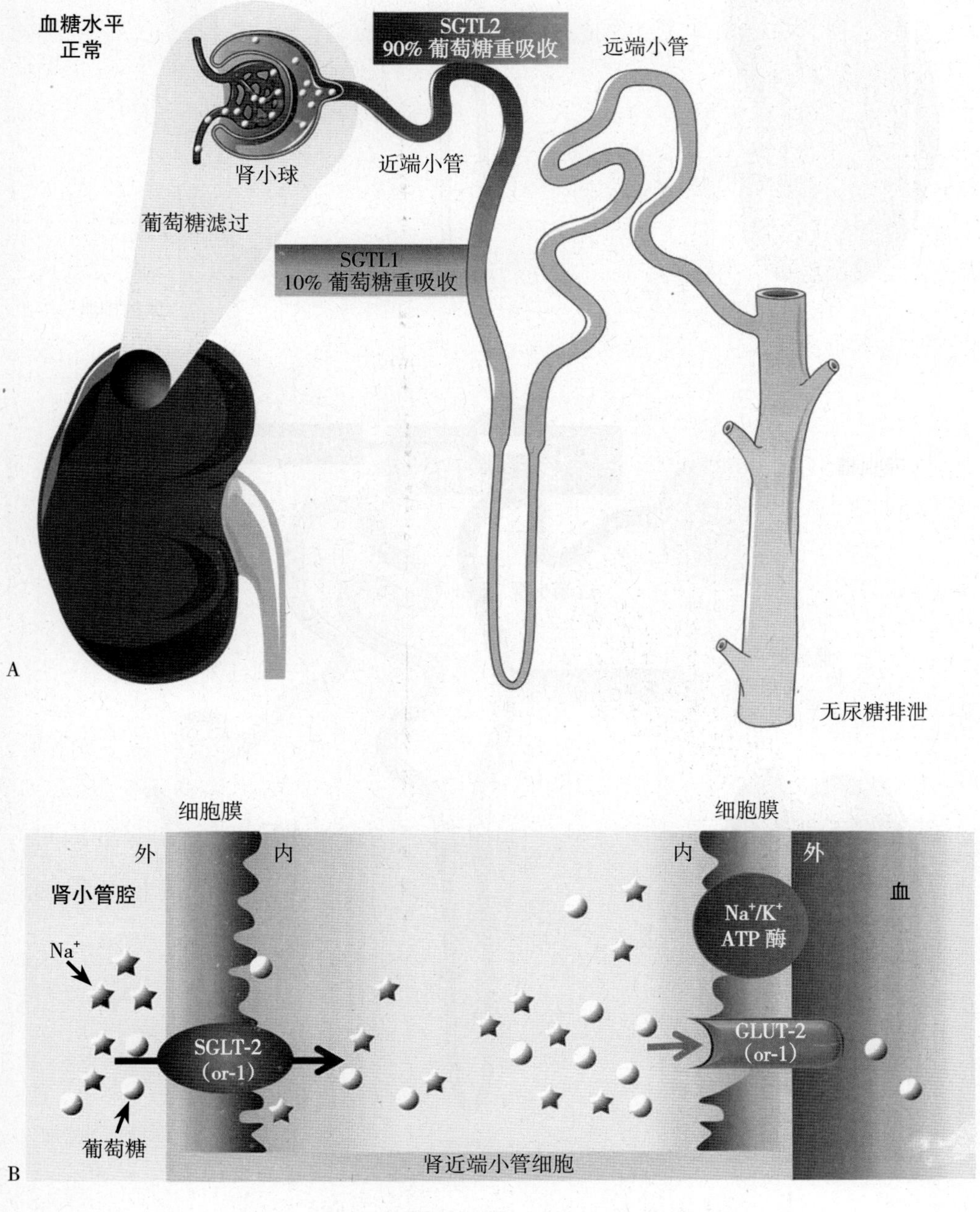

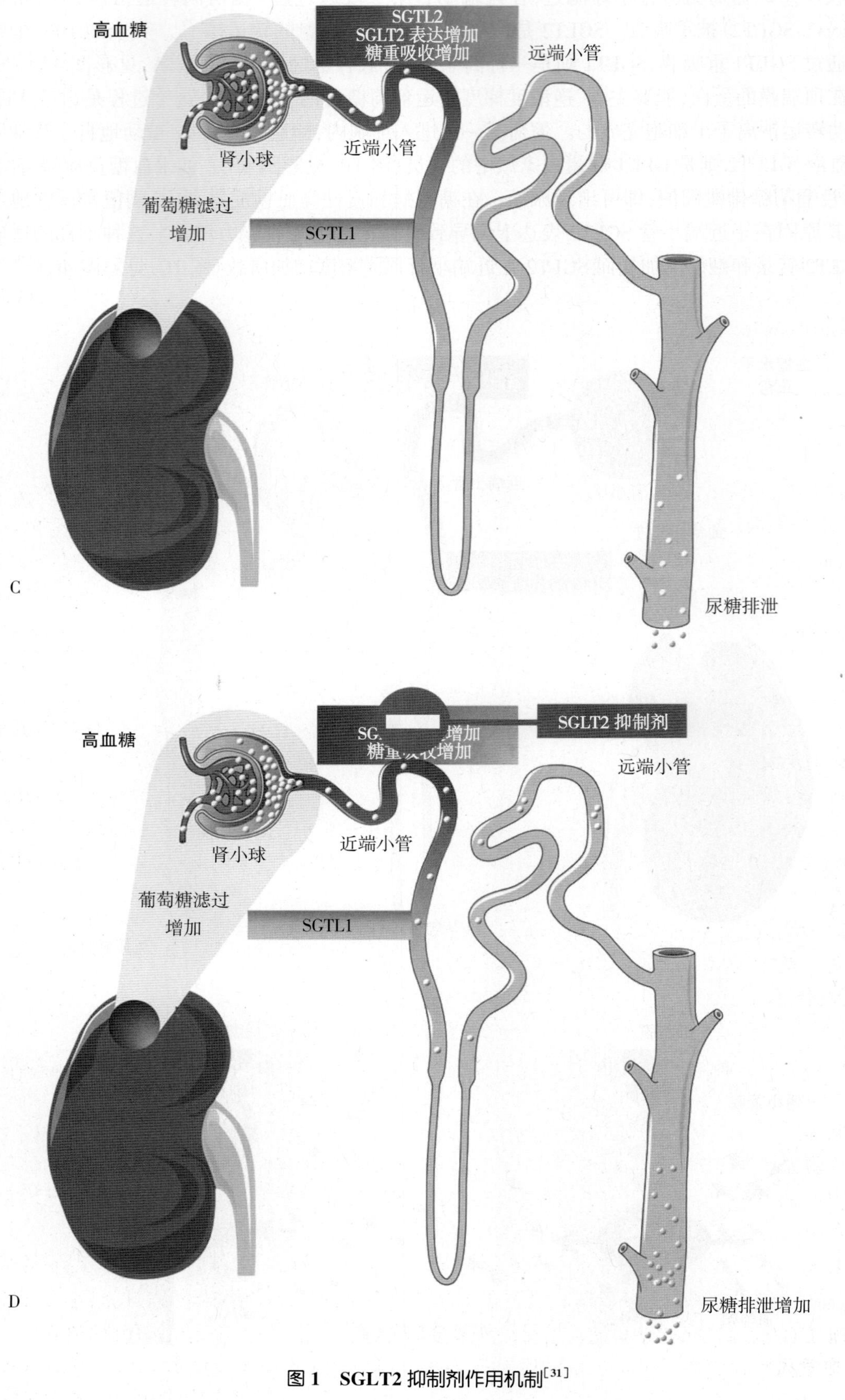

图 1 SGLT2 抑制剂作用机制[31]

五、盐 - 糖协同转运蛋白 2 抑制剂

(一) 作用模式和降糖特性

SGLT2 抑制剂是一类新型降糖药，通过抑制肾脏近端小管 SGLT2 介导的葡萄糖重吸收发挥作用。尿葡萄糖排泄增加最终导致血浆葡萄糖水平降低（见图 1D，彩图 4D）[30]。SGLT2 抑制不同于其他降糖策略，由于葡萄糖是从“系统”中除去从而减少全身和细胞葡萄糖毒性，故其是完全独立于胰岛素作用的新机制。总体而言，SGLT2 抑制剂治疗的患者 24 小时尿葡萄糖排泄在 60~100g/d，对应于长期给药下 240~400kcal/d 的能量损失[32]。除了对于糖尿的影响，SGLT2 抑制剂还可暂时增加钠排泄，并减少血容量，其原因在于葡萄糖渗透性利尿和尿钠排泄作用[33]。

目前，3 种 SGLT2 抑制剂被批准在欧洲和美国上市：达格列净（Dapagliflozin）、坎格列净（Canagliflozin）和恩格列净（Empagliflozin）（表 1）。另有若干药物正在研发当中（Ipragliflozin、Ertugliflozin、Remogliflozin、Luseogliflozin、Tofogliflozin 及 Sotagliflozin）。

表 1　目前上市的 3 种 SGLT2 抑制剂

特点	坎格列净	达格列净	恩格列净
FDA 获批日期	3/29/2013	1/8/2014	8/1/2014
欧洲药监局获批日期	11/15/2013	11/12/2012	5/22/2014
SGLT2 选择性（相对 SGLT1）	414 : 1	1200 : 1	>2500 : 1
剂型剂量	片剂；100mg&300mg	片剂；5mg&10mg	片剂；10mg&25mg
半衰期	12~15 小时	17 小时	10~19 小时
药物浓度达峰时间	2.8~4.0 小时	1.5 小时	1.5 小时

针对这些 SGLT2 抑制剂的荟萃分析提示，SGLT2 抑制剂相比于安慰剂 HbA1c 水平可降低 0.7%~0.8%[34]。SGLT2 抑制效应具有葡萄糖依赖性，因此致低血糖风险很低。另外，SGLT2 抑制剂因其作用机制不同于目前所有其他类降糖药物并且完全独立于胰岛素，故能够与任何其他降糖药物联用[35]。另有研究表明，SGLT2 抑制剂可增强胰岛素敏感性，可能是通过增加胰岛素介导的葡萄糖组织处理能力（lnsulin-mediated glucose tissue disposal）来实现[36,37]。并且由于净能量损失和胰岛素敏感性增强，患者体重可有减轻。此外，最近的数据显示，SGLT2 抑制剂促进胰岛 α 细胞分泌胰高血糖素，在经治疗的患者中可能有助于促进内源性葡萄糖产生[38]。

(二) 盐 - 糖协同转运蛋白 2 抑制剂除葡萄糖控制之外的作用

1. 体重　基于一项超过 1~2 年的持续性药物研究，SGLT2 抑制剂通过增加尿糖的作用形成负能量平衡，导致平均体重在治疗的前几个月中逐渐下降 2~3kg[39]。然而体重下降会在 3~6 个月后趋于稳定，很可能是由于代偿性能量摄入增加所致[40]。但该类药物对能量的消耗似乎没有影响[41-43]。

2. 血压和利尿　除降低血糖外，SGLT2 抑制剂治疗的另一个作用是降低血压。数个临床试验已经表明 SGLT2 抑制剂可降低收缩压 3~5mmHg，降低舒张压 2~3mmHg[39]。此外，SGLT2 抑制剂相对于安慰剂组还可降低脉压、平均动脉压以及心率收缩压乘积（又称为“双乘积”，或心率 - 血压乘积），说明 SGLT2 抑制剂对这些动脉硬度指标的改善具有显著意义[44]。有趣的是，SGLT2 抑制剂所致的血压效应均没有导致心率代偿增加，说明并不存在代偿性交感神经激活。此外，对无并发症的 1 型糖尿病患者进行钳夹实验，发现恩格列净可减少颈 - 桡动脉脉搏波传导速度，同时不会诱发反射性交感神经兴奋[45]。

3. 肾血流动力学作用　SGLT2 抑制可直接影响肾脏的管 - 球反馈机制。在 SGLT2 抑制的情况下，增加的钠、氯离子等溶质运输到致密斑，通过管球反馈减少高血糖引起的肾小球高滤过效应，其机制在于激活腺苷依赖性通路，通过入球小动脉的直接作用减轻高滤过状态并持续作用于治疗过程中[46]。

4. 心血管风险标志物的影响　在血脂方面，SGLT2 抑制剂可同时轻度增加 LDL-C 及 HDL-C，降低血甘油三酯，但 HDL-C/LDL-C 比值保持不变，其机制尚不清楚[47-50]。这些结果可能反映了 SGLT2 抑制剂可

直接影响脂蛋白颗粒新陈代谢，也可能简单地归因于药物的利尿作用导致血浆浓度发生变化，因而对循环脂质颗粒数无净效应。

5. **心脏作用** 肥胖和糖尿病小鼠模型的实验数据表明，恩格列净可显著改善心肌纤维化、冠状动脉增厚以及心脏巨噬细胞浸润，提示药物具有对心脏的直接效应以及减少心内膜氧化应激的作用[51]。

其他潜在的直接或间接的强心作用可能包括心肌能量学改变和潜在抗心律失常作用。从心肌能量学的角度来看，心肌细胞多表达 SGLT1 而非 SGLT2[52]。在肾脏中，SGLT2 抑制导致 SGLT1 介导的葡萄糖重吸收增加[53]，如果这是体液调节的应答反应，则可导致心脏 SGLT1 的上调。这直接可以影响心肌底物代谢及能量学改变：增强的葡萄糖代谢和减弱的脂肪酸代谢可能影响心肌功能。此外，心肌中脂肪酸由 β 氧化转换成糖酵解的过程可能降低游离脂肪酸代谢分子导致的潜在致心律失常作用[54]。

六、盐 - 糖协同转运蛋白 2 抑制剂对心血管事件结局的影响

（一）部分小型临床试验的结果

许多临床试验数据显示，SGLT2 抑制剂可显著减少基线收缩压和舒张压[55]。然而，尽管血压持续升高是心血管事件一个公认的危险因素，但血压升高本身并不一定预示心血管事件（如心肌梗死、卒中、心力衰竭和不稳定型心绞痛）。一项研究报道，恩格列净对动脉硬度和血管阻力标志物的改善具有良好效果[44]。

一项针对 27 个的系统综述[55]显示，与安慰剂相比，SGLT2 抑制剂显著降低收缩压 3.8mmHg（95%*CI* –4.4~3.2），降低舒张压 1.4mmHg（95%*CI* –1.8~1.1）。对于阳性对照（格列美脲、格列吡嗪、二甲双胍或西他列汀），收缩压加权均数差（weighted mean difference，WMD）为 –4.2mmHg（95%*CI* –4.9~3.5），舒张压的 WMD 为 –1.9mmHg（95%*CI* –2.3~1.4），均有利于 SGLT2 抑制剂。但作者也指出其对心血管结局和死亡的结论仍不能确定。另一项系统综述[39]对 21 项主要研究进行了荟萃分析，结果显示，SGLT2 抑制剂与安慰剂相比能显著降低收缩压和舒张压，相关的安慰剂调整后的均数差分别为 –3.77mmHg（95%*CI* –4.65~2.90）和 –1.75mmHg（95%*CI* –2.27~1.23）。对于阳性对照，收缩压加权均数差（WMD）为 –4.45mmHg（95%*CI* –5.73~3.18），舒张压的 WMD 为 –2.01mmHg（95%*CI* –2.62~1.39），也均有利于 SGLT2 抑制剂。在该综述对 25 项研究的荟萃分析中，2 型糖尿病应用 SGLT2 抑制剂的心血管事件整体概率与安慰剂及阳性对照相比无明显下降（*OR* 0.89；95%*CI* 0.70~0.14）。

1. **坎格列净** 一项系统综述对 10 个坎格列净的临床试验进行荟萃分析显示[39]，坎格列净并没有表现出相对于安慰剂或阳性对照组具有降低心血管事件结局概率的优势（*OR* 0.95；95%*CI* 0.71~1.26）。另一项事后分析研究[56]涉及 4 项Ⅲ期随机对照试验表明，坎格列净相比安慰剂能提供更大的收缩压和舒张压降幅。坎格列净 100mg 及 300mg 治疗后收缩压的安慰剂调整后均数差分别为 –4.0mmHg（95%*CI* –5.1~2.8）和 –4.7mmHg（95%*CI* –5.8~3.5），对应的舒张压降幅分别为 –1.9mmHg（95%*CI* –2.6~1.2）和 –1.9mmHg（95%*CI* –2.6~1.1）。此外，一项持续 52 周的Ⅲ期双盲随机对照临床试验[57]显示坎格列净 100mg 和 300mg 相对于安慰剂组能在更大程度上降低收缩压和舒张压，收缩压的安慰剂减除差异分别为 –5.5mmHg（95%*CI* –9.3~1.7）和 –6.7mmHg（95%*CI* –10.5~2.9），舒张压差异分别为 –0.7mmHg（95%*CI* –3.1~1.8）和 –1.0mmHg（95%*CI* –3.5~1.5）。显著性差异主要表现在收缩压而不是舒张压上。另一项事后分析的Ⅲ期双盲随机对照临床试验[58]发现坎格列净 300mg 治疗 52 周的患者可达到理想的负荷有效终点：HbA1c<7%，BP<130/80mmHg，LDL-C 水平 <100mg/L，比西格列汀 100mg 更优（分别为 15.7% 和 8.8%）。治疗 52 周后血压水平达到 <140/90mmHg、<140/80mmHg，及 <130/80mmHg 的患者比例坎格列净 300mg 组也比西格列汀 100mg 治疗组更高。

2. **达格列净** 一项系统综述对 14 项临床试验进行荟萃分析提示[39]，达格列净与安慰剂或阳性对照组相比可降低心血管事件结局，但差异无统计学意义（*OR* 0.73；95%*CI* 0.46~1.16）。一项事后分析研究[27]涉及 7 个Ⅲ期随机对照试验的汇总数据表明，达格列净比安慰剂可更大程度地降低收缩压，调整后差值为 –3.6mmHg（95%*CI* –4.9~2.3）。另一项事后分析研究[59]从 13 个ⅡB/Ⅲ期随机对照试验汇总数据后显示，2 型糖尿病合并高血压患者服用达格列净治疗相比安慰剂组可更大降低收缩压与舒张压，其调整后差值为 –3.6mmHg（95%*CI* –4.9~2.4）和 –1.2mmHg（95%*CI* –2.0~0.4）。

3. **恩格列净**　一项事后分析研究[44]了一例包含 823 例 2 型糖尿病患者队列的Ⅲ期 RCT 试验，恩格列净相比安慰剂组可更大幅度降低收缩压和舒张压，调整差值分别为 –3.6mmHg（95%*CI* –4.5~2.7；*P*<0.001）和 –1.3mmHg（95%*CI* –1.9~0.8；*P*<0.001）。此外，相对于安慰剂组，恩格列净还可降低脉压、平均动脉压和双乘积，这些均为动脉硬度的标志物。在同一研究[44]的 T2DM 患者（*n*=2477）另一个队列的 4 个 3 期随机对照试验的汇集数据中可得到类似结果。

从 2 个系统综述[39,55]、4 项事后汇总数据分析[44,56,59,60]和 2 个随机对照试验证据表明，SGLT2 抑制剂与安慰剂或阳性对照相比可显著降低收缩压和舒张压。除了降低血压外，恩格列净在一项事后分析中还表现出可改善动脉硬度和血管阻力标志物[44]。然而，SGLT2 抑制剂相较于安慰剂、格列美脲、格列吡嗪或西格列汀未能表现出可降低 2 型糖尿病患者的心血管事件总体比例[39]。

（二）大型临床试验结果

针对目前可用的 SGLT2 抑制剂，已设计了 4 个大型 CV 结局临床试验[坎格列净 -CANVAS（NCT01032629）；达格列净 -DECLARE-TIMI 58（NCT01730534）；ertugliflozin-VERTIS（NCT01986881）和恩格列净 -EMPA-REG OUTCOME（NCT01131676）]。近日，EMPA-REG OUTCOME 已完成并发表[1]。

EMPA-REG OUTCOME 是一项多中心、随机、安慰剂对照试验，纳入 7020 例 2 型糖尿病合并心血管高风险患者。患者被随机分配到安慰剂或不同恩格列净剂量（10mg/d 或 25mg/d）的两组中并统一进行降糖背景治疗。主要复合终点是主要不良心脏事件（心血管死亡、非致死性心肌梗死和非致死性卒中）。由于该研究试图检测该药物相比安慰剂的效果，且独立于其本身降糖的特性，试验流程在设计时旨在实现组间血糖均衡，允许在各组中增加和滴定其他降糖药物，以依照当地和区域标准达到最佳糖化血红蛋白 A1c（HbA1c）水平[17]。研究纳入大量具有心血管疾病高危风险的 T2DM 合并动脉粥样硬化性心血管疾病患者：几乎 50% 的患者有心肌梗死病史，75% 的患者多支冠状动脉疾病，10% 的患者有心衰病史。试验中各组内 95% 的患者均得到良好的基线水平降糖治疗，80% 的患者应用降低 LDL-C 治疗，近 90% 的患者使用抗凝 / 抗血小板治疗。此外，50% 的患者使用基线水平胰岛素治疗。这些治疗措施使得患者在入组时具有对心血管危险因素的良好控制，平均血压在 135/77mmHg，平均 LDL-C 为 2.2mmol/L，基线平均 HbA1c 水平为 8.1%。此外，1/4 患者患有慢性肾脏病Ⅲ期，eGFR 在 30~60ml/（min·1.73m^2）。因此，EMPA-REG OUTCOME 试验研究了恩格列净与安慰剂在高风险 2 型糖尿病患者接受高标准心血管治疗及良好心血管危险因素控制下的效果。研究结束时，恩格列净组相比安慰剂组 HbA1c 轻度下降 0.3%~0.4%，安慰剂组与两组恩格列净相比更频繁地加用其他降糖药物，包括起始胰岛素治疗。此外，恩格列净与安慰剂相比可显著降低血压和体重，类似于已报道的较早研究。按预期的统计分析计划，对主要和次要心血管结局的分层分析均结合两组恩格列净剂量进行分析。在初步分析中，恩格列净被证明对于主要复合终点具有显著的统计学非劣性。随后，进一步分析显示，恩格列净能显著减少心血管死亡、非致死性心肌梗死和非致死性卒中等主要结局的风险，*HR* 为 0.86（95%*CI* 0.74~0.99；*P*=0.038）。进一步分析发现，主要结局的降低主要是由显著减少的心血管死亡（38%）所致（*HR* 0.62；95%*CI* 0.49~0.77；*P*<0.0001），药物组与安慰剂组的事件曲线早在试验后 2 个月即有明显分离。非致死性心肌梗死下降 13%，但无显著性差异（*P*=0.30）；非致命性脑卒中的风险增加 24%，但也无统计学差异（*HR* 1.24；95%*CI* 0.92-1.67；*P*=0.16）。此外，在次级探索性分析中，恩格列净可显著减少 35% 因心衰住院的事件（*HR* 0.65；95%*CI* 0.50-0.85；*P*<0.002），药物组与安慰剂组事件曲线的明显分离几乎立刻发生在试验观察期间，提示 SGLT2 抑制剂对于减少心衰风险具有非常早期的作用（图 2，见文末彩图 5）。最后，恩格列净可减少 32% 的总死亡率（*HR* 0.68；95%*CI* 0.57-0.82；*P*<0.0001），分析可得出 3 年中为防止 1 例死亡的需治疗人数（Number-needed-to-treat，NNT）为 39 人。上述结果在所有亚组中均保持一致，两种恩格列净剂量（10mg 和 25mg）对结局事件具有相似的效果，没有剂量反应关系。SGLT2 抑制剂的主要副作用有霉菌性生殖道感染增加，安慰剂组为 1.8%，对比恩格列净组 6.4%，不过尿路感染发生率两组并无差别。

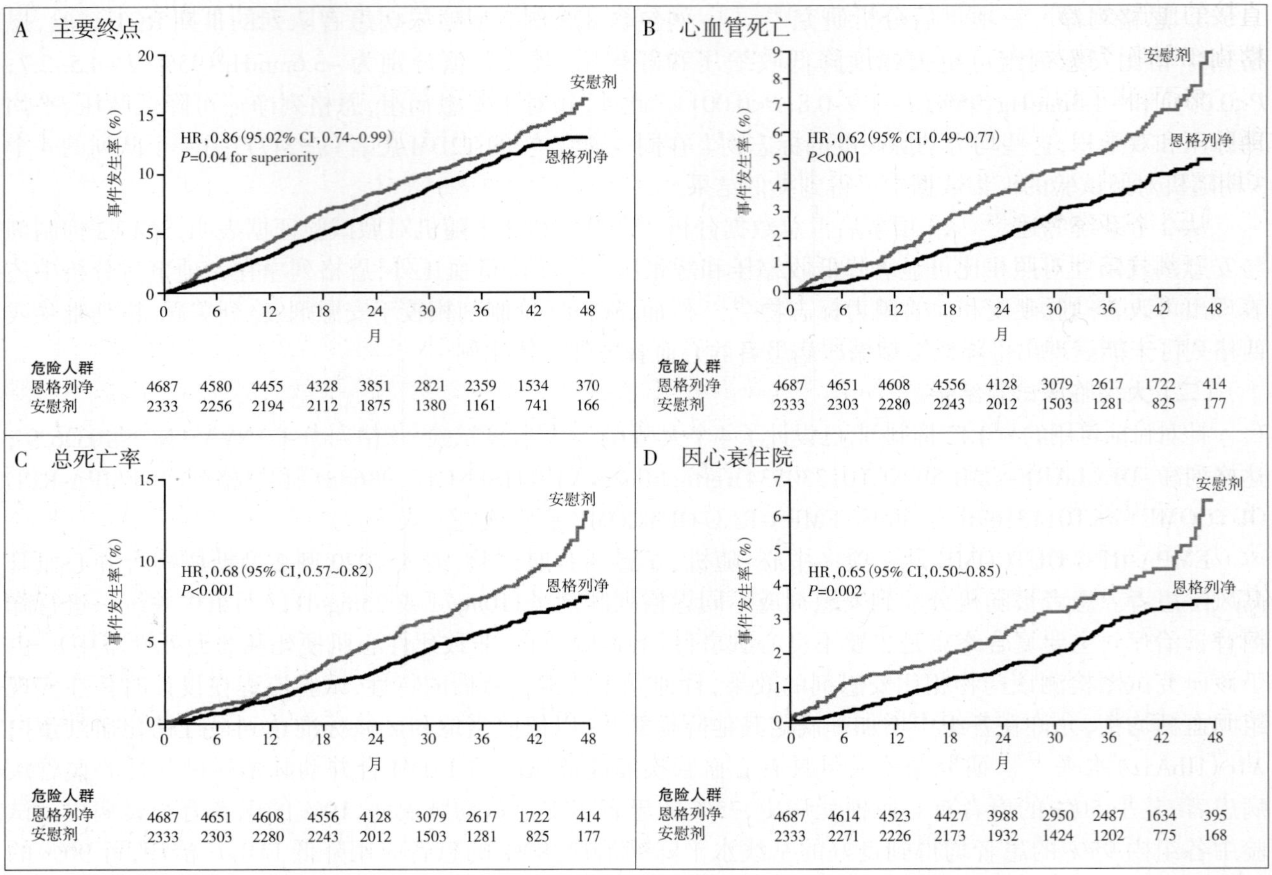

图 2 EMPA-REG OUTCOME 试验的主要终点比较[1]

七、EMPA-REG 的潜在机制

（一）血糖与胰岛素敏感性

肾脏在全身血糖水平、滤过及重吸收回循环系统中起重要作用。由于 SGLT2 抑制剂独立于胰岛素释放，因此这些药物很少造成低血糖，而低血糖与心血管事件增加有明显关系[61]。SGLT2 抑制剂相对于其他降糖药具有一个潜在优势，即造成低血糖概率较低[39]，除非合并胰岛素或促胰岛素治疗。其机制除了胰岛素非依赖性作用外还有多个方面：①低血糖时刺激交感神经系统兴奋，生理性降低肾小球滤过率，SGLT2 抑制剂可抑制该效应[62]；②抑制潜在的代偿性肝糖异生作用；③具有纠正餐后血糖水平的作用[63-65]，血糖波动幅度的降低对减少心血管事件有益：餐后高血糖及血糖波动均与心血管风险增高有关[66]。

然而，鉴于 EMPA-REG 组间 HbA1c 水平的极小差异以及先前的研究如强化血糖控制并不影响在相似人群中心血管事件的发生率，降血糖本身不能完全解释观察到的结果。

有研究报道 SGLT2 抑制剂增加尿糖可改善胰岛素敏感性[36,37]。一项研究发现胰岛素介导的葡萄糖组织处理能力在经过 2 周的达格列净治疗后增加了约 18%[37]，尽管这种改变相较于减少葡萄糖毒性而言是次要的。葡萄糖毒性的减少可改善 β 细胞功能。胰岛素抵抗和高胰岛素血症已被报道与动脉粥样硬化风险增加有关。但 SGLT2 抑制剂导致胰岛素敏感性变化与心血管关系的原理仍不明确。

（二）血压和血管硬度

在多数关键Ⅲ期的临床试验中，已明确显示 SGLT2 抑制剂可减少收缩压 3~5mmHg，降低舒张压 2mmHg[39]，且这些改变并不造成心率的代偿增加[67]，可能是由于交感系统兴奋抑制以及其他神经体液因素的作用[45]。

SGLT2 抑制剂的降压机制并未完全明确但与之相关的机制可能有：轻度利尿作用[67]、体重减轻和潜在降钠作用[39]。一项持续 8 周的试验显示恩格列净可减少 1 型糖尿病（T1DM）患者的动脉硬度[45]，因此直接的血管效应亦对降压有所助益。SGLT2 抑制剂也可改善内皮功能或血管建构，即改善胶原、弹性纤维、糖化作用终产物及其他结缔组织成分，均对动脉硬度有所影响[68]。

然而，降压的效果需在 6~12 个月或甚至更长时间后才能转化为心血管风险减少，故早期获益不太可能归因于降压本身[69]。而且，在 SGLT2 抑制剂治疗的患者中发现的动脉硬化标志物下降[44]都与降压密切相关，可能通过降低后负荷、减少心肌耗氧量对心肌起到直接的潜在益处。

（三）减少身体脂肪

在选择性 SGLT2 抑制作用下，葡萄糖重吸收减少、尿糖排泄增加导致能量负平衡及体重下降。药物导致的尿糖可形成 240~400kcal/d 的能量净消耗[36]，使治疗 24~52 周后体重下降 2~3kg。在药物持续作用下，循环葡萄糖减少，尿糖有所下降但仍保持在较高水平，即使是在那些血糖已接近正常的患者中[63-65]。治疗后 3~6 个月体重进入平台期的原因尚不清楚，可能与代偿性能量摄入增加[40]有关，因为这些药物并不影响静息或食物介导的能量消耗[36]。但减重起到的作用似乎不大，鉴于从 Look-Action for Health in Diabetes 研究获得的数据，强化的生活方式干预，特别是减重，并不能改善 T2DM 患者心血管风险[5]。降低心血管风险更在于其对内脏脂肪的影响。内脏脂质沉积与 T2DM 患者心血管风险、心血管并发症、总死亡率升高密切相关，主要由于脂肪细胞异常，细胞因子变化导致心血管通路改变从而导致动脉粥样硬化[70,71]。在坎格列净与格列美脲比较的 52 周研究[43]、达格列净与安慰剂对比的 104 周研究[42]以及恩格列净与格列美脲对比的 104 周研究[41]中，通过双能 X 线吸收测量（DXA）、CT 成像或 MRI 评估内脏型肥胖（Visceral adiposity，VA），发现 SGLT2 相关的体重下降大部分是由于内脏或皮下脂肪减少。即使是在短期研究中，通过内脏型肥胖指数、腰围或中心性肥胖指数等非直接指标都能够观测到类似的显著降低作用[72]。

（四）尿蛋白与肾功能

对坎格列净[73]、达格列净[74]或恩格列净[75]及Ⅲ期试验的汇总分析[76]已显示 SGLT2 抑制剂可减少尿白蛋白排泄，尿蛋白减少到何种程度才能获得潜在心血管获益仍有待明确。

近日新发表的一项 EMPA-REG OUTCOME 子研究[77]显示，对于 eGFR>30ml·min^{-1}·1.73m^{-2} 的 2 型糖尿病患者，恩格列净与安慰剂组相比可显著降低其并发或加重肾脏病变的概率（12.7% *vs* 18.8%，*HR* 0.61；95%*CI* 0.53-0.70，*P*<0.001）并可观察到持续性获益，主要表现在以下几个方面：减少大量白蛋白尿（尿白蛋白 / 肌酐比值 >300mg/g）进展（11.2% *vs* 16.2%，*RR* 下降 38%），降低血清肌酐双倍升高（伴 eGFR≤45ml·min^{-1}·1.73m^{-2}）的发生（1.5% *vs* 2.6%，*RR* 下降 44%），减少起始肾脏替代治疗（0.3% *vs* 0.6%，*RR* 下降 55%），在并发白蛋白尿方面未表现出显著差异。该研究亦发现在用药早期（0~4 周）存在 eGFR 可逆性的轻度下降，即均可在试验结束后回升。

有前瞻观点显示，肾脏血流动力学改变与糖尿病有很大关系。当糖尿病发生时，高血糖可促使 SGLT2 上调，近端小管重吸收增加[78,79]，造成盐 - 糖协同转运的继发升高。近端重吸收增加可导致致密斑处溶质负荷降低，管球反馈调整以及 GFR 升高。对 T1DM 病人的肾脏机制研究发现肾脏高滤过状态可被 SGLT2 抑制剂所降低[46]，有助于增加入球小动脉阻力而不改变出球小动脉阻力[80]，部分矫正异常的高基线水平肾小球静水压；而高滤过状态是糖尿病早期肾脏病变的主要表现。这些数据表明 SGLT2 抑制作用能增加远端小管钠运输，调整管球反馈，减少球内高压。该理论可部分解释为何 SGLT2 抑制剂开始治疗后可观察到轻度 GFR 下降（可能是功能性肾单位高滤过状态降低的结果）。对于 2~4 期慢性肾脏病患者，这种 GFR 降低在药物停用后是可逆的[75,77]。类似地，SGLT2 抑制剂作用于致密斑增加尿钠和氯运输可能会影响其他神经体液因子如局部 RAAS 抑制[46,61,80,81]，可能促进糖尿病病人肾小球前血管收缩。更有推测提示这些影响可能导致醛固酮撤退并降低交感神经活性，任意一个或两者均可直接对心血管死亡和心力衰竭风险产生获益。

恩格列净的利尿作用已被认为对于减少心衰住院尚是一个潜在有利因素，原因在于其由 SGLT2 介导的减少血容量作用[33]。然而类似的减容和排钠作用也可见于如袢利尿剂或噻嗪类等利尿剂。但该类药物治疗尚未证实能够减少心血管死亡，并且它们对心力衰竭住院的影响相比于恩格列净产生的大幅度降低而言要小得多。

（五）电解质

通过SGLT2抑制促尿钠排泄，减少体内钠含量可能在糖尿病伴心衰中起到至关重要的作用。有学者认为糖尿病患者体内钠过载主要是由于高血糖和高胰岛素血症导致肾潴留钠增加。动物和人体钠负荷研究表明，过量钠不仅分布于细胞外间隙，也可能在细胞内，以及无渗透压活性的间隔室如皮肤和肌肉的基质组分中。心肌中过多的胞内钠可能会增加心律失常的风险并损害心肌功能，其最可能是通过破坏线粒体功能造成[81]。在心衰的动物模型实验中可发现心肌细胞内钠增多，并且在该模型中，阻滞线粒体 Na^+/Ca^{2+} 交换可延长这些动物生存期并显著降低心律失常发生。SGLT2抑制可致尿钠排泄早期和短暂升高，约2周后恢复正常。这种钠消耗的增加并不受血浆钠浓度变化的影响，但由于血浆钠不直接反映全身的钠含量，增加的尿钠排泄可能迅速降低全身总钠。因此，该机制可能有助于恩格列净对心血管死亡和心衰住院产生早期获益，不仅仅减少容量负荷，而且还直接作用心肌。

（六）降低尿酸

尿酸是嘌呤代谢的终产物，高尿酸血症是痛风的诊断标志。尿酸水平升高亦可在慢性肾病、心血管并发症和充血性心力衰竭中观察到，但其与心血管结局之间的因果关系尚待验证。SGLT2抑制剂治疗的病人可持续观察到尿酸水平的降低[49,82,83]，可能是由溶质载体家族2促进性葡萄糖转运体9（SLC2A9），或称为GLUT9介导。它是一种尿酸盐转运体，分泌尿酸盐进入尿液并与葡萄糖进行交换。目前这种降尿酸效应是否具有长期的肾功能或大血管获益还并不明确。

（七）脂质

研究已报道SGLT2抑制剂可轻度升高HDL-C和LDL-C水平，降低甘油三酯水平[47-50]。这些变化是否与心血管事件相关以及是否会抵消药物的血管获益作用尚不得而知。

（八）胰高血糖素

SGLT2抑制可诱导胰高血糖素分泌增加[38]。20世纪70年代的研究表明，胰高血糖素通过产生cAMP呈现正性肌力和变时作用而无需 β_1 肾上腺素受体激动[84]，可增强心肌梗死病人心肌收缩力和心排出量。另外，胰高血糖素还被证明具有抗心律失常作用[85]。临床上，胰高血糖素先前用于休克和心衰的辅助治疗，但由于儿茶酚胺类在这些情况下更有效，胰高血糖素已不再适用。尽管如此，在SGLT2抑制剂治疗的患者中胰高血糖素的持续增长可能有助于起到心脏保护作用。

（九）其他心血管风险通路的影响

动物试验证明了SGLT2抑制剂可减少高血糖诱导的白细胞增高，减少炎症反应和氧化应激[86]，这些均在动脉粥样硬化中产生作用。由于SGLT2抑制具有增加尿糖并利尿、减重和降压作用，均在理论上对心衰病人有益，且这种治疗还可在进展性心衰小鼠模型中改善心室功能和心室重构，延缓左室扩大，降低左室舒张末内径。

总的来说，EMPA-REG研究中对死亡率和心衰的意外结果既不能由葡萄糖控制本身也不能由动脉粥样硬化的事件的减少解释，因为恩格列净对非致死性心肌梗死和因不稳定型心绞痛住院事件的作用没有统计学意义。这些有利结果更可能与恩格列净对心衰和心血管死亡率的影响有关，并独立于高血糖或动脉粥样硬化心血管疾病中。

八、结论与展望

盐-糖协同转运蛋白2抑制剂通过抑制肾小管近端SGLT2增加尿糖起到降糖作用。EMPA-REG OUTCOME试验首次证明该类降糖药具有明确的心血管获益，对降低T2DM患者心血管风险具有里程碑式意义。因此，EMPA-REG OUTCOME试验足以与斯堪的纳维亚辛伐他汀生存研究（4S）和心脏结局预防评价（HOPE）试验一样在药物降低心血管风险领域占据重要地位。恩格列净治疗下心血管死亡和心衰住院率早期且明显的降低是各种因素相互作用的结果。未来的研究还需进一步探讨其中的潜在机制。此外还需评估这种获益是否是整个SGLT2抑制剂类药物的共性或仅是恩格列净的特性。其次，非致死性脑卒中风险的增加虽然没有显著统计学意义，仍需要更详细地分析以确定是否存在潜在的有害机制并明确其在更大规模人群中是否会出现显著意义。作为新型药物，还需要进行上市后分析，评估SGLT2抑制剂的长期获益及监测有无尚未定义的副作用。对于临床医师而言,该试验直接证明恩格列净治疗可明确减少主要心血管复合结局、心血管死亡、心力衰竭住院及整体死亡率。这些具有说服力的数据为糖尿病专家、心脏病专家和家庭保健提供了具有循证医学证据的有效药物。到目前为止,只有恩格列净对心血管风险的数据完整发表。由于许多上文提到的机制也适用于其他 SGLT2 抑制剂,还需继续跟进正在进行中的达格列净、坎格列净、ertugliflozin 临床试验。

(朱建华 周逸蒋)

参考文献

[1] Zinman B, Wanner C, John M, et al. Empagliflozin, Cardiovascular Outcomes, and Mortality in Type 2 Diabetes. N Engl J Med, 2015, 373(22): 2117-2128.

[2] Loscalzo, J., et al., Harrison's Principles of Internal Medicine 19/E (Vol.1 & Vol.2). McGraw-Hill, 2015: p. 3.

[3] Goldman, L. and A.I. Schafer, Goldman-Cecil Medicine, 2 Vols. Elsevier Saunders, 2015: p. 3.

[4] UK Prospective Diabetes Study (UKPDS) Group. Intensive blood-glucose control with sulphonylureas or insulin compared with conventional treatment and risk of complications in patients with type 2 diabetes (UKPDS 33). Lancet, 1998, 352(9131): 837-853.

[5] Pi-Sunyer X. The Look AHEAD Trial: A Review and Discussion of Its Outcomes. Curr Nutr Rep, 2014, 3(4): 387-391.

[6] Organization, G.W.H., Diabetes: fact sheet. 2016.

[7] Global Burden of Metabolic Risk Factors for Chronic Diseases Collaboration. Cardiovascular disease, chronic kidney disease, and diabetes mortality burden of cardiometabolic risk factors from 1980 to 2010: a comparative risk assessment. Lancet Diabetes Endocrinol, 2014, 2(8): 634-647.

[8] ADVANCE Collaborative Group, Patel A, MacMahon S, et al. Intensive blood glucose control and vascular outcomes in patients with type 2 diabetes. N Engl J Med, 2008. 358(3): 2560-2572.

[9] Di, A.E., et al., Association of Cardiometabolic Multimorbidity With Mortality. Jama, 2015. 314(1): 52-60.

[10] Stratton IM, Adler AI, Neil HA, et al., Association of Glycamia With Macrovascular and Microvascular Complications of Type 2 Diabetes (UKPDS 35): Prospective Observational Study. BMJ, 321(7258): 405-412.

[11] Morrish NJ, Wang SL, Stevens LK, et al. Mortality and causes of death in the WHO multinational study of vascular disease in diabetes. Diabetologia, 2001, 44(2): S54-S64.

[12] Haffner SM, Lehto S, Rönnemaa T, et al. Mortality from coronary heart disease in subjects with type 2 diabetes and in nondiabetic subjects with and without prior myocardial infarction. N Engl J Med, 1998, 339(4): 229-234.

[13] Giorda CB, Avogaro A, Maggini M, et al. Recurrence of cardiovascular events in patients with type 2 diabetes: epidemiology and risk factors. Diabetes Care, 2008, 31(11): 2154-2159.

[14] Dinesh Shah A, Langenberg C, Rapsomaniki E, et al. Type 2 diabetes and incidence of a wide range of cardiovascular diseases: a cohort study in 1.9 million people. Lancet, 2015, 385(Suppl 1): S86.

[15] Emerging Risk Factors Collaboration, Sarwar N, Gao P, et al. Diabetes mellitus, fasting blood glucose concentration, and risk of vascular disease: a collaborative meta-analysis of 102 prospective studies. Lancet, 2010, 375(9733): 2215-2222.

[16] Emerging Risk Factors Collaboration, Seshasai SR, Kaptoge S, et al. Diabetes mellitus, fasting glucose, and risk of cause-specific death. N Engl J Med, 2011, 364(364): 829-841.

[17] Kapral, M.K., et al. Relation between age and cardiovascular disease in men and women with diabetes compared with non-diabetic people: a population-based retrospective cohort study. Lancet, 2006. 368(9529): 29-36.

[18] ORIGIN Trial Investigators, Gerstein HC, Bosch J, et al., Basal insulin and cardiovascular and other outcomes in dysglycemia. N Engl J Med, 2012, 367(18): 319-328.

[19] Lonn EM, Bosch J, Diaz R, et al. Effect of insulin glargine and n-3FA on carotid intima-media thickness in people with dysglycemia at high risk for cardiovascular events: the glucose reduction and atherosclerosis continuing evaluation study (ORIGIN-GRACE). Diabetes Care, 2013, 36(9): 2457-2466.

[20] Obunai K, Jani S, Dangas GD. Cardiovascular morbidity and mortality of the metabolic syndrome. Med Clin North Am, 2007, 91(91): 1169-1184.

[21] Scirica BM, Bhatt DL, Braunwald E, et al. Saxagliptin and cardiovascular outcomes in patients with type 2 diabetes mellitus. N Engl J Med, 2013, 369(14): 1317-1326.

[22] White WB, Cannon CP, Heller SR, et al. EXAMINE Investigators. Alogliptin after acute coronary syndrome in patients with type 2 diabetes. N Engl J Med, 2013, 369(14): 1327-1335.

[23] Green JB, Bethel MA, Armstrong PW, et al. TECOS Study Group. Effect of sitagliptin on cardiovascular outcomes in type 2 diabetes. N Engl J Med, 2015, 373: 232-242.

[24] Holman RR, Paul SK, Bethel MA, et al. 10-year follow-up of intensive glucose control in type 2 diabetes. N Engl J Med, 2008, 359(15): 1577-1589.

[25] ACCORD Study Group, Buse JB, Bigger JT, Byington RP, et al. Action to Control Cardiovascular Risk in Diabetes (ACCORD) trial: design and methods. Am J Cardiol, 2007, 99(12A): 21i-33i.

[26] Duckworth W, Abraira C, Moritz T, et al. Glucose Control and Vascular Complications in Veterans with Type 2 Diabetes. N Engl J Med, 2009, 360(2): 129-139.

[27] Bentley-Lewis R, Aguilar D, Riddle MC, et al. Rationale, design, and baseline characteristics in Evaluation of LIXisenatide in Acute Coronary Syndrome, a long-term cardiovascular end point trial of lixisenatide versus placebo. Am Heart J, 2015, 169(5): 631-638.

[28] Marso SP, Daniels GH, Brown-Frandsen K, et al. Liraglutide and Cardiovascular Outcomes in Type 2 Diabetes. N Engl J Med, 2016, 375: 311-322.

[29] Wright EM, Loo DD, Hirayama BA. et al. Hirayama, Biology of human sodium glucose transporters. Physiol Rev, 2011, 91(2): 733-794.

[30] Chao EC, Henry RR. SGLT2 inhibition--a novel strategy for diabetes treatment. Nat Rev Drug Discov, 2010, 9(7): 551-9.

[31] Marx, N. and D.K. Mcguire, Sodium-glucose cotransporter-2 inhibition for the reduction of cardiovascular events in high-risk patients with diabetes mellitus. Eur Heart J, 2016.

[32] Nauck MA. Update on developments with SGLT2 inhibitors in the management of type 2 diabetes. Drug Des Devel Ther, 2014, 8: 1335-1380.

[33] Sha S, Polidori D, Heise T, et al. Effect of the sodium glucose co-transporter 2 inhibitor canagliflozin on plasma volume in patients with type 2 diabetes mellitus. Diabetes Obes Metab, 2014, 16(11): 1087-1095.

[34] Ferrannini E, Solini A. SGLT2 inhibition in diabetes mellitus: rationale and clinical prospects. Nat Rev Endocrinol, 2012, 8(8): 495-502.

[35] Clar C, Gill JA, Court R, et al. Systematic review of SGLT2 receptor inhibitors in dual or triple therapy in type 2 diabetes. BMJ Open, 2012, 2(5): 1-7.

[36] Ferrannini E, Muscelli E, Frascerra S, et al. Metabolic response to sodium-glucose cotransporter 2 inhibition in type 2 diabetic patients. J Clin Invest, 2014, 124(2): 499-508.

[37] Merovci A, Solis-Herrera C, Daniele G, et al. Dapagliflozin improves muscle insulin sensitivity but enhances endogenous glucose production. J Clin Invest, 2014, 124(5): 2287-2287.

[38] Bonner C, Kerr-Conte J2, Gmyr V3, et al. Inhibition of the glucose transporter SGLT2 with dapagliflozin in pancreatic alpha cells triggers glucagon secretion. Nat Med, 2015. 21(5): 512-517.

[39] Vasilakou D, Karagiannis T, Athanasiadou E, et al. Sodium-glucose cotransporter 2 inhibitors for type 2 diabetes: a systematic review and meta-analysis. Ann Intern Med, 2013, 159(4): 262-274.

[40] Ferrannini G, Hach T, Crowe S, et al. Energy Balance After Sodium-Glucose Cotransporter 2 Inhibition. Diabetes Care, 2015, 38(9): 1730-1735.

[41] Ridderstråle M, Andersen KR, Zeller C, et al. Comparison of empagliflozin and glimepiride as add-on to metformin in patients with type 2 diabetes: a 104-week randomised, active-controlled, double-blind, phase 3 trial. Lancet Diabetes Endocrinol, 2014, 2(9): 691-700.

[42] Bolinder J, Ljunggren Ö, Johansson L, et al. Dapagliflozin maintains glycaemic control while reducing weight and body fat mass over 2 years in patients with type 2 diabetes mellitus inadequately controlled on metformin. Diabetes Obes Metab, 2014, 16(2): 159-169.

[43] Cefalu WT, Leiter LA, Yoon KH, et al. Efficacy and safety of canagliflozin versus glimepiride in patients with type 2 diabetes inadequately controlled with metformin (CANTATA-SU): 52 week results from a randomised, double-blind, phase 3 non-inferiority trial. Lancet, 2013, 382(9896): 941-950.

[44] Chilton R, Tikkanen I, Cannon CP, et al. Effects of empagliflozin on blood pressure and markers of arterial stiffness and vascular resistance in patients with type 2 diabetes. Diabetes Obes Metab, 2015, 17(12): 1180-1193.

[45] Cherney DZ, Perkins BA, Soleymanlou N, et al. The effect of empagliflozin on arterial stiffness and heart rate variability in subjects with uncomplicated type 1 diabetes mellitus. Cardiovasc Diabetol, 2014, 13(1): 1-8.

[46] Cherney DZ, Perkins BA, Soleymanlou N, et al. Renal hemodynamic effect of sodium-glucose cotransporter 2 inhibition in patients with type 1 diabetes mellitus. Circulation, 2014, 129(5): 587-597.

[47] Ptaszynska A, Hardy E, Johnsson E, et al. Effects of dapagliflozin on cardiovascular risk factors. Postgrad Med, 2013, 125(3): 181-189.

[48] Sinclair A, Bode B, Harris S, et al. Efficacy and safety of canagliflozin compared with placebo in older patients with type 2 diabetes mellitus: a pooled analysis of clinical studies. BMC Endocr Disord, 2014, 14: 37.

[49] Hach, T., et al., Empagliflozin improves glycemic parameters and cardiovascular risk factors in patients with Type 2 Diabetes (T2DM): Pooled data from four pivotal phase Ⅲ trials. Diabetologie Und Stoffwechsel, 2014, 9(S 01).

[50] Monami M, Nardini C, Mannucci E, et al. Efficacy and safety of sodium glucose co-transport-2 inhibitors in type 2 diabetes: a meta-analysis of randomized clinical trials. Diabetes Obes Metab, 2014, 16(5): 457-466.

[51] Lin B, Koibuchi N, Hasegawa Y, et al. Glycemic control with empagliflozin, a novel selective SGLT2 inhibitor, ameliorates cardiovascular injury and cognitive dysfunction in obese and type 2 diabetic mice. Cardiovasc Diabetol, 2014. 13: 148.

[52] Banerjee SK, McGaffin KR, Pastor-Soler NM, et al. SGLT1 is a novel cardiac glucose transporter that is perturbed in disease states. Cardiovascr Res, 2009, 84(1): 111-118.

[53] Rieg T, Masuda T, Gerasimova M, et al. Increase in SGLT1-mediated transport explains renal glucose reabsorption during genetic and pharmacological SGLT2 inhibition in euglycemia. Am J Physiol Renal Physiol, 2014, 306(2): F188-193.

[54] Taegtmeyer H, McNulty P, Young ME. Adaptation and maladaptation of the heart in diabetes: Part Ⅰ: general concepts. Circulation, 2002, 105: 1727-1733.

[55] Baker WL, Smyth LR, Riche DM, et al. Effects of sodium-glucose co-transporter 2 inhibitors on blood pressure: A systematic review and meta-analysis. J Am Soc Hypertens, 2014, 8(4): 262-275.

[56] Weir MR, Januszewicz A, Gilbert RE, et al., Effect of canagliflozin on blood pressure and adverse events related to osmotic diuresis and reduced intravascular volume in patients with type 2 diabetes mellitus. J Clin Hypertens (Greenwich), 2014, 16(12): 875-882.

[57] Yale JF, Bakris G, Cariou B, et al. Efficacy and safety of canagliflozin over 52 weeks in patients with type 2 diabetes mellitus and chronic kidney disease. Diabetes Obes Metab, 2014, 16(10): 1016-1027.

[58] Bailey RA, Damaraju CV, Martin SC, et al. Attainment of diabetes-related quality measures with canagliflozin versus sitagliptin. Am J Manag Care, 2014. 20(1 Suppl): 16-24.

[59] Sjöström CD, Johansson P, Ptaszynska A, et al. Dapagliflozin lowers blood pressure in hypertensive and non-hypertensive patients with type 2 diabetes. Diab Vasc Dis Res, 2015, 12(5): 352-358.

[60] Parikh S, Wilding J, Jabbour S, et al. Dapagliflozin in type 2 diabetes: effectiveness across the spectrum of disease and over time. Int J Clin Pract, 2015, 69(2): 186-198.

[61] ORIGIN Trial Investigators, Mellbin LG, Rydén L, et al. Does hypoglycaemia increase the risk of cardiovascular events? A report from the ORIGIN trial. Eur Heart J, 2013, 34(40): 3137-3144.

[62] Patrick AW, Hepburn DA, Swainson CP, et al. Changes in renal function during acute insulin-induced hypoglycaemia in patients with type 1 diabetes. Diabet Med, 1992, 9(2): 150-155.

[63] Komoroski B, Vachharajani N, Feng Y, et al. Dapagliflozin, a novel, selective SGLT2 inhibitor, improved glycemic control over 2 weeks in patients with type 2 diabetes mellitus. Clin Pharmacol Ther, 2009, 85(5): 513-519.

[64] Obermeier M, Yao M, Khanna A, et al. In vitro characterization and pharmacokinetics of dapagliflozin (BMS-512148), a potent sodium-glucose cotransporter type Ⅱ inhibitor, in animals and humans. Drug Metab Dispos, 2010, 38(3): 405-414.

[65] Heise T, Seman L, Macha S, et al. Safety, tolerability, pharmacokinetics, and pharmacodynamics of multiple rising doses of empagliflozin in patients with type 2 diabetes mellitus. Diabetes Ther, 2013, 4(2): 331-345.

[66] Standl E, Schnell O, Ceriello A. Postprandial Hyperglycemia and Glycemic Variability: Should we care. Diabetes Care, 2011, 34(Suppl 2): S120-S127.

[67] Lambers Heerspink HJ, de Zeeuw D, Wie L, et al. Dapagliflozin a glucose-regulating drug with diuretic properties in subjects with type 2 diabetes. Diabetes Obes Metab, 2013, 15(9): 853-862.

[68] Zimlichman R. Treatment of hypertension and metabolic syndrome: lowering blood pressure is not enough for organ protection, new approach-arterial destiffening. Curr Hypertens Rep, 2014, 16(10): 479.

[69] Yusuf S, Sleight P, Pogue J, et al. Effects of an angiotensin-converting-enzyme inhibitor, ramipril, on cardiovascular events in high-risk patients. The Heart Outcomes Prevention Evaluation Study Investigators. N Engl J Med, 2000, 342(3): 145-153.

[70] Després JP, Lemieux I., Abdominal obesity and metabolic syndrome. Nature, 2006. 444(7121): 881-887.

[71] Lee MJ, Wu Y, Fried SK. Adipose tissue heterogeneity: Implication of depot differences in adipose tissue for obesity complications. Mol Aspects Med, 2013, 34(1): 1-11.

[72] Neeland, I., et al., Abstract 16518: The Sodium Glucose Co-Transporter 2 Inhibitor (SGLT2i) Empagliflozin Reduces Weight and Markers of Visceral Adiposity (VA) in Type 2 Diabetes (T2D) in Short- and Intermediate Term. Circulation, 2014. 130: A16518.

[73] Yale JF, Bakris G, Cariou B, et al. Efficacy and safety of canagliflozin in subjects with type 2 diabetes and chronic kidney disease. Diabetes Obes Metab, 2013, 15(5): 463-473.

[74] Kohan DE, Fioretto P, Tang W, et al. Long-term study of patients with type 2 diabetes and moderate renal impairment shows that dapagliflozin reduces weight and blood pressure but does not improve glycemic control. Kidney Int, 2014, 85(4): 962-971.

[75] Barnett AH, Mithal A, Manassie J, et al. Efficacy and safety of empagliflozin added to existing antidiabetes treatment in patients with type 2 diabetes and chronic kidney disease: a randomised, double-blind, placebo-controlled trial. Lancet Diabetes Endocrinol, 2014, 2(5): 369-384.

[76] Cherney D, von Eynatten M, Lund S, et al., Sodium glucose cotransporter 2 (SGLT2) inhibition with empagliflozin (EMPA) reduces microalbuminuria in patients with type 2 diabetes (T2D). Diabetes, 2014: 57.

[77] Wanner C, Inzucchi SE, Lachin JM, et al. Empagliflozin and Progression of Kidney Disease in Type 2 Diabetes. N Engl J Med, 2016, 375: 323-334.

[78] Mogensen CE. Maximum Tubular Reabsorption Capacity for Glucose and Renal Hemodynamics during Rapid Hypertonic Glucose Infusion in Normal and Diabetic Subjects, Scand J Clin Lab Invest, 1971, 28(1): 101-109.

[79] Rahmoune H, Thompson PW, Ward JM, et al. Glucose transporters in human renal proximal tubular cells isolated from the urine of patients with non-insulin-dependent diabetes. Diabetes, 2005, 54(12): 3427-3434.

[80] Skrtić M, Yang GK, Perkins BA, et al. Characterisation of glomerular haemodynamic responses to SGLT2 inhibition in patients with type 1 diabetes and renal hyperfiltration. Diabetologia, 2014, 57(12): 2599-2602.

[81] Liu T, Takimoto E, Dimaano VL, et al. Inhibiting mitochondrial Na^+/Ca^{2+} exchange prevents sudden death in a Guinea pig model of heart failure. Circ Res, 2014, 115(1): 44-54.

[82] Bailey CJ, Gross JL, Pieters A, et al. Effect of dapagliflozin in patients with type 2 diabetes who have inadequate glycaemic control with metformin: a randomised, double-blind, placebo-controlled trial. Lancet, 2010, 375(9733): 2223-2233.

[83] Rosenstock J, Aggarwal N, Polidori D, et al. Dose-ranging effects of canagliflozin, a sodium-glucose cotransporter 2 inhibitor, as add-on to metformin in subjects with type 2 diabetes. Diabetes Care, 2012, 35(6): 1232-1238.

[84] White CM. A Review of Potential Cardiovascular Uses of Intravenous Glucagon Administration. J Clin Pharmacol, 1999, 39(5): 442-447.

[85] Madan BR. Effect of glucagon on ventricular arrhythmias after coronary artery occlusion and on ventricular automaticity in the dog. Br J Pharmacol. 1971, 43(2): 279-286.

[86] Tahara A, Kurosaki E, Yokono M, et al., Effects of SGLT2 selective inhibitor ipragliflozin on hyperglycemia, hyperlipidemia, hepatic steatosis, oxidative stress, inflammation, and obesity in type 2 diabetic mice. Eur J Pharmacol, 2013, 715(1-3): 246-255.

DPP-4 抑制剂的应用进展及其心血管安全性评价

二肽基肽酶 -4（DPP-4）抑制剂是一类新型降糖药物，其主要品种包括西格列汀、沙格列汀、阿格列汀、利格列汀和维格列汀等。此类药物近年来在我国的临床应用逐渐增多。现有研究表明，此类药物降糖作用适中[可使糖化血红蛋白（HbA1c）降低 0.5%~1.0%，二甲双胍与磺脲类可使 HbA1c 降低 1.0%~2.0%]，单药治疗时不影响体重，且很少发生低血糖反应。更为重要的是，已经揭晓的三项随机化临床试验显示，DPP-4 抑制剂具有良好的心血管安全性，为其广泛临床应用提供了保障。

一、DPP-4 抑制剂的作用机制

胰高血糖素样肽 -1（GLP-1）和葡萄糖依赖性促胰岛素释放多肽（GIP）统称为肠促胰素，两者均由小肠分泌，通过促进餐后胰岛 B 细胞分泌胰岛素、抑制糖原释放、增加饱腹感并减慢肠蠕动等机制而发挥降糖作用。GLP-1 分泌入血后很快被 DPP-4 降解灭活，使其降糖作用消失。肠促胰素途径降糖药就是基于上述机制研发的：即注射 GLP-1 类似物，或应用 DPP-4 抑制剂抑制 DPP-4 活性从而延长循环中 GLP-1 半衰期。上市前研究显示，此类药物不仅降糖效果肯定、低血糖风险低，还可对体重、血压、血脂代谢等产生有益的影响，并可能具有直接的血管内皮保护作用。因此此类药物上市伊始，其临床应用前景便被广泛看好。

受“文迪雅事件”影响，美国食品药品监督管理局（FDA）开始对口服降糖药物的批准上市施行两步法管理流程。第一步是根据其降低 HbA1c 的效果决定是否批准上市，第二步是要求已经批准上市的口服降糖药进行上市后的心血管终点临床试验，并需证实该药对于心血管高危人群的安全性不劣于安慰剂（终点事件发生率的 95%*CI* 的上限 <1.3）。这样做的目的旨在保证降糖药物在有效降低血糖的同时不增加 2 型糖尿病患者的心血管事件风险。倘若临床试验证实一种降糖药物对糖尿病患者心血管终点事件影响的 95%*CI* 上限 <1.0，则提示该药可能具有心血管保护作用。肠促胰素途径降糖药是首个执行这一新规的药物。

二、DPP-4 抑制剂的临床研究证据

迄今为止，已经完成了 3 项关于 DPP-4 抑制剂的大规模、多中心、随机化、安慰剂对照试验，即 SAVOR-TIMI 53（Saxagliptin Assessment of Vascular Outcomes Recorded in Patients with Diabetes Mellitus-TIMI 53，糖尿病患者沙格列汀血管结局评估）、EXAMINE 研究（Examination of Cardiovascular Outcomes with Alogliptin versus Standard of Care in Patients with Type 2 Diabetes Mellitus and Acute Coronary Syndrome，伴 2 型糖尿病的急性冠状动脉综合征患者阿格列汀与标准治疗心血管终点评估）以及 TECOS 研究（Trial to Evaluate Cardiovascular Outcomes After Treatment with Sitagliptin，西格列汀心血管终点评估试验）。

SAVOR-TIMI 53 研究共纳入 16 492 例具有明确心血管疾病史或多个血管疾病危险因素的 2 型糖尿病患者，随机分为沙格列汀组（*n*=8280）与安慰剂组（*n*=8212）。主要终点是由心血管死亡、非致死性心肌梗死和非致死性缺血性脑卒中所组成的复合终点事件。中位数随访时间为 2.1 年。研究结果发现，沙格列汀组和安慰剂组主要复合终点事件发生率相似，分别为 7.3% 和 7.2%（*HR* 1.0；95%*CI* 0.89~1.12）。两组间次要终点（心血管死亡、非致死性心肌梗死、非致死性缺血性脑卒中、因不稳定型心绞痛、冠状动脉血运重建或心力衰竭住院组成的复合终点事件）发生率也相似，分别为 12.8% 和 12.4%（*HR* 1.02，95%*CI* 0.94~1.11）。但对单个终点分析发现，沙格列汀治疗组患者因心力衰竭住院的患者较安慰剂组增加 27%（*P*=0.007）。本研究结果表明，与安慰剂组相比，沙格列汀不影响伴有心血管疾病或多种心血管危险因素的 2 型糖尿病患者复合心血管终点事件发生率，因而整体而言具有良好的心血管安全性，但对于因心力衰竭住院发生率的不利影响值得关注。

EXAMINE 研究共纳入 5380 例伴 2 型糖尿病的近期发生急性心肌梗死或需住院治疗的不稳定型心绞痛患者，随机分为阿格列汀组（*n*=2679）或安慰剂组（*n*=2701）。主要终点为由心血管死亡、非致死性心肌梗死或非致死性脑卒中所组成的复合终点。中位随访 18 个月。研究结束时，阿格列汀组和安慰剂组主要终点事件的发生率相似，分别为 11.3% 和 11.8%，两组间终点事件发生率无统计学差异。阿格列汀组受试者因心力衰竭住院的比例较安慰剂组呈现出增高的趋势，但未达到统计学显著性差异（3.5% *vs* 2.8%，*P*=0.66）。本研究表明，对于伴有心血管病的 2 型糖尿病患者，应用阿格列汀治疗的整体心血管安全性良好。

TECOS 研究采用随机化、双盲、安慰剂对照设计，共纳入 14 735 例年龄≥50 岁，具有心血管病史，基线 HbA1c 为 6.5%~8.0% 的 2 型糖尿病患者（其中 14 671 例受试者参加了 ITT 分析），亚裔人口占 22%。将受试者随机分为两组，在常规治疗基础上分别加用西格列汀（50mg 或 100mg，每日 2 次；根据肾功能确定剂量，7332 例）或安慰剂（7339 例）治疗。西格列汀组与安慰剂组年龄分别为 65.4 岁与 65.5 岁，基线血压分别为 135/77mmHg 与 135/77mmHg，基线 LDL-C 分别为 91.2mg/dl 与 90.7mg/dl，糖尿病病程均为 11.6 年，基线 HbA1c 均为 7.2%。主要复合终点为首次发生心血管事件（心血管死亡、非致死性心肌梗死、非致死性卒中、需要住院治疗的不稳定型心绞痛）。次要终点为：①首次发生复合心血管事件（心血管死亡、非致死性心肌梗死与非致死性卒中）；②全因死亡；③充血性心力衰竭；④肾功能变化。中位数随访时间约为 3 年。研究结果显示，西格列汀组与安慰剂组受试者主要终点事件发生率分别为 11.4%、11.5%（*P*=0.65），其中心血管死亡分别为 4.2%、4.0%，非致死性心肌梗死分别为 3.8%、3.9%，非致死性卒中为 2.0%、2.1%，因不稳定型心绞痛住院率为 1.5%、1.6%。均无显著性统计学差异。二级终点发生率均为 10.2%，全因死亡率分别为 7.5%、7.3%（*P*=0.88），因心力衰竭住院率均为 3.1%。研究结束时西格列汀组 HbA1c 水平较安慰剂组降低 0.29%，研究期间两组患者严重低血糖事件发生率分别为 2.2%、1.9%（*P*=0.33）。本研究表明，与安慰剂相比，西格列汀治疗不会增加任何不良心血管终点事件发生率，充分论证了其心血管安全性。

三、如何看待 DPP-4 抑制剂的心血管安全性

SAVOR-TIMI 53 与 EXAMINE 研究结果公布后，美国 FDA 发布了关于沙格列汀与阿格列汀增加心力衰竭风险的警示，这是谨慎且对患者负责的做法。然而我们需要认识到，没有任何一类药物是完美无缺的，几乎不存在没有副作用和不良反应的药物。只要一种药物的获益显著大于风险，这种药物就有应用价值。他汀类药物可能引起肝脏与肌肉等不良反应，有些甚至是致命性的，但仍被视为防治动脉粥样硬化性心血管疾病的基石；阿司匹林可增加出血性并发症的风险，但仍是防治心血管病的核心药物。DPP-4 抑制剂具降糖效果肯定、单独使用很少发生低血糖、不增加体重等优势，是一类应用前景良好的降糖药物。即便沙格列汀与阿格列汀增加因心力衰竭住院风险，但其整体心血管安全性是良好的，仍可以安全地用于 2 型糖尿病患者。

如前所述，自从 2008 年美国 FDA 发布降糖药物心血管安全性的新规之后，肠促胰素类药物是首个执行新规要求的药物。在早期研究中，此类药物（包括 GLP-1 激动剂与 DPP-4 抑制剂）均未被发现对心血管系统具有不利影响。不仅如此，很多研究还显示这些药物具有降糖之外的直接心血管保护作用。但仅凭临床前期研究并不能提供有说服力的证据。近年来先后发表了 5 项关于肠促胰素途径的降糖药物试验，即关于沙格列汀的 SAVOR 研究、关于阿格列汀的 EXAMINE 研究、关于西格列汀的 TECOS 研究、关于 GLP-1 激动剂利西拉来的 ELIXA 研究与关于利拉鲁肽的 LEADER 研究。总的来看，这些研究一致证实了此类药物的整体心血管安全性良好，而且可能带来心血管获益。

在已经发表的 5 项肠促胰素途径药物的临床研究中，受试者特征较为相近，即均为确诊心血管病的患者。在研究终点设定方面，均将心血管死亡、非致死性心梗与非致死性卒中等硬终点作为主要复合终点的组分。总的来看，这些研究通过数万例心血管疾病患者足以证实肠促胰素途径药物的心血管安全性良好。正如 FDA 所要求的那样，只要一种降糖药物能够有效降低血糖水平且不产生心血管危害，就算得上是一种合格的降糖药。由此而论，前述 5 种肠促胰素类药物均值得在临床推广应用。

在 SAVOR 研究中，服用沙格列汀的受试者因心力衰竭住院增加了 27%。对于这一问题应该理性看待。首先，在常用心血管临床终点中，因心力衰竭住院是一个分量很轻的终点事件，其临床含义显然不同

于新发心力衰竭，更不同于心血管死亡、心肌梗死、卒中等硬终点事件；再者，对于心力衰竭是否需要住院治疗的判定存在着很大的主观因素，并且在各项临床试验中缺乏统一而明确的标准，这使得“因心力衰竭住院”这一终点的临床价值进一步降低。当然，目前并不能排除不同DPP-4抑制剂之间的临床作用、特别是心血管效应存在差异。在同类药物的不同品种之间，由于化学结构存在着差异，其临床效应也可能存在不同，因此完全可能得出不尽相同的研究结果。现有研究发现，DPP-4的作用靶点不仅限于GLP-1。除此之外，该酶对于脑钠肽、神经肽Y、基质细胞衍生因子等多种体液因子均有作用。迄今为止，我们能够明确的是不同DPP-4抑制剂具有相近的降糖作用，但其降糖之外的作用（例如心血管效应）是否存在差异仍有待于深入探讨。

综上所述，现有研究显示，DPP-4抑制剂是一类具有良好心血管安全性的口服降糖药物，可以广泛用于伴心血管疾病及其高危因素的2型糖尿病患者的降糖治疗。与一般糖尿病患者相比，心力衰竭患者的血糖管理策略有所不同。除了相对宽松的血糖控制外，很多药物均可能因为体重增加、水肿、低血糖等原因对心功能产生不利影响。因此对于心力衰竭患者的降糖药物应用应更为谨慎，并且这不仅局限于DPP-4抑制剂，更包括二甲双胍、磺脲类、格列奈类、噻唑烷二酮等传统降糖药物。

（郭艺芳）

经导管主动脉瓣置换术治疗二叶式主动脉瓣狭窄的现状及展望

二叶式主动脉瓣（bicuspid aortic valve，BAV）是一种非常常见的先天性心脏病，可导致主动脉瓣重度狭窄或关闭不全，增加感染性心内膜炎的风险，常合并主动脉疾病如升主动脉扩张、主动脉瘤和夹层等。随着影像学、外科手术和经导管介入治疗的不断发展，BAV 的诊治也取得了重大突破，尤其在经导管介入治疗方面。本文重点阐述经导管主动脉瓣置换术（transcatheter aortic valve replacement，TAVR）治疗 BAV 狭窄的现状及展望。

一、二叶式主动脉瓣的特点

BAV 的患病率高，约为 1%，是最常见的先天性心脏病，男女比例为 2：1~3：1[1]。在一项 21 417 例尸检研究中，共有 293 例确诊患有 BAV，发病率为 1.37%[2]。上海中山医院对 287 556 例患者进行超声心动图（心超）检查，发现 2430 例患者是 BAV，发病率为 0.85%[3]。在某些特定的患者人群中，BAV 发病率明显高于普通人群，超过 50% 的主动脉缩窄患者及 30% 的女性 Turner 综合征患者合并 BAV[1]。部分 BAV 为遗传性疾病，遗传方式为不完全外显的常染色体显性遗传，且具有基因多态性[4]。DiGeorge 综合征和腭心面综合征的患者中，有染色体 22q11.2 缺失者，常伴发 BAV。导致 BAV 进展的特殊基因位点或结构蛋白等尚未明确，eNOS、NKX2.5 和 NOTCH 信号系统可能参与了 BAV 的发生、发展[5]。

BAV 解剖变化较多，包括脊数目不同（无脊、1 或 2 道脊）、瓣叶融合方式不同、瓣叶融合程度不同（部分或完全融合）等[6]。临床上，根据脊的数目，可将 BAV 分为 type 0（无脊）、type 1(1 道脊）及 type 2（2 道脊）。任何两个瓣叶均可发生融合，左冠瓣和右冠瓣融合最常见（70%~86%），其次是右冠瓣与无冠瓣融合（12%），左冠瓣与无冠瓣融合者很少(3%)[7]。BAV 的瓣叶融合方式可预测临床预后，与左冠瓣和右冠瓣融合相比，右冠瓣与无冠瓣融合导致的主动脉瓣狭窄或反流进展更快[8]。

BAV 狭窄的典型病理改变包括：瓣叶的钙化严重而不均匀；瓣叶大小不对称、高度不一致；常合并有升主动脉疾病，如升主动脉扩张、主动脉瘤和夹层等。这些因素都给 BAV 的诊治尤其是经导管介入治疗增加了手术操作的难度和并发症发生的概率。

二、二叶式主动脉瓣诊治的最新指南推荐

经胸超声心动图（TTE）是早期诊断 BAV 及其伴随的主动脉疾病的主要手段，在 TTE 评估升主动脉困难的情况下，可采用 CT 或 MRI 来综合评估，若 CT 或 MRI 有禁忌时则采用经食管超声心动图来评估[9]。

目前尚无确切有效的药物能够治疗 BAV 狭窄及伴发的主动脉病变，传统的治疗手段仍是外科手术。对于有临床症状、合并主动脉瓣重度狭窄或关闭不全、手术风险低中危的 BAV 患者，外科手术是该类患者的首选治疗方案，主要的术式包括换瓣手术、ROSS 手术（自体肺动脉瓣移植术），以及部分主动脉瓣关闭不全的修复手术等。部分患者行主动脉瓣换瓣手术时，需同时行升主动脉置换术，尤其升主动脉直径 >4.5cm 或主动脉直径增加速度每年 ≥0.5cm 的患者[9,10]。

部分钙化不明显的 BAV 重度狭窄的患者，可考虑单纯的主动脉瓣球囊扩张，但需要注意的是，相当一部分经皮主动脉瓣球囊成形术后的 BAV 患者仍会再次出现狭窄，需要进一步干预[9]。

经导管主动脉瓣置换术（TAVR）是近年来心血管介入治疗领域里程碑式的进展，PARTNER 系列研究和 CoreValve US Pivotal 研究均证实了 TAVR 在外科手术禁忌或高危重度主动脉瓣狭窄患者中的安全性和有效性[11-14]。因此，欧美心脏瓣膜病管理指南均推荐外科手术禁忌或高危、预期寿命超过 12 个月的症状

性主动脉瓣重度狭窄患者作为 TAVR 的适应证[9,15]。但是在这些研究中，BAV 患者均被排除在外，指南也将 BAV 列为目前 TAVR 治疗的相对禁忌证[15]。但在实际的临床工作当中，因 BAV 重度狭窄而需要接受 TAVR 治疗的患者数量众多，因此，剖析 BAV 重度狭窄患者 TAVR 治疗过程中存在的问题，并找到合理的解决方法至关重要。

三、TAVR 治疗 BAV 重度狭窄可能存在的问题

对于应用 TAVR 治疗 BAV 重度狭窄，许多研究者和临床医生存在着多种顾虑，主要有以下几个方面：

第一，自身的解剖学结构。BAV 瓣叶不对称、钙化重而不均匀等解剖学特点导致置入的瓣膜难以充分扩展并完全贴壁，可导致 TAVR 术后主动脉瓣周漏[16,17]；干扰术前对患者瓣膜、瓣环等评估的准确性，影响瓣膜选择和置入深度的估计，增加人工瓣膜置入后移位的可能性，有报道显示 BAV 患者 TAVR 术后瓣膜移位的概率高达 9.3%[18]，这进一步增加了术后瓣周漏的风险[19,20]。同时，研究表明，三叶式主动脉瓣(tricuspid aortic valve，TAV)重度狭窄患者 TAVR 术后的主动脉瓣周漏程度与患者预后密切相关[21]。但是，BAV 重度狭窄患者术前合并主动脉瓣反流的比例高，患者对术后瓣周漏的耐受程度可能与 TAV 患者不同，因此术后瓣周漏程度及其类型对 BAV 狭窄患者预后的影响仍不明确。另外，BAV 的两个瓣膜多不等大，被置入的瓣膜挤压后，较大的自身瓣膜可能遮挡冠状动脉开口，造成冠状动脉堵塞[22]。

第二，合并的升主动脉病变。既往研究发现 BAV 与升主动脉扩张、升主动脉病变之间有密切的联系，而且这些病人可能较早出现主动脉夹层及破裂[23]，因此 BAV 患者接受 TAVR 治疗可能存在更大的风险。同时 TAVR 并不能直接解决 BAV 患者可能并存的升主动脉病变，TAVR 治疗后对其升主动脉病变会带来不良影响亦或起到改善作用亦不明确。

第三，目前的瓣膜设计。市场上的人工瓣膜是主要针对正常的 TAV 设计研发的，BAV 的解剖结构不同于正常的 TAV，因而存在人工瓣膜与 BAV 无法良好匹配的问题[24,25]。BAV 不对称的结构可能会使人工瓣膜承受不均的张力和径向作用力，导致植入的瓣膜无法按照其原有的形状进行充分的扩张或者膨胀，瓣膜发生变形，从而影响瓣叶的开放与闭合以及血流动力学，最终影响瓣膜的使用期限以及 TAVR 手术的长期疗效。

四、TAVR 治疗 BAV 重度狭窄的相关临床研究

目前关于 TAVR 治疗 BAV 重度狭窄的研究较少，考虑到 BAV 特殊的解剖结构和术后可能的并发症，到目前为止关于 TAVR 的随机对照研究都将 BAV 排除在外。但是，临床实际中 BAV 重度狭窄的患者不在少数，尤其在我国 TAVR 手术中 BAV 患者的比例为 30%~50%，因此，许多国外以及我国有经验的中心已对 BAV 重度狭窄患者开展 TAVR 手术，积累了一定的经验。

Costopoulos 等[26]2007—2012 年纳入接受 TAVR 治疗的 21 例 BAV 患者和 447 例 TAV 患者，首次比较了 TAVR 治疗 BAV 和 TAV 重度狭窄的手术及临床结果。与 TAV 组相比较，BAV 组患者更年轻[(76.7 ± 7.1)岁 *vs* (79.8 ± 7.4)岁，*P*=0.06]，主动脉瓣环更大[(25.0 ± 1.8)mm *vs* (23.6 ± 2.1)mm，*P*=0.01]。在瓣膜选择无差异的情况下，BAV 组瓣膜置入成功率较低(85.7% *vs* 94.4%，*P*=0.10)，术后瓣周漏的发生率无增加，30 天复合安全终点相似(23.8% *vs* 21.0%，*P*=0.76)。但是，术后 30 天和 1 年的死亡率要高于 TAV 组，分别为(14.2% *vs* 3.6%，*P*=0.02)和(32% *vs* 14%，*P*=0.03)，而心血管疾病相关死亡率没有统计学差异(11% *vs* 7%，*P*=0.62)。从研究结果看，TAVR 治疗 BAV 患者的死亡率高于 TAV 患者，但这可能与样本量较小、研究入选时的学习曲线等密切相关。

Kochman 等[25]2009—2012 年以 1：3 的比例配对研究 TAVR 治疗 BAV 和 TAV 重度狭窄的预后，BAV 和 TAV 的患者分别纳入 28 例和 84 例，两组患者在术前基线水平、操作路径、瓣膜选择上都进行了良好的配对。结果显示，BAV 组与 TAV 组相比，瓣膜置入成功率(93% *vs* 93%，*P*=1.0)、主动脉瓣环破裂(两组均为 0)、转外科手术(4% *vs* 0，*P*=0.25)都无统计学差异，术后的平均跨瓣压[(11.5 ± 6.4)mmHg *vs* (10.4 ± 4.5)mmHg，*P*=0.33]、大于 2 级的主动脉瓣反流(32% *vs* 23%，*P*=0.45)、30 天死亡率(4% *vs* 7%，*P*=0.68)、1 年全因死亡率(19% *vs* 18%，*P*=1.00)也均无统计学差异。该研究认为，在经选择的手术高危 BAV 重度狭窄

中 TAVR 治疗是安全的。

Mylotte 等[27]和 Yousef 等[18]的研究是目前报道的 BAV 病例数最多的两项多中心观察性研究，分别纳入了 139 例和 108 例经 TAVR 治疗的 BAV 重度狭窄患者。Mylotte 的研究中，患者的平均年龄和 STS 评分分别为(78.0 ± 8.9)岁和(4.9 ± 3.4)%，单纯 BAV 狭窄为 65.5%，单纯 BAV 关闭不全为 0.7%，两者混合的为 33.8%。1 型的 BAV 最多占 68.3%，0 型 BAV 次之占 26.7%，2 型为 5.0%。其中 91 例患者选用的是自膨胀式瓣膜，48 例球囊膨胀式瓣膜。瓣膜置入的成功率为 89.9%，30 天和 1 年的死亡率分别为 5% 和 17.5%，与 TAVR 治疗 TAV 的类似。但是，术后主动脉瓣反流≥2 级的发生率为 28.4%，而基于 CT 指导下选择瓣膜患者中的主动脉瓣反流≥2 级的发生率仅为 17.4%，多变量分析发现基于 CT 指导下的 TAVR 与术后主动脉瓣反流的减少显著相关。Yousef 总结了 2005—2014 年 21 个中心的 108 例 BAV 患者，平均年龄(75.5 ± 14.4)岁，NYHA Ⅲ ~ Ⅳ级的占 72.5%，Logistic EuroScore 评分为(17.2 ± 12.2)%。与 Mylotte 等的结果相似，1 型 BAV 最常见，占 73.1%。其中 61 例患者选用的是自膨胀式瓣膜，47 例球囊膨胀式瓣膜。瓣膜置入成功率为 85.2%，术后 AR≥2+ 的发生率为 30.8%，新起搏器置入占 19.4%，随访 30 天死亡率为 8.3%，30 天复合安全终点发生率为 26.9%，随访 1 年时的总死亡率为 16.9%，心血管相关死亡率为 10.1%。进一步的分析发现，瓣周漏的发生并不增加 30 天和 1 年的死亡率。两项研究结果均表明 TAVR 治疗 BAV 重度狭窄是可行、安全有效的。

本中心(浙江大学医学院附属第二医院)[28]对 2013—2014 年开展的前 40 例接受 TAVR 的患者进行分析，其中 15 例患者为 BAV。BAV 组患者与 TAV 组相比，主动脉瓣膜面积更小[0.47 ± 0.13)cm² *vs* (0.59 ± 0.14)cm²，*P*=0.02]，升主动脉直径更宽[(40.4 ± 4.4)mm *vs* (36.4 ± 4.3)mm，*P*=0.01]。研究发现，中国接受 TAVR 手术的人群中 BAV 的比例远远高于西方人群，本研究达到 37.5%，且最常见的 BAV 类型是 0 型(73.3%)，其次为 1 型(26.7%)，这与另一在中国人群中的研究结果一致[29]。研究均选用自膨胀式瓣膜，手术即刻成功率两组均为 100%，与 TAV 组相比，BAV 组瓣膜置入成功率(86.7% *vs* 88.0%)、30 天死亡率(6.7% *vs* 8.0%)以及复合终点发生率(13.3% *vs* 12.0%)均无统计学差异，起搏器置入率和瓣周漏等并发症的发生率以及左室射血分数和心功能分级的改善程度等均相似。截至目前，本中心开展了近 200 例的 TAVR，积累了 60 多例的 BAV 经验，在 TAVR 中所占的比例和手术结果与前期发表的小样本研究一致。因此，目前的研究结果提示，TAVR 可以安全有效地用于治疗中国 BAV 重度狭窄的患者。但是，本研究样本量小且为单中心，有待于多中心、更大样本量、长期的研究结果进一步证实。

五、TAVR 治疗 BAV 重度狭窄的操作技巧

第一，完善术前影像学评估。术前对患者进行超声心动图尤其是多层螺旋 CT 扫描检查，明确 BAV 的分型(0 型、1 型、2 型、功能性二瓣化)、瓣环的椭圆程度(长径及短径)、瓣环的周长及周长径、瓣叶的对称性、瓣叶的钙化程度和分布、冠状动脉的开口分布及高度等，这对于瓣膜尺寸的选择、手术风险的评估及后续手术策略的制定有着非常重要的意义。

第二，选择合适大小的瓣膜。针对 BAV 患者瓣膜尺寸的选择，虽没有明确的循证学依据，目前常经验性地采用“球囊实时测量”(balloon sizing)并结合 CT 测量指导下的“降低尺寸(down sizing)”策略，即在 TAV 瓣膜尺寸选择指南的基础上，选择小一号的瓣膜。钙化重尤其是伴有 BAV 的患者，瓣膜即便置入在理想的位置，瓣膜工作区域难以完全膨胀，这对瓣膜的长期耐久性可能有不利的影响，自 2015 年底起，王建安教授提出在 balloon sizing 和 CT 测量虚拟瓣环的基础上，分析虚拟瓣环上钙化最重的区域、预估瓣膜置入后膨胀的情况(supra-annular sizing)，指导瓣膜大小的选择(小一号或小两号)。我们的实践证明，通过 balloon sizing 和 supra-annular sizing 指导选择大小合适的瓣膜，可以提高手术操作过程中的可控性，使瓣膜移位、瓣周漏的发生率降低。

第三，适度高位置入技术。第一代自膨胀式瓣膜释放过程中由于整个系统张力传递的关系容易导致瓣膜移位，加上 BAV 特殊的解剖学结构，更加容易发生瓣膜置入过深的情况，使并发症的发生概率增加。我们的实践表明，对虚拟瓣环上结构进行仔细分析，在 supra-annular sizing 指导下选择大小合适瓣膜的基础上，适度高位置入技术(从 0mm 到 2mm 的深度开始释放瓣膜)可使瓣膜移位的发生率降低，因严重瓣周

漏而需要置入第二个瓣膜的风险明显减少。

六、展　望

经导管介入治疗 BAV 重度狭窄是目前 TAVR 领域的热点之一，目前的临床研究数量少、样本量小，证据强度较低，心脏瓣膜病治疗指南将 BAV 视为 TAVR 的相对禁忌证。关于 TAVR 治疗 BAV 重度狭窄还有许多问题有待于进一步研究，包括如何选择合适的患者、如何选择合适的瓣膜、手术过程中的操作技巧、术后并发症的预防和处理、判断预后的预测因素等。但同时，目前有限的研究也让我们对 TAVR 治疗 BAV 重度狭窄的患者充满信心，在严格仔细患者筛选和谨慎手术操作的前提下，TAVR 治疗 BAV 重度狭窄患者是可行、安全和有效的。我们深信，在器械持续改进、经验不断累积的情况下，BAV 重度狭窄的 TAVR 治疗必将得到广大专家的认可和心脏瓣膜病指南的推荐，最终使更多的 BAV 狭窄患者得到科学合理的治疗。

（刘先宝　王建安）

参考文献

[1] raverman AC. The bicuspid aortic valve and associated aortic disease // Otto CM, Bonow RO. Valvular Heart Disase. 4th. Philadelpha: Saunders/Elsevier, 2013: 179-195.

[2] Larson EW, Edwards WD. Risk factors for aortic dissection: A necropsy study of 161 cases. Am J Cardiol, 1984, 53: 849-855.

[3] Pan W, Zhou D, Cheng L, et al. Candidates for transcatheter aortic valve implantation may be fewer in china. Int J Cardiol, 2013, 168: e133-e134.

[4] Cripe L, Andelfinger G, Martin LJ, et al. Bicuspid aortic valve is heritable. J Am Coll Cardiol, 2004, 44: 138-143.

[5] Garg V. Molecular genetics of aortic valve disease. Curr Opin Cardiol, 2006, 21: 180-184.

[6] Sievers HH, Schmidtke C. A classification system for the bicuspid aortic valve from 304 surgical specimens. J Thorac Cardiovasc Surg, 2007, 133: 1226-1233.

[7] Sabet HY, Edwards WD, Tazelaar HD, et al. Congenitally bicuspid aortic valves: A surgical pathology study of 542 cases (1991 through 1996) and a literature review of 2,715 additional cases. Mayo Clin Proc, 1999, 74: 14-26.

[8] Fernandes SM, Khairy P, Sanders SP, et al. Bicuspid aortic valve morphology and interventions in the young. J Am Coll Cardiol, 2007, 49: 2211-2214.

[9] Nishimura RA, Otto CM, Bonow RO, et al. 2014 AHA/ACC guideline for the management of patients with valvular heart disease: A report of the american college of cardiology/american heart association task force on practice guidelines. J Am Coll Cardiol, 2014, 63: e57-e185.

[10] Warnes CA, Williams RG, Bashore TM, et al. Acc/aha 2008 guidelines for the management of adults with congenital heart disease: A report of the american college of cardiology/american heart association task force on practice guidelines (writing committee to develop guidelines on the management of adults with congenital heart disease). Circulation, 2008, 118: e714-e833.

[11] Leon MB, Smith CR, Mack M, et al. Transcatheter aortic-valve implantation for aortic stenosis in patients who cannot undergo surgery. N Engl J Med, 2010, 363: 1597-1607.

[12] Popma JJ, Adams DH, Reardon MJ, et al. Transcatheter aortic valve replacement using a self-expanding bioprosthesis in patients with severe aortic stenosis at extreme risk for surgery. J Am Coll Cardiol, 2014, 63: 1972-1981.

[13] Kodali SK, Williams MR, Smith CR, et al. Two-year outcomes after transcatheter or surgical aortic-valve replacement. New Engl J Med, 2012, 366: 1686-1695.

[14] Adams DH, Popma JJ, Reardon MJ, et al. Transcatheter aortic-valve replacement with a self-expanding prosthesis. N Engl J Med, 2014, 370: 1790-1798.

[15] Joint Task Force on the Management of Valvular Heart Disease of the European Society of C, European Association for Cardio-Thoracic S, Vahanian A, et al. Guidelines on the management of valvular heart disease (version 2012). Eur Heart J, 2012, 33: 2451-2496.

[16] Zegdi R, Blanchard D, Azarine A, et al. Elliptical shape of a sapien XT prosthesis deployed in a patient with bicuspid aortic valve stenosis. J Heart Valve Dis, 2012, 21: 764-766.

[17] Chiam PT, Chao VT, Tan SY, et al. Percutaneous transcatheter heart valve implantation in a bicuspid aortic valve. JACC Cardiovasc Interv, 2010, 3: 559-561.

[18] Yousef A, Simard T, Webb J, et al. Transcatheter aortic valve implantation in patients with bicuspid aortic valve: A patient level multi-center analysis. Int J Cardiol, 2015, 189: 282-288.

[19] Himbert D, Pontnau F, Messika-Zeitoun D, et al. Feasibility and outcomes of transcatheter aortic valve implantation in high-risk patients with stenotic bicuspid aortic valves. Am J Cardiol, 2012, 110: 877-883.

[20] Zegdi R, Lecuyer L, Achouh P, et al. Increased radial force improves stent deployment in tricuspid but not in bicuspid stenotic native aortic valves. Ann Thorac Surg, 2010, 89: 768-772.

[21] Athappan G, Patvardhan E, Tuzcu EM, et al. Incidence, predictors, and outcomes of aortic regurgitation after transcatheter aortic valve replacement meta-analysis and systematic review of literature. J Am Coll Cardiol, 2013, 61: 1585-1595.

[22] Hayashida K, Bouvier E, Lefevre T, et al. Transcatheter aortic valve implantation for patients with severe bicuspid aortic valve stenosis. Circ-Cardiovasc Inte, 2013, 6: 284-291.

[23] Tadros TM, Klein MD, Shapira OM. Ascending aortic dilatation associated with bicuspid aortic valve: Pathophysiology, molecular biology, and clinical implications. Circulation, 2009, 119: 880-890.

[24] Bauer T, Linke A, Sievert H, et al. Comparison of the effectiveness of transcatheter aortic valve implantation in patients with stenotic bicuspid versus tricuspid aortic valves (from the german tavi registry). Am J Cardiol, 2014, 113: 518-521.

[25] Kochman J, Huczek Z, Scislo P, et al. Comparison of one- and 12-month outcomes of transcatheter aortic valve replacement in patients with severely stenotic bicuspid versus tricuspid aortic valves (results from a multicenter registry). Am J Cardiol, 2014, 114: 757-762.

[26] Costopoulos C, Latib A, Maisano F, et al. Comparison of results of transcatheter aortic valve implantation in patients with severely stenotic bicuspid versus tricuspid or nonbicuspid valves. Am J Cardiol, 2014, 113: 1390-1393.

[27] Mylotte D, Lefevre T, Sondergaard L, et al. Transcatheter aortic valve replacement in bicuspid aortic valve disease. J Am Coll Cardiol, 2014, 64: 2330-2339.

[28] Liu XB, Jiang JB, Zhou QJ, et al. Evaluation of the safety and efficacy of transcatheter aortic valve implantation in patients with a severe stenotic bicuspid aortic valve in a chinese population. J Zhejiang Univ Sci B, 2015, 16: 208-214.

[29] Zhao Z. Transcatheter aortic valve implantation in bicuspid aortic valves: Insights from a dedicated prospective study. Exp Clin Cardiol, 2014, 20: 974-981.

2016 TES 原发性醛固酮增多症的管理指南要点解析

为了进一步规范原发性醛固酮增多症（primary aldosteronism，PA，简称原醛症）的诊断和治疗，以提高对该病的认识、规范其临床实践能力为目的，由美国内分泌学会（TES）发起，8 位专家对过去 6 年的原醛症相关诊治的研究成果进行了系统性的回顾[2]，于 2016 年 3 月，发布了最新的原发性醛固酮增多症管理的临床实践指南[1]，并在美国 *The Journal of Clinical Endocrinology & Metabolism* 期刊上刊登，制定该指南的专家组针对原醛症的筛查、检测、诊断、并发症和治疗等内容提出了相关建议。与之前版本指南显著区别就在于该指南明确认可了原醛症是重要的公共健康问题，而不仅仅是对个别患者的检测、诊断和治疗，医生有责任对所有原醛症的患者进行管理[3]。

研究者经过了大量的研究并运用系统评价标准来制定管理指南，使用推荐的评分，评估、发展和评价标准来描述包括证据质量和推荐力度。对于强烈建议的使用"推荐"和数字"1"，对于弱建议的使用"建议"和数字"2"表示，证据质量：●○○○，表示极低质量证据；●●○○，表示低质量证据；●●●○，表示中等质量证据；●●●●，表示高质量证据。通常按照"强建议"规范进行处理利大于弊，"弱建议"则需要依据患者个体情况来决定最佳方案。

原醛症概况

一、定义

原醛症指肾上腺皮质分泌过量醛固酮，导致体内潴钠排钾，血容量增多，肾素 - 血管紧张素系统活性受抑制，临床表现为高血压和（或）低血钾的临床综合征。研究发现，醛固酮分泌失调可导致高血压、心血管损害、钠潴留、血浆肾素受到抑制、钾排泄增加，长期发展将导致低钾血症。与原发性高血压患者相比，原醛症患者心脏、脑、肾脏等高血压靶器官损害更为严重，包括心律失常、心肌梗死、脑卒中、慢性肾脏疾病、死亡等，因此，对原醛症做到早期诊断、早期治疗就显得至关重要。

二、病因

肾上腺腺瘤、单侧或双侧肾上腺皮质增生、特发性醛固酮增多症为常见病因，而少见病因可见分泌醛固酮的肾上腺皮质癌或家族性醛固酮增多症。

三、患病率

在过去几十年来，原醛症一直被认为是少见病，大多数专家之前认为 1% 的轻中度原发性高血压合并低钾血症患者可以诊断为原醛症，而随着诊断技术的不断提高，越来越多的证据推翻了这些假设，特别是将血浆醛固酮与肾素活性比值（ARR）作为原醛症筛查指标后，使相当一部分血钾正常的原醛症患者得以发现并确诊，目前总体上从专业角度上来分析，PA 的患病率达到 5% 甚至 10%，而血压 >140/90mmHg 的高血压患者 PA 的患病率达到 6.1%，高血压 1 级、2 级、3 级患者 PA 的患病率分别为 2%、8%、13%[4]，顽固性高血压患者 PA 的患病率达 17%~23%[5]。

四、原醛症低血钾的患病率

高血压伴低血钾曾被认为是原醛症最典型的临床表现，但目前研究表明，只有 9%~37% 的原醛症患者存在低钾血症，而在特发性醛固酮增多症（IHA）患者中也仅有 17% 血钾浓度为 3.5mmol/L，由于其敏感性和特异性较低，故低钾血症已不能作为筛查原醛症的良好指标，而目前血钾正常合并高血压是本病最常见的表现，低血钾可能只出现于更严重的情况，所以我们仅从低血钾患者中进行原醛症筛查可能漏诊大量患者。

五、治疗原醛症的重要性

治疗原醛症非常重要，不仅因为其具有普遍性，更重要的是其危害极大，可导致更高的心血管疾病患病风险，目前采用的特殊治疗可改善患者这种不良影响，无论是通过盐皮质激素受体（MR）拮抗剂还是通过单侧肾上腺切除术均可解决低钾血症、高血压，改善心脏和肾脏功能。

原醛症筛查

一、筛查对象

该指南对筛查对象的适应证进一步扩大，推荐对以下人群进行原醛症筛查（1|●●○○）。

1. 持续性血压 >150/100mmHg（1mmHg=0.133kPa）、难治性高血压（联合使用 3 种降压药物，其中包括利尿剂，血压 >140/90mmHg；联合使用 4 种及以上降压药物，血压 <140/90mmHg）。

2. 高血压合并自发性或利尿剂所致的低钾血症。

3. 高血压合并由腹部超声意外发现的肾上腺瘤。

4. 早发性高血压家族史或早发（<40 岁）脑血管意外家族史的高血压患者。

5. 原醛症患者中存在高血压的一级亲属。

6. 高血压合并阻塞性呼吸睡眠暂停[6]。

二、筛查方法

指南推荐将血浆醛固酮与肾素比值（ARR）作为原醛症疑似病例首选筛查指标（1|●●●○）。

1. **ARR 筛查前准备** ①尽量将血钾纠正至正常范围；②维持正常钠盐摄入；③停用对 ARR 影响较大药物至少 4 周：包括醛固酮受体拮抗剂（螺内酯、依普利酮）、保钾利尿剂（阿米洛利、氨苯蝶啶）、排钾利尿剂（氢氯噻嗪、呋塞米）及甘草提炼物；④血管紧张素转换酶抑制剂（ACEI）、血管紧张素受体拮抗剂（ARB）、钙离子拮抗剂（CCB）等可升高肾素活性，降低醛固酮，导致 ARR 假阴性的药物，因此 ARR 阴性不能排除原醛症，需停用上述药至少 2 周再次进行检测；但如服药时肾素活性 <1ng/（ml·h）或低于正常检测下限同时合并 ARR 升高，考虑原醛症可能性大，可维持原有药物治疗；⑤由于 β 受体阻滞剂、中枢 α_2 受体激动剂（可乐定或 α 甲基多巴）、非甾体抗炎药等可降低肾素活性，导致 ARR 假阳性，建议停用至少 2 周，如患者因冠心病或心律失常等原因长期服用 β 受体阻滞剂，临床医师根据患者情况决定是否停药；⑥如血压控制不佳，建议使用 α 受体阻滞剂及非二氢吡啶类 CCB（表 1）；⑦口服避孕药及人工激素替代治疗可能会降低直接肾素浓度（DRC），一般无须停服避孕药物，除非有更好、更安全的避孕措施。

表 1 在筛查及确诊试验中对 ARR 影响较小的降压药物

药物名称	分类	常用剂量	注意事项
维拉帕米缓释片	非二氢吡啶类（CCB）	90~120mg bid	可以单用或与此表中其他药物联合使用
肼屈嗪	血管扩张剂	10~12.5mg bid，根据需要逐渐加量	小剂量开始减少头痛、面红、心悸等不良反应
盐酸哌唑嗪	α 受体阻滞剂	0.5~1mg bid 或 tid，根据需要逐渐加量	注意直立性低血压
甲磺酸多沙唑嗪	α 受体阻滞剂	1~2mg qd，根据需要逐渐加量	注意直立性低血压
盐酸特拉唑嗪	α 受体阻滞剂	1~2mg qd，根据需要逐渐加量	注意直立性低血压

2. **检测 ARR 采血条件** ①清晨起床后保持非卧位状态（可以坐位，站立或者行走）至少 2 小时，静坐 5~15 分钟后采血；②采血需小心，尽量避免溶血；③送血过程需保持室温（不要将采血管置于冰上，这样会使无活性肾素转换为活性肾素），离心后即刻将血浆冷冻保存。测定前不限制患者盐的摄入，轻度高血压患者可停用降压药，不能停药者选用对 ARR 影响小的药物。

ARR 是目前筛查 PA 最可靠的方法，但仍有假阳性与假阴性的可能，影响因素包括：

（1）药物：β 肾上腺素阻滞剂、中枢阻滞剂（如可乐定、α 甲基多巴）、非甾体抗炎药（NSAIDs）、排钾利尿剂、保钾利尿剂、ACEI、ARBs、CCB（二氢吡啶类）、肾素抑制剂。

（2）血钾状态：低血钾、高血钾。

(3) 钠摄入:低钠饮食、高钠饮食。

(4) 年龄,性别状态:年龄 >65 岁,肾素较醛固酮降低明显,以致 ARR 升高。女性月经前期及排卵期 ARR 较同年龄男性高,特别对于黄体期的女性患者,如用 DRC 检测可能导致 ARR 假阳性。

(5) 其他原因:肾损害、假性醛固酮减少症 -2、妊娠、肾血管性高血压、恶性高血压,采血时间及方法、体位等。

导致 ARR 假阳性或假阴性原因如表 2 所述。

表 2　导致 ARR 假阳性或假阴性原因

因素	对醛固酮影响	对肾素影响	对 ARR 影响
药物因素			
β 受体阻滞剂	↓	↓↓	↑(假阳性)
中枢 α_2 受体阻滞剂	↓	↓↓	↑(假阳性)
非甾体抗炎药	↓	↓↓	↑(假阳性)
排钾利尿剂	→↑	↑↑	↓(假阴性)
潴钾利尿剂	↑	↑↑	↓(假阴性)
ACEI	↓	↑↑	↓(假阴性)
ARBs	↓	↑↑	↓(假阴性)
CCB	→↓	↑	↓(假阴性)
血钾状态			
肾素抑制剂	↓	↓↑	↑(假阳性)
低血钾	↓	→↑	↓(假阴性)
高血钾	↑	→↓	↑(假阳性)
钠盐摄入			
低钠饮食	↑	↑↑	↓(假阴性)
高钠饮食	↓	↓↓	↑(假阳性)
年龄增长	↓	↓↓	↑(假阳性)
绝经前期妇女较男性	→↑	↓	↑(假阳性)
其他因素			
肾功能不全	→	↓	↑(假阳性)
假性醛固酮减少症 2 型	→	↓	↑(假阳性)
妊娠	↑	↑↑	↓(假阴性)
肾血管性高血压	↑	↑↑	↓(假阴性)
恶性高血压	↑	↑↑	↓(假阴性)

注:ARR:血浆醛固酮与肾素活性比值;ACEI:血管紧张素转换酶抑制剂;ARBs:血管紧张素受体拮抗剂;CCB:钙离子拮抗剂

3. **结果判断**　ARR 作为原醛症最常用的筛查指标,已被广泛应用于临床,由于 ARR 受年龄、体位、药物等诸多因素影响,故各中心对 ARR 切点报道不一。ARR 的临界值主要依靠实验室检测的血浆醛固酮浓度(PAC)、血浆肾素活性(PRA)和直接肾素浓度(DRC)检测而调整的。当醛固酮单位为 ng/dl 时,最常用切点是 30;当醛固酮单位为 pmol/L 时,最常用切点是 750(表 3)[7]。注意 PAC、PRA、DRC 不同单位的换算,PAC 常用单位为 ng/dl(1ng/dl=27.7pmol/L,1ng/dl=10pg/ml),PRA 常用单位为 ng/(ml·h)[1ng/(ml·h)=12.8pmol/(L·min)],而 DRC 常用单位为 mU/L[1ng/(ml·h)=8.2mU/L]。

表3 根据PRA、DRC、醛固酮不同单位计算ARR常用切点

组别	PRA [ng/(ml·h)]	PRA pmol/(L·min)	DRC (mU/L)	DRC (ng/L)
醛固酮 (ng/dl)	20	1.6	2.4	3.8
	30	2.5	3.7	5.7
	40	3.1	4.9	7.7
醛固酮 (pmol/L)	750	60	91	144
	1000	80	122	192

注:PRA:血浆肾素活性;DRC:直接肾素浓度;ARR:血浆醛固酮与肾素活性比值

原醛症确诊

ARR作为原醛症筛查试验有一定假阳性,故ARR阳性患者不能直接进行亚型分型,必须选择一种或几种确诊试验来避免原醛症被过度诊断(1|●●○○)。然而,若患者出现自发性低血钾、血浆肾素水平低于标准值且血浆醛固酮浓度(PAC)>20ng/dl(550pmol/L),可无须进行进一步的确诊试验。目前主要有4种确诊试验,包括口服盐负荷试验、氢化可的松抑制试验、生理盐水输注试验及开博通试验(表4)。这4项试验各有其优缺点,临床医师可根据患者实际情况进行选择。口服盐负荷试验、氢化可的松抑制试验由于操作繁琐,准备时间较长,目前临床很少开展;生理盐水输注试验的敏感度和特异度分别达到95.4%及93.9%[8]。但由于血容量急剧增加,会诱发高血压危象及心功能衰竭,对于那些血压难以控制、心功能不全及严重低钾血症的患者不应进行此项检查;开博通试验是一项操作简单、安全性较高的确诊试验,但此试验存在一定的假阴性,部分特醛症患者血醛固酮水平可被抑制。

表4 原醛症确诊试验

试验	方法	结果判断	备注
生理盐水输注试验	试验前必须卧床休息1小时,4小时静滴2L生理盐水,试验在早上8:00—9:00开始,整个过程需监测血压和心率变化,在输注前及输注后分别采血测血浆肾素活性、血醛固酮、皮质醇及血钾	生理盐水试验后血醛固酮>10ng/dl原醛症诊断明确,<5ng/dl排除原醛症	生理盐水试验是目前比较常用的原醛症确诊试验,但由于血容量急剧增加,会诱发高血压危象及心功能衰竭,因此对于那些血压难以控制、心功能不全及低钾血症的患者不应进行此项检查。对于生理盐水试验的切点,国内外不同研究也有不同报道。目前比较公认的标准为生理盐水试验后血醛固酮大于10ng/dl原醛症诊断明确,如介于5~10ng/dl,必须根据患者临床表现、实验室检查及影像学表现综合评价。近年研究报道,坐位生理盐水试验较卧位生理盐水试验诊断原醛症敏感性更高,其诊断敏感性高达96%[9]
卡托普利(开博通)试验	坐位或站位1小时后口服50mg开博通,服药前及服用后1、2小时测定血浆肾素活性、醛固酮、皮质醇,试验期间患者需始终保持坐位	正常人开博通抑制试验后血醛固酮浓度下降大于30%,而原醛症患者血醛固酮不受抑制	开博通试验安全性更好,试验过程中不会造成血压突然上升或下降,同时由于开博通试验的结果与每日摄盐水平无关,对时间及花费要求更少,可行性更好,可以在门诊患者中进行。但开博通试验相对其他三项试验敏感性及特异性较低,并存在一定的假阴性,给临床诊断带来困扰。建议可在心功能不全、严重低钾血症及难以控制的高血压患者中进行此项检查,以降低试验所致风险

续表

试验	方法	结果判断	备注
口服高钠饮食	3 天内将每日钠盐摄入量提高 >200mmol（相当于氯化钠 6g），同时补钾治疗使血钾维持在正常范围，收集第 3 天至第 4 天 24 小时尿液测定尿醛固酮	尿醛固酮 <10μg/24h 排除原醛症，>12μg/24h（梅奥医学中心）或 14μg/24h（克里夫兰医学中心）原醛症诊断明确	高钠饮食试验不宜在以下人群中进行：严重高血压，肾功能不全，心功能不全，心律失常，严重低钾血症
氟氢可的松试验	氟氢可的松 0.1mg q6h×4 天，同时补钾治疗（血钾达到 4mmol/L）、高钠饮食（每日三餐分别补充 3mmol，每天尿钠排出至少 3mmol/kg），第 4 天上午 10:00 采血测血浆醛固酮、血浆肾素活性，上午 7:00 及 10:00 采血测血皮质醇	第 4 天上午 10:00 血浆醛固酮 >6ng/dl 原醛症诊断明确	氟氢可的松抑制试验是确诊原醛症最敏感的试验，但由于操作繁琐、准备时间较长，国内无药等原因，目前在临床很少开展

原醛症分型诊断

原醛症的分型诊断一直是临床上的难点，在很大程度上影响了治疗方案的选择，临床医师不能仅依靠影像学表现来判定病变的类型，而要结合生化指标及双侧肾上腺静脉采血（AVS）结果进行综合分析。

一、肾上腺 CT 检查

在亚型检测中，推荐所有确诊原醛症患者必须行肾上腺 CT 检查以除外肾上腺巨大肿瘤（1| ●●●○）。

1. 肾上腺 CT 的具体影像学表现

(1) 醛固酮瘤：表现为单侧肾上腺腺瘤（直径 <2cm），呈圆形或椭圆形，边界清楚，周边环状强化，平扫示肿块密度均匀、偏低，CT 值 -33~28Hu，增强后呈轻度强化，CT 值增高到 7~60Hu。动态增强和延迟扫描时腺瘤呈快速廓清表现。典型病例肿瘤边缘呈薄纸样环状增强，而中央往往仍为低密度。腺瘤同侧及对侧肾上腺无萎缩性改变。

(2) 特醛症：CT 上可有不同表现：双侧肾上腺形态和大小表现正常，或仅仅是密度稍致密；双侧或单侧肾上腺增大边缘饱满，肢体较粗，密度不均，或呈颗粒状；单侧肾上腺孤立性结节，密度类似正常肾上腺或稍低；双侧肾上腺多个小结节。

(3) 分泌醛固酮的肾上腺皮质癌直径常 >4cm。

2. 肾上腺 CT 局限性　肾上腺 CT 在诊断上存在一定局限性，小部分 CT 表现为双侧结节的醛固酮瘤可被误诊为特醛症；而 CT 表现为肾上腺微腺瘤的特醛症也可被误认为醛固酮瘤而行单侧肾上腺切除；此外，单侧肾上腺无功能腺瘤并不少见，尤其在 40 岁以上患者中。若影像学检查未能发现明显占位，或病灶较小不能区分肾上腺腺瘤和增生，可选择双侧 AVS 进行原醛症的分型诊断，进一步明确病变的侧别、数目和性质。磁共振成像（MRI）在原醛症分型诊断上并不优于肾上腺 CT，MRI 价格贵，且空间分辨率低于肾上腺 CT。

二、双侧 AVS 检测

推荐如患者愿意手术治疗且手术可行，肾上腺 CT 提示有单侧或双侧肾上腺形态异常（包括增生或腺瘤），需进一步行双侧 AVS 以明确有无优势分泌（1| ●●●○）。

AVS 的重要性：区分原醛症有无优势分泌对治疗方案的选择至关重要，几乎所有醛固酮瘤或原发性肾上腺皮质增生行单侧肾上腺切除后血钾水平均能恢复正常，血压下降或完全恢复正常比例也可达到 30%~60%。而对特醛症及糖皮质激素可抑制性醛固酮增多症（glucocorticoid-remediable aldosteronism，GRA）患者而言，单侧或双侧肾上腺全切并不能降低患者血压，药物治疗才是首选方法，而影像学检查常不能发现微小腺瘤，或者不能区分无功能瘤和醛固酮瘤，而 AVS 则是区分单侧或双侧分泌最可靠、最准确的方法。目前 AVS 的敏感性和特异性均可达到 90% 以上，明显优于肾上腺 CT（78% 和 75%），因此 AVS 被公认为原醛症分型诊断的“金标准”。但由于 AVS 属有创检查而且价格昂贵，应在确诊原醛症且有手术意愿的患者中进行。而以下患者可不行 AVS 检查:①年龄 <35 岁,肾上腺 CT 显示单侧腺瘤且对侧肾上腺正常的患者;②肾上腺手术高风险患者;③怀疑肾上腺皮质癌的患者;④已经证实患者为 GRA 或家族性醛固酮增多症Ⅲ型[10]。

基因分型在原醛症中的应用

建议年龄 <20 岁的原醛症患者,如果有原醛症家族遗传史或早发(40 岁前)脑卒中病史的患者,应做基因检测以确诊或排除 GRA(2| ●●○○)。对于青年发病的原醛症患者,建议行 KCNJ5 基因检测排除 FH-Ⅲ(2| ●○○○)。

原醛症治疗

治疗原则:治疗方案取决于原醛症的病因和患者对药物的反应。原醛症的治疗有手术和药物两种方法。当外科手术具备可行性时,推荐有经验的放射科医师行 AVS(肾上腺静脉采样)对单侧或双侧肾上腺疾病进行区分(1| ●●●○)[11,12],醛固酮瘤及单侧肾上腺增生首选腹腔镜下单侧肾上腺切除术治疗,术后早期建议高钠饮食,由于对侧肾上腺抑制作用尚未解除,如有明显低醛固酮血症表现,需暂时服用氟氢可的松行替代治疗。如果患者不能或者不愿意接受外科手术,指南推荐给予药物治疗诸如盐皮质激素受体(MR)拮抗剂药物治疗方案(1| ●●○○)[13],而不是直接对亚型进行分类,对于那些年轻的(年龄 <35 岁)伴有自发性低钾血症、醛固酮水平明显增高、肾上腺 CT 平扫为肾上腺皮质腺瘤符合单侧肾上腺病变的影像学特征,则可进行单侧肾上腺切除术,术前不需要 AVS(2| ●○○○)[14]。而特醛症及 GRA 首选药物治疗[15],对于药物治疗患者,需定期复查肾功能、电解质,并监测血压,根据血钾、血压等指标调整药物剂量。分泌醛固酮的肾上腺皮质癌由于发展迅速,转移较早,应尽早切除原发肿瘤,如已有局部转移,应尽可能切除原发病灶和转移灶,术后加用米托坦治疗。

对于手术患者,应进行术前准备,纠正高血压、低血钾。如患者低血钾严重,在服用螺内酯同时,可口服或静脉补钾。一般术前准备时间为 2~4 周,对于血压控制不理想者,可联合其他降压药物。并注意术后随访:术后第 1 天即可停用螺内酯,同时减少其他降压药剂量。静脉补液无需加入氯化钾,除非患者血钾 <3.0mmol/L。

药物治疗方面推荐特醛症首选药物治疗(1| ●●●○)。建议螺内酯作为一线用药,依普利酮为二线药物(2| ●○○○)。推荐 GRA 选用小剂量糖皮质激素作为首选治疗方案(1| ●●●○)。

1. **醛固酮受体拮抗剂** ①螺内酯:起始治疗剂量为 20mg/d,如病情需要,可逐渐增加至最大剂量 100mg/d。开始服药后每周需监测血钾,根据血钾水平调整螺内酯剂量。为避免高钾血症的发生,肾功能不全 CKD 3 期[肾小球滤过率(GFR)<60ml/(min·1.73m^2)]患者慎用。肾功能不全 4 期及 4 期以上禁止服用[GFR<30ml/(min·1.73m^2)]。②依普利酮:起始剂量为 25mg/d,由于其半衰期短,建议 1 天给药 2 次。肾功能不全 CKD 3 期[GFR<60ml/(min·1.73m^2)]患者慎用,肾功能不全 4 期及 4 期以上禁止服用[GFR<30ml/(min·1.73m^2)][16]。

2. **糖皮质激素** 主要通过抑制垂体 ACTH 分泌以减少醛固酮作用,建议服用长效或中效糖皮质激素,地塞米松起始剂量为 0.125~0.25mg/d;泼尼松起始剂量为 2.5~5mg/d;两种药物均在睡前服用。

3. **其他降压药物** 醛固酮主要通过上调肾小管远曲小管上皮钠通道活性从而促进钠钾交换。对上皮细胞钠通道有阻断作用的药物,如阿米洛利、氨苯蝶啶等对原醛症也有一定治疗效果,但由于其作用相对较弱,并不作为一线用药。

原醛症的诊治流程如图 1 所示。

指南更新要点总结

一、原醛症筛查

指南对筛查对象的适应证进一步扩大,推荐对以下人群进行原醛症筛查(1| ●●○○):

A. 持续性血压 >150/100mmHg 及难治性高血压患者。

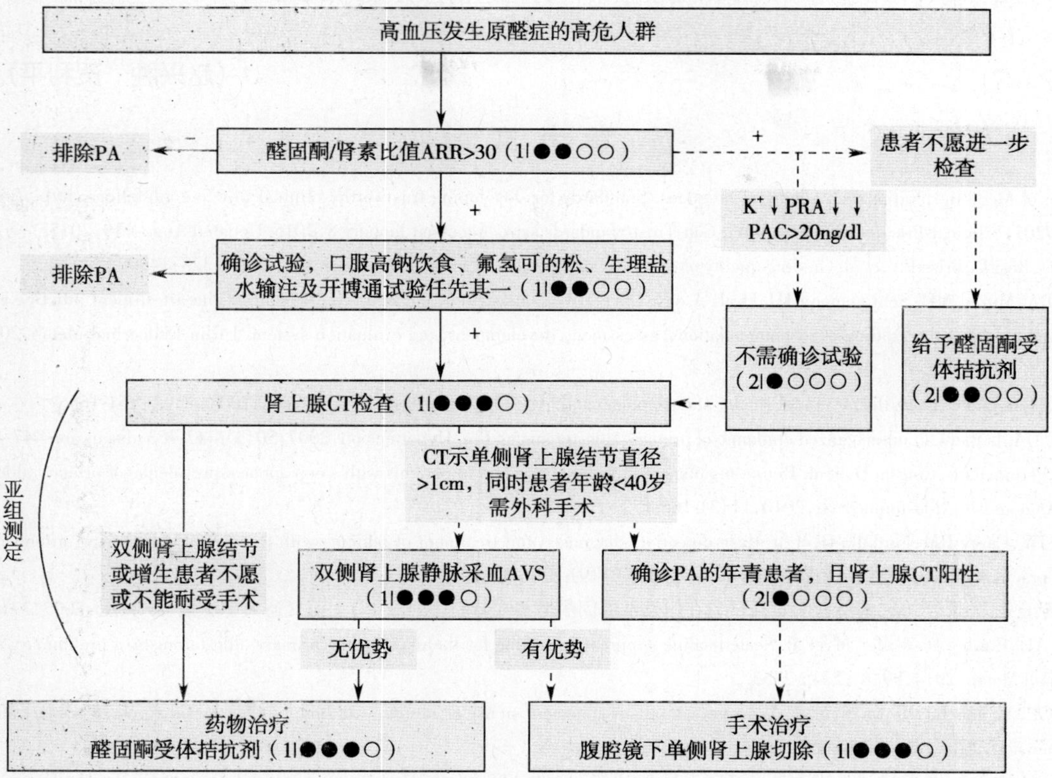

图1　原醛症的诊治流程

B. 高血压合并自发性或利尿剂所致的低钾血症者。

C. 高血压合并由腹部超声意外发现的肾上腺瘤者。

D. 早发性高血压家族史或早发(<40 岁)脑血管意外家族史的高血压患者。

E. 原醛症患者中存在高血压的一级亲属。

F. 高血压合并阻塞性呼吸睡眠暂停者。

二、原醛症确诊

推荐血浆 ARR 是原醛症首选筛查指标(1| ●●●○)。但 ARR 存在一定假阳性,对 ARR 阳性患者必须选择一种或几种确诊试验来证实或排除原醛的诊断(1| ●●○○)避免原醛症被过度诊断。目前主要有 4 种确诊试验,包括口服高钠饮食、氟氢可的松试验、生理盐水输注试验及开博通试验。这 4 项试验各有其优缺点,临床医师可根据患者实际情况进行选择。

三、原醛症分型诊断

A. 推荐所有确诊原醛症患者必须行肾上腺 CT 扫描以排除肾上腺巨大肿瘤(1| ●●●○)。

B. 推荐对于手术可行且愿意接受手术治疗的患者,肾上腺 CT 提示有单侧或双侧肾上腺异常(包括增生或腺瘤),需进一步行双侧 AVS 以明确有无优势分泌(1| ●●●○)。

四、基因分型在原醛症中应用

A. 建议年龄 <20 岁的原醛症患者,如果有原醛症家族遗传史或早发(40 岁前)脑卒中病史的患者,应做基因检测以确诊或排除 GRA(2| ●●○○)。

B. 对于青年发病的原醛症患者,建议行 KCNJ5 基因检测排除 FH-Ⅲ(2| ●○○○)。

五、原醛症治疗

A. 推荐确诊醛固酮瘤或单侧肾上腺增生患者行腹腔镜下单侧 ASS,如果患者存在手术禁忌或不愿手术,推荐使用醛固酮受体拮抗剂治疗(1| ●●●○)。

B. 推荐特醛症首选药物治疗(1| ●●●○),建议螺内酯作为一线用药,依普利酮为二线药物

(2| ●○○○),推荐 GRA 选用小剂量糖皮质激素作为首选治疗方案(1| ●●●○)[17]。

(赵兴胜 贺利平)

参考文献

[1] Institute of Medicine, National Academy of Sciences. Standards for developing trustworthy clinical practice guidelines. http://www.iom.edu/Reports/2011/Clinical-Practice-Guidelines-We-Can-Trust/Standards.aspx. Accessed January 8, 2015. Updated August 19, 2015.

[2] Atkins D, Best D, Briss PA, et al. Grading quality of evidence and strength of recommendations. BMJ, 2004, 328: 1490.

[3] Swiglo BA, Murad MH, Schünemann HJ, et al. A case for clarity, consistency, and helpfulness: state-of-the-art clinical practice guidelines in endocrinology using the grading of recommendations, assessment, development, and evaluation system. J Clin Endocrinol Metab, 2008, 93: 666-673.

[4] Mosso L, Carvajal C, González A, et al. Primary aldosteronism and hypertensive disease. Hypertension, 2003, 42 (2): 161-165.

[5] Calhoun DA. Is there an unrecognized epidemic of primary aldosteronism? Pro. Hypertension, 2007, 50 (3): 447-453; discussion 447-453.

[6] Di MA, Petramala L, Cotesta D, et al. Renin-angiotensin-aldosterone system in patients with sleep apnoea: prevalence of primary aldosteronism. J Renin Angiotensin Aldosterone Syst, 2010, 11 (3): 165-172.

[7] Funder JW, Carey RM, Fardella C, et al. Case detection, diagnosis, and treatment of patients with primary aldosteronism: an endocrine society clinical practice guideline. J Clin Endocrinol Metab, 2008, 93 (9): 3266-3281.

[8] 张炜,汤正义,吴景程,等.静脉盐水负荷试验在原发性醛固酮增多症诊断中的应用.上海交通大学学报(医学版),2007,27(6):703-705.

[9] Ahmed AH, Cowley D, Wolley M, et al. Seated saline suppression testing for the diagnosis of primary aldosteronism: a preliminary study. J Clin Endocrinol Metab, 2014, 99 (8): 2745-2753.

[10] Rossi GP, Auchus RJ, Brown M, et al. An expert consensus statement on use of adrenal vein sampling for the subtyping of primary aldosteronism. Hypertension, 2014, 63 (1): 151-160.

[11] Marzano L, Colussi G, Sechi LA, Catena C. Adrenalectomy is comparable with medical treatment for reduction of left ventricular mass in primary aldosteronism: meta-analysis of long-term studies. Am J Hypertens, 2015, 28: 312-318.

[12] Hannemann A, Wallaschofski H. Prevalence of primary aldosteronismin patient' s cohorts and in population-based studies-a review of the current literature. HormMetab Res, 2012, 44: 157-162.

[13] Kempers MJ, Lenders JW, van Outheusden L, et al. Systematic review: diagnostic procedures to differentiate unilateral from bilateral adrenal abnormality in primary aldosteronism. Ann Intern Med, 2009, 151: 329-337.

[14] Montori VM, Young WF Jr. Use of plasma aldosterone concentration-to-plasma renin activity ratio as a screening test for primary aldosteronism. A systematic review of the literature. Endocrinol Metab Clin North Am, 2002, 31: 619-632, xi.

[15] Stowasser M. Update in primary aldosteronism. J Clin Endocrinol Metab, 2009, 94 (10): 3623-3630.

[16] Karagiannis A, Tziomalos K, Papageorgiou A, et al. Spironolactone versus eplerenone for the treatment of idiopathic hyperaldosteronism. Expert Opin Pharmacother, 2008, 9 (4): 509-515.

[17] 王卫庆,曾正陪,严励,等.原发性醛固酮增多症诊断治疗的专家共识.中华内分泌代谢杂志,2016,32(3):188-195.

2015 AHA/ADA 成人 2 型糖尿病患者心血管病预防科学声明

1999 年,美国心脏学会(AHA)和美国糖尿病学会(ADA)首次为糖尿病患者心血管疾病的预防发表联合声明,旨在推动两大学会对糖尿病这一重要心血管危险因素的共同关注,以提高对糖尿病心血管危害的认识,减少患者心血管疾病的发生率和致残率。2007 年,AHA 和 ADA 针对糖尿病心血管疾病的一级预防再次发表科学声明,以期协调两大学会在糖尿病领域可能存在、并需要认识的分歧。近年来,随着糖尿病以及糖尿病心血管领域新的临床试验结果问世,已经对糖尿病心血管疾病的预防和治疗产生影响,2015 年 7 月,AHA 和 ADA 再次联合更新了对糖尿病患者心血管疾病预防的科学声明(以下简称"声明"),[1] **旨在总结心血管疾病(CVD)一级预防领域涉及生活方式改善、降糖、降压和降胆固醇治疗的临床试验,并综合已经确立的有关 2 型糖尿病患者降低 CVD 危险性的临床指南和治疗目标**(作者注:黑体字为对"声明"原文的翻译)。作者强调:**该声明并非是对文献的全面综述,而是着重介绍近年来在 2 型糖尿病 CVD 一级预防领域引起指南更新的主要的、最新临床试验。**

一、糖尿病和糖尿病前期的新的诊断标准

自 2010 年美国首次提出将糖化血红蛋白(HbA1c)作为糖尿病的诊断指标以来,目前在欧美 HbA1c≥6.5% 已经成为糖尿病诊断的最常用指标之一,同时将 HbA1c 5.7%~6.4% 诊断为糖尿病前期。"声明"认为这是近年来在糖代谢异常诊断方面的重要进展并指出,**近期的临床研究在非糖尿病人群,确立了 HbA1c 与未来糖尿病发病、慢性肾脏病(CKD)、CVD 和所有原因死亡均存在明确的相关性,这些数据将 HbA1c 与微血管病和大血管病的转归联系在一起,为 HbA1c 作为糖尿病新的诊断标准提供了进一步的证据。然而,HbA1c 用于判断糖尿病发病风险增高的切点不如糖尿病的诊断切点那样明确。HbA1c 5.7% 和 6.4% 之间存在着糖尿病发病的显著差异,但阈值并不明确。即使低于糖尿病诊断的阈值,在校正传统的心血管危险因素后,HbA1c 与心血管终点的发生仍存在显著的相关性。**正是因为存在上述两点优势,声明强调**需要对 HbA1c 位于 5.7% 和 6.4% 之间的患者,进行糖尿病和心血管事件的预防。**

ADA 指南强调必须采用经美国国家糖化血红蛋白标准化计划认证以及 DCCT 标化的测定方法以保证 HbA1c 测定质控。目前国内 HbA1c 对国人糖尿病检出的切点及预后预测作用的研究缺乏,大部分三级医院采用国家卫生和计划生育委员会临检中心质控标准,并参加国际标准品的质控对比,已经可以保证测定的准确性。但国内不同等级医院在 HbA1c 测定方面缺乏统一的质控。因此《中国 2 型糖尿病防治指南(2013 年版)》和《2015 中国慢性疾病防治基层医生诊疗手册》没有推荐将 HbA1c 用于糖尿病的诊断。国外研究表明,在未诊断的糖尿病的受试者人群,HbA1c 诊断糖尿病的敏感性较空腹血糖(以≥7.0mmol/L 为切点)低约三分之一,而且明显低于 OGTT。然而 ADA 指南认为虽然 HbA1c 诊断的敏感性略低,但由于测定方便,方法稳定,无需空腹,便于大范围使用,通过检测出更多的糖尿病患者,从而弥补测定方法在敏感性方面的欠缺。鉴于 HbA1c 在上述各方面的优点,国内应大力推广 HbA1c 的标准化测定,用于糖尿病的预测、诊断,以及对心血管预后的评估。

二、2 型糖尿病患者的生活方式管理

在这一部分,"声明"详细介绍了 2013 年发表的 Look AHEAD(Action for Health in Diabetes)研究。该研究旨在观察通过强化生活方式干预降低体重,对糖尿病患者 CVD 事件发生率(主要终点)和 CVD 危险因素的影响。干预组和对照组分别入选了 2570 例和 2575 例患者,通过逐步增加的体力锻炼(最终达到

10 000步/天的目标)。干预组1年后体重下降的程度与每周的运动时长呈显著相关,体重在干预组和对照组分别降低了8.6%和0.7%;4年后体重在上述两组分别降低了4.7%和1.1%,研究结束时组间重量变化的差距进一步缩小至6.0%和3.5%。干预组运动耐力、HDL-C、HbA1c、腹围较对照组显著改善,降压、降糖和降脂药物的使用减少。但是研究在中位随访9.6年后因干预组心血管终点无显著获益而提前终止(*HR* 0.95,95%*CI*:0.83~1.09,*P*=0.51)。"声明"认为获得阴性研究结果的**原因并不清楚,可能是由于生活方式干预改善了危险因素,干预组心血管保护药物、尤其是他汀类药物的使用减少所致。该研究至少告诉临床医生增加体力活动和改善饮食可以安全地降低体重,并减少用于CVD危险因素控制的药物,同时并不增加心血管事件的危险性**。笔者认为,在研究结束时干预组和治疗组之间体重差异的逐渐缩小,也是导致干预组未取得心血管终点获益的原因之一。由此也说明,要让糖尿病患者长期依从于强化的生活方式干预的确困难,进一步探索有效的监督和激励模式非常重要;另一方面,在进行生活方式干预的同时,如何适当调整和控制患者的药物治疗,使生活方式干预的获益最大化,也是未来需要关注的课题。

在营养方面,"声明"强调**鉴于糖尿病患者通常甘油三酯升高、HDL-C降低,需要改善其营养相关的行为,包括适量饮酒、健康脂肪(单链不饱和脂肪酸、多价不饱和脂肪酸)替代饱和脂肪和反式脂肪、控制糖的摄入、从事规律体力活动、减轻体重,这些治疗可以使甘油三酯降低20%~50%**。对于食盐的控制,"声明"指出**钠摄入量与普通人群的推荐一致,控制在<2300mg/d(食盐控制在约5.9g/d)**。

在控制体重方面,"声明"强调**管理体重的主要方法是生活方式改善,包括3个方面:注重限制热量摄入、通过每天体力活动和每周3~5次规律的有氧运动增加能量消耗,以及与生活方式相关的行为改变。**在限制热量摄入方面,**改变饮食习惯是一种手段,强调控制食量,对难以做到的患者需要估算所摄入食物的热量。在Look AHEAD研究中,饮食的成分包括对体重<114kg和≥114kg者,摄入热量的目标分别为1200~1500kcal/d和1500~1800kcal/d。其他的目标包括限制脂肪在总热量的30%以内,饱和脂肪在10%以内。**

在Look AHEAD研究中,行为改变包括第一年的小组集会,此后,通过每月一次的个体集会和电话交流与患者进行接触。在这些集会中所灌输的所有行为策略中,自我监督或记录食物摄入,以及体力活动可能是保证行为改变顺利实施的最重要手段。

尽管Look AHEAD研究在保证干预组干预策略的有效实施方面进行了不懈的努力,在近10年的漫长随访过程中,干预组体重下降的百分比逐渐减少由1年时的8.6%下降至研究结束时的6.0%,而对照组体重下降的百分比却逐年增加,干预组和治疗组在研究终止时体重下降百分比的差异由1年时的7.9%下降至2.5%。为什么干预组在持续的干预过程中并不能保持甚至扩大体重下降的成果,是值得思考的问题。

"声明"详细介绍了随机对照的意大利糖尿病和体力锻炼研究(IDES)。该项目入选了606例静坐生活方式的2型糖尿病患者,试图验证强化体力活动干预策略对CVD危险因素的影响。在为期12个月的随访过程中,干预组患者接受每周2次(150分钟)指导下的有氧和阻力训练,以及结构性的运动咨询服务,对照组仅接受个体咨询。与对照组相比,指导下的体力活动显著改善患者的体能、HbA1c、收缩压和舒张压、HDL-C和LDL-C水平、腰围、BMI、胰岛素抵抗、炎症指标和冠心病危险积分。但该研究并没有设计心血管终点方面的评估。

"声明"对戒烟与体重增加的关系也进行了特别说明。**以往没有回答的一个问题是糖尿病患者戒烟后体重增加3~6kg是否会增加心血管事件的风险。近期一项观察性的研究发现,尽管戒烟后不久(<4年)平均体重增加了3.6kg,观察期间戒烟者冠心病事件的风险依然降低。**

"声明"认为,对BMI25-30伴合并症、或BMI>30kg/m^{2}伴或不伴合并症的患者,有指征接受减肥药物治疗。首先需要明确患者是否同时接受了某些增加体重的药物治疗如降血糖药物、抗抑郁药物和抗癫痫药物。在美国使用的长期减肥药物包括奥利司他、氯卡色林(Lorcaserin)和缓释托吡酯/苯丁胺,4种药物被批准用于短期减肥[苯丁胺、二乙胺苯丙酮(Diethylpropion)、苄非他明和苯二甲吗啉(Phendimetrazine)]。"声明"指出降糖药物**如噻唑烷二酮类、胰岛素、格列奈类和磺脲类药物增加体重;二肽基肽酶-4(DPP-4)抑制剂对体重没有影响;二甲双胍、普兰林肽(Pramlintide)、艾塞那肽、利拉鲁肽和钠糖转运体-2(SGLT-2)抑制剂降低体重。如果其他方面均相同,医务人员可能更愿意使用可以降低体重的降血糖药物。**

关于严重肥胖和代谢性疾病的手术治疗，“声明”认为**减重手术（bariatric surgery）是严重肥胖患者获得显著而持续体重下降的最有效治疗方法，通过体重下降或神经内分泌机制，代谢和体重相关的合并症常得以改善。最新的关于2型糖尿病患者减重手术的推荐来自国际糖尿病联盟2011年指南。该组织推荐对BMI>30kg/m²、在理想药物治疗下没有取得国际糖尿病联盟治疗目标的糖尿病患者考虑手术治疗，尤其是当患者存在其他心血管疾病危险因素时。新的AHA/ACC肥胖协会的指南推荐对BMI≥35kg/m²、合并肥胖相关合并症如糖尿病、且希望减轻体重的患者，应考虑进行外科手术治疗。减重手术的主要目的是降低体脂以及改善或缓解合并症。**

“声明”还提到，**最高质量的减重手术后长期随访的数据来自前瞻性的瑞典肥胖患者（SOS）研究，在严重肥胖患者将减重手术的长期疗效与非手术的体重管理进行比较。在15年的观察期间，与体重略微增高的对照组患者比较，手术组体重下降的百分比在旁路手术组、垂直遮断胃成形术组和胃束带术组分别降低了（27±12）%、（18±11）%和（13±14）%，而非手术组长期的体重下降很少超过8%。**

“声明”进一步指出，在SOS研究中，减重手术组与非手术对照组2年后的糖尿病缓解率分别为72%和21%，10年的缓解率分别为36%和13%。在预防2型糖尿病发病方面，减重手术也显著优于非手术治疗，使新发糖尿病的相对危险降低78%。一项系统综述包括了19 543例减重手术后患者，平均随访近5年，手术治疗使体重降低了54%，高血压、糖尿病和高脂血症的临床缓解/改善率分别为63%、73%和65%。对另外4项小规模随机临床试验的回顾性分析显示，在1~2年的术后随访期间患者耐受良好，罕见严重并发症，血糖控制和CVD危险因素较单纯内科治疗得以更显著地改善。这种优势能持续多久尚不明确，而且CVD危险因素的改善是否最终能带来CVD事件下降也不明确。

国内重庆大坪医院高血压和代谢病中心祝之明团队与外科团队早在2年之前，已经进行了此方面的探索[2]。他们对高血压合并糖代谢紊乱的患者进行了腹腔镜Roux-en-Y胃旁路手术。与术前比较，术后高血压合并糖尿病患者血压和心率显著降低，内皮依赖的血管舒张功能和代谢紊乱改善。尽管短期内不可能大范围开展外科手术减重治疗，适合国人的手术方式还有待于探讨，进一步的有效性和安全性还需要在更大规模临床试验中予以证实，但对那些严重肥胖、不可能实施运动减肥的患者，以及肥胖伴严重合并症（严重呼吸睡眠暂停、心力衰竭等、血压和血糖难以控制）的患者，减重手术是一项重要、并有希望延长生命的治疗方法。

三、糖尿病患者的血糖控制

“声明”详细回顾了3项强化降糖的临床研究（ACCORD、ADVANCE和VADT）。ACCORD研究因强化治疗组心血管病死率显著增高而提前终止。进一步的分析显示病死率增高与强化降糖组患者体重增加、低血糖发生率高、HbA1c下降过快、特定药物使用、联合用药之间均无明显关联。尽管强化降糖组低血糖发生率高，但标准治疗组发生的严重低血糖与病死率的相关性更明显；在强化降糖组，HbA1c水平最高（即血糖控制相对较差）的那些患者病死率最高。因此，ACCORD试验中病死率的增高似乎与强化治疗组患者血糖没有得到强化控制有关。在ADVANCE研究中，强化降糖治疗仅仅减少了微血管终点（主要是微量蛋白尿）的发生率，对大血管终点没有显著影响。对VADT试验的事后分析显示，糖尿病病程<15年的受试者接受强化治疗后病死率降低，而在病程>20年的患者，强化降糖增加患者的病死率。**对强化降糖试验的荟萃分析提示降血糖治疗具有较弱，但统计学意义显著的降低主要CVD终点的作用，以非致命性心肌梗死降低为主，对病死率没有显著影响。然而2型糖尿病降糖治疗的CVD益处，相比之下弱于治疗其他CVD危险因素所带来的临床获益。**

有关糖尿病患者的血糖控制，“声明”指出：**在一些特殊患者如糖尿病病程长、已知严重低血糖的病史、晚期动脉粥样硬化、高龄预期寿命短、过度衰弱或存在严重合并症，强化降糖治疗的潜在风险可能超出其带来的益处。目前对降糖治疗和HbA1c目标的推荐是：在大多数患者，推荐HbA1c≤7.0%以降低微血管病的发生率；在特定的患者（病程短、预期寿命长、无明显的CVD），在易于实现、无明显低血糖或其他不良反应的前提下，可以考虑更严格的HbA1c目标（例如<6.5%）；对有严重低血糖病史、预期寿命短、存在晚期并发症、认知功能受损、广泛合并症、接受强化自我管理教育但血糖仍难以控制、反复就诊以及接受了多种有效剂量的降血糖药物（包括胰岛素）治疗的患者，适宜采用较为宽松的HbA1c治疗目标（即<8.0%或**

更高一点)。

在心内科就诊的糖尿病患者,有相当一部分属于高龄,常合并中重度的心肾疾病以及不同程度的脏器功能异常。对这些患者的降糖治疗,应遵循个体化的治疗原则,并不强调对血糖的强化控制。对这些患者的血糖控制的主要目的在于预防糖尿病的微血管病变,而对患者大血管病变的预防和治疗更重要的是强调使患者血压和 LDL-C 的达标。

在降糖药物的选择方面,“声明”依然推荐**二甲双胍是广泛接受的首选降糖药物,因为该药不引起体重增加和低血糖,并可能改善 CVD 终点。除二甲双胍之外,很多其他降血糖药物对 CVD 终点有效性的证据有限。在选择降糖治疗的过程中,处方者不仅应考虑药物对血糖控制的有效性,还需要考虑安全性、不良反应如体重增加和低血糖、对心血管终点的益处、治疗花费以及对生活质量的影响。**

在“声明”发表前后有一系列的国际多中心、针对降糖药物心血管有效性和安全性的临床研究发表。针对二肽基肽酶(DPP-4)抑制剂治疗糖尿病的三项大规模临床试验沙格列汀在糖尿病患者中的心血管终点研究(SAVOR)、观察阿格列汀与标准治疗的心血管终点研究(EXAMINE)和西格列汀心血管终点研究(TECOS)显示在原有降糖治疗的基础上,沙格列汀、阿格列汀和西格列汀分别与安慰剂比较,证实了 DPP-4 抑制剂长期治疗的心血管安全性,但这些降糖药物治疗并没有显示出明确的心血管益处;在慢性心功能不全患者,DPP-4 抑制剂还可能引起心力衰竭住院的发生率增高。2015 年 9 月发表的 EMPA-REG OUTCOME 试验[3]首次证实 SGLT2 抑制剂恩格列净在 7020 例确诊心血管疾病的糖尿病患者,历时 3.1 年的治疗,显著降低主要心血管联合终点(*HR* 0.86,95%*CI*:0.74~0.99,*P*=0.04)和心血管死亡(*HR* 0.62,95%*CI*:0.49~0.77,*P*<0.001)。治疗过程没有增加低血糖的发生率。从心血管死亡的生存曲线看,恩格列净组和安慰剂组的曲线在治疗 3 个月时即出现明显分离,并且在整个治疗过程中恩格列净的治疗获益呈进行性扩大。2016 年 6 月 13 日公布的 LEADER 试验[4]入选了 9340 例高危 2 型糖尿病患者,显示胰高血糖素样肽 -1(GLP-1)受体激动剂利拉鲁肽治疗 3.8 年,显著降低主要心血管联合终点(*HR* 0.87,95%*CI*:0.78~0.97,*P*=0.01)和心血管死亡(*HR* 0.78,95%*CI*:0.66~0.93,*P*=0.007)的发生率。在安全性方面,利拉鲁肽治疗组低血糖(*HR* 0.80,95%*CI*:0.74~0.88,*P*<0.001)和重度低血糖(*HR* 0.69,95%*CI*:0.51~0.93,*P*=0.016)的发生率显著低于安慰剂组。尚未公布结果的索马鲁肽 SUSTAIN-6 试验又传来喜讯,长效的 GLP-1 激动剂索马鲁肽又获得的主要心血管终点的阳性结果。这些最新降糖药物临床试验结果的相继问世,打破了降糖药物治疗不能改善心血管预后的魔咒,不仅为糖尿病的降糖治疗提供了更多、更有效且安全的选择,更为降糖药物的开发提供了新的思路,并开拓了广阔的前景。

四、2 型糖尿病患者的降压治疗

“声明”对糖尿病患者强化降压的 ACCORD 试验、ADVANCE 试验以及临床试验的荟萃分析进行了详细介绍。这些研究证据均显示对糖尿病患者强化降压治疗并不能进一步降低主要心血管联合终点,亚组分析提示强化降压可能仅对降低糖尿病患者卒中的发病率有益。因此,“声明”指出:**根据随机临床试验对常规和强化降压临床疗效进行验证所提供的新证据,难以对所有 2 型糖尿病合并高血压患者确立一个普遍适用的血压目标。鉴于强化降压治疗对冠状动脉和脑血管事件的影响存在明显的异质性,对一个特定患者来说,合并症的存在与否也可能使强化降压带来不同的结果。在既往无 CHD 病史的卒中高危患者,将患者的收缩压降至低于普通糖尿病患者的推荐血压目标可能使患者更能获益,只要降压过程安全平稳。总之,近期的试验数据并不支持对 2 型糖尿病患者普遍推荐强化降压治疗,需要进一步的研究以确立高危患者的适宜降压目标。**

“声明”**对糖尿病合并高血压患者血压控制的建议进行了修订,推荐对大多数糖尿病合并高血压患者将收缩压控制在 140mmHg 以下;但对特定患者(如年轻人)可能适合更低的收缩压目标(例如<130mmHg),只要在不增加治疗负担的情况下就可以达到。**

五、2 型糖尿病患者的降血脂治疗

“声明”指出,对糖尿病患者临床试验的荟萃分析显示,LDL-C 每降低 1mmol/L,主要血管事件发生率和全因死亡率分别下降 21% 和 9%。**他汀治疗使糖尿病患者的获益程度与非糖尿病患者相似。重要的是需要认识到，在糖尿病患者已经证实他汀干预的疗效不依赖于基线的 LDL-C 和其他血脂成分的水平。**

"声明"对糖尿病患者的降甘油三酯治疗也进行了系统的介绍，并总结如下：**尽管在 BIP、FIELD 和 ACCORD-LIPID 试验中，贝特类药物治疗没有给糖尿病患者带来心血管获益，对这 3 项研究的事后分析提示，高甘油三酯血症伴（FIELD 和 ACCORD-LIPID 试验）或不伴（BIP）HDL-C 降低的患者，似乎可以在贝特类药物治疗中获益。我们注意到 ADA 临床操作指南指出，联合降脂治疗（他汀 / 贝特和他汀 / 烟酸）并未在他汀治疗的基础上提供额外的心血管益处，也没有得到普遍的推荐。**"声明"对糖尿病患者 LDL-C 的治疗目标进行了明确推荐，对 40~75 岁、且 LDL-C 为 70~189mg/dl **的糖尿病患者，应给予中 - 高强度的他汀治疗（Ⅰ,A）；对 40~75 岁、估算 ASCVD 风险≥7.5% 的糖尿病患者，应给予高强度的他汀治疗（Ⅱa,B）。**

同时"声明"还明确指出，**目前研究数据并不支持在糖尿病接受他汀治疗的患者，当空腹甘油三酯 >200mg/dl 时加用贝特类药物治疗可以降低 CVD 危险性。**

六、亚临床冠状动脉病变的评估

由于 CAD 可能表现为隐匿型，如果在发生急性冠脉综合征之前做出 CAD 的诊断有可能降低临床事件或死亡的发生率。但是几乎没有研究数据显示冠状动脉介入治疗优于单纯药物治疗，对于无症状的糖尿病患者进行 CAD 的筛查仍存在很大的争议。"声明"认为**尽管个体化的临床决策很重要，目前仍然不能推荐对隐匿性 CAD 进行广泛地筛查。**

目前 AHA 提倡对糖尿病伴心电图异常的患者检测可逆性的心肌缺血，但是否由此改善患者的预后仍不明确。ADA 和美国预防服务专家组并不推荐对糖尿病患者进行类似的评估。

"声明"提到冠状动脉钙化（CAC）积分在评估糖尿病患者冠状动脉病变中的作用。一些研究显示冠状动脉异常钙化与明确的心肌缺血相关，并可以预测未来的 CVD 事件。有学者建议首先采用 CT 检测出冠状动脉钙化患者，然后对 CAC 积分最高者进行应激心肌核素显像，认为这是较直接冠状动脉造影更为有效和经济的方法。一项随机临床试验的亚组分析提示对 CAC 积分 >400 的无症状患者采用他汀治疗可能改善预后，但并没有前瞻性研究提示，采用 CAC 积分检测亚临床 CAD 有利于改善糖尿病患者的临床预后。无症状糖尿病患者检测心肌缺血（DIAD）研究是唯一前瞻性、随机对照的临床试验，旨在评估对无症状糖尿病患者进行 CAD 筛查的临床价值。但该研究证实这种筛查策略不可能改善实际的临床预后。总之，现有临床研究的结果并不支持在 2 型糖尿病患者常规采用心肌核素显像筛查亚临床 CAD。

七、争议的领域和未来研究方向

"声明"在结束之前列出了 6 个目前存在争议的研究领域和未来的研究方向：

1. **降糖治疗**　降糖治疗在 2 型糖尿病患者降低心血管事件的作用仍然不明。是否某一类药物在此方面将显示出明确的心血管益处尚不明确。

2. **减重手术**　是目前降低体重的有效治疗手段。重要的是需要在严格设计的随机临床试验中，通过长期随访，明确术后糖尿病和其他 CVD 危险因素缓解的持续时间。

3. **低血糖**　是 2 型糖尿病降糖治疗的常见并发症。但由于识别所有的低血糖反应非常困难，低血糖的患病率被大大低估。未来的研究需要更全面地了解低血糖的临床特征及其伴随的危险性，尤其是对心血管系统的危害。

4. **降血压**　近期严格控制血压和常规血压目标比较的临床试验并没有显示出明确的心血管益处，但事先设定的亚组分析发现严格降压可能对脑卒中具有保护作用。需要在脑卒中的高危人群进行进一步研究以证实这些发现，以确定更低的血压目标是否适合于这种特殊人群的糖尿病患者。

5. **降胆固醇　很多血脂指南强调 2 型糖尿病患者他汀治疗的有效性。但目前仍需要临床试验在 2 型糖尿病伴高甘油三酯血症（合并或不合并 HDL-C 降低）的患者，在他汀治疗的基础上验证降甘油三酯的有效性。需要设计进一步的试验以确定对这类特殊人群的降甘油三酯治疗，是否能减少 CVD 事件的发生。**

此外，目前的降胆固醇指南着重推荐年龄为40~75岁患者的治疗，需要进一步的研究明确此年龄范围以外的治疗推荐。

6. 亚临床CVD的评估 尽管糖尿病患者CAD患病率和病死率增高，至今为止难以证明在疾病的临床前或亚临床阶段进行检测，能够真正地降低事件的发生率或改善患者的整体预后，尤其在目前积极控制这类患者CVD危险因素已经得到广泛认可的情况下。将来需要设计大规模、随机的临床试验以确定筛查亚临床CAD(尤其采用新的检查手段提高对功能性CAD的检测或采用生物标记物如高敏肌钙蛋白)是否可以减少糖尿病患者CVD事件的发生率。这些研究需要达到适当的统计学把握度来评估筛查结果和其后的干预治疗对患者预后的影响。

(严晓伟)

参考文献

[1] Golden SH, Anderson C, Bray GA, et al. Update on prevention of cardiovascular disease in adults with type 2 diabetes mellitus in light of recent evidence: A scientific statement from the American Heart Association and the American Diabetes Association. Circulation, 2015, 132(8): 691-718.

[2] Zhang H, Pu Y, Chen J, et al. Gastrointestinal intervention ameliorates high blood pressure through antagonizing overdrive of the sympathetic nerve in hypertensive patients and rats. J Am Heart Assoc, 2014, 3(5): e000929.

[3] Zinman B, Wanner C, Lachin JM, et al. Empagliflozin, cardiovascular outcomes, and mortality in type 2 diabetes. N Engl J Med, 2015, 373(22): 2117-2128.

[4] Marso SP, Daniels GH, Brown-Frandsen K, et al. Liraglutide and cardiovascular outcomes in type 2 diabetes. N Engl J Med, 2016, 375(4): 311-322.

他汀相关性不良反应新评价

他汀治疗是预防和治疗心血管疾病的基石，通常安全耐受性良好，但有少数患者出现与他汀药物相关的症状(statin-associate symptom，SAS)，其中包括他汀相关的肌肉症状、糖尿病、中枢神经症状等。在临床试验中这些SAS十分少见，他们与他汀的因果关系也不清楚。然而，SAS十分重要，因为它们可导致患者他汀药物的减量或停药，继而引起动脉粥样硬化性心血管疾病的临床事件增加，一项包含15个他汀药物研究的荟萃分析显示相对他汀药物口服依从性好的群体，他汀药物服用小于80%的患者全因死亡率增加45%以及CVD事件增加15%[1]。临床医师更愿意使用SAS诊断而不是“他汀不耐受(statin intolerance)”，因为很多患者在减少剂量后能很好耐受他汀药物。本文根据最新的文献对他汀相关性不良反应做全面阐述。

一、他汀相关肌肉症状(statin-associated muscle symptoms，SAMS)

1. SAMS定义

美国心脏病学会(ACC)和美国心脏协会(AHA)[2]，加拿大工作组(CWG)[3]和美国国家血脂协会(NLA)[4]都提出了SAMS的定义(表1)。所有的SAMS定义标准均提示CK可在正常范围内，并且CK正常的SAMS是最常见的表现。表1对SAMS的定义在临床试验标签患者十分有用，但在临床实践中并没有很大用处。ACC/AHA和CWG定义肌溶解为CK大于10倍正常高值，也就是说在2000U/L左右。CK升高的程度不能单独预示临床的危险性，因为肌肉损伤和肌红蛋白对肾功能的影响不仅取决于CK升高的程度，还取决于水化的状态以及患者的整体健康状况。NLA使用CK值评估肌坏死的程度对单个病例来说十分有用，但CK水平升高并非一定是肌坏死，亦可能仅仅是胞质膜受损和CK渗漏的表现。另外，欧洲表型标准化项目也对SAMS进行了定义和分型(表2)[5]。

表1　各专家小组对SAMS的定义

ACC/AHA	CWG	NLA
肌病：任何肌肉症状(SAMS)	肌病：任何肌肉症状	肌痛，酸痛，僵硬，痉挛
肌痛：SAMS　CK=ULN	有症状的肌痛 肌痛 CK ≤ ULN 肌炎 CK>ULN 肌溶解 >10ULN	肌病：衰弱
肌炎：SAMS CK>ULN	高CK血症、 轻度 G1>ULN，≤ 5 × ULN 轻度 G2>5，≤ 10 × ULN 中度 >10，≤ 50 × ULN 重度 >50 × ULN	肌炎：炎症 肌坏死 CK × 3ULN 轻度 CK>3，<10ULN 中度 >10，≤50 × ULN 重度 >50 × ULN
肌溶解：CK>10 × ULN		临床肌溶解 CK>ULN 肌酐 >0.5mg/dl

表 2 欧洲表型标准项目:他汀相关性肌毒性(SRM)表型

SRM 分型	表型	定义
SRM0	CK 升高但 <4 × ULN	无肌肉症状
SRM1	肌痛	有肌肉症状,无 CK 增高
SRM2	肌痛,不能忍受	有肌肉症状,CK<4 × ULN,停药后可完全恢复
SRM3	肌病	CK>4 × ULN;<10 × ULN,有肌肉症状,停药后可完全恢复
SRM4	严重肌病	CK>10 × ULN;<40 × ULN,有肌肉症状,停药后可完全恢复
SRM5	横纹肌溶解	CK>10 × ULN 伴肾损害的证据+肌肉症状或 <50 × ULN
SRM6	自身免疫介导的坏死性肌炎	HMGCR 抗体,肌活检 HMGCR 表达,停药后不能完全恢复

2. SAMS 的临床诊断

2.1 他汀相关性肌痛

他汀相关性肌痛主要表现大腿和小腿肌群疼痛、痉挛或疲乏,多不伴有肌酸激酶(CK)升高,也可有所波动和(或)大幅上升。无论对患者还是医师,由于缺少有效的临床检测和诊断标准,肌痛、肌肉痉挛都是比较主观的症状,SAMS 患者 CK 水平可以完全正常,而 CK 升高的患者可能没有任何症状,因此临床诊断并没有十分明确的标准。根据 PRIMO 和 STOMP 观察性研究,NLA 提出一个肌痛评分系统(表 3)[6],这个标准对临床工作有一定的帮助,肌肉疼痛如果在用药后 4 周内发作多与他汀相关,如果在停药后肌肉相关症状持续 1 个月以上,提示可能存在其他原因。

表 3 NLA 他汀相关性肌痛评分方法

临床症状(新发的或增加的难以解释肌肉症状)	评分	临床症状(新发的或增加的难以解释肌肉症状)	评分
区域分布 / 特点		停药后症状改善(小于 2 周)	2
对称性髋屈肌 / 股疼痛	3	停药后症状改善(2~4 周)	1
对称性小腿疼痛	2	停药后症状没有改善(大于 4 周)	0
对称性上肢近端疼痛	2	**再次给药**	
非对称性非特异性的,间断性疼痛	1	4 周内同样症状再次出现	3
时间特点		4~12 周内同样症状再次出现	1
症状开始小于 4 周	3	**他汀肌痛临床计分**	
症状开始 4~12 周	2	极可能	9~11
症状开始大于 12 周	1	可能	7~8
停药后的反应		不太可能	<7

2.2 肌溶解

他汀诱发横纹肌溶解症呈剂量依赖性,发生风险为 0.04%~0.2%,每 100 万张处方中的死亡率为 0.15。少数重度肌病也成剂量依赖性,其发生率为 0.1%~1%。大多数他汀药物临床试验定义肌溶解为 CK>10 × ULN 且排除其他原因所致的肌损伤。临床上权威诊断肌溶解还包括存在肾功能损害的证据。并非所有显著 CK 水平增高服用他汀药物的患者都提示肌溶解,要注意有些未服用他汀药物的慢性 CK 水平增高或特发性高 CK 血症的患者,因此有提议要检测服用他汀药物治疗前的 CK 水平来判定真正是否存在他汀药物相关[7]。另外。运动也可引起显著的 CK 水平升高,如他汀药物使用患者 CK 水平升高要询问运动的情况以排除运动所致的 CK 水平升高[8]。

3. SAMS 危险因素及他汀药物使用评估

如果患者自诉肌肉症状,临床医师需要评价诱发他汀相关肌病的风险因素,排除继发原因(如甲状腺功能减退症、风湿性多发性肌痛或体力活动增加)。发生 SAMS 的主要因素包括:合用经 CYP3A4 影响代谢的药物、大剂量给药、高龄、女性、肢体残疾与体重过轻[9]。

一些常用药物可能也导致肌肉相关副作用，如抗炎药物（糖皮质激素），抗精神病药物（利培酮、氟哌啶醇），免疫抑制剂或抗病毒药物（人类免疫缺陷病毒蛋白酶抑制剂），调脂药物（吉非罗齐），以及物质滥用（酒精、阿片类药物、可卡因）。多种因素易发 SAMS，包括女性、亚洲后裔、多系统疾病以及低体重人群（表 4），危险因素数量越多风险越高。另外，药物之间代谢动力学的相互作用也增加了他汀相关肌病的风险（表 5）[10]。如抑制细胞色素 P450（CYP450）同工酶、有机阴离子转运蛋白 1B1（OATP1B1）、P- 糖蛋白 1（P-gp），则导致新发肌痛和肌痛恶化的风险增加。多重用药可能导致与他汀药物相互作用，包括处方药物和自用药物或非处方药物（如维生素、矿物质和草药）。另外，遗传药理学角度可能相关，可能影响他汀血浆药物浓度并转而出现他汀与其他药物的相互作用。一旦继发原因和诱发因素排除，2015 年 ESA 建议应评估继续他汀治疗的需要（表 6）[11]。

表 4　他汀相关肌肉症状的风险因素

一般特征
年龄 >80 岁（>75 岁通常建议谨慎），女性，低体重指数，亚洲后裔伴发病急性感染，甲状腺功能减退症（未治疗或治疗不充分），肾功能障碍（慢性肾脏病 3、4 和 5 期）或肝功能障碍，胆道梗阻，器官移植受者，严重创伤，人类免疫缺陷病毒感染，糖尿病，维生素 D 缺乏症
手术
高代谢要求的手术。美国心脏病协会推荐大手术前暂时停用他汀
相关既往病史
既往肌酸激酶升高史尤其 10 倍正常上限值，既往已有或不明原因的肌肉、关节、肌腱痛，炎性或遗传代谢性、神经肌肉缺损或肌肉缺损（如麦卡德尔病、肉碱棕榈酰转移酶Ⅱ缺乏症、肌腺［嘌呤核］苷酸脱氨酶缺乏症、恶性高热），既往他汀诱导肌肉毒性，既往接受其他降脂治疗发生肌病病史
遗传学遗传因素
如编码细胞色素 P450 同工酶和药物转运体基因的多态性
其他风险因素
体育活动量大，饮食的影响（葡萄柚或红莓汁过度摄入），过度饮酒，药物滥用（可卡因、安非他明、海洛因）

表 5　影响他汀药代动力学和 SAMS 的风险因素

既存的风险因素和伴发病：见表 4
大剂量他汀治疗
多重用药
药物相互作用：联合使用某些药物包括吉非贝齐、大环内酯类、氮唑类抗真菌药物、蛋白酶抑制剂以及免疫抑制药如环孢霉素、CYP450 同工酶抑制剂、有机阴离子转运蛋白 1B1（OATP1B1）或 P- 糖蛋白 1（P-gp）可能影响他汀代谢，增加循环血浓度水平因此增加 SAMS 风险
考虑可能与遗传药理学相关

表 6　他汀相关肌肉症状的管理

确保有他汀使用的适应证以及患者完全清楚该治疗预期受益是可以降低心血管疾病风险
确保无他汀禁忌证
告知患者有关副作用的风险以及这些副作用大多能够成功解决
强调饮食和其他生活方式改变措施
尽管出现他汀相关肌肉症状但仍优先使用他汀为基础的治疗策略
如果重新使用仍不能耐受，最好使用不同的他汀，低剂量或间歇给药（强效或有效他汀）
辅助使用非他汀类药物治疗并达到相应低密度脂蛋白胆固醇靶目标
不建议使用营养补品缓解肌肉症状，由于没有证据支持其使用

4. SAMS 的处理[12,13]

4.1　患者出现肌肉症状以及血清 CK< 正常高限 4 倍

大部分自诉肌肉症状的患者 CK 水平正常或轻 / 中度升高（<4×ULN）。对心血管病低风险的患者，应进行他汀药物需求的再评价，以及治疗性生活方式改变如戒烟、血压控制和地中海式饮食方式的益处与持

续他汀治疗风险的权衡。相反，心血管疾病高危的患者，包括心血管疾病和糖尿病患者，需进行持续他汀治疗益处与肌肉症状后果的权衡。停药可能有助于确定因果关系；其他方法包括使用另一种他汀、最低剂量的他汀、高效他汀的间断用药（如非每日）或使用其他降脂药物。通常再次启用他汀时，对于半衰期长的他汀类药物可采用低剂量、次数少的策略，90% 以上有相关肌肉症状的患者可耐受。

4.2 **患者出现肌肉症状以及血清 CK 水平升高（CK>4×ULN）**

心血管疾病低危患者，出现肌肉症状同时 CK>4×ULN，应该停用他汀以及再评价他汀的需求。如果认为他汀治疗重要，应尝试使用较低剂量的另一种他汀并监测 CK。对心血管病高危的患者，出现肌肉症状同时合并 CK>4×ULN（但 CK<10×ULN），他汀治疗能够持续同时监测 CK；但是如果 CK 水平超过 10×ULN 则停用他汀（至少临时停药）。此种情况，该种特定的他汀治疗方案不应再启动。如果他汀停用后 CK 水平降低，应尝试重新使用一种较低剂量他汀并监测 CK。但是如果 CK 持续升高，考虑可能存在潜在的肌病（如甲状腺功能减退症或代谢性肌病），应考虑转诊于神经肌肉专家。

4.3 **CK>10×ULN 以及无继发原因的患者应停用他汀治疗**

由于横纹肌溶解症的潜在风险。如果随后 CK 水平转为正常，重新使用低剂量另外一种他汀，可以考虑严密监测症状和 CK。如果疑似横纹肌溶解症，不应重新使用他汀。如果出现严重肌肉疼痛、全身无力以及肌红蛋白血症或肌红蛋白尿的迹象，应该考虑横纹肌溶解症。这些患者和 CK 非常高（如 >40×ULN）的患者应该进行肾损害的评价（尿液分析、血清肌酐水平）。依据严重性和是否出现肾损害，推荐静脉水化和碱化尿液以治疗横纹肌溶解症。如果需要降脂治疗，应该使用降低 LDL-C 的非他汀药物。

5. SAMS 患者目前的降脂治疗

5.1 **基于他汀治疗**

如果停用他汀后症状 /CK 异常恢复，应考虑低剂量同样他汀治疗或换为另一种他汀。如果耐受，可以逐渐上调剂量以获得 LDL-C 靶目标，或尽可能降低 LDL-C 但出现最轻的肌肉症状。如果这些治疗策略不能耐受，可考虑隔日用药或每周 2 次用药以获得 LDL-C 目标值。隔日用药或每周 2 次用药的策略可以使 LDL-C 降低 12%~38%，而且重要的是既往不能耐受的患者约 70% 可耐受。通常较低剂量、高强度、半衰期长的他汀（阿托伐他汀、瑞舒伐他汀、匹伐他汀）更合适。

5.2 **基于非他汀降脂治疗**

对心血管疾病高危患者，即使使用最大耐受剂量的他汀 LDL-C 仍然高于靶目标，为进一步降低 LDL-C 应该考虑合用另一种降低 LDL-C 药物。依折麦布可使 LDL-C 降低 15%~20%，服用方便，副作用少，而且显示降低心血管病事件。对 SAMS 患者，依折麦布和氟伐他汀钠缓释片联合使用使 LDL-C 降低 46%，与单纯使用依折麦布同样耐受良好。胆汁酸螯合剂可使 LDL-C 降低 15%~25%，取决于药物类型和使用的剂量，对糖尿病患者也改善血糖。胆汁酸螯合剂和依折麦布联用可使 LDL-C 降低 30%~35%。

对基线 LDL-C 水平高不合并高甘油三酯血症患者，非诺贝特可使 LDL-C 降低 15%~20%。该种贝特类服用方便，在控制糖尿病心血管疾病风险和非诺贝特干预以及糖尿病试验降低事件中显示良好的安全性，尽管未显示心血管疾病额外益处以及治疗期间血清肌酐可逆性升高。与吉非罗齐不同，当非诺贝特联合他汀治疗，横纹肌溶解症风险并不增加。烟酸也可使 LDL-C 降低 15%~20%。总之，非他汀降脂治疗首选依折麦布，然后可能选择胆汁酸螯合剂或贝特类联合依折麦布，按照指南以达到 LDL-C 降低。

5.3 **保健食品治疗**

除了低饱和脂肪饮食以及避免反式脂肪酸，进食黏性纤维（主要是亚麻籽 10g/d）和添加植物甾醇或甾烷醇（2g/d）的食物同样显示分别降低 LDL-C 7% 和 10%。组合饮食，包含植物甾醇、大豆蛋白、黏性纤维和坚果，可能降低 LDL-C 20%~25%。这些方案可单独或与他汀或非他汀药物联合用于 SAMS 患者。

5.4 **营养补品治疗**

一些补充治疗包括辅酶 Q（CoQ10）和维生素 D 补充剂可改善他汀类药物耐受性，然而其效果也存在争议，因此不推荐 CoQ10 或维生素 D 补充剂用于治疗或预防 SAMS[14-16]。

二、他汀与新发糖尿病

长期服用他汀类药物有增加新发糖尿病的风险，但其发生率在临床试验报道不一[17,18]。对13项随机对照临床研究进行荟萃分析，他汀治疗组新发糖尿病增加风险9%。将阿托伐他汀、辛伐他汀、瑞舒伐他汀、普伐他汀、洛伐他汀5种他汀的相关临床试验单独进行分析，均显示有新发糖尿病增加的风险，表明此现象为他汀的类效应；亲水性他汀和亲脂性他汀在新发糖尿病上并无差异，基线年龄与新发糖尿病风险增加强相关。2011年，Preiss等在*JAMA*杂志又发表了一项荟萃分析，发现与中等剂量他汀治疗组相比，强化他汀组治疗的糖尿病风险增加12%。多数研究显示，新发糖尿病也与服用他汀患者的年龄、性别、空腹血糖升高、甘油三酯增高、肥胖如体重指数(BMI)>30kg/m^{2}以及合并有高血压密切相关。他汀引发新发糖尿病的确切机制尚不清楚，可能的机制包括：①他汀引发肌细胞、脂肪细胞、胰岛B细胞中的线粒体功能障碍，导致胰岛素分泌减少，并增加外周胰岛素抵抗；②脂肪细胞中胰岛素敏感性葡萄糖转运体4(GLUT4)的表达下调，从而增加外周胰岛素抵抗；③诱导肌肉疲劳和降低肌肉能量，最终减少运动潜力和活动，从而使能量消耗减少；④永久性少肌症(骨骼肌萎缩)增加胰岛素抵抗[19]。

他汀对心血管疾病的总体益处与新发糖尿病风险之比是9∶1，他汀类药物对心血管疾病的保护作用远大于新增糖尿病风险。使用标准剂量他汀不仅有效降低心脑血管事件，同时安全性和耐受性良好。大剂量他汀轻度增加新发糖尿病风险，但其绝对风险与他汀减少的主要心脑血管事件相比低很多。在适合使用他汀人群中需要继续使用此类药，特别是对有中度到高度心血管风险的人群及有明确ASCVD的人群，他汀应用方案和地位无需更改。但由于在老年人群中他汀增加新发糖尿病的风险比在年轻人群中高，特别是使用对血糖代谢可能有潜在影响的高剂量或强效他汀类药物时，需要注意监测血糖变化。当开始他汀治疗时，对未确诊糖尿病患者的建议：①评估糖尿病危险因素以及心血管疾病危险程度，而对于糖尿病高危者，在他汀开始前筛查空腹血糖或HbA1c。②在使用他汀前和治疗期间，强调饮食和体力活动对维持体重的重要性，旨在减少糖尿病和心血管疾病风险。每次随访观察应在标准条件(空腹、无外套、无鞋)评估体重。定期测量腰围。③依照现行指南，使用他汀降低心血管病风险，除非患者存在禁忌证。④如果患者在他汀类药物治疗过程中确诊糖尿病，强调减肥和降糖药，有指征地控制血糖和HbA1c，并适当给予饮食及行为辅导。

三、他汀与认识功能改变和神经系统损害

1. 他汀与认识功能异常[20-22]

他汀相关的认知改变较少见，目前缺乏证据表明其与稳定性或进展性痴呆或阿尔茨海默病之间存在因果关系或相关性。一项荟萃分析显示，在健康认知人群及痴呆患者中，他汀药物治疗与认知减退或不良认知事件之间无显著相关性。两项针对阿尔茨海默病患者随机试验的荟萃分析表明：他汀类药物对认知功能无影响。系统性分析病例报告和大型随机对照临床试验结果提示，某些人群使用他汀类药物与认知功能障碍之间有潜在的关联。他汀既可能通过减少动脉粥样硬化性疾病死亡和残疾、轻度认知障碍、由卒中导致的痴呆及阿尔茨海默病的发生风险，又可能诱发轻度认知障碍或更严重和永久的痴呆症，对于以上两种他汀的影响必须进行所有相关证据的检查。

2. 他汀与神经系统损害[23]

临床研究发现，他汀类药物可能引起神经系统不良反应，如感觉异常、眩晕、失眠、周围神经病变、记忆功能受损、认知功能障碍及抑郁等。HPS研究结果显示辛伐他汀组11例出现外周神经病，安慰剂组则有8例，差异无统计学意义。PROSPER研究中普伐他汀治疗组未见外周神经病的发生，对认知功能的评价和身体伤残也无影响。

3. 临床处理

他汀对有心血管事件风险的患者有重要的健康获益，其获益远远大于认知功能障碍副作用的风险。虽然他汀类药物的认知不良反应可能会在极少数人中发生，但支持因果关系的医学证据不充分或根本不存在。这些副作用真正的发生率不能被当前已有数据确定。尽管如此，由于认知功能障碍的严重性、他汀

类药物的广泛使用和认知功能障碍的患病率较高(由于很多原因,尤其是老化),患者对于认知功能的主诉应该被认真对待和妥善评估,包括在尽管已经停用他汀但症状持续存在的患者中进行适当的神经心理测试。如果确定认知功能障碍没有其他原因,应在仔细考虑获益风险比后停止用药。如患者在他汀治疗过程中出现周围神经病变的症状,应做系统性评估,以排除继发原因(如糖尿病、肾功能不全、酗酒、维生素 B_{12} 缺乏、癌症、甲状腺功能低下、获得性免疫缺陷综合征或重金属中毒等)。如果未发现其他原因,可终止他汀治疗 3~6 个月,以明确周围神经病变的症状是否与他汀治疗有关。停用他汀一定时间后,神经病学症状没有好转,则应根据危险一获益分析决定是否重新启用他汀治疗。

四、他汀与肾脏损害

有临床报道他汀对肾脏可能有损害作用,而大规模临床试验中,很少观察他汀相关肾脏损害。

1. 他汀类药物不会导致与肌病无关的急性肾衰竭或肾功能不全[24]

严重的肾功能不全是他汀相关性肌病(如横纹肌溶解症)的易患因素之一,同时,他汀所致的急性肾衰竭又常常与横纹肌溶解导致急性肾小管坏死密切相关。对大规模随机对照试验结果进行荟萃分析时,一般不将急性肾衰竭列入他汀相关的不良事件。临床试验结果表明,他汀不会增加急性肾衰竭发生的风险[25]。美国 FDA 不良事件报告系统的数据库资料显示,服用他汀患者出现肾衰竭的发生率很低:服用他汀 1 年患者中,有(0.3~0.6)/100 万发生肾衰竭。这项报告中的肾衰竭发生率与未服用他汀者相似。有研究显示高强度的他汀治疗(瑞舒伐他汀大于 10mg,阿托伐他汀大于 20mg 或辛伐他汀大于 40mg)在药物初始使用的 120 天内因急性肾损伤入院的发生率比低强度他汀药物治疗高 34%。然而,RCTs 并未观察到他汀所致的肾损害。PLANET Ⅰ研究中,阿托伐他汀与瑞舒伐他汀均降低尿蛋白 / 肌酐比率[26],但总的来说,已有的研究并未显示他汀药物损害肾功能。

2. 他汀与慢性肾脏疾病

对 39 704 例受试者进行分析结果显示,他汀治疗组肾小球滤过率的下降值比对照组少 1.22ml/(min·年);对于心血管疾病患者来说,他汀对肾功能的这种保护作用更为明显。有关瑞舒伐他汀的临床研究(JUPITER)关于中度慢性肾病受试者的亚组分析显示,不良事件的发生率在患有慢性肾病的患者和未患有慢性肾病的患者中相似,对中度慢性肾病患者的肾功能无不良影响。现有资料表明,他汀类药物不会导致慢性肾脏疾病。相反,他汀类药物甚或可能延缓肾功能的减退。

3. 他汀与蛋白尿

有病例报道辛伐他汀的使用与蛋白尿的发生有关,也有报道提及瑞舒伐他汀应用伴随蛋白尿增加。但经多项研究反复证实,此种蛋白尿为一过性,延长服用者蛋白尿可消失,即使是大剂量、长时期服用瑞舒伐他汀,也不会对肾功能造成损害。因此,NLA 认为目前尚无确凿的证据证实他汀类药物与蛋白尿之间存在因果关系。他汀类药物可能是通过抑制受体介导的胞吞作用来阻碍近端肾小管对蛋白的重吸收作用,导致蛋白尿的发生。所以,他汀所引起的尿蛋白应是一种类效应。

4. 临床处理

①启动他汀治疗前评价肾功能,进行血清肌酐和蛋白尿的测定。②他汀治疗时,如果血清肌酐升高,而无横纹肌溶解征象,一般不需中断他汀治疗。③他汀治疗时意外出现蛋白尿,不需中断他汀治疗,也不必调整他汀剂量。应努力寻找原因,视情况依据具体他汀处方信息调整他汀剂量。④慢性肾脏疾病不是使用他汀的禁忌证。然而,应根据肾功能不全的严重程度调整某些他汀剂量。荟萃分析显示肾移植和透析患者使用他汀治疗是安全的。

五、其他可能的他汀相关不良反应

1. 肝功能检测升高[27]

口服他汀类药物患者常有肝功能升高(LFTs),特别是在初始治疗的 12 周内,但很少有研究报道他汀导致肝衰竭,这是由于临床医师十分警惕可能出现的肝功能异常,检测肝功能升高已成为常规,并会根据情况停止他汀使用。

2. 出血性脑卒中[28]

在伴有 / 无脑血管疾病的患者，他汀类药物可降低缺血性脑卒中和其他血管事件的发生率，但对于有缺血性卒中病史的患者，他汀似乎会增加其出血性卒中发生风险。

3. 几乎没有证据证实他汀会诱发临床睾酮缺乏或引起间质性肺病、肌腱断裂、抑郁及影响睡眠[29-30]。

他汀是当今人类应用最为广泛的药物，SAS 特别是 SAMS 是临床上最常见的他汀服用者的不良反应，其中部分不良反应可能与他汀直接相关。认识和防治他汀相关的不良反应非常重要，既可减轻患者因服他汀带来的痛苦，又有助于动脉粥样硬化性心血管疾病患者长期坚持服用他汀所产生的临床获益提高。他汀所产生不良反应不仅与个体遗传基因有关，也与患者同时服用的药物（或食物）所产生的相互作用关系密切。处理上需要停药、再服药或减量，改用其他的他汀，或者联合其他的降脂药物如胆酸螯合剂、贝特类药物，烟酸以及 PCSK9 抑制剂。

（李江　赵水平）

参 考 文 献

[1] Chowdhury R，Khan H，Heydon E，et al.Adherence to cardiovascular therapy：a meta-analysis of prevalence and clinical consequences. Eur Heart J，2013，34：2940-2948.

[2] Pasternak RC，Smith Jr SC，Bairey-Merz CN，et al. ACC/AHA/NHLBI clinical advisory on the use and safety of statins.J Am Coll Cardiol，2002，40：567-572.

[3] Mancini GB，Tashakkor AY，Baker S，et al.Diagnosis，prevention，and management of statin adverse effects and intolerance：Canadian Working Group Consensus update.Can J Cardiol，2013，29：1553-1568.

[4] Rosenson RS，Baker SK，Jacobson TA，et al.An assessment by the Statin Muscle Safety Task Force：2014 update.J ClinLipidol，2014，8：S58-SS71.

[5] Alfirevic A，Neely D，Armitage J，et al.Phenotype standardization for statin-induced myotoxicity.ClinPharmacolTher，2014，96：470-476.

[6] Parker BA，Capizzi JA，Grimaldi AS，et al.Effect of statins on skeletal muscle function.Circulation，2013，127：96-103.

[7] Ganga HV，Slim HB，Thompson PD.A systematic review of statin-induced muscle problems in clinical trials.Am Heart J，2014，168：6-15.

[8] Bosch X，Poch E，Grau JM. Rhabdomyolysis and acute kidney injury. N Engl J Med，2009，361：62-72.

[9] Banach M，Rizzo M，Toth PP，et al.Statin intolerance - an attempt at a unified definition. Position paper from an International Lipid Expert Panel. Expert Opin Drug Saf，2015，14：935-955.

[10] Bellosta S，Corsini A.Statin drug interactions and related adverse reactions.Expert Opin Drug Saf，2012，11：933-946.

[11] Stroes ES，Thompson PD，Corsini A，et al. Statin-associated muscle symptoms：impact on statin therapy-European Atherosclerosis Society Consensus Panel Statement on Assessment，Aetiology and Management.Eur Heart J，2015，36：1012-1022.

[12] Mancini GB，Tashakkor AY，Baker S，et al. Diagnosis，prevention，and management of statin adverse effects and intolerance：Canadian Working Group Consensus update. Can J Cardiol，2013，29：1553-1568.

[13] Rosenson RS，Baker SK，Jacobson TA，et al.An assessment by the Statin Muscle Safety Task Force：2014 update. J Clin Lipidol，2014，8：S58-S71.

[14] Taylor BA，Lorson L，White CM，et al. A randomized trial of coenzyme Q10 in patients with confirmed statin myopathy. Atherosclerosis，2015，238：329-335.

[15] Michalska-Kasiczak M，Sahebkar A，Mikhailidis DP，Lipid and Blood Pressure Meta-analysis Collaboration（LBPMC）Group，et al. Analysis of vitamin D levels in patients with and without statin-associated myalgia - a systematic review and meta-analysis of 7 studies with 2420 patients. Int J Cardiol，2015，178，111-116.

[16] Khayznikov M，Hemachrandra K，Pandit R，et al. Statin intolerance because of myalgia，myositis，myopathy，or myonecrosis can in most cases be safely resolved by vitamin D supplementation.N Am J Med Sci，2015，7：86-93.

[17] Sattar N，Preiss D，Murray HM，et al. Statins and risk of incident diabetes：a collaborative meta-analysis of randomised statin trials. Lancet，2010，375：735-742.

[18] Besseling J，Kastelein JJ，Defesche JC，et al. Association between familial hypercholesterolemia and prevalence of type 2 diabetes mellitus. JAMA，2015，313：1029-1036.

[19] Swerdlow DI，Preiss D，Kuchenbaecker KB，et al. HMG-coenzyme A reductase inhibition，type 2 diabetes，and bodyweight：evidence from genetic analysis and randomized trials.Lancet，2015，385：351-361.

[20] Meng XF，Yu JT，Wang HF，et al. Midlife vascular risk factors and the risk of Alzheimer's disease：a systematic review and meta-analysis. J Alzheimers Dis，2014，42：1295-1310.

[21] McGuinness B，Craig D，Bullock R，et al. Statins for the treatment of dementia. Cochrane Database Syst Rev，2014，7：CD007514.

[22] Rojas-Fernandez CH, Goldstein LB, Levey AI, et al. An assessment by the Statin Cognitive Safety Task Force: 2014 update. J Clin Lipidol, 2014, 8: S5-S16.

[23] McFarland AJ, Anoopkumar-Dukie S, Arora DS, et al. Molecular mechanisms underlying the effects of statins in the central nervous system. Int J Mol Sci, 2014, 15: 20607-20637.

[24] Dormuth CR, Hemmelgarn BR, Paterson JM, et al. Use of high potency statins and rates of admission for acute kidney injury: multicenter, retrospective observational analysis of administrative databases. BMJ, 2013, 346: f880.

[25] Bangalore S, Fayyad R, Hovingh GK, Treating to New Targets Steering Committee and Investigators, et al. Statin and the risk of renal-related serious adverse events: Analysis from the IDEAL, TNT, CARDS, ASPEN, SPARCL, and other placebo-controlled trials. Am J Cardiol, 2014, 113: 2018-2020.

[26] de Zeeuw D, Anzalone DA, Cain VA, et al. Renal effects of atorvastatin and rosuvastatin in patients with diabetes who have progressive renal disease (PLANET I): a randomised clinical trial. Lancet Diabetes Endocrinol, 2015, 3: 181-190.

[27] Bays H, Cohen DE, Chalasani N, et al. An assessment by the Statin Liver Safety Task Force: 2014 update. J Clin Lipidol, 2014, 8: S47-S57.

[28] Wang X, Dong Y, Qi X, et al. Cholesterol levels and risk of hemorrhagic stroke: a systematic review and meta-analysis. Stroke, 2013, 44: 1833-1839.

[29] Schooling CM, Au Yeung SL, Freeman G, et al. The effect of statins on testosterone in men and women, a systematic review and meta-analysis of randomized controlled trials. BMC Med, 2013, 11: 57.

[30] Contractor T, Beri A, Gardiner JC, et al. Is statin use associated with tendon rupture? A population-based retrospective cohort analysis. Am J Ther, 2015, 22: 377-381.

辣味膳食防治代谢性心血管疾病的实验与人群证据

高血压、肥胖和糖尿病是全球流行的重大慢性病，发病率高，危害性大。全球高血压患者达15亿。我国无论患病人数或这类疾病导致的死亡人数，均居全球首位。据预测，如不积极控制，到2030年，我国心脑血管疾病者将超过5亿，已成为严重危害人类健康的重大公共卫生问题[1]。据2011年《中国心血管病报告》，我国35~84岁人群未来20年的心脑血管事件数增加将超过50%，如合并高血压、糖尿病和血脂异常，心脑血管事件数将额外增加23%。世界银行预测我国心血管疾病在未来10年将快速增长，如不改善应对措施，心脑血管、卒中等将给我国造成5500亿美元的经济损失。虽然近年来我国心血管代谢病的研究与防治取得了许多进展，但其患病率及其相关的心血管事件仍居高不下。代谢紊乱是这类疾病的共同特征，血管损害是其共同的关键环节，这类疾病也称之为代谢性血管病，维持血管功能和代谢正常是防治代谢性血管病的关键。

血压的异常升高是环境、遗传等因素相互作用的结果，而在众多的影响血压的环境因素（膳食、活动、社会心理因素）中，膳食因素在血压稳态调节中无疑发挥了重要作用。在非高血压以及高血压前期人群中，膳食干预可有效预防高血压发生及降低血压升高相关并发症的风险。基于众多的研究成果，美国心脏协会在2006年发表了防治高血压的膳食指导指南，而后进行了多次修订与更新[2,3]。目前较为公认的膳食干预措施主要包括减重、低盐饮食、高钾饮食、适量饮酒，以及特殊膳食如DASH饮食、地中海饮食等。过量的食盐摄入是导致血压高、心衰、动脉粥样硬化、脑卒中等心脑血管损害的重要原因，同时也与骨质疏松、胃癌、自身免疫性疾病等密切相关[4]。中等程度减少食盐摄入量（3g/d），也能显著降低人群的心血管发生率与死亡率，其效果与药物疗效相似，并且节省巨大的卫生经济开支[5,6]。为此，世界卫生组织协同众多国家及组织在全球范围内开展并推动减盐行动，推荐人均盐摄入量<5g/d。然而近年一些研究提出了不同的观点[7-11]，质疑限盐标准以及其所带来的心血管健康获益，尤其较低食盐摄入是否存在心血管获益仍无共识。鉴于以上争议，美国国家科学院的医学研究所对现在的科学证据进行了评估，其报告指出，尚未有足够充分的证据，对低于2300mg/d的钠摄入（约等于每日食盐摄入6g）是否增高或降低心血管疾病的发生率作出判定，但报告也明确指出，过量的食盐摄入导致心血管疾病发生率的上升，其科学证据是具有一致性的[12]。

一些特殊的膳食类型如DASH饮食、地中海饮食等，已经通过系列减盐干预试验证明其具有显著的减盐、降压及心血管保护作用[13,14]。DASH饮食主要建议多进食全谷食物和蔬菜，为高钾、高镁、高钙、高膳食纤维、丰富的不饱和脂肪酸的饮食，而地中海饮食建议少吃红肉，多吃果蔬、橄榄油、鱼，以及坚果类食物，同时晚餐饮用葡萄酒。然而，上述膳食建议主要结合欧美等国日常饮食所提出，与亚洲尤其是我国膳食结构有显著不同，因此在我国推行难度大、依从性差。尤其重要的是，我国是一个烹饪大国，居民的钠摄入量主要来源于家庭烹饪用盐。为此，寻找防治我国高血压及其相关代谢异常的膳食类型有重要的临床意义[15]。据流行病学调查显示，我国南方高血压、肥胖和冠心病发病率明显较北方低，这和北方居民膳食较咸、摄盐量较高，而西南地区居民喜爱吃辣椒食物这一现象有很大关系，但膳食辣椒是否发挥作用尚缺乏科学依据。红辣椒的主要成分——辣椒素，常常作为一种食品添加剂，是瞬时受体电位通道（香草醛）亚型1（也称之为辣椒素受体）（TRPV1）的高选择性激动剂。TRPV1在机体各种组织中广泛存在，激活TRPV1可引起细胞内钙升高并发挥其生理学功能，为证实膳食辣椒素是否通过作用于TRPV1改善心血管代谢，我们团队近年来作了一系列研究，现将我们的主要发现并结合相关文献从实验与临床实践两方面着重介绍辣味膳食在代谢性心血管疾病的保护作用及相关机制。

（一）膳食辣椒素改善血管内皮功能，降低血压及拮抗糖尿病血管损害

高钠或低钾饮食是高血压发病的环境因素中较为重要的原因，减少钠盐、增加钾盐的摄入和多进食蔬

菜和水果为基础的"清淡饮食"可有效地降低血压。钙离子通过细胞膜上的通道进入细胞被认为是细胞内信号通路活化的标志,细胞内钙([Ca^{2+}]i)浓度的改变介导了细胞兴奋、神经递质释放、细胞增殖和迁移等一系列细胞的基本活动。我们研究发现[16]TRPV1 在血管内皮细胞和野生型小鼠肠系膜动脉中均有表达。辣椒素呈浓度依赖性诱导血管内皮细胞[Ca^{2+}]i 的升高,长期激活 TRPV1 或 TRPV1 过表达后可显著改善阻力血管 - 肠系膜动脉的内皮依赖性舒张功能。辣椒素刺激可显著上调野生型小鼠和 SHR 血管内皮细胞和肠系膜动脉 p-PKA 和 p-eNOS 蛋白的表达,增加血浆 NO 浓度。辣椒素长期激活 TRPV1 后,可降低自发性高血压大鼠(SHR)的血压。以上结果提示膳食辣椒素激活 TRPV1 引起[Ca^{2+}]i 的升高,通过 cAMP/PKA-eNOS 信号通路促进 NO 的合成、释放,是其改善血管功能、预防高血压的机制之一。

另外,在高糖环境下,培养的内皮细胞 TRPV1 和 PKA 表达下降,内皮细胞和动脉 ROS 生成增加和 NO 水平降低,血管内皮舒张功能障碍,辣椒素通过激活 TRPV1 上调 UCP2,可以逆转上述高糖损害。膳食辣椒素喂养糖尿病小鼠 14 周可以增加血管 p-PKA 和 UCP2 的表达,增加血管 NO 的水平并减少氧化应激,从而改善内皮依赖性舒张功能。因此,长期膳食辣椒素激活 TRPV1 通过上调 PKA/UCP2 通路,改善高糖诱导的内皮功能障碍[17]。

(二)膳食辣椒素改善高盐诱导的血管内皮功能障碍、促进尿钠排泄,拮抗盐敏感性高血压

辣椒素还具有抗氧化应激、促进尿钠排泄、维持水盐稳态的作用,我们通过长期膳食辣椒素干预野生型小鼠,发现辣椒素激活 TRPV1 能减轻高盐诱导的氧化应激,减少超氧阴离子产生,提高 NO 的生物利用度,从而改善高盐饮食喂养的野生型小鼠的阻力血管的内皮依赖性舒张功能下降和夜间高血压[18]。

容量负荷增加是高血压患者的常见病理改变,如高血压合并肥胖、慢性肾病患者等,利尿剂常用于老年高血压、单纯收缩期高血压及血压控制不佳、难治性高血压患者的治疗。许多肾脏钠转运体,如噻嗪敏感性 NaCl 协同转运体(NCC)和阿米洛利敏感性上皮 Na^+ 通道(ENaC),都参与调节肾 Na^+ 重吸收和血压。噻嗪类利尿剂抑制远曲小管肾钠重吸收,增加了尿钠排泄和减少细胞外液量,而肾集合管上皮细胞钠通道(ENaC)在尿钠重吸收中起重要作用,阿米洛利特异性抑制 ENaC。长期高盐负荷激活肾素 - 血管紧张素系统及促进 ENaC 对钠的重吸收。我们研究证实[19]辣椒素激活 TRPV1 增加 M1 集合管上皮细胞内[Ca^{2+}]i。长期膳食辣椒素激活 TRPV1 减少 WT 小鼠尿钠重吸收从而增加尿钠排泄,抑制肾皮质集合管 αENaC 及其相关 WNK1/SGK1 通路,并抑制高盐诱导的 αENaC 活性增加,最终降低 WT 小鼠高盐饮食引起的血压增高。因此,长期膳食辣椒素可激活 TRPV1,通过抑制高盐负荷下 WT 小鼠肾皮质集合管上皮 WNK1/SGK1/αENaC 通路,促进尿钠排泄及降低血压。

(三)膳食辣椒素改善高盐介导的心脏重塑

过多的盐摄入与左室肥大密切相关,限制盐摄入可减轻早期心衰患者的左室肥大及预防心衰。神经内分泌激素,如血管紧张素Ⅱ,可通过钙 - 钙神经素 -NFAT,G 蛋白偶联受体、MAPK、PI3K 信号通路参与心肌肥厚,最终导致心室重构和功能失调。Ca^{2+} 也参与心肌肥厚的发展并调节心脏功能。心脏的离子通道,如非选择性阳离子通道,TRPC3 和 TRPC6 是血管紧张素Ⅱ诱导的肥厚信号通路中的重要组成部分,可导致二酯酰甘油的产生和钙离子内流。此外,线粒体呼吸酶的损伤可导致电子传递链功能障碍,导致 ATP 生成减少,并最终损害心肌收缩能力,引起心肌肥厚。心肌线粒体产生的 ROS 可调节细胞内蛋白和信号途径的活性,心肌肥厚和心力衰竭时氧化应激水平增高。我们研究发现[20],膳食辣椒素可明显改善长期高盐摄入引起的野生型小鼠血压升高、运动后耐力明显下降,整体氧耗量降低,自发活动减少,左心室射血分数和缩短分数略下降,室间隔厚度和左室后壁厚度增加等异常。膳食辣椒素拮抗小鼠心肌线粒体 CI 氧化磷酸化下降,最大呼吸控制率下降,复合体 I 酶活性和 Sirt3 的表达降低,从而减轻长期高盐摄入导致的心脏重塑。膳食辣椒素对 TRPV1 基因敲除后高盐饮食引起小鼠血压、心脏功能和结构的改变,则无明显作用。

研究还发现[21],长期膳食辣椒素激活 TRPV1 还可以通过上调 PPARδ、UCP2,减少 iNOS 生成和氧化 / 硝基酪氨酸应激,从而减轻高盐饮食引起的心肌肥厚和纤维化,改善心脏结构和功能。因此,长期高盐摄入可导致心脏损害,辣椒素可以增加心肌氧耗量、提高心肌线粒体最大呼吸控制率和促进 ATP 的生成改善心肌能量代谢,改善氧化 / 硝基酪氨酸应激,从而减轻长期高盐导致的心脏损害。

（四）膳食辣椒素改善动脉粥样硬化、延缓脑卒中发作

动脉粥样硬化（atherosclerosis，AS）是一种与脂质代谢紊乱相关的全身血管的慢性炎症性疾病，基本的病理生理过程与内皮细胞的受损以及血液单核 - 巨噬细胞、血管平滑肌细胞（vascular smooth muscle cell，VSMC）在血管壁的沉积形成泡沫细胞有关，而炎症反应和细胞内胆固醇动态平衡是动脉粥样硬化形成和发展的重要环节，并且受细胞钙信号的调控。辣椒素在减少炎症反应、减少体脂聚集、调节血脂及能量代谢等方面有积极的作用。我们研究发现，TRPV1 特异性激动剂辣椒素可呈浓度依赖性地引起的 VSMC 内游离钙离子的增加并减少 C57 小鼠 VSMC 内脂质聚集。激活 VSMC 的 TRPV1 可上调 ATP 结合盒转运子（ATP-binding cassette transporter A1，ABCA1）的表达，而下调低密度脂蛋白相关蛋白 1（low-density lipoprotein-relatedprotein 1，LRP1）的表达，并呈钙、钙调神经磷酸酶和 PKA 依赖性，提示 VSMC 内胆固醇转出增加、胆固醇摄取减少。长期膳食辣椒素喂养 24 周，激活 TRPV1 增加高脂喂养的 ApoE-/- 小鼠主动脉 ABCA1 表达，并降低 LRP1 表达，明显减少其主动脉窦脂质沉积和动脉粥样硬化斑块。但膳食辣椒素对 ApoE-/-/TRPV1-/- 没有作用。以上结果提示，膳食辣椒素激活 TRPV1 可以改善高脂饮食诱导的动脉粥样硬化[22]。

随着人口的老龄化，脑卒中的患病人数及其致残的负担急剧增加，仅次于缺血性心脏病，脑卒中是世界范围死亡的最重要原因。大量研究证实高血压、吸烟、糖尿病、酗酒、肥胖为公认的脑卒中危险因素。目前针对脑卒中的防治措施主要是预防危险因素，而高血压是我国脑卒中发病的最重要的危险因素，研究显示 40%~50% 脑卒中的发生归因于高血压。高血压改变大脑血管内皮依赖性的舒张，引起脑血管肥厚，增加大脑缺血性损伤的易感性。各种降压药物降低血压可明显降低休克的病死率。eNOS 和血管内的 NO 在维持脑血流和保护脑神经方面具有非常重要的作用。eNOS 敲除小鼠大脑中动脉闭塞后会引起大面积脑梗死，小脑动脉出现肥厚。研究[23]也发现大鼠和小鼠的脑动脉有 TRPV1 表达，且与 eNOS 共同分布在血管的内膜和外膜上。辣椒素呈浓度依赖性的舒张大鼠和小鼠的脑动脉，这种作用依赖于内皮细胞，可以被 eNOS 抑制剂 L-NAME 所阻断。膳食辣椒素可以增加小鼠脑动脉的内皮依赖性舒张反应，干预脑卒中自发性高血压大鼠（SHRsp）可以上调 SHRsp 脑动脉中的 TRPV1 和 eNOS 的表达。辣椒素激活 TRPV1 可以减轻 SHRsp 脑动脉内膜 - 中膜的增厚，延缓 SHRsp 脑卒中的发作。

（五）膳食辣椒素减少内脏脂肪生成及预防肥胖

肥胖是指由于机体能量代谢失衡，热量摄入大于消耗而导致体脂的过量沉积。肥胖不仅是一种代谢异常，还是代谢综合征的主要组成成分和病理生理基础。研究表明，肥胖人群更容易发生高血压，以各种肥胖指标[体重指数（BMI）、腰围（WC）、腰 - 臀比等]评定的肥胖程度均与血压水平有较好的相关性。肥胖与高血压合并存在，更易发生糖尿病、高脂血症、冠状动脉、脑动脉粥样硬化及外周血管病变。控制肥胖，减少体脂聚集可降低心血管疾病的危险性和发病率。BMI 每增加 1% 就会使高血压的患病率增加 16%，使男性和女性的冠心病危险性分别增加 3.6% 与 3.3%；肥胖还使心肌收缩力下降，对心功能产生负面影响；而轻度肥胖即可导致心肌重构，使左室肥厚，并引起周围血管的结构改变和功能异常[24]。目前对肥胖的治疗主要有生活方式干预、减肥药物和手术治疗等几种方法。生活方式干预包括适量运动、合理膳食和健康教育等方面，是减轻单纯性肥胖最有效的方法，但在实际操作中困难极大，不易于长期控制。目前常用的减肥药物主要通过降低食欲、减少食物摄入，抑制营养吸收或促进能量消耗几个方面发挥作用，但多数药物有一定副作用，价格昂贵，不便长期应用，且停药后体重反弹明显。手术减肥效果显著（如脂肪抽吸、可调节胃束带术、袖状胃切除术、胃肠旁路术），但有一定并发症，脂肪抽吸术还存在肥胖反弹的缺点，且对于肥胖相关性并发症没有明显的改善作用。

人们很早就注意到食用辣椒可引起发热和体温升高，并可抑制体重的增长，同时还可调节肥胖伴发的血脂紊乱。我们研究发现，TRPV1 激动剂辣椒素呈剂量依赖性诱导成熟的 3T3-L1 前脂肪细胞 Ca^{2+} 内流，防止脂质生成，而对 TRPV1 siRNA 的 3T3-L1 前脂肪细胞没有作用。在脂质生成过程中，TRPV1 通道被下调并伴随时间依赖性的 Ca^{2+} 内流减少。与瘦的个体比较，肥胖的 db/db、ob/ob 小鼠和肥胖男性个体的内脏脂肪组织 TRPV1 表达下降。在肥胖男性内脏脂肪组织，辣椒素诱导的 Ca^{2+} 内流减少。膳食辣椒素喂养野生型小鼠 4 个月，可以明显预防高脂饮食诱导的肥胖发生[25]。长期膳食辣椒素激活 db/db 小鼠和高脂饮

食喂养的野生型小鼠内脏脂肪组织TRPV1，通过增加磷酸化钙调蛋白(p-CaM)、缝隙连接蛋白(Cx43)、钙调蛋白依赖性蛋白激酶Ⅱ(CaMK Ⅱ)、过氧化物酶增殖物活化受体 δ(PPARδ)、激酶敏感性脂肪酶(HSL)的表达，促进脂质分解，从而减轻小鼠体重和降低血甘油三酯。而将肥胖男性内脏脂肪组织进行离体培养，辣椒素激活TRPV1也可明显增加p-CaM、Cx43、CaMK Ⅱ、PPARδ、HSL的表达。结果表明，膳食辣椒素激活脂肪组织TRPV1，上调p-CaM/Cx43/CaMK Ⅱ通路，促进脂质分解，降低血脂，减少内脏脂肪生成并预防肥胖的发生。

(六) 辣味膳食人群获益的研究证据

在基础研究中发现膳食辣椒素激活TRPV1改善心血管与代谢的系列实验结果提示辣味膳食可以作为心血管代谢保护的新干预靶点，最近的一些人群研究结果为我们的实验结果提供了重要的佐证。我国一项前瞻性队列研究，通过对超过48万人群的膳食问卷调查及长期随访观察(中位随访期7.2年)发现，与每周进食辛辣食品不到一次的人相比，几乎每天吃辣的人死亡风险降低14%，同时经常食用辛辣食品可降低心血管和呼吸系统疾病、糖尿病及癌症的风险[26]。此外，多项流行病学研究也发现，喜食辣味食品人群中肥胖、2型糖尿病以及相关心血管疾病患病率较少食辣味食品者显著降低[27,28]。增加基础能量代谢消耗、增强脂肪氧化还原反应以及降低食欲对控制体重有重要益处。Yoshioka等的研究显示进食辣椒可显著降低食欲，从而减少蛋白质及脂肪的摄入，同时增加饮食诱导的产热及脂质氧化反应[29,30]。一项针对健康志愿者的RCT研究发现，通过刺激感觉神经传导作用，辣椒素可激活人体的自主神经系统以及增加能量代谢，从而增加产热及脂肪氧化作用[31]。此外，一项单盲、随机、安慰剂对照交叉研究通过在健康受试者行十二指肠内辣椒素注射研究发现，辣椒素饱腹感机制与胃肠道刺激作用如辛辣感、烧灼感、恶心等有关，而与胃肠道激素如胰高血糖素样肽-1(glucagon-like peptide-1，GLP-1)、多肽YY(peptide YY，PYY)等的分泌增加无关。有关糖代谢研究中，Domotor等在健康人糖耐量试验中观察发现，辣椒通过激活辣椒素敏感的传入神经，导致胃肠道葡萄糖吸收增加，同时促进糖原释放，而后者与胰岛素释放无关[32]。一项在妊娠糖尿病妇女中开展的辣椒膳食干预与血糖、脂代谢以及妊娠结局的RCT研究发现，与对照组相比，每日午餐及晚餐进食辣椒组餐后血糖、胰岛素血症以及空腹总胆固醇水平显著降低[33]。与此同时，多项临床研究发现辣味膳食对调控血压及预防心血管疾病有重要作用。与异黄酮合用，辣椒素可显著降低高血压伴斑秃患者收缩压及舒张压水平，而对血压正常人群并无上述降压作用，同时进一步的机制研究发现上述降压作用与胰岛素样生长因子-1(IGF-1)的分泌增加有关[34]，上述人群试验引用了我们的基础研究

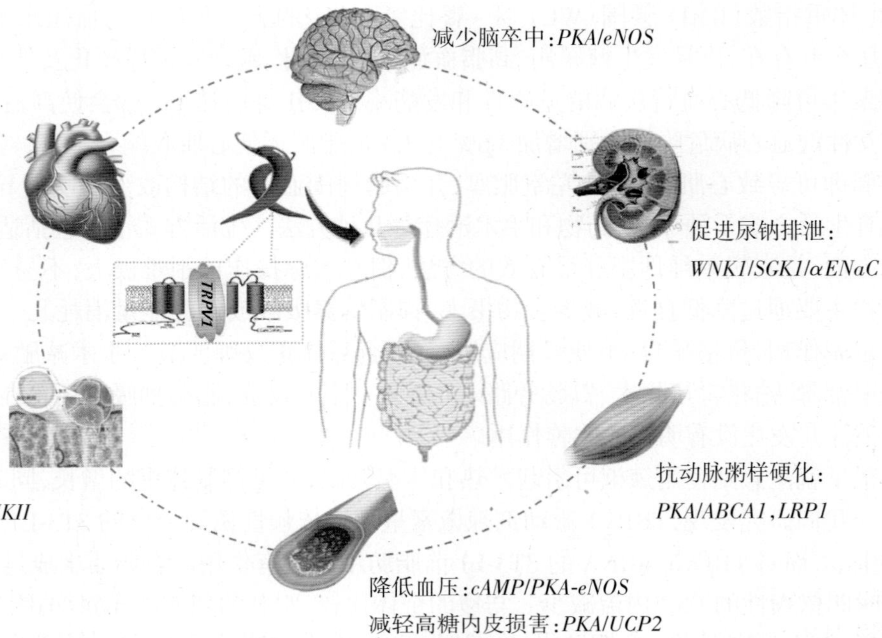

图1 膳食辣椒素激活TRPV1防治代谢性心血管病的作用靶标

工作。

综上所述，辣椒素不仅是重要的食物营养成分，同时也是一种天然的生物活性因子。基础及临床研究均证实辣椒素参与产热、脂质代谢、炎症反应以及氧化应激，而发挥减少脂肪生成，减轻胰岛素抵抗，改善血管功能障碍，调节血压以及血糖平衡等重要作用（图 1，见文末彩图 6）。这些病理过程是众多心血管代谢疾病，如肥胖症、高血压、血脂异常、糖尿病和动脉粥样硬化的重要病理生理过程。辣椒素通过激活不同的靶器官或组织中的 TRPV1（辣椒素受体）发挥心血管代谢保护作用，是心血管代谢疾病防控的重要膳食干预靶点。进一步明确膳食辣椒素剂量，食用方式和心血管代谢保护效果之间的关系，明确辣味膳食是否可成为新的一类能被广泛接受及推广的保护心血管与代谢的健康膳食类型值得进一步研究。

（祝之明　李强）

参考文献

[1] Ng M, Fleming T, Robinson M, et al. Global, regional, and national prevalence of overweight and obesity in children and adults during 1980-2013: a systematic analysis for the Global Burden of Disease Study 2013. Lancet, 2014, 384: 766-781.

[2] Appel LJ, Brands MW, Daniels SR, et al. Dietary approaches to prevent and treat hypertension: a scientific statement from the American Heart Association. Hypertension, 2006, 47: 296-308.

[3] Mozaffarian D, Afshin A, Benowitz NL, et al. Population approaches to improve diet, physical activity, and smoking habits: a scientific statement from the American Heart Association. Circulation, 2012, 126: 1514-1563.

[4] Strazzullo P, D'Elia L, Kandala NB, et al. Salt intake, stroke, and cardiovascular disease: meta-analysis of prospective studies. BMJ, 2009, 339: b4567.

[5] He FJ, MacGregor GA. A comprehensive review on salt and health and current experience of worldwide salt reduction programmes. J Hum Hypertens, 2009, 23: 363-384.

[6] Bibbins-Domingo K, Chertow GM, Coxson PG, et al. Projected effect of dietary salt reductions on future cardiovascular disease. N Engl J Med, 2010, 362: 590-599.

[7] Graudal N, Jurgens G, Baslund B, et al. Compared with usual sodium intake, low- and excessive-sodium diets are associated with increased mortality: a meta-analysis. Am J Hypertens, 2014, 27: 1129-1137.

[8] Taylor RS, Ashton KE, Moxham T, et al. Reduced dietary salt for the prevention of cardiovascular disease: a meta-analysis of randomized controlled trials (Cochrane review). Am J Hypertens, 2011, 24: 843-853.

[9] O' Donnell MJ, Yusuf S, Mente A, et al. Urinary sodium and potassium excretion and risk of cardiovascular events. JAMA, 2011, 306: 2229-2238.

[10] Mente A, O' Donnell MJ, Rangarajan S, et al. Association of urinary sodium and potassium excretion with blood pressure. N Engl J Med, 2014, 371: 601-611.

[11] O' Donnell M, Mente A, Rangarajan S, et al. Urinary sodium and potassium excretion, mortality, and cardiovascular events. N Engl J Med, 2014, 371: 612-623.

[12] McGuire S. Institute of Medicine. 2013. Sodium Intake in Populations: Assessment of Evidence. Washington, DC: The National Academies Press, 2013. Advances in Nutrition, 2014, 5: 19-20.

[13] Sacks FM, Svetkey LP, Vollmer WM, et al. Effects on blood pressure of reduced dietary sodium and the Dietary Approaches to Stop Hypertension (DASH) diet. DASH-Sodium Collaborative Research Group. N Engl J Med, 2001, 344: 3-10.

[14] Estruch R, Ros E, Salas-Salvado J, et al. Primary Prevention of Cardiovascular Disease with a Mediterranean Diet. N Engl J Med, 2013, 368: 1279-1290.

[15] 祝之明. 代谢手术治疗高血压和 2 型糖尿病——理想抑或现实. 第三军医大学学报, 2013, 35: 2.

[16] Yang D, Luo Z, Ma S, et al. Activation of TRPV1 by dietary capsaicin improves endothelium-dependent vasorelaxation and prevents hypertension. Cell Metab, 2010, 12: 130-141.

[17] Sun J, Pu Y, Wang P, et al. TRPV1-mediated UCP2 upregulation ameliorates hyperglycemia-induced endothelial dysfunction. Cardiovasc Diabetol, 2013, 12: 69.

[18] Hao X, Chen J, Luo Z, et al. TRPV1 activation prevents high-salt diet-induced nocturnal hypertension in mice. Pflugers Arch, 2011, 461: 345-353.

[19] Li L, Wang F, Wei X, et al. Transient receptor potential vanilloid 1 activation by dietary capsaicin promotes urinary sodium excretion by inhibiting epithelial sodium channel alpha subunit-mediated sodium reabsorption. Hypertension, 2014, 64: 397-404.

[20] Lang HM, Li Q, Yu H, et al. Activation of TRPV1 attenuates high salt-induced cardiac hypertrophy through improvement of mitochondrial function. Br J Pharmacol, 2015, 172: 5548-5558.

[21] Gao F, Liang Y, Wang X, et al. TRPV1 Activation Attenuates High-Salt Diet-Induced Cardiac Hypertrophy and Fibrosis through PPAR-delta Upregulation. Ppar Research, 2014: 491963.

[22] Ma LQ, Zhong J, Zhao ZG, et al. Activation of TRPV1 reduces vascular lipid accumulation and attenuates atherosclerosis. Cardiovasc Res, 2011, 92: 504-513.

[23] Xu XS, Wang PJ, Zhao ZG, et al. Activation of Transient Receptor Potential Vanilloid 1 by Dietary Capsaicin Delays the Onset of Stroke in Stroke-Prone Spontaneously Hypertensive Rats. Stroke, 2011, 42: 3245-U3516.

[24] 祝之明. 代谢综合征病因探索与临床实践. 北京: 人民军医出版社, 2005.

[25] Zhang LL, Liu DY, Ma LQ, et al. Activation of transient receptor potential vanilloid type-1 channel prevents adipogenesis and obesity. Circ Res, 2007, 100: 1063-1070.

[26] Lv J, Qi L, Yu C, et al. Consumption of spicy foods and total and cause specific mortality: population based cohort study. BMJ, 2015, 351: h3942.

[27] Leung FW. Capsaicin as an anti-obesity drug. Fortschritte Der Arzneimittel for schung progress in Drug Research. Prog Drug Res, 2014, 68: 9.

[28] Wang P, Liu D, Zhu Z. Transient receptor potential vanilloid type-1 channel in cardiometabolic protection. J Korean Soc Hypertens, 2011, 10.

[29] Yoshioka M, St-Pierre S, Drapeau V, et al. Effects of red pepper on appetite and energy intake. Br J Nutr, 1999, 82: 115-123.

[30] Yoshioka M, St-Pierre S, Suzuki M, et al. Effects of red pepper added to high-fat and high-carbohydrate meals on energy metabolism and substrate utilization in Japanese women. Br J Nutr, 1998, 80: 503-510.

[31] Michlig S, Merlini JM, Beaumont M, et al. Effects of TRP channel agonist ingestion on metabolism and autonomic nervous system in a randomized clinical trial of healthy subjects. Sci Rep, 2016, 6: 20795.

[32] Domotor A, Szolcsanyi J, Mozsik G. Capsaicin and glucose absorption and utilization in healthy human subjects. Eur J Pharmacol, 2006, 534: 280-283.

[33] Yuan LJ, Qin Y, Wang L, et al. Capsaicin-containing chili improved postprandial hyperglycemia, hyperinsulinemia, and fasting lipid disorders in women with gestational diabetes mellitus and lowered the incidence of large-for-gestational-age newborns. Clin Nutr, 2016, 35: 388-393.

[34] Harada N, Okajima K. Effects of capsaicin and isoflavone on blood pressure and serum levels of insulin-like growth factor-I in normotensive and hypertensive volunteers with alopecia. Biosci Biotechnol Biochem, 2009, 73: 1456-1459.

第二篇 冠 心 病

冠心病疾病负担——中国出路

心血管病是全球的首要致死原因，据2005年WHO统计，全球每年死亡5800万人中，慢性疾病的死亡占全部死亡的60%，其中心血管病（包括冠心病和脑卒中）死亡占30%，死亡人数约为1750万。我国慢性病死亡高于全球平均水平，已占全部死亡的85%，其中心血管病死亡是首位原因，占41%。据《中国心血管病报告2014》报告我国心血管病现患人数约为2.9亿，其中高血压2.7亿，脑卒中700万，心肌梗死280万，心衰450万，肺心病500万，风心病250万，先心病200万，平均每5个成人中就有1人患有心血管病[1]。因此我国心血管病负担沉重。

下面重点就冠心病负担进行分析。

1. 我国冠心病疾病负担

据国家卫生计生委统计年鉴2014报告，近10年来（2003—2013年）我国居民冠心病死亡率快速增加（图1，见文末彩图7）。2002年城市冠心病死亡率为39.56/10万，2013年升至100.86/10万；农村从2002年的27.57/10万升至2013年的98.68/10万。农村冠心病死亡率一直低于城市，但2013年已接近城市[2]。

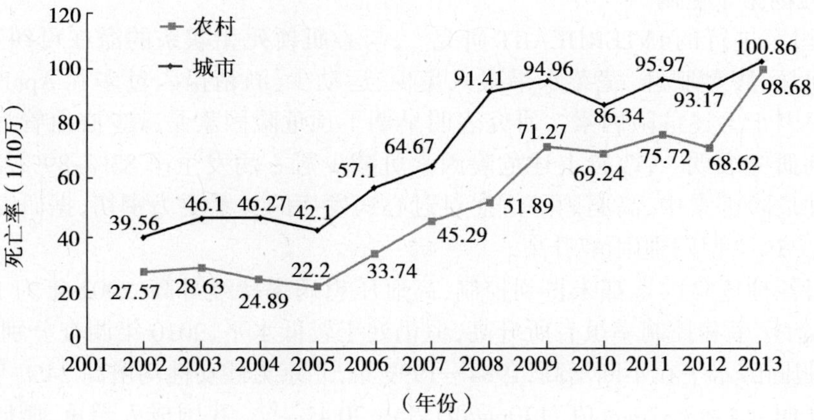

图1　2002—2013年城乡地区冠心病死亡率变化趋势

急性心肌梗死死亡率也呈明显快速上升趋势（图2，见文末彩图8）。2002年城市居民心肌梗死死亡率为16.46/10万，2013年上升至51.45/10万；农村从2002年的12/10万上升至2013年的66.62/10万。2007年以前城市心肌梗死死亡率明显高于农村，但近5年农村与城市死亡率已接近，而2013年农村心肌梗死死亡率明显反超城市（66.62/10万 *vs* 51.45/10万）[2]。

全国疾病监测系统2004—2011年死因监测数据也表明，全国各类地区35岁以上人群冠心病（缺血性心脏病）标化死亡率均呈明显上升趋势，尤其农村地区上升速度较快，农村地区无论男性还是女性冠心病标化死亡率均已由2004年的低于城市上升为2011年的高于城市。男性冠心病标化死亡率高于女性，但农村女性标化死亡率上升较快[1]。

冠心病出院人数近年来明显增加，由1980年的15.03/万人增加至2012年的504.74/万人，急性心肌梗死出院人数由1990年的4.75/万人增加至2012年的29.52/万人。2013年急性心肌梗死住院总费用达

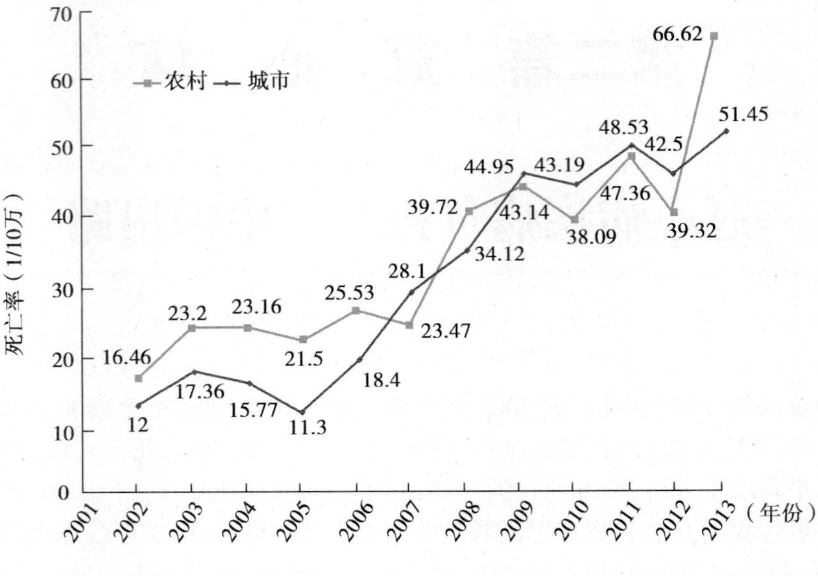

图 2 2002—2013 年城乡地区急性心梗死亡率变化趋势

100 亿元。冠心病不但对国家、家庭和个人都造成沉重负担，按 2009 年我国城市居民平均收入计，如罹患急性心肌梗死至少花费城镇居民可支配收入的 70%，农村居民人均纯收入的 2.5 倍，而冠心病搭桥手术花费城镇居民可支配收入的 2.2 倍，农民人均纯收入的 7.4 倍。

2. 我国冠心病死亡率上升原因的分析

(1) 冠心病危险因素未控制

根据在 52 个国家进行的 INTERHEART 研究[3]，与心肌梗死相联系的潜在可纠正的危险因素包括吸烟、糖尿病、高血压、腹型肥胖、蔬菜水果摄入量少、运动少、酒精摄入过多和 ApoB/ApoA 比例(5∶1)。90% 的冠心病可归因于上述危险因素。研究表明早期干预危险因素是减少心血管病负担的关键措施。全球疾病负担系列研究表明[4]，改善上述危险因素可减少冠心病发生率 83%~89%，减少冠心病死亡率 78%~85%。在各种危险因素中，高胆固醇血症对冠心病发病的关系更为密切，据研究，北京 1984—1999 年冠心病死亡增加 77% 归因于胆固醇升高[5]。

然而目前我国各种危险因素都未得到控制，高血压患病率持续升高，2002 年为 18.3%，2005 年升高到 25.2%，知晓率、治疗率和控制率虽有所升高，但仍处于较低水平，2010 年调查分别为 42.6%、34.1% 和 9.3%，我国人群总胆固醇水平在不断增高，1984—1999 年，北京男性女性均增高 24%[5]；2012 年我国低密度脂蛋白胆固醇（LDL-C）≥3.37mmol/L（130mg/dl）者占 20.4%[6]。我国成人超重、肥胖发生率增加，吸烟率虽略有减少，但成年男性吸烟率仍高达 50%，糖尿病患病率大幅度上升，成人患病率已达 9.7%[7]，蔬菜水果摄入少，缺乏规律性运动。再加之人口老龄化加快，城市化速度加快，经济快速发展，传统饮食习惯、生活行为急剧变化。如不有效控制这些危险因素，我国冠心病死亡率仍将持续上升。据世界银行报告，根据中国冠心病政策模型预测，2010—2030 年未来 20 年在 40 岁以上人群慢性患病人数，如果仅考虑老龄化和人口增加因素，中国 35~84 岁人群中心血管病事件数将增加 50% 以上，如果考虑高血压、总胆固醇、糖尿病、吸烟的因素，心血管病事件数将额外增加 23%[8]。

(2) 冠心病尤其急性心肌梗死治疗水平地区之间及城乡之间差别巨大

由于危险因素未控制，冠心病、急性心肌梗死发病率增加，尤其农村人口由于近年来生活水平明显提高，肉类饮食明显增加，加之外出打工等应激因素及健康生活方式的宣教未能跟上，冠心病和心肌梗死发病率增加较城市更为明显。但由于农村医疗水平低于城市，患病以后病死率高，致使农村心肌梗死死亡率高于城市。

急性心肌梗死是冠心病引起死亡的最重要原因。根据 CHINA-PEACE 研究[9]，2011 年较 2001 年急性

ST段抬高心肌梗死(STEMI)住院增加4倍,从3.7/10万增加至15.8/10万,但调整后的住院病死率在这10年间并无明显改变。主要原因之一可能是根本性改变STEMI预后的再灌注治疗(溶栓或直接PCI)比例在10年间维持在50%左右,并无明显改变,期间直接PCI比例有所增加,但溶栓比例相应减少,因此总的再灌注治疗比例没有改变。CPACS-1研究表明在急性冠状动脉综合征(ACS)患者中,能从介入治疗获益最大的高危患者介入治疗比例最低,而低危患者PCI比例高[10],出院后患者使用二级预防药物的依从性低,尤其氯吡格雷出院时使用率只有44.6%,而出院后12个月时使用率仅19.4%,他汀作为最重要的冠心病二级预防药物之一,出院后12个月时使用率只有59.4%[11]。

根据最近进行的前瞻性AMI注册登记(CAMI)研究[12],我国住院的STEMI患者在省级及以上医院再灌注治疗的比例达到68%(其中直接PCI 59%),地市级医院55%(直接PCI 40%),县医院45%(直接PCI 16%),与此相应的,省级及以上医院STEMI住院病死率为3.5%,地市级医院5.6%,县医院10.0%。因此提高县医院基层医疗机构STEMI救治水平是降低农村AMI死亡率的重要组成部分。

3. 对策和出路

(1) 预防为主,控制危险因素

冠心病是可防可治的,如前所述,控制危险因素即可明显降低冠心病的发病率和死亡率,国际上许多成功经验可以借鉴。美国在二十世纪五六十年代冠心病死亡率不断上升,由于采取了降低高血压和降低高胆固醇为主的国家行动,1968-1981年脑卒中死亡率下降45%,冠心病死亡率下降33%,而同期非心血管病死亡率仅下降13%。Ford等[13]总结1980—2000年美国冠心病死亡减少的经验,控制危险因素的贡献最大,危险因素改善使冠心病死亡率下降48%,其中降低胆固醇使死亡率下降24%,控制血压使死亡率下降20%。芬兰北卡示范研究通过戒烟、减少胆固醇和饱和脂肪酸摄入,20年间使心血管病死亡率降低50%[14]。我国也有成功的经验,大庆研究表明对糖尿病前期采用生活方式干预,23年累计降低全因死亡相对风险29%,心血管死亡风险降低41%[15]。

预防心血管病要采取"全人群策略"和"高危人群策略"。对所有公众都要进行健康生活方式的教育,控烟、限酒,让公众掌握心血管病预防知识,提高高血压、高胆固醇、高血糖的知晓度,这是降低心血管病发病率最根本、最经济的手段。对高危人群则要重点管理危险因素,控制高血压、高胆固醇血症和糖尿病。对确诊的心血管病患者需要个体化干预治疗(包括行为干预)。

(2) 政府主导慢病规范管理,慢病防治关口前移,重心下移,切实健全分级诊疗体系

在分级诊疗体系中,一级医疗机构(社区医疗机构、诊所)应作为初级卫生保健机构,负责65%~85%低风险公众的管理,早期发现高血压、高胆固醇、高血糖等危险因素进行规范管理,定期随访,增强患者对治疗的依从性,从而提高高血压治疗率、控制率,并指导康复。在社区内有组织的、积极主动服务的医护团队与知情、主动参与并配合的患者有效互动,产生良好的临床效果。

二级医疗机构,对大约15%纳入管理的高风险患者进行规范治疗,做到早诊早治,按指南及临床路径对社区转来的患者进一步治疗。

三级医疗机构对大约5%纳入管理的复杂、疑难患者进行诊疗。

分级诊疗优化管理,强调基层首诊,上下联动,将疑难复杂患者转至三级医疗机构,当确诊、病情稳定并确定诊疗方案后转回二级或一级医疗机构,真正做到双向转诊。解决当前大医院门庭若市看病难,而基层医院门可罗雀的局面,控制危险因素,减少冠心病发病,提高冠心病的诊断、治疗、康复水平。

切实健全分级诊疗体制的关键,是加快基层医务人员的培养,建立基层尤其社区医疗机构能留住适宜人才的机制和政策,提高基层医务人员待遇,调动基层医务人员积极性。

(3) 提高STEMI患者的救治水平

提高STEMI患者的救治水平,降低病死率的关键是尽可能增加再灌注治疗的比例,尽量减少首次医疗接触至球囊扩张或给予溶栓药物的时间。

为达到上述目的,对STEMI应采取特殊的转送分层级诊疗和绿色通道系统。胸痛超过20分钟不缓解患者应呼叫120或999急救车,在急救车上应进行12导联心电图检查,对诊断或怀疑STEMI者应尽快转送至最近的能行直接PCI的医院,若预计120分钟内不能送达,应送到就近的二级医院或县医院溶栓治疗。急救车内应配备除颤器及必要的急救药品。到达医院后应通过绿色通道,直接送至导管室,立即进行直接 PCI。对溶栓患者,溶栓后应转至三级医院进行冠状动脉造影,必要时 PCI,溶栓治疗不应作为终极治疗。少数患者可在二级医院短期康复或治疗合并疾病,稳定后在社区医疗机构由家庭医生指导康复治疗和二级预防。

(4) 基于互联网,提升基层医疗服务能力,引领主动服务医疗模式

基于互联网、终端、智能软件、穿戴式移动设备和手机 APP 等建立远程会诊系统,提高基层医务人员诊疗水平,使一些患者可以不需到外地大医院而在当地得到适宜诊疗,利用互联网开展医务人员网络培训、继续教育、患者预约、会诊,手机 APP 定期推送医生继续教育课件和患者科普知识,提高公众对冠心病等慢性病的认识和预防知识。

(高润霖)

参考文献

[1] 国家心血管病中心. 中国心血管病报告 2014. 北京:中国大百科全书出版社,2014.

[2] 国家卫生和计划生育委员会. 中国卫生和计划生育统计年鉴 2014. 北京:中国协和医科大学出版社,2014.

[3] Yusuf S, Hawken S, Ounpuu S, et al. INTERHEART Study Investigators. Effect of potentially modifiable risk factors associated with myocardial infarction in 52 countries (the INTERHEART study): case-control study. Lancet, 2004, 364: 937-952.

[4] Ezzati M, Hoorn SV, Rodgers A, et al. Estimates of global and regional potential health gains from reducing multiple major risk factors. Lancet, 2003, 362: 271-280.

[5] Critchley J, Liu J, Zhao D, et al. Explaining the increase in coronary heart disease mortality in Beijing between 1984 and 1999. Circulation, 2004, 110: 1236-1244.

[6] Yang WY, Xiao J, Yang Z, et al. Serum lipids and lipoproteins in Chinese men and women. Circulation, 2012, 125: 2212-2221.

[7] Yang W, Lu J, Wang J, et al. Prevalence of diabetes among men and women in China. New Engl J Med, 2010, 362: 1090-1101.

[8] Source: 2011 World Bank Report.

[9] Li J, Li X, Wang Q, et al. ST-segment elevation myocardial infarction in China from 2001 to 2011 (the China PEACE-Retrospective Acute Myocardial Infarction Study): a retrospective analysis of hospital data. Lancet, 2015, 385: 441-444.

[10] Gao R, Patel A, Gao W, et al. on behalf of the CPACS Investigators. Prospective observational study of acute coronary syndromes in China: Practice patterns and outcomes. Heart, 2008, 94: 554-560.

[11] Bi Y, Gao R, Patel A, et al. Evidence-based medication at the time of hospital discharge and 1 year after hospitalization: Results from the Clinical Pathways for acute coronary syndromes in China (CPACS) study. Am Heart J, 2009, 157: 509-516.

[12] Yang YJ. CAMI registry. Presented at CHC 2014.Beijing.

[13] Ford ES, Ajani UA, Croft JB, et al. Explaining the decrease in U.S. deaths from coronary disease, 1980-2000. N Engl J Med, 2007, 356: 2388-2398.

[14] Pyorala K, Salonen JT, Valkonen T. et al.Trends in coronary heart disease mortality and morbidity and related factors in Finland. Cardiology, 1985, 72: 35-51.

[15] Li GW, Zhang P, Wang JP, et al. Cardiovascular mortality, all cause mortality and diabetes incidence after life style intervention for patients with impaired glucose tolerance in the Da Qing Diabetes Prevention Study. Lancet Diabetes Endocrinol 2014, [2014-04-03]. http/dx.doi.org/10.1016/.

急性心肌梗死预防再灌注损伤的进展和共识

急性心肌梗死是目前致死率最高的疾病之一，其在中国的发病率呈逐年增长的趋势。虽然及时的再灌注治疗(溶栓和急诊冠脉介入)能够明显地降低死亡率、减少梗死面积，并且能改善左心室功能，但是，随着心肌再灌注、心肌损伤以及心肌细胞死亡也会随之增加，这种现象叫做心肌再灌注损伤。

由于对心肌再灌注损伤的机制仍不是十分明确，不同的再灌注时间、复杂的病理生理学因素(钙超载、氧化应激、炎症反应、线粒体功能障碍)、参与其中的细胞种类多样(心肌细胞、微脉管系统、炎症细胞、血小板)，让我们很难做到有效地预防心肌再灌注损伤。

许多因素可能影响到再灌注后的心肌保护作用：①在实验研究中，心脏缺血是结扎血管后诱发的，而不是因为斑块破裂和血栓形成；②患者的并存疾病；③血栓切除或更有效的抗栓药物；④患者整体状况的改善；⑤梗死前心绞痛，溶栓后、PCI 前的冠脉 TIMI 血流、侧支血流、缺血时间，高血糖等。而未来临床研究可参考表 1 进行。

表 1　未来研究中 STEMI 患者 PCI 中需要考虑的再灌注损伤影响因素

关键因素	不确定因素	影响最小的因素
包括 PCI 前 TIMI 血流 0/1 级	排除梗死前心绞痛	排除造影可见的侧支循环患者
梗死面积	排除多支病变患者	排除非前壁心肌梗死患者
危险面积		主要关注高血糖
再灌注前的治疗		
早期资料(如症状 <6 小时，FMC-PCI 时间 <3 小时)		
降低失访率		
报告失访率与筛查表		

注：FMC：first medical contact，第 1 次医疗接触

到目前为止，仍无有效的治疗方法来减少急性心肌梗死患者的心肌再灌注损伤的发生。正因为如此，关于预防心肌再灌注损伤的研究从未停止过。

1. 缺血后处理

2003 年，相关研究首次提出在犬的冠状动脉复流后立即使冠脉产生短暂的缺血和再灌注可以限制梗死范围的扩大。随后，又有不同的动物实验证实了这一观点。Staat 和 Thibault 首次在人体上验证了上述心肌保护作用，他们先开通急性心肌梗死患者的罪犯血管，之后立刻使用球囊进行交替的低压充气、放气，通过检测心肌酶、SPECT 和心脏磁共振，发现心肌梗死范围明显减小。之后，尽管有相关研究得出了同样的结论，但也有研究得出了阴性结果，所以缺血后处理是否有效，仍待更多研究来验证。

2. 远程缺血处理

在急性心肌缺血 / 再灌注损伤后，利用远离心脏的器官或组织，对其进行反复短暂的缺血、再灌注交替处理，从而减少心肌梗死范围的方法叫作远程缺血处理。对于急性心肌梗死患者，使用测血压袖带对上臂或大腿进行加压，使上肢或下肢出现反复短暂的缺血和再灌注，进而产生心肌保护作用，这一远程缺血处理方法因为简单、方便而易于临床操作。已有研究证明，这种方法可以减少围术期心肌损伤，但是并不能改善冠脉旁路移植患者的临床预后。

多个临床研究表明接受急诊 PCI 或溶栓的急性心肌梗死患者，应用远程缺血处理可减少 20%~30% 的心肌梗死面积。另外，还有研究表明，急性前壁心肌梗死患者的亚组中，远程缺血处理可以提高心肌梗

死后第 4 周的左室收缩功能。一个针对 251 例急性心肌梗死患者的随访研究也表明远程缺血处理可以减少主要不良心脑血管事件的发生。

所以,总体来说,远程缺血处理有希望作为急诊 PCI 的辅助措施,更好地减少急性心肌梗死患者的梗死面积,但其是否能改善患者的长期预后仍有待更多临床研究来证实。

3. 针对 NO/cGMP 信号通路的治疗

大量实验证据已表明,再灌注心肌细胞中,NO/cGMP 较前减少,而在再灌注时激活 NO/cGMP 通路可以减少心肌梗死面积。然而,仅有一篇已发表的临床研究评估了激活的 cGMP 对急性心肌梗死患者的影响,结果表明,其使患者的心肌梗死面积稍有减少。一些其他的临床研究则着眼于 NO/cGMP 信号通路,IMMEDIATE 研究发现在转运救护车上给予急性心肌梗死患者葡萄糖 - 胰岛素 - 钾(GIK)治疗,可以减少心肌梗死面积。

4. 艾塞那肽

动物实验表明,再灌注发生时使用胰高血糖素样肽 1(GLP-1)可减少心肌梗死面积。同样,在小型和大型动物心肌梗死模型中,GLP-1 类似物艾塞那肽也被证实可以预防再灌注损伤。临床应用中,心肌梗死患者在行急诊 PCI 前静脉注射艾塞那肽,其心肌梗死面积可明显减小,尤其在那些缺血时间短(<132 分钟)的患者里更为明显。而艾塞那肽是否能改善接受再灌注治疗的心肌梗死患者的远期预后,今后需要更多的研究来验证。

5. 一氧化氮和亚硝酸盐

众所周知,在缺血环境下,一氧化氮是一种重要的心肌保护因子,而循环中的亚硝酸盐是远程缺血预处理的体液性介质。虽然实验研究证明了再灌注发生时静脉注射亚硝酸盐的心脏保护作用,但最近两项临床研究,不管是在接受急诊 PCI 的急性心肌梗死患者的静脉还是在冠脉内注射亚硝酸盐,均未能明显地减小心肌梗死面积。尽管如此,但在亚组分析中,那些冠脉完全闭塞的患者,其心肌梗死面积则明显减少。所以,一氧化氮和亚硝酸盐预防再灌注损伤的研究仍将继续,尤其在特定人群中,可能更有意义。

6. 基于线粒体的心脏保护

环孢素 A 作为线粒体通透性转换孔开放的有效抑制剂已被多个实验性研究证实可以减少梗死面积,不过,也有相关研究得出了阴性结果。同样的,部分二期临床试验表明在延长的缺血损伤后,环孢素 A 可以保护心脏和脑组织。近期已完成的 CYCLE 研究未能证实患者在行急诊 PCI 前使用环孢素 A 可使 ST 段回落以及减少心肌梗死面积。CIRCUS 研究也表示行急诊 PCI 前使用环孢素 A 不能改善急性前壁心肌梗死患者 1 年的临床预后(全因死亡、因心衰再住院、心肌负性重构)。这些大型临床研究均未能得出阳性结果的原因尚不明确,可能与环孢素 A 产生作用的药物浓度不明、患者使用其他药物的相互作用等因素有关。MTP-131 是线粒体靶向肽,可以优化线粒体的能量并减少活性氧的产生。小型和大型动物实验已经表明,再灌注发生时使用 MTP-131 可减少心肌梗死面积,并防止心肌梗死后心肌负性重构。然而,在 EMBRACE STEMI 研究中,行急诊 PCI 前给予患者静脉注射 MTP-131 并不能减少心肌梗死面积。产生阴性结果的原因尚不明确,可能与其在心肌梗死患者体内药代动力学及药效差异有关。

7. 腺苷

虽然腺苷的心脏保护作用早已被实验证实,但它在再灌注时使用是否可以减少心肌梗死面积仍存有争议。同样,临床研究的结果也是不一致的,这可能与患者的选择、剂量使用以及用药途径不同有关。所以,不同条件下,腺苷的作用还需要大型临床研究来证实。

8. 低温治疗

在临床研究中,低温治疗一直都被认为可以减少心肌梗死面积。大型动物实验表明,在缺血开始时而不是再灌注发生后,低温治疗的温度降至 32℃可产生心脏保护作用。然而,早期的临床研究(ICE-IT、COOL-MI)未能发现低温治疗的保护作用,这可能与降温缓慢有关。之后的 RAPID MI-ICE 研究以及 CHILL-MI 研究虽然结果不一,但都提示我们如果想将此技术转入临床使用,必须使用可以快速降温的新设备。所以新的研究 COOL AMI EU Pilot Trial 即将评估快速降温的效果，其中，新的降温设备可使处于救护车上的患者在无创条件下 20 分钟内将体温快速降至 32℃以下。

9. 美托洛尔

在动物实验中，再灌注前于静脉内注射美托洛尔可减少心肌梗死面积以及保留左室收缩功能。在 METOCARD-CNIC 研究中，在救护车上给予拟行急诊 PCI 的患者静脉注射美托洛尔可减少心肌梗死面积、阻止左心室负性重构、保留左室收缩功能并降低因心衰再住院的机会。尽管如此，这项治疗措施不是适合每一个心肌梗死患者，如合并心衰、低血压或房室传导阻滞，静脉注射美托洛尔可能会加重病情。这项治疗方法是否可以改善急性心肌梗死患者行再灌注治疗后的临床预后，接下来的 MOVE ON！随机临床研究将为我们揭晓。这项研究将评估美托洛尔对于心源性死亡以及因心衰住院的影响。

10. 联合治疗

对于以上所述的各种方法，将他们进行联合，可能比单用提供更多的心脏保护作用。在猪的心肌梗死模型中发现，联合远程缺血处理和 GIK 或艾塞那肽，可以更多地减少 26% 的心肌梗死面积。最近发表的 LIP-SIA 研究表明，接受远程缺血处理和缺血后处理的患者，相对于对照组，其心肌挽救明显增加。所以，联合治疗有很大的前景。

11. 新的心脏保护策略

P2Y12 受体拮抗剂已经被证实可以显著地改善心血管疾病死亡率。通过影响血液中的血小板，P2Y12 受体拮抗剂在动物模型中显示出了强大的抗梗死效果。有证据表明该类药的保护机制可能通过激活经典调节通路：P2Y12 介导的保护作用依赖于相似的信号转导成分，因为在使用血小板抑制剂的基础上调整或加用缺血后处理对兔的心脏没有额外的保护。此外，替格瑞洛甚至可以抑制腺苷的再摄取，这可能是通过平衡型核苷转运蛋白、升高的腺苷浓度和其他潜在的同样通过这条路径的触发条件来起作用的。P2Y12 受体的作用并不局限于血小板，甚至可能对炎症反应有影响，这表明可能存在来自非经典通路的保护。现已知心肌损伤不仅限于线粒体，其他以 non-RISK/SAFE 通路为靶点的心脏保护手段对缺血也是有额外好处的。现已有很多种新的干预方法被证实具有临床潜力或心血管获益，前者包括抑制基质金属蛋白酶（MMP）和阻止线粒体 DNA 降解，后者则有抑制钠 / 葡萄糖转运蛋白（SGLT）。

对于抑制 MMP 金属蛋白酶，基础研究的数据提示了一条非经典心脏保护通路，表现为独立的 RISK 信号通路和亲环蛋白 D 线粒体通透性转变孔的改变。此外，早期非盲法临床试验显示使用 MMP 抑制剂（强力霉素）对心血管病的预后有积极效果，提示另外一种非经典保护通路的方法是阻止线粒体 DNA 降解，相关的临床试验也表明了明显的心肌保护作用。有趣的是，这些研究提示我们可以联合应用不同类型的方法来减少心肌损伤：采取不同的心肌保护干预措施，尽可能限制心肌梗死来保护心肌，优化目前的临床规范以达到改善心血管疾病预后的目标，这一种思路值得进一步地研究。

抑制 SGLT 有心肌保护作用是在研究新的 2 型糖尿病治疗方法的过程中意外发现的。原本研究的目标是开发一类通过作用于肾脏 SGLT2 转运蛋白促进肾脏清除葡萄糖的口服降糖药，但 EMPA_REG 研究却首次发现，这种降血糖的治疗方法不仅能降低血压，还可以降低心血管疾病死亡率（而且并不影响接受治疗患者发生心肌梗死的频率），显示出相当大的临床获益。但这种现象的具体介导机制目前尚未清楚，有临床数据支持可能为 SGLT 与活性氧生成之间存在关联。现有假说认为这类药甚至可能有直接保护心脏的功能，但仍需要进一步研究。

缺血再灌注损伤和心肌保护一直是研究的热门但却始终未被完全理解透彻。基本机制包括了药物和非药物干预，而这些机制都在众多的研究中被反复验证。虽然许多研究在从实验室到临床试验的转化中，无法得出一致的阳性结论，但其中一些化学物如环孢霉素在临床上有心肌保护作用的理论已被证实。同时，许多重要的基础研究正不断给我们提供缺血再灌注损伤过程更多的信息以及更新的心肌保护治疗靶目标。总体来说，虽然心肌再灌注对于心肌挽救至关重要，但它同时也可以导致心肌损伤，并造成心肌细胞坏死，从而增加梗死面积以及心血管事件的发生。随着对再灌注损伤机制的逐渐认识，关于预防措施的研究也越来越多，尤其联合治疗有很大的研究前景。目前，我们仍需要大型、多中心、随机临床研究来帮助我们明确是否预防再灌注损伤的治疗能真正有效地减少急性心肌梗死患者心血管事件的发生。

（孙硕 董豪坚 陈纪言）

急性心肌梗死的心肌保护研究进展

急性心肌梗死(acute myocardial infarction,AMI)是全球人群第二位死因,随着近年来再灌注(包括急诊介入及溶栓治疗)比例及质量的提高,急性心肌梗死的死亡率在国内外都呈现下降趋势;但总缺血时间下降至一定程度后,心肌梗死的死亡率却并未进一步降低,研究发现再灌注损伤是导致心肌进一步损伤坏死的主要原因。缺血再灌注损伤会引起心肌细胞产生氧自由基增多、细胞膜 Na^{+}-K^{+}-ATP 酶活性剂降低、心肌细胞钙超载等,加重心肌细胞凋亡和坏死,直接的临床表现为无复流、心肌微循环障碍、再灌注心律失常、心肌梗死面积扩大及心功能恶化等。为了进一步降低心肌梗死死亡率及并发症的发生率,国内外的研究者将重点转向了心肌保护方面。在过去 20 余年针对如何提高心肌耐缺血能力、降低再灌注损伤、促进心脏功能康复等方面开展了大量的研究,本文将就 AMI 心肌保护相关研究进行阐述。

一、药物治疗

指南中推荐的药物包括抗血小板药物、他汀类药物、血管紧张素转换酶抑制剂(ACEI)/ 血管紧张素受体拮抗剂(ARB)、醛固酮受体拮抗剂、β 受体阻滞剂对心肌梗死患者的保护作用已经十分确切,本文不再详述,以下内容主要针对心肌保护药物(静脉 / 冠脉内用药)相关研究进行阐述。

1.1 抗氧化剂:抗氧化剂作为能够中和氧自由基的物质,理论上因可以改善再灌注损伤而具有心肌保护作用,但是不同的药物其研究结果却有所不同:Flaherty 等[1]开展的多中心随机研究,纳入 120 例 AMI 患者,在 PCI 术前给予超氧化物歧化酶,结果显示超氧化物歧化酶并未改善患者 4~6 周时的左室射血分数;欧洲心肌梗死项目——自由基(European Myocardial Infarction Project-Free Radicals,EMIP-FR)项目组[2]对 19 725 例 AMI 患者开展的随机对照试验证实溶栓后给予曲美他嗪不能降低 AMI 患者 35 天的死亡率;针对别嘌呤醇[3]、依达拉奉[4]开展的单中心、小样本随机研究认为别嘌呤醇、依达拉奉可以减少氧化应激、改善 LVEF,降低心肌梗死面积,但目前尚无大样本多中心的研究结果。

1.2 腺苷:作为人体细胞的内源性核苷,腺苷可直接进入心肌经磷酸化生成腺苷酸,通过影响葡萄糖的利用进而影响细胞内钙的代谢,抑制中性粒细胞聚集、超氧化物合成以及细胞内酸化,参与心肌能量代谢[5,6],还参与扩张冠脉血管,增加血流量,因此腺苷可能具有心肌保护作用。AMISTAD-2 研究[7]发现接受 50μg/(kg·min)腺苷输注并不能改善进行溶栓或经皮冠状动脉介入治疗(percutaneous coronary intervention,PCI)的前壁 ST 段抬高型心肌梗死(ST segment elevated myocardial infarction,STEMI)患者的主要终点事件(包括 6 个月内的死亡率、心力衰竭发生率及再住院率),但是接受 70μg/(kg·min)腺苷的患者其心肌梗死面积是有所减少的;而进一步的试验[8]发现门球时间小于 3 小时的患者联合腺苷治疗可以降低 6 个月的 AMI 死亡率及心力衰竭发生率,但超过 3 小时则无效。最近的前瞻性、单中心、双盲对照临床试验发现,选择性冠脉内注射大剂量腺苷同样并不改善微循环阻塞和减少心肌梗死面积[9,10]。因此,腺苷在改善微循环、减少再灌注损伤方面的作用目前尚不确定。

1.3 尼可地尔:尼可地尔是首个应用于临床的 ATP 敏感钾离子通道开放剂,ATP 敏感的钾离子通道的开放与 PCI 后的无复流密切相关。2004 年[11]及 2005 年[12]针对尼可地尔对 AMI 患者心肌保护作用的研究结果认为 PCI 前静脉注射尼可地尔可以改善微循环及临床终点事件;虽然很多研究都证实尼可地尔具有心肌保护作用,但 Kitakaze 等[13]开展的 J-WIND 研究却认为 PCI 前注射尼可地尔并不能降低 AMI 的死亡率及心肌梗死面积,作为针对尼可地尔的多中心、随机研究这一结果发表在 *Lancet* 上。而近年有研究认为冠脉内注射尼可地尔可以改善 AMI 患者的微循环状态,Ito 等[14]发现冠脉内注射尼可地尔可降低 STEMI 患者 PCI 后的微循环阻力指数;作为目前结果存在争议的药物,尼可地尔作为心肌保护药物的有效性仍需要大样本、多中心、随机研究进一步证实。

1.4 TRO40303：线粒体膜通透性转换孔被认为是预防再灌注损伤的可能靶点，作为新型药物TRO40303可以抑制线粒体膜通透性转换孔的打开，在动物实验中被证实可以降低心肌梗死面积[15,16]，但是针对该药物的临床研究[17]却被证实并不能改善缺血心肌的再灌注损伤。

1.5 抗炎药物：心肌坏死后会诱发机体发生炎症反应，释放多种抗原物质。针对抗原的特异性抗体一直被研究是否可以具有心肌保护作用，而目前的结果大多令人失望。例如针对抗CD18抗体[18]、抗CD11抗体[19]、P-选择素[20]、抗C5补体结合抗体[21,22]所开展的研究均被证实不能改善AMI临床终点事件及降低心肌梗死面积。

1.6 艾塞纳肽：艾塞纳肽作为近年来治疗糖尿病的新药被世人瞩目，而Lonborg等[23]在艾塞纳肽对心肌梗死患者心肌保护作用的研究中发现行直接PCI的STEMI患者再灌注前静脉应用艾塞纳肽可以减小心肌梗死面积，但对LVEF及临床终点事件并没有改善；这一结果虽然认为艾塞纳肽对减小心肌梗死面积有效，但由于例数较少、花费昂贵，且目前的结果对临床终点事件及射血分数并无明显改善，因此仍需要进一步验证。

1.7 心房利钠肽（atrial natriuretic peptide，ANP）：是由心房肌细胞合成并释放的肽类激素，ANP可使血管舒张，外周阻力降低；ANP可使肾排水排钠增多；减少肾素分泌，抑制醛固酮释放；ANP可抑制血管内皮细胞、平滑肌细胞、心肌成纤维细胞等多种细胞的增殖；ANP的心肌保护作用被广泛研究，其中影响较大的是J-WIND研究[13]。这项研究同时研究尼可地尔及心房利钠肽对心肌梗死面积的影响，虽然证实尼可地尔不能改善心肌梗死患者的预后，但却发现心房利钠肽可以缩小心肌梗死面积及减少再灌注损伤。

1.8 促红细胞生成素：能够促进红细胞生成，增加耐力和运动负荷。Najjar等[24]在2011年发表的关于STEMI患者术后4小时内静脉注射促红细胞生成素对于心肌梗死面积、左室功能影响的前瞻性、随机、双盲研究发现静脉注射促红细胞生成素并不能降低心肌梗死面积，同时增加了心血管危险事件的发生率，并且在年龄大的患者中应用促红细胞生成素后增加额梗死面积。

1.9 钙超载：Théroux等[25]开展的关于钠-氢交换抑制剂控制心肌梗死发生的多中心、前瞻性、随机性研究，共纳入3439名行PCI的AMI患者，这些患者随机分为安慰剂组或钠-氢交换抑制剂组（剂量分别为20mg、80mg、120mg）。研究结果显示，此项治疗并不能降低术后心肌梗死面积及临床终点，而Zeymer等开展的另一项关于钠-氢交换抑制剂的研究同样证实了相同的结果。

1.10 葡萄糖-胰岛素-钾离子（glucose-insulin-potassium，GIK）：极化液作为心肌梗死后的常用药物其心肌保护作用多年来一直被研究，其中Mehta等[26]开展的关于GIK对急性心肌梗死患者死亡率影响的研究，在全球范围内的470个中心纳入了20 201例STEMI患者，研究发现患者30天死亡率、心脏骤停、心源性休克和再发心肌梗死的发生率在两组之间无明显差异，这一结果发表在2005年的*JAMA*上。然而在2014年由Beshansky等[27]开展的关于急性冠脉综合征（acute coronary syndrome，ACS）患者应用GIK的有效性研究发现GIK对ACS患者1年的死亡率及心衰住院率无显著作用，然而对STEMI患者却可显著降低心脏停搏的发生率、1年死亡率及心力衰竭住院率。可见对心肌梗死患者应用GIK治疗至少不会存在危险，而其有效性仍需要进一步的研究证实。

1.11 镁离子：镁是人体必需的矿物元素，它能激活人体多种酶的活性；维护神经肌肉的兴奋性；维护胃肠道和激素的功能；低镁对心血管功能可能有潜在的影响（低镁血症患者可有房室性早搏、房颤以及室速和室颤），因此补充镁离子或许对心肌保护有效。不过Woods等[28]和Antman等[29]分别在1992年和1995年发表在*Lancet*上关于再灌注前静注镁离子对急性心肌梗死患者预后的研究却否定了这一假设。这两项研究分别纳入了2316例和58 050例患者，结果都表明静注镁离子并不能改善急性心肌梗死患者PCI或溶栓术后死亡率及心衰发生率。

1.12 美托洛尔：作为β受体阻滞剂中的具有代表性的药物之一，其口服制剂对心肌梗死不良终点时间的改善作用已经得到证实，但静脉制剂对心肌细胞是否具有保护作用在今年来备受关注。Ibanez等[30]在2013年*Circulation*上发表了对STEMI患者PCI术前静注美托洛尔的研究，此项多中心、随机研究纳入了270名STEMI患者，随机分为安慰剂组和美托洛尔组，研究发现再灌注前早期应用美托洛尔可显著降低心肌梗死面积，并可显著增强左心室射血分数（left ventricular ejection fraction，LVEF）。

1.13 血小板Ⅱb/Ⅲa受体拮抗剂：冠脉内注射血小板Ⅱb/Ⅲa拮抗剂被认为是解决远端栓塞、减小心肌坏死的方法之一。目前认为直接PCI过程中，联合应用血小板Ⅱb/Ⅲa受体拮抗剂，能够提高术后心肌灌注水平、减少无复流的发生、改善临床预后[31]。INFUSE-AMI研究结果也证实在靶病变血管应用阿昔单抗显著减小30天随访时的心肌梗死面积[32]。

1.14 血管扩张剂（维拉帕米、硝普钠、尼卡地平）：血管扩张剂可以通过防止微血管痉挛和调节内皮功能进而促进微血管功能，但是其作用仍具有很大的争议。Rezkalla等[33]研究发现直接PCI后冠脉内注射硝普钠、尼可地平和维拉帕米可提高TIMI血流级别和心肌染色分级。荟萃分析结果则显示冠脉内注射维拉帕米可降低PCI患者2个月的主要不良事件[34]。但是在一个随机双盲研究中却发现，与对照组相比，直接PCI前冠脉内注射硝普钠并不能改善冠脉血流和心肌组织再灌注。因此，血管扩张剂在改善微循环灌注和心肌保护作用上即使有效但应该也是有限的。

二、非药物治疗

2.1 治疗性低体温：一定程度地降低体温可以降低颅脑损伤患者的脑代谢而起到保护脑组织的作用，不过2002年Dixon等[35]发表了关于再灌注前行低体温治疗的研究，研究发现治疗性低体温并不能显著降低心血管事件及心肌梗死面积。

2.2 超饱和氧治疗：心肌梗死发生后梗死部位的心肌缺血缺氧，导致了心肌细胞的损伤坏死，因此部分研究者猜测通过给予超饱和氧治疗可能减少心肌缺氧进而起到心肌保护作用；不过2007年O'Neill等[36]在针对急性心肌梗死患者应用超饱和氧治疗的前瞻、随机、多中心研究发现PCI术后给予冠脉内超饱和氧治疗并不能促进室壁运动恢复、减小心肌梗死面积。

2.3 血栓抽吸：冠脉内的高血栓负荷被认为与远端栓塞密切相关，因此在支架置入之前进行血栓抽吸或许可以减少远端栓塞和促进微血管再灌注，进而降低不良预后的发生，但是目前就STEMI直接PCI前是否常规行血栓抽吸尚存争议。TAPAS研究是一项前瞻性、单中心、随机研究，其结果发现支架置入前行血栓抽吸可提高心肌染色分级并且降低1年的心源性死亡率[37,38]。此后，Bavry等[39]对既往的30个临床研究进行了荟萃分析，结果发现不同的血栓处理方式对死亡率的影响不同，导管血栓抽吸对减少死亡率是有益的，但机械血栓切除却增加死亡率，血栓保护装置则对死亡率没有显著的影响。在此基础上，2009年ACC/AHA STEMI指南[40]和2012年的ESC STEMI指南[41]都将血栓抽吸作为Ⅱa类推荐，认为直接PCI前行血栓抽吸对心肌梗死预后倾向有益。但最近发表的3个临床多中心试验（INFUSE-AMI，TASTE，TOTAL）结果却对血栓抽吸的效果提出了质疑。INFUSE-AMI研究[42]结果发现直接PCI前的血栓抽吸并不能减少30天后的心肌梗死面积。TASTE研究[43]结果则发现相对于单纯PCI治疗，对STEMI患者进行常规手动血栓抽吸，其30天和1年全因死亡率均无差异。TOTAL研究是目前在STEMI血栓抽吸研究领域上最大的多中心、前瞻性、随机对照研究，其结果显示直接PCI前常规进行血栓抽吸与单独直接PCI相比，随访180天内心血管死亡、再发性心肌梗死、心源性休克或心力衰竭的风险并无差异，反而使30天栓塞性卒中风险升高[44]。根据TOTAL的研究结果，ACC/AHA/SCAI 2015指南更新[45]中提出将直接PCI前行血栓抽吸修改为Ⅲ类推荐，因此血栓抽吸的心肌保护作用目前的证据更倾向于无效。

2.4 延迟支架：直接支架置入的STEMI患者较易发生慢血流/无复流现象，严重影响了心肌的再灌注及心功能的恢复[46]。TAPAS研究表明STEMI患者尽管术中行血栓抽吸和强化的抗凝治疗措施，仍有相当一部分患者未达到理想的心肌灌注[47]。Magro等[48]研究发现急性心肌梗死患者在行急诊直接支架置入术时慢血流及无复流发生率为5%~50%。造成无复流/慢血流的原因一方面是血栓碎片形成、脱落到血管远段，导致微血管栓塞，另一方面是扩张支架对血管的机械刺激可能诱发远段血管痉挛。相关研究显示在高血栓负荷患者，抽栓治疗后残余血栓通过一阶段强化的抗栓治疗再行支架置入治疗是安全的，同时血栓负荷有所下降，个别患者可避免支架的置入[49]。在一项最近的荟萃分析[50]里Freixa等发现延迟支架置入可改善术后TIMI血流、微循环障碍等冠脉造影事件；2014年公布的DEFER-STEMI研究[51]入选101例STEMI患者随机分为即刻支架术组和延迟支架术组，结果表明延迟支架术组冠脉无复流/慢血流以及远段栓塞发生率显著降低，而且心肌梗死后第2天的心脏磁共振检测显示延期支架术组微血管栓塞率、梗死面积有下降趋势，因此延迟支架置入术被认为是有效的手段。然而，随着延迟支架治疗策略不断深入研究，2016 年 MIMI 研究结果却认为延迟支架术对梗死面积、左室射血分数无作用，6 个月的 MACE 事件也无差异。上述研究结果不支持 STEMI 患者选择行延迟支架术策略，甚至提示延迟支架术对微血管梗死面积是有害的[52]。最新发表于 2016 年 *Lancet* 的 DANAMI 3-DEFER 研究[53]为多中心大样本、随机试验，其结果发现常规延迟支架并不能改善主要复合终点（全因死亡率、心肌梗死后心衰发生率、再发心肌梗死率和血运重建率）。因此对于 STEMI 患者经血栓抽吸后是急诊支架置入还是延迟支架置入，目前仍存在争议。

2.5 机械缺血后适应：在 2005 年 Staat 等[54]将机械缺血后适应引入了 STEMI 的救治当中。他们设计的试验是在冠脉再灌注后，使用球囊阻断靶病变上游血流 1 分钟，连续 4 次，并计算肌酸激酶曲线下面积，结果发现球囊阻断缺血后适应可降低心肌梗死面积 36%。在另外一个研究中，Mewton 等[55]通过心脏核磁评价再灌注后 72 小时的微血管功能，发现缺血后适应能显著降低微循环阻塞达 50%。但是，一些大样本研究中并没有发现这种缺血后适应所带来的获益[56,57]。最近的一项多中心、前瞻性、随机对照研究入选了 700 例行直接 PCI 的 STEMI 患者，按 1∶1 随机分为球囊缺血后适应组和常规直接 PCI 组，比较两组 PCI 后 30 分钟 ST 段回落程度、心肌染色等级为 0 或者 1 的比例以及 30 天主要心脏不良事件，结果发现两组之间这些终点指标并没有显著差异，因此这种缺血后适应并不能改善心肌再灌注水平[56]。Roubille 等[58]的研究则把 TIMI 血流 2~3 级的 STEMI 患者作为研究对象，发现球囊缺血后适应同样不能减小心肌梗死面积。因此机械缺血后适应的心肌保护作用仍需大量的临床研究进行验证。

2.6 远端缺血后适应：1993 年 Przyklenk 等[59]的试验证实在肢体远端进行短暂的缺血灌注周期可以激发心肌保护作用；Bøtker 等[60]对 STEMI 患者使用远端缺血后适应后发现这一方法可以降低前壁心肌梗死患者的心肌梗死面积，2013 年这一结果得到了进一步证实，Crimi 等[61]对 100 例前壁心肌梗死患者随机分组，实验组在直接 PCI 过程中加用远端缺血后适应，对照组进行常规 PCI 治疗，观察两组间心肌梗死面积的差异，结果证实直接 PCI 过程中应用远端缺血后适应可以减小用 CK-MB 曲线下面积测定的心肌梗死面积。作为一项操作简便、目前被认为很有希望的一项无创性心肌保护手段，远端缺血后适应或许值得关注及推广。

2.7 干细胞治疗：2009 年前骨髓干细胞对心肌梗死患者的心肌保护作用被很多试验证实，但多为小样本非随机研究；2009 年后，随着大样本随机研究的开展，结果却多为阴性[62]。比较有代表性的如 2009 年的由 Hare 等[63]发表在 *JACC* 上的一项随机双盲安慰剂对照的临床研究，通过异体骨髓间充质干细胞（mesenchymal stem cells，MSC）外周静脉注射治疗 AMI，结果发现 MSC 治疗组 6 个月超声心动图射血分数和安慰剂组没有差异；2012 年 CADUCEUS 研究[64]应用心肌球来源细胞（cardiosphere-derived cells，CDCs）治疗心肌梗死并不能改善 6 个月时左心室收缩末期 / 舒张末期容积和 LVEF；2014 年 TAC-HFT 研究[65]应用 MSC 治疗心肌梗死也被证实不能改善心脏功能。不过 2016 年发表在 *Lancet* 的一项随机双盲安慰剂对照的实验，应用 $CD90^+$ MSCs 和 $CD45^+CD14^+$ 的巨噬细胞联合回输证实能减少慢性心力衰竭患者 37% 的心脏事件[66]。总体而言干细胞治疗的效果尚存在争议，距离临床推广为时尚早。

2.8 心脏康复：心脏康复在国际上已有 50 多年发展历史，多个研究证实了心脏康复在降低冠心病患者的全因死亡率、心源性病死率，降低再住院率，提高患者生活质量，延长寿命，有效控制医疗费用等方面的作用[67-69]。近年来世界范围内发表了多个关于心脏康复 / 二级预防的指南 / 共识[41,70-73]，心脏康复也被指南以最高级别科学证据（Ⅰ级）推荐用于冠心病患者及其合并症慢性心力衰竭的治疗。2015 年我国急性 ST 段抬高型心肌梗死诊断和治疗指南[74]中也提出关于 STEMI 患者心脏康复的建议：STEMI 患者出院前，应根据具体情况制定详细、清晰的出院后随访计划，包括药物治疗的依从性和剂量调整、定期随访、饮食干预、心脏康复锻炼、精神护理、戒烟计划，以及对心律失常和心力衰竭的评估等。出院后应积极控制心血管危险因素，进行科学合理的二级预防和以运动为主的心脏康复治疗。以体力活动为基础的心脏康复可降低 STEMI 患者的全因死亡率和再梗死率，有助于更好地控制危险因素、提高运动耐量和生活质量。STEMI 后早期行心肺运动试验具有良好的安全性与临床价值，如病情允许，建议患者出院前进行运动负荷试验，客观评估患者运动能力，为指导日常生活或制定运动康复计划提供依据。建议病情稳定的患者出院后每日进行 30~60 分钟中等强度有氧运动（如快步行走等），每周至少 5 天。阻力训练应在心肌梗死后至少5周，并在连续4周有医学监护的有氧训练后进行。体力运动应循序渐进，避免诱发心绞痛和心力衰竭[74]。

综上所述，目前对急性心肌梗死有效的心肌保护药物及非药物手段多数被证实无效或疗效不确定，不过仍有部分研究让我们看到了希望，例如心房利钠肽、静脉美托洛尔、远端缺血后适应、心脏康复等，期待能够有更多有效的手段被发现，共同构筑心肌保护的长城。

（于波　贾海波）

参考文献

[1] Flaherty JT, Pitt B, Gruber JW, et al. Recombinant human superoxide dismutase (h-SOD) fails to improve recovery of ventricular function in patients undergoing coronary angioplasty for acute myocardial infarction. Circulation, 1994, 89(5): 1982-1991.

[2] THE EMIP-FR GROUP. Effect of 48-h intravenous trimetazidine on short- and long-term outcomes of patients with acute myocardial infarction, with and without thrombolytic therapy. Eur Heart J, 2000, 21(11): 872-873.

[3] Guan W, Osanai T, Kamada T, et al. Effect of allopurinol pretreatment on free radical generation after primary coronary angioplasty for acute myocardial infarction. J Cardiovasc Pharmacol, 2003, 41(5): 699-705.

[4] Tsujita K, Shimomura H, Kaikita K, et al. Long-term efficacy of edaravone in patients with acute myocardial infarction. Circ J, 2006, 70(7): 832-837.

[5] Marzilli M, Orsini E, Marraccini P, et al. Beneficial effects of intracoronary adenosine as an adjunct to primary angioplasty in acute myocardial infarction. Circulation, 2000, 101(18): 2154-2159.

[6] Nolte D, Lehr HA, Messmer K. Adenosine inhibits postischemic leukocyte-endothelium interaction in postcapillary venules of the hamster. Am J Physiol, 1991. 261(3 Pt 2): H651-H655.

[7] Ross AM, Gibbons RJ, Stone GW, et al. A Randomized, Double-Blinded, Placebo-Controlled Multicenter Trial of Adenosine as an Adjunct to Reperfusion in the Treatment of Acute Myocardial Infarction (AMISTAD-Ⅱ). J Am Coll Cardiol, 2005, 45(11): 1775-1780.

[8] Kloner RA, Forman MB, Gibbons RJ, et al. Impact of time to therapy and reperfusion modality on the efficacy of adenosine in acute myocardial infarction: the AMISTAD-2 trial. Eur Heart J, 2006, 27(20): 2400-2405.

[9] Garcia-Dorado D, García-del-Blanco B, Otaegui I, et al. Intracoronary injection of adenosine before reperfusion in patients with ST-segment elevation myocardial infarction: a randomized controlled clinical trial. Int J Cardiol, 2014, 177(3): 935-941.

[10] Desmet W, Bogaert J, Dubois C, et al. High-dose intracoronary adenosine for myocardial salvage in patients with acute ST-segment elevation myocardial infarction. Eur Heart J, 2011, 32(7): 867-877.

[11] Ono H, Osanai T, Ishizaka H, et al. Nicorandil improves cardiac function and clinical outcome in patients with acute myocardial infarction undergoing primary percutaneous coronary intervention: role of inhibitory effect on reactive oxygen species formation. Am Heart J, 2004, 148(4): E15.

[12] Ishii H, Ichimiya S, Kanashiro M, et al. Impact of a single intravenous administration of nicorandil before reperfusion in patients with ST-segment-elevation myocardial infarction. Circulation, 2005, 112(9): 1284-1288.

[13] Kitakaze M, Asakura M, Kim J, et al. Human atrial natriuretic peptide and nicorandil as adjuncts to reperfusion treatment for acute myocardial infarction (J-WIND): two randomised trials. Lancet, 2007, 370(9597): 1483-1493.

[14] Ito N, Nanto S, Doi Y, et al. High index of microcirculatory resistance level after successful primary percutaneous coronary intervention can be improved by intracoronary administration of nicorandil. Circ J, 2010, 74(5): 909-915.

[15] Le Lamer S, Paradis S, Rahmouni H, et al. Translation of TRO40303 from myocardial infarction models to demonstration of safety and tolerance in a randomized Phase Ⅰ trial. J Transl Med, 2014, 12(38): 38.

[16] Schaller S, Paradis S, Ngoh GA, et al. TRO40303, a new cardioprotective compound, inhibits mitochondrial permeability transition. J Pharmacol Exp Ther, 2010, 333(3): 696-706.

[17] Atar D, Arheden H, Berdeaux A, et al. Effect of intravenous TRO40303 as an adjunct to primary percutaneous coronary intervention for acute ST-elevation myocardial infarction: MITOCARE study results. Eur Heart J, 2015, 36(2): 112-119.

[18] Baran KW, Nguyen M, McKendall GR, et al. Double-blind, randomized trial of an anti-CD18 antibody in conjunction with recombinant tissue plasminogen activator for acute myocardial infarction: limitation of myocardial infarction following thrombolysis in acute myocardial infarction (LIMIT AMI) study. Circulation, 2001, 104(23): 2778-2783.

[19] Faxon DP, Gibbons RJ, Chronos NA, et al. The effect of blockade of the CD11/CD18 integrin receptor on infarct size in patients with acute myocardial infarction treated with direct angioplasty: the results of the HALT-MI study. J Am Coll Cardiol, 2002, 40(7): 1199-1204.

[20] Mertens P, Maes A, Nuyts J, et al. Recombinant P-selectin glycoprotein ligand – immunoglobulin, a P-selectin antagonist, as an adjunct to thrombolysis in acute myocardial infarction. The P-Selectin Antagonist Limiting Myonecrosis (PSALM) trial. Am Heart J, 2006, 152(1): 125.e1-

e8.

[21] Mahaffey KW, Granger CB, Nicolau JC, et al. Effect of pexelizumab, an anti-C5 complement antibody, as adjunctive therapy to fibrinolysis in acute myocardial infarction: the COMPlement inhibition in myocardial infarction treated with thromboLYtics (COMPLY) trial. Circulation, 2003, 108(10): 1176-1183.

[22] Granger CB, Mahaffey KW, Weaver WD, et al. Pexelizumab, an anti-C5 complement antibody, as adjunctive therapy to primary percutaneous coronary intervention in acute myocardial infarction: the COMplement inhibition in Myocardial infarction treated with Angioplasty (COMMA) trial. Circulation, 2003, 108(10): 1184-1190.

[23] Lønborg J, Vejlstrup N, Kelbæk H, et al. Exenatide reduces reperfusion injury in patients with ST-segment elevation myocardial infarction. Eur Heart J, 2012, 33(12): 1491-1499.

[24] Najjar SS, Rao SV, Melloni C, et al. Intravenous erythropoietin in patients with ST-segment elevation myocardial infarction: REVEAL: a randomized controlled trial. JAMA, 2011, 305(18): 1863-1872.

[25] Théroux P, Chaitman BR, Danchin N, et al. Inhibition of the sodium-hydrogen exchanger with cariporide to prevent myocardial infarction in high-risk ischemic situations. Main results of the GUARDIAN trial. Guard during ischemia against necrosis (GUARDIAN) Investigators. Circulation, 2000, 102(25): 3032-3038.

[26] Mehta SR, Yusuf S, Díaz R, et al. Investigators. Effect of glucose-insulin-potassium infusion on mortality in patients with acute ST-segment elevation myocardial infarction: the CREATE-ECLA randomized controlled trial. JAMA, 2005, 293(4): 437-446.

[27] Selker HP, Udelson JE, Massaro JM, et al. One-year outcomes of out-of-hospital administration of intravenous glucose, insulin, and potassium (GIK) in patients with suspected acute coronary syndromes (from the IMMEDIATE [Immediate Myocardial Metabolic Enhancement During Initial Assessment and Treatment in Emergency Care] Trial). Am J Cardiol, 2014, 113(10): 1599-1605.

[28] Woods KL, Fletcher S, Roffe C, et al. Intravenous magnesium sulphate in suspected acute myocardial infarction: results of the second Leicester Intravenous Magnesium Intervention Trial (LIMIT-2). Lancet, 1992, 339(8809): 1553-1558.

[29] ISIS-4 (Fourth International Study of Infarct Survival) Collaborative Group. ISIS-4: a randomised factorial trial assessing early oral captopril, oral mononitrate, and intravenous magnesium sulphate in 58, 050 patients with suspected acute myocardial infarction. Lancet, 1995, 345(8951): 669-685.

[30] Ibanez B, Macaya C, Sánchez-Brunete V, et al. Effect of early metoprolol on infarct size in ST-segment-elevation myocardial infarction patients undergoing primary percutaneous coronary intervention: the Effect of Metoprolol in Cardioprotection During an Acute Myocardial Infarction (METOCARD-CNIC) trial. circulation, 2013, 128(14): 1495-1503.

[31] Zhu TQ, Zhang Q, Qiu JP, et al. Beneficial effects of intracoronary tirofiban bolus administration following upstream intravenous treatment in patients with ST-elevation myocardial infarction undergoing primary percutaneous coronary intervention: the ICT-AMI study. Int J Cardiol, 2013, 165(3): 437-443.

[32] Stone GW, Maehara A, Witzenbichler B, et al. Intracoronary abciximab and aspiration thrombectomy in patients with large anterior myocardial infarction: the INFUSE-AMI randomized trial. JAMA, 2012, 307(17): 1817-1826.

[33] Rezkalla SH, Dharmashankar KC, Abdalrahman IB, et al. No-reflow phenomenon following percutaneous coronary intervention for acute myocardial infarction: incidence, outcome, and effect of pharmacologic therapy. J Interv Cardiol, 2010, 23(5): 429-436.

[34] Su Q, Li L, Liu Y. Short-term effect of verapamil on coronary no-reflow associated with percutaneous coronary intervention in patients with acute coronary syndrome: a systematic review and meta-analysis of randomized controlled trials. Clin Cardiol, 2013, 36(8): E11-E16.

[35] Dixon SR, Whitbourn RJ, Dae MW, et al. Induction of Mild Systemic Hypothermia With Endovascular Cooling During Primary Percutaneous Coronary Intervention for Acute Myocardial Infarction. J Am Coll Cardiol. 2002, 40(11): 1928-1934.

[36] O'Neill WW, Martin JL, Dixon SR, et al. Acute Myocardial Infarction with Hyperoxemic Therapy (AMIHOT): a prospective, randomized trial of intracoronary hyperoxemic reperfusion after percutaneous coronary intervention. J Am Coll Cardiol, 2007, 50(5): 397-405.

[37] Svilaas T, Vlaar PJ, van der Horst IC, et al. Thrombus aspiration during primary percutaneous coronary intervention. N Engl J Med, 2008, 358(6): 557-567.

[38] Vlaar PJ, Svilaas T, van der Horst IC, et al. Cardiac death and reinfarction after 1 year in the Thrombus Aspiration during Percutaneous coronary intervention in Acute myocardial infarction Study (TAPAS): a 1-year follow-up study. Lancet, 2008, 371(9628): 1915-1920.

[39] Bavry AA, Kumbhani DJ, Bhatt DL. Role of adjunctive thrombectomy and embolic protection devices in acute myocardial infarction: a comprehensive meta-analysis of randomized trials. Eur Heart J, 2008, 29(24): 2989-3001.

[40] Kushner FG, Hand M, Smith SC Jr, et al. 2009 focused updates: ACC/AHA guidelines for the management of patients with ST-elevation myocardial infarction (updating the 2004 guideline and 2007 focused update) and ACC/AHA/SCAI guidelines on percutaneous coronary intervention (updating the 2005 guideline and 2007 focused update) a report of the American College of Cardiology Foundation/American Heart Association Task Force on Practice Guidelines. J Am Coll Cardiol, 2009, 54(23): 2205-2241.

[41] Task Force on the management of ST-segment elevation acute myocardial infarction of the European Society of Cardiology (ESC), Steg PG, James SK, et al. ESC Guidelines for the management of acute myocardial infarction in patients presenting with ST-segment elevation. Eur Heart J, 2012, 33(20): 2569-2619.

[42] Fröbert O, Lagerqvist B, Olivecrona GK, et al. Thrombus aspiration during ST-segment elevation myocardial infarction. N Engl J Med, 2013, 369 (17): 1587-1597.

[43] Jolly SS, Cairns JA, Yusuf S, et al. Randomized trial of primary PCI with or without routine manual thrombectomy. N Engl J Med, 2015, 372(15): 1389-1398.

[44] Levine GN, Bates ER, Blankenship JC, et al. 2015 ACC/AHA/SCAI Focused Update on Primary Percutaneous Coronary Intervention for Patients With ST-Elevation Myocardial Infarction: An Update of the 2011 ACCF/AHA/SCAI Guideline for Percutaneous Coronary Intervention and the 2013 ACCF/AHA Guideline for the Management of ST-Elevation Myocardial Infarction. J Am Coll Cardiol, 2016, 67 (10): 1235-1250.

[45] Henriques JP, Zijlstra F, Ottervanger JP, et al. Incidence and clinical significance of distal embolization during primary angioplasty for acute myocardial infarction. Eur Heart J, 2002, 23 (14): 1112-1117.

[46] Magro M, Springeling T, van Geuns RJ, et al. Myocardial 'no-reflow' prevention. Curr Vasc Pharmacol, 2013, 11 (2): 263-277.

[47] Kelbæk H, Engstrøm T, Ahtarovski KA, et al. Deferred stent implantation in patients with ST-segment elevation myocardial infarction: a pilot study. EuroIntervention, 2013, 8 (10): 1126-1133.

[48] Freixa X, Belle L, Joseph L, et al. Immediate vs. delayed stenting in acute myocardial infarction: a systematic review and meta-analysis. EuroIntervention, 2013, 8 (10): 1207-1216.

[49] Carrick D, Oldroyd KG, McEntegart M, et al. A randomized trial of deferred stenting versus immediate stenting to prevent no- or slow-reflow in acute ST-segment elevation myocardial infarction (DEFER-STEMI). J Am Coll Cardiol, 2014, 63 (20): 2088-2098.

[50] Belle L, Motreff P, Mangin L, et al. Comparison of Immediate With Delayed Stenting Using the Minimalist Immediate Mechanical Intervention Approach in Acute ST-Segment-Elevation Myocardial Infarction: The MIMI Study. Circ Cardiovasc Interv, 2016, 9 (3): e003388.

[51] Kelbæk H, Høfsten DE, Køber L, et al. Deferred versus conventional stent implantation in patients with ST-segment elevation myocardial infarction (DANAMI 3-DEFER): an open-label, randomised controlled trial. Lancet, 2016, 387 (10034): 2199-206.

[52] Staat P, Rioufol G, Piot C, et al. Postconditioning the Human Heart. Circulation, 2005, 112: 2143-2148.

[53] Mewton N, Thibault H, Roubille F, et al. Postconditioning attenuates no-reflow in STEMI patients. Basic Res Cardiol, 2013, 108 (6): 383.

[54] Hahn JY, Song YB, Kim EK, et al. Ischemic postconditioning during primary percutaneous coronary intervention: the effects of postconditioning on myocardial reperfusion in patients with ST-segment elevation myocardial infarction (POST) randomized trial. Circulation, 2013, 128 (17): 1889-1896.

[55] Freixa X, Bellera N, Ortiz-Pérez JT, et al. Ischaemic postconditioning revisited: lack of effects on infarct size following primary percutaneous coronary intervention. Eur Heart J, 2012, 33 (1): 103-12.

[56] Roubille F, Mewton N, Elbaz M, et al. No post-conditioning in the human heart with thrombolysis in myocardial infarction flow 2-3 on admission. Eur Heart J, 2014, 35 (25): 1675-1682.

[57] Przyklenk K, Bauer B, Ovize M, et al. Regional ischemic 'preconditioning' protects remote virgin myocardium from subsequent sustained coronary occlusion. Circulation, 1993, 87 (3): 893-899.

[58] Bøtker HE, Kharbanda R, Schmidt MR, et al. Remote ischaemic conditioning before hospital admission, as a complement to angioplasty, and effect on myocardial salvage in patients with acute myocardial infarction: a randomised trial. Lancet, 2010, 375 (9716): 727-734.

[59] Crimi G, Pica S, Raineri C, et al. Remote ischemic post-conditioning of the lower limb during primary percutaneous coronary intervention safely reduces enzymatic infarct size in anterior myocardial infarction: a randomized controlled trial. J Am Coll Cardiol Intv, 2013, 6 (10): 1055-1063.

[60] Hare JM, Sanina C. Bone marrow mononuclear cell therapy and granulocyte colony-stimulating factor for acute myocardial infarction: Is it time to reconsider? J Am Coll Cardiol, 2015, 65 (22): 2383-2387.

[61] Hare JM, Traverse JH, Henry TD, et al. A randomized, double-blind, placebo-controlled, dose-escalation study of intravenous adult human mesenchymal stem cells (prochymal) after acute myocardial infarction. J Am Coll Cardiol, 2009, 54 (24): 2277-2286.

[62] Makkar RR, Smith RR, Cheng K, et al. Intracoronary cardiosphere-derived cells for heart regeneration after myocardial infarction (CADUCEUS): a prospective, randomised phase 1 trial. Lancet, 2012, 379 (9819): 895-904.

[63] Heldman AW, DiFede DL, Fishman JE, et al. Transendocardial mesenchymal stem cells and mononuclear bone marrow cells for ischemic cardiomyopathy: the TAC-HFT randomized trial. JAMA, 2014, 311 (1): 62-73.

[64] Patel AN, Henry TD, Quyyumi AA, et al. Ixmyelocel-T for patients with ischaemic heart failure: a prospective randomised double-blind trial. Lancet, 2016, 387 (10036): 2412-2421.

[65] Oldridge NB, Guyatt GH, Fischer ME, et al. Cardiac rehabilitation after myocardial infarction. Combined experience of randomized clinical trials. JAMA, 1988, 260 (7): 945-950.

[66] Taylor RS, Brown A, Ebrahim S, et al. Exercise-based rehabilitation for patients with coronary heart disease: systematic review and meta-analysis of randomized controlled trials. Am J Med, 2004, 116 (10): 682-692.

[67] Dalal HM, Doherty P, Taylor RS. Cardiac rehabilitation. BMJ, 2015, 351 : h5000.

[68] Thomas RJ, King M, Lui K, et al. AACVPR/ACC/AHA 2007 performance measures on cardiac rehabilitation for referral to and delivery of cardiac rehabilitation/secondary prevention services endorsed by the American College of Chest Physicians, American College of Sports Medicine, American Physical Therapy Association, Canadian Association of Cardiac Rehabilitation, European Association for Cardiovascular

Prevention and Rehabilitation, Inter-American Heart Foundation, National Association of Clinical Nurse Specialists, Preventive Cardiovascular Nurses Association, and the Society of Thoracic Surgeons. J Am Coll Cardiol, 2007, 50(14): 1400-1433.

[69] Pavy B, Iliou MC, Vergès-Patois B, et al. French Society of Cardiology guidelines for cardiac rehabilitation in adults. Arch Cardiovasc Dis, 2012, 105(5): 309-328.

[70] National Clinical Guideline Centre. MI - Secondary Prevention: Secondary Prevention in Primary and Secondary Care for Patients Following a Myocardial Infarction: Partial Update of NICE CG48. National Institute for Health and Care Excellence: Clinical Guidelines. London: Royal College of Physicians (UK), 2013: 604.

[71] 中国老年学学会心脑血管病专业委员会中国康复医学会心血管病专业委员会中华医学会心血管病学分会．冠心病康复与二级预防中国专家共识．中华心血管病杂志, 2013, 41(4): 267-275.

[72] 中华医学会心血管病学分会与中华心血管病杂志编辑委员会．急性 ST 段抬高型心肌梗死诊断和治疗指南．中华心血管病杂志, 2015, 43(5): 380-393.

ANGPTL4 基因失活突变——预防心肌梗死的新靶点

2016 年 3 月,《新英格兰医学杂志》在同期发表了两篇结果相似的文章,分别通过大规模人群基因分型检测及外显子测序,发现 ANGPTL4 功能丧失突变携带者比那些非携带者甘油三酯水平更低,其冠心病发病率也更低。上述研究发现之所以被《新英格兰医学杂志》发表,原因在于:①长期以来,甘油三酯水平与冠心病之间的关系仍存在争议,而上述研究从遗传基因水平证实甘油三酯与冠心病之间存在着因果关系,使甘油三酯从一个被忽略的配角变成了心血管病的元凶;②为我们从 ANGPTL4 角度干预脂代谢异常,从而降低心肌梗死发病率提供了一种全新的有力武器。

多年来我们一直认为 LDL-C 是动脉粥样硬化的关键驱动因素,众多循证医学研究也证实,他汀等降低 LDL-C 的药物可以降低心梗风险,而 HDL-C 和甘油三酯的作用却不太确定。在过去的几十年间,我们主要关注高密度脂蛋白而忽略甘油三酯,科学家们试图找到通过升高 HDL-C 水平来降低心血管疾病风险的方法(以 CETP 抑制剂 Torcetrapib 为代表)[1],但是均以失败告终。此外,甘油三酯和高密度脂蛋白在体内往往变化方向相反,高甘油三酯血症常伴有血浆低高密度脂蛋白水平。2014 年发表于《新英格兰医学杂志》的研究成果发现[2],一种较为罕见的载脂蛋白 C3(APOC3)编码基因突变不仅可降低血浆甘油三酯水平,而且可以显著降低冠心病和卒中风险。2016 年 3 月,《新英格兰医学杂志》又发表了两篇结果相似的文章[3,4],研究发现,作为体内重要的甘油三酯调节因子 -ANGPTL4,其功能丧失突变携带者比那些非携带者的甘油三酯水平更低,冠心病发病率也更低。上述几项研究均从基因角度证实了甘油三酯与冠心病之间的因果关系,这可能会颠覆许多科学家对心血管疾病危险因素的既有观点,使甘油三酯在心血管疾病危险因素研究中大显身手。那么这个 ANGPTL4 基因究竟有什么样的功能,能否成为我们干预甘油三酯代谢,最终成为预防心血管疾病、降低心肌梗死发病率的干预靶点呢?

ANGPTL4 全称叫 Angiopoietin-like Protein 4,中文名叫血管生成素样蛋白 4。是血管生成素样蛋白家族成员,起初是通过功能筛选人胎盘 cDNA 文库结合 RACE 技术获取的血管生成素相关的基因,刚发现时给它名为 pp1158;并于 2000 年将该基因的 cDNA 序列在 GenBank 上登录(登录号为 AF202636)。2002 年 pp1158 与 Yoon 等克隆的 PGAR、Kim 等克隆的 HFARP 由 HUGO 统一正式命名为 ANGPTL4。ANGPTL4 定位于染色体的 19p13。结构上,ANGPTL4 属于分泌型糖蛋白,主要包含氨基端卷曲结构(N-terminal coiled-coil domain)和羧基端纤维蛋白原结构(C-terminal fibrinogen-like domain)两大功能性结构域,常以寡聚体、糖基化及各种亚型的形式存在;且两个结构域都是血管生成素家族成员的保守结构域。此外,ANGPTL4 还含有一个天门冬酰胺糖基化位点、一个 cAMP、cGMP 依赖的蛋白激酶磷酸化位点、两个蛋白激酶 C 磷酸化位点、4 个肉豆蔻酰基化位点、4 个酪蛋白激酶Ⅱ磷酸化位点。其表达受 TGF-β、PPARδ、HIF1α 等因素的调控。早期研究发现,ANGPTL4 蛋白的表达受禁食、肥胖、高脂肪饮食等因素的调控,这提示,ANGPTL4 蛋白可能与脂质代谢有关。为了证明 ANGPTL4 与脂代谢之间的关系,研究者通过尾静脉注射重组 ANGPTL4 蛋白的方法,发现 ANGPTL4 可有效地升高血浆甘油三酯的浓度;相反,ANGPTL4 基因敲除的小鼠表现为血浆低甘油三酯水平。进一步研究证实,ANGP TL4 蛋白是通过抑制脂蛋白脂肪酶(Lipoprotein lipase,LPL)来抑制富含甘油三酯的脂蛋白的清除[5],甘油三酯清除的削弱导致脂肪组织储量的减少和高甘油三酯血症以及肝甘油三酯储量的提高。进一步对 3500 例人群的基因研究还发现[6],*ANGPTL4* 的非同义突变发生在甘油三酯水平较低的人群,其中,E40K 位点的突变发生在大约 3% 的欧洲人群,且这类人群甘油三酯水平低的同时伴有的血浆 HDL 水平较高。那么，是否 *ANGPTL4* 基因 E40K 变异导致的低甘油三酯水平能够减少心血管疾病的发病率仍然不清楚。

2016 年 3 月 2 日，《新英格兰医学杂志》在线发表了两项研究，对 ANGPTL4 失活与甘油三酯水平和冠心病风险之间的关联进行了详细描述。其中一项研究[4]共检测了 54 003 个编码序列的变异体（包含来自 72 868 例冠心病患者和 120 770 例非冠心病对照者的 13 715 个人类基因）。研究证实了之前观察到的冠心病与脂蛋白（LPA）及前蛋白转化酶枯草溶菌 9（PCSK9）基因低频错义突变之间的相关性；也发现了冠心病与 SVEP1（p.D2702G）及 ANGPTL4（p.E40K）的低频错义突变之间相关性。通过对 ANGPTL4 测序，研究者发现功能丧失等位基因的携带者（6924 例心肌梗死患者中 9 例，6834 例对照组中 19 例）的冠心病风险较低（*OR* 0.47，*P*=0.04）。ANGPTL4 功能丧失等位基因的携带者甘油三酯水平比非携带者低 35%；更为重要的是，ANGPTL4 功能丧失等位基因的冠心病发病率比非携带者低 53%。上述结果从基因层面直接证实 ANGPTL4 与冠心病风险之间的相关性。因为 ANGPTL4 抑制 LPL，因此研究人员在 LPL 基因中搜索突变，识别出一种增加冠心病风险的功能丧失变异体（p.D36N，最小的等位基因频率，1.9%；*OR* 1.13；$P=2.0\times10^{-4}$），及一种能防止冠心病发生的功能获得性变异体（p.S447*，最小的等位基因频率，9.9%；*OR* 0.94；$P=2.5\times10^{-5}$）。另外一项研究[3]对 DiscovEHR 人类遗传学研究中 42 930 份样本的 ANGPTL4 外显子测序，以检验血脂水平与错义 E40K 变异体和其他失活突变的相关性。之后，研究者在 10 522 例冠心病患者和 29 223 例对照者样本中，检测 E40K 变异体和其他失活突变与冠心病的相关性。研究共识别出 E40K 变异体的 1661 个杂合子（E40/K40）和 17 个纯合子（E40 或 K40），以及 75 例携带 ANGPTL4 上其他 13 种单等位基因失活突变的受试者。E40 变异体携带者甘油三酯水平比非携带者低 13%，高密度脂蛋白（HDL）胆固醇水平高 7%。与非携带者相比，E40K 变异体携带者冠心病风险显著降低（*OR* 0.81；95%*CI*，0.70~0.92；*P*=0.002）。K40 纯合子与杂合子相比，甘油三酯水平显著更低，HDL 胆固醇水平更高。其他失活突变的携带者也比非携带者有更低的甘油三酯水平、更高的 HDL 胆固醇水平，以及更低的冠心病风险。在小鼠和猴子中，人源性抗 ANGPTL4 单克隆抗体可降低甘油三酯水平。上述两项研究的重要发现为：① ANGPTL4 上的 E40K 及其他稀有突变的携带者比非携带者有更低的冠心病风险，该结果与突变携带者甘油三酯水平较低和 HDL 胆固醇水平较高一致。从遗传学的角度证实了甘油三酯水平与冠心病之间的因果关系。②结合近期关于其他可调节血浆甘油三酯水平遗传变异体的大量数据（比如 APOC3），证实降低血浆甘油三酯水平是可减少冠心病风险的一种可行方式。③ ANGPTL4 是干预甘油三酯水平的潜在治疗靶点。需要警惕的是，以往的研究发现[7]，ANGPTL4 基因敲除鼠会导致机体淋巴结病变，表现为肠系膜淋巴结的脂肪肉芽肿。在第二项研究也发现，注射抗 -ANGPTL4 抗体的小鼠也出现了相似的肠系膜淋巴结并发症。尽管 ANGPTL4 突变携带者与非携带者相比，并未更易发生腹部淋巴紊乱或其他肠道疾病，但这些观察结果还是引起人们对靶向 ANGPTL4 安全性的关注。

总之，上述的研究从遗传学角度证实了甘油三酯与冠心病之间的因果关系，发现 ANGPTL4 在甘油三酯和冠心病间起桥梁作用，这不仅加深了我们对甘油三酯水平升高在心脏疾病中作用的认知，也为血脂异常的疗法开辟了一条新路径。

（陶凌 刘毅）

参考文献

[1] Barter PJ, Caulfield M, Eriksson M, et al. Effects of torcetrapib in patients at high risk for coronary events. N Engl J Med, 2007, 357: 2109-2122.

[2] TG and HDL Working Group of the Exome Sequencing Project, National Heart, Lung, and Blood Institute, Crosby J, Peloso GM, et al. Loss-of-function mutations in APOC3, triglycerides, and coronary disease. N Engl J Med, 2014, 371 (1): 22-31.

[3] Dewey FE, Gusarova V, O'Dushlaine C, et al. Inactivating Variants in ANGPTL4 and Risk of Coronary Artery Disease. N Engl J Med, 2016, 374 (12): 1123-1133.

[4] Genetics MI, Investigators CEC. Coding Variation in ANGPTL4, LPL, and SVEP1 and the Risk of Coronary Disease. N Engl J Med, 2016, 374(12): 1134-1144.

[5] Sukonina V, Lookene A, Olivecrona T, et al. Angiopoietin-like protein 4 converts lipoprotein lipase to inactive monomers and modulates lipase

activity in adipose tissue. Proc Natl Acad Sci U S A, 2006, 103(46): 17450-17455.

[6] Romeo S, Pennacchio LA, Fu Y, et al. Population-based resequencing of ANGPTL4 uncovers variations that reduce triglycerides and increase HDL. Nat Genet, 2007, 39(4): 513-516.

[7] Desai U, Lee EC, Chung K, et al. Lipid-lowering effects of anti-angiopoietin-like 4 antibody recapitulate the lipid phenotype found in angiopoietin-like 4 knockout mice. Proc Natl Acad Sci U S A, 2007, 104(28): 11766-11771.

急性冠脉综合征的抗血小板治疗策略

急性冠脉综合征(acute coronary syndrome,ACS)是以冠状动脉粥样硬化斑块破裂或糜烂,继发斑块表面血栓形成和(或)远端血栓栓塞,造成完全或不完全的心肌缺血为特征的一组疾病[1]。我国 2015 年流行病学报告显示[2]:我国有 2.9 亿心血管疾病患者,2014 年心血管疾病死亡为城乡居民总死亡原因的首位,农村为 44.6%,城市为 42.51%,而每年因心血管疾病死亡的患者中,有一半是由 ACS 所致,ACS 病死率高,且发病年龄有年轻化的趋势[3,4]。

根据心电图表现,ACS 分为 ST 段抬高型心肌梗死(ST segment elevation myocardial infarction,STEMI)和非 ST 段抬高型 ACS(non-ST segment elevation ACS,NSTE-ACS)[5]。血栓形成和(或)血栓栓塞是导致 ACS 最主要的病理生理机制。如果形成完全阻塞性血栓将发生 STEMI,病变局部以富含纤维蛋白和红细胞的“红血栓”为主。STEMI 患者中 80%~90% 将演变为 Q 波心肌梗死,需即刻再灌注治疗,给予药物溶栓或急诊经皮冠状动脉介入治疗(percutaneous coronary intervention,PCI)[6,7]。如果形成暂时性或不完全性阻塞性血栓,将发生 NSTE-ACS,病变局部以富含血小板的“白血栓”为主。NSTEMI 患者中 80%~90% 将演变为非 Q 波心肌梗死,不需要再灌注治疗,需及时抗栓治疗,同时进行危险分层,确定理想的治疗策略[8,9]。血小板活化是血栓形成和(或)血栓栓塞过程中具有决定性作用的关键环节,大量的研究证明,抗血小板药物的合理使用可以降低 ACS 患者血栓事件的发生率,改善预后[10,11]。因此,无论采取药物还是介入治疗,抗血小板在 ACS 的治疗中都占据极为重要的地位。

1. 常用抗血小板药物简介

血小板具有黏附、释放、聚集、收缩等多种生理特性,其活化过程非常复杂。抗血小板药物同样种类繁多,其作用受体不同、阻断途径各异、代谢途径不一。临床应用比较普遍的抗血小板药物有环氧酶抑制剂阿司匹林、二磷酸腺苷(adenosinediphosphate,ADP)$P2Y_{12}$ 受体拮抗剂氯吡格雷和替格瑞洛、血小板糖蛋白(glycoprotein,GP)Ⅱb/Ⅲa 受体拮抗剂(glycoprotein Ⅱb/Ⅲa receptor inhibitor,GPI)替罗非班。

阿司匹林是最早开发的抗血小板制剂,也是目前应用最广泛的抗血小板药物,其主要药理作用是通过抑制环氧酶(cyclooxygenase,COX)从而干扰前列腺素的生物合成[12]。阿司匹林不可逆诱导 COX-1 的 529 丝氨酸残基乙酰化,使其活性部位的构象发生改变,不能与花生四烯酸结合,从而阻断后续前列环素及血栓素 A2(thromboxane A2,TXA2)的合成,最终抑制 TXA2 诱导的血小板聚集[13,14]。阿司匹林还可通过其他作用抑制血小板,包括通过嗜中性粒细胞抑制血小板及促进一氧化氮合成[15,16]。

ADP 受体拮抗剂是可与血小板的 ADP 受体特异性结合从而抑制血栓形成的一类药物。该类药物选择性地作用于血小板的 ADP 受体($P2Y_1$ 和 $P2Y_{12}$ 受体),抑制血小板膜 ADP 受体的表达、结合及其活性,从而有效抑制了血小板的聚集和血栓形成。目前应用于我国临床的药物有氯吡格雷和替格瑞洛。

氯吡格雷是噻氯吡啶的乙酸衍生物,为无活性的前体药,在肝脏内转变成活性代谢产物后,其活性硫醇基通过二硫键与 $P2Y_{12}$ 受体的半胱氨酸残基结合,导致 $P2Y_{12}$ 受体的不可逆抑制,从而抑制纤维蛋白原与血小板膜 GPⅡb/Ⅲa 之间的附着,活化血小板腺苷酸环化酶,升高血小板内环磷酸腺苷水平,从而发挥抗血小板聚集的作用,还可抑制由胶原和凝血酶诱导的血小板聚集[17-19]。

替格瑞洛为环戊基三唑嘧啶类药物,是一种直接作用、可逆结合的新型口服 $P2Y_{12}$ 受体拮抗剂,其本身即为活性药物,不受肝酶细胞色素 P450(CYP450)2C19 基因型的影响[20,21]。与氯吡格雷相比,替格瑞洛具有更快、更强及更一致的抑制血小板效果,对于急诊 PCI 具有重要价值[22,23]。除抑制 $P2Y_{12}$ 受体以外,还可通过抑制红细胞膜上腺苷酸平衡型核苷转运体 -1 对腺苷的摄取,增加血浆腺苷浓度,导致额外的血小板抑制,并增加冠脉血流速度、改善外周动脉功能、减少 MI 面积、抑制动脉内膜增生[24-29]。

替罗非班是目前国内唯一上市的GPI，是一种小分子非肽类酪氨酸衍生物，不具有抗原性，通过特异性阻断血小板激活的最后通道GPⅡb/Ⅲa受体而发挥强大的抗血小板聚集作用[30,31]。有效地抑制各种血小板激活剂诱导的血小板聚集，是目前作用最强、最直接的抗血小板制剂[32,33]。

2. ACS的抗血小板治疗策略

2.1 联合、足量用药

阿司匹林是应用最广泛的抗血小板药物，是冠心病抗血小板治疗的基石。大量临床试验和荟萃分析已经证实了其可降低冠心病患者的缺血事件。联合使用多种抗血小板药可通过多途径的共同作用加强抗血小板作用，是目前ACS患者常用的抗血小板治疗策略，其中最常用的方案就是阿司匹林联合一种ADP $P2Y_{12}$受体抑制剂的双联抗血小板治疗（dual anti-platelet therapy，DAPT）[34]。

氯吡格雷是目前应用最多的$P2Y_{12}$受体抑制剂，其临床证据也最丰富。CURE研究共入选12 562例NSTE-ACS患者，观察与单用阿司匹林相比，阿司匹林联用氯吡格雷（负荷剂量300mg，继以每天75mg）对终点的不同影响。结果显示，阿司匹林联用氯吡格雷组死亡、MI和卒中发生率明显下降，并且在不同危险分层和亚组患者中获益一致[35]，CURE研究确立了氯吡格雷在NSTE-ACS患者急性期应用的地位。

COMMIT-CCS2和CLARITY-TIMI 28研究为STEMI患者在急性期DAPT提供了证据。其中，COMMIT-CCS2研究为在中国进行的一项研究，入选了45 852例发病<24小时的中国STEMI患者，在阿司匹林基础上加用氯吡格雷，使全因死亡相对风险减少7%，死亡、再梗死和卒中的复合终点相对风险减少9%，无论患者是否接受溶栓治疗均可获益，且出血风险增加不明显[36,37]。CLARITY-TIMI-28 Trial研究入选18~75岁的3491例STEMI患者，症状出现<12小时入院，随机分为氯吡格雷组（负荷剂量300mg，继以每天75mg）或安慰剂组。所有患者同时接受溶栓，联合阿司匹林、肝素治疗。主要终点为梗死相关动脉闭塞以及血管造影前死亡、MI再发。结果提示，氯吡格雷组8天死亡和动脉闭塞事件发生减少36%，30天主要复合终点减少20%，而两组之间出血风险无差异[38]。

然而，氯吡格雷反应性与CYP2C19基因多态性相关，CYP2C19*2或*3是导致功能失活最重要的等位基因[39]。研究显示>55%的东亚人群中含有多态等位基因（包括纯合子及杂合子），远高于白种人[40]，而含有这些基因型的部分人群对氯吡格雷反应差，心血管事件风险升高，尤其对于行PCI术的患者术后缺血事件发生率显著增加[41-43]。关于中国人群CYP2C19基因与氯吡格雷抵抗（HTPR，亦称为治疗后血小板高反应性）的关系，沈阳军区总医院韩雅玲院士团队于2009—2012年进行了一项前瞻性、大样本、单中心的临床观察研究[44]，对中国人群氯吡格雷相关的基因组学、血小板功能以及临床事件三方面的关系进行了系统性探索研究，共入选置入药物洗脱支架（Drug-eluting stent，DES）的高危ACS患者1016例，并进行了12个月的长期随访，结果显示，中国汉族人群CYP2C19多态等位基因携带者比例达到56.2%，与上述东亚人群报道的比例一致；PCI术后HTPR的发生率为28.3%，CYP2C19慢代谢者（同时携带两个低功能位点，即纯合子多态*2/*2、*2/*3或*3/*3）在人群中出现的比例为13.8%；CYP2C19慢代谢者PCI术后临床缺血事件的发生率显著高于未携带或仅携带一个低功能位点的患者，且术后血小板高反应性与临床缺血事件存在显著相关性。CYP2C19慢代谢合并HTPR的患者1年缺血事件发生率高达29.49%，而非慢代谢同时非HTPR的患者缺血事件发生率仅为2.1%。2010年美国食品药品监督管理局（FDA）增加了关于氯吡格雷使用的黑框警告，指出氯吡格雷代谢不良者不能有效将其转化为发挥药物作用的活性形式，药物疗效显著降低。建议对证实的氯吡格雷代谢不良者，可增加氯吡格雷的剂量或选用其他抗血小板药物。

拟行PCI的ACS患者可使用600mg氯吡格雷作为负荷剂量以更迅速地抑制血小板的功能。沈阳军区总医院韩雅玲院士团队早在2005年发表了一项前瞻性注册研究[45]，对比观察氯吡格雷600mg与300mg负荷剂量预治疗的ACS行冠脉支架术的患者的近期疗效和安全性。结果发现，氯吡格雷600mg组支架内亚急性血栓发生率显著低于300mg组（0 *vs* 2.6%，P=0.003），300mg组亚急性血栓发生率与服负荷剂量距手术时间<6小时显著相关（P=0.048）。600mg组死亡、MI和紧急靶血管血运重建联合终点发生率显著低于300mg组（0.95% *vs* 3.6%，P=0.027），主要及次要出血事件发生率600mg组为1.27%，300mg组为0.97%，差异无统计学意义（P=1.00）。因此，高负荷剂量氯吡格雷预治疗与常规负荷量相比，可显著改善

ACS 行冠脉支架术患者的近期疗效，且安全性相似。

2010 年公布的 CURRENT OASIS-7 研究进一步验证了上述结论[46]，该研究入选 25 086 例 ACS 拟行血管造影患者，随机分为双倍剂量氯吡格雷组（第 1 天 600mg 负荷剂量，然后每天 150mg，共 6 天，此后每天 75mg 维持治疗 1 个月），标准剂量氯吡格雷组（300mg 负荷剂量，此后每 75mg 维持治疗 1 个月），比较两种治疗方案的疗效和安全性；同时，以开放标签方式将患者随机分组，给予大剂量阿司匹林（每天 300~325mg）或小剂量阿司匹林（每天 75~100mg）治疗，比较其疗效和安全性，并进行 2×2 析因分析。所有患者中共 17 263 例接受 PCI 治疗。主要终点事件为 30 天内的心血管死亡、MI 和卒中。无论患者是否接受 PCI，高剂量与低剂量阿司匹林组在心血管死亡、MI、卒中复合终点或者支架内血栓的发生率无显著性差异，但高剂量阿司匹林组胃肠道出血风险较高。总体研究人群中双倍剂量和标准剂量氯吡格雷组在主要复合终点事件率未见明显差异，但 PCI 组的氯吡格雷双倍剂量亚组较标准剂量亚组复合终点事件风险降低 15%，这种风险下降主要体现在非致死性心肌梗死事件减少。双倍剂量组发生 CURRENT 定义的主要或严重出血的风险显著增高，但两组间 TIMI 定义的大出血、颅内出血或者致命性出血的风险无明显差异。对于接受早期介入治疗的高危患者，双倍剂量氯吡格雷维持 1 周后减为常规维持剂量的方案显著减少 30 天内 MI 和支架内血栓发生率，虽然出血风险可能性高，但不增加颅内或致命性出血。早在 CURRENT 研究之前，韩雅玲院士团队就开始探讨了中国高危 ACS 患者增加氯吡格雷维持量的效果和安全性，发现口服双倍氯吡格雷维持量（150mg/d）1 个月与标准剂量相比显著提高血小板抑制率，两组间 30 天主要终点事件率相似，但双倍维持两组显著减少 ACS 患者 PCI 后支架内血栓形成[47]。高维持量氯吡格雷服用 1 个月后，所有患者接受标准剂量氯吡格雷治疗直至术后 1 年，18 个月随访结果发现与标准剂量组相比，高维持量组死亡、心肌梗死和靶血管血运重建的复合终点绝对风险降低 7.2%，且不增加出血事件的发生[48]。

纳入 7 项研究 25 383 例患者的荟萃分析结果显示，与 300mg 氯吡格雷负荷量相比，600mg 负荷量使 ACS 患者主要不良心脏事件发生率下降 24%，且不增加严重出血风险。900mg 负荷量虽显示更强的血小板聚集抑制作用，未增加出血事件，但也未增加临床获益[49]。

2.2 应用新型强效抗血小板药物

基于氯吡格雷代谢特点及临床个体差异，在进行以氯吡格雷为主的抗血小板治疗方案调整的同时，新型 $P2Y_{12}$ 受体抑制剂的研发也应运而生。替格瑞洛在中国的上市，正在改变 ACS 患者的 DAPT 药物的选择，携带 CYP2C19 失活基因等位基因对其无影响[21]。DISPERSE-2 为 2 期临床试验，共入选 990 例 NSTE-ACS 患者，受试者给予替格瑞洛 90mg 或 180mg，bid，或氯吡格雷 75mg/d。结果显示，替格瑞洛对血小板的抑制作用更快更强，与氯吡格雷有相似的出血率[50]。PLATO 为国际 3 期临床试验[51-53]，旨在验证替格瑞洛 + 阿司匹林在 ACS 患者中能否优于传统的氯吡格雷 + 阿司匹林方案，研究入选了 43 个国家 893 个中心的 18 624 例 ACS 患者，所有患者中 1/3 为 STEMI 患者，2/3 为 NSTE-ACS 患者。入院后所有患者被随机分为两种长期抗血小板治疗方案：替格瑞洛（负荷量 180mg，90mg，bid）或氯吡格雷（负荷量 300~600mg，75mg，qd），研究采用双盲双模拟方式，共随访 6~12 个月。研究结果表明，与氯吡格雷相比，替格瑞洛治疗 12 个月后主要终点事件发生率显著降低（9.8% *vs* 11.7%，$P<0.001$）。而且，替格瑞洛可同样显著降低除脑卒中之外的其他次要疗效终点发生率。替格瑞洛组无论是心血管病死率还是总体病死率，均明显低于氯吡格雷组（心血管病死率：4.0% *vs* 5.1%，$P=0.001$；总体病死率：4.5% *vs* 5.9%，$P<0.001$）。对于安全性，在 PLATO 定义的大出血和致死性出血、TIMI 大出血、需要输红细胞、致死性出血方面，替格瑞洛组和氯吡格雷组之间无显著性差异。但替格瑞洛可能导致非 CABG 相关的大出血增加（4.5% *vs* 3.8%，$P=0.03$）。PLATO 研究显示替格瑞洛是可显著降低 ACS 患者病死率的药物，并且在减少心血管事件的同时不伴随大出血增加，在国外和国内许多大的中心已经与阿司匹林联合应用于大多数 ACS 患者。

北京阜外医院高润霖院士牵头的大禹研究旨在中国 ACS 人群中评价替格瑞洛的安全性和可耐受性[54]，入选中国 21 个省 104 个医疗中心的 2004 例 ACS 患者，给予 180mg 负荷剂量的替格瑞洛，随后给予 90mg bid 联合阿司匹林(75~100mg/d)。发现对于 PLATO 试验定义的出血事件，整体大出血发生率为 1.3%(27 例)，威胁生命 / 致命性大出血发生率为 0.8%(17 例)，大出血和其他出血发生率为 0.5%，主要心血管事件发生率为4.2%,其中心血管死亡发生率为2.5%,心肌梗死发生率为0.9%,证实替格瑞洛用于中国ACS患者的安全性和有效性,给中国ACS患者带来更有力的拯救。

韩雅玲院士主持的我国6家医院1 970例真实世界ACS患者应用替格瑞洛的回顾性研究发现,随访2年时的死亡和卒中发生率明显低于PLATO研究中替格瑞洛组患者随访1年时的对应水平(死亡:1.5% *vs* 4.5%;卒中:0.2% *vs* 1.5%)[55]。在控制缺血风险的同时,替格瑞洛引起2年出血事件发生率(2.0%)低于PLATO研究中1年大出血(7.9%),以及其中亚洲人群(10.0%)和东亚人群(8.0%)的发生水平,提示替格瑞洛在中国ACS患者中使用是安全的,且能够将远期不良心脑事件的发生风险控制在较低水平。

瑞典的一项前瞻性队列研究共纳入45 073例ACS患者,其中替格瑞洛组11 954例,氯吡格雷组33 119例,主要终点为全因死亡及因MI或卒中再住院发生率,结果发现,替格瑞洛组 *vs* 氯吡格雷组2年主要终点发生风险为11.7% *vs* 22.3%(*HR* 0.85,95%*CI*:0.78~0.98),死亡发生风险为5.8% *vs* 12.9%(*HR* 0.83,95%*CI*:0.75~0.92),心肌梗死发生风险为6.1% *vs* 10.8%(*HR* 0.89,95%*CI*:0.78~1.01)[56],说明真实世界中ACS患者应用替格瑞洛与氯吡格雷相比,死亡、MI和卒中的发生风险低。

2.3 DAPT应用时程的合理选择

DES虽然能降低支架置入术后再狭窄的发生率,但由于药物及涂层本身同时抑制了支架表面的内皮化,从而增加了支架置入术后晚期血栓形成的风险。因此,DES术后常规需要DAPT[57]。但长期强化抗血小板治疗不仅会增加出血风险,而且会显著增加治疗费用[58]。目前,ACS患者PCI后DAPT应用时程是心血管领域讨论的热点问题。

DES术后DAPT的应用时间取决于多种因素,但大致可分为两大方面,即患者因素和医方因素。患者方面的因素包括是否有高血栓风险(ACS患者、存在高凝状态患者、糖尿病患者及相关复杂病变特征等)或高出血风险;而医方因素则包括选用支架的种类、手术的复杂程度、PCI干预的部位、术者的经验以及DAPT的药物特性和应用时程等。荟萃分析表明,ACS、冠状动脉病变程度、开口病变或分叉病变、糖尿病、吸烟、置入支架的数目、直径及长度是支架内血栓的独立危险因素[59,60]。因此,在综合评估和平衡患者的缺血/出血风险后,才能确定DES术后DAPT时间。

目前国内外大多数指南均推荐ACS患者、尤其DES置入术后患者的DAPT时程应至少达到12个月[6,61,62],但尚有学者支持延长或缩短DAPT时程以实现患者的更多获益。支持延长DAPT时程者鉴于ACS的病理生理机制和PCI后内皮修复特点,认为罪犯血管和(或)非罪犯血管动脉粥样硬化的不断演进和内皮修复的相对迟缓导致ACS患者面临长期主要不良心脑血管事件风险,因此DAPT应持续≥12个月,证据支持包括DES-LATE、PEGASUS-TIMI 54、DAPT等研究[63-65];支持缩短DAPT时程者主要考虑减少患者的出血等不良事件风险,新一代DES诱发支架血栓的机率下降,并考虑到新型口服抗血小板药物的强效抑制血小板作用,认为DAPT时程可≤12个月,证据来源包括PRODIGY、ITALIC、I LOVE IT 2等研究[66-68]。

DAPT研究旨在评价DES置入的患者在接受DAPT(阿司匹林+噻吩吡啶类药物氯吡格雷或普拉格雷)12个月后,在阿司匹林基础上随机接受噻吩吡啶类药物或安慰剂治疗18个月的疗效及安全性[65]。对9961例患者进行的分析提示,与安慰剂组相比,噻吩吡啶类药物组患者支架内血栓发生率(0.4% *vs* 1.4%,*P*<0.001)、主要不良心脑血管事件发生率(4.3% *vs* 5.9%,*P*<0.001)、MI发生率(2.1% *vs* 4.1%,*P*<0.001)均降低,而全因死亡(2.1% *vs* 1.5%,*P*=0.05)和中重度出血风险(2.5% *vs* 1.6%,*P*=0.001)增高。基于DAPT队列研究分析Yeh教授提出了DAPT风险评分,用于识别PCI后长期DAPT可能获益的人群[69]。对于PCI后1年内未发生过严重出血或缺血事件的患者,DAPT评分<2分提示长期双抗治疗的出血风险可能超过缺血获益,DAPT评分≥2分提示长期双抗治疗的缺血获益可能超过出血风险。DAPT评分能够更准确地识别偏向缺血获益或出血风险的患者。评分较低者延长噻吩吡啶治疗时发生出血的风险是预防支架血栓或MI获益的2.5倍;评分较高者延长治疗时的MI获益是出血风险的8倍。但是,临床上在确定抗血小板治疗策略时,不仅要考虑患者的风险分层,还要多方面地考虑其他因素而给予个体化的治疗。DAPT研究中包含了许多应用第一代DES的患者,且$P2Y_{12}$受体拮抗剂全部使用氯吡格雷,从当代DES置入后抗栓实践的视角出发,有一定的局限性。

PEGASUS-TIMI 54试验入选了31个国家1145个中心21 162例既往1~3年内有心肌梗死病史的稳

定型冠心病患者，随机分入替格瑞洛 60mg bid+ 阿司匹林、替格瑞洛 90mg bid+ 阿司匹林和安慰剂 + 阿司匹林 3 个组，评估阿司匹林基础上加用替格瑞洛，并延长治疗(12~24 个月)是否能减少主要不良心血管事件发生率。研究发现：主要终点(心血管死亡、MI 或卒中的复合终点)发生率在 90mg 替格瑞洛组为 7.85%，60mg 组为 7.77%，安慰剂组为 9.04%(90mg 组 *vs* 安慰剂组，P=0.008；60mg 替格瑞洛 *vs* 安慰剂组，P=0.004)。TIMI 主要出血在替格瑞洛组高于安慰剂组(90mg 组 2.6%，60mg 组 2.3%，安慰剂组 1.06%；90mg 组 *vs* 安慰剂组 P<0.001；60mg 组 *vs* 安慰剂组 P<0.001)；非致死性颅内出血或致死性出血三组间无差异(90mg 组，60mg 组，安慰剂组分别为 0.63%，0.71%，0.60%)[64,70]。因此，有既往 MI 病史等高危因素的稳定型冠心病患者 3 年长期服用替格瑞洛是安全有效的，两种剂量的替格瑞洛总体有效性相似，但 60mg 组出血和其他副作用较小。

新近研究支持第二代 DES 置入术后 DAPT 时间可能缩短。ITALIC 试验采用第二代 DES(Xience V)对 DAPT 时程进行研究，共入选 2031 例患者，随机对照 6 个月及 24 个月 DAPT 的临床效果[67]。结果表明，即使是 ACS 患者，无论在缺血事件还是出血事件方面，6 个月的 DAPT 均与 24 个月的 DAPT 差异无统计学意义。SECURITY 试验对置入了第二代 DES 的 1399 例稳定型或不稳定型心绞痛患者进行研究，对比 6 个月与 12 个月 DAPT 的临床终点。结果亦表明，6 个月的 DAPT 疗效不劣于 12 个月的 DAPT。韩雅玲院士主持开展的 I LOVE IT2 研究，共入选 2737 例符合冠状动脉 DES 置入术标准的接近临床实践“真实事件”的冠心病患者，接受新型生物可降解聚合物涂层钴铬合金雷帕霉素洗脱支架(BP-SES)或永久性聚合物涂层钴铬合金雷帕霉素洗脱支架(DP-SES)治疗。结果表明[68]：经过 18 个月临床随访，BP-SES 患者接受 6 个月 DAPT 的净不良心脑血管事件(7.8% 和 7.3%，P=0.60)和靶血管失败(7.5% 和 6.3%，P=0.32)发生率均不劣于 12 个月 DAPT，说明对置入 BP-SES 的患者而言，服用 6 个月双抗的疗效与 12 个月相当，且更具安全性。I LOVE IT2 研究在涂层可降解支架领域积累了国人数据，取得了令人鼓舞的结果，对不能耐受长期 DAPT 的患者提供了一种安全有效的治疗选择。

对 14 个临床试验 69 644 例患者的荟萃分析表明，与单用阿司匹林或氯吡格雷相比，DAPT 应用超过 6 个月并不能降低全因死亡率、心血管死亡及非心血管死亡风险[71]。对多项大规模研究进行的汇总分析显示，与 12~24 个月的 DAPT 相比，3~6 个月的 DAPT 虽未降低出血风险，亦未增加缺血风险[72]。对 PRODIGY、EXCELLENT、RESET、OPTIMIZE 等 4 个随机对照试验的荟萃分析表明，与 12 个月以上的 DAPT 相比，6 个月的 DAPT 并未增加全因死亡、心血管死亡、心肌梗死、卒中及支架内血栓风险，但显著降低出血风险[73,74]。Zhang 等荟萃分析也表明，DES 术后 6~12 个月的 DAPT 可能是最合适的[75]。Park 等对 ZEST-LATE 和 REAL-LATE 试验进行的汇总分析表明，对于服用双联抗血小板药物已达到 12 个月，且在 12 个月内未发生任何不良心血管事件的患者，继续服用双联抗血小板药物不但不能降低支架内血栓的发生风险，反而使心源性死亡、心肌梗死和卒中的复合终点事件风险呈增加趋势(HR 1.84，P=0.06)[63]。

现有的关于 DES 术后 DAPT 时程的研究都包含有 50% 以上的 ACS 患者。如在 I LOVE IT 2 研究中，ACS 患者占 79.6%[68]；在 Park 等研究中(ZEST-LATE 和 REAL-LATE 汇总分析)，ACS 患者约占 60%[63]；PRODIGY 试验中，ACS 患者约占 75%[66]；RESET 研究中，ACS 患者约占 55%[76]；EXCELLENT 试验中，ACS 患者也占到 50% 左右[77]；DAPT 试验中，ACS 患者占 42.7%[65]；OPTIMIZE 试验中，ACS 患者约占 32%[78]；SECURITY 试验中，ACS 患者为 38.4%[79]。而来自上述研究的结果表明，6~12 个月的 DAPT 是可行的，对于第一代 DES，术后 12 个月的 DAPT 是必要且适宜的，而对于第二代 DES，6 个月甚至更短疗程的 DAPT 可能就已经足够。

3. 指南对 ACS 患者抗血小板治疗的推荐

3.1 2011 年美国 PCI 指南[62]

口服抗血小板药物：在急诊 PCI 之前或当时应尽快给予负荷量 $P2Y_{12}$ 受体拮抗剂(Ⅰ，A)，可选用氯吡格雷 600mg(ACS 和非 ACS 患者)(Ⅰ，B)、普拉格雷 60mg(ACS 患者)(Ⅰ，B)或替格瑞洛 180mg(ACS 患者)(Ⅰ，B)；若 STEMI 患者溶栓后准备行 PCI 治疗，在溶栓后 24 小时内应服用 300mg 的负荷量氯吡格雷，如果在溶栓治疗 24 小时后则应服用 600mg 负荷量氯吡格雷(Ⅰ，C)；急诊 PCI 期间置入支架(裸金属支架或 DES)

的 ACS 患者，应至少接受 $P2Y_{12}$ 受体拮抗剂治疗 12 个月，可选择应用氯吡格雷 75mg，每日 1 次；或普拉格雷 10mg，每日 1 次；或替格瑞洛 90mg，每日 2 次（Ⅰ,B）；支架置入后如果出血风险大于 $P2Y_{12}$ 受体拮抗剂推荐治疗时间的预期获益，提前停用 $P2Y_{12}$ 受体拮抗剂治疗是合理的（Ⅱa,C）。

静脉抗血小板药物：对于 STEMI 患者，应用普通肝素的直接 PCI，无论患者是否提前应用氯吡格雷，都应给予 GPI（阿昔单抗、双倍剂量依替非巴肽、高剂量替罗非班），未提前应用氯吡格雷者给予 GPI（Ⅱa,A），已提前应用氯吡格雷者给予 GPI（Ⅱa,C）；进入导管室之前（救护车或急诊室）静脉使用 GPI 是无益的（Ⅱ,B）。对于 NSTE-ACS 患者，高危 NSTE-ACS 患者（肌钙蛋白水平升高）未应用比伐芦定且氯吡格雷预处理不充分时，应用普通肝素抗凝的 PCI 术中给予 GPI（阿昔单抗、双倍剂量依替非巴肽、高剂量替罗非班）是有用的（Ⅰ,A），高危 NSTE-ACS 患者（肌钙蛋白水平升高）PCI 术中应用普通肝素抗凝且术前氯吡格雷充分预处理，PCI 术中给予 GPI（阿昔单抗、双倍剂量依替非巴肽、高剂量弹丸注射替罗非班）是合理的（Ⅱa,B）。

3.2　2014 年欧洲心肌血运重建指南[61]

对于 NSTE-ACS 拟行 PCI 治疗患者，推荐所有无阿司匹林禁忌证患者服用阿司匹林起始负荷剂量为 150~300mg（静注 80~150mg），并长期 75~100mg 维持（Ⅰ,A）；推荐阿司匹林基础上增加一种 $P2Y_{12}$ 抑制剂，并维持 12 个月，除非存在禁忌证（如高出血风险等）（Ⅰ,A），选择包括：普拉格雷（60mg 负荷剂量，10mg，每日 1 次维持量）用于已知冠状动脉解剖情况且准备行 PCI 的无普拉格雷禁忌证患者（Ⅰ,B），替格瑞洛（180mg 负荷剂量，90mg，每日 2 次维持量）用于中高危缺血风险，无替格瑞洛禁忌证患者（与最初治疗方案无关）（Ⅰ,B），氯吡格雷（600mg 负荷剂量，75mg，每日 1 次维持量）只在没有普拉格雷或替格瑞洛供货，或这两种药物存在禁忌的情况下使用（Ⅰ,B）；紧急情况或发生血栓栓塞并发症时应考虑使用 GPI（Ⅱa,C）；不推荐术前使用 GPI（Ⅲ,A）。

对于 STEMI 拟行 PCI 治疗患者，推荐所有无阿司匹林禁忌证患者服用阿司匹林起始负荷剂量 150~300 mg（静注 80~150mg），并长期 75~100mg 维持（Ⅰ,A）；推荐阿司匹林基础上增加一种 $P2Y_{12}$ 抑制剂，并维持 12 个月，除非存在禁忌证（如高出血风险等）（Ⅰ,A），选择包括：普拉格雷（60mg 负荷剂量，10mg，每日 1 次维持量），无禁忌证情况下（Ⅰ,B），替格瑞洛（180mg 负荷剂量，90mg，每日 2 次维持量），无禁忌证情况下（Ⅰ,B），氯吡格雷（600mg 负荷剂量，75mg，每日 1 次维持量）只在没有普拉格雷或替格瑞洛供货，或这两种药物存在禁忌的情况下使用（Ⅰ,B）；推荐首次就诊给予 $P2Y_{12}$ 抑制剂（Ⅰ,B）；紧急情况、或有无复流证据或发生血栓栓塞并发症时应考虑使用 GPI（Ⅱa,C）；拟行直接 PCI 的高危患者可考虑转运途中使用 GPI（Ⅱb,B）。

3.3　2016 年美国冠心病患者双抗疗程指南[80]

ACS 患者 PCI 术后 DAPT 疗程推荐：对于 BMS 或 DES 置入后接受 DAPT 的 ACS 患者，$P2Y_{12}$ 受体拮抗剂（氯吡格雷、普拉格雷或替格瑞洛）治疗应至少 12 个月（Ⅰ,B）；接受 DAPT 的患者，推荐阿司匹林剂量为 81mg/d（75~100mg/d）（Ⅰ,B）；对于冠状动脉支架置入后接受 DAPT 的 ACS 患者，$P2Y_{12}$ 受体拮抗剂维持治疗中，替格瑞洛优选于氯吡格雷是合理的（Ⅱa,B）；冠状动脉支架置入后接受 DAPT 的 ACS 患者中，对于出血并发症非高危者和无卒中 /TIA 病史者，$P2Y_{12}$ 受体拮抗剂维持治疗中，普拉格雷优选于氯吡格雷是合理的（Ⅱa,B）；冠状动脉支架置入术后的 ACS 患者中，对于 DAPT 耐受、无出血并发症者及非出血高危者（如既往 DAPT 时出血病史、凝血功能障碍、口服抗凝药物治疗），继续 DAPT（氯吡格雷、普拉格雷或替格瑞洛）超过 12 个月是合理的（Ⅱb,A）；DES 置入后接受 DAPT 的 ACS 患者中出血高危者（如接受口服抗凝药物治疗），发生严重出血并发症（如颅内大手术）或显性出血风险很高，$P2Y_{12}$ 受体拮抗剂治疗 6 个月后停药是合理的（Ⅱb,C）。

单纯药物治疗 ACS 患者的 DAPT 疗程推荐：单纯药物治疗（无血运重建或溶栓）ACS 患者接受 DAPT，$P2Y_{12}$ 受体拮抗剂（无论是氯吡格雷还是替格瑞洛）应持续至少 12 个月（Ⅰ,B）；接受 DAPT 的患者，推荐阿司匹林剂量为 81mg/d（75~100mg/d）（Ⅰ,B）；单纯药物治疗（无血运重建或溶栓）ACS 患者接受 DAPT，$P2Y_{12}$ 受体拮抗剂维持治疗中，替格瑞洛优先于氯吡格雷是合理的（Ⅱa,B）；单纯药物治疗（无血运重建或溶栓）ACS 患者中，对于 DAPT 耐受无出血并发症者以及非出血高危者（如既往 DAPT 时出血病史、凝血功能障碍、口服抗凝药物治疗），继续 DAPT 超过 12 个月是合理的（Ⅱb,A）。

接受溶栓治疗STEMI患者的DAPT疗程推荐：溶栓治疗后接受DAPT的STEMI患者中，$P2Y_{12}$受体拮抗剂治疗（氯吡格雷）应持续至少14天（Ⅰ，A），理想情况下应至少12个月（Ⅰ，C）；接受DAPT的患者，推荐阿司匹林剂量为81mg/d（75~100mg/d）（Ⅰ，B）；溶栓治疗的STEMI患者中，对于DAPT耐受、无出血并发症者以及非出血高危者（如既往DAPT时有出血病史、凝血功能障碍、口服抗凝药物治疗），继续DAPT超过12个月是合理的（Ⅱb，A）。

3.4 2016年中国PCI指南[6]

对于NSTE-ACS患者，所有无阿司匹林禁忌证患者初始口服剂量100~300mg，并长期100mg/d维持（Ⅰ，A）；在阿司匹林基础上加1种$P2Y_{12}$受体拮抗剂，并维持至少12个月（Ⅰ，A），除非存在禁忌证（如出血风险较高）。选择包括：替格瑞洛：负荷剂量180mg，维持剂量90mg、2次/天。所有无禁忌证、缺血中-高危风险（如肌钙蛋白升高、包括已服氯吡格雷）的患者，建议首选替格瑞洛（Ⅰ，B），氯吡格雷：负荷剂量600mg，维持剂量75mg、1次/天，用于无禁忌证或需要长期口服抗凝药治疗的患者（Ⅰ，B）；需早期行PCI治疗时，首选替格瑞洛、次选氯吡格雷（Ⅱa，B）；对缺血风险高、出血风险低的患者，可考虑在阿司匹林基础上加用$P2Y_{12}$受体拮抗剂治疗>1年（Ⅱb，A）；紧急情况或发生血栓并发症时考虑使用GPI（Ⅱa，C）；未知冠状动脉病变的患者，不推荐行GPI预处理（Ⅲ，A）。

对于STEMI患者，所有无阿司匹林禁忌证患者初始口服剂量100~300mg，并长期100mg/d维持（Ⅰ，A）；在阿司匹林基础上加1种$P2Y_{12}$受体拮抗剂，并维持至少12个月（Ⅰ，A），除非存在禁忌证（如出血风险较高）。选择包括：替格瑞洛：无禁忌证患者给予负荷剂量180mg，维持剂量90mg、2次/天（Ⅰ，B），氯吡格雷：负荷剂量600mg，维持剂量75mg、1次/天。用于无替格瑞洛供货或存在替格瑞洛禁忌者（Ⅰ，B）；首次就诊时给予$P2Y_{12}$受体拮抗剂（Ⅰ，B）；紧急情况、存在无复流证据或发生血栓并发症时使用GPI（Ⅱa，C）；转运行直接PCI治疗的高危患者可于PCI之前使用GPI（Ⅱb，B）。

综上所述，抗血小板治疗是ACS患者预防支架内血栓形成、降低主要不良心脑血管事件的基石。DAPT时程和强度的选择对患者的最终获益至关重要，但该获益又可能被并存的出血风险等副作用抵消。目前为止，学界对于抗血小板治疗的药物遴选、治疗时程和应用剂量等问题仍存在争议。由于现有临床证据结论不一致，研究人群差异较大，且支架类型、用药时间及剂量等亦存在差异，因此，个体化、动态调整的方案可能是未来抗血小板治疗选择的方向。对于低危患者（如简单病变、简单PCI操作）可给予常规抗血小板治疗；如患者存在较多冠心病危险因素，在抗血小板治疗过程中有重复血栓事件发生，病变涉及左主干或为多支、钙化、弥漫性长病变，或拟采用多支架、复杂介入治疗技术等有高危血栓事件发生风险者，应采取更加积极、长期的DAPT策略；如存在实验室抗血小板药物抵抗，则应增加抗血小板药物剂量，换用或联合应用作用机制不同的抗血小板药物等。另外，新型抗血小板药物以及新型介入器材或材料（可降解涂层、可降解支架）的研发及应用亦有助于未来支架内血栓的防治。

（韩雅玲　李洋）

参考文献

[1] Eisen A, Giugliano RP, Braunwald E. Updates on acute coronary syndrome: A review. JAMA Cardiol, 2016. [Epub ahead of print].

[2] 陈伟伟，高润霖，刘力生，等.《中国心血管病报告2015》概要.中国循环杂志，2016，31：624-632.

[3] 郑昕，李建军，杨跃进，等.近15年间急性心肌梗死患者的性别年龄演变趋势.中国循环杂志，2010，25：441-443.

[4] 梁文生，蒋德谦，刘启明.中青年急性心肌梗死患者的生活方式及冠状动脉病变特征分析.中国心血管杂志，2007，12：118-123.

[5] Cervellin G, Rastelli G. The clinics of acute coronary syndrome. Ann Transl Med, 2016, 4: 191.

[6] 中华医学会心血管病学分会介入心脏病学组，中国医师协会心血管内科医师分会血栓防治专业委员会，中华心血管病杂志编辑委员会.中国经皮冠状动脉介入治疗指南(2016).中华心血管病杂志，2016，44：382-400.

[7] 中华医学会心血管病学分会，中华心血管病杂志编辑委员会.急性ST段抬高型心肌梗死诊断和治疗指南.中华心血管病杂志，2015，43：380-393.

[8] Amsterdam EA, Wenger NK, Brindis RG, et al. 2014 AHA/ACC guideline for the management of patients with non-ST-elevation acute coronary syndromes: a report of the American College of Cardiology/American Heart Association Task Force on Practice Guidelines. Circulation, 2014, 130: e344-426.

[9] Roffi M,Patrono C,Collet JP,et al. 2015 ESC Guidelines for the management of acute coronary syndromes in patients presenting without persistent ST-segment elevation:Task Force for the Management of Acute Coronary Syndromes in Patients Presenting without Persistent ST-Segment Elevation of the European Society of Cardiology(ESC). Eur Heart J,2016,37:267-315.

[10] Joshi RR,Hossain R,Morton AC,et al. Evolving pattern of platelet P2Y12 inhibition in patients with acute coronary syndromes. Platelets,2014,25:416-422.

[11] Valgimigli M,Minarelli M. Triple antiplatelet therapy in acute coronary syndromes. Drugs,2011,71:1703-1719.

[12] Lotrionte M,Biasucci LM,Peruzzi M,et al. Which aspirin dose and preparation is best for the long-term prevention of cardiovascular disease and cancer? Evidence from a systematic review and network meta-analysis. Prog Cardiovasc Dis,2016,58:495-504.

[13] Vane JR,Botting RM. The mechanism of action of aspirin. Thromb Res,2003,110:255-258.

[14] Stegeman I,Bossuyt PM,Yu T,et al. Aspirin for primary prevention of cardiovascular disease and cancer. A benefit and harm analysis. PLoS One,2015,10:e0127194.

[15] Taubert D,Berkels R,Grosser N,et al. Aspirin induces nitric oxide release from vascular endothelium:a novel mechanism of action. Br J Pharmacol,2004,143:159-165.

[16] Tarantino E,Amadio P,Squellerio I,et al. Role of thromboxane-dependent platelet activation in venous thrombosis:Aspirin effects in mouse model. Pharmacol Res,2016,107:415-425.

[17] Jiang XL,Samant S,Lesko LJ,et al. Clinical pharmacokinetics and pharmacodynamics of clopidogrel. Clin Pharmacokinet,2015,54:147-166.

[18] Trenk D,Hochholzer W. Genetics of platelet inhibitor treatment. Br J Clin Pharmacol,2014,77:642-653.

[19] Siller-Matula JM,Trenk D,Schror K,et al. Response variability to P2Y12 receptor inhibitors:expectations and reality. JACC Cardiovasc Interv,2013,6:1111-1128.

[20] Dobesh PP,Varnado S,Doyle M. Antiplatelet Agents in Cardiology:A Report on Aspirin,Clopidogrel,Prasugrel,and Ticagrelor. Curr Pharm Des,2016,22:1918-1932.

[21] Wallentin L,James S,Storey RF,et al. Effect of CYP2C19 and ABCB1 single nucleotide polymorphisms on outcomes of treatment with ticagrelor versus clopidogrel for acute coronary syndromes:a genetic substudy of the PLATO trial. Lancet,2010,376:1320-1328.

[22] Bliden KP,Tantry US,Storey RF,et al. The effect of ticagrelor versus clopidogrel on high on-treatment platelet reactivity:combined analysis of the ONSET/OFFSET and RESPOND studies. Am Heart J,2011,162:160-165.

[23] Storey RF,Angiolillo DJ,Patil SB,et al. Inhibitory effects of ticagrelor compared with clopidogrel on platelet function in patients with acute coronary syndromes:the PLATO(PLATelet inhibition and patient Outcomes)PLATELET substudy. J Am Coll Cardiol,2010,56:1456-1462.

[24] Bonello L,Laine M,Kipson N,et al. Ticagrelor increases adenosine plasma concentration in patients with an acute coronary syndrome. J Am Coll Cardiol,2014,63:872-877.

[25] Nylander S,Femia EA,Scavone M,et al. Ticagrelor inhibits human platelet aggregation via adenosine in addition to P2Y12 antagonism. J Thromb Haemost,2013,11:1867-1876.

[26] Wittfeldt A,Emanuelsson H,Brandrup-Wognsen G,et al. Ticagrelor enhances adenosine-induced coronary vasodilatory responses in humans. J Am Coll Cardiol,2013,61:723-727.

[27] Torngren K,Ohman J,Salmi H,et al. Ticagrelor improves peripheral arterial function in patients with a previous acute coronary syndrome. Cardiology,2013,124:252-258.

[28] Nanhwan MK,Ling S,Kodakandla M,et al. Chronic treatment with ticagrelor limits myocardial infarct size:an adenosine and cyclooxygenase-2-dependent effect. Arterioscler Thromb Vasc Biol,2014,34:2078-2085.

[29] Surer S,Toktas F,Ay D,et al. Effect of the P2Y12 antagonist ticagrelor on neointimal hyperplasia in a rabbit carotid anastomosis modeldagger. Interact Cardiovasc Thorac Surg,2014,19:198-204.

[30] Schror K,Weber AA. Comparative pharmacology of GP Ⅱb/Ⅲa antagonists. J Thromb Thrombolysis,2003,15:71-80.

[31] 替罗非班治疗冠状动脉粥样硬化性心脏病专家共识组．替罗非班在冠状动脉粥样硬化性心脏病治疗的中国专家共识．中华内科杂志,2013,52:434-439.

[32] Proimos G. Platelet aggregation inhibition with glycoprotein Ⅱb—Ⅲa inhibitors. J Thromb Thrombolysis,2001,11:99-110.

[33] Lippi G,Montagnana M,Danese E,et al. Glycoprotein Ⅱb/Ⅲa inhibitors:an update on the mechanism of action and use of functional testing methods to assess antiplatelet efficacy. Biomark Med,2011,5:63-70.

[34] Jacobs AK,Nedeljkovic ZS. Dual-antiplatelet therapy:why stop now? JACC Cardiovasc Interv,2016,9:1470-1472.

[35] Yusuf S,Zhao F,Mehta SR,et al. Effects of clopidogrel in addition to aspirin in patients with acute coronary syndromes without ST-segment elevation. N Engl J Med,2001,345:494-502.

[36] Chen ZM,Jiang LX,Chen YP,et al. Addition of clopidogrel to aspirin in 45,852 patients with acute myocardial infarction:randomised placebo-controlled trial. Lancet,2005,366:1607-1621.

[37] Chen ZM,Pan HC,Chen YP,et al. Early intravenous then oral metoprolol in 45 852 patients with acute myocardial infarction:randomised placebo-controlled trial. Lancet,2005,366:1622-1632.

[38] Sabatine MS,Cannon CP,Gibson CM,et al. Addition of clopidogrel to aspirin and fibrinolytic therapy for myocardial infarction with ST-segment

elevation. N Engl J Med, 2005, 352: 1179-1189.

[39] Chae H, Kim M, Koh YS, et al. Feasibility of a microarray-based point-of-care CYP2C19 genotyping test for predicting clopidogrel on-treatment platelet reactivity. Biomed Res Int, 2013, 2013: 154073.

[40] Jeong YH, Tantry US, Kim IS, et al. Effect of CYP2C19*2 and *3 loss-of-function alleles on platelet reactivity and adverse clinical events in East Asian acute myocardial infarction survivors treated with clopidogrel and aspirin. Circ Cardiovasc Interv, 2011, 4: 585-594.

[41] Mega JL, Close SL, Wiviott SD, et al. Cytochrome p-450 polymorphisms and response to clopidogrel. N Engl J Med, 2009, 360: 354-362.

[42] Simon T, Verstuyft C, Mary-Krause M, et al. Genetic determinants of response to clopidogrel and cardiovascular events. N Engl J Med, 2009, 360: 363-375.

[43] Mega JL, Simon T, Collet JP, et al. Reduced-function CYP2C19 genotype and risk of adverse clinical outcomes among patients treated with clopidogrel predominantly for PCI: a meta-analysis. JAMA, 2010, 304: 1821-1830.

[44] Liang ZY, Han YL, Zhang XL, et al. The impact of gene polymorphism and high on-treatment platelet reactivity on clinical follow-up: outcomes in patients with acute coronary syndrome after drug-eluting stent implantation. Euro Intervention, 2013, 9: 316-327.

[45] 韩雅玲，王守力，李毅，等. 急性冠脉综合症患者冠状动脉支架术前高负荷氯吡格雷预治疗近期疗效. 中国介入心脏病学杂志，2005，13: 9-12.

[46] Mehta SR, Bassand JP, Chrolavicius S, et al. Dose comparisons of clopidogrel and aspirin in acute coronary syndromes. N Engl J Med, 2010, 363: 930-942.

[47] Han YL, Wang B, Li Y, et al. A high maintenance dose of clopidogrel improves short-term clinical outcomes in patients with acute coronary syndrome undergoing drug-eluting stent implantation. Chin Med J (Engl), 2009, 122: 793-797.

[48] 韩雅玲，徐凯，李毅，等. 150mg 高维持量氯吡格雷提高急性冠脉综合征患者药物洗脱支架植入术后的长期疗效. 第三军医大学学报，2008，30: 435-458.

[49] Siller-Matula JM, Huber K, Christ G, et al. Impact of clopidogrel loading dose on clinical outcome in patients undergoing percutaneous coronary intervention: a systematic review and meta-analysis. Heart, 2011, 97: 98-105.

[50] Cannon CP, Husted S, Harrington RA, et al. Safety, tolerability, and initial efficacy of AZD6140, the first reversible oral adenosine diphosphate receptor antagonist, compared with clopidogrel, in patients with non-ST-segment elevation acute coronary syndrome: primary results of the DISPERSE-2 trial. J Am Coll Cardiol, 2007, 50: 1844-1851.

[51] Wallentin L, Becker RC, Budaj A, et al. Ticagrelor versus clopidogrel in patients with acute coronary syndromes. N Engl J Med, 2009, 361: 1045-1057.

[52] Steg PG, James S, Harrington RA, et al. Ticagrelor versus clopidogrel in patients with ST-elevation acute coronary syndromes intended for reperfusion with primary percutaneous coronary intervention: A Platelet Inhibition and Patient Outcomes (PLATO) trial subgroup analysis. Circulation, 2010, 122: 2131-2141.

[53] Lindholm D, Varenhorst C, Cannon CP, et al. Ticagrelor vs. clopidogrel in patients with non-ST-elevation acute coronary syndrome with or without revascularization: results from the PLATO trial. Eur Heart J, 2014, 35: 2083-2093.

[54] 高润霖. 在中国急性冠脉综合征人群中评估替格瑞洛安全性和有效性的前瞻性、多中心、单组、四期研究——大禹研究. 2016 CIT.

[55] 王贺阳，苏晞，沈成兴，等. 替格瑞洛在急性冠脉综合征患者中应用的安全性和有效性分析. 中国循证心血管医学杂志，2015，4: 468-471.

[56] Sahlen A, Varenhorst C, Lagerqvist B, et al. Outcomes in patients treated with ticagrelor or clopidogrel after acute myocardial infarction: experiences from SWEDEHEART registry. Eur Heart J, 2016.

[57] Garg S, Serruys PW. Coronary stents: current status. J Am Coll Cardiol, 2010, 56: S1-S42.

[58] Gurbel PA, Mahla E, Tantry US. The enigmatic search for optimal DAPT duration. Eur Heart J, 2014, 35: 951-954.

[59] D'Ascenzo F, Bollati M, Clementi F, et al. Incidence and predictors of coronary stent thrombosis: evidence from an international collaborative meta-analysis including 30 studies, 221, 066 patients, and 4276 thromboses. Int J Cardiol, 2013, 167: 575-584.

[60] Zimarino M, Corazzini A, Ricci F, et al. Late thrombosis after double versus single drug-eluting stent in the treatment of coronary bifurcations: a meta-analysis of randomized and observational Studies. JACC Cardiovasc Interv, 2013, 6: 687-695.

[61] Windecker S, Kolh P, Alfonso F, et al. 2014 ESC/EACTS Guidelines on myocardial revascularization: The Task Force on Myocardial Revascularization of the European Society of Cardiology (ESC) and the European Association for Cardio-Thoracic Surgery (EACTS) Developed with the special contribution of the European Association of Percutaneous Cardiovascular Interventions (EAPCI). Eur Heart J, 2014, 35: 2541-2619.

[62] Levine GN, Bates ER, Blankenship JC, et al. 2011 ACCF/AHA/SCAI Guideline for Percutaneous Coronary Intervention: a report of the American College of Cardiology Foundation/American Heart Association Task Force on Practice Guidelines and the Society for Cardiovascular Angiography and Interventions. Circulation, 2011, 124: e574-e651.

[63] Park SJ, Park DW, Kim YH, et al. Duration of dual antiplatelet therapy after implantation of drug-eluting stents. N Engl J Med, 2010, 362: 1374-1382.

[64] Bonaca MP, Bhatt DL, Cohen M, et al. Long-term use of ticagrelor in patients with prior myocardial infarction. N Engl J Med, 2015, 372: 1791-

1800.

[65] Mauri L, Kereiakes DJ, Yeh RW, et al. Twelve or 30 months of dual antiplatelet therapy after drug-eluting stents. N Engl J Med, 2014, 371: 2155-2166.

[66] Valgimigli M, Campo G, Monti M, et al. Short- versus long-term duration of dual-antiplatelet therapy after coronary stenting: a randomized multicenter trial. Circulation, 2012, 125: 2015-2026.

[67] Gilard M, Barragan P, Noryani AA, et al. 6- versus 24-month dual antiplatelet therapy after implantation of drug-eluting stents in patients nonresistant to aspirin: the randomized, multicenter ITALIC trial. J Am Coll Cardiol, 2015, 65: 777-786.

[68] Han Y, Xu B, Xu K, et al. Six versus 12 months of dual antiplatelet therapy after implantation of biodegradable polymer sirolimus-eluting stent: randomized substudy of the I-LOVE-IT 2 trial. Circ Cardiovasc Interv, 2016, 9: e003145.

[69] Yeh RW, Secemsky EA, Kereiakes DJ, et al. Development and validation of a prediction rule for benefit and harm of dual antiplatelet therapy beyond 1 year after percutaneous coronary intervention. JAMA, 2016, 315: 1735-1749.

[70] Bonaca MP, Bhatt DL, Oude Ophuis T, et al. Long-term tolerability of ticagrelor for the secondary prevention of major adverse cardiovascular events: a secondary analysis of the PEGASUS-TIMI 54 trial. JAMA Cardiol, 2016, 1: 425-432.

[71] Elmariah S, Mauri L, Doros G, et al. Extended duration dual antiplatelet therapy and mortality: a systematic review and meta-analysis. Lancet, 2015, 385: 792-798.

[72] Christodoulidis G, Baber U, Mehran R. Should P2Y12 inhibitors be given for 12 months in acute coronary syndrome? Curr Opin Cardiol, 2014, 29: 301-306.

[73] Pandit A, Giri S, Hakim FA, et al. Shorter (≤6months) versus longer (≥12months) duration dual antiplatelet therapy after drug eluting stents: a meta-analysis of randomized clinical trials. Catheter Cardiovasc Interv, 2015, 85: 34-40.

[74] El-Hayek G, Messerli F, Bangalore S, et al. Meta-analysis of randomized clinical trials comparing short-term versus long-term dual antiplatelet therapy following drug-eluting stents. Am J Cardiol, 2014, 114: 236-242.

[75] Zhang T, Shen L, Hu L, et al. Optimal duration of dual-antiplatelet therapy following drug-eluting stent implantation: a meta-analysis. J Clin Pharmacol, 2013, 53: 345-351.

[76] Kim BK, Hong MK, Shin DH, et al. A new strategy for discontinuation of dual antiplatelet therapy: the RESET trial (REal Safety and Efficacy of 3-month dual antiplatelet Therapy following Endeavor zotarolimus-eluting stent implantation). J Am Coll Cardiol, 2012, 60: 1340-1348.

[77] Gwon HC, Hahn JY, Park KW, et al. Six-month versus 12-month dual antiplatelet therapy after implantation of drug-eluting stents: the Efficacy of Xience/Promus Versus Cypher to Reduce Late Loss After Stenting (EXCELLENT) randomized, multicenter study. Circulation, 2012, 125: 505-513.

[78] Feres F, Costa RA, Bhatt DL, et al. Optimized duration of clopidogrel therapy following treatment with the Endeavor zotarolimus-eluting stent in real-world clinical practice (OPTIMIZE) trial: rationale and design of a large-scale, randomized, multicenter study. Am Heart J, 2012, 164: 810-816.

[79] Colombo A, Chieffo A, Frasheri A, et al. Second-generation drug-eluting stent implantation followed by 6- versus 12-month dual antiplatelet therapy: the SECURITY randomized clinical trial. J Am Coll Cardiol, 2014, 64: 2086-2097.

[80] Levine GN, Bates ER, Bittl JA, et al. 2016 ACC/AHA Guideline Focused Update on Duration of Dual Antiplatelet Therapy in Patients With Coronary Artery Disease: A Report of the American College of Cardiology/American Heart Association Task Force on Clinical Practice Guidelines: An Update of the 2011 ACCF/AHA/SCAI Guideline for Percutaneous Coronary Intervention, 2011 ACCF/AHA Guideline for Coronary Artery Bypass Graft Surgery, 2012 ACC/AHA/ACP/AATS/PCNA/SCAI/STS Guideline for the Diagnosis and Management of Patients With Stable Ischemic Heart Disease, 2013 ACCF/AHA Guideline for the Management of ST-Elevation Myocardial Infarction, 2014 AHA/ACC Guideline for the Management of Patients With Non-ST-Elevation Acute Coronary Syndromes, and 2014 ACC/AHA Guideline on Perioperative Cardiovascular Evaluation and Management of Patients Undergoing Noncardiac Surgery. Circulation, 2016.

稳定性冠心病的血运重建:共识和争议

稳定性冠心病(stable coronary artery disease)是指稳定且明确或可疑(suspected)缺血性心脏病(ischemic heart disease)。后者包括具有"缺血相关"(ischemia equivalent)症状(例如气急)的患者;既往已有冠心病但经治疗后症状消失、需定期随访者;新近发生心绞痛但经治疗后稳定者(低危不稳定型心绞痛)。实际上,可疑冠心病包括除主要由于血栓形成引起的急性冠脉综合征之外的其他冠心病的不同情况[包括微血管性心绞痛(microvascular angina)和血管痉挛性变异性(vasospastic variant)心绞痛]。最近,美国ACCF/AHA/ACP/AATS/PCNA/SCAI/STS和欧洲心脏病学会分别公布了"稳定性缺血性心脏病诊治指南",就这一领域的冠脉血运重建[包括经皮冠脉介入治疗(percutaneous coronary intervention,PCI)和冠脉旁路移植术(coronary artery bypass grafting,CAGB)]规范提出了推荐意见[1-4]。最近,中华医学会心血管病分会介入心脏病学组、中国医师协会心血管内科医师分会、血栓防治专业委员会和《中华心血管病杂志》编辑委员会结合我国的国情及临床实践,对PCI指南进行了修改,并于2016年5月公布[5]。普遍认为,对强化药物治疗下仍有缺血症状及存在较大范围心肌缺血证据,且预评估选择PCI或CABG其潜在获益大于风险的稳定性冠心病患者,可根据病变特点选择相应的血运重建治疗策略。但需指出,由于以往针对某一特定人群的研究入组的人数尚少,PCI时大多应用最初第一或二代支架,CABG时大多使用静脉桥血管,加上当前冠脉血运重建技术发展很快,因此人们对稳定性冠心病患者的最佳冠脉血运重建策略仍在不断研究中[6-8]。

一、稳定性冠心病血运重建的合理性

稳定性冠心病患者冠脉血运重建的主要目的是缓解临床症状和改善预后。半数以上冠心病患者表现为心绞痛,可使患者生活质量和工作能力减低、体力活动障碍、反复住院、增加医疗费用。由于遵循指南的内科治疗(包括抗心绞痛药物)能降低死亡和心肌梗死风险和改善症状,因此得到广泛推荐。但是,半数以上患者1年治疗内仍因心绞痛而需血运重建治疗。指南推荐对存在明显冠脉病变和心绞痛症状且对药物治疗无反应的患者行冠脉血运重建[4]。

心绞痛通常是心肌灌注和需氧量之间失平衡的结果。大多数情况下,心肌缺血由冠脉粥样硬化引起管腔严重狭窄、血流减低所致。以往的研究发现,心肌缺血程度与心血管事件存在明显相关性。因此,对中重度心肌缺血患者应考虑冠脉血运重建[9]。左主干直径狭窄 >50%,前降支近段直径狭窄 >70%,二支或三支冠状动脉直径狭窄 >70%,且左心室功能受损(LVEF<40%),冠脉血运重建可改善预后。PCI和CABG均可改善冠状动脉直径狭窄 >70% 患者由运动诱发的心绞痛症状(尤其是对药物治疗反应欠佳患者)[5]。

二、冠脉病变的评估对冠脉血运重建的作用

冠脉造影发现,相当一部分稳定性冠心病患者存在临界病变(管腔内径狭窄 40%~70%),但是这些冠脉病变与患者心肌缺血症状之间的关系尚不清楚。因此,临床上在冠脉造影同时需要进行附加的冠脉功能学评估。最常用的方法是,应用静脉或冠脉内注射腺苷以获得最大充血反应(hyperemia),测定冠脉狭窄远端压力与主动脉压比值,以计算血流分数储备(fractional flow reserve,FFR),评估冠脉狭窄的生理意义[1,4]。在许多预后研究中,FFR ≤0.80 常被用作冠脉血运重建的最佳切点[10]。DEFER研究指出,对FFR≥0.75 病变延迟血运重建,其1年死亡和心肌梗死发生率仍 <1%[11]。同样,FAME和FAME2研究也证明,冠脉多支病变患者FFR指导冠脉血运重建与单纯根据冠脉造影相比,其1年死亡、心肌梗死或再次血运重建复合终点减低 28%[10]。与指南推荐的最佳内科治疗相比,可改善临床预后。但是,在日常临床工作中,由于FFR评估需要注射腺苷以获得最大血管扩张,因此仅在不到10%PCI操作中应用。新近提出瞬时无波形比值(iFR),即舒张期无波形期远端与近端冠脉压力比值。尽管iFR的精确性为FFR80%,但

65% 患者不需要用腺苷以获得最大血管扩张[12]。目前两个比较 iFR 和 FFR 的随机临床试验正在进行中。

冠脉内影像技术主要用于评估斑块形态学，优化支架扩张和贴壁，以改善 PCI 预后。许多试验测定最小管腔面积与 FFR 的关系，血管内超声显像（IVUS）参考血管直径 <3mm 时，最小面积应为 2.4mm^2；参考血管直径为 3.0~3.5mm 时，最小面积应为 2.7mm^2；参考血管直径 >3.5mm 时，最小面积应为 3.6mm^2。左主干最小面积应为 6mm^2[13]。光学相干断层扫描（OCT）测得的最小管腔面积较 IVUS 测值为小，具体最佳数值有待进一步研究[14]。

三、稳定性冠心病患者冠脉血运重建策略

1. 根据冠脉病变严重性 对合并左主干和（或）前降支近段病变、多支血管病变患者，是选择 CABG 还是 PCI 仍有争议。近年来，药物洗脱支架（drug-eluting stent，DES）的广泛应用显著降低了 PCI 术后长期不良事件发生率，也使 PCI 在稳定性冠心病中的适应证进一步拓宽。

(1) 多支血管病变：建议对多支血管病变患者，根据 SYNTAX 评分和 SYNTAX Ⅱ评分来评估中、远期风险，选择合适的血运重建策略[5]。三支血管病变（伴或不伴前降支近端病变），或前降支伴其他一支血管病变时，CABG 对改善生存率有益。对心源性猝死伴怀疑心肌缺血诱发室性心律失常的患者，CABG 或 PCI 对改善生存率有益[6]。CABG 对改善两支血管病变伴严重和广泛心肌缺血患者的生存率有益，也对改善轻中度左心功能不全（LVEF 35%~50%）的多支血管病变患者或左前降支近端狭窄但心肌存活患者的生存率有益。总体而言，对于 SYNTAX 评分 <22 分患者，PCI 与 CABG 的心脑血管不良事件发生率相似，随着冠脉病变程度增加（SYNTAX 评分增加），CABG 的优越性明显提高。对三支血管病变且 SYNTAX 积分 >22 分或累及前降支的患者，优先考虑 CABG[5,6]。最近，根据对 100 个临床试验的 93 552 例稳定性冠心病的随访分析发现，与单纯药物治疗相比，CABG 可降低全因死亡和心肌梗死，分别为 20% 和 21%[15]。使用新一代依维莫司和佐他莫司 DES 的 PCI 也使死亡率降低。但 CABG 较 PCI 降低再次血运重建，尤其当 PCI 不能达到完全血运重建时[16,17]。

建议以冠脉病变直径狭窄程度作为是否干预的决策依据。病变直径狭窄≥90% 时，可直接干预；当病变直径狭窄 <90% 时，建议仅对有相应缺血证据或 FFR ≤0.8 的病变进行干预。 最近，FAME 研究 5 年随访结果表明，FFR 指导的 PCI 使术后 2 年的主要心脏事件发生率明显降低，提示 FFR 可能指导多支血管病变患者的治疗[18]。

(2) 左主干病变：对明显左主干病变（狭窄 >50%）患者，推荐用 CABG 以改善生存率。对某些选择性无保护左主干患者可以用 PCI 替代 CABG，包括解剖上 PCI 时并发症低；远期疗效好（例如，SYNTAX 积分 <22 分）；开口或体部病变；临床特征预示 CABG 风险高（例如 STS 预测死亡率 >5%）。左主干病变伴远端血流低于 TIMI 3 级者，PCI 较 CABG 更迅速和安全。对某些选择性稳定的无保护左主干病变患者，解剖上 PCI 低风险，但预后上中或重度不佳（例如 SYNTAX 积分 <33 分、左主干远端分叉病变），或者存在 CABG 高风险的临床情况(例如中重度慢阻肺、卒中史或以往心脏手术史、STS 积分预测手术死亡率 >2%)的患者，PCI 也是合理的。左主干病变合并 PCI 的不利解剖因素的稳定患者，则不应 PCI，而推荐 CABG[5,6]。

最近对 14 个研究的 14 203 例左主干病变患者荟萃分析发现，PCI 与 CABG 的 5 年全因死亡率相似，但 CABG 的 3 年非致死性心肌梗死和再次血运重建发生率减低，PCI 的卒中发生率较低，两种血运重建疗法的复合心脑血管事件发生率无显著差异[19]。PRECOMAT 试验包括 600 例无保护左主干病变患者，随机分为西罗莫司 DES PCI 和 CABG，随访 5 年，两组的主要心脑血管事件发生率相似，但 PCI 组靶血管再次血运重建发生率高于 CABG 组[20]。SYNTAX 试验包括 705 例左主干病变患者，随访 5 年发现，PCI 与 CABG 的主要心脑血管事件发生率、全因死亡、心肌梗死和复合终点相似，但 CABG 组卒中发生率高，而 PCI 组再次血运重建发生率增高。同时，冠脉病变的严重性具有明显的作用，SYNTAX 评分较低者，两种血运重建方法的累积事件发生率几乎相同，而 SYNTAX 评分 >33 分，CABG 的预后较好。因此，在对左主干病变患者作出血运重建决策推荐时，须考虑冠脉病变的严重性[21]。

(3) 以往接受过 CABG：对以往接受过 CABG 的患者，尚存在 1 支或多支血管病变不能 PCI 治疗时，为了控制心绞痛症状，CABG 可能较 PCI 更为合理。对有存活心肌的心绞痛患者，CABG 时行经冠脉血管重

建可以改善症状。

(4) **慢性完全阻塞病变**:在过去的10多年中,由于新的技术、导丝和其他器材的发展,因此慢性完全阻塞病变PCI成功率有了很大的改善。尽管目前尚缺乏随机对照研究证据,但对药物治疗后仍然存在心绞痛症状(伴或不伴无创性测定显示高危表现)的慢性完全阻塞病变患者,应考虑介入治疗[5]。

2. 根据临床合并症 稳定性冠心病患者常常存在临床合并症,后者影响血运重建策略的选择。

(1) **糖尿病**:以往的研究指出,20%~30%需要血运重建的患者合并有糖尿病,后者使全身性内皮功能异常、加速动脉粥样硬化,导致弥漫性冠脉和外周血管病变。糖尿病也使血运重建术后冠脉病变发展和内膜增生。最近的荟萃分析(4个随机对照研究,3052例糖尿病患者)显示,在低或中等SYNTAX评分(0~32分)患者,PCI与CABG的心脑血管事件风险相似,但SYNTAX评分>32分患者,PCI的心脑血管事件风险增高[22]。同样,糖尿病多支血管病变患者(尤其是可以应用左内乳动脉作为旁路血管时),可能更优先考虑CABG[23]。在对前降支CABG时,应尽量使用内乳动脉作为旁路血管。

(2) **慢性肾病**:慢性肾功能减退患者常伴有严重冠脉粥样硬化,外科手术风险增大,因此对这些患者开展血运重建治疗相对不足。观察性研究提示,稳定性冠心病伴慢性肾病患者血运重建对死亡率减低有益。而且,大规模注册研究表明,肾功能障碍患者CABG较PCI获益更大[24]。然而,至今仍无慢性肾病患者比较CABG与PCI的随机对照试验。

(3) **瓣膜性心脏病**:大约40%的瓣膜性心脏病患者合并存在冠脉病变。冠心病合并主动脉瓣狭窄患者,CABG和瓣膜置换联合手术的围术期风险较单纯瓣膜手术明显增大,但远期生存率较高。不能外科手术或手术风险极高的主动脉瓣狭窄患者,可考虑行经皮主动脉瓣置入术(TAVI)。对于这些患者,冠脉病变的影响以及血运重建的作用尚有争论[25]。然而,已有观察性研究表明,TAVI前或术中行PCI安全、可行。目前,某些关于主动脉瓣置换患者血运重建策略和最佳时机的临床试验尚在进行中。2014年,Smith等报道,缺血性二尖瓣返流患者CABG加二尖瓣修补术与单纯CABG比较并无益处[26]。

(4) **需要长期口服抗凝剂**:需要长期口服抗凝剂治疗(华法林或其他新型抗凝药物)患者,例如心房颤动、静脉血栓栓塞性疾病或接受瓣膜置换的患者,推荐选用新一代DES或裸支架,以减少出血并发症。

四、新颖冠脉血运重建模式

1. 心脏团队 由于稳定性冠心病患者常常存在明显不同的临床表现,因此坚持"以患者为中心"的准则,推荐对无保护左主干或复杂冠脉病变患者由心脏团队(包括无创/有创心脏科医生和心血管外科医生)作出血运重建决策;对无保护左主干患者计算STS和SYNTAX积分是合理的[27]。如果患者不能耐受适当的双联抗血小板治疗,则不宜行冠脉内支架术治疗(裸金属或药物洗脱支架)。

2. 杂交手术 冠脉杂交手术是指计划中通过小切口外科手术将内乳动脉与左前降支搭桥,其他冠脉血管病变则行PCI,适用于:以往经典的CABG患者(例如严重主动脉钙化、靶血管CABG条件较差但能PCI)缺乏合适的移植血管;左前降支不宜PCI(血管明显扭曲、慢性完全阻塞)。最近观察性研究提示,冠脉杂交手术可能作为多支血管病变PCI或CABG的另一疗法,以提高疗效-风险比[28]。

3. 生物可降解支架 生物可降解支架(biodegradable scaffold)提供暂时性血管支持,同时具有药物释放能力。这些新颖的冠脉内支架克服现有金属支架的局限性,可能成为一种有前景的PCI器材。目前CE mark批准两种生物可降解支架:依维莫司生物可降解支架(BVS1.1. Abbot Vascular,Santa Clars,CA. USA)和novolimus洗脱支架(DESolve,Elixir Medical Corporation,Sunyvale,CA. USA)。ABSORB Ⅱ试验随机将501例接受PCI的稳定性冠心病患者分成依维莫司生物可降解支架(BVS1.1)或普通依维莫司洗脱(金属)支架(Xience),结果显示两种支架的1年靶病变失败率相似,但前者的心绞痛复发显著减少[29]。金属镁可降解支架(DREAMS,Biotronik,Bulac和Switzerland)降解速度更快,其临床作用尚在研究中[30]。

五、冠脉血运重建后药物治疗

抗血小板治疗是冠脉血运重建患者二级预防的重要措施。CABG后应用阿司匹林已被证明有利于改善长期心血管预后,包括死亡率、移植血管通畅率、脑血管事件。相反,CABG后应用P2Y12抑制剂的疗效还需研究。荟萃分析结果显示，双联抗血小板治疗（阿司匹林 +P2Y12 抑制剂）降低静脉桥血管闭塞和 30 天死亡率，且优于单用阿司匹林。为此，国内外指南一致推荐 CABG 后至少应有双联抗血小板治疗 1 年[31]。

双联抗血小板治疗对预防冠心病患者血栓性并发症和 PCI 后支架内血栓形成具有重要的作用，但可引起出血，后者与抗栓治疗的疗程和强度相关。欧洲指南推荐稳定性冠心病患者置入新一代药物洗脱支架后须双联抗血小板治疗 6 个月，而美国指南则推荐 12 个月[4,32-34]。目前，尽管已对 3 万余例的患者进行了研究，但 PCI 后双联抗血小板治疗的最佳时程仍有很大的争论。荟萃分析显示，≥12 个月 DAPT 使动脉血栓性事件（包括支架血栓形成和心肌梗死）减少，但这些有益的作用可能被出血相关临床事件和全因死亡风险抵消[35]。接受新一代药物洗脱支架的患者其长期 DAPT 预防支架相关血栓的益处减低，为了预防这些患者出血并发症，推荐适当的 DAPT 疗程似乎是合理的，期间支架足够内皮化以防止支架内血栓形成的发生。经过这一时期（1~6 个月）后，对出血风险较低而缺血风险较高的患者可以采用 DAPT，以持续预防动脉粥样硬化血栓形成[36,37]。

小 结

最新颁布的稳定性冠心病诊治指南提出了对这些患者的血运重建策略（PCI 和 CABG）的规范，原则上，心肌缺血症状明显或存在大块濒危心肌的冠心病患者，最能从血运重建中获益。新一代药物洗脱支架的应用和全动脉化外科血运重建使临床疗效显著改善。不管实施何种血运重建策略，内科治疗仍是改善稳定性冠心病患者心血管预后的基础。对某一个体患者而言，两种血运重建方法的选择主要基于对患者的具体冠脉解剖和功能学以及临床合并症的风险分层评估，综合多学科心脏团队的作用，同时还应考虑介入或外科医生的技能和患者的意愿等，这些对优化血运重建策略具有非常重要的作用。

（沈迎　张瑞岩　沈卫峰）

参 考 文 献

[1] Fihn SD, Gardin JM, Abrams J, et al. 2012 ACCF/AHA/ACP/AATS/PCNA/SCAI/STS guideline for the diagnosis and management of patients with stable ischemic heart disease: a report of the American College of Cardiology Foundation/American Heart Association task force on practice guidelines, and the American College of Physicians, American Association for Thoracic Surgery, Preventive Cardiovascular Nurses Association, Society for Cardiovascular Angiography and Interventions, and Society of Thoracic Surgeons. Circulation, 2012, 126: e354-e471.

[2] Montalescot G, Sechtem U, Achenbach S, et al. 2013 ESC guidelines on the management of stable coronary artery disease: The Task Force on the management of stable coronary artery disease of the European Society of Cardiology. Eur Heart J, 2013, 34: 2949-3003.

[3] Qaseem A, Fihn SD, Williams S, et al. Diagnosis of stable ischemic heart disease: summary of a clinical practice guideline from the American College of Physicians/American College of Cardiology Foundation/American Heart Association/American Association for Thoracic Surgery/Preventive Cardiovascular Nurses Association/Society of Thoracic Surgeons. Ann Intern Med, 2012, 157: 729-734.

[4] Windecker S, Kolh P, Alfonso F, et al. Authors/Task Force members. 2014 ESC/EACTS Guidelines on myocardial revascularization: The Task Force on Myocardial Revascularization of the European Society of Cardiology (ESC) and the European Association for Cardio-Thoracic Surgery (EACTS) Developed with the special contribution of the European Association of Percutaneous Cardiovascular Interventions (EAPCI). Eur Heart J, 2014, 35: 2541-2619.

[5] 中华医学会心血管病分会介入心脏病学组，中国医师协会心血管内科医师分会，血栓防治专业委员会和中华心血管病杂志编辑委员会．中国经皮冠状动脉介入治疗指南(2016). 中华心血管病杂志，2016，44：382-400.

[6] Holmes DR Jr, Taggart DP. Revascularization in stable coronary artery disease: a combined perspective from an interventional cardiologist and a cardiac surgeon. Eur Heart J, 2016, 37: 1873-1882.

[7] Piccolo R, Ginstino G, Mehran R, et al. Stable coronary artery disease: revascularization and invasive strategies. Lancet, 2015, 386: 702-713.

[8] Iqbal J, Serruys PW. Revascularization strategies for patients with stable coronary artery disease. J Intern Med, 2014, 276: 336-351.

[9] Shaw LJ, Berman DS, Picard MH, et al; and the National Institute of Health/National Heart, Lung, and Blood Institute-Sponsored ISCHEMIA Trial Investigators. Comparative definitions for moderate-severe ischemia in stress nuclear, echocardiography, and magnetic resonance imaging. JACC Cardiovasc Imaging, 2014, 7: 593-604.

[10] De Bruyne B, Fearon WF, Pijls NH, et al. Fractional flow reserve-guided PCI for stable coronary artery disease. N Engl J Med, 2014, 371: 1208-1217.

[11] Pijls NH, van Schaardenburgh P, Mannharn G, et al. Percutaneous coronary intervention of functionally unsignificant stenosis: 5-year follow-up

of the DEFER Study. J Am Coll Cardiol, 2007, 49: 2105-2111.

[12] Sen S, Asrress KN, Nijjer S, et al. Diagnostic classification of the instantaneous wave-free ratio is equivalent to fractional flow reserve and is not improved with adenosine administration. Results of CLARIFY (Classification Accuracy of Pressure Only Ratios Against Indices Using Flow Study). J Am Coll Cardiol, 2013, 61-1409-20.

[13] Mintz GS. Clinical utility of ultrasound imaging and physiology in coronary artery disease. J Am Coll Cardiol, 2014, 64: 207-222.

[14] Belkacemi A, Stella PR, Ali DS, et al. Diagnostic accuracy of optical coherence tomography parameters in predicting in-stent hemodynamic severe coronary lesuions: validation against fractional flow reserve. Int J Cardiol, 2013, 168: 4209-4213.

[15] Windecker S, Stortecky S, Stefanini GG, et al. Revascularization versus medical treatment in patients with stable coronary artery disease: Network meta-analysis. BMJ, 2014, 348: g3859.

[16] Park JS, Ahn JM, Kim YH, et al. BEST Trail investigators. Trial of everolimus-eluting stants or bypass surgery for multivessel coronary disease. N Engl J Med, 2015, 372: 1204-1212.

[17] Bangalore S, Guo Y, Samadashvili Z, et al. Everolimus-eluting stents or bypass surgery for multivessel coronary disease. N Engl J Med, 2015, 372: 1213-1222.

[18] van Nunen LX, Zimmermann FM, Tonio PA, et al. FAME 2 investigators. Fractional flow reserve versus angiography for guidance of PCI in patients with multivessel coronary artery disease (FAME): 5-year follow-up of a randomized controlled trial. Lancet, 2015, 386: 1853-1860.

[19] Athappan G, Patvardhan E, Tuzcu ME, et al. Left main coronary artery stenosis: a meta-analysis of drug-eluting stents versus coronary artery bypass grafting. JACC Cardiovasc Interv, 2013, 6: 1219-1230.

[20] Ahn JM, Roh JH, Kim YH, et al. Randomized trial of stents versus bypass surgery for left main coronary artery disease. 5-year outcomes of the PRECOMBAT study. J Am Coll Cardiol, 2015, 65: 2198-2206.

[21] Morice MC, Serruys PW, Kappetein AP, et al. Five-year outcomes in patients with left main disease treated with either percutaneous coronary intervention or coronary artery bypass grafting in the synergy between percutaneous coronary intervention with taxus and cardiac surgery trial. Circulation, 2014, 129: 2388-2394.

[22] Verma S, Farkouh ME, Yanagawa B, et al. Comparison of coronary artery bypass grafting and percutaneous coronary intervention in patients with diabetes: a meta-analysis of randomized controlled trials. Lancet Diabetes Endocrinol, 2013, 1: 317-328.

[23] Martinez SC, Holmes DR. Controversies surrounding percutaneous coronary intervention in the diabetic patient. Expert Rev Cardiovasc Ther, 2016, 14: 633-648.

[24] Gansevoorti RT, Correa-Rotter R, Hemmelgarn BR, et al. Chronic kidney disease and cardiovascular risk: epidemiology, mechanisms, and prevention. Lancet, 2013, 382: 339-352.

[25] Bax JJ, Delgado V, Bapat V, et al. Open issues in transcatheter aortic valve implantation. Part Ⅰ: patient selection and treatment strategy for transcatheter aortic valve implantation. Eur Heart J, 2014, 35: 2627-2638.

[26] Smith PK, Puskas JD, Ascheim DD, et al. Surgical treatment of moderate mitral regurgitation. N Engl J Med, 2014, 371: 2178-2188.

[27] Head SJ, Kaul S, Mack MJ, et al. The relation for Heart Team decision-making for patients with stable complex coronary artery disease. Eur Heart J, 2013, 34: 2510-2518.

[28] Panoulas VF, Colomb A, Margonato A. Hybrid coronary revascularization: promising, but yet to take off. J Am Coll Cardiol, 2015, 65: 85-97.

[29] Serruys PW, Chevalier B, Dudek D, et al. A bioresorbable everolimus-eluting scaffold versus a metallic everolimus-eluting stent for ischemic heart disease caused by de-novo native coronary artery lesions (ABSORB Ⅱ): an interim 1-year analysis of clinical and procedural secondary outcomes from a randomized controlled trial. Lancet, 2015, 385: 43-54.

[30] Hande M, Erbel R, Erne P, et al. Safety and performance of the drug-eluting absorbable metal scaffold (DREAM) in patients with de-no coronary lesions: 12-month results of the prospective multicentre, first-in-man BIOSOLVE-1 trial. Lancet, 2013, 381: 836-844.

[31] Kulik A, Ruel M, Jneid H, et al. Secondary prevention after coronary artery bypass graft surgery: a scientific statement from the American Heart Association. Circulation, 2015, 131: 927-964.

[32] Piccolo R, Windecker S. Dual antiplatelet therapy in percutaneous coronary intervention: A tale of 2 decades with new perspectives in the era of new-generation drug-eluting stents. Circ Cardiovasc Interv, 2016, 9(2): e003587.

[33] Bittl JA, Baber U, Bradley SM, et al. Duration of Dual Antiplatelet Therapy: A Systematic Review for the 2016 ACC/AHA Guideline Focused Update on Duration of Dual Antiplatelet Therapy in Patients With Coronary Artery Disease: A Report of the American College of Cardiology/ American Heart Association Task Force on Clinical Practice Guidelines. J Am Coll Cardiol, 2016.

[34] Levine GN, Bates ER, Bittl JA, et al. Focused Update Writing Group. 2016 ACC/AHA Guideline Focused Update on Duration of Dual Antiplatelet Therapy in Patients With Coronary Artery Disease: A Report of the American College of Cardiology/American Heart Association Task Force on Clinical Practice Guidelines. J Am Coll Cardiol, 2016.

[35] Palmerini T, Sangiorgi D, Valgimigli M, et al. Short- versus long-term dual antiplatelet therpy after drug-eluting stent implantation: an individual patient data pairwise and network meta-analysis. J Am Coll Cardiol, 2015, 65: 1092-1102.

[36] Spencer FA, Prasad M, Vandvik PO, et al. Longer- versus shorter-duration dual antiplatelet therapy after drug-eluting stent placement: a systemic review and meta-analysis. Ann Intern Med, 2015, 163: 118-126.

[37] Elmariah S, Mauri L, Doros G, et al. Extended duration of dual antiplatelet therapy and mortality: a systemic review and meta-analysis. Lancet, 2015, 385: 792-798.

支架内再狭窄的介入治疗策略

30余年来冠状动脉介入治疗得到飞速发展，从单纯的球囊成形术到冠脉支架术，从金属裸支架（BMS）到药物涂层支架（DES），一系列的技术进步成功挽救了许多人的生命，并且介入术后冠状动脉再狭窄的发生率亦逐渐下降，但即便DES的出现也并未使冠状动脉支架内再狭窄（in-stent restenosis，ISR）问题得到最终完美解决[1]。

ISR通常是指介入术后出现的血管腔直径缩小，并小于参考血管的50%。虽然目前很多药物和方法已经应用于临床来减少再狭窄的发生，但在行冠状动脉血管重建术的患者中发病率仍达3%~20%。在行血管重建术过程中或其后导致患者发生血管再狭窄的主要原因包括内皮损伤或剥脱、血管壁弹性纤维损伤或破裂、氧化应激、炎症、凋亡、细胞因子和趋化因子释放、循环中祖细胞的迁移及原血管壁固有细胞的转型等。血管再狭窄可看作是损伤内皮的过度自愈或者是对血管重建术所导致创伤的不良反应。它主要由两方面引起：第一，内皮增生即血管内膜的增厚；第二，血管重构导致血管形状的改变，从而导致病变部位血管弹性回缩、细胞外基质重塑及新生血管外膜形成。目前，BMS置入后再狭窄发生率约为25%，尽管DES的应用使再狭窄和靶病变血管重建的发生率（<10%）显著降低，但由于使用DES治疗的人群庞大，加之越来越多的“标签外”应用，如左主干、分叉病变等，因此支架内再狭窄问题仍不容忽视。

一、支架内再狭窄的临床分型

现临床最为常用的Mehran再狭窄分型对预后具有重要的预测价值，并可用于进一步的临床评价，它根据造影结果将再狭窄分为4型：Ⅰ型为局限型，指长度≤10mm，又分为4个亚型，ⅠA为支架连接处或支架间隙的再狭窄，ⅠB为位于支架边缘，ⅠC局限于支架体部，ⅠD为多灶性再狭窄；Ⅱ型为弥漫型，指长度>10mm支架内再狭窄；Ⅲ型为增生型，指>10mm超出支架边缘的再狭窄；Ⅳ型为完全闭塞型，为TIMI血流0级的再狭窄病变。随着再狭窄分级从Ⅰ级升至Ⅳ级，靶病变重建率（TLR）也从19%增加至83%。DES与BMS再狭窄的造影特征明显不同。BMS再狭窄主要表现为非局限型，DES再狭窄多表现为局限型。再狭窄形态与预后密切相关。Cosgrave等报道DES再狭窄成功治疗后，再狭窄的概率局限型为18%，非局限组为51%，而TLR分别为10%和23%。

二、支架内再狭窄的治疗

对于ISR的治疗应首先判读其狭窄的程度。如果冠脉造影（coronary angiography，CAG）发现仅轻度再狭窄（如管腔直径减少50%~60%）而无明显心肌缺血症状或证据时，应予以强化药物治疗而不再行PCI。如果是中重度再狭窄病变（如管腔直径减少≥70%）或伴有与再狭窄有关的临床症状，应在强化药物治疗的同时考虑再次PCI。目前支架内再狭窄的介入治疗策略主要包括传统的球囊成形术、切割球囊、准分子激光、旋磨或斑块切除、血管内放射疗法（VBT）、再次DES置入、药物球囊（DEB）以及生物可吸收支架（BVS）植入等，但对于冠脉支架再狭窄治疗的最佳方案仍未确定，本文分别就以上介入治疗策略逐一阐述。

1. 单纯球囊成形术治疗

单纯球囊扩张是治疗ISR的一种常用方法，单纯球囊扩张治疗支架内再狭窄，管腔扩大62%是由于斑块被压缩，38%是由于进一步使支架扩张。单纯球囊扩张可使最初支架置入术后的85%的最小管腔横截面积得到恢复，但是支架内残余新生内膜组织明显，残余狭窄高达18%。因此对于局限性支架内再狭窄使用单纯球囊扩张虽然安全，易行，初期效果好，但是长期效果并不理想。特别是弥漫性支架内再狭窄单纯球囊扩张，6个月再狭窄率高达54%。此外，使用合适的球囊以及充分的扩张压力对最后疗效至关重要。当然，要注意不能过度扩张以防夹层形成，尚应避免球囊滑脱移位导致动脉夹层，特别是在弥漫性病变或使用过大的球囊时。切割球囊外形与普通球囊类似，不同的是切割球囊表面有3~4个金属刀片，扩张时刀片会沿着血管纵轴方向成辐射状切开3~4个切口，由内向外依次切开：内膜，斑块纤维帽，弹力纤维和平滑肌，即切割球囊将斑块纵行切开与扩张同时进行，既可获得较大的管腔开放，又减少了对血管壁的损伤。与普通球囊比较，切割球囊可以获得较大的即刻血管内径，手术成功率高达90%以上，失败的主要原因是血管扭曲和严重钙化，再狭窄率也高达30%。但RESCUT试验资料[2]显示，多数支架内再狭窄治疗并不需要用切割球囊，仅在用普通球囊扩张"滑脱"时应用即可 。

2. 斑块清除术治疗ISR

介入治疗前后进行的IVUS分析表明，单纯斑块切除扩大管腔的机制包括支架的再扩张和新生组织挤压至支架外，但残留在支架内的新生内膜造成相对高的残余狭窄。理论上，采用斑块切除技术可以减少支架内残余组织，扩大管腔初始容积，从而降低临床复发率。目前应用较多的有定向旋切术(DA)、旋磨血管成形术(RA)和准分子激光血管成形术(ELCA)。定向旋切术适用于大血管近端、非迂曲部位的局限性病变，特别是对左前降支的开口病变及近端病变的治疗，但操作复杂，技术较难掌握。尚有研究显示，与普通球囊扩张术相比，定向性冠状动脉斑块旋切术早期并发症增多，临床获益并不明显。旋磨血管成形术主要用于C型病变如钙化病变，长段狭窄，开口病变及球囊难以扩张病变的治疗，但对支架内再狭窄治疗的作用是否更优于单纯球囊扩张术尚存争论。准分子激光血管成形术由于其操作并发症发生率高，远期效果不优于球囊扩张，因此，目前尚未成为治疗支架内再狭窄的方法，但这种治疗的临床作用需进一步评估。

3. 血管内放射治疗(VBT)ISR

目前证实，近距离放射治疗对BMS再狭窄有一定的临床疗效。以往已经研制了两种放射源用于治疗ISR：①β射线，释放后形成电子，在靶病变几毫米内被吸收；②γ射线，由光子释放，有很强的穿透性，需对医务人员严密防护。这两种射线被认为可以抑制细胞的有丝分裂，因为它可以诱导双链DNA的断裂从而抑制血管平滑肌的分裂和复制。即近距离放射治疗对于ISR具有抗增殖作用，可以抑制ISR内膜增生。但有两项随机研究比较了近距离放射治疗与DES治疗BMS ISR患者[3]后，发现近距离放射治疗靶血管失败率高，远期疗效明显不如DES，而且近距离放射治疗对设备要求高，靶血管晚期血栓形成和支架边缘再狭窄风险高存在"晚期追赶现象"。而且动物实验模型已经证实亚治疗剂量的冠脉内照射反而刺激内膜增生，至此近距离放射治疗几乎被摒弃。一些小样本的研究探讨了VBT在DES再狭窄中的应用。Torguson等的注册研究比较了VBT与DES在DES再狭窄中的应用，尽管结果表明8个月随访VBT与DES比较，使MACE和TLR均显著降低，但是研究中没有使用多变量模型校正可能的各种混杂因素，而且这一结果还要求术者具备熟练的操作技术。由于远期再狭窄率较高，并且目前大部分医院不具备VBT的必要设备，因此近年来VBT已经很少使用。

4. 药物洗脱支架治疗ISR

目前在临床中，最常见治疗ISR的方法仍是DES的再次植入。ISAR-DESIRE2[4]是一项对于DES-ISR治疗效果的随机、对照研究，对入选的450例患者对比应用相同和不同的药物支架治疗效果是否有区别，经过12个月的临床随访，结果显示，相同药物支架组的心肌梗死发生率和TLR高于不同药物支架组，但在死亡发生率方面前者却低于后者。西罗莫司洗脱支架(sirolimus-eluting stent，SES)与紫杉醇洗脱支架(paclitaxel-eluting stent，PES)在治疗ISR分析支架内晚期管腔丢失、血管造影再狭窄率和TLR，得出SES为(0.40 ± 0.65)mm、19.6%和16.6%，而PES为(0.12 ± 0.25)mm、20.6%和14.6。Song等进行的一项SES与依维莫司(Everolimus-eluting stent，EES)研究结果显示，治疗ISR支架晚期管腔丢失、血管造影再狭窄率和TLR分别为0.13(-0.01~0.36)mm和0.07(-0.01~0.35)mm、5% *vs* 14.3%和3.1% *vs* 5.8%。随永刚等对985例DES-ISR患者研究，通过6个月和12个月随访，结果显示，对于DES-ISR患者不论ISR类型，再次植入DES都是一种有效的治疗方案。

5. 药物洗脱球囊(drug-coated balloon，DCB)治疗ISR

药物球囊是治疗DES再狭窄的新方法。与DES置入相比，DCB的优势在于输送抑制再狭窄药物的同时无需再加入一层金属以及可能引起持续炎症和免疫反应的聚合物平台。其原理来源于细胞培养试验即血管平滑肌细胞与亲脂性的紫杉醇复合物即便短暂的接触，也能达到长时间抑制细胞增殖的效果。以往研究显示，紫杉醇涂层球囊（PCB）在治疗 BMS 植入术后再狭窄（BMS-ISR）方面较为安全且有效；但对于 DES 植入术后再狭窄（DES-ISR）的效果尚不明确。Scheller 等通过 PACCOCATHISR Ⅰ 和 PACCOCATHISR Ⅱ研究证实紫杉醇球囊对 ISR 的治疗效果优于普通球囊。Habara 等进行病例对照研究亦得出药物球囊对 ISR 治疗的安全性和有效性显著。在一项对入选的 20 例 ISR 患者给予药物球囊治疗研究中，通过 6 个月的临床随访，结果显示，患者的心脏病心绞痛分级（CCS）显著提高。目前 ISR 是 DCB 的优选适应证[5]，也是经国家食品药品监督管理总局（CFDA）批准的临床适应证。研究证明，DCB 与普通球囊和 DES 相比，在治疗 ISR 时显示出了更好的有效性和安全性。PACCOCATHISR 研究 2 年随访结果证明了 DCB 治疗冠状动脉 ISR 的安全性，且可降低再次血运重建的发生率。PEPCAD Ⅱ研究显示，DCB 治疗冠状动脉 ISR 的疗效至少与 DES 相当，耐受性良好，且不需要再次置入支架。ISAR DESIRE-3 研究显示，DCB 治疗 ISR 的疗效与 DES 相当，且 DCB 更具安全性。PEPCAD-DES 研究显示，DCB 与普通球囊相比，治疗二次以上介入复杂病变更加安全有效。PEPCAD ChinaISR 研究证实了 DCB 的安全性和有效性，DCB 可以避免再次置入支架，是治疗 DES-ISR 的更优选择。基于上述研究结果，2014 年欧洲心脏病学会（ESC）/ 欧洲心胸外科学会（EACTS）心肌血运重建指南[6]推荐使用 DCB 治疗各类 ISR［包括裸金属支架（bare metal stent，BMS）-ISR、DES-ISR］，证据等级为Ⅰ A 级。同时 DCB 成为第一个被英国国家健康与临床优化研究院（NICE）评估项目推荐的器械。研究显示，不同的 DCB 产品治疗 ISR 的效果并不十分相同，DCB 产品并不具有类似效应。因此，ISR 目前选用有临床证据的 DCB 治疗。

6. 生物可降解支架治疗 ISR

与传统支架相比，生物可降解聚合物支架特点突出：①组织，血液相容性好，减少长期的血栓形成可能，无需长期抗凝；②可塑性良好，适应各类血管应用，减少治疗的相关风险；③中短期机械性能可比永久性金属支架，长期降解完全并促进正性血管重构；④可为支架进一步载药及靶向治疗提供条件；⑤可降解特性使得无创检查（如 MRI）成为可能，方便患者的长期随访。目前欧洲已上市依维莫司药物洗脱聚乳酸支架（BVS），由多聚乳酸作为生物可吸收支架材料，是一种具有良好生物相容性和可降解性的聚合物，强度高，易加工成型。可在植入体内 2 年间逐渐降解为水和二氧化碳。在欧洲和澳洲的多个中心进行的 ABSORB 研究[7]验证了 BVS 支架的疗效。新一代 BVS 支架植入后 1 年最新的随访结果表明，56 例患者的植入段血管平均血管面积无明显变化，96.7% 的支架被新生内膜覆盖，而心血管不良反应仅为 7.1%（56 例中出现 4 例）。但当前生物可降解支架在临床中的应用仍仅限应用于简单的冠状动脉病变，偶有报道其在支架内再狭窄及闭塞病变中的应用。随着未来临床试验的不断进行，生物可降解支架的有效性及安全性将得到系统的评价，使其能广泛应用于临床治疗，有望减少支架内再狭窄的问题。

同时生物可降解材料可引起显著的炎症反应和诱发血栓形成倾向。另外，生物可降解支架的径向力持续时间，药物释放动力学，药物洗脱多聚物降解动力学，以及支架释放后内皮化速度和炎症对损伤的反应等问题尚未完全解决。在未来几年内，将有更多的生物医药公司进入生物可降解支架这一领域，新型支架的发展会给患者带来更多的福音。生物可降解支架是解决支架内再狭窄的重要方法，随着经验及技术的不断积累，相信其将会成为未来支架重点发展的方向之一，也会成为减少支架内再狭窄及再狭窄治疗的重要方法。

总之，针对目前我们所了解的 ISR 发病机制，已针对性地研制出许多不同的方法，包括减少再狭窄的发生以及治疗再狭窄的方法，期待从不同的途径阻断 ISR 的发生、发展，但其有效性及安全性尚待后续研究的进一步评价。

（崔锦钢　乔树宾）

参考文献

［1］Cutlip DE，Windecker S，Mehran R，et al.Clinical end points in coronary stent trials：a case for standardized definitions.Circulation，2007，115：2344-2351.

［2］Albiero R，Silber S，Di Mario C，et al. Cutting balloon versus conventional balloon angioplasty for the treatment of in-stent restenosis：results of the restenosis cutting balloon evaluation trial (RESCUT). J Am Coll Cardiol, 2004, 43 (6): 943-949.

[3] Holmes DR Jr, Teirstein P, Satler L, et al. Sirolimuseluting stents vs vascular brachytherapy for instent restenosis within bare-metal stents: the SISR randomized trial. JAMA, 2006, 295 (11): 1264-1273.

[4] Mehilli J, Byrne RA, Tiroch K, et al. Randomized trial of paclitaxel- versus sirolimus-eluting stents for treatment of coronary restenosis in sirolimuseluting stents: the ISAR-DESIRE 2 (Intracoronary Stenting and Angiographic Results: Drug Eluting Stents for In-Stent Restenosis 2) study. J Am Coll Cardiol 2010, 55 (24): 2710-2716.

[5] 药物涂层球囊临床应用中国专家共识专家组．药物涂层球囊临床应用中国专家共识．中国介入心脏病学杂志，2016，24 (2): 61-67.

[6] Windecker S, Kolh P, Alfonso F, et al. 2014 ESC/EACTS Guidelines on myocardial revascularization : The Task Force on Myocardial Revascularization of the European Society of Cardiology (ESC) and the European Association for Cardio-Thoracic Surgery (EACTS) Developed with the special Contribution of the European Association of Percutaneous Cardiovascular Interventions (EAPCI). Eur Heart J, 2014, 35 (37): 2541-2619.

[7] Brugaletta S, Gori T, Low AF et al. ABSORB bioresorbable vascular scaffold vs. everolimus-eluting metallic stent in ST-segment elevation myocardial infarction (BVS EXAMINATION study): 2-year results from a propensity score matched comparison. Int J Cardiol, 2016, 214: 483-484.

CTO 病变——该不该开通，能不能开通和如何开通

冠状动脉慢性完全闭塞性病变(chronic total occlusion，CTO)，广义上是指血管闭塞时间在 1 个月以上(注：部分临床研究采用此标准)。而依严格定义，ACC 认定 CTO 病变的标准是心肌梗死 3 个月以上，或有造影资料证实血管闭塞时间 >3 个月。本文所述 CTO 病变为闭塞时间 >3 个月者。CTO 的经皮冠状动脉介入治疗(percutaneous coronary intervention，PCI)是对心内科介入医师技术操作的一个挑战，是 PCI 治疗的难点。

一、CTO 病变应不应该开通

存在 CTO 病变的患者，临床表现多为劳力性心绞痛，部分无明显缺血症状。CTO 病变患者多已建立自身的侧支循环。对于良好的侧支循环(3 级)者，其提供的血流相当于 90%~95% 狭窄的血管。大部分情况下可满足患者静息时心肌血供需要，但由于心肌持续缺血，部分心肌已坏死，遗留部分心肌多属于冬眠心肌。超声心动图下可能表现为节段性室壁运动异常，少部分患者也可表现为收缩能力正常。而在患者活动时，往往因血流受限而出现心绞痛，活动耐量减低。

尽管 CTO 病变占全部冠状动脉造影阳性病变中的 10%~20%，但仅有不到 1/3 的 CTO 病变患者接受了 PCI 治疗。CTO 病变的介入治疗具有相对较低的手术成功率，操作难度大，耗用器材较多，手术时间长，放射剂量大，术后再闭塞和再狭窄比例较高等特点。随着医疗技术水平的发展，目前对于 CTO 病变 PCI 治疗的成功率约为 90%(来自 Euro PCR 2011 报道的数据)。

长久以来，对 CTO 病变是否需要接受 PCI 治疗存在争议，如何实现对 CTO 病变患者最佳风险获益比，是广大心内科医师关注的问题。

有学者认为，开通 CTO 病变可有助于缓解缺血症状，改善生活质量，改善心功能，并可降低远期死亡率。CTO 病变血管开通后，大多数患者左室功能改善需要数周甚至数月的时间。Khan 等在荟萃分析中对比了 CTO 病变行介入治疗成功与介入治疗失败的两组人群的远期预后。该分析纳入了 23 个临床试验，入选了 12 970 例 CTO 病变患者，平均随访(3.7 ± 2.1)年，得出结论：成功开通 CTO 病变者，远期存活率提高[1]。Pavlidis 等的研究发现，成功开通 CTO 病变可帮助改善患者临床症状，减少冠脉搭桥概率，并减低远期死亡率[2]。

此外也有临床试验得出 CTO 病变介入治疗无明显临床获益。Yamamoto 等对 CTO 病变 PCI 治疗的远期预后进行了随访和分析。在 2005—2007 年，入选了 1524 例存在 CTO 病变的患者并对他们进行了 PCI 治疗的尝试。其中 1 192 例成功开通 CTO 病变植入支架，332 例患者尝试 CTO 开通失败。该研究对比了两组人群的远期预后(随访期 3 年)。结果发现，成功开通 CTO，与开通失败相比，并没有显著提高远期生存率[3]。与此相似，Lee 等在对 1173 例 CTO 病变患者进行了为期 4.7 年的随访，未能证实成功开通 CTO 病变者远期生存优于开通失败者，CTO 成功开通仅降低了搭桥率[4]。Hwang 等对比了单支 CTO 病变患者中进行 PCI 治疗和药物治疗的临床预后。研究入选了 2024 例单支 CTO 病变的患者，得出结论：介入治疗并没有降低不良 MACE 事件与心源性死亡发生率，药物保守治疗可能是更好的治疗策略[5]。

综上，对于 CTO 病变是否需要开通，目前心内科介入医师仍存在不同意见，临床试验结果也存在争议。作者认为，成功开通 CTO 病变完成血运重建，有利于重新建立患者冠状动脉解剖通路的完整性，增加原有缺血区心肌的供血，改善心绞痛症状，增加活动耐量，减少搭桥机会，减少猝死风险，具有重要的临床意义。尤其在那些属于冠状动脉近段闭塞，供血面积较大，局部形态具有较高的开通成功率，且患者主观愿望强烈希望改善供血者，可选择进行血供重建。

二、CTO 病变能不能开通

CTO 病变的病理组织学特性是决定能否成功开通 CTO 的关键因素。研究发现，78% 的 CTO 病变在组织学病理中狭窄程度属 90%~99%，22% 患者为 100% 完全闭塞。CTO 病变的病理学特点包括纤维斑块，钙化病变，以及在机化血栓内的微孔道形成（图 1、图 2，见文末彩图 9、彩图 10）。有病理证实，微孔道存在于约 85% 的 CTO 患者，微孔道直径为 100~500μm，平均 200μm。了解 CTO 病变的组织病理学特点，对于选择合理的操作器械和技术方法，提高手术成功率和改善手术安全性具有重要意义。

关于 CTO 病变的解剖评估，参照 Morino 等建立的 J-CTO Score 评估表（图 3，见文末彩图 11），该表设立了以下 4 个主要指标：病变盲端形态（锥形

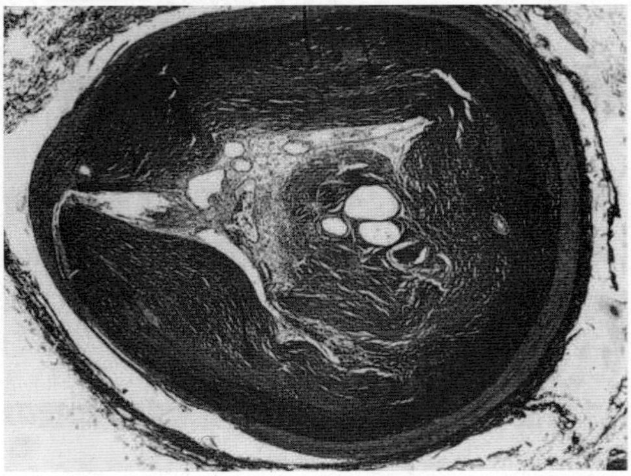

图 1 CTO 病变的病理学特点

引自：J Am Coll Cardiol Img，2010，3：797-805.

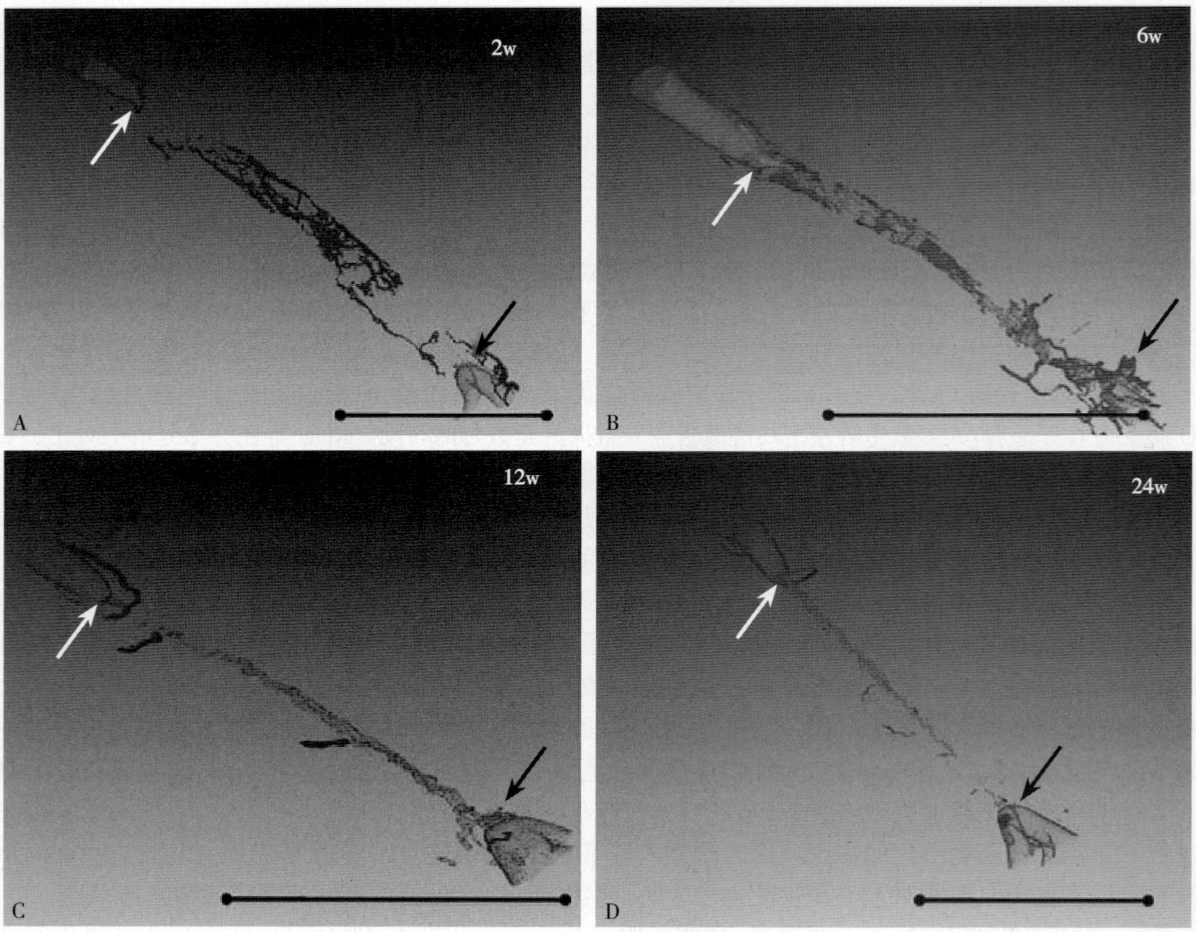

图 2 冠脉闭塞后病理演变

本组图记录的是冠脉闭塞后随时间进展，闭塞段内解剖病理的演变。A、B、C、D 图分别表示的是冠脉闭塞后 2、6、12 周和 18~24 周时的新生血管形成过程。白色箭头表示的是闭塞近端，黑色箭头表示的是闭塞远端。血管腔内微孔道（intravascular channel）以红色表示，血管外膜微孔道（extravascular channel）以蓝色表示[6]。提请介入医师注意的是，新生的血管通道常不是连续的。本图引自：J Am Coll Cardiol Img，2010，3：797-805.

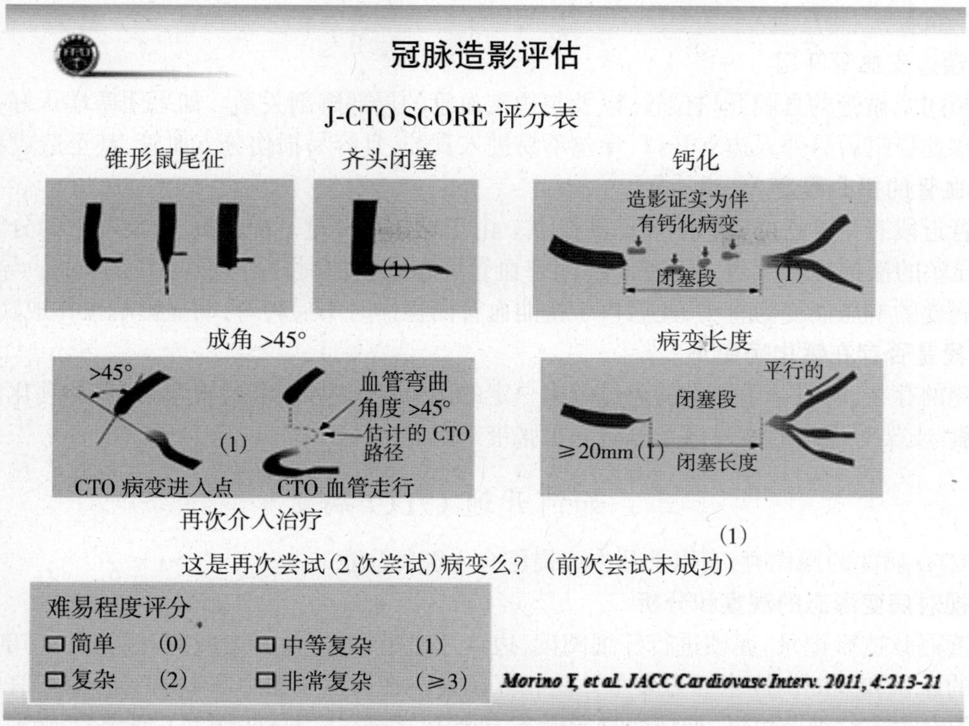

图 3 J-CTO Score 评估表

注:此图出自 Morino Y, et al. JACC CardiovascInterv, 2011, 4:213-221。图中所示内容介绍请见上文

鼠尾征者,0 分;齐头闭塞者,1 分),有无岛状钙化(无,0 分;有,1 分),闭塞以远血管走形是否明显成角(<45°者,0 分;>45°者,1 分),病变长度(<20mm 者,0 分;>20mm 者,1 分)。以上得分为 0 分者,属于简单病变。得分 1 分者为中等复杂程度,得分 2 分者为复杂病变,而得分≥3 分者为非常复杂病变[7]。随着 CTO 病变复杂程度的增加,CTO 病变成功开通的难度逐渐增加。

影响 CTO 开通成功的因素有如下几方面:

1. 闭塞时间

慢性闭塞发生的时间是影响开通成功率的重要因素,一般而言,随着闭塞时间的延长,PCI 成功率降低。临床病史特点及造影影像特征可以帮助提示闭塞时间的长短。应仔细询问病史,如发生心肌梗死的时间,心绞痛病程长短(尤其心绞痛突然加重时间),推测闭塞时间。冠脉造影特点如桥侧支的建立情况可为协助判断闭塞时间,并对判断 PCI 的成功率可提供重要参考价值。

具有桥侧支(闭塞近端新生小血管沟通闭塞血管远端)多提示闭塞时间较长(>6 个月)。侧支桥血管丰富(如海蜇头样、玉米须样等)或桥血管较粗大,多提示闭塞严重且闭塞时间较长。此种情况下导丝的通过率明显下降(多 <20%)。此外,如在操作中引起桥侧支闭塞还有可能影响远端血流而引起心肌梗死。对于闭塞处无明显桥侧支,而由其他血管交通支开放提供侧支循环者,此种 PCI 成功率相对较高(>50%)。

2. 闭塞血管长度

在 CTO 病变的介入治疗中,通过延长造影记录时间,观察闭塞血管及侧支循环血管显影情况,协助判断闭塞长度。一般而言,闭塞段越长,开通难度越大,手术风险也越高。在 Kereiakes 等的报道中,闭塞段短于 15mm 时,成功率为 70%~85%,闭塞段 >15mm 者,开通成功率下降[8]。

3. 闭塞血管残端形态

慢性闭塞病变的血管残端呈逐渐变细的锥形时,可为介入医师提供一定的操作指向性,此种病变介入成功率为 73%~88%。但需注意残端的鼠尾尖后是否存在明显成角病变。避免误入其他血管,并注意内膜下夹层的风险。

在慢性闭塞段以远无血管残端显影(钝头或齐头闭塞)或残端过小者,操作难度和风险明显增加,手术成功率减低(<60%)。

4. 闭塞端边支血管开口

注意判断闭塞血管的真腔开口位置,以及与边支血管的局部解剖关系。如果闭塞端正好有边支开口,则导丝在闭塞处受阻后易弹入边支开口,导丝不易进入真腔,且容易损伤分支血管,甚至造成夹层等风险。

5. 闭塞血管的扭曲程度

闭塞血管近段有重度扭曲时影响导丝的操纵。由于导丝每经过一次转折,均面临力的分解(平行四边形法则),使导丝的操控性和穿透力下降。在闭塞血管段存在扭曲时,操作难度明显增加。导丝所塑型的弯很可能因病变的挤压而变为直头,此后再于扭曲血管内操作时不易转弯,明显影响操作成功率。

6. 闭塞段是否存在钙化病变

岛状钙化的存在,有时会给导丝的通过带来一定的困难,比如导丝需要转弯时。另外钙化病变的存在,会给后续球囊、支架等器械的通过以及器械的扩张带来阻力。

三、如何开通 CTO 病变

在进行 CTO 病变的操作时,有以下几方面提醒介入医师注意。

(一)重视对病变形态的观察和分析

详细阅读冠脉造影记录,逐帧进行仔细阅读,边读片边进行思考,努力做到对病变的解剖形态和病理特点有较深的认识和判断。注意通过多个体位相互印证。在阅片中努力掌握病变的细节信息,寻找血管踪迹。影像中有很多的细节信息,如病变盲端形态(锥形鼠尾征,还是齐头闭塞),纤维帽特性,病变长度(是否超过 20mm),病变的形态特点,如是否伴钙化(岛状钙化),血管走形有无迂曲,夹角(是否超过 45°),闭塞后有无分支血管,远端血管的血液供给以及远端血管的形态学特征等。这些解剖特性对后续导丝的选择和操作技巧方面具有很重要的指导意义。在具有侧支循环时,对侧造影在开通闭塞病变治疗中起到非常重要的作用。

由于冠脉造影在对病变的显示上存在一定的局限性。主要体现在:不易明确判断病变残端,对闭塞段血管是否迂曲,远端血管形态特点等提示信息有限,且对钙化病变敏感度低。可借助冠脉 CTA 的指导信息。冠脉 CTA 可提供优化的视角,显示闭塞段的形态,闭塞长度,定量判断钙化分布,明确血管迂曲、成角和分支情况,协助导丝确定走行方向。

(二)选择合理的手术策略

前向开通 CTO 技术仍是常规的 PCI 治疗术式。如果经尝试前向开通不能成功,并且具有良好的侧支循环时,可尝试进行逆向开通 CTO 技术。综合利用前向和逆向技术,可使 CTO 开通的成功率从 70% 提高至 90%。逆向开通 CTO 病变的技术包括逆向导丝通过(retrograde wire cross),kissing wire cross,CART 技术与 reverse CART 技术。

(三)选择合理的手术器械

1. 指引导管

推荐选用强支撑力指引导管,如 Amplaze,EBU,XB 等导管。选用较大腔的指引导管,7F 指引导管较 6F 指引导管,直径相差约 0.33mm,支撑力增加 40%。注意保持良好的导管同轴性。

子指引导管:为增加指引导管支撑力,介入术者常使用子母导管技术(又称 5 in 6 技术)。子指引导管的介绍,以 Guide-zilla 为例。Guide-zilla 导管为单轨结构,无创头端设计,近段为 25cm 的导管导引段,其后为 120cm 的海波管,导管导引段内径为 0.057(1.45mm),应用较为方便。

2. 指引导丝

在对 CTO 病变的处理中,导丝的选择是决定手术成败的重要因素。依据 CTO 病变的解剖病理学特点,具有以下特性的导丝比较适合在开通 CTO 病变中进行操作:①无涂层头端;②尖型头端;③导丝尖端 J 型微塑型(依病变而论);④良好的触觉反馈;⑤有良好涂层,阻力低;⑥一定的硬度;⑦具有良好的穿透力(penetration power)。

针对慢性闭塞病变的导丝已细化成数个系列,具有不同的功能特点和用途。根据导丝护套设计不同分为:①超滑导丝:如 AbbottVascular 公司的 Pilot 系列、Boston 的 PT2 系列导丝;②缠绕型导丝:如 AbbottVascular 公司的 CROSSIT 系列导丝、ASAHI 公司的 Miracle 及 Conquest 系列导丝。

尖头(Tapered tip)导丝是重要的操作器械,以 AbbottVascular 公司的 CROSSIT 系列和 ASAHI 公司的 Conquest 系列导丝为代表。导丝尖端设计成锥形头端,尖端直径分别为 0.010 英寸和 0.009 英寸(1 英寸≈ 2.54cm),其内部结构仍为 Core-to-tip 形式的设计。随导丝标号的增加,其尖端硬度增强。CROSSIT 系列包括 100~400 XT 4 种(2、3、4、6g);Conquest 系列在国内上市应用的导丝有 ConquestPro 及 ConquestPro12(9、12g)。这两类导丝均为缠绕型导丝。锥形头端的设计有利于导丝利用其尖锐的锥形尖端"刺"破闭塞近段坚硬的纤维帽并顺利"穿"越闭塞段到达远端,以提高 CTO 病变介入治疗的成功率。这一类导丝的尖端硬度大,操纵性、头端触觉和扭控反应良好。因导丝坚硬不适用于扭曲血管病变。

此外,有如 Fielder 导丝等,可借助 CTO 病理组织学特性中微孔道的存在而通过闭塞。

新型导丝:以 GAIA 系列导丝和 Sion 系列导丝为代表。GAIA(GAIA First、GAIASecond、GAIA Third)3 种导丝的头端硬度分别为 1.5、3.5、4.5g,头端呈微锥形设计,头端直径从 0.011 英寸降至 0.010 英寸,至其最头端处直径仅为 0.006 英寸。具有较强的病变穿透力,GAIA First 的头端穿透力高于 Miracle 6,GAIASecond 的头端穿透力和 Conquest Pro 相似。GAI 导丝也具有优异的扭力传递性能,导丝头端已预塑形,头端塑形长度仅为 1mm,角度约为 45° 。此款导丝也具有一定的头端灵活性。Sion 导丝系列(Sion、Sion blue、Sion black):Sion blue 的头端柔软,仅为 0.5g,近端 15mm 为硅油涂层。Sion blue 的支撑力略优于 Sion。在通过侧支血管时,应注意谨慎使用 Sion black 导引钢丝,该类导丝头端为双缠绕设计,有多聚物涂层,头端硬度为 0.8g,当通过严重迂曲的侧支血管时,如果操作不慎,有可能导致侧支血管受损。

3. 微导管

微导管是一个很重要的辅助器械,尤其在闭塞、近段扭曲血管进行操作时。因导丝的特性,较硬的导丝过扭曲病变时不易调整方向。此时可先选择较软的导丝,在经过近段扭曲段到达闭塞后,以微导管为协助,更换为较硬的导丝,攻克纤维帽通过闭塞。在通过闭塞后再利用微导管将硬导丝替换为较软的导丝,将其送至血管远端,以避免硬导丝对闭塞远段血管的损伤。因此通过微导管的协助,有利于介入医师充分利用不同导丝的特性与病变的特点,减少操作时间,减少血管损伤等。除此之外,微导管支持在调整导丝前进方向,增加操作可控性和增加支持力方面也具有一定的作用。

在 CTO 病变中目前所常用的微导管器械包括 Finecross MG(泰尔茂)微导管和 Corsair(Asahi Intee)微导管。Asahi Intee 新出了 Caravel 微导管,它具有杆细腔大的优点,头端外径 1.4F,体部外径 1.9F,头端内径为 0.40mm,在迂曲成角的侧支血管中通过性增强。应注意其在操作中切忌旋转,否则可能引起折断。Tornus(Asahi Intee)导管并非严格意义上的微导管,可应用于球囊无法通过时借此以钻扩 CTO 病变中闭塞孔道,提高 CTO 开通成功率。

4. 球囊

小外径、高通过性的球囊在 CTO 开通时也是一个较好的辅助器械。在选择球囊时,注意选择通过外径小(最小的有 1mm 直径球囊),杆身支持力好的短球囊。注意器械的细微差异:如球囊单金属标记与双金属标记在通过外径上的差异;新球囊与已用球囊在球囊外径上的差异(已使用过的球囊回卷后外径有所增加)。在有明显成角的病变,球囊尖端过渡段过长可能影响球囊的通过性,另外球囊过长也容易在通过时受阻,此时选择较短的球囊可能增加球囊的通过率。

5. 支架

在支架的选择上也应注意选择通过外径较小,跟踪性良好的支架,依据病变特点选择合适的支架。

(四)注意手术的操作技巧

1. 手术入路

研究表明,经股动脉途径可较桡动脉入路增加约 47% 的支撑力。

2. 导丝的操作技巧

应注意精细操控导丝。依据病变特点对导丝尖端进行塑型,注意导丝旋转与推送的速度与方向。仔细体会操作触觉反馈,随时注意判断导丝是否走形于血管真腔。注意导丝头端形态,如导丝头端受阻弯曲,应注意及时撤回，避免强行通过。如有发现导丝走行方向不对，怀疑进入假腔时，及时调整方向。

在闭塞段内操作时，导丝每前进1mm，应及时行造影检查。切忌导丝快速前进而不及时电影复查，这种情况多很容易使导丝进入假腔，造成夹层，使闭塞段延长。由于假腔的存在，使原本薄弱的侧支循环供给削弱，使心肌进一步受损。进入假腔后导丝重新回到真腔的操作难度很大，且即使后续导丝重回真腔，植入支架，其治疗效果也受影响，且可能增加不良并发症的发生率。

在判断导丝是否位于血管真腔时，要注意多体位投照，借助对侧造影判断。其他判断导丝是否位于血管真腔的方法主要有以下几种：导丝头端摆动是否灵活，尖端塑型是否保持，是否可进入相应的分支血管，路径是否可重复。

如果导丝不幸进入假腔，有如下几种处理方法：①撤出导丝，重新寻找真腔；②保留此导丝，作为路标，应用第2根导丝避开此路径；③ IVUS 判断血管真腔假腔，协助导丝进入真腔，少用，因 IVUS 超声导管亦可加重假腔等血管损伤；④采用新型操作器械 Stingary。Stingray 系统头端带有一扁平球囊，扁平球囊的两翼在低压力充盈时（4atm）可以环抱血管，球囊上带有两个方向完全相反的导引钢丝出口，当导引钢丝进入血管假腔后，置入 Stingray 系统，低压力充盈球囊，在透视下根据球囊上两个不透光的标记进行定位，其中一个出口指向血管真腔，然后送入 Stingray 导引钢丝，该导引钢丝的尾端有一长度为 0.18mm，直径 0.09mm 的细针，可以刺穿血管内膜，从而进入血管真腔。最后，如果经上述操作仍无法使导丝回到真腔，只有放弃操作，必要时择期再行尝试。

关于操作中的造影问题，由于在前向开通 CTO 病变治疗时，导丝在闭塞段内操作中常会产生一些夹层和撕裂的内膜片等。因此提醒介入医师，在操作中尽量少打造影剂，甚至不打造影剂，以减少夹层扩大而带来不良后果。应主要借助对侧造影显影来指导导丝操作。不推荐借助微导管前向显影判断真假腔的做法，仅在特殊情况下（如侧支循环建立不充分等）谨慎使用。因微导管局部注射造影剂判断真假腔的做法，也有使假腔扩大，冠脉损伤等风险。

3. 球囊扩张与支架植入

只有经上述反复验证导丝位于血管真腔无误后，方可进行后续的推送微导管、送入球囊，以及球囊扩张等操作。在未明确导丝走形是否位于血管真腔时，不应盲目进行球囊扩张。在病变假腔内球囊扩张极易造成夹层、冠脉穿孔等风险，且为后续处理带来困难。

导丝通过闭塞段后，后续器械如球囊等有可能在推送时出现阻力。此时应分析器械无法通过的原因，以选择相应的处理策略。在导丝通过闭塞而球囊无法通过的原因分析中，包括病变因素和器械因素。病变因素包括：过度扭曲成角，存在钙化，病变过硬等。器械因素包括器械（如指引导管）支撑力不足，器械选择不合适等。可先尝试指引导管深插，尝试快速小幅抖动球囊以提高通过性。如仍有困难，则应进一步分析和改进尝试。

对于器械支撑力不足的情况，可尝试采用如下方法：①改为经股动脉入路；②选用强支撑力导管，如 Amplaze 导管，EBU、XB 等导管；③选用较大腔的指引导管；④减少导管移位，导管深插；⑤子母导管（5 in 6）技术；⑥微导管或球囊支持；⑦锚定技术。锚定技术可将球囊置于另一解剖分支（前提是该球囊阻塞血流不增加血流动力学失代偿风险），以较低压力打起，通过力的相互作用，再尝试将球囊等器械通过闭塞段；⑧利用 Tornus 导管钻扩 CTO 病变中的闭塞孔道，后再尝试球囊通过。

以上操作均应注意操作的安全性。尤其在导管深插技术时需注意冠脉开口及近段有无斑块等不稳定病变，避免损伤冠脉开口及近段。在行球囊锚定时也应尽量避免将此球囊置于血流动力学意义重大的血管（如仅剩此血管通畅、大圆锥支等），以避免血流动力学崩溃风险。

另外需提醒注意的球囊输送受阻的原因是导丝缠绕。在导丝操作过程中应时刻注意区分不同的操作导丝，避免导丝缠绕甚至打结。

对于病变过硬的情况，可尝试采取换用小球囊多次扩张；多导丝扩大通道等方法。

（五）CTO 病变操作时常见的失败原因

（1）导丝不能通过闭塞段，约占 CTO 开通失败原因中的 85%。进一步分析原因又包括导丝不能穿透闭塞的纤维帽；导丝进入假腔无法回到真腔；出现穿孔等并发症。

(2) 导丝通过闭塞段后，后续器械如球囊，支架等无法通过，此类原因约占 10%。

(3) 球囊，支架送至病变部位，但不能扩张病变。此原因约占 5%。

(六) 并发症

据报道，CTO 病变在介入治疗中并发症的发生率与非 CTO 病变相似，主要有如下几方面：

(1) 假腔形成，闭塞段扩大，侧支循环破坏，冠脉穿孔，心包填塞。

(2) 心肌梗死相对较少，慢性闭塞病变血管再闭塞后较少引起急性心肌缺血。

(3) 急诊外科搭桥，通常发生率低于 1%。

(4) 再闭塞与再狭窄 CTO 病变介入术后支架再狭窄(闭塞)发生率高于非 CTO 病变者。

(5) 放射性辐射损伤，造影剂肾病。

因此，在进行 CTO 病变开通的操作时，应注意预防并发症，注意尽量减少造影剂用量。同时应注意曝光时间过长，手术时间过长对介入医师以及对患者身体健康的影响。

总之，CTO 病变依然是当今冠心病介入治疗领域的挑战和难点，开通 CTO 病变可为患者带来临床获益。由其病理组织学特点决定，部分患者可成功完成血供重建。在介入治疗操作中对介入医师、介入器械等都有较高的要求。进一步优化 CTO 治疗方案，提高介入治疗效果，依然需要广大心内科介入医师为之努力和奉献。

(吕树铮)

参 考 文 献

[1] Khan MF, Wendel CS, Thai HM, et al. Effects of percutaneous revascularization of chronic total occlusions on clinical outcomes: a meta-analysis comparing successful versus failed percutaneous intervention for chronic total occlusion. Catheter Cardiovasc Interv, 2013, 82: 95-107.

[2] Pavlidis AN, Jones DA, Sirker A, et al. Reducing radiation in chronic total occlusion percutaneous coronary interventions. Curr Cardiol Rev, 2016, 12: 12-17.

[3] Yamamoto E, Natsuaki M, Morimoto T, et al. Long-term outcomes after percutaneous coronary intervention for chronic total occlusion (from the CREDO-Kyoto registry cohort-2). Am J Cardiol, 2013, 112: 767-774.

[4] Lee PH, Lee SW, Park HS, et al. Successful Recanalization of Native Coronary Chronic Total Occlusion Is Not Associated With Improved Long-Term Survival. JACC Cardiovasc Interv, 2016, 9: 530-538.

[5] Hwang JW, Yang JH, Choi SH, et al. Optimal medical therapy may be a better initial strategy in patients with chronic total occlusion of a single coronary artery. Int J Cardiol, 2016, 210: 56-62.

[6] Hirohata A, Yamamoto K, Miyoshi T, et al. Impact of olmesartan on progression of coronary atherosclerosis a serial volumetric intravascular ultrasound analysis from the OLIVUS (impact of OLmesarten on progression of coronary atherosclerosis: evaluation by intravascular ultrasound) trial. J Am Coll Cardiol, 2010, 55: 976-982.

[7] Li Y, Xu N, Zhang J, et al. Procedural success of CTO recanalization: Comparison of the J-CTO score determined by coronary CT angiography to invasive angiography. J Cardiovasc Comput Tomogr, 2015, 9: 578-584.

[8] Kereiakes DJ, Selmon MR, McAuley BJ, et al. Angioplasty in total coronary artery occlusion: experience in 76 consecutive patients. J Am Coll Cardiol, 1985, 6: 526-533.

冠状动脉旁路移植术前应停用阿司匹林吗?

冠状动脉旁路移植术(CABG)能够有效地缓解心绞痛,改善心肌缺血,避免心肌梗死发生,提高患者生活质量和延长寿命,是冠心病血运重建策略中重要的治疗手段[1]。由于手术造成的移植血管内皮损伤和血流动力学紊乱,有 3%~12% 的移植血管在术后 1 个月内因血栓形成而发生堵塞,每年有 4%~8% 的手术患者可再次出现心绞痛等心肌缺血症状[2]。近年来大量临床研究表明,CABG 围术期行抗血小板治疗,对于改善患者旁路血管通畅率和降低心肌梗死及卒中的发生率具有重要作用[3]。

阿司匹林(ASA)是最早,也是目前应用最为广泛的抗血小板药物。其主要作用机制是通过抑制环氧化酶 -1 的生成,从而减少血栓烷 A2(TXA2)的生成,进而阻止血小板的聚集和释放;此外,还可以通过非环氧化酶 -1 等其他途径发挥抗血小板作用[4]。目前已达广泛共识,CABG 术后 6 小时内应服用 ASA,以减少不良心血管事件和移植血管堵塞[5]。但 CABG 术前是否应停用 ASA 抗血小板治疗目前仍存在争议。早期研究表明,接受 CABG 患者术前不停用 ASA 可能会增加术中及术后出血相关并发症(出血、输血及二次开胸手术)的发生[6-8];而另一些研究结果则提示,术前持续服用 ASA 可以在不显著增加出血风险的同时提高 CABG 患者旁路血管的通畅率和生存率,降低中远期心绞痛复发风险[9-11]。近年来开展的多项前瞻性临床试验使人们对这一问题有了新的认识,本文将结合最新的临床研究、循证医学证据和临床指南,分析 CABG 术前 ASA 使用策略的研究现状,并探讨其未来的发展方向。

一、CABG 术前停用阿司匹林策略

因为 ASA 抑制了血小板聚集,影响了患者正常的凝血功能;且目前尚无有效的拮抗剂以对抗其抗血小板作用,只能通过输注血小板来间接逆转 ASA 的效应。因此,目前国内多数心胸外科中心仍常规选择 CABG 术前停用 ASA 策略,以减少术中和术后潜在的出血和输血风险[3]。

1. 指南依据

2004 年,美国心脏病学学会 / 美国心脏学会(ACC/AHA)在关于 CABG 的指南中推荐,对于行择期 CABG 的患者术前应停用 ASA 7~10 天(Ⅰ类推荐,B 级证据)[12]。2005 年和 2012 年美国胸外科医师协会(STS)则推荐对非急性冠脉综合征的择期 CABG 患者术前应停用 ASA 3~5 天(Ⅱ类推荐,A 级证据)。2016 年中国冠状动脉旁路移植术围术期抗血小板治疗共识专家组推荐仅对有严重出血风险的患者 CABG 术前才考虑停用 ASA,且停药时间不得超过 10 天[3]。

2. 循证医学证据

1988 年,Ferraris 等报道了第一个关于 CABG 术前使用 ASA 的小样本随机对照试验(RCT)。该研究共纳入 34 例患者,结果发现,与对照组相比,CABG 术前使用 ASA 显著增加了术后出血和红细胞、血小板的用量[6]。1994 年,Kallis 等将 100 例 CABG 择期手术患者随机入组为术前 2 周开始使用 ASA(300mg/d)或安慰剂,结果发现,ASA 组患者的术后出血和输血量显著高于对照组,该研究被 2004 年 ACC/AHA 和 2005 年 STS 的指南所引用[13]。期间进行的多个小样本 RCT 也同样得了上述结论[14,15]。一项入选了 2606 例患者的回顾性研究发现,术前使用 ASA 显著增加了患者输血量(23.1% *vs* 19.0%,P=0.027)和二次手术止血(3.7% *vs* 2.0%,P=0.01)的风险;但多因素回归分析提示仅在高危人群中 ASA 才是输血量增加的独立危险因素[16]。与此同时,2011 年,Jacob 等开展的一项大样本(4143 例)队列研究发现 ASA 使用至 CABG 术前 5 天内与 5 天前停药相比,前者并不降低患者的院内死亡率(0.66% *vs* 0.72%,P=0.80)、术后心肌梗死(0.33% *vs* 0.39%,P=0.80)和卒中(0.92% *vs* 0.79%,P=0.70)的发生率;但增加了术中和术后的输血用量[17]。此外,2013 年一项包括 8 项 RCT 和 19 项观察性研究共 21 089 例患者的荟萃分析发现,CABG 术前使用 ASA 在增加出血风险的同时并不能显著改善患者的死亡率和心肌梗死发生率[2],该研究结果与早期的一项荟萃

分析研究结果一致[7]。

上述循证医学证据均在一定程度上支持 CABG 术前停用 ASA 策略。然而值得注意的是，支持该策略的多为早期的临床研究或临床指南，仍存在以下几个方面的不足：①有研究进行多因素回归分析发现，CABG 术后出血和输血与体外循环时间、内乳动脉获取时间、主动脉内球囊使用时间以及术前长期使用激素药物有关，而与术前使用 ASA 无关[18]；在上述 Ferraris 等的研究中也仅发现 ASA 仅是高危人群输血量增加的独立危险因素。因此 CABG 术前使用 ASA 与术中和术后出血、输血的相关性及关联程度还需要进一步研究。②多数上述研究并未关注患者的临床结局（生存率、死亡率等），因此术前停用 ASA 是否有助于改善患者的中、远期预后仍值得商榷。③ Burger 等发现 CABG 术前停用 ASA 会使患者急性冠脉事件的风险增加 2.3%~10.2%[19]，然而停用 ASA 所带来的血栓事件风险在多数早期研究中并未得到重视和评估。

二、CABG 术前不停用阿司匹林策略

近 10 年来，由于 CABG 和自体血液回输技术的进步以及抗纤溶药物的逐渐普及，临床医生可使用更多的策略以应对 ASA 所带来的出血和输血风险。此外，随着我国老龄化的加剧，冠心病及其他并存疾病发病率逐年增加，支架植入数量迅速上升，ASA 在冠心病的二级预防和抑制支架内血栓形成方面的作用显得日益重要[20,21]。因此，CABG 术前停用 ASA 所带来的血栓事件风险可能已经超过了不停用 ASA 所带来的出血风险，越来越多的临床医生开始接受 CABG 术前不停用 ASA 策略。

1. 指南依据

2010 年，欧洲心脏病学会（ESC）和欧洲胸外科协会（EACTS）心肌血运重建指南中指出，CABG 术前不停用 ASA 不会导致外科出血风险的增加[22]。2011 年，ACC/AHA CABG 指南推荐 CABG 术前应使用 ASA 100~325mg/d（Ⅰ类推荐，B 级证据）[23]。2015 年，AHA 发布的 CABG 术后二级预防科学声明则推荐 CABG 术前 6 小时内应服用 ASA 81~325mg/d（Ⅰ类推荐，A 级证据）[5]。2016 年，中国冠状动脉旁路移植术围术期抗血小板治疗共识专家组推荐除有严重出血风险的患者外，CABG 术前不建议停用 ASA。

2. 循证医学证据

2005 年，Bybee 等对 1636 例行 CABG 术患者进行回顾性分析发现，术前 5 天内服用 ASA 患者的院内死亡率显著低于未服用 ASA 患者（1.7% *vs* 4.4%，P=0.007），且术后出血和输血风险两组患者并无显著差异；该研究结果在另外两项大样本回顾性研究中得到了进一步证实[24-26]。2014 年，德克萨斯心脏研究所对 CABG 术前 ASA 的最佳使用时间和剂量进行了更为详细的分析，该研究共纳入了 3018 例患者。在使用时间方面：30 天内全因死亡率在术前使用时间≤ 24 小时组为 1.5%，24~72 小时组为 3.2%，>72 小时或未曾服用 ASA 组为 2.9%；多因素分析结果显示术前 24 小时内服用 ASA 能独立减少死亡率；各组间心肌梗死、脑卒中、呼吸机依赖、因出血再次手术的发生率无统计学差异。Deja 等发表的一项 RCT 发现，尽管 CABG 术前不停用 ASA 可能会增加患者的术后出血风险，但可以明显改善患者的远期预后，降低心血管死亡、心肌梗死和二次血运重建的风险[27]。而另一项 RCT 则显示，CABG 术前不停用 ASA 在不增加出血风险的同时可降低心肌的氧化应激和炎症反应，减少心肌损伤[4]。此外，最近发表了两项最新的荟萃分析，其中一项纳入了 13 项试验（2399 例）的研究发现，不停用 ASA 可能会增加患者的出血和输血风险，但可降低心肌梗死发生率[28]；而另一项纳入了 17 项临床试验的研究则表明，该策略可使患者 30 天全因死亡率降低 27%[10]。

上述研究结果提示，CABG 术前不停用 ASA 尽管可能增加患者术中和术后短期内的出血和输血风险，但该策略可显著改善患者的中远期预后，提高患者生存率，减少心肌梗死、卒中等心脑血管事件的发生。然而上述研究多为回顾性研究，RCT 试验样本量较少，且随访时间较短，因此还需要更多强有力的证据来支持该策略。

三、CABG 术前低剂量阿司匹林治疗策略

CABG 术前 ASA 治疗是一把“双刃剑”。如果术前持续服用 ASA，则可抑制血小板功能，增加患者围术期出血及出血相关并发症的风险；而术前停用 ASA，则可导致患者血液高凝状态，增加患者发生血栓事

件的风险[29]。因此如何权衡利弊，平衡出血和血栓事件风险，使患者从 ASA 的治疗中获益最大化，是一个亟待解决的问题。

最近，部分国内外学者对 CABG 术前使用低剂量(≤ 100mg/d)ASA 的有效性和安全性进行了初步评价。Hijazi 等对该策略的安全性进行了探讨，与对照组相比，ASA (100mg/d) 不会增加患者术后的出血和输血风险[30]。随后进行的一项多中心回顾性研究同样发现 CABG 术前持续使用 ASA (100mg/d) 可显著降低术后卒中的发生率(5.9% *vs* 0.7%，*P*=0.02)，但对副作用的复合终点事件并无影响(19.6% *vs* 12.4%，*P*=0.09)[9]。上述德克萨斯心脏研究所的研究也发现，在使用剂量方面：全因死亡率在低剂量组(81mg)为 1.4%，高剂量组(325mg)为 2.9%，未服用组为 3.9%；多因素分析表明术前口服低剂量 ASA 者较未服用 ASA 者死亡率低 66%，而口服高剂量 ASA 未显示获益[20]。2015 年据中国医学科学院阜外医院的武恒朝等报道，非体外循环 CABG 患者术前使用低剂量 ASA (100mg/d) 不会增加术后出血，但可显著改善移植血管的通畅率(98.2% *vs* 96.1%，*P*=0.02)[31]。ATACAS 试验是由澳大利亚莫纳什大学和阿尔弗雷德医院牵头完成的目前样本量最大(2100 例)的一项 RCT。该研究结果显示，使用 ASA(100mg/d)不会增加出血及出血相关并发症的发生率，但遗憾的是也并未显著改善患者的死亡率和心肌梗死发生率[11]。

上述循证医学证据提示，低剂量(≤100mg/d)ASA 可能是 CABG 术前抗血板治疗更好的选择。但目前直接对比 ASA 剂量效应的相关研究仍然较少；且尽管多数研究显示低剂量 ASA 能够更好地控制术后出血，但其能否改善患者血栓事件的发生率和中、远期预后尚未明确。因此，该策略还需要更强有力的临床研究来加以证实。

四、CABG 术前阿司匹林个体化治疗策略

近年来，光比浊法集合度测定、血栓弹力图以及血小板功能分析仪等血小板功能检测方法日益成熟并已经在临床上得到逐步开展，这使得常规进行血小板功能检测成为可能[32]。因此，在制定 CABG 术前 ASA 使用策略前，对患者，尤其是高危患者进行血小板功能检测，评估其血小板功能状态；并对高出血风险患者降低 ASA 剂量或者停用 ASA，而对于高血栓风险患者选择适当加大 ASA 剂量或者联用其他抗血小板药物。这样既可降低术后出血的风险，又可减少血栓事件的发生，实现 CABG 术前 ASA 个体化治疗[33]。

不同个体对阿司匹林的治疗反应存在差异，高反应者存在出血风险，而低反应者存在高血栓风险[34]。这一反应多样性不仅与手术应激、糖尿病等合并症有关，而且与基因多态性也密切相关。目前研究表明，环氧合酶 COX-1、COX-2、糖蛋白 GP Ⅱ b/ Ⅲ a 受体、5- 二磷酸腺苷受体 P2Y1 等的基因多态性与阿司匹林抵抗相关[35]。因此，CABG 术前对上述基因的多态性进行遗传学检测，评估患者对 ASA 抗血小板治疗的反应性，将有助于 ASA 个体化治疗策略的制定。

由于目前血小板功能检测和遗传学检查还存在一定不确定性，而且现阶段关于血小板功能检测或遗传学检查指导的 CABG 术前 ASA 个体化治疗的相关研究仍然缺乏；尚无强有力的循证医学证据支持该个体化策略能减少患者的出血和血栓事件风险，改善患者的中、远期预后。因此，目前临床指南还不推荐对所有患者术前常规行血小板功能或遗传学检查，但对特定高危患者(如既往支架内血栓、依从性差、可疑血小板抵抗、高出血风险)可考虑行上述两项检查[36]。

五、小结与展望

在过去的 30 多年里，CABG 术前是否应停用 ASA 在学界内一直存在争议。基于最新的专家共识、循证医学证据和临床指南，对于非高出血风险患者 CABG 术前不停用 ASA 可能更有助于改善患者的临床结局和中、远期预后；而高出血风险患者经过临床评估或实验室检查证实有严重出血风险，才可考虑在 CABG 术前停用 ASA。在未来，需要设计样本量更大，随访时间更长，且含有硬终点结局指标的 RCT 来评估 CABG 术前低剂量 ASA 治疗策略可能获得更有价值的结果。另一方面，众多 RCT 和荟萃研究出现一些矛盾的结果表明，用“一刀切”的临床策略可能顾此失彼，“One size fit all”的方式恐怕不是临床实践的最佳策略。更深入地研究 ASA 对个体凝血功能的影响程度，全面掌握患者的全身状态以及手术野之外出血的预防，以及血小板功能检查和遗传学检查指导的精准医疗进展，有望显著提升 CABG 术前 ASA 个体

化治疗策略的安全性和有效性。

（熊波 黄晶）

参考文献

[1] 吴清玉,许建屏,高长青,等.冠状动脉旁路移植术技术指南.中华外科杂志,2006,44(22):1517-1524.

[2] Ma X,Ma C,Yun Y,et al. Safety and efficacy outcomes of preoperative aspirin in patients undergoing coronary artery bypass grafting:a systematic review and meta-analysis. J Cardiovasc Pharmacol Ther,2014,19(1):97-113.

[3] 冠状动脉旁路移植术围术期抗血小板治疗共识专家组.冠状动脉旁路移植术围术期抗血小板治疗专家共识.中华胸心血管外科杂志,2016,32(1):1-8.

[4] Berg K,Langaas M,Ericsson M,et al. Acetylsalicylic acid treatment until surgery reduces oxidative stress and inflammation in patients undergoing coronary artery bypass grafting. Eur J Cardiothorac Surg,2013,43(6):1154-1163.

[5] Kulik A,Ruel M,Jneid H,et al. Secondary prevention after coronary artery bypass graft surgery:a scientific statement from the American Heart Association. Circulation,2015,131(10):927-964.

[6] Ferraris VA,Ferraris SP,Lough FC,et al. Preoperative aspirin ingestion increases operative blood loss after coronary artery bypass grafting. Ann Thorac Surg,1988,45(1):71-74.

[7] Alghamdi AA,Moussa F,Fremes SE. Does the use of preoperative aspirin increase the risk of bleeding in patients undergoing coronary artery bypass grafting surgery? Systematic review and meta-analysis. J Card Surg,2007,22(3):247-256.

[8] Al-Lawati AA,Muthuswamy V. Continuing aspirin causes higher drainage even under full protection with antifibrinolytics. Thorac Cardiovasc Surg,2013,61(8):726-730.

[9] Mikkola R,Wistbacka JO,Gunn J,et al. Timing of preoperative aspirin discontinuation and outcome after elective coronary artery bypass graft surgery. J Cardiothorac Vasc Anesth,2012,26(2):245-250.

[10] Aboul-Hassan SS,Marczak J,Stankowski T,et al. Preoperative aspirin therapy reduces early mortality in patients undergoing cardiac surgery. J Cardiovasc Pharmacol Ther,2016,21(2):157-158.

[11] Myles PS,Smith JA,Forbes A,et al. Stopping vs. Continuing aspirin before coronary artery surgery. N Engl J Med,2016,374(8):728-737.

[12] Eagle KA,Guyton RA,Davidoff R,et al. ACC/AHA 2004 guideline update for coronary artery bypass graft surgery:a report of the American College of Cardiology/American Heart Association Task Force on Practice Guidelines (Committee to Update the 1999 Guidelines for Coronary Artery Bypass Graft Surgery). Circulation,2004,110(14):e340-e437.

[13] Kallis P,Tooze JA,Talbot S,et al. Pre-operative aspirin decreases platelet aggregation and increases post-operative blood loss--a prospective, randomised,placebo controlled,double-blind clinical trial in 100 patients with chronic stable angina. Eur J Cardiothorac Surg,1994,8(8):404-409.

[14] Goldman S,Copeland J,Moritz T,et al. Improvement in early saphenous vein graft patency after coronary artery bypass surgery with antiplatelet therapy:results of a Veterans Administration Cooperative Study. Circulation,1988,77(6):1324-1332.

[15] Sethi GK,Copeland JG,Goldman S,et al. Implications of preoperative administration of aspirin in patients undergoing coronary artery bypass grafting. Department of Veterans Affairs Cooperative Study on Antiplatelet Therapy. J Am Coll Cardiol,1990,15(1):15-20.

[16] Ferraris VA,Ferraris SP,Joseph O,et al. Aspirin and postoperative bleeding after coronary artery bypass grafting. Ann Surg,2002,235(6):820-827.

[17] Jacob M,Smedira N,Blackstone E,et al. Effect of timing of chronic preoperative aspirin discontinuation on morbidity and mortality in coronary artery bypass surgery. Circulation,2011,123(6):577-583.

[18] Tuman KJ,McCarthy RJ,O' Connor CJ,et al. Aspirin does not increase allogeneic blood transfusion in reoperative coronary artery surgery. Anesth Analg,1996,83(6):1178-1184.

[19] Burger W,Chemnitius JM,Kneissl GD,et al. Low-dose aspirin for secondary cardiovascular prevention - cardiovascular risks after its perioperative withdrawal versus bleeding risks with its continuation - review and meta-analysis. J Intern Med,2005,257(5):399-414.

[20] Deng Y,Pisklak PV,Lee VV,et al. Association Between Preoperative Aspirin-dosing Strategy and Mortality After Coronary Artery Bypass Graft Surgery. Ann Surg,2015,262(6):1150-1156.

[21] 陈伟伟,高润霖,刘力生,等.《中国心血管病报告 2014》概要.中国循环杂志,2015,7:617-622.

[22] Wijns W,Kolh P,Danchin N,et al. Guidelines on myocardial revascularization. Eur Heart J,2010,31(20):2501-2555.

[23] Hillis LD,Smith PK,Anderson JL,et al. 2011 ACCF/AHA Guideline for Coronary Artery Bypass Graft Surgery. A report of the American College of Cardiology Foundation/American Heart Association Task Force on Practice Guidelines. Developed in collaboration with the American Association for Thoracic Surgery,Society of Cardiovascular Anesthesiologists,and Society of Thoracic Surgeons. J Am Coll Cardiol,2011,58(24):e123-e210.

[24] Bybee KA,Powell BD,Valeti U,et al. Preoperative aspirin therapy is associated with improved postoperative outcomes in patients undergoing

coronary artery bypass grafting. Circulation, 2005, 112 (9 Suppl): I286-I292.

[25] Gulbins H, Malkoc A, Ennker IC, et al. Preoperative platelet inhibition with ASA does not influence postoperative blood loss following coronary artery bypass grafting. Thorac Cardiovasc Surg, 2009, 57 (1): 18-21.

[26] Xiao F, Wu H, Sun H, et al. Effect of preoperatively continued aspirin use on early and mid-term outcomes in off-pump coronary bypass surgery: a propensity score-matched study of 1418 patients. PLoS One, 2015, 10 (2): e0116311.

[27] Deja MA, Kargul T, Domaradzki W, et al. Effects of preoperative aspirin in coronary artery bypass grafting: a double-blind, placebo-controlled, randomized trial. J Thorac Cardiovasc Surg, 2012, 144 (1): 204-209.

[28] Hastings S, Myles P, McIlroy D. Aspirin and coronary artery surgery: a systematic review and meta-analysis. Br J Anaesth, 2015, 115 (3): 376-385.

[29] 安东，陈庆良，王联群，等. 老年患者非体外循环冠状动脉旁路移植术前服用阿司匹林对早期预后的影响. 中华老年医学杂志，2015，34 (4): 374-377.

[30] Hijazi E. Aspirin does not increase bleeding and allogeneic blood transfusion in coronary artery surgery. Thorac Cardiovasc Surg, 2011, 59 (7): 421-424.

[31] Wu H, Wang J, Sun H, et al. Preoperative continuation of aspirin therapy may improve perioperative saphenous venous graft patency after off-pump coronary artery bypass grafting. Ann Thorac Surg, 2015, 99 (2): 576-580.

[32] Zimmermann N, Gams E, Hohlfeld T. Aspirin in coronary artery bypass surgery: new aspects of and alternatives for an old antithrombotic agent. Eur J Cardiothorac Surg, 2008, 34 (1): 93-108.

[33] Petricevic M, Biocina B, Safradin I, et al. Preoperative aspirin discontinuation management and bleeding outcome in elective coronary artery surgery. Thorac Cardiovasc Surg, 2013, 61 (8): 731-732.

[34] Floyd CN, Ferro A. Mechanisms of aspirin resistance. Pharmacol Ther, 2014, 141 (1): 69-78.

[35] Ulehlova J, Slavik L, Kucerova J, et al. Genetic polymorphisms of platelet receptors in patients with acute myocardial infarction and resistance to antiplatelet therapy. Genet Test Mol Biomarkers, 2014, 18 (9): 599-604.

[36] Kolh P, Windecker S, Alfonso F, et al. 2014 ESC/EACTS Guidelines on myocardial revascularization: the Task Force on Myocardial Revascularization of the European Society of Cardiology (ESC) and the European Association for Cardio-Thoracic Surgery (EACTS). Developed with the special contribution of the European Association of Percutaneous Cardiovascular Interventions (EAPCI). Eur J Cardiothorac Surg, 2014, 46 (4): 517-592.

室壁瘤合并血栓：外科手术还是内科治疗

一、室壁瘤的基本概念和定义

据报道很多原因可引起室壁瘤，如高血压心脏病、先天性心肌缺损、心肌病、心肌硬化症、二尖瓣修复术后等疾病，但是最常见的原因是前壁大面积心肌梗死。室壁瘤的病因 90% 以上与冠状动脉硬化性心脏病有关。

室壁瘤分为真性室壁瘤和假性室壁瘤（图 1、图 2）。真性室壁瘤是心肌全层病变而形成的室壁瘤，假性室壁瘤是指左心室缓慢破裂后由周围心包组织包裹形成的瘤样结构。两者都可能是心肌梗死的严重并发症，在处理原则和方法上也有一些相似之处。

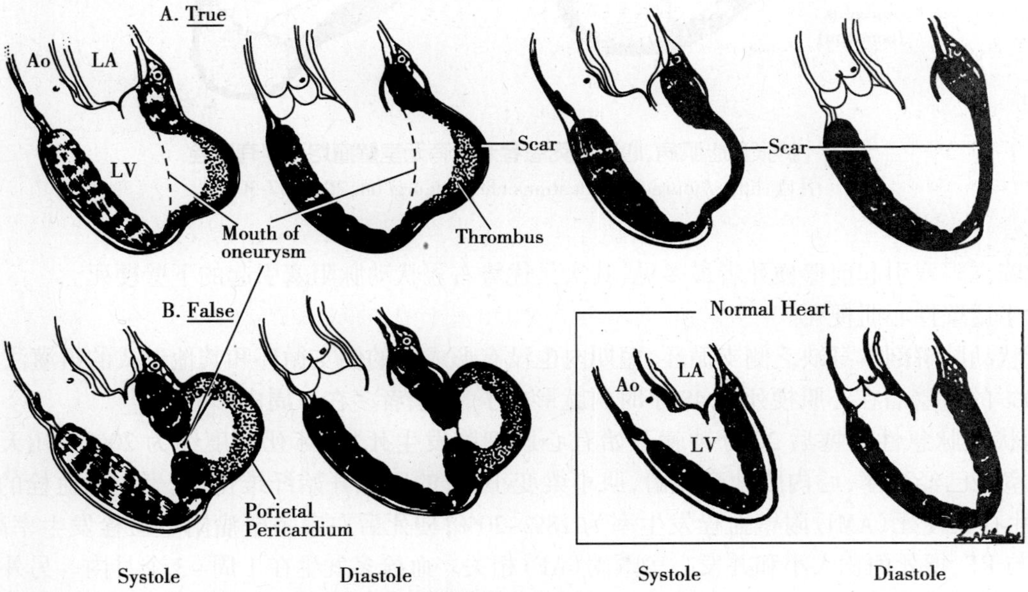

图 1　真假室壁瘤在心动周期中的变化

A：真性室壁瘤伴有附壁血栓；B：假性室壁瘤伴有附壁血栓

引自：http://journal.publications.chestnet.org/ on. 2016-07-30.

二、病理及生理表现

广义的真性室壁瘤在影像学检查上可以分为无运动型、运动不良型和反常运动型 3 种，其中反常运动型与狭义的室壁瘤的病理改变比较符合。无运动型或运动不良型室壁瘤大多是坏死心肌与存活心肌并存的结果，室壁变薄不明显和缺乏明确纤维化的瘤样膨大区域，常常是其主要特征。存活心肌中有的是以冬眠心肌的形式存在，有的是缺血造成心肌顿抑的结果，缓解缺血的再血管化手术可能带来很好的效果。临床上常说的缺血性心肌病很多也属于这类情况。

狭义的真性室壁瘤是透壁心肌梗死后遗留的机械并发症之一，其特点是室壁明显变薄和形成明确纤维化的瘤样膨大区域，其形成过程常常是在心肌梗死后 8 周的时间内，典型的过程常常分为两个病理阶段。

（一）早期扩张阶段

一般是心肌坏死开始时至心肌梗死后 2 周内。形成室壁瘤的心肌梗死患者一般有如下病理特点：

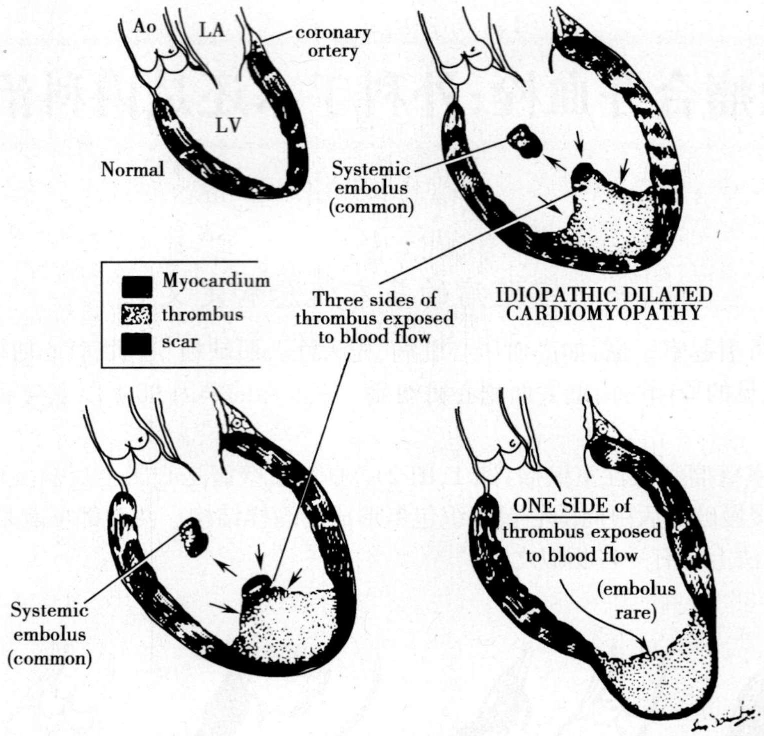

图 2 扩张型心肌病、心肌梗死患者无论有无室壁瘤均可伴有血栓

引自：http://journal.publications.chestnet.org/ on. 2016-07-30.

1. 前降支阻塞引起前壁梗死者最多见，其次是优势右冠状动脉阻塞引起的下壁梗死。

2. 发生透壁性心肌梗死。

3. 冠状动脉解剖本身缺乏侧支循环，短期内也没有形成新的侧支循环和其他形式的再灌注。

4. 50% 的室壁瘤在心肌梗死后 48 小时内就形成了，其余者多在 2 周内形成。

5. 冠状动脉急性闭塞后 20 分钟就开始有心肌细胞发生死亡，坏死速度约为 20%。几天后病理检查提示心室肌已经变薄，心内膜面变光滑，肌小梁变小，有的区域开始纤维化，发生腔内血栓的比例达到 50%。急性心肌梗死（AMI）附壁血栓发生率为 18%~20%；梗死后左室室壁瘤附壁血栓发生率高达 50%；其发生率与 EF、梗死面积大小和并发心房颤动（AF）相关。血栓多发生在 1 周 ~3 个月内。另外，5%~35% AMI 可发生静脉血栓栓塞（VTE），2%~3% 发生急性肺栓塞。尸解和外科手术发现梗死后左室室壁瘤患者左室附壁血栓高达 50%。梗死区内仍可能散在分布少量存活心肌，梗死区边缘的存活心肌也有缺血改变。有时个别情况下发生血管外出血，对局部心肌产生压迫作用，残存的收缩和舒张功能进一步受到影响。

心肌梗死后 2~3 天时炎症细胞开始侵入梗死区域，5~10 天时坏死的心肌细胞开始发生溶解，细胞壁破裂，胶原结构发生断裂，逐渐为纤维组织所代替，心室壁逐渐变薄。坏死心肌丧失了收缩功能，而周围的存活心肌保存了收缩功能，其反向相互作用是导致梗死区域变薄而膨出的另一个重要因素。不并存冬眠心肌的透壁心肌梗死很可能发展为真性室壁瘤，而存在冬眠心肌的梗死可能在几个星期后遗留运动障碍的区域，但是不形成严格意义的解剖室壁瘤。

（二）晚期塑形阶段

心肌梗死后 2~4 周进入塑形阶段。6~8 周后坏死的心肌细胞完全被纤维组织代替，心室壁厚度降低，标志着塑形阶段的完成。不少病变合并存在腔内血栓。

2011 年，武汉亚洲心脏病医院张志平报道：左室附壁血栓常见于大面积前壁心肌梗死，心肌梗死后室壁运动障碍、左室功能减退，附壁血栓的发生率达 40%~60%。近年来，由于采取强化抗血小板、抗凝、调脂抗炎、早期再灌注治疗策略，附壁血栓发生率有下降的趋势。心肌梗死后室壁瘤形成 312 例，附壁血栓发生率为 20.5%。心梗后室壁瘤形成，局部室壁变薄，节段性运动消失或矛盾运动，瘤腔内血流速度减慢呈涡流状，为血栓形成创造了条件。尽管左室附壁血栓在一定程度上与心肌梗死部位和梗死面积大小有关，然而，附壁血栓发生率似乎与室壁瘤形成大小、左室功能没有直接的因果关系。Anzai 等对 160 例急性前壁心肌梗死临床资料进行回顾性分析，13 例发生附壁血栓，血栓组与非血栓组比较，两组在左室大小、左室心功能方面无明显差异。本研究亦表明，心肌梗死后早期室壁瘤形成大小、左室大小、左室功能，在血栓组与非血栓组未见统计学差异。不仅如此，血栓组左室舒张期室间隔厚度还大于非血栓组。说明附壁血栓形成还有其他更为重要机制参与。近年来研究显示，AMI 并发附壁血栓患者血清超敏 C- 反应蛋白、抗心肌磷脂抗体水平明显升高，提示炎症和自身免疫反应在附壁血栓形成中起重要作用。心肌梗死部位广泛出血坏死，心内膜粗糙，内膜炎症反应，内皮损伤，加上心尖部血流缓慢、血液凝固性增强导致附壁血栓形成。及早抗栓、抗凝、调脂抗炎和再灌注治疗可能会减少附壁血栓发生率。

阜外医院报道：1994—2012 年 648 例超声证实的心肌梗死后室壁瘤患者，106 例接受华法林治疗，542 例没有接受华法林治疗。其中 89 例(13.7%)患者合并附壁血栓并伴有较高的事件发生率（*HR* 3.63；95%*CI*：1.12~11.8；*P*=0.03)；但是抗凝治疗并没有改善患者的预后（*HR* 1.05；95%*CI*：0.67~1.64；*P*=0.84)。

三、临床特点

由于定义方法和诊断标准的不同，室壁瘤的发生率报道不一，可能占到心肌梗死的 10%~35%。目前随着溶栓治疗和早期再血管化的开展，室壁瘤的发生有减少趋势。在常规冠状动脉造影中，约有 7.6% 的患者可以发现室壁瘤。

无症状的室壁瘤经内科保守治疗 10 年生存率可以达到 90%，大多数患者仍然可以没有症状，而有症状的室壁瘤内科治疗的 5 年生存率为 47%~70%。死亡的主要原因包括心律失常、心功能衰竭和再发心肌梗死等。影响内科治疗效果的因素包括年龄、心功能状况评分、冠状动脉病变的程度、心绞痛的情况、既往的心肌梗死史、二尖瓣反流、室性心律失常、室壁瘤的大小、残存心室功能和左心室舒张末压力等。

室壁瘤最常见的症状是心绞痛。室壁瘤本身可能增加心肌耗氧，减少氧供，引发心绞痛。另外室壁瘤患者合并三支病变占到 60% 以上，心绞痛更是普遍存在的。其次，常见的症状是呼吸困难，多是在收缩功能和舒张功能都受损时引起的心衰表现。合并心律失常者不少见，可以导致心悸、晕厥、猝死、心绞痛加重和呼吸困难，有的可能发生致命性心律失常。通常血栓栓塞的发生机会概率较小，但可引起脑卒中、再发心肌梗死以及肢体或脏器的缺血症状，故在房颤和大室壁瘤患者中如果发现附壁血栓应引起重视，需要长期抗凝治疗和超声随访。心电图常见病理性 Q 波，并有胸前导联的持续性 ST-T 抬高，应与急性心肌梗死鉴别。

胸部 X 线提示左心室扩张和心脏肥大，但无法特异地显示室壁瘤。

超声心动图不仅可以观察室壁运动障碍，还有助于发现腔内血栓和二尖瓣反流，对于鉴别真假室壁瘤更有优势，敏感性和特异性都很高。左心室造影是最重要的诊断标准。通常在前间隔和心尖部可以发现大片心室节段运动异常，偶尔也能证实附壁血栓的存在。造影还可以根据室壁运动异常的不同分为无运动型、运动不良型和反常运动型，对治疗方案的选择有指导意义。

核素扫描和正电子断层扫描（PET）检查，对于鉴别心梗早期真性室壁瘤和功能可恢复的冬眠心肌有重要意义。

最近采用的磁共振检查（MRI）可以精确地探查室壁瘤，对于探查血栓也是一个比较可靠的方法。

术前室颤和室性心动过速患者应进行电生理检查，以决定术中是否进行治疗。对于心肌梗死后 6 周内发生多源性室速的患者，电生理检查可能没有帮助。而对于术前没有室速和室颤的患者进行电生理检查是否有意义存在争议，因为术后发生心律失常的风险比较小，心内膜切除术也不能改善这一结果。

四、内科抗栓治疗

室壁瘤合并附壁血栓的抗栓治疗包括抗血小板治疗和抗凝血酶治疗。抗血小板治疗的常用药物有：阿司匹林、氯吡格雷、替格瑞洛和静脉用药Ⅱb/Ⅲa拮抗剂。抗凝血酶常用药物有：普通肝素、低分子肝素、华法林、拜瑞妥、达比加群酯等。

心肌梗死后室壁瘤常常合并附壁血栓，也常常合并心力衰竭。

慢性心衰合并房颤：毋庸置疑：IA 推荐。2006 年 ACC/AHA/ESC 心房颤动处理指南：IA 类指征。2008 年 ESC 急慢性心力衰竭诊断治疗指南：IA 类指征。然而慢性心衰合并窦性心律患者是否抗凝则难以决策。临床研究显示抗凝治疗并未使心衰患者获益。2012 年 ESC 指南对非瓣性房颤的血栓栓塞预防的建议更新：①抗凝治疗推荐用于全部房颤患者，除非患者卒中风险极低（年龄小于 65 岁，不分性别），或者合并可能治疗的禁忌证（Ⅰ类适应证，证据水平 A）；②抗凝药物的选择应当基于患者发生卒中 / 血栓出血的风险以及净临床获益；③推荐采用 CHA2DS2-VASC 评分以评估非瓣膜性房颤患者卒中风险（Ⅰ类适应证，证据水平 A）；④对于 CHA2DS2-VASC 评分为 0 分的患者（年龄小于 65 岁的孤立房颤老年患者单用阿司匹林）发生大出血的风险与口服抗凝药物相似（Ⅰ类适应证，证据水平 B）；⑤对于 CHA2DS2-VASC 评分≥2 分的患者，若无禁忌证，口服抗凝治疗采用：维生素 K 拮抗剂（INR 2~3），或直接凝血酶抑制剂（达比加群），或因子Ⅹa 抑制剂（利伐沙班，阿哌沙班）（Ⅰ类适应证，证据水平 A）；⑥对于 CHA2DS2-VASC 评分为 1 分的患者，基于出血风险的评估结果及患者医院，口服抗凝治疗应当采用：维生素 K 拮抗剂（INR 2~3），或直接凝血酶抑制剂（达比加群），或因子Ⅹa 抑制剂（利伐沙班，阿哌沙班）（Ⅱa 类适应证，证据水平 A）；⑦女性患者，年龄<65 岁，患孤立房颤（CHA2DS2-VASC 评分为 1 分，由于性别之故），卒中风险较低，可能无需治疗（Ⅱa 类适应证，证据水平 B）；⑧当患者拒绝接受口服抗凝药物时，应当考虑抗血小板治疗，使用阿司匹林 75~100mg 联合氯吡格雷 75mg qd，或者阿司匹林 75~325mg qd（此时疗效更差）（Ⅱa 类适应证，证据水平 B）。

CHF 抗凝治疗：循证医学证据不足

SOLVD 研究与 SAVE 研究发现，心力衰竭患者服用华法林可以显著降低全因死亡率与再住院率，但血栓栓塞事件发生率并未降低。V-HeFT 试验与 SCD-HeFT 试验未发现华法林治疗可使心力衰竭患者获益。WATCH 研究发现华法林、阿司匹林和氯吡格雷对于不良心血管事件的预防是相同的。但是 HF 患者抗凝和抗血小板治疗对预后的影响仍是不确定。

不同指南心衰华法林治疗的建议

ESC 2005	心衰合并房颤
	心衰伴陈旧性血栓栓塞史
ACC/AHA 2005	心衰合并房颤
	心衰伴陈旧性血栓栓塞史
	心衰伴左室可移动的血栓
	MI 伴附壁血栓（有或无心衰）
HFSA 2006	心衰合并房颤
（Heart Failure	心衰伴陈旧性血栓栓塞史
Society of American）	心衰伴左室可移动的血栓
	MI 伴附壁血栓（有或无心衰）
	心衰，EF<35%
2012 ESC	急慢性心衰不建议窦性心律心衰患者口服抗凝药
诊治指南	药物治疗严重肾功能不全者禁用新型抗凝药

2014 中国心力衰竭诊断和治疗指南对抗拴治疗的建议

- 慢性心衰出现血栓栓塞事件发生率较低，每年 1%~3%，一般无需常规抗凝或抗血小板治疗。单纯扩张型心肌病患者伴心衰，如无其他适应证，不需应用阿司匹林。如心衰患者伴其他基础疾病，或伴各种血栓栓塞的高危因素，视具体情况应用抗血小板和（或）抗凝药物，应用方法参见相关指南。
- 动脉粥样硬化疾病并慢性心衰：可单用阿司匹林 100~300mg，ACS 起始阿司匹林 300mg 1~7 天或更长，氯吡格雷首剂 300mg，之后阿司匹林 100mg+ 氯吡格雷 75mg 合用，持续用药时间按 ACS 指南。
- 非动脉粥样硬化疾病慢性心衰并房颤：华法林起始 2~5mg/d，每 2~3 天检测一次 INR，INR 达 2~3。随后可酌情每月或数月检测一次 INR，定期查血小板和肝功能
- 动脉粥样硬化疾病慢性心衰并房颤：①无 AF，单用阿司匹林 100~300mg；②ACS，阿斯匹林 100mg+

氯吡格雷 75mg；③无或有 AF，阿司匹林 100mg+ 氯吡格雷 75mg；④血栓高危，阿司匹林 100mg（氯）+ 适量华法林，使 INR 达 2~3；⑤ PCI 1~6 个月，阿司匹林 100mg+ 氯吡格雷 75mg，适量华法林，使 INR<2.5；PCI 术后 1 年，华法林，使 INR 达 2~3，维持；⑥动脉粥样硬化疾病心衰合并心腔血栓、血栓栓塞史或 VTE：阿司匹林 100mg+ 适量华法林，急性期并用肝素 3~5 天，使 APTT 为正常对照的 1.5~2 倍，INR 达 2~3。

- 人工心脏瓣膜置换术后、风心病及有血栓栓塞史均应使用华法林，使 INR 达 2.5~3.5。
- 单纯 DCM 不合并 AF 者不需要常规抗凝抗血小板治疗。

ACTIVE- Ⅰ研究是评价高血压患者合并心房纤颤患者在抗高血压药物厄贝沙坦[一种血管紧张素受体拮抗剂（ARB）]，比较华法林、氯吡格雷 + 阿司匹林或单用阿司匹林对临床预后的影响。研究发现房颤合并血栓栓塞的高危人群预防卒中或栓塞应用华法林优于阿司匹林 + 氯吡格雷，阿司匹林 + 氯吡格雷又优于单用阿司匹林。新型抗凝药物可以替代华法林。

五、外科手术指征

在广义室壁瘤的概念中，无运动型和运动不良型常常是存在冬眠心肌的结果，并没有解剖形态上瘤样膨大的室壁薄弱和纤维化，因此这类室壁瘤多不需要手术处理，但左室巨大扩张的可选择左室减容手术，术前应利用超声心动图、核素扫描、正电子断层扫描（PET）等检查手段区分出这类患者。由于存在冬眠心肌，因此单纯的再血管化手术常常是适应证。然而对这部分患者的中远期效果，有待于进一步评价。下面所述的手术指征是指严格意义上的真性室壁瘤而言。

无症状的小室壁瘤保守治疗效果好，因此不用手术治疗。对于有症状的或直径 >5cm 的室壁瘤患者，手术治疗明显比内科治疗效果好，属于有手术指征。存在破裂可能的假性室壁瘤患者即使没有症状也应积极手术治疗。合并附壁血栓、反复发生血栓者需要积极手术治疗。对于巨大室壁瘤和存在不断扩张趋势的室壁瘤，在没有引起症状时是否进行手术尚存在争论，随着手术方法的改进和对手术认识的提高，更多的学者主张积极采用手术治疗。

室壁瘤切除手术的相对禁忌证包括：非透壁心肌梗死（冬眠心肌）造成的没有明确界限的室壁瘤，残余心室功能的严重损害，严重的二尖瓣反流和全身情况太差难以耐受麻醉者。射血分数的高低不是决定手术与否的因素。对于残余心室功能严重不全者可以考虑心脏移植。对于存在手术禁忌证的室壁瘤患者，是否采用介入治疗进行再血管化存在争议。

左室室壁瘤通常发生在急性心肌梗死后，室壁瘤形成后导致左心室扩大，收缩力下降，左心室舒张期末压力、室壁张力和心肌耗氧量均增加，未梗死的心肌受累扩张，左心室进一步扩张，形成恶性循环，最终导致心力衰竭。多年的临床研究表明，对于心肌缺血导致的慢性心力衰竭，外科手术行左心室减容和几何成形同期行冠状动脉旁路移植术是一种积极有效的治疗措施。1955 年，Likoff、Bailey 即开展了室壁瘤闭式切除术。1958 年，Cooley 在体外循环下行首例室壁瘤切除和线性修补术，也称三明治缝合术。至今该术式仍然被临床医师采用，称为标准手术方式。1985 年，Jatene 和 Dor 先后提出了左心室几何重建的新概念，认为左室壁切除术不仅是切除室壁瘤，更重要的是将左心室几何重建，恢复其原始的形状。

2013 年阜外医院张岩医师共收治冠心病合并室壁瘤患者 86 例，分别应用上述手术方式治疗，围术期死亡率为 2.3%（2/86），治疗效果满意。随访 2~24 个月，患者心绞痛症状明显缓解，心功能有不同程度地改善。目前对室壁瘤的治疗，不仅切除室壁瘤后重建左心室，还强调对剩余心肌再血管化及对相应病变的处理（如室间隔穿孔或二尖瓣关闭不全）。对左心室室壁瘤的治疗，无论是非体外循环下的闭式线性缝合术、体外循环下线性缝合术、还是心内膜环缩术或心内膜环缩加补片成形术等，均各有其优势和特点。随着近年来非体外循环心脏不停跳冠状动脉旁路移植术技术的发展，一些小的室壁瘤（无左心室血栓）可在非体外循环下予以闭式折叠，在不影响左心室形态的情况下，外加三明治缝合。术中尽可能确切地于瘤体基底部进针缝合，缝合范围过小会残余部分瘤体，而缝合范围过大可损伤正常存活的心肌，使有效左心室容积变小，影响心脏功能。该术式的优点是无需阻断主动脉和心脏停搏，心肌缺血时间明显减少，手术时间缩短。一般室壁瘤体积小于左心室的 45% 时，选择非体外循环下折叠术。一旦怀疑存在左心室血栓或中重度二尖瓣关闭不全者，均须在体外循环下进行手术矫治。阜外医院这组患者中，有 16 例行非体外循环室壁瘤直接线性缝合术，其中有1例由于术后发生心室颤动，复苏无效而死亡。其余患者术后恢复良好，无使用主动脉内球囊反搏患者。体外循环下行单纯线性缝合39例，其中1例为二次手术，术后发生多器官功能衰竭而死亡；其余患者恢复良好，其中7例使用主动脉内球囊反搏，3例为术中置入，4例为术后置入，均顺利撤除，恢复良好。左心室舒张期末内径从术前的(56.0 ± 6.8)mm缩小到(54.2 ± 6.2)mm，差异有统计学意义(P<0.05)。对范围超过左室壁50%的室壁瘤，切除后左室腔严重变小、变形，应采用左室腔内重建成形术，先用内荷包缝缩内口，如内口小于2~3cm，直接缝合瘤壁关闭左心室；如内口仍大于2~3cm，则用一补片隔离瘤体，使重建成形的左室腔恢复近似正常充盈容积和几何形态结构，从解剖上更加符合生理性地重建左心室的几何形状，有利于左心室功能的恢复。术后左心室舒张期末内径从术前的(56.0 ± 6.8)mm缩小到(54.2 ± 6.2)mm(P<0.05)，左室腔大小明显改善，效果良好。该方法有以下优点：①合适大小的补片环缩关闭扩大了室壁瘤的内口，从解剖上生理性地重建左心室的几何形状，恢复各层次心室肌的正常收缩方向，更有利于心室功能的恢复；②因有心内补片，减少了出血和渗血；③大室壁瘤常累及大面积室间隔，只有通过心脏内补片才能将室间隔梗死区排外，补片还同时将有附壁血栓的心室粗糙面完全隔离到心腔外，避免了以后再次形成血栓和栓塞的可能。

荷包缝合时应注意左心室不能过大或过小，过大远期效果差，过小术后会发生低心排血量。尽管室壁瘤切除左心室重建术后心功能可改善，但由于此类患者室壁瘤范围较大等原因，术后早期发生低心排血量的概率较高。术后一旦停机困难，应及时使用主动脉内球囊反搏，以减轻左心室后负荷，增加心肌供血，促进心功能改善。本组中有15例行心内膜环缩术，16例行心内膜环缩加补片成形术，行主动脉内球囊反搏分别为1例和3例，均恢复良好，无围术期死亡。

综上所述，室壁瘤手术同期行冠状动脉旁路移植术(或室间隔穿孔修补术、二尖瓣成形术等)是治疗心肌梗死后室壁瘤的积极有效治疗措施。无论是非体外循环下的闭式线性缝合术，还是体外循环下线性缝合术、心内膜环缩术或心内膜环缩加补片成形术均各有其势和特点。只要制订良好的手术方案，根据室壁瘤的大小，无论采用何种手术方式，个体化治疗都可以取得满意的近期临床治疗效果。

六、外科手术效果

(一) 早期结果

早年室壁瘤手术的死亡率高达10%左右。近年来随着对左心室成形的概念越来越重视，死亡率有所改善，平均约为5%。住院死亡中最常见的原因是左心室衰竭和恶性心律失常。死亡的相关危险因素包括年龄、不完全的再血管化、术前心衰程度重、女性、急诊手术、射血分数小于30%和同期二尖瓣替换术等。

(二) 晚期结果

近来报道的5年生存率为58%~80%，10年生存率为34%。远期死亡中大多数是新发生的心肌梗死。随机临床试验显示，只有在三支病变合并室壁瘤的患者中，外科治疗比内科治疗有明显优势，其他情况下两种治疗方法的远期生存率没有差别。远期死亡的危险因素包括年龄、术前心功能评分、射血分数<35%、胸片提示心脏扩大、左心室舒张末压力>20mmHg和合并二尖瓣反流等。心绞痛分级和心功能分级平均降低1.3~2.3级，因为心衰而再次住院的病例明显减少，因此与内科治疗相比，外科治疗对于临床症状的改善又有令人鼓舞的效果。

七、小 结

室壁瘤是心肌梗死后常见的并发症，无症状的室壁瘤经内科保守治疗10年生存率可以达到90%，大多数患者仍然可以没有症状，而有症状的室壁瘤内科治疗的5年生存率为47%~70%。心肌梗死后如果合并附壁血栓、心力衰竭、心房纤颤和栓塞事件病史则建议常规抗凝治疗。外科手术治疗常常在需要冠状动脉旁路移植和左心室减容手术的患者中同时处理室壁瘤和血栓。

(高传玉 程兆云)

双联抗血小板药物时限争议仍未终结——DAPT研究解读

双联抗血小板治疗(dual antiplatelet therapy,DAPT)是经皮冠状动脉介入治疗(percutaneous coronary intervention,PCI)术后预防支架内血栓形成和减少缺血事件的主要策略。由于DAPT治疗缺血获益与出血风险并存,优化的DAPT治疗时程是患者最终获益的重要条件。但有关DAPT的持续时间一直争议不断。2011年ACC/AHA经皮冠状动脉介入治疗指南推荐PCI术后至少持续12个月的DAPT治疗策略。但也有学者提出延长或缩短DAPT时程以实现患者更多获益的观点。这使得临床医生在决定PCI术后患者的DAPT时程上更加困惑。2011年以来,以DAPT研究为代表的有关DAPT时程随机试验结果不断公布,结合这些最新临床试验证据,2016年3月美国心脏病学会(ACC)与美国心脏协会(AHA)联合颁布了双联抗血小板治疗(DAPT,阿司匹林加P2Y12抑制剂)指南更新。本文将对近年发表的DAPT持续时间研究结果和指南推荐进行整理,探讨PCI术后该如何决策DAPT治疗的时程。

一、支持缩短DAPT的临床证据

历经近40年不断开拓与革新,PCI领域已从单纯球囊扩张时代进展到新一代药物洗脱支架(drug eluting stent,DES)时代。尽管支架技术和工艺不断改进,支架内血栓仍是PCI术后主要的不良心血管事件。DAPT是减少支架内血栓发生的主要治疗手段,但有关DAPT时程目前仍争议不断。2011年美国ACC/AHA经皮冠状动脉介入治疗指南推荐,对于ACS和稳定型冠心病患者,PCI术后(BMS或DES)均推荐P2Y12受体抑制剂(普拉格雷、替格瑞洛或氯吡格雷)联合阿司匹林治疗至少12个月(Ⅰ类推荐,证据级别:B)的DAPT策略[1]。然而,该推荐的临床证据主要源于BMS时代和第一代DES时代的观察性研究[2]。伴随技术进步,新一代DES成为目前临床应用主流。新一代DES在支架平台和性能方面明显改进。与第一代DES使用雷帕霉素或紫杉醇作为药物涂层不同,新一代DES的药物涂层为雷帕霉素的衍生物依维莫司;而且新一代DES支架壁更薄,生物相容性更佳,从而使支架覆盖处再内皮化过程加速又不使其瘢痕过快增生,具有进一步减少支架内再狭窄和晚期支架内血栓的潜在优势。Nick等[3]通过入选了5363例患者的前瞻性队列随访4年发现,与第一代DES比较,依维莫司洗脱支架(EES)支架发生支架内血栓的风险更低。2012年的一项混合治疗的比较性荟萃分析纳入了76项随机试验(随访超过100 000例患者),分析比较了任意两种DES(SES、PES、EES、E-ZES或R-ZES)的结局,EES在所有DES中支架内血栓形成的风险最低[4]。基于以上证据,加之新型P2Y12抑制剂的不断广泛应用,探索缩短DAPT疗程有效性和出血风险势在必行。

迄今为止,多项有关新一代DES应用缩短DAPT疗程的非劣效性RCT研究(EXCELLENT[5],RESET[6],OPTIMIZE[7],SECURITY[8]和ISAR-SAFE[9])结果公布。John通过对这5项包含12 078例患者的RCT进行分析显示,与12个月的标准DAPT疗程比较,3~6个月的PCI术后DAPT治疗在死亡(*OR* 1.17,95%*CI* 0.85~1.63)、主要出血(*OR* 1.65,95%*CI* 0.97~1.82)、心肌梗死(*OR* 0.87,95%*CI* 0.65~1.18)、支架内血栓(*OR* 0.87,95%*CI* 0.49~1.55)和主要终点事件(*OR* 0.96,95%*CI* 0.80~1.16)等方面无明显差异;Ziada等[10]对7项有关新一代DES应用缩短DAPT疗程的非劣效性RCT研究(前述5项加ITALIC[11]和PRODIGY[12])进行荟萃分析显示,对于植入新一代DES患者,缩短的DAPT疗程明显减轻患者出血风险,而死亡、心肌梗死和支架内血栓风险无明显增加。通过前述两项荟萃分析研究可以看出,缩短的DAPT治疗与标准的12个月DAPT治疗具有同样的有效性,而且患者出血风险更低。所以,对于出血高危而缺血事件低危的冠心病患者,置入新一代DES后DAPT治疗6个月是可行的。

二、支持延长DAPT的临床证据

同时,我们也应该注意到,即使应用新一代DES,PCI术1年以后,每年仍有2%~4%的靶病变失败(target lesion failure,TLF)风险[13,14]。那么,延长DAPT治疗是否可以进一步减少TLF风险呢?近年来,有关支持延长DAPT时程的研究结果也在不断涌现。2014年AHA年会上公布了具有里程碑意义的DAPT研究结果[15]。DAPT研究为一项国际性多中心、随机、安慰剂对照双盲研究,旨在探讨PCI术后延长DAPT治疗的风险和获益。该研究入选了9961例PCI术后完成了标准DAPT治疗12个月患者,随机分为继续DAPT治疗18个月和单用阿司匹林抗血小板治疗组。研究发现,延长DAPT治疗18个月与对照组比较明显降低患者支架内血栓(*HR* 0.29,95%*CI* 0.17~0.48)、主要不良心脑血管事件(*HR* 0.71,95%*CI* 0.59~0.85)和心肌梗死(*HR* 0.47,95%*CI* 0.37~0.61)风险,但是发生出血风险明显增加(*HR* 1.61,95%*CI* 1.21~2.16)。同时,DAPT研究中意外发现,延长DAPT治疗增加患者发生非心血管死亡风险(0.62% *vs* 0.28%)。这可能与该组患者入选前肿瘤发病率较高有关,但在post-hoc分析中,如果排除了这部分患者,两组死亡率无明显差异[15]。虽然曾有报道普拉格雷增加患者肿瘤风险[16],但截至目前并无氯吡格雷增加肿瘤风险的报道,FDA于2015年发文证实氯吡格雷无增加肿瘤风险。而且在本研究中未发现普拉格雷增加肿瘤风险。所以,对于缺血事件高危,而出血风险低危患者,延长DAPT可能使这部分患者获得更大获益。

需要指出的是DAPT研究中排除了高危患者,有学者质疑该研究人群中不良心血管事件风险偏低。DAPT研究也排除了低依从性患者,ARCTIC-Interruption研究发现延长DAPT治疗患者依从性降低,这可能导致临床实践中,30个月DAPT治疗患者获益减少。该研究中发现,过早停用噻吩并吡啶明显增加支架内血栓风险。所以,临床医生在解读DAPT研究结果时应该注意到前文提及的研究局限性。综上所述,DAPT研究发现对植入DES的患者,不论DES支架种类或噻吩并吡啶的种类,延长DAPT超过1年都能够降低患者缺血事件发生的风险,但出血事件会抵消这种临床获益。

2015年,PEGASUS研究的发表,无疑也为延长DAPT时程提供了新的证据[17]。该研究为随机双盲安慰剂对照研究,入选心肌梗死后1~3年具有高缺血风险患者随机分为DAPT治疗组(替格瑞洛60mg或90mg每日2次)和阿司匹林单药抗血小板治疗组,平均治疗期为33个月。结果显示,与阿司匹林单药治疗比较,DAPT治疗明显降低主要复合终点事件(心血管死亡、心肌梗死和卒中)风险,但增加患者主要出血风险。通过亚组分析发现,对于入选前DAPT治疗无中断或者中断小于1个月患者,延长DAPT治疗获益最大,而对于入选前DAPT治疗中断>1年的患者无明显获益。所以,通过PEGASUSA研究可以看出,对于既往ACS合并缺血事件高危患者,尤其是缺血风险大于出血风险患者,替格瑞洛为基础的延长DAPT治疗是可以获益的。另外,ACC 2016公布的PEGASUS-TIMI 54 PAD亚组[18]和PEGASUS-TIMI 54 DM亚组[19]研究进一步显示,对于既往有MI病史、合并周围血管病或糖尿病的稳定型冠心病患者,延长DAPT治疗可能实现更多获益。

同样的,John等也对近年发表的有关PCI术后延长DAPT治疗的6项RCT(DES LATE[20],PRODIGY[21],ARCTIC[22],ITALIC[11],DAPT[15],OPTIDUAL[23])进行荟萃分析。DAPT持续18~48个月与6~12个月比较,降低心肌梗死(*OR* 0.67,95%*CI* 0.47~0.95)和支架内血栓风险(*OR* 0.42,95%*CI* 0.24~0.74)但增加主要出血(*OR* 1.58,95%*CI* 1.20~2.09)风险,而全因死亡无明显差异(*OR* 1.14,95%*CI* 0.92~1.42)。通过风险获益分析发现对于1000例使用延长DAPT策略的PCI术后患者,延长DAPT 1年可以减少3例支架内血栓和6例心肌梗死患者,但增加5例出血患者。所以,对于植入新一代DES患者,延长DAPT治疗时间可减少缺血事件的发生,但这种益处可能被出血风险增加而抵消。

最新指南建议

通过以上近年公布的临床证据可以看出,有关植入DES后DAPT疗程的仍然争议很大。2016年ACC年会上,结合最新临床证据,ACC联合美国心脏学会(AHA)联合发布了冠心病患者双联抗血小板治疗(DAPT)指南更新。主要推荐内容如下:

稳定型缺血性心脏病患者PCI术后DAPT推荐时间

1. 稳定型缺血性心脏病(SIHD)患者BMS置入术后,氯吡格雷为基础的DAPT治疗不少于1个月。

（Ⅰ级）

2. SIHD 患者药物支架 DES 置入术后，氯吡格雷为基础的 DAPT 治疗不少于 6 个月（Ⅰ级）。

3. 置入 BMS 或 DES 的 SHID 患者，对 DAPT 治疗耐受性良好，未发生出血并发症，且无出血高危风险，则 BMS 患者 DAPT 中氯吡格雷持续 1 个月以上或 DES 患者 DAPT 中氯吡格雷持续 6 个月以上是合理的（Ⅱb 级）。

4. SIHD 患者 DES 置入术后 DAPT 治疗，患者若有高危出血风险或者有明显出血，推荐治疗 3 个月后中断 P2Y12 抑制剂的使用（Ⅱ b 级）。

ACS 患者 PCI 术后 DAPT 治疗时间

1. BMS 或者 DES 置入的 ACS 患者 DAPT 治疗，推荐服用 P2Y12 抑制剂至少 12 个月（Ⅰ级）。

2. 冠脉支架置入术后的 ACS 患者的 DAPT 治疗中，若患者出血风险不高且无出血并发症，推荐大于 12 个月的 DAPT 治疗（Ⅱ b 级）。

3. 药物支架置入术后行 DAPT 治疗的 ACS 患者，如果患者具有高出血风险或合并重度出血并发症，推荐 DAPT 治疗 6 个月后中断 P2Y12 抑制剂治疗（Ⅱb 级）。

DAPT 的个体化治疗

从上述最新公布的 DAPT 指南可以看出，关于 PCI 术后 DAPT 治疗时程并不存在“one size fits all”（一概而论）的治疗策略，延长 DAPT 治疗减少患者缺血风险，缩短 DAPT 治疗减少患者出血风险，这其实是一个权衡（tradeoff）的问题。加强抗血小板治疗和延长 DAPT 时必须结合患者的临床、实验室、解剖和遗传等因素，权衡缺血风险降低与出血风险增加情况，综合考虑治疗的获益 / 风险比及患者意愿进行个体化选择 DAPT 治疗方案。2015 年 DAPT 研究组发布了一组新的评分系统 -DAPT 评分系统[24]，旨在为个体化选择 DAPT 治疗时程提供有效工具。与以往的 CRUSADE 评分系统不同，DAPT 评估系统（表 1）侧重于评估 DAPT 时程。从评分表中可以看出，老龄是患者出血的主要风险，而心肌梗死或 PCI 病史、支架直径 <3mm、充血性心力衰竭或 EF<30% 和就诊时心肌梗死等是患者发生缺血的主要预测因子。在此评分系统中，如果 DAPT 评分≥2 分，延长 DAPT 时程可能使患者获益，若 DAPT 评分 <2 分患者出血风险较高，延长 DAPT 治疗可能增加患者出血风险。而且其预测效能通过 RROJECT 研究队列得到外部验证。但是，该模型对缺血和出血风险的区分能力一般，而且其他可能增加出血风险的变量比如既往出血史、入院贫血、口服抗凝药并未纳入该模型。

尽管 DAPT 评分系统存在一定的局限性，尚需更多研究验证其预测效能。可以肯定的是该系统无疑为临床医生制定个体化 DAPT 治疗方案提供了有效工具，能够较为精确地预测个体患者的风险获益比，把临床中的复杂问题简单化。这一点在对 DAPT 研究心肌梗死患者亚组分析中得到验证[25]。首先，该研究发现心肌梗死病史是未来发生缺血事件的独立预测因子，延长 DAPT 治疗可以减少缺血事件发生，但增加出血事件发生。而通过 DAPT 评分系统，可以区分出有心肌梗死病史但 DAPT 低分患者和无心肌梗死病史但 DAPT 高分患者，客观个体化地选择 DAPT 治疗时程，增加缺血获益减少出血风险。

表 1 DAPT 评分系统

变量	分值	变量	分值
年龄		就诊时心肌梗死	1
≥75 岁	-2	既往 PCI 或心肌梗死病史	1
65~75 岁	-1	支架支架 <3mm	1
<75 岁	0	紫杉醇涂层支架	2
目前吸烟	1	充血性心力衰竭或 EF<30%	2
糖尿病	1	静脉桥 PCI	1

总结和未来展望

通过对当前临床试验和指南的回顾，可以看出 DAPT 时程目前仍存在较大争议，“one size fits all”（一概而论）的治疗策略并不存在。对于低缺血风险患者，≤ 6 个月的 DAPT 治疗与 12 个月的 DAPT 治疗同样安全有效。而对于高缺血风险低出血风险患者，>12 个月的 DAPT 治疗可能增加患者获益。临床实践中应基于支架类型和个体风险制订 DAPT 治疗方案[26]。未来，随着支架、药物和技术进步，有关 DAPT 时程也将会不断革新。

（丛广志　贾绍斌）

参 考 文 献

[1] Levine GN, Bates ER, Blankenship JC, et al. 2011 ACCF/AHA/SCAI Guideline for Percutaneous Coronary Intervention: executive summary: a report of the American College of Cardiology Foundation/American Heart Association Task Force on Practice Guidelines and the Society for Cardiovascular Angiography and Interventions. Catheterization and cardiovascular interventions : official journal of the Society for Cardiac Angiography & Interventions, 2012, 79(3): 453-495.

[2] Bittl JA, Baber U, Bradley SM, et al. Duration of Dual Antiplatelet Therapy: A Systematic Review for the 2016 ACC/AHA Guideline Focused Update on Duration of Dual Antiplatelet Therapy in Patients With Coronary Artery Disease: A Report of the American College of Cardiology/American Heart Association Task Force on Clinical Practice Guidelines. J Am Coll Cardiol, 2016. [Epub ahead of print]

[3] Van Boven N, Windecker S, Umans VA, et al. Stent thrombosis in early-generation drug-eluting stents versus newer-generation everolimus-eluting stent assorted by LVEF. Heart, 2015, 101(1): 50-57.

[4] Bangalore S, Kumar S, Fusaro M, et al. Short- and long-term outcomes with drug-eluting and bare-metal coronary stents: a mixed-treatment comparison analysis of 117 762 patient-years of follow-up from randomized trials. Circulation, 2012, 125(23): 2873-2891.

[5] Gwon HC, Hahn JY, Park KW, et al. Six-month versus 12-month dual antiplatelet therapy after implantation of drug-eluting stents: the Efficacy of Xience/Promus Versus Cypher to Reduce Late Loss After Stenting (EXCELLENT) randomized, multicenter study [J]. Circulation, 2012, 125(3): 505-513.

[6] Kim BK, Hong MK, Shin DH, et al. A new strategy for discontinuation of dual antiplatelet therapy: the RESET Trial (REal Safety and Efficacy of 3-month dual antiplatelet Therapy following Endeavor zotarolimus-eluting stent implantation). J Am Coll Cardiol, 2012, 60(15): 1340-1348.

[7] Feres F, Costa RA, Abizaid A, et al. Three vs twelve months of dual antiplatelet therapy after zotarolimus-eluting stents: the OPTIMIZE randomized trial. Jama, 2013, 310(23): 2510-2522.

[8] Colombo A, Chieffo A, Frasheri A, et al. Second-generation drug-eluting stent implantation followed by 6- versus 12-month dual antiplatelet therapy: the SECURITY randomized clinical trial. J Am Coll Cardiol, 2014, 64(20): 2086-2097.

[9] Schulz-Schupke S, Byrne RA, Ten Berg JM, et al. ISAR-SAFE: a randomized, double-blind, placebo-controlled trial of 6 vs. 12 months of clopidogrel therapy after drug-eluting stenting. Eur Heart J, 2015, 36(20): 1252-1263.

[10] Ziada KM, Abdel-Latif A, Charnigo R, et al. Safety of an abbreviated duration of dual antiplatelet therapy (6 months) following second-generation drug-eluting stents for coronary artery disease: A systematic review and meta-analysis of randomized trials. Catheterization and Cardiovascular Interventions, 2016, 87(4): 722-732.

[11] Gilard M, Barragan P, Noryani AA, et al. 6- versus 24-month dual antiplatelet therapy after implantation of drug-eluting stents in patients nonresistant to aspirin: the randomized, multicenter ITALIC trial. J Am Coll Cardiol, 2015, 65(8): 777-786.

[12] Valgimigli M, Campo G, Monti M, et al. Short- versus long-term duration of dual-antiplatelet therapy after coronary stenting: a randomized multicenter trial [J]. Circulation, 2012, 125(16): 2015-2026.

[13] Iqbal J, Serruys PW, Silber S, et al. Comparison of zotarolimus- and everolimus-eluting coronary stents: final 5-year report of the RESOLUTE all-comers trial. Circ Cardiovasc Interv, 2015, 8(6): e002230.

[14] Yamaji K, Kimura T, Morimoto T, et al. Very long-term (15 to 20 years) clinical and angiographic outcome after coronary bare metal stent implantation. Circ Cardiovasc Interv, 2010, 3(5): 468-475.

[15] Mauri L, Kereiakes DJ, Yeh RW, et al. Twelve or 30 months of dual antiplatelet therapy after drug-eluting stents. N Engl J Med, 2014, 371(23): 2155-2166.

[16] Wiviott SD, Braunwald E, Mccabe CH, et al. Prasugrel versus clopidogrel in patients with acute coronary syndromes. N Engl J Med, 2007, 357(20): 2001-2015.

[17] Bonaca MP, Bhatt DL, Cohen M, et al. Long-term use of ticagrelor in patients with prior myocardial infarction. N Engl J Med, 2015, 372(19): 1791-1800.

[18] Bonaca MP, Bhatt DL, Storey RF, et al. Ticagrelor for prevention of ischemic events after myocardial infarction in patients with peripheral artery disease. J Am Coll Cardiol, 2016, 67(23): 2719-2728.

[19] Bhatt DL, Bonaca MP, Bansilal S, et al. Reduction in ischemic events with ticagrelor in diabetic patients with prior myocardial infarction in PEGASUS-TIMI 54. J Am Coll Cardiol, 2016, 67(23): 2732-2740.

[20] Lee CW, Ahn JM, Park DW, et al. Optimal duration of dual antiplatelet therapy after drug-eluting stent implantation: a randomized, controlled trial. Circulation, 2014, 129(3): 304-312.

[21] Palmerini T, Benedetto U, Bacchi-Reggiani L, et al. Mortality in patients treated with extended duration dual antiplatelet therapy after drug-eluting stent implantation: a pairwise and Bayesian network meta-analysis of randomised trials. Lancet (London, England), 2015, 385(9985): 2371-2382.

[22] Collet JP, Silvain J, Barthelemy O, et al. Dual-antiplatelet treatment beyond 1 year after drug-eluting stent implantation (ARCTIC-Interruption): a randomised trial. Lancet (London, England), 2014, 384(9954): 1577-1585.

[23] Helft G, Steg PG, Le Feuvre C, et al. Stopping or continuing clopidogrel 12 months after drug-eluting stent placement: the OPTIDUAL randomized trial. Eur Heart J, 2016, 37(4): 365-374.

[24] Yeh RW, Secemsky EA, Kereiakes DJ, et al. Development and validation of a prediction rule for benefit and harm of dual antiplatelet therapy beyond 1 year after percutaneous coronary intervention. Jama, 2016, 315(16): 1735-1749.

[25] Kereiakes DJ, Yeh RW, Massaro JM, et al. DAPT score utility for risk prediction in patients with or without previous myocardial infarction. J Am Coll Cardiol, 2016, 67(21): 2492-2502.

[26] Camenzind E, Boersma E, Wijns W, et al. Modifying effect of dual antiplatelet therapy on incidence of stent thrombosis according to implanted drug-eluting stent type. Eur Heart J, 2014, 35(29): 1932-1948.

生物可吸收及支架新技术与新证据——ABSORB Ⅲ研究解读

冠状动脉支架经历了裸金属支架(BMS)、药物涂层支架(DES)(包括涂层可降解支架),当前已进入到另一崭新阶段,即生物可吸收支架(bioresorbable vascular scaffold,BVS)。理论上而言,BVS 应具有类似于 DES 低再狭窄率的效果,同时又可避免金属支架植入后血管舒缩功能的缺失以及对支架材料及涂层的晚期炎症反应。目前可吸收支架方面研究相对最多的是雅培公司的 ABSORB BVS 支架,该支架使用左旋多聚乳酸(PLLA)作为支架基质,支架丝厚度为 150μm,外层为装载依维莫司药物的 7μm 的消旋多聚乳酸(PDLLA)涂层,设计支架的药物释放时间为 30 天,设计支架在植入后 6 个月开始吸收,至 2 年左右时吸收完全。此前,ABSORB 系列研究已进行了 ABSORB Ⅰ、Ⅱ等,初步验证了 BVS 的安全性和有效性,但限于样本量的关系,未能提供足够的检验效力来回答与现有金属 DES 相比,其非劣效性及安全性的差异。近期 ABSORB Ⅲ 1 年随访研究结果已公布在《新英格兰医学杂志》上,本文拟就研究结果作一简要解读。

一、研 究 介 绍

ABSORB Ⅲ研究对比了 ABSORB BVS 支架与 XIENCE 钴铬合金依维莫司涂层支架在冠心病原位病变中置入 1 年的事件情况。研究于 2013 年 3 月启动,共纳入了 193 个中心共计 2008 例患者。研究采用意向性匹配分析(ITT),2∶1 随机对照,1322 例患者被纳入到 BVS 组,686 例患者被纳入到 XIENCE 治疗组。研究的主要目标有二,一是验证 BVS 置入后 1 年的 TLF 相对于对照组具有非劣效性,二是试图证明 BVS 置入后 1~5 年其心绞痛、TLR 比例较对照组更具优势。研究入选的患者均年龄 >18 岁,具有 1~2 个原位冠脉病变,其参考血管直径为 2.5~3.75mm(目测),长度≤24mm,排除急性心肌梗死及复杂病变。术前 24 小时内接受 300mg 的阿司匹林及负荷剂量的 P2Y12 受体拮抗剂,并服用维持剂量的双抗药物至少 1 年。为验证研究的第二目标,除常规临床随访外,患者同时在研究过程中接受西雅图心绞痛量表及生活质量量表的评定。研究设定的非劣效检验边际为 4.5%。

二、研 究 结 果

至 1 年随访结束时,共计 1989 例患者完成了临床随访,随访率达到 99.1%。两组人群的基线临床特征无显著性差异,基线病变特征中除病变长度一项 BVS 组略短于对照组外[(12.60 ± 5.41) mm *vs* (13.12 ± 5.82)mm,P=0.05],其余各项两组间均无显著差异。支架植入过程中,BVS 组较对照组更多进行后扩张(65.5% *vs* 51.2%,P<0.001),使用的最大球囊 / 支架直径及其与参考血管直径(RVD)比值也是 BVS 组高于对照组。但即使如此,术后即刻的支架内最小直径(MLD)、直径净获益,BVS 组均显著低于对照组,而残余狭窄率则高于对照组。这在既往的研究中也有类似结果,提示 BVS 支架在支架杆厚度及径向支撑力方面较金属支架仍略显不足[1,2]。即刻的器械成功率 BVS 组亦低于对照组(94.3% *vs* 99.3%,P<0.0001)。术后 1 年的随访过程中,使用 P2Y12 受体拮抗剂方面,BVS 组具有更低的氯吡格雷使用率和更高的普拉格雷使用率(氯吡格雷:67.5% *vs* 72.2%,P=0.03,普拉格雷:17.9% *vs* 14.0%,P=0.03)。

研究的主要终点为 1 年时靶血管失败率(TLF),在 BVS 组为 7.8%(102/1313),而对照组为 6.1%(41/677)。BVS 组虽略高于 XIENCE 对照组(差异值 1.7%,[−0.5%,3.9%]),但非劣效性检验提示 BVS 组较对照支架组具有非劣效性(P_{NI}=0.007),优越性检验 P 值为 0.16,未显示出 BVS 较金属支架具有优越性。具体到 TLF 各组分,包括心源性死亡、靶血管心肌梗死及缺血驱动的血运重建,BVS 组虽较 XIENCE 组均稍高但差异无统计学意义。两组围术期相关心肌梗死的发生率类似(3.0% *vs* 2.8%,P=0.75)。

研究的次要终点包括1年内心绞痛发生率，所有血运重建，以及缺血驱动的血运重建。在1年随访结束时，BVS组较对照组相比心绞痛发生率（18.3% *vs* 18.4%，P=0.93）、所有血运重建（9.1% *vs* 8.1%，P=0.50）及缺血驱动的靶血管血运重建（5.0% *vs* 3.7%，P=0.21）均无显著差异，有关这些次要终点的研究假设仍有待后续的长期随访进一步验证。

在以往ABSORB系列研究中，一个引人注目的现象是BVS置入后其支架内血栓（ST）发生率似乎较对照组更高[3]。一项纳入了147个RCT研究共计126 526例患者的荟萃分析显示，BVS发生确定或可疑的支架内血栓的机会是金属DES的2倍[4]。ABSORB Ⅲ研究也对ST现象进行了分析。至1年随访结束时，BVS组较XIENCE组血栓（确定的或可能的）发生率确实稍高，但无统计学差异（1.54% *vs* 0.74%，P=0.13）。细分来看，无论是早期血栓还是晚期血栓，BVS均较对照组发生率稍高但均无统计学差异。

由于BVS支架相对较厚的支架杆厚度，研究者特意对小血管亚组进行了分析。经核心实验室QCA检测，发现约19.6%的入选病变其RVD<2.25mm（平均2.09mm）。细分亚组显示，参考血管直径<2.25mm的BVS亚组，其TLF、ST发生率均较对照组升高更为明显（TLF：12.9% *vs* 8.3%；ST：4.6% *vs* 1.5%）；而在RVD≥2.25mm（平均2.74mm）的血管中，TLF、ST的发生率则更为接近（TLF：6.7% *vs* 5.5%；ST：0.9% *vs* 0.6%）。不同RVD亚组间TLF、ST的发生率虽有差异，但亚组间比较却未达统计学差异（TLF：P=0.31；ST：P=0.12）。

三、研究的局限性及今后的展望

ABSORB Ⅲ研究进一步验证了BVS的有效性，与对照XIENCE支架相比，1年TLF具有非劣效性。然而根据该结果是否就此可以将其推广至临床？需注意的是，该研究纳入的仅仅是稳定型心绞痛或已稳定的ACS患者，且纳入的病变均为相对简单病变，未纳入如心肌梗死患者，复杂病变（严重钙化、慢性闭塞病变等），有关BVS在真实世界中的应用效果仍需进一步的临床研究证实。不仅如此，与之前ABSORB Ⅰ、Ⅱ系列研究的结果类似，BVS组的TLF率虽未达统计学差异，但均高于金属支架对照组。对于BVS相对于金属DES的真实效果仍需更大样本的研究，期待后续的ABSORB Ⅳ研究可进一步给予解答。

关于支架内血栓的问题，ABSORB Ⅲ研究显示BVS组存在更高的发生率，但无统计学差异。事实上，细分亚组分析显示亚急性血栓的发生率在BVS组是显著高于对照组的。但实际发生亚急性血栓的患者中，有1例入组BVS的患者实际是接受了XIENCE支架置入，故ITT分析显示统计学差异，而实际治疗亚组分析中则无统计学意义。不论如何，ABSORB BVS相对较厚的支架杆厚度以及相对更高的置入后即刻残余狭窄率都可能是血栓发生率增加的原因。BVS支架内血栓发生率是否确实高于金属支架？真实的结论仍有待后续更为针对性的前瞻性研究来揭示。

对于小血管病变，亚组分析已显示出RVD<2.25mm的血管置入BVS其事件发生率更高。与"大血管"（RVD≥2.25）相比，该差异虽未达显著性，但需注意这仅仅是事后分析而非预设的研究终点。鉴于ABSORB BVS相对较厚的支架杆厚度，有可能在小血管中其应用会有更高的事件率，提示BVS可能更适合于直径较大的血管使用，当然，这方面的结论需要更进一步的研究来证实。需要注意的是，由于雅培BVS支架是一种新型支架，对于手术操作者而言，不少术者系首次使用该型支架，由此一方面或可造成术者的偏倚，另一方面也可能是BVS组手术即刻成功率较XIENCE组低的原因。

金属DES在置入后可能会有更多的晚期事件，影像学研究已证实BVS置入后1年血管舒缩功能恢复，2~5年可出现血管晚期管腔增加[5,6]。ABSORB Ⅲ研究设计拟验证BVS组较对照组心绞痛发生率会更低，但截至1年随访结束，该指标在两组间结果相似。造成这一现象的原因可能为血管的正常舒缩功能恢复需待BVS充分吸收后方显现，因此，这一研究目标在后期长达5年的随访中可能会有逐步的体现。在后续拟纳入5000例患者的ABSORB Ⅳ研究中，心绞痛发生率也将作为一重要指标被进一步观察，从而验证BVS较金属支架具有更佳长期效果的理论。

（金重赢　傅国胜）

参 考 文 献

[1] Gao R, Yang Y, Han Y, et al. Bioresorbable vascular scaffolds versus metallic stents in patients with coronary artery disease: ABSORB China trial. J Am Coll Cardiol, 2015, 66(21): 2298-2309.

[2] Diletti R, Serruys PW, Farooq V, et al. ABSORB Ⅱ randomized controlled trial: a clinical evaluation to compare the safety, efficacy, and performance of the Absorb everolimus-eluting bioresorbable vascular scaffold system against the XIENCE everolimus-eluting coronary stent system in the treatment of subjects with ischemic heart disease caused by de novo native coronary artery lesions: rationale and study design. Am Heart J, 2012, 164(5): 654-663.

[3] Capodanno D, Gori T, Nef H, et al. Percutaneous coronary intervention with everolimus-eluting bioresorbable vascular scaffolds in routine clinical practice: early and midterm outcomes from the European multicentre GHOST-EU registry. EuroIntervention, 2015, 10(10): 1144-1153.

[4] Kang SH, Chae IH, Park JJ, et al. Stent thrombosis with drug-eluting stents and bioresorbable scaffolds: evidence from a network meta-analysis of 147 trials. JACC Cardiovasc Interv, 2016, 9(12): 1203-1212.

[5] Serruys PW, Onuma Y, Garcia-Garcia HM, et al. Dynamics of vessel wall changes following the implantation of the absorb everolimus-eluting bioresorbable vascular scaffold: a multi-imaging modality study at 6, 12, 24 and 36 months. EuroIntervention, 2014, 9(11): 1271-1284.

[6] Simsek C, Karanasos A, Magro M, et al. Long-term invasive follow-up of the everolimus-eluting bioresorbable vascular scaffold: five-year results of multiple invasive imaging modalities. EuroIntervention, 2016, 11(9): 996-1003.

2015年ESC非ST段抬高急性冠脉综合征处理指南解读

不稳定型心绞痛(UA)和非ST段抬高型心肌梗死(NSTEMI)统称为非ST段抬高急性冠脉综合征(NSTE-ACS),其约占所有ACS患者的3/4[1,2]。近年来,随着人口老龄化以及糖尿病和慢性肾脏病发病率的升高,NSTE-ACS发病率也有逐年升高的趋势。尽管NSTE-ACS院内并发症如心源性休克、心力衰竭和心律失常的发生率低于ST段抬高型心肌梗死(STEMI)患者,但NSTE-ACS患者出院后的长期死亡率甚至高于STEMI。

近年来NSTE-ACS的相关研究发展迅速,大量的重要研究不断发布。基于最新的研究成果,2015年8月,欧洲心脏病学会(ESC)等制定的《NSTE-ACS处理指南》(简称"指南")正式公布[3]。新指南推荐内容更为简洁和明确,实用性更强,对指导NSTE-ACS患者的规范化诊治具有重要意义。

一、诊断与风险评估:更准确、更快速

(一)强调高敏肌钙蛋白(hs-cTn)在早期诊断中的价值

指南进一步强调应用hs-cTn检测早期诊断NSTE-ACS。研究发现,hs-cTn水平与心肌梗死可能性呈正相关,超过5倍正常值上限诊断1型心肌梗死的阳性预测值超过90%。此外,hs-cTn的升高和降低能够鉴别急性或慢性心肌损伤,其变化值越大,急性心肌梗死(AMI)的可能性越大[3-5]。指南建议,对于可疑NSTE-ACS患者检测心肌钙蛋白(敏感或者高敏法),且在60分钟内获取结果。对其他心肌生物标记物(如肌酸激酶同工酶)不再推荐[3]。hs-cTn的应用显著缩短了AMI早期"肌钙蛋白的检测盲区",在临床上大大缩短早期排除或确诊ACS的时间,其对实施积极有效的干预治疗和患者预后的重要作用日益凸显。

(二)基于hs-cTn检测的快速诊断流程

指南保留了2011年ESC NSTE-ACS指南推荐的0h/3h快速诊断/排除NSTE-ACS流程,同时新增了0h/1h快速诊断/排除NSTEMI的诊断流程。对疑似NSTEMI患者,在发病1小时内进行hs-cTn检测,并观察0~1小时内结果变化。根据hs-cTn的基线水平及其1小时内的绝对变化进行诊断,如入院时检测值较低且1小时内相对无变化,可基本排除患病风险,尽早出院;若入院时检测水平显著升高或1小时内变化明显,则可诊断NSTEMI,并实施积极有效的干预治疗(图1,见文末彩图12)[3]。

然而,hs-cTn检测技术在我国还未被普遍应用,许多医院利用床旁即时检测技术检测肌钙蛋白的敏感性和准确性均较低。此外,在我国城市之间、医院之间检测肌钙蛋白的方法众多,标准值也不尽相同,无法直接对比,迫切需要标准化,更要注重结合临床情况判读。指南中关于hs-cTn检测的推荐短期内无法在我国普遍实行。

(三)强调对NSTE-ACS的心律监测

近年的研究显示,恶性心律失常是导致NSTE-ACS患者早期死亡的重要原因,大多数的心律失常发生在发病后的12小时内[6,7]。新指南首次对NSTE-ACS患者根据临床表现进行心律监测作出了推荐。指南建议,对于心律失常高危的NSTEMI患者(如血流动力学不稳定、左室射血分数<40%、血运重建失败等)心律监测应>24小时。对于无上述危险因素的NSTEMI患者心律监测≤24小时,UA患者无需心律监测[3]。值得注意的是,在我国一些医疗机构对NSTE-ACS患者的心律监测存在过度应用现象,有些医院甚至认为所有NSTE-ACS患者应常规进行心律监测。

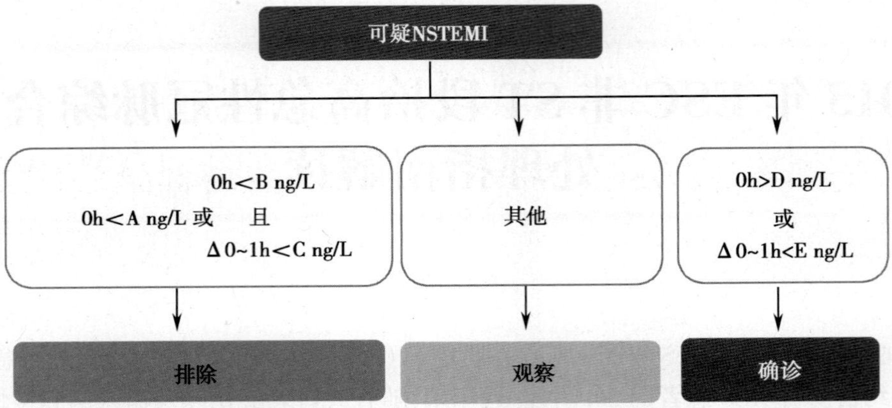

	A	B	C	D	E
hs-cTnT（Elecsys）	5	12	3	52	5
hs-cTnI（Architect）	2	5	2	52	6
hs-cTnI（Dimension Vista）	0.5	5	2	107	19

图1　基于 hs-Tn 检测的 0h/1h 快速诊断 / 排除 NSTEMI 的诊断流程

NSTEMI：非 ST 段抬高型心肌梗死；hs-Tn：超敏肌钙蛋白。Elecsys：瑞士罗氏公司高敏肌钙蛋白 T 检测法；Architect：美国雅培公司高敏肌钙蛋白 I 检测法；Dimension Vista：德国西门子公司高敏肌钙蛋白 I 检测法

二、侵入治疗：分层处理、实用性更强

近年来，多项 RCTs（包括 ISAR-COOL、TIMACS、OPTIMA、ABOARD 等）的研究结果确立了 NSTE-ACS 早期侵入治疗的临床获益，其中高危患者的获益更大[8-10]。基于此，新指南建议对于 NSTE-ACS 应根据患者临床状况首先考虑早期侵入治疗。然而，NSTE-ACS 由高度异质性（如年龄不同、病史不同、冠状动脉狭窄程度不同等）的患者群组成，因此，早期侵入治疗的时机也因人而异。

新指南细化了对早期侵入性策略选择的临床建议。指南根据血流动力学、胸痛症状、心律、心电图变化及 GRACE 评分等将 NSTE-ACS 分为极高危、高危、中危、低危 4 个级别（表 1），并分别明确推荐侵入治疗策略（图 2，见文末彩图 13）。这种推荐方式简洁、明确，实用性强，对不同危险分层的 NSTE-ACS 患者给出具体的侵入治疗时间，使医生在遇到这类患者时更有指导意义。

表1　NSTE-ACS 危险分层

分级	条件	推荐
极高危	至少满足以下一条极高危因素：①血流动力学不稳定或心源性休克；②药物治疗后仍反复或持续性的胸痛；③致命性心律失常或心脏骤停；④心肌梗死的机械性并发症；⑤急性心力衰竭伴顽固性心绞痛或 ST 段压低；⑥动态 ST 段或 T 波改变，特别是间断性 ST 段抬高	2 小时内即刻行侵入性治疗（I/C）
高危	至少满足以下一条高危因素：①肌钙蛋白升高或者下降；② ST 段和 T 波动态变化；③GRACE 评分 >140 分	24 小时内早期行侵入性治疗（I/A）
中危	至少有以下一条中危因素：①糖尿病；②肾功能不全[eGFR<60ml/(min·1.73m^2)]；③ LVEF<40% 或者充血性心力衰竭；④早期的心肌梗死后心绞痛；⑤近期 PCI；⑥CABG 病史；⑦GRACE 评分 >109 分或者 <140 分	72 小时内行侵入性治疗（I/A）
低危	无上述风险标准的低危且无症状复发的 NSTE-ACS 患者	行无创性心肌缺血评估（I/A）

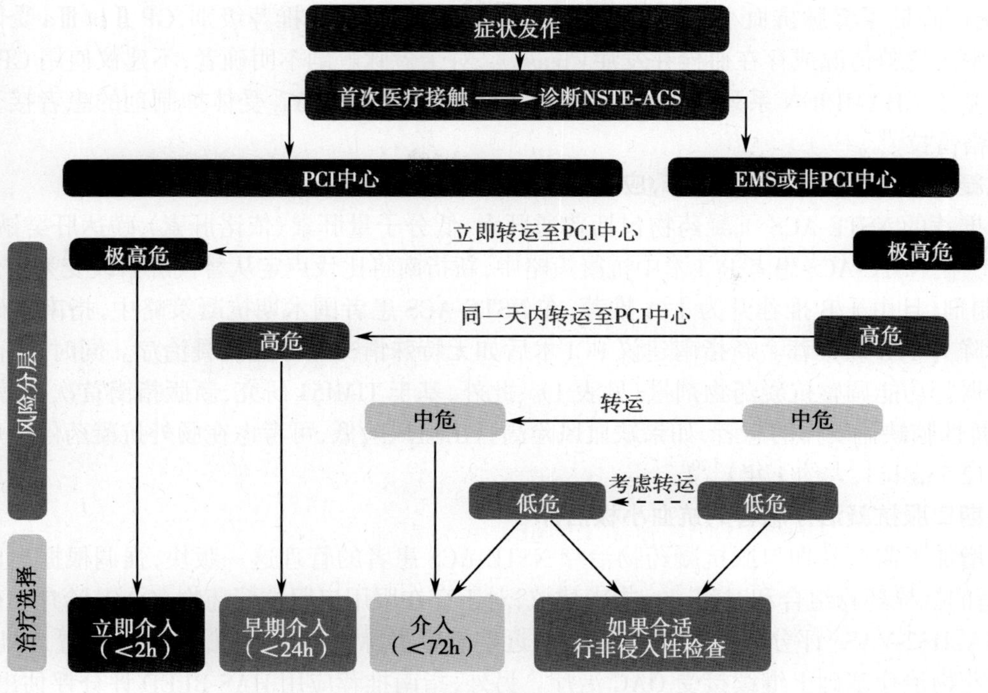

图 2 NSTE-ACS 根据风险分层选择侵入治疗策略

NSTE-ACS：非 ST 段抬高急性冠状动脉综合征；EMS：救援医疗服务；PCI：经皮冠状动脉支架置入术

此外，根据 MATRIX 研究及相关荟萃分析结果[11]，新指南首次对血管入路做出推荐。对于有经验的中心，建议在冠脉造影和 PCI 时选择经桡动脉入路。同时，指南强调，血管入路的选择仍应考虑术者经验和中心习惯。对于多支血管病变，强调要根据具体病情及当地血管团队的流程来制定具体的血运重建策略。

三、抗栓治疗：获益明确，强调个体化治疗

抗栓治疗是 NSTE-ACS 治疗的基石，早期合理使用可有效减少血栓事件，改善预后。近年来，NSTE-ACS 抗栓治疗发展迅速，许多新药不断涌现，但总原则始终为有效降低缺血风险，并使出血风险降到最低。新指南对于抗栓药物的选择、给药剂量、时机和疗程都有更新，并强调个性化治疗。

（一）抗血小板治疗：优选新型 $P2Y_{12}$ 受体抑制剂，疗程个体化

指南建议所有无阿司匹林服用禁忌证的 NSTE-ACS 患者均应在初始服用 150~300mg 负荷量的阿司匹林，并 75~100mg 长期维持。对于无禁忌证（如重度出血风险）的患者，建议在阿司匹林的基础上加用 $P2Y_{12}$ 受体抑制剂。替格瑞洛为新型的口服 $P2Y_{12}$ 受体抑制剂，能与 $P2Y_{12}$ 受体可逆性结合，与氯吡格雷比较，其起效更迅速且持久，受其活性代谢产物的影响较小。PLATO 研究结果显示，替格瑞洛与氯吡格雷相比可明显降低 NSTEMI 患者血管性死亡、心肌梗死或卒中的联合终点的发生率[12]。新指南优先推荐替格瑞洛（负荷剂量 180mg，日剂量 90mg bid）。

NSTE-ACS 患者双联抗血小板治疗（DAPT）疗程一直是临床医生关注的热点。近年来，针对 DAPT 最佳治疗时程的相关研究结果相互矛盾，DAPT 最佳治疗时程仍无定论。结果相互矛盾的原因可能与不同试验入选的人群有关。有研究指出年龄、糖尿病、吸烟、PCI 或心肌梗死病史、充血性心力衰竭等都可能是影响 DAPT 治疗时程的因素。基于这一问题，新指南强调 DAPT 的时程应充分考虑患者的个体化差异。基于 RESET、EXCELLENT、ISAR-SAFE 等研究，新指南首次推荐，对于高出血风险患者，可考虑置入药物洗脱支架（DES）后 $P2Y_{12}$ 受体抑制剂的时程可缩短至 3~6 个月[13-16]。如果非心脏手术无法推迟或者存在出血并发症，在置入裸金属支架（BMS）或新一代 DES 后可考虑最少 1~3 个月停用 $P2Y_{12}$ 受体抑制剂。谨慎评估缺血和出血风险后，$P2Y_{12}$ 受体抑制剂联合阿司匹林可考虑应用 1 年以上[17,18]。

此外，指南降低了静脉抗血小板药物 GP Ⅱb/Ⅲa 受体抑制剂的推荐级别，GP Ⅱb/Ⅲa 受体抑制剂应仅限于 PCI 中的急救情况或存在血栓并发症（Ⅱa/C）。对于冠脉解剖不明确者，不建议使用 GPⅡb/Ⅲa 受体抑制剂。基于 CHAMPION 系列研究，新指南首次推荐，未应用 $P2Y_{12}$ 受体抑制剂的患者接受 PCI 时可考虑应用坎格雷拉[19]。

（二）抗凝治疗：推荐级别有升有降，应用剂量个体化

新指南推荐的 NSTE-ACS 抗凝药物包括普通肝素、低分子量肝素（依诺肝素）、磺达肝癸钠、比伐卢定及利伐沙班。在 NSTE-ACS 患者 PCI 术中抗凝策略中，新指南将比伐卢定从替代肝素改变为替代肝素 +GP Ⅱb/Ⅲa 抑制剂，且由Ⅰ/B 推荐升为Ⅰ/A 推荐；在 NSTE-ACS 患者围术期抗凝策略中，指南将磺达肝癸钠由Ⅰ/A 推荐降为Ⅰ/B 级推荐。新指南建议 PCI 术后如无特殊情况应停止抗凝治疗。同时，指南强调抗凝药物需要根据肾功能调整抗凝药物剂量（见表 1）。此外，基于 TIMI51 研究，新版指南首次推荐，对于既往无卒中 / 短暂性脑缺血发作的患者，如果缺血风险高且出血风险低，可考虑在肠外抗凝药停用后给予低剂量利伐沙班（2.5mg bid，大约 1 年）[20]。

（三）长期口服抗凝治疗患者的抗血小板治疗

新指南增加了需要长期口服抗凝药物治疗 NSTE-ACS 患者的管理这一版块，强调根据出血与缺血风险，选择合适的抗栓药物组合和时程[3]。指南建议，对于存在服用口服抗凝药物（OAC）治疗明确适应证的患者（如 CHA2DS2-VASc 评分≥2 分的房颤患者、近期发生静脉血栓者、左心室血栓或置入机械瓣膜）应在抗血小板药物治疗基础上继续接受 OAC 治疗。另外，指南推荐应用 HAS-BLED 评分评估出血风险，并建议低出血风险（HAS-BLED≤2）的患者可给予 OAC+ 阿司匹林 + 氯吡格雷治疗 6 个月，之后给予 OAC+ 阿司匹林或 OAC+ 氯吡格雷继续治疗至 12 个月；高出血风险的患者（HAS-BLED≥3），给予 OAC+ 阿司匹林 + 氯吡格雷治疗 1 个月，之后给予 OAC+ 阿司匹林或 OAC+ 氯吡格雷继续治疗至 12 个月。根据 WOEST 研究证据，新指南也建议 OAC+ 氯吡格雷的双抗治疗在某些出血高危的患者，可取代 OAC+ 阿司匹林 + 氯吡格雷的三联抗栓策略[21,22]。基于替格瑞洛和普拉格雷无合并房颤患者的治疗证据，新指南不推荐使用上述两药用于 NSTE-ACS 合并房颤患者的治疗。根据患者具体情况，在充分评估出血与血栓风险的基础上规范化应用抗凝药物和抗血小板药物，对于改善患者预后至关重要。

四、特殊人群的处理

（一）高龄

高龄患者由于全身器官退化、合并症多发、药代动力学改变、对药物敏感性增加，常同时存在缺血和出血双重高危因素，药物治疗的剂量与时间窗口均较窄。高龄患者应强调药物治疗个体化，根据体重和肾功能调整抗栓治疗方案，并注意 β 受体阻滞剂、ACEI、ARB 和他汀类药物的副作用。高龄患者可适时采用侵入性治疗策略，并在血运重建后评估患者的风险与获益[23]。高龄患者的治疗决策必须以患者为中心，兼顾患者的意愿、合并症、机体功能和认知状态及预期寿命。

（二）糖尿病

1. 血糖控制　推荐所有 NSTE-ACS 患者筛查糖尿病，监测已知糖尿病或入院高糖血症患者血糖水平。血糖 >10mmol/L（180mg/dl）的 ACS 患者应考虑降糖治疗，根据合并症制定降糖目标，避免低血糖发生。对于急性期患者以及晚期心血管疾病、高龄、糖尿病病程长和存在多种合并症的患者，应考虑放宽降糖标准。

2. 抗栓治疗和侵入治疗策略　糖尿病和非糖尿病患者的抗栓治疗策略相同，优先推荐侵入性治疗策略。对于基线肾脏损伤或服用二甲双胍的患者，推荐冠脉造影或 PCI 术后 2~3 天监测肾功能。对于行 PCI 的患者，推荐优先选择新一代 DES[24,25]。对于多支冠状动脉稳定型病变，且手术风险在可接受范围内的患者，推荐优先选择冠状动脉旁路移植术（CABG）。对于多支冠状动脉稳定型病变且 SYNTAX 评分≤22 分的患者，可考虑将 PCI 作为 CABG 替代治疗方案。

（三）肾功能不全

肾功能不全是 ACS 患者出血事件的独立危险因素。建议术前常规应用估算的肾小球滤过率（eGFR）评价患者的肾功能，尤其高龄、女性、低体重或血清肌酐升高的患者（表 2）[3]。

表 2 根据肾小球滤过率（eGFR）调整抗栓药物治疗

药物	调整建议
阿司匹林	• 无需调整
氯吡格雷	• eGFR≥15ml/（min·1.73m²）者可正常应用 • eGFR<15ml/（min·1.73m²）或接受血液透析且存在某些选择性指征（如预防支架内血栓）的患者可以应用氯吡格雷
替格瑞洛	• eGFR≥15ml/（min·1.73m²）者可正常应用 • eGFR<15ml/（min·1.73m²）或接受血液透析的患者，因目前缺乏证据，不建议应用替格瑞洛
普通肝素	• 无需调整
依诺肝素	• eGFR≥30ml/（min·1.73m²）者依诺肝素无需调整剂量 • eGFR 15~29ml/（min·1.73m²）的患者，建议改为 1mg/kg，1 次 / 天应用； • eGFR<15ml/（min·1.73m²）的患者不建议用依诺肝素
磺达肝癸钠	• eGFR<20ml/（min·1.73m²）的患者不建议应用
比伐卢定	• eGFR≥30ml/（min·1.73m²）者比伐卢定无需调整剂量 • eGFR 15~29ml/（min·1.73m²）的患者，比伐卢定静脉推注 0.75mg/kg，继而 1.0mg/（kg·h） • eGFR<15ml/（min·1.73m²）并血液透析的患者，静脉推注 0.75mg/kg，继而 0.25mg/（kg·h）

（四）贫血和血栓性血小板减少症

新指南指出，贫血而无活动性出血患者，如果血流动力学不稳定或红细胞压积 <25% 或血红蛋白 <7g/dl，可考虑输血，证据级别下调至Ⅱb/C。治疗过程中血小板降至 <100 000/μl（或相比于基线降低超过 50%），推荐立即停用 GPⅡb/Ⅲa 抑制剂和 / 或肝素（普通肝素、低分子肝素或其他肝素产物）。对于接受 GPⅡb/Ⅲa 抑制剂治疗的患者，当出现严重活动性出血或严重无症状性血小板减少（血小板 <10 000/μl）时，推荐输注血小板。对于既往或可疑发生肝素诱导的血小板减少症（HIT）的患者，推荐采用非肝素抗凝。推荐采用无 HIT 风险或 HIT 低风险的药物，或短期使用普通肝素或低分子肝素，预防 HIT 的发生[3]。

五、长期管理：药物与非药物干预并举

推荐建议所有患者改善生活方式（包括戒烟、规律运动和健康饮食）[26,27]。除非存在禁忌，否则推荐尽早启动高强度他汀治疗，并长期维持[28]。除非存在禁忌，否则推荐 LVEF≤40% 或心力衰竭、高血压或糖尿病患者服用 ACEI，ARBs 可作为 ACEI 替代药物，尤其是 ACEI 不耐受时。除非存在禁忌，否则推荐 LVEF≤40% 的患者服用 β- 受体阻滞剂。对于非 ST 段抬高型 ACS 后 LVEF≤35% 以及心衰或糖尿病，但无明显肾功能不全或高钾血症的患者，推荐服用醛固酮受体拮抗剂。推荐舒张压目标值 <90mmHg（糖尿病患者 <85mmHg）患者应考虑加入结构完善的心脏康复项目以改善生活方式和增加治疗依从性。如果患者使用最大耐受剂量他汀后，LDL-C 水平依然≥70mg/dl（≥1.8mmol/L），应考虑加用一种非他汀类药物以进一步降低 LDL-C。患者收缩压目标值应 <140mmHg。

六、小　结

2015 年 ESC《NSTE-ACS 处理指南》更加强调 hs-cTn 在早期诊断中的价值，并首次提出 0h/1h 快速诊断 / 排除 NSTEMI 的诊断流程，临床上大大缩短了诊断时间。指南再次强调抗栓治疗的获益，并推荐个体化治疗，新型抗血小板药物地位提升。另外，新指南建议采用分层处理的侵入治疗策略，其推荐更明确，实用性更强，更能知道临床实践。新指南对 NSTE-ACS 患者的规范化诊治具有重要的指导意义。

（聂绍平　公威）

参考文献

[1] Thygesen K, Alpert JS, White HD, et al. Universal definition of myocardial infarction. Circulation, 2007, 116(22): 2634-2653.

[2] Amsterdam EA, Wenger NK, Brindis RG, et al. 2014 AHA/ACC guideline for the management of patients with non-ST-elevation acute coronary syndromes: a report of the American College of Cardiology/American Heart Association Task Force on Practice Guidelines. Circulation, 2014, 130(25): e344-e426.

[3] Roffi M, Patrono C, Collet JP, et al. 2015 ESC Guidelines for the management of acute coronary syndromes in patients presenting without persistent ST-segment elevation: Task Force for the Management of Acute Coronary Syndromes in Patients Presenting without Persistent ST-Segment Elevation of the European Society of Cardiology (ESC). Eur Heart J, 2016, 37(3): 267-315.

[4] Thygesen K, Mair J, Giannitsis E, et al. How to use high-sensitivity cardiac troponins in acute cardiac care. Eur Heart J, 2012, 33: 2252-2257.

[5] Mueller C. Biomarkers and acute coronary syndromes: an update. Eur Heart J, 2014, 35: 552-556.

[6] Rahimi K, Watzlawek S, Thiele H, et al. Incidence, time course, and predictors of early malignant ventricular arrhythmias after non-ST-segment elevation myocardial infarction in patients with early invasive treatment. Eur Heart J, 2006, 27: 1706-1711.

[7] Piccini JP, White JA, Mehta RH, et al. Sustained ventricular tachycardia and ventricular fibrillation complicating non-ST-segment-elevation acute coronary syndromes. Circulation, 2012, 126: 41-49.

[8] Bavry AA, Kumbhani DJ, Rassi AN, et al. Benefit of early invasive therapy in acute coronary syndromes: a meta-analysis of contemporary randomized clinical trials. J Am Coll Cardiol, 2006, 48: 1319-1325.

[9] O' Donoghue M, Boden WE, Braunwald E, et al. Early invasive vs conservative treatment strategies in women and men with unstable angina and non-ST-segment elevation myocardial infarction: a meta-analysis. JAMA, 2008, 300: 71-80.

[10] Fox KA, Clayton TC, Damman P, et al. Long-term outcome of a routine versus selective invasive strategy in patients with non-ST-segment elevation acute coronary syndrome a meta-analysis of individual patient data. J Am Coll Cardiol, 2010, 55: 2435-2445.

[11] Valgimigli M, Gagnor A, Calabro P, et al. Radial versus femoral access in patients with acute coronary syndromes undergoing invasive management: a randomised multicenter trial. Lancet, 2015, 385: 2465-2476.

[12] Wallentin L, Becker RC, Budaj A, et al. Ticagrelor versus clopidogrel in patients with acute coronary syndromes. N Engl J Med, 2009, 361(11): 1045-1057.

[13] Kim BK, Hong MK, Shin DH, et al. A new strategy for discontinuation of dual antiplatelet therapy: the RESET trial (real safety and efficacy of 3-month dual antiplatelet therapy following endeavor zotarolimus-eluting stent implantation). J Am Coll Cardiol, 2012, 60: 1340-1348.

[14] Feres F, Costa RA, Abizaid A, et al. Three vs twelve months of dual antiplatelet therapy after zotarolimus-eluting stents: the OPTIMIZE randomized trial. JAMA, 2013, 310: 2510-2522.

[15] Gwon HC, Hahn JY, Park KW, et al. Six-month versus 12-month dual antiplatelet therapy after implantation of drug-eluting stents: the efficacy of xience/promus versus cypher to reduce late loss after stenting (EXCELLENT) randomized, multicenter study. Circulation, 2012, 125: 505-513.

[16] Schulz-Schupke S, Byrne RA, ten Berg JM, et al. ISAR-SAFE: a randomized, double-blind, placebo-controlled trial of 6 vs. 12 months of clopidogrel therapy after drug-eluting stenting. Eur Heart J, 2015, 36: 1252-1263.

[17] Mauri L, Kereiakes DJ, Yeh RW, et al. Twelve or 30 months of dual antiplatelet therapy after drug-eluting stents. N Engl J Med, 2014, 371: 2155-2166.

[18] Bonaca MP, Bhatt DL, Cohen M, et al. Long-term use of ticagrelor in patients with prior myocardial infarction. N Engl J Med, 2015, 372: 1791-1800.

[19] Steg PG, Bhatt DL, Hamm CW, et al. Effect of cangrelor on periprocedural out-comes in percutaneous coronary interventions: a pooled analysis of patient-level data. Lancet, 2013, 382: 1981-1992.

[20] Mega JL, Braunwald E, Wiviott SD, et al. Rivaroxaban in patients with a recent acute coronary syndrome. N Engl J Med, 2012, 366: 9-19.

[21] Dewilde WJ, Oirbans T, Verheugt FW, et al. Use of clopidogrel with or without aspirin in patients taking oral anticoagulant therapy and undergoing percutaneous coronary intervention: an open- label, randomised, controlled trial. Lancet, 2013, 381: 1107-1115.

[22] Lamberts M, Olesen JB, Ruwald MH, et al. Bleeding after initiation of multiple antithrombotic drugs, including triple therapy, in atrial fibrillation patients following myocardial infarction and coronary intervention: a nationwide cohort study. Circulation, 2012, 126: 1185-1193.

[23] Savonitto S, Cavallini C, Petronio AS, et al. Early aggressive versus initially conservative treatment in elderly patients with non-ST-segment elevation acute coronary syndrome: a randomized controlled trial. JACC Cardiovasc Interv, 2012, 5: 906-916.

[24] Kereiakes DJ, Yeh RW, Massaro JM, et al. Anti-platelet therapy duration following bare metal or drug-eluting coronary stents: the dual antiplatelet therapy randomized clinical trial. JAMA, 2015, 313: 1113-1121.

[25] Daemen J, Garcia-Garcia HM, Kukreja N, et al. The long-term value of sirolimus- and paclitaxel-eluting stents over bare metal stents in patients with diabetes mellitus. Eur Heart J, 2007, 28: 26-32.

[26] Critchley JA, Capewell S. Mortality risk reduction associated with smoking cessation in patients with coronary heart disease: a systematic review.

JAMA,2003,290:86-97.

[27] Iestra JA,Kromhout D,van der Schouw YT,et al. Effect size estimates of lifestyle and dietary changes on all-cause mortality in coronary artery disease patients:a systematic review. Circulation,2005,112:924-934.

[28] Baigent C,Blackwell L,Emberson J,et al. Efficacy and safety of more intensive low ering of LDL cholesterol:a meta-analysis of data from 170,000 participants in 26 randomised trials. Lancet,2010,376:1670-1681.

2015年ACC/AHA关于STEMI处理指南更新

2015年美国心血管病学会、心脏病协会、心血管介入学会ACC/AHA/SCAI三大学会在2013年急性ST段抬高型心肌梗死（STEMI）治疗指南以及2011年冠状动脉血运重建（PCI）指南的基础上复习了近几年来的相关研究及文献，专门针对STEMI患者多支血管PCI和急诊PCI时血栓抽吸术两大问题进行了讨论和更新。

1. STEMI多支血管病变患者单纯梗死相关血管PCI还是多支血管PCI

临床上大约50%的STEMI患者存在多支病变，对这类患者的PCI策略包括：①单纯罪犯血管急诊PCI，而另外只对存在自发心肌缺血或出院前无创检查显示中高危的患者进行非罪犯冠状动脉的PCI；②急诊PCI时对多支血管同时PCI；③急诊PCI时先单纯处理罪犯冠状动脉，之后择期再对非罪犯冠状动脉进行PCI。既往不同的观察性研究、随机对照试验以及荟萃分析比较单纯罪犯血管PCI与多支血管PCI的疗效及安全性，得到了不一致的结果，可能由于入选标准、研究设计、多支血管PCI的时机、统计学方法、研究终点等不同影响了结果。

之前指南对于血流动力学稳定的STEMI患者不推荐急诊PCI时同时对非梗死相关的冠状动脉狭窄进行PCI，也未对仅仅基于冠状动脉造影而对非罪犯冠状动脉狭窄进行择期常规PCI的策略进行推荐，只是提出存在自发心肌缺血、不稳定，或出院前无创检查显示高危的情况下可考虑对非罪犯冠状动脉病变进行PCI。之前的指南推荐主要是出于安全性考虑，包括多支血管PCI可能会增加手术并发症的风险，延长手术时间，增加造影剂肾病的风险，以及在高凝和炎症状态下增加的支架内血栓风险，并且既往许多观察性研究和荟萃分析的结果也倾向于同时多支血管急诊PCI的预后相对较差。

但是近几年新的4项随机对照试验结果显示了在急诊PCI时亦或计划性分期进行的多支血管PCI策略对某些STEMI患者可能是有益并且安全的。急性心肌梗死预防性冠状动脉成形术（PRAMI）研究（465例患者）中，234例多支血管急诊PCI组有21例患者（9%）发生了主要复合终点事件（心源性死亡、心肌梗死或反复顽固性心绞痛），而231例单纯罪犯血管急诊PCI组有53例患者（22%）发生主要事件，显示多支血管血运重建降低了主要终点事件（*HR* 0.35，95%*CI*：0.21~0.58，*P*<0.001）。在完全血运重建对比单纯罪犯病变急诊PCI（CvLPRIT）研究中，296例患者被随机分到单纯罪犯血管PCI或住院期间多支血管PCI组，其中多支血管PCI组中72%的患者急诊时就对多支血管进行了PCI，结果是主要复合终点事件（12个月内死亡、再发心肌梗死、心衰、缺血驱动的血运重建）在多支血管PCI组15例患者发生（10%），而单纯罪犯血管PCI组有31例患者发生（21%），显示了住院期间多支血管PCI也就是对非罪犯血管也进行了PCI可以降低主要心脏不良事件（*HR* 0.49，95%*CI*：0.24~0.84，*P*=0.009）。在丹麦ST段抬高型心肌梗死患者最佳急诊治疗第三项研究（DANAMI 3 PRIMULTI）中，314例有多支血管病变并在出院前冠状动脉造影及血流储备分数指导下的分期PCI组中，40例患者（13%）发生主要终点事件（死亡、非致命心肌梗死、非罪犯血管缺血驱动的血运重建），而313例单纯罪犯血管PCI组中68例患者（22%）发生，同样显示了多支血管PCI的益处（*HR* 0.56，95%*CI*：0.38~0.83，*P*=0.004）。但是，在社区医院转运至PTCA中心行或未行急诊溶栓的患者急诊冠状动脉成形术（PRAGUE-13）研究中，214例STEMI患者被随机分到分期PCI组（对所有直径狭窄≥70%的非梗死相关病变于急诊PCI后3~40天内行PCI）或者单纯罪犯血管PCI组，平均随访38个月的初步结果却未显示出两组之间在主要终点事件（死亡、非致命心肌梗死、脑卒中）的差异。

基于上述这些研究结果，2015年指南修改了原来对血流动力学稳定的STEMI患者不建议急诊行多支血管PCI（Ⅲ级有害），更新为Ⅱb级推荐，就是说可以适当考虑急诊PCI时或者计划性分期进行多支血管PCI，但是特别强调，不是对所有多支血管病变的STEMI患者常规进行多支血管PCI，而是应该考虑适应证和时机，医生应综合评估临床状况、冠状动脉病变严重性和复杂性，造影剂肾病的风险等情况来决定最佳治疗策略。这次更新主要是针对血流动力学稳定的患者对非梗死相关血管进行常规 PCI 的策略，而对于有心肌缺血症状或者无创检查判定中高危的患者仍应遵照 2013 年 STEMI 指南推荐对非梗死相关血管进行分期 PCI。

此外，尽管一些观察性研究及荟萃分析显示多支血管 PCI 分期可能比急诊同时做预后要好，但对于非罪犯血管 PCI 的最佳时机目前仍缺乏足够证据和随机对照试验支持，还需等待进一步的研究证据。

2. 关于血栓抽吸术

2011 年 PCI 指南以及 2013 年 STEMI 指南对急诊 PCI 前血栓抽吸术的Ⅱa 推荐主要是基于两个随机对照试验和一个荟萃分析。但是近年又有了 3 个新的多中心临床试验结果，其中两个研究入选了比之前明显更多的病例。在广泛前壁心肌梗死患者冠状动脉内阿昔单抗和血栓抽吸术研究（INFUSE-AMI）中，452 例由于前降支近中段闭塞造成的前壁心肌梗死患者，急诊 PCI 前血栓抽吸术并未使梗死面积减小。ST 段抬高型心肌梗死血栓抽吸术（TASTE）研究入选了 7244 例患者，结果显示，急诊 PCI 前血栓抽吸组与单纯急诊 PCI 组 30 天或 1 年的复合终点（死亡、再梗、支架血栓、靶病变血运重建）、单一终点事件、以及 MACE 事件两组均无明显差异。STEMI 患者急诊 PCI 前常规血栓抽吸对比单纯急诊 PCI（TOTAL）研究随机入选了 10 732 例 STEMI 患者，其中单纯急诊 PCI 组中有 7.1% 患者实际进行了紧急血栓抽吸术，而随机分到常规血栓抽吸组的患者中 4.6% 的患者最终实际只是单纯实施急诊 PCI 并没有血栓抽吸，结果两组在 180 天主要复合终点事件（心血管死亡、再梗、心源性休克、心衰）、或者单个终点事件、支架血栓、靶血管血运重建率均没有明显差异，只是血栓抽吸组脑卒中发生率略有增加。最近一个荟萃分析（包括 17 个研究 20 960 例患者）也未显示常规血栓抽吸减少死亡、再梗、支架血栓的发生，反而脑卒中风险略有增加。虽然既往一些研究发现 STEMI 患者高血栓负荷与远端栓塞、无复流、透壁心肌坏死、主要心脏不良事件、支架血栓、死亡的风险增加明显相关，然而 TASTE 和 TOTAL 研究的亚组分析也并未显示出对高血栓负荷的 STEMI 患者或者 TIMI 血流 0~1 级或者前壁心肌梗死患者急诊 PCI 前血栓抽吸的益处。

基于上述这些研究结果，2015 年指南更新指出，不推荐急诊 PCI 前常规血栓抽吸（Ⅲ级，无益），而对有选择性或紧急血栓抽吸术由于无足够证据评估，因此保留推荐级别为Ⅱ b，紧急血栓抽吸术是指急诊 PCI 前本来没有计划血栓抽吸，但由于 PCI 中出现并发症或者 PCI 效果不佳时应用血栓抽吸（表 1）。

表 1 2015 年 ACC/AHA/SCAI 关于 STEMI 指南更新

治疗方法	2011/2013 年推荐	2015 年指南更新	备注
多支血管 PCI	Ⅲ级有害： 对于血流动力学稳定的 STEMI 患者，急诊 PCI 时不推荐对非梗死相关血管进行 PCI（证据级别 B）	Ⅱb 级： 对于某些血流动力学稳定的多支血管病变的 STEMI 患者，可以考虑对非梗死相关血管进行 PCI，在急诊 PCI 时或者计划分期进行（证据级别 B-R）	改变了推荐级别，并且了延长了多支血管 PCI 的时间窗
血栓抽吸术	Ⅱa 级： 急诊 PCI 时可以考虑进行手动血栓抽吸术（证据级别 B）	Ⅱb 级： 对急诊 PCI 患者选择性或紧急血栓抽吸术益处尚无足够证据评估（证据级别 C-LD） Ⅲ级无益： 急诊 PCI 前常规血栓抽吸术无益（证据级别 A）	对急诊 PCI 前选择性或紧急血栓抽吸术改变推荐级别。增加了急诊 PCI 前常规抽吸术无益

（吴永健 许海燕）

参考文献

Levine GN, Bates ER, Blankenship JC, et al. 2015 ACC/AHA/SCAI Focused Update on Primary Percutaneous Coronary Intervention for Patients With ST-Elevation Myocardial Infarction: An Update of the 2011 ACCF/AHA/SCAI Guideline for Percutaneous Coronary Intervention and the 2013 ACCF/AHA Guideline for the Management of ST-Elevation Myocardial Infarction.. J Am Coll Cardiol, 2016, 67 (10): 1235-1250.

2015年SCAI/ACC/HFSA/STS：心血管疾病治疗中经皮机械循环辅助装置的使用专家共识解读

2015年4月，心血管造影和介入协会/美国心脏学会/美国心力衰竭协会/胸外科医师协会(SCAI/ACC/HFSA/STS)在《美国心脏病学会杂志》上联合发布了《2015年心血管疾病治疗中经皮机械辅助循环装置使用专家共识》(简称专家共识)，笔者对其进行解读，以期为临床提供帮助。

传统经皮机械循环辅助装置(mechanical circulatory support，MCS)主要有主动脉内气囊反搏(intraaortic balloon pump，IABP)和体外膜肺氧合(extracorporeal membrane oxygenation，ECMO)。IABP对循环辅助作用有限，ECMO也存在一定缺陷，近年来相继出现几种经皮MCS装置，研究报道在某些特殊高危患者中能够取得较好的临床效果，如长期收缩功能障碍、急性失代偿性心脏功能衰竭(acute decompensated heart failure，ADHF)、高危多支血管病变介入(percutaneous coronary intervention，PCI)或接受其他再血管化患者、急性心源性休克和心肌梗死恢复再灌注后心脏功能障碍患者。由于这部分急性心脏功能衰竭患者外科手术安装MCS装置死亡率较高，促进了经皮MCS的发展。2011年ACC/AHA/SCAI指南中指出经皮MCS可以用于以下两种情况：高危PCI患者辅助(Class Ⅱb)；ST段抬高性心肌梗死(ST-segment elevation myocardial infarction，STEMI)合并CS患者(Class Ⅰb)。该专家共识从MCS的临床应用、装置特点、治疗策略、临床推荐应用、理论与实践的差距和未来发展方面进行讨论[1]。

经皮MCS理论上的优势主要有：维持重要组织器官灌注，逆转多器官功能衰竭病变进程；降低心室内充盈压，减轻肺水肿；减小左心室容积，降低室壁张力，降低心肌耗氧量；增加冠脉血流灌注；高危复杂PCI或射频消融手术术中维持循环平稳和限制心肌梗死面积。经皮MCS可快速置入，为患者提供稳定的血流动力学支持，常用于急性心脏功能衰竭的辅助治疗，其中包括高危PCI、急性心肌梗死、心源性休克等。

1. 临床应用对象

1.1 高危PCI患者 PCI期间的每项操作均存在减少心肌血液灌注，导致冠脉血管损伤，引起循环不平稳风险。目前仍然没有统一的高危PCI患者的判断标准，但心脏内科医师临床工作中可以从以下三方面判断是否为高危PCI患者，即患者一般情况、冠脉病变程度和临床症状等。患者一般情况包括高龄、左心室功能低下、心衰症状、糖尿病、长期慢性心脏功能衰竭、多支血管病变、左主干病变和外周动脉血管病变。冠脉病变情况，包括特殊部位病变，如左主干、分叉处病变、大隐静脉桥、开口处狭窄、重度钙化和长期慢性闭塞病变。最后，患者PCI期间如果合并急性冠脉综合征(acute coronary syndrome，ACS)或心源性休克(cardiogenic shock，CS)，患者出现循环不平稳可能性较大。左心功能低下，尤其是ADHF患者，再合并存在处理难度较大的病变血管时，属于极高危PCI患者。

高危PCI患者是否需要经皮MCS辅助，主要根据PCI操作期间及操作之后血流动力学状况进行决定。目前具体高危PCI患者需要经皮MCS的风险因素评估系统并没有出现，哪些高危PCI患者能够从使用经皮MCS辅助中获益仍然需要进一步研究

急性心肌梗死(acute myocardial infarction，AMI)尽管大多数急性非ST段抬高性心肌梗死和STEMI患者可以通过常规治疗获得较好的临床效果，但少数AMI患者仍然需要通过使用经皮MCS辅助来挽救生命。AMI患者心肌持续处于缺血状态，PCI期间可能合并血栓栓塞和梗死面积扩大风险，可能出现血流动力学不稳定现象。尽管对于ST段抬高性心肌梗死快速恢复冠脉血供是标准治疗方式，约三分之一的患者恢复血流后ST段仍然抬高，再灌注损伤本身也可能引起威胁生命的室性心律失常。AMI患者使用经皮MCS是否能够减轻AMI带来的心肌缺血-再灌注损伤并没有得到证实。

1.2 心源性休克 心源性休克是指由心输出量不足而引起的全身组织和器官低灌注现象，其血流动力学诊断标准有：收缩压 <90mmHg 持续超过 30 分钟；平均动脉压下降 >30mmHg；心脏指数 <1.8L/(min·m)或使用 MCS 时心排指数 <2.2L/(min·m)；肺毛细血管楔压 >15mmHg。CS 时合适的 MCS 置入时机并不明确，对于慢性心衰患者，跨部门机械循环辅助注册研究（interagency registry for mechanically assisted circulatory support，INTERMACS）是用来定义患者在置入 MCS 前严重程度的标准。CS 属于 INTERMACS 的 1 或 2 级，对常规治疗反应性较差，需要使用临时 MCS 辅助来维持循环平稳，争取时间获得等待心脏功能恢复、外科置入长期 MCS 或心脏移植的机会。

随着接受 PCI、射频消融手术和经皮心脏瓣膜病治疗合并心脏功能低下患者的不断增加，部分患者可以选择在经皮 MCS 辅助下进行相关操作，能够有效地避免血流动力学不平稳现象发生。

2. 血流动力学和心肌保护效果

MCS 辅助原理是维持循环稳定，增加冠脉血流灌注，同时减轻心脏做功和心肌耗氧量。经皮 MCS 可以分为以下几种类型，包括减轻左心室容积（IABP）、轴流泵（Impella）和离心泵（TandemHeart）等，如图 1（见文末彩图 14）所示。

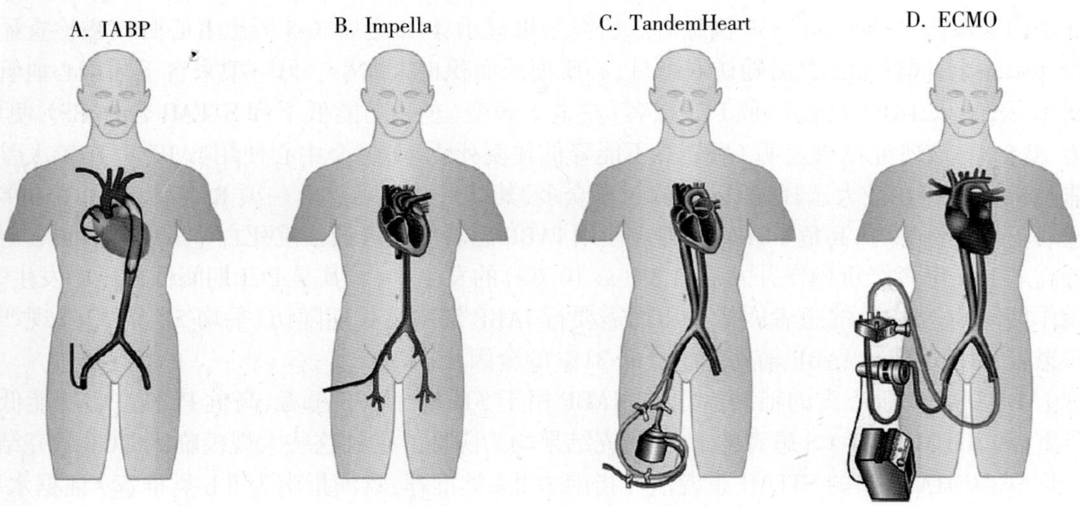

图 1 几种经皮 MCS 示意图

IABP 位于降主动脉内，收缩时可以产生空穴效应，减轻左心室后负荷，增加心脏搏出量，并轻微降低心脏做功。然而，IABP 的辅助效果受到球囊容积、反搏时相和自身心脏功能影响。新一代大容积球囊(50ml)是否能够提供良好的循环辅助作用仍然没有相关研究。

自身心脏能够微量射血时，使用持续性轴流泵能够减轻左心室做功、降低心肌氧耗，维持循环稳定。轴流泵的辅助作用主要受到轴流泵马达转速、前后负荷影响。轴流泵和离心泵对左心室的功能影响有何不同仍然没有相关研究。离心泵的辅助作用还受到引流管和回输管的内径影响。ECMO 引流静脉血回输动脉系统，存在增加左心室后负荷、增加心肌耗氧量、加重心脏功能衰竭风险。因此，少部分患者接受 ECMO 辅助时需要联合左心减压引流。

ECMO、Impella 和 TandemHeart 由于其血液引流和回输的路径不同，对急性心脏功能衰竭患者的心脏和循环影响存在一定差异，临床应用时需注意[2]。

3. 临床应用与指南

ACC/AHA/SCAI 三大组织联合发表专家共识，最近又发表了高危 PCI 患者和急性 ST 段抬高性心肌梗死合并 CS 患者、高危不稳定患者院间转运使用经皮 MCS 的指南。该专家共识主要从目前现有的临床研究结果角度出发，给出经皮 MCS 临床使用建议。

3.1 IABP 一项回顾性研究，纳入48例AMI合并CS患者，与PCI之后放置IABP患者相比较，PCI之前放置IABP辅助患者术后心肌酶(CK)水平较低，住院死亡率和术后严重并发症的发生率均较低。然而，一项来自国家心血管患者注册数据库的非随机研究，意在观察高危PCI患者使用IABP辅助的有效性，结果发现总体死亡率无差异，该研究发现各个中心使用IABP的临床指征在较大差异。随后，一项关于AMI患者使用IABP的荟萃分析研究发现患者临床结果并未改善，术后脑卒中的发生率反而增加。说服力最强的RCT研究结果也并未证实IABP能够改善临床预后，著名的IABP-SHOCK Ⅱ试验，纳入了600例AMI合并CS患者，随机分为IABP组和对照组，所有患者早期接受再血管化治疗。大部分(83%)的患者是在PCI操作之后放置IABP辅助，PCI术后30天，IABP组患者死亡率为39.7%，对照组为41.3%，并没有统计学差异。该研究的次要临床终点事件，如出血、感染和脑卒中的发生率也没有差异。

尽管临床研究结果表明IABP效果不佳，2013年ACCF/AHA关于急性ST段抬高性AMI患者的处理指南中将急性ST段抬高性心肌梗死合并CS时，使用IABP列为Ⅱa类推荐，证据水平为B级。该共识和目前的指南中针对STEMI患者不伴CS时，不推荐使用IABP。当AMI患者合并出现机械并发症(室间隔缺损、重度二尖瓣关闭不全)时可以考虑使用IABP。另外，该专家共识中指出院间转运高危PCI患者可以使用IABP辅助。

CRISP(Counterpulsation to Reduce Infarct Size Pre-PCI Acute Myocardial Infarction，SCRISP)研究是关于STEMI患者PCI恢复血流灌注之后立刻使用IABP减轻AMI患者心肌梗死面积的一项多中心RCT研究，该试验9个国家参与，共纳入了337例患者。研究结果显示：PCI之后3~5天患者心脏核磁检查显示心肌梗死面积并未缩小，同样PCI之后随访6个月，心肌梗死面积也未缩小。另一项来自于国家心血管注册数据库结果显示，纳入181 599例高危PCI患者(左主干病变、左心功能低下和STEMI合并CS)，使用IABP辅助率为10.5%。该研究结果表明IABP并不能降低住院死亡率，各个中心使用IABP存在较大差异。但回顾性非随机研究存在较大选择偏移，影响因素众多，其结果并不可靠。一项RCT研究(BCIS-1)英国17个中心选取了301例患者，高危PCI患者常规使用IABP患者能够降低住院死亡率。另外，常规使用IABP可以降低高危PCI患者严重操作并发症(1.3% *vs* 10.7%)的发生率，尤其是PCI期间低血压的发生率，对照组PCI操作期间高达12%的患者因低血压而需要行IABP辅助。长期随访(平均51个月)发现严重缺血性心脏病患者，PCI之前行IABP辅助能够降低31%的全因死亡率。

尽管IABP广泛用于心衰的辅助治疗，但IABP用于STEMI伴CS患者、高危PCI(左心功能低下和冠脉病变严重)和STEMI不伴CS患者的RCT研究结果均为阴性。受到这些大规模临床RCT研究结果的影响，2013年ACC/AHA公布的STEMI患者治疗指南中Ⅱa类推荐，欧洲指南为Ⅱb类推荐/证据水平为B。2016年ESC发布的急慢性心脏功能衰竭的诊治指南中指出AMI合并CS时基本已经不推荐使用IABP(Ⅲ类推荐/B级证据)。

3.2 经皮MCS装置 研究已证实，与IABP相比较，经皮MCS能够提供更好的血流动力学辅助，维持循环稳定。然而，目前相关临床RCT研究仍然较少。有研究纳入117例严重CS患者，随机分配到IABP组和TandemHeart组。结果发现，TandemHeart组患者心脏指数、收缩压和尿量明显改善。另外，肺动脉楔压和血浆肌酐水平也较低。尽管临床血流动力学和生化指标均改善，但TandemHeart组患者术后30天死亡率仍然高达40%，与对照组差异并无统计学意义，而且出血并发症的发生率明显增加。该研究结果表明经皮MCS并未改善CS患者的临床转归，其可能的原因是入选的观察对象CS过于严重，接近一半患者有CPR史。一项纳入33例在24小时内出现CS患者，接受IABP或TandemHeart辅助的前瞻性非盲试验研究发现，与IABP组相比较，TandemHeart组患者心脏指数增加、肺动脉楔压降低，但30天住院死亡率和严重并发症的发生率并没有差异，该研究样本例数太小，难以得出阳性临床结果。

与IABP辅助相比较，CS患者接受Impella 2.5能够改善血流动力学指标。有研究纳入25例AMI合并CS患者，随机分配到接受IABP辅助组和Impella 2.5辅助组。结果发现Impella 2.5组患者心脏指数增加幅度明显，而30天住院死亡率仍然高达46%，并没有统计学差异。近期一项较大规模的高危PCI患者使用Impella 2.5辅助已发表，其中包括不适合外科手术患者、合并长期慢性肾脏功能疾病、CABG手术史、严重心脏功能低下、NYHA分级Ⅲ/Ⅳ级患者较多。尽管患者较为严重，PCI操作完全再血管化成功率为90%，30天住院严重心脏事件发生率为8%，术后6个月和12个月随访，存活率分别为91%和88%。

PROTECT 2 临床试验是目前最大的单中心 RCT 研究，入选 452 例复杂三支病变、左主干病变或严重左心功能低下接受 PCI 治疗患者，随机分配到 IABP 组(226 例)和 Impella 2.5 组(226 例)。两组的主要临床终点事件没有统计学差异，与 IABP 组相比较，Impella 能够提供较好的血流动力学辅助。随后，一项研究重新定义 AMI(新 Q 波、CK-MB 超过正常值高限 8 倍以上)，Impella 组患者严重心脏和脑血管事件发生率均有所降低。2012 年 ESC 指南对于 AMI 合并难治性 CS 患者，可以使用 Impella 作为左心辅助(Ⅱb，C)。

目前仍然没有高危 PCI 患者使用 TandemHeart 装置的相关 RCT 研究。有报道 54 例高危 PCI 使用 TandemHeart 辅助研究，其中左主干和多支病变占 64%。PCI 操作成功率为 97%，PCI 术后 6 个月存活率为 87%。证实 TandemHeart 装置能够安全用于高危 PCI 患者，所有患者未发生肾脏功能衰竭需要透析，但血管相关并发症发生率为 13%。2012 年 ESC 指南指出：AMI 合并 CS 可以使用 TandemHeart 作为左心辅助装置使用(ⅡB)；2013 年 AHA/ACC 对 STEMI 患者合并 CS 时，可以使用 TandemHeart 作为左心辅助(Ⅱb/C)。

该专家共识提出严重疾病合并循环不平稳患者并没有相关大规模临床研究，临床医师通常根据临床经验对这些危重患者使用 MCS 辅助，来为患者提供稳定的循环辅助。哪些高危 PCI 患者能够从使用经皮 MCS 中获益，仍然需要进一步临床研究。

3.3 ECMO ECMO 是体外生命支持(extracorporeal life support，ECLS)的一种特殊形式，其循环辅助的主要临床适应证有：心脏术后难治性低心排和脱离体外循环机困难的辅助治疗。ECMO 也可以为心脏移植术后移植心脏功能衰竭、严重暴发性心肌炎和严重失代偿性心脏功能衰竭，常规治疗无效时提供循环辅助。ECMO 也可作为桥对进一步治疗，如急性冠脉综合征合并 CS 患者；也可以直接桥对心脏移植或先桥对 VAD 再接受心脏移植。近年来 ECMO 逐渐用于心跳骤停的抢救性辅助治疗，传统 CPR 无效时，可快速进行 ECMO 辅助，挽救患者生命。ECMO 辅助安装简便，但 ECMO 辅助期间需要专业的灌注师和护理人员，管理较为复杂[3]。有报道分析了 84 项 ECMO 用于 CS 或心跳骤停辅助治疗，总的出院存活率为 50%。ELSO 组织数据显示：ECMO 用于成人心跳骤停的抢救性辅助治疗时，出院存活率为 27%，辅助期间需要肾脏替代治疗增加住院死亡率。近期 CS 患者需要使用 MCS 或 ECMO 辅助时，出院存活率为 49%，辅助前有 CPR 史增加住院死亡率。目前仍然没有较大规模的临床 RCT 研究来证实 ECMO 循环辅助的有效性和安全性。

2012 年欧洲心脏病学会(European Society of Cardiology，ESC)发布的 STEMI 治疗指南中指出对于出现难治性 CS 患者，可考虑使用 ECMO(Ⅱb/C)；对于高危再血管化患者，当使用 IABP 效果较差，仍然难以维持循环平稳时，可以考虑行 ECMO 辅助。2016 年 ESC 发布的急慢性心脏功能衰竭的诊治指南中指出：对于 CS 患者需要结合患者的年龄、合并疾病和神经系统功能状态，选择使用合适的短期 MCS 辅助装置(Ⅱb/C)。

4. 经皮 MCS 的临床应用

4.1 MCS 辅助时机 患者出现血流动力学指标不平稳时，首先使用正性肌力活性药物或血管收缩药物。当大剂量药物时，循环仍然难以维持，就需要考虑使用 MCS 辅助(表 1 为经皮 MCS 装置临床使用建议；表 2 为高危 PCI 患者使用 MCS 辅助建议)。

MCS 置入时机依赖于其辅助适应证。对于 CS 患者而言，尽早开始进行 MCS 辅助。液体复苏、常规血管活性药物难以维持循环稳定，PCI 操作之前就应进行 MCS 辅助。尽早开始 MCS 辅助能够改善系统灌注、缓解器官缺血、避免衰竭的心脏功能进一步减低。大部分患者需要行右心导管检查，评估右心功能。

高危 PCI、射频消融和瓣膜介入择期操作患者，可以术前预防性 MCS 辅助。操作完成后，患者循环平稳，可快速撤除 MCS 辅助。操作完成后患者血流动力学不平稳或仍然处于 CS 状态，需要继续 MCS 辅助，直到循环稳定。对于严重 CS 患者，经皮 MCS 可以提供数天或数周的辅助治疗，期间可以请慢性心衰治疗专家、VAD 或心脏移植专家对患者作出评估，指导下一步治疗。

4.2 MCS 辅助装置的选择 选择使用哪种 MCS，需要考虑以下几个因素，如：患者的血流动力学情况；MCS 装置对循环影响；MCS 置入难度和速度以及 MCS 辅助的最终目标。在紧急情况下，如 STEMI 患者，IABP 是最常用的循环辅助装置，可快速置入，适用于 AMI 患者合并心脏功能衰竭患者。IABP 能够增加这部分患者的冠脉血流量，然而，IABP 辅助同时仍然需要使用血管活性药物来维持循环稳定，近期有研究置

表 1 经皮 MCS 装置临床适应证与使用建议

适应证	专家建议
AMI 并发症	缺血导致的严重二尖瓣关闭不全进而引起血流动力学不稳定，可以考虑使用 MCS 辅助。大面积 AMI 患者 PCI 操作期间或之后发生急性左心功能衰竭使用临时 MCS 辅助有所增加。右心梗死引起的 CS，可以选用经皮右心室辅助装置
非缺血性心脏功能衰竭	慢性收缩性心脏功能衰竭急性发作、急性可逆性心肌病，如急性暴发性心肌炎、应激性心肌病或围产期心肌病。INTERMACS 分级为 1 级或 2 级患者，MCS 辅助可以桥对长期 VAD 辅助或心脏功能恢复
急性心脏移植物衰竭	由急性细胞或抗体介导的排异反应、供心长时间缺血或供心保存不良引起的原发性移植物衰竭（成人或儿童）
心脏移植后右心衰	受体肺高压、术中损伤 / 缺血或使用大量液体 / 血液复苏造成右心衰。可行 MCS 辅助等待右心功能恢复，一般同期使用血管活性药物和肺血管扩张药物治疗
心脏术后脱机困难	可以选用合适的经皮 MCS 辅助，帮助患者脱离体外循环机
难治性心律失常	经皮 MCS 辅助对患者的心律无影响，难治性严重室性心律失常患者合并双心室衰竭时，可考虑 ECMO 辅助
高危 PCI 预防性使用	适合于严重左心功能低下（射血分数 <20%~30% 合并）合并冠脉病变广泛（唯一通畅血管病变、左主干或三支病变）者
高危复杂射频消融术	与高危 PCI 患者相似，经皮 MCS 辅助下进行操作，能够维持循环平稳
高危瓣膜病介入治疗	具有较好的经皮 MCS 应用前景

表 2 高危 PCI 患者使用经皮 MCS 辅助建议

左主干、唯一通畅血管病变或严重多支血管病变	预期非复杂 PCI	预期复杂 PCI（操作时间较长）
正常或轻度左心功能减低	不推荐使用	IABP 或 Impella
严重左心功能低下（射血分数 <35%）或近期失代偿性心衰发作	IABP 或 Impella	Impella 或 TandemHeart，根据患者的股部血管条件和中心经验选择。患者同时合并缺氧或右心功能衰竭时，可行 ECMO 辅助

疑其有效性和安全性。如果操作者对 Impella 装置熟悉，这部分患者可以接受 Impella 辅助，辅助开始后即可减低或停用血管活性药物，降低心肌氧耗，改善系统灌注，逆转全身性休克病变进程。在经验丰富的心脏中心，置入 Impella 2.5 或 CP 装置与置入 IABP 相似，其难度与耗时基本相同。

尽管常规保守联合 IABP 辅助治疗，患者的血流动力学仍然不平稳，需要考虑进一步使用更高级别的 MCS 装置辅助，如轴流泵或离心泵。但其需要经验丰富的团队，而且不可能在任何环境条件下均可进行。随着 Impella 2.5 或 CP 临床经验的积累，可快速置入。因此，对于 IABP 辅助循环仍然难以维持的急性心衰患者，TandemHeart、ECMO 或外科切开置入 Impella 5.0 装置均可以考虑使用。

操作者必须考虑各个 MCS 的优缺点，在高危介入操作之前、ADHF 或 CS 早期开始 MCS 辅助，增加心排量。CS 或 AMI 合并机械并发症患者，充分评估适合进行外科手术之前，开始 TandemHeart 或 Impella 5.0 辅助能够维持循环稳定，可以顺利桥对外科手术。置入左心循环辅助装置患者，仍然需要使用一定剂量的正性肌力药物，用于维持右心功能。双心室功能衰竭和（或）肺功能障碍，可以考虑行 ECMO 辅助。双心室辅助需要选用两种不同类型装置，如 TandemHeart 提供右心辅助、Impella 或 IABP 提供左心辅助。

尽管理论上在急性心衰患者需要使用多种缩血管药物之前，应尽早开始 MCS 辅助，但其临床有效性仍然需要相关 RCT 研究得以证实。近期临床指南建议，对于这些患者置入 Impella 或 TandemHeart 装置能够维持循环平稳，避免再血管化操作期间出现低血压和系统低灌注现象，降低血管活性药物剂量，改善远期临床预后。

4.3 主要问题 尽管目前可用于CS辅助治疗的经皮MCS较多,但相关的前瞻性、随机、多中心研究仍然较少,循证医学证据仍不足,具体临床应用时需谨慎。经皮MCS装置用于AMI患者,可能减轻左心室做功、降低心肌氧耗,但其机制并未阐明。理论上MCS很可能减小梗死面积、减少缺血相关并发症的发生率,但是目前的研究结果并不支持该假设。

高危PCI患者,需要进一步研究来证实哪些特殊亚组患者能够从使用MCS辅助中获益,如患者的一般临床情况或冠脉病变情况等。对于AMI合并CS患者而言,已逐渐认识到IABP的临床作用十分有限。一项临床Ⅲ期多中心研究,比较使用IABP、MCS与对照组的临床效果,不仅有血流动力学效果,而且有长期生存情况。近年来许多中心积极开展ECMO辅助,但ECMO辅助期间如何在提供心肺辅助的同时积极避免出现衰竭的左心室功能进一步恶化及并发症的发生取得很好的平衡,是每位临床医师需要面对的难题。

与常规药物治疗(增加心肌氧耗和室性心律失常的发生率)相比较,MCS具有一定优势,但仍然需要进一步大规模多中心RCT研究来证实其临床有效性和安全性。此外,右心辅助装置也需要进一步改进,积极开展相关RCT临床试验也迫在眉睫[4]。

5. 未来发展方向

MCS辅助能够对遭受急性缺血损伤打击的心肌细胞产生保护作用,其机制可能是血流动力学平稳,衰竭的左心室完全卸负荷,心肌细胞能量代谢明显降低,激活心肌细胞自身的保护机制,心肌梗死面积也有所缩小。尽管IABP对衰竭的左心室卸负荷作用较小,一些心肌梗死动物模型研究结果显示,IABP辅助能够缩小心肌梗死面积。但相关的CRISP-AMI临床研究,观察STEMI无CS患者,接受IABP辅助的临床效果,结果显示IABP并不能缩小心肌梗死面积。有动物实验研究表明Impella能够实现衰竭的左心室卸负荷,临床STEMI患者接受Impella辅助也能够缩小心肌梗死面积。相对Impella 2.5和TandemHeart系统都有相关研究来说明是否能够缩小心肌梗死面积而言,目前仍然没有ECMO能否缩小心肌梗死面积的相关研究,但新一代便携式ECMO系统已应用于临床,可能具有广阔的前景。

6. 小结

最后,该专家共识指出:经皮MCS装置已广泛用于血流动力学不平稳患者的辅助治疗,目前临床使用的各种经皮MCS辅助装置均有其自身特点和临床适应证,但其临床应用证据均存在一定争议。该指南根据几种经皮MCS装置的血流动力学辅助效果、风险因素和临床应用效果出发,提出以下几条专家共识,以供临床参考:①与常规药物治疗相比较,经皮MCS装置可以提供稳定的循环辅助,尤其是Impella和TandemHeart装置。②尽管已有再血管化治疗,但CS患者仅使用常规药物治疗,死亡率仍然很高。针对这些患者,常规药物难以维持满意的血流动力学平稳时,尽早使用合适的经皮MCS装置辅助,能够很快改善循环。③高危PCI患者也可以考虑使用经皮MCS装置,如多支病变或左主干病变,尤其是如果患者不适合行外科手术治疗或者严重左心功能障碍、心脏充盈压升高患者。④严重CS患者,IABP并不能提供的循环辅助。而持续轴流泵,如:Impella CP和TandemHeart,能够提供有效辅助,维持循环平稳。ECMO也能够提供稳定的循环辅助,尤其适合同时合并肺部病变者。⑤急性心脏功能衰竭患者,可能从早期置入经皮MCS中获益。MCS可能适合那些外科置入VAD装置或心脏自身功能可以短期恢复患者,如急性心肌炎和应激性心肌病。⑥当患者合并出现呼吸功能障碍时,可以在TandemHeart环路上增加一个膜式氧合器,就成了ECMO装置。⑦目前仍然没有足够的临床研究来证实:大面积心肌梗死患者再血管化治疗期间,使用MCS装置能够减轻再灌注损伤或心肌梗死面积,相关研究仍然处于进行之中。⑧MCS常用于心脏手术脱离体外循环困难患者的辅助治疗;也可以用于高危心脏射频消融患者或高危心脏瓣膜病的介入治疗术中出现长时间低血压的辅助治疗。⑨严重双心室衰竭患者,可能同时需要左心辅助和右心辅助或VA ECMO辅助。某些LVAD辅助患者同时使用血管活性药物和(或)肺血管扩张药物来对右心进行辅助,经皮MCS也可以作为CS时出现单独急性右心功能衰竭的辅助治疗。⑩未来注册研究和RCT研究,用于比较使用不同策略的临床效果是很有必要和关键的。另外,患者需要紧急使用MCS辅助、外科ECMO或

VAD辅助、选择性使用IABP辅助，三者相比较的性价比和临床效果，仍然需要进一步临床试验研究。

该专家共识对于心血管疾病使用经皮MCS装置的临床应用现状进行了详细描述，但我国受到经济条件的影响，急性心脏功能衰竭的辅助治疗仍然以IABP为主，部分中心已熟练开展急性心脏功能衰竭的ECMO辅助治疗。随着我国经济实力的不断增强，可能会有更多的经皮MCS装置用于临床。

（侯晓彤）

参考文献

[1] Rihal CS, Naidu SS, Givertz MM, et al. 2015 SCAI/ACC/HFSA/STS clinical expert consensus statement on the use of percutaueous mechanical circulatory support devices in cardiovascular care (endorsed by the American Heart Association, the Cardiological Society of India, and Sociedad Latino Americana de Cardiologia Interencion; affirmation of value by the Canadian Association of Interventional Cardiology-Association Canadienne de Cardiologie d' intervention. J Am Coll Cardiol, 2015, 65: e7-e26.

[2] Burkhoff D, Sayer G, Doshi D, et al. Hemodynamics of mechanical circulatory support. J Am Coll Cardiol, 2015, 66: 2663-2674.

[3] Myat A, Patel N, Tehrani S, et al. Percutaneous circulatory assist devices for high-risk coronary intervention. J Am Coll Cardiol, 2015, 8: 229-244.

[4] Werdan K, Gielen S, Ebelt H, et al. Mechanical circulatory support in cardiogenic shock. Eur Heart J, 2014, 35: 156-167.

第三篇 心律失常

心房颤动导管治疗的进展和评价

心房颤动(房颤)是临床常见的快速心律失常,2004年的流行病学调查显示:我国房颤发病率为0.77%,在70岁以上人群中发病率>5%。房颤患者通常会有心悸症状,部分患者会出现心绞痛甚至晕厥;房颤能造成左心室功能下降,心腔扩大和心衰;更严重的是房颤会引起包括脑卒中在内的血栓栓塞事件。非瓣膜性房颤患者每年缺血性脑卒中发生率平均为5%,随着年龄增长房颤相关卒中的风险也相应增加。Framingham心脏研究[1]中,50~69岁患者因房颤所致的脑卒中发生率为1.5%,而80~89岁年龄组则高达23.7%。

房颤治疗一直是心血管领域的研究热点。目前房颤的治疗方法包括以下几个方面:药物治疗包括抗心律失常药物转复正常节律、控制心室率及抗凝治疗等;非药物治疗包括经皮导管射频消融、经皮导管冷冻球囊消融、外科迷宫手术等。房颤治疗的主要目的是减轻或者消除临床症状,预防血栓栓塞,最终降低致残率及病死率。恢复窦性心律是积极的房颤治疗方法,但抗心律失常药物治疗需长期服用、效果欠佳、副作用大,此外抗心律失常药物本身有致心律失常作用。因此,非药物治疗房颤,转复并维持窦性心律的治疗策略越来越受到关注,近年来房颤导管消融治疗得到快速发展,阵发性房颤的治疗成功率高达85%~90%,显示出良好治疗前景。本文将综述房颤导管治疗领域的新进展。

一、房颤导管消融术式的发展

房颤导管消融是20世纪90年代发展起来的新技术,经过20多年的探索和发展,形成了如下几种消融术式:节段性肺静脉电隔离(SPVI)、环肺静脉电隔离(CPVI)、线性消融、心房复杂碎裂电位(CFAE)消融、神经节丛(GP)消融、转子(Rotor)消融及递进式消融。

1. 节段性肺静脉电隔离(SPVI)

SPVI是早期的消融术式,当时消融技术相对落后,适应证相对局限(阵发性房颤)。静脉口节段性消融电隔离仅隔离了触发灶,未涉及肺静脉口外的前庭部,因此无基质改良成分,治疗慢性房颤成功率较低;此外肺静脉狭窄的发生率仍然偏高。因此目前单纯的肺静脉节段电隔离已经较少采用。

2. 环肺静脉电隔离(CPVI)

环肺静脉前庭电隔离是指分别对左右两侧上下肺静脉前庭进行大环线性消融(消融线在肺静脉口外0.5~1.0cm)至肺静脉电隔离。消融过程中常联合应用单个或两个环肺静脉标测导管指导和验证肺静脉电隔离,也可根据三维解剖模型和冠状窦起搏,应用消融导管在消融线上逐点验证肺静脉电隔离[2-4]。国内目前多采用三维标测方法联合X线确定肺静脉口部。由于消融靶点为肺静脉前庭,不仅可有效消融肺静脉肌袖,隔离肺静脉,而且可以损伤肺静脉口外的异位灶,包括局部自主神经节丛、碎裂电位,阻断潜在的肺静脉前庭部位的微折返和颤动样传导,临床疗效显示优于单纯肺静脉开口节段性隔离,且不会引起肺静脉狭窄[5,6]。CPVI术式得到了广泛的临床应用。

导管消融器械的不断创新也进一步推动了CPVI术式的发展。随着压力导管的问世和推广,其在环肺静脉电隔离术式中体现出了较高的应用价值。在得到压力、时间双重保证的情况下,通过增加消融损伤的连续性和稳定性,提高了导管消融的成功率和安全性。此外,冷冻球囊的问世和临床应用大幅缩短了术者掌握肺静脉电隔离技术的学习曲线,临床研究也证实冷冻球囊消融与导管射频消融一致的临床效果。

目前 CPVI 已成为不同类型房颤消融的基础。初始肺静脉电隔离后一般推荐至少监测 20 分钟，然后再次验证肺静脉电隔离是否完整；若药物（ATP）激发试验证实肺静脉传导存在恢复，则应进行补充消融，可提高导管消融的成功率。持续性房颤机制复杂，仅环肺静脉前庭部隔离往往不能获得满意的成功率[7]，需采取综合术式进一步改良心房基质。

3. 线性消融

对于大多数慢性房颤，单纯肺静脉电隔离是不够的，常需联合应用线性消融策略。与外科迷宫术治疗房颤的原理相似，线性消融引起的损伤将心房分割为不同部分，阻断房内折返激动，延长房颤周长，改善心房基质，有助于终止房颤，并且提高远期消融成功率[8]。

常用的路径为左房顶部、左房峡部、左房前壁、右房峡部及根据心脏电解剖模型和激动标测确定的“峡部”区域等。任何线性消融终点应为双向阻滞，如不能达到双向阻滞，反而会增加患者术后房速和房扑的发生概率[9]。对于短程持续性房颤，目前倾向于个体化消融策略，而非常规对每位患者施行固定路径线性消融。根据消融疗效（房颤是否终止和转复窦律等），对左房顶部、峡部及心脏电解剖模型和激动标测确定的“峡部”消融，只要房颤终止和消融线达到双向阻滞，可不进行额外消融。在常规环肺静脉消融隔离基础上，线性消融连接左右肺静脉消融线顶端和底部可实现左房后壁电隔离，即盒状（box）消融。有研究报道左房后壁隔离能提高慢性房颤消融成功率[10]，但还存在争议[11]。对于阵发性房颤患者，肺静脉电隔离联合线性消融，不能增加成功率，反而可能增加术后左房房扑发生[12]。需强调的是，一旦采用线性消融，务必力求彻底的线性阻滞，将有利于提高导管消融的远期成功率。

4. 心房复杂碎裂电位（CFAE）消融

CFAE 是指房颤状态下，心房中标测到的连续、低振幅（0.05~0.15mV）、碎裂的激动电位。病理学研究提示标测到 CFAE 的区域表现为心肌排列紊乱，富含自主神经[13]，心房肌传导异质性增加，局部心房肌电冲动传导减慢，波的碰撞，从而形成 CFAE。此外该区域心房不应期短，更容易形成折返，是房颤的重要基质。

碎裂电位消融终点包括碎裂电位消失；房颤转复窦律或房速 / 房扑；阵发性房颤不能诱发。研究显示，单纯消融碎裂电位与单纯环肺静脉电隔离治疗房颤的成功率相当[14,15]（图 1，见文末彩图 15）。而对于阵发性房颤，多数研究显示 CFAE 消融联合 PVI 未能提高阵发性房颤消融成功率。CFAE 消融是慢性房颤消融的重要辅助策略之一，但 CFAE 的定义、算法及消融终点仍存在较大的争议，目前即使在持续性房颤中也不推荐广泛使用。

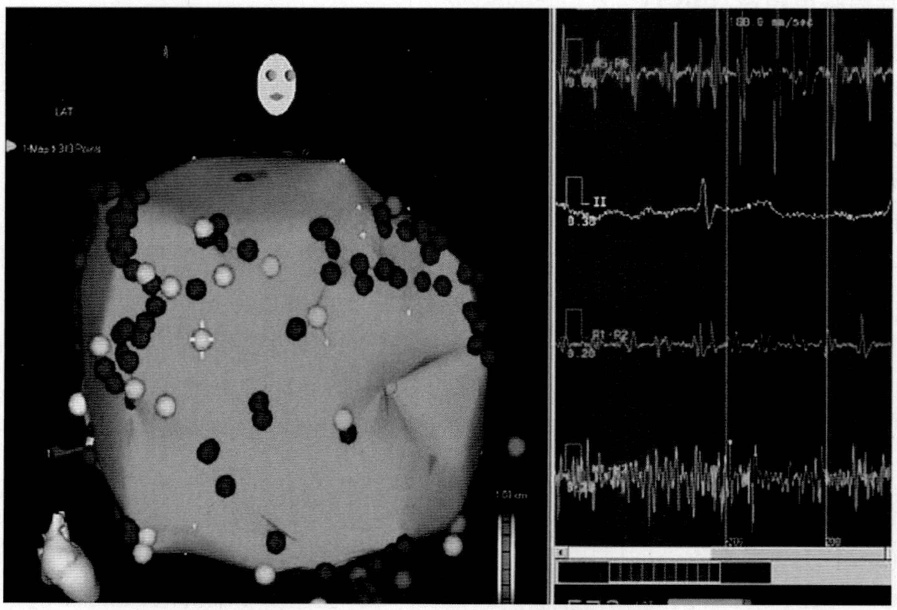

图 1 环肺静脉电隔离和碎裂电位示意图

5. 神经节丛(GP)消融

自主神经节丛在房颤发生和维持中起重要作用。左心房自主神经节(丛)的定位可根据解剖定位,但多数学者倾向于通过左心房的标测导管进行高频刺激定位(周长 50ms,电压 12V,脉宽 1~10ms,房颤平均周长延长 50% 以上,定义为高频刺激阳性反应,视为心脏神经节丛区域)。自主神经丛部分区域与 CFAE 区域重叠。GP 消融术式中,对每个在高频刺激下产生迷走神经反射的区域进行消融,直到高频刺激下迷走神经反射消失为止。

GP 消融是慢性房颤消融的重要辅助策略之一。尽管有报道单纯 GP 消融治疗房颤可取得较好疗效,但多数研究认为 GP 消融不宜作为独立术式[16],GP 消融联合肺静脉电隔离优于单纯肺静脉电隔离或单纯 GP 消融[17]。Scherlag 等[18]对持续性房颤患者行肺静脉消融至电隔离,并辅以高频刺激诱发迷走反射定位 GP 消融,可使成功率从 69% 提高到 81%。

GP 消融术式临床应用较少,消融终点仍存争议。且 GP 消融存在致心律失常作用,GP 消融临床应用尚缺少证据。

6. Rotor 消融

房颤存在多个折返波,在波阵头尾相接中心地带具有极限波前曲率,围绕核心快速向前运动,向周围发出立体波阵,形成多个折返,且波长和可激动间歇高度可变,称为 Rotor,与房颤维持密切相关。Narayan 等[19,20]报道在房颤术中应用 64 极导管标测对自发或诱发的房颤进行多点同步标测,记录双侧心房电位,通过软件分析,找出呈放射状顺时针或逆时针传导的局灶快速电激动或转子激动(FIRM),若 FIRM 持续超过 10 分钟,则被认为是房颤起源。

有研究表明 FIRM 是人类房颤维持的主要机制,针对这些局灶激动或转子消融可以终止房颤或延长房颤周长,提高导管消融房颤的疗效(图 2,见文末彩图 16)。此后 FIRM 概念在多中心研究[21]得到了验证,而且 FIRM 消融的学习曲线短,这些都提示 FIRM 消融对慢性房颤可能存在的巨大价值。不过 FIRM 软件算法也存在争议。由于篮状标测电极尚不能均匀与心房稳定接触,其固定 Rotor 概念与体表心电成像技术标测到部分动态 Rotor 的结果有所矛盾,因此该方法需更多的临床研究证实。

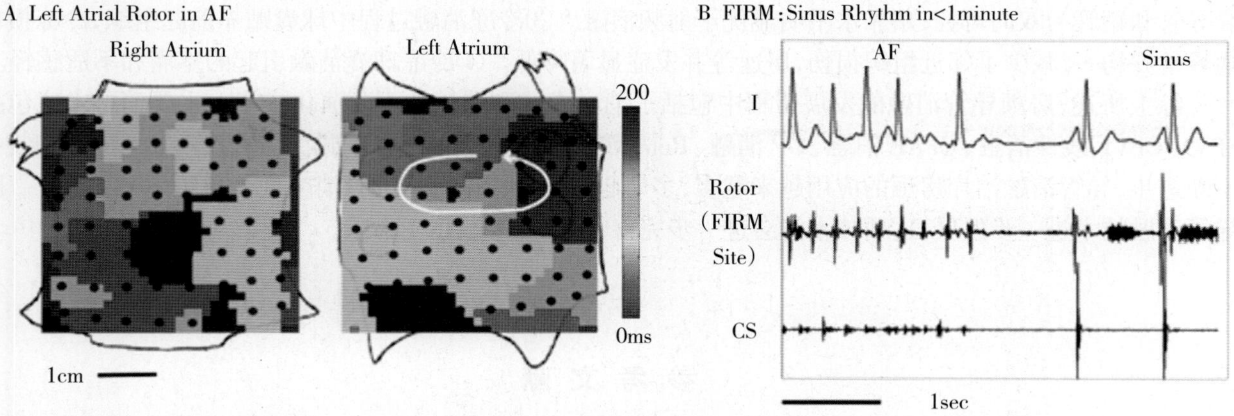

图 2 FIRM 消融终止房颤一例

A:左房转子,如箭头所示;B:转子中心消融 1 分钟后转窦律

7. 复合术式消融

持续性房颤和长程持续性房颤机制复杂,上述任何单一的消融方法疗效欠佳,因此目前很多中心采用复合术式消融。复合术式即递进式消融慢性房颤,依序为 PVI、左房顶部、冠状窦和 CFAE 区域、二尖瓣峡部、右房消融和上腔静脉隔离,消融终点为房颤转复窦律,同时验证 PVI 和消融线双向阻滞;若消融中房颤转为房速,则针对房速标测和消融;若上述方法无法终止房颤,则行电复律或药物复律,并验证 PVI 和消融线双向阻滞。

多数研究显示若导管消融可以终止房颤,术后远期窦律维持率较高[22,23]。消融终止房颤方式也影响远期疗效，消融术中房颤首先转为房速，然后消融转复窦律，其远期成功率高于消融术中房颤直接转复窦律患者及消融术中需电复律转复患者[23]。

递进式消融已成为目前慢性房颤消融的主要策略。该方法消融范围广泛，其消融顺序、终点仍存在争议，加之碎裂电位的定位，以及术后复杂房速依然是临床挑战[24]。其后，诸多中心依据各自的经验进行不同策略的复合消融，即肺静脉电隔离联合辅助消融策略，包括线性消融、CFAE消融、Rotor消融等。但其最优的复合术式选择策略目前仍存争议。

二、房颤导管消融器械更新

导管射频消融是较早且成熟应用于临床的技术，而近年来冷冻球囊消融作为一种新的技术发展迅速。冷冻球囊是为一次性肺静脉隔离设计的新器械。通过打开的球囊阻断肺静脉血流，冷冻球囊系统中的冷冻液喷出后迅速气化，气化过程中吸收大量热量，使贴靠冷冻球囊的肺静脉前庭组织温度迅速降到 -30℃以下（图3，见文末彩图17）。球囊冷却阶段心肌组织中冰晶形成，复温时心肌组织中的冰晶融化，造成局部心肌组织两次损伤。

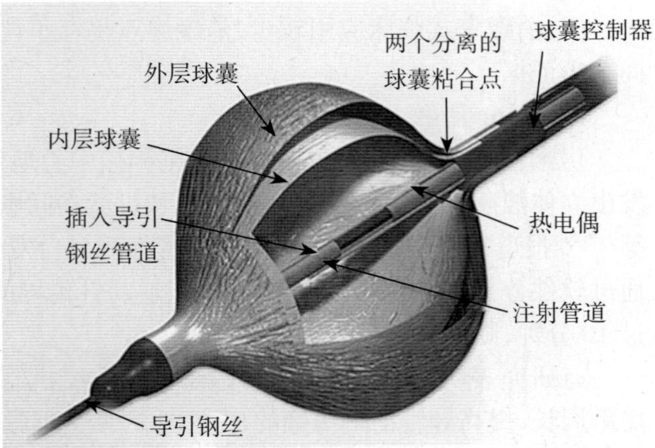

图3 冷冻球囊结构图

2012年二代冷冻球囊问世，喷射口由4个增加到8个，喷射方向由原先的赤道方向改为偏向前方，使球囊前半球温度均匀降低，显著提高球囊的冷冻效果，配套的Achieve电极可更直观的观察肺静脉电隔离效果。目前三代球囊已完成研发，其安全性和有效性的可能进一步提高值得期待。与射频消融比较，冷冻球囊消融有以下4点优势：①可以单次完成环形消融线，简化操作流程，减少手术时间和X线暴露时间。但球囊贴靠情况直接影响消融效果，术前应仔细分析左房-肺静脉CTA影像。②冷冻球囊导管和鞘管为双向可控，贴靠水平明显优于射频消融。③冷冻消融过程中球囊贴靠前庭组织，冷冻损伤边界整齐均一，减少了邻近组织损伤，房速等并发症显著降低。④冷冻球囊消融引起的疼痛和不适感轻。

综上所述，房颤导管消融的发展历程中包括了消融术式和器械的不断演化进步。主要消融术式包括SPVI、CPVI、线性消融、CFAE消融、GP消融、Rotor消融及递进式消融等术式。随着技术发展成熟和装备不断进步，导管消融治疗房颤的应用越来越多，多个心律学会指南已将导管消融推荐为房颤一线治疗。随导管消融技术进一步发展，这项技术将会进一步完善，将会更好地用于临床。

（马瑞松 江洪）

参考文献

[1] Wolf PA, Allott RD, Kannl WB, et al. Atrial fibrillation as independent risk fact for strok: the Framingham study. Stroke, 1991, 22: 983-988.

[2] Ouyang F, Bansch D, Ernst S, et al. Complete isolation of left atrium surrounding the pulmonary veins: new insights from the double-Lasso technique in paroxysmal atrial fibrillation. Circulation, 2004, 110: 2090-2096.

[3] Hocini M, Sanders P, Jais P, et al. Techniques for curative treatment of atrial fibrillation. J Cardiovasc Electrophysiol, 2004, 15: 1467-1471.

[4] Augello G, Vicedomini G, Saviano M, et al. Pulmonary vein isolation after circumferential pulmonary vein ablation: comparison between Lasso and three-dimensional electroanatomical assessment of complete electrical disconnection. Heart rhythm: the official journal of the Heart Rhythm Society, 2009, 6: 1706-1713.

[5] Lin YJ, Chang SL, Lo LW, et al. A prospective and randomized comparison of limited versus extensive atrial substrate modification after circumferential pulmonary vein isolation in nonparoxysmal atrial fibrillation. J Cardiovasc Electrophysiol, 2014, 25: 803-812.

[6] Proietti R, Santangeli P, Di Biase L, et al. Comparative effectiveness of wide antral versus ostial pulmonary vein isolation: a systematic review and meta-analysis. Circulation. Circ Arrhythm Electrophysiol, 2014, 7: 39-45.

[7] Tilz RR, Chun KR, Schmidt B, et al. Catheter ablation of long-standing persistent atrial fibrillation: a lesson from circumferential pulmonary vein

isolation. J Cardiovasc Electrophysiol, 2010, 21: 1085-1093.

[8] Knecht S, Hocini M, Wright M, et al. Left atrial linear lesions are required for successful treatment of persistent atrial fibrillation. Eur Heart J, 2008, 29: 2359-2366.

[9] Raviele A, Themistoclakis S, Rossillo A, et al. Iatrogenic postatrial fibrillation ablation left atrial tachycardia/flutter: how to prevent and treat it? J Cardiovasc Electrophysiol, 2005, 16: 298-301.

[10] O Neill L, Hensey M, Nolan W, et al. Clinical outcome when left atrial posterior wall box isolation is included as a catheter ablation strategy in patients with persistent atrial fibrillation. J Interv Card Electrophysiol, 2015, 44(1): 63.

[11] Tamborero D, Mont L, Berruezo A, et al. Left atrial posterior wall isolation does not improve the outcome of circumferential pulmonary vein ablation for atrial fibrillation: a prospective randomized study. Circ Arrhythm Electrophysiol, 2009, 2(1): 35.

[12] Sawhney N, Anousheh R, Chen W, et al. Circumferential pulmonary vein ablation with additional linear ablation results in an increased incidence of left atrial flutter compared with segmental pulmonary vein isolation as an initial approach to ablation of paroxysmal atrial fibrillation. Circ Arrhythm Electrophysiol, 2010, 3(3): 243.

[13] You DJ, Chang D, Zhang SL, et al. Substrate of complex fractionated atrial electrograms: evidence by pathologic analysis. Chin Med J (Engl), 2012, 125(24): 4393.

[14] Hayward RM, Upadhyay GA, Mela T, et al. Pulmonary vein isolation with complex fractionated atrial electrogram ablation for paroxysmal and nonparoxysmal atrial fibrillation: a meta-analysis. Heart Rhythm, 2011, 8(7): 994.

[15] Li WJ, Bai YY, Zhang HY, et al. Additional ablation of complex fractionated atrial electrograms after pulmonary vein isolation in patients with atrial fibrillation: a meta-analysis. Circ Arrhythm Electrophysiol, 2011, 4(2): 143.

[16] Mikhaylov E, Kanidieva A, Sviridova N, et al. Outcome of anatomic ganglionated plexi ablation to treat paroxysmal atrial fibrillation: a 3-year follow-up study. Europace, 2011, 13(3): 362.

[17] Pokushalov E, Romanov A, Katritsis DG, et al. Ganglionated plexus ablation vs linear ablation in patients undergoing pulmonary vein isolation for persistent /long-standing persistent atrial fibrillation: a randomized comparison. Heart Rhythm, 2013, 10(9): 1280.

[18] Scherlag BJ, Nakagawa H, Jackman WM, et al. Electrical stimulation to identify neural elements on the heart: their role in atrial fibrillation. J Interv Card Electrophysiol, 2005, 13(Suppl 1): 37.

[19] Narayan SM, Baykaner T, Clopton P, et al. Ablation of rotor and focal sources reduces late recurrence of atrial fibrillation compared with trigger ablation alone: extended follow-up of the CONFIRM trial (Conventional Ablation for Atrial Fibrillation With or Without Focal Impulse and Rotor Modulation). J Am Coll Cardiol, 2014, 63(17): 1761.

[20] Narayan SM, Krummen DE, Clopton P, et al. Direct or coincidental elimination of stable rotors or focal sources may explain successful atrial fibrillation ablation: on-treatment analysis of the CONFIRM (Conventional ablation for AF with or without focal impulse and rotor modulation). J Am Coll Cardiol, 2013, 62(2): 138.

[21] Miller JM, Kowal R C, Swarup V, et al. Initial independent outcomes from focal impulse and rotor modulation ablation for atrial fibrillation: multicenter FIRM registry. J Cardiovasc Electrophysiol, 2014, 25(9): 921.

[22] Scherr D, Khairy P, Miyazaki S, et al. Five-year outcome of catheter ablation of persistent atrial fibrillation using termination of atrial fibrillation as a procedural endpoint. Circ Arrhythm Electrophysiol, 2015, 8(1): 18.

[23] Faustino M, Pizzi C, Capuzzi D, et al. Impact of atrial fibrillation termination mode during catheter ablation procedure on maintenance of sinus rhythm. Heart Rhythm, 2014, 11(9): 1528.

[24] Elayi CS, Di Biase L, Barrett C, et al. Atrial fibrillation termination as a procedural endpoint during ablation in long-standing persistent atrial fibrillation. Heart Rhythm, 2010, 7(9): 1216.

亚临床房颤与脑卒中风险

房颤增加卒中的风险已经得到广泛证实，但是研究表明，患者在诊断房颤之前可能经历了“亚临床”房颤的阶段。那么，如何发现所谓的房颤“亚临床”状态？其是否意味卒中/栓塞的低危状态？这类“房颤”患者是否也应获得与临床房颤患者同样的重视？这些都是我们要面临与解决的问题。

1. 如何记录和发现亚临床房颤

亚临床房颤（subclinical atrial fibrillation）即指没有临床症状的房颤。流行病学研究表明，许多心电图筛查发现的房颤患者在此之前从未诊断过房颤[1]。一部分亚临床房颤患者是由于体检或其他原因就诊发现，另一部分是发生心衰或栓塞并发症后才发现存在房颤。房颤的发作无症状状态远多于有症状状态，因而房颤无症状状态并不等同于亚临床房颤。在人群中亚临床房颤的比例为 1%，65 岁以上人群这一比例增加到 1.4%。而存在其他危险因素如年龄 >75 岁或心力衰竭时比例更高[2]。

尽管诊断技术不断进步，仍有 20%~30% 的缺血性卒中无法明确病因。尽早确定病因对卒中的二级预防至关重要。流行病学证据表明房颤（atrial fibrillation，AF）是脑卒中的独立危险因素，使缺血性卒中的风险增加 5~6 倍[3]，与没有房颤的卒中相比，房颤相关的卒中可能更严重，致死率更高（70%~80%），并且复发的风险更高[4]，更容易引起认知障碍和痴呆[5]。实际上，哪怕几分钟的亚临床房颤都会大幅增加卒中风险。因此应重视对缺血性卒中/TIA 患者的 AF 筛查，以尽快对患者采取规范的二级预防措施。

由于间歇出现，通常无临床症状的特殊性，常规心电图、24 小时动态心电图以及患者触发的记录设备对亚临床房颤检出率很低。目前欧美指南多建议对卒中患者至少心电监护 24 小时，对于那些高度怀疑心源性卒中但是常规心电监护无房颤证据的卒中患者常规推荐 24 小时 Holter 检查，同时对于那些常规筛查未发现 AF 的患者，延长连续监测时间，可更加有效的检出房颤的发生，对 10% 的患者来说，延长监测可成功检测到先前遗漏的房颤[6-8]。2014 年发表 EMBRACE[6]研究，主要目的是以常规 Holter 未发现房颤的近期隐源性缺血性卒中或 TIA 患者为研究人群，比较 30 天心电监测和重复 24 小时动态心电监测对房颤的检出率。研究纳入 572 例患者，其中一半患者采用 30 天心电记录，一半采用重复 Holter 记录。在重复 Holter 记录中房颤的检出率仅有 4%，而在 30 天心电记录中则发现 20% 的亚临床房颤，相差 5 倍。

植入式心脏监视器（implantable leadless cardiac monitors，ICMs）可以长期记录心脏节律，这种微型仪器可以通过皮下注射的方式，不到 1 分钟就可以完成安装，电池寿命长达 3 年，可以被远程监测，为新的识别 AF 方法。起搏器或者埋藏式心律转复除颤器与此不同，它们不能感知心内膜心房电活动，对于 AF 的检出主要依赖于 RR 间期的分析。它们对于 RR 间期的分析是通过所谓的 Lorentz 图来进行评估的。XPECT 试验评估 ICMs 准确性的研究结果发现，ICMs 对于 AF 负荷检出的准确性为 98.5%，敏感性为 96.4%。而该装置对于射频消融后患者 AF 复发的检出情况同样令人满意[9]。

2014 年发表的隐源性卒中及潜在房颤试验（CRYSTAL AF）[7]分为皮下植入装置进行 6 个月心律监测组（实验组）和常规随访组（对照组）。结果发现，在实验组 280 例患者中，有 45 例患者监测到时间持续 30 秒的房颤，占 16.1%；而在 277 例对照组患者则只检出 9 例房颤患者，占 3.2%。表明与常规短期的动态心电图相比，植入性心律监测装置检出更多 AF 患者。

心脏植入器械的心房电极导管可以更为准确地记录房颤的发生，研究发现在排除肌电干扰情况下 DDD 模式起搏器对于持续≥5 分钟的房性心律失常检出效果良好[8]。在临床研究中将心脏植入器械记录到的高心房率事件（atrial high rate events，AHREs）认为是亚临床房颤的一种形式。对于合并心力衰竭的患者来说，起搏器经常用来检测新发 AF 以及 AF 疾病的进展情况。

总之，无症状性房颤的发生率较高。临床上常见的房颤发作可能只是冰山的一角，大多数房颤发作受到检测措施的限制而不能引起医生和患者的重视。因此,对无症状性房颤发作进行流行病学调查是非常急需和必要的。多种心电检测手段的联合应用和延长检测时间能提高无症状性房颤的检出率。

2. 亚临床房颤与脑卒中的关系

尽管检查手段越来越先进,但仍有部分卒中患者没有发现明确的脑血管疾病或卒中的危险因素,被称为隐源性卒中(cryptogenic stroke),目前研究发现,20%~30% 的脑卒中或者 TIA 患者出院时诊断为隐源性脑卒中[10]。由于卒中是房颤的主要结局,因此在常规机制不能解释的卒中发病幸存者中找寻房颤显得很有意义。越来越多的研究显示,亚临床房颤是隐源性卒中的病因之一,尤其是在老年患者中。

ASSERT 研究[11]是一项大样本针对起搏器患者无症状性 AF 和卒中风险评估的临床研究,共纳入了 2580 例 65 岁及以上的高血压病患者(无房颤史),且这些患者在最近植入了心脏起搏器或除颤器。研究人员监测了 3 个月内亚临床房颤的发作情况(定义为:心房率 >190 次 / 分且持续时间超过 6 分钟),并平均随访了 2.5 年(以缺血性卒中或全身性栓塞为主要终点事件)。植入起搏器且无临床房颤史的老年高血压患者较常出现无症状的 AF 发作(10%),并且这些亚临床房性快速心律失常与此后缺血性卒中风险骤升有关,这些患者的缺血性卒中或全身性栓塞发生率为 1.7%/ 年,而该研究中其余患者的发生率为 0.69%/ 年,3 个月内装置检出的亚临床 AF 患者脑卒中和 TIA 的风险为非 AF 组的 2.5 倍。在发生卒中或血栓栓塞事件的 51 例患者中,有 26 例(51%)有过亚临床房颤。

Capucci 等[12]对 725 例已诊断为房颤并植入双腔起搏器的患者进行 22 个月随访,监测到房颤持续时间 >1 天的患者与无房颤持续时间 >1 天患者相比,其栓塞风险增加 3.1 倍。 Ciaron 等[13]对门诊心电图筛查出的亚临床房颤患者平均随访 4.6 年,发现 26.0% 患者发生心脑血管疾病。有人对亚临床房颤患者进行脑 CT/MRI 检查排除脑血管梗塞后发现患者均存在亚临床的记忆功能减退。MOST 研究[14]中,纳入 312 例因窦房结功能不全植入起搏器的患者,定义房性心率 >220 次 / 分,超过 10 次为 1 次 AHREs,随访 27 个月发现 AHREs 发作增加总死亡率(*HR* 2.48,95%*CI*:1.25~4.91)。一项针对 2 型糖尿病患者的研究[15]发现,亚临床房颤在 2 型糖尿病患者中发作频繁,并与无症状性脑梗死和卒中风险显著增加有关。亦有研究表明[16],在二尖瓣狭窄的窦性心律患者中亚临床房颤发生率高,矫正二尖瓣狭窄程度以及左房大小后,亚临床房颤是卒中风险增加的独立危险因素。

但隐源性卒中的发生是否一定是卒中发生后的亚临床房颤所致尚需进一步研究。即使经过长期随访—CRYSTAL AF 试验[7]进行 3 年持续性心律监测,也只有少于 1/3 的患者发现存在房颤的证据。因此我们需要鉴定其他潜在来源的栓子,并且更好地弄清卒中机制。隐源性卒中患者应尽快进行超声心动图、Holter、头颅 CT 或 MRI、头颈部 CTA 检查:评估是否存在动脉粥样硬化性或非动脉粥样硬化性的动脉病、心源性栓塞(结构性,如年轻隐源性卒中患者可出现卵圆孔未闭[17],经食管超声心动有助于发现卵圆孔未闭和心源性血栓)和节律性异常以及凝血功能异常,卵圆孔未闭可能是隐源性卒中的另一病因。如果在左心耳发现血栓,即使未能监测到房颤,也基本可明确病因,是进行抗凝治疗的指征[18]。

3. 亚临床房颤的抗凝治疗

AF 是缺血性脑卒中最重要的独立危险因素之一,其导致卒中的风险是无 AF 者的 5 倍。而且,阵发性 AF 与持续性或永久性 AF 导致卒中的风险基本相似。AF 患者缺血性脑卒中的复发率也明显高于无 AF 者[19-21]。AF 所致卒中的预防性抗栓治疗以抗凝为主,明显不同于非心源性者的抗血小板治疗。

目前抗栓治疗随机研究中纳入的患者通常有充分的房颤证据,而不需要依靠长期心律监测来鉴定。而已经证明对这一群体有益的抗凝剂,是否同样有益于亚临床房颤患者,尚无充分依据,目前该类患者抗凝治疗主要根据其危险因素和医生经验决定。

ASSERT 研究[11]表明在 CHADS2 评分 >2 分且最初 3 个月内检出亚临床房颤的患者中,缺血性脑卒中或全身性栓塞发生率为 3.7%/ 年,而在 CHADS2 评分同样较高但无早期亚临床房性快速心律失常的患者中为 0.97%/ 年,前者栓塞的风险明显增加。由此可见,至少对没有明确证据支持抗凝剂治疗作为卒中二级预防的患者,应该通过严密随访,及时检测到临床明确房颤。

近期证据提示对于卒中复发来说，亚临床房颤是一项可修改的危险因素，并且高危人群应彻底排除它的存在。因此，应该建议大多心源性卒中或短暂性卒中发作的患者，至少进行为期几周的心律监测。然而，目前找到一种成本效益比较好的房颤筛查方法仍然是一个挑战。

尚无证据表明应在明确诊断房颤和在血栓性事件发生前进行抗凝治疗，因此，对于有其他卒中风险的无症状人群（充血性心衰、高血压、高龄、糖尿病）中应积极进行房颤的筛检，早期发现亚临床房颤，调整抗血小板剂到抗凝剂治疗模式。指南暂未明确对亚临床房颤进行抗凝治疗的主要原因是暂时缺乏前瞻性随机研究。

（孙英贤 程颖）

参考文献

[1] Furberg CD, Psaty BM, Manolio TA, et al. The prevalence of atrial fibrillation in elderly subjects (the Cardiovascular Health Study). Am J Cardiol, 1994, 74: 236-241.

[2] Quinn F R, Gladstone D.Screening for undiagnosed atrial fibrillation in the community. Curr Opin Cardiol, 2014, 29: 28-35.

[3] Romero JR, Wolf PA. Epidemiology of stroke: legacy of the Framingham Heart Study. Glob Heart, 2013, 8: 67-75.

[4] Stroke Risk in Atrial Fibrillation Working Group. Independent predictors of stroke in patients with atrial fibrillation: a systematic review. Neurology, 2007, 69: 546-554

[5] Knecht S, Oelschlager C, Duning T, et al. Atrial fibrillation in stroke-free patients is associated with memory impairment and hip-pocampal atrophy. Eur Heart J, 2008, 29: 2125-2132.

[6] Gladstone DJ, Spring M, Dorian P, et al. EMBRACE Investigators and Coordinators.Atrial fibrillation in patients with cryptogenic stroke. N Engl J Med, 2014, 370: 2467-2477.

[7] Sanna T, Diener HC, Passman R S, et al. Cryptogenic stroke and underlying atrial fibrillation. N Engl J Med, 2014, 370: 2478-2486.

[8] Kishore A, Vail A, Majid A, et al. Detection of atrial fibrillation after ischemic stroke or transient ischemic attack : a systematic review and meta-analysis. Stroke, 2014, 45: 520-526.

[9] Hindricks G, Pokushalov E, Urban L, et al. Per-formance of a new leadless implantable cardiac monitor in detecting and quantifying atrial fibrillation: Results of the XPECT trial. Circ Arrhythm Electrophysiol, 2010, 3: 141-147.

[10] Finsterer J. Management of cryptogenic stroke. Acta Neurol Belg, 2010, 110: 135-147.

[11] Brambatti M, Connolly SJ, Gold M R, et al. Temporal relationship between subclinical atrial fibrillation and embolic events. Circulation, 2014, 129: 2094-2099.

[12] Capucci A, Santini M, Padeletti L, et al. Monitored atrial fibrillation duration predicts arterial embolic events in patients suffering from bradycardia and atrial fibrillation implanted with antitachycardia pacemakers . J Am Coll Cardiol, 2005, 46: 1913-1920.

[13] Ciaroni S, Cuenoud L, Bloch A, et al. Clinical study to investigate the predictive parameters for the onset of atrial fibrillation in patients with essential hypertension. Am Heart J. 2000, 139 (5): 814-819.

[14] Glotzer TV, Hellkamp AS, Zimmerman J, et al. Atrial high rate episodes detected by pacemaker diagnostics predict death and stroke: report of the Atrial Diagnostics Ancillary Study of the MOde Selection Trial (MOST). Circulation, 2003, 107: 1614-1619.

[15] Marfella R, Sasso FC, Siniscalchi M, et al. Brief episodes of silent atrial fibrillation predict clinical vascular brain disease in type 2 diabetic patients. J Am Coll Cardiol, 2013, 62 (6): 525-530

[16] Chiang CW, Lo SK, Ko YS, et al. Predictors of systemic embolism in patients with mitral stenosis. A prospective study. Ann Intern Med, 1998, 128: e885-e889.

[17] Saver JL, Goyal M, Bonafe A, et al. SWIFT PRIME Investigators.Stent-Retriever Thrombectomy after Intravenous t-PA vs. t-PA Alone in Stroke. N Engl J Med, 2015, 17 (10): 1056.

[18] De Bruijn SF, Agema W R, Lammers GJ, et al. Transesophageal echocardiography is superior to transthoracic echocardiography in management of patients of any age with transient ischemic attack or stroke. Stroke, 2006, 37: 2531-2534.

[19] Stewart S, Hart CL, Hole DJ, et al. Population prevalence, incidence, and predictors of atrial fibrillation in the Renfrew/Paisley study. Heart, 2001, 86: 516-521.

[20] Dulli DA, Stanko H, Levine RL. Atrial fibrillation is associated with severe acute ischemic stroke. Neuroepidemiology, 2003, 22: 118-123.

[21] Stroke Risk in Atrial Fibrillation Working Group. Independent predictors of stroke in patients with atrial fibrillation: a systematic review. Neurology, 2007, 69: 546-554.

心脏外科术后新发心房颤动

一、研究背景

心脏外科术后新发心房颤动(POAF)是心脏外科手术常见的并发症,35%~50% 的患者通常发生在术后第 2 至第 5 天[1-3]。术后房颤可引起血流动力学恶化,增加卒中的发生风险,并延长住院时间且明显增加患者的护理费用[1]。而微创心脏外科手术如经导管主动脉置换术技术(tanscatheter aortic valve replacement,TAVR)并不能减少术后心房颤动的发生率[4-6]。

POAF 会显著增加患者死亡率、住院治疗费用及再入院率[7-9]。近年来为降低 POAF 发生率及其带来的不良后果,大量研究聚焦在心脏外科术前使用预防性药物能否减少术后心房颤动的发生率[10]。然而只有将 POAF 发病机制彻底了解以后才能为制定预防和治疗标准提供有力的支持。本文将围绕心脏外科术后 POAF 的发病机制、预防手段、预测因素及治疗方式进行综合评述。

二、POAF 发病率

(一) 发病率

心脏外科术后新发心房颤动的发生率为 15%~50%,主要与心脏外科手术的类型、患者基线资料以及围术期是否使用预防性药物有关[10-13]。最近一项单中心大样本(n=999)的临床随机对照研究发现,冠状动脉手术或主动脉手术后新发房颤的发生率为 30.5%[11],该研究还发现年龄 >65 周岁、合并左房增大的患者以及存在二尖瓣病变的患者 POAF 发生率明显增高[11]。

另一项基于 2004—2008 年日本胸主动脉外科手术进行的注册登记研究显示(n=12 260)POAF 的总发生率为 17.1%[11]。在该研究中 POAF 的独立危险因素包括了高龄、吸烟史、高血压、充血性心力衰竭、紧急外科手术以及急诊冠状动脉旁路移植术[11]。虽然 POAF 可以发生在心脏外科手术后的任何时间,但最常见于外科手术后的 4 天内,术后第 2 天是发病的最高峰[14,15]。

(二) 高危因素

虽然多种危险因素均与 POAF 有关,但是高龄在很多研究中均为 POAF 的独立危险因素;患者年龄每增高 10 岁,术后发生心房颤动概率增高 75%[9-15]。其他与 POAF 有关的临床危险因素包括性别、肥胖、术前阵发房颤、左心房扩大、左心室肥大、左心室射血分数降低、慢性阻塞性肺疾病、慢性肾衰竭、糖尿病、风湿性心脏病以及术前停用 β 受体阻滞剂[16,17]。

最近的一项单中心研究(n=1583)指出 POAF 发病高峰期为手术结束后即刻或术后 48 小时[17],术后即刻开始 POAF 发生率逐渐下降,至术后 18 小时下降为 0。这一时期主要的危险因素为高龄(RR 1.6,P=0.006)、升主动脉阻断时间(RR 1.3,P=0.001)、以及二尖瓣手术(RR 2.5,P=0.0001)。术后 48 小时后出现第二个发病高峰期,发病风险在术后第 4 至第 7 天逐渐下降至 0;此阶段主要的危险因素为高龄(RR 3.0,P=0.001)、高体重(RR 1.6,P=0.0001)以及高加索人种(RR 2.5,P=0.006)。研究结论表明,POAF 的危险因素具有时间依赖性,提示其发生机制也可能随时间变化而不同。

三、POAF 发生机制

(一) 心房扩大

虽然 POAF 的发生机制尚无法彻底阐明,但是大量的实验室及临床研究发现了线索。心房扩大是房颤形成的重要因素,并且经常继发于其他结构性心脏病,包括高血压、心肌缺血及瓣膜病变[11,18]。这些基础病变对于心房的长期牵拉可导致左房肌肥大、纤维化,并改变心房肌蛋白分布[19,20]。这些不良结果造成的心房解剖结构异常可能会改变心脏兴奋在心房组织中的传导，从而出现临床心电图检查发现P波形态及传导发生改变[21-23]。

相对于心房的慢性牵拉，急性心房扩张也可以导致心房电生理学的改变，且更易发生心房颤动[24,25]。虽然急性和慢性心房扩张不是导致POAF的最终原因，但是由此产生的电生理传导变化促进了心脏外科术后心房颤动的发生，并有助于房颤心律的持续。

（二）炎症反应

POAF的围术期危险因素包括自主神经刺激、心肌炎、系统性神经-体液炎症、氧化应激以及由于容量变化造成的心房牵拉[26-28]。心脏外科术后房颤与炎症反应之间存在着紧密的联系[29]，POAF患者循环系统中白细胞介素-6及C反应蛋白（CRP）等炎症反应标记物的水平更高[29-31]，大多数患者在心脏外科手术后72小时内发生POAF，这与术后CRP水平变化的峰值区间刚好吻合[30,31]。此外，除了系统性炎症反应以外，心脏外科手术后患者心脏局部炎症反应如心包炎等，也经常可以导致POAF的发生[31,32]。通过抗炎症反应治疗减轻外科术后系统性炎症反应和心脏局部炎症反应以达到预防POAF的效果是目前研究的热点之一。

虽然一些最新的证据表明，由心脏手术及体外循环产生的炎症反应和氧化应激反应可能在术后房颤的发生过程中起着重要作用[33]，但相关机制尚不清楚。一些研究发现，体外循环后的心脏再灌注可引起血浆中炎症和氧化应激标志物的长时间增加[34,35]，但这一变化在心脏不停跳的外科手术中发生却不明显[36]。一项以低风险冠状动脉旁路移植手术患者作为研究对象的随机试验显示，与停跳心脏旁路移植手术相比，不停跳心脏旁路移植手术显著降低术后房颤的发生率[2]。与此同时，其他的研究表明，白细胞介素启动因子-6可调节手术炎症反应和术后房颤的发生[37]。

（三）氧化应激

活性氧是已知的能够影响心脏电生理和收缩功能的超氧化物，由其介导的损伤可导致心房肌的收缩减弱，改变肌纤维的活力[38]，并缩短心房的有效不应期[39]，从而增加房颤的发生危险[40]。

心肌氧化应激与房颤之间的因果关系首先由Carnes等提出[39]，他们发现，使用大剂量维生素C可以[11]预防心肌氧化损伤和由于长期的心房快速起搏造成的心房有效不应期缩短[41]，减少接受心脏手术的患者术后早期房颤的发生。然而，随后的研究并未证实维生素C（单独或与维生素E联合使用）可为持续快速心房起搏1周的狗带来益处[42]。此外，一个较大规模的临床对照试验也提示，患者不能通过使用维生素C来预防术后房颤的发生。相关大型研究的结果大多令人失望，其原因尚不完全清楚[43]。越来越多的证据表明，由于心肌细胞具有高活性和活性氧短半衰期的特性，心肌细胞可能参与活性氧在亚细胞水平表达的机制（与一氧化氮合成酶不同亚型的空间分布影响一氧化氮的局部表达类似）[44]。在这种情况下，针对特定的过氧化物进行干预比系统性的抗氧化治疗效果更好。根据这一假说，最近报道的含有烟酰胺腺嘌呤二核苷酸（NADPH）氧化酶的NOX2是人体心房肌中活性氧的主要来源[45]，它是行冠状动脉旁路移植手术患者术后发生房颤的独立预测因子，而非血浆中的氧化脂质及蛋白质[45]。

四、术后心房颤动的预测

（一）超声心动图预测POAF

已有研究发现了很多可通多过超声心动图检查测定的POAF预测因子，包括心房容积及功能、心房充盈参数以及心室舒张和收缩功能。既往的很多研究表明左心房功能障碍及左心室舒张功能障碍是POAF发生的高危因素[46-50]。

综合超声心动图检查结果和临床参数可提高POAF预测的准确性[50]。在一个单中心进行的研究中（n=79），冠状动脉旁路移植术后患者若满足年龄≥75岁、左上肺静脉收缩/舒张流速比≥0.5以及左心耳面积≥3cm^{2}这三个条件，则其POAF的发生风险为83.5%（95% CI：0.51~0.96）[50]。

随着超声心动图检查技术的不断发展，例如3D成像及组织多普勒技术的出现，利用超声技术进行左心房病理生理学检查的结果将可能会更准确地预测POAF的发生[51-53]。随着更多此类研究更注重于心脏麻醉科及术后重症监护病房的学科交叉，加之超声心动图技术的不断更新，将很有可能做出更准确的

POAF 多变量预测模型。

（二）生化标记物预测 POAF

上文中提到，心房 NADPH 氧化酶的活性是行冠状动脉血运重建患者术后发生房颤的独立危险预测因子，而非血浆中蛋白质和脂质氧化标记物[45]。此外，在行心脏手术前后测定的系统性氧化标记物水平与心房 NADPH 氧化酶活性无关[45]，提示系统性氧化标记物不是准确的心房肌氧化还原状态指标，因此也不是评判抗氧化剂在组织水平效果的准确替代测定指标。

与此相反，最近报道在接受非体外循环冠状动脉旁路移植手术的患者中，术前可溶性 CD40 配体（sCD40L，由激活的血小板释放的炎性标记物）水平与术后房颤发生存在相关性。有趣的是，与住院期间房颤发生相关的 sCD40L 并不依赖于系统的内皮功能、系统的炎症标记物（如 C 反应蛋白和可溶性 ICAM1）、血管的氧化还原状态或临床状况。sCD40L 水平与房颤发生的病理生理及房颤患者发生的血栓并发症有关[54,55]。目前尚未对是否术前血小板活化可增加行冠状动脉手术患者的房颤发生危险进行研究。微血栓形成及与之相关的术后缺血均可增加血浆中 sCD40L 水平。sCD40L 也通过诱导心肌氧化应激和炎症信号，对炎症转录途径进行调控，从而导致房颤发生。

（三）风险分层

风险分层评分系统已被证实可进一步提高预测 POAF 发生的准确性。一个由多个国家的 70 个心脏中心参与的前瞻性观察性研究对冠状动脉旁路移植术患者（n=4657）进行多因素分析，并根据其有效性进行加权得到了 POAF 风险分层评分系统[13]。最近的研究中，Chua 及其团队报道了应用两个已有的房颤脑卒中风险模型系统（$CHADS_2$，CHA_2DS_2-VASc）预测 POAF 发生的单中心研究结果（n=340）[56-58]。

虽然目前有很多房颤风险模型，但尚无一种风险分层评分系统可以成为 POAF 预测的金标准[4-11,13-15,22-25,41,46-50,59,60]。并且，这些风险模型多为预测 POAF 的发生而设计的，但并不能用于预测哪些患者可能因为 POAF 出现严重并发症。此外尚需要大样本量的随机对照研究来验证目前这些 POAF 预测模型。

五、术后心房颤动的防治策略

心房的有效不应期在行心脏血运重建术后前 3 天逐渐缩短，这正是患者发生房颤的高危期及血浆中炎性标志物达到峰值的阶段[31]。对心房起搏动物模型的心肌氧化应激进行干预，可短期内预防心肌电生理重构和房颤的发生[39,42]，这表明对心肌的活性氧进行干预可作为治疗房颤及心肌重构的重要干预措施。

（一）血清电解质管理

由于外科术后容量管理、利尿治疗以及体外循环的使用，电解质异常在围术期比较常见。血清电解质浓度直接关系到心肌细胞去极化、心房自律性及传导性[3]。术前低血钾，尤其是血钾浓度低于 3.9mmol/L 将使 POAF 的发生率显著增高[61,62]。一项对于择期冠状动脉旁路移植术患者的多中心研究（n=2402）指出，血清钾浓度低于 3.5mmol/L 是围术期发生心律失常及术后心房颤动 / 扑动的独立危险因素（*RR* 1.7，95%*CI*：1.0~2.7）[62]。研究者建议补钾治疗对于成人心脏外科手术患者是低成本且低风险的。由于胰岛素可促进钾的出胞作用，对于需要术前需要进行严格血糖管理的患者，达到足够的血清钾标准可能更加困难。

镁浓度降低也可导致 POAF 的发生率升高，而经验性的补镁治疗可能会降低心律失常的发生率[63,64]，且低镁血症可能会导致临床补钾治疗的失败。由于围术期电解质缺乏在成人心脏外科手术中的普遍性，对围术期电解质进行常规的监测并使其维持在正常的生理水平是至关重要的[65]。

（二）术前心率控制

已有大量药理学研究表明使用 β 受体阻滞剂可降低 POAF 的发生率。2006 年一项大规模荟萃分析研究（n=4452）评价了 β 受体阻滞剂对于预防房颤发生的作用[66]，该研究中指出对于术前持续使用 β 体阻滞的患者其房颤发生率显著降低（*RR* 0.69，95%*CI*：0.54~0.87）。由 Cochrane 进行的荟萃分析（n=5402）中对比了多种 β- 受体阻滞剂对于降低心房颤动的作用，其结果表明使用 β- 受体阻滞剂可明显降低房颤的发生率（*RR* 0.33，95%*CI*：0.26~0.43，P<0.000 01）[64]。基于如此强有力的证据，北美冠状动脉旁路移植术

指南中建议至少手术前 24 小时开始使用β受体阻滞剂，并在无禁忌证的情况下于术后今早恢复使用[67]。

胺碘酮是临床常用的房颤治疗用药，且可显著降低房颤的发生率（*RR* 0.43，95%*CI*：0.34~0.54）[64]。由于目前研究对于胺碘酮给药时间存在明显差异，术前或术后开始预防性使用胺碘酮的效果是否存在差异仍然不确定。由于胺碘酮可能造成的心动过缓及传导阻滞等不良反应，并可能对肺、肝脏及甲状腺存在毒性反应，2011 年北美冠状动脉旁路移植术指南中把胺碘酮作为对于存在β受体阻滞剂禁忌证患者预防房颤的二线用药（Ⅱa）[67]。

（三）抗炎症反应治疗

由于炎症反应可能会增加 POAF 的发生风险，降低围术期炎症反应可能会减少 POAF 的发生率[68]。类固醇类药物在一项荟萃分析中（*n*=3323）被指出可显著降低心脏外科手术后 POAF 的发生率（*RR* 0.74，95%*CI*：0.63~0.86，*P*<0.001）[69]。2011 年，在另一项荟萃分析（*n*=1389）中研究者则发现预防性应用类固醇类药物可降低心房颤动的发生率（*RR* 0.60，95%*CI*：0.46~0.78）[70]。但由于存在导致血糖升高或感染的风险[69]，对于在心脏外科术后应用皮质激素类药物是否安全的争论仍然存在。但也有研究表达了相反的观点，在最近进行的一项随机对照研究（dexamethasone for cardiac surgery，DECS）中，4494 例在体外循环下行心脏外科手术的患者在术中随机给予 1mg/kg 的地塞米松或安慰剂[71]，研究者发现地塞米松并不能降低 POAF 的发生率（地塞米松组 33.1% *vs* 安慰剂组 35.2%，*RR* 0.94，95%*CI*：0.87~1.02，*P*=0.14），并且不能降低复合终点事件的发生率，如死亡、心肌梗死、卒中、肾功能衰竭或呼吸衰竭（地塞米松组 7.0% *vs* 安慰剂组 8.5%，*RR* 0.83，95%*CI*：0.787~1.01，*P*=0.07）。正在进行的 SIRS 研究（Steroids in Cardiac Surger）则计划入选 7500 例在体外循环下行心脏外科手术的高危患者，以研究甲泼尼龙对于包括 POAF 在内的主要围术期事件的作用[72]，该随机对照研究的结果将可能为确定是否可在心脏外科手术围术期预防性应用类固醇类药物提供重要依据。根据目前的研究结果，现行指南中并没有推荐类固醇类药物作为 POAF 的预防性药物[67]。

秋水仙素作为一种强力抗炎药物，可用于成人心脏外科手术后出现的心包切开综合征[73,74]。在一项对于秋水仙素预防心包切开综合征的多中心双盲随机对照试验中，其亚组研究中报道了其可能有预防 POAF 的作用[75]，应用秋水仙素组的患者 POAF 发生率显著降低（12% *vs* 22%，*P*=0.021）。但由于秋水仙素的胃肠道刺激及骨髓抑制等副作用[76]，使其难以在临床工作中作为 POAF 的预防性用药大规模的推广[77]。

非甾体类抗炎药（NSAIDs）可通过抑制环氧化物酶（COX）的作用降低炎症反应[78]。Cheruku 的研究团队进行的随机对照研究结果显示，术后应用 NSAIDS 可显著降低 POAF 的发生率（9.8% *vs* 28.6%，*P*=0.017）[79]。与此相反，Horbach 再起研究中指出术后应用 NSAIDS 并不能降低 POAF 的发生率，而且存在增加肾衰竭的发生率的倾向（7.3% *vs* 1.3%，*P*=0.06）[80]。因此，由于可能出现的诸如出血、肾衰竭，尤其是其导致 COX-2 抑制而导致心肌梗死的发生，严重地限制了 NSAIDs 在心脏外科手术中的应用[81-83]。

（四）抗氧化治疗

维生素 C 具有抗氧化、抗自由基及抗炎性因子的作用[84]，有一些小规模研究表明其可能存在预防 POAF 的作用[85]。目前，虽然没有大型随机对照研究来评价维生素 C 是否可降低于心脏外科术后 POAF 的发生，但由于其较其他抗氧化药物（如 N- 乙酰半胱氨酸、多不饱和脂肪酸）有成本低且副作用小的特点，使其有希望成为 POAF 的预防用药。

以往有研究表明他汀类药物快速抗氧化作用实现了它们的早期益处[86]，并且表明短期使用他汀类药物可预防由于心房快速起搏引起的房颤诱导的电生理重构[42]，并大大降低接受心脏手术，且为首次使用他汀类药物的患者发生术后房颤的概率[87]。有证据表明，术前或围术期使用他汀类药物可降低接受冠状动脉旁路移植术或大血管手术患者术后房颤的发生风险，并提高患者预后（使围术期发生心肌梗死或死亡降低 50%~70%）[88-91]。最近一个对 6 个随机试验（其中只有两个将术后房颤的发生列为观察指标）进行荟萃分析的报告指出，在围术期对接受心脏手术的患者进行他汀类药物治疗（共计 651 例患者，研究人数为 40~200 例）可减少患者术后发生房颤的相对风险 43%（*RR* 0.57，95%*CI*：0.45~0.72），其绝对风险 14%（95%*CI*：0.08~0.2）。最近的一项随机试验发现，接受血管手术的患者在围术期使用氟伐他汀治疗，可改善心脏的预后(主要是减少心肌缺血)[92]。

虽然这些研究结果符合他汀类药物快速的、合理的、非脂质依赖的抗心律失常作用,但它们都存在明显的局限性(如单中心、研究样本少,缺少心电监测等),而且它们只入选了他汀类药物初治患者。由于这些原因,在房颤治疗的最新指南中并未提出他汀类药物可预防术后房颤的发生。

此外,最新发表在 *NEJM* 杂志的由阜外医院与牛津大学合作完成的一项大型双盲随机对照研究(STICS 研究)[93],2011 年 9 月—2013 年 10 月在 5429 例名择期心脏手术患者中选取 1874 例符合入选条件的患者随机进入治疗组及对照组。手术前至少 2 天开始给予研究药物(瑞舒伐他汀或安慰剂)治疗。根据研究期间,1874 例患者术后 5 天连续 24 小时心电监测(Holter)显示瑞舒伐他汀并不能降低术后房颤的发生率(P=0.27)。根据患者术后 TnI 水平的检测结果显示瑞舒伐他汀并不能有效减少术后心肌损伤的发生(P=0.80)。且并不能显著减少患者其他严重术后并发症的发生,及 ICU 停留时间和住院时间。该研究在对术后血浆肌酐水平的检测中发现,应用瑞舒伐他汀可显著提高术后 48 小时后至术后 5 天期间血浆肌酐水平。急性肾损伤的发生率在使用瑞舒伐他汀的患者中显著增高(P=0.0047)。

由于 STICS 研究无论样本量或术后检测方法均为同类研究之最,其研究目的是为指南的建立提供决定性实验证据。上述结果与以往同类研究存在较大差异,他汀类药物不仅不能减少术后房颤及其他并发症的发生,亦不能节省医疗成本,甚至与患者术后肾功能损伤存在密切关系。这些与现行指南中的差异,可能会对今后临床他汀类药物的使用提供新的使用建议。

六、展　望

心脏外科术后新发心房颤动作为一种心脏外科术后常见并发症,对其发生及调节机制的充分了解是制定临床围术期防治策略的重要基础。通过建立一个精确地风险分层模型鉴别高风险患者,并对其进行适当靶向治疗来预防 POAF 的发生仍是目前重要的研究方向。虽然如 β 受体阻滞剂等一些预防性手段的有效性已经得到广泛认同并已列入现行临床治疗指南,但诸如他汀类药物等许多新的治疗策略的安全性和有效性仍然需要大规模多中心随机对照研究来验证。对于制定可有效降低 POAF 患者临床不良事件的治疗策略,需要进一步细化对于不同发病机制及介质进行的多因素研究,此类研究结果将为最终治疗策略的制定提供帮助。

(李琦　郑哲)

参 考 文 献

[1] Aranki SF, Shaw DP, Adams DH, et al. Predictors of atrial fibrillation after coronary artery surgery. Circulation, 1996, 94(3): 390-397.

[2] Ascione R, Caputo M, Calori G, et al. Predictors of atrial fibrillation after conventional and beating heart coronary surgery. Circulation, 2000, 102(13): 1530-1535.

[3] Bharucha DB, Kowey PR. Management and prevention of atrial fibrillation after cardiovascular surgery. Am J Cardiol, 2000, 85(10): 20-24.

[4] Amat-Santos IJ, Rod é s-Cabau J, Urena M, et al. Incidence, predictive factors, and prognostic value of new-onset atrial fibrillation following transcatheter aortic valve implantation. J Am Coll Cardiol, 2012, 59(2): 178-188.

[5] Ghadimi K, Patel PA, Gutsche JT, et al. Perioperative conduction disturbances after transcatheter aortic valve Replacement. J Cardiothorac Vasc Anesth, 2013, 27(6): 1414-1420.

[6] Motloch LJ, Reda S, Rottlaender D, et al. Postprocedural Atrial Fibrillation After Transcatheter Aortic Valve Implantation Versus Surgical Aortic Valve Replacement. Ann Thorac Surg, 2012, 93(1): 124-131.

[7] Lapar DJ, Speir AM, Crosby IK, et al. Postoperative Atrial Fibrillation Significantly Increases Mortality, Hospital Readmission, and Hospital Costs. Ann Thorac Surg, 2014, 98(2): 527-533.

[8] Arakawa M, Miyata H, Uchida N, et al. Postoperative Atrial Fibrillation After Thoracic Aortic Surgery. Ann Thorac Surg, 2015, 99(1): 103-108.

[9] Augoustides JGT, Szeto W, Ochroch EA, et al. Atrial Fibrillation After Aortic Arch Repair Requiring Deep Hypothermic Circulatory Arrest: Incidence, Clinical Outcome, and Clinical Predictors. J Cardiothorac Vasc Anesth, 2007, 21(3): 388-392.

[10] Steinberg BA, Zhao Y, He X, et al. Management of Postoperative Atrial Fibrillation and Subsequent Outcomes in Contemporary Patients Undergoing Cardiac Surgery: Insights From the Society of Thoracic Surgeons CAPS-Care Atrial Fibrillation Registry. Clin Cardiol, 2013, 37(1): 7-13.

[11] Tran DTT, Perry JJ, Dupuis J-Y, et al. Predicting New-Onset Postoperative Atrial Fibrillation in Cardiac Surgery Patients. J Cardiothorac Vasc Anesth, 2015, 29(5): 1117-1126.

[12] Weidinger F, Schachner T, Bonaros N, et al. Predictors and consequences of postoperative atrial fibrillation following robotic totally endoscopic coronary bypass surgery. Eur J Cardiothorac Surg, 2014, 45(2): 318-322.

[13] Mathew JP, Fontes ML, Tudor IC, et al. A Multicenter Risk Index for Atrial Fibrillation After Cardiac Surgery. JAMA, 2004, 291(14): 1720-1729.

[14] Maisel WH, Rawn JD, Stevenson WG. Atrial Fibrillation after Cardiac Surgery. Ann Intern Med, 2001, 135(12): 1061-1073.

[15] Villareal RP, Hariharan R, Liu BC, et al. Postoperative atrial fibrillation and mortality after coronary artery bypass surgery. J Am Coll Cardiol, 2004, 43(5): 742-748.

[16] Zaman AG, Archbold RA, Helft G, et al. Atrial fibrillation after coronary artery bypass surgery: a model for preoperative risk stratification. Circulation, 2000, 101(12): 1403-1408.

[17] Melby SJ, George JF, Picone DJ, et al. A time-related parametric risk factor analysis for postoperative atrial fibrillation after heart surgery. J Thorac Cardiovasc Surg, 2015, 149(3): 886-892.

[18] Vaziri SM, Larson MG, Benjamin EJ, et al. Echocardiographic predictors of nonrheumatic atrial fibrillation. The Framingham Heart Study. Circulation, 1994, 89(2): 724-730.

[19] Boyden PA, Hoffman BF. The effects on atrial electrophysiology and structure of surgically induced right atrial enlargement in dogs. Circ Res, 1981, 49(6): 1319-1331.

[20] Eckstein J, Verheule S, De Groot N, et al. Mechanisms of perpetuation of atrial fibrillation in chronically dilated atria. Prog Biophys Mol Biol, 2008, 97(2-3): 435-451.

[21] Raiten JM, Ghadimi K, Augoustides JGT, et al. Atrial Fibrillation After Cardiac Surgery_ Clinical Update on Mechanisms and Prophylactic Strategies. J Cardiothorac Vasc Anesth, 2015, 29(3): 806-816.

[22] Zhang BC, Che WL, Li WM, et al. Meta-analysis of P wave character as predictor of atrial fibrillation after coronary artery bypass grafting. Int J Cardiol, 2011, 152(2): 260-262.

[23] Wong JK, Lobato RL, Pinesett A, et al. P-Wave Characteristics on Routine Preoperative Electrocardiogram Improve Prediction of New-Onset Postoperative Atrial Fibrillation in Cardiac Surgery. J Cardiothorac Vasc Anesth, 2014, 28(6): 1497-1504.

[24] Solti F, Vecsey T, Kékesi V, et al. The effect of atrial dilatation on the genesis of atrial arrhythmias. Cardiovasc Res, 1989, 23(10): 882-886.

[25] Ravelli F, Allessie M. Effects of Atrial Dilatation on Refractory Period and Vulnerability to Atrial Fibrillation in the Isolated Langendorff-Perfused Rabbit Heart. Circulation, 1997, 96(5): 1686-1695.

[26] Allessie MA, Boyden PA, Camm AJ, et al. Pathophysiology and prevention of atrial fibrillation. Circulation, 2001, 103(5): 769-777.

[27] Aviles RJ, Martin DO, Apperson-Hansen C, et al. Inflammation as a risk factor for atrial fibrillation. Circulation, 2003, 108(24): 3006-3010.

[28] Patti G, Chello M, Candura D, et al. Randomized trial of atorvastatin for reduction of postoperative atrial fibrillation in patients undergoing cardiac surgery: results of the ARMYDA-3 (Atorvastatin for Reduction of MYocardial Dysrhythmia After cardiac surgery) study. Circulation, 2006, 114(14): 1455-1461.

[29] Boos CJ. Is atrial fibrillation an inflammatory disorder. Eur Heart J, 2005, 27(2): 136-149.

[30] Chung MK, Martin DO, Sprecher D, et al. C-reactive protein elevation in patients with atrial arrhythmias: inflammatory mechanisms and persistence of atrial fibrillation. Circulation, 2001, 104(24): 2886-2891.

[31] Bruins P, Velthuis HT, Yazdanbakhsh AP, et al. Activation of the Complement System During and After Cardiopulmonary Bypass Surgery. Circulation, 1997, 96(10): 3542-3548.

[32] Pagé PL, Plumb VJ, Okumura K, et al. A new animal model of atrial flutter. J Am Coll Cardiol, 1986, 8(4): 872-879.

[33] Ramlawi B, Otu H, Mieno S, et al. Oxidative Stress and Atrial Fibrillation After Cardiac Surgery: A Case-Control Study. Ann Thorac Surg, 2007, 84(4): 1166-1173.

[34] de Vecchi E, Pala MG, di Credico G, et al. Relation between left ventricular function and oxidative stress in patients undergoing bypass surgery. Heart, 1998, 79(3): 242-247.

[35] Delanty N, Reilly MP, Pratico D, et al. 8-Epi PGF2α Generation During Coronary Reperfusion. Circulation, 1997, 95(11): 2492-2499.

[36] Matata BM, Sosnowski AW, Galiñanes M. Off-pump bypass graft operation significantly reduces oxidative stress and inflammation. Ann Thorac Surg, 2000, 69(3): 785-791.

[37] Gaudino M, Andreotti F, Zamparelli R, et al. The -174G/C Interleukin-6 Polymorphism Influences Postoperative Interleukin-6 Levels and Postoperative Atrial Fibrillation. Is Atrial Fibrillation an Inflammatory Complication. Circulation, 2003, 108(10 suppl 1): II-195-II-199.

[38] Mihm MJ, Yu F, Carnes CA, et al. Impaired myofibrillar energetics and oxidative injury during human atrial fibrillation. Circulation, 2001, 104(2): 174-180.

[39] Carnes CA, Chung MK, Nakayama T, et al. Ascorbate Attenuates Atrial Pacing-Induced Peroxynitrite Formation and Electrical Remodeling and Decreases the Incidence of Postoperative Atrial Fibrillation. Circ Res, 2001, 89(6): e32-e38.

[40] Nattel S. Atrial Electrophysiology and Mechanisms of Atrial Fibrillation. J Cardiovasc Pharmacol Ther, 2003, 8(1 suppl): S5-S11.

[41] Weidinger F, Schachner T, Bonaros N, et al. Predictors and consequences of postoperative atrial fibrillation following robotic totally endoscopic coronary bypass surgery. Eur J Cardiothorac Surg, 2014, 45(2): 318-322.

[42] Shiroshita-Takeshita A, Schram G, Lavoie J, et al. Effect of Simvastatin and Antioxidant Vitamins on Atrial Fibrillation Promotion by Atrial-Tachycardia Remodeling in Dogs. Circulation, 2004, 110(16): 2313-2319.

[43] Halliwell B. The antioxidant paradox. Lancet, 2000, 355(9210): 1179-1180.

[44] Seddon M, Shah AM, Casadei B. Cardiomyocytes as effectors of nitric oxide signalling. Cardiovasc Res, 2007, 75(2): 315-326.

[45] Kim YM, Kattach H, Ratnatunga C, et al. Association of Atrial Nicotinamide Adenine Dinucleotide Phosphate Oxidase Activity With the Development of Atrial Fibrillation After Cardiac Surgery. J Am Coll Cardiol, 2008, 51(1): 68-74.

[46] Haffajee JA, Lee Y, Alsheikh-Ali AA, et al. Pre-Operative Left Atrial Mechanical Function Predicts Risk of Atrial Fibrillation Following Cardiac Surgery. JACC Cardiovasc Imaging, 2011, 4(8): 833-840.

[47] LEUNG JM, Bellows WH, Schiller NB. Impairment of left atrial function predicts post-operative atrial fibrillation after coronary artery bypass graft surgery. Eur Heart J, 2004, 25(20): 1836-1844.

[48] Nakai T, Lee RJ, Schiller NB, et al. The relative importance of left atrial function versus dimension in predicting atrial fibrillation after coronary artery bypass graft surgery. Am Heart J, 2002, 143(1): 181-186.

[49] Tsang TSM, Gersh BJ, Appleton CP, et al. Left ventricular diastolic dysfunction as a predictor of the first diagnosed nonvalvular atrial fibrillation in 840 elderly men and women. J Am Coll Cardiol, 2002, 40(9): 1636-1644.

[50] Shore-Lesserson L, Moskowitz D, Hametz C, et al. Use of intraoperative transesophageal echocardiography to predict atrial fibrillation after coronary artery bypass grafting. Anesthesiology, 2001, 95(3): 652-658.

[51] Ferreira RG, Nicoara A, Phillips-Bute BG, et al. Diastolic Dysfunction in Patients Undergoing Cardiac Surgery_ The Role of Gender and Age-Gender Interaction. J Cardiothorac Vasc Anesth, 2014, 28(3): 626-630.

[52] Mahmood F, Jainandunsing J, Matyal R. A Practical Approach to Echocardiographic Assessment of Perioperative Diastolic Dysfunction. J Cardiothorac Vasc Anesth, 2012, 26(6): 1115-1123.

[53] Roscher C, Reidy C, Augoustides JGT. Progress in Perioperative Echocardiography: Focus on Safety, Clinical Outcomes, 3-Dimensional Imaging, and Education. J Cardiothorac Vasc Anesth, 2011, 25(3): 559-564.

[54] Ferro D, Loffredo L, Polimeni L, et al. Soluble CD40 Ligand Predicts Ischemic Stroke and Myocardial Infarction in Patients With Nonvalvular Atrial Fibrillation. Arterioscler Thromb Vasc Biol, 2007, 27(12): 2763-2768.

[55] Choudhury A. Soluble CD40 Ligand, Platelet Surface CD40 Ligand, and Total Platelet CD40 Ligand in Atrial Fibrillation. Chest, 2008, 134(3): 574.

[56] Gage BF, Waterman AD, Shannon W, et al. Validation of clinical classification schemes for predicting stroke: results from the National Registry of Atrial Fibrillation. JAMA, 2001, 285(22): 2864-2870.

[57] Lip GYH, Nieuwlaat R, pisters R, et al. Refining Clinical Risk Stratification for Predicting Stroke and Thromboembolism in Atrial Fibrillation Using a Novel Risk Factor-Based Approach. Chest, 2010, 137(2): 263-272.

[58] Chua SK, Shyu KG, Lu MJ, et al. Clinical utility of CHADS2 and CHA2DS2-VASc scoring systems for predicting postoperative atrial fibrillation after cardiac surgery. J Thorac Cardiovasc Surg, 2013, 146(4): 919-926.

[59] Gutsche JT, Patel PA, Cobey FC, et al. The Year in Cardiothoracic and Vascular Anesthesia_ Selected Highlights From 2014. J Cardiothorac Vasc Anesth, 2015, 29(1): 1-7.

[60] Aytemir K, Aksoyek S, Ozer N, et al. Atrial fibrillation after coronary artery bypass surgery: P wave signal averaged ECG, clinical and angiographic variables in risk assessment. Int J cardiol, 1999, 69(1): 49-56.

[61] Auer J, Weber T, Berent R, et al. Serum potassium level and risk of postoperative atrial fibrillation in patients undergoing cardiac surgery. J Am Coll Cardiol, 2004, 44(4): 938-939.

[62] Wahr JA, Parks R, Boisvert D, et al. PReoperative serum potassium levels and perioperative outcomes in cardiac surgery patients. JAMA, 1999, 281(23): 2203-2210.

[63] Miller S, Crystal E, Garfinkle M, et al. Effects of magnesium on atrial fibrillation after cardiac surgery: a meta-analysis. Heart, 2005, 91(5): 618-623.

[64] Arsenault KA, Yusuf AM, Crystal E, et al. Interventions for preventing post-operative atrial fibrillation in patients undergoing heart surgery. WHITLOCK R P. Chichester, UK: John Wiley & Sons, Ltd, 1996: 1-222.

[65] Polderman KH, Girbes AR. Severe electrolyte disorders following cardiac surgery: a prospective controlled observational study. Crit Care, 2004, 8(6): 1.

[66] Burgess DC, Kilborn MJ, Keech AC. Interventions for prevention of post-operative atrial fibrillation and its complications after cardiac surgery: a meta-analysis. Eur Heart J, 2006, 27(23): 2846-2857.

[67] Hillis LD, Smith PK, Anderson JL, et al. 2011 ACCF/AHA Guideline for Coronary Artery Bypass Graft Surgery. A report of the American College of Cardiology Foundation/American Heart Association Task Force on Practice Guidelines. Developed in collaboration with the American Association for Thoracic Surgery, Society of Cardiovascular Anesthesiologists, and Society of Thoracic Surgeons. J Am Coll Cardiol 2011, 58(24):

e123-e210.

[68] Augoustides JGT. The Inflammatory Response to Cardiac Surgery With Cardiopulmonary Bypass:Should Steroid Prophylaxis Be Routine. J Cardiothorac Vasc Anesth,2012,26(5):952-958.

[69] Ho KM,Tan JA. Benefits and risks of corticosteroid prophylaxis in adult cardiac surgery:a dose-response meta-analysis. Circulation,2009,119(14):1853-1866.

[70] Dieleman JM,van Paassen J,van Dijk D,et al. Prophylactic corticosteroids for cardiopulmonary bypass in adults. Dieleman JM. Chichester,UK:John Wiley & Sons,Ltd,1996:1-157.

[71] Dieleman JM,Nierich AP,Rosseel PM,et al. Intraoperative high-dose dexamethasone for cardiac surgery:A randomized controlled trial. JAMA,2012,308(17):1761-1767.

[72] Whitlock R,Teoh K,Vincent J,et al. Rationale and design of the Steroids in Cardiac Surgery trial. Am Heart J,2014,167(5):660-665.

[73] Alabed S,Cabello J B,Irving G J,et al. Colchicine for pericarditis. ALABED S. Chichester,UK:John Wiley & Sons,Ltd,1996:1-55.

[74] Imazio M,Trinchero R,Brucato A,et al. COlchicine for the Prevention of the Post-pericardiotomy Syndrome(COPPS):a multicentre,randomized,double-blind,placebo-controlled trial. Eur Heart J,2010,31(22):2749-2754.

[75] Imazio M,Brucato A,Ferrazzi P,et al. Colchicine Reduces Postoperative Atrial Fibrillation:Results of the Colchicine for the Prevention of the Postpericardiotomy Syndrome(COPPS) Atrial Fibrillation Substudy. Circulation,2011,124(21):2290-2295.

[76] Finkelstein Y,Shemesh J,Mahlab K,et al. Colchicine for the Prevention of Postpericardiotomy Syndrome. Herz,2002,27(8):791-794.

[77] Imazio M,Brucato A,Ferrazzi P,et al. Colchicine for Prevention of Postpericardiotomy Syndrome and Postoperative Atrial Fibrillation. JAMA,2014,312(10):1016-1018.

[78] Rahman S,Malcoun A. Nonsteroidal Antiinflammatory Drugs,Cyclooxygenase-2,and the Kidneys. Prim Care,2014,41(4):803-821.

[79] Cheruku KK,Ghani A,Ahmad F,et al. Efficacy of nonsteroidal anti-inflammatory medications for prevention of atrial fibrillation following coronary artery bypass graft surgery. Prev Cardiol,2004,7(1):13-18.

[80] Horbach SJ,Lopes RD,Guaragna JCVC,et al. Naproxen as Prophylaxis against Atrial Fibrillation after Cardiac Surgery:The NAFARM Randomized Trial. Am J Med,2011,124(11):1036-1042.

[81] Nussmeier NA,Whelton AA,Brown MT,et al. Complications of the COX-2 Inhibitors Parecoxib and Valdecoxib after Cardiac Surgery. N Engl J Med,2005,352(11):1081-1091.

[82] Horton R. Vioxx,the implosion of Merck,and aftershocks at the FDA. Lancet,2004,364(9450):1995-1996.

[83] Jüni P,Nartey L,Reichenbach S,et al. Risk of cardiovascular events and rofecoxib:cumulative meta-analysis. Lancet,2004,364(9450):2021-2029.

[84] Johnston CS,Cox SK. Plasma-Saturating Intakes of Vitamin C Confer Maximal Antioxidant Protection to Plasma. J Am Coll Nutr,2001,20(6):623-627.

[85] van Wagoner DR. Redox modulation of cardiac electrical activity. J Cardiovasc Electrophysiol,2001,12(2):183-184.

[86] Plenge JK,Hernandez TL,Weil KM,et al. Simvastatin Lowers C-Reactive Protein Within 14 Days. Circulation,2002,106(12):1447-1452.

[87] Chen WT,Krishnan GM,Sood N,et al. Effect of statins on atrial fibrillation after cardiac surgery:A duration- and dose-response meta-analysis. J Thorac Cardiovasc Surg,2010,140(2):364-372.

[88] Durazzo AES,Machado FS,Ikeoka DT,et al. Reduction in cardiovascular events after vascular surgery with atorvastatin:a randomized trial. J Vasc Surg,2004,39(5):967-975.

[89] Kertai MD,Boersma E,Westerhout CM,et al. A Combination of Statins and Beta-blockers is Independently Associated with a Reduction in the Incidence of Perioperative Mortality and Nonfatal Myocardial infarction in Patients Undergoing Abdominal Aortic Aneurysm Surgery. Eur J Vasc Endovasc Surg,2004,28(4):343-352.

[90] Pan W,Pintar T,Anton J,et al. Statins Are Associated With a Reduced Incidence of Perioperative Mortality After Coronary Artery Bypass Graft Surgery. Circulation,2004,110(11 Suppl 1):II45-49.

[91] Poldermans D,Bax JJ,Kertai MD,et al. Statins Are Associated With a Reduced Incidence of Perioperative Mortality in Patients Undergoing Major Noncardiac Vascular Surgery. Circulation,2003,107(14):1848-1851.

[92] Schouten O,Boersma E,Hoeks SE,et al. Fluvastatin and perioperative events in patients undergoing vascular surgery. N Engl J Med,2009,361(10):980-989.

[93] Zheng Z,Jayaram R,Jiang L,et al. Perioperative Rosuvastatin in Cardiac Surgery. N Engl J Med,2016,374(18):1744-1753.

心脏手术围术期心房颤动：心率控制与节律控制

围术期心房颤动（房颤），尤其是术后新发房颤（postoperative atrial fibrillation，POAF）是心脏外科手术常见的并发症之一。研究表明在冠脉搭桥术中POAF的发生率约为40%，而在冠脉搭桥联合瓣膜手术中的发生率甚至可高达64%[1]。POAF多发生于心脏外科手术后6天内，高峰期为术后2天。其中25%~80%的患者经纠正水电解质平衡紊乱等治疗后可自行转复为窦性心律[2]。因而传统观点认为POAF对患者的预后无显著影响，但目前大量研究证实POAF可以增加急性肾损伤、心力衰竭、卒中的风险，增加住院和远期死亡率，延长住院时间，增加治疗成本[3]。术后房颤的临床管理日益受到重视，而临床治疗策略仍存在一定的困惑与争议。本文将结合最新的指南建议和临床试验结果，对术后房颤的机制、危险因素、尤其术后房颤的管理，包括心率控制与节律控制等作一综述。

一、心脏术后房颤的发病机制及临床危险因素

1. 发病机制

目前心脏术后房颤的发病机制仍不完全明确。临床多个因素参与其中，包括基础疾病、手术过程、麻醉以及术后因素等。目前研究认为POAF的发生与心肌细胞损伤、交感神经过度激活以及炎症反应等因素相关。①在心脏手术中，由于心脏麻痹及手术切口的损伤，以及心房肌细胞及传导组织缺血性损伤，其细胞膜电传导特性发生改变，导致心律失常的发生[4]；②心脏手术操作可以引起交感和副交感神经功能失衡，而心脏交感神经纤维直接损伤可以改变心房心肌细胞的自律性，使其对儿茶酚胺的敏感性增加，从而缩短心房肌细胞的不应期，形成房内折返或自律性增强，从而导致POAF的发生[5]；③心脏手术的创伤、体外循环等可引起不同程度的全身炎症反应综合征。而全身或局部的炎症反应都可以使活性氧自由基释放增加，缩短动作电位的有效不应期，从而诱发心律失常[6]；④其他包括手术相关的代谢功能异常，如代谢性酸中毒、围术期低血糖、甲状腺功能减低等也可以增加POAF的易感性和持续时间[7]。

2. 临床危险因素

心脏术后房颤的临床危险因素包括术前、术中和术后因素3个方面。①术前因素：包括高龄、男性、高血压病史、心肌梗死病史、左房直径>45mm以及慢性阻塞性肺病史、糖尿病史等。其中年龄与POAF的发生密切相关，有研究表明，每增加10岁，房颤发生的风险增加1.75倍[8]；②术中因素：目前认为POAF与手术相关的危险因素有心房肌的缺血与手术损伤、主动脉阻断时间及循环血量的突然变化等[9]，但体外循环对于POAF发病率的影响尚存在争议；③术后因素：包括电解质紊乱、机械通气时间过长、频发房性早搏、心脏前后负荷增加、炎症反应与交感神经的过度兴奋等。报道表明机械通气时间超过6小时，房颤的发生率可以增加1.6倍[10]。

二、指南建议：心脏术后房颤的预防与管理策略

2014年美国心胸外科协会（AATS）发布了心胸外科手术围术期房颤和房扑的预防和管理指南[11]。在该指南中，除了针对病因治疗外，还对心脏手术围术期房颤和房扑的预防和管理，包括心率控制、转复窦性节律、抗凝等提供了基于循证医学证据的最新建议。

1. 术后房颤（POAF）的预防

指南建议所有术前接受β-受体阻滞剂治疗的患者在术后也应继续服用，以预防房颤或房扑的发生（Ⅰ，A）。此外，指南建议血清镁水平偏低的患者可以考虑静脉补镁预防术后房颤（Ⅱb，C）。对于具备中高危因素的患者，如果心功能正常，可以使用地尔硫䓬或静脉注射胺碘酮预防术后房颤（Ⅱa，B）。指南不推荐术前预防性使用地高辛或导管消融来预防术后房颤的发生（Ⅲ，C）。

2. 心脏术后房颤的一般治疗策略

POAF的一般治疗建议包括：血流动力学情况允许时，应减少或停止使用儿茶酚胺类药物（Ⅰ,C）；纠正水、电解质平衡（Ⅰ,C）；去除及治疗诱发因素，包括出血、肺栓塞、气胸、心包积液以及心肌缺血、感染等（Ⅰ,C）。当房颤反复发作、血流动力学不稳定、CHA_2DS_2-VASC评分较高的患者需要长期抗凝治疗、需要使用二线抗心律失常药物以及合并急性肾功能损伤时，建议心内科医生共同参与POAF的治疗决策（Ⅱb,C）。

3. 血流动力学不稳定术后房颤的管理

Class Ⅰ

对于血流动力学不稳定，表现为低血压、休克或肺水肿，以及有明确心肌缺血甚至心肌梗死的患者，建议立即直流电复律以转复窦律（证据水平C）；其中，对于48小时内的术后房颤，可以考虑在应用抗凝治疗前直接电复律，而对于超过48小时的房颤患者，评估出血风险后，应尽早抗凝治疗，并且抗凝治疗时间不少于4周（证据水平C）。

Class Ⅱa

初次电复律不成功或反复出现血流动力学不稳定的情况下，下列措施可能有效：电复律前静脉使用艾司洛尔、地尔硫䓬、地高辛或胺碘酮控制心率及药物尝试转复窦律（证据水平C）；在应用节律控制药物后尝试再次电复律，有可能提高电复律的成功率（证据水平C）。

4. 血流动力学稳定术后房颤的管理

对于血流动力学稳定的患者，指南的建议是以控制心率为首要目标，其次是节律控制。

Class Ⅱa

对于血流动力学稳定、耐受性良好的新发术后房颤，建议应用心率控制药物（证据水平C）；对于反复发作房颤但血流动力学稳定、或者心率控制药物不能耐受，以及心率控制欠佳的患者，可以建议应用抗心律失常药物或直流电转复窦律（证据水平C）；对于房颤持续时间接近48小时，同时出血风险高，建议使用抗心律失常药物或直流电转复窦律，以期避免长期抗凝治疗（证据水平C）。

5. 术后新发房颤的药物治疗建议

(1) 心率控制药物

Class Ⅰ

对于快室率房颤的患者，建议静脉使用β受体阻滞剂（美托洛尔或艾司洛尔）或非二氢吡啶类钙通道阻滞剂，如地尔硫䓬、维拉帕米等控制心室率，使心率控制在≤110次/分（证据水平B）；对于合并低血压、左心室功能不全甚至心功能衰竭的患者，上述药物的使用应谨慎（证据水平B）。

Class Ⅱa

当单一药物控制心室率不满意时，可以联合应用控制心率药物，例如地尔硫䓬、维拉帕米或地高辛，但应警惕心动过缓的不良作用（证据水平B）；当患者合并低血压、心功能不全，或者联合使用心室率控制药物不能达到目标心率时，可以考虑静脉使用胺碘酮控制心率。由于胺碘酮可能转复窦性心律，因而对于持续时间48小时以上的房颤，应行食道超声排除左心耳血栓后开始抗凝治疗。

Class Ⅱb

对于合并心功能不全或低血压的患者，静脉使用洋地黄类药物控制心率也是可以考虑的选项。

Class Ⅲ

对于合并心室预激的术后房颤患者不推荐使用上述药物。

(2) 节律控制药物

Class Ⅱa

对于有症状、血流动力学稳定的术后房颤，可以考虑药物转复窦性心律，推荐静脉应用胺碘酮（证据水平B）；对于复发的术后房颤，除胺碘酮外，索他洛尔、氟卡胺、普罗帕酮，或者多非利特也可以考虑使用，但应结合基础心脏疾病、肾功能及其他临床情况（证据水平B）。

Class Ⅱb

对于既往无心肌梗死、冠心病、肾功能不全、左室肥厚病史或轻中度瓣膜病变的术后房颤患者，可以考虑应用氟卡胺或普罗帕酮转复窦性心律(证据水平 C);对于有结构性心脏病,但无低血压和左室功能不全的术后房颤,可以静脉使用伊布利特或普鲁卡因酰胺转复窦性心律,但应密切监测血清电解质水平和 QT 间期(证据水平 B);对于合并房室旁道的术后患者,建议使用伊布利特或普鲁卡因酰胺。

Class Ⅲ

对于有心肌梗死病史、冠心病和结构性心脏病、左室肥厚的患者,不建议使用氟卡胺和普罗帕酮(证据水平 B);对于合并心衰的术后房颤,不建议使用决奈达隆转复窦性心律(证据水平 B)。

6. 术后房颤非药物治疗建议

血流动力学稳定术后房颤电复律建议

Class Ⅰ

对于药物复律无效或心率控制不佳且有症状的术后房颤,推荐使用电复律(证据水平 C);对于有症状的术后房颤患者,无法接受药物复律或心率控制药物时,建议直流电转复窦性心律(证据水平 C)。

Class Ⅱa

直流电复律是药物复律的合理补充,预先使用抗心律失常药物可以提高电复律的成功率(证据水平 B);对于可能合并窦房结功能不全或已使用大量抗心律失常药物的房颤患者,电复律可能导致长间歇,因此这类患者可能需要临时起搏(证据水平 C);对于电转复窦性心律后复发的房颤,可以在使用抗心律失常药物后,再次尝试直流电复律(证据水平 C)。

7. 心脏术后房颤的抗凝治疗建议

为了降低心脏围术期房颤相关卒中的发生率,以及避免长期抗凝治疗的出血风险,需要对心脏围术期患者的抗凝治疗进行谨慎的评估和管理。该内容不是本文的讨论重点,现将指南中建议抗凝治疗的Ⅰ类推荐摘录如下,其他可参见指南的详细建议。

Class Ⅰ

对于持续时间 48 小时以上的术后房颤,均推荐抗凝治疗,这与非手术患者的情况类似(证据水平 A);为了达到有效的抗凝效果,首选推荐使用华法林,并使 INR 保持在 2.0~3.0 的范围(证据水平 A);使用华法林需定期测定 INR(证据水平 A);对于持续时间 48 小时以内的术后房颤,建议根据 CHA_2DS_2-VASC 评分进行评估,对于 CHA_2DS_2-VASC 评分 >1 分的患者,应建议抗凝治疗(证据水平 C);对于合并肾功能不全甚至接受透析治疗的患者,抗凝治疗应仔细评估出血风险(证据水平 A);电复律或药物复律时,如果不能排除卒中的风险,也建议抗凝治疗(证据水平 C)。

三、CTSN:最新临床试验结果及评价

在 AATS 围术期房颤管理指南中,对于血流动力学稳定的术后房颤(POAF),提出的首要目标是控制心室率,次要目标为转复窦律,对此目前临床仍存在一定的争议。2016 年 ACC 会议上,Cleveland Clinic 的 A Marc Gillinov 教授发布了心脏外科术后房颤患者心率控制与节律控制的 CTSN 试验最新结果。该研究结果已发表于新英格兰医学杂志上,引起了心脏科医生的广泛关注[12]。

1. 研究目的与病例入选

CTSN 试验的研究目的是比较心脏术后房颤患者使用胺碘酮或直流电复律与使用控制心率药物的有效性和安全性。在该研究中,共入选了住院过程中(心脏外科手术 7 天内)发生房颤 / 房扑,且持续时间 >60 分钟,或反复发作房颤 / 房扑的患者 523 例,患者平均年龄 69 岁,其中女性占 24%。基础疾病状态:糖尿病 31%,卒中病史 6%,心脏瓣膜疾病 55.1%,单纯冠状动脉搭桥术 41%,单纯心脏瓣膜手术 40%,CABG 联合瓣膜手术 20%。

2. 试验设计与研究终点

心脏外科术后的房颤患者随机纳入节律控制组(n=261)和心率控制组(n=262)。节律控制组使用胺碘酮和(或)直流电复律。心率控制组使用 β 受体阻滞剂、非二氢吡啶类钙通道阻滞剂或地高辛,目标心率是静息状态下 <100 次 / 分。对于持续性或复发性房颤的患者需接受华法林抗凝至少 2 个月,使国际标准化比值(INR)控制在 2.0~3.0。研究的一级终点为入组后 60 天内的总住院天数(包括急诊入院时间)。二

级终点包括心脏手术住院天数、再入院天数、窦性节律维持时间、全因死亡率及住院率、卒中及出血发生率等。

3. 试验结果

一级终点：入组后 60 天内的住院天数，心率控制组和节律控制组分别为 5.1 天和 5.0 天，*P*=0.76，两组之间无统计学差异。二级终点：两组在死亡率及严重不良事件发生率，包括卒中及出血发生率均无显著差异。两组患者中，均有约 25% 的患者偏离了原治疗方案，主要原因是对心率控制药物的反应差（心率控制组）或胺碘酮的不良反应（节律控制组）。从出院到入组后 60 天，心率控制组和节律控制组分别有 84.2% 和 86.9% 的患者维持窦性节律（图 1，见文末彩图 18）。

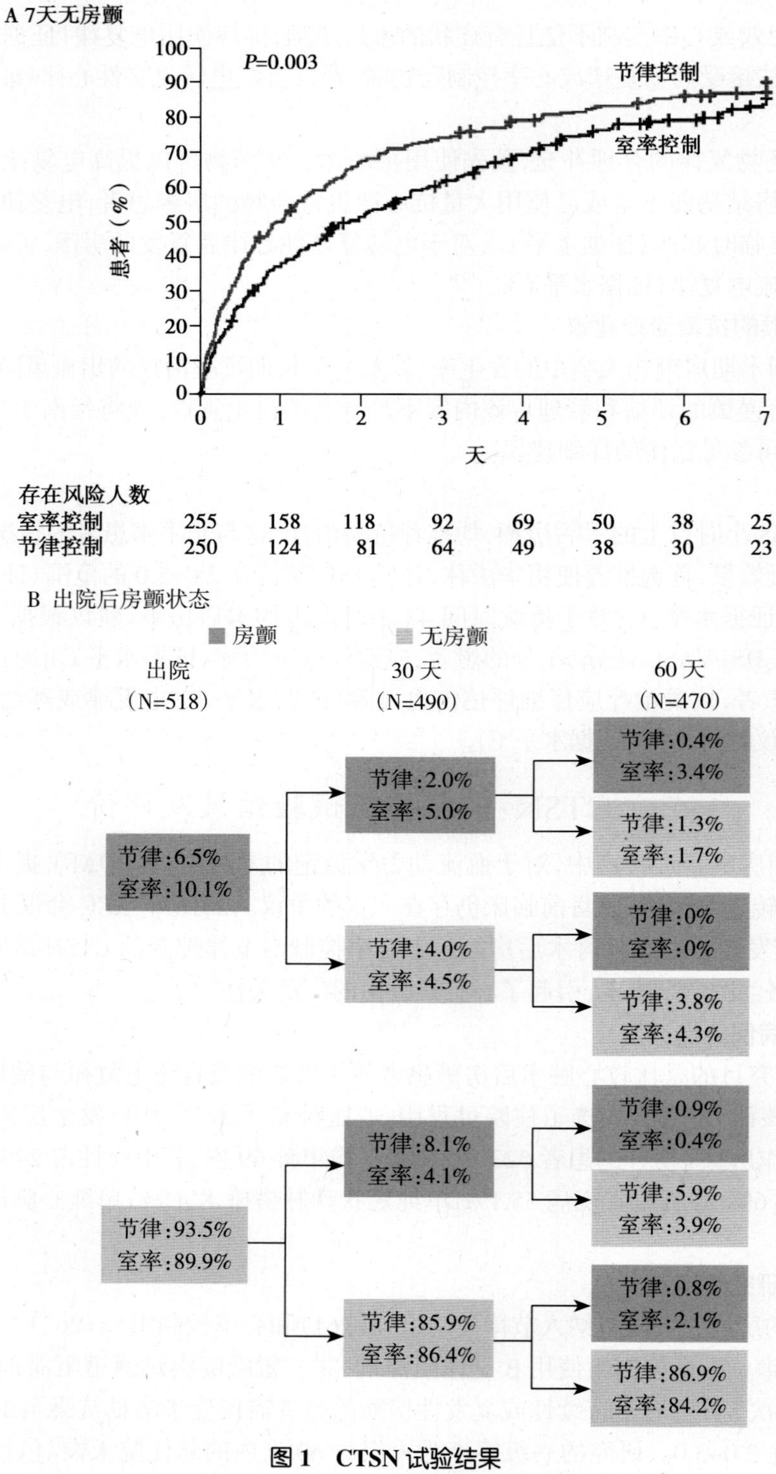

图 1 CTSN 试验结果

4. CTSN 试验的评价

CTSN 试验结果表明，在血流动力学稳定的术后房颤患者中，心率控制或节律控制的有效性和安全性相似。根据目前的指南，这些患者可以考虑首选心率控制，尽管该试验也存在一些局限：包括样本量仍不够，为了比较两组患者在卒中和出血风险的差异，可能需要入选更多的患者。此外，两组之间存在较高的治疗策略交叉率（20%~25%），可能会导致结果出现偏差。但 CTSN 试验的结果为临床医生管理心脏外科术后房颤提供了更充足的依据。

虽然两种治疗策略相比较似乎没有显示出净临床获益，但在实际应用中，两种策略相关的临床应用并非没有差异。以心率控制作为起始治疗可以避免胺碘酮的毒副作用，但对房颤的控制效果略差，从而导致患者抗凝治疗需求增加，可能相应增加出血风险。而节律控制虽然起效较快，但由于胺碘酮的毒副作用，导致部分患者需要停用胺碘酮。因此，对于心脏术后房颤的患者，应该综合考虑患者的临床情况及意愿，为患者提供合理的个体化治疗策略。

（苏晞 李继文）

参考文献

[1] Auer J, Weber T, Berent R, et al. Postoperative atrial fibrillation independently predicts prolongation of hospital stay after cardiac surgery. Cardiovasc Surg (Torino), 2005, 46 (6): 583-588.

[2] Tselentakis EV, Woodford E, Chandy J, et al. Inflammation effects on the electrical properties of atrial tissue and inducibility of postoperative atrial fibrillation. Surg Res, 2006, 135 (1): 68-75.

[3] Kaw R, Hernandez AV, Masood I, et al. Short- and long-term mortality associated with new-onset atrial fibrillation after coronary artery bypass grafting: a systematic review and meta-analysis. J Thorac Cardiovasc Surg, 2011, 141 (5): 1305-1312.

[4] Sato S, Yamauchi S, Schuessler RB, et al. The effect of augmented atrial hypothermia on atrial refractory period, conduction, and atrial flutter/fibrillation in the canine heart. J Thorac Cardiovasc Surg, 1992, 104 (2): 297-306.

[5] Ahn HJ, Sim WS, Shim YM, et al. Thoracic epidural anesthesia does not improve the incidence of arrhythmias after transthoracic esophagectomy. Eur J Cardiothorac Surg, 2005, 28 (1): 19-21.

[6] Van Wagoner DR. Electrophysiological remodeling in human atrial fibrillation. Pacing Clin Electrophysiol, 2003, 26 (7Pt 2): 1572-1575.

[7] Celebi S, Celebi OO, Aydogdu S, et al. A peculiar medical cardioversion of atrial fibrillation with glucose infusion--a rare cause of atrial fibrillation: hypoglycemia. Am J Emerg Med, 2011, 29 (1): 131-134.

[8] Mathew JP, Fontes ML, Tudor IC, et al. A multicenter risk index for atrial fibrillation after cardiac surgery. JAMA, 2004, 291 (14): 1720-1729.

[9] Almassi GH, Pecsi SA, Collins JF, et al. Predictors and impact of postoperative atrial fibrillation on patients' outcomes: a report from the randomized on versus off bypass trial. J Thorac Cardiovasc Surg, 2012, 143 (1): 93-102.

[10] Erdil N, Gedik E, Donmez K, et al. Predictors of postoperative atrial fibrillation after on-pump coronary artery bypass grafting: is duration of mechanical ventilation time a risk factor. Ann Thorac Cardiovasc Surg, 2014, 20 (2): 135-142.

[11] Frendl G, Sodickson AC, Chung MK, et al. 2014 AATS guidelines for the prevention and management of perioperative atrial fibrillation and flutter for thoracic surgical procedures. J Thorac Cardiovasc Surg, 2014, 148 (3): e153-193.

[12] Gillinov AM, Bagiella E, Moskowitz AJ, et al. Rate Control versus Rhythm Control for Atrial Fibrillation after Cardiac Surgery. N Engl J Med, 2016, 374 (20): 1911-1921.

心房颤动围术期的桥接抗凝治疗

心房颤动(房颤)是最常见的心律失常之一。房颤的总体人群发病率约为1%,其发病率随着年龄增长而逐渐增高,年龄>80岁的人群,房颤发病率高达10%[1]。房颤的主要危害为心房血栓导致卒中等栓塞事件的发生,因此抗凝治疗成为房颤治疗中的重要环节。

随着大量临床试验证实口服抗凝药物治疗能显著降低房颤栓塞风险,临床指南给出了具体的房颤抗凝推荐,越来越多的房颤患者开始接受长期口服抗凝药物治疗。接受抗凝的房颤患者,每年有10%~15%的人会面临外科手术或者其他侵入性治疗期间如何桥接抗凝的问题[2]。目前桥接抗凝还没有统一的定义,2012年美国胸科医师学院(ACCP)第9版《围术期抗栓治疗和血栓预防指南》给的桥接抗凝定义为:在中断口服抗凝药物(VKA)的10天或者12天内,且国际化标准比值未在有效治疗窗内时,使用短效抗凝药物(一般为低分子肝素或者普通肝素)进行抗凝[3]。但是围术期间是否需要中断口服抗凝药物,哪些患者需要接受桥接抗凝,如何确定桥接抗凝的起始,桥接抗凝是否导致出血风险增加,以及新型口服抗凝药物的桥接抗凝,这些问题仍存在很大的争议。本文将对目前围术期的桥接抗凝进展进行简要论述。

1. 围术期血栓风险的评估

决定围术期间抗凝策略,首先应评估房颤患者发生栓塞事件的风险高低以及是否需要接受长期抗凝治疗。目前通过$CHADS_2$或CHA_2DS_2-VASc积分评估非瓣膜性房颤的栓塞风险。2010年,欧洲心脏病学会基于$CHADS_2$评分系统,在房颤指南中提出了新的血栓栓塞危险评分系统:CHA_2DS_2-VASc积分。该评分系统将危险因素分为主要危险因素(充血性心衰、高血压病、年龄≥75岁,糖尿病,卒中)和非主要危险因素(女性、血管疾病、年龄介于65~74岁),并建议根据危险因素来确定抗栓方案:房颤患者有1个主要危险因素或≥2个临床相关的非主要因素(评分≥2分)应口服抗凝药物(OAC);有1个临床相关的非主要危险因素者(评分为1分),服用OAC或者阿司匹林均可,但推荐OAC;无危险因素者(评分为0分),可服用阿司匹林或不进行抗栓治疗[4]。

对于围术期的房颤患者,相关指南对该人群的栓塞风险的再进行细分。2012年美国胸科医师学院(ACCP)第9版《围术期抗栓治疗和血栓预防指南》对房颤患者进行栓塞危险等级分级,分为高危($CHADS_2$评分5~6分,近3个月内有脑卒中或短暂性脑缺血发作史,风湿性心脏瓣膜病),中危($CHADS_2$评分3~4分),低危($CHADS_2$评分2分以下,无脑卒中或TIA史),其中高危人群栓塞年发生率>10%,中危栓塞年发生率在5%~10%之间,而低危人群栓塞年发生率<5%[3]。因此对于高危患者指南建议需进行桥接抗凝,中危患者若手术出血风险不高也建议考虑桥接抗凝,对于低危患者则无需桥接抗凝。2014年《ESC围术期心血管管理指南》中也提到对于房颤患者,若CHA_2DS_2-VASc≥4分,也应归为栓塞高危患者,并建议桥接抗凝[5]。

2. 围术期间口服抗凝药物策略

很多临床医师由于担心出血风险,围术期选择常规停用口服抗凝药物。但如果停用长期口服抗凝药物,可能会导致体内凝血系统出现高凝状态,栓塞风险增加;而如果选择桥接抗凝,则可能增加出血风险,因此如何个体化的选择围术期抗凝方案仍在不断论证中。近期一些研究表明,围术期有40%~60%的患者中断口服抗凝药物是不必要的[6,7]。对于接受低出血风险手术的患者,特别是合并高栓塞风险时,口服抗凝药物不应停用。研究表明围术期不间断口服抗凝药物(VKA),与出血风险不成正比[3,8,9]。相反,持续口服华法林与改用肝素桥接抗凝相比,反而减少出血风险[10]。

出血风险的充分评估对于围术期抗凝策略的选择也有重要作用。Mayo血栓研究中心对2484例围术期停用抗凝药物的患者进行回顾性分析，提出了 BleedMAP 评分来评估出血（或栓塞）的风险，包括既往出血史（bleed）、机械二尖瓣（M）、活动性癌症（A）以及低血小板。评分越高表示出血倾向越强，栓塞风向则越低[11]。

一项关于起搏器围术期抗凝方式的随机对照研究（Bruise control 研究）显示桥接抗凝组起搏器囊袋出血为 16%，而服用华法林组为 3.5%，桥接抗凝出血风险远远高于持续口服华法林组[12]，因此该文提出在起搏器植入术期间，对于中高危的患者，持续性华法林抗凝治疗优于桥接抗凝。

对于有高出血风险的手术，围术期应停用长期口服抗凝药物，例如涉及大范围的组织损伤、血管丰富的器官、肠切除吻合口相关出血，以及心脏外科、神外科、脊柱、泌尿系统手术。同样广基的肠息肉摘除术和肾脏穿刺活检也有高出血风险，应停用口服抗凝药物[3]。但是对于关节注射[8]、白内障手术[13]、小型牙科手术[3]、小型皮肤科手术以及一些内窥镜治疗，相关研究表明围术期应继续服用维生素 K 拮抗剂是可行的[3,8,13,14]。

3. BRIDGE 研究

近期发布结果的 BRIDGE 研究是目前第一个关于桥接抗凝的随机对照研究[15]。通过翔实的数据，指出围术期桥接抗凝对于中危患者是有害的。

BRIDGE 研究是一项随机安慰剂对照双盲非劣性研究，入选了 1884 例围术期房颤患者，$CHADS_2$ 评分平均 2.3 分，将患者随机分为桥接低分子肝素组抗凝（达肝素 100IU/kg）和安慰剂组，术前 3 天至术前 1 天予以每天 2 次桥接抗凝，术后持续使用 5~10 天，华法林术前 5 天停用，术后 24 小时内恢复使用。该研究术后随访 30 天，主要终点为动脉栓塞（卒中、系统性栓塞、短暂性脑缺血发作）以及严重出血。

研究结果显示动脉栓塞发生率，非桥接抗凝组不劣于桥接抗凝组（0.4% *vs* 0.3%，P=0.01）。而在严重出血以及小出血发生率方面，桥接抗凝组明显高于非桥接抗凝组（3.2% *vs* 1.3%，P=0.005；12% *vs* 20.9%，P=0.001）。研究证实在预防血栓方面非桥接抗凝不劣于桥接抗凝，且非桥接抗凝明显降低出血风险，对于中危的房颤患者围术期桥接抗凝无任何获益。以往观点认为围术期停用口服抗凝药物会导致栓塞风险升高，但该研究认为栓塞发生概率可能存在高估。而对于桥接抗凝，传统观点认为虽然其会带来出血风险，但是由于桥接抗凝在预防栓塞风险方面的贡献从而使获益明显，BRIDGE 研究的出现却使该观点遭受挑战。

当然该研究也存在不足，入组患者大部分为血栓风险中危的房颤人群，高危人群入选人数偏少，此外该研究排除了高危的机械瓣患者和既往卒中患者，以及未将高出血和动脉栓塞风险的相关手术（颈动脉内膜剥脱术、肿瘤、心脏及神外科手术）纳入该研究。尽管如此，该研究作为第一个关于桥接抗凝的大型多中心双盲随机对照研究，其结果对临床工作的指导具有重要作用。

4. 当前围术期抗凝方案

围术期抗凝治疗总是伴随着出血风险，在某些患者中，出血风险甚至大于抗凝治疗的获益。因此目前观点认为对于栓塞低危的患者，围术期可以停止抗凝治疗来尽量减少出血并发症的发生。2014 年 ESC/ESA 非心脏手术指南中提出相关的抗凝策略[5]。

4.1　维生素 K 拮抗剂

对于长期服用维生素 K 拮抗剂的患者，如果国际化标准比值≤1.5，手术可安全开展。若患者是栓塞高危患者，例如：CHA_2DS_2-VASc 评分≥4 分；心脏机械瓣或者新植入的生物瓣；3 个月内行心脏二尖瓣修复术；3 个月内发生的静脉血栓；血栓形成倾向。停用口服抗凝药物是有害的，需使用普通肝素或低分子肝素进行桥接。总体来说，低分子肝素比普通肝素在桥接抗凝中更安全有效。对于血栓高危患者，低分子肝素推荐每天 2 次皮下注射，而对于血栓低危患者则推荐每天 1 次。最迟术前 12 小时应停止使用低分子肝素[16,17]。对于中重度肾功能不全的患者应及时调整低分子肝素剂量。对于围术期口服抗凝药物（VKA）的患者，该指南推荐术前 3~5 天开始停用维生素 K 拮抗剂，每天予 INR 检查，直至 INR 值降至 1.5，而对于接受桥接抗凝的患者，低分子肝素或普通肝素在停用 VKA 后一天开始使用，或 INR

低于2.0后使用。

对于心脏机械瓣的患者，围术期使用普通肝素依据更充分，住院患者直至术前4小时开始停用普通肝素，术后再恢复使用直至INR达到治疗窗[16]。手术当天需测INR值，若INR>1.5，建议手术延期。低分子肝素或普通肝素应在术后1~2天恢复术前剂量，具体取决于患者的止血状况，一般在术后12小时即可开始使用。维生素K拮抗剂术后第1~2天即可恢复服用，术后起始量为常规剂量再加上原剂量50%的加强剂量，连续使用2天然后再予以维持剂量。此外，抗凝策略的选择应当充分考虑到手术治疗类型，由于不同的手术类型出血风险也不一样，该指南认为对于存在严重出血风险的手术治疗，建议终止口服抗凝药物，而使用低分子肝素进行桥接抗凝，而对于出血风险较低的手术治疗，可持续使用口服抗凝药物，并建议INR控制在较低的治疗窗。

对于急诊手术或侵入性治疗，若患者长期口服华法林，而该手术存在出血风险，可通过使用维生素K和凝血酶原复合物（PCC）来快速逆转，如果凝血酶原复合物无效，可使用新鲜冰冻血浆，从而达到降低出血风险的目的。

4.2 新型口服抗凝药物

新型口服抗凝药物近几年的快速兴起，使得在围术期如何处理新型口服抗凝药物成为不容忽视的问题。目前常见的新型口服抗凝药物有直接凝血酶抑制剂（达比加群酯），直接Ⅹa因子抑制剂（利伐沙班、阿哌沙班、艾多沙班）。它们共同的特点是起效快、半衰期短（表1），因此围术期大部分病例无需进行桥接抗凝[18]。

表1 新型口服抗凝药物的药代动力学特点

特点	达比加群酯	利伐沙班	阿哌沙班	依度沙班
作用位点	Ⅱa	Xa	Xa	Xa
摄入途径	口服	口服	口服	口服
峰值时间（h）	1.25~3	2~4	3~4	1~2
前体药物	是	否	否	否
食物相互作用	否	否	否	否
半衰期（h）	12~14	7~11	12	6~11
肾脏清除率（%）	85	33	27	37~50

唯一例外的是对于栓塞高危的患者，手术或介入治疗需要延迟数天。目前大部分的推荐是对于正常出血风险，术前停用新型口服抗凝药物时间为各自的生物半衰期的2~3倍，而对于高出血风险，则为其半衰期的4~5倍时间。快速简易检测新型口服抗凝药物活性的方法正在开发中。对于肾功能不全或者存在中高危出血风险的患者需尽早停用新型口服抗凝药物。对于服用达比加群酯的房颤患者，肾功能是决定达比加群酯治疗的关键，由于该药物80%通过肾脏排泄，术前停用该药物的时间由其肾小球滤过率高低来决定。而对于其他新型口服抗凝药物，如果出血风险较高，也建议术前尽早终止口服该药物。

与华法林相比，新型口服抗凝药物起效快，因此术后恢复服药时间应延迟1~2天，个别病例可延迟3~5天，直至术后出血倾向消失。

对于需要急诊手术并长期口服新型抗凝药物的患者，若手术出血风险高，建议延期手术，手术时间应安排在停用该新型抗凝药半衰期1~2倍时间以后。如果术前需要检测新型抗凝药物的抗凝强度，服用阿哌沙班或利伐沙班抗凝治疗的患者应接受抗Xa检测，服用达比加群酯的患者应检测稀释凝血酶凝固时间。对于服用新型抗凝药物的患者出现致命性的出血事件，可使用凝血酶原复合物或重组Ⅶa因子来逆转凝血功能[19]。但是这些药物的效果尚未证实，也不推荐作为预防性用药。对于服用达比加群酯的患者出现严重出血还可考虑使用血液透析[19]。

5. 结论

对于长期口服抗凝药物的患者，特别是房颤患者，围术期抗凝管理是目前临床上常见的问题。由于缺乏足够的循证学证据，各种新型抗凝药物的出现，使得该问题难以简单回答。尽管对于栓塞高危人群应当使用桥接抗凝已初步形成共识，但是对于多数患者来说，桥接抗凝意味着出血风险增加、住院天数的延长，并且无法评估它在预防栓塞中真正作用。如何正确、有效和个体化地制定围术期抗凝策略，相信随着一系列随机临床研究的逐步完成，对于这个问题的回答会逐渐形成共识。

（李峥 何奔）

参考文献

[1] Go AS, Hylek EM, Phillips KA, et al. Prevalence of diagnosed atrial fibrillation in adults: National implications for rhythm management and stroke prevention: the anticoagulation and risk factors in atrial fibrillation (atria) study. JAMA, 2001, 285 (18): 2370-2375.

[2] Healey JS, Eikelboom J, Douketis J, et al. Periprocedural bleeding and thromboembolic events with dabigatran compared with warfarin clinical perspective. Circulation, 2012, 126 (3): 343-348.

[3] Douketis JD, Spyropoulos AC, Spencer FA, et al. Perioperative Management of Antithrombotic Therapy: Antithrombotic Therapy and Prevention of Thrombosis, 9th ed: American College of Chest Physicians Evidence-Based Clinical Practice Guidelines. Chest, 2012, 141 (2 Suppl): e326S-e350S.

[4] European Heart Rhythm Association, European Association for Cardio-Thoracic Surgery, Camm AJ, et al. Guidelines for the management of atrial fibrillation. Eur Heart J, 2010. 31 (19): 2369-2429.

[5] Kristensen SD, Knuuti J, Saraste A, et al. 2014 ESC/ESA Guidelines on non-cardiac surgery: cardiovascular assessment and management. Eur Heart J, 2014, 35 (35): 2383-2431.

[6] Steinberg BA, Peterson ED2, Kim S, et al. Use and outcomes associated with bridging during anticoagulation interruptions in patients with atrial fibrillation: findings from the Outcomes Registry for Better Informed Treatment of Atrial Fibrillation (ORBIT-AF). Circulation, 2015, 131 (5): 488-494.

[7] Clark NP, Witt DM, Davies LE, et al. BLeeding, recurrent venous thromboembolism, and mortality risks during warfarin interruption for invasive procedures. JAMA Internal Medicine, 2015, 175 (7): 1163-1168.

[8] Keeling D, Baglin T, Tait C, et al. Guidelines on oral anticoagulation with warfarin-fourth edition. Br J Haematol, 2011, 154 (3): 311-324.

[9] Prandoni P, Lensing AW, Piccioli A, et al. Recurrent venous thromboembolism and bleeding complications during anticoagulant treatment in patients with cancer and venous thrombosis. Blood, 2002, 100 (10): 3484-3488.

[10] Pengo V, Ruffatti A, Legnani C, et al. Clinical course of high-risk patients diagnosed with antiphospholipid syndrome. J Thromb Haemost, 2010, 8 (2): 237-242.

[11] Tafur AJ, McBane R 2nd, Wysokinski WE, et al. Predictors of major bleeding in peri-procedural anticoagulation management. J Thromb Haemost, 2012, 10 (2): 261-267.

[12] Birnie DH, Healey JS, Wells GA, et al. Pacemaker or defibrillator surgery without interruption of anticoagulation. N Engl J Med, 2013, 368 (22): 2084-2093.

[13] Gage BF, van Walraven C, Pearce L, et al. Selecting patients with atrial fibrillation for anticoagulation. Circulation, 2004, 110 (16): 2287-2292.

[14] Veitch AM, Baglin TP, Gershlick AH, et al. Guidelines for the management of anticoagulant and antiplatelet therapy in patients undergoing endoscopic procedures. Gut, 2008, 57 (9): 1322-1329.

[15] Douketis JD, Spyropoulos AC, Kaatz S, et al. Perioperative bridging anticoagulation in patients with atrial fibrillation. N Engl J Med, 2015, 373(9): 823-833.

[16] Joint Task Force on the Management of Valvular Heart Disease of the European Society of Cardiology (ESC), European Association for Cardio-Thoracic Surgery (EACTS), Vahanian A, et al. Guidelines on the management of valvular heart disease (version 2012). Eur Heart J, 2012, 33(19): 2451-2496.

[17] Pengo V, Cucchini U, Denas G, et al. Standardized low-molecular-weight heparin bridging regimen in outpatients on oral anticoagulants undergoing invasive procedure or surgery. Circulation, 2009, 119 (22): 2920-2927.

[18] Huber K, Connolly SJ, Kher A, et al. Practical use of dabigatran etexilate for stroke prevention in atrial fibrillation. Int J Clin Pract, 2013, 67(6): 516-526.

[19] Makris M, Van Veen JJ, Tait CR, et al. Guideline on the management of bleeding in patients on antithrombotic agents. Bri J Haematol, 2013, 160 (1): 35-46.

非华法林类口服抗凝药拮抗剂

随着医疗进步、教育水平明显提高、经济和公共卫生事业不断发展，人类社会逐渐步入老龄化阶段。国外多项流行病学调查显示随年龄的增长，心房颤动发病率明显升高。Framingham 研究通过对 5070 例患者 34 年的随访发现，随年龄的增长，心房颤动引起的脑卒中患病率急剧增加，其中 50~59 岁年龄段心房颤动患者的脑卒中风险是 1.5%，而 80~89 岁年龄段的风险是 23.5%。心房颤动可以增加卒中、痴呆、心力衰竭发生的风险，增加总死亡率 40%~90%[1]。半个多世纪以来，华法林已经成为预防心房颤动或人工心脏瓣膜患者发生血栓栓塞的主要治疗药物。由于华法林起效缓慢，剂量反应难于预测，治疗剂量范围窄，代谢基因变异，药物之间、药物和食物相互反应复杂，监测麻烦，停药可逆性差等实际应用中的诸多不足，限制了华法林在临床中的应用。值得注意的是，老龄患者既是缺血性脑卒中的高危人群，也是出血(尤其是颅内出血)的高危人群。对于正在接受华法林抗凝治疗的患者而言，颅内出血的后果几乎是灾难性的。由于华法林实际应用中的种种限制与出血风险，新型口服抗凝药(new oral anticoagulants，NOAC)相继问世。新型口服抗凝药抗凝作用位点与华法林作用于Ⅱ、Ⅶ、Ⅸ、Ⅹ等多个凝血因子不同，只针对特定的凝血因子发挥抗凝效应(表 1)。目前主要包括直接凝血酶抑制剂达比加群酯(Dabigatran Etexilate)和直接Ⅹa 因子抑制剂：阿哌沙班(Apixaban)、利伐沙班(Rivaxaban)、依杜沙班(Edoxaban)，因此，新型口服抗凝药也被称为非华法林类口服抗凝药(non-VKA oral anticoagulants)。

表 1　华法林与新型口服抗凝剂的比较

特点	华法林	达比加群酯	利伐沙班	阿哌沙班	依杜沙班
服药方式	每日 1 次	每日 2 次	每日 1 次	每日 2 次	每日 1 次
靶点	Vit K 拮抗	Ⅱa	Ⅹa	Ⅹa	Ⅹa
分子量	308	628	436	460	548
相互反应	多重	P- 糖蛋白抑制剂	CYP3A4 抑制剂与 P- 糖蛋白抑制剂	CYP3A4 抑制剂与 P- 糖蛋白抑制剂	CYP3A4 抑制剂与 P- 糖蛋白抑制剂
达峰时间	3~5 天	1 小时	2.5~4 小时	3 小时	1~2 小时
半衰期(h)	40	12~14	7~11	12	9~11
肾脏清除(%)	0	80	35	25	40
抗凝监测	必须	不须	不须	不须	不须

新型口服抗凝剂在预防心房颤动脑卒中与全身性栓塞疗效上不亚于或优于华法林，而安全性，尤其是出血性脑卒中的发生明显少于华法林。与华法林相比，新型口服抗凝剂服用方便，药效可以预测，剂量有效性和安全性得到大规模试验证实，无须抗凝强度监测和频繁地剂量调整，达比加群酯和阿哌沙班为每日服药 2 次，利伐沙班和依杜沙班则只需每日 1 次。所有新型口服抗凝剂均具有起效快、半衰期短的特点，使其在围术期使用更加方便。目前国际主流指南均把新型口服抗凝剂作为非瓣膜病心房颤动患者预防卒中与血栓栓塞的Ⅰ类推荐药物。

多项大型随机试验和荟萃分析均已证实，与华法林相比，新型口服抗凝药并不增加出血、特别是严重出血的风险，所有新型口服抗凝药在上市之初并无特异的拮抗剂。一些研究也发现，即使没有拮抗剂，新型口服抗凝药发生严重出血的预后并不比华法林差，甚至可能略优于华法林。有研究分析达比加群的 5 项三期临床试验发现，严重出血住院患者的 30 天死亡率，达比加群组为 9.1%，而华法林为 13.0%；ROCKET-AF 研究也发现，利伐沙班出血相关的死亡率为 20.4%，而华法林为 26.1%[3]。然而，随着新型口

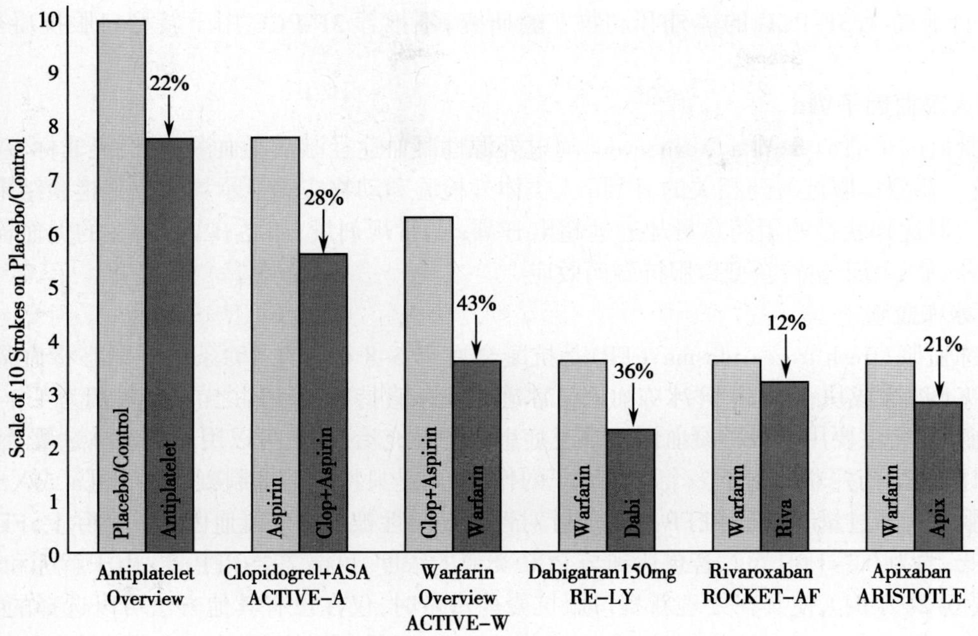

图1 不同心房颤动抗栓治疗随机试验减少卒中风险的比较[2]

服抗凝药处方量的不断增加，缺乏特异性拮抗剂成为限制其进一步广泛应用的重大阻碍，尤其是患者发生严重出血以及需要紧急手术或介入治疗时，针对新型口服抗凝药物，特异性的、有效的拮抗剂显得非常重要。目前，能逆转新型口服抗凝药抗凝活性的药物主要包括能逆转抗凝活性的一般药物、措施和新型口服抗凝药特异性的拮抗剂两大类。

一、逆转抗凝药抗凝活性的一般措施

1. 口服活性炭

早期应用口服活性炭以抑制所有新型口服抗凝药的吸收。服用利伐沙班8小时以内，阿哌沙班6小时以内，依度沙班和达比加群2小时以内，可予口服活性炭100g或胃管给药1次，以抑制上述药物吸收[3]。

2. 血液透析

达比加群80%经肾脏代谢，使得血液透析成为其过量时的一种选择。但是，口服Ⅹa因子抑制剂主要和血浆蛋白结合，经肾脏代谢仅约25%~40%，故血液透析在“沙班”类药物过量时效果不佳[4]。

3. 凝血酶原复合物

凝血酶原复合物（prothrombin complex concentrate，PCC）由健康人混合血浆提取制成，包含高浓度的凝血因子，含凝血因子Ⅱ、Ⅸ及Ⅹ的为3因子凝血酶原复合物，含凝血因子Ⅱ、Ⅶ、Ⅸ及Ⅹ的为4因子凝血酶原复合物(4F-PCC)，依据Ⅶ因子的不同，4因子凝血酶原复合物分为活化4因子凝血酶原复合物(4F-aPCC；FEIBA）和非活化4因子凝血酶原复合物(4F-PCC；K-centra，Octaplex)。凝血酶原复合物可以有效地逆转维生素K拮抗剂（VKA）过量所引起的出血，其所含凝血因子的浓度是新鲜冰冻血浆的25倍，可以在15~20分钟内纠正INR。PCC为静脉给药，不增加容量负荷，不引起输血相关急性肺损伤。虽然PCC的促血栓形成风险很小，但确实存在，加之价格偏高、获取不便等因素限制了PCC的临床应用。

人类健康志愿者的体外检验研究发现，4F-aPCC和4F-PCC均能纠正口服Ⅱa及Ⅹa抑制剂后的凝血检验指标。但是达比加群、阿哌沙班、利伐沙班相关的动物研究却发现PCC改善出血时间和失血总量的结果并不一致。基于人类的体外检验和动物实验，4F-PCC（K-centra，Octaplex）对服用“沙班”类Ⅹa抑制剂的患者较为有效，而口服Ⅱa抑制剂达比加群的患者获益不多；矛盾的是，对4F-aPCC（FEIBA）的研究却发现，口服达比加群者获益更多，而“沙班”获益较少。目前尚无服用新型口服抗凝药后发生活动性出血时有关4F-PCC有效性的研究。对于两种4F-PCC，均需要充分考虑控制患者出血的获益和用药导致的促血栓风险。目前尚无 3F-PCC 的体外和动物实验研究，不推荐 3F-PCC 用于新型口服抗凝药相关出血患者[5]。

4. 重组人凝血因子Ⅶa

重组人凝血因子Ⅶa（rFⅦa，NovoSeven）通过外源性凝血途径激活凝血瀑布，已经非标签标示用于纠正 VKA 过量。新型口服抗凝药相关的 rFⅦa 人类体外检验和动物实验显示均能改善检验结果，出血时间和失血总量。但达到获益的用药总量却远远超出 rFⅦa 的常规剂量，加之 rFⅦa 潜在的促血栓形成风险，目前不推荐 rFⅦa 用于逆转新型口服抗凝药效应[6]。

5. 新鲜冰冻血浆

新鲜冰冻血浆（fresh frozen plasma，FFP）是抗凝全血于 6~8 小时在 4℃条件下离心将血浆分出，并迅速在 -30℃以下冰冻成块，即为新鲜冰冻血浆。冰冻状态一直持续到使用之前，有效期为 1 年。FFP 内含有全部的凝血因子，主要用于各种凝血因子缺乏症患者的补充治疗，也可以用于华法林过量者。与华法林不同，新型口服抗凝药并非抑制了多个凝血因子的作用，而是只特异性抑制凝血因子Ⅱa 或Ⅹa 的活性，因此在新型口服抗凝药过量时，应用 FFP 并不能针对性补足活性被抑制的凝血因子。实际上，FFP 中凝血因子的含量很低，约为 0.7~1.0IU/ml，若想达到与 PCC 类似的浓度，可能需要 FFP 2L，由于解冻和输注耗时较长（可能需要 6~24 小时），使其在处理新型口服抗凝药过量时，仅在没有其他方法可以选择的情况下考虑应用[5]。

6. 氨甲环酸

氨甲环酸（TXA）主要用于急性或慢性、局限性或全身性纤维蛋白溶解亢进所致的各种出血。氨甲环酸价格便宜，不良反应和促血栓形成较少，虽然尚无关于氨甲环酸拮抗新型口服抗凝药有效性的研究，但仍可考虑将其列为新型口服抗凝药过量时的一种选择[5]。

7. 去氨加压素

去氨加压素（DDAVP）增加血浆内凝血因子Ⅷ的活性 2~4 倍，也可刺激血友病因子 vWF 的释放，与此同时释出组织纤溶酶原激活物（t-PA），临床多用于控制或预防某些疾病在小手术时的出血或药物诱发的出血。与 TXA 相似，DDAVP 总体风险和费用均不高，也可以作为新型口服抗凝药过量时的治疗选择[5]。

二、新型口服抗凝药特异性拮抗剂

1. Idarucizumab

Idarucizumab 是人源化小鼠单克隆抗体，能特异性结合游离的达比加群和与血栓素结合的达比加群。Idarucizumab 与达比加群的结合力是血栓素与达比加群的 350 倍。肾脏可清除 Idarucizumab- 达比加群复合物。动物实验、在体和离体试验均证实 Idarucizumab 能快速、完全、持久地逆转达比加群抗凝活性，动物实验发现，Idarucizumab 能快速逆转达比加群抗凝活性。在没有达比加群的环境中，Idarucizumab 对凝血因子浓度和凝血酶形成及血小板功能均没有影响。Idarucizumab 不良反应的发生率和安慰剂相似，均为 25%，头痛（发生率 5%）是接受 Idarucizumab 者报告最多的不良反应。

一期临床试验中，145 例健康志愿者每日口服 2 次达比加群 220mg 共 3 天，Idarucizumab 能完全逆转其凝血酶时间（thrombin time，TT），稀释凝血酶时间（diluted thrombin time，dTT），蝰蛇毒凝血时间（ecarin clotting time，ECT）等达比加群抗凝活性指标。接受 8g 剂量组的所有受试者，逆转作用持续；接受小剂量组的受试者少部分抗凝活性恢复。该药耐受良好，应用 Idarucizumab 24 小时后不会产生耐药，且重新给予达比加群能再次获得预期的抗凝活性[7]。Idarucizumab 作为一种蛋白质，具有潜在的免疫原性，其一期临床试验的健康受试者数据发现，约 13% 能检出原先存在的能与 Idarucizumab 发生交叉反应的抗体，但大多滴度很低；治疗相关的抗 Idarucizumab 抗体在 4% 的受试者中可检出，滴度同样很低，Idarucizumab 的药物代谢动力学和逆转达比加群活性并不受上述抗体影响[8]。

2015 年 8 月发表的一项三期临床试验（RE-VERSE AD；NCT02104947）结果提示，Idarucizumab 能逆转服用达比加群后发生严重出血或需要紧急手术患者受损的凝血功能。该研究为前瞻性队列研究，计划到 2016 年下半年入选 500 例患者，目前所报告的结果为入选 90 例后的中期分析。该研究提示，Idarucizumab

能在数分钟内逆转88%~98%患者的凝血功能(dTT,ECT检测),并保持效应24h。接受紧急手术的36例患者,术中正常出血33例,出血轻微增加2例,中度增加1例。严重出血的35例患者恢复止血的中位数时间为11.4小时,但入选病例中有较多颅内出血、腹膜后出血患者无法准确判断止血情况。仅1例患者在给予Idarucizumab 72小时后,未恢复抗凝治疗,发生血栓栓塞事件。所有患者中除1例外,在5g Idarucizumab注射完成后,血浆未结合达比加群浓度达到正常下限。78%的患者24小时后仍保持同一水平,余下患者观察到未结合达比加群浓度反弹,可能与血管外达比加群重新分布进入血管有关。该研究报告的不良反应为低血钾(9例)、谵妄(9例)、便秘(8例)、发热(7例)、肺炎(7例)。死亡26例(11例发生于Idarucizumab用药第1天),原因均为原有疾病的并发症或病情恶化。血栓形成事件5例,发生于用药后2天及4~7天,发生血栓事件的患者均未接受抗凝治疗,均与其原发疾病相关。2015年10月Idarucizumab成为第1个、也是目前唯一获得FDA批准的新型口服抗凝药逆转剂,用于逆转达比加群的抗凝活性。其推荐剂量为5g静脉注射[9]。

2. Andexanetalfa

Andexanetalfa是一种修饰的重组人Ⅹa因子,能与直接Ⅹa因子抑制剂利伐沙班、阿哌沙班、依度沙班结合,也能与间接Ⅹa因子抑制剂、低分子量肝素等结合。通过对天然Ⅹa因子结构的修饰,使Andexanetalfa本身不具有促血栓形成或抗凝活性,其与Ⅹa因子抑制剂结合的能力与天然Ⅹa因子相同,同时也能逆转间接Ⅹa因子抑制剂磺达肝癸钠等的抗凝活性。已有多项双盲、安慰剂对照的二期临床试验通过健康受试者来评估Andexanetalfa逆转多种Ⅹa因子抑制剂抗凝活性的效果。其中一项研究,在每天服用5mg阿哌沙班2次6天后,予Andexanet 90mg能在2分钟内减少抗Ⅹa因子活性65%,并伴有血浆未结合阿哌沙班浓度降低,9例受试者中5例发生轻微不良反应。另一项研究,在每天服用20mg利伐沙班6天后,快速静脉推注Andexanet 210、420、600、720mg分别能降低抗Ⅹa因子活性32%、51%、75%、70%;Andexanet和安慰剂共报告不良反应18例,包括轻微注射反应3例,注射部位血肿、头痛、体位性眩晕各2例。另一项研究予Andexanet 420mg快速静脉推注,继之以4mg/min滴注45分钟或2小时,可以逆转超过90%的阿哌沙班介导的抗Ⅹa因子活性,且持续贯穿整个用药期间。在依度沙班每日60mg服6天的研究中,Andexanet 600mg快速静脉推注或800mg快速静脉推注继之以8mg/min滴注1小时,在快速推注完成即刻,分别能降低抗Ⅹa因子活性52%、73%,并持续贯穿滴注期间,直到注射后2小时恢复至安慰剂水平[10-12]。

2015年12月发表的两项三期临床试验,分别观察50~75岁健康受试者每天服用利伐沙班20mg共4天(ANNEXA-A),或服用阿哌沙班5mg,每天两次,共3.5天后,Andexanet的逆转抗凝活性能力。试验先予Andexanet 400mg快速静脉推注,继之以4mg/min滴注120分钟(ANNEXA-A)或Andexanet 800mg快速静脉推注,继之以8mg/min滴注120分钟(ANNEXA-R)。两项试验均发现Andexanet能在数分钟内有效逆转阿哌沙班或利伐沙班的抗凝活性,并持续到滴注结束,停药后1~3小时,生化检验指标恢复到安慰剂水平[13]。Andexanet逆转应用口服Ⅹa因子抑制剂或依诺肝素发生严重出血患者抗凝活性的研究正在进行中。

3. Ciraparantag

Ciraparantag(aripazine;PER977)是一种合成的水溶性小分子物质(D-精氨酸化合物),它可以通过非共价氢键和电子交换与抗凝药结合,可以广泛地拮抗肝素、低分子肝素和新型口服抗凝药。Ciraparantag通过结合大分子的肝素和小分子的新型口服抗凝药,抑制其抗凝活性。Ciraparantag不与人凝血因子或血浆蛋白结合,没有促凝效应。在鼠尾横断模型中,检测血栓弹力图、凝血酶原时间、APTT及出血总量,可以发现Ciraparantag能逆转依度沙班、阿哌沙班、利伐沙班和达比加群的抗凝活性。此外,在健康受试者的去血小板血浆离体试验中,Ciraparantag能完全逆转利伐沙班和阿哌沙班的抗Ⅹa因子活性[14]。

一期临床试验中,Ciraparantag静脉注射100mg 20分钟内、200mg 5分钟内逆转依诺肝素的抗凝活性(降低全血凝血时间),且未见抗凝活性反弹,未见促凝效应。不良反应仅为一过性温感异常、潮红。入选80名健康志愿者的另一项研究提示,静脉单次注射Ciraparantag 100~300mg能在10分钟内逆转依度沙班每天60mg的抗凝活性,使受试者的全血凝血时间降至仅高于正常值10%,并能保持24小时,未见促凝活性，不良反应包括一过性颜面潮红、味觉障碍、中度头痛[15]。目前Ciraparantag的二期临床试验仍在进行中。

（杨新春 周旭）

参考文献

[1] Feinberg WM, Blackshear JL, Laupacis A, et al. Prevalence, age distribution, and gender of patients with atrial fibrillation. Analysis and implications. Arch Intern Med, 1995, 155(5): 469-473.

[2] Granger CB, Armaganijan LV. Newer oral anticoagulants should be used as first-line agents to prevent thromboembolism in patients with atrial fibrillation and risk factors for stroke or thromboembolism. Circulation, 2012, 125(1): 159-164.

[3] Majeed A, Hwang HG, Connolly SJ, et al. Management and outcomes of major bleeding during treatment with dabigatran or warfarin. Circulation, 2013, 128(21): 2325-2332.

[4] Konstantinos NA, Hylek EM. Who, when and how to reverse non-vitamin K oral anticoagulants. J Thromb Thrombolysis, 2016, 41(2): 253-272.

[5] Christos S, Naples R. Anticoagulation Reversal and Treatment Strategies in Major Bleeding: Update 2016. West J Emerg Med, 2016, 17(3): 264-270.

[6] Lazo-Langer A, Lang ES, Douketis J. Clinical management of new oral anticoagulants: a structured review with emphasis on the reversal of bleeding complications. Crit Care, 2013, 17(3): 230-242.

[7] Glund S, Stangier J, Schmohl M, et al. A specific antidote for dabigatran: Immediate, complete and sustained reversal of dabigatran induced anticoagulation in healthy male volunteers. Circulation, 2013, 128(22): A17765.

[8] Boehringer Ingelheim Inc. Praxbind prescribing information. 2015. Last update 20, 2015.

[9] Pollack CV Jr, Reilly PA, Eikelboom J, et al. Idarucizumab for dabigatran reversal. N Engl J Med, 2015, 373(6): 511-520.

[10] Mo Y, Yam FK. Recent advances in the development of specific antidotes for target-specific oral anticoagulants. Pharmacotherapy, 2015, 35: 198-207.

[11] Crowther M, Vandana M, Michael K, et al. A phase 2 randomized, double-blind, placebo-controlled trial demonstrating reversal of rivaroxaban-induced anticoagulation in healthy subjects by andexanetalfa (PRT064445), an antidote for Fxa inhibitors [abstract]. Blood, 2013, 122: 3636.

[12] Crowther M, Lu G, Conley P, et al. Sustained reversal of apixaban anticoagulation with andexanetalfa using a bolus plus infusion regimen in a phase 2 placebo controlled trial. Eur Heart J, 2014, 35: 137.

[13] Siegal DM, Curnutte JT, Connolly SJ, et al. Andexanetalfa for the reversal of factor Xa inhibitor activity. N Engl J Med, 2015, 373: 2413-2424.

[14] Summers RL, Sterling SA. Emergent bleeding in patients receiving direct oral anticoagulants. Air Med J, 2016, 35(3): 148-155.

[15] Ansell JE, Bakhru SH, Laulicht BE, et al. Use of PER977 to reverse the anticoagulant effect of edoxaban. N Engl J Med, 2014, 371: 2141-2142.

无导线心腔内起搏器

1958 年 10 月 8 日，Ake Senning 和 RuneElmquist 为 1 例三度房室传导阻滞的患者植入了人类历史上第 1 台起搏器[1]。据悉，目前全球每年植入起搏器数量超过 70 万台[2]。随着人口老年化的加剧，起搏器植入量还在逐年增加[3]。尽管传统起搏器改善了患者的症状和预后，但起搏导线相关的并发症一直困扰着临床医生。据报道，高达 11.08% 的起搏器植入患者出现过导线和囊袋相关的并发症[4]。首先，起搏器囊袋感染是一个不容忽视的问题。尽管围术期严格无菌操作，仍有一定比例的患者出现囊袋感染[5]。这些患者往往需要移除整个起搏装置(包括脉冲发生器和导线)。其次，有研究报道，起搏导线断裂发生率为 1%~4%[5]。导线断裂的常见原因为锁骨与第一肋骨机械挤压。一旦电极导线断裂，常常需要紧急干预，尤其是对于起搏依赖的患者。再次，起搏导线的绝缘层破损也逐渐引起重视。绝缘层破损会导致起搏、感知不良、不恰当放电等情况，从而缩短了电池寿命[5]。其他风险包括静脉栓塞、三尖瓣反流、导线脱位、心肌穿孔等。

在过去的将近 60 年间，起搏系统的原理和概念几乎没有发生变化，即传统起搏系统包括两个部分：脉冲发生器和起搏导线。近年来出现的无导线心腔内起搏器(leadless cardiac pacemakers，LCP)是一个全新的概念。它拥有独立的心腔内装置，避免了植入导线[6]。

一、动物研究及起搏能量来源

研究人员在动物实验中尝试采用了多种不同来源的能量来实现 LCP，纠正患者存在的心动过缓或者心脏收缩不同步等现象。

(一) 核能

早在 1970 年，Spickler 等[6]提出了 LCP 的概念，并设计了可植入右心室的心内起搏器与递送鞘管。该起搏器通过其前端的钩状突起旋转固定于心肌。该无导线起搏器采用核能电池供电，能够维持至少 5 年的使用寿命。研究者发现在健康犬植入起搏器模型 7 个月无不良事件发生，血流动力学无明显改变；而在完全房室阻滞犬右心室植入有功能的心内起搏器后 10 周，电生理参数均维持稳定。该起搏器的缺点是不具备感知功能，且核能电池存在着放射污染等问题，限制了其之后的研发道路。1991，Vardas 同样在狗模型中研究 LCP。该起搏器无感知功能，工作模式为 VOO。该设计主要应用在外科手术，避免使用电刀时出现误感知，缺乏普遍的临床实用价值。

(二) 生物“自发电”

直到 1999 年，Goto 等[7]使用自动能量生成系统(automatic power-generating system，AGS)为无导线起搏器提供能量。AGS 将心脏收缩的动能转换成电能，从而给起搏器提供能量，类似于石英手表的工作模式。该系统植入在右心室，每次心搏能够产生 13 微焦耳的能量，足够完成心脏起搏。研究中采用充满电的 AGS 系统为狗起搏了 60 分钟。2010 年，Li 等[8]发表了纳米发电机的实验研究。他们采用纳米材料氧化锌发电线，用人工组织黏合剂固定在大鼠搏动的心脏表面。随着心脏的搏动，纳米发电线被拉伸缩短和弯曲(形变)，获得了稳定电流。尽管单根纳米线只可产生 10mV 和 5pA 的电流，但可以通过增加排列的纳米线的数量以满足需求，希望利用该技术给心脏起搏器充电。目前此类心脏起搏器的生物学“自发电”技术研究尚处于生物材料学研究阶段，离临床应用还有相当距离。

(三) 超声能量

Echt 等[9]于 2006 年进行无导线起搏的动物研究。他们采用超声作为能量来源起搏猪的心脏。该研究使用的超声起搏系统包括超声发生器、发放器和一个双极可控弯的电生理导管(导管的头端装有超声接收器)。接收器将超声波能量转换为电脉冲，再起搏心脏。该研究对猪心的多个部位分别进行了直接的电起搏和超声无导线起搏，发现二者起搏效率类似。超声起搏心脏时能引起局部组织温度略有升高，但不造成心肌组织的热损伤。该研究结果提示：采用超声作为无导线起搏的方法安全可行。

（四）电磁能量

2009 年，Wiekeke 等[10]利用植入皮下或胸大肌下的发射器产生交替变化的磁场，植入心脏中的接收电极将电磁能量整合为方波电脉冲起搏心室。研究者在猪身上完成了电磁介导无导线起搏的探索性研究，发现在 0.15~0.5mT 磁场强度下可转化生成（0.4~2.0）V/0.4ms 的起搏电脉冲稳定起搏心室，并且实验中无穿孔及热损伤等不良事件发生。目前关于电磁介导无导线起搏的文献报道较少，且相关临床试验尚未开展。

（五）锂电池

目前最有希望应用于临床的 LCP 主要由锂电池提供能量。Koruth 等[11]在健康羊右心室植入 LCP。经过 90 天随访，11 只羊中有 10 只能够成功起搏。无脱位及栓塞事件发生，具有较高的安全性。随访期间，起搏和感知等电生理参数没有发生变化。

二、LCP 的临床研究及应用

目前共有 3 款 LCPs 处于临床试验阶段，其中两款用于右心室起搏，一款用于左心室起搏。两款右心室起搏装置均为完全性心腔内起搏器。而左心室起搏装置与之不同，它需要接收皮下植入的超声发射器发放的超声能量，将其转变为电能后再完成起搏。

（一）Nanostim™

圣犹达公司（St Paul，MN，USA）制造了全球首个 LCP，即 Nanostim™ 装置（图 1，见文末彩图 19）。它比 7 号电池更小，可完全植入到心脏。Nanostim™ 装置长 4cm，宽 6mm，重 2g。植入时，使用 18F 导管连接到装置尾端，经股静脉途径送入右心室，通过旋钮固定于右室心尖部。如果需要调整位置或者固定不牢靠，Nanostim™ 的旋钮可以松开。因为它使用电脉冲，而不是标准的天线和线圈系统，因此它有更长的电池生命，预计其使用寿命可达 9~10 年，从而避免了频发更换电池的情况[12]。目前，Nanostim™ 已通过欧盟标准认证并获准在部分欧洲国家上市。

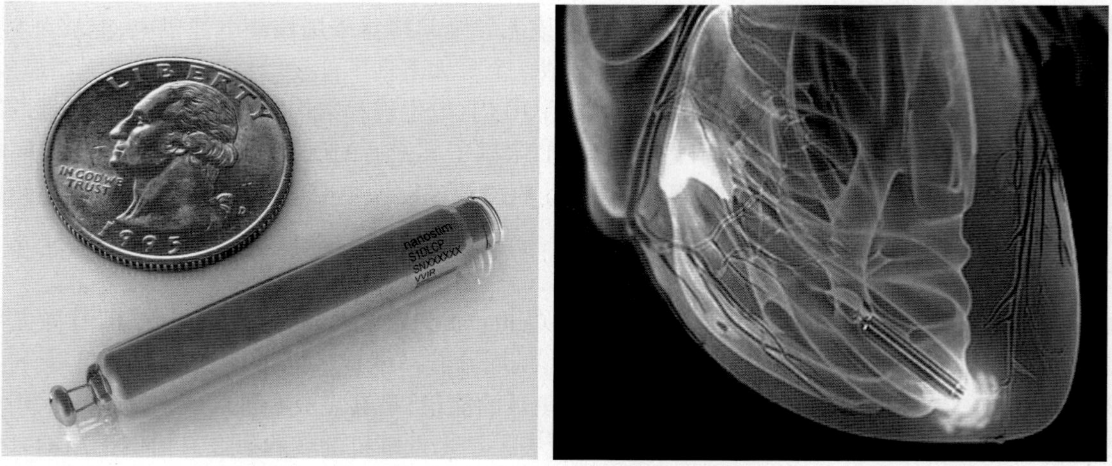

图 1 Nanostim™ 起搏器

2014 年，Reddy 等[13]发表了首个关于 Nanostim™ 的临床研究，即 LEADLESS 试验。该研究结果显示，Nanostim™ 植入成功率为 97%（n=32），总的无并发症率为 94%（n=31）。作者总结认为，Nanostim™ 应用于临床是可行的，同时也是心脏电生理领域的一项重大突破。当然，LEADLESS 研究也发现了 Nanostim™ 潜在的并发症。在对 33 例患者中的 32 例随访一年后发现，有 6 例患者出现心脏穿孔，其中 2 例患者死亡，导致了试验终止，并采用了相应的措施。

2014 年 2 月，LEADLESS Ⅱ 研究也开始进行，该研究计划入选来自美国、加拿大以及欧洲 50 个国家的 670 名患者[14]。目前经 6 个月和 12 个月的随访,发现起搏器的电学参数正常。Nanostim™ 的前景如何,还有待 LEADLESS Ⅱ临床试验结果公布后方能知晓。

(二) Micra™

Micra™ 是美敦力公司(Medtronic Inc. Dublin, Ireland)研制的另外一种无导线起搏器(图 2,见文末彩图 20)。它号称是世界上最小的起搏器,其规格为:宽 7mm,长 26mm,重 2g(图 3)。关于 Micra™ 的临床试验也正在进行中。该研究计划入选 780 例患者,评价其主要并发症和起搏参数等。阜外医院作为该研究的参加单位之一植入国内首例无导线起搏器[15]。目前已完成 5 例患者的无导线起搏器植入。

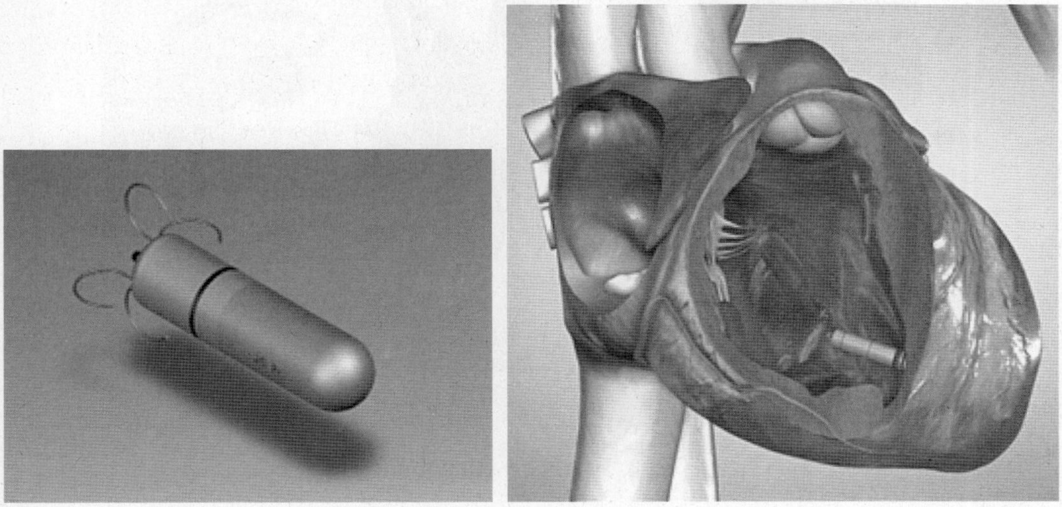

图 2 Micra™ 起搏器

与 Nanostim™ 装置类似,Micra™ 装置也是通过股静脉途径经导管送入右心室。如有必要,同样可以调整起搏器位置。Micra™ 装置电池寿命预计在 7~15 年。Micra™ 与 Nanostim™ 不同之处在于:①Nanostim™ 通过螺旋固定右室心肌;而 Micra™ 是通过自膨胀的镍钛合金钉齿固定。②Nanostim™ 使用 18F 导管递送;而 Micra™ 是通过 23F 的导管递送。③当电池快耗竭时无需取出 Micra™ 起搏器,而是植入新起搏器。这可能与该装置体积小有关。固该装置可能不适合年轻患者,因为可能需要在心腔内植入大量的 Micra™ 装置。

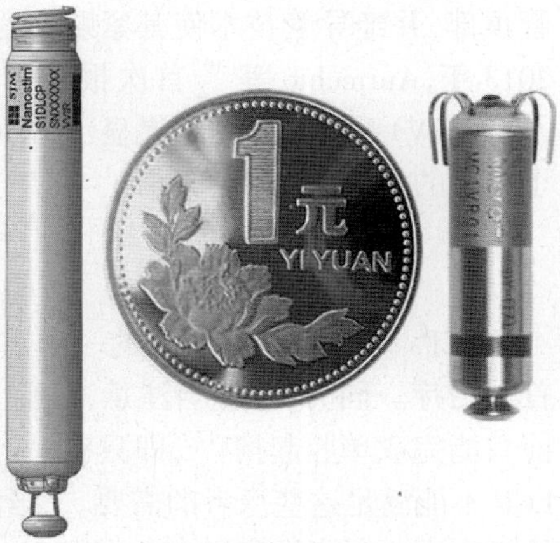

图 3 Nanostim™ 起搏器与 Micra™ 起搏器的外形与大小比较

Ritter 等[16]于 2015 年发表了 Micra Transcatheter Pacing 研究的初步结果。这是一项全球范围内的前瞻性研究,共入选了 140 例接受 Micra™ 装置植入的患者。平均随访时间为(1.9 ± 1.8)个月,植入成功率为 100%。随访中未发现装置脱位,Micra™ 感知和起搏电学参数稳定。没有发现导致死亡的严重器械相关的并发症。有 1 例患者出现心包填塞并发症。2016 年 2 月,Reynolds 等[17]公布了该研究最近的结果。725 例植入 Micra™ 装置患者中,有 719 例成功植入,植入成功率为 99.2%。其中有 25 例患者出现了 28 个主要并发症,没有一例出现装置脱位。Micra™ 装置达到了预定的安全性和有效性终点。Micra™ 装置安全性与传统经静脉起搏器类似,但起搏阈值更低、更稳定。

(三) Wireless Cardiac Stimulation system(WiCS-LV)

最近,一种无导线心脏刺激系统(Wireless cardiac stimulation system, WiCS-LV)处于临床研究阶段。该系统利用植入在左侧胸部皮下的超声发生器发出的超声能量以及植入到心室的接收器将接收到的超声能量转换成电能,从而起搏心脏(图 4,见文末彩图 21)。和上述两个装置不同,WiCS-LV 系统和传统的右心起搏配合用于心脏再同步化治疗。因此,双心室几乎可以同时收缩,从而实现双心室再同步化起搏。WiCS-LV 系统的另外一个优势在于起搏了左室心内膜,这一点与传统 CRT 起搏心外膜不同。心内膜起搏更符合生理,理论上可以进一步提高患者对 CRT 的临床反应。当然,这个假设还需要进一步临床研究证实。

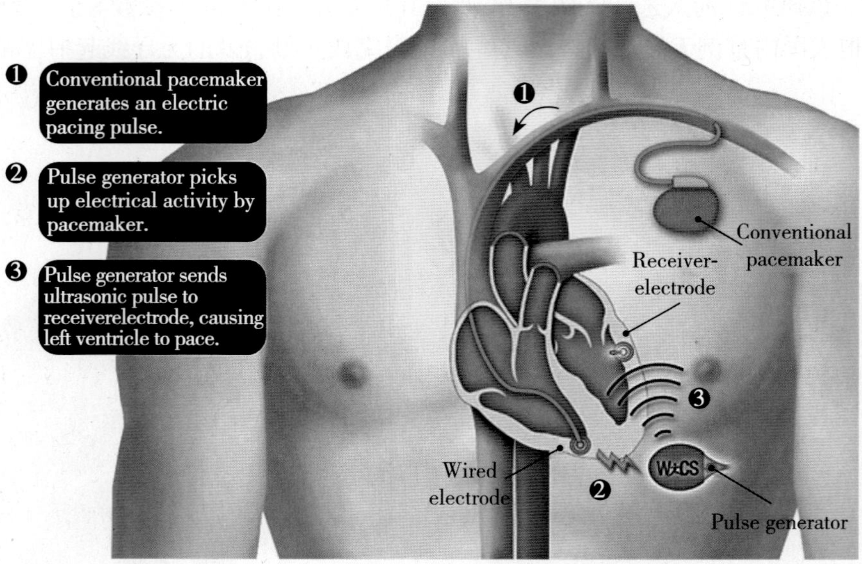

图 4 WiCS-LV CRT 装置

来自香港圣玛丽医院心脏中心的 Lee 等[18]于 2007 年首次发表了关于超声无导线心脏起搏临床研究结果。该研究采用临时超声无导线起搏,即超声发生器、发放器均放置在体外;超声接收器装配在心导管顶部,并经导管技术使其紧贴在心内不同部位。该项研究证明急性超声无导线起搏技术的安全有效。2013 年,Auricchio 等[19]首次报告了永久性超声无导线心脏起搏技术的临床研究。该研究使用了 EBR(WiCS-LV)系统。研究结果显示,WiCS-LV 无导线起搏系统安全、有效。短期和中期研究显示,WiCS 改善了患者的症状。

三、存在的挑战

LCPs 是心脏起搏领域的一项重大突破。将来,LCPs 可能成为症状性心动过缓和失同步心衰患者的首选治疗。同时,也应当注意,目前 LCPs 还存在一些问题,需要引起重视。①完全心腔内起搏器装置目前只能完成单腔起搏[12],即只有 VVIR 起搏模式,故只适合少数患者。目前绝大多数患者需要双腔起搏,LCP 不能满足这些患者的需要。②经体表无线能量传输的最大不足在于能量的损耗。Lee 等[20]报道超声能量在产生、传输、转换至电信号的过程中,能量利用率仅有 0.03%~0.07%。高能量损耗意味着需要更多的能量输出,即临床上需要更大的器械或更频繁的器械更换。③ WiCS-LV 系统能够实现心脏再同步治疗,但 V-V 间期不能调整优化,且 WiCS-LV 没有除颤功能。④尽管 LCP 避免了导线相关的并发症。但出现了新的并发症(如装置脱位、延迟穿孔、心包填塞、电池提前耗竭、机械刺激导致的心律失常等),这些并发症的发生情况还有待临床试验确认。⑤废弃 LCPs(尤其对于 Micra™ 装置)去除问题目前还是挑战。当局部和心内膜粘连后经股静脉途径拔除困难,可能需要外科干预。⑥其他问题还包括高昂的医疗花费、学习曲线等,长期随访的结果仍未知等。

四、展　望

未来,这些 LCP 装置有望用来治疗心动过缓患者和心室失同步的心衰患者。在 LCP 的安全性和可行性得以证实以后,下一步重要的问题是:①在植入和更换时简化手术操作,缩短学习曲线;②延长起搏器寿命;③随着时间的推移,LCPs 有望发展成为双腔起搏装置,发挥再同步化功能以及 ICD 功能(ATP 以及除颤功能);④Medtronic Micra™ 已经被批准用于全身 MRI 扫描[21]。其他装置的 MRI 兼容性也将很快得到验证。

五、结　　论

LCP 作为一项颠覆性的科学技术,使心脏起搏领域发生革命性变化。LCP 除了可能减少导线和囊袋相关的并发症以外,还提高了患者的生活质量。多中心临床试验将很快公布。从 LCP 首次构思到发展经历了漫长的过程。随着医疗器械公司和临床医生的共同努力,无导线起搏将有望普及,成为心脏起搏的标准治疗,开辟心脏起搏的新纪元。

(华伟　顾敏)

参 考 文 献

[1] van Hemel NM, van der Wall EE. 8 October 1958, D Day for the implantable pacemaker. Neth Heart J, 2008, 16(Suppl 1):S3-S4.

[2] Mond HG, Procleme r A. The 11th world survey of cardiac pacing and implantable cardioverter-defibrillators: calendar year 2009--a World Society of Arrhythmia's project. Pacing Clin Electrophysiol, 2011, 34(8):1013-1027.

[3] Greenspon AJ, Patel JD, Lau E, et al. Trends in permanent pacemaker implantation in the United States from 1993 to 2009: increasing complexity of patients and procedures. J Am Coll Cardiol, 2012, 60(16):1540-1545.

[4] Udo EO, Zuithoff NP, van Hemel NM, et al. Incidence and predictors of short- and long-term complications in pacemaker therapy: the FOLLOWPACE study. Heart Rhythm, 2012, 9(5):728-735.

[5] Birgersdotter-Green UM, Pretorius VG. Lead extractions: indications, procedural aspects, and outcomes. Cardiol Clin, 2014, 32(2):201-210.

[6] Spickler JW, Rasor NS, Kezdi P, et al. Totally self-contained intracardiac pacemaker. J Electrocardiol, 1970, 3(3/4): 325-331.

[7] Goto H, Sugiura T, Harada Y, et al. Feasibility of using the automatic generating system for quartz watches as a leadless pacemaker power source. Med Biol Eng Comput, 1999, 37(3):377-380.

[8] Li Z, Zhu G, Yang R, et al. Muscle-driven in vivo nanogenerator. Adv Mater, 2010, 22(23):2534-2537.

[9] Echt DS, Cowan MW, Riley RE, et al. Feasibility and safety of a novel technology for pacing without leads. Heart Rhythm, 2006, 3(10):1202-1206.

[10] Wieneke H, Konorza T, Erbel R, et al. Leadless pacing of the heart using induction technology: a feasibility study. Pacing Clin Electrophysiol, 2009, 32(2): 177-183.

[11] Koruth JS, Rippy MK, Khairkhahan A, et al. Feasibility and efficacy of percutaneously delivered leadless cardiac pacing in an in vivo ovine model. J Cardiovasc Electrophysiol, 2015, 26(3):322-328.

[12] Mountfort K, Knops R, Sperzel J, et al. The Promise of Leadless Pacing: Based on Presentations at Nanostim Sponsored Symposium Held at the European Society of Cardiology Congress 2013, Amsterdam, The Netherlands, 2 September 2013. Arrhythm Electrophysiol Rev, 2014, 3(1):51-55.

[13] Reddy VY, Knops RE, Sperzel J, et al. Permanent leadless cardiac pacing: results of the LEADLESS trial. Circulation, 2014, 129(14):1466-1471.

[14] Lewalter T, Nitschmann S. [Efficacy and safety of transvenous-implanted wireless pacemakers: LEADLESS II Study]. Internist (Berl), 2016, 57(5):508-510.

[15] 陈柯萍,戴研,郑晓琳,等. 经导管无导线起搏器植入一例. 中华心律失常学杂志, 2015, 19(2):145-146.

[16] Ritter P, Duray GZ, Steinwender C, et al. Early performance of a miniaturized leadless cardiac pacemaker: the Micra Transcatheter Pacing Study. Eur Heart J, 2015, 36(37):2510-2519.

[17] Reynolds DW, Ritter P. A Leadless Intracardiac Transcatheter Pacing System. N Engl J Med, 2016, 374(26):2604-2605.

[18] Lee KL, Lau CP, Tse HF, et al. First human demonstration of cardiac stimulation with transcutaneous ultrasound energy delivery: implications for wireless pacing with implantable devices. J Am Coll Cardiol, 2007, 50(9):877-883.

[19] Auricchio A, Delnoy PP, Regoli F, et al. First-in-man implantation of leadless ultrasound-based cardiac stimulation pacing system: novel endocardial left ventricular resynchronization therapy in heart failure patients. Europace, 2013, 15(8):1191-1197.

[20] Lee KL, Tse HF, Echt DS, et al. Temporary leadless pacing in heart failure patients with ultrasound-mediated stimulation energy and effects on the acoustic window. Heart Rhythm, 2009, 6(6):742-748.

[21] Soejima K, Edmonson J, Ellingson ML, et al. Safety evaluation of a leadless transcatheter pacemaker for magnetic resonance imaging use. Heart Rhythm, 2016. [Epub ahead of print].

Brugada 综合征猝死风险的评估

Brugada 综合征（Brugada syndrome，BrS）患者的临床症状从全无至猝死变动范围很大，且患者多为年轻人。BrS 猝死风险评估包括家族史、基因、性别、病史、心电图、电生理检查和药物激发试验等。家族史在 BrS 患者危险分层中有其独到的应用价值，男性是 BrS 患者晕厥、心源性猝死和埋藏式心脏转复除颤器除颤的独立预测因子；既往有晕厥、心源性猝死以及至少一次室性心动过速 / 心室颤动发生的 BrS 患者心血管事件发生率会增加；心电图进行危险分层的指标较多，但真正得到共识的指标仍较少，而心脏电生理检查结果及药物激发试验目前仍存较多争议。以下我们就 BrS 猝死风险评估相关指标进行综述。

1. 基因和家族史

目前发现与 BrS 有关的基因突变主要为 SCN5A 基因。该突变导致的 BrS 约占全部患者的 18%~30%，但存在基因突变并不增加 BrS 患者发生室性心动过速 / 心室颤动（简称室速 / 室颤）或心源性猝死的风险，家族性 BrS 患者并不比散发性患者猝死危险性高。同时 BrS 的阳性家族史并不能提示预后不良，对于亲属中出现有因 BrS 猝死的患者，其死亡风险并不高于对照组，故猝死的家族史尚不能作为有效的危险分层指标。然而家族史在 BrS 患者危险分层中有其独到的应用价值，许多研究者认为尽管猝死危险很小，但仍应对有家族史的患者进行危险评估，其一是因为这些患者往往可能存在基因突变的家系；其二是因为这一部分患者会因亲属的猝死产生心理负担，科学的危险评估将减少这些患者的焦虑心理，从而提高生活质量。

2. 性别

男性一直被认为是 BrS 的独立危险因子。Brugada 等认为男性是 BrS 患者猝死的一个危险因子，发生猝死的危险性比女性患者高 5.5 倍。其他研究也支持类似观点，Benito 等对 384 例 BrS 患者的前瞻性调查发现，男性比女性患病风险更高、预后更差。Gehi 等 Meta 分析入选 30 个研究的 1500 例患者，认为男性是 BrS 患者晕厥、心源性猝死和 ICD 除颤的独立预测因子。目前对于 BrS 患者发生猝死和室速 / 室颤的性别差异研究结果表明，性激素水平差异和心脏离子通道亚单位表达差异可能是男性成为危险因子的原因，但其结果未得到广泛共识。

3. 病史

Brugada 等曾发表了一项 547 例 BrS 患者的研究报告，他们认为 BrS 患者由心律失常引起猝死的危险性比一般人群高。但随后的研究结果表明，既往无晕厥、心源性猝死及室速 / 室颤的 BrS 患者每年发生心血管事件的概率很低。目前入组人数最多的 FINGER 研究随访平均 31.9 个月，发现无症状性 BrS 患者每年心血管事件发生率仅为 0.5%。而对于有晕厥、猝死及室速或室颤病史的患者，心血管事件发生率大大增加，其中有心源性猝死病史患者为 5%~11.5%，有晕厥病史患者为 0.5%~5.4%。

4. 心电图

心电图是诊断 BrS 的重要依据，分为Ⅰ、Ⅱ、Ⅲ三种类型。多数研究认为，自发性Ⅰ型 BrS 心电图表现是预后不良的预测因素。Antzelevitch 等研究发现，Ⅰ型心电图表现者随访（26 ± 36）个月，心源性晕厥的复发率高达 19%，但心电图无自发 ST 段抬高者发生室速 / 室颤的可能性极小，自发性Ⅰ型心电图者比药物激发试验诱发Ⅰ型心电图者发生心律失常的危险高 7.7 倍。对于偶尔出现Ⅰ型 BrS 心电图表现的患者，只要无症状，其发生心脏事件的危险性很低。但对非症状性 BrS 患者，有研究认为自发性Ⅰ型心电图患者和药物激发试验出现Ⅰ型心电图患者的预后无明显差异。最近的研究发现，BrS 患者心电图在Ⅰ型和非Ⅰ型之间发生自发性转换以及Ⅰ型心电图出现的时间较长均预示室颤易于发生。

当然，对于心电图的相关研究并不局限于分型，许多学者分别对不同导联和波段进行细致深入的研究，认为某些心电图指标对 BrS 危险分层有益。T 波改变在 BrS 危险分层中有重要意义，其电生理机制为

T波的某些改变可能代表了心室流出道部位心外膜和心内膜之间的复极离散度的增加。在Morita等的研究中，药物激发试验不仅使BrS心电图显现，而且使有危险分层意义的T波电交替也显现了出来。Tada等也评估了T波电交替对BrS患者危险评估的价值，结果显示，症状性患者中出现T波电交替的比例明显高于非症状性患者。另有研究发现，T波振幅 <105mV，V_2导联QTc大于460ms以及T波峰至结束离散度明显增加，都提示患者处在室速/室颤发生的高危险状态。但T波改变受许多因素影响，如运动或心房起搏可掩盖T波改变，从而导致不恰当的危险评估。ST段抬高是Ⅰ型心电图的典型表现之一，且大于2mm的ST段抬高更多见于曾出现过室颤的患者，故其在危险分层中的价值一直受到重视。Nakano等研究室颤危险因素时利用多元回归分析得出，仅有V_2导联的ST段抬高是独立的室颤预测因子。Richter等选取了186例有典型ST段抬高患者12导联心电图，对V_1~V_3导联进行分析，同样认为ST段抬高可作为危险分层的依据，并否定了V_3导联ST段抬高在危险分层中有意义。近期Makimoto等发现，运动试验恢复时有ST段抬高也是有效预测BrS患者发生心血管事件的指标。

QRS波在BrS患者诊断中无明显意义，但在危险分层上提供了许多有价值的信息。Atarashi等使用S波宽度对60例BrS患者进行危险分层研究，发现在有室颤病史患者中V_1导联S波明显延长，由此认为其是BrS患者室颤发生的高度危险因子。Morita等将ST段抬高结合晚电位及碎裂QRS波用于危险分层，发现发生过室颤的患者12导联心电图表现碎裂QRS波的概率远高于未发生室颤的患者或者只有晕厥的患者。经过25个月的随访发现，与无碎裂QRS波患者相比，有碎裂QRS波患者出现反复晕厥的概率增加，可能的机制为碎裂QRS波和室颤的发生在BrS患者中有着共同的起源，即心外膜的传导延迟。Junttila等将有症状和无症状的BrS患者的心电图进行对比研究，发现前者在Ⅱ导联和V_2导联QRS波明显延长，据此认为延长的QRS波宽度可作为评估室颤危险的因子。Bahai等发现有症状BrS患者aVR导联R波振幅明显增加，认为这种表现反映了右室传导延迟和电活动的异质性，可用于室颤发生危险的评估。另外，V_1导联PQ间期≥170ms可能也是心脏事件发生的独立危险因子。晚电位产生机制是心室延迟除极和缓慢传导，多出现在症状性和心室程序刺激出现室颤的患者，提示室性心律失常事件发生率高，可以作为BrS危险分层的有用指标之一。

下壁(Ⅱ、Ⅲ、aVF)或侧壁(Ⅰ、aVL)至少大于1mm的J波抬高可能也是评价BrS患者危险分层的指标。这种改变存在于11%的BrS患者，而这些患者大部分是症状性或者有自发性Ⅰ型心电图患者，心律失常发生率相对较高。近来，动态心电图也提供了危险分层的新思路。Extramiana等对BrS患者24小时动态心电图进行分析，发现曾发生室颤患者比未发生室颤患者24小时中自发出现Ⅰ型心电图的时间长，持续Ⅰ型心电图患者容易发生心律失常。目前利用心电图进行危险分层的指标较多，但真正得到共识的指标较少，或许在未来能将这些指标联系起来，形成一套完整、严密的心电图评估体系，用以全面评估BrS患者的危险。

5. 电生理检查

Brugada等发现，有症状患者比无症状患者更易诱导室速/室颤，程序性电刺激也易诱发出室速/室颤，程序刺激诱发出持续性室速/室颤者猝死危险性比未诱发者高8倍。Antzelevitch等也认为经电生理检查能诱发出持续性室速患者处于高风险状态，是猝死的高危人群。但Priori等对此有异议，认为诱导室速/室颤的能力并不等同于风险，一项200例的BrS研究，包含28例先证者和56例家系成员。随访结果表明，与未诱发出室速/室颤的患者相比，程序性电刺激可诱发室速/室颤患者心搏骤停的危险性并不增加，对于无症状并且有室速/室颤发生的患者，仅61%有诱导室速/室颤能力，因此否定了电生理检查的预测价值。Eckardt等和Gehi等研究也没有得出电生理检查诱发出室速/室颤是预后不良的结论，相反，在临床确诊的BrS患者中，电生理检查阴性者占相当比例，因此不建议将电生理检查作为危险分层的依据。Paul等对15个研究的1217例患者进行Meta分析，结果表明心室程序刺激不宜用于危险分层。近期FINGER登记的研究结果也否定电生理检查在危险分层中有价值，该系列研究指出，心血管事件发生率在非症状性BrS患者中很低，电生理检查诱导出的心律失常不是心脏事件的预测因子。可见，电生理检查虽然在BrS的诊断上有一定作用，但其对心血管事件预测的意义仍有分歧，原因可能与这些研究样本量小、随访时间短、患者的临床特征不一、刺激方式与部位没有统一标准有关。故目前多数研究倾向于电生理检查不能作为危险分层的依据。但电生理检查仍有重要意义，如电生理检查发现右室传导延迟，尤其是右室流出道心外膜传导延迟，其程度与室颤发生率呈正比，对于 BrS 患者的危险评估可能有价值。因此，如何制定对不同临床特征患者均适用的电生理检查标准将是进一步研究的课题。

6. 药物激发试验

药物激发试验可提高对 BrS 诊断的敏感性。目前最常用的激发试验药物是 I 类抗心律失常药，其机制是减少 Na^+ 内流使 K^+ 外流相对加强，从而使右室外膜心肌动作电位 2 期缩短或消失，而心内膜几乎不受影响，内外膜心肌复极电位差增大，产生特征性心电图改变，使隐匿的 I 型心电图得以显露，或 ST 段抬高更明显。2005 年的共识肯定了钠离子通道阻滞剂激发试验的诊断价值，但对危险分层的预测尚不确定。

有资料显示药物激发出 I 型心电图的 BrS 患者占非症状性患者的 29.3%~54.5%。多元回归分析发现，对于非症状性 BrS 患者，无论是自发出现 I 型心电图，还是药物激发试验出现 I 型心电图，患者均处在低危险的状态，较为有代表性的是 Eckardt 等的随访，试验中药物激发出现 I 型心电图的 BrS 患者，没有一例发生心律失常事件。而对于整个 BrS 患者群体来说，被药物激发出 BrS 心电图的患者发生心律失常事件的概率并不高于其他患者，有些报道认为药物激发出 I 型心电图患者预后明显比自发 I 型心电图患者好，并且即使药物激发试验过程中出现室速 / 室颤也不代表患者处在高风险中。所以药物激发试验对于 BrS 患者的危险分层无价值，仅仅对有症状的患者诊断有作用。对于自发性 I 型心电图患者以及本身就处在高风险中的有症状的患者，由于药物激发试验不能提供更多的危险分层信息，而激发试验又有引发恶性心律失常的危险，因而建议不进行药物激发试验。然而也有其他研究认为，室颤的发生需要一定的电生理基础和触发条件，而药物诱导出 I 型心电图的患者明显携带这种“电生理基础”，因为这些患者的钠离子通道处于异常状态。在电生理检查中也证明了这些患者极易诱导室颤。所以药物激发的 BrS 心电图患者预后较差是理所当然的，甚至需要考虑是否植入 ICD。许多来自日本的研究结果支持类似观点，即对于自发出现 I 型心电图患者和药物激发试验出现 I 型心电图的患者，其预后之间没明显差异。另外一些学者着眼于药物激发试验中出现的其他心电图改变，比如在 Morita 等和 Tada 等的研究中，药物激发试验不仅使 BrS 心电图显现，而且使有危险分层意义的 T 波电交替也显现了出来，据此认为药物激发试验对于危险分层是有价值的。

当然，药物激发试验本身并不完善，比如不同激发药物之间的药理学作用存在差异、心电图评估标准不一致、药物激发试验流程也不统一等，这让研究结果相反的双方互相认为对方没有分辨清楚药物激发试验的阳性结果，这也是药物激发试验在危险分层中应用产生争论的重要原因。

7. 结语

自 BrS 问世的近 20 年来，对该病的临床表现以及发病机制的认识不断深入。2005 年的专家共识虽然使临床诊断思路、诊断标准和治疗方案产生了一个质的飞跃，大大提高了临床医师对 BrS 的处理能力，但近几年来对于该病许多的研究结果却说明那仅仅是个开始，尤其是对于 BrS 的危险分层。可以预见，这一方面的争论还将继续一段时间，从而促进对该病更加深入地认识。

（程晓曙　鲍慧慧）

2015 年致心律失常性右室心肌病 / 发育不良治疗的国际专家组共识概要与解读

前言

致心律失常右室心肌病 / 发育不良(ARVC/D)是一种主要累及右心室(RV)的遗传性心肌疾病,易导致室性心律失常和心源性猝死(SCD)[1-17]。

在过去的 30 年里,已有相当数量的研究阐述了 ARVC/D 的发病机制、基因遗传因素及临床表现。国际工作组分别在 1994 年及 2010 年发布指南,提出了 ARVC/D 基于心电图、心律失常、形态学、组织学及基因检测等方面的诊断标准[18,19]。

随着对 ARVC/D 心律失常结果、危险因素及干预措施认识的不断深入,对 ARVC/D 患者制定临床治疗方案成了迫在眉睫之事,ARVC/D 的危险分层及药物或非药物治疗措施对心血管专科医生和其他临床医生,尤其是不太参与 ARVC/D 管理的人员构成挑战。国际工作组最新的共识对目前 ARVC/D 的危险分层及药物或非药物治疗措施进行了全面概述。

由于 ARVC/D 患病率较低,且未开展随机对照研究,在精准证据仍缺乏的情况下,这一最新的专家共识应该被视为 ARVC/D 临床实践指南。专家共识中的推荐基于目前已有的数据,包括非随机、观察性研究和会议讨论小组专家共识。专家组指出,当与临床情况出现冲突时,应该遵循个体化治疗原则。

特定管理决策的推荐和证据级别根据预定的标准尺度进行分类(表 1 和表 2)。因为缺乏随机研究的结果,大多数针对 ARVC/D 治疗的共识推荐基于随访注册研究或专家建议(证据级别 B 或 C)。

本共识写作小组的所有成员均提供了利益冲突的公开声明。

表 1 推荐级别

推荐级别	定义	含义
Ⅰ级	治疗措施或手段是有效的,患者能获益	推荐
Ⅱ级	治疗措施或手段的有效性存在争议	
Ⅱa 级	倾向于有效 / 有利	应该考虑
Ⅱb 级	有效性没有得到很好的证实	可以考虑
Ⅲ级	治疗措施或手段是无效的,甚至有害	不推荐

表 2 证据级别

证据级别 A	数据来自多个随机研究或荟萃分析
证据级别 B	数据来自单个随机研究或大型非随机研究
证据级别 C	专家共识或小型研究、回顾性研究、注册研究

危险分层

ARVC/D 的自然病程主要取决于心室电活动的不稳定性,可导致心律失常性 SCD,主要见于青年人和运动员[2,8,10]。在疾病晚期,右心室心肌疾病进展和左心室受累可能导致右心衰竭或全心衰竭[3,4]。现有的预后数据均来自一些小样本队列研究,同时随访时间相对较短(表 3)[22-36]。各个研究估测的总体死亡率差别迥异,Nava 等的研究提示年死亡率为 0.08%(平均随访 8.5 年)[20],而 Lemola 等的研究提示年死亡率为 3.6%(平均随访 4.6 年)[21]。

表 3 与 ARVC/D 主要心律失常事件风险增加相关的临床变量

危险因素	定义	患者(*n*)	研究终点	*HR/OR*	95%*CI*	*P* 值
心脏骤停[22]	室颤治疗失败导致的 SCD	132	快速室速 / 室颤的 ICD 干预	79	6.8~90.6	<0.001
不稳定的持续性室速[22]	导致晕厥或血流动力学障碍的持续性室速(>30 秒)		快速室速 / 室颤的 ICD 干预	14	1.7~21.1	0.015
持续性室速或室颤[23]	持续性室速(>30 秒)	108	所有的 ICD 恰当治疗	N/A	N/A	0.003
持续性室速或室颤[24]	持续性室速(>30 秒)	50	心脏原因死亡(SCD 占 67%,心衰占 33%)	22.97	2.33~2.66	0.007
晕厥[22]	非心外原因引起的晕厥发作	132	快速室速 / 室颤的 ICD 干预	7.5	0.84~1.81	0.07
晕厥[25]	同上	106	所有的 ICD 恰当治疗	2.94	1.83~4.67	0.013
			快速室速 / 室颤的 ICD 干预	3.16	1.39~5.63	0.005
晕厥[24]	N/A	50	心脏原因死亡(SCD 占 67%,心衰占 33%)	10.73	1.88~61.8	0.008
非持续性室速[26]	24 小时动态心电图或运动试验记录的≥3 个连续性心室节律,频率 >100 次 / 分,持续时间 <30 秒	84	所有的 ICD 恰当治疗	10.5	2.4~46.2	0.003
非持续性室速[26]	同上	106	所有的 ICD 恰当治疗	1.62	0.96~4.62	0.003
左室功能不全[22]	血管造影的 LVEF<55%	132	快速室速 / 室颤的 ICD 干预	0.94	0.89~0.95	0.037
左室功能不全[27]	血管造影的 LVEF<40%	130	心脏原因死亡(SCD 占 33%,心衰占 67%)	10.9	2.8~41.7	<0.001
左室功能不全[28]	血管造影的 LVEF<55%	60	所有的 ICD 恰当治疗	1.94	0.93~4.05	0.078
左室功能不全[21]	心脏超声的 LVEF<50%	61	心脏原因死亡和心脏移植(SCD 占 53%,心衰死亡占 13%,心脏移植占 34%)	N/A	N/A	<0.05
左室功能不全[39]	血管造影的 LVEF<55%	313	SCD	14.8	2.37~53.5	<0.001
右室功能不全[28]	血管造影的 LVEF<45%	60	所有的 ICD 恰当治疗	2.09	1.03~4.23	0.041
右室功能不全[29]	FAC% 每单位降低	70	复合终点(死亡 0%,心脏移植 7%,室颤 10%,持续性室速 36%,心律失常性晕厥 4%)	1.08	1.04~1.12	<0.001
右室扩张[29]	右室舒张末期面积,cm^2,每单位增加	70	同上	1.05	1.01~1.08	0.004
右房扩张[29]	右房,短轴,mm,每单位增加	70	同上	1.03	1.00~1.06	0.037
双心室功能不全[30]	心脏超声的 RV 和 LV 功能不全,EF<50%	96	心脏原因死亡和心脏移植(SCD 占 30%,心衰死亡占 30%,不明原因死亡占 5%,心脏移植占 35%)	6.3	2.17~17.5	<0.001
心衰[27]	右心衰的临床表现	130	心脏原因死亡(SCD33%,心衰 67%)	13.7	2.58~71.4	0.002
心衰[21]	充血性心衰的临床症状和体征	61	心脏原因死亡和心脏移植(SCD53%,心衰死亡 13%,心脏移植 34%)	N/A	N/A	<0.05

续表

危险因素	定义	患者(n)	研究终点	HR/OR	95%CI	P值
年纪轻[21]	每5年增长	132	快速室速/室颤的ICD干预	0.77	0.57~0.96	0.007
年纪轻[23]	每1年增长	108	快速室速/室颤的ICD干预	N/A	N/A	0.03
男性[31]		215	复合终点(心跳骤停9%,ICD干预22%,持续性VT 69%)	1.8	1.2~2.8	0.004
男性[32]		134	复合终点(SCD 5%,心跳骤停27%,持续性VT 64%,ICD放电5%)	2.76	1.19~6.41	0.02
复合基因型[32]	复杂或双基因的杂合性	134	复合终点(SCD 5%,心跳骤停27%,持续性VT 64%,ICD放电5%)	3.71	1.54~8.92	0.003
先证者情况[31]	家系中第一位因出现临床表现而就医的基因缺陷者	215	复合终点(心跳骤停9%,ICD治疗22%,持续性VT 69%)	7.7	2.8~22.5	<0.001
可诱发的室速/室颤[26]	室速或室颤持续>30s或因为血流动力学障碍需要终止	84	所有的ICD恰当治疗	4.5	1.4~15.0	0.013
可诱发的室速/室颤[28]		60	所有的ICD恰当治疗	2.16	0.94~5.0	0.069
可诱发的室速/室颤[33]	室速持续>30秒或因为血流动力学障碍需要终止		复合终点(心脏原因死亡13%,心脏移植10%,不稳定的室速/室颤70%,晕厥7%)	2.5	1.0~6.2	0.04
右室内膜电压标测显示的电解剖瘢痕程度[34]	双极电压标测显示的低电压区(<0.5mV),每5%增长	69	复合终点(SCD 5%,ICD治疗37%,持续性室速58%)	1.6	1.2~1.9	<0.001
右室内膜电压标测显示的右心室碎裂电位[35]	多个分离的曲折(>3),振幅<1.5mV,持续时间>100ms	95	所有的ICD恰当治疗	21.2	1.8~251.8	0.015
下壁导联T波倒置[23]	Ⅱ、Ⅲ、aVF导联负向T波	108	所有的ICD恰当治疗	N/A	N/A	0.02
下壁导联T波倒置[36]	2或3个导联上T波倒置	111	复合终点(心脏原因死亡6%,心脏移植8%,室颤16%,持续性室速67%,心律失常性晕厥3%)	2.4	1.2~5.2	0.02
T波倒置的程度[31]	≥3个胸前导联T波倒置	215	复合终点(心脏骤停6%,ICD治疗22%,持续性室速69%)	4.2	1.2~14.5	0.03
QRS波群碎裂[36]	1个右胸导联或其他所有剩余导联中>1个导联的QRS起始部位、R波顶部或S波最底部有额外的曲折或顿挫	111	复合终点(心脏原因死亡6%,心脏移植8%,室颤16%,持续性室速67%,心律失常性晕厥3%)	2.7	1.1~6.3	0.03
胸前导联QRS振幅比	V_1~V_3 QRS振幅之和与V_1~V_6 QRS振幅之和的比例<0.48	111	复合终点(心脏原因死亡6%,心脏移植8%,室颤16%,持续性室速67%,心律失常性晕厥3%)	2.9	1.4~6.2	0.005

专家组认为ARVC/D患者的不良预后最初被高估了，因为早期的报道来自三级转诊中心，而这些中心的患者转诊过来的主要原因是患者处于高危状态或存在严重的临床表现需要特殊干预，如射频消融或植入埋藏式心律转复除颤器（ICD）[21,27,37,38]。

社区患者队列研究和家族性ARVC/D临床筛查研究中报道的年全因死亡率相对较低（<1%）[24,30-32,36,39]，这些后来的数据能够客观地说明ARVC/D的自然病程，这当中有些患者可无症状，或仅有轻微症状而没有必要进行治疗[10,12-17]。ARVC/D患者SCD的机制是持续性室性心动过速（VT）或室颤（VF）导致的心脏骤停，常常是既往无症状年轻患者的首发症状[2,7,40]。

尸检系列研究资料和有关ARVC/D的观察性临床研究提出了多项不良事件和死亡的预测因素。表3列出了能独立预测包括恶性心律失常事件（SCD、VF导致的心脏骤停、恰当的ICD治疗或针对快速VT/VF的ICD治疗）、非SCD或心脏移植等不良事件的临床因素。这些因素至少来自一项已发表的多因素分析结果。发生过持续性VT或VF患者出现致命性心律失常事件的风险最高[22-24]。在一些研究中，但非所有研究中显示，无法解释的晕厥与心律失常风险增加有关[22,25,26]。值得注意的是，无法解释的晕厥定义为符合以下条件的意识丧失：①晕厥时未记录到室性心律失常、同时缺乏环境因素导致神经反射介导的血管张力和心率改变时（如排尿、排便、咳嗽或其他类似情况）；②在详细的针对其他心脏性或心外性因素进行临床评估后仍无法解释的晕厥[25]。

其他的独立危险因素包括24小时动态心电图监测发现的非持续性VT[25,26]；右心室或左心室扩大或功能障碍、双室扩大或功能障碍[21,22,27-30,39]；男性[31,32]；桥粒蛋白基因复合突变或双基因杂合突变[32]；诊断ARVC时年龄较小[22,23]；先证者[31]；心室程序刺激诱发恶性心律失常[26,28,33]；电解剖标测瘢痕的数量[34]及其相关的碎裂电位[35]；胸前和下壁导联T波倒置的程度[23,31,36]；QRS低电压[36]和碎裂QRS波群[36]。

电生理检查

电生理检查（EPS）可以用来鉴别ARVC/D和特发性右室流出道室性心动过速，可以诱发室性心动过速，为准备植入ICD的患者优化ICD的VT检查/鉴别算法及制定有效的抗心动过速起搏方法提供有价值的信息[11,28]。然而，是否能应用电生理检查诱发持续性VT或VF来预测ARVC/D患者长期心律失常预后仍存在争议[22,23,25,26,33]。不同试验研究结果不同可能与各研究设定的心律失常终点事件不同有关（例如挽救生命的ICD放电 *vs* 任何ICD适当放电）。

对已接受ICD治疗的ARVC/D患者的最大规模的多中心研究显示，电生理检查识别心律失常性心脏骤停方面价值有限，主要与其预测准确度较低有关[22,25]。这些研究显示无论ICD植入是何种指征，电生理检查诱发或未诱发VT的患者为治疗快速VT或VF的“挽救生命”的ICD放电率无差异。Corrado等对106例接受ICD作为一级预防的ARVC/D患者进行分析，发现EPS对VT或VF可诱发性的阳性和阴性预测率分别为35%和70%[25]。在这个研究中，随访中发现EPS所诱发出的快速室性心律失常类型（VT或VF）并不能预测出统计学上有差异的心律失常结果。北美有关98例接受ICD的ARVC/D患者的多学科研究在平均随访3.3年时发现，植入ICD前EPS可诱发的VT或VF并不能预测快速VT或VF的恰当治疗[23]。相反，约翰霍普金斯ARVC/D队列研究发现EPS中VT或VF的可诱发性是ICD恰当治疗最有意义的独立预测因子。然而，Bhonsale等的研究发现，EPS对VT或VF可诱发性的阳性和阴性预测率分别为65%和75%，而且相当一部分在随访过程中接受ICD治疗的患者EPS并未能诱发出VT或VF[26]。此外，不管是单因素分析还是多因素分析都未能证实EPS中VT或VF的可诱发性是ICD“挽救生命”放电治疗的独立预测因子。Bhonsale等报道，在无症状患者中，≥2个危险因素联合，如EPS中VT或VF的可诱发性、先证者、非持续性VT、室早≥1000/24小时，能预测恰当ICD治疗的机会增加[26]。然而，为挽救生命而对快速VT或VF进行ICD放电治疗的机会与以上危险因素的相关性并未取得统计学意义。Saguner等的研究中，EPS中VT的可诱发性是包括心脏性死亡、心脏移植、不稳定性VT/VF及晕厥在内的复合终点的独立预测因子[33]。

根据目前ARVC/D患者相关的研究资料，程序性心室刺激方案至少包括两个RV起搏部位（心尖和右室流出道），至少2个起搏周长和3个心室期前刺激；诱发VT/VF的定义为诱发VF或持续性VT（持续时

间 >30 秒或因血液动力学不稳定需要终止)[21,22,25,41]。

近期研究表明，EPS 过程中心内电压标测发现并定量的双极右心室电解剖瘢痕区，以及瘢痕相关的碎裂电位和晚电位的识别，也可能非常有助于评估 ARVC/D 患者的心律失常风险。由于心内膜电压标测是一项侵入性、价格昂贵及操作水平要求高的技术，且由于导管接触不佳可能在正常心肌记录到低电压导致评价不准确，因此不建议将这项检查作为常规诊断工具。

推荐规范

对于可疑 ARVC/D 患者应考虑电生理检查进行诊断和(或)评估(Ⅱa 级)。

无症状 ARVC/D 患者可考虑应用程序性心室刺激进行心律失常危险分层(Ⅱb 级)。

ARVC/D 患者进行诊断和预后评估时可考虑进行心内膜电压标测(Ⅱb 级)。

随　访

ARVC/D 患者应进行终生临床随访，定期评价新发症状或症状恶化情况、心室形态和功能异常的进展和室性心律失常，进而重新评估 SCD 发生风险并选择最优治疗方案。ARVC/D 患者的心脏评估包括静息时的 12 导联心电图、超声心动图、24 小时动态心电图和运动试验(发现运动负荷诱发的室性心律失常)，并且应根据年龄、症状和疾病的严重程度对患者定期进行评估(每 1~2 年 1 次)。

由于 ARVC/D 有年龄相关的外显率，因此健康的基因携带者及其家庭成员也应该进行规律的临床评估(每 2~3 年 1 次)，尤其在青春期和青年期。

治　疗

临床上治疗 ARVC/D 患者最重要的目标包括：①降低死亡率，包括心律失常性 SCD 或心力衰竭导致的死亡；②阻止右心室、左心室或双心室功能障碍和心力衰竭的进展；③通过减少和消除心悸、室性心动过速再发或 ICD 放电(适当的或不适当的)来改善症状，提高生活质量；④改善心力衰竭症状，增加功能储备。

治疗方法包括生活方式的改变、药物治疗、导管消融、ICD 和心脏移植。

生活方式改变

目前已明确青少年 ARVC/D 患者 SCD 与剧烈运动相关。在青少年和年轻成人 ARVC/D 患者中，竞技性运动使 SCD 风险增加 5 倍[42]。早期(即症状前)赛前筛查识别患病的运动员并取消他们的竞技运动资格可能是"救命性"的措施[8,43]。

此外，体育锻炼也被认为是一个促进 ARVC/D 表型发展和进展的因素。Kirchhof 等的研究发现，杂合子型斑珠蛋白缺乏的老鼠行耐力训练可加速右室扩大、功能降低及心室异位节律，提示慢慢增加的心室负荷可导致ARVC/D患者症状加重[44]。目前已有假说认为肌细胞间连接的损害可导致组织和器官的易损性，因此可促进肌细胞死亡，尤其是竞技运动中产生的机械压力下[45,46]。人类研究证实耐力运动和频繁的锻炼增加年龄相关的外显率、VT/VF 风险和桥粒基因携带 ARVC/D 患者心衰的发生[47,48]。

推荐规范

明确诊断的 ARVC/D 患者不能参加竞技性和(或)耐力运动(Ⅰ级)。

明确诊断的 ARVC/D 患者应限制参加体育活动，休闲低强度运动可以除外(Ⅱa 级)。

无临床表现的健康基因携带者(Ⅱa 级)或基因型不明确(Ⅱb 级)的 ARVC/D 患者家庭成员可考虑限制参加体育活动。

药物治疗

ARVC/D 患者药物治疗包括应用抗心律失常药物(ADD)、β 受体阻滞剂及治疗心力衰竭的药物。

抗心律失常药物

ARVC/D 患者应用 AAD 治疗的目的是通过预防症状性室性心律失常从而提高生活质量。目前尚未开展 ARVC/D 患者 AAD 治疗的前瞻性随机试验及治疗方案的系统性比较。

此外，由于 ARVC/D 患者随时间推移会出现多种心律失常事件，且用药经常改变，因此，AAD 治疗的效果评估较为困难[41,49]。已有的数据仅限于病例对照研究、回顾性分析和临床注册研究。所以，AAD 的治疗指征和药物选择是基于从其他疾病推理所得的经验探讨、个人经验、共识和个人决策。

现有数据建议，单用胺碘酮[负荷剂量 400~600mg/(kg·d)用药 3 周，然后维持剂量 200~400mg/d]或合并 β 受体阻滞剂，是治疗症状性室性心律失常最有效的方法，其致心律失常风险也相对较低，甚至在心室功能不全的患者中亦是，虽然其预防 SCD 的作用并未得到证实[49]。Corrado 等报道大部分高危患者虽然同时应用 AAD，仍需 ICD 干预以挽救生命，说明 AAD 治疗也许不足以预防 SCD[22]。

推荐规范

ICD 频发恰当放电的 ARVC/D 患者，AAD 应作为 ICD 的辅助治疗（Ⅰ级）。

频发室性早搏和（或）非持续性室性心动过速患者，可考虑应用 AAD 改善症状（Ⅱa 级）。

某些反复发作的血流动力学稳定的 VT，未植入 ICD 的 ARVC/D 患者，可考虑 AAD 作为导管消融的辅助治疗（Ⅱb 级）。

不建议未记录到室性心律失常的无症状 ARVC/D 患者和健康基因携带者应用 AAD 治疗（Ⅱ级）。

β 受体阻滞剂

肾上腺素刺激、体育运动中或运动后常会诱发 ARVC/D 患者室性心律失常和心脏骤停[8,40,42,47,48]。Wichter 等利用放射性核素显像和定量 PET 显像证实 ARVC/D 患者存在自主神经功能障碍，心室肌的交感神经刺激增加和继发的 β 受体密度降低[50,51]。

ARVC/D 患者 β 受体阻滞剂的应用指征，主要依赖于已证实的其在预防活动诱发室性心律失常、治疗心力衰竭方面的有效作用，和未证实的通过降低右心室室壁应力阻止心肌疾病进展的潜能。

因为无法比较每种 β 受体阻滞剂的疗效，确定最有效的剂量，建议根据年龄和体重使用无血管舒张作用的 β 受体阻滞剂，滴定至最大耐受剂量。

推荐规范

反复室性心动过速、恰当 ICD 治疗或由于窦性心动过速、室上性心动过速或伴快心室率的心房颤动 / 心房扑动行不恰当 ICD 干预的 ARVC/D 患者应用 β 受体阻滞剂治疗（Ⅰ级）。

所有 ARVC/D 患者，无论有无心律失常，都可以考虑应用 β 受体阻滞剂治疗（Ⅱa 级）。

不建议健康基因携带者应用 β 受体阻滞剂作为预防性用药（Ⅲ级）。

降低前负荷药物治疗

Fabritz 等通过实验证实，降低心室前负荷可预防或延缓基因易感性小鼠心脏 ARVC/D 的发展[52,53]。呋塞米、硝酸酯类治疗能完全预防运动诱导的右心室扩大的进展并使室性心动过速的可诱导性趋于正常化，从而使经过治疗的斑珠蛋白缺陷的小鼠在表型上与它们的野生型同胞别无二致。

但是，降低前负荷药物治疗还未成为临床实践的一部分，因为动物研究证实的获益结果需要在其他动物模型和患者中得到确认。

心力衰竭和抗血栓药物治疗

ARVC/D 患者右心室或双心室功能障碍导致的进行性心力衰竭和死亡的发生率在已有的报道中各不相同，这主要取决于患者的入选标准，是否有心律失常或心力衰竭[20-27,30-33,36,39,44,48,54,55]。

左心室受累最初被认为是ARVC/D的终末期并发症，在疾病晚期发生，最终导致双室泵衰竭[3,4]。最近，基因型-表型的相关性研究表明，有遗传倾向的ARVC/D患者更易早期累及左心室，引起左心室扩大[54-58]。

ARVC/D患者出现血栓栓塞并发症可由心内血栓导致，其形成于室壁瘤、心室成囊或整体及局限性心室功能障碍导致的心室扩张。Wlodarska等的一项回顾性研究发现，126例有严重右室扩张的ARVC/D患者在平均随访的(99±64)个月内，每年有0.5%的血栓栓塞并发症的发生率[59]。

推荐规范

已发展到右心衰竭和(或)左心衰竭的ARVC/D患者建议规范化药物治疗，应用血管紧张素转化酶抑制剂(ACEI)、血管紧张素Ⅱ受体阻滞剂(ARB)、β受体阻滞剂和利尿剂药物(Ⅰ级)。

建议有腔内血栓或静脉(动脉)血栓史的患者，长期口服抗凝药作为二级预防(Ⅰ级)——无症状的右心室和(或)左心室功能障碍的ARVC/D患者，可考虑应用ACEI/ARB治疗(Ⅱb级)。

不建议基于心室扩张/功能障碍(无论是全心或局部)的血栓进行一级预防用药(Ⅲ级)。

导管消融术

有室性心动过速的ARVC/D患者可以选择导管消融治疗。现在认为右心室心肌纤维脂肪替代形成的瘢痕区是引起室性心动过速的心律失常基质。室性心动过速是一种与瘢痕相关的大折返回路的结果，与心肌梗死后观测到的结果相似，适合于标测及导管消融阻断。导管消融时可用传统电生理方法标测指导，也可以在窦性心律行基质标测指导。

Fontaine等首先研究了直流电灼疗法，证实了ARVC/D患者VT消融的可行性[60,62]。随后，一些研究报道了心内膜导管消融治疗VT的短期和长期结果[63-73]。总的来说，60%~80%的患者可获得急性期成功，而在3~5年的长期随访过程中，复发率高达50%~70%。ARVC/D基质不断进展的特性(纤维脂肪瘢痕)可以用来解释VT消融高复发率及急性期成功与远期效果不佳之间的差异，随着时间的推移，不断发展的纤维脂肪瘢痕可导致多个折返环的形成并产生新的心律失常起源部位[10,68]。近年的研究发现部分VT折返环位于心外膜，其反应了ARVC/D病灶起源和进展于心外膜的倾向性，这也可以部分解释传统心内膜面标测及消融失败的原因。Garcia等首次报道了曾经历过失败的心内膜面标测及消融后行心外膜消融的可行性和有效性[70]。在这些患者中，电压标测发现其电解剖瘢痕面积范围在心外膜面大于心内膜面。85%的患者可获得完全成功(92%部分成功)，77%的患者在18个月随访中未发生VT。Phillips等比较了传统电生理VT标测/消融和其他包括基质标测和心外膜消融在内的策略的疗效[72]。虽然复发率仍然很高，但三维电解剖标测和(或)心外膜消融后累积无VT率远高于传统消融组。心外膜消融后1年和5年无VT率分别是64%和45%，相比心内膜消融方法有了显著改善。Berruezo等的研究发现，在消融临床室速的同时，通过去除内膜或外膜瘢痕传导通道(即瘢痕内、瘢痕间或瘢痕与瓣环间)使得瘢痕完全的去通道化是一个能提高消融远期成功率的有效办法。

根据现有的数据，我们认为，在长期疗效得到一致性的确认之前，ARVC/D患者导管消融VT应该是消除频发VT和ICD电击的一种潜在的有效方法，而不是根治性方法。导管消融不能预防SCD，也不能作为有VT发作ARVC/D患者的ICD替代治疗，但药物难治性、血流动力学稳定及单形性VT的患者除外[22]。目前仍然推荐AAD、多次消融及ICD植入控制VT发作，预防SCD。

推荐规范

经过最大剂量药物(包括胺碘酮)治疗后仍有无休止VT或频发恰当ICD干预的ARVC/D患者，建议行VT导管消融术(Ⅰ级)。

一次或多次心内膜VT消融失败者，建议行心外膜VT消融术(Ⅰ级)。

胺碘酮以外的ADD治疗无效，仍发作无休止VT或频发恰当ICD干预的ARVC/D患者，可考虑行VT导管消融术(Ⅱa级)。

若手术者和电生理导管室对 ARVC/D 患者心外膜 VT 消融富有经验，可以考虑行联合心内膜 / 心外膜联合 VT 消融术（Ⅱa 级）。

无休止 VT 或频发恰当 ICD 干预的 VT，药物治疗有效但不想接受药物治疗的 ARVC/D 患者，可以考虑行 VT 导管消融术（Ⅱb 级）。

药物难治性、血流动力学稳定、单形性 VT 且未植入 ICD 的患者，导管消融术可能作为首选治疗方法（Ⅱb 级）。

不建议 ARVC/D 患者将导管消融术作为替代 ICD 预防 SCD（Ⅲ级）。

植入埋藏式心律转复除颤器治疗

植入式除颤治疗是 ARVC/D 患者最合理的治疗方法，因为自然病程中首要危险是 SCD 风险，其次是收缩功能障碍导致的进行性心力衰竭。由于伦理方面原因，和相对较低的疾病外显率及低事件发生率的实际限制，前瞻性随机试验目前仍不可行。来自观察研究和注册的大量 ARVC/D 患者的数据已确定了 ICD 治疗的有效性和安全性[22,25,26,28,74-81]。这些研究一致证实了在所选择的高危 ARVC/D 患者中，ICD 能成功阻断致死性室性心律失常并改善长期预后。总体上，在植入后平均随访的 2~7 年内，48%~78% 的患者接受了恰当的 ICD 治疗。其中不少患者接受了数次 ICD 放电治疗，且 VT 电风暴并不罕见报道。绝大多数的研究通过比较实际患者生存率与预计的无 ICD 针对快 VT（>240 次 /min）或 VF 干预（“挽救生命”的 ICD 治疗）来评估 ICD 的生存获益。快 VT 或 VF 被看成是“流产的 SCD”的代名词。基于这样的假设，如果这些心动过速没有 ICD 终止，将会是致命的[22,25,28,77]。可通过询问 ICD 和回顾存储的关于 ICD 针对快 VT 或 VF 治疗的腔内电图来获取终点事件信息。在最大的多中心研究中，36 个月无 VT/VF 的生存率为 72%，而实际生存率为 98%，估算的 ICD 生存获益为 26%[22]。最大的单中心研究发现预估的总体生存率在随访 1 年、3 年、7 年分别改善了 23%、32% 和 35%[28]。虽然目前研究的随访期都较短，但大部分患者从植入到第一次恰当放电的时间≥1 年，最长的时间间隔为 5.5 年[25,26,74-81]。这些结果表明 ARVC/D 患者植入 ICD 是终身的预防措施，其可带来救命性干预，即使在特别长的隐匿性心室心电不稳定期之后。

值得注意的是，ICD 治疗的生存获益是以严重的并发症为代价来获得的，导线 / 装置相关并发症及不恰当 ICD 治疗的预计发生率分别为 3.7%/ 年和 4.4%/ 年。最近 Schinkel 的荟萃分析提供了已报道的、详细的 ICD 相关并发症的信息[82]。Wichter 等的长期研究[（80±43）个月]发现，60 例 ARVC/D 患者中，有 37 例（62%）出现了总计 53 项严重不良事件（31 项为导线相关）[28]。10 项出现在围手术期，另外 43 项在随访期内发生。ARVC/D 特殊的病理机制导致心肌逐渐消失和纤维脂肪替代，同时也会影响 RV 导线植入部位，这也许能解释导线相关并发症高发的原因。在这一方面，Corrado 等报道，在随访 3.3 年间，由于心尖右心室游离壁心室传感 / 起搏功能丧失，约 4% 的 ARVC/D 患者需要额外的植入间隔导线。因此，应特别注意随访中 R 波感知振幅是否逐渐消失，这可能会影响 ICD 功能，并预示疾病进展。

10%~25% 的 ARVC/D 患者有不恰当 ICD 放电，大部分在年轻患者中发生[77]，常由窦性心动过速或房性快速性心律失常引起。不恰当的 ICD 放电导致疼痛，并可能对患者的临床和心理有深远影响。恰当 ICD 程控[84]和 β 受体阻滞剂或索他洛尔的应用能减少 ICD 不恰当放电的发生率。尽管双腔感知可改善室上性心律失常和室性心律失常的鉴别诊断功能，减少不恰当放电次数，但额外的心房导线使得早期和晚期术后并发症的发生率更高。

ICD 植入指征

已发表的 ARVC/D 患者研究发现主要心律失常事件（即 SCD，VF 导致的心脏骤停，持续性 VT 和恰当 ICD 干预）的独立危险因素，据此专家共识将 SCD 风险分为三个级别（高危，中危，低危），见图 1。每级风险的 ICD 植入与否不只依赖风险等级，还要考虑患者一般健康状况、社会经济因素、心理影响和 ICD 装置副作用。

高危组是指有 VF 或持续性 VT 导致心脏骤停病史的患者。这类患者致命性心律失常的预计发生率为 10%/ 年，ICD 治疗获益最大[22-24]。共识认为严重右心室功能障碍（右心室面积改变率≤17% 或

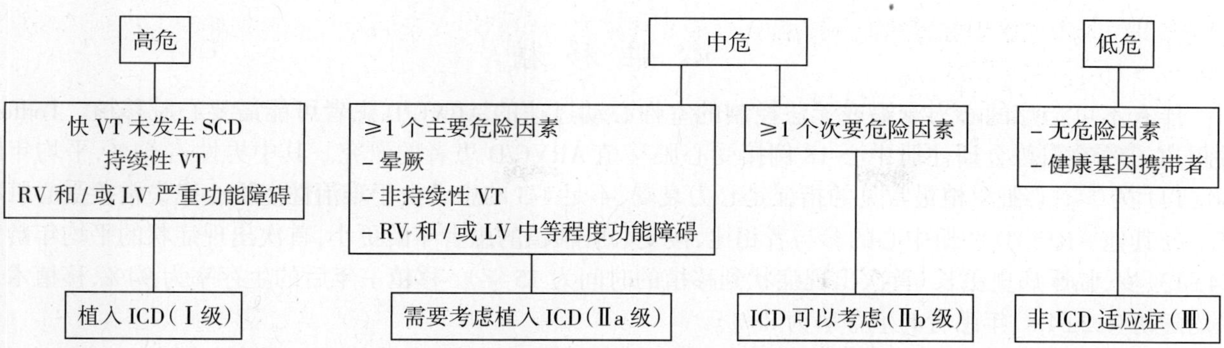

图 1 ARVC/D 危险分层级 ICD 植入适应证的流程图

RVEF≤35%）或左心室功能障碍（LVEF≤35%）的患者，即使没有致命性室性心律失常，也是高危患者，建议预防性安装 ICD[21,22,27,28,30,39]。ARVC/D 患者特殊的心室功能障碍导致的心律失常风险尚未明确，心室功能障碍纳入高危组是从其他心肌病和个人经验推理所得。

低危组是指无危险因素的先证者和亲属及健康基因携带者，他们长期随访中恶性心律失常事件发生率较低（估计年发生率 <1%/ 年[25,31]），不需要任何治疗，包括植入 ICD。

界于高危与低危之间的≥1 个危险因素的 ARVC/D 患者归为中危组（估计每年事件发生率为 1%~10%[25,26]）。专家组一致认为，晕厥、非持续性室性心动过速（NSVT）、中度心室功能障碍，不管右心室（RV 面积改变率为 24%~17%，或 RVEF 为 40%~36%）还是左心室（LVEF 为 45%~36%）射血情况，均是 SCD 主要危险因素，应预防性植入 ICD。患者是否植入 ICD 应该根据个人状况，通过评估总体临床表现、年龄、已知危险因素的强度、患者可接受的 SCD 风险水平、不恰当干预和并发症的潜在风险来确定。

值得注意的是，由于一些非临床因素的不同，如文化背景，社会经济条件，卫生系统，能否应用先进技术，成本 - 效益的考虑和倾向性，ICD 的植入指征在不同国家有所差异。与许多欧洲国家较保守策略相比，美国当前植入 ICD 的门槛较低[13]。需要强调的是错误的影像学（包括心脏磁共振）会造成 ARVC/D 的误诊[85]，从而导致不恰当植入 ICD。ICD 植入流程见图 1。

共 识 建 议

≥1 次血流动力学不稳定、持续性 VT 或 VF 的 ARVC/D 患者应植入 ICD（Ⅰ级）

无论有无心律失常，有右心室、左心室或双心室严重收缩功能障碍的 ARVC/D 患者应植入 ICD（Ⅰ级）。

≥1 次血流动力学稳定、持续性 VT 的 ARVC/D 患者，可考虑植入 ICD（Ⅱa 级）。

有主要危险因素如不明原因的晕厥、中度心室功能障碍或 NSVT 的 ARVC/D 患者，可考虑植入 ICD（Ⅱa 级）。

经过充分告知 ICD 植入长期风险和获益后，有次要危险因素的 ARVC/D 患者可考虑植入 ICD（Ⅱb 级）。

没有危险因素的无症状 ARVC/D 患者或健康基因携带者不建议预防性植入 ICD（Ⅲ级）。

装 置 选 择

对于大部分年轻患者，建议植入单腔 ICD，以减少长期导线相关并发症的发生率。

ICD 的治疗经验显示对 ARVC/D 患者抗心动过速起搏能有效终止 VT 发作。无导线皮下 ICD 对 ARVC/D 患者确切的临床作用仍有待确定。是否植入无导线设备需要考虑患者的特异性，需要平衡导线相关并发症以及起搏终止反复发作的 VT。

额外的心脏再同步化治疗可能对 LVEF≤35%、宽 QRS 波伴左束支传导阻滞的 ARVC/D 患者有效，尽管其临床效益是从其他疾病的再同步化治疗中推断得出[86]。右心室再同步化治疗已被推荐为治疗有先天性心脏病和慢性右心室心力衰竭患者的方法[87]，然而，目前仍没有右心室起搏对右心室功能障碍和宽 QRS 波伴右束支传导阻滞 ARVC/D 患者的临床和血流动力学影响的相关数据。

心脏移植

伴有不可治疗的心力衰竭或无法控制的室性心动过速的 ARVC/D 患者可能需要心脏移植。Tedford 等报道了约翰霍普金斯注册中心 18 例接受心脏移植 ARVC/D 患者的研究。其中男性占 61%，平均年龄(40±14)岁[88]。心脏移植最常见的指征是心力衰竭，不足 1/3 的患者由于难治性室性心律失常接受心脏移植。与其他 ARVC/D 注册中心的参与者相比，接受心脏移植的患者年龄更小，首次出现症状的平均年龄为(24±13)岁，临床病史更长(首次出现症状到移植的时间为 15 年)。移植一年后的生存率为 94%，移植术后平均随访(6.2±4.8)年患者的生存率为 88%。

对于严重、治疗无效的充血性心力衰竭，或在有经验的中心导管(和手术)消融和(或)ICD 治疗无效，仍复发 VT/VF 的 ARVC/D 患者，建议心脏移植作为最后的治疗选择。

其他外科治疗方法

目前还没有发现其他手术疗法如右心室心肌成形术[89]、右心室离断术[90]、活体心脏冷冻消融术[91]和左心交感神经切除术[92]等治疗 ARVC/D 患者的临床价值。

结　语

ARVC/D 的治疗方法已发展多年，但仍然面临着严重挑战。为了进一步完善危险分层和治疗方法，我们需要了解更多关于其自然病程、长期预后和风险评估的信息。需要特别关注那些与药物和其他非药物治疗相比，更可能从 ICD 获益的患者。当前需要有纳入较多患者和更长时间随访的前瞻性研究 / 注册研究数据以及从多中心随机对照研究中获得的数据，为 ARVC/D 患者的最佳治疗建议提供充分依据。

目前的治疗和预防措施只是姑息疗法，而不是根治性治疗。ARVC/D 的最终根治措施将以发现的疾病病因学和发病机制中涉及的分子机制为依据。

(郦明芳　曹克将)

参考文献

[1] Marcus FI, Fontaine GH, Guiraudon G, et al. Right ventricular dysplasia: a report of 24 adult cases. Circulation, 1982, 65: 384-398.

[2] Thiene G, Nava A, Corrado D, et al. Right ventricular cardiomyopathy and sudden death in young people. N Engl J Med, 1988, 318: 129-133.

[3] Basso C, Thiene G, Corrado D, et al. Arrhythmogenic right ventricular cardiomyopathy. Dysplasia, dystrophy, or myocarditis? Circulation, 1996, 94: 983-991.

[4] Corrado D, Basso C, Thiene G, et al. Spectrum of clinicopathologic manifestations of arrhythmogenic right ventricular cardiomyopathy/dysplasia: a multicenter study. J Am Coll Cardiol 1997, 30: 1512-1520.

[5] Corrado D, Basso C, Thiene G. Arrhythmogenic right ventricular cardiomyopathy: diagnosis, prognosis, and treatment. Heart, 2000, 83: 588-595.

[6] Sen-Chowdhry S, Lowe MD, Sporton SC, et al. Arrhythmogenic right ventricular cardiomyopathy: clinical presentation, diagnosis, and management. Am J Med, 2004, 117: 685-695.

[7] Dalal D, Nasir K, Bomma C, et al. Arrhythmogenic right ventricular dysplasia: a United States experience. Circulation, 2005, 112: 3823-3832.

[8] Corrado D, Basso C, Pavei A, et al. Trends in sudden cardiovascular death in young competitive athletes after implementation of a preparticipation screening program. JAMA, 2006, 296: 1593-1601.

[9] Sen-Chowdhry S, Prasad SK, Syrris P, et al. Cardiovascular magnetic resonance in arrhythmogenic right ventricular cardiomyopathy revisited: comparison with task force criteria and genotype. J Am Coll Cardiol, 2006, 48: 2132-2140.

[10] Basso C, Corrado D, Marcus FI, et al. Arrhythmogenic right ventricular cardiomyopathy. Lancet, 2009, 373: 1289-1300.

[11] Corrado D, Basso C, Leoni L, et al. Three-dimensional electroanatomical voltage mapping and histologic evaluation of myocardial substrate in right ventricular outflow tract tachycardia. J Am Coll Cardiol, 2008, 51: 731-739.

[12] Herren T, Gerber PA, Duru F. Arrhythmogenic right ventricular cardiomyopathy/dysplasia: a not so rare 'disease of the desmosome' with multiple clinical presentations. Clin Res Cardiol, 2009, 98: 141-158.

[13] Patel HC, Calkins H. Arrhythmogenic right ventricular dysplasia. Curr Treat Options Cardiovasc Med, 2010, 12: 598-613.

[14] Sen-Chowdhry S, Morgan RD, Chambers JC, et al. Arrhythmogenic cardiomyopathy: etiology, diagnosis, and treatment. Annu Rev Med, 2010,

61:233-253.

[15] Basso C, Corrado D, Bauce B, et al. Arrhythmogenic right ventricular cardiomyopathy. Circ Arrhythm Electrophysiol, 2012, 5: 1233-1246.

[16] Paul M, Wichter T, Fabritz L, et al. Arrhythmogenic right ventricular cardiomyopathy: an update on pathophysiology, genetics, diagnosis, and risk stratification. Herzschrittmacherther Elektrophysiol, 2012, 23: 186-195.

[17] Calkins H. Arrhythmogenic right ventricular dysplasia. Curr Probl Cardiol, 2013, 38: 103-123.

[18] McKenna WJ, Thiene G, Nava A, et al. Diagnosis of arrhythmogenic right ventricular dysplasia/cardiomyopathy. Task Force of the Working Group Myocardial and Pericardial Disease of the European Society of Cardiology and of the Scientific Council on Cardiomyopathies of the International Society and Federation of Cardiology. Br Heart J, 1994, 71: 215-218.

[19] Marcus FI, McKenna WJ, Sherrill D, et al. Diagnosis of arrhythmogenic right ventricular cardiomyopathy/dysplasia: proposed modification of the task force criteria. Circulation, 2010, 121: 1533-1541.

[20] Nava A, Bauce B, Basso C, et al. Clinical profile and long-term follow-up of 37 families with arrhythmogenic right ventricular cardiomyopathy. J Am Coll Cardiol, 2000, 36: 2226-2233.

[21] Lemola K, Brunckhorst C, Helfenstein U, et al. Predictors of adverse outcome in patients with arrhythmogenic right ventricular dysplasia/cardiomyopathy: long term experience of a tertiary care centre. Heart, 2005, 91: 1167-1172.

[22] Corrado D, Leoni L, Link MS, et al. Implantable cardioverter-defibrillator therapy for prevention of sudden death in patients with arrhythmogenic right ventricular cardiomyopathy/dysplasia. Circulation, 2003, 108: 3084-3091.

[23] Link MS, Laidlaw D, Polonsky B, et al. Ventricular arrhythmias in the North American multidisciplinary study of ARVC: predictors, characteristics, and treatment. J Am Coll Cardiol, 2014, 64: 119-125.

[24] Watkins DA, Hendricks N, Shaboodien G, et al. Clinical features, survival experience, and profile of plakophylin-2 gene mutations in participants of the arrhythmogenic right ventricular cardiomyopathy registry of South Africa. Heart Rhythm, 2009, 6 (suppl): S10-S17.

[25] Corrado D, Calkins H, Link MS, et al. Prophylactic implantable defibrillator in patients with arrhythmogenic right ventricular cardiomyopathy/dysplasia and no prior ventricular fibrillation or sustained ventricular tachycardia. Circulation, 2010, 122: 1144-1152.

[26] Bhonsale A, James CA, Tichnell C, et al. Incidence and predictors of implantable cardioverter-defibrillator therapy in patients with arrhythmogenic right ventricular dysplasia/cardiomyopathy undergoing implantable cardioverter defibrillator implantation for primary prevention. J Am Coll Cardiol, 2011, 58: 1485-1496.

[27] Hulot JS, Jouven X, Empana JP, et al. Natural history and risk stratification of arrhythmogenic right ventricular dysplasia/cardiomyopathy. Circulation, 2004, 110: 1879-1884.

[28] Wichter T, Paul M, Wollmann C, et al. Implantable cardioverter/defibrillator therapy in arrhythmogenic right ventricular cardiomyopathy: single-center experience of long-term follow-up and complications in 60 patients. Circulation, 2004, 109: 1503 - 1508.

[29] Saguner AM, Vecchiati A, Baldinger SH, et al. Different prognostic value of functional right ventricular parameters in Arrhythmogenic right ventricular cardiomyopathy/dysplasia. Circ Cardiovasc Imaging, 2014, 7: 230-239.

[30] Pinamonti B, Dragos AM, Pyxaras SA, et al. Prognostic predictors in arrhythmogenic right ventricular cardiomyopathy: results from a 10-year registry. Eur Heart J, 2011, 32: 1105-1113.

[31] Bhonsale A, James CA, Tichnell C, et al. Risk stratification in arrhythmogenic right ventricular dysplasia/cardiomyopathy-associated desmosomal mutation carriers. Circ Arrhythm Electrophysiol, 2013, 6: 569-578.

[32] Rigato I, Bauce B, Rampazzo A, et al. Compound and digenic heterozygosity predicts lifetime arrhythmic outcome and sudden cardiac death in desmosomal gene-related arrhythmogenic right ventricular cardiomyopathy. Circ Cardiovasc Genet, 2013, 6: 533-542.

[33] Saguner AM, Medeiros-Domingo A, Schwyzer MA, et al. Usefulness of inducible ventricular tachycardia to predict long-term adverse outcomes in arrhythmogenic right ventricular cardiomyopathy. Am J Cardiol, 2013, 111: 250-257.

[34] Migliore F, Zorzi A, Silvano M, et al. Prognostic value of endocardial voltage mapping in patients with arrhythmogenic right ventricular cardiomyopathy/dysplasia. Circ Arrhythm Electrophysiol, 2013, 6: 167-176.

[35] Santangeli P, Dello Russo A, Pieroni M, et al. Fragmented and delayed electrograms within fibrofatty scar predict arrhythmic events in arrhythmogenic right ventricular cardiomyopathy: results from a prospective risk stratification study. Heart Rhythm, 2012, 9: 1200-1206.

[36] Saguner AM, Ganahl S, Baldinger SH, et al. Usefulness of electrocardiographic parameters for risk prediction in arrhythmogenic right ventricular dysplasia. Am J Cardiol, 2014, 113: 1728-1734.

[37] Blomstrom-Lundqvist C, Sabel KG, Olsson SB. A long term follow up of 15 patients with arrhythmogenic right ventricular dysplasia. Br Heart J, 1987, 58: 477-488.

[38] Marcus FI, Fontaine GH, Frank R, Gallagher JJ, Reiter MJ. Long-term follow-up in patients with arrhythmogenic right ventricular disease. Eur Heart J, 1989, 10 (Suppl. D): 68-73.

[39] Peters S. Long-term follow-up and risk assessment of arrhythmogenic right ventricular dysplasia/cardiomyopathy: personal experience from different primary and tertiary centers. J Cardiovasc Med (Hagerstown), 2007, 8: 521-526.

[40] Corrado D, Thiene G, Nava A, et al. Sudden death in young competitive athletes: clinicopathologic correlations in 22 cases. Am J Med, 1990, 89: 588-596.

[41] Wichter T, Borggrefe M, Haverkamp W, et al. Efficacy of antiarrhythmic drugs in patients with arrhythmogenic right ventricular disease. Results in patients with inducible and non-inducible ventricular tachycardia. Circulation, 1992, 86: 29-37.

[42] Corrado D, Basso C, Rizzoli G, et al. Does sports activity enhance the risk of sudden death in adolescents and young adults? J Am Coll Cardiol, 2003, 42: 1959-1963.

[43] Corrado D, Schmied C, Basso C, et al. Risk of sports: do we need a pre-participation screening for competitive and leisure athletes? Eur Heart J, 2011, 32: 934-944.

[44] Kirchhof P, Fabritz L, Zwiener M, et al. Age- and training dependent development of arrhythmogenic right ventricular cardiomyopathy in heterozygous plakoglobin-deficient mice. Circulation, 2006, 114: 1799-1806.

[45] Corrado D, Thiene G. Arrhythmogenic right ventricular cardiomyopathy/dysplasia: clinical impact of molecular genetic studies. Circulation, 2006, 113: 1634-1637.

[46] Sen-Chowdhry S, Syrris P, McKenna WJ. Role of genetic analysis in the management of patients with arrhythmogenic right ventricular dysplasia/cardiomyopathy. J Am Coll Cardiol, 2007, 50: 1813-1821.

[47] James CA, Bhonsale A, Tichnell C, et al. Exercise increases age-related penetrance and arrhythmic risk in arrhythmogenic right ventricular dysplasia/cardiomyopathy-associated desmosomal mutation carriers. J Am Coll Cardiol, 2013, 62: 1290-1297.

[48] Saberniak J, Hasselberg NE, Borgquist R, et al. Vigorous physical activity impairs myocardial function in patients with arrhythmogenic right ventricular cardiomyopathy and in mutation positive family members. Eur J Heart Fail, 2014, 16: 1337-1344.

[49] Marcus GM, Glidden DV, Polonsky B, et al. Efficacy of antiarrhythmic drugs in arrhythmogenic right ventricular cardiomyopathy: a report from the North American ARVC Registry. J Am Coll Cardiol, 2009, 54: 609-615.

[50] Wichter T, Hindricks G, Lerch H, et al. Regional myocardial sympathetic dysinnervation in arrhythmogenic right ventricular cardiomyopathy. An analysis using ^{123}I-meta-iodobenzylguanidine scintigraphy. Circulation, 1994, 89: 667-683.

[51] Wichter T, Schafers M, Rhodes CG, et al. Abnormalities of cardiac sympathetic innervation in arrhythmogenic right ventricular cardiomyopathy: quantitative assessment of presynaptic norepinephrine reuptake and postsynaptic beta-adrenergic receptor density with positron emission tomography. Circulation, 2000, 101: 1552-1558.

[52] Fabritz L, Fortmuller L, Yu TY, et al. Can preload-reducing therapy prevent disease progression in arrhythmogenic right ventricular cardiomyopathy? Experimental evidence and concept for a clinical trial. Prog Biophys Mol Biol, 2012, 110: 340-346.

[53] Fabritz L, Hoogendijk MG, Scicluna BP, et al. Load-reducing therapy prevents development of arrhythmogenic right ventricular cardiomyopathy in plakoglobin-deficient mice. J Am Coll Cardiol, 2011, 57: 740-750.

[54] Bauce B, Basso C, Rampazzo A, et al. Clinical profile of four families with arrhythmogenic right ventricular cardiomyopathy caused by dominant desmoplakin mutations. Eur Heart J, 2005, 26: 1666-1675.

[55] Sen-Chowdhry S, Syrris P, Ward D, et al. Clinical and genetic characterization of families with arrhythmogenic right ventricular dysplasia/cardiomyopathy provides novel insights into patterns of disease expression. Circulation, 2007, 115: 1710-1720.

[56] Sen-Chowdhry S, Syrris P, Prasad SK, et al. Left-dominant arrhythmogenic cardiomyopathy: an under-recognized clinical entity. J Am Coll Cardiol, 2008, 52: 2175-2187.

[57] Marra MP, Leoni L, Bauce B, et al. Imaging study of ventricular scar in arrhythmogenic right ventricular cardiomyopathy: comparison of 3D standard electroanatomical voltage mapping and contrast-enhanced cardiac magnetic resonance. Circ Arrhythm Electrophysiol, 2012, 5: 91-100.

[58] te Riele AS, Bhonsale A, James CA, et al. Incremental value of cardiac magnetic resonance imaging in arrhythmic risk stratification of arrhythmogenic right ventricular dysplasia/cardiomyopathy associated desmosomal mutation carriers. J Am Coll Cardiol, 2013, 62: 1761-1769.

[59] Wlodarska EK, Wozniak O, Konka M, et al. Thromboembolic complications in patients with arrhythmogenic right ventricular dysplasia/cardiomyopathy. Europace, 2006, 8: 596-600.

[60] Fontaine G, Frank R, Rougier I, et al. Electrode catheter ablation of resistant ventricular tachycardia in arrhythmogenic right ventricular dysplasia: experience of 13 patients with a mean follow-up of 45 months. Eur Heart J, 1989, 10 (Suppl. D): 74-81.

[61] Ellison KE, Friedman PL, Ganz LI, et al. Entrainment mapping and radiofrequency catheter ablation of ventricular tachycardia in right ventricular dysplasia. J Am Coll Cardiol, 1998, 32: 724-728.

[62] Fontaine G, Tonet J, Gallais Y, et al. Ventricular tachycardia catheter ablation in arrhythmogenic right ventricular dysplasia: a 16-year experience. Curr Cardiol Rep, 2000, 2: 498-506.

[63] Reithmann C, Hahnefeld A, Remp T, et al. Electroanatomic mapping of endocardial right ventricular activation as a guide for catheter ablation in patients with arrhythmogenic right ventricular dysplasia. Pacing Clin Electrophysiol, 2003, 26: 1308-1316.

[64] Marchlinski FE, Zado E, Dixit S, et al W. Electroanatomic substrate and outcome of catheter ablative therapy for ventricular tachycardia in setting of right ventricular cardiomyopathy. Circulation, 2004, 110: 2293-2298.

[65] Miljoen H, State S, de Chillou C, et al. Electroanatomic mapping characteristics of ventricular tachycardia in patients with arrhythmogenic right ventricular cardiomyopathy/dysplasia. Europace, 2005, 7: 516-524.

[66] Verma A, Kilicaslan F, Schweikert RA, et al. Short- and long-term success of substratebased mapping and ablation of ventricular tachycardia in arrhythmogenic right ventricular dysplasia. Circulation, 2005, 111: 3209-3216.

[67] Satomi K, Kurita T, Suyama K, et al. Catheter ablation of stable and unstable ventricular tachycardias in patients with arrhythmogenic right ventricular dysplasia. J Cardiovasc Electrophysiol, 2006, 17: 469-476.

[68] Dalal D, Jain R, Tandri H, et al. Long-term efficacy of catheter ablation of ventricular tachycardia in patients with arrhythmogenic right ventricular dysplasia/cardiomyopathy. J Am Coll Cardiol, 2007, 50: 432-440.

[69] Nogami A, Sugiyasu A, Tada H, et al. Changes in the isolated delayed component as an endpoint of catheter ablation in arrhythmogenic right ventricular cardiomyopathy: predictor for long-term success. J Cardiovasc Electrophysiol, 2008, 19: 681-688.

[70] Garcia FC, Bazan V, Zado ES, et al. Epicardial substrate and outcome with epicardial ablation of ventricular tachycardia in arrhythmogenic right ventricular cardiomyopathy/dysplasia. Circulation, 2009, 120: 366-375.

[71] Berruezo A, Fernandez-Armenta J, et al. Combined endocardial and epicardial catheter ablation in arrhythmogenic right ventricular dysplasia incorporating scar dechanneling technique. Circ Arrhythm Electrophysiol, 2012, 5: 111-121.

[72] Philips B, Madhavan S, James C, et al. Outcomes of catheter ablation of ventricular tachycardia in arrhythmogenic right ventricular dysplasia/cardiomyopathy. Circ Arrhythm Electrophysiol, 2012, 5: 499-505.

[73] Tschabrunn CM, Marchlinski FE. Ventricular tachycardia mapping and ablation in arrhythmogenic right ventricular cardiomyopathy/dysplasia: Lessons Learned, World J Cardiol, 2014, 6: 959-967.

[74] Boriani G, Artale P, Biffi M, et al. Outcome of cardioverter defibrillator implant in patients with arrhythmogenic right ventricular cardiomyopathy. Heart Vessels, 2007, 22: 184-192.

[75] Breithardt G, Wichter T, Haverkamp W, et al. Implantable cardioverter defibrillator therapy in patients with arrhythmogenic right ventricular cardiomyopathy, long QT syndrome, or no structural heart disease. Am Heart J, 1994, 127 (Pt 2): 1151-1158.

[76] Hodgkinson KA, Parfrey PS, Bassett AS, et al. The impact of implantable cardioverter-defibrillator therapy on survival in autosomal-dominant arrhythmogenic right ventricular cardiomyopathy (ARVD5). J Am Coll Cardiol, 2005, 45: 400-408.

[77] Link MS, Wang PJ, Haugh CJ, et al. Arrhythmogenic right ventricular dysplasia: clinical results with implantable cardioverter defibrillators. J Interv Card Electrophysiol, 1997, 1: 41-48.

[78] Piccini JP, Dalal D, Roguin A, et al. Predictors of appropriate implantable defibrillator therapies in patients with arrhythmogenic right ventricular dysplasia. Heart Rhythm, 2005, 2: 1188-1194.

[79] Roguin A, Bomma CS, Nasir K, et al. Implantable cardioverter defibrillators in patients with arrhythmogenic right ventricular dysplasia/cardiomyopathy. J Am Coll Cardiol, 2004, 43: 1843-1852.

[80] Schuler PK, Haegeli LM, Saguner AM, et al. Predictors of appropriate ICD therapy in patients with arrhythmogenic right ventricular cardiomyopathy: long term experience of a tertiary care center. PLoS One, 2012, 7: e39584.

[81] Tavernier R, Gevaert S, De Sutter J, et al. Long term results of cardioverter-defibrillator implantation in patients with right ventricular dysplasia and malignant ventricular tachyarrhythmias. Heart, 2001, 85: 53-56.

[82] Schinkel AF. Implantable cardioverter defibrillators in arrhythmogenic right ventricular dysplasia/cardiomyopathy: patient outcomes, incidence of appropriate and inappropriate interventions, and complications. Circ Arrhythm Electrophysiol, 2013, 6: 562-568.

[83] Ingles J, Sarina T, Kasparian N, et al. Psychological wellbeing and posttraumatic stress associated with implantable cardioverter defibrillator therapy in young adults with genetic heart disease. Int J Cardiol, 2013, 168: 3779-3784.

[84] Moss AJ, Schuger C, Beck CA, et al. Reduction in inappropriate therapy and mortality through ICD programming. N Engl J Med, 2012, 367: 2275-2283.

[85] Marcus F, Basso C, Gear K, et al. Pitfalls in the diagnosis of arrhythmogenic right ventricular cardiomyopathy/dysplasia. Am J Cardiol, 2010, 105: 1036-1039.

[86] Yancy CW, Jessup M, Bozkurt B, et al. 2013 ACCF/AHA guideline for the management of heart failure: a report of the American College of Cardiology Foundation/American Heart Association Task Force on Practice Guidelines. J Am Coll Cardiol, 2013, 62: e147-e239.

[87] Dubin AM, Feinstein JA, Reddy VM, et al. Electrical resynchronization: a novel therapy for the failing right ventricle. Circulation, 2003, 107: 2287-2289.

[88] Tedford RJ, James C, Judge DP, et al. Cardiac transplantation in arrhythmogenic right ventricular dysplasia/cardiomyopathy. J Am Coll Cardiol, 2012, 59: 289-290.

[89] Chachques JC, Argyriadis PG, Fontaine G, et al. Right ventricular cardiomyoplasty: 10-year follow-up. Ann Thorac Surg, 2003, 75: 1464-1468.

[90] Zacharias J, Forty J, Doig JC, et al. Right ventricular disarticulation. An 18-year single centre experience. Eur J Cardiothorac Surg, 2005, 27: 1000-1004.

[91] Bakir I, Brugada P, Sarkozy A, et al. A novel treatment strategy for therapy refractory ventricular arrhythmias in the setting of arrhythmogenic right ventricular dysplasia. Europace, 2007, 9: 267-269.

[92] Coleman MA, Bos JM, Johnson JN, et al. Videoscopic left cardiac sympathetic denervation for patients with recurrent ventricular fibrillation/malignant ventricular arrhythmia syndromes besides congenital long-QT syndrome. Circ Arrhythm Electrophysiol, 2012, 5: 782-788.

2015年ACC/AHA/HRS成人室上性心动过速处理概要与解读

2015年,美国心脏协会(AHA)、美国心脏病学会(ACC)及美国心律学会(HRS)联合发布了新版的《成人室上性心动过速管理指南》[1]。新版指南涵盖了已经发表的临床试验、基础研究和全面综述获得的已有的和最新的知识,以及新出现的治疗策略和药物。采用最新的建议类别和证据级别分类系统(表1),对各种类型室上性心动过速的管理给出了最新的推荐意见,对临床实践有很高的指导价值。

表1 建议类别和证据级别

建议类别(建议强度)		证据级别(证据质量)	
Ⅰ类(强烈)	获益>>>风险	LEVEL A	高质量证据
Ⅱa类(中等)	获益>>风险	LEVEL B-R(Randomized)	中等质量证据:随机
Ⅱb类(弱)	获益≥风险	LEVEL B-NR(Non-Randomized)	中等质量证据:非随机
Ⅲ类:无益(中等)	获益=风险	LEVEL C-LD(Limited Data)	有限数据
Ⅲ类:有害(强烈)	风险>获益	LEVEL C-EO(Expert Opinion)	专家观点

1. 室上性心动过速的定义和相关术语

室上性心动过速(SVT)是指希氏束及希氏束以上心脏组织参与的心律失常,静息下心房率和(或)心室率超过100次/分。主要包括不恰当窦性心动过速、房性心动过速(局灶性或多源性)、大折返性房速(包括典型房扑)、交界性心动过速、房室结折返性心动过速(AVNRT)和旁道介导的房室折返性心动过速(AVRT)。阵发性室上性心动过速(PSVT)则是指发作时具有规整、快速心率伴有突发突止特点的临床综合征,主要由AVNRT和AVRT引起,少见情况下可由房速引起。心房颤动(房颤)也是一种室上性心律失常,但其管理有其特殊性,ACC/AHA/HRS已于2014年发布了的房颤管理指南,因此新版指南未予以讨论。

2. SVT的一般处理原则

新版指南通过流程图的方式给出了机制尚不明确的SVT发作时的紧急处理原则(图1,见文末彩图22),以及SVT转复为窦性心律后的后续治疗原则(图2,见文末彩图23)。

指南强调了SVT发作时记录标准12导联心电图(ECG)的重要性。一方面可用于初步判断房室结是否参与了心动过速,因为使用针对房室结的药物对非房室结依赖的心动过速是无效的。另一方面,如果ECG记录到的是宽QRS波心动过速,则需对室性心动过速(VT)还是SVT加以鉴别,因为对VT或者预激合并房颤使用维拉帕米或者地尔硫䓬类的药

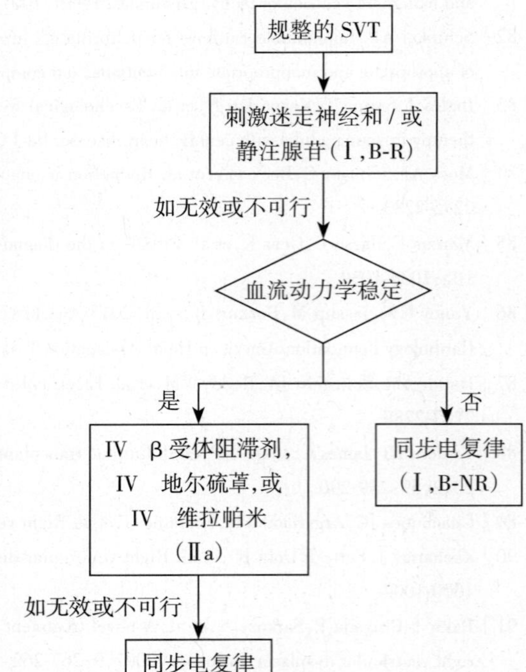

图1 SVT发作时的紧急处理流程
IV:经静脉使用

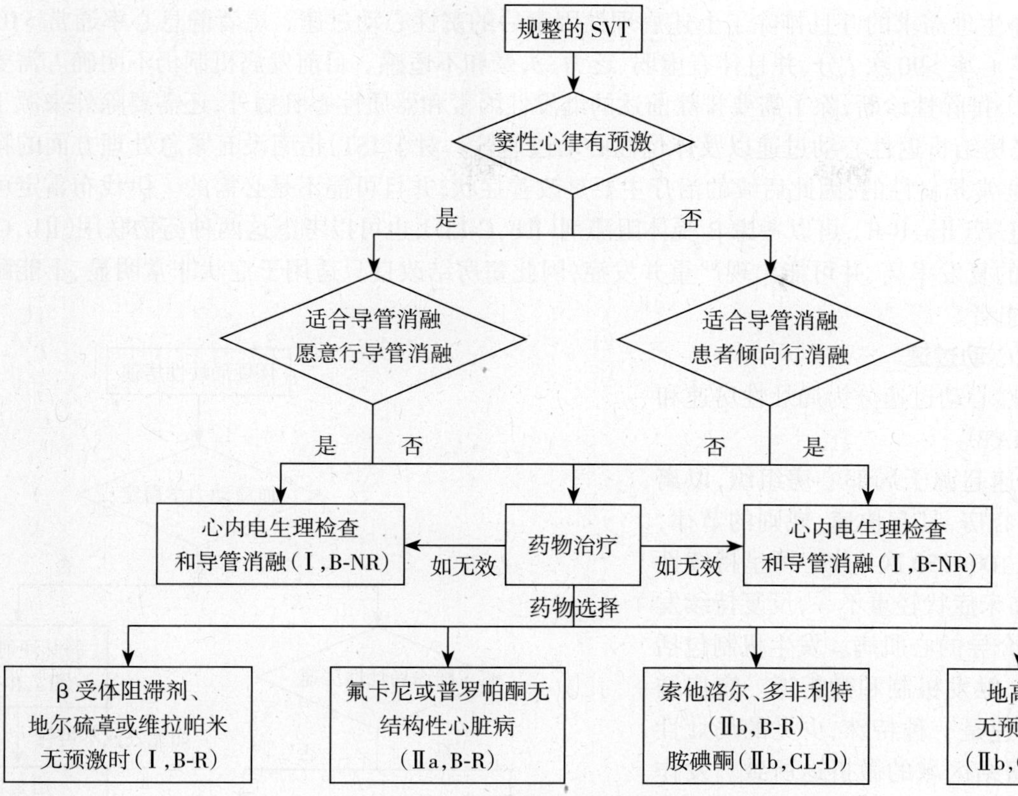

图2 SVT 转复后的后续处理流程

物可以导致血流动力学的恶化,甚至蜕变为室颤。

机制不明的 SVT 转复为窦性心律后的后续治疗,包括药物治疗、导管消融和随访观察。具体的治疗选择应该结合患者的意愿和临床情况,后者需要考虑到 SVT 发作的频率、持续时间和临床表现(包括发作时的症状以及有无出现心动过速性心肌病等不良后果)。

3. 电生理检查和导管消融的基本原则

电生理检查和导管消融是症状性 SVT 的一线治疗(建议类别:Ⅰ类建议;证据级别:B-NR)。指南强调对于 SVT 发生机制的准确和正确诊断是成功治疗的关键,因此在实施导管消融之前应该有全面和恰当的电生理检查策略。

指南指出使用三维电解剖标测系统可以大大减少电生理检查和导管消融过程中的辐射剂量,而不影响手术效果、也不增加手术并发症,这对于儿童患者和孕妇具有重要意义。

射频电流是 SVT 消融中最常用到的消融能量,而冷冻消融的优势在于消融某些心律失常,如 AVNRT、希氏束旁房速和希氏束旁旁道时,可以减少对房室结的损伤。具体采用何种消融能量取决于术者经验、心律失常靶点部位和患者选择。

4. 各种类型 SVT 的处理

4.1 窦性心动过速

窦性心动过速是指节律起源于窦房结、心率超过 100 次 / 分的心律失常。ECG 上表现为:Ⅰ、Ⅱ、aVF 导联 P 波直立,V_1 导联 P 波双相,心率 >100 次 / 分。窦性心动过速可分为生理性窦速和不恰当窦速(IST)。

生理性窦速可以是运动或情绪激动时的正常生理反应,也可继发于病理性因素,如感染、发热、脱水、贫血、心力衰竭、甲状腺功能亢进等,或者继发于外源性的物质,如咖啡因、β 受体激动剂和毒品等。在这些情况下,心动过速可以通过去除诱因得到治疗。

IST是指非生理需求的并且排除了上述病理性因素后的窦性心动过速。患者静息心率通常>100次/分，24小时平均心率>90次/分，并且伴有虚弱、乏力、头晕和不适感。目前发病机制仍不明确。需要注意的是，IST是一个排除性诊断，除了需要排除前述的继发性因素和器质性心脏病外，还需要除外来源于界嵴上部的房速、窦房结折返性心动过速以及体位性心动过速等。对于IST，指南没有紧急处理方面的特别推荐。由于IST通常是良性的，因此后续的治疗主要是改善症状，并且可能不是必需的。伊伐布雷定可用于有症状的IST患者（Ⅱa，B-R），可以考虑β受体阻滞剂（Ⅱb，C-LD），也可以考虑这两种药物联用（Ⅱb，C-LD）。由于导管消融的复发率高、并可能出现严重并发症，因此窦房结改良只适用于症状非常明显、不能耐受充分药物治疗的患者。

4.2 房性心动过速

指南将房性心动过速分为局灶性房速和多源性房速（MAT）。

局灶性房速起源于局部心房组织，以离心的方式传遍心房，具有快速、规则的节律，心房率通常在100~250次/分。可呈持续性或非持续性，临床症状轻重不一，反复持续发作可导致房速介导的心肌病。发生机制包括自律性的增加、触发机制和微折返。窦房结折返性心动过速是一种特殊、少见的局灶性房速，由于窦房结区域的微折返所致。发作时P波形态与窦性节律时一致，但其具有突发突止的特点和更长的RP间期，电生理检查可以明确。

对于局灶性房速的急性期处理见流程图3（见文末彩图24）。血流动力学稳定时，推荐静脉用β受体阻滞剂、地尔硫䓬、维拉帕米（Ⅰ，C-LD）；血流动力学不稳定时，推荐同步电复律（Ⅰ，C-LD）。对可疑局灶性房速的患者，静脉注射腺苷可用于恢复窦性心律或诊断心动过速的发生机制（Ⅱa，B-NR）。静脉用胺碘酮或伊布利特对血流动力学稳定的局灶性房速恢复窦性心律可能是合理的（Ⅱb，C-LD）。

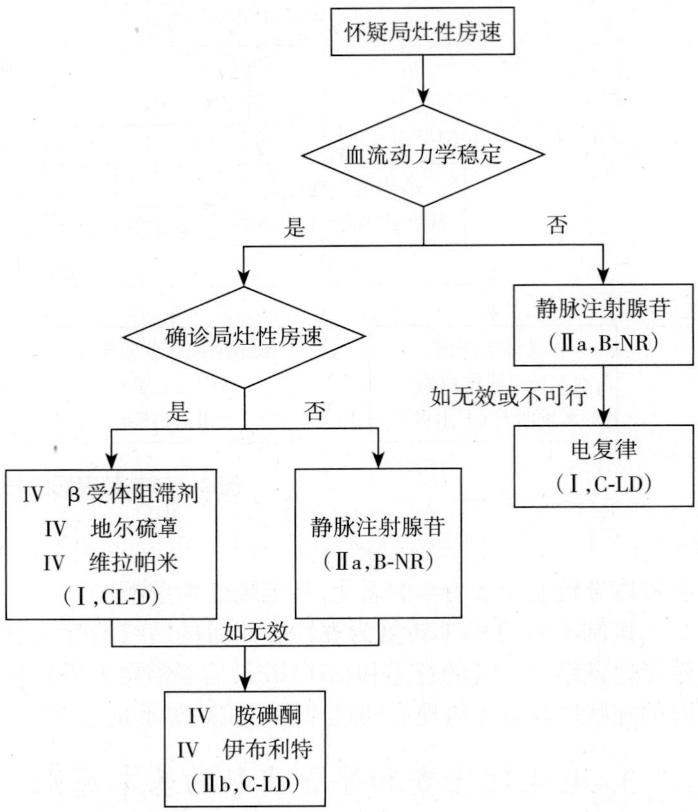

图3 局灶性房速的紧急处理流程

急性期过后的维持治疗见流程图4（见文末彩图25）。有症状的局灶性房速患者推荐导管消融（Ⅰ，B-NR），在有经验的中心，导管消融即刻成功率>90%~95%，而并发症发生率小于1%~2%。口服β受体阻滞剂、地尔硫䓬或维拉帕米治疗有症状的局灶性房速是合理的（Ⅱa，C-LD）；而氟卡尼或普罗帕酮可以用于无结构性心脏病的患者（Ⅱa，C-LD）。口服索他洛尔或胺碘酮用于局灶性房速的维持治疗可能是合理的（Ⅱb，C-LD）。

多源性房速（MAT）在ECG上至少存在3种不同形态的P波，伴有快速、不规则的节律。MAT患者通常存在基础疾病如肺部疾病、肺动脉高压、冠心病、心脏瓣膜病以及存在低镁血症和应用茶碱类药物等情况，因此MAT的首要治疗是处理上述基础疾病和病因。对于血镁水平正常的患者，静脉补镁也可能是有效的。急性期的药物治疗为静脉使用美托洛尔和维拉帕米（Ⅱa，C-LD）。口服维拉帕米（Ⅱa，B-NR）、地尔硫䓬（Ⅱa，C-LD）或美托洛尔（Ⅱa，C-LD）作为反复发作的、症状性MAT的维持治疗是合理的。但指南也指出，抗心律失常药物治疗通常无益于抑制MAT。

4.3 房室结折返性心动过速

AVNRT是最常见的SVT，常见于没有器质性心脏病的年轻人，超过60%的患者为女性。心动过速

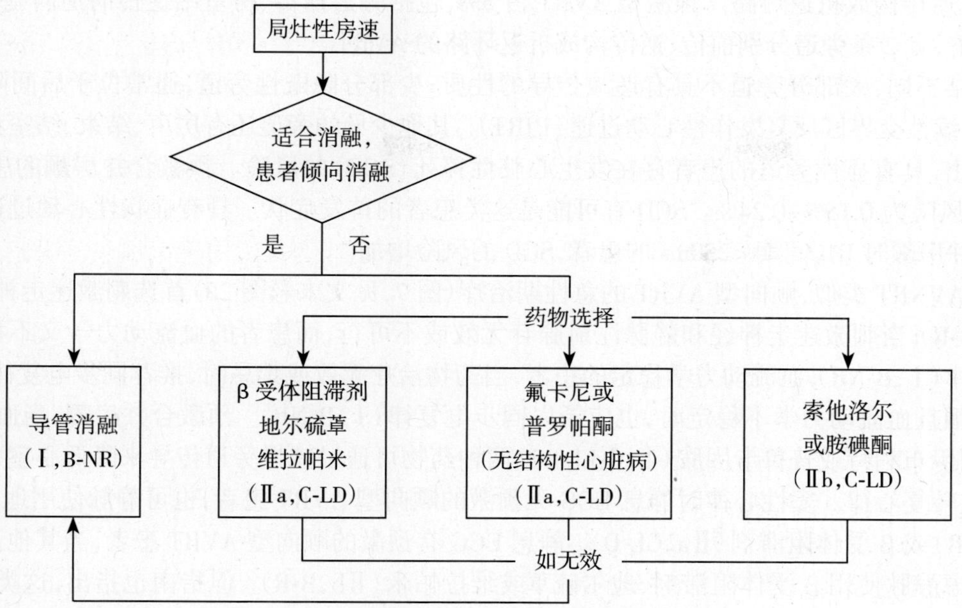

图4 局灶性房速的非急性期处理流程

发作时心室率波动于110次/分至>250次/分，通常为180~200次/分，在极少数情况下可低于100次/分。

AVNRT发作时（图5，见文末彩图26），指南首先推荐刺激迷走神经或静脉注射腺苷（Ⅰ,B-R）。当刺激迷走神经和静脉注射腺苷无效或不可行，而患者的血流动力学又不稳定时，应使用同步电复律（Ⅰ,B-NR）。血流动力学稳定的患者，当药物治疗无效或禁忌时，也推荐同步电复律（Ⅰ,B-NR）。对于血流动力学稳定的患者，也可以静脉注射β受体阻滞剂、地尔硫䓬或维拉帕米（Ⅱa,B-R），或者考虑口服上述药物（Ⅱb,C-LD）。当其他治疗无效或禁忌时，可考虑静脉使用胺碘酮（Ⅱb,C-LD）。

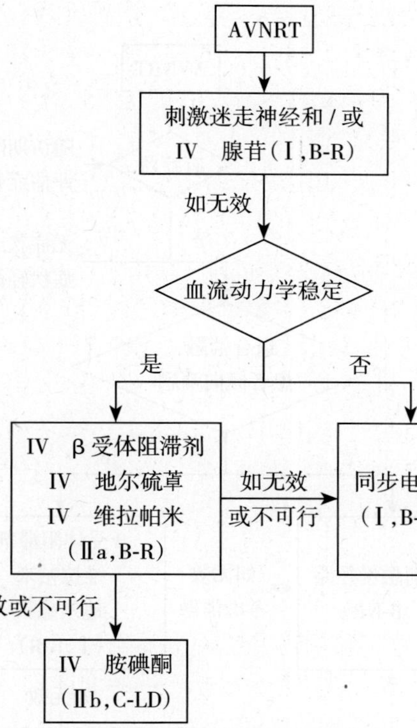

图5 AVNRT的紧急处理流程

AVNRT的长期治疗包括导管消融、药物治疗和随访观察（图6，见文末彩图27）。指南推荐对AVNRT患者行慢径路导管消融（Ⅰ,B-NR）；对不适合或不愿意行导管消融的患者，推荐口服β受体阻滞剂、维拉帕米或地尔硫䓬（Ⅰ,B-R）。对不适合或不愿意行导管消融的患者，并且上述药物无效或禁忌时，如无结构性心脏病，可以使用氟卡尼或普罗帕酮（Ⅱa,B-R）。对症状轻微的患者，只进行随访观察而不予以导管消融或药物治疗是合理的（Ⅱa,B-NR）。对不适合或不愿意行导管消融的患者，口服索他洛尔、多非利特、地高辛或胺碘酮可能是合理的（Ⅱb,B-R）。对发作频率少、可以很好耐受的AVNRT患者，心动过速发作时自行服用紧急转复剂量的β受体阻滞剂、维拉帕米或地尔硫䓬可能是合理的（Ⅱb,C-LD）。

4.4 显性旁道和隐匿性旁道

旁道可以是显性的或隐匿性的，可以前向传导、逆向传导或双向传导。可以参与折返形成AVRT，也可以仅仅是介导快速心房冲动下传心室的“旁观者”。

顺向型AVRT是最常见的旁道参与的心动过速，约占显性旁道所致AVRT的90%~95%，冲动经房室结前传、旁道逆传构成折返环路。预激型 AVRT 占 5%，包括旁道前传、房室结逆传的逆向型 AVRT，以及较少见情况下，有 2 条旁道分别前传、逆传构成折返环路的 AVRT。

与房室结不同，大部分旁道不具有递减传导的性质；少部分隐匿性旁道，通常位于后间隔，呈递减传导，可导致持续性交界区反复发作性心动过速（PJRT）。其他少见的旁道还有房束、结束、结室和束室旁道。

指南指出，具有显性旁道的患者存在发生心脏性猝死（SCD）的风险。预激合并房颤的患者，10 年内发生 SCD 的风险为 0.15%~0.24%。SCD 有可能是这类患者的首发症状。具有症状性心动过速病史、多旁道和预激合并房颤时 RR 间期 <250ms 的患者，SCD 的风险增加。

与处理 AVNRT 类似，顺向型 AVRT 的急性期治疗（图 7，见文末彩图 28）首选刺激迷走神经或静脉注射腺苷（Ⅰ，B-R）；当刺激迷走神经和静脉注射腺苷无效或不可行，而患者的血流动力学又不稳定时，应使用同步电复律（Ⅰ，B-NR）；血流动力学稳定的患者，当药物治疗无效或禁忌时，推荐同步电复律（Ⅰ，B-NR）。预激合并房颤且血流动力学不稳定时，也应予以同步电复律（Ⅰ，B-NR）。预激合并房颤，当血流动力学稳定时，可使用伊布利特或普鲁卡因胺（Ⅰ，C-LD），这两种药物可通过减慢旁道传导来降低心室率，并且有可能终止房颤、转复心律。窦性心律时静息 ECG 无预激的顺向型 AVRT 患者，也可静脉使用地尔硫䓬、维拉帕米（Ⅱa，B-R）或 β 受体阻滞剂（Ⅱa，CL-D）。静息 ECG 有预激的顺向型 AVRT 患者，当其他治疗无效时，或许可以考虑静脉使用 β 受体阻滞剂、地尔硫䓬或维拉帕米（Ⅱb，B-R）。但指南也指出，这类患者在用药过程中，AVRT 可能转变为房颤，上述药物以及既往广泛使用的地高辛会增强显性旁道的前传，房颤通过增强的旁道前传会出现极快速心室率，甚至蜕变为室颤，因此使用这些药物以及地高辛需谨慎，备好体外电复律。预激合并房颤时，静脉使用地高辛、胺碘酮，静脉或口服 β 受体阻滞剂、地尔硫䓬或维拉帕米有潜

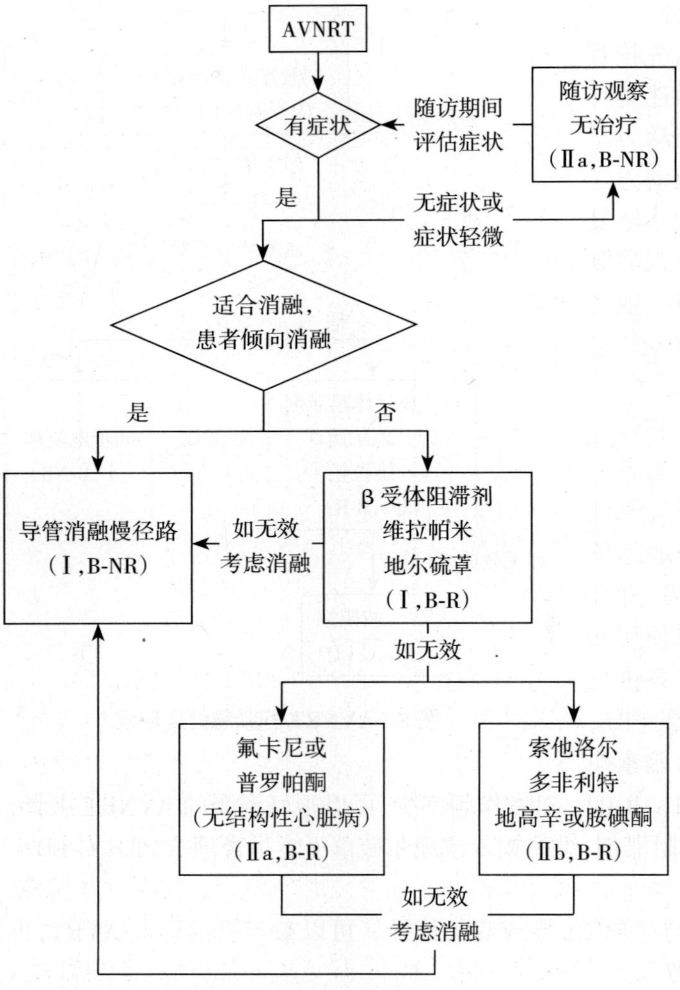

图 6 AVNRT 的非急性期处理流程

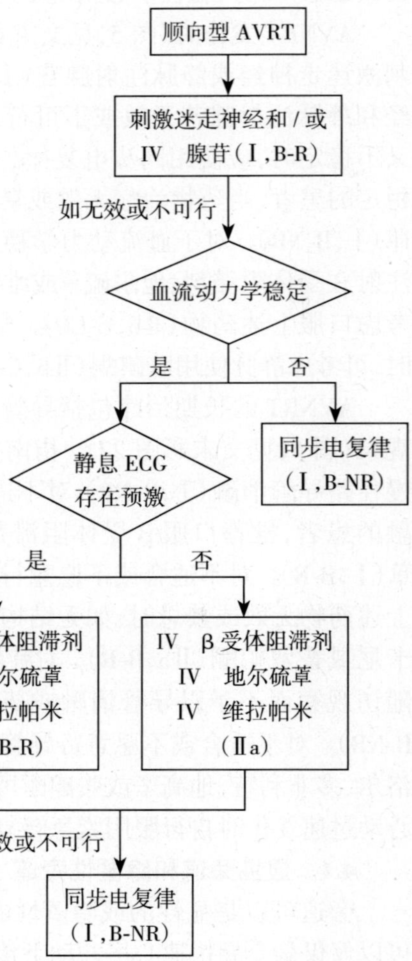

图 7 AVRT 的紧急处理流程

在危害性,不应使用(Ⅲ有害,CL-D)。

指南对顺向型 AVRT 的长期治疗推荐如下(图 8,见文末彩图 29):对于 AVRT 和(或)预激合并房颤的患者推荐对旁道行导管消融(Ⅰ,B-NR)。静息 ECG 无预激的 AVRT 患者可口服 β 受体阻滞剂、地尔硫䓬或维拉帕米(Ⅰ,C-LD)。无结构性心脏病的 AVRT 和(或)预激合并房颤患者,如不适合或无意愿行导管消融,予以口服氟卡尼或普罗帕酮是合理的(Ⅱa,B-R)。不适合或无意愿行导管消融的 AVRT 和(或)预激合并房颤患者,予以口服多非利特或索他洛尔可能是合理的(Ⅱb,B-R)。当上述药物无效或禁忌,且患者不适合或无意愿行导管消融时,可以考虑口服胺碘酮(Ⅱb,CL-D)。静息 ECG 有预激的顺向性 AVRT 患者,如不适合或无意愿行导管消融,予以口服 β 受体阻滞剂、地尔硫䓬或维拉帕米可能是合理的(Ⅱb,CL-D)。静息 ECG 无预激的顺向型 AVRT 患者,如不适合或无意愿行导管消融,口服地高辛可能是合理的(Ⅱb,CL-D)。静息 ECG 有预激的 AVRT 患者或房颤患者,口服地高辛有潜在危害性,不应使用(Ⅲ有害,CL-D)。

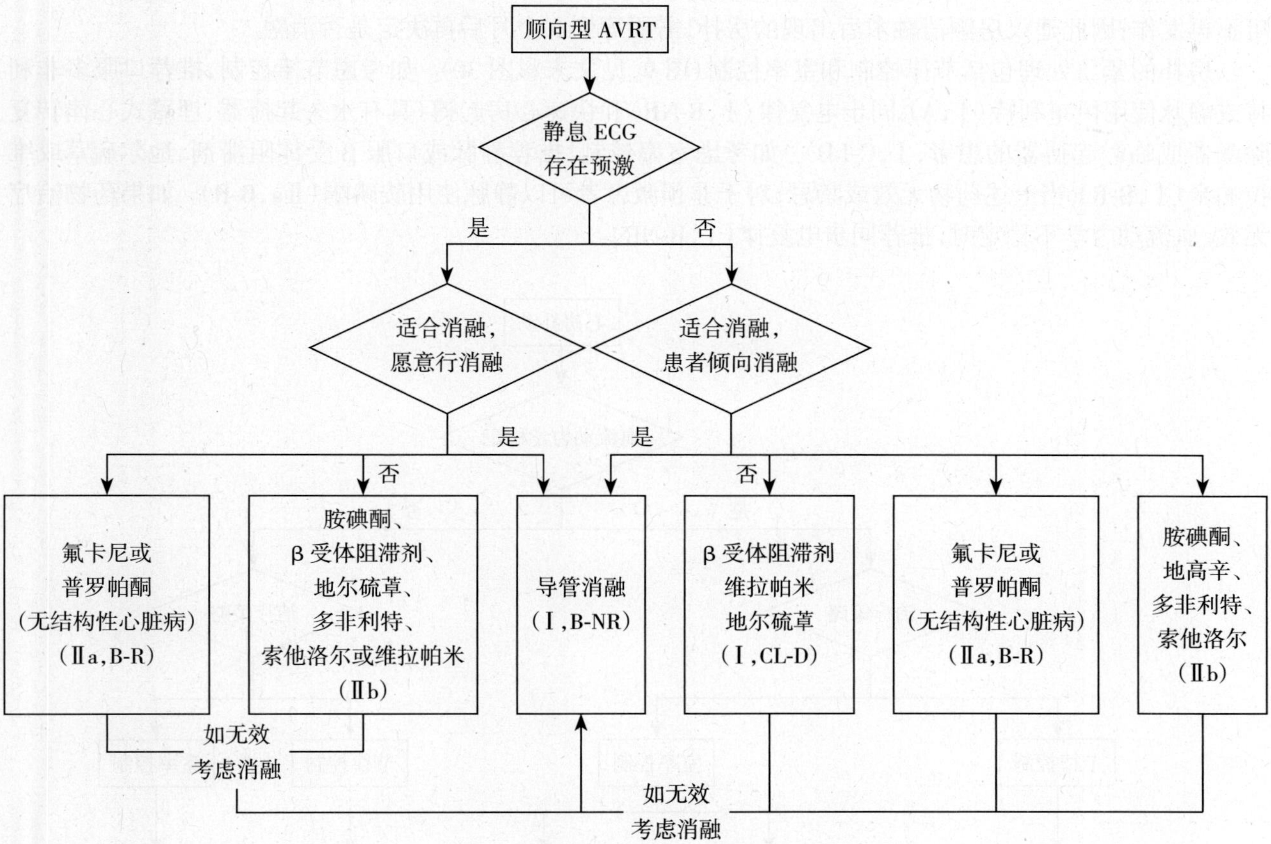

图 8 AVRT 的非急性期处理流程

4.5 无症状预激

研究显示,无症状预激患者同样存在发生恶性心律失常、甚至 SCD 的风险,因此需要引起重视[2]。

指南对于这类患者管理的推荐如下。运动试验时出现预激波突然消失(Ⅰ,B-NR),或 ECG、动态心电图显示间歇性预激(Ⅰ,C-LD)的无症状预激患者,因旁道快速前传发生恶性心律失常的风险较低。对无症状预激患者可以通过电生理检查进行危险分层(Ⅱa,B-NR)。电生理检查中有价值的发现包括:诱发出房颤伴旁道前传时 RR 间期 <250ms,存在多条旁道,可诱发出持续性 AVRT,AVRT 可突然转变为预激伴房颤,旁道不应期 <240ms。与有无症状相比,恶性心律失常和旁道的电生理特性更加相关。对电生理检查提示心律失常发生风险高的无症状预激患者行导管消融是合理的(Ⅱa,B-NR)。对特殊职业(如飞行员、从事中高强度竞技体育的运动员)的无症状性预激患者行导管消融是合理的(Ⅱa,B-NR)。对无症状预激患者,不予以药物或消融治疗,仅随访观察也是合理的(Ⅱa,B-NR)。

4.6 心房扑动

心房扑动(房扑)是一种大折返性房性心动过速,具有规整的心房率和固定形态的P波。房扑发生的临床情况与房颤类似,并可被房颤触发,两者常可发生于同一患者,而房扑消融术后发生房颤的患者也较常见。指南指出,房扑患者也存在血栓栓塞风险,因此应按照房颤的抗凝治疗方法对房扑患者进行抗凝治疗以预防卒中;考虑药物复律或电复律的房扑患者,抗凝方法也同房颤患者(Ⅰ,B-NR)。

房扑按照发生机制的不同,可分为三尖瓣峡依赖的房扑(典型房扑)和非三尖瓣峡依赖的房扑(非典型房扑),后者常见于心脏外科术后或导管消融术后。两者在治疗方案的选择,导管消融策略、成功率及并发症等方面存在差异。消融非三尖瓣峡依赖的房扑需要更大范围的标测,成功率低于三尖瓣峡依赖的房扑,折返环的关键部位决定了消融策略和风险。

房颤导管消融术后的非三尖瓣峡部依赖的房扑,心室率有时非常难以控制,如果常规控制心率药物无效,通常需要尝试药物复律或电复律。指南同时指出,消融术后3个月内发生的房扑,大部分在3个月后可不再发作;因此建议房颤消融术后出现的房扑,需要等到3个月后再决定是否消融。

房扑的紧急处理包括节律控制和室率控制(图9,见文末彩图30)。如考虑节律控制,推荐口服多非利特或静脉使用伊布利特(Ⅰ,A)、同步电复律(Ⅰ,B-NR)和快速心房起搏(具有永久起搏器、埋藏式心律转复除颤器或临时起搏器的患者;Ⅰ,C-LD)。如考虑室率控制,推荐静脉或口服β受体阻滞剂、地尔硫䓬或维拉帕米(Ⅰ,B-R);当上述药物无效或禁忌,对于非预激患者可以静脉使用胺碘酮(Ⅱa,B-R)。如果药物治疗无效、血流动力学不稳定时,推荐同步电复律(Ⅰ,B-NR)。

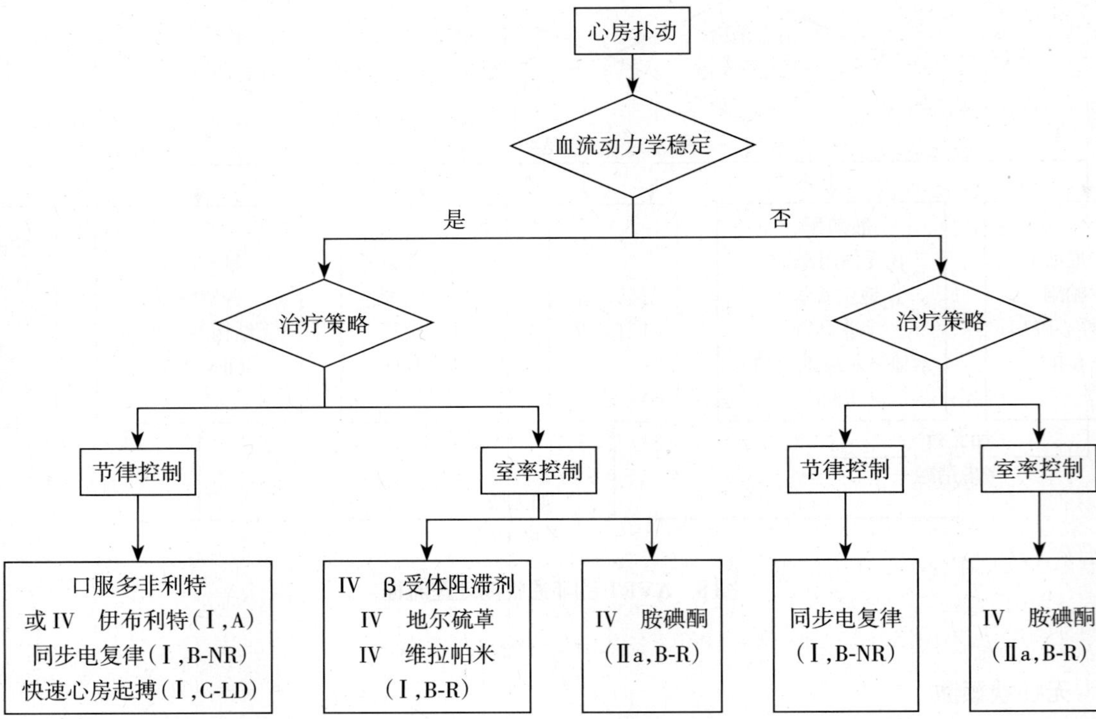

图9 心房扑动的紧急处理流程

房扑的长期治疗同样包括节律控制和室率控制(图10,见文末彩图31)。节律控制方面,导管消融是主要的治疗选择:如药物控制室率无效或有症状的三尖瓣峡部依赖房扑,推荐导管消融(Ⅰ,B-R);至少一种抗心律失常药物无效的,反复发作、有症状的非三尖瓣峡部依赖房扑,推荐导管消融(Ⅰ,C-LD);因服用氟卡尼、普罗帕酮或胺碘酮治疗房颤引起的三尖瓣峡部依赖房扑,可以行导管消融(Ⅱa,B-NR);临床有记录或消融术中诱发的典型房扑,可以在房颤消融同时行房扑消融(Ⅱa,C-LD);在权衡利弊后,导管消融可以作为反复发作、有症状的非三尖瓣峡部依赖房扑的首选治疗(Ⅱa,C-LD);导管消融可以考虑用于反复发

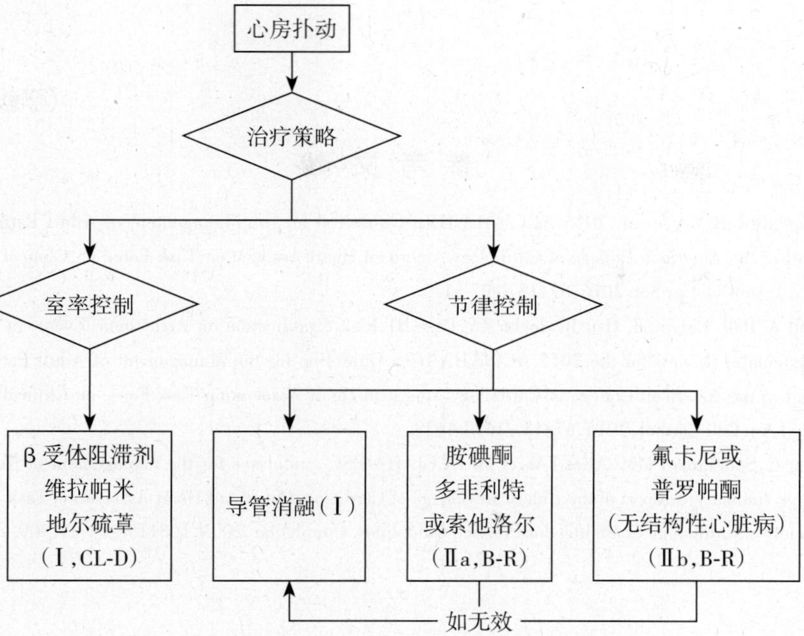

图10 心房扑动的非急性期处理流程

作的无症状房扑患者(Ⅱb,C-LD)。维持窦性心律的药物可以选择胺碘酮、多非利特、索他洛尔(Ⅱa,B-R);对无结构性心脏病的患者,可以考虑氟卡尼或普罗帕酮(Ⅱb,B-R)。如考虑控制室率,推荐β受体阻滞剂、地尔硫䓬或维拉帕米,用于对血流动力学上可耐受的房扑患者(Ⅰ,C-LD)。

4.7 交界性心动过速

交界性心动过速是快速、规整或不规整的窄QRS波心动过速,心率多在120~220次/分。心动过速发作时,有时可见房室分离,此时可以除外AVRT,AVNRT的可能性也较小。发生机制为房室交界区(包括希氏束)异位兴奋灶的自律性增高。交界性心动过速主要见于先天性心脏病术后的儿童,较少见于成人,因此成人患者的相关证据有限。急性发作时,可以静脉使用β受体阻滞剂、地尔硫䓬、普鲁卡因胺、维拉帕米(Ⅱa,CL-D)。维持治疗(图11,见文末彩图32),可以口服β受体阻滞剂、地尔硫䓬或维拉帕米(Ⅱa,CL-D);无结构性心脏病的患者,也可以考虑口服氟卡尼或普罗帕酮(Ⅱb,CL-D);当药物治疗无效或禁忌时,也可考虑导管消融(Ⅱb,CL-D)。关于胺碘酮有效性的报道仅见于儿童患者,因此指南未予以推荐;地高辛的临床证据也有限,所以指南也未予以推荐。

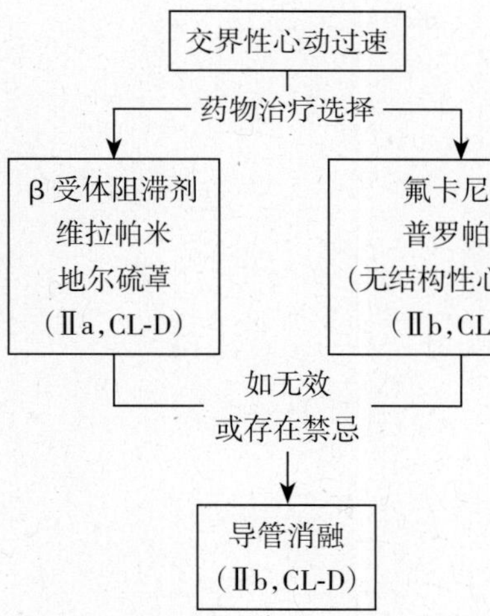

图11 交界性心动过速的非急性期处理流程

指南指出,交界性心动过速需与非阵发性交界性心动过速(也被称为加速性房室交界性心律)鉴别。在成人患者中,后者的发生率远高于前者,发作时心率偏慢(70~130次/分),通常由于地高辛中毒或心肌梗死所致,因此治疗主要是针对基础疾病。有证据显示,β受体阻滞剂、腺苷、维拉帕米可以终止加速性房室交界性心律。

新版指南是对2003年《ACC/AHA/ESC室上性心律失常管理指南》[3]的一次升级。新版指南根据近年来的药物研究进展,引入了一些新型药物如伊伐布雷定、多非利特、伊布利特等,但与老版指南相比,药物治疗方面的变化并不大;而主要的改变来自于导管消融,此次指南充分肯定了导管消融的疗效与安全性,并予以重新定位,使导管消融成为大部分SVT的一线治疗。此外,新版指南更加强调在制定具体诊疗方案时,应与患者充分沟通,尊重患者的个人意愿。总之,新版指南具有很强的操作性,对临床实践有很高的指导价值。

（李毅刚 王君）

参考文献

[1] Page RL, Joglar JA, Caldwell MA, et al. 2015 ACC/AHA/HRS Guideline for the Management of Adult Patients With Supraventricular Tachycardia: A Report of the American College of Cardiology/American Heart Association Task Force on Clinical Practice Guidelines and the Heart Rhythm Society. J Am Coll Cardiol, 2016, 67(13): e27-e115.

[2] Al-Khatib SM, Arshad A, Balk EM, et al. Hsu JC, Joglar JA, Page RL.Risk Stratification for Arrhythmic Events in Patients With Asymptomatic Pre-Excitation: A Systematic Review for the 2015 ACC/AHA/HRS Guideline for the Management of Adult Patients With Supraventricular Tachycardia: A Report of the American College of Cardiology/American Heart Association Task Force on Clinical Practice Guidelines and the Heart Rhythm Society.J Am Coll Cardiol, 2016, 67(13): 1624-1638.

[3] Blomström-Lundqvist C, Scheinman MM, Aliot EM, et al. ACC/AHA/ESC guidelines for the management of patients with supraventricular arrhythmias—executive summary: a report of the American College of Cardiology/American Heart Association Task Force on Practice Guidelines and the European Society of Cardiology Committee for Practice Guidelines. Circulation, 2003, 108(15): 1871-1909.

2016年AHA心电图早期复极科学声明概要与解读

前　言

早期复极图形(early repolarization pattern,ERP)最初指的是12导联心电图上有≥1个导联存在ST段抬高,长期被认为是一种良性现象。然而,近期研究证实早期复极与全因死亡、心源性死亡和心律失常死亡率等多个终点存在阳性、阴性或中性关系。这些研究对早期复极的定义更为复杂多样,包括J波(J-wave)或J点(J-point)抬高,QRS综合波切迹或顿挫,伴或不伴ST段抬高。其他研究发现在特发性室颤(ventricular fibillation,VF)或心脏骤停幸存者中早期复极发生率增高。

目前,在早期复极的定义、对预后的意义、对其诊断是否需要附加参数以及是否需要采取必要的治疗等方面仍然不统一。鉴于早期复极图形在普通人群的发生率高达10%,在某些健康亚组中发生率甚至更高,所以上述问题尤为重要。美国AHA心电学和心律失常临床心脏病学、功能基因组和转化生物学理事委员会在广泛文献检索的基础上,吸收了众多专家的意见,通过MEDLINE(pubmed)、EMBASE和Cochrane图书馆检索重要研究文章、指南及综述等,检索词包括但并不限于"early repolarization(早期复极)""J-point elevation(J点抬高)""J wave(J波)""Haissaguerre syndrome(Haissaguerre综合征)""Sudden cardiac death(心源性猝死)""idiopathic ventricular fibrillation(特发性室颤)""ventricular fibrillation(室颤)""cardiac repolarization reserve(心脏复极储备)""sudden unexplained death syndrome(不明原因猝死综合征)"和"Osborn waves(Osborn波)"等撰写《2016年AHA心电图早期复极科学声明》。该文还回顾了高引用率文章及其参考文献,全部内容80%的专家意见达到一致。

该文内容如下:

1. 简明概述早期复极相关文献,突出强调良性和恶性早期复极定义的差别。
2. 在准确诊断和危险分层方面提出临床指南和建议。
3. 确定未来共同努力研究的关键领域。

早期复极的定义

早期复极研究的困难在于缺乏统一的定义。既往为了与急性心肌梗死和心包炎区分,早期复极被定义为不伴发胸痛的ST段抬高[1-3](图1)。在不伴发胸痛时,上述心电图改变被认为是良性的[4,5]。早期复极图形可以在不同的疾病情况下如急性心肌损伤或梗死、Takotsubo心肌病、心包炎、低体温症(Osborn波)出现[6,7]。在无上述情况时,鉴于其在人群中发病率,早期复极图形被认为是一种正常心电图的变异图形[8]。关于早期复极研究十分复杂,需要考虑到多个因素,例如早期复极图形的定位导联和数量、QRS波的特征

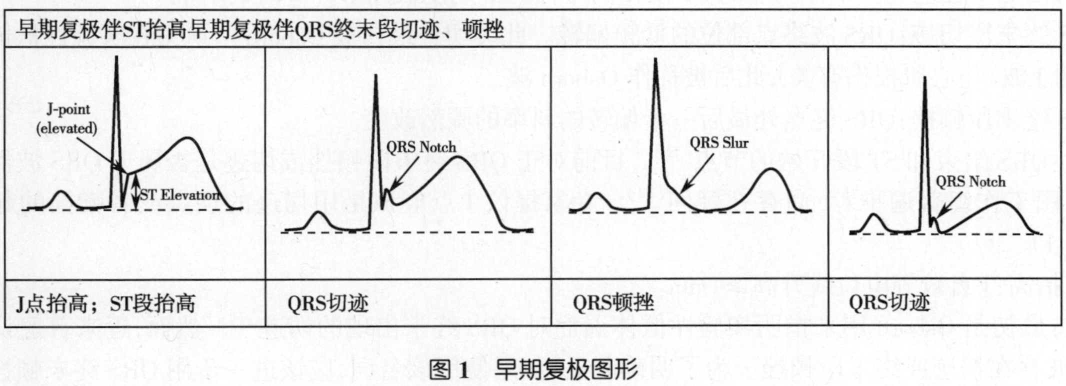

图1　早期复极图形

和 J 点(切迹和顿挫)、J 点抬高的幅度和时程、ST 段抬高以及伴发的心电图改变(如 J 波增大、短阵室性早搏等)[9,10]。

目前,早期复极指的是心电图机算法中的非特异性 ST 段抬高[11,12]。2009 年美国心脏协会、美国心脏病研究院、美国心律学会(AHA、ACC、HRS)在心电图的标准化解读建议中将早期复极定义为“一种通常以 J 点抬高和快速上斜型或正常的 ST 段改变为特点的正常变异”[13]。

最初认为早期复极图形是一种正常的、具有良性临床预后的心电图变异[14,15]。然而,1980 年代某些个案报道发现 J 点异常与特发性室颤和猝死相关[14]。2000 年,Gussak and Antzelevitch[16]发表实验模型显示在某些情况下,早期复极在心律失常发生上类似 Brugada 综合征。上述设想在 2008 年得以证实:Haïssaguerre 等[17]报道与对照组相比,特发性心脏骤停幸存者更容易出现 QRS 终末段顿挫或切迹。该文将早期复极定义为 QRS 终末段的切迹或顿挫,无需存在 ST 段抬高(见图 1)。随后的系列研究将早期复极定义为不伴随 ST 段抬高的 QRS 终末段切迹或顿挫[18-20]。至此,定义的混淆延续至今。

有研究认为早期复极与 J 点有关,传统意义认为 J 点是 QRS 波群终点与 ST 段的起点,2009 年,美国 AHA、ACC、HRS 发表的 ECG 标准化指南中就使用了该定义[13]。尽管在振幅和定位上存在差别,早期复极综合征和 Brugada 综合征具有相似的临床特点和 J 波改变,被认为是 J 波综合征疾病谱中的代表性疾病[21]。1985 年,心电图工作组普遍标准认为终末端 QRS 顿挫和切迹是 QRS 波群的一部分[22]。近来,早期复极图形被定义为 QRS 波顿挫和切迹,此外,J 点被认为是动作电位 1 相导致的 QRS 终末段顿挫的顶点或 QRS 切迹的顶点[23]。

由于缺乏针对早期复极图形和 J 点异常的统一定义,导致对 2013 年美国心律协会、欧洲心律协会和亚太心律协会关于遗传性心律失常综合征专家共识的解读出现了困难[24]。上述共识将早期复极图形定义为在≥2 个连续的下壁或侧壁导联上出现 J 点抬高≥1mm。笔者们认为早期复极图形可以是 ST 段抬高,但是并没有准确定义 J 点抬高。笔者们更倾向于认为 J 点是 QRS 顿挫或切迹的顶点,同 Haïssaguerre 等[17]报道以及特发性室颤家系患者中的发现[25]一致,但是这些定义仍未明确[26]。

早期复极的准确定义至关重要。专家提议将早期复极的定义作为一个广义名词,包含不伴胸痛的 ST 段抬高,QRS 终末段顿挫或切迹(见图 1)。应用早期复极定义的临床研究应该明确阐述使用了哪种心电图图形。既往有些学者建议完全取消早期复极这一术语[27]。还有些人建议使用 J 波这一名词来区分 ST 段抬高和 QRS 顿挫或切迹[28]。以上几种方法都没有得到广泛应用。

专家建议在应用早期复极这一名词时,应该进一步说明是早期复极合并 ST 段抬高,还是早期复极合并 QRS 终末段切迹或顿挫,并定义以下术语。

术　　语

当早期复极同下述术语同时使用时,推荐使用以下标准化定义(图 2)。

早期复极图形:广义名词,指的是不伴胸痛的 ST 段抬高,QRS 终末段切迹或顿挫。一旦使用该名词,应该进一步量化和定义。

ST 段抬高:QRS 终末和 T 波起始端之间的节段升高超过等电位基线。ST 段抬高具有广泛的特异性,包括心肌梗死和心包炎。不伴胸痛的 ST 段抬高可称为早期复极图形伴 ST 段抬高。

QRS 终末段切迹:QRS 波终点部位的低频偏转。此类切迹最初被 Osborn[7]认为在实验性低体温过程中出现的 J 波(与心肌损伤有关),此后被称作 Osborn 波。

QRS 终末段顿挫:QRS 终点处最后一个偏转的斜率的骤然改变。

J 点:QRS 结束和 ST 段开始的节点[13]。目前对于 QRS 终末段顿挫或切迹是否属于 QRS 波群的一部分(心电图工作组普遍推荐)尚存在疑问[22]。专家提议 J 点应该是用切迹的顶点或者顿挫的起点来衡量(见图 1)。

J 点抬高:J 点较等电位线升高≥1mm。

J 波:最初是 Osborn 用来指明实验性低体温症时 QRS 终末出现的切迹[7]。然而,近来普遍认为其代表 QRS 波存在切迹或终末段顿挫。为了明确起见,如果使用该名词,应该进一步用 QRS 终末顿挫和切迹

早期复极图形	描述	举例
QRS终末端切迹	QRS终末段出现的低频偏转	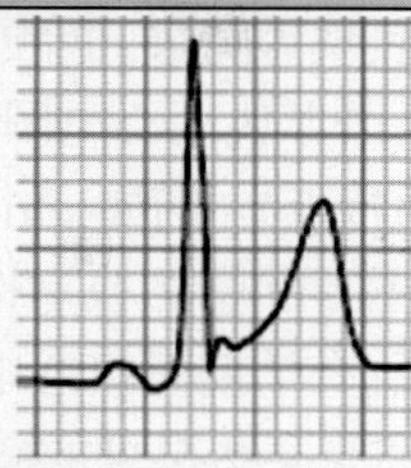
QRS 终末端顿挫	QRS终末段出现的斜率突然改变	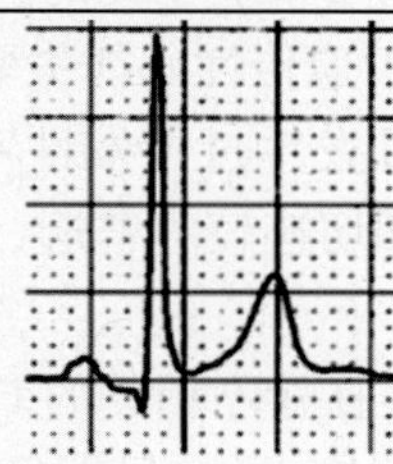
ST 段抬高	ST段抬高到等电位线之上	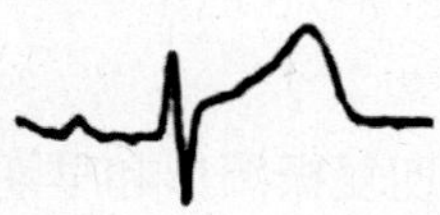

其他复极图形	描述	举例
Brugada 1型	通常在V_1~V_3导联，ST段穹隆样抬高	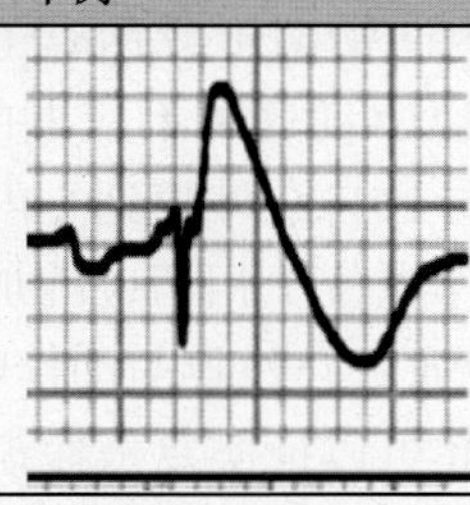
Brugada 2型	ST段通常呈驼峰样抬高	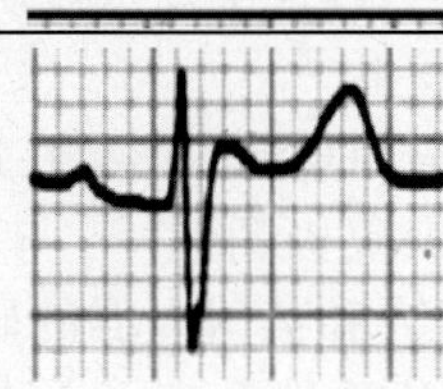
Epsilon波	通常在V_1~V_3导联，与ARVC相关的低频、正向终末段偏转	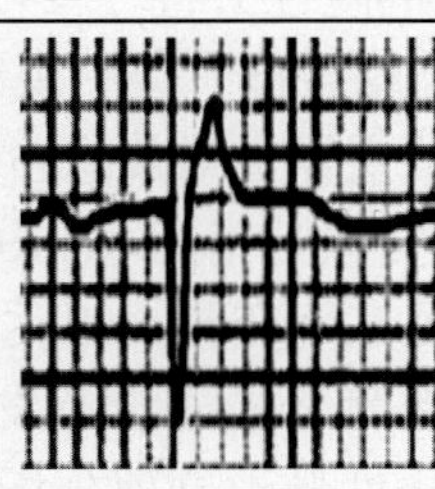

图 2 早期复极图形及其他类型的复极图形

来加以定义。

Brugada 图形：与心源性猝死相关的一系列的 ST 段异常改变，包括穹窿样和驼峰样 ST 段抬高。上述图形在 Brugada 综合征专家共识已有明确定义[29]，且定位在 V_1~V_3 前胸导联。包括 Haissaguerre 等[17]在内的临床研究已将上述导联排除以区分早期复极与 Brugada 图形。

Epsilon 波：在致心律失常性右室心肌病患者的前间隔胸前导联上出现的 QRS 终末段的低频偏转。该图形多变，但是通常表现为宽大、低频的 QRS 终末段顿挫。

图形 *vs.* 综合征：图形代表心电图特点，而综合征是一系列具有相同病理生理学机制的临床表现（可能包括特定的心电图学特点）。例如，Brugada 图形指的是心电图学特点，而 Brugada 综合征是疾病总称，需同时具有Ⅰ型 Brugada 图形和晕厥或室性心律失常等临床表现。

早期复极综合征：有早期复极心电图改变、临床检查未指向其他可能原因的特发性室颤幸存者。既往报道的家系[25]发现其与某些罕见的离子通道编码基因突变有关[30-32]。2013 年美国心律学会、欧洲心律协会、亚太心律学会关于遗传性心律失常的专家共识将早期复极综合征定义为：连续≥2 个下壁或侧壁导联的 J 点抬高≥1mm，且发生过特发性室颤[24]。如前所述，因尚未明确 J 点定义，故上述定义并不准确[26]。因 QRS 终末段顿挫和切迹较为普遍，专家共识推荐不应仅仅依据心电图学改变即对家庭成员做出早期复极综合征的诊断。

J 波综合征：与心脏骤停相关的 QRS 波终末顿挫或切迹。此定义通常用作广义术语，包括 Brugada 综合征，并且通常暗示临床事件（早期复极综合征）[31]。

生物学和遗传学基础

近 20 年来，早期复极图形和早期复极综合征的生物学和病理学机制一直是研究的重点，许多出色的研究奠定了目前我们对该病的认识[16,23,33-35]。该心电图表现是早期复极还是晚期除极或者两者都不是仍存在争议[36-37]。在复极假说中，早期复极反应了心肌不应期（除极电流中外向电流增多引起的）离散度的局部不均一[34]。内向钠离子或钙离子电流衰减或外向钾离子电流［如瞬时钾离子电流（I_{to}）］的增强导致复极电流加强，可以驱动这种不应期的离散。增强的复极离散诱发 2 相折返，随之发生室早，触发室颤。心外膜优势的 Ito 导致自心外膜到心内膜的跨膜电压梯度加大，继而出现 J 波。纯复极电流增强导致电压梯度增加，引起动作电位 1 相切迹的加深，出现 J 波或 ST 段抬高[23]。对犬左室楔形标本的精细研究已经表明在迷走张力增强后心外膜的动作电位切迹加深与 Ito 电流水平升高有关，此现象可以被奎尼丁和异丙肾上腺素逆转，由此可以证实复极假说[35]。除极假说提出右室流出道的缓慢传导以及碎裂的迟发的电位导致了心律失常的发生[38]。

多个研究猜测早期复极图形存在遗传学基础。首先，与对照人群相比，发生过特发性心脏骤停患者的亲属中更易出现早期复极图形[25]。其次，现已有广泛的早期复极图形遗传学基础的相关报道[18,39]。来自于 Framingham 研究和英国人群的研究表明，在存在下侧壁早期复极图形患者的兄弟姐妹和后代中早期复极图形的遗传危险性升高了 2~2.5 倍[18,39]。再者，在其他的遗传性心律失常综合征（例如 Brugada 综合征[40-42]和短 QT 综合征[43]）中观察到存在早期复极图形这一临床特征。而且既往报道的某些与早期复极图形相关的遗传变异也与其他心律失常综合征如 Brugada 综合征相关[44,45]。

的确，对患者进行候选基因（如 KCNJ8[30,45]、SCN5A[32]、L 型钙离子通道亚基[31]）筛查中发现有调控心脏复极基因的少见基因变异。相反，尽管已有报道称早期复极图形存在广泛的遗传学基础，一项关于全基因组相关研究的荟萃分析并没有发现与早期复极显著相关的常见变异[46]。笔者们猜测由于既往早期复极图形定义的多样性导致这项分析出现空白结果。总之，这些研究显示目前关于此病的遗传学基础的认识有限。可以确定的是，早期复极图形存在多种遗传学表现形式，范围从高度外显性的孟德尔遗传形式到复杂的多基因遗传形式。

特定的临床特点可能提示高度恶性的早期复极图形表现形式——早期复极综合征具有遗传学基质（见表 1）。具有上述特征的患者，一旦可以明确导致早期复极图形表型的基因变异即可对本身的特发性疾病进行分子诊断和临床确诊，通过目的基因检测从而判断无症状亲属是否具有患病危险性。然而，鉴于对早期复极图形或早期复极综合征的遗传学机制了解甚微，相关的遗传学检测的敏感性和特异性可能较低，此外还可能出现临床意义不明的基因变异。因此，尽管对那些恶性遗传致病性可疑指数较高的患者进行遗传学检测是合理的，此类检测的临床应用仍需要前瞻性评估。

早期复极的流行病学

如前所述，由于缺乏统一的定义以及研究之间的描述方式存在显著差异，关于早期复极系统性的研究明显受阻。已发表的观察性研究显示早期复极图形的发生率为1%~18%[4,19,20,47,48]。最早的一批早期复极图形研究中，1936年发表了一项对200例男性和女性患者进行了4导联心电图研究发现，早期复极男性和女性的发生率分别为25%和16%[49]。此后研究显示早期复极图形在黑人、男性和年轻人群（<40岁）以及运动员中的发生率更高[4,48]。

尽管早期研究发现早期复极图形患者的死亡危险并不高，但是Haïssaguerre及其团队进行的一项标志性病例对照研究提示，与412例对照组患者相比，206例室颤患者的早期复极图形（J点抬高≥0.1mV）发生率明显升高（*HR* 2.1，95%*CI*：1.2~3.5；*P*<0.001）。Rosso等[50]进行的病例对照研究也显示与121例年龄、性别相匹配的对照组患者相比，45例发生特发性室颤的患者更容易出现下侧壁早期复极图形。此外多项研究显示在已知结构性心脏病患者中，早期复极图形与心律失常的发生相关。例如，心肌梗死后患者中，同年龄、性别匹配的对照组患者相比，存在早期复极图形的患者发生VF的危险性更高[51]。尽管多项病例对照性研究显示早期复极图形的发生率不断升高，但是大规模流行病学研究的数据被混淆了。

芬兰的一项10 864例患者的大规模研究发现，下后壁导联早期复极（连续两个导联上抬≥1mm）的人群发生率为5.8%，与心源性猝死风险相关，尤其是下壁导联早期复极≥2mm者的危险性更高（相对危险度2.92；95%*CI*：1.45~5.89）[20]。另一项德国的6213例患者的研究以及纳入了15 141例患者的社区冠状动脉粥样硬化危险性的研究均有类似发现[19,52]。然而，Uberoi团队进行的VA Palo Alto Health Care System研究纳入了19281例患者，却发现早期复极图形与心血管病死亡率升高毫无相关性[48]。观察性研究的荟萃分析显示患者心律失常的危险性升高，但危险性增加的幅度很低，估算的绝对危险度为0.0007%/年[53]。

从人群的角度来看，鉴于早期复极图形的群体发生率，可视其为正常变异。然而，更多的证据表明早期复极（尤其是下壁导联早期复极抬高≥2mm）与心律失常性死亡的危险性升高相关。尽管存在相关性，大规模的流行病学研究显示其危险性较低。Rosso等研究提示年轻成人中早期复极图形的存在使得特发性室颤的发生率从3.4/100 000升高到11/100 000。目前假说认为早期复极图形可能是心律失常发生的标志物，但是心律失常的发生可能需要一个“二次打击”或者心肌缺血、一个关键时间点的早搏等心律失常诱因。多个群体研究显示在缺血和心肌梗死情况下，早期复极图形意味着发生VF的危险率升高[54,55]。目前，早期复极图形对于特定的无心律失常病史患者的临床意义尚不明确，仍需进一步研究。

整体风险评估、进一步评价的建议

尽管早期复极图形是一种常见的心电图学表现，特发性VF却是一种罕见的疾病[56]，特发性VF通常表现为心脏骤停[57,58]。因此，如何从具有早期复极图形表现而无猝死风险的多数人群中区分出少数具有潜在致命性室性心律失常风险的患者是一项艰难的挑战。下文总结了早期复极的临床和心电图特点，可能有助于进行危险分层。

临床特点

性别

在早期复极图形相关的心脏骤停患者中男性占绝对优势[17,50]，并且对于存在早期复极图形的无症状健康对照组[17,50]，尤其是健康运动员[50]，上述性别倾向同样存在。因此，男性对于危险分层的意义有限。相反地，如果女性患者出现明显的J波（如下文所述），可能需要进一步评价。

猝死家族史

多个报道称在不明原因猝死或者家庭成员发生过恶性心律失常的家系中，早期复极图形是多项检查中唯一的一项异常发现[59]。因此需要着重关注猝死患者家庭中无症状亲属心电图上有无早期复极图形表现[58]。然而,我们还必须意识到无猝死家族史的家庭中也存在早期复极图形[18]。因此,特别是在先证者 ECG 缺失的情况下(经常发生),我们不能贸然判定具有猝死家族史的无症状的早期复极图形患者有相似的猝死危险性。此外,我们还应注意到大部分发生过早期复极综合征的患者无猝死家族史[57]。例如,目前最大的病例研究发现有早期复极的心脏骤停患者中仅有 16% 的个体具有猝死家族史[17]。

在临床实践中,无论是否存在早期复极图形,对于发生过低龄患者不明原因猝死的家庭,都应对所有健在的家庭成员进行系统性检查。既往研究发现短 QT 综合征的患者存在早期复极图形[43,60]。早期复极图形是否是一个"无辜旁观者"还是代表着附加致病基质或者负性调控因子都不得而知。然而,经常在特发性 VF 患者中观察到 QT 间期处于正常范围的低限[61]或者具有正常的 QT 间期但是后者在心率减慢时并没有明显延长[62]。上述数据提示可能是编码短 QT 综合征或者无明显 QT 间期缩短的短 QT 综合征的相关基因突变导致某些患者(包括有早期复极者)发生特发性 VF[63]。

晕厥病史

每一例发生过晕厥的患者都需要对其进行猝死危险性的评估,其中,应该考虑到年轻个体中最常见的是迷走神经性晕厥,心律失常性晕厥较少见[64]。临床病史(不仅仅是早期复极图形的心电图特点)都会影响危险性评估分层,这一点尤为重要,因为在良性迷走性晕厥的患者中有三分之一的个体有早期复极图形表现[65]。休息时发生的晕厥病史与早期复极综合征密切相关,可能源于心率依赖性的 J 波增宽,后者进一步发展为 VF。

心电图学特点

早期复极类型和定位

尽管典型的良性早期复极表现为下侧壁导联的 ST 段抬高,致心律失常性早期复极图形则是主要表现为下壁导联出现高尖 J 波伴 ST 段局限性抬高[66]。有多导联 J 波表现的患者更易发生恶性心律失常,由此猜测:多导联、广泛存在的 J 波是不良预兆[34]。然而,绝大多数的特发性 VF 患者的 J 波均局限于下壁导联[17,50]。

J 波振幅

与年龄、性别匹配的健康对照组相比,特发性 VF 患者的 J 波振幅明显增加,J 波振幅和危险性具有显著相关性[17]。然而,致心律失常性 J 波和正常 J 波的平均振幅的绝对差异 <1mm,并且两者之间明显重叠[17]。因此,除特发性 VF 患者出现罕见的巨大 J 波外,J 波振幅对于危险分层的意义有限。

心脏骤停后 J 波振幅迅速增大在特发性 VF 患者中很常见,但是这一现象主要在基础情况下已有高尖 J 波的患者中发生。特发性 VF 患者在夜间心率减慢时可以表现出显著的 J 波振幅升高,因此可以通过 Holter 检查判断 J 波振幅[69]。然而,在所有具有潜在危险性的患者中目前尚无可以准确识别 J 波振幅的临界值。

ST 段形态

已有充分证据表明,ST 段形态可以对早期复极患者提供重要的预后信息[70]。最早是由 Tikkanen 等[70]提出来的,他们认为 J 波之后出现的 ST 段迅速抬高是一种良性表现,相反地,J 波之后伴随水平或者下斜型的 ST 段则与心律失常危险性升高相关。当从极低心律失常综合征危险性的群体(例如,健康运动员)到较高恶性心律失常危险性的患者人群中(例如,特发性 VF 的患者),ST 段异常的类型随之发生变化。在约 95% 的存在早期复极的无症状的运动员中,早期复极图形表现为迅速抬高型改变,而在 70% 的特发性 VF 患者表现中则表现为水平下斜型改变[70]。因此,良、恶性早期复极的定义仅用于描述快速抬高或水平降低的 ST 段图形。然而,需要着重强调的是,恶性早期复极的定义代表的是相对危险性而非绝对危险性。尽管仔细分析 ST 段形态有助于危险分层,但是仅凭这点通常不能充分地进行临床决策制定。例如,对于有早期复极图形的无症状患者,上升型 ST 段当然是安全的,但是水平型变化也不能被认为是高风险性标志。对于有早期复极的无症状年轻成年患者来说,即使存在水平型 ST 段改变,特发性 VF 导致心脏骤停的危险性也仅为 1/3000[56]。增加恶性和遗传型早期复极可能性的临床特征见表 1。

表1 增加恶性和遗传型早期复极可能性的临床特征

心脏骤停家属史或早年无法解释的死亡
个体评估和相关检查提示离子通道疾病(例如,短 QT 综合征或 Brugada 综合征)
心律失常源性无先兆的晕厥史(尤其是在休息或卧位时出现)

研究方向、结论

关于早期复极图形的定义和预后结局,目前的文献仍然存在多种说法。我们认为在早期复极流行病学、预后相关性、遗传学和生物学基础等方面亟需制定统一的共识。因此,我们提出了某些未来研究的焦点领域,以助于理解和处理此心电图学表现。

早期复极定义

既往文献中存在多种早期复极图形定义(下壁、侧壁、前胸导联,切迹、顿挫、J点抬高等),均局限于相关研究的直接对比结果。而且在某些病例中,对早期复极图形描述并不统一,由此在研究人员和临床医生之间仍然存在混淆。理想的早期复极定义应该既包含有临床意义特征又包含生物学相关特点。

我们提议尽量使用以结果为导向的方法来区分早期复极,从而明确此重要而又广泛多变的心电图图形。

早期复极流行病学

由于患者亚群和早期复极图形的定义不同,基于人群的观察性研究提示早期复极图形的发病率变化较大。早期复极在某些我们感兴趣的临床亚组(年轻运动员、心脏骤停幸存者的家属等)中的长期随访结果以及心律失常发生的临床基础方面尚缺乏明确定论。

我们建议将来开展大规模、前瞻性研究以明确早期复极图形的长期随访结果,以及早期复极图形相关性心律失常的发生机制及特点。

早期复极的遗传学和生物学基础

目前尚不清楚早期复极图形的生物学基础。尽管对于早期复极图形常见的遗传学决定因素了解甚微,一项社区研究已观察到早期复极图形的发生中确实存在遗传学因素[18]。复极的局部异质性可能是该心电图学表现的基础,但是导致早期复极的局部差异性的机制尚未明了。此外,在某些因素(例如体育训练、心率、体温和年龄)影响下早期复极的调控机制尚不清楚。早期复极患者的心律失常发生机制仍存在疑问。

我们建议开展大规模、无偏倚(例如,全基因组的相关性研究)、家庭导向遗传学检测手段。能否及时发现某段时间内心律失常危险性升高的早期复极图形患者,目前可行的检查手段是否可以有效区分早期复极图形高危患者,这些问题还需要引起高度关注。此外,早期复极图形患者心律失常事件的发病率较低,这对于探究合理有效的干预措施以降低心律失常危险性也增加了困难。尽管奎尼丁和异丙肾上腺素可以有效治疗 VF 患者[17,72],但是相关的临床证据仍然局限于小规模、短期随访研究。在某种合适的危险阈值下使用此类药物尚不清楚,而且药物治疗的一级预防效果亦不明了。目前仍不确定早期复极图形患者是否存在可以避免的心律失常诱发因素(如药物)。尽管体育锻炼可以提高早期复极图形发病率,但是其预后意义同样也不清楚[73]。

美国心律学会、欧洲心律协会、亚太心律学会关于遗传性心律失常综合征患者诊断和治疗专家共识中已有关于早期复极综合征药物治疗的建议[24]。如前所述,无 SCD 家族史的无症状患者发生 SCD 危险性极低,未来的研究或治疗不能完全依据目前的研究结果。表2概述了相关患者治疗建议。应该根据其高

表2 早期复极诊疗专家推荐和建议

推荐和建议	推荐级别	证据级别
对于无心源性猝死家族史、心电图上偶然出现早期复极的患者,不推荐进行进一步检查	Ⅲ	C
对于无法解释晕厥原因的患者,整合大部分的心电图早期复极表现进行危险分级尚未得到证实	Ⅱb	C
对于有心电图早期复极表现的猝死幸存者或已复苏的室颤患者,不推荐仅根据早期复极图形而实施程序性心室刺激	Ⅲ	B
对于既有不明原因晕厥又有一级家属猝死家族史的患者,在合理评估猝死的心律失常性诱因时,早期复极表现可用于整体危险分级	Ⅱb	C

危临床症状对具有潜在心律失常性晕厥或心源性猝死家族史的患者进行进一步评价(见图 1)。

我们建议开展大规模、标准化随访的注册性研究,以期发现心律失常的诱发因素,合理有效地早期复极患者危险分层方法以及降低心律失常危险性的干预措施。早期复极诊疗专家推荐和建议见表 2。

结　论

综上所述,早期复极是一种非常常见的临床现象,但是在其临床解读和致病机制方面仍然面临较多的困难和挑战。努力将高质量、纵向数据应用到解决早期复极图形临床意义相关问题上是十分必要的。我们认为美国心脏协会等机构在支持和促成基础框架构建上具有至关重要的作用,该框架将有利于形成专项科研项目以促进早期复极相关研究的进行。

(刘娜娜　浦介麟)

参考文献

[1] Myers GB, Klein HA, Stofer BE, et al. Normal variations in multiple precordial leads. Am Heart J, 1947, 34: 785-808.

[2] Grant RP, Estes EH Jr, Doyle JT. Spatial vector electrocardiography: the clinical characteristics of S-T and T vectors. Circulation, 1951, 3: 182-197.

[3] Wasserburger RH, Alt WJ. The normal RS-T segment elevation variant. Am J Cardiol, 1961, 8: 184-192.

[4] Klatsky AL, Oehm R, Cooper RA, et al. The early repolarization normal variant electrocardiogram: correlates and consequences. Am J Med, 2003, 115: 171-177.

[5] Thomas J, Harris E, Lassiter G. Observations on the T wave and S-T segment changes in the precordial electro-cardiogram of 320 young Negro adults. Am J Cardiol, 1960, 5: 468-472.

[6] Zhong-qun Z, Chong-quan W, Sclarovsky S, et al. ST-segment deviation pattern of Takotsubo cardiomyopathy similar to acute pericarditis: diffuse ST-segment elevation. J Electrocardiol, 2013, 46: 84-89.

[7] Osborn JJ. Experimental hypothermia, respiratory and blood pH changes in relation to cardiac function. Am J Physiol, 1953, 175: 389-398.

[8] Maury P, Rollin A. Prevalence of early repolarisation/J wave patterns in the normal population. J Electrocardiol, 2013, 46: 411-416.

[9] Nam GB, Kim YH, Antzelevitch C. Augmentation of J waves and electrical storms in patients with early repolarization. N Engl J Med, 2008, 358: 2078-2079.

[10] Nam GB, Ko KH, Kim J, et al. Mode of onset of ventricular fibrillation in patients with early repolarization pattern vs. Brugada syndrome. Eur Heart J, 2010, 31: 330-339.

[11] GE Healthcare. Diagnostic ECG Algorithms. Fairfield, CT: General Electric Co, 2010.

[12] Phillips. ECG Physician's Guide. Andover, MA: Phillips, 2005.

[13] Rautaharju PM, Surawicz B, Gettes LS. AHA/ACCF/HRS recommendations for the standardization and interpretation of the electrocardiogram, part IV: the ST segment, T and U waves, and the QT interval: a scientific statement from the American Heart Association Electrocardiography and Arrhythmias Committee, Council on Clinical Cardiology, the American College of Cardiology Foundation, and the Heart Rhythm Society. Circulation, 2009, 119: e241-e250.

[14] Goldman MJ. RS-T segment elevation in mid and left precordial leads as a normal variant. Am Heart Journal, 1953, 46: 817-820.

[15] Otto CM, Tauxe RV, Cobb LA, et al. Ventricular fibrillation causes sudden death in Southeast Asian immigrants. Ann Intern Med, 1984, 101: 45-47.

[16] Gussak I, Antzelevitch C. Early repolarization syndrome: clinical characteristics and possible cellular and ionic mechanisms. J Electrocardiol, 2000, 33: 299-309.

[17] Haïssaguerre M, Derval N, Sacher F, et al. Sudden cardiac arrest associated with early repolarization. N Engl J Med, 2008, 358: 2016-2023.

[18] Noseworthy PA, Tikkanen JT, Porthan K, et al. The early repolarization pattern in the general population: clinical correlates and heritability. J Am Coll Cardiol, 2011, 57: 2284-2289.

[19] Sinner MF, Reinhard W, Müller M, et al. Association of early repolarization pattern on ECG with risk of cardiac and all-cause mortality: a population-based prospective cohort study (MONICA/KORA). PLoS Med, 2010, 7: e1000314.

[20] Tikkanen JT, Anttonen O, Junttila MJ, et al. Long-term outcome associated with early repolarization on electrocardiography. N Engl J Med, 2009, 361: 2529-2537.

[21] Antzelevitch C, Yan GX, Viskin S. Rationale for the use of the terms J-wave syndromes and early repolarization. J Am Coll Cardiol, 2011, 57: 1587-1590.

[22] Recommendations for measurement standards in quantitative electrocardiography. Eur Heart J, 1985, 6: 815-825.

[23] Yan GX, Antzelevitch C. Cellular basis for the electrocardiographic J wave. Circulation, 1996, 93: 372-379.

[24] Priori SG, Wilde AA, Horie M, et al. HRS/EHRA/APHRS expert consensus statement on the diagnosis and management of patients with inherited primary arrhythmia syndromes. Heart Rhythm, 2013, 10: 1932-1963.

[25] Nunn LM, Bhar-Amato J, Lowe MD, et al. Prevalence of J-point elevation in sudden arrhythmic death syndrome families. J Am Coll Cardiol, 2011, 58: 286-290.

[26] Yong C, Froelicher V, Wagner G. To the editor: blind men and the J wave: confusing aspects of the 2013 HRS statement on inherited arrhythmic diseases. Heart Rhythm, 2013, 10: e81-e82.

[27] Surawicz B, Macfarlane PW. Inappropriate and confusing electrocardiographic terms: J-wave syndromes and early repolarization. J Am Coll Cardiol, 2011, 57: 1584-1586.

[28] Froelicher V, Wagner G. Symposium on the J wave patterns and a J wave syndrome. J Electrocardiol, 2013, 46: 381-382.

[29] Antzelevitch C, Brugada P, Borggrefe M, et al. Brugada syndrome: report of the Second Consensus Conference. Heart Rhythm, 2005, 2: 429-440.

[30] Haïssaguerre M, Chatel S, Sacher F, et al. Ventricular fibrillation with prominent early repolarization associated with a rare variant of KCNJ8/KATP channel. J Cardiovasc Electrophysiol, 2009, 20: 93-98.

[31] Burashnikov E, Pfeiffer R, Barajas-Martinez H, et al. Mutations in the cardiac L-type calcium channel associated with inherited J-wave syndromes and sudden cardiac death. Heart Rhythm, 2010, 7: 1872-1882.

[32] Watanabe H, Nogami A, Ohkubo K, et al. Electrocardiographic characteristics and SCN5A mutations in idiopathic ventricular fibrillation associated with early repolarization. Circ Arrhythm Electrophysiol, 2011, 4: 874-881.

[33] Benito B, Guasch E, Rivard L, et al. Clinical and mechanistic issues in early repolarization of normal variants and lethal arrhythmia syndromes. J Am Coll Cardiol, 2010, 56: 1177-1186.

[34] Antzelevitch C, Yan G-X. J-wave syndromes. Heart Rhythm, 2010, 7: 549-558.

[35] Koncz I, Gurabi Z, Patocskai B, et al. Mechanisms underlying the development of the electrocardiographic and arrhythmic manifestations of early repolarization syndrome. J Mol Cell Cardiol, 2014, 68: 20-28.

[36] Wellens HJ. Early repolarization revisited. N Engl J Med, 2008, 358: 2063-2065.

[37] Ghosh S, Cooper DH, Vijayakumar R, et al. Early repolarization associated with sudden death: insights from noninvasive electrocardiographic imaging. Heart Rhythm, 2010, 7: 534-537.

[38] Nademanee K, Veerakul G, Chandanamattha P, et al. Prevention of ventricular fibrillation episodes in Brugada syndrome by catheter ablation over the anterior right ventricular outflow tract epicardium. Circulation, 2011, 123: 1270-1279.

[39] Reinhard W, Kaess BM, Debiec R, et al. Heritability of early repolarization: a population-based study. Circ Cardiovasc Genet, 2011, 4: 134-138.

[40] Letsas KP, Sacher F, Probst V, et al. Prevalence of early repolarization pattern in inferolateral leads in patients with Brugada syndrome. Heart Rhythm, 2008, 5: 1685-1689.

[41] Sarkozy A, Chierchia GB, Paparella G, et al. Inferior and lateral electrocardiographic repolarization abnormalities in Brugada syndrome. Circ Arrhythm Electrophysiol, 2009, 2: 154-161.

[42] McIntyre WF, Pérez-Riera AR, Femenía F, et al. Coexisting early repolarization pattern and Brugada syndrome: recognition of potentially overlapping entities. J Electrocardiol, 2012, 45: 195-198.

[43] Watanabe H, Makiyama T, Koyama T, et al. High prevalence of early repolarization in short QT syndrome. Heart Rhythm, 2010, 7: 647-652.

[44] Barajas-Martínez H, Hu D, Ferrer T, et al. Molecular genetic and functional association of Brugada and early repolarization syndromes with S422L missense mutation in KCNJ8. Heart Rhythm, 2012, 9: 548-555.

[45] Medeiros-Domingo A, Tan BH, Crotti L, et al. Gain-of-function mutation S422L in the KCNJ8-encoded cardiac K(ATP) channel Kir6.1 as a pathogenic substrate for J-wave syndromes. Heart Rhythm, 2010, 7: 1466-1471.

[46] Sinner MF, Porthan K, Noseworthy PA, et al. A meta-analysis of genome-wide association studies of the electrocardiographic early repolarization pattern. Heart Rhythm, 2012, 9: 1627-1634.

[47] Walsh JA 3rd., Ilkhanoff L, Soliman EZ, et al. Natural history of the early repolarization pattern in a biracial cohort: CARDIA (Coronary Artery Risk Development in Young Adults) Study. J Am Coll Cardiol, 2013, 61: 863-869.

[48] Uberoi A, Jain NA, Perez M, et al. Early repolarization in an ambulatory clinical population. Circulation, 2011, 124: 2208-2214.

[49] Shipley RA, Hallaran WR. The four-lead electrocardiogram in two hundred men and women. Am Heart J, 1936, 11: 325.

[50] Rosso R, Kogan E, Belhassen B, et al. J-point elevation in survivors of primary ventricular fibrillation and matched control subjects: incidence and clinical significance. J Am Coll Cardiol, 2008, 52: 1231-1238.

[51] Rudic B, Veltmann C, Kuntz E, et al. Early repolarization pattern is associated with ventricular fibrillation in patients with acute myocardial infarction. Heart Rhythm, 2012, 9: 1295-1300.

[52] Olson KA, Viera AJ, Soliman EZ, et al. Long-term prognosis associated with J-point elevation in a large middle-aged biracial cohort: the ARIC study. Eur Heart J, 2011, 32: 3098-3106.

[53] Wu SH, Lin XX, Cheng YJ, et al. Early repolarization pattern and risk for arrhythmia death: a meta-analysis [published correction appears in J Am Coll Cardiol. 2013; 61: 2027 – 2028] . J Am Coll Cardiol, 2013, 61: 645-650.

[54] Tikkanen JT, Wichmann V, Junttila MJ, et al. Association of early repolarization and sudden cardiac death during an acute coronary event. Circ Arrhythm Electrophysiol, 2012, 5:714-718.

[55] Naruse Y, Tada H, Harimura Y, et al. Early repolarization is an independent predictor of occurrences of ventricular fibrillation in the very early phase of acute myocardial infarction. Circ Arrhythm Electrophysiol, 2012, 5:506-513.

[56] Rosso R, Glikson E, Belhassen B, et al. Distinguishing "benign" from "malignant early repolarization": the value of the ST-segment morphology. Heart Rhythm, 2012, 9:225-229.

[57] Viskin S, Belhassen B. Idiopathic ventricular fibrillation. Am Heart J, 1990, 120:661-671.

[58] Viskin S. Idiopathic ventricular fibrillation "Le Syndrome d'Haïssaguerre" and the fear of J waves. J Am Coll Cardiol, 2009, 53:620-622.

[59] Gourraud JB, Le Scouarnec S, Sacher F, et al. Identification of large families in early repolarization syndrome. J Am Coll Cardiol, 2013, 61:164-172.

[60] Mazzanti A, Kanthan A, Monteforte N, et al. Novel insight into the natural history of short QT syndrome. J Am Coll Cardiol, 2014, 63:1300-1308.

[61] Viskin S, Zeltser D, Ish-Shalom M, et al. Is idiopathic ventricular fibrillation a short QT syndrome? Comparison of QT intervals of patients with idiopathic ventricular fibrillation and healthy controls. Heart Rhythm, 2004, 1:587-591.

[62] Fujiki A, Yoshioka R, Sakabe M. Evaluation of repolarization dynamics using the QT-RR regression line slope and intercept relationship during 24-h Holter ECG. Heart Vessels, 2015, 30:235-240.

[63] Viskin S. The QT interval: too long, too short or just right. Heart Rhythm, 2009, 6:711-715.

[64] Gussak I, Antzelevitch C, Wilde AAM, et al. Idiopathic ventricular fibrillation. In: Gussak I, Antzelevitch C, Wilde AAM, et al. Electrical Diseases of the Heart: Genetics, Mechanisms, Treatment, Prevention. London, UK: Springer-Verlag London Ltd, 2008:508-606.

[65] Bartczak A, Lelonek M. Early repolarization variant in syncopal patients referred to tilt testing. Pacing Clin Electrophysiol, 2013, 36:456-461.

[66] Viskin S, Rosso R, Halkin A. Making sense of early repolarization. Heart Rhythm, 2012, 9:566-568.

[67] Bernard A, Genée O, Grimard C, et al. Electrical storm reversible by isoproterenol infusion in a striking case of early repolarization. J Interv Card Electrophysiol, 2009, 25:123-127.

[68] Aizawa Y, Sato A, Watanabe H, et al. Dynamicity of the J-wave in idiopathic ventricular fibrillation with a special reference to pause-dependent augmentation of the J-wave. J Am Coll Cardiol, 2012, 59:1948-1953.

[69] Miyazaki H, Nakagawa M, Shin Y, et al. Comparison of autonomic J-wave modulation in patients with idiopathic ventricular fibrillation and control subjects. Circ J, 2013, 77:330-337.

[70] Adler A, Rosso R, Viskin D, et al. What do we know about the "malignant form" of early repolarization? J Am Coll Cardiol, 2013, 62:863-868.

[71] Tikkanen JT, Junttila MJ, Anttonen O, et al. Early repolarization: electrocardiographic phenotypes associated with favorable long-term outcome. Circulation, 2011, 123:2666-2673.

[72] Haïssaguerre M, Sacher F, Nogami A, et al. Characteristics of recurrent ventricular fibrillation associated with inferolateral early repolarization role of drug therapy. J Am Coll Cardiol, 2009, 53:612-619.

[73] Noseworthy PA, Weiner R, Kim J, et al. Early repolarization pattern in competitive athletes: clinical correlates and the effects of exercise training. Circ Arrhythm Electrophysiol, 2011, 4:432-440.

心肺复苏时抗心律失常药物的应用

心脏骤停是指心脏机械活动突然停止，患者对刺激无反应、无脉搏、无自主呼吸或濒死叹息样呼吸。如果没有及时给予心肺复苏，患者就会死亡。

我国心脏性猝死病例每年约54.5万。约70%以上的猝死发生在院前，其中80%的猝死原因为室颤。心跳停止4分钟内进行基础生命支持（初级心肺复苏），并于8分钟内进行进一步高级生命支持（高级心肺复苏），则患者的生存率可达43%。因此，强调黄金10分钟，每延迟1分钟，抢救成功率下降10%。通常4分钟内进行心肺复苏，有32%的患者能救活，4分钟以后再进行心肺复苏，只有17%的患者能救活（表1）。

表1　心脏骤停时间与临床表现之间的关系

心脏骤停时间	临床表现	心脏骤停时间	临床表现
3秒钟	黑矇	45秒钟	瞳孔散大
5~10秒钟	晕厥	1~2分钟	瞳孔固定
15秒钟	阿-斯综合征或抽搐	4~5分钟	大脑细胞不可逆损伤

一、心肺复苏的概念

（一）心肺复苏

心肺复苏（cardiopulmonary resuscitation，CPR）是指对心脏骤停的患者给予循环和呼吸支持，分为基本生命支持和高级生命支持。欧洲2015新的心肺复苏指南与美国心脏协会（American heart association，AHA）指南大同小异，仅反映了理念的细微差异，体现的是地区化医疗的不同。

1. **基本生命支持**　是指专业或非专业人员对心脏骤停患者进行的徒手抢救，包括开放气道、人工通气、胸外按压和电除颤。2010年心肺复苏指南已将成人和儿童（儿童和婴儿，不包括新生儿）从A-B-C（airway-breathing-circulation）（开放气道、人工呼吸和胸外按压）变更为C-A-B（circulation-airway-breathing）（胸外按压、开放气道和人工呼吸）。溺水者先胸外按压和人工呼吸（ABC），完成一个周期后再呼叫。

2. **高级生命支持**　是指由专业人员应用器械和药物对呼吸心脏骤停患者进行抢救，包括建立静脉通道、呼吸机机械通气、纠正心律失常及药物治疗。

高级生命支持的基本环节包括：①气管插管：机械通气、评估氧合作用，不能通过气囊面罩实施满意通气的昏迷患者和气道保护性反射消失的昏迷或心脏骤停患者，符合紧急气管插管的适应证；②心律失常的处理：开放静脉通路、心电监测、药物复苏及电复律。

3. **成人生存链**　2015年美国心肺复苏指南已把生存链分为院内心脏骤停生存链与院外心脏骤停生存链（图1）。心肺复苏成功的关键——生存链，包括5个环节：

（1）院外心脏骤停生存链（同2010年心肺复苏指南）：①早期识别和启动应急反应系统；②即时高质量心肺复苏：强调有效胸外按压；③快速除颤：AED（体外自动除颤器）；④基础及高级急救医疗服务：入院前分诊和转诊；⑤早开始有效的高级生命支持和心脏骤停的后续综合治疗：多学科合作，直到出院和康复。

（2）院内心脏骤停生存链：①心电监测和心脏骤停的预防；②早期识别和启动应急反应系统；③即时高质量心肺复苏：强调有效胸外按压；④快速除颤：AED（体外自动除颤器）；⑤早开始有效的高级生命支持和心脏骤停的后续综合治疗：多学科合作，直到出院和康复。详见图1和文末彩图33。

（二）先给予电除颤还是先进行心肺复苏

对于成人心脏骤停的患者，当可以立即取得AED时，应尽快使用除颤器。若成人在未受监控的情况

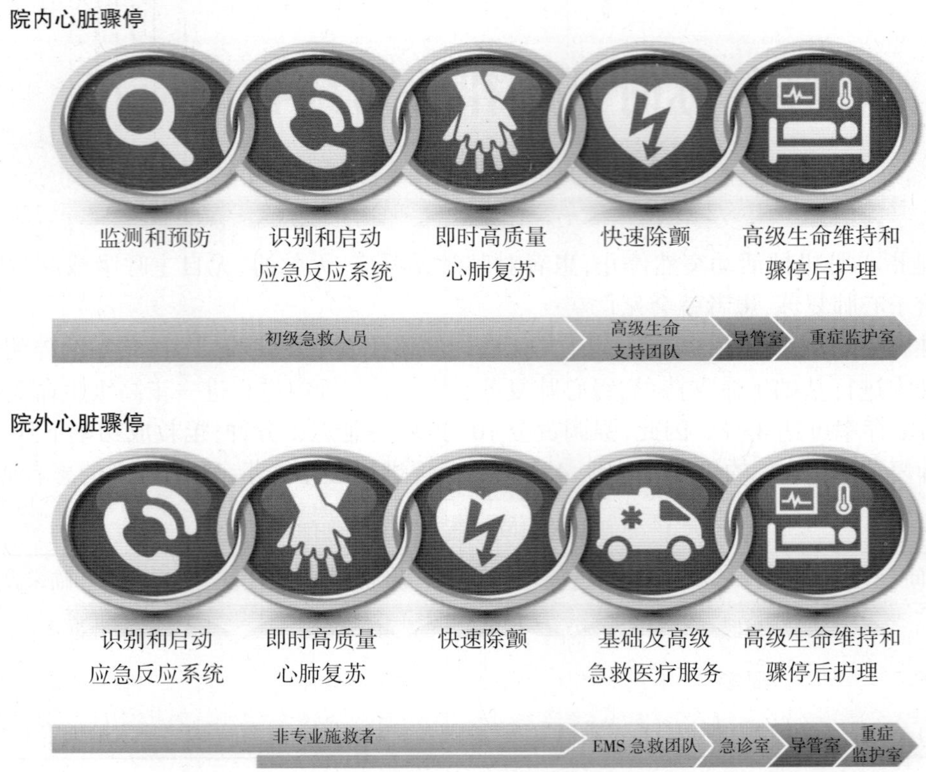

图 1　2015 年院内心脏骤停生存链与院外心脏骤停生存链

下发生心脏骤停，或不能立即取得 AED 时，应该在他人前往获取以及准备 AED 的时候开始心肺复苏，而且应在设备可供使用后尽快进行除颤。

除颤时药物选择：当至少 1 次除颤和 2 分钟 CPR 后，若仍有室颤或无脉搏室速，可给予肾上腺素；若除颤后已恢复灌注心律，则避免给予肾上腺素。对 CPR、除颤、肾上腺素无反应的室颤和室速，应考虑使用胺碘酮。如没有胺碘酮时，可考虑使用利多卡因。

（三）无脉搏电活动和心脏停搏的处理

不可电击心律引发心脏骤停后，应尽早给予肾上腺素。指南推荐标准剂量 1mg。1mg 肾上腺素稀释在生理盐水 10ml 静脉注射，再继续推注生理盐水 20ml，然后抬高上肢 30 秒。每 3~5 分钟静推 1 次，每次 1mg。

二、心律失常的处理

（一）开放静脉

首选外周静脉的肘前静脉或颈外静脉，但药物需经 1~2 分钟才能到达中心循环，故通过外周静脉给药时，必须将药物迅速推入静脉，再用 20ml 液体冲击，并抬高肢体 10~20 秒。对于经除颤和外周静脉给药而未能恢复自主循环的患者，如无禁忌证，又有经验的专家在场，可放置中心静脉导管，但应权衡利弊。对于要溶栓的患者，暂不放置中心导管为好。

（二）心电监测

根据监测心律，选用适当药物。最常见的心律失常包括心室颤动（室颤）/ 室性心动过速（室速）、无脉搏电活动（无脉搏室速、电机械分离）和心室停搏。

（三）药物选择

1. 胺碘酮　对于 CPR、除颤（3 次后）和血管加压治疗无反应的室颤 / 无脉搏室速（室颤 / 持续性室速）可以考虑使用胺碘酮。对无脉搏室速，静脉胺碘酮的推荐剂量是 150mg；对于持续性室颤，静脉胺碘酮的推荐剂量是 300mg。然后，胺碘酮静脉点滴 1~2mg/min 维持 6 小时，再以 0.5mg/min 维持 18~24 小时。

胺碘酮的最主要不良反应是低血压、心动过缓和静脉炎，其中低血压的发生率为 7%~59%，心动过缓为 0~41%，静脉炎为 0~27%。其他不常见的副作用有致心律失常作用，特别是极少见的尖端扭转型室速(1%)。

2. **利多卡因** 目前的证据不足以支持心脏骤停后利多卡因的常规使用。若室颤 / 无脉性室速导致心脏骤停，在自主循环恢复后，可以考虑立即开始或继续使用利多卡因。先静脉给利多卡因 1~1.5mg/kg，如需要的话，可再给 0.50~0.75mg/kg，最大剂量 3mg/kg。

3. **肾上腺素** 不可电击心律引发心脏骤停后，应尽早给予肾上腺素。指南推荐标准剂量为 1mg，把 1mg 肾上腺素稀释在生理盐水 10ml 静脉注射，再继续推注生理盐水 20ml，然后抬高上肢 30 秒。每 3~5 分钟静推 1 次，每次 1mg。若不能立即建立静脉通路，也可经气管给予肾上腺素，剂量 2~2.5mg。

4. **血管加压素** 在治疗心脏骤停时，联合使用加压素和肾上腺素，与使用标准剂量的肾上腺素相比没有优势。因此，加压素已被从成人心脏骤停流程中去除(2015 指南)。

5. **类固醇和加压素与肾上腺素** 治疗院内心脏骤停时，联合用药综合干预可能有益。尽管不建议在以后的随访研究中常规使用此综合治疗，但医护人员在治疗院内心脏骤停时仍然可以使用。

6. **β- 受体阻滞剂** 目前的证据不足以支持心脏骤停后 β- 受体阻滞剂的常规使用。若因室颤 / 无脉性室速导致心脏骤停入院，可以考虑尽早开始或继续口服或静脉注射 β- 受体阻滞剂。心脏骤停后使用 β- 受体阻滞剂可能会比不用 β- 受体阻滞剂效果更好。

7. **阿托品** 尚无前瞻性对照临床试验研究阿托品在心脏停搏和无脉搏电活动患者中的使用，也没有证据表明缓慢心率或心脏停搏患者中使用阿托品可引起不良后果。目前的证据表明，心脏停搏和无脉搏电活动时常规使用阿托品可能无益，不推荐常规应用阿托品。

阿托品可用于窦性心动过缓和房室传导阻滞，但不能用于房室结下阻滞(Mobitz Ⅱ)。推荐剂量是 0.6~1.0mg，每 3~5 分钟可给 1 次，总量 3mg(0.04mg/kg)。

8. **硫酸镁** 室颤 / 无脉性室速成人患者不推荐常规应用硫酸镁制剂，除非出现尖端扭转型室速。

(刘元生 郭继鸿)

参考文献

[1] Neumar RW, Shuster M, Callaway CW, et al. Part 1: Executive summary: 2015 American Heart Association Guidelines Update for Cardiopulmonary Resuscitation and Emergency Cardiovascular Care. Circulation, 2015, 32(18 Suppl 2): S315-S367.

[2] Hazinski MF, Nolan JP, Aicken R, et al. Part 1: Executive summary: 2015 International Consensus on Cardiopulmonary Resuscitation and Emergency Cardiovascular Care Science With Treatment Recommendations. Circulation. 2015.

[3] Nolan JP, Hazinski MF, Aicken R, et al. Part 1: Executive summary: 2015 International Consensus on Cardiopulmonary Resuscitation and Emergency Cardiovascular Care Science with Treatment Recommendations. Resuscitation, 2015, 95: e1-31.

[4] Institute of Medicine. Strategies to Improve Cardiac Arrest Survival: A Time to Act. Washington, DC: National Academies Press, 2015.

[5] Neumar RW, Eigel B, Callaway CW, et al. The American Heart Association response to the 2015 Institute of Medicine report on Strategies to Improve Cardiac Arrest Survival. Circulation, 2015, 132(11): 1049-1070.

[6] Ringh M, Rosenqvist M, Hollenberg J, et al. Mobile-phone dispatch of laypersons for CPR in out-of-hospital cardiac arrest. N Engl J Med, 2015, 372(24): 2316-2325.

[7] FDA approves new hand-held auto-injector to reverse opioid overdose [news release]. Silver Spring, MD: US Food and Drug Administration, 2014. http://www.fda.gov/NewsEvents/Newsroom/PressAnnouncements/ucm391465.htm. [2015-07-27].

[8] SoarJ, Nolan J P, Böttigerd BW, et al. European Resuscitation Council Guidelines for Resuscitation 2015 Section 3. Adult advanced life support. Resuscitation, 2015, 95: 100-147.

[9] Perkins GD, Handley AJ, Koster RW, et al. European Resuscitation Council Guidelines for Resuscitation 2015Section 2. Adult basic life support and automated external defibrillation. Resuscitation, 2015, 95: 81-99.

[10] Nolan JP, SoarJ, Cariou A, et al. European Resuscitation Council and European Society of Intensive Care Medicine Guidelines for Post-resuscitation Care 2015 Section 5 of the European Resuscitation Council Guidelines for Resuscitation 2015. Resuscitation, 2015, 95: 202-222.

左心耳封堵治疗的证据与共识

长期以来，口服抗凝药物是心房颤动（房颤）患者预防血栓栓塞事件的主要方法。然而，真实世界中房颤患者接受口服抗凝药物治疗的比例严重不足。近年来，随着技术和器械的发展，左心耳封堵治疗已成为房颤患者预防血栓栓塞事件的有效方法。

一、左心耳与房颤卒中

左心耳位于左上肺静脉与左心室游离壁之间，是胚胎时期原始左心房的残余，呈狭长、弯曲的管状形态。与发育成熟的左心房不同，左心耳内有丰富的梳状肌及肌小梁。窦性心律患者左心耳形态大多呈楔形，少数呈三角形。房颤时，左心耳入口明显增宽，血液在左心耳淤积，进而形成血栓的病理基础。房颤患者左心耳内的血栓形成主要包括自发性显像（SEC）、泥浆样改变（sludge）及血栓形成（thrombosis）三个阶段[1]。研究发现，在这一过程中，左心耳结构不同程度增大，血流速度及各壁运动速度均降低，血栓形成的危险性逐渐增加，而且随左心耳不断增大，其充盈及排空速度逐渐降低，提示左心耳结构与功能变化呈线性负相关。研究显示，房颤患者左心耳口部增大，呈球形或半球形改变，且失去有效的规律收缩，心耳壁的内向运动难以引起足够的左心耳排空，导致左心耳血流速度降低，左心耳口部增大和血流速度降低是卒中的独立预测因子[2]。研究还发现，左心耳收缩能力降低与房颤患者血栓形成有关，左心耳主动排空分数≤20%是房颤患者血栓形成的独立预测因子[3]。另外，左心耳自身的形态特点及其内的肌小梁凹凸不平，易使血流产生漩涡和流速减慢，也是促使血栓形成的条件。

除了左心耳的结构与功能改变外，左心耳的形态也与房颤卒中相关。既往研究根据影像学结果（测量长度、角度及分叶数等结构特点）将左心耳形态分成四类："鸡翼形"（chicken wing）、"仙人掌形"（cactus）、"风袋形"（windsock）和"菜花形"（cauliflower），其中鸡翼形比例最多，占48%，其卒中/短暂性脑缺血发作（TIA）发生率显著低于其他形态左心耳患者[4]。国内研究也显示，中国房颤患者左心耳约半数为"鸡翼形"，且非"鸡翼形"左心耳是房颤患者卒中的独立预测因子[5]。Kimura等[6]对低$CHADS_2$评分的非瓣膜性房颤患者进行了左心耳解剖学特征与卒中危险分层相关性的分析，发现左房大小、左心耳血流速度、左室功能及血清脑钠肽水平等均不能预测卒中风险，而"菜花形"左心耳则是卒中的独立预测因子。此外，研究还显示，左心耳形态与房颤患者无症状脑缺血负荷相关："菜花形"左心耳患者无症状脑缺血负荷最高[7]。因此，左心耳的形态与房颤卒中存在密切关系。

二、左心耳封堵治疗的循证医学证据

自左心耳封堵技术应用于临床以来，使用较多的左心耳封堵装置主要有PLAATO、WATCHMAN和AMPLATZER Cardiac Plug。PLAATO封堵器以自动膨胀的镍钛记忆合金笼为骨架，表面覆盖可扩张的聚四氟乙烯膜，封堵器骨架上有数个锚状结构。PLAATO装置最早于2001年8月应用于临床，欧美多家中心使用PLAATO装置对华法林抗凝禁忌的脑卒中高危房颤患者行左心耳封堵。2009年，Block等[8]报道了PLAATO封堵器植入术后随访5年的一项试验结果，随访期间脑卒中/短暂性脑缺血年发生率为3.8%，低于$CHADS_2$评分预测的年发生率6.6%。目前，PLAATO封堵器因为商业原因已经停产。WATCHMEN封堵器为自膨式镍钛合金结构，周围有固定倒钩，但心房面由聚四氟乙烯多孔渗透膜覆盖。PROTECT-AF研究初期显示，WATCHMEN封堵器预防脑卒中的有效性不劣于长期华法林抗凝治疗，但封堵组不良事件发生率较华法林组高[9]。PROTECT-AF后续注册研究（CAP）提示，随着术者手术经验的积累，植入WATCHMEN封堵器的安全性可得到明显提高[10]。PREVAIL研究进一步证实，对于非瓣膜性房颤患者，左心耳封堵术的有效性和安全性不劣于华法林，且与PROTECT-AF试验相比，手术安全性得到明显改善[11]。PROTECT-AF 研究长期随访结果(平均随访 3.8 年)显示,Watchman 封堵器在卒中、体循环栓塞和心血管死亡的复合终点上优于华法林。更为重要的是,Watchman 封堵器在预防心血管性死亡和全因死亡的终点上优于华法林[12]。PROTECT-AF 研究还发现,植入 WATCHMEN 封堵器者生活质量改善情况较长期华法林抗凝治疗好[13]。ASAP 注册研究显示,对于口服抗凝药物有禁忌的患者植入 WATCHMEN 封堵器也是安全、有效的[14]。最新公布的 EWOLUTION 研究显示,随着植入技术的进步,植入 WATCHMEN 封堵器的成功率逐渐增加,围术期并发症发生率呈降低趋势[15]。AMPLATZER Cardiac Plug 封堵器为双蝶样结构,由置于左心耳内的蝶形叶片和封堵左心耳口的蝶形帽组成。早期的欧洲地区和亚太地区小样本临床研究提示植入 AMPLATZER Cardiac Plug 封堵器预防房颤患者血栓栓塞是安全、有效的[16,17]。最近,22 个中心参与,共入选 1047 例患者,平均随访 13 个月的 AMPLATZER Cardiac Plug 封堵器多中心临床试验结果证实,植入 AMPLATZER Cardiac Plug 封堵器可显著降低非瓣膜性房颤患者的栓塞和出血风险[18]。

三、左心耳封堵治疗的指南推荐与专家共识

2012 年,欧洲心脏病学会(ESC)房颤管理指南首次对左心耳封堵给予明确推荐:长期口服抗凝药物治疗存在禁忌伴血栓栓塞高危因素的非瓣膜性房颤患者可考虑采用左心耳封堵预防血栓栓塞(Ⅱb 类推荐)[19]。2014 年,美国心脏协会(AHA)、美国心脏病学学会(ACC)和心律学会(HRS)联合发布的房颤管理指南虽未对左心耳预防血栓栓塞指南给予明确推荐意见,但全面回顾了左心耳封堵预防血栓栓塞的最新临床证据,说明左心耳封堵已经引起了专家组的重视[20]。同年,加拿大心血管病学会(CCS)房颤管理指南中建议左心耳封堵可应用于卒中高危($CHADS_2$ 评分≥2 分)且抗栓治疗存在禁忌的非瓣膜性房颤患者(Conditional 推荐)[21]。2014 年,欧洲心律协会(EHRA)和欧洲经皮心血管介入协会(EAPCI)发布的经导管左心耳封堵专家共识指出,对于出血风险高危、患者拒绝口服抗凝药物或口服抗凝治疗禁忌的患者,可行左心耳封堵治疗。同时指南还指出,对于适合口服抗凝治疗的患者,亦应向患者介绍左心耳封堵相关信息,在充分评估患者获益 / 风险比及尊重患者意愿的基础上,合适的患者可考虑行左心耳封堵[22]。2014 年,中华医学会心电生理和起搏分会、中华医学会心血管病学分会和中国医师协会心律学专业委员会联合发布《左心耳干预预防心房颤动患者血栓栓塞事件:目前的认识和建议》,明确提出经皮左心耳封堵的适应证:CHA_2DS_2-VASC 评分≥2 的房颤患者,同时具有下列情况之一:①不适合长期口服抗凝者;②服用华法林,国际标准化比值(INR)达标的基础上仍发生卒中或栓塞事件者;③HAS-BLED 评分≥3[23]。2015 年,中华医学会心电生理和起搏分会、中国医师协会心律学专业委员会心房颤动防治专家工作委员会发布的《心房颤动:目前的认识和治疗建议—2015》指出:对于 CHA_2DS_2-VASC 评分≥2 的非瓣膜性房颤患者,如具有下列情况之一可行经皮左心耳封堵术预防血栓栓塞事件:①不适合长期规范抗凝治疗;②长期规范抗凝治疗的基础上仍发生脑卒中或栓塞事件;③ HAS-BLED 评分≥3(Ⅱa 类推荐)[24]。

四、展　望

左心耳封堵预防房颤患者血栓栓塞事件的临床应用已历经 10 余年,通过经验的不断积累和器械技术的改进,其安全性和有效性已得到初步证实。但是左心耳封堵术作为一项新技术,仍有诸多问题需要进一步研究解决:①目前的临床证据多来自单中心、非随机对照研究,尚需更多大样本、前瞻性、多中心、随机对照的研究来进一步证实该技术的长期有效性和安全性;②房颤仅为卒中的发生机制之一,左心耳封堵治疗的“局部”干预理论上不能预防其他原因导致的卒中,因此,十分有必要进一步研究、筛选治疗获益最大的患者人群,以充分发挥该技术的临床作用;③左心耳作为一个内分泌器官,封堵治疗后对机体体液调节和心脏重构的影响还需要长期的观察;④新型口服抗凝药物的临床应用逐渐增多,左心耳封堵与新型口服抗凝药物的优劣性需研究明确。尽管如此,现阶段,左心耳封堵治疗已给房颤患者预防血栓栓塞提供了新的选择,对于有适应证的患者,应积极推荐左心耳封堵治疗,以使更多的患者获益。

(黄从新)

参考文献

[1] Qamruddin S, Shinbane J, Shriki J, et al. Left atrial appendage: structure, function, imaging modalities and therapeutic options. Expert Rev Cardiovasc Ther, 2010, 8(1): 65-75.

[2] Lee JM, Shim J, Uhm JS, et al. Impact of increased orifice size and decreased flow velocity of left atrial appendage on stroke in nonvalvular atrial fibrillation. Am J Cardiol, 2014, 113(6): 963-969.

[3] Iwama M, Kawasaki M, Tanaka R, et al. Left atrial appendage emptying fraction assessed by a feature-tracking echocardiographic method is a determinant of thrombus in patients with nonvalvular atrial fibrillation. J Cardiol, 2012, 59(3): 329-336.

[4] Di Biase L, Santangeli P, Anselmino M, et al. Does the left atrial appendage morphology correlate with the risk of stroke in patients with atrial fibrillation? Results from a multicenter study. J Am Coll Cardiol, 2012, 60(6): 531-538.

[5] Kong B, Liu Y, Hu H, et al. Left atrial appendage morphology in patients with atrial fibrillation in China: implications for stroke risk assessment from a single center study. Chin Med J (Engl), 2014, 127(24): 4210-4214.

[6] Kimura T, Takatsuki S, Inagawa K, et al. Anatomical characteristics of the left atrial appendage in cardiogenic stroke with low CHADS2 scores. Heart Rhythm, 2013, 10(6): 921-925.

[7] Anselmino M, Scaglione M, Di Biase L, et al. Left atrial appendage morphology and silent cerebral ischemia in patients with atrial fibrillation. Heart Rhythm, 2014, 11(1): 2-7.

[8] Block PC, Burstein S, Casle PN, et al. Percutaneous left atrial appendage occlusion for patients in atrial fibrillation suboptimal for warfarin therapy. 5-year results of the PLAATO study. JACC Cardiovasc Interv, 2009, 2: 594-600.

[9] Holmes D, Reddy V, Turi Z, et al. Percutaneous closure of the left atrial appendage versus warfarin therapy for prevention of stroke in patients with atrial fibrillation: a randomised non-inferiority trial. Lancet, 2009, 374: 534-542.

[10] Reddy V, Holmes D, Doshi S, et al. Safety of percutaneous left atrial appendage closure results from the watchman left atrial appendage system for embolic protection in patients with AF (PROTECT AF) clinical trial and the continued access registry. Circulation, 2011, 123: 417-424.

[11] Holmes DR Jr, Kar S, Price MJ, et al. Prospective Randomized Evaluation of the Watchman Left Atrial Appendage Closure Device in Patients With Atrial Fibrillation Versus Long-Term Warfarin Therapy: The PREVAIL Trial. J Am Coll Cardiol, 2014, 64(1): 1-12.

[12] Reddy VY, Sievert H, Halperin J, et al. Percutaneous left atrial appendage closure vs warfarin for atrial fibrillation: a randomized clinical trial. JAMA, 2014, 312: 1988-1998.

[13] Alli O, Doshi S, Kar S, et al. Quality of life assessment in the randomized PROTECT AF (Percutaneous Closure of the Left Atrial Appendage Versus Warfarin Therapy for Prevention of Stroke in Patients With Atrial Fibrillation) trial of patients at risk for stroke with nonvalvular atrial fibrillation. J Am Coll Cardiol, 2013, 61: 1790-1798.

[14] Reddy VY, Möbius-Winkler S, Miller MA, et al. Left Atrial Appendage Closure with the Watchman Device in Patients with a Contraindication for Oral anticoagulation: The ASAP Study (ASA Plavix Feasibility Study with Watchman Left Atrial Appendage Closure Technology). J Am Coll Cardiol, 2013, 61(25): 2551-2556.

[15] Boersma LV, Schmidt B, Betts TR, et al. Implant success and safety of left atrial appendage closure with the WATCHMAN device: peri-procedural outcomes from the EWOLUTION registry. Eur Heart J, 2016. pii: ehv730. [Epub ahead of print].

[16] Park JW, Bethencourt A, Sievert H, et al. Left atrial appendage closure with Amplatzer cardiac plug in atrial fibrillation-initial European experience. Catheter Cardiovasc Interv, 2011, 77: 700-706.

[17] Lam YY, Yip GW, Yu CM, et al. Left atrial appendage closure with AMPLATZER cardiac plug for stroke prevention in atrial fibrillation: initial Asia-Pacific experience. Catheter Cardiovasc Interv, 2012, 79(5): 794-800.

[18] Tzikas A, Shakir S, Gafoor S, et al. Left atrial appendage occlusion for stroke prevention in atrial fibrillation: multicentre experience with the AMPLATZER Cardiac Plug. EuroIntervention, 2016, 11(10): 1170-1179.

[19] Camm AJ, Lip GY, De Caterina R, et al. 2012 focused update of the ESC Guidelines for the management of atrial fibrillation: an update of the 2010 ESC Guidelines for the management of atrial fibrillation. Developed with the special contribution of the European Heart Rhythm Association. Eur Heart J, 2012, 33: 2719-2747.

[20] January CT, Wann LS, Alpert JS, et al. 2014 AHA/ACC/HRS guideline for the management of patients with atrial fibrillation: a report of the American College of Cardiology/American Heart Association Task Force on practice guidelines and the Heart Rhythm Society. Circulation, 2014, 130: e199-267.

[21] Verma A, Cairns JA, Mitchell LB, et al. 2014 focused update of the Canadian Cardiovascular Society Guidelines for the management of atrial fibrillation. Can J Cardiol, 2014, 30: 1114-1130.

[22] Meier B, Blaauw Y, Khattab AA, et al. EHRA/EAPCI expert consensus statement on catheter-based left atrial appendage occlusion. Europace, 2014, 16: 1397-1416.

[23] 黄从新，霍勇，张澍，等．左心耳干预预防心房颤动患者血栓栓塞事件：目前的认识和建议．中华心律失常学杂志，2014，18(6)：401-415.

[24] 黄从新，张澍，黄德嘉，等．心房颤动：目前的认识和治疗建议—2015. 中华心律失常学杂志，2015，19(5)：321-384.

第四篇 心脏结构与心脏功能

经皮主动脉瓣置换适应证的再评价

主动脉瓣狭窄（aortic stenosis，AS）是欧美国家最常见的成人心脏瓣膜病[1]。65岁以上人群中，钙化性AS是主要类型，其患病率约2%~7%[2]。AS患者可保持较长的无症状期[3]，然而一旦出现心功能不全、胸痛或晕厥等临床症状，未经治疗者2年内死亡率可高达50%[3,4]。长期以来，外科主动脉瓣膜置换术（surgical aortic valve replacement，SAVR）一直是AS的标准治疗方法，但至少1/3的患者因存在外科手术禁忌、高龄、左室功能差、合并其他疾患等因素，未接受SAVR治疗[5]。在此背景下，一种不需要开胸和体外循环的微创技术——经皮主动脉瓣置换术（transcatheter aortic valve replacement，TAVR）应运而生，为这类患者带来了福音。

2002年，法国的Cribier医生及其同事成功地在人体进行了全球首例TAVR，开创了经导管介入治疗主动脉瓣疾病的先河[6]。在过去的10余年中，随着器械的改进、影像技术的进步、证据和经验的积累等，TAVR相关并发症（如脑卒中、血管并发症、瓣周漏等）的发生率不断降低，在全球范围内尤其是欧洲和北美得到了迅速发展和广泛应用。目前全球已有超过65个国家开展了TAVR技术，接受治疗的患者超过25万例。美国2015年完成的TAVR例数占所有主动脉瓣置换（包括TAVR和SAVR）例数的32%，而德国早在2013年TAVR例数就已经超过了单纯SAVR例数（分别为10 441例和9899例），2014年德国全年TAVR例数更是达到了13 264例，远超过单纯SAVR的9953例[7]。

值得注意的是，在TAVR例数大幅增长的情况下，德国2013年和2014年的SAVR手术量基本持平[7]，提示TAVR目前仍主要用于以往外科医生不考虑进行开胸手术的患者，TAVR和SAVR还没有形成相互竞争的格局。按照现有指南，TAVR是无法进行外科手术的AS患者的标准治疗方案，以及外科手术风险高的AS患者可以选择的、有效的替代治疗方案[1,8]。不过TAVR适应证扩展已成为大势所趋，外科中危甚至低危患者、相对年轻的患者以及二叶式主动脉瓣、单纯主动脉瓣反流、外科生物瓣退化等既往被排除于临床试验之外的患者，都是TAVR的潜在适用人群。本文将结合最新的研究证据，对TAVR的适应证进行再评价。

一、现存共识及指南

PARTNER（placement of aortic transcatheter valves）随机对照试验在TAVR发展中具有里程碑式的意义，现有的关于TAVR的基本共识及指南主要基于该研究的结果。

PARTNER研究ⅠB队列纳入了358例无法进行外科手术的重度AS患者，随机分为TAVR组（植入Edwards-SAPIEN瓣膜）和内科保守治疗组（包括最佳药物和主动脉瓣球囊扩张），随访2年结果显示，与保守治疗组相比，TAVR组全因死亡率（67.6% *vs*.43.3%，P<0.001）、心脏死亡率（62.4% *vs*. 31.0%，P<0.001）、再住院率（72.5% *vs*. 35.0%，P<0.001）均明显降低[9]。并且存活者中，TAVR组无症状或有轻度症状[美国纽约心脏病学会（New York Heart Association，NYHA）心功能评级Ⅰ或Ⅱ级]的患者比例明显高于内科保守治疗组（83.5% *vs*. 42.5%）[9]。这说明对于无法进行外科手术的重度AS患者，TAVR明显优于内科保守治疗。

PARTNER研究ⅠA队列纳入了699例外科手术高风险的AS患者，随机分为TAVR组（植入Edwards-SAPIEN瓣膜）和SAVR组，随访2年结果显示，TAVR组和SAVR组在全因死亡率（33.9% *vs*.35.0%，P=0.78）、心血管死亡率（21.4% *vs*. 20.5%，P=0.80）、再住院率（24.7% *vs*. 21.7%，P=0.41）、存活者平均NYHA

分级(1.72 *vs.* 1.70,P=0.87)等方面无明显差异,提示对于外科手术高风险的重度 AS 患者,TAVR 治疗效果并不亚于 SAVR,是 SAVR 有效的替代治疗方案[10]。美国 CoreValve 高风险研究(US CoreValve High Risk Study)是另一项比较 TAVR 和 SAVR 安全性和有效性的随机对照试验,该研究则更是显示,对于外科手术风险高的 AS 患者,TAVR 明显优于 SAVR,使术后 1 年死亡率进一步降低近 5%(14.2% *vs.* 19.1%,P=0.04)、主要不良心脑血管事件(major adverse cardiac and cerebral event,MACCE)进一步降低近 7%(20.4% *vs.* 27.3%,P=0.03)[11]。

PARTNER 研究的纳入和排除标准基本反映了在 TAVR 适应证和相对禁忌证方面的共识。目前认为,TAVR 的适应证为:①钙化性重度 AS,平均跨瓣压差 >40mmHg(或前向最大流速 >4m/s)以及主动脉瓣口面积 <0.8cm^2(或有效瓣口面积 <0.5cm^2/m^2);②有症状,且症状与 AS 相关,NYHA 心功能Ⅱ级或以上;③存在外科手术禁忌或手术风险高,通常将欧洲心脏手术风险评分(logistic European System for Cardiac Operative Risk Evaluation,logistic EuroSCORE)超过 20% 或美国胸外科学会(Society of Thoracic Surgeons,STS)手术风险评分超过 10% 的患者视为外科手术高危患者[12]。

基于 PARTNER 研究的随访结果,2012 年欧洲心脏病学会(European Society of Cardiology,ESC)的瓣膜病管理指南和 2014 年美国心脏病学会 / 美国心脏协会(American College of Cardiology/American Heart Association,ACC/AHA)的瓣膜病管理指南均认为:无法进行外科手术且预期寿命超过 1 年的 AS 为 TAVR 的Ⅰ类适应证(B 级证据),而可以考虑进行外科手术但手术风险高的 AS 为Ⅱa 类适应证(B 级证据)[1,8]。

目前 TAVR 主要用于 75 岁甚至 80 岁以上患者,在各国的 TAVR 注册研究中,患者的平均年龄多在 80 岁以上,这主要是与目前尚缺乏关于 TAVR 瓣膜长期耐久性的数据有关。在 TAVR 开展的相对早期阶段,二叶式主动脉瓣、主动脉瓣叶无钙化、单纯主动脉瓣反流、合并严重冠状动脉病变等被认为不适合通过 TAVR 进行治疗,因而被排除于 PARTNER 研究以外,并被指南视为 TAVR 的相对禁忌证[1]。

PARTNER 研究的 1 年随访结果公布于 2011 年,在过去的 5 年中,TAVR 继续飞速发展。新一代 TAVR 器械出现、影像技术的进步、操作经验的积累和新证据的不断涌现等,均推动着 TAVR 适应证不断扩展。

二、中危及低危患者

尽管现有指南仍然只推荐将 TAVR 用于治疗存在外科手术禁忌或手术高危的患者,但在全球范围内,TAVR 实际上已经被用于治疗外科中危甚至低危患者。以美国为例,PARTNER 研究ⅠA 队列纳入患者的平均 STS 评分为 11.8%[13],而 Edwards SAPIEN 瓣膜获批上市后随即开展的 STS/ACC 经导管瓣膜治疗(transcatheter valve therapy,TVT)注册登记研究显示,“真实世界”中接受 TAVR 治疗的患者中位 STS 评分仅为 7.0%(四分位间距:5%~11%)[14]。

而在欧洲,已有数个研究已对中低危患者中 TAVR 的临床效果进行了评估。Wenaweser 等[15]连续纳入了 389 例接受 TAVR 治疗的患者,按 STS 评分分为低危(STS<3%,n=41)、中危(3%≤STS≤8%,n=254)和高危(STS>8%,n=94)三组,30 天全因死亡率分别为 2.4%、3.9% 和 14.9%(P=0.001),1 年全因死亡率分别为 10.1%、16.1% 和 34.5%(P=0.0003),提示与高危组患者相比,中低危患者 TAVR 术后临床结局明显更好。Piazza 等[16]纳入了倾向性评分匹配、STS 评分介于 3%~8%(视为外科中危)的 TAVR 患者和 SAVR 患者各 255 例,两组患者 30 天死亡率分别为 7.8% 和 7.1%(P=0.74),1 年死亡率分别为 16.5% 和 16.9%(P=0.64),提示对于中危患者,TAVR 同样不劣于 SAVR。不过观察性研究存在偏倚风险,缺乏足够的说服力,要想将 TAVR 全面推向中危甚至低危患者,来自随机对照试验的严谨的循证医学证据的支持是必不可少的。

PARTNER 研究ⅡA 队列和 SURTAVR 研究(TAVR 组分别采用 Edwards 瓣膜和 CoreValve)是评估 TAVR 和 SAVR 在外科中危 AS 患者中相对效果的两项重要的随机对照试验。目前 SURTAVR 研究已完成患者纳入,其中约 1600 例中危患者(STS 评分介于 4%~10%)被随机分配至 TAVR 组或 SAVR 组,初步的研究结果预计将在明年公布。启动得更早一些的 PARTNER 研究ⅡA 队列的 2 年随访结果已于 2016 年 4 月在 ACC 年会上公布,随即在国际心血管病学界引起了强烈的反响。

PARTNER 研究ⅡA 队列共纳入 2032 例中危 AS 患者(STS≤8%),首先根据血管入路评价的结果分为经股动脉入路队列(1550 例,76.3%)和经胸入路队列(482 例,23.7%),然后各队列患者再按照 1∶1 的比例随机分配至 TAVR 组或 SAVR 组分别接受相应治疗[17]。意向性治疗人群(intention to treat,ITT)分析显示,随访至 2 年,TAVR 组与 SAVR 组主要终点事件(全因死亡和致残性脑卒中)的发生率无明显差别(19.3% *vs.* 21.1%,*P*=0.253;*HR*=0.89,95%*CI*:0.73~1.09;非劣效性检验,*P*=0.001)。对经股动脉入路亚组的分析显示,TAVR 组 2 年主要终点事件发生率明显低于 SAVR 组(16.8% *vs.* 20.4%,*P*=0.05;*HR*=0.79,95%*CI*:0.62~1.00)。在其他临床结果方面,TAVR 和 SAVR 则各具优势,前者急性肾损伤、严重出血、新发房颤和低心排血量综合征的发生率更低,而后者则具有更少的严重血管并发症及瓣周漏。值得注意的是,PARTNER Ⅰ和其他部分研究显示,轻度瓣周漏亦会明显增加患者中远期的死亡风险[10],而对 PARTNER ⅡA 研究中 TAVR 组术后 30 天瓣周反流严重程度与 2 年全因死亡之间关系的分析显示,TAVR 术后残余中重度瓣周漏的患者,其死亡风险明显高于无或仅有微量瓣周漏的患者(34.0% *vs.* 14.1%,*P*<0.001;*HR*=2.85,95%*CI*:1.57~5.21),但术后存在轻度瓣周漏的患者与无或仅有微量瓣周漏的患者相比,死亡风险并未增加(13.5% *vs.* 14.1%,*P*=0.82;*HR*=0.95,95%*CI*:0.63~1.45)[17]。上述研究结果提示,在外科中危 AS 患者中,TAVR 同样不劣于 SAVR,并且经股动脉入路 TAVR 相对于 SAVR 还有额外的临床获益,可显著降低全因死亡和致残性脑卒中的发生率,因此支持将 TAVR 应用于外科中危患者。基于此研究,瓣膜病管理指南在更新时有充分的理由把外科中危 AS 推荐为 TAVR 的Ⅱa 类适应证(B 级证据)。

随着 TAVR 技术的进一步发展,包括血管并发症、瓣周漏等在内的 TAVR 并发症发生率将会进一步降低,患者的预后将随之进一步改善;同时由于 TAVR 操作正趋于简单化,该技术已经具有的一些优势将变得更加明显,如麻醉时间、操作过程、ICU 停留时间和总住院时间进一步缩短,术后恢复进一步加快等。因此在低危 AS 患者中,TAVR 可能同样不劣于甚至优于 SAVR。

实际上早在 2007 年,欧洲即已启动了在外科低危 AS 患者中临床试验——NOTION(nordic aortic valve intervention)研究。该研究旨在比较外科手术风险较低的 AS 患者中 TAVR 与 SAVR 的相对安全性和有效性[18]。该研究共纳入北欧 3 个心脏中心的 280 例 AS 患者,平均年龄 79.1 岁,平均 STS 评分为 3.0%,超过 80% 的患者 STS 评分 <4%,因此该研究纳入的主要为低危患者。这些患者被随机分配至 TAVR 组和 SAVR 组,分别采用 CoreValve 进行 TAVR 或采用外科生物瓣进行 SAVR。1 年随访结果显示,TAVR 组和 SAVR 组的主要复合终点事件(全因死亡、脑卒中或心肌梗死)发生率无明显差异(13.1% *vs.* 16.3%,优效性:*P*=0.43)。与先前在高危和中危患者中进行的研究一致,NOTION 研究显示 TAVR 与 SAVR 有明显不同的并发症发生谱。与 SAVR 组相比,TAVR 组术后需植入永久起搏器的传导阻滞、中重度瓣周漏的发生率较高,而严重或致命性出血、急性肾损伤、新发房颤的发生率较低。1 年时,TAVR 组瓣膜有效开口面积的改善更明显[增加的有效瓣口面积:(1.0±0.5)cm^2 *vs.* (0.6±0.5)cm^2,*P*<0.001]。NOTION 研究说明,在外科中低危患者中,TAVR 不劣于 SAVR。NOTION 研究开始于 TAVR 发展的早期阶段,当时器械、影像技术、术者经验等尚有待成熟,假以现有条件,TAVR 组很可能会获得更好的结果。不过在更多更具说服力的研究证据出现之前,关于在低危患者中 TAVR 和 SAVR 孰优孰劣的争论可能还将持续一段时间。

目前 PARTNER Ⅲ和美敦力 TAVR 低危研究已经启动,这两项随机对照试验将分别纳入约 1200 例外科手术低危的 AS 患者(STS<4%),并随机分配至 TAVR 组(PARTNER Ⅲ研究中使用 Edwards SAPIEN 3 瓣膜,美敦力 TAVR 低危研究使用 Evolut R 或 CoreValve)和 SAVR 组,从而比较 TAVR 和 SAVR 在低危患者中的安全性和有效性。这些研究的结果有望为 TAVR 在外科手术低危的 AS 患者中的应用提供进一步的证据支持,并促使指南将 TAVR 的推荐适应证扩大至该类患者。

三、相对年轻的患者

值得注意的是,以上所述之低危患者并不等于年轻患者。患者年龄只是手术风险的众多影响因素之一。TAVR 目前已被应用于低危患者,但在欧美的注册登记研究中,接受 TAVR 治疗的患者的平均年龄多在 80 岁以上,如根据美国 TVT 注册登记研究的数据,2011 年 11 月至 2014 年 2 月接受 TAVR 治疗的 13 718 例患者平均年龄为 82.1 岁,德国 2014 年接受 TAVR 治疗的 13 246 例患者平均年龄为 80.9 岁[7]。相比之下,中国 TAVR 患者的平均年龄较小,约为 75 岁,这可能与人群预期寿命、经济水平、医疗观念、健康意识等方面的差异相关。短期内,TAVR 可能仍然是一项主要面对 75 岁以上患者的治疗手段。

由于年轻患者的预期寿命更长,因此 TAVR 可否用于该类患者取决于 TAVR 瓣膜的长期安全性、有效性和瓣膜耐久性如何。PARTNER 研究 5 年随访结果显示,TAVR 继续保持着相对于内科保守治疗的优效性和相对于 SAVR 的非劣性。对于无法进行外科手术的患者(B 队列),TAVR 相对于内科保守治疗明显降低了 5 年全因死亡风险(71.8% *vs.* 93.6%;*HR*=0.50,95%*CI*:0.39~0.65)[19];在外科手术风险高的患者(A 队列)中,接受 TAVR 和接受 SAVR 者相比,5 年全因死亡风险相近(67.8% *vs.* 62.4%;*HR*=1.04,95%*CI*:0.86~1.24)[20]。更重要的是,A、B 两个队列的 TAVR 组中均未观察到结构性瓣膜退化现象,进一步证明 TAVR 瓣膜是经久耐用的。

不过加拿大 Dvir 教授在今年欧洲血运重建大会(EuroPCR 2016)上公布的一项研究结果却再次引起了人们对于 TAVR 瓣膜耐久性的担忧。该研究对 378 例 TAVR 术后患者进行了长达 10 年的超声心动图检测,结果显示,术后存活至少 5 年的 100 例患者中,共 35 例到随访结束时存在 TAVR 瓣膜退化迹象,其中 2/3 为瓣膜反流(中度及以上),1/3 为瓣膜狭窄(定义为平均跨瓣压差≥20mmHg)或同时存在反流和狭窄,且绝大多数瓣膜退化发生在 TAVR 术后 5~7 年。该研究采用的瓣膜退化的定义与以往 SAVR 生物瓣退化研究所采用的定义完全不同,尤其是前者未考虑患者是否再次出现明显临床症状并需要再次干预,因此两者的结果不具有可比性。实际上,在 Dvir 教授的研究中,尽管相当比例的患者出现了所谓瓣膜退化的迹象,但这些患者需要再过 2~5 年才需要再次介入,因而从 TAVR 至再次介入的中位时间约为 10~15 年。而同为 Dvir 教授牵头的"瓣中瓣"国际多中心注册登记研究显示,大多数外科生物瓣出现退化并需要再次干预的时间为术后 7~11 年,提示若采用相同的瓣膜退化的定义,TAVR 和 SAVR 生物瓣的耐久性可能是相当的。

为了比较 TAVR 和 SAVR 的长期安全性、有效性和瓣膜耐久性,PARTNER 研究已将观察周期延长至 10 年,我们将拭目以待。不过由于 PARTNER 研究纳入的为高龄、高危患者,术后生存期能够达到 10 年的是极少数,而且所采用的为第一代 TAVR 瓣膜,因此无论其结果如何,可能都难以对 TAVR 实践产生大的影响。真正能够改变 TAVR 实践的,可能是 NOTION Ⅱ随机对照试验。该研究目前已启动,计划纳入约 1000 例年龄≤75 岁、STS 评分≤4% 的重度 AS 患者,并随机分配至 TAVR 组或 SAVR 组,比较两组患者术后 1 年全因死亡、脑卒中和心肌梗死的发生率。该研究有望为 TAVR 在外科低危、相对年轻的 AS 患者中的应用提供依据。

四、二叶式主动脉瓣

二叶式主动脉瓣是最常见的先天性心脏结构异常,同时也是 AS 的主要病因。尽管二叶式主动脉瓣患者出现狭窄的年龄较轻,高龄重度 AS 患者中二叶式主动脉瓣仍占 20% 以上[21]。国内 TAVR 候选患者中二叶式主动脉瓣的比例明显高于国外。包括我院、阜外医院、复旦大学附属中山医院、浙江大学医学院附属第二医院等在内的国内几个大的中心在对 AS 患者进行 TAVR 术前影像学评估时发现二叶式主动脉瓣的比例高达 40%[22]。这可能与国内寻求 TAVR 治疗的患者平均年龄相对较轻有关。美国的研究显示,在因 AS 进行单纯 SAVR 的 71~80 岁的患者中,超过 50% 其主动脉瓣呈二叶式[23]。因此随着欧美国家逐渐将 TAVR 用于治疗该年龄段的 AS 患者,术者所面临的二叶式主动脉瓣患者也将越来越多。

二叶式主动脉瓣具有瓣环极度偏心、瓣叶钙化重且分布不均、瓣环过大、合并升主动脉扩张等解剖特征,既往认为该类患者 TAVR 术后瓣周漏、瓣膜移位、生物瓣叶早期退化等的风险较高,因此长期被视为 TAVR 的相对禁忌证[13],包括 PARTNER 研究在内的早期 TAVR 临床试验也将其列为排除标准。不过随着 TAVR 技术逐渐成熟,已有较多将 TAVR 成功用于治疗二叶式主动脉瓣患者的报道。

Hayashida 等[24]将 21 例二叶式主动脉瓣患者与 229 例三叶瓣患者的 TAVR 手术结果进行了对比,结果显示两组患者在器械成功率(100% *vs.* 92.8%,*P*=0.37)、术后残余轻度及以上主动脉瓣反流(19.0% *vs.* 14.9%,*P*=0.54)、术后平均跨瓣压差[(10.0±3.4)mmHg *vs.* (9.7±4.1)mmHg,*P*=0.58)]、30 天死亡率(4.8% *vs.* 8.2%,*P*=1.00)等方面均无明显差别。德国 TAVR 注册登记研究中[25],共有 38 例二叶式主动脉瓣患者。与 1357 例三叶瓣患者相比,二叶式主动脉瓣患者残余中度及以上主动脉瓣反流的比例明显较高(25% *vs.*

15%，P=0.05)，但 30 天(11% vs. 11%，P=1.0)和 1 年(13% vs. 20%，P=0.11)死亡率无明显差别。一例二叶式主动脉瓣患者由于术后出现主动脉夹层进行了开胸手术。Kochman 等[26]将 28 例二叶式主动脉瓣患者和 84 例手术风险评分、瓣环径、植入瓣膜类型和尺寸匹配的三叶瓣患者(1∶3 配比)的 TAVR 结果进行了比较，结果显示两组在器械成功率(93% vs. 93%，P=1.0)、术后残余轻度及以上主动脉瓣反流(32% vs. 23%，P=0.45)、术后平均跨瓣压差[(11.5±6.4)mmHg vs.(10.4±4.5)mmHg，P=0.33)]、30 天死亡率(4% vs. 7%，P=0.68)及 1 年死亡率(19% vs. 18%，P=1.00)等方面均无明显差别。

上述结果提示，对于经过选择的二叶式主动脉瓣畸形合并重度狭窄患者，TAVR 是可行、安全的，手术成功率、术后生存率及血流动力学改善等与三叶瓣患者相似，但瓣周漏、主动脉夹层等并发症的潜在风险可能较高，长期的安全性、有效性及瓣膜耐久性仍有待进一步研究。选择合适的患者是 TAVR 成功的关键，对于合并明显升主动脉病变(升主动脉直径 >45mm)、瓣叶严重钙化、预计冠脉堵塞风险高等特点的二叶式主动脉瓣狭窄患者，TAVR 的使用应当十分谨慎。随着对二叶式主动脉瓣解剖认识的深入、瓣膜选择策略的优化、新一代 TAVR 瓣膜的应用等，TAVR 治疗二叶式主动脉瓣畸形合并重度狭窄的效果有望进一步改善。

五、单纯主动脉瓣反流

与 AS 相比，单纯主动脉瓣反流的发生率较低(不到前者的 1/3)。不过与 AS 一样，已有明显临床症状的主动脉瓣反流患者如未经治疗预后较差，年死亡率为 10%~20%[27]。SAVR 是主动脉瓣反流的标准治疗方案，但部分患者由于存在外科禁忌或手术风险过高，不适合进行外科手术，这些患者有可能从 TAVR 中获益。

Roy 等[28]分析了 43 例来自于 14 个中心的因单纯主动脉瓣反流(无 AS)而接受 TAVR 治疗的患者。患者平均年龄为(75.3±8.8)岁，女性占 53%，平均 Logistic EuroSCORE 为(26.9±17.9)%，平均 STS 评分为(10.2±5.3)%。17 例(39.5%)患者主动脉瓣存在一定程度的钙化。TAVR 均采用 CoreValve。在 42 例(97.7%)患者中，TAVR 获得成功。8 例患者(18.6%)因残余主动脉反流植入了第二瓣膜，值得注意的是，这部分患者的主动脉瓣均无钙化。而在主动脉瓣存在一定程度钙化的患者中，均无需植入第二枚瓣膜(P=0.014)。术后残余轻度以上主动脉瓣反流的患者 9 例(20.9%)。30 天时，严重脑卒中发生率为 4.7%，全因死亡率为 9.3%。完成 1 年随访的 28 例患者中，6 例死亡，全因死亡率为 21.4%。

可见，对于单纯主动脉瓣重度反流患者，在外科手术风险过高或存在手术禁忌、且经过严格评估与仔细筛选的前提下，TAVR 是一种可供选择的治疗方案，但需认识到的是，其操作难度相对较大，且需植入第二枚瓣膜以及残余明显主动脉瓣反流的风险较高。尽管新一代瓣膜装置(如 Symetis ACURATE neo)可能将有助于降低这些风险[29]，但 TAVR 在单纯主动脉瓣反流中的应用仍然会比较局限，其主要原因是单纯反流的患者相对较少、较年轻(绝大多数仍可以进行外科手术)以及常合并升主动脉病变(需外科处理)。因此，对于多数单纯主动脉瓣反流的患者而言，SAVR 仍然是首选治疗方案。

六、外科生物瓣退化

近年来，SAVR 已越来越多地采用生物瓣。根据北美 STS 数据库的统计，自 1997 年至 2006 年，单纯 SAVR 中机械瓣的使用比例持续降低，生物瓣的使用比例则由 43.6% 增加至 78.4%[30]。而在 2006 年进行单纯 SAVR 的 15 397 例患者中，65 岁以上患者占 64.9%[30]，按照生物瓣 15 年的使用寿命计算，这些患者出现生物瓣衰退时年龄已超过 80 岁，再次手术风险高，而经导管主动脉“瓣中瓣”植入可能是一种较好的替代治疗方案。

Dvir 等[31]牵头的一项国际多中心注册登记研究纳入了 2007 年至 2013 年 5 月期间 55 个中心因生物瓣退化而进行经导管主动脉“瓣中瓣”植入的 459 例患者，平均年龄(77.6±9.8)岁，男性患者占 56%，中位 STS 评分为 9.8%(四分位间距：7.7%~16%)。生物瓣膜退化表现为狭窄(n=181，39.4%)、反流(n=139，30.3%)或狭窄合并反流(n=139，30.3%)。采用的经导管瓣膜包括 CoreValve 和 Edwards SAPIEN 两种。术后 30 天，35 例(7.6%)患者死亡，存活患者中 92.6% 的纽约心功能分级为Ⅰ或Ⅱ级。8 例(1.7%)患者出现严重脑卒中，25 例（5.4%）残余中度及以上主动脉瓣反流，38 例（8.3%）因出现传导阻滞植入了永久起搏器。植入 CoreValve 的患者术后残余明显反流及需植入永久起搏器的比例均较植入 Edwards SAPIEN 者高（残余中度及以上反流：8.9% *vs.* 2.4%，*P*=0.002；植入永久起搏器：12.2% *vs.* 4.9%，*P*=0.005），但均低于常规 TAVR 中的水平。随访 1 年，患者总体生存率为 83.2%（95% CI：80.8%~84.7%）。经导管瓣膜类型与患者预后无关（*P*=0.44）。外科置换的生物瓣≤21mm 以及退化类型为狭窄是 1 年死亡的独立预测因子，HR 分别为 2.04（95%*CI*：1.14~3.67，*P*=0.02）和 3.07（95%*CI*：1.33~7.08，*P*=0.008）。

上述结果说明，对于 SAVR 术后生物瓣退化的患者，经导管主动脉“瓣中瓣”植入是安全可行的，且残余主动脉瓣反流、传导阻滞等并发症的发生率还明显低于常规 TAVR 中的水平，患者近、中期临床结局较满意。鉴于此，预计 SAVR 中生物瓣的使用将会进一步增加，尤其是在那些相对年轻的患者中。而考虑到置换小尺寸生物瓣及退化类型为狭窄的患者进行经导管“瓣中瓣”植入后预后相对较差，外科医生手术时应审慎权衡利弊，尽可能争取更大的有效瓣口面积。

总之，随着 TAVR 技术日趋成熟，其适应证正在不断扩展。其中，外科中低危患者、相对年轻患者、二叶式主动脉瓣畸形合并重度狭窄以及外科生物瓣退化均是 TAVR 应用前景广阔的领域。相信随着 TAVR 技术的改进和创新，以及相关经验和研究证据的进一步积累，TAVR 在主动脉瓣疾病的治疗中将占据愈来愈重要的地位。

（赵振刚 陈茂）

参考文献

[1] Vahanian A, Alfieri O, Andreotti F, et al. Guidelines on the management of valvular heart disease (version 2012): the Joint Task Force on the Management of Valvular Heart Disease of the European Society of Cardiology (ESC) and the European Association for Cardio-Thoracic Surgery (EACTS). Eur J Cardiothorac Surg, 2012, 42: S1-S44.

[2] Nkomo VT, Gardin JM, Skelton TN, et al. Burden of valvular heart diseases: a population-based study. Lancet, 2006, 368: 1005-1011.

[3] Turina J, Hess O, Sepulcri F, et al. Spontaneous course of aortic valve disease. Eur Heart J, 1987, 8: 471-483.

[4] Kelly TA, Rothbart RM, Cooper CM, et al. Comparison of outcome of asymptomatic to symptomatic patients older than 20 years of age with valvular aortic stenosis. Am J Cardiol, 1988, 61: 123-130.

[5] Iung B, Cachier A, Baron G, et al. Decision-making in elderly patients with severe aortic stenosis: why are so many denied surgery? Eur Heart J, 2005, 26: 2714-2720.

[6] Cribier A, Eltchaninoff H, Bash A, et al. Percutaneous transcatheter implantation of an aortic valve prosthesis for calcific aortic stenosis: first human case description. Circulation, 2002, 106: 3006-3008.

[7] Eggebrecht H, Mehta RH. Transcatheter aortic valve implantation (TAVI) in Germany 2008-2014: on its way to standard therapy for aortic valve stenosis in the elderly? EuroIntervention, 2016, 11: 1029-1033.

[8] Nishimura RA, Otto CM, Bonow RO, et al. 2014 AHA/ACC guideline for the management of patients with valvular heart disease: executive summary: a report of the American College of Cardiology/American Heart Association Task Force on Practice Guidelines. J Am Coll Cardiol, 2014, 63: 2438-2488.

[9] Makkar RR, Fontana GP, Jilaihawi H, et al. Transcatheter aortic-valve replacement for inoperable severe aortic stenosis. N Engl J Med, 2012, 366: 1696-1704.

[10] Kodali SK, Williams MR, Smith CR, et al. Two-year outcomes after transcatheter or surgical aortic-valve replacement. N Engl J Med, 2012, 366: 1686-1695.

[11] Adams DH, Popma JJ, Reardon MJ, et al. Transcatheter aortic-valve replacement with a self-expanding prosthesis. N Engl J Med, 2014, 370: 1790-1798.

[12] Holmes DR Jr, Mack MJ, Kaul S, et al. 2012 ACCF/AATS/SCAI/STS expert consensus document on transcatheter aortic valve replacement. J Am Coll Cardiol, 2012, 59: 1200-1254.

[13] Smith CR, Leon MB, Mack MJ, et al. Transcatheter versus surgical aortic-valve replacement in high-risk patients. N Engl J Med, 2011, 364: 2187-2198.

[14] Mack MJ, Brennan JM, Brindis R, et al. Outcomes following transcatheter aortic valve replacement in the United States. JAMA, 2013, 310: 2069-2077.

[15] Wenaweser P, Stortecky S, Schwander S, et al. Clinical outcomes of patients with estimated low or intermediate surgical risk undergoing transcatheter aortic valve implantation. Eur Heart J, 2013, 34: 1894-1905.

[16] Piazza N, Kalesan B, van Mieghem N, et al. A 3-center comparison of 1-year mortality outcomes between transcatheter aortic valve implantation and surgical aortic valve replacement on the basis of propensity score matching among intermediate-risk surgical patients. JACC Cardiovasc Interv, 2013, 6: 443-451.

[17] Leon MB, Smith CR, Mack MJ, et al. Transcatheter or Surgical Aortic-Valve Replacement in Intermediate-Risk Patients. N Engl J Med, 2016, 374: 1609-1620.

[18] Thyregod HG, Steinbruchel DA, Ihlemann N, et al. Transcatheter Versus Surgical Aortic Valve Replacement in Patients With Severe Aortic Valve Stenosis: 1-Year Results From the All-Comers NOTION Randomized Clinical Trial. J Am Coll Cardiol, 2015, 65: 2184-2194.

[19] Kapadia SR, Leon MB, Makkar RR, et al. 5-year outcomes of transcatheter aortic valve replacement compared with standard treatment for patients with inoperable aortic stenosis (PARTNER 1): a randomised controlled trial. Lancet, 2015, 385: 2485-2491.

[20] Mack MJ, Leon MB, Smith CR, et al. 5-year outcomes of transcatheter aortic valve replacement or surgical aortic valve replacement for high surgical risk patients with aortic stenosis (PARTNER 1): a randomised controlled trial. Lancet, 2015, 385: 2477-2484.

[21] Roberts WC, Janning KG, Ko JM, et al. Frequency of congenitally bicuspid aortic valves in patients ≥80 years of age undergoing aortic valve replacement for aortic stenosis (with or without aortic regurgitation) and implications for transcatheter aortic valve implantation. Am J Cardiol, 2012, 109: 1632-1636.

[22] Jilaihawi H, Wu Y, Yang Y, et al. Morphological characteristics of severe aortic stenosis in China: imaging corelab observations from the first Chinese transcatheter aortic valve trial. Catheter Cardiovasc Interv, 2015, 85 (Suppl 1): 752-761.

[23] Roberts WC, Ko JM. Frequency by decades of unicuspid, bicuspid, and tricuspid aortic valves in adults having isolated aortic valve replacement for aortic stenosis, with or without associated aortic regurgitation. Circulation, 2005, 111: 920-925.

[24] Hayashida K, Bouvier E, Lefevre T, et al. Transcatheter aortic valve implantation for patients with severe bicuspid aortic valve stenosis. Circ Cardiovasc Interv, 2013, 6: 284-291.

[25] Bauer T, Linke A, Sievert H, et al. Comparison of the effectiveness of transcatheter aortic valve implantation in patients with stenotic bicuspid versus tricuspid aortic valves (from the German TAVI Registry). Am J Cardiol, 2014, 113: 518-521.

[26] Kochman J, Huczek Z, Scislo P, et al. Comparison of One- and 12-Month Outcomes of Transcatheter Aortic Valve Replacement in Patients With Severely Stenotic Bicuspid Versus Tricuspid Aortic Valves (Results from a Multicenter Registry). Am J Cardiol, 2014, 114 (5): 757-762.

[27] Bonow RO, Lakatos E, Maron BJ, et al. Serial long-term assessment of the natural history of asymptomatic patients with chronic aortic regurgitation and normal left ventricular systolic function. Circulation, 1991, 84: 1625-1635.

[28] Roy DA, Schaefer U, Guetta V, et al. Transcatheter aortic valve implantation for pure severe native aortic valve regurgitation. J Am Coll Cardiol, 2013, 61: 1577-1584.

[29] Cerillo AG, Griese D, Berti S. Successful percutaneous implantation of symetis ACURATE neo transcatheter aortic bioprosthesis for the treatment of pure aortic regurgitation. Catheter Cardiovasc Interv, 2016, 88 (2): 319-323.

[30] Brown JM, O'Brien SM, Wu C, et al. Isolated aortic valve replacement in North America comprising 108,687 patients in 10 years: changes in risks, valve types, and outcomes in the Society of Thoracic Surgeons National Database. J Thorac Cardiovasc Surg, 2009, 137: 82-90.

[31] Dvir D, Webb JG, Bleiziffer S, et al. Transcatheter aortic valve implantation in failed bioprosthetic surgical valves. JAMA, 2014, 312: 162-170.

经导管二尖瓣置换术现状与展望

人类疾病治疗技术的发展存在着普遍规律，通常经历了由无可为到有可为、由大创伤到小创伤甚至无创伤的过程。同样，心脏瓣膜病先后经历了最早的无法治疗、传统的胸骨正中切口手术以及近期的微创(小切口)手术，目前已经迎来了导管介入治疗时代。笔者认为，传统的胸骨正中切口手术可为心脏瓣膜治疗的1.0时代，而微创(小切口)瓣膜手术则为心脏瓣膜治疗的2.0时代；以经导管主动脉瓣置换术(transcatheter aortic valve replacement，TAVR)为代表的经导管瓣膜介入治疗，可称之为心脏瓣膜治疗的3.0时代[1]。自2012年6月12日，丹麦哥本哈根Rigshospitalet大学附属医院完成世界首例人体经导管二尖瓣置换术(transcatheter mitral valve repair，TMVR)以来，二尖瓣的治疗也进入3.0时代。

一、技术类别

TMVR，就是使用导管介入的方法，将人工瓣膜在体外压缩装载到输送系统，沿着血管路径或者穿心尖，送达自身二尖瓣瓣环处，并将人工瓣膜释放固定在二尖瓣瓣环内处替换自身瓣膜。该技术目前只限于在外科手术禁忌的二尖瓣反流患者中做探索研究。按照自体二尖瓣的情况，该技术可分为4个类别：①瓣中瓣(valve in Vavle)技术，该技术针对外科二尖瓣生物瓣衰败的患者；②环中瓣(valve in ring)技术，该技术针对外科瓣膜成形术植入人工二尖瓣环的患者；③自体环中瓣(valve in native ring)，该技术针对自身二尖瓣环有严重钙化的患者。在以上的三个技术中，人工生物瓣的瓣环、成形环或者钙化的自身二尖瓣环，能够起到很好的固定支撑作用且瓣环形态固定，使用目前的TAVR瓣膜(特别是Sapien瓣膜)，可完成TMVR手术，技术也比较成熟。但这些患者在所有二尖瓣病变的人群中的比例很小，严格意义上讲，不是真正意义的TMVR。真正意义的TMVR，是针对瓣环无明显钙化的自体二尖瓣反流的患者，此类患者占二尖瓣病变患者的绝大多数，针对该患者群体的TMVR就是TMVR的第4个类别，自体瓣中瓣(valve in native vavle)技术。

二、现　　状

1. 瓣中瓣(valve in Vavle)技术

2009年，Cheung等[2]首先报道该技术，用来治疗外科二尖瓣生物瓣衰败的患者。后来他们陆续报道了系列的病例研究。在其2013年报道的研究[3]中，Cheung等于5年间共完成23例手术，患者平均年龄(81±6)岁，美国胸外科医师协会(Society of Thoracic Surgeon，STS)外科手术风险评分(12.1±6.8)%，均经心尖植入Edwards-Sapien瓣膜。手术成功率100%，1例患者出现卒中，6例患者发生大出血。所有患者术后二尖瓣反流均降至中度以下，二尖瓣压差(6.9±2.2)mmHg。1例患者术后2个月出现瓣膜向心房侧移位，再次进行瓣中瓣手术。术后30天生存率100%，2年生存率90.4%。所有患者随访期间瓣膜功能良好，心功能保持在纽约心脏协会(NYHA)Ⅰ~Ⅱ级。其他学者也做了一些病例系列报道[4-5]。总的来说，该技术效果肯定，也比较安全。

2. 环中瓣(valve in ring)技术

de Weger等[6]于2011年率先对环中瓣技术进行报道。然而，该技术较瓣中瓣技术复杂。因为外科二尖瓣修复手术的成形环种类较多，各种成形环特性有差异。总的来说，可以分为成形环和成形带，而成形环和成形带各自又有完整型("O"型)或不完整型("C"型)。成型环质地较硬，特别是完整型成形环，能够提供较好的径向支撑固定力，故环中瓣手术安全可靠性大；而成形带质地较软，特别是非完整型成形带，不能够提供很好的径向支撑固定力，若行环中瓣手术，瓣膜容易移位。Descoutures等[7]报道了17例环中瓣手术经验，包括经静脉房间隔途径植入8例，经心尖植入9例，使用的是Sapien XT介入瓣膜。患者平均年龄(70±16)岁,STS 评分(13±9)%。14 例为半硬质环,2 例为完整的成形带,1 例为硬质环。手术成功率为 88%(15/17)。2 例失败的患者中,1 例由于成形环脱落进行紧急外科手术,1 例由于自体二尖瓣过于狭窄导致输送系统无法跨瓣。术后 30 天的存活率为 82%(14/17)。3 例患者由于瓣膜支架心室面部分过多出现轻度左室流出道梗阻(left ventricular outflow tract obstruction,LVOTO)。随访期间,存活患者中 2 例成形带患者出现中度瓣膜反流,其余患者瓣膜功能良好。Bouleti 等[8]报道了 11 例环中瓣手术,9 例为半硬质环,2 例为完整的成形带(1 例瓣膜狭窄,1 例瓣膜反流),手术成功率 100%,1 例使用成形带的瓣膜狭窄患者术后出现中度以上瓣周漏,于术后 6 个月转为外科开刀治疗,余患者瓣膜功能良好。从目前有限的经验来看,环中瓣技术是可行的,但对于之前使用成形带的患者,其并发症发生率可能较高。

3. 自体环中瓣(valve in native ring)技术

2014 年,Wilbring 等[9]于心外科手术直视下为 1 例二尖瓣瓣环严重钙化的患者放置了一枚 29mm 的 Sapien XT 瓣膜,证实了该技术的可行性,之后有学者陆续对该技术进行探讨。近期,该技术的一项全球注册研究结果发布[10],研究共入选 32 个中心 64 例患者,使用球囊扩张瓣膜。患者平均年龄(73±13)岁,STST 评分(14.4±9.5)%。15.6% 为经心房途径,43.8% 经心尖途径,40.6% 经房间隔途径。植入 1 个瓣膜的手术成功率为 72%(46/64),植入 2 个以内瓣膜的手术成功率为 89.2%(11 例患者使用 2 个瓣膜)。6 例患者(9.3%)发生伴有血流动力学异常的 LVOTO。30 天的死亡率为 29.7%(12.5% 为心血管源性,17.2% 为非心血管疾病)。84% 的存活者在 30 天随访时 NYHA 心功能分级为Ⅰ或Ⅱ级。从目前少数病例来看,自体环中瓣技术对于外科手术禁忌的患者是可行的。但是因为使用的不是专门针对二尖瓣而设计的瓣膜,手术结果并非非常完满。

4. 自体瓣中瓣(valve in native vavle)技术

由于大部分的二尖瓣反流患者瓣环无明显钙化,也无人工瓣环,所以目前用于 TAVR 的瓣膜并不能用于 TMVR。针对这些自体瓣患者的技术,才是真正意义的 TMVR,也是目前心血管介入研究最热门的几个方向之一。2012 年 6 月 12 日,世界首例人体 TMVR 在丹麦哥本哈根 Rigshospitalet 大学附属医院完成,使用的是 CardiAQ 瓣膜(CardiAQ Valve Technologies,Inc.)。2014 年 3 月,使用 Edwards Lifesciences Fortis 瓣膜的首例人体 TMVR 也获得成功。目前约有 20 种 TMVR 的瓣膜正在研发中,其中有 7 种已经进入人体试验阶段。表 1 列举了 Tendyne(Abbott)、Interpid(Medtronic)、Tiara(Neovasc)、Fortis(Edwards)和 CardiAQ(Edwards)等 5 种比较成熟的 TMVR 瓣膜的特性及早期临床结果。

表 1　目前比较成熟的 5 种 TMVR 瓣膜的特性及早期临床结果

	Edwards CardiAQ	Neovasc Tiara	Edwards Fortis	Abbott Tendyne	Medtronic Intrepid
瓣膜	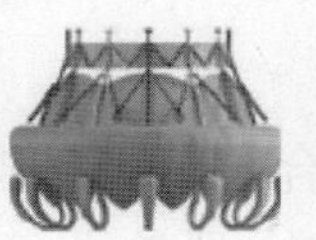	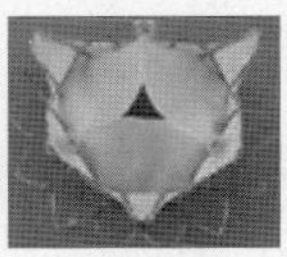	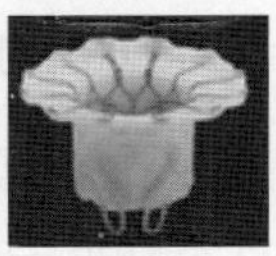	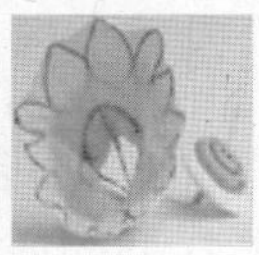	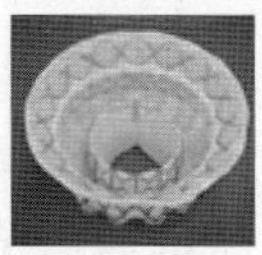
路入途径	TA/TF	TA	TA	TA	TA
镍钛支架	+	+	+	+	+
瓣叶组织	牛心包	牛心包	牛心包	猪心包	牛心包
三叶瓣	+	+	+	+	+
对称的瓣叶	+	−	+	+	+
瓣膜支架形状	圆环状	D- 型	圆环状	D- 型	圆环状
防漏组织	心包	合成物	合成物	合成物	合成物
心房轮缘	−	+	+	+	+
心尖系绳	−	−	−	+	−
倒钩	+	−	−	−	+
夹子	+	+	+	−	−
固定要求					

续表

	Edwards CardiAQ	Neovasc Tiara	Edwards Fortis	Abbott Tendyne	Medtronic Intrepid
瓣膜	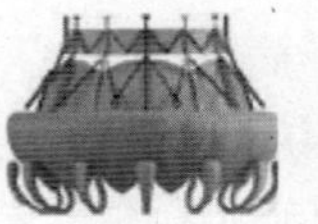	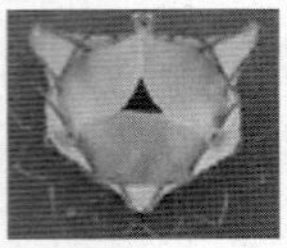	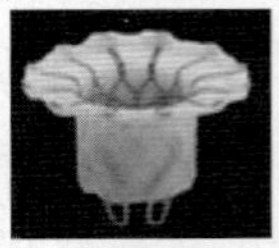	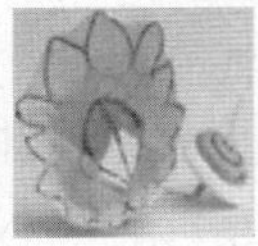	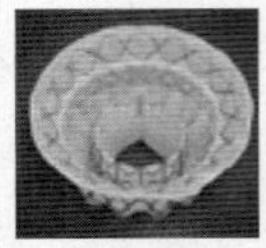
后瓣叶	–	–	+	–	–
后脊	–	+	–	–	–
前瓣叶	–	–	+	–	–
可回收性	–	–	–	可回收	可回收
适合					soon
FMR/DMR	+/+/–	+/+	+/–	+/+	+/+
鞘管大小	36 Fr	32 Fr	42 Fr	32 Fr	35 Fr
完成病例数	14	17	23	37	17
手术成功率	9/11(82%)	14(82%)	10/13(77%)	26/28(93%)	15(88%)
早期死亡率	6/12(50%)	3(18%)	5/13(39%)	1/23(4%)	4(24%)

目前研究显示，TMVR的结果并不尽如人意。TCT 2015大会公布Tendyne（Abbott）、Interpid（Medtronic）、Tiara（Neovasc）、Fortis和CardiAQ器械的30天死亡率范围为25%~38.5%。而2016年心血管研究技术会议（cardiovascular research technologies，CRT）上，与会专家公布了不同经导管二尖瓣器械研究的早期结果（表1）。其中，CardiAQ 30天死亡率高达50%，Fortis瓣膜30天死亡率达38%，这两种瓣膜试验前景堪忧，临床试验面临着暂停的局面。目前，表现得最积极的是Tendyne（Abbott）瓣膜，完成例数最多（28例），手术成功率最高（93%），30天死亡率只有4%。

Tendyne瓣膜是目前最有希望的瓣膜，笔者仔细研究后发现，其设计有以下诸多优点：①D型设计，避免了LVOTO；②可以回收，当位置不满意或者结果不理想时候，可以回收，重新释放调整；③心房轮缘，避免瓣周漏；④依靠心尖细绳固定，而不是钳夹瓣膜或腱索组织，这是该瓣膜区别于其他瓣膜的最特殊之处，也是最巧妙之处。心尖系绳可以起到极强的拉力，不会担心瓣膜向心房侧移位。其次，由于使用心尖系绳，不需钳夹腱索或自身瓣膜，其在心室侧的支架可向中心缩小，同时通过调整系绳位置，可以使得瓣膜偏向心室游离壁，大大避免LVOTO可能。最后，心尖垫片可以最后起到封堵入路伤口的作用，一举两得。

三、面临的问题及挑战

相对于TAVR，TMVR面临更多的问题及挑战，其原因在于二尖瓣复合体的解剖结构更为复杂：①二尖瓣环是马鞍形的，并非D型的或圆形，且不在同一平面上，即使在心房侧放置轮缘，仍可能存在瓣周漏；②二尖瓣环质地软，且随着心动周期及病情在不断变化，无法给瓣膜支架提供径向支撑力，固定方法不能像TAVR，只能靠其他方法；③心室收缩产生的腔内压力很大，人工瓣膜容易受到血流冲击移位；④心室腔内有24根腱索，干扰介入瓣膜的植入和固定；⑤二尖瓣心室面比邻LVOT，过长的瓣膜支架容易导致LVOTO；⑥心房面血流慢，容易形成血栓；⑦二尖瓣环比主动脉瓣环大，瓣膜支架普遍比主动脉瓣大。针对以上问题，已有一些公认的方案，如D型瓣环及减少支架心室面的设计减少对LVOT的影响，通过钳夹瓣叶或腱索固定人工瓣膜，心房轮缘减少瓣周漏等，并获得了较满意的结果（如Tendyne瓣膜）。

虽然目前介入瓣膜已能满足基本设计要求，如固定于二尖瓣环、瓣膜功能良好、无瓣周漏、无短期并发症等，但是目前介入瓣膜还面临后续问题，尤其当这些瓣膜应用到外科手术较低危或年龄较小的患者中时，这些问题包括：①瓣膜血栓问题。为了防止瓣周漏，目前设计瓣膜均设计心房轮缘，在心房面的人工结构较多，而心房面的血流流速很慢，极易在心房面形成血栓；另外，瓣膜支架心室壁外围区域也是血流运动的盲端，也易形成血栓。目前研究中，这一问题较为突出，很多患者死于瓣膜血栓。②瓣膜支架的耐磨性。介入主动脉瓣膜位于主动脉根部，此处局部组织活动性很少，所以TAVR极少发生断裂。二尖瓣瓣环、腱索组织随着心动周期在收缩运动，每天心脏收缩约 10 万次，日积月累，所受到的力学损害是非常惊人的。对于 Tendyne 瓣膜，心尖系绳每个心动周期都受到力学牵拉，系绳的耐受性也需时间检验。笔者认为，由于目前瓣膜随访期间较短，这一问题还不突出，但日后这一问题将变成介入二尖瓣膜一个突出的问题。可以类比的是介入肺动脉瓣 Melody，植入于右心室流出道，而右室流出道具有一定收缩性，导致 Melody 瓣膜支架 1 年断裂率高达 20%~30%。③损害心脏功能。目前学术界基本一致认为，如能修复二尖瓣，就不置换。原因在于，目前二尖瓣置换基本会损害到二尖瓣腱索，而二尖瓣腱索是心室收缩功能一部分。心室收缩时候，二尖瓣腱索一方面拉住二尖瓣使之不会脱垂引起反流，另一方面将心尖部的组织拉向二尖瓣，帮助心室收缩，贡献一部分的做功。长期缺乏二尖瓣腱索，必然导致心室功能受损，严重者将导致患者因心力衰竭死亡。所以，目前二尖瓣置换手术时也在倾向于保留腱索等瓣下结构的术式[12]。

四、总结及展望

TMVR 包括瓣中瓣、环中瓣、自体环中瓣及自体瓣中瓣技术。前 3 个技术中，人工瓣环或钙化的瓣环能起到径向支撑作用，使用目前的 TAVR 瓣膜，可完成 TMVR 手术，目前这 3 类技术也比较成熟。针对瓣环无明显钙化的自体二尖瓣反流患者（占二尖瓣病变患者的绝大多数）的自体瓣中瓣技术是真正意义上的 TMVR。目前大部分 TMVR 的瓣膜表现还不是特别令人满意，但 Tendyne 瓣膜临床结果较为乐观。不久的将来，TMVR 可能成为外科手术禁忌或高危患者的有效治疗手段。但是，距离 TMVR 广泛应用于临床，特别是应用于外科手术相对低危的患者，还面临着诸多挑战。

（潘文志　葛均波）

参考文献

[1] 潘文志，周达新，葛均波．心脏瓣膜治疗的 3.0 时代．中国医学前沿杂志：电子版，，2016，8(5)：37-40.

[2] Cheung A, Webb JG, Wong DR, et al. Transapicaltranscatheter mitral valve-in-valve implantation in a human. Ann Thorac Surg, 2009, 87(3): e18-e20.

[3] Cheung A, Webb JG, Barbanti M, et al. 5-year experience with transcathetertransapical mitral valve-in-valve implantation for bioprosthetic valve dysfunction. J Am Coll Cardiol, 2013, 61(17): 1759-1766.

[4] Cerillo AG, Gasbarri T, Celi S, et al. Transapical Transcatheter Valve-in-Valve Implantation for Failed Mitral Bioprostheses: Gradient, Symptoms, and Functional Status in 18 High-Risk Patients Up to 5 Years. Ann Thorac Surg, 2016. doi: 10.1016/j.athoracsur.2016.03.051. [Epub ahead of print].

[5] Ye J, Cheung A, Yamashita M, et al. Transcatheter Aortic and Mitral Valve-in-Valve Implantation for Failed Surgical Bioprosthetic Valves: An 8-Year Single-Center Experience. JACC Cardiovasc Interv, 2015, 8(13): 1735-1744.

[6] de Weger A, Ewe SH, Delgado V, et al. First-in-man implantation of a trans-catheter aortic valve in a mitral annuloplasty ring: novel treatment modality for failed mitral valve repair. Eur J Cardiothorac Surg, 2011, 39(6): 1054-1056.

[7] Descoutures F, Himbert D, Maisano F, et al. Transcatheter valve-in-ring implantation after failure of surgical mitral repair. Eur J Cardiothorac Surg, 2013, 44(1): e8-e15.

[8] Bouleti C, Fassa AA, Himbert D, et al. Transfemoral implantation of transcatheter heart valves after deterioration of mitral bioprosthesis or previousring annuloplasty. JACC Cardiovasc Interv, 2015, 8(1 Pt A): 83-91.

[9] Wilbring M, Alexiou K, Tugtekin SM, et al. Pushing the limits-further evolutions of transcatheter valve procedures in the mitral position, including valve-in-valve, valve-in-ring, and valve-in-native-ring. J Thorac Cardiovasc Surg, 2014, 147(1): 210-219.

[10] Guerrero M, Dvir D, Himbert D, et al. Transcatheter mitral valve replacement in native mitral valve disease with severe mitral annular calcification: results from the first multicenter global registry. JACC Cardiovasc Interv, 2016, 9(13): 1361-1371.

[11] Sondergaard L. CardiAQ program update: featuring the world's first successful transcatheter mitral valve implant [abstract]. Presented at the Transcatheter Therapeutics annual meeting, October 22-26, 2012, Miami, Florida.

[12] Ruel M, Kulik A, Lam BK, et al. Long-term outcomes of valve replacement with modern prostheses in young adults.Eur J Cardiothorac Surg, 2005, 27(3): 425-433.

中度缺血性二尖瓣反流的治疗策略

缺血性二尖瓣反流（ischemic mitral regurgitation，IMR）是指排除瓣叶及瓣下结构本身病变，由心肌梗死或缺血所致心室结构及功能改变引起的急性或慢性二尖瓣关闭不全，是冠状动脉粥样硬化性心脏病最常见的合并症。它并不是由于瓣膜本身的病变引起，而是由一条或多条冠状动脉（冠脉）部分狭窄或闭塞致心肌供血不足所引起的，是一种包括局部和整体左心室重构、心肌收缩力减弱、乳头肌和左心室运动失同步等多因素参与的疾病[1]。据文献报道，心肌梗死后 MR 的发生率在左心造影研究中为 1.6%~19.4%，心脏超声研究表明，其发生率为 8%~74%。IMR 能引起严重的血流动力学障碍，导致心力衰竭，使再梗死时间提前，病死率显著增加，严重影响患者预后，而且 IMR 量越大，出现时间越早，预后越差。

一、缺血性二尖瓣反流的发生机制

正常心脏收缩期乳头肌收缩防止瓣膜落入心房。当左室收缩，瓣环下降朝向心尖。如果垂直方向的纤维不能同步收缩，松弛的腱索会导致瓣膜脱垂入左心房。二尖瓣环和乳头肌端距离恒定，防止 MR 的发生。虽然在动物模型上未能通过乳头肌缺血制造出 MR，但邻近乳头肌的肌肉梗死后可发生明显的 MR，特别是这些肌肉在后负荷增加时容易发生畸形。二尖瓣关闭是个拉力和关闭力量共同作用的过程，两种力量在收缩期同时作用决定了瓣叶的位置。乳头肌产生的拉力，左心室收缩产生的关闭力，相反方向共同作用。当前者出现问题时，就打破了平衡[2]。

1. 乳头肌功能障碍

长期以来的观点是 IMR 归咎于乳头肌功能障碍。在心绞痛时，乳头肌缺血导致反流，当血供恢复，反流会慢慢消失。

乳头肌的血液供应来自其心外膜动脉发出的小穿支，可以有多个来源，后乳头肌的血液供应来自右冠状动脉或回旋支的终末边缘支，前乳头肌则主要由回旋支供血，前降支和对角支也经常会向其供血[3]。58% 的有症状的 IMR 患者合并左主干 3 支血管病变[4]；但没有足够证据证明 IMR 与特定的冠状动脉梗阻之间具有相关性，单纯前降支或右冠状动脉的高度梗阻并不会引起中重度的 IMR[5]。IMR 经常继发于透壁性后壁心肌梗死，几乎均累及后乳头肌[4]。累及后乳头肌及其附着的左心室壁的心肌梗死会产生慢性 IMR。而前壁心肌梗死致前乳头肌的受累引起 IMR 则较少，但梗死面积通常较大且合并有心室扩张，甚至室壁瘤形成[6]。与器质性二尖瓣反流不同，所有慢性 IMR 患者的瓣叶和腱索都是完整的，其反流成比例增加，故多出现中心性反流，因此，IMR 也称功能性二尖瓣反流。

2. 心肌整体运动功能障碍

左心室整体心肌运动障碍，无论是否伴有乳头肌功能不全，都会引起二尖瓣关闭不全而出现 MR，运动障碍越严重，MR 越明显。反流程度与左心室功能呈负相关。

3. 节段性室壁运动异常

动物实验表明，单纯损伤乳头肌或乳头肌部分供血减少但不损伤其附着的心肌均不能引发 MR，但缺血引起的节段性室壁运动异常，特别是乳头肌根部毗邻处的室壁运动障碍，导致乳头肌根部向后外侧移位，使收缩期二尖瓣叶过度受到牵拉，远离瓣环形成帐篷样隆起，瓣叶活动受限，导致二尖瓣关闭不全及反流。此外，后壁心肌梗死所致节段性室壁运动异常可妨碍二尖瓣瓣环后部括约肌的收缩，使二尖瓣瓣叶对合不良，造成 MR。

4. 心肌梗死后发生的心室变形重构

局部左心室重构是引起慢性缺血性 MR 的主要原因。左心室重构的主要特征是左心室扩大、变形和二尖瓣瓣环扩大。没有乳头肌断裂的急性和慢性 IMR 是左心室疾病，多由心肌梗死后心室变形导致 MR。

二尖瓣由瓣叶、腱索、瓣环、乳头肌、左心室和左心房构成，正常的二尖瓣功能是6个组成部分在时间上和三维空间上精确互动的结果。心肌梗死不干扰瓣叶或腱索，也不影响左心房和二尖瓣环前部和主动脉瓣环连接的部分，但是，二尖瓣环前部的室间隔部分、部分或全部的后瓣环会受累。这些表明心肌梗死后心室、1或2个乳头肌、前瓣环的室间隔部分和后瓣环部分的变化导致了MR。急性心肌梗死后如果没有乳头肌的断裂，心室的形状、大小、扭转和节段室壁运动的变化则是产生MR的主要原因，这时，瓣环没有扩大，乳头肌延长或缩短不明显，瓣叶和腱索不受累。在慢性MR时，乳头肌的萎缩和纤维化可导致瓣叶向上运动受限，但最主要的原因是心室几何构型的变化、乳头肌移位、心室扩大和梗死后心室重塑引起的节段性室壁运动不协调[7]。

由于心肌梗死和二尖瓣关闭不全导致了左心室重塑，心室收缩末期和舒张末期容积增大，从正常的椭圆形变为更接近球形，心室由舒张期到收缩期的变化幅度明显变小。二尖瓣从结构上来说是正常的，但心室的球形扩张使乳头肌向侧方移位改变了原本垂直于二尖瓣环的牵拉角度，这样导致了二尖瓣的关闭不全并逐步出现左心室功能不全，而左心室功能不全进一步加重了MR[8]。

5. 二尖瓣瓣环扩大

动物实验表明，阻塞绵羊的左冠状动脉回旋支造成大面积后壁心肌梗死后，二尖瓣瓣环在瓣叶接合线正交面上发生不对称性扩张。其面积仅增加(9.2±6.3)%即可发生MR。二尖瓣瓣环扩大可伴有左心室扩大，也可无左心室扩大，但只要轻微扩大就可以引起二尖瓣关闭不全[9]。

二、IMR的病理生理学

1. 急性IMR

MR的急性期（如腱索断裂时的急性MR），左心房和左心室突然容量负荷过重，反流血液及肺静脉回流血液一起使左房左室扩张，患者出现心排血量减少或肺淤血的表现，甚至出现休克及肺水肿，需在主动脉内球囊反搏的支持下行紧急二尖瓣修补术或置换术。如果患者在急性期能维持相对稳定的血流动力学状态，在3~6个月内则会过渡到MR的慢性代偿期。

2. 慢性IMR

MR的慢性代偿期，心肌离心性肥大，心室容积增加，总搏量增加，有效搏出量尚能保持正常。同时左心房负荷过重逐渐扩张，左房压较急性期下降，减轻了肺淤血的程度。这个阶段患者可无明显症状。代偿期可维持数月至数年，但持续的容量超负荷最终会使左心室功能下降，左心室收缩末期容积增加，有效搏出量下降。左心室的扩大也会进一步加重MR。

三、中度IMR的治疗

轻度MR对血流动力学影响较小，可不予以特殊处理。

中度以上IMR明显影响血流动力学，降低患者远期生存率，必须予以治疗。治疗应充分考虑临床病史和影像学检查资料。临床病史包括年龄、性别、NYHA分级、急性心力衰竭事件、合并症（糖尿病和肾功能不全等）。多普勒超声检查[10]可用于评估静息状态下MR的严重程度，左心室重构，心肌诱导缺血状态，左心室失同步的程度及收缩储备能力。

目前对于中度IMR的治疗手段有以下几种。

1. 药物治疗

药物治疗主要指治疗心力衰竭的所有药物。例如，使用利尿剂及血管扩张剂降低心脏前后负荷，缩小左室容积，减少MR。血管紧张素转换酶抑制剂（ACEI）和β受体阻滞剂虽能通过减轻或逆转左室重构而减少反流，但并不能解决左心室的结构变化对二尖瓣的影响[11]。

2. 心脏再同步化治疗

心脏再同步化治疗（cardiac resynchroniazation therapy，CRT）是通过双心室起搏的方式治疗心室收缩不同步的心力衰竭患者。2016年欧洲心脏病学会有关慢性心力衰竭的治疗指南中推荐CRT作为以下患者心衰治疗的Ⅰ类指征。适应证如下：窦性心律，QRS间期>150ms，左心室传导阻滞（Left bundle branch block，LBBB），左心室射血分数 <35%（药物优化治疗后）的有症状心衰患者推荐使用 CRT 改善症状、降低发病率和死亡率（Ⅰ类推荐，证据等级 A 级）。对于窦性心律，QRS 间期为 130~149ms，LBBB，EF<35%（药物优化治疗后）的有症状心衰患者也推荐使用 CRT 治疗改善症状、降低死亡率（Ⅰ类推荐，证据等级 B 级）。70%~80% 的患者经过 CRT 治疗后左右心室不同步的情况改善，MR 减轻，心功能改善，但是仍有 20%~30% 的患者对 CRT 治疗无反应[12]。多个研究表明，CRT 可以改善左右室不同步的情况，改善 MR，提高心功能分级[13,14]。

3. 经皮冠状动脉介入治疗

经皮冠状动脉介入治疗（PCI）是治疗冠心病的重要手段。一部分 IMR 与诱导性心肌缺血有直接关系。PCI 治疗改善心肌整体供血及心功能，改善二尖瓣及瓣下结构的供血及功能，可使静息和运动状态下的 MR 减少。

近期有研究显示，对中度 IMR 患者进行外科二尖瓣修复术后，不进行冠状动脉旁路移植术（coronary artery bypass grafting，CABG），而是桥接以经皮冠状动脉介入治疗，对于减少手术风险、降低围术期死亡率以及改善 IMR 都有积极意义[15]。

4. 经皮二尖瓣介入治疗

经皮二尖瓣修复的技术基本上均源于外科瓣膜修复的原理，受其启发改进而成。可以用于治疗心肌缺血导致的继发性 MR 的术式包括经皮二尖瓣"缘对缘"修复术、经皮二尖瓣环成形术（包括直接瓣环成形术及间接瓣环成形术）和心室 - 瓣环重构术[16]。

4.1 经皮二尖瓣"缘对缘"修复术（CVRS 系统）

CVRS 系统是在外科二尖瓣"缘对缘"修复技术的启发下发明的。外科二尖瓣"缘对缘"修复技术由意大利外科医生 OtavioAlfieri 于 20 世纪 90 年代发明，将二尖瓣前叶中部与后叶中部缝合起来，使二尖瓣孔在收缩期由大的单孔变成小的双孔，从而减少反流量，因此该技术又被称为"双孔技术"。与传统瓣叶修复术相比，该技术无需考虑 MR 的病因、损伤及解剖情况，技术简单有效，在退行性和功能性 MR 患者中均被证实有效。外科二尖瓣"缘对缘"修补术已被证明是一项成功的技术，因此促进了经皮二尖瓣"缘对缘"修补术的出现和发展。E-valve 心脏瓣膜修补系统（CVRS；Evalve Inc.，Redwood city，California）是第一个成功经皮血管内途径行 MR 修补技术的装置系统，其主要技术核心是 Mitraclip 技术。

Mitraclip 技术的主要技术部件是表面覆以聚酯的钴铬合金二尖瓣夹合器（MitralClip，Evalvelnc.，Redwood city，California），宽约 4mm，有两个夹臂，中间跨度约 2cm。夹子内侧有 U 型齿状结构，有助于关闭夹合器捕获瓣叶时的稳定性。手术时患者全麻，经股静脉入路，利用房间隔穿刺技术，将夹合器置于二尖瓣口中心部位，打开夹臂，使其垂直于瓣叶对合缘长轴，将夹合器送入左心室，在三维超声及 X 线引导下，使用二尖瓣夹合器夹住二尖瓣前、后叶的中部，回撤并关闭夹合器，直至夹臂夹住二尖瓣叶，形成双孔二尖瓣结构，从而减少 MR。评估 MR 程度，如果确认 MR 减少达到最佳，关闭并释放夹合器[17]。CVRS 系统避免了开胸手术，不需要体外循环支持，患者恢复较快。介入医生能够重复装置释放前的所有步骤，特别是，如果二尖瓣叶已被夹紧，但医生对二尖瓣边缘夹位置不满意，可回收二尖瓣夹，重新释放，其过程对瓣叶或瓣下结构无损伤。该装置可能出现的并发症为二尖瓣狭窄、瓣叶组织坏死、二尖瓣夹从瓣叶脱离等。

EVEREST-Ⅰ、EVEREST-Ⅱ研究[18]对二尖瓣反流的外科手术及介入治疗进行了随机对照研究。100 余例入选者为中 - 大量以上 MR、伴左心室功能不全的症状或体征，符合美国心脏病学会 / 美国心脏协会指南的外科手术指征。介入组中位年龄 71 岁，手术组 59 岁。介入组 90% 操作成功，无严重操作并发症。术后 30 天，8% 的患者发生二尖瓣夹移位不伴栓塞，1 例患者发生卒中，平均往院时间为 2 天。80% 的介入成功患者术后 2 年无死亡、瓣膜手术及二尖瓣反流复发（MR>2 级）。2008 年，MitraClip 通过欧盟强制安全认证。截至目前，全球已经开展 8500 余例 Mitraclip 手术，许多中心已经积累了较多的手术经验。2012 年，欧洲心脏病协会年会公布的 ACCESS-EUROPE 研究随访 1 年的结果显示[19]，Mitraclip 在外科手术高危或禁忌的中 - 重度 MR 伴心力衰竭的患者中可以逆转左心室重构，改善患者症状，临床获益较大。基于目前证据，2012 年欧洲心脏病学会瓣膜病治疗指南提出，经"心脏团队"判断为外科手术高危或禁忌、超声心动图显示二尖瓣解剖符合标准、预期寿命超过 1 年的症状性重度原发性 MR 可行 MitraClip 治疗（ⅡB 类推荐，证据等级C级)。

经皮二尖瓣修复术治疗失败的患者仍可接受外科手术治疗。在EVEREST Ⅰ研究和EVEREST Ⅱ随机研究的107例患者中,30%的患者于经皮二尖瓣修复术后接受了外科手术治疗,87%的患者手术获得成功,手术间隔时间最长可达18个月。EVEREST Ⅱ研究随访至12个月,178例接受经皮二尖瓣修复的患者中21%的患者接受了外科手术治疗[19]。

另外,CVRS系统是基于外科"缘对缘"二尖瓣修补术的原理,后者一般与瓣环成形术一起运用。对于IMR而言,单纯"缘对缘"修补技术的效果仍有争议。如果同时采用CVRS系统和经皮间接二尖瓣环成形术修复MR,将有望进一步提高IMR的治疗效果。

4.2 经皮二尖瓣环成形术——直接瓣环成形术及间接瓣环成形术

二尖瓣环成形术是MR外科手术治疗中最重要的术式。在功能性MR的患者中,由于左心室扩张导致二尖瓣瓣环增大,继而引起MR,这些患者往往不合并瓣膜病变,二尖瓣环成形术是其最主要的术式。它主要是通过植入缝线或者环形物部分或完全包围和缩小二尖瓣环,达到减少MR的目的。经皮二尖瓣环成形术与外科手术原理类似,但具有创伤性小、术后并发症少的优势。

4.2.1 经皮直接二尖瓣环成形术

经皮直接二尖瓣环成形术较接近外科手术的二尖瓣环成形术。包括机械式的直接二尖瓣成形术和经导管射频消融二尖瓣环成形术。操作系统主要有Mitralign公司(Massachusetts Tewksbury)的Mitralign系统,Guided Delivery Systems公司(Califomia Santa Clara)的Guided Delivery系统和QuantumCor系统(QuantumCor,Lake Forest,Califomia)。

Mitralign系统指引导管经主动脉瓣逆行进入左心室到达二尖瓣后叶下方二尖瓣瓣环处,将指引导管置于二尖瓣后叶的瓣叶中部,通过射频导丝穿刺二尖瓣瓣环到达左心房,送入由细绳互相连接的锚定垫子,通过收紧垫子之间的细绳可以将二尖瓣瓣环周长缩短1~3cm。这套系统已经拥有在人体中应用的经验,但目前仍缺少临床应用的数据[20]。

Guided Delivery Accucinch系统的指引导管到达二尖瓣瓣环后,沿二尖瓣瓣环释放12枚镍铬合金材料的锚定装置,通过细绳相连接,收紧细绳缩短二尖瓣瓣环的周长。此系统也已有人体应用经验。

QuantumCor系统(QuantumCor,Lake Forest,Califomia)的原理为通过射频导管使二尖瓣瓣环产生瘢痕收缩,从而减小二尖瓣瓣环的直径。该系统目前仍处于动物实验阶段。但因射频消融产生的瘢痕难以控制,可能会引起二尖瓣狭窄或残留MR,并且可能引起二尖瓣及其他心脏结构穿孔。

4.2.2 经皮间接二尖瓣环成形术

间接二尖瓣环成形术将冠状静脉窦作为植入途径,即经冠状静脉窦二尖瓣环成形术。冠状静脉窦位于二尖瓣后叶水平并包绕2/3~3/4瓣环周长,通过冠状静脉窦植入器械可以包绕并缩小二尖瓣环,达到减少MR的目的。经冠状静脉窦途径操作简便,是目前研究最多的经皮二尖瓣环成形术式。目前开发的系统主要有Monarc装置(Edwards LifesciencesInc.)、Carillon二尖瓣等高线系统(Cardiac Dimensions)、经皮静脉二尖瓣环成形系统(PTMA,Viator,Wilmington,MA)及PS3(Percutaneous septal-sinus shortening)系统等。目前Carillon系统已经过Ⅰ期临床试验,植入成功率为82%(59/72),1年、2年和3年的无事件生存率分别为81%、72%和64%。

经冠状静脉窦二尖瓣环成形术的局限性主要在于冠状静脉窦、二尖瓣瓣环和冠状动脉回旋支之间的解剖关系的变异性。大部分患者的回旋支走行于冠状静脉窦和二尖瓣瓣环之间,因此经冠状静脉窦植入二尖瓣环成形术可能导致左回旋支或其主要分支受压。EVOTION Ⅰ研究显示,72例来自4个国家8家研究中心MR≥2+的患者中,82%的患者置入MONARC装置,其中91%的患者术后30天、82%的患者术后1年免于死亡、心脏压塞和心肌梗死。在该研究中,55%的患者CTA显示心大静脉跨过钝缘支,15例患者冠状动脉造影显示冠状动脉受压,3.4%的患者发生心肌梗死[21]。EVOLUTION Ⅰ研究结果表明,MONARC冠状窦装置可减轻MR,但对于心大静脉与冠状动脉解剖上存在交叉的患者,未来研究中应采取必要的措施防止冠状动脉受压。另外,虽然动物实验和临床试验证实了经冠状静脉窦二尖瓣环成形术的即刻及短期有效性,但许多MR患者的左心房扩大,90%以上的患者冠状静脉窦沿左心房后壁走行,而非沿二尖瓣瓣环水平走行，由于二尖瓣环的扩张并未完全被限制，可能出现 MR 复发。

对于 MR 的治疗效果而言，直接二尖瓣环成形术较间接二尖瓣环成形术更优，同时避免了金属劳损可能引起的植入物断裂，及植入物压迫冠状动脉回旋支引起的心肌缺血。但此项技术操作复杂，术者需要十分清楚心腔的空间解剖结构，高清晰、实时及立体的影像信息对此项技术的开展有重要意义。

4.3 心室-瓣环重构术

二尖瓣环成形术能缩小二尖瓣瓣环，但不能改善左心室功能障碍，而 IMR 多伴有左心室扩张重构，因此单纯二尖瓣环成形术效果有限，术后几个月内超过 30% 的患者再次出现 MR。心室-瓣环重构术试图克服这种不足，其主要的装置包括外科手术的 Coapsys 系统和经皮 iCoapsys 二尖瓣修复系统（Myocor 公司，Minnesota Maple Grove）[22]。这两套装置均能缩短二尖瓣瓣环前壁至后壁的距离并且加固二尖瓣瓣下结构，以达到更完全、更长久的改善 MR 和左心室重构的作用。iCoapsysRepair 系统在动物实验中显示可以明显减少 MR 的程度，但目前仅有动物实验的结果，缺少在人体中应用的资料，也缺乏长期安全性和有效性的研究证据。

5. 外科手术治疗

外科手术治疗并不能治愈缺血性二尖瓣反流，只能减轻其严重程度。

5.1 单纯 CABG 还是 CABG+ 二尖瓣手术？

对于轻度的功能性 IMR，由于没有瓣叶脱垂、腱索或乳头肌断裂或瓣环扩大，可只行 CABG，手术后患者心肌血供恢复可致室壁运动改善，IMR 将逐渐减轻或消失。

对于乳头肌梗死断裂或瓣环明显扩大导致 IMR 的中-重度反流、心肌血供无法恢复、左心功能显著受损的患者，许多学者认为在行 CABG 的同时处理二尖瓣关闭不全[23]可以改善 NYHA 心功能分级，增加左室射血分数，减少左房左室容积，降低肺动脉压力，明显提高患者的生存率。行 CABG 的患者同时行二尖瓣置换术或修复术不增加其危险性。但围术期常并发各种并发症，大大增加冠状动脉旁路移植术的病死率。因此，对于能行修复术的患者，尽量保持左心室与腱索乳头肌的连接，保留正常瓣叶和瓣下结构，保持患者左心室功能完整的同时且不需要术后抗凝（风险较大），这也有效减少了远期与抗凝有关的并发症。患者二尖瓣病变的程度和术者的手术经验决定了二尖瓣修复术或二尖瓣置换术的临床疗效[24,25]。

5.2 二尖瓣修复术还是二尖瓣置换术？

关于 IMR 的最佳外科治疗策略仍有争议[26,27]。

5.2.1 二尖瓣修复术

研究认为，二尖瓣修复术治疗 IMR 的优势在于：①较低的手术病死率；②更好的心室功能保护；③更低的瓣膜相关合并症如血栓栓塞、心内膜炎、抗凝相关合并症等；④增加长期生存率[28]。

二尖瓣修复术治疗 IMR 的劣势在于：①反流的复发[29]，限制性成形环修复术后中-重度反流复发率从术后 6 个月的 33% 至 5 年的 70%[30]，造成该种情况的原因可能与二尖瓣腱索挛缩，特别是与后叶、左心室球型化、左心室容积增加所致的左心室不良重构有关。轻度术后反流也可能会导致恶性循环，产生新的更严重的 MR。②在一些研究中[31,32]，修复术被认为是瓣膜相关再手术的独立预测因素。由于成形环对于手术医师技术要求更高，对于一些腱索挛缩，左心室较大的患者，可能进行成形修复术效果并不满意，若行修复术，在改善心肌血运的基础上，心脏容积发生良性重构，容积变小，而此前被拉长的腱索乳头肌不能很好地适应，在术后反而发现反流纠正效果不佳，而这在术中可能无法发现。另外，在麻醉状态下由于左心室后负荷降低，使得经食管超声可能对于患者的反流纠正情况发生误判，也是导致术中反流纠正满意，而出院前反流情况较术中变差的原因。

对于二尖瓣成形修复术式的选择，有研究发现：①对于单纯由于瓣环扩大而瓣叶和腱索结构功能正常引起的非对称性 IMR，采用环缩前后交界的办法；对于对称性 IMR 伴左心室扩大者，为恢复瓣环周径和前后瓣环比值，可采用人工瓣环成形术，虽然实施手术可取得良好的术中成形效果，但由于手术安全性比较低，有远期再发 IMR 的可能。②瓣叶脱垂和腱索延长或断裂导致的 IMR，不采用腱索转移，而采用人工腱索加瓣环成形术。因为单纯行 CABG 后患者相应的病变腱索功能不能得到有效恢复，这会增加复发率。③对于瓣叶及瓣下结构正常而由前乳头肌功能不全造成的前叶脱垂，此情况下宜采用“双孔”成形术[33]。

"双孔"成形术术中成型效果不确切,如成形效果差应果断进行二尖瓣置换。二尖瓣成形失败的原因很多,包括瓣膜的损害严重程度、术前心功能、术中的手术技巧、术后瓣膜恢复情况等[30]。对于瓣叶病变严重、严重的乳头肌断裂坏死、不易于成形等情况应直接采用二尖瓣置换手术。

5.2.2　**二尖瓣置换术**

二尖瓣置换术的优势在于较低的反流复发率,而劣势在于血栓栓塞问题和抗凝相关合并症[34]。血栓栓塞合并症通常是置换患者死亡的重要诱因[35]。围术期死亡的发生还与各种围术期不良事件有关,随着术前评估、术后监护的技术的进步,IABP等辅助设备的普遍使用,大大降低了患者围术期发生不良事件的风险。随着手术技术的提高,保留瓣下结构置换术已经逐渐推广,可以保存左心室功能,使用生物瓣可避免长期抗凝,也提高了患者围术期的生存率[36]。

有研究比较了二尖瓣修复术和二尖瓣置换术两种治疗方法对IMR的治疗效果,明确二尖瓣手术方式是否会对患者的手术病死率、生存率、反流纠正效果及预后产生影响,探索哪种患者能够从二尖瓣修复术或二尖瓣置换术中获益。结果发现:①反流的纠正效果,置换组优于修复组;②两组手术患者的病死率差异无统计学意义;置换组长期生存率总体要优于修复组;③应结合患者情况进行个体化治疗以获得更好预后:①射血分数>30%的情况下,为获取更好的长期生存率,建议行置换;②在年龄>65岁的高龄组,由于二次手术机会小,应在一次手术中进行充分纠正,建议进行置换术,推荐采用生物瓣膜并尽量保留瓣下结构;③射血分数<30%的情况下,置换组和修复组生存率差异无统计学意义,其中年轻患者考虑未来抗凝相关合并症问题,建议进行修复术。

目前已有一些新的手术方式,如选择性腱索切断、乳头肌重定位、左心室部分切除、使用装置限制左室扩张防止重构和反流等,但其临床疗效需要进一步检验。

总体来说,对于手术方式的选择应根据反流纠正的效率、手术病死率、长期收益情况等来进行。对于左心室增大(LVEDD=70mm)和重度反流患者,两种治疗方式差别不明显。而对于中度MR患者,进行CABG＋二尖瓣手术长期生存率更高,可获得更好的长期收益[37,38]。

6. 未来治疗靶点

干细胞移植到心肌梗死区域已用于动物实验模型,可以通过逆转左室重构,改善缺血而减轻MR[39,40]。目前此类治疗方法尚未有证据证实其确切的临床疗效。

总体说来,IMR是继发于心肌缺血(包括心绞痛或心肌梗死)的功能性MR,其预后与缺血范围及随之而来的二尖瓣反流程度相关。对于轻度IMR,通过改善心肌供血(PCI或CABG),二尖瓣反流将逐渐减轻或消失。而对于中度及以上的IMR,则需要在PCI或者CABG的基础上对二尖瓣结构予以修复或置换。二尖瓣修复术与二尖瓣置换术相比,前者围术期风险较小,但存活率上两种治疗方式差异无统计学意义,需要根据患者年龄、心功能分级以及长期抗凝治疗策略来选择[41]。

经皮二尖瓣修复术目前仍处于发展阶段。随着器械的改进及研究的进展,经皮二尖瓣修复术将成为MR患者特别是外科手术高危患者的重要治疗手段,甚至在未来可能会替代外科手术。其中,随着影像技术的突破及器械的改进,经皮直接二尖瓣环成形术和经皮人工二尖瓣腱索植入术也有望取得突破性进展。

(王勇　周颖)

参考文献

[1] Magne J, Senechal M, Dumesnil JG, et al. Ischemic mitral regurgitation: a complex multifaceted disease. Cardiology, 2009, 112: 244-259.

[2] Silbiger JJ. Mechanistic insights into mitral regurgitation---echocardiographic and surgical implications. J Am Soc Echocardior, 2011, 24(7): 707-719.

[3] Ge L, Wu Y, Soleimani M, et al. Moderate Ischemic Mitral Regurgitation After Posterolateral Myocardial Infarction in Sheep Alters Left Ventricular Shear but Not Normal Strain in the Infarct and Infarct Borderzone. Ann Thorac Surg, 2016, 101(5): 1691-1699.

[4] Min D, Popović ZB. Mitral Valve Adaptation in Ischemic Heart Disease. J Am Coll Cardiol, 2016, 67(3): 288-290.

[5] Rudenko SA. [THE MECHANISMS OF ISCHEMIC MITRAL VALVE INSUFFICIENCY FORMATION]. KlinKhir, 2015, (7): 35-37.

[6] Michler RE, Smith PK, Parides MK, et al. Two-Year Outcomes of Surgical Treatment of Moderate Ischemic Mitral Regurgitation. N Engl J Med,

2016,374(20):1932-1941.

[7] McCarthy PM. A new approach:Ischemic mitral regurgitation guidelines by and for surgeons.J Thorac Cardiovasc Surg,2016,151(4):957-958.

[8] Hung JW. Ischemic (functional) mitral regurgitation. Cardiol Clin,2013,31(2):231-236.

[9] Lang Q,Primiano C,Sun W. Can isolated annular dilatation cause significant ischemic mitral regurgitation? Another look at the causative mechanisms. J Biomech,2014,47:1792-1799.

[10] Pouch AM,Xu C,Yushkevich PA,et al.Semi-automated mitral valve morphometry and computational stress analysis using 3D ultrasound. J Biomech,2012,45:903-907.

[11] Alajaji WA,Akl EA,Farha A,et al. Surgical versus medical management of patients with acute ischemic mitral regurgitation:a systematic review. BMC Res Notes,2015,8:712.

[12] Ikeda S,Yoshida H,Yunoki K,et al. Cardiac resynchronization therapy for ischemic myopathy.Asian Cardiovasc Thorac Ann,2016.[Epub ahead of print].

[13] Rosa I,Marini C,Stella S,et al. Mechanical dyssynchrony and deformation imaging in patients with functional mitral regurgitation. World J Cardiol,2016,8(2):146-162.

[14] Brzezińska B,Łoboz-Grudzień K,Wita K,et al. Predictors of functional mitral regurgitation improvement during a short-term follow-up after CRT implantation. Kardiol Pol,2016,74(7):665-673.

[15] Mihos CG,Santana O,Pineda AM,et al. Percutaneous Coronary Intervention Followed by Minimally Invasive Mitral Valve Surgery inIschemic Mitral Regurgitation.Innovations(Phila),2015,10(6):394-397.

[16] Ramlawi B,GammieJS. Mitral Valve Surgery:Current Minimally Invasive and Transcatheter Options. Methodist Debakey Cardiovasc J,2016,12(1):20-26.

[17] Wiebe J,Franke J,Lubos E,et al. Percutaneous mitral valve repair with the MitraClip system according to the predicted risk by the logistic EuroSCORE:preliminary results from the German Transcatheter Mitral Valve Interventions(TRAMI) Registry. Catheter CardiovascInterv,2014,84(4):591-598.

[18] Piazza N,Bonan R. Transcatheter mitral valve repair for functional mitralreguration:coronaty sinus approach. J Interv Cardiol,2007,20:495-508.

[19] Reichenspurner H,Schillinger W,Baldus S,et al. Clinical outcomes through 12 months in patients with degenerative mitral regurgitation treated with the MitraClip® device in the ACCESS-EUrope Phase I trial. ACCESS-EU Phase I Investigators. Eur J Cardiothorac Surg,2013,44(4):e280-e288.

[20] Nickenig G,Hammerstingl C.The Mitralign transcatheter direct mitral valve annuloplasty system. EuroIntervention,2015,11 Suppl W:W62-W63.

[21] Harnek J,Webb JG,Kuck KH,et al.Transcatheter implantation of the MONARC coronary sinus device for mitral regurgitation:1 year results from the EVOLUTION phase I study(Clinical Evaluation of the Edwards LifeseiencesPereutaneous Mitral Annuloplasty System for the Treatment of Mitral Regurgitation). JACC Cardiovase Interv,2011,4:115-122.

[22] Inoue M,McCarthy PM,Popović ZB,et al. The Coapsys device to treat functional mitral regurgitation:in vivo long-term canine study. J Thorac Cardiovasc Surg,2004,127(4):1068-1076.

[23] Castleberry AW,Williams JB,Daneshmand MA,et al. Response to Letter Regarding Article. "Surgical Revascularization Is Associated With Maximal Survivalin Patients With Ischemic Mitral Regurgitation:A 20-year Experience". Circulation,2015,131:e378-e379.

[24] Chatterjee S,Tripathi B,Virk HU,et al. Does Surgical Repair of Moderate Ischemic Mitral Regurgitation Improve Survival? A Systematic Review. CurrCardiol Rep,2016,18(3):22.

[25] Scoville DH,Boyd JB. A novel approach to ischemic mitral regurgitation(IMR).Ann Cardiothorac Surg,2015,4(5):443-448.

[26] Bolling SF. How Do We Ensure a "Good" Repair in Ischemic Mitral Regurgitation? J Am Coll Cardiol,2016,67(20):2347-2348.

[27] Yun-Dan D,Wen-Jing D,Xi-Jun X. comparison of outcomes following mitral valve repair versus replacement for chronic ischemic mitral regurgitation:a meta-analysis.Thorac Cardiovasc Surg,2016.[Epub ahead of print].

[28] Acker MA,Parides MK,Perrault LP,et a1.Mitral valve repair versus replacement for severe ischemic mitral regurgitation.N Engl J Med,2014,370:23-32.

[29] Braun J,Petrus AH,Klautz RJ. Surgery for Severe Ischemic Mitral Regurgitation. N Engl J Med,2016,374(20):1992.

[30] Hu X,Zhao Q. Systematic evaluation of the flexible and rigid annuloplasty ring after mitral valve repair for mitral regurgitation. Eur J Cardiothorac Surg,2011,40:480-487.

[31] Lee LS,Kwon MH,Cevasco M,et al. Postoperative recurrence of mitral regurgitation after annuloplasty for functional mitral regurgitation. Ann Thorac Surg,2012,94:1211-1216.

[32] Virk SA,Sriravindrarajah A,Dunn D,et al. A meta-analysis of mitral valve repair versus replacement for ischemic mitral regurgitation. Ann Cardiothorac Surg,2015,4(5):400-410.

[33] Silberman S,Klutstein MW,Sabag T,et al. Repair of ischemic mitral regurgitation:comparison between flexible and rigid annuloplasty rings. Ann Thorac Surg,2009,87:1722-1726.

[34] Kang DH, Park SJ, Sun BJ, et al. Early surgery versus conventional treatment for asymptomatic severe mitral regurgitation: a propensity analysis. J Am Coil Cardiol, 2014, 63: 2398-2407.

[35] MacHaalany J, Sénéchal M, O'Connor K, et al. Early and late mortality after repair or replacement in mitral valve prolapse and functional ischemic mitral regurgitation: a systematic review and meta-analysis of observational studies. Int J Cardiol, 2014, 173: 499-505.

[36] Kitai T, Okada Y, Shomura Y, et al. Timing of valve repair for severe degenerative mitral regurgitation and long-term left ventricular function. J ThoracCardiovasc Surg, 2014, 148: 1978-1982.

[37] Dayan V, Soca G, Cura L, et al. Similar survival after mitral valve replacement or repair for ischemic mitrat regurgitation: a meta-analysis. Ann Thorac Surg, 2014, 97: 758-765.

[38] Kron IL, Acker MA, Adams DH, et al. 2015 The American Association for Thoracic Surgery Consensus Guidelines: Ischemic mitral valveregurgitation.American Association for Thoracic Surgery Ischemic Mitral Regurgitation Consensus Guidelines Writing Committee. J Thorac Cardiovasc Surg, 2016, 151 (4): 940-956.

[39] Mehra L, Raheja S, Agarwal S, et al. Anatomical considerations of percutaneous transvenous mitral annuloplasty: a novel procedure for treatment of functional mitral regurgitation. Anat Cell Biol, 2016, 49 (1): 68-72.

[40] Messas E, Bel A, Morichetti MC, et al. Autologous myoblast transplantation for chronic ischemic mitral regurgitation. J Am CollCardiol, 2006, 47 (10): 2086-2093.

[41] Giannini C, Fiorelli F, De Carlo M, et al. Comparison of Percutaneous Mitral Valve Repair Versus Conservative Treatment in Severe Functional Mitral Regurgitation.Am J Cardiol, 2016, 117 (2): 271-277.

介入治疗卵圆孔未闭的适应证选择和疗效

卵圆孔未闭(patent foramen ovale,PFO)是胎儿循环在成年时期的一个常见残留。由于PFO在心脏中通常不引起分流,故一般认为其不会造成临床后果[1]。但近年来的研究发现,PFO的存在可能与隐源性卒中、偏头痛、外周动脉栓塞、斜卧呼吸-直立低氧血症及减压病等疾病的发生相关。因此上述疾病伴发PFO的治疗引起了广泛讨论[2]。过去20年来,卵圆孔未闭的介入封堵被广泛接受,已逐渐取代外科闭合。同时,从与房间隔缺损共用封堵器到PFO专用封堵器,PFO介入封堵器械的发展迅速,并不断有新的器械出现及进入临床试验。虽然数个关于PFO封堵治疗的大样本量观察性研究及随机对照试验(randomized controlled trial,RCT)已经完成,但其与药物治疗的优劣并未明确。

1. PFO及反常性栓塞

卵圆孔是胎儿时期将血流从右心房引入左心房的一个单向活瓣结构,其存在对维持正常胎儿循环有重要意义。出生后,随着肺血流的增加,左心房压力增高,大多数人卵圆孔能自行关闭,未闭合者称为PFO。西方国家的统计数据显示,PFO的发生率在30岁以下约为34.3%,而在80~99岁的老年人中也有20.2%[3]。因为成人左心房压力高于右心房,通常PFO并不引起分流;然而,在一过性右房压大于左房压的情况下,卵圆孔开放,血流中的栓子会从静脉系统进入动脉,引起反常性栓塞[4]。反常性栓塞的发生可能是PFO各种临床表现的病理基础,PFO封堵治疗的目的即是闭合缺损,从而消除反常性栓塞的发生。

2. PFO的介入封堵治疗

自从1992报道了第1例PFO经皮封堵术后[5],大量不同的器械被研究者们尝试用作封堵治疗。经过临床试验的淘汰及选择,现国外常用的PFO封堵器械有CardioSEAL/STARFlex(美国NMT公司)、Amplatzer(美国St Jude公司)及GORE HELEX(美国WLGore&Associates公司)等[6-8]。这些新型封堵器较旧型号更易使用,其成功闭合率达到了90%以上[9,10],同时其严重术后并发症(如封堵器移位、血栓或其他需要外科手术干预的情况)发生率在1%以下[11,12]。另外CardioSEAL/STARFlex封堵器比Amplatzer及GORE HELEX封堵器有更高的血栓形成率(前者为6%,后者小于1%)[13],而术后新发房颤的危险在使用STARFlex封堵器时也是高于Amplatzer封堵器的[10,14]。封堵器CardioSEAL(已停产)和Amplatzer在2002年曾通过美国FDA批准,但是在2006年被撤回,因此美国现在已无被FDA批准的PFO封堵治疗[15]。在我国,仅有Amplatzer封堵器及其国产类似器械被批准用于临床[16]。

3. FPO封堵治疗证据

3.1 隐源性脑卒中

隐源性脑卒中(cryptogenic stroke,CS)是缺血性脑卒中最常见的一个类型(占25%~50%),通常是指有明确发病原因之外的脑卒中类型[17]。自20世纪80年代至今,有许多研究报道了PFO与CS发生的相关性。Overell等[18]在2000年发表的荟萃分析第一次证实了PFO与CS发生密切相关,并且在<55岁年龄段相关性最大(PFO的发生率在CS患者组是正常对照组的6倍)。当然,这篇来自于22个回顾性研究的荟萃分析并不能明确这一相关性为因果关系。随后,Davis等依据前瞻性研究[19,20]及基于总体人群[21-23]的病例对照研究的一项最新的荟萃分析在2013年发表,其结论是PFO患者与CS的发生相关性在之前的研究中可能被高估[24]。这提示PFO患者中,可能存在不同的影响CS发生的病理生理或分子生物因素。在2013年发表的反常性栓塞风险(risk of paradoxical embolism,RoPE)研究中,作者建立了代表相关指标(包括糖尿病、高血压、卒中、短暂性脑缺血发作或皮层梗死的病史,吸烟史及年龄)的RoPE评分,并通过分析

12 个队列研究发现，RoPE 评分越高的 CS 患者，PFO 越可能是其发病原因[25]。当然，RoPE 评分虽然可以在某种程度上提示 PFO 是否是 CS 患者的致病因素，但其指导 PFO 介入封堵的作用还有待阐明。另外，虽然证据有限，房间隔瘤（atrial septal aneurysm，ASA）仍被认为是增加 PFO 的致 CS 可能的一个重要因素[26,27]。在首次 CS 发作之后，PFO 的存在被认为可能与卒中复发相关，同时 ASA 也被认为是 PFO 患者卒中复发的危险因素之一[28]。但是这一观点在两项基于总体人群的前瞻性研究中并未得到证实[19,20]。除此之外，PFO 缺损的大小作为衡量卒中复发可能性大小的证据也不够充分[29-31]。由此看来，PFO 与 CS 发生的相关性需要更多治疗证据来支持。

过去 20 年来，PFO 介入封堵术因无创、简便、成功率高等优势，已被广泛接受，逐渐取代外科闭合，现已有大量针对卒中的 PFO 封堵治疗的研究。早期使用不同封堵器械的研究多无对照，故对治疗的有效性考量帮助有限。Khairy 等[32]在 2003 年的研究对比了 PFO 的 10 个封堵治疗研究（共 1355 例患者）及 6 个药物治疗研究（共 895 例患者）的治疗效果。其神经系统栓塞事件在 1 年内的复发率分别为 0%~4.9% 及 3.8%~12.0%，但是由于研究对象的异质性，该荟萃分析并没有得到封堵治疗优于药物治疗的结论。而最近的一项荟萃分析同样对比了 66 项非随机对照研究中封堵治疗与药物治疗的有效性，其结果显示封堵治疗及药物治疗后卒中的复发率分别为 0.36 及 2.53（每 100 人年），说明封堵治疗疗效优于药物治疗（IR=0.19，95% CI：0.07~0.54）[33]。然而，在对观察性研究进行荟萃分析时，潜在的混杂因素无法校正。为避免这一缺陷，2012 年发表的一项研究比较了经过倾向评分匹配（propensity score matching，PSM）的 103 对接受封堵或药物治疗的 PFO 患者，其平均随访时间为 9 年。结果显示对复发的脑卒中、短暂性脑缺血发作（transient ischemic attack，TIA）及周围血管栓塞的发生率，封堵治疗优于药物治疗（11 % *vs.* 21%，HR=0.43，95% CI：0.20~0.94，*P*=0.033）[34]。

但是更多 PFO 封堵的治疗证据仍然需要 RCT 来提供。目前一共有 3 个已完成并发表的 RCT，分别是 CLOSURE I、RESPECT 及 PC 试验[6-8]（表 1）。虽然主要终点事件发生率的数值在封堵治疗组均小于药

表 1　卒中治疗随机对照研究的主要结果

RCT 名称	CLOSURE I (Furlan 2012)[6]	RESPECT (Carroll 2013)[7]	PC (Meier 2013)[8]
入选标准	CS 或 TIA 发作 6 个月内 年龄：18~60 岁	CS 发作 9 个月内 年龄：18~60 岁	CS、TIA 或外周动脉栓塞 年龄：60 岁以下
封堵器械	STARFlex（NMT）	Amplatzer（St Jude）	Amplatzer（St Jude）
入选例数（封堵 / 药物）	447/462	499/481	204/210
封堵成功率	86%	96%	94%
平均随访时间（年）	2	2.6	4
主要终点	卒中或 TIA 发作、任何原因的死亡（30 天内）；神经系统原因的死亡（31 天至 2 年内）	缺血性卒中复发；任何原因的死亡	卒中、TIA 或外周动脉栓塞发作；任何原因的死亡
终点事件发生率（封堵 / 药物）	5.5%/6.8%	1.85%/3.3%	3.45%/5.2%
意向性治疗分析（intention-to-treat）OR 值（95 % CI）	0.78（0.45~1.35）	0.49（0.22~1.11）	0.62（0.24~1.62）
符合方案集分析（per-protocol）OR 值（95 % CI）	0.74（0.42~1.29）	0.37（0.14~0.96）	0.62（0.24~1.62）
实际治疗分析（as-treated）OR 值（95 % CI）	0.78（0.45~1.35）	0.27（0.10~0.75）	0.62（0.24~1.62）
结果	主要终点无统计学差异	在卒中复发率的符合方案集分析及实际治疗分析时，封堵治疗优于药物治疗	主要终点无统计学差异

注：RCT：随机对照研究，CS：隐源性卒中，TIA：短暂性脑缺血发作，OR：比值比

物治疗组，但是3个试验在意向性治疗分析(intention-to-treat，ITT)下均没有达到统计学差异。这3个试验效力不足的最大原因可能是其入选例数及随访时间不够，另外其终点事件发生率偏低，因此我们期望正在进行的几项随机对照试验[35-38]能提供更多的治疗证据。目前，已有大量针对已完成RCT的荟萃分析发表，然而因其观察终点、目标器械或分析方法不同，其结论亦不一致[39-56]。

通过目前已有的治疗证据，美国心脏协会在2014年修改了卒中治疗指南的PFO相关部分，可以看到，因为3个PFO介入治疗相关的RCT证据效力不足，此指南对PFO的介入治疗采取了更为保守的态度[57]。而在最近，美国神经病学会更新了伴发PFO卒中患者的指南(表2)，该更新同样不推荐PFO封堵用于卒中患者的常规治疗[58]。与此相比，欧洲卒中协会颁布的指南因未收入2008年至今的重要前瞻性试验及RCT，因此证据水平较低[59]。而我国的PFO处理专家共识未明确指出适应证的证据水平，属于经验性总结[16]。总之，目前的循证证据仍不足以说明PFO的介入封堵是卒中二级预防的必要一环[60]，我们期待更多的大样本、长随访的临床试验结果[35-38]。

表2 现有针对伴有PFO的CS患者治疗策略的指南

AHA/ASA指南[57]	ANN指南[58]	ESO指南[59]	中国专家建议[16]
对于伴有PFO及DVT的缺血性卒中或TIA患者，可以考虑进行经皮封堵治疗。(证据水平：Ⅱb级，C级)	对于伴有PFO的卒中患者，封堵治疗推荐用于研究设计外的日常治疗。(证据水平R级)	对于伴发有高危因素PFO(如ASA、EV及CN)的CS或TIA患者，可以考虑进行经皮封堵治疗。(证据水平Ⅳ级)	对于伴有PFO及DVT的CS或TIA患者并有下述情况之一的：①有中到大量RLS，②使用抗血小板或抗凝治疗仍有复发，③有明确DVT，推荐进行经皮封堵治疗
对于伴有PFO并不伴有DVT的缺血性卒中或TIA患者，现有证据不支持经皮封堵为首选治疗。(证据水平：Ⅲ级，A级)	对于伴有PFO的卒中患者，如在最佳药物治疗下仍有不明原因的卒中反复发作，可以考虑进行Amplatzer PFO封堵器的植入治疗。(证据水平C级)	对于伴有PFO的曾发作一次以上卒中患者，可以考虑进行经皮封堵治疗。(证据水平Ⅳ级)	

注：AHA：美国心脏协会，ASA：美国卒中协会，ANN：美国神经病学会，PFO：卵圆孔未闭，CS：隐源性卒中，DVT：深静脉血栓，ASA：房间隔瘤，EV：腔静脉瓣，CN：希阿里氏网，RLS：右向左分流

3.2 偏头痛

偏头痛的发病率为12%~15%[61]，是世界范围内第3常见的疾病[62]。自1999年第1篇文献报道以来[63]，大量的研究表明了PFO可能与偏头痛(尤其是有先兆偏头痛)相关，并且这种相关是两方面的：2008年的一篇荟萃分析提示存在PFO的人群也更易患有先兆偏头痛(OR=2.54，95% CI：2.01~3.08)[64]；2013年的综述分析了9篇相关的观察性研究，结果显示约有57%的有先兆偏头痛患者同时伴有PFO，远高于对照组的19%。与PFO和CS的相关性类似，这些来自回顾性分析、不基于总体人群的研究证据水平有限，并且不能说明PFO和偏头痛的相关性是否为因果关系。因此，2016年发表的综述再次分析了新近完成的两项基于总体人群的前瞻性研究[65,66]，重新评估了偏头痛患者中PFO的发生率[67]，指出18项回顾性研究有着不可忽略的异质性和发表偏倚，而两项前瞻性研究均提示PFO在偏头痛患者及正常人群中发生率无显著差异。虽然两者的相关性仍有争议，但是大量观察性研究[68-72]及前瞻性研究[66,73]的结果显示，缺损的大小及右向左分流的程度在PFO与有先兆偏头痛的相关性中起了很大作用。这对PFO封堵临床试验中患者的入选有重要价值。

Tariq同时总结了PFO封堵治疗至今所有的回顾性研究，他指出这些研究能提供的治疗证据有限，主要因为：非盲法设计导致在头痛学研究中无法被忽视的安慰剂效应，此外提示PFO封堵治疗有效的研究中患者几乎均同时患有卒中或减压病，这不能代表典型的偏头痛患者[67]。因此，我们更关注PFO封堵治疗偏头痛随机对照研究的结果。

目前已经发表的RCT有两项[74,75]，另有一项也于2015年在美国头痛学会(American Headache Society)大会上发表了其结果[76]。遗憾的是，3个RCT均没有达到其主要研究终点，即无论是与假手术组

或是标准药物治疗组比，PFO 封堵都不能作为偏头痛的一个足够有效的治疗选择。正如目前指南反映的一样，即使是存在 PFO 的偏头痛患者，治疗也还是应该首选药物、理疗或行为治疗等。

4. 总结

多数的临床证据集中于 PFO 封堵治疗用于发病率及致残率高的疾病的二级预防，而目前几个 RCT 的结果均不能给我们支持 PFO 封堵治疗的证据。例如在以下两种情况下，PFO 的封堵治疗可能有更大前景。其一是减压病（decompression sickness，DCS），虽然仅发生于特定情况下[77]，但对从事潜水等职业的专业人员来说，若有一项简单的治疗可以极大减少其发生率，意义重大。这也是 PFO 封堵治疗在疾病一级预防层面可能的一个适应证，当然，我们需要更多的高等级治疗证据[78-81]。其二是斜卧呼吸 - 直立低氧血症（platypnoea-orthodeoxia syndrome，POS），这是一个诊断率较低、常被忽视的综合征，其发病机制可能是动 - 静脉分流的存在[82]，国外证据显示 PFO 封堵治疗对其有较好疗效[83-86]。这也提示我们临床工作中最重要是知悉 POS 这一疾病诊断，存在 PFO 的无症状人群在老年时可能仍因 POS 的发生而接受封堵治疗。

PFO 封堵治疗是一个易于操作、成功率高的治疗手段，其器械发展也较令人满意[87]。鉴于 PFO 极高的总体人群发生率，一次介入治疗如能取得确切疗效，那将对整体人群有可观的获益。然而，目前证据并不支持 PFO 封堵治疗作为卒中等疾病的日常二级预防，因此，除了提供在这些疾病上更多的治疗证据外，我们也应该关注其在特定情况中的一级预防应用[16,60,88]。

（史倞 孔祥清）

参考文献

[1] Drighil A, El Mosalami H, Elbadaoui N, et al. Patent foramen ovale: a new disease? Int J Cardiol, 2007, 122(1): 1-9.

[2] Homma S, Messe SR, Rundek T, et al. Patent foramen ovale. Nat Rev Dis Primers, 2016, 2: 15086.

[3] Hara H, Virmani R, Ladich E, et al. Patent foramen ovale: current pathology, pathophysiology, and clinical status. J Am Coll Cardiol, 2005, 46(9): 1768-1776.

[4] Windecker S, Stortecky S, Meier B. Paradoxical embolism. J Am Coll Cardiol, 2014, 64(4): 403-415.

[5] Bridges ND, Hellenbrand W, Latson L, et al. Transcatheter closure of patent foramen ovale after presumed paradoxical embolism. Circulation, 1992, 86(6): 1902-1908.

[6] Furlan AJ, Reisman M, Massaro J, et al. Closure or medical therapy for cryptogenic stroke with patent foramen ovale. N Engl J Med, 2012, 366(11): 991-999.

[7] Carroll JD, Saver JL, Thaler DE, et al. Closure of patent foramen ovale versus medical therapy after cryptogenic stroke. N Engl J Med, 2013, 368(12): 1092-1100.

[8] Meier B, Kalesan B, Mattle HP, et al. Percutaneous closure of patent foramen ovale in cryptogenic embolism. N Engl J Med, 2013, 368(12): 1083-1091.

[9] Taaffe M, Fischer E, Baranowski A, et al. Comparison of three patent foramen ovale closure devices in a randomized trial (Amplatzer versus CardioSEAL-STARflex versus Helex occluder). Am J Cardiol, 2008, 101(9): 1353-1358.

[10] Thaman R, Faganello G, Gimeno JR, et al. Efficacy of percutaneous closure of patent foramen ovale: comparison among three commonly used occluders. Heart, 2011, 97(5): 394-399.

[11] Spies C, Reissmann U, Timmermanns I, et al. Comparison of contemporary devices used for transcatheter patent foramen ovale closure. J Invasive Cardiol, 2008, 20(9): 442-447.

[12] Luermans JG, Post MC, Plokker HW, et al. Complications and mid-term outcome after percutaneous patent foramen ovale closure in patients with cryptogenic stroke. Netherlands heart journal: monthly journal of the Netherlands Society of Cardiology and the Netherlands Heart Foundation, 2008, 16(10): 332-336.

[13] Buscheck F, Sievert H, Kleber F, et al. Patent foramen ovale using the Premere device: the results of the CLOSEUP trial. J Interv Cardiol, 2006, 19(4): 328-333.

[14] Staubach S, Steinberg DH, Zimmermann W, et al. New onset atrial fibrillation after patent foramen ovale closure. Catheter Cardiovasc Interv, 2009, 74(6): 889-895.

[15] Suradi HS, Hijazi ZM. Patent Foramen Ovale: Stroke and Device Closure. Cardiol Clin, 2016, 34(2): 231-240.

[16] 张玉顺，朱鲜阳．卵圆孔未闭处理策略中国专家建议．心脏杂志，2015，27(4)：7.

[17] Sacco RL, Ellenberg JH, Mohr JP, et al. Infarcts of undetermined cause: the NINCDS Stroke Data Bank. Ann Neurol, 1989, 25(4): 382-390.

[18] Overell JR, Bone I, Lees KR. Interatrial septal abnormalities and stroke: a meta-analysis of case-control studies. Neurology, 2000, 55 (8): 1172-1179.

[19] Meissner I, Khandheria BK, Heit JA, et al. Patent foramen ovale: innocent or guilty? Evidence from a prospective population-based study. J Am Coll Cardiol, 2006, 47 (2): 440-445.

[20] Di Tullio MR, Sacco RL, Sciacca RR, et al. Patent foramen ovale and the risk of ischemic stroke in a multiethnic population. J Am Coll Cardiol, 2007, 49 (7): 797-802.

[21] Roijer A, Lindgren A, Algotsson L, et al. Cardiac changes in stroke patients and controls evaluated with transoesophageal echocardiography. Scand Cardiovasc J, 1997, 31 (6): 329-337.

[22] Sastry S, Riding G, Morris J, et al. the role of paradoxical embolism and thrombophilia (The YAMIS Study). J Am Coll Cardiol, 2006, 48 (4): 686-691.

[23] Petty GW, Khandheria BK, Meissner I, et al. Population-based study of the relationship between patent foramen ovale and cerebrovascular ischemic events. Mayo Clin Proc, 2006, 81 (5): 602-608.

[24] Davis D, Gregson J, Willeit P, et al. Patent foramen ovale, ischemic stroke and migraine: systematic review and stratified meta-analysis of association studies. Neuroepidemiology, 2013, 40 (1): 56-67.

[25] Kent DM, Ruthazer R, Weimar C, et al. An index to identify stroke-related vs incidental patent foramen ovale in cryptogenic stroke. Neurology, 2013, 81 (7): 619-625.

[26] Cabanes L, Mas JL, Cohen A, et al. Atrial septal aneurysm and patent foramen ovale as risk factors for cryptogenic stroke in patients less than 55 years of age. A study using transesophageal echocardiography. Stroke, 1993, 24 (12): 1865-1873.

[27] Alsheikh-Ali AA, Thaler DE, Kent DM. Patent foramen ovale in cryptogenic stroke: incidental or pathogenic? Stroke, 2009, 40 (7): 2349-2355.

[28] Mas JL, Arquizan C, Lamy C, et al. Recurrent cerebrovascular events associated with patent foramen ovale, atrial septal aneurysm, or both. N Engl J Med, 2001, 345 (24): 1740-1746.

[29] Stone DA, Godard J, Corretti MC, et al. Patent foramen ovale: association between the degree of shunt by contrast transesophageal echocardiography and the risk of future ischemic neurologic events. Am Heart J, 1996, 131 (1): 158-161.

[30] Schuchlenz HW, Weihs W, Horner S, et al. The association between the diameter of a patent foramen ovale and the risk of embolic cerebrovascular events. Am J Med, 2000, 109 (6): 456-462.

[31] Serena J, Marti-Fabregas J, Santamarina E, et al. Recurrent stroke and massive right-to-left shunt: results from the prospective Spanish multicenter (CODICIA) study. Stroke, 2008, 39 (12): 3131-3136.

[32] Khairy P, O'Donnell CP, Landzberg MJ. Transcatheter closure versus medical therapy of patent foramen ovale and presumed paradoxical thromboemboli: a systematic review. Ann Intern Med, 2003, 139 (9): 753-760.

[33] Kitsios GD, Dahabreh IJ, Abu Dabrh AM, et al. Patent foramen ovale closure and medical treatments for secondary stroke prevention: a systematic review of observational and randomized evidence. Stroke, 2012, 43 (2): 422-431.

[34] Wahl A, Juni P, Mono ML, et al. Long-term propensity score-matched comparison of percutaneous closure of patent foramen ovale with medical treatment after paradoxical embolism. Circulation, 2012, 125 (6): 803-812.

[35] Science. USNLo: Patent foramen ovale closure or anticoagulants versus antiplatelet therapy to prevent stroke recurrence.ClinicalTrialsgov[online] 2016, https://clinicaltrials.gov/show/NCT00562289.

[36] U.S National Library of Science crf: Device closure versus medical therapy for cryptogenic stroke patients with high risk patent foramen ovale (DEFENSE-PFO).ClinicalTrialsgov [online] 2017, https://clinicaltrials.gov/show/NCT01550588.

[37] Science USNLo: GORE® HELEX® septal occluder for patent foramen ovale (pfo) closure in stroke patients—the GORE REDUCE clinical study.ClinicalTrialsgov [online] 2017, https://clinicaltrials.gov/show/NCT00738894.

[38] Ponnuthurai FA, van Gaal WJ, Burchell A, et al. Single centre experience with GORE-HELEX septal occluder for closure of PFO. Heart Lung Circ, 2009, 18 (2): 140-142.

[39] Ntaios G, Papavasileiou V, Makaritsis K, et al. PFO closure vs. medical therapy in cryptogenic stroke or transient ischemic attack: a systematic review and meta-analysis. Int J Cardiol, 2013, 169 (2): 101-105.

[40] Pineda AM, Nascimento FO, Yang SC, et al. A meta-analysis of transcatheter closure of patent foramen ovale versus medical therapy for prevention of recurrent thromboembolic events in patients with cryptogenic cerebrovascular events. Catheter Cardiovasc Interv, 2013, 82 (6): 968-975.

[41] Kitsios GD, Thaler DE, Kent DM. Potentially large yet uncertain benefits: a meta-analysis of patent foramen ovale closure trials. Stroke, 2013, 44 (9): 2640-2643.

[42] Riaz IB, Dhoble A, Mizyed A, et al. Transcatheter patent foramen ovale closure versus medical therapy for cryptogenic stroke: a meta-analysis of randomized clinical trials. BMC Cardiovasc Disord, 2013, 13: 116.

[43] Hakeem A, Marmagkiolis K, Hacioglu Y, et al. Safety and efficacy of device closure for patent foramen ovale for secondary prevention of neurological events: Comprehensive systematic review and meta-analysis of randomized controlled trials. Cardiovasc Revasc Med, 2013, 14 (6): 349-355.

[44] Kwong JS, Lam YY, Yu CM. Percutaneous closure of patent foramen ovale for cryptogenic stroke: a meta-analysis of randomized controlled trials. Int J Cardiol, 2013, 168(4): 4132-4138.

[45] Nagaraja V, Raval J, Eslick GD, et al. Is transcatheter closure better than medical therapy for cryptogenic stroke with patent foramen ovale? A meta-analysis of randomised trials. Heart Lung Circ, 2013, 22(11): 903-909.

[46] Rengifo-Moreno P, Palacios IF, Junpaparp P, et al. Patent foramen ovale transcatheter closure vs. medical therapy on recurrent vascular events: a systematic review and meta-analysis of randomized controlled trials. Eur Heart J, 2013, 34(43): 3342-3352.

[47] Khan AR, Bin Abdulhak AA, Sheikh MA, et al. Device closure of patent foramen ovale versus medical therapy in cryptogenic stroke: a systematic review and meta-analysis. JACC Cardiovasc Interv, 2013, 6(12): 1316-1323.

[48] Spencer FA, Lopes LC, Kennedy SA, et al. Systematic review of percutaneous closure versus medical therapy in patients with cryptogenic stroke and patent foramen ovale. BMJ open, 2014, 4(3): e004282.

[49] Wolfrum M, Froehlich GM, Knapp G, et al. Stroke prevention by percutaneous closure of patent foramen ovale: a systematic review and meta-analysis. Heart, 2014, 100(5): 389-395.

[50] Capodanno D, Milazzo G, Vitale L, et al. Updating the evidence on patent foramen ovale closure versus medical therapy in patients with cryptogenic stroke: a systematic review and comprehensive meta-analysis of 2,303 patients from three randomised trials and 2,231 patients from 11 observational studies. EuroIntervention, 2014, 9(11): 1342-1349.

[51] Pandit A, Aryal MR, Pandit AA, et al. Amplatzer PFO occluder device may prevent recurrent stroke in patients with patent foramen ovale and cryptogenic stroke: a meta-analysis of randomised trials. Heart Lung Circ, 2014, 23(4): 303-308.

[52] Udell JA, Opotowsky AR, Khairy P, et al. meta-analysis of randomized trials and review of heterogeneity in meta-analyses. Can J Cardiol, 2014, 30(10): 1216-1224.

[53] Li J, Liu J, Liu M, et al. Closure versus medical therapy for preventing recurrent stroke in patients with patent foramen ovale and a history of cryptogenic stroke or transient ischemic attack. Cochrane Database Syst Rev, 2015, (9): CD009938.

[54] Pickett CA, Villines TC, Ferguson MA, et al. Percutaneous closure versus medical therapy alone for cryptogenic stroke patients with a patent foramen ovale: meta-analysis of randomized controlled trials. Tex Heart Inst J, 2014, 41(4): 357-367.

[55] Stortecky S, da Costa BR, Mattle HP, et al. Percutaneous closure of patent foramen ovale in patients with cryptogenic embolism: a network meta-analysis. Eur Heart J, 2015, 36(2): 120-128.

[56] Patti G, Pelliccia F, Gaudio C, et al. Meta-analysis of net long-term benefit of different therapeutic strategies in patients with cryptogenic stroke and patent foramen ovale. Am J Cardiol, 2015, 115(6): 837-843.

[57] Kernan WN, Ovbiagele B, Black HR, et al. Guidelines for the prevention of stroke in patients with stroke and transient ischemic attack: a guideline for healthcare professionals from the American Heart Association/American Stroke Association. Stroke, 2014, 45(7): 2160-2236.

[58] Messe SR, Gronseth G, Kent DM, et al. Practice advisory: Recurrent stroke with patent foramen ovale (update of practice parameter): Report of the Guideline Development, Dissemination, and Implementation Subcommittee of the American Academy of Neurology. Neurology, 2016. [Epub ahead of print]

[59] European Stroke Organisation (ESO) Executive Committee, ESO Writing Committee. Guidelines for management of ischaemic stroke and transient ischaemic attack 2008. Cerebrovasc Dis, 2008, 25(5): 457-507.

[60] Nietlispach F, Meier B. Percutaneous closure of patent foramen ovale: an underutilized prevention? Eur Heart J, 2016, 37(26): 2023-2028.

[61] Lipton RB, Bigal ME, Diamond M, et al. Migraine prevalence, disease burden, and the need for preventive therapy. Neurology, 2007, 68(5): 343-349.

[62] Vos T, Flaxman AD, Naghavi M, et al. Years lived with disability (YLDs) for 1160 sequelae of 289 diseases and injuries 1990-2010: a systematic analysis for the Global Burden of Disease Study 2010. Lancet, 2012, 380(9859): 2163-2196.

[63] Del Sette M, Angeli S, Leandri M, et al. Migraine with aura and right-to-left shunt on transcranial Doppler: a case-control study. Cerebrovasc dis, 1998, 8(6): 327-330.

[64] Schwedt TJ, Demaerschalk BM, Dodick DW. Patent foramen ovale and migraine: a quantitative systematic review. Cephalalgia, 2008, 28(5): 531-540.

[65] Rundek T, Elkind MS, Di Tullio MR, et al. Patent foramen ovale and migraine: a cross-sectional study from the Northern Manhattan Study (NOMAS). Circulation, 2008, 118(14): 1419-1424.

[66] Kuper M, Rabe K, Holle D, et al. Prevalence of cardiac right left shunts in migraine: a population-based case-control study. Neurol Sci, 2013, 34(2): 205-208.

[67] Tariq N, Tepper SJ, Kriegler JS. Patent Foramen Ovale and Migraine: Closing the Debate--A Review. Headache, 2016, 56(3): 462-478.

[68] Wilmshurst P, Nightingale S. Relationship between migraine and cardiac and pulmonary right-to-left shunts. Clin Sci (Lond), 2001, 100(2): 215-220.

[69] Wilmshurst P, Pearson M, Nightingale S. Re-evaluation of the relationship between migraine and persistent foramen ovale and other right-to-left shunts. Clin Sci (Lond), 2005, 108(4): 365-367.

[70] Schwerzmann M, Nedeltchev K, Lagger F, et al. Prevalence and size of directly detected patent foramen ovale in migraine with aura. Neurology,

2005,65(9):1415-1418.

[71] Anzola GP, Morandi E, Casilli F, et al. Different degrees of right-to-left shunting predict migraine and stroke: data from 420 patients. Neurology, 2006, 66(5): 765-767.

[72] Jesurum JT, Fuller CJ, Velez CA, et al. Migraineurs with patent foramen ovale have larger right-to-left shunt despite similar atrial septal characteristics. J Headache Pain, 2007, 8(4): 209-216.

[73] van Gent MW, Mager JJ, Snijder RJ, et al. Relation between migraine and size of echocardiographic intrapulmonary right-to-left shunt. Am J Cardiol, 2011, 107(9): 1399-1404.

[74] Dowson A, Mullen MJ, Peatfield R, et al. Migraine Intervention With STARFlex Technology (MIST) trial: a prospective, multicenter, double-blind, sham-controlled trial to evaluate the effectiveness of patent foramen ovale closure with STARFlex septal repair implant to resolve refractory migraine headache. Circulation, 2008, 117(11): 1397-1404.

[75] Mattle HP, Evers S, Hildick-Smith D, et al. Percutaneous closure of patent foramen ovale in migraine with aura, a randomized controlled trial. Eur Heart J, 2016, 37(26): 2029-2036.

[76] Gurley JTACSDSSSBMPAHJc. PREMIUM Trial: Double blind study of percutaneous closure of patent foramen ovale with the AMPLATZER® PFO Occluder as a treatment for migraine with or without aura. J Am Coll Cardiol, 2015, 66(15_S).

[77] Vann RD, Butler FK, Mitchell SJ, et al. Decompression illness. Lancet 2011, 377(9760): 153-164.

[78] Walsh KP, Wilmshurst PT, Morrison WL. Transcatheter closure of patent foramen ovale using the Amplatzer septal occluder to prevent recurrence of neurological decompression illness in divers. Heart, 1999, 81(3): 257-261.

[79] Lairez O, Cournot M, Minville V, et al. Risk of neurological decompression sickness in the diver with a right-to-left shunt: literature review and meta-analysis. Clin J Sport Med, 2009, 19(3): 231-235.

[80] Billinger M, Zbinden R, Mordasini R, et al. Patent foramen ovale closure in recreational divers: effect on decompression illness and ischaemic brain lesions during long-term follow-up. Heart, 2011, 97(23): 1932-1937.

[81] Honek J, Sramek M, Sefc L, et al. Effect of catheter-based patent foramen ovale closure on the occurrence of arterial bubbles in scuba divers. JACC Cardiovasc Interv, 2014, 7(4): 403-408.

[82] Rodrigues P, Palma P, Sousa-Pereira L. Platypnea-orthodeoxia syndrome in review: defining a new disease? Cardiology, 2012, 123(1): 15-23.

[83] Blanche C, Noble S, Roffi M, et al.Platypnea-orthodeoxia syndrome in the elderly treated by percutaneous patent foramen ovale closure: a case series and literature review. Eur J Intern Med, 2013, 24(8): 813-817.

[84] Zavalloni D, Lisignoli V, Barbaro C, et al. Platypnoea-orthodeoxia syndrome secondary to patent foramen ovale (PFO): a challenging subset for PFO percutaneous closure. Heart Lung Circ, 2013, 22(8): 642-646.

[85] Nassif M, Lu H, Konings TC, et al. Platypnoea-orthodeoxia syndrome, an underdiagnosed cause of hypoxaemia: four cases and the possible underlying mechanisms. Neth Heart J, 2015, 23(11): 539-545.

[86] Pedersen TA, Larsen SH, Nielsen-Kudsk JE. Closure of a patent foramen ovale in patients with platypnoea-orthodeoxia: a rare and overlooked cause of dyspnoea and hypoxaemia. Scand Cardiovasc J, 2015, 49(6): 357-360.

[87] Reiter R, Bertog SG, Vaskelyte L, et al. PFO closure: rational, procedure and devices. Minerva Cardioangiol, 2014, 62(1): 83-97.

[88] Taramasso M, Nietlispach F, Maisano F, et al. Patent foramen ovale: indications for closure and techniques. EuroIntervention, 2016, 12 Suppl X: X7-X12.

经导管主动脉瓣置换术的治疗进展

主动脉瓣狭窄(aortic stenosis,AS)是最常见的心脏瓣膜病,随着年龄的增长发病率逐渐提高,大于65岁以上的人群中发病率为2%~4%[1,2]。自2002年法国Cribier医师完成第一例经导管主动脉瓣置换术(transcatheter aortic valve replacement,TAVR)以来,TAVR正越来越多地被应用于治疗重度症状性AS而无法行外科瓣膜置换手术的患者[3,4]。随着瓣膜设计的日趋合理、操作技术的日臻完善和经验的不断积累,对于外科手术死亡风险高、解剖上适合行TAVR手术的患者,在经仔细风险评估后,在经验丰富的心脏中心也可有选择的进行TAVR治疗[5-7]。

一、TAVR患者的选择

重度AS一般指主动脉瓣口面积低于1.0cm^2;小于0.8cm^{2}或按体表面积小于0.6cm^2/m^{2}时,为极重度狭窄[7]。重度AS时主动脉瓣跨瓣平均压差多大于40mmHg,但对于已出现左室收缩功能障碍的重度AS患者,平均压差可能会小于40mmHg。少部分患者平均压差小于40mmHg、同时瓣口面积也明显缩小,为排除因瓣膜开放不完全而导致的功能性小瓣口面积,即假性重度AS,需行小剂量多巴酚丁胺心脏超声检查,以决定下一步干预措施。在多巴酚丁胺静滴剂量逐渐增加后,心脏超声所示的主动脉瓣口面积增加小于0.2cm^2,并且不超过1.0cm^2,而平均跨瓣压差显著升高(>40mmHg),为真性重度AS;如果虽瓣口面积明显增加,但平均跨瓣压差变化不显著,则为假性重度AS[8]。

2012年,欧洲瓣膜性心脏病诊疗指南和美国TAVR专家共识明确提出了TAVR治疗的适应证:即主要由钙化导致的严重症状性AS,预期生存大于1年且不适合行外科手术治疗的患者。不宜接受外科手术的患者主要指:术后30天内死亡风险大于50%、存在严重不可逆合并症或影响手术的其他因素,如体质脆弱、胸部放射治疗后、胸廓畸形、严重肝脏疾病、严重肺部疾病、主动脉弥漫严重钙化(瓷化主动脉)等。对于外科手术高危的严重症状性AS患者,如果解剖条件适合也可考虑行TAVR治疗[7,9]。不同的研究对外科手术高危风险的定义存在差异。目前最常采用的是美国胸外科医师协会(STS)针对心脏瓣膜病的STS评分和欧洲心脏外科手术风险评估系统的EuroSCORE评分[10,11]。一般把Logistic EuroSCORE≥20%,或Partner研究中的STS评分≥8分作为外科手术高风险的标准[7,9]。Logistic EuroSCORE评分系统易高估手术死亡的风险,而STS评分较为客观,应用最广泛。最终的风险评估应由心脏团队在各评分的基础上,结合患者临床状况综合作出判断。

TAVR的禁忌证包括:主动脉瓣环直径小于18mm或大于29mm;左心室血栓;未控制的感染性心内膜炎;瓣膜非对称性钙化或瓣环到冠脉开口的距离过短,致冠脉开口阻塞的风险较高;升主动脉或主动脉弓处动脉硬化斑块伴活动性血栓;血管入路直径过小或存在严重钙化、迂曲。左室射血分数(LVEF)小于20%、严重肺动脉疾病致心尖移位而股动脉途径又不可用只能采取心尖入路时,TAVR则是相对禁忌[7]。主动脉瓣二叶瓣所致AS往往瓣膜钙化严重,瓣环呈椭圆形,TAVR术后易出现瓣膜移位、变形、反流加重,以往被认为是TAVR的相对禁忌证。但有小样本研究显示,二叶主动脉瓣合并严重AS行TAVR术后效果良好[12]。接受过外科主动脉瓣置换,尤其是生物瓣的患者,在术后10~20年出现瓣膜退行性病,再次于退行性变的瓣膜中置入瓣膜的瓣中瓣技术,也效果满意[13]。

二、TAVR术的影像学评估

主动脉根部的瓣环结构复杂,与室间隔肌部、膜部、左束支和二尖瓣连接部毗邻。瓣环的CT横断面显像表明,瓣环实际上为椭圆形,最大直径与最小直径差别显著,差别平均可达3mm[14,15]。瓣环置入后瓣膜装置与原瓣叶、左室流出道和主动脉壁的被动相互作用,可能会致局部解剖结构改变,直接影响手术效果[16]。主动脉根部的测量要求尽可能准确,不精确的测量会影响术后结果。测量值过大易致选取的瓣膜过大,一旦植入,严重的可导致瓣环断裂;测量值过小可能植入的装置会移位,发生瓣周漏或瓣膜栓塞。因此术前准确测量瓣环直径,对选择不同尺寸的瓣膜尤其重要。

目前多采用经胸或经食道超声(trans-thoracic echocardiography,TTE 或 trans-esophageal echocardiography,TEE)及三维 CT 检查进行测量。TTE 简便易行,但严重肺气肿或胸廓畸形等患者图像显示欠清晰。TEE 比 TTE 有更高的空间分辨率,测量相关参数比 TTE 准确得多。目前认为,TEE 指导下的瓣环测量,尤其是三维 TEE 的测量结果,更真实可靠[16]。通常 CT 所测的瓣环直径要高于超声所测的瓣环直径。有些 AS 患者 CT 所测结果不适宜行 TAVR 术,而根据 TEE 的测量结果行 TAVR 却效果良好。除了用于瓣膜筛选、确定瓣环面积,CT 还能提供主动脉根部的详细解剖图像,包括瓣环和瓣叶形态、冠脉开口的起源、窦管交界区等。在一些重要的解剖结构,如瓣环到冠脉开口的距离及其与瓣叶长度的关系、计算瓣膜释放的同轴角等,CT 尤其能提供有价值的信息。准确的 CT 测量还有助于预测瓣膜被释放后的形态,有利于减少术后反流,减少装置和被重置后的原钙化瓣膜对冠脉开口、传导系统及二尖瓣的影响[16-18]。

TEE 还常用来评估 TAVR 术后的瓣膜反流,区分是瓣周漏还是瓣膜装置本身的反流,因为二者的处理方法迥异[19]。CT 扫描还能提供周围血管入路的详细情况,帮助介入医师确定最佳手术路径,包括经股动脉、经心尖或锁骨下、经主动脉。此外,强化 CT 扫描还有助于识别主动脉弓处的高危斑块,有助于减少 TAVR 相关的脑血管事件[18]。

三、TAVR 的手术过程介绍

1. 两种瓣膜

目前已应用于临床的主动脉瓣膜支架主要有两种:爱德华公司(Edwards Lifesciences,Inc.)的球囊可扩张瓣膜支架(balloon-expandable SAPIEN valve),有直径 20、23、26 和 29mm 四种,骨架是不锈钢的规则圆柱状结构,瓣膜来自牛的心外膜,缝于支架的内侧。第 1 例 TAVR 手术所使用的瓣膜即为可扩张瓣膜支架[3]。美敦力公司(Medtronic Inc.)的自膨式心脏瓣膜支架(self-expanding CoreValve)是经激光切割的镍钛合金骨架结构,瓣膜取自猪的心外膜,有 23、26、29 和 31mm 四种直径。自膨式瓣膜支架形状略特殊,纵向上分为 3 个层次:最上层的最宽部分膨起后固定于升主动脉壁,维持支架在纵向上的稳定性,使装置与血流方向同轴;中间层的腰部呈凸形设计,以避免阻塞冠脉开口;最下层的裙式部分扩张后挤压原瓣叶,径向牢固固定于主动脉瓣环和左室流出道,防止瓣膜移位或发生瓣周漏[20]。第 1 例自膨式瓣膜支架植入术由 Grube 医师在 2005 年完成[21]。

2. 手术过程

TAVR 术须在杂交手术室进行,患者通常需接受全身麻醉。术前置入食道内超声探头和右室心尖部临时起搏导管。手术入路可以从股动脉、锁骨下、心尖或直接经主动脉,心脏外科医师的配合必不可少。目前最常采用的途径还是经股动脉,如果解剖上股动脉不可用,可考虑经心尖途径。SPAIEN 瓣膜支架的置放从股动脉或心尖都可进行,而 CoreValve 瓣膜支架只能从股动脉进行。如果患者合并冠脉开口病变或冠脉开口受累风险高,可预先置入冠脉指引导管,将导丝置于病变远端。

从股动脉操作时,先置入大口径鞘管,然后用 6F 冠脉造影导管(如 AmPlatz 导管)在 0.889mm 直头导丝引导下,穿过主动脉瓣送入左室;将 0.889~260mm 超硬导丝在头端手工制作一约 3mm 的 J 形弯,用 6FPigtail 造影导管将该导丝送至左室心尖部,作为瓣膜支架传输或释放的轨道;回撤 6FPigtail 造影导管,重新用导丝将该导管送至主动脉根部,用作主动脉根部造影备用;在右室快速起搏下用 20mm 或 23mm 球囊扩张主动脉瓣,以利后续的支架通过;将塑形的瓣膜支架装载到输送导管上,逆行通过主动脉瓣送至左室;在透视、造影及超声的指示下,定位瓣膜支架;SPAIEN 瓣膜支架在 160~220 次 / 分的起搏频率下释放,CoreValve 瓣膜支架在 100~120 次 / 分的起搏下逐步释放。前者的快速起搏是为了使心脏保持相对静止,减少血流对瓣叶的冲击,以利支架固定;后者为了防止心脏早搏,使支架向升主动脉移位。心尖部入路时须先由心脏外科医师在心尖前外侧作小型胸廓切开,内荷包缝合后穿刺心尖部;将 0.889mm 标准 J 形导丝顺行前向通过主动脉瓣,通过该导丝将 6F Judkins 右冠造影导管通过主动脉弓,送至降主动脉;交换硬头导丝、置入大口径鞘管；球囊扩张主动脉瓣；将已塑形预置的瓣膜支架送入瓣环位置、定位，同样在右室心尖 160~220 次 / 分起搏下扩张释放[22,23]。

瓣膜的定位很重要，准确定位依赖于术前充分的影像学评估和术者丰富的操作经验。瓣膜位置过高则可能影响冠脉开口或出现瓣环被覆盖不完全，导致术后反流；过低则易损伤传导系统，在少数患者，瓣膜位置过低甚至还会出现瓣膜脱位。

3. 经股动脉和经心尖两种路径对比

经股动脉和经心尖是进行 TAVR 术最常采用的两种路径，前者最早应用于临床，目前应用最广泛。受髂、股动脉血管大小及其狭窄性病变的影响，有时需考虑经心尖途径。经心尖途径需行左室局部切开，会造成一定的心肌损伤，但到达主动脉瓣更直接，有利于瓣膜的准确定位和释放，适合释放更大尺寸的瓣膜，瓣周漏的发生要少，程度也较轻[24]。为了便于操作，经股动脉途径时往往选择的瓣膜尺寸偏小，这使得瓣膜反流更易发生[24]。

PARTNER-I 试验的一个亚组研究用倾向评分的匹配方法，对各项心血管病危险因素进行严格匹配后，对比了经两种路径 TAVR 术的不同特点[24]。研究中 95% 的患者都有周围动脉疾病，结果表明，与经股动脉途径相比，经心尖途径 TAVR 的程序相关性不良事件更多，住院时间更长（8 天 *vs.* 5 天，$P<0.0001$），术后心功能恢复较慢（30 天纽约心脏病协会心功能 NYHA I 级：31% *vs.* 38%），但经心尖途径术后的主动脉瓣反流发生较少，程度也较轻，两种途径的卒中发生率相似（3.3%~3.4%）。英国一项对 1620 例接受 TAVR 术患者的注册研究表明，经心尖途径患者的 1 年死亡率显著高于经股动脉途径的患者（28.7% *vs.* 18.1%，$P=0.01$），经心尖途径与死亡独立相关[25]。

随着不同途径适用患者选择的日趋合理、操作技术的不断成熟和经验积累，两种途径在并发症和死亡率上的差异在逐渐缩小[24,26]。目前，经股动脉途径的瓣膜输送系统外形已可以做得更小，能释放更大尺寸的瓣膜，以增加瓣环覆盖，减少术后瓣周漏的发生，适用于大多数的患者。上述的 PARTNER-I 试验的亚组研究建议，如果解剖条件适合，经股动脉途径应作为行 TAVR 术的首选[24]。

4. TAVR 的抗栓治疗

目前针对 TAVR 的抗栓治疗主要基于经验，尚无高等级证据的循证医学研究公布。通常患者术前口服阿司匹林 100mg/d，术后长期服用；氯吡格雷术前 300mg 负荷剂量后继续 75mg/d，术后应用 3~6 个月[11]。对于维生素 K 抑制剂并不作为常规推荐，有研究表明，阿司匹林单用与阿司匹林和氯吡格雷联用的抗栓作用等效[28-30]。术中给予肝素静脉输注，每 30min 监测 ACT，维持 ACT 在 200~250s。接受 TAVR 的患者多为高龄，房颤（atrial fibrillation，AF）、脑卒中发生率高，因冠脉病变接受支架植入的患者也不少见，且术后出血经常是不得不面对的问题，因此 TAVR 患者的抗栓治疗较为复杂，多数患者需结合相应指南进行个体化治疗。Af 患者可将华法林与氯吡格雷合用，6 个月后用阿司匹林替代氯吡格雷[31]。

四、TAVR 的并发症

TAVR 手术并发症的发生率较高，与手术效果和预后直接相关，有的并发症为致命性，后果严重。

1. 瓣膜反流

TAVR 术后出现的瓣膜反流须评估反流的位置、反流的严重程度、引起反流的原因、以及反流对患者容量负荷的影响。TAVR 术后的瓣膜反流分为中央性反流和瓣周漏，大多为轻到中度，对血流动力学影响显著的重度反流较少见。由于导丝通过瓣膜会显著影响瓣叶的开放，因此，中央性反流须在导丝撤出瓣膜后再行超声评价。中央性反流多与瓣膜释放不当或瓣膜尺寸不合适，致瓣叶不能正常启闭有关。瓣膜的装载过程中瓣膜损伤，也会导致瓣膜置入后的中央性反流。显著的中央性反流应考虑再次置入一瓣膜（瓣中瓣）。大部分接受 TAVR 术的患者（85%）术后即刻都会有极少量或少量瓣周漏，术后 1 年时仍有近 80% 的患者存在少量瓣周漏，而并无加重。瓣周漏原因多为瓣膜扩张不充分，或瓣环钙化严重，特别是不规则的偏心型钙化，从而影响瓣膜装置的准确定位和瓣膜释放后的密闭性能。对于这部分患者，在瓣膜置入前，尤其是对于自膨胀瓣膜支架，用球囊行充分预扩张是必要的。自膨式瓣膜支架有逐渐扩张的特性，瓣周反流程度相对较轻，而受钙化瓣叶弹性回缩的影响，瓣周反流也可能会加重[20,32]。此外，瓣膜尺寸不当、左室流出道(LVOT)与主动脉成角过大、瓣膜在瓣环中置入位置过浅,也与术后发生瓣周漏有关。严重的瓣膜反流会增加左室容量负荷,急性的大量瓣周漏常需用球囊再次扩张。对于少数原瓣膜钙化严重的患者,为使支架扩张完全,瓣膜置入后需要用原球囊反复多次扩张,或用稍大尺寸球囊行后扩张[9]。研究表明,TAVR 术后出现的瓣膜反流预后不良,患者的院内死亡率和 30 天到 1 年的死亡率均明显增加[27,33-35]。

2. 瓣环断裂、心室穿孔及血管并发症

瓣环断裂较少见,但后果具灾难性,死亡率高。多与主动脉或瓣环钙化严重、窦管交界区和瓣环尺寸过小或球囊的过度扩张有关。一旦发生常须心包引流、自体血液回输及紧急开胸手术。穿孔为非心尖途径时的罕见并发症,包括心室和血管路径(如髂动脉)的穿孔。心室穿孔后果严重,需紧急心包引流、自体血液回输,必要时手术修补。TAVR 相关的严重血管并发症发生率为 4%~34%,术后 30 天死亡率增加 2~3 倍[36,37]。大血管穿孔少见,有的须置入覆膜支架。经心尖入路并发症的发生率低于经血管入路,但一旦出现后果严重,如出血、假性动脉瘤形成甚至破裂,出现血流动力学不稳定时须紧急体外循环支持[38]。

瓣环断裂和穿孔重在预防。术前应对血管路径、主动脉根部和左室结构充分评估,合理选择穿刺入路,血管闭合装置的使用要熟练,必要时由外科切皮、分离皮下组织后再行穿刺,鞘管拔除后缝合止血。术中仔细调整导丝位置,使用带软头的硬导丝,能有效避免这一严重并发症[39,40]。

3. 休克及低心排血量综合征

严重 AS 患者多有左室肥厚,心肌顺应性差,易发生心肌缺血。麻醉、快速心室起搏、短期内容量负荷显著变化等因素使患者在术中或瓣膜释放后易发生休克和低心排血量综合征。因此术中和术后需严密监测血压,必要时应用正性肌力药物。对合并严重左室肥厚、左室容积缩小的患者,正性肌力药可能会使病情恶化,可考虑使用 β 受体阻滞剂及有效扩容。选择适当的通气模式,降低肺动脉压有时有效。对于低射血分数、冠脉严重病变和肺动脉高压的患者,术中体外循环或使用主动脉内球囊反搏(intra-aortic ballon pump,IABP)能实现大多数患者的平稳过渡[9,27]。

4. 冠脉阻塞

冠脉阻塞发生在约 1% 的 TAVR 患者,是一潜在的严重并发症,术中因全身麻醉,可能不易及时发现,患者有猝死可能[41,42]。冠脉阻塞的原因有:主动脉根部较小或瓣膜位置不佳致瓣膜骨架结构阻塞冠脉开口;脱落的钙化斑块、血栓或空气导致的冠脉栓塞;原瓣叶组织感染致冠脉开口受累[43,44]。冠脉阻塞的患者术后会有心肌标志物增高和心电图(ECG)新发缺血,诊断依赖于 CT、冠脉造影、冠脉内超声,甚至外科开胸探查。如果发现及时,通常介入的办法就能解决。

5. 急性肾损害

TAVR 术后急性肾损害的发生率为 12%~28%,术后死亡率增加 4 倍[45,46]。目前 TAVR 术后急性肾损伤分类多采取改良的 RIFLE 分类,一期:血肌酐水平较基线升高 150%~200%,或升高≤0.3mg/dl;二期:血肌酐水平较基线升高 200%~300%,或升高 >0.3mg/dl 而 <0.5mg/dl,但绝对值小于 4mg/dl;三期:血肌酐水平较基线升高≥300%,或升高≥0.5mg/dl,或绝对值≥4mg/dl[47]。使用等渗对比剂,尽量减少对比剂用量,术中防止持续性低血压,保证一定的肾灌注,术后密切监测尿量及血肌酐水平,有益于减少并及时发现急性肾损害。

6. 卒中

卒中是 TAVR 术的常见并发症,术后早期卒中和短暂性缺血发作(TIA)的发生率高于外科换瓣术后[5]。SAPIEN 瓣膜置入后 30 天内卒中发生率为 2%~6%,CoreValve 瓣膜置入后 30 天内卒中的发生率为 2%~5%[48,49]。25%~50% 的卒中发生在术后 24 小时内,80% 的卒中发生于术后 5 天内[50,51]。卒中或 TIA 多与来自主动脉瓣的钙化碎屑脱落或主动脉弓处的动脉硬化斑块脱落有关[52,53]。导丝通过瓣膜、球囊预扩张、大尺寸的半僵硬瓣膜装置通过主动脉弓、瓣膜在瓣环中的定位、瓣膜释放后对原瓣膜的挤压、瓣膜的反复定位、操作时间过长,都是潜在引起栓塞的根源[31,54]。另外,TAVR 患者多为高龄,AF 发生率高,也可能与术后发生卒中有关[55]。

实际上,几乎所有 TAVR 患者在术中都会出现经颅多普勒(TCD)检出的异常信号,而术后行核磁共振检查,有 68%~91% 的患者有新发的无症状病灶[31,54,56]。研究表明,经股动脉和经心尖途径置入 SAPIEN

瓣膜,TCD 记录到的一过性高密度信号(HITS)数量相似,尽管经心尖可避免经过主动脉途径,但优势并不明显[31]。球囊预扩张本身增加的微栓塞并不多,但扩张破坏了血管和瓣膜的保护性内皮层,使易碎裂组织暴露,后续瓣膜定位和释放过程中的微栓塞明显增多。因此有术者认为,瓣膜置入前不行预扩张是合理的[49,52]。由于 CoreValve 瓣膜的定位可在较短时间内完成,而 SAPIEN 瓣膜的精确定位颇为费时,因此后者在置入过程中记录到的 HITS 信号明显多于前者;而在瓣膜的释放过程中,SPAIEN 瓣膜是球囊快速加压一次性释放,而自膨式 CoreValve 瓣膜是自身逐步缓慢释放,与原钙化的瓣叶组织刮擦明显,导致释放过程中的 HITS 信号明显增多[31]。通常,瓣膜释放后的后扩张并不引起更多的 HITS[31]。

尽管大部分患者影像学能记录到微栓塞的征象,但只有少数患者临床诊断卒中。无症状性微栓塞与认知功能下降和痴呆有关,卒中则明显增加死亡率[50,57]。在 PARTNER 研究中,TAVR 术后发生严重卒中(改良 Rankin Scale 评分≥2)患者的 1 年死亡率高达 66.7%,而无严重卒中患者为 27.7%(P<0.0001)[50]。减少微栓塞和卒中的发生重在预防,技术操作要熟练、避免在钙化的瓣膜上过度操作、在无名动脉和左颈总动脉处使用保护装置等[58]。设计创伤性更小的瓣膜装置也是未来的一个发展方向。

7. 心律失常

(1) 术前发现的心律失常与术后发生心律失常的关系

严重 AS 患者多为高龄,多合并高血压、糖尿病、慢性心功能不全,左束支传导阻滞(left bundle-branch block,LBBB)或严重心动过缓的发生率高。在 Urena 等的研究里,术前无心律失常史的 AS 患者中,有 16.1% 的患者有经 24 心电遥测记录到的新发心律失常,包括阵发 AF 或房性心动过速(atrial tachycardia,AT)、间断 LBBB、高度房室传导阻滞(atrioventricular block,AVB)或严重心动过缓及室性心律失常[51]。术前发现的新发心律失常与 TAVR 术后出现的心律失常密切相关。在 Urena 的研究中,术后发生 AF、AT 及需要行永久起搏器植入的患者,有约 30% 在术前就有未引起注意的阵发 AF 或 AT 及严重缓慢型心律失常;而术前有阵发 AF 或 AT 及严重缓慢型心律失常的患者有约一半术后发生持续性 AF、AT 或需要接受永久起搏器植入。术后出现持续性 LBBB 的患者中,有近 10% 术前即存在间断性 LBBB,而术前记录到间断性 LBBB 的患者几乎全部会在术后出现持续性 LBBB。术前新发现心律失常的患者有 43% 在术后治疗方案上作了相应调整[51]。

(2) TAVR 术后的 AF 等快速性心律失常

TAVR 术后新发 AF 的发生率为 10%~30%[55,59]。TAVR 术后出现 AF 等快速心律失常的可能原因有:①严重 AS 患者大多有左室压力负荷慢性增加,致左室肥厚和左房负荷增加,长期出现左心功能异常,AF 和室性心动过速(VT)的发生率均明显增加[60-62];②经心尖途径的 TAVR 术由于胸廓和心包被切开,心脏局部组织在愈合过程中局部炎性反应,会增加 AF 的发生率[63]。新发 AF 可以为阵发性,发作时间短,多小于 1 小时[55]。由于新发 AF 多未进行抗凝治疗,因此 TAVR 术后新发 AF 患者的脑卒中发生率增加更显著[51,64-66]。

(3) TAVR 术后左束支传导阻滞和缓慢型心律失常

TAVR 术后新发 LBBB 的发生率为 11%~65%[51,59,67]。电生理研究发现,AS 患者易有 A-H、H-V 间期延长,TAVR 术后易发生 QRS 波延长;术前 QRS 波较宽反映了传导系统本身就存在退行性变,这类患者术后易出现 LBBB[68,69]。在 Khawaja 等的研究中,术前 P-R 间期延长及 AVB,与术后发展为高度 AVB 相关[68]。TAVR 术后出现的 LBBB 和高度 AVB,与猝死等心脏不良事件有关。

TAVR 术后发生 LBBB 或高度 AVB 等缓慢型心律失常的原因与主动脉瓣的局部解剖结构有关。钙化的主动脉瓣与包括房室结在内的传导系统毗邻,紧邻的希氏束在瓣膜的置入过程中尤易受到损伤[68,70,71]。左束支位于室间隔膜部的最上方,与主动脉瓣环紧靠,从由无冠瓣、右冠瓣和右纤维三角(二尖瓣叶向主动脉瓣折返,朝向室间隔膜部的增厚部分)构成的叶间三角间底部发出。正常的主动脉瓣三个瓣叶呈半月形附着于瓣环,瓣膜边缘距传导系统较远;而主动脉瓣狭窄患者瓣叶融合成环形,向室房交界区(瓣环)挛缩,瓣叶与左束支距离变近,当右冠瓣和无冠瓣明显融合时,这一点尤为突出(图 1A、B,见文末彩图 34A、B)。CoreValve 瓣膜的长裙式部分恰定位于室房交界区(瓣环),瓣膜扩张后支架的径向作用力与钙化、欠规则的瓣环相互作用,直接影响到临近组织,因此,瓣膜装置在主动脉根部的精确定位直接关系到与左束支距离的远近(图 1C,见文末彩图 34C)。CoreValve 瓣膜裙式部分的植入深度和自身残余瓣膜组织的多少在一定程度上也影响瓣膜装置与左束支的距离[68,72]。CoreValve 瓣膜较 SPAIEN 可扩张瓣膜置入后 LBBB 的发生率要高,甚至可高达 4 倍,即与自膨式瓣膜支架的裙式部分在左室流出道的置入位置较深有关,而爱德华的 SPAIEN 瓣膜较短,距离左束支相对较远[68,73-77]。在 Piazza 的研究中,CoreValve 瓣膜在左室流出道的置入深度如果 <6.7mm,则术后无患者发生 LBBB[70]。

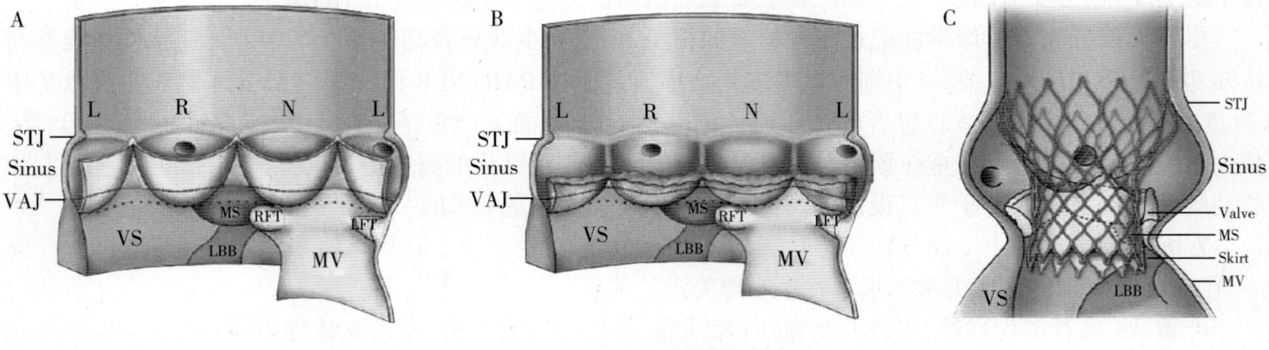

图 1 主动脉瓣与周围组织毗邻关系

VAJ:ventriculoarterial junction,室房结合区;VS:ventricular septum,室间隔;MV:mitral valve,二尖瓣;LBB:left bundle branch,左束支;MS:membranous septum,室间隔膜部;RFT:right fibrous trigone,右纤维三角;N 代表无冠瓣;L 代表左冠班瓣;R 代表右冠瓣;STJ:sinutubular junction,窦管结合区;LFT:left fibrous trigone,左纤维三角[68]

在操纵导管、硬导丝、瓣膜预扩张和后扩张的过程中,左束支易受到机械性损伤,大部分患者术中即出现 LBBB,但有 5% 的患者为术后发生 LBBB[68,75-79]。有尸检报道,在 SPAIEN 瓣膜置入后,室间隔基底部发生了局部缺血性坏死,并波及到了局部纤维传导系统[70]。损伤主要是受一过性炎症、水肿、缺血或机械应力的影响,自膨式瓣膜置入后出现的 LBBB 约 1/2 在 1 个月内逐渐恢复,可扩张瓣膜术后的 LBBB 约 1/3 在 1 个月内恢复[72]。在 Urena 等的另一项研究中,接受可扩张瓣膜支架置入的 202 例患者,术后有高达 61 例(30.2%)出现了 LBBB,但出院时有 23 例(37.7%)完全恢复[69]。从心尖置入 SAPIEN 瓣膜时,由于避免了弯曲硬导丝在左室内的操作,LBBB 的发生概率要低。令人困扰的是:TAVR 术后出现的 LBBB 是否会进展为高度或完全 AVB;即使不发展为 AVB,持续存在的 LBBB 使两心室运动不同步,长期必将对心功能造成不良影响,心功能受累后室性心律失常发生率增加,这些都与预后不良有关。

(4) TAVR 术后的起搏器植入

TAVR 术后因缓慢性心律失常需接受永久起搏器植入的比例约为 10%[51]。CoreValve 瓣膜置入后起搏器植入的比率约为 30%,而 Edwards SPaiens 瓣膜置入术后约为 6%[68,70,80]。有人把 TAVR 术后出现的起搏器植入需求,看作是这种技术应用后的一种必然[68]。上述 Urena 的研究中,出院时仍存在 LBBB 与晕厥、完全 AVB 和永久起搏器植入的需求明显相关(20% *vs.* 0.7%),出院时仍有 LBBB 的患者基本上每 5 个人在后续的随访期间有 1 人接受了永久起搏器植入,术后新发 LBBB 是起搏器植入唯一的预测因素,1 年随访时仍有 LBBB 者左室射血分数(LVEF)下降(4.75±8.02)%[69]。在 Houthuizen 等的研究中,TAVR 术后出现 LBBB 的患者 1 年全因死亡增加近 60%(37.8% *vs.* 24.0%,HR=1.55,95%*CI*:1.17~2.06),TAVR 导致的 LBBB 是全因死亡的独立危险因素[73]。对于术前即存在的右束支传导阻滞(right bundle-branch block,RBBB),也有研究表明其与 TAVR 术后的起搏器植入需求相关[68,72]。在 Khawaja 等的研究中,术前存在 RBBB 的患者术后接受起搏器植入的概率最高,这从另一个方面说明,当 RBBB 已存在阻滞,一旦 LBBB 再出现阻滞,即会进展为完全 AVB。Khawaja 等[68]还发现,TAVR 术后出现 AVB、QRS 波增宽、瓣膜置入前的球囊预扩张、室间隔直径增宽、使用 29mm 的瓣膜与 TAVR 术后起搏器的植入需求独立相关,如果术后出现束支传导阻滞,需要严格观察至少 5 天,以防进展为高度 AVB。对于 TAVR 术后出现的新发 LBBB,如果心功能改善不明显甚至有恶化的患者,可考虑心脏再同步化治疗[81]。

(5) 感染性心内膜炎

感染性心内膜炎(infective endocarditis,IE)是TAVR的少见并发症,发生率为0.1%~3.03%[5,82-84]。在血管和心腔内的操作是感染发生的基础,瓣膜装置的金属骨架结构和附着其上的瓣叶成为感染的基质。瓣膜塑形和预置过程中,造成的瓣叶损伤增加了发生IE的可能[85]。瓣叶和金属骨架结构、二尖瓣、升主动脉是感染的好发部位,偶尔可形成升主动脉-左房或右房瘘,极少数患者三尖瓣也会受累。大部分患者有赘生物形成,主要位于所植入瓣膜的瓣叶、骨架结构和二尖瓣[82]。在Amat-Santos等的研究中,TAVR术后发生IE的中位时间是6个月,气管插管和使用自膨胀式瓣膜是发生IE的独立危险因素[82]。气管插管会导致菌血症,接受TAVR的老年患者尤易出现。自膨胀式瓣膜较可扩张式瓣膜术后发生IE的风险升高2倍,原因尚不明确,可能与两种瓣膜的不同设计和植入前塑形、预置,以及操作过程有关[82]。自膨胀式瓣膜尺寸较大,与自主瓣叶的接触面积较广,似乎有利于细菌的附着和播散。TAVR相关IE的病原学以金黄色葡萄球菌、链球菌和肠球菌为主[82]。接受TAVR术的患者常合并多种内科疾病,身体状况差,发生IE后发热等症状不典型,约20%的患者表现为乏力、体重下降,少数患者还会以卒中为首发表现[86]。新出现的心脏反流性杂音通常认为是IE的重要体征,但相当一部分的患者在术后本身即存在残余瓣周漏或二尖瓣关闭不全,给IE诊断带来困难[87]。发生IE后的主动脉瓣反流可以是新出现的,也可能是原有反流加重,部分患者还会有植入瓣膜的早期退行性变,瓣膜上局部血栓形成,瓣膜跨瓣压增大[82]。

接受TAVR术的患者发生IE后常会有心功能失代偿,心衰恶化。研究表明,合并心衰和感染性休克后住院死亡率可达45%,1年死亡率高达66%[82]。除了抗生素治疗,对于不能控制的感染,应考虑外科移除瓣膜,但手术难度大、风险高,对于附着于升主动脉的自膨式瓣膜,尤其困难。在接受充分抗生素治疗后,复查血培养阴性,确认感染已控制的患者,如果仍存在严重主动脉瓣反流,而患者有心衰或无法行外科手术,可考虑再次植入一人工瓣膜(瓣中瓣)[13,82]。

五、TAVR手术的效果

PARTNER研究是TAVR领域的第一个大型、多中心、随机对照研究,具有里程碑意义。PARTNER-B研究入选了来自21个中心、358例不能耐受外科手术的重度钙化性AS患者,随机分为标准治疗组(n=179,包括球囊扩张成形术)和TAVR组(n=179,经股动脉置入Edwards SPAIN瓣膜)。结果显示,TAVR组的1年全因死亡明显低于标准治疗组(30.7% *vs.* 50.7%,P<0.001);生存的患者中,TAVR组NYHA Ⅲ~Ⅳ级患者的比例显著低于标准治疗组(25.2% *vs.* 58.0%,P<0.001);随访1年行超声心动检查,未见人工瓣膜发生狭窄或反流,瓣膜无退化;但TAVR组30天卒中和TIA的比例要高于标准治疗组(6.7% *vs.* 1.7%,P=0.03),前者主要血管并发症的发生率也高于后者(16.2% *vs.* 1.1%,P<0.001)[4]。PARTNER-B研究证实,对于外科手术禁忌的重度钙化性AS患者,TAVR研究优于传统保守治疗,显著降低全因死亡率并改善患者症状,但卒中和主要血管并发症发生率较高。PARTNER-A研究入选了来自35个中心、699例外科手术高危的重度钙化性AS患者,随机分为TAVR组(n=348,经股动脉或心尖置入Edwards SPAIN瓣膜)和外科换瓣组(n=351)。结果显示,两组30天和1年全因死亡率分别为3.4%和6.5%(P=0.07),24.2%和26.8%(P=0.44);前者30天卒中和TIA的发生率分别为5.5%和2.4%,P=0.04;1年卒中和TIA的发生率分别为8.3%和4.3%,P=0.04;TAVR组主要血管并发症的发生率明显高于外科换瓣组(11.0% *vs.* 3.2%,P<0.001),但外科换瓣组大出血(19.5% *vs.* 9.3%,P<0.001)、新发AF(16.0% *vs.* 8.6%,P=0.006)的发生率更高;1年随访时TAVR组瓣膜功能良好,跨瓣压无明显提高,瓣周漏也无增加。PARTNER-A研究证实,对于外科手术高危的重度CAS患者,TAVR与外科手术效果相似,但TAVR组卒中和主要血管并发症的发生率较高,两组的围术期风险不同[5]。

PARTNER研究使用的是Edwards SAPIEN瓣膜,未纳入使用CoreVale瓣膜系统的患者,故完全性房室传导阻滞、置入永久起搏器的发生率较低。该研究的对象不包括如合并有冠脉狭窄、严重外周血管畸形、二叶式主动脉瓣、非钙化性主动脉瓣狭窄、合并重度主动脉瓣反流的患者,故该研究的结果只能在特定的范围内解读。随着CoreVale瓣膜的广泛应用,一些非钙化性AS患者、外科手术中低危的患者也接受了TAVR治疗,TAVR与外科换瓣效果的孰优孰劣有待进一步明确。

2016 年第 65 届美国心脏病学学会（ACC）上发布了 PARTNER 2A 研究结果，该研究纳入 2032 例具有严重症状的中、高危 AS 患者（STS>4%），评价血管入路后分为经股动脉途径组（*n*=1550）和经心尖途径 / 主动脉途径组（*n*=482），各组患者再以 1∶1 比例随机分至 TAVR 组（应用 SAPIEN XT 瓣膜）或外科主动脉瓣置换（SAVR）组。主要终点事件为 2 年全因死亡及致残性脑卒中。意向性治疗人群分析（ITT）分析显示，TAVR 组与 SAVR 组在随访 2 年主要终点事件发生率方面差异无统计学意义（19.3% *vs.* 21.1%，*P*=0.253）；经股动脉途径亚组分析发现，TAVR 组的 2 年主要终点事件发生率低于 SAVR 组，（16.8% *vs.* 20.4%，HR=0.79，*P*=0.05），经股动脉途径行 TAVR 治疗还可显著降低全因死亡和致残性脑卒中的发生率[88]。因此，对于中危的 AS 患者，经股动脉途径行 TAVR 治疗，仍可能会获益。

六、TAVR 和经皮冠脉介入治疗的问题

在严重 AS 的患者中，同时合并有显著冠脉狭窄患者的比率为 25%~50%，外科瓣膜置换加同期 CABG 是这一人群的标准治疗[89]。40%~75% 接受 TAVR 术的患者冠脉存在严重狭窄，14%~48% 的患者曾行经皮冠状动脉介入治疗（percutaneous coronary intervention，PCI）或 CABG 治疗[89]。在已公布的主要的 TAVR 研究中，对于合并冠状动脉粥样硬化性心脏病的严重 AS 患者行 TAVR 术，围术期及术后 24 小时死亡率为 0.4%~2%，术后 30 天心肌梗死（myocardial infarction，MI）的发生率为 0%~4.6%[89]。由于不同研究对 MI 的定义不同，而即使冠脉无病变的患者在 TAVR 术后也会出现心肌标志物升高，因此真实世界中 TAVR 术后 MI 的发生率可能要低[89]。严重 AS 合并冠心病的处理较为棘手，TAVR 患者的冠脉处理策略存在一定的特殊性。冠脉病变对 TAVR 患者预后的影响、对于冠脉有严重狭窄而未行血运重建的患者行 TAVR，风险和获益如何？对于这部分患者在 TAVR 术前是否需行冠脉血运重建？血运重建的方式（PCI 或 CABG）？以及何时行血运重建？是先行 PCI 再行 TAVR？抑或相反？或 TAVR 与 PCI 同期进行？目前尚无结论。

在 Khawaja 等的研究中，冠脉直径狭窄≥70% 或左主干狭窄≥50% 的患者 TAVR 术后 30 天（16.7% *vs.* 3.8%，*P*=0.005）和 1 年（31.5% *vs.* 14.4%，*P*=0.01）死亡率均显著高于无冠心病的 TAVR 患者[90]。在 Dewey 等的研究中，曾行 CABG 或 PCI 的患者接受 TAVR，术后 30 天(13.1% *vs.* 1.2%，*P*=0.002)及 1 年(35.7% *vs.* 18.4%，*P*=0.01）死亡率均较无冠心病的 TAVR 患者显著增加[91]。因此，TAVR 患者如果合并有冠脉病变，预后要差于冠脉无病变的患者。但在 Ussia 等的研究中，与无冠心病的患者相比，既往曾接受 PCI 或 CABG 患者的 TAVR 术后 30 天（5.9% *vs.* 6%）和 1 年（15.9% *vs.* 14.5%）死亡率未见有显著不同[92]。这可能与在这些研究中患者冠脉病变的严重程度和完全血运重建的比例不同有关。

不是所有的冠脉病变均须在 TAVR 术前行血运重建，目前关于 TAVR 的研究中，TAVR 术前曾接受 PCI 的患者比例为 11%~23%[93-96]。对于有严重冠脉狭窄而未行血运重建的 AS 患者，TAVR 术中易出现心肌缺血和血流动力学不稳定，在心室快速起搏和球囊扩张的过程中尤易发生。研究表明，由于严重的持续性低血压而行 IABP 或体外循环支持，是 TAVR 术后近期和远期死亡的独立预测因子，对有严重冠脉狭窄而未行血运重建者尤其如此[97]。目前认为，只有对于给大块心肌供血的严重冠脉开口或近端狭窄性病变，术前或术中同期行 PCI 才可能会获益。对于外科手术低危或中危的严重症状性 AS，同时合并严重多支冠脉病变或左主干病变的患者，应考虑外科瓣膜置换和同期行 CABG，而非 TAVR 和 PCI 治疗。

PCI 与 TAVR 的先后关系有：①PCI 在 TAVR 术前进行。TAVR 术前行 PCI 可简化 TAVR 的术中操作，降低 TAVR 术中心肌缺血和血流动力学不稳定的风险，避免了 PCI 与 TAVR 同期进行时对比剂的使用过多，降低了对比剂肾病的发生风险。但 PCI 术后的双重抗血小板治疗也增加了后续 TAVR 术的出血风险，尤其是经非股动脉途径的 TAVR。安全性是严重 AS 患者行 PCI 要考虑的主要问题。Abdel-Wahab 等将 55 例接受 PCI 后平均 10 天再行 TAVR 术的患者与 70 例单纯接受 TAVR 术的患者对比，两组 30 天死亡率分别为 2.0% 和 6.0%，*P*=0.27[98]。Goel 等通过倾向匹配分析，将 254 例行 PCI 的严重 AS 患者与 508 例行 PCI 而无 AS 的患者对比后发现，PCI 术中并发症和术后 30 天死亡率两组大致相同(4.3% *vs.* 4.7%，HR=0.93，95% *CI*：0.51~1.69，*P*=0.2）[99]。由此可见，TAVR 术前的冠脉介入干预总体上是安全的。研究表明，严重 AS 合并射血分数（EF）≤30% 或 STS 评分≥10% 的患者 PCI 术后预后最差，30 天死亡风险为

10.4%~15.4%，进行性心衰和多器官衰竭是死亡的主要原因，可能与未处理的严重症状性 AS 有关[99]。因此，TAVR 术前的 PCI 治疗在适用患者的选择上应更具有针对性。至于 PCI 与 TAVR 的间隔时间应个体化决定。②PCI 与 TAVR 同期进行。如果有 PCI 指征，尤其对于左主干病变和三支冠脉的近中段严重狭窄病变，可考虑 PCI 与 TAVR 同期进行[100]。联合治疗简化了两项须分别进行的侵入性操作，术中先行 PCI 还减少了 TAVR 术中发生心肌缺血和血流动力学不稳定的风险。也有人主张同期手术时先行 TAVR 再行 PCI，强调先解除主动脉瓣狭窄后，可有效增加心肌灌注，但 PCI 与 TAVR 同期进行无疑会增加对比剂肾病的发生风险。③PCI 在 TAVR 术后进行。当 TAVR 术后患者仍有心绞痛发作，冠脉有严重未解除的狭窄，应考虑行 PCI。但瓣膜支架的网状结构可能会影响导引导管的到位，操纵导引导管也可能会使瓣膜移位。PCI 在 TAVR 术后进行的报导不多，安全性和可行性有待进一步评估。

围 TAVR 术期行 PCI，使用药物涂层支架（drug-eluting stent，DES）还是金属裸支架（bare metal stent，BMS）并无明确推荐，主要根据患者的出血风险和支架内再狭窄风险，权衡做出选择。双重抗血小板治疗对于经非股动脉途径的 TAVR 须考虑出血风险。AF 患者的抗凝治疗再加上长期双联抗血小板治疗，显然会增加 TAVR 的出血风险。使用 BMS 以缩短 3 种抗栓药物的联合应用时间，以降低出血风险，也许更合理。

七、瓣　中　瓣

主动脉瓣外科置换生物瓣后 10~20 年，瓣膜会逐渐发生退行性变，出现狭窄、关闭不全或二者兼有。受患者自身条件的影响，再次行外科换瓣术的风险明显增加。作为一种探索，在退行的生物瓣里用介入的办法再次置入人工瓣膜，即瓣中瓣（valve in valve，VIV）技术，目前被有选择地应用在部分患者。在一项入选了 202 例患者的瓣中瓣多中心国际注册研究里，患者再次置入 SPAIEN 瓣膜(124 例)或 CoreValve 瓣膜(78 例)，手术成功率达 93.1%，术后主动脉瓣跨瓣平均压(15.9±8.6)mmHg，95% 的患者仅有轻度反流，84.1% 的患者术后心功能恢复至 NYHA Ⅰ~Ⅱ级（术前 94% 的患者为Ⅲ ~ Ⅳ级），30 天全因死亡为 8.4%[13]。

与原自体瓣膜退行性变后的 TAVR 不同，VIV 后的跨瓣压差仍有中度升高，原狭窄越重、植入的是 Edwards SPAIEN 瓣膜尤其明显[5,50,101]。这可能与在原有瓣膜装置内再次置入一瓣膜后所获得的有效瓣口面积偏小或瓣膜不匹配有关。后者在体外试验中得到证实，置入的瓣膜不相匹配可导致瓣膜打开不完全，瓣叶扭曲[102]。Edwards SPAIEN 瓣膜是在瓣环内释放，而 CoreValve 瓣膜于主动脉瓣环水平上释放，受原外科置换瓣的影响较小，后者术后获得的有效瓣口面积显然要高于前者，跨瓣压也低于后者，这一点在体外试验中也得到证实[103]。瓣膜装置移位（15.3%）和阻塞冠脉开口（3.5%）是 VIV 的主要并发症。由于原置换瓣膜缺少钙化标记，再次植入瓣膜时定位困难，因此易发生瓣膜移位。因此，VIV 须在经验丰富的心脏中心进行，术者能处理瓣膜装置移位，掌握瓣膜回收技术，并再次置入瓣膜。阻塞冠脉开口尤其是左主干开口，常致院内猝死，与再次置入瓣膜后原瓣膜在主动脉窦区域的再分布有关[104]。如果预测瓣膜释放后冠脉开口的受累风险高，应谨慎处理，可先扩张一球囊，在球囊扩张后于球囊上方注射少许对比剂，观察冠脉有无显影。对于 Edwards SPAIEN 瓣膜可在释放前于左主干内置入一保护性导丝。

与自体瓣膜病变不同，外科置换瓣被扩张后易于撕裂，术中可发生急性主动脉瓣反流，或碎片脱落、栓子形成，导致卒中。因此，对于退行性变的置换瓣膜再次置入瓣膜前，除非存在严重狭窄，应尽量避免预扩张，尤其是对于有严重反流的患者，但后扩张有时是必要的[105,106]。在前述的国际注册研究里，再次置入 CoreVlave 瓣膜者中有 8.9% 的患者术后需植入永久起搏器，远低于自主瓣病变置入 CoreValve 后的起搏器植入比例。原因可能为原瓣膜骨架的保护性作用，减少了再次置入的瓣膜对室间隔基底部的挤压，降低了对传导系统的影响[13,78]。

八、TAVR 的发展现状和展望

TAVR 手术器械昂贵（单一瓣膜在美国约 3 万美元），手术须在专门的杂交手术室内完成；操作技术较为复杂，并发症发生率高，医师要操作熟练客观上存在一学习曲线[27,107]。同时，TAVR 手术强调多学科、多专业组的协作，心外科医师的配合至关重要，只有由经验丰富和技术实力雄厚的心血管介入医师和心外科医师共同组成的手术团队，才能承担并实施 TAVR 手术。因此，开展 TAVR 手术受限制的因素较多。截至2013年，全球范围内已有50多个国家，超过50 000例AS患者接受了TAVR治疗，主要是欧美国家开展较普遍，相关研究层出不穷，TAVR相关话题已成为各国际心血管大会的热点，受到各国学者的广泛关注。TAVR技术在我国起步较晚，2010年才开始引进，与发达国家相比差距巨大，目前仅有少数几个较大的心脏中心开展，手术例数尚不多，TAVR治疗AS在我国还有很长一段路要走，但前景广阔。

（张慧平 孙福成 杨杰孚）

参考文献

[1] Otto CM, Lind BK, Kitzman DW, et al. Association of aortic-valve sclerosis with cardiovascular mortality and morbidity in the elderly. N Engl J Med, 1999, 341: 142-147.

[2] Stewart BF, Siscovick D, Lind BK, et al. Clinical factors associated with calcific aortic valve disease. Cardiovascular Health Study. J Am Coll Cardiol, 1997, 29: 630-634.

[3] Cribier A, Eltchaninoff H, Bash A, et al. Percutaneous transcatheter implantation of an aortic valve prosthesis for calcific aortic stenosis: first human case description. Circulation, 2002, 106: 3006-3008.

[4] Leon MB, Smith CR, Mack M, et al. Transcatheter aortic-valve implantation for aortic stenosis in patients who cannot undergo surgery. N Engl J Med, 2010, 363: 1597-1607.

[5] Smith CR, Leon MB, Mack MJ, et al. Transcatheter versus surgical aortic-valve replacement in high-risk patients. N Engl J Med, 2011, 364: 2187-2198.

[6] Zajarias A, Cribier AG. Outcomes and safety of percutaneous aortic valve replacement. J Am Coll Cardiol, 2009, 53: 1829-1836.

[7] Vahanian A, Alfieri O, Andreotti F, et al. Guidelines on the management of valvular heart disease (version 2012) The Joint Task Force on the Management of Valvular Heart Disease of the European Society of Cardiology (ESC) and the European Association for Cardio-Thoracic Surgery (EACTS). Eur J Cardiothorac Surg, 2012, 42 (4): S1-44.

[8] Monin JL, Quéré JP, Monchi M, et al. Low-gradient aortic stenosis, operative risk stratification and predictors for long-term outcome: a multicenter study using dobutamine stress hemodynamics. Circulation, 2003, 108: 319-324.

[9] hHolmes DR, Mack MJ, Kaul S, et al. 2012 ACCF/AATS/SCAI/STS Expert Consensus Document on Transcatheter Aortic Valve Replacement. J Am Coll Cardiol, 2012, 59 (13): 1200-1254.

[10] Ambler G, Omar RZ, Royston P, et al. Generic, simple risk stratification model for heart valve surgery. Circulation, 2005, 112: 224-231.

[11] van Gameren M, Kappetein AP, Steyerberg EW, et al. Do we need separate risk stratification models for hospital mortality after heart valve surgery? Ann Thorac Surg, 2008, 85: 921-930.

[12] Roberts WC, Ko JM. Frequency by decades of unicuspid, bicuspid, and tricuspid aortic valves in adults having isolated aortic valve replacement for aortic stenosis, with or without associated aortic regurgitation. Circulation, 2005, 111: 920-925.

[13] Dvir D, Webb J, Brecker S, et al. Transcatheter Aortic Valve Replacement for Degenerative Bioprosthetic Surgical Valves (Results From the Global Valve-in-Valve Registry). Circulation, 2012, 126: 2335-2344.

[14] Tops LF, Wood DA, Delgado V, et al. Noninvasive evaluation of the aortic root with multislice computed tomography: implications for transcatheter aortic valve replacement. J Am Coll Cardiol Img, 2008, 1: 321-330.

[15] Wood DA, Tops LF, Mayo JR, et al. Role of multislice computed tomography in transcatheter aortic valve replacement. Am J Cardiol, 2009, 103: 1295-1301.

[16] Murat Tuzcu E, Kapadia SR, Schoenhagen P. Multimodality Quantitative Imaging of Aortic Root for Transcatheter Aortic Valve Implantation—More Complex Than It Appears. J Am Coll Cardiol, 2010, 55: 195-197.

[17] Kronzon I, Sugeng L, Perk G, et al. Real-time 3-dimensional transesophageal echocardiography in the evaluation of post-operative mitral annuloplasty ring and prosthetic valve dehiscence. J Am Coll Cardiol, 2009, 53: 1543-1547.

[18] Achenbach S, Delgado V, Hausleiter J, et al. SCCT expert consensus document on computed tomography imaging before trans-catheter aortic v-alve implantation (TAVI)/transcatheter aortic valve replacement (TAVR). J Cardiovasc Comput Tomogr, 2012, 6: 366-380.

[19] Kronzon I, Jelnin V, Ruiz CE, et al. Optimal imaging for guiding TAVR: transesophageal or transthoracic echocardiography, or just fluoroscopy? JACC Cardiovasc Imaging, 2015, 8: 361-370.

[20] Grube E, Schuler G, Buellesfeld L, et al. Percutaneous aortic valve replacement for severe aortic stenosis in high-risk patients using the second-and current thirdgeneration self-expanding CoreValve prosthesis: device success and 30-day clinical outcome. J Am Coll Cardiol, 2007, 50: 69-76.

[21] Grube E, Laborde JC, Zickmann B, et al. First report on a human percutaneous transluminal implantation of a self-expanding valve prosthesis for interventional treatment of aortic valve stenosis. Catheter Cardiovasc Interv, 2005, 66: 465-469.

[22] Webb JG, Chandavimol M, Thompson CR, et al. Percutaneous aortic valve implantation retrograde from the femoral artery. Circulation, 2006, 113: 842-850.

[23] Walther T, Simon P, Dewey T, et al. Transapical minimally invasive aortic valve implantation: multicenter experience. Circulation, 2007, 116:

I240-I245.

[24] Blackstone EH, Suri RM, Rajeswaran J, et al. Propensity-Matched Comparisons of Clinical Outcomes After Transapical or Transfemoral Transcatheter Aortic Valve Replacement—A Placement of Aortic Transcatheter Valves (PARTNER)-I Trial Substudy. Circulation, 2015, 131: 1989-2000.

[25] Blackman DJ, Baxter PD, Gale CP, et al. Do outcomes from transcatheter aortic valve implantation vary according to access route and valve type? The UK TAVI Registry. J Interv Cardiol, 2014, 27: 86-95.

[26] Dewey TM, Bowers B, Thourani VH, et al. Transapical aortic valve replacement for severe aortic stenosis: results from the nonrandomized continued access cohort of the PARTNER trial. Ann Thorac Surg, 2013, 96: 2083-2089.

[27] Tamburino C, Capodanno D, Ramondo A, et al. Incidence and Predictors of Early and Late Mortality After Transcatheter Aortic Valve Implantation in 663 Patients With Severe Aortic Stenosis. Circulation, 2011, 123: 299-308.

[28] Ussia GP, Scarabelli M, Mule M, et al. Dual antiplatelet therapy versus aspirin alone in patients undergoing transcatheter aortic valve implantation. Am J Cardiol, 2011, 108: 1772-1776.

[29] Dunning J, Versteegh M, Fabbri A, et al. Guideline on antiplatelet and anticoagulation management in cardiac surgery. Eur J Cardiothorac Surg, 2008, 34: 73-92.

[30] Salem DN, O'Gara PT, Madias C, et al. Valvular and structural heart disease: American College of Chest Physicians Evidence-Based Clinical Practice Guidelines (8th Edition). Chest, 2008, 133: 593S-629S.

[31] Kahlert P, Al-Rashid F, Döttger P, et al. Cerebral Embolization During Transcatheter Aortic Valve Implantation A Transcranial Doppler Study. Circulation, 2012, 126: 1245-1255.

[32] Grube E, Laborde JC, Gerckens U, et al. Percutaneous implantation of the CoreValve self-expanding valve prosthesis in high-risk patients with aortic valve disease: the Siegburg first-in-man study. Circulation, 2006, 114: 1616-1624.

[33] Abdel-Wahab M, Zahn R, Sherif M, et al. In-hospital outcome of aortic regurgitation after TAVI: results from the prospective multicenter German TAVI registry. Eur Heart J, 2010, 31 (Suppl 1): 160.

[34] Kodali SK, Williams MR, Smith CR, et al. Two-year outcomes after transcatheter or surgical aortic-valve replacement. N Engl J Med, 2012, 366: 1686-1695.

[35] Athappan G, Patvardhan E, Tuzcu EM, et al. Incidence, predictors, and outcomes of aortic regurgitation after transcatheter aortic valve replacement: meta-analysis and systematic review of literature. J Am Coll Cardiol, 2013, 61: 1585-1595.

[36] Van Mieghem NM, Nuis RJ, Piazza N, et al. Vascular complications with transcatheter aortic valve implantation using the 18 Fr Medtronic CoreValve System (R): the Rotterdam experience. EuroIntervention, 2010, 5: 673-679.

[37] Ducrocq G, Francis F, Serfaty JM, et al. Vascular complications of transfemoral aortic valve implantation with the Edwards SAPIEN prosthesis: incidence and impact on outcome. EuroIntervention, 2010, 5: 666-672.

[38] Bleiziffer S, Ruge H, Mazzitelli D, et al. Survival after transapical and transfemoral aortic valve implantation: talking about two different patient populations. J Thorac Cardiovasc Surg, 2009, 138: 1073-1080.

[39] Himbert D, Brochet E, Serfaty JM, et al. Contained aortic root rupture after transcatheter aortic valve implantation. Eur Heart J, 2010, 31: 2995.

[40] Aminian A, Lalmand J, El Nakadi B. Perforation of the descending thoracic aorta during transcatheter aortic valve implantation (TAVI): an unexpected and dramatic procedural complication. Catheter Cardiovasc Interv, 2011, 77: 1076-1078.

[41] Webb JG, Altwegg L, Boone RH, et al. Transcatheter aortic valve implantation: impact on clinical and valve-related outcomes. Circulation, 2009, 119: 3009-3016.

[42] Eberhard Grube LB, Ralf M, Barthel S, et al. Progress and current status of percutaneous aortic valve replacement: results of three device generations of the corevalve revalving system. Circ Cardiovasc Intervent, 2008, 1: 167-175.

[43] Webb JG, Pasupati S, Humphries K, et al. Percutaneous transarterial aortic valve replacement in selected high-risk patients with aortic stenosis. Circulation, 2007, 116: 755-763.

[44] Webb JG. Coronary obstruction due to transcatheter valve implantation. Catheter Cardiovasc Interv, 2009, 73: 973.

[45] Aregger F, Wenaweser P, Hellige GJ, et al. Risk of acute kidney injury in patients with severe aortic valve stenosis undergoing transcatheter valve replacement. Nephrol Dial Transplant, 2009, 24: 2175-2179.

[46] Bagur R, Webb JG, Nietlispach F, et al. J. Acute kidney injury following transcatheter aortic valve implantation: predictive factors, prognostic value, and comparison with surgical aortic valve replacement. Eur Heart J, 2010, 31: 865-874.

[47] Lameire N, Van Biesen W, Vanholder R. The changing epidemiology of acute renal failure. Nat Clin Pract Nephrol, 2006, 2: 364-377.

[48] Daneault B, Kirtane AJ, Kodali SK et al. Stroke Associated With Surgical and Transcatheter Treatment of Aortic Stenosis. J Am Coll Cardiol, 2011, 58: 2143-2150.

[49] Grube E, Naber C, Abizaid A, et al. Feasibility of transcatheter aortic valve implantation without balloon pre-dilation: a pilot study. JACC Cardiovasc Interv, 2011, 4: 751-757.

[50] Leon MB, Smith CR, Mack M, et al. Transcatheter aortic-valve implantation for aortic stenosis in patients who cannot undergo surgery. N Engl J Med, 2010, 363: 1597-1607.

[51] Urena M, Hayek S, Cheema AN, et al. Arrhythmia Burden in Elderly Patients With Severe Aortic Stenosis as Determined by Continuous Electrocardiographic Recording—Toward a Better Understanding of Arrhythmic Events After Transcatheter Aortic Valve Replacement.

Circulation, 2015, 131:469-477.

[52] Schaff HV. Transcatheter aortic-valve implantation: at what price? N Engl J Med, 2011, 364:2256-2258.

[53] Adams HPJ. Ischemic cerebrovascular complications of cardiac procedures. Circulation, 2010, 121:846-847.

[54] Omran H, Schmidt H, Hackenbroch M, et al. Silent and apparent cerebral embolism after retrograde catheterization of the aortic valve in valvular stenosis: a prospective, randomized study. Lancet, 2003, 361:1241-1246.

[55] Amat-Santos IJ, Rodés-Cabau J, Urena M, et al. Incidence, predictive factors, and prognostic value of new-onset atrial fibrillation following transcatheter aortic valve implantation. J Am Coll Cardiol, 2012, 59:178-188.

[56] Kahlert P, Knipp SC, Schlamann M, et al. Silent and apparent cerebral ischemia after percutaneous transfemoral aortic valve implantation: a diffusion-weighted magnetic resonance imaging study. Circulation, 2010, 121:870-878.

[57] Bendszus M, Stoll G. Silent cerebral ischaemia: hidden fingerprints of invasive medical procedures. Lancet Neurol, 2006, 5:364-372.

[58] Nietlispach F, Wijesinghe N, Gurvitch R, et al. An embolic deflection device for aortic valve interventions. JACC Cardiovasc Interv, 2010, 3: 1133-1138.

[59] Mok M, Urena M, Nombela-Franco L, et al. Clinical and prognostic implications of existing and new-onset atrial fibrillation in patients undergoing transcatheter aortic valve implantation. J Thromb Thrombolysis, 2013, 35:450-455.

[60] Sorgato A, Faggiano P, Aurigemma GP, et al. Ventricular arrhythmias in adult aortic stenosis: prevalence, mechanisms, and clinical relevance. Chest, 1998, 113:482-491.

[61] Widgren V, Dencker M, Juhlin T, et al. Aortic stenosis and mitral regurgitation as predictors of atrial fibrillation during 11 years of follow-up. BMC Cardiovasc Disord, 2012, 12:92.

[62] Katritsis DG, Siontis GC, Camm AJ. Prognostic significance of ambulatory ECG monitoring for ventricular arrhythmias. Prog Cardiovasc Dis, 2013, 56:133-142.

[63] Fernando HC, Jaklitsch MT, Walsh GL, et al. The Society of Thoracic Surgeons practice guideline on the prophylaxis and management of atrial fibrillation associated with general thoracic surgery: executive summary. Ann Thorac Surg, 2011, 92:1144-1152.

[64] Healey JS, Connolly SJ, Gold MR, et al. Subclinical atrial fibrillation and the risk of stroke. N Engl J Med, 2012, 366:120-129.

[65] Kamel H, Elkind MS, Bhave PD, et al. Paroxysmal supraventricular tachycardia and the risk of ischemic stroke. Stroke, 2013, 44:1550-1554.

[66] Stortecky S, Buellesfeld L, Wenaweser P, et al. Atrial fibrillation and aortic stenosis: impact on clinical outcomes among patients undergoing transcatheter aortic valve implantation. Circ Cardiovasc Interv, 2013, 6:77-84.

[67] van der Boon RM, Nuis RJ, Van Mieghem NM, et al. New conduction abnormalities after TAVI: frequency and causes. Nat Rev Cardiol, 2012, 9: 454-463.

[68] Khawaja MZ, Rajani R, Cook A, PhD, et al. Permanent Pacemaker Insertion After CoreValve Transcatheter Aortic Valve Implantation—Incidence and Contributing Factors (the UK CoreValve Collaborative). Circulation, 2011, 123:951-960.

[69] Urena M, Mok M, Serra V, et al. Predictive factors and long-term clinical consequences of persistent left bundle branch block following transcatheter aortic valve implantation with a balloon-expandable valve. J Am Coll Cardiol, 2012, 60:1743-1752.

[70] Piazza N, Onuma Y, Jesserun E, et al. Early and persistent intraventricular conduction abnormalities and requirements for pacemaking after percutaneous replacement of the aortic valve. J Am Coll Cardiol Intv, 2008, 1:310-316.

[71] Piazza N, de Jaegere P, Schultz C, et al. Anatomy of the aortic valvar complex and its implications for transcatheter implantation of the aortic valve. Circ Cardiovasc Interv, 2008, 1:74-81.

[72] Jilaihawi H, Chin D, Vasa-Nicotera M, et al. Predictors for permanent pacemaker requirement after transcatheter aortic valve implantation with the CoreValve bioprosthesis. Am Heart J, 2009, 157:860-866.

[73] Houthuizen P, Van Garsse LAFM, Poels TT, et al. Left Bundle-Branch Block Induced by Transcatheter Aortic Valve Implantation Increases Risk of Death. Circulation, 2012, 126:720-728.

[74] Baan J Jr, Yong ZY, Koch KT, et al. Factors associated with cardiac conduction disorders and permanent pacemaker implantation after percutaneous aortic valve implantation with the CoreValve prosthesis. Am Heart J, 2010, 159:497-503.

[75] Roten L, Wenaweser P, Delacretaz E, et al. Incidence and predictors of atrioventricular conduction impairment after transcatheter aortic valve implantation. Am J Cardiol, 2010, 106:1473-1480.

[76] Erkapic D, Kim WK, Weber M, et al. Electrocardiographic and further predictors for permanent pacemaker requirement after transcatheter aortic valve implantation. Europace, 2010, 12:1188-1190.

[77] Dawkins S, Hobson AR, Kalra PR, et al. Permanent pacemaker implantation after isolated aortic valve replacement: incidence, indications, and predictors. Ann Thorac Surg, 2008, 85:108-112.

[78] Nuis RJ, Van Mieghem NM, Schultz CJ, et al. Timing and potential mechanisms of new conduction abnormalities during the implantation of the Medtronic CoreValve System in patients with aortic stenosis. Eur Heart J, 2011, 32:2067-2074.

[79] Sinhal A, Altwegg L, Pasupati S, et al. Atrioventricular block after transcatheter balloon expandable aortic valve implantation. JACC Cardiovasc Interv, 2008, 1:305-309.

[80] Kapadia SR, Goel SS, Svensson L, et al. Characterization and outcome of patients with severe symptomatic aortic stenosis referred for percutaneous aortic valve replacement. J Thorac Cardiovasc Surg, 2009, 137:1430-1435.

[81] Cleland JG, Daubert JC, Erdmann E, et al. The effect of cardiac resynchronization on morbidity and mortality in heart failure. N Engl J Med,

2005,352:1539-1549.

[82] Amat-Santos IJ, Messika-Zeitoun D, Eltchaninoff H, et al. Infective Endocarditis After Transcatheter Aortic Valve Implantation Results From a Large Multicenter Registry. Circulation, 2015, 131:1566-1574.

[83] Makkar RR, Fontana GP, Kapadia S, et al. Transcatheter aortic-valve replacement for inoperable severe aortic stenosis. N Engl J Med, 2012, 366:1696-1704.

[84] Thomas M, Schymik G, Walther T, et al. One-year outcomes of cohort 1 in the Edwards SAPIEN Aortic Bioprosthesis European Outcome (SOURCE) registry: the European registry of transcatheter aortic valve implantation using the Edwards SAPIEN valve. Circulation, 2011, 124:425-433.

[85] Kiefer P, Gruenwald F, Kempfert J, et al. Crimping may affect the durability of transcatheter valves: an experimental analysis. Ann Thorac Surg, 2011, 92:155-160.

[86] Hoen B, Duval X. Clinical practice: infective endocarditis. N Engl J Med, 2013, 368:1425-1433.

[87] Rodés-Cabau J. Transcatheter aortic valve implantation: current and future approaches. Nat Rev Cardiol, 2012, 9:15-29.

[88] Leon MB. Transcatheter Aortic valve replacement compared with surgery in intermediate risk patients with aortic stenosis: final results from the Randomized Placement of Aortic Transcatheter Valves 2 Study. American College of Cardiology (ACC) Scientific Sessions 2016, Chicago, IL, USA, April 2-4.

[89] Goel SS, Ige M, Tuzcu EM, et al. Severe Aortic Stenosis and Coronary Artery Diseased Implications for Management in the Transcatheter Aortic Valve Replacement Era. J Am Coll Cardiol, 2013, 62:1-10.

[90] Khawaja MZ, Asrress KN, Haran H, et al. The effects of pre-existing significant coronary artery disease defined by QCA analysis upon outcome after transcatheter aortic valve implantation using the Edwards bioprosthesis. J Am Coll Cardiol, 2011, 58 Suppl: B201-202.

[91] Dewey TM, Brown DL, Herbert MA, et al. Effect of concomitant coronary artery disease on procedural and late outcomes of transcatheter aortic valve implantation. Ann Thorac Surg, 2010, 89:758-767.

[92] Ussia GP, Barbanti M, Colombo A, et al. Impact of coronary artery disease in elderly patients undergoing transcatheter aortic valve implantation: insig-ht from the Italian CoreValve Registry. Int J Cardiol, 2013, 167:943-950.

[93] Moat NE, Ludman P, de Belder MA, et al. Long-term outcomes after transcatheter aortic valve implantation in high-risk patients with severe aortic stenosis: the U.K. TAVI (United Kingdom Transcatheter Aortic Valve Implantation) Registry. J Am Coll Cardiol, 2011, 58:2130-2138.

[94] Masson JB, Lee M, Boone RH, et al. Impact of coronary artery disease on outcomes after transcatheter aortic valve implantation. Catheter Cardiovasc Interv, 2010, 76:165-173.

[95] Gautier M, Pepin M, Himbert D, et al. Impact of coronary artery disease on indications for transcatheter aortic valve implantation and on procedural outcomes. EuroIntervention, 2011, 7:549-555.

[96] Wenaweser P, Pilgrim T, Guerios E, et al. Impact of coronary artery disease and percutaneous coronary intervention on outcomes in patients with severe aortic stenosis undergoing transcatheter aortic valve implantation. EuroIntervention, 2011, 7:541-548.

[97] Rodes-Cabau J, Webb JG, Cheung A, et al. Transcatheter aortic valve implantation for the treatment of severe symptomatic aortic stenosis in patients at very high or prohibitive surgical risk: acute and late outcomes of the multicenter Canadian experience. J Am Coll Cardiol, 2010, 55:1080-1090.

[98] Abdel-Wahab M, Mostafa AE, Geist V, et al. Comparison of outcomes in patients having isolated transcatheter aortic valve implantation versus combined with preprocedural percutaneous coronary intervention. Am J Cardiol, 2012, 109:581-586.

[99] Goel SS, Agarwal S, Tuzcu EM, et al. Percutaneous coronary intervention in patients with severe aortic stenosis: implications for transcatheter aortic valve replacement. Circulation, 2012, 125:1005-1013.

[100] Pasic M, Dreysse S, Unbehaun A, et al. Combined elective percutaneous coronary intervention and transapical transcatheter aortic valve implantation. Interact Cardiovasc Thorac Surg, 2012, 14:463-468.

[101] Ussia GP, Barbanti M, Petronio AS, et al. Transcatheter aortic valve implantation: 3-year outcomes of self-expanding CoreValve prosthesis. Eur Heart J, 2012, 33:969-976.

[102] Azadani AN, Jaussaud N, Matthews PB, et al. Transcatheter aortic valves inadequately relieve stenosis in small degenerated bioprostheses. Interact Cardiovasc Thorac Surg, 2010, 11:70-77.

[103] Azadani AN, Jaussaud N, Matthews PB, et al. Valve-in-valve implantation using a novel supravalvular transcatheter aortic valve: proof of concept. Ann Thorac Surg, 2009, 88:1864-1869.

[104] Gurvitch R, Cheung A, Bedogni F, et al. Coronary obstruction following transcatheter aortic valve-in-valve implantation for failed surgical bioprostheses. Catheter Cardiovasc Interv, 2011, 77:439-444.

[105] McKay CR, Waller BF, Hong R, et al. Problems encountered with catheter balloon valvuloplasty of bioprosthetic aortic valves. Am Heart J, 1988, 115:463-465.

[106] Kirwan C, Richardson G, Rothman MT. Is there a role for balloon valvuloplasty in patients with stenotic aortic bioprosthetic valves? Catheter Cardiovasc Interv, 2004, 63:251-253.

[107] Ludman PF, Moat N, de Belder MA, et al. Transcatheter Aortic Valve Implantation in the United Kingdom—Temporal Trends, Predictors of Outcome, and 6-Year Follow-Up: A Report From the UK Transcatheter Aortic Valve Implantation (TAVI) Registry, 2007 to 2012. Circulation, 2015, 131:1181-1190.

急性心力衰竭急性期处理的新药物新理念

通常将急性心力衰竭(简称心衰)发作后1个月列为急性期,这一阶段又可依据实际情况划分为3个相衔接的时段:①急性心衰发作阶段,即通常所称的急性心衰,往往需住院治疗约1周。②出院前阶段,住院后经积极治疗病情稳定的患者即进入出院前处理阶段。病情轻的只需1~2天处理,病情重和处理较复杂患者可能需要3~5天,故这一时段一般多为2~5天。③出院后早期阶段,一般为20天左右。本文将阐述急性心衰这3个阶段的处理和新理念。

一、急性心衰应用的药物

(一)传统应用的药物

1. 常用的种类

与慢性心衰不同,过去40余年里,急性心衰药物治疗几乎停步不前,自1970年以来急性心衰的标准治疗并无改变。在急性心衰的药物治疗中传统药物仍发挥主要作用,包括利尿剂、血管扩张药、正性肌力药物(表1~3),以及收缩血管药物如肾上腺素和去甲肾上腺素等。

表1　急性心衰常用的利尿剂

种类利尿剂	应用方法用法	种类利尿剂	应用方法用法
托拉塞米	10~20mg 静脉注射	噻嗪类氢氯噻嗪	25~50mg,2次/天,口服
依那尼酸	25~50mg 静脉注射	螺内酯	20~40mg,1~2次/天,口服

表2　急性心衰常用的血管扩张药

血管扩张药	用法
硝酸异山梨酯	1~10μg/h 静脉滴注,或每次舌下含服2.5mg
硝普钠	从15~25μg/min开始,酌增至50~250μg/min,静脉滴注,疗程不要超过72小时
乌拉地尔	缓慢静脉注射12.5~25mg

表3　急性心衰常用正性肌力药

正性肌力药	用法
多巴胺	250~500μg/min 静脉滴注。小剂量起始,逐渐增量
多巴酚丁胺	100~250mg/min 静脉滴注
米力农	首剂25~50μg/kg静脉注射(>10分钟),继以0.25~0.5g/(kg·min)静脉滴注

2. 传统药物合理应用的新认识

利尿剂是唯一可以消除急性心衰液体潴留的药,近期的研究已证实液体潴留不只是心衰的"果",由于诱发肾素-血管紧张素-醛固酮系统(RAAS)和交感神经系统的激活,也是促进心衰进展和加剧的"因"。因此,利尿剂是急性心衰必须和首先考虑使用的药物。传统上应用袢利尿剂,但如何应用仍不清楚,主要有两个疑问:一是采用何种方法更好,静脉持续滴注还是间歇静脉推注?二是剂量多大为宜?一些观察性研究提示大剂量虽然疗效显著,但可能增加不良反应如肾功能恶化、心衰加重,电解质紊乱,甚至死亡的危险增加,而小剂量则疗效欠佳。Cochrane系统性评价现有材料,认为在持续静滴和间歇性静注这两种给药方法中前者更为有效,建议应优先考虑。最近的DOSE试验正是针对上述两个具体的临床问题而做的研究,结果表明,急性失代偿性心衰患者袢利尿剂可以采用不同的给药方法(q12h静注或持续静滴),并不影响实际疗效和安全性；但应用大剂量（2.5×口服剂量）与小剂量（1.0×口服剂量）相比则不良反应（暂时性肾功能改变）有所增加，虽然60天临床事件未见显著增多[1]。因此，建议采用中等剂量，以呋塞米为例，其剂量应为原先口服剂量的1.5~2.0倍，起初6小时剂量不超过60mg，24小时总量不超过200mg，以120~160mg为宜。

传统的血管活性药物包括血管扩张药、正性肌力药和缩血管药均不能降低急性心衰患者的病死率，但仍应作为有适应证患者优先考虑选择应用的药物，不仅因其有长期积累的临床经验和价格低廉，而且，也因为新研发和上市的同类型药，迄今仍缺乏令人信服证据表明能够降低急性心衰急性期病死率，也未见显著优于传统药物。

（二）新的药物

1. 新型利尿剂 - 托伐普坦

心衰时抗利尿激素（ADH，又名血管加压素）水平明显升高，与心衰严重度呈正比。ADH是人体自身产生的唯一主要影响水排泄的激素，在下丘脑的视上核和室旁核合成，通过神经干输送到垂体后叶并储存，需要时分泌至血液中。心排出量减少，循环充盈不足可促使储存的ADH释放入血中。水的回吸收主要在肾脏集合管，其基侧膜上的V_2受体与ADH结合，再经由一系列复杂的生化过程，自由水得以回收进入肾脏小血管，这是心衰引起低钠血症和容量负荷过重的最主要原因。

托伐普坦是一种选择性V_2受体抑制剂，可竞争性阻断ADH与V_2受体的结合，终止自由水重吸收过程，使不含电解质的自由水从集合管排出增多，产生利尿作用，其特点是排水不排钠。临床研究证实该药主要有以下作用：①可有效纠正低钠血症；②显著改善心衰的症状；③不损害肾脏功能，临床研究和观察表明，对心衰预后有一定的积极效应[2]。

中国心衰指南2014对该药作如下推荐：用于充血性心衰常规利尿剂治疗效果不佳、有低钠血症或肾功能损害倾向患者，可显著改善充血相关症状且无明显短期和长期不良反应。该药短期应用可明显改善临床症状，由于缺少充分证据，尤其在中国心衰人群中应用的证据，其长期疗效包括安全性和对预后影响尚不清楚。不建议常规应用和作为一线利尿剂应用。

该药为口服制剂（15mg/片），用法见表4。在增加剂量时应注意监测血钠水平。最大剂量为60mg/d，不过，较大的剂量在国人心衰治疗中尚缺乏证据和经验。应用后可有口渴和口干、血钠升高、头晕、尿频等不良反应。不适合应用的情况有：迅速升高血钠水平、对口渴不敏感或不能正常反应、低血容量低钠血症、无尿、与经肝脏细胞线粒体P450 3A4途径代谢的药物合用等。

表4　急性心衰新的治疗药物

药物	用法
托伐普坦	起始剂量7.5mg/d，可增加至15~30mg/d，剂量在7.5~15mg/d较为适宜
奈西立肽	先给予负荷剂量1.5μg/kg，静脉缓慢注射，继以0.0075~0.0150μg/(kg·min)静脉滴注；也可以不用负荷剂量而直接静脉滴注。疗程3天，不超过7天
左西孟旦	首剂12~24μg/kg静脉注射（>10分钟），继以0.1μg/(kg·min)静脉滴注

2. 新型正性肌力药 - 左西孟旦

这是一种钙增敏剂，不增加心肌细胞钙浓度，而是增加心肌肌丝钙反应性，通过直接和紧密结合于心肌细胞上的肌钙蛋白C（CTnC）的氨基酸氨基末端，增加CTnc与Ca^{2+}复合物的构象稳定性，促进横桥与细肌丝的结合，增加心肌收缩，还通过介导ATP敏感的钾通道而发挥血管舒张作用和轻度抑制磷酸二酯酶的效应。其特点是增加心肌收缩力而不增加心肌耗氧量。正性肌力作用独立于β肾上腺素能刺激，可用于正接受β受体阻滞剂治疗的患者。总之，该药具有正性肌力和扩血管双重功能。

急性心衰应用本药静脉滴注可明显增加心搏出量和每搏量，降低PCWP、全身血管阻力和肺血管阻力。对于严重的低心排性心衰，左西孟旦与多巴酚丁胺相比，可更有效地改善血流动力学状态，改善呼吸困难和乏力的症状。该药在缓解临床症状、改善预后等方面不劣于多巴酚丁胺，且可使患者的B型利钠肽（BNP）水平明显下降，但主要终点180天全因死亡率和次要终点30天全因死亡率均未见改善（SURVIVE

研究)[3]。冠心病患者应用不会增加病死率。左西孟旦改善急性心衰伴严重低心排患者24小时血流动力学状态,提高180天生存率优于多巴酚丁胺(LIDO试验)。左西孟旦较之多巴酚丁胺可降低急性心衰6个月死亡率和因心衰恶化再住院率(CASINO试验)。老年(平均年龄70岁)、院外严重心衰(心功能Ⅲ或Ⅳ级、平均LVEF 24%),但经治疗至少稳定已3个月的患者,间歇(每2周给药1次)应用左西孟旦较安慰剂一级终点24周时6分钟步行距离和生活质量显著提高,二级终点8周和24周时6分钟步行距离和生活质量无差异。24周时无事件生存率(死亡、心脏移植、应用左室辅助装置或急性心衰)左西孟旦组显著高于对照组(LevoRep研究)。显然,临床研究结果存在差异,左西孟旦改善急性心衰症状的有益作用是肯定的,不过,尚无确切证据表明该药能降低急性心衰急性期病死率,较之常规和传统的正性肌力药物也无显著优势,价格昂贵,似不宜作为一线药物使用。

用法见表4。对于收缩压<100mmHg的患者,不需要负荷剂量,可直接用维持剂量,以防止发生低血压。主要禁忌为显著影响心室充盈和(或)射血功能的严重阻塞性心脏疾病;严重的肝、肾(肌酐清除率<30ml/min)功能损伤的患者;严重低血压和心动过速患者,以及有尖端扭转型室速病史的患者。

3. 新型血管扩张药-奈西立肽(又名人重组脑钠肽,rhBNP,国产商品名为新活素)

该药属内源性激素物质,与人体内产生的BNP完全相同。其主要药理作用是扩张静脉和动脉(包括冠状动脉),从而降低前、后负荷,在无直接正性肌力作用情况下增加心搏出量,故将其归类为血管扩张药。实际上该药兼具多重作用,可以促进钠的排泄,有一定的利尿作用;还可抑制RAAS和交感神经系统,从而阻滞急性心衰演变中的恶性循环。研究表明,奈西立肽的应用可以带来临床和血流动力学的改善,推荐应用于急性失代偿性心衰(VMAC和PROACTION试验)。观察性研究表明,急性心衰患者早期静脉应用奈西立肽可缩短住院时间(美国急性心衰注册研究)。急性失偿性心衰伴有肾功能不全患者,小剂量多巴胺、小剂量奈西立肽分别与袢利尿剂联合用药未能显著增加患者尿量和改善肾功能。亚组分析显示小剂量奈西立肽与袢利尿剂联合用药可能增加LVEF<50%或收缩压<114mmHg的心衰患者的尿量,可能有益(ROSE-AHF研究)。

ASCEND-HF试验:2001年美国FDA批准该药用于急性心衰以降低肺嵌压和缓解呼吸困难。2005年的两项荟萃分析提出了该药增加病死率和引起肾功能损害的风险问题。为此,一个独立的委员会在分析相关资料后认为并不能肯定上述质疑,但建议做进一步的临床试验,以明确回答有关该药安全性和疗效的问题。ASCEND-HF试验是一项大样本、随机对照的多中心试验。其目的是评估奈西立肽对急性失代偿性心衰患者应用的安全性和疗效。共入选7000多例因心衰住院的患者,分入奈西立肽组(3496例)或安慰剂组(3511例)。奈西立肽的用法为24小时持续静滴,共7天,起初给予一个负荷剂量。所有患者均接受常规的治疗,包括应用利尿剂和其他药物。结果表明:①主要复合终点30天死亡率和再住院率两组无显著差异(10.1% *vs.*9.4%),全因死亡率亦无显著差异。②奈西立肽使气促症状轻度减少,但与安慰剂组相比,统计学上无显著差异。③奈西立肽应用未见肾功能恶化[4]。因此,ASCEND-HF试验证实奈西立肽是安全的,不会加重肾功能损害,也不会增加病死率,似乎可以验证既往提出的疑问;但该试验同时也表明,因急性期(30天)的死亡率和再住院率并未降低,只是气促症状呈非显著性降低,显然对这一药物还需要进一步评价和观察。该研究采用的先给予负荷剂量的方法,以及持续长达7天的静脉不间断滴注是否妥当,也值得加以商榷。总之,该药并未提供能降低急性心衰患者急性期病死率的证据,临床应用中并未能显示对传统的血管扩张药有优势,且价格昂贵,似不宜推荐作为一线药物使用。

奈西立肽并未在中国上市。国内应用的是国产奈西立肽即新活素。该药曾在上市后做过Ⅳ期临床试验,对其疗效评价如下:不同剂量4组用药后30分钟、用药结束、用药结束后24小时与治疗前相比,呼吸困难均明显改善($P<0.05$)。4组用药结束后24h和治疗前相比,尿量显著改善($P<0.05$)。治疗结束、治疗后30天与治疗前相比较,LVEF明显改善($P<0.05$)。NT-proBNP测定值治疗后5~7天和治疗前相比,显著下降($P<0.05$),4个组间无差异,但0.015μg(48小时)剂量组较其他3组,NT-proBNP呈更大的下降趋势。该研究对新活素安全性评价如下:用药后低血压发生率为1.4%,低于说明书上的1.9%;肌酐下降明显,治疗后5~7天和基线组值比较有差异($P<0.05$)。30天再住院率为5.6%,低于文献报道,30天病死率为9.4%,与国外资料相仿。这些数据表明,新活素对急性心衰患者的应用是安全的,可使症状改善,不会损害肾功

能，对病死率也无不良影响。该药一般较为适用于各种急性心衰患者（和其他血管扩张剂一样），包括初发的急性心衰和慢性心衰急性失代偿，后者可能是临床上最常见的应用对象。对于顽固性心衰、难治性心衰、终末期心衰患者，可能需要间歇性应用新活素治疗。此外，该药可与其他血管扩张药合用，也可与正性肌力药合用。

（三）在研的药物

1. 重组人松弛素 -2（Serelaxin）

松弛素是一种血管活性肽激素，具有多种生物学和血流动力学效应。RELAX-AHF 研究是一项国际双盲安慰剂对照治疗研究，入选急性失代偿性心衰患者 1161 例，均有气促症状，胸片提示肺充血，BNP 或 NT-proBNP 升高，轻中度肾功能不全，SBP>125mmHg。松弛素治疗组（n=581）和安慰剂组（n=580）治疗时间达 48 小时，随访时间 180 天。主要终点为气促改善，次要终点为随访 60 天内心血管死亡或因心衰或肾衰再入院。研究结果表明与安慰剂组相比，松弛素能明显改善呼吸困难症状，同时降低随访至 180 天时的全因或心血管死亡风险 37%，但未能降低 60 天再次住院风险[5]。此外，患者耐受性良好且安全。该研究的局限性和缺陷在于未入选冠心病 / 心肌梗死引起的心衰患者，入选人群的普适性受到质疑；评价呼吸困难改善程度，无法去除主观因素影响。尤其是松弛素短期使用（仅 48 小时）却导致随访 180 天后的死亡风险显著降低，结果的可靠性需要验证。如果该结果可重复，则需进一步探索短期干预改善长期预后的病理生理机制。

2. Nitroxyl（HNO，硝酰基药物）

这是一种新型正性肌力药物，其作用机制是促进钙离子循环，增加肌丝纤维钙敏感性，发挥 HNO 供体作用。可产生正性肌力作用，维持血管收缩平衡，减轻左心室负荷，不影响钙离子稳态，无致心律失常作用，此外，可能还具有抗炎症反应、抗细胞增殖和预适应作用。推测该药对改善心脏重构等慢性过程，改善肾功能，改善心肌能量代谢，可能发挥一定作用，但需未来深入地研究。达到一定剂量时可能具有神经毒性，亦需关注。首个临床研究结果显示，射血分数降低性心衰（HFrEF）患者使用该药可以降低左右心室充盈压和体循环血管阻力，增加心输出量，同时并不增加心率，动脉血压轻微下降。

二、急性心衰发作阶段处理

（一）新的建议

今年刚颁布的欧洲心脏学会（ESC）心衰指南与上一版（2012 年）相比，在急性心衰患者的早期评估与处理上提出了一些新观念和新的处理流程，值得借鉴[6,7]：需迅速识别并存的威胁生命的临床情况和（或）诱发心衰的因素，包括急性冠脉综合征（C）、高血压急症（H）、严重的心律失常（A）、急性机械并发症（M）和肺栓塞（P）（简称为 CHAMP），并要求根据指南推荐进行相应的特异性治疗；对疑似急性心衰的患者，应尽可能缩短所有诊断和治疗决策的时间，在起病初始阶段即考虑提供循环支持和（或）通气支持（机械辅助呼吸），防止患者出现心源性休克和（或）通气障碍（图 1）。

（二）急性心衰发作阶段处理的流程

2016 ESC 心衰指南同样也提出了急性心衰早期药物处理的新建议，这一建议体现在其推荐的流程上（图 2）。流程较为复杂，不便记忆和实施。可以将流程分解为以下 3 个步骤：即患者状况的评估、急性心衰严重程度的判定，以及根据患者情况选择血管活性药物。

1. 患者状况的评估

四格表法评估急性心衰的严重程度，欧洲指南既往一直推荐采用“四格表”评估方法（表 5）。较适用于慢性心衰急性加重（即慢性心衰急性失代偿）患者的评估。该法的分级大体上和 Forrester 分级可以一一相对应，又包括了对急性左心衰竭和急性右心衰竭的评估，指标简单而内含丰富，但临床应用并不方便，也不太适合国人的习惯，故一直未在我国得到普遍应用。而且，4 个等级中正常人和右心衰竭各占其一，实际上

表 5　急性心衰的四格表分级法

	临床分类	
组织灌注状态	Ⅰ级 干和暖	Ⅱ级 湿和暖
	Ⅲ级 干和冷	Ⅳ级 湿和冷

肺充血

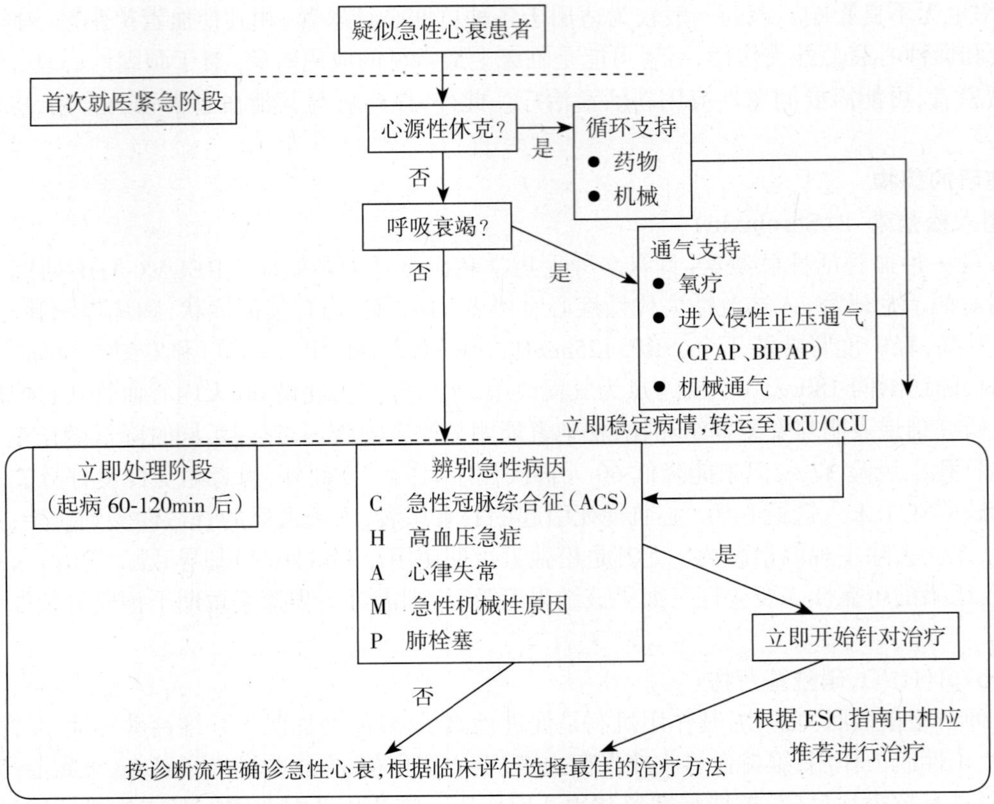

图1 2016年ESC心衰指南建议疑似急性心衰的初始评估流程

（引自Ponikowski P，et al. Eur Heart J. 2016 May 20. pii：ehw128）

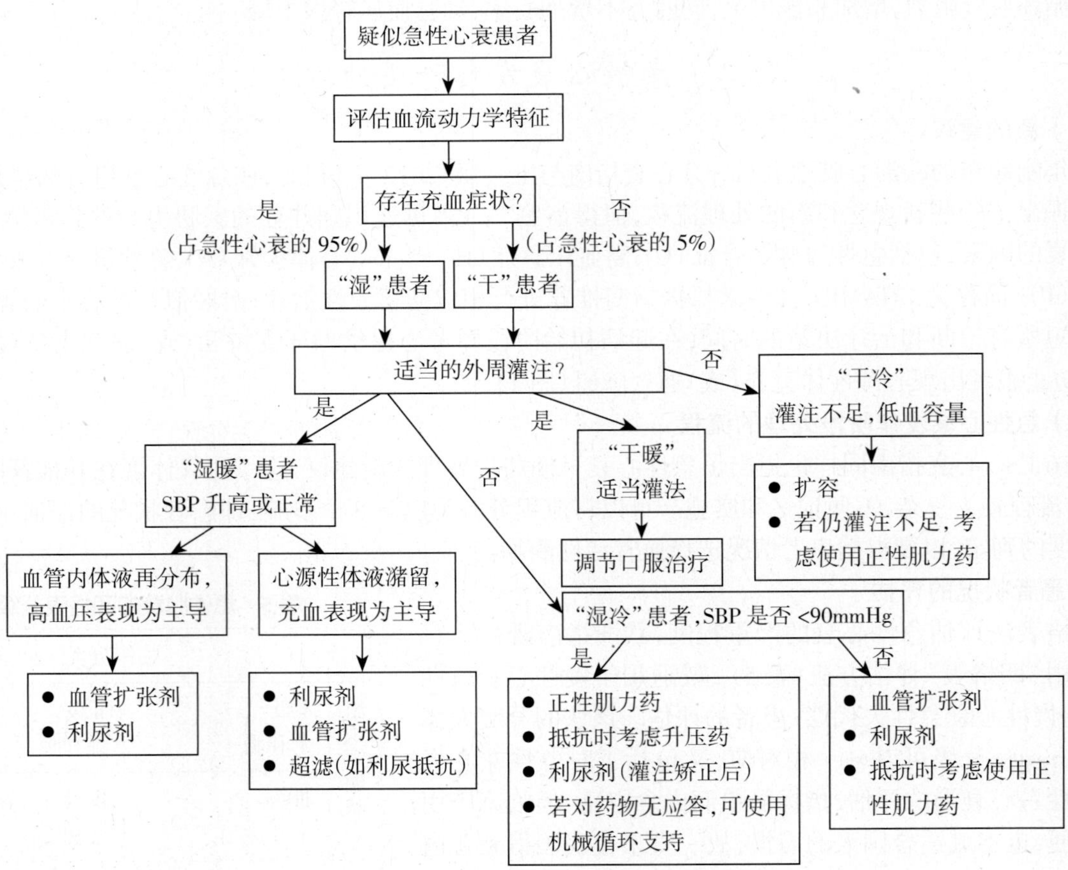

图2 2016欧洲ESC心衰指南推荐的急性心衰早期阶段评估和治疗流程

左心衰竭只分为 2 个级别，临床上左心衰竭占绝大多数，故此法并不能充分和细致评估左心衰竭。

2. 急性心衰严重程度的判定

中国学者依据四格表法，又结合自身的临床经验和认识，总结和归纳出急性左心衰竭的临床程度分级（表 6）。此处的冷暖指皮肤触诊的感觉。患者躯体和四肢温暖提示外周循环灌注良好，大多数情况下可以推测重要脏器的灌注也是良好的。反之，躯体和四肢寒冷，反映外周和重要脏器灌注严重不良[8]。

表 6 急性心衰的临床程度分级

分级	皮肤	肺部啰音	分级	皮肤	肺部啰音
Ⅰ级	温暖	无	Ⅲ级	寒冷	有 / 无
Ⅱ级	温暖	有	Ⅳ级	寒冷	有

该法分为 4 级：Ⅰ级为轻微的左心衰竭；Ⅱ级为单纯性左心衰竭；Ⅲ级为肺水肿（皮肤寒冷，肺部有大量湿啰音），或有急性右心衰竭（皮肤寒冷，肺部无啰音）；Ⅳ级为重度急性左心衰竭，不仅伴外周循环障碍，并有持续性低血压或心源性休克，还可能伴重要脏器灌注不足，由于代偿性交感神经系统极度亢进，血管收缩、皮肤厥冷、大汗淋漓。这 4 个级别同样可以与 Forrester 分级相对应。我国的此种临床程度分级更为清晰，内含更为明确，也更实用。

3. 根据患者情况选择血管活性药物

血管活性药物应如何选择？一般可将血管扩张剂、正性肌力药和血管收缩药物三者合称为血管活性药。这些药物在临床上如何合理选择、合理搭配应用是一个难题，需要知识和经验，更需要因人而异作个体化处理。实际操作参看表 7，有一定帮助。血管扩张剂使用的要点是早期和监测血压（尤其收缩压）。如收缩压显著降低可开始应用正性肌力药物。在血管扩张剂和正性肌力药应用后，如患者血压仍低，可加用缩血管药。此时应采用漂浮导管技术，并根据血流动力学指标的变化，调整血管活性药物的种类和剂量。

表 7 急性心衰血管活性药物的选择应用

收缩压	肺淤血	推荐的治疗方法
>100mmHg	有	袢利尿剂 + 血管扩张剂
90~100mmHg	有	血管扩张剂和（或）正性肌力药物
<90mmHg	有	①血流动力学监测；②补充血容量；③正性肌力药物，必要时加去甲肾上腺素；④肺动脉插管监测，使用主动脉内球囊反搏和左室辅助装置

三、急性心衰出院前阶段的处理新理念

（一）明确出院的条件

什么样的患者可以考虑出院？其前提是急性心衰治疗后病情稳定，病情稳定的标志是可以停用所有的静脉给药，尤其各种血管活性药物。然后全面评估患者下列指标是否均已达到：①心衰症状（如气促）和体征（如水肿）显著改善；②血流动力学稳定，如血压恢复且稳定，无低血压及其症状，无体位性低血压；③容量负荷已改善，即水肿消退，肺淤血消失或改善；④肾功能正常，急性心衰常伴血肌酐水平升高和肾功能损害（心肾综合征），心衰有效控制后，肾功能可明显改善；⑤ BNP/NT-proBNP 水平显著降低，有的降幅可达到 30% 或以上；⑥静息心率控制在较理想范围（60~75 次 / 分）。

（二）开始优化慢性心衰的治疗（金三角方案）

如上述指标已基本达到，即可出院。其中优化治疗和心率控制这两项是应该且可以在出院前调整处理，并在出院后继续调整的。

临床研究表明，急性心衰患者稳定后尽早启动药物治疗方案能改善长期预后。这个方案的核心是联合应用血管紧张素转化酶抑制剂（ACEI）、β 受体阻滞剂和醛固酮拮抗剂即“金三角”。“推迟有效起始治疗方案的时间，可能增加出院后不良事件的高风险”（Gheorghiade M，2013）。

1. 口服利尿剂继续应用

急性心衰控制后，在出院前往往仍有液体潴留及其症状 / 体征如肺部啰音和下肢水肿。应停用静脉利尿剂，改以口服利尿剂（主要为袢利尿剂尤其呋塞米）维持，其剂量一般应低于静脉给予时的剂量，并根据患者体重和液体潴留状况做调整。

2. 启动和调整"金三角"治疗

这可能是最重要的出院前的要求，一些临床研究已证实，出院患者达到较优化的治疗，其预后显著较好。优化治疗指两个方面，一是慢性心衰的基本和标准的金三角方案，即 ACEI、β 受体阻滞剂和醛固酮拮抗剂三者联合应用。二是这 3 种药尽可能用至其可耐受的较大剂量。由于患者正在急性心衰之后，这一目标出院前不可能、也不宜强求达到，那么，如何来做呢？原来未曾用过这 3 种药的，应立即加用；原已应用的可视患者具体情况增加剂量，尽可能达到一个较大剂量水平，与此同时患者血压、肌酐、血钾或其他电解质，以及肾功能应不受影响，仍在正常水平。这似乎有悖于心衰指南中推荐的缓慢增加剂量的要求，但在住院和密切监测条件下，这样做是允许的，值得推荐。让患者在良好状态（优化治疗）下出院有重要临床意义。近来对于药物治疗持积极态度已成为大趋势，2016ESC 心衰指南就推荐 ACEI 和 β 受体阻滞剂联合使用，改变既往先用 ACEI 的做法。

3. 关注心率问题

患者刚度过急性心衰发作，通常心率均偏快，其原因包括交感神经系统的兴奋、肺淤血缺氧、利尿剂尤其扩血管药物的应用等。此时控制心率其实并不容易。急性初发心衰者，因症状刚有所缓解，可能无法加用 β 受体阻滞剂，即便加用也只给予很小剂量，相当于目标剂量的 1/8 或更低，这样的剂量不足以有效控制心率，但这样做是十分必要的，β 受体阻滞剂毕竟与 ACEI 一样，堪称心衰药物治疗的基石。

慢性心衰急性失代偿者原有基础治疗中有 β 受体阻滞剂，原则上在控制急性失代偿治疗中其剂量应维持不变或略减，此时往往也不宜迅速增加剂量，即便稍稍增加剂量，同样不足以有效控制心率。既往很多患者就这样无奈地出院了，伴较高心率的患者留下了隐患。现在，由于单纯减慢心率的伊伐布雷定已在中国上市，我们可将该药用于出院前心率≥75 次 / 分的患者，使心率降低至 <75 次 / 分。

四、出院后早期阶段的处理

（一）充分认识患者的风险

如果将急性心衰的发作阶段看作为"极高危期"，那么，出院后早期阶段就是"高危期"。

美国 2013 年 ACC/AHA 心衰指南强调心衰患者的出院后早期管理的重要性。并指出：在出院前和出院后早期应启动"指南导向的药物治疗"（GDMT）（Ⅰ，B）。在出院前、出院后的第一次随访和以后的随访中应强调下列做法（Ⅰ，B）：①如以前未做或有禁忌证，此时应启动 GDMT；②评估容量负荷和血压，并调整心衰治疗；③使慢性心衰治疗的口服药优化应用；④评估肾功能和电解质；⑤治疗并发症。再住院高危人群应启动多重处理方案（Ⅰ，B）：①出院后 3 天内的电话随访和 7~14 天内的随访均极有必要（Ⅱa，B）；②采用临床预测工具和（或）生物学标志物来鉴别高危人群（Ⅱa，B）[9]。

出院后早期阶段的时间，本文限定为 20 天，实际上从广义上讲应覆盖出院后 3 个月。因为在这 3 个月中患者仍处于高危阶段或高危期。

为什么出院后 3 个月是一个高风险期？CHARM 研究事后分析表明，出院后早期（1~3 个月）全因死亡的风险较之无心衰症状者可显著增加 4~6 倍。EVEREST 研究显示心衰患者出院 60 天死亡率和再住院率分别达 27% 和 42%。

这种高风险状态是可以理解的。心衰是一种长期持续自发进展的疾病，每次失代偿住院均使疾病加重，进展加速。经积极治疗，失代偿状态得以控制，进入一个新的平衡状态。出院后早期阶段此种脆弱的平衡极易被再次打破。任何对心衰或心脏功能有直接或间接不良影响的因素均有可能轻易地打破平衡，失代偿就可以再次出现，心衰的一些不良结局亦可能发生。

住院的心衰患者可因不同的心脏和非心脏原因而死亡和（或）再住院。出院后早期发生严重心血管事件的患者，尤其因心脏疾病再入院的患者，其典型的和可能的病理生理学特征往往是短期的血流动力学状态恶化，主要表现为左心室充盈压增加、呼吸困难（甚至端坐呼吸）和肺水肿，以及全身水肿。这些充血的症状也是心衰患者再住院最为常见的原因，约 2/3 的就诊和住院患者，体检时可发现明显的肺部啰音（肺淤血）和外周水肿（最多见于足踝部）。

（二）进一步实施优化药物治疗方案十分重要

总的原则，利尿剂要达到并维持患者处于“干重”状态，ACEI 和 β 受体阻滞剂均需用至目标水平或最大耐受水平，螺内酯应达到 20mg/d。

利尿剂在有过心衰尤其伴明显液体潴留的患者原则上要长期使用。

ACEI 的剂量主要看血压。ACEI 加量后血压无明显下降，或轻度降低但并无症状，也无直立性低血压的表现，侧卧位、坐位和直立位 3 个体位血压并无明显差异。这表明患者可以很好耐受 ACEI 剂量的增加。由于出院前 ACEI 增加的剂量较小，一般不会对血钾和肌酐水平造成显著不良影响，但也应予以关注。

β 受体阻滞剂的剂量主要看心率。原则上此期应使窦性心律患者的心率降至 60~75 次 / 分。此期患者心率往往较快。近期由张健教授主持的中国心衰注册研究提示，心衰患者入院平均心率为 85 次 / 分，出院时平均为 74 次 / 分。如较大幅度增加 β 受体阻滞剂剂量，有诱发心衰之虞。小幅增加剂量又不大可能使静息心率降至所要求水平。这种状况显示了此类药物应用中存在的局限性。解决的办法是加用伊伐布雷定。

醛固酮拮抗剂如原先并未应用，此时可以加用，但需确认一是血钾水平 <5mmol/L，二是并无严重的肾功能损害，如估计肾小球滤过率低于 30ml/min 等。国内仅有螺内酯，起始剂量 5~10mg/d。采用小剂量是因为其主要不良反应与 ACEI 几乎相同，原则上还是应使 ACEI 可达到较大剂量，而且，螺内酯小剂量仍可以有效抑制醛固酮的促进心肌纤维化的作用。

上述 3 种药物（即金三角）如在患者出院前应用，并达到一定的剂量水平，有重要的临床意义。一是可以大大增加出院后患者治疗的依从性；二是有可能减少出院后早期发生各种事件如心衰死亡、因心衰再住院的发生率，三是更重要的，可让患者过度至稳定性心衰状态。

（三）做好心率控制很有必要

出院后早期患者临床特点之一是心功能差和心率偏快两者结合在一起。一项国际多中心前瞻性研究，包括 4133 例因急性心衰住院患者，平均随访 9.9 个月。出院平均心率分别为 63.5 次 / 分、71.8 次 / 分、75.6 次 / 分和 83.2 次 / 分的 4 组，其平均射血分数分别为 29.1%、28.5%、27.4% 和 25.8%。这一研究结果表明，一是心衰出院患者平均射血分数较低，二是射血分数和基础静息心率有一定的关联，心率较快的患者往往射血分数也较低（O'connor CM 等，2010 年）。

分析 7599 例因心衰住院治疗患者出院后不同时间各种死亡和严重不良事件的发生率。结果发现因心衰死亡的危险，出院后 3~6 个月显著高于尔后时间，也高于心脏性猝死、其他心血管死亡或非心血管死亡事件（Solomon S 等，2007 年）。

研究还表明心衰出院早期患者死亡的预测因素包括基础收缩压偏低、静息心率偏快、血清钠水平低、血肌酐升高、NT-proBNP 和血醛固酮水平较高[10,11]。其中大多数指标的预测价值高是容易理解的，反映了神经内分泌过度激活、心肾功能严重受损，以及血流动力学状态不稳定。心率也在这些指标中，同样具有良好的预测价值，这是一个值得重视的新的理念，心率是一个较直观也是能够良好监测和调控的指标。这也与近期强调心衰患者的心率控制重要性是一致的（Greenen SJ 等，2015 年）。

心衰出院早期心率控制目标是多少？目前并无明确的结论和推荐。据加拿大安大略省医院 9097 例出院心衰患者心率分析，理想心率应为 61~70 次 / 分（Habal MV 等，2014 年）。在此心率水平上，心率增快或减慢（与心率 40~60 次 / 分或 70~80 次 / 分相比较），或心率显著增高（与心率 80~90 次 / 分或 >90 次 / 分相比），30 天病死率均呈增加趋势。法国多中心前瞻性研究（OFICA 研究）观察 1658 例因急性心衰入院患者，随访 1 年，比较心率和死亡率的关系，按心率 <64 次 / 分、64~70 次 / 分、71~80 次 / 分和 >80 次 / 分分为 4 组，结果发现，心率最快的（>80 次 / 分）组较之心率最慢组（<64 次 / 分）死亡率显著增加 41%（Logeart D 等，2012 年）。

β 受体阻滞剂应用的局限性。出院后早期心率控制如此重要，为何难达目标？原因正在于此种局限性。β受体阻滞剂被称为慢性心衰标准治疗金三角成员之一，其重要性不言而明。但该药的药理作用是抑制心肌收缩力，可诱发或加重心衰，其应用有严格的规范，必须以很小剂量起始，逐渐递增，在3个月之内仅使用到目标剂量的1/2，3~6个月及此后才达目标剂量。出院后早期患者β受体阻滞剂剂量往往较小，又不能快速加量，形成两难的局面。我国心衰注册登记研究显示，该药使用率仅为50.6%。

如何破解此种β受体阻滞剂应用的两难局面？出院后早期死亡率高，再住院率高，可能原因之一是心率偏快。心率快所致的不良病理生理机制是众所周知的。一是使氧化应激加重，斑块不稳定，加重冠脉的动脉硬化病变的程度和心肌缺血，由此产生不良反应增加；二是心室舒张期缩短，心搏出量减少，心室充盈和心功能降低，易于出现失代偿的症状；三是心率增快本身可以加重和诱发心肌重构，推动心衰的病理生理过程，近十年临床已证实的心动过速性心肌病即为例证。此外，心率快也可能通过减少肾脏灌注，影响肾功能，后者反过来也会对心功能和心衰产生不良影响。近几年研究还发现心率增快既是交感神经兴奋性增加的"果"，而且也是诱发交感神经进一步兴奋的"因"。在出院早期，以及在出院前减慢心率的有效处理，无疑应考虑应用单纯减慢心率的药物——伊伐布雷定。

伊伐布雷定和β受体阻滞剂的联合是一种"兄弟搭档"。伊伐布雷定在心衰患者中的应用，与β受体阻滞剂相比较有两个突出的优点，一是该药在降低心率的同时，可增加每搏搏出量。这是因为回心血量增加，而心肌收缩力不变。β受体阻滞剂虽然也减慢心率，增加回心血量，但其显著的负性肌力作用，造成的综合结果是每搏搏出量反而降低。由于伊伐布雷定增加每搏搏出量，尽管每分钟心搏次数降低，但每分钟心搏出量仍可维持不变，即对心脏的收缩功能不会产生负面影响。而β受体阻滞剂会使每分钟心搏出量和心功能显著受损。二是伊伐布雷定不影响血压，即便心衰患者基础血压偏低，仍可以应用，在减慢心率的同时并无造成血压降低之虞，这一优点尤其适用于基础血压偏低而心率偏快的慢性心衰例如扩张性心肌病伴心衰患者。

"兄弟搭档"（β受体阻滞剂和伊伐布雷定）十分有效。一项研究对象为冠心病（主要为心肌梗死后）心衰（NYHA Ⅱ~Ⅲ级、LVEF<40%）患者，将卡维地洛（起始12.5mg bid，可增至最大量25mg bid）组和伊伐布雷定与卡维地洛的联合组(起始剂量卡维地洛3.125mg bid，伊伐布雷定剂量最大可增至7.5mg bid）比较，结果联合组静息心率在治疗后2周、4周、6周、12周和20周均较显著降低（$P<0.05$）；LVEF和NYHA分级亦显著改善（均$P<0.01$）。

思考和探索SHIFT试验的入选患者基础治疗中均有β受体阻滞剂，其结果实际上也代表了两药（β受体阻滞剂和伊伐布雷定）的联用，联用组较之安慰剂组（单用β受体阻滞剂）可显著降低心血管死亡和因心衰的再住院率18%。但SHIFT试验的对象是稳定性慢性HFrEF，本文所讨论的是急性心衰急性期患者。本文所提到的在急性心衰控制后的出院前和出院后早期，患者均并未达到稳定性心衰状态。此时的患者明显不同于SHIFT试验入选的患者。在中国和欧美心衰指南中，伊伐布雷定均被推荐用于慢性心衰已应用循证剂量ACEI、β受体阻滞剂和醛固酮拮抗剂后仍有症状且窦性心率≥75次/分的，或不能耐受应用β受体阻滞剂的患者[6,8,12]。并未推荐用于急性心衰出院前后的患者。因此，本文所介绍在急性心衰出院前后在β受体阻滞剂基础上加用伊伐布雷定，即联合应用这两种药物以有效控制心率，稳定病情，降低病死率和再住院率，帮助患者过渡至慢性稳定状态，是探索性的，近期虽已有一些观察研究，但仍需进一步深入的研究。这是急性心衰处理的新问题、新课题，值得关注值得探索，在这一议题的研究中大家都处在同一起点上，中国学者可以有所作为。

（黄峻）

参考文献

[1] Felker GM, Lee KL, Bull DA, et al.Diureticstategies in patienta with acute decompensated heart failure. N Engel J Med, 2011, 364: 797-805.

[2] Konstam MA, Gheorghiade M, Burnett JC Jr, et al. Effects of oral tolvaptan in patients hospitalized for worsenning heart failure: the EVEREST outcome trial. JAMA, 2007, 297: 1319-1331.

[3] Mebazaa A, Nieminen MS, Packer M, etal.Levosimendam vs dobutamine for patients with acute decompensated heart failure: the SURVIVE randomized trial. JAMA, 2007, 297: 1883-1891.

[4] O'Connor CM, Starling RC, Hernandez AF, et al.Effect of nesiritide in patients with acute decompensated heart failure. N Engel J Med, 2011, 365:32-43.

[5] Teerlink JR, Cotter G, Davison BA, et al. Serelaxi, recombinant human relaxin-2, for treatment of acute heart failure (RELAX-AHF): a randomised, placebo-controlled trial. Lancet, 2013, 381:29-39.

[6] Ponikowski P, Voors AA, Amker SD, et al.2016 ESC guideline for the diagnosis and treatment of acute and chronic heart failure. Downloaded from http://eurhcartj.oxfordj ournals.org/by gucs on May 20, 2016.

[7] McMurry JJ, Adamopoulps S, AnkerS DE, et al. ESC guidelines for the diagnosis and treatment of acute and chronic heart failure 2012: the task force for for the diagnosis and treatment of acute and chronic heart failure 2012 of the European Society of Cardiology.Developed in collaboration with the Heart Failure Association (HFA) of the ESC.Eur J Heart Fail, 2012, 14:803-869.

[8] 中华医学会心血管病分会，中华心血管病杂志编辑委员会．中国心力衰竭诊断和治疗指南．中华心血管病杂志，2014，42:98-122.

[9] Yancy CW, Jessup M, Bozkurt B, et al. 2013ACCF/AHA guiteline for the management of heart failure: a report of the American College of Cardiology Foundation/American Heart Association Task Forcę on practice guidelines. Circulation, 2013, 128 (16): 1810-1852.

[10] Greenen SJ, Fonarow GC, VaduganathanM, et al. The valnerable phase after hospitalization for heart failure. Nat Rev Cardiol, 2015, 12:220-229.

[11] Gheorghiade M. Acomprehensive, longitudinal description of the in-hospital and post-discharge clinical, laboratoryn and neurohormonal course of patients with heart failure who die or rehospitalized within 90 days: analysis from the EVEREST tial.Heart Fail Rev, 2012, 17:485-509.

[12] Yancy CW, Jessup M, Bozkurt B, et al. 2016ACC/AHA/HFSA focused update on new pharmacological therapy for heart failure: an update of the 2013 ACCF/AHA guideline for the management heart failure. Downloaded from: http:// content.online jacc.org/by Andre Krueger on 05/20/2016.

LCZ696治疗慢性心力衰竭现状与展望

心力衰竭（CHF）是由于各种心脏结构性、功能性疾病导致心室充盈及射血功能受损，最终导致心室泵血功能下降的一种临床综合征，是心血管疾病的严重终末阶段，死亡率高，预后不良。随着心力衰竭病理生理的深入研究，治疗心力衰竭的药物从传统的利尿剂、洋地黄、血管扩张剂，发展到血管紧张素转化酶抑制剂（ACEI）、血管紧张素Ⅱ受体抑制剂（ARB）、β受体阻滞剂、醛固酮受体拮抗剂，以及新型抗心衰药物重组脑利钠肽、左西孟旦、伊伐布雷定等临床应用，心脏再同步化治疗（CRT）、植入型心律转复除颤器（ICD）等非药物治疗手段应用，这些治疗使得心力衰竭的预后有了明显的改善，但总体而言，心力衰竭的致死率仍居高不下。

随着对心力衰竭发病机制的研究，目前普遍认为RAAS过度激活是心力衰竭的主要病理生理之一，RAAS抑制剂被普遍认为是药物治疗心力衰竭的基石[1-3]。慢性心力衰竭的治疗目标不仅仅是改善症状，更重要的是拮抗神经体液因子的过分激活，防止和延缓心肌重构的发生、发展，降低心衰的住院率和死亡率。基于以往证据表明，肾素-血管紧张素-醛固酮系统(RAAS)激活在心衰的病理生理中扮演基础作用，慢性心力衰竭的治疗以血管紧张素转化酶抑制剂（ACEI）、β受体阻滞剂、醛固酮受体拮抗剂为主的“黄金三角”，奠定了慢性心力衰竭治疗的基石，已广泛在心衰指南中推荐，降低了心衰的死亡率，改善心衰患者的预后。利钠肽是一组具有利钠、利尿、舒张血管、抗细胞增殖等活性的多肽，在维持机体水盐平衡、血压稳定、心血管及肾脏等器官功能中具有重要作用，目前也推荐利钠肽[4]用于心衰患者治疗。研究发现其与RAAS抑制剂联合使用会增加内源性利钠肽的效力，更好地发挥调节心肾功能的作用。脑啡肽酶是一种中性内肽酶，能够降解包括利钠肽、缓激肽在内的多种内源性血管活性肽，也能降低肾上腺髓质水平，脑啡肽酶抑制剂则能够提高这些物质水平，以对抗血管收缩、钠潴留及神经内分泌系统过度激活。目前，LCZ696是第1个血管紧张素受体-脑啡肽酶双重抑制剂（ARNI），可分别抑制血管紧张素Ⅱ受体和脑啡肽酶，进而抑制RAAS，在治疗心衰的临床研究中取得了可喜的效果。本文就LCZ696的作用机制、目前治疗慢性心力衰竭现状及进展进一步阐述。

1. LCZ696的作用机制

LCZ696是第1个血管紧张素受体-脑啡肽酶双重抑制剂（ARNI），是由血管紧张素受体N拮抗剂缬沙坦和脑啡肽酶抑制剂前体AHU377按1：1的摩尔比组成，分子式为$C_{288}H_{330}N_{36}O_{48}Na_{18}\cdot 15H_2O$，通过抑制血管紧张素Ⅱ受体和脑啡肽酶达到抑制RAAS的目的，发挥舒张血管，预防和逆转心血管重构和尿钠排泄作用，从而治疗心力衰竭[5]。钠尿肽（NPs）是一类激素，显著影响体内钠和液体平衡，且抑制RAAS，降低交感神经兴奋，具有降压和抗增生纤维化作用。钠尿肽（NPs）包括心房利钠肽（ANP）、B型脑钠肽、C型利钠肽和尿扩张素，主要是由心脏、血管、肾脏和中枢神经系统响应于壁的应力和一系列其他刺激，除了促进血管舒张，钠尿肽在心脏、肾脏、大脑和血管都发挥抵消病理生长、抗纤维化和功能障碍的作用。目前钠尿肽应用包括人工合成重组利尿肽以及NEP抑制剂——负责降解钠尿肽的关键酶。其中脑啡肽酶抑制剂通过抑制心房利钠肽(ANP)的降解提高循环中ANP水平。ANP能够与A型钠尿肽受体(NPR-A)结合，激活鸟苷酸环化酶，促进细胞内环磷酸鸟苷（cGMP）水平的升高，而发挥扩张血管、促进肾脏排钠排水、抑制RAAS、抑制血管内皮素等生物学作用，药效学研究中LCZ696被证实能够提高ANP和cGMP的水平[6]。RAAS抑制剂（ACEI、ARB）通过抑制RAAS达到扩张血管、促成尿钠排泄、降低交感神经活性等作用，其中ARB通过阻断血管紧张素Ⅱ与其受体的结合而抑制血管紧张素Ⅱ的作用而减轻RAAS的活性，从而发挥治疗心力衰竭的作用。LCZ696能够从上述两方面双重抑制RAAS，对治疗心力衰竭发挥更好的疗效。

2. LCZ696 目前研究及治疗现状

RAAS 和 NPs 之间存在着既相互抑制又促进的复杂关系，以反向调节的方式限制对方的活性[7]，这为二者联合后增强各自的药理学作用提供了药理学基础。其中，抑制 RAAS 的益处被活性增强的缓激肽所放大，钠尿肽单药治疗时的缺点在一定程度上会被 RAAS 抑制剂所克服。

2.1　早期 RAAS/ 脑内啡肽酶抑制剂（NPS）双重抑制剂（ACEI/NEPI）

奥马曲拉（Ampatrilat）是最早的 RAAS/ 脑内啡肽酶抑制剂（NPS）双重抑制剂，奥马曲拉在治疗心衰和高血压中表现了良好的前景。OCTAVE 研究[8]是一项多中心、随机、双盲的大规模临床试验，研究者对 25 302 例未接受治疗或者治疗不满意的高血压患者随访 24 周后，发现与依那普利相比奥马曲拉组血压达标率更高，但是非致命性血管性水肿的发生率也显著高于依那普利组。IMPRESS 研究[9]比较了 NYHA Ⅱ~ Ⅳ级的心衰患者服用 24 周奥马曲拉 40mg/d 或者赖诺普利 20mg/d 的疗效，发现前者能够降低包括死亡、心衰入院率以及因使心衰加重而终止试验的复合终点，初步显示了其在治疗心衰中的优越性。OVERTRUE 研究[10]入选了 5770 例 NYHAⅡ~ Ⅳ级的收缩期心衰患者，随机分为依那普利 10mg/bid（n=2884）和奥马曲拉 40mg/qd（n=2886）两组，平均随访 14.5 个月，但是结果却发现主要终点事件（死亡率和心衰再入院率）在两组之间差异无统计学意义，血管性水肿的发生率在奥马曲拉组高于依那普利组（0.8% *vs.* 0.5%）。因为该药口服生物利用度低、血管性水肿发生率高[8]，对其的研究也就到此为止了。

2.2　LCZ696 在射血分数减低性心力衰竭中的研究

PARADIGM-HF[11]是一项平均随访时间长达 27 个月的大型Ⅲ期临床试验，比较了在射血分数降低的心力衰竭患者中，依那普利 10mg，2 次 / 天与 LCZ696 200mg，2 次 / 天相比，降低发病率、病死率是否更优。该研究共纳入 8442 例 NYHA 分级Ⅱ~ Ⅳ级的心力衰竭患者，纳入标准为 LVEF≤35%、血清 B 型脑钠肽（BNP）≥150pg/ml，或者氨基末端 B 型脑钠肽前体（NT-proBNP）≥600pg/ml（若入选前 12 个月内曾因心力衰竭住院，则要求 BNP≥100pg/ml 或 NT-proBNP≥400pg/ml），以及至少使用相当于 10mg/d 的依那普利的 ACEI/ARB 类药物治疗 4 周。依那普利是 ACEI 药物中，唯一证实能在大部分收缩期心力衰竭患者中降低病死率的药物，故被选作与 LCZ696 对照。LCZ696 200mg，2 次 / 天相当于 160mg，2 次 / 天的缬沙坦，已达到心力衰竭的治疗剂量，其与依那普利 10mg，2 次 / 天提供的 RAAS 阻滞剂是相似的，前者同时也达到了脑啡肽酶的完全阻滞。患者可以使用 β 受体阻滞剂或醛固酮受体拮抗剂，观察一级终点是心血管死亡或者因心衰入院治疗。入选的患者平均基线血压水平为 121/74mmHg，左心室射血分数为 29%，血肌酐水平为 99μmol/L。这些患者被随机分配到 LCZ696（200mg，bid）组和依那普利（10mg，bid）组。结果显示，一级终点事件在 LCZ696 组发生率为 21.8%，依那普利组为 26.5%，LCZ696 使一级终点风险降低了 20%（P<0.001）。总死亡率在 LCZ696 组为 17%，依那普利组 19.8%，LCZ696 使全因死亡率风险下降了 16%（P<0.001），其中使心血管死亡风险降低了 20%（死亡率 13.3% *vs.*16.5%，P<0.001）。使用 LCZ696 的慢性心力衰竭患者因心衰而住院次数减少了 21%（P<0.001），同时心衰症状和活动耐力也显著改善（P=0.001）。LCZ696 组不良反应（停止用药、症状性低血压、血肌酐 >2.5mg/dl、血钾 >6.0mmol/L 和咳嗽）的发生率低于依那普利组，而各种程度的血管神经性水肿的发生率并无显著差异。由于 LCZ696 绝对的获益，最终该试验被提前结束，并于 2015 年 7 月 8 日提前 6 周获得美国食品和药品管理局（FDA）正式批准用于射血分数降低的心力衰竭患者的临床应用。药物名称 Entresto。

2.3　LCZ696 在射血分数保留性心力衰竭中的研究

大约有一半的心力衰竭患者射血分数正常，称之为射血分数保留性心力衰竭，具有较高的发病率和死亡率，但尚缺少有效的治疗手段。

PARAMOUNT 研究[12]是一项Ⅱ期临床试验，入选 13 个国家的 308 例 NYHAⅡ~Ⅲ级、LVEF≥45%、NT-proBNP≥400pg/ml 的心衰（射血分数保留）患者，LCZ696 200mg，2 次 / 天或缬沙坦 160mg，2 次 / 天，疗程 36 周，主要终点是 NT-proBNP，左心室壁应力的变化。在 12 周时 LCZ696 组与缬沙坦组相比，NT-proBNP 明显降低，降低了 23%，而且在糖尿病患者中 NT-proBNP 水平降低更明显。此外 LCZ696 还使患者 NYHA 分级显著提高，血压降低、左心房体积下降，症状改善。耐受性好，不良反应少，考虑 LCZ696 是通过其独特的双相作用机制，抑制血管紧张素受体和脑啡肽酶，使心衰患者紊乱的神经激素状态重新达到平衡。更可贵的是仅有一例患者发生了不需要入院治疗的血管性水肿。

2.4 LCZ696在射血分数保留性心力衰竭中的正在进行的研究

鉴于PARAMOUNT研究的良好研究结果，目前正在开展的PARAGON-HF研究[13]是正在进行的另一个全球范围内的随机、对照、多中心的Ⅲ期临床研究，研究主要目的是在射血分数保留（LVEF≥45%）的心力衰竭患者（NYHA Ⅱ~Ⅳ级）中比较LCZ696和缬沙坦降低心血管死亡和总的（首次和反复发生的）心衰住院的复合终点发生率的疗效。研究计划纳入4600例受试者，研究入组标准包括年龄≥50岁，并且LVEF≥45%，同时入组之前6个月之内具有结构性心脏病（左房增大或左室肥厚的证据，目前患有症状性心力衰竭（NYHA Ⅱ~Ⅳ级），并且在第1次随访之前心力衰竭症状需要利尿剂治疗至少30天的患者。除此之外，患者还至少需要具有下列一种情况：①入组之前9个月之内因心力衰竭住院，并且第1次随访时没有心房颤动的患者NT-proBNP>200pg/ml，第1次随访时有心房颤动的患者NT-proBNP>600pg/ml；②第1次随访时没有心房颤动的患者NT-proBNP>300pg/ml，第1次随访时有心房颤动的患者NT-proBNP>900pg/ml，所有入选患者随机分配接受LCZ696 200mg bid或缬沙坦160mg bid治疗。我们也期待PARAGON-HF的研究结果。

3. 展望

随着人口老龄化的进展，心衰发病率、死亡率逐渐升高，反复住院、长期治疗造成了巨大的医疗消耗和社会经济负担，也严重影响了患者的身心健康及生存质量。目前心衰的治疗仍然是心脏科医师的难题之一，尚需新的治疗策略为心衰治疗拓展新的空间，LCZ696打破了沉寂十余年的心衰药物治疗策略，是第一个可能会重整心衰治疗框架的突破性药物，LCZ696其独特的化学结构和PARADIGM-HF试验结果的优越性，提前获得美国食品和药品管理局（FDA）正式批准用于射血分数降低的心力衰竭患者的临床应用。药物名称Entresto。LCZ696在射血分数保留性心力衰竭中的研究即PARAMOUNT研究的研究结果显示，LCZ696可以使患者NYHA分级显著提高，血压降低、左心房体积下降，症状改善。我们期待目前正在开展的PARAGON-HF研究结果，也许会扩大LCZ696在射血分数保留的心力衰竭患者的临床应用。未来LCZ696也可能会在急性心肌梗死合并心力衰竭的患者中进一步试验研究。我们期待更多、更好地研究结果，未来LCZ696有望成为慢性心力衰竭患者的标准化治疗用药。

（李占全 孟锦）

参 考 文 献

[1] McMurry JJ，Adamopoulos S，Anker SD，et al. ESC Guidelines for the diagnosis and treatment of acute and chronic heart failure 2012：The Task Force for the Diagnosis and Treatment of Acute and Chronic Heart Failure 2012 of the Eruopean Society of Cardiology.Developed in collaboration with the Heart Failure Association（HFA）of the ESC. Eur J Heart Fail，2012，14（8）：803-869.

[2] Schroten NF，Gaillard CA，van Veldhuisen DJ，et al. New roles for rennin and prorenin in heart failure and cardiorenal crosstalk. Heart Fail Rev，2012，17（2）：191-201.

[3] von Lueder TG，Krum H. RAAS Inhibitors and Cardiovascular Protection in Large Scale Trails. Cardiovasc Drugs Ther，2013，27（2）：171-179.

[4] Colucci WS，Elkayam U，Horton DP，et al. Intravenous nesiritide，a natriuretic peptide，in the treatment of decompensated congestive heart failure. Nesiritide Study Group.N Engl J Med，2000，343（4）：246-253.

[5] McMurray J，Packer M，Desai A，et al. A putative placebo analysis of the effects of LCZ696 on climical outcomes in heart failure. Eur Heart J，2015，131：54-61.

[6] Baxter GF. The natriuretic peptides. Basic Res Cardiol，2004，99（2）：71-75.

[7] Munagala VK，Burnett JC Jr，Redfield MM. The natriuretic peptide in cardiovascular medicine. Curr Probl Cardiol，2004，29（12）：707-769.

[8] Kostis JB，Packer M，Black HR，et al. Omapatrilat and enalapril in patients with hypertension：the Omapatrilat Cardiovascular Treament vs.Enalapril（OCTAVE）trail. Am J Hypertens，2004，17（2）：103-111.

[9] Rouleau JL，Pfeffer MA，Stewart DJ，et al. Comparison of vasopeptidase inhibitor，omapatrilat，and lisinopril on exercise tolerance and morbidity in patients with heart failure：IMPRESS randomized trail. Lancet，2000，356（9230）：615-620.

[10] Paker M, Califf RM, Konstam MA, et al. Comparison of omapatrilat and enalapril in patients with chronic heart failure: the Omapatrilat Versus Enalapril Randomized Trail of Utility in Reducing Events (OVERTURE). Circulation, 2002, 106 (8): 920-926.

[11] McMurray J, Packer M, Desai A, et al. Angiotensin-neprilysin inhibition versus enalapril in heart failure. N Engl J Med, 2014, 371 (11): 993-1004.

[12] Solomon SD, Zile M, Pieske B, et al. The angiotensin receptor neprilysin inhibitor LCZ696 in heart failure with preserved ejection fration: a phase 2 double-blind randomized controlled trail. Lancet, 2012, 380 (9851): 1387-1395.

[13] Vardeny O, Tacheny T, Solomon SD. First-in-class angiotensin receptor neprilysin inhibitor in heart failure. Clin Pharmacol Ther, 2013, 94 (4): 445-458.

贫血——心力衰竭干预的新靶点

贫血在心力衰竭的患者中较为常见，且与心衰严重程度和不良预后密切相关，已成为影响心力衰竭死亡率的独立危险因素[1-3]。统计学数据表明心力衰竭合并贫血的发生率在35%左右[4,5]，各研究间存在差异的主要原因为对于贫血的纳入标准不同[5]。贫血的程度与许多反映心力衰竭严重性的指标呈正相关，如NYHA心功能分级、BNP升高、左室扩张和（或）肥厚、收缩和（或）舒张功能下降、肺动脉高压、静息或运动时耗氧量下降、液体潴留以及生活质量的下降[6]。贫血在心力衰竭的发病机制、诊断和治疗中的作用正逐渐受到广泛关注，并成为心力衰竭治疗策略中新的干预靶点，本文将对心力衰竭合并贫血的发病机制、诊断及治疗策略作一简要综述。

一、发 病 机 制

1. 铁元素缺乏

小细胞低色素性贫血存在于部分心力衰竭的患者中，不同的研究报道铁缺乏的发生率存在差异，为5%到21%不等[7]。充血性心力衰竭和缺铁性贫血之间的直接关系尚不清楚，但考虑可能与以下临床情况有关：①铁吸收障碍：右心功能衰竭伴随的胃肠道淤血导致铁吸收减少；②铁利用障碍：神经体液系统的激活加速心力衰竭的进展，诱发炎症因子活化，引起肾功能下降和骨髓对促红细胞生成素的抵抗，导致铁利用障碍[8,9]；③铁生成减少：由于肾血流减少和生成促红细胞生成素的肾髓质细胞的缺氧性损伤引起心脏收缩功能恶化和肾血管收缩，导致肾脏促红细胞生成素减少，进而铁生成减少[6]；④铁丢失过多：心力衰竭患者常合并冠心病、房颤等其他心血管系统疾病，长期口服抗血小板、抗凝药物导致胃肠道长期失血，引起铁丢失过多；⑤稀释性贫血：进展期心力衰竭引起组织缺氧、前炎症因子活化和组织一氧化氮释放，导致外周血管扩张、血压下降、继发性的交感神经兴奋、心动过速、肾血管收缩、肾素-血管紧张素系统激活，液体潴留加重而出现稀释性贫血[6,10]。这一恶性循环被称为心肾贫血综合征[11,12]。

2. 炎症因子作用

炎症因子的水平与心力衰竭的严重程度呈正相关，如肿瘤坏死因子-α和白细胞介素-6，可引起内皮功能障碍、氧化应激、贫血、细胞凋亡和BNP释放[13]。炎症因子可能通过以下途径加重贫血：①铁释放减少：严重心力衰竭患者血浆中肿瘤坏死因子-α、白细胞介素-1和白细胞介素-6水平升高，促进网状内皮系统中铁的储存[14]。铁调素在肝内合成，其中铁调素-20和铁调素-25是维持和控制体内铁动态平衡的重要物质[14]。白细胞介素-6可刺激铁调素的肝内产物，导致十二指肠内铁吸收减少和铁转运蛋白表达下降，从而阻止内存铁的释放[14]。②作用于促红细胞生成素：肿瘤坏死因子-α和白细胞介素-6可通过与肿瘤因子-κB结合并激活GATA2进而抑制肾脏产生促红细胞生成素[15]。一些药物，如ACEI或ARB类药物可能通过阻断血管紧张素产物和活性进而抑制促红细胞生成素的活性和功能，也有报道在应用ACEI类药物的病例中骨髓抑制剂水平升高导致的轻度血红蛋白下降[13,16,17]。③抑制骨髓造血功能：一些炎症因子如肿瘤坏死因子-α、白细胞介素-6和白细胞介素-1的水平在老年人高发病率的疾病如动脉粥样硬化、糖尿病和肿瘤中显著升高，于此同时，贫血的发病率随年龄增长而升高，可能与造血干细胞减少、造血生长因子产物降低以及对造血因子敏感性下降有关[18]。肿瘤坏死因子-α和白细胞介素-6的水平升高还可抑制骨髓红系祖细胞的增殖[14]。

3. α促红细胞生成素抵抗

90%的心力衰竭患者存在促红细胞生成素功能缺陷[19]。促红细胞生成素是造血系统中的重要组成部分，绝大部分（90%）由肾脏皮质和外周髓质的肾成纤维细胞生成，其余由肝脏合成[10]。肾脏缺氧可刺激促红细胞生成素分泌增加，由于肾内循环中动静脉分流所致的肾脏缺氧，导致供氧矛盾并诱导生成促红细胞生成素，但在慢性肾脏疾病晚期这一反应减弱。研究表明促红细胞生成素和肾小球滤过率之间存在显著关联，提示肾功能下降在心力衰竭患者促红细胞生成素抵抗中具有重要作用[20]。心力衰竭患者晚期肾脏血流量开始下降，尤其是在应用血管紧张素转换酶抑制剂后。

4. α肾素血管紧张素系统

应用 ACEI 或 ARB 类药物可抑制促红细胞生成素的生成，证据表明其可降低血红蛋白的浓度达 0.3g/dl 以上[16]，原因可能是 ACEI 类药物对血管紧张素Ⅱ的拮抗作用，而后者可介导肾脏缺血缺氧继而诱导促红细胞生成素的生成，并且血管紧张素Ⅱ可直接刺激骨髓产生红细胞[10]。除此之外，血管紧张素转换酶的氨基酸末端催化结构域可以降解 N- 乙酰基 - 丝氨酰 - 天冬氨酰 - 赖氨酰 - 脯氨酸，后者是一种造血抑制剂[21]。然而，在多种包含不同血管紧张素转换酶基因敲除的动物模型中，这一理论并未得到证实[17]。

二、心衰合并贫血的临床特点

1. 年龄

据统计，美国 65 岁以上的老年人中有 11% 的男性和 10% 的女性患有贫血，并且这一发病率在年龄超过 85 岁的老年人中成倍增长[22,23]。老年人的贫血常伴随其他并发症，如心衰和慢性肾脏疾病。研究数据表明，心衰合并贫血的患者比不合并贫血者年龄偏大[24]，与年轻人合并贫血相反，老年人合并贫血者中男性多于女性[25]。老年人贫血的原因中营养缺乏占 34%，而慢性疾病如肾功能不全占 33%[26]。研究表明，合并贫血男性和女性死亡率均较不贫血者高 2.4 倍和 1.6 倍[22]，因此，不管是否合并心衰，贫血对于老年患者的预后均具有较强的预测价值。

2. 慢性肾脏疾病

慢性肾脏疾病（肾小球滤过率小于 60ml/(min·1.73m^2) 或者存在肾脏损伤，如肾脏结构和功能异常而不伴有肾小球滤过率的下降）和贫血是慢性心力衰竭患者中常见的合并症[2,27]。研究表明，不论是住院患者还是门诊患者，慢性心力衰竭合并慢性肾脏疾病的患者中贫血的发生率更高[2,28]。在较大的心力衰竭队列研究中也发现，血红蛋白浓度的下降与肾小球滤过率密切相关，提示肾脏在心力衰竭伴随贫血的发病机制中发挥重要作用[24,28]。

三、治疗策略

1. 补铁

2007 年，第一项关于心力衰竭补铁治疗的随机双盲的安慰剂对照研究公布结果[13]，40 个伴有铁缺乏［铁蛋白 <100μg/L 和（或）转铁蛋白饱和度≤20%］的贫血患者（血红蛋白浓度，男性 <12.5g/dl 或者女性 <11.5g/dl）接受静脉注射蔗糖铁或安慰剂治疗 5 周，每周 200mg。6 个月后发现蔗糖铁组血红蛋白浓度由 (10.3±0.6)g/dl 上升至 (11.8±0.7)g/dl，并且 NYHA 分级、左室射血分数、BNP 浓度和 6min 步行距离均得到改善（*P* 值均小于 0.01)。除此之外，蔗糖铁组的患者住院率也明显降低。FAIR-HF 研究是目前公布的有关静脉补充铁剂规模最大的临床研究，该项目入组了 459 例慢性心功能不全的患者，NYHA 分级Ⅱ~Ⅲ级，伴随铁缺乏和血红蛋白水平降低。最终得出结论在慢性心力衰竭伴随铁缺乏的患者中静脉补充铁剂可改善心衰症状、生活质量，而副作用相对较少。口服铁剂相对安全，但由于心衰患者普遍存在的不同程度的胃肠道淤血水肿，导致铁元素的吸收障碍，加之部分患者对口服补铁不能耐受，从而治疗效果欠佳。然而，目前仍需要大规模随机对照研究来继续评价补铁治疗可能存在的潜在心血管风险，如其在心力衰竭和慢性肾脏疾病中的促进氧化应激和铁超负荷所带来的弊端。

2. 促红细胞生成素

心力衰竭患者应用促红细胞生成素可改善心功能、运动耐量和生活质量，促红细胞生成素常与铁剂合用，因为两种药物的协同作用可降低促红细胞生成素的应用剂量。在一项小型研究中[29]，32 例严重心力衰竭伴轻度贫血的患者，分为治疗组和对照组，治疗组通过给予促红细胞生成素和静脉铁剂，血红蛋白浓度由 103g/L 提高到 129g/L，平均随访 8.2 个月，NYHA 分级改善 42%，左室射血分数增加 5.5%，住院天数下降 79%。Klapholz 等[30]的研究表明促红细胞生成素达贝泊汀 α（Darbepoein alfa，DA）治疗慢性心力衰竭伴贫血安全可耐受，且不增加死亡率和主要心血管不良事件的发生。

除促红细胞生成作用外，促红细胞生成素还可通过抵抗细胞凋亡和促进新生血管形成，减少心肌细胞的丢失和增加心肌的血液供应，从而改善心功能。

四、指南建议

2012 年 ESC 心衰指南指出，贫血伴有更多的症状、功能状态更差、心衰住院的风险更大、且生存率降低。对贫血患者，应进行标准的诊断检查，以通常的方式治疗可纠正的原因。静脉补铁纠正铁缺乏是对于慢性心衰合并贫血患者的一项特殊治疗手段；促红细胞生成素的补充对于不明原因贫血患者的治疗，其价值尚不确定，目前正在研究中。

2013 年 AHA 指南指出，贫血等多种常见合并症，但鉴于目前证据力度不足，并没有给予相应的防治建议。

2013 年美国心脏病患者贫血治疗临床实践指南推荐，对于冠心病住院患者，推荐采用限制性红细胞输注策略（血红蛋白触发阈值为 7~8g/dl）[弱推荐，低质量证据]；对于伴轻、中度贫血的充血性心衰或冠心病的患者，反对应用促红细胞生成素[强推荐，中等质量证据]。

2014 中国心衰指南指出，应用促红细胞生成素（Ⅱb，C）和铁剂的益处尚未明确，RED-HF 试验显示长效促红细胞生成素不能减少 HFrEF 伴轻中度贫血患者的主要临床结局（即全因死亡率或心衰恶化住院率）及次要临床结局，且增加了卒中及血栓栓塞事件。

（郑杨）

参考文献

[1] Cardoso J, Brito MI, Ochiai ME, et al. Anemia in patients with advanced heart failure. Arq Bras Cardiol, 2010, 95: 524-528.

[2] Horwich TB, Fonarow GC, Hamilton MA, et al. Anemia is associated with worse symptoms, greater impairment in functional capacity and a significant increase in mortality in patients with advanced heart failure. J Am Coll Cardiol, 2002, 39: 1780-1786.

[3] O'Meara E, Clayton T, McEntegart MB, McMurray JJ, Lang CC, Roger SD, Young JB, Solomon SD, Granger CB, Ostergren J, Olofsson B, Michelson EL, Pocock S, Yusuf S, Swedberg K, Pfeffer MA, Committees C, Investigators. Clinical correlates and consequences of anemia in a broad spectrum of patients with heart failure: Results of the candesartan in heart failure: Assessment of reduction in mortality and morbidity (charm) program. Circulation, 2006, 113: 986-994.

[4] Groenveld HF, Januzzi JL, Damman K, et al Anemia and mortality in heart failure patients a systematic review and meta-analysis. J Am Coll Cardiol, 2008, 52: 818-827.

[5] Adams KF Jr, Pina IL, Ghali JK, et al. Prospective evaluation of the association between hemoglobin concentration and quality of life in patients with heart failure. Am Heart J, 2009, 158: 965-971.

[6] Silverberg DS. The role of erythropoiesis stimulating agents and intravenous (iv) iron in the cardio renal anemia syndrome. Heart failure reviews, 2011, 16: 609-614.

[7] Nanas JN, Matsouka C, Karageorgopoulos D, et al. Etiology of anemia in patients with advanced heart failure. J Am Coll Cardiol, 2006, 48: 2485-2489.

[8] Ezekowitz JA, McAlister FA, Armstrong PW. Anemia is common in heart failure and is associated with poor outcomes: Insights from a cohort of 12 065 patients with new-onset heart failure. Circulation, 2003, 107: 223-225.

[9] Weiss G, Goodnough LT. Anemia of chronic disease. N EnglJ Med, 2005, 352: 1011-1023.

[10] Anand IS. Anemia and chronic heart failure implications and treatment options. J Am Coll Cardiol, 2008, 52: 501-511.

[11] Silverberg DS, Wexler D, Iaina A, et al. The role of correction of anaemia in patients with congestive heart failure: A short review. Eur J Heart Fail, 2008, 10: 819-823.

[12] Silverberg DS, Wexler D, Palazzuoli A, Iaina A, Schwartz D. The anemia of heart failure. Acta haematologica, 2009, 122: 109-119.

[13] Toblli JE, Lombrana A, Duarte P, et al. Intravenous iron reduces nt-pro-brain natriuretic peptide in anemic patients with chronic heart failure and renal insufficiency. J Am Coll Cardiol, 2007, 50: 1657-1665.

[14] Ganz T. Hepcidin, a key regulator of iron metabolism and mediator of anemia of inflammation. Blood, 2003, 102: 783-788.

[15] Dec GW. Anemia and iron deficiency-new therapeutic targets in heart failure? N Engl J Med, 2009, 361: 2475-2477.

[16] Le Jemtel TH, Arain S. Mediators of anemia in chronic heart failure. Heart Fail Clin, 2010, 6: 289-293.

[17] Bernstein KE, Xiao HD, Frenzel K, et al. Six truisms concerning ace and the renin-angiotensin system educed from the genetic analysis of mice.

Circ Res, 2005, 96: 1135-1144.

[18] Balducci L, Hardy CL, Lyman GH. Hemopoietic reserve in the older cancer patient: Clinical and economic considerations. Cancer control, 2000, 7: 539-547.

[19] Opasich C, Cazzola M, Scelsi L, et al. Blunted erythropoietin production and defective iron supply for erythropoiesis as major causes of anaemia in patients with chronic heart failure. Eur Heart J, 2005, 26: 2232-2237.

[20] Westenbrink BD, Visser FW, Voors AA, et al. Anaemia in chronic heart failure is not only related to impaired renal perfusion and blunted erythropoietin production, but to fluid retention as well. Eur Heart J, 2007, 28: 166-171.

[21] van der Meer P, Lipsic E, Westenbrink BD, et al. Levels of hematopoiesis inhibitor n-acetyl-seryl-aspartyl-lysyl-proline partially explain the occurrence of anemia in heart failure. Circulation, 2005, 112: 1743-1747.

[22] Izaks GJ, Westendorp RG, Knook DL. The definition of anemia in older persons. Jama, 1999, 281: 1714-1717.

[23] Price EA, Mehra R, Holmes TH, et al. Anemia in older persons: Etiology and evaluation. Blood Cells Mol Dis, 2011, 46: 159-165.

[24] Tang YD, Katz SD. Anemia in chronic heart failure: Prevalence, etiology, clinical correlates, and treatment options. Circulation, 2006, 113: 2454-2461.

[25] Guralnik JM, Ershler WB, Schrier SL, et al. Anemia in the elderly: A public health crisis in hematology. Hematology / the Education Program of the American Society of Hematology. Hematology Am Soc Hematol Educ Program, 2005: 528-532.

[26] Guralnik JM, Eisenstaedt RS, Ferrucci L, et al. Prevalence of anemia in persons 65 years and older in the united states: Evidence for a high rate of unexplained anemia. Blood, 2004, 104: 2263-2268.

[27] Kosiborod M, Curtis JP, Wang Y, et al. Anemia and outcomes in patients with heart failure: A study from the national heart care project. Arch Intern Med, 2005, 165: 2237-2244.

[28] Go AS, Yang J, Ackerson LM, et al. Hemoglobin level, chronic kidney disease, and the risks of death and hospitalization in adults with chronic heart failure: The anemia in chronic heart failure: Outcomes and resource utilization (anchor) study. Circulation, 2006, 113: 2713-2723.

[29] Silverberg DS, Wexler D, Sheps D, et al. The effect of correction of mild anemia in severe, resistant congestive heart failure using subcutaneous erythropoietin and intravenous iron: A randomized controlled study. J Am Coll Cardiol, 2001, 37: 1775-1780.

[30] Klapholz M, Abraham WT, Ghali JK, et al. The safety and tolerability of darbepoetin alfa in patients with anaemia and symptomatic heart failure. Eur J Heart Fail, 2009, 11: 1071-1077.

心力衰竭干细胞治疗进展

1. 干细胞概述

1.1 干细胞定义

干细胞(stem cells,SCs)是机体中能进行自我更新(self-renewal)和具有分化潜能(potency)并具有形成克隆能力(clonality)的一类细胞[1]。在个体发育的不同阶段和成体的不同组织中均存在着干细胞,干细胞所处的环境称之为干细胞龛(stem cell niches),为干细胞维持其干性(stemness)提供了必要的微环境。但随着年龄的增长和不同疾病状态的影响,微环境发生变化,使得干细胞的数量逐渐减少,其增殖分化的潜能也逐渐减弱[2]。因此,利用自体或异体来源的干细胞移植到衰老或病损组织器官中进行再生修复,甚至是延长人的寿命,是再生医学兴起的初衷和最终目的。

1999 年 12 月,美国科学家 Jackson 等[3]发现小鼠肌肉组织干细胞可以“转分化”(trans-differentiation)成血液细胞,进一步研究发现人多种组织或成体干细胞均可转分化为肝细胞、肌肉细胞、神经细胞等[4-6];2007 年底日本科学家 Yamanaka 等[7]利用 Oct4、Sox2、c-myc 和 Klf4 4 个因子实现成体细胞的重编程,获得诱导的多能干细胞(induced pluripotent stem cells,iPSCs),提示可以利用患者自身的成体细胞或干细胞,诱导分化成病损组织的功能细胞,用于治疗各种组织损坏性疾病,为再生医学揭开新的篇章。

1.2 干细胞分类和来源

根据分化潜能大小,干细胞可分为三大类:①全能干细胞(totipotent stem cell),指细胞经分裂和分化后能够产生完整孕体,以至最终产生全新个体(包括动物个体和胎盘)的细胞,如受精卵和早期胚胎细胞;②亚全能干细胞(pluripotent stem cell),具有无限自我复制的能力,能够形成包括生殖细胞在内的所有成体细胞类型,但不能发育成完整个体,如胚胎干细胞;③多能干细胞(multipotent stem cell),如造血干细胞,具有分化出多种细胞组织的潜能,可以分化为各种血细胞;④专 / 单能干细胞(unipotent stem cell),又称为祖细胞(progenitor),如内皮前体细胞,是由多能干细胞进一步分化而成,只能向一种类型或密切相关的两种类型的细胞分化[1,8]。

根据发育阶段,干细胞可分为两类:①胚胎干细胞(embryonic stem cells,ESCs),当受精卵分裂发育成囊胚时,将内细胞团分离出来进行培养,在一定条件下,可在体外“无限期”地增殖传代,还保持其全能性。ESCs 在培养条件下,加入白血病抑制因子,则能保持未分化状态,若去掉该因子,ESCs 迅速分化,最终产生多种细胞系,如肌肉细胞、血细胞、神经细胞或发育成“胚胎小体”[9]。②成体干细胞(adult stem cells),又称组织特异性干细胞(tissue-specific stem cells),包括神经干细胞(neural stem cells,NSCs)、造血干细胞(hematopoietic stem cell,HSCs)、间充质干细胞(mesenchymal stem cell,MSCs),表皮干细胞(epidermis stem cells)等[10]。成体干细胞可以来源于① ESCs 定向分化,或移植分化;②胚胎组织或细胞中分离培养而成;③成体组织,如脐血、骨髓、外周血、脂肪细胞、软骨等得到[11]。

干细胞移植治疗研究的两大方向是多能干细胞培养及其定向诱导分化和成体干细胞的分离培养及转分化潜能(可塑性)。ESCs 和 iPSCs 具有亚全能性,在一定条件下可以向内、中、外三个胚层的细胞和组织分化。目前,已有研究成功将 ESCs 和 iPSCs 体外定向诱导成目的细胞类型如心肌细胞、内皮细胞等进行移植治疗研究,并能够表达目的细胞的特异性标志物[12,13]。然而 ESCs 和 iPSCs 应用的限制包括致瘤性、免疫排斥和伦理道德争议等。

成体干细胞具有广阔的应用前景,因具有多向分化潜能甚至可跨胚层分化,在体外可诱导分化成许多类型的细胞,没有免疫排斥和伦理学的困扰,此外来源广泛,分离提取相对便捷,因此更易应用于临床。成体组织干细胞为组织缺损、功能障碍、遗传缺陷的细胞替代治疗提供了全新的细胞来源和技术方法。

1.3　干细胞生物学特征

干细胞具有以下生物学特点：①在一定条件下始终保持未分化或低分化状态；②具有自我更新能力；③能无限制或较长期分裂增殖；④具有多向分化潜能，能分化成不同类型的组织细胞，尤其是成体干细胞具有一定的跨系、甚至跨胚层分化的潜能；⑤在机体中的数目、位置相对恒定；⑥分裂的慢周期性，绝大多数干细胞处于 G_0 期；⑦通过两种方式分裂，对称分裂和不对称分裂，前者形成两个相同的子代干细胞，后者形成一个子代干细胞和一个功能细胞[14]。

2. 干细胞治疗心衰的理论基础

2.1　再生与修复

狭义的再生指生物的器官损伤后，长出与原来形态功能相同的结构的现象，如壁虎的尾、蝾螈的肢，在失去后又可重新形成，海参可以形成全部内脏，水螅、蚯蚓、蜗虫等低等动物的每一段都可以形成一个完整的个体等。但是从广义的角度来看再生是生命的普遍现象，从分子、细胞到组织器官都具有再生现象[14]。

再生的形式包括：①生理性再生，即细胞更新，如人体内每秒约有 600 万个新生红细胞替代相同数量死亡的红细胞；②修复性再生，许多无脊椎动物用这种方式来再生失去的器官，如壁虎的尾和蝾螈的肢；③重建，是人工实验条件下的特殊现象，如将水螅的部分组织分散成单个细胞悬液，在几天至几周以后，这些细胞聚集形成一条新的水螅；④无性繁殖，指不经过雌雄两性生殖细胞的结合、只由一个生物体产生后代的生殖方式[15]。

现在普遍认为再生是细胞去分化、迁移和增殖的有机组合，而不是单纯的细胞补充或增殖。如蝾螈的前肢被切除后，再生经历以下过程：①伤口处细胞通过变形运动移向伤口，形成单层细胞封闭伤口，这层细胞称为顶帽；②顶帽下方的细胞，如骨细胞、软骨细胞、成纤维细胞、肌细胞和神经胶质细胞迅速去分化，形成胚芽；③胚芽内部缺氧导致 pH 下降，从而提高溶酶体的活性，促进受伤组织的清除；④胚芽细胞加快分裂和生长，最终分化构成一个新的肢体[16]。

修复是指损伤造成机体部分细胞和组织丧失后，机体对所形成缺损进行修补恢复的过程。修复能够有效地遏制损伤的进展，保持组织器官形态的完整性和维持其基本功能。如皮肤损伤后伤口中的血液和渗出液中的纤维蛋白原很快凝固形成凝块，有的凝块表面干燥形成痂皮，起着保护伤口、保持皮肤完整性的作用。随后伤口中肉芽组织增生并随着胶原纤维的增多而形成瘢痕，因瘢痕修复不能再生皮肤附属器（毛囊、汗腺及皮脂腺）和神经，皮肤原有的部分功能并不能完全恢复。因此修复具有两面性，要获得良好的再生修复效果，必须促进良性修复而抑制病理性修复过程。

2.2　干细胞心肌再生

充血性心力衰竭（congestive heart failure，CHF）是多种心脏疾病的终末阶段，病死率和致残率极高。急性心肌梗死（acute myocardial infarction，AMI）以及其他各种心脏疾病通过坏死或凋亡等途径导致心肌细胞数量减少，由于心脏是一个终末分化的器官，心肌细胞仅具有极其微弱自我更新或再生能力[17]，因此心肌细胞缺失后往往被纤维化瘢痕替代，启动病理性修复和反应性修复过程，并伴随神经和内分泌机制的参与，即心肌重塑过程，最终导致 CHF 或死亡。尽管新近有证据显示 AMI 后梗死周边部分心肌细胞可以再次进入细胞周期，发生分裂现象，但是这种内源性的自我修复机制极其微弱，根本不足以修复有临床意义的病变[18]。由于心肌细胞得不到有效的修复，CHF 的治疗甚为困难，尽管血管紧张素转化酶抑制剂和 β 受体阻滞剂的应用增加了 CHF 患者的存活率，但是其 5 年存活率仍然不足 50%；冠状动脉血运重建（包括冠脉介入和搭桥）可以使缺血性心脏疾病所致的 CHF 得以改善，但是并不适合所有患者。左室辅助装置的研发和心脏移植的开展为 CHF 的治疗带来一线希望，但是高昂的费用、供体的限制和免疫抑制剂的副作用等都限制了其应用前景。因而 CHF 的治疗需要一种全新而有效的方法。

而近年来有关干细胞研究的进展使人们对干细胞治疗心肌梗死后心衰寄予了厚望，尤其是成体干细胞的“可塑性（plasticity）”或“转分化”潜力以及终末分化细胞“重编程（reprogramming）”为多能干细胞甚至是直接重编程为目的细胞的研究给临床医师以启示。我们早期的研究表明，将带有荧光标记的猪骨髓间充质干细胞注射至猪急性心肌梗死模型中，6 周后心肌组织病理学分析中可见有移植干细胞存活并表达心肌特异性标志物 cTnT，证明移植后的干细胞能够转分化为有功能的心肌细胞[19]。国际上也有利用 ESCs 或 iPSCs 体外诱导分化为心血管组分细胞进行心肌梗死后移植治疗的临床前研究，期望利用外源性输注干细胞或诱导的心肌细胞补充心肌梗死后丢失的心肌细胞、内皮细胞和平滑肌细胞等，这一系列的临床前研究获得了令人鼓舞的成果，引发了干细胞临床研究的热潮，也奠定了干细胞移植治疗心血管疾病的理论基础[20,21]。

2.3 细胞融合

虽然有证据表明成体干细胞如 MSCs 可体外诱导成心肌样细胞，我们组早期的研究也发现经 5- 氮胞苷诱导后，各代间充质干细胞均可分化为心肌样细胞，具备典型的心肌细胞结构，然而后续的研究表明这种转分化而来的心肌样细胞并不能持续维持表型和功能[22]。而移植后的干细胞的滞留率和分化为目的细胞的数目很低，移植后 6 周在心肌梗死周边区检测仅有 0.5%~3.5% 的移植细胞残留[23]。近年来发现部分移植后的 MSCs 能够与受体心肌细胞相融合，能够起到一定的心肌保护作用[24,25]。新近证据表明，在大鼠梗死心肌局部约有 9.39% 的心肌能够与血循环中的干细胞进行融合，使得融合后的心肌细胞重新进入分裂周期，促进心肌细胞增殖，起到保护心功能的效果[26]。

2.4 旁分泌作用

旁分泌（paracrine）是指细胞产生的激素或调节因子通过细胞间隙对邻近的其他细胞起调节作用的现象。干细胞尤其是间充质干细胞具有强大的旁分泌活性，可分泌多种细胞因子、趋化因子、生长因子等促进心功能的恢复。其作用可包括促进心肌细胞存活，增强其抗凋亡能力、促进血管新生、促进循环中干细胞归巢以及激活内源性干细胞进行修复等[27,28]。这一作用机制一定程度上解释了干细胞移植后虽然滞留率和存活率低但疗效仍然明显的问题。

综上，移植的干细胞通过多种机制，包括转分化、细胞融合、旁分泌等，达到再生修复心肌细胞、促进血管新生最终改善心功能的目的（图 1）。

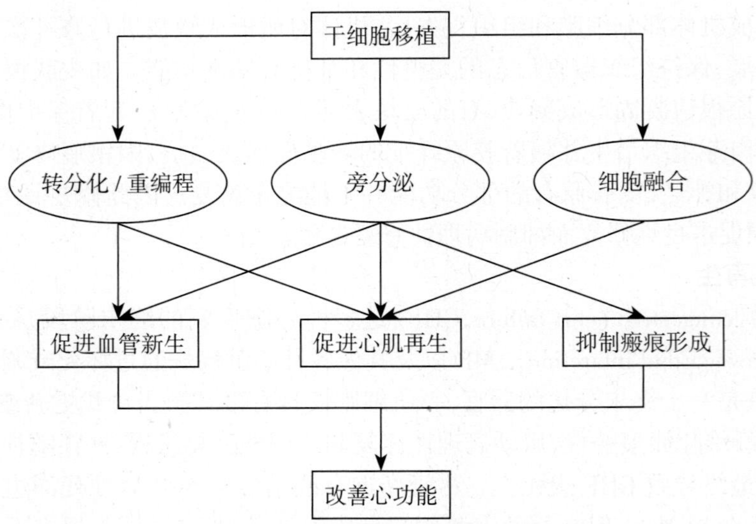

图 1 干细胞治疗心衰的作用机制

3. 干细胞移植治疗心力衰竭的研究进展

目前干细胞移植治疗 CHF 的动物实验和临床试验基本上涉及各种常见原因所致的 CHF，包括严重心肌梗死或缺血性心肌病所致的缺血性心衰、阿霉素所致药物性心衰和扩张型心肌病所致心衰等。其中心肌梗死后引起的心衰最为常见，也是临床前和临床研究的焦点，因此本章主要讨论干细胞移植治疗缺血性心力衰竭的研究进展。

3.1 概述

传统观点认为哺乳动物心肌细胞自出生后没有再生能力，病理状态下残余的心肌细胞通过细胞肥大来代偿心功能。2009 年，Bergmann 等[17]通过冷战期间原子弹爆炸时产生的整合到人类心脏细胞 DNA 中的 C14，建立人类心肌的年龄，证实心脏是不断更新的器官，在人的寿命中大约有 50% 的心肌细胞被更新。虽然心肌细胞自我更新的速度在 AMI 后可增加 38.2 倍[29]，不过这种分裂能力仍极其有限，不足以弥补大量坏死丢失的心肌。因此在过去几十年里，干细胞移植治疗被认为是能够真正意义上再生修复梗死心肌，逆转心功能的潜在治疗方式。而人们最为关心的问题就是移植的干细胞在心肌微环境中是否可以分化为心肌细胞和血管结构，以及这些干细胞是否真的能改善心功能以及预后。

最初，基于骨骼肌细胞和心肌细胞的相似性，人们尝试将骨骼肌成肌细胞（skeletal myoblasts，SMs）移植到梗死区域，发现能够提高心脏收缩能力[30]，然而临床研究发现移植后的骨骼肌细胞会引发心律失常[31]，因而被限制继续使用。另一方面，骨髓干细胞，包括造血干细胞、骨髓单个核细胞和间充质干细胞等也被尝试用于心肌梗死和心衰的移植治疗。在近一二十年，大量临床前研究取得了令人鼓舞的成果，Tomita 等[32]证实骨髓 MSCs 体外经 5-azacytidine 诱导下分化成为有肌管样结构、表达肌钙蛋白 I 和心肌肌球蛋白重链的心肌样细胞，标记后直接注入冻伤的心肌坏死瘢痕中，8 周后左室收缩功能改善，心肌瘢痕中有标记阳性的心肌细胞，并有大量新生血管网形成。Jackson 等[33]对经致死放射剂量照射的小鼠移植 Lac-Z 转染的骨髓来源干细胞，移植 10 周后左前降支冠脉结扎 60min 制备成心肌梗死模型。梗死后 2~4 周发现梗死区 0.02% 心肌细胞和 1%~2% 血管内皮细胞呈 Lac-Z 阳性，说明骨髓干细胞能定向迁移至梗死区并分化形成心肌细胞和血管内皮细胞。证明干细胞无论是在体外诱导下还是在梗死心肌中，均能横向分化为心肌细胞和血管。这些体外试验和动物实验结果掀起了利用骨髓来源干细胞移植治疗心肌梗死和心衰的临床研究热潮。

2001 年，Hamano 最早利用骨髓干细胞移植治疗了 5 例缺血性心脏病患者，其中 3 例患者心肌灌注得到改善[34]。然而后续的临床研究结果并不尽如人意，虽然骨髓干细胞移植的安全性得到了肯定，但其疗效却不明显，不同研究之间得到相悖的结果[35-37]。2012 年，美国堪萨斯大学医学中心 Buddhadeb Dawn 教授课题组于 *Circulation* 上发表一篇纳入 50 个试验共 2625 例进行了骨髓干细胞移植的缺血性心脏病患者的荟萃分析显示出阳性结果，LVEF 升高 3.96%[38]。这一结果引发广泛关注，同时也引起不少争议。2014 年的另一篇荟萃分析纳入 22 个试验，利用 MRI 评估心功能情况，结果发现 LVEF 并无改善，但能够抑制心脏重塑[39]。最近，Buddhadeb Dawn 教授课题组结合新近完成的多项临床研究结果，对 48 个随机对照试验（RCT）进行荟萃分析，共纳入 2602 例患者，是目前为止针对干细胞治疗心血管疾病纳入研究规模最大的系统综述。分析表明，与对照组相比，BMC 移植治疗可改善左室射血分数 2.92%（95%CI：1.91~3.92，P<0.00001），梗死面积减小 2.25%（95%CI：−3.55~0.95，P=0.0007），左室收缩末容积减少 6.37ml（95%CI：−8.95~3.80，P<0.00001），左室舒张末容积也有下降趋势（-2.26ml，95%CI：−4.59~0.07，P=0.06）。亚组分析提示，与进行介入治疗的假手术对照或 MRI 检测作为评价终点的研究比较，BMC 移植治疗的获益仍然有统计学意义，去除部分偏倚较大的研究不影响结果。此外，研究还发现，在心肌梗死急性期（<48 小时）进行干细胞移植，对于减小梗死面积更有效，而在慢性期（心肌梗死后 3~10 天）移植则改善心室收缩功能更明显。对于临床结局，骨髓干细胞移植治疗能够降低全因死亡率、再发心肌梗死、心率失常和脑血管事件的发生率，这些获益对于急性心肌梗死和慢性缺血性心脏病患者差异不大[40]。虽然对于骨髓干细胞移植治疗心肌梗死和心衰的有效性学术界仍有争议[41]，但我们可以看到是骨髓干细胞移植治疗是安全的，然而目前疗效仍不能令人满意，需要更加深入的研究进一步提高其疗效。

近年来，随着干细胞研究的迅猛发展，许多新的干细胞类型也被用于治疗心力衰竭，如内皮祖细胞（endothelial progenitor cells，EPCs）、心脏干细胞（cardiac stem cells，CSCs or cardiac progenitor cells，CPCs）、胚胎干细胞（ESCs）和诱导的多能干细胞（iPSCs）及其定向分化的心血管细胞等。然而这些细胞大多处于临床前动物研究阶段，仅有少数进行了一些小规模的临床试验，结果的差异性也较大[39]。此外，目前尚无严格的头对头的临床试验比较骨髓来源干细胞与这些新型干细胞移植治疗疗效的优劣，因此仍不能做出哪类干细胞最优的结论。但是这些努力为改善干细胞移植疗效指明了方向，也肯定了干细胞治疗缺血性心脏病的应用前景。

3.2 干细胞类型和特性

迄今已有多种类型干细胞在动物实验和临床试验中被用于移植治疗心血管疾病，但是哪一种才是最佳尚无定论。每一种干细胞都有其自身的优劣，但是相关的比较研究很少。各类干细胞的特性和目前临床研究所处的阶段如表1所示[42]。理想的供体干细胞应该符合伦理道德和社会规范的要求，来源广泛、取材方便，免疫排斥小，并且安全有效。

表1 用于移植治疗心衰的干细胞类型及其特性和临床研究阶段

特征	SMs	BMMNCs	HSCs	EPCs	MSCs	CSCs	ESCs	iPSCs
细胞来源	局限	局限	局限	局限	广泛	局限	局限	广泛
取材有创性	创伤小	创伤小	创伤小	创伤小	创伤小	创伤大	无	无
心肌分化	不能	较低	不能	内皮分化	较低	较强	可诱导	可诱导
旁分泌能力	弱	较强	较强	较强	强	较强	较强	较强
免疫排斥	无	无	无	无	无	无	有	有
致瘤风险	无	无	无	无	无	无	有	有
致心律失常	有	无	无	无	无	无	有	有
改善心功能	有改善	有改善	有改善	有改善	有改善	有改善	有改善	有改善
伦理问题	无	无	无	无	无	无	有	无
临床研究阶段	2期	3期	2期	2期	3期	2期	临床前	临床前

注：SMs：骨骼肌成肌细胞；BMMNCs：骨髓单个核细胞；HSCs：造血干细胞；EPCs：内皮祖细胞；MSCs：间充质干细胞；CSCs：心脏干细胞；ESCs：胚胎干细胞；iPSCs：诱导的多能干细胞

(1) 骨骼肌成肌细胞(skeletal myoblast，SMs)：SMs是成熟骨骼肌纤维基膜下处于静止状态的一类原始细胞，移植到心肌梗死瘢痕区后分化为肌管并保留骨骼肌特征，且具有耐缺血和抗疲劳的特点，然而肌管不能和宿主心肌细胞形成电机械耦联，从而提供了心律失常的基质，限制了其进一步应用于临床[43,44]。

(2) 骨髓单个核细胞(bone marrow mononuclear cells，BMMNCs)：因其内细胞含量丰富，且含有多种干细胞类型，如造血干细胞、内皮前体细胞和少许的间充质干细胞，同时具有取材方便和无需体外扩增的优势，故广受欢迎。鉴于这些优势，BMMNCs成为临床试验中最常用的供体细胞。

(3) 间充质干细胞(mesenchymal stem cell，MSCs)：骨髓主要包括造血干细胞(HSCs)和非造血细胞。非造血细胞充当HSCs在骨髓腔中的生长微环境，包含内皮细胞、成纤维细胞、脂肪细胞和MSCs。Friedenstein等[45]于1970年发现MSCs在特定条件下可以分化成多种中胚层来源的细胞，故又称之为“成纤维细胞样克隆形成细胞(clony-forming units-fibroblast，CFU-F)”。随后研究发现在脐带血、外周血、胎肝、皮肤真皮层，甚至是软骨中也存在MSCs。由于取材方便、可以自体移植且不存在伦理争议，骨髓已经成为MSCs的最常见来源。MSCs只占骨髓中MNCs含量的0.001%~0.01%，大部分MSCs处于静止期(G_0/G_1)，只有约10%处于增殖期，提示MSCs有强大的分裂增生潜能[46]。

目前对于MSCs的表面标记尚没有一致看法，比较相近的认识是MSCs不表达分化相关的标记如Ⅰ、Ⅱ、Ⅲ型胶原和碱性磷酸酶，也不表达造血干细胞的标记CD34和CD45。目前已证实的MSCs表面标记有SH-2、SH-3、SH-4、SB-10、CD29、CD71、CD90、CD10b、CD120a、CD124、CD166等，人MSCs还表达Stro-1。

MSCs具有强大的免疫调节能力，基本无免疫排斥风险因而适合于异体移植，此外，其旁分泌能力强，移植后可向心肌梗死微环境释放数百种调节蛋白和RNA等，起到缓解氧化应激、降低炎症反应、改善心肌梗死微环境的作用[27]。这是其相较于其他类型干细胞的突出优势。

(4) 造血干细胞(hematapoietic stem cells，HSCs)：在成年动物的造血组织中，HSCs数量极少，约占骨髓MNCs的0.5%。HSCs是不均一的细胞群，能分化形成多系定向祖细胞、红细胞、粒-单核系祖细胞、巨核系祖细胞和T/B淋巴系祖细胞，并进一步形成各类终末血细胞释放入外周循环。目前认为HSCs表面标志是CD34/CD45/AC133/Sca-1，研究表明HSCs还能横向分化为非造血细胞，如破骨细胞、肥大细胞和表皮细胞等。

Jackson 等[33]率先发现 HSCs 移植后在梗死心肌边缘可以获得心肌表型，然而后续研究发现 HSCs 在心脏中不能分化为心肌细胞，在所有观察时点，供体细胞始终表达造血细胞标志[22,47]。因此就 HSCs 在心肌再生中的实际作用和机制尚无定论。

(5) 内皮前体细胞（endothelial progenitor cells，EPCs）：内皮细胞系与造血细胞系具有同源性，它们共同来源于中胚层的成血液血管母细胞。成年外周血中的 $AC133^+$ 细胞可沿着内皮细胞和造血细胞两条路线分化，说明出生后体内也存在 EPCs。因缺乏特异的表面标记，对 EPCs 的鉴定标准尚未完全统一，目前将 CD34、VEGF 受体 2、AC133 作为相对特异的标记组合来筛选 EPCs。

无论是体外还是在体移植实验均表明 EPCs 具有无可争辩的血管再生能力，这是 EPCs 用于治疗缺血性疾病的最大优势。虽有研究显示 EPCs 可以横向分化为心肌细胞[48]，然而临床研究显示其心肌再生能力仍有争议，获益主要因其旁分泌和促血管新生作用[49]。

(6) 心脏干细胞（cardiac stem cells，CSCs）：近年研究表明心肌内存在心肌干细胞，主要分布于左室心尖部和心房组织，这类干细胞能分化为心肌细胞或形成血管，动物实验显示在梗死心肌内注射这些细胞能改善心功能和形成血管[50,51]，揭示心肌干细胞具有潜在应用价值。然而心脏干细胞取材较困难，需进行有创的组织活检，因此限制了其大规模临床应用。目前利用心脏干细胞移植治疗的临床研究仍很少，其疗效有待进一步确定。

(7) 胚胎干细胞（embryonic stem cells，ESCs）：最显著特点是其分化的全能性，有证据表明 ESCs 分化的心肌细胞移植后可以和宿主心肌细胞形成电耦联[52,53]。理论上来说，研究者可以从 ESCs 中获取无限多的心肌样细胞，然而有关的伦理和社会问题尚未得到解决，另外可能的成瘤性和免疫排斥反应也限制其应用于临床环境中[7,54]。近年来，也有尝试将 ESC 体外分化为心肌前体细胞后再进行移植，动物实验取得了良好的效果，然而也有导致心律失常的风险[12,55]。

(8) 诱导的多能干细胞（induced pluripotent stem cells，iPSCs）：iPS 技术的发明，给干细胞再生医学带来无限可能，因为其可实现体外无限扩充目的细胞而又避免了 ESCs 的伦理问题。多项包括大动物的临床前研究显示，将 iPSCs 或其分化的心血管细胞移植到梗死心肌局部，可以促进心肌再生和血管新生，改善心功能[13,56]。尽管如此，iPSCs 的应用仍然面临不少挑战，包括免疫排斥[57]和潜在的致瘤风险[58]。最近已有相关研究针对性地解决这些问题，相信未来 iPSCs 在治疗心力衰竭中有良好的应用前景[59-61]。

3.3 移植途径

干细胞移植路径包括心肌内注射、经冠状动脉内注射、经静脉注射，其中心肌内注射分为直视下心肌内注射和经导管心肌内注射。

(1) 心肌内注射：早期的干细胞移植路径主要是开胸直视状态下直接心肌内注射，该法的优点是：①定位准确，可以准确地将细胞注入靶目标区；②便于检测，因细胞局限于注射点，从而便于分析和检测；③量化准确，进入心脏的实际细胞数明确。然而，直接利用注射针行局部注射仍然会有少量细胞渗漏，且绝大部分的细胞在注射 2 周后丢失，滞留率不足 5%[62,63]。2007 年，Zhang 等[64]研究发现，利用体外循环支持下心脏停跳时进行心肌内注射干细胞可提高心内滞留率（注射后 3 天滞留率由 0.07 提升至 0.15）。

因临床的开胸条件主要是在冠状动脉旁路移植术（coronary artery bypass grafting，CABG），而 CABG 只适用于少数心肌梗死患者，所以开胸心肌内注射干细胞应用受限。因此近年来陆续研发出经导管心肌内注射方法，而无需开胸手术，从而达到微创、安全的优点。这些方法主要包括：①在心腔内电机械图指引下确定注射靶点[53]，应用特制的 NOGA 导管从心内膜面将干细胞注射到靶点，具有良好的可视性、稳定性和精确性[65]；②MRI 指引导管将铁纳米颗粒标记的干细胞精确注射至梗死区和边缘，可以动态清晰的显示梗死心肌和正常心肌，以及标记细胞在心脏中的位置[66]；③在血管内超声导管指引下，穿刺导管透过冠状静脉壁将细胞注射入心肌内[67]。

(2) 经冠状动脉注射：临床很多心肌梗死患者适合 PCI，在 PCI 过程中经开通后的梗死相关动脉注入干细胞，干细胞可以经特异性信号受体识别透过毛细血管壁，进入心脏间质，使得干细胞均匀分布于梗死区和周边区。其最大优点是利用既有的介入通道、无需额外创伤，时间较短、技术简单。2002 年，Strauer

等[68]首次成功进行人冠脉内移植干细胞临床试验，此后经冠脉移植干细胞是心肌再生研究中最常用的一种途径。

但是经冠脉输注的干细胞因血流的冲刷作用，只有小部分进入心脏发挥作用，如何量化迁移至心脏中的干细胞是个亟待解决的问题。我们研究发现经冠脉输注同位素标记的猪自体骨髓来源的 MNCs，1 小时后应用双核素 SPECT 活体检测，有(6.8±1.8)% 的标记细胞滞留于心脏中，并且这些细胞只定植于梗死区和梗死周边区，而不向正常心肌迁移，说明心肌梗死区域存在一定的诱导信号吸引干细胞向该区域趋化；此项研究首次证实梗死区大小和迁移进入心脏的干细胞数量成显著的正相关。

(3) 经静脉注射：经外周静脉注射移植干细胞无疑是所有细胞移植途径中最便于实施的，也是对患者来说是创伤最小的。然而，数个在人体内的实验表明，通过静脉输注干细胞几乎未能检测到心肌内的干细胞滞留，而大部分移植细胞损失在肺循环中[69,70]。进一步研究发现，提高外周静脉注射移植细胞的心肌内滞留的关键是提高移植干细胞的归巢能力。当发生心肌梗死时，心脏内的一些化学诱导分子的表达量会增加，如基质细胞衍生因子 -1（stromal cell-derived factor-1，SDF-1）[71]、单核细胞趋化因子 -1（monocyte chemotactic protein，MCP-1）[69]和单核细胞趋化因子 -3（MCP-3）[72]，促进细胞聚集在损伤区域。通过提高心肌 SDF-1 的表达水平或上调移植 MSCs 表面 SDF-1 特异性受体（CXC chemokine receptor 4，CXCR4）的水平，能够增加移植后细胞的归巢效率，并且进一步改善心功能[71,73,74]。类似地，上调心肌局部 MCP-1 的水平也能增加移植细胞向梗死局部的归巢[72]。此外，一些促生长的因子，如干细胞因子、血管内皮生长因子、粒细胞集落刺激因子、胰岛素样生长因子、肝细胞生长因子等均能促进移植细胞的归巢能力[75]。今后还需进一步探索更高效的促进细胞归巢的方法，以及对不同类型的干细胞的作用效果。

另外有研究尝试将干细胞经冠状窦回灌入冠脉系统，在动物实验和 14 例稳定心绞痛患者，应用该法注入自体新鲜骨髓，未发生不良事件和并发症。随访时发现心肌灌注显著改善，冠脉造影显示侧支显著增加[76,77]。

3.4 移植时机

干细胞移植应当在什么时候进行才能使机体获益最大？这一直是细胞移植领域倍受关注的问题。移植时机的选择对于干细胞的迁移、生存和分化具有十分重要的作用，然而很少有研究对各种候选患者的最佳移植时机进行详尽的探索。

(1) 早期移植：主要是指于心肌梗死即刻至 1 周左右移植干细胞。理论上，在梗死后早期由于炎症反应极为强烈不适宜干细胞存活和发挥生物学作用。Li 等[78]表明心肌冻伤后 2 周移植干细胞是最佳时机，结果优于损伤后即刻移植组和 4 周移植组。Janssens 等[37]的研究和 REPAIRMI 试验[79]进一步表明在梗死后 24 小时移植干细胞未见显著的功能学获益。这两项试验均证实梗死后早期移植干细胞并不能带来相应的获益。而 Ge 等[80]选取发病在 24 小时内的 AMI 患者，在急诊 PCI 过程中经冠脉移植自体 MNCs，随访 6 个月时发现移植组 LVEF 增加、EDV 未显著扩大，第一次表明梗死后早期移植干细胞也能获益。

(2) 中期移植：一般指梗死 1 周后直至梗死瘢痕形成前这一段时间，在这段时间内炎症反应逐渐减弱，瘢痕尚未形成，从而有利于移植细胞的存活和发挥作用。Meta 分析显示，在心肌梗死后 3~10 天移植骨髓干细胞的效果优于心肌梗死后 48 小时内移植组[40]。因此目前大多数临床试验都选择该时间段作为移植时机。

(3) 晚期移植：主要指梗死瘢痕形成后的阶段，理论上来说，在这个时间段移植细胞，由于瘢痕区缺乏血供，不利于移植细胞的存活；另外由于瘢痕限制了干细胞和宿主心肌细胞的连接，容易形成“细胞岛”而提供心律失常的基质。有鉴于此，目前针对该时间段移植干细胞的实验较少。但 IACT 试验[81]表明在陈旧性心肌梗死患者（5 个月 ~8.4 年），经冠脉移植自体骨髓单个核细胞后随访 3 个月，梗死面积减小 30%，LVEF 增加 15%，梗死区室壁运动速率显著增加到 57%，运动耐量增加，而对照组则未见相应的获益。这一研究表明在陈旧性心肌梗死患者，尽管有瘢痕的形成，移植干细胞仍然获益，使得适合干细胞移植的患者人群得以扩展。

由于入选病例情况不同、随访时间长短不一、移植细胞类型不同、实验设计不同等因素，导致以上对于最佳移植时机的研究结果截然不同。另外，不同疾病状态下心肌微环境不同，即使是同一疾病的不同阶段，心肌内微环境也不相同，因此对于这些各不相同的情况下的最佳移植时机，应该考虑进行个体化研究和进一步深入探索。

3.5 移植剂量

确定最优使用剂量是新药研发的重要一步，然而这对于干细胞这类生物制剂来说显得并不容易。起初人们以为移植的干细胞数量会与移植疗效呈正相关，然而许多临床前研究和后续的临床试验却得出不一致的结论，甚至得出相反的结论，使得这一问题变得更加复杂[82]。2008 年，Halkos 等[83]比较了 3 个不同剂量（1×10^6、3×10^6 和 10×10^6）的异体 MSC 静脉移植治疗猪急性心肌梗死模型，发现疗效与剂量呈正相关。然而 Hashemi 等[84]研究发现经心内膜心肌注射低剂量 MSC 组（24×10^6）能够减小梗死面积而高剂量组（440×10^6）则未见明显疗效。近年来数个临床试验也比较了干细胞移植剂量与疗效之间的关系，Losordo 等[85]进行了一项 2 期前、双盲、安慰剂对照的随机临床试验比较 3 个剂量组（5×10^4、1×10^5 和 5×10^5/kg）的自体 CD34 干细胞经导管心肌内注射移植共 24 例患者的疗效，并未发现有组间差异。随后他们将样本量扩大至 167 例随机分为 1×10^5 和 5×10^5/kg 两个剂量组，结果发现低剂量反而疗效更加明显。2012 年，POSEIDON 试验[86]比较了 20×10^6、100×10^6 和 200×10^6 个 MSCs 的移植疗效，结果是低剂量组 20×10^6 疗效最佳。从这些临床前研究和临床研究结果可以看出，不同研究得出的最佳治疗剂量并不一致，其剂量与疗效的关系也不统一，这可能与不同研究之间所用细胞类型和移植途径不同有关，也与不同个体不同疾病状态有关，因此关于是否有“最优剂量”的问题仍有待进一步探究。

3.6 适应证

AMI 和缺血性心肌病的一部分患者，有大量顿抑或冬眠心肌，若能及时进行血运重建治疗，这部分心肌可逐渐恢复功能，这些患者的心功能也将明显改善。对于这类患者，干细胞移植获益不大。

而对于血运重建较晚或血运重建治疗后心功能仍然明显受损的心肌梗死患者或缺血性心肌病患者，则适合干细胞移植。而且当心功能受损程度越重时，干细胞移植效果越明显[36,87,88]。

另外扩张型心肌病 CHF 患者，是干细胞移植治疗的适应证，但是何种情况的 CHF 适宜移植尚没有相关研究。Agbulut 等[89]证实在阿霉素诱导的扩张型心肌病小鼠，心肌内注射 MNCs，多个时点连续取材直至 2 周，检测表明 MNCs 组有部分移植细胞呈心肌表型。该实验初步表明干细胞在药物性心肌病心衰中有应用前景。

4. 心力衰竭干细胞治疗的新策略

近年来随着越来越多临床研究显示，目前干细胞移植后对心衰的心功能提高和抑制心脏重塑的疗效并不明显，疗效不尽如人意，其核心问题是移植细胞在宿主体内的靶器官（心脏）的滞留率和存活率低，导致治疗的长期疗效甚微[90-92]。因此，近年来针对这一问题，国内外的科学家对如何提高干细胞移植后的滞留率和存活率进行了许多研究，探索出了许多有启发意义的思路，包括细胞预处理、优化心肌梗死局部微环境、联合基因治疗或组织工程技术、外泌体移植治疗等方法，部分研究也取得了一些可喜的成果[42]。

4.1 细胞预处理

移植后干细胞存活率低的一个主要原因是梗死区域的缺血、缺血/再灌注损伤，引发强烈的炎症反应、氧化应激等反应，其微环境极其恶劣，导致干细胞在移植后大量死亡[93]。而在移植前对细胞进行预处理使其增强对抗恶劣微环境的能力是提高移植细胞存活率的一个可行方法。研究表明，在细胞移植前采用低能激光、热休克、低氧等方法处理干细胞，可促进细胞增殖，对缺血缺氧、炎症、氧化应激等不良微环境耐受性增强，提高细胞的抗凋亡能力从而改善干细胞的移植疗效[94,95]。此外，我们的研究发现阿托伐他汀预处理可以提高 MSCs 表面 CXCR4 的表达，进而增强 MSCs 的抗凋亡、迁移和归巢能力，并通过改善梗死心肌中炎性因子的表达，进一步改善心肌梗死后心功能[96]。

4.2 优化心肌梗死微环境

如前所述，由于梗死区域微环境极其恶劣，严重影响细胞存活率。因此，除了以上通过改良移植细胞自身的条件外，还可通过改善心肌梗死局部微环境以提高移植细胞的存活并促进其分化。

(1) 抗氧化剂：梗死区域的氧化应激是由于受损心肌释放出大量活性氧自由基（reactive oxygen

species,ROS)所致[97]。这种高 ROS 水平的微环境,无论是对梗死区域的残留心肌还是移植干细胞均有极大的危害[98,99]。研究表明,增加移植局部的抗氧化剂水平,如 SOD,能改善移植干细胞的存活率,促进细胞的增殖[100,101]。Drowley 等[102]研究也发现提前在梗死区域注射 n- 乙酰半胱氨酸,也可明显改善移植的成肌细胞的存活。此外,由于 ROS 主要来自于线粒体,因此通过调节线粒体释放过氧化物过程中的关键调控因子硫氧化蛋白还原酶 -2(thioredoxin reductase-2),也能很好地降低梗死局部氧化应激水平[103]。

(2) 促血管生成因子:发生急性心肌梗死后,心肌梗死局部缺血缺氧,心肌微循环损害,不利于移植细胞的存活,因此通过加入外源性促血管生成因子,如血管内皮生长因子(VEGF)、缺氧诱导因子 -1α(HIF-1α)等是改善心肌微环境的另一方法。Retuerto 等[104]在细胞移植前利用含有 VEGF 基因预处理的腺病毒处理梗死区域,发现可明显提高移植细胞存活率。然而,促血管生成因子的过度表达同时也会增加肿瘤生长的风险[105,106],因此需要进一步研究促血管生成因子的合理剂量,达到改善细胞存活的最佳效果同时避免肿瘤形成的风险。

(3) 药物的保护作用:随着人们逐渐认识到改善梗死心肌局部微环境对提高移植干细胞存活率及长期疗效的重要作用,越来越多的证据显示了药物治疗也是能够改善心肌微环境、调节移植干细胞功能的一个有效方法,并且这些方法具有更强的临床可行性。降脂药他汀类和某些中药有类似的多种效应功能,包括保护内皮功能、缩小 AMI 冠脉再通后无再流面积、改善心肌组织再灌注、减轻缺血 / 再灌注损伤、抗纤维化、抗凋亡、抗炎症等效用[107]。我们曾尝试在建立猪急性心肌梗死模型前,先给予口服通心络和辛伐他汀预处理再行 AMI 造模并移植骨髓 MSCs,结果发现,在未行药物改良的单纯 MSCs 移植组,移植细胞存活很少,而经药物改良能显著提高 MSCs 在梗死区心肌中的存活和分化效率,并显著改善心功能和减小灌注缺损面积[19,108]。因此,通过药物辅助治疗也是提高干细胞治疗心脏病疗效的可行方法之一,也是目前可以快速用于临床的方法。这一结果首次表明,改善"土壤"(损伤的心肌微环境)更利于"种子"(移植细胞)的存活和发挥作用,从而为扩展适合干细胞移植的患者群、提高干细胞移植疗效提供了实验支持。

4.3 干细胞联合基因治疗

上述利用抗氧化剂、促生长因子通过降低氧化损伤、促进血管生成、促进细胞增殖分化和提高细胞的存活率方法,一个共同的问题是提高细胞存活的效果均仅能维持较短时间(1~2 周)[109-111]。近年来,为了解决这一问题,研究者们采用基因工程的方法改造修饰干细胞或利用 MicroRNAs 来提高移植细胞的耐缺氧和抗凋亡能力,并且也已取得一些可喜的效果。相比于药物制剂联合移植,通过基因改造或 miRNAs 来调节干细胞,不会影响移植物的大小,从而可应用于多种移植途径。研究发现,含有 miR-21、miR-24、miR-221 的混合物能够通过增强 CPC 的抗凋亡能力,明显改善移植后的疗效[112]。Ong 等[113]将 CPCs 与携带 HIF1(缺氧诱导因子 1)基因的微环质粒(MC-HIF1)联合移植进行心肌梗死后心功能的恢复治疗,发现 CPCs 存活率明显提高,且心肌梗死后 6 周的超声评价指标如 EF、FS 值等均最优,梗死面积明显缩小。这些结果提示通过基因联合细胞共移植的方法可以通过细胞间交互作用机制进一步提高治疗效果,因此这种策略为今后干细胞移植治疗缺血性心脏病提供了新的思路。

4.4 干细胞联合组织工程技术

在心肌组织中,细胞外基质是组成心肌细胞微环境的重要成分,包括层粘连蛋白、胶原蛋白、纤连蛋白等,这些组分为细胞的生长、修复、纤维化的过程提供重要的基础[114]。因此许多研究尝试通过联合胞外基质与干细胞共移植的方法以改善移植细胞的滞留率和存活率。合成的水凝胶具有与心肌细胞外基质相似的物理和生物特性,将移植细胞包裹后进行移植,细胞的存活率得到明显提高[70,115]。而胶原蛋白是细胞外基质的天然组分,具有低免疫原性和高组织亲和性,因此其与干细胞共同注射到大鼠梗死边缘心肌内可明显提高细胞的存活[116,117]。这些研究表明,通过共同输注胞外基质成分是提高细胞滞留率和存活率的有效方法,然而由于基质成分会随着移植时间的延长而降解和丢失,因此该种促进作用并不能维持较长时间[70]。

近年来组织工程技术的迅猛发展使得心肌细胞或干细胞组织片的构建与应用可能成为代替细胞注射的新型移植方法,并且利用组织工程技术构建的三维细胞支架系统或心肌组织片能够为移植细胞提供良好的生存环境，发挥其改善整体心功能的作用。研究表明，将内皮祖细胞或 MSCs 与组织工程移植物共培养进行梗死局部的修补能够明显改善梗死后心功能[118,119]。相关的临床试验也已开展[120]。然而，组织工程心肌移植过程中也有许多尚需进一步解决的问题，如组织块中因无血管供氧限制组织心肌块的体积（目前最厚仅为数百微米），以及寻找具有更好组织亲和力和心肌整合能力的组织工程材料等，因此仍需进行深入地研究和大规模的临床试验。

4.5 干细胞来源外泌体

从 2006 年开始，多项研究发现 MSC 培养液对心肌缺血再灌注损伤有保护作用[121-123]。2010 年 Lai 等[124]从 MSC 培养液中提取出外泌体（exosome），为直径介于 30~100nm 包含多种细胞因子和 RNA 的囊泡小体，可介导细胞信号传递、免疫调节等作用[125,126]。进一步研究发现，小鼠心肌缺血再灌注前注射 MSC 来源的 exosome，可增加心肌局部 ATP 水平、降低氧化应激、激活 PI3K/Akt 通路等机制，发挥改善梗死微环境的作用、减少心肌损伤[127]。因此，MSC-Exo 是 MSC 发挥旁分泌作用的主要载体，在心肌梗死修复治疗中具有良好的应用前景[128,129]。此外其他类型的干细胞如 CSC 也可分泌外泌体，将 CSC 分泌的 exosome 移植到梗死心肌局部，能够有效降低缺血再灌注损伤，相比对照组减少 53% 的心肌细胞凋亡[130]。外泌体的保护作用也与其内富集的多种调节 RNA 有关，如 miR-146a、miR-22、miR-21、miR-126 和 miR-210，也有报道与其内包含的长非编码 RNA（lncRNA）有关[131]。

近年来研究发现，将干细胞进行缺氧预处理或基因工程修饰，可以优化其分泌的外泌体的内含物，进一步提高疗效[113,132]。加之外泌体具有性质稳定、易于运输和保存、无免疫原性等优点，因此干细胞来源外泌体在不久的将来有望成为一种治疗心肌梗死及其导致的心力衰竭的新型制剂。

综上，干细胞移植与组织工程、基因治疗、药物治疗、物理治疗等联合应用可能会有更好的临床效果和更广阔的应用前景。鉴于临床患者的疾病状态千差万别，疾病过程也是动态变化的，因此就目前情况来说，采取综合多项措施的“鸡尾酒”疗法，即药物、血运重建、再同步化治疗、干细胞移植、左室辅助装置或心脏移植等，对每个病例选择最优化的个体化治疗方案，将是最佳选择。

5. 存在的问题和展望

干细胞移植治疗心力衰竭的初步疗效已明确，为心力衰竭的治疗开创了一个崭新的途径，但是干细胞研究中尚存在一些问题。

第一，移植后干细胞心肌定向分化是否真的存在？如果存在则其发生、发展和调控机制如何？这些都有待深入研究；第二，哪种细胞类型、多大细胞剂量和什么移植途径和移植时机最佳仍不清楚；第三，多能干细胞如 ESCs 和 iPSCs 有待进一步扫清障碍开展临床试验；第四，新型干细胞的治疗疗效有待更多高质量大规模临床试验进行检验；第五，如何进一步提高移植后干细胞的滞留率和存活率，最终提高疗效？第六，干细胞治疗后长期的副作用是什么？因目前大部分临床试验和基础研究所观察的时间较短，其最终的转归还不清楚；第七，移植后干细胞与内源性干细胞的相互作用，如何促进内源性再生修复机制的激活？

目前的研究结果显示干细胞移植治疗缺血性心脏病和心力衰竭的机制是多种多样的，短期的心脏功能改善与远期心脏结构及功能改变的机制可能是不同的，这需要进一步研究。目前动物实验模型多采用冻伤心肌、结扎冠脉的方法，在一定程度上模仿了心肌缺血损伤，但毕竟与真实的缺血性心脏病患者的病理状态和过程不同，细胞移植后的微环境也不相同，因此需要更接近真实而可靠的疾病模型。干细胞心肌再生作为临床治疗方法尚处于探索阶段，大规模的临床应用仍有许多问题亟待解决。

总之，干细胞移植治疗 CHF 的研究已经取得了举世瞩目的进展，随着生物学技术的飞速发展，干细胞移植将被赋予更活跃的生命力。目前干细胞心肌再生研究需要更加严谨、科学、周密的实验设计，以及多中心、大规模、随机、对照双盲的临床试验来进一步论证干细胞治疗的近远期效果和伴随风险。如果上述问题通过进一步基础研究与临床研究得到解决，则 CHF 的治疗将出现革命性的飞跃。

（黄沛森 钱海燕 杨跃进）

参考文献

[1] Lanza RP, Atala A. Essentials of Stem Cell Biology. 2nd. Academic Press, 2014:680.
[2] Rojas-Ríos P1, González-Reyes A. Concise review: The plasticity of stem cell niches: a general property behind tissue homeostasis and repair. Stem Cells, 2014, 32(4):852-859.
[3] Jackson KA, Mi T, Goodell MA. Hematopoietic potential of stem cells isolated from murine skeletal muscle. Proc Natl Acad Sci U S A, 1999, 96(25):14482-14486.
[4] Krause DS, Theise ND, Collector MI, et al. Multi-organ, multi-lineage engraftment by a single bone marrow-derived stem cell. Cell, 2001, 105(3):369-377.
[5] Lagasse E, Connors H, Al-Dhalimy M, et al. Purified hematopoietic stem cells can differentiate into hepatocytes in vivo. Nat Med, 2000, 6(11):1229-1234.
[6] Mezey E, Chandross KJ, Harta G, et al. Turning blood into brain: cells bearing neuronal antigens generated in vivo from bone marrow. Science, 2000, 290(5497):1779-1782.
[7] Takahashi K, Yamanaka S. Induction of pluripotent stem cells from mouse embryonic and adult fibroblast cultures by defined factors. Cell, 2006, 126(4):663-676.
[8] Fortier LA. Stem cells: classifications, controversies, and clinical applications. Vet Surg, 2005, 34(5):415-423.
[9] Evans MJ, Kaufman MH. Establishment in culture of pluripotential cells from mouse embryos. Nature, 1981, 292(5819):154-156.
[10] Solter D. Cloning and embryonic stem cells: a new era in human biology and medicine. Croat Med J, 1999, 40(3):309-318.
[11] Jiang Y, Vaessen B, Lenvik T, et al. Multipotent progenitor cells can be isolated from postnatal murine bone marrow, muscle, and brain. Exp Hematol, 2002, 30(8):896-904.
[12] Chong JJ, Yang X, Don CW, et al. Human embryonic-stem-cell-derived cardiomyocytes regenerate non-human primate hearts. Nature, 2014, 510(7504):273-277.
[13] Ye L, Chang YH, Xiong Q, et al. Cardiac Repair in a Porcine Model of Acute Myocardial Infarction with Human Induced Pluripotent Stem Cell-Derived Cardiovascular Cells. Cell Stem Cell, 2014, 15(6):750-761.
[14] Blau HM, Brazelton TR, Weimann JM. The evolving concept of a stem cell: entity or function? Cell, 2001, 105(7):829-841.
[15] Sánchez Alvarado A. Regeneration in the metazoans: why does it happen? Bioessays, 2000, 22(6):578-590.
[16] Brockes JP, Kumar A. Appendage regeneration in adult vertebrates and implications for regenerative medicine. Science, 2005, 310(5756):1919-1923.
[17] Bergmann O, Bhardwaj RD, Bernard S, et al. Evidence for cardiomyocyte renewal in humans. Science, 2009, 324(5923):98-102.
[18] Beltrami AP, Urbanek K, Kajstura J, et al. Evidence that human cardiac myocytes divide after myocardial infarction. N Engl J Med, 2001, 344(23):1750-1757.
[19] Yang YJ, Qian HY, Huang J, et al. Atorvastatin treatment improves survival and effects of implanted mesenchymal stem cells in post-infarct swine hearts. European Heart Journal, 2008, 29(12):1578-1590.
[20] Qian L, Srivastava D. Direct Cardiac Reprogramming: From Developmental Biology to Cardiac Regeneration. Circulation Research, 2013, 113(7):915-921.
[21] Lalit PA, Hei DJ, Raval AN, et al. Induced pluripotent stem cells for post-myocardial infarction repair: remarkable opportunities and challenges. Circ Res, 2014, 114(8):1328-1345.
[22] Murry CE, Soonpaa MH, Reinecke H, et al. Haematopoietic stem cells do not transdifferentiate into cardiac myocytes in myocardial infarcts. Nature, 2004, 428(6983):664-668.
[23] Müller-Ehmsen J, Krausgrill B, Burst V, et al. Effective engraftment but poor mid-term persistence of mononuclear and mesenchymal bone marrow cells in acute and chronic rat myocardial infarction. J Mol Cell Cardiol, 2006, 41(5):876-884.
[24] Nygren JM, Jovinge S, Breitbach M, et al. Bone marrow-derived hematopoietic cells generate cardiomyocytes at a low frequency through cell fusion, but not transdifferentiation. Nat Med, 2004, 10(5):494-501.
[25] Noiseux N, Gnecchi M, Lopez-Ilasaca M, et al. Mesenchymal stem cells overexpressing Akt dramatically repair infarcted myocardium and improve cardiac function despite infrequent cellular fusion or differentiation. Mol Ther, 2006, 14(6):840-850.
[26] Wu JM, Hsueh YC, Ch'ang HJ, et al. Circulating cells contribute to cardiomyocyte regeneration after injury. Circ Res, 2015, 116(4):633-641.
[27] Hodgkinson CP, Bareja A1, Gomez JA1, et al. Emerging Concepts in Paracrine Mechanisms in Regenerative Cardiovascular Medicine and Biology. Circ Res, 2016, 118(1):95-107.
[28] Gnecchi M, Zhang Z, Ni A, et al. Paracrine Mechanisms in Adult Stem Cell Signaling and Therapy. Circulation Research, 2008, 103(11):1204-1219.
[29] Chiu RC. Bone-marrow stem cells as a source for cell therapy. Heart Failure Reviews, 2003, 8(3):247-251.
[30] Menasché P, Hagège AA, Scorsin M, et al. Myoblast transplantation for heart failure. Lancet, 2001, 357(9252):279-280.
[31] Menasche P. Cardiac cell therapy trials: chronic myocardial infarction and congestive heart failure. J Cardiovasc Transl Res, 2008, 1(3):201-

206.

[32] Tomita S, Li RK, Weisel RD, et al. Autologous transplantation of bone marrow cells improves damaged heart function. Circulation, 1999, 100(19 Suppl): II247-256.

[33] Jackson KA, Majka SM, Wang H, et al. Regeneration of ischemic cardiac muscle and vascular endothelium by adult stem cells. J Clin Invest, 2001, 107(11): 1395-1402.

[34] Hamano K, Nishida M, Hirata K, et al. Local implantation of autologous bone marrow cells for therapeutic angiogenesis in patients with ischemic heart disease: clinical trial and preliminary results. Jpn Circ J, 2001, 65(9): 845-847.

[35] Meyer GP, Wollert KC, Lotz J, et al. Intracoronary bone marrow cell transfer after myocardial infarction: 5-year follow-up from the randomized-controlled BOOST trial. Eur Heart J, 2009, 30(24): 2978-2984.

[36] Schächinger V, Assmus B, Erbs S, et al. Intracoronary bone marrow-derived progenitor cells in acute myocardial infarction. N Engl J Med, 2006, 355(12): 1210-1221.

[37] Janssens S, Dubois C, Bogaert J, et al. Autologous bone marrow-derived stem-cell transfer in patients with ST-segment elevation myocardial infarction: double-blind, randomised controlled trial. Lancet, 2006, 367(9505): 113-121.

[38] Jeevanantham V, Butler M, Saad A, et al. Adult Bone Marrow Cell Therapy Improves Survival and Induces Long-Term Improvement in Cardiac Parameters: A Systematic Review and Meta-Analysis. Circulation, 2012, 126(5): 551-568.

[39] de Jong R, Houtgraaf JH, Samiei S, et al. Intracoronary Stem Cell Infusion After Acute Myocardial Infarction: A Meta-Analysis and Update on Clinical Trials. Circ Cardiovasc Interv, 2014, 7(2): 156-167.

[40] Afzal MR, Samanta A, Shah ZI, et al. Adult Bone Marrow Cell Therapy for Ischemic Heart Disease: Evidence and Insights From Randomized Controlled Trials. Circ Res, 2015, 117(6): 558-575.

[41] Pompilio G, Nigro P, Bassetti B, et al. Bone Marrow Cell Therapy for Ischemic Heart Disease: The Never Ending Story. Circ Res, 2015, 117(6): 490-493.

[42] Huang P, Tian X, Li Q, et al. New strategies for improving stem cell therapy in ischemic heart disease. Heart Fail Rev, 2016. [Epub ahead of print]

[43] Menasché P, Alfieri O, Janssens S, et al. The Myoblast Autologous Grafting in Ischemic Cardiomyopathy (MAGIC) trial: first randomized placebo-controlled study of myoblast transplantation. Circulation, 2008, 117(9): 1189-1200.

[44] Menasché P, Hagège AA, Vilquin JT, et al. Autologous skeletal myoblast transplantation for severe postinfarction left ventricular dysfunction. J Am Coll Cardiol, 2003, 41(7): 1078-1083.

[45] Friedenstein AJ, Chailakhjan RK, Lalykina KS. The development of fibroblast clonies in monolayer cultures of guinea-pig bone marrow and spleen cells. Cell Tissue Kinet, 1970(3): 393-403.

[46] Pittenger MF, Mackay AM, Beck SC, et al. Multilineage Potential of Adult Human Mesenchymal Stem Cells. Science, 1999, 284(5411): 143-147.

[47] Balsam LB, Wagers AJ, Christensen JL, et al. Haematopoietic stem cells adopt mature haematopoietic fates in ischaemic myocardium. Nature, 2004, 428(6983): 668-673.

[48] Badorff C, Brandes RP, Popp R, et al. Transdifferentiation of blood-derived human adult endothelial progenitor cells into functionally active cardiomyocytes. Circulation, 2003, 107(7): 1024-1032.

[49] Michler RE. Stem Cell Therapy for Heart Failure. Cardiol Rev, 2014, 22(3): 105-116.

[50] Fischer KM, Cottage CT, Wu W, et al. Enhancement of myocardial regeneration through genetic engineering of cardiac progenitor cells expressing Pim-1 kinase. Circulation, 2009, 120(21): 2077-2087.

[51] Matsuura K, Honda A, Nagai T, et al. Transplantation of cardiac progenitor cells ameliorates cardiac dysfunction after myocardial infarction in mice. J Clin Invest, 2009, 119(8): 2204-2217.

[52] Kehat I, Kenyagin-Karsenti D, Snir M, et al. Human embryonic stem cells can differentiate into myocytes with structural and functional properties of cardiomyocytes. J Clin Invest, 2001, 108(3): 407-414.

[53] Kehat I, Khimovich L, Caspi O, et al. Electromechanical integration of cardiomyocytes derived from human embryonic stem cells. Nat Biotechnol, 2004, 22(10): 1282-1289.

[54] Burridge PW, Keller G, Gold JD, et al. Production of de novo cardiomyocytes: human pluripotent stem cell differentiation and direct reprogramming. Cell Stem Cell, 2012, 10(1): 16-28.

[55] Liao SY, Liu Y, Siu CW, et al. Proarrhythmic risk of embryonic stem cell-derived cardiomyocyte transplantation in infarcted myocardium. Heart Rhythm, 2010, 7(12): 1852-1859.

[56] Xiong Q, Ye L, Zhang P, et al. Functional consequences of human induced pluripotent stem cell therapy: myocardial ATP turnover rate in the in vivo swine heart with postinfarction remodeling. Circulation, 2013, 127(9): 997-1008.

[57] Zhao T, Zhang ZN, Westenskow PD, et al. Immunogenicity of induced pluripotent stem cells. Nature, 2011, 474(7350): 212-215.

[58] Zhang Y, Wang D, Chen M, et al. Intramyocardial transplantation of undifferentiated rat induced pluripotent stem cells causes tumorigenesis in the heart. PLoS One, 2011, 6(4): e19012.

[59] Araki R, Uda M, Hoki Y, et al. Negligible immunogenicity of terminally differentiated cells derived from induced pluripotent or embryonic stem cells. Nature, 2013, 494 (7435): 100-104.

[60] Zhang L, Pan Y, Qin G, et al. Inhibition of stearoyl-coA desaturase selectively eliminates tumorigenic Nanog-positive cells: improving the safety of iPS cell transplantation to myocardium. Cell Cycle, 2014, 13 (5): 762-771.

[61] Wyles SP, Yamada S, Oommen S, et al. Inhibition of DNA topoisomerase Ⅱ selectively reduces the threat of tumorigenicity following induced pluripotent stem cell-based myocardial therapy. Stem Cells Dev, 2014, 23 (19): 2274-2282.

[62] Teng CJ, Luo J, Chiu RC, et al. Massive mechanical loss of microspheres with direct intramyocardial injection in the beating heart: implications for cellular cardiomyoplasty. J Thorac Cardiovasc Surg, 2006, 132 (3): 628-632.

[63] Zhang H, Chen H, Wang W, et al. Cell survival and redistribution after transplantation into damaged myocardium. J Cell Mol Med, 2010, 14 (5): 1078-1082.

[64] Zhang H, Song P, Tang Y, et al. Injection of bone marrow mesenchymal stem cells in the borderline area of infarcted myocardium: heart status and cell distribution. J Thorac Cardiovasc Surg, 2007, 134 (5): 1234-1240.

[65] Garot J, Unterseeh T, Teiger E, et al. Magnetic resonance imaging of targeted catheter-based implantation of myogenic precursor cells into infarcted left ventricular myocardium. J Am Coll Cardiol, 2003, 41 (10): 1841-1846.

[66] Dick AJ, Guttman MA, Raman VK, et al. Magnetic resonance fluoroscopy allows targeted delivery of mesenchymal stem cells to infarct borders in Swine. Circulation, 2003, 108 (23): 2899-2904.

[67] Thompson CA, Nasseri BA, Makower J, et al. Percutaneous transvenous cellular cardiomyoplasty. A novel nonsurgical approach for myocardial cell transplantation. J Am Coll Cardiol, 2003, 41 (11): 1964-1971.

[68] Strauer BE, Brehm M, Zeus T, et al. [Intracoronary, human autologous stem cell transplantation for myocardial regeneration following myocardial infarction]. Dtsch Med Wochenschr, 2001, 126 (34/35): 932-938.

[69] Tamura Y, Matsumura K, Sano M, et al. Neural crest-derived stem cells migrate and differentiate into cardiomyocytes after myocardial infarction. Arterioscler Thromb Vasc Biol, 2011, 31 (3): 582-589.

[70] Mayfield AE, Tilokee EL, Latham N, et al. The effect of encapsulation of cardiac stem cells within matrix-enriched hydrogel capsules on cell survival, post-ischemic cell retention and cardiac function. Biomaterials, 2014, 35 (1): 133-142.

[71] Askari AT, Unzek S, Popovic ZB, et al. Effect of stromal-cell-derived factor 1 on stem-cell homing and tissue regeneration in ischaemic cardiomyopathy. Lancet, 2003, 362 (9385): 697-703.

[72] Schenk S, Mal N, Finan A, et al. Monocyte chemotactic protein-3 is a myocardial mesenchymal stem cell homing factor. Stem Cells, 2007, 25 (1): 245-251.

[73] Zhang D, Fan GC, Zhou X, et al. Over-expression of CXCR4 on mesenchymal stem cells augments myoangiogenesis in the infarcted myocardium. J Mol Cell Cardiol, 2008, 44 (2): 281-292.

[74] Zhang M, Mal N, Kiedrowski M, et al. SDF-1 expression by mesenchymal stem cells results in trophic support of cardiac myocytes after myocardial infarction. FASEB J, 2007, 21 (12): 3197-3207.

[75] Taghavi S, George JC. Homing of stem cells to ischemic myocardium. Am J Transl Res, 2013, 5 (4): 404-411.

[76] Vicario J, Piva J, Pierini A, et al. Transcoronary sinus delivery of autologous bone marrow and angiogenesis in pig models with myocardial injury. Cardiovasc Radiat Med, 2002, 3 (2): 91-94.

[77] Vicario J, Campos C, Piva J, et al. Transcoronary sinus administration of autologous bone marrow in patients with chronic refractory stable angina Phase 1. Cardiovasc Radiat Med, 2004, 5 (2): 71-76.

[78] Li RK, Mickle DA, Weisel RD, et al. Optimal time for cardiomyocyte transplantation to maximize myocardial function after left ventricular injury. Ann Thorac Surg, 2001, 72 (6): 1957-1963.

[79] Erbs S, Linke A, Schächinger V, et al. Restoration of microvascular function in the infarct-related artery by intracoronary transplantation of bone marrow progenitor cells in patients with acute myocardial infarction: the Doppler Substudy of the Reinfusion of Enriched Progenitor Cells and Infarct Remodeling in Acute Myocardial Infarction (REPAIR-AMI) trial. Circulation, 2007, 116 (4): 366-374.

[80] Ge J, Li Y, Qian J, et al. Efficacy of emergent transcatheter transplantation of stem cells for treatment of acute myocardial infarction (TCT-STAMI). Heart, 2006, 92 (12): 1764-1767.

[81] Strauer BE, Brehm M, Zeus T, et al. Regeneration of human infarcted heart muscle by intracoronary autologous bone marrow cell transplantation in chronic coronary artery disease: the IACT Study. J Am Coll Cardiol, 2005, 46 (9): 1651-1658.

[82] Golpanian S, Schulman IH, Ebert RF, et al. Concise Review: Review and Perspective of Cell Dosage and Routes of Administration From Preclinical and Clinical Studies of Stem Cell Therapy for Heart Disease. Stem Cells Transl Med, 2016, 5 (2): 186-191.

[83] Halkos ME, Zhao ZQ, Kerendi F, et al. Intravenous infusion of mesenchymal stem cells enhances regional perfusion and improves ventricular function in a porcine model of myocardial infarction. Basic Res Cardiol, 2008, 103 (6): 525-536.

[84] Halkos ME, Zhao ZQ, Kerendi F, et al. A placebo controlled, dose-ranging, safety study of allogenic mesenchymal stem cells injected by endomyocardial delivery after an acute myocardial infarction. Eur Heart J, 2008, 29 (2): 251-259.

[85] Losordo DW, Henry TD, Davidson C, et al. Intramyocardial, autologous CD34+ cell therapy for refractory angina. Circ Res, 2011, 109 (4): 428-

436.

[86] Lee ST, White AJ, Matsushita S, et al. Intramyocardial injection of autologous cardiospheres or cardiosphere-derived cells preserves function and minimizes adverse ventricular remodeling in pigs with heart failure post-myocardial infarction. J Am Coll Cardiol, 2011, 57(4): 455-465.

[87] Wollert KC, Meyer GP, Lotz J, et al. Intracoronary autologous bone-marrow cell transfer after myocardial infarction: the BOOST randomised controlled clinical trial. Lancet, 2004, 364(9429): 141-148.

[88] Lunde K, Solheim S, Aakhus S, et al. Autologous stem cell transplantation in acute myocardial infarction: The ASTAMI randomized controlled trial. Intracoronary transplantation of autologous mononuclear bone marrow cells, study design and safety aspects. Scand Cardiovasc J, 2005, 39(3): 150-158.

[89] Agbulut O, Menot ML, Li Z, et al. Temporal patterns of bone marrow cell differentiation following transplantation in doxorubicin-induced cardiomyopathy. Cardiovasc Res, 2003, 58(2): 451-459.

[90] Perin EC, Willerson JT, Pepine CJ, et al. Effect of transendocardial delivery of autologous bone marrow mononuclear cells on functional capacity, left ventricular function, and perfusion in chronic heart failure: the FOCUS-CCTRN trial. JAMA, 2012, 307(16): 1717-1726.

[91] Traverse JH, Henry TD, Pepine CJ, et al. Effect of the use and timing of bone marrow mononuclear cell delivery on left ventricular function after acute myocardial infarction: the TIME randomized trial. JAMA, 2012, 308(22): 2380-2389.

[92] Traverse JH, Henry TD, Ellis SG, et al. Effect of intracoronary delivery of autologous bone marrow mononuclear cells 2 to 3 weeks following acute myocardial infarction on left ventricular function: the LateTIME randomized trial. JAMA, 2011, 306(19): 2110-2119.

[93] Hou D, Youssef EA, Brinton TJ, et al. Radiolabeled cell distribution after intramyocardial, intracoronary, and interstitial retrograde coronary venous delivery: implications for current clinical trials. Circulation, 2005, 112(9 Suppl): I150-156.

[94] Hou JF, Zhang H, Yuan X, et al. In vitro effects of low-level laser irradiation for bone marrow mesenchymal stem cells: proliferation, growth factors secretion and myogenic differentiation. Lasers Surg Med, 2008, 40(10): 726-733.

[95] Mosser DD, Caron AW, Bourget L, et al. Role of the human heat shock protein hsp70 in protection against stress-induced apoptosis. Molecular and Cellular Biology, 1997, 17(9): 5317-5327.

[96] Li N, Zhang Q, Qian H, et al. Atorvastatin induces autophagy of mesenchymal stem cells under hypoxia and serum deprivation conditions by activating the mitogen-activated protein kinase/extracellular signal-regulated kinase pathway. Chin Med J (Engl), 2014, 127(6): 1046-1051.

[97] Thomson MJ, Frenneaux MP, Kaski JC. Antioxidant treatment for heart failure: friend or foe? QJM, 2009, 102(5): 305-310.

[98] Chandra M1, Surendra K, Kapoor RK, et al. Oxidant stress mechanisms in heart failure. Boll Chim Farm, 2000, 139(3): 149-152.

[99] von Harsdorf R, Li PF, Dietz R. Signaling pathways in reactive oxygen species-induced cardiomyocyte apoptosis. Circulation, 1999, 99(22): 2934-2941.

[100] Suzuki K, Murtuza B, Beauchamp JR, et al. Dynamics and mediators of acute graft attrition after myoblast transplantation to the heart. FASEB J, 2004, 18(10): 1153-1155.

[101] Gurusamy N, Ray D, Lekli I, et al. Red wine antioxidant resveratrol-modified cardiac stem cells regenerate infarcted myocardium. J Cell Mol Med, 2010, 14(9): 2235-2239.

[102] Drowley L, Okada M, Beckman S, et al. Cellular antioxidant levels influence muscle stem cell therapy. Mol Ther, 2010, 18(10): 1865-1873.

[103] Stanley BA, Sivakumaran V, Shi S, et al. Thioredoxin reductase-2 is essential for keeping low levels of H(2)O(2) emission from isolated heart mitochondria. J Biol Chem, 2011, 286(38): 33669-33677.

[104] Retuerto MA, Schalch P, Patejunas G, et al. Angiogenic pretreatment improves the efficacy of cellular cardiomyoplasty performed with fetal cardiomyocyte implantation. J Thorac Cardiovasc Surg, 2004, 127(4): 1041-1049, discussion 1049-1051.

[105] Bergers G, Hanahan D. Modes of resistance to anti-angiogenic therapy. Nat Rev Cancer, 2008, 8(8): 592-603.

[106] Semenza GL. Involvement of hypoxia-inducible factor 1 in human cancer. Intern Med, 2002, 41(2): 79-83.

[107] Kwak B, Mulhaupt F, Myit S, et al. Statins as a newly recognized type of immunomodulator. Nat Med, 2000, 6(12): 1399-1402.

[108] Yang YJ, Qian HY, Huang J, et al., Combined Therapy With Simvastatin and Bone Marrow-Derived Mesenchymal Stem Cells Increases Benefits in Infarcted Swine Hearts. Arterioscler Thromb Vasc Biol, 2009, 29(12): 2076-2082.

[109] Xie X, Cao F, Sheikh AY, et al. Genetic modification of embryonic stem cells with VEGF enhances cell survival and improves cardiac function. Cloning Stem Cells, 2007, 9(4): 549-563.

[110] Rodriguez-Porcel M, Gheysens O, Paulmurugan R, et al. Antioxidants improve early survival of cardiomyoblasts after transplantation to the myocardium. Mol Imaging Biol, 2010, 12(3): 325-334.

[111] Pearl JI, Lee AS, Leveson-Gower DB, et al. Short-Term Immunosuppression Promotes Engraftment of Embryonic and Induced Pluripotent Stem Cells. Cell Stem Cell, 2011, 8(3): 309-317.

[112] Hu S, Huang M, Nguyen PK, et al. Novel microRNA prosurvival cocktail for improving engraftment and function of cardiac progenitor cell transplantation. Circulation, 2011, 124(11 Suppl): S27-34.

[113] Ong SG, Lee WH, Huang M, et al., Cross Talk of Combined Gene and Cell Therapy in Ischemic Heart Disease: Role of Exosomal MicroRNA Transfer. Circulation, 2014, 130(11 Suppl 1): S60-S69.

[114] Langer R, Tirrell DA. Designing materials for biology and medicine. Nature, 2004, 428(6982): 487-492.

[115] Geckil H, Xu F, Zhang X, et al. Engineering hydrogels as extracellular matrix mimics. Nanomedicine (Lond), 2010, 5 (3): 469-484.

[116] Kutschka I, Chen IY, Kofidis T, et al. Collagen matrices enhance survival of transplanted cardiomyoblasts and contribute to functional improvement of ischemic rat hearts. Circulation, 2006, 114 (1 Suppl): I167-173.

[117] Fu Y, Kedziorek D, Kraitchman DL. Recent developments and future challenges on imaging for stem cell research. J Cardiovasc Transl Res, 2010, 3 (1): 24-29.

[118] Sekine H, Shimizu T, Hobo K, et al. Endothelial cell coculture within tissue-engineered cardiomyocyte sheets enhances neovascularization and improves cardiac function of ischemic hearts. Circulation, 2008, 118 (14 Suppl): S145-152.

[119] Miyahara Y, Nagaya N, Kataoka M, et al. Monolayered mesenchymal stem cells repair scarred myocardium after myocardial infarction. Nat Med, 2006, 12 (4): 459-465.

[120] Chachques JC, Trainini JC, Lago N, et al. Myocardial Assistance by Grafting a New Bioartificial Upgraded Myocardium (MAGNUM trial): clinical feasibility study. Ann Thorac Surg, 2008, 85 (3): 901-908.

[121] Rogers TB, Pati S, Gaa S, et al. Mesenchymal stem cells stimulate protective genetic reprogramming of injured cardiac ventricular myocytes. J Mol Cell Cardiol, 2011, 50 (2): 346-356.

[122] Deuse T, Peter C, Fedak PW, et al. Hepatocyte growth factor or vascular endothelial growth factor gene transfer maximizes mesenchymal stem cell-based myocardial salvage after acute myocardial infarction. Circulation, 2009, 120 (11 Suppl): S247-S254.

[123] Gnecchi M, He H, Noiseux N, et al. Evidence supporting paracrine hypothesis for Akt-modified mesenchymal stem cell-mediated cardiac protection and functional improvement. FASEB J, 2006, 20 (6): 661-669.

[124] Lai RC, Arslan F, Lee MM, et al. Exosome secreted by MSC reduces myocardial is chemia/reperfusion injury. Stem Cell Res, 2010, 4 (3): 214-222.

[125] Sluijter JP, Verhage V, Deddens JC, et al. Microvesicles and exosomes for intracardiac communication. Cardiovascular Research, 2014, 102(2): 302-311.

[126] Robbins PD, Morelli AE. Regulation of immune responses by extracellular vesicles. Nat Rev Immunol, 2014, 14 (3): 195-208.

[127] Arslan F, Lai RC, Smeets MB, et al. Mesenchymal stem cell-derived exosomes increase ATP levels, decrease oxidative stress and activate PI3K/Akt pathway to enhance myocardial viability and prevent adverse remodeling after myocardial ischemia/reperfusion injury. Stem Cell Res, 2013, 10 (3): 301-312.

[128] Lamichhane TN, Sokic S, Schardt JS, et al. Emerging Roles for Extracellular Vesicles in Tissue Engineering and Regenerative Medicine. Tissue Eng Part B Rev, 2015, 21 (1): 45-54.

[129] Ibrahim AG, Cheng K, Marbán E. Cheng and E. Marbán, Exosomes as Critical Agents of Cardiac Regeneration Triggered by Cell Therapy. Stem Cell Reports, 2014, 2 (5): 606-619.

[130] Chen L, Wang Y, Pan Y, et al. Cardiac progenitor-derived exosomes protect ischemic myocardium from acute ischemia/reperfusion injury. Biochem Biophys Res Commun, 2013, 431 (3): 566-571.

[131] Conigliaro A, Costa V, Lo Dico A, et al. CD90+ liver cancer cells modulate endothelial cell phenotype through the release of exosomes containing H19 lncRNA. Mol Cancer, 2015, 14 (1): 155.

[132] Feng Y, Huang W, Wani M, et al. Ischemic preconditioning potentiates the protective effect of stem cells through secretion of exosomes by targeting Mecp2 via miR-22. PLoS One, 2014, 9 (2): e88685.

心力衰竭的基因治疗进展

心力衰竭（心衰）依然是世界性的难题。随着人口的老龄化，其死亡率和住院率长期以来居高不下。据估计目前全球患病人数超过3800万[1]；在我国，心血管病患者约2.9亿，其中心衰患者450万[2]。长期以来，临床药物（β受体阻滞剂、血管紧张素转化酶抑制剂、血管紧张素受体拮抗剂、醛固酮抑制剂、利尿剂、窦房结离子通道抑制剂）和植入性器械治疗（心脏再同步化治疗、左心室辅助装置）为防治心衰的病理进展做出了巨大贡献，并且提高了患者的长期生存率。然而随着疾病的进展，心衰患者仍然会进入疾病的终末期。因此新的心衰治疗手段显得尤为重要[3]。

近年来，随着分子生物学研究的快速进展，对心衰相关信号通路分子的逐步深入认识，一些针对于心衰治疗的新的分子靶点被鉴定出来；然而这些信号通路分子很难通过药理的方法来调控，因此运用基因的手段另辟蹊径治疗心衰，可以直接且特异地在分子和细胞水平上调控心衰的病理过程。近年来一些靶基因的研究已经从基础研究进入了临床试验阶段，并且已经取得了一定的治疗效果，展示出了革命性和突破性的治疗前景，但同时也存在着喜忧参半的现状[4]。

（一）心衰的基因治疗定义

心衰的基因治疗是通过化学、物理或生物等各种技术，将目的基因用载体包装后通过各种方法导入受体的心肌细胞或心肌组织中，通过过表达纠正或沉默表达在心衰病理过程中异常表达的靶基因，从而起到治疗或减轻心衰症状的治疗方法。

（二）靶基因的选择

在心衰中受影响的基因大致可分为三类。第一类为编码已确认的可影响心衰进程蛋白质的基因，比如，编码钙处理蛋白、β肾上腺素能受体系统、肾素-血管紧张素系统的基因，此类基因因为与心衰的作用明确，最有可能作为进行基因治疗的候选基因；第二类基因的表达与心衰有关，但没有明确证据表明其起到影响心衰的作用，比如编码氨基末端脑钠肽原（NT-proBNP）的*NPPB*，其可作为心衰的生物标志物，而不作为基因治疗的候选基因；第三类基因为通过基因芯片发现的数以千计的在心衰中出现变化的基因，此类基因由于其与心衰的关系有待阐明，尚不适合作为用于基因治疗的候选基因。心衰的病理过程中，兴奋收缩偶联的异常存在于在心衰发展过程中的各个节段。因此，针对于此的各种不同的离子通道蛋白、转运蛋白和关键蛋白的靶基因治疗均可能使心脏的收缩功能恢复。其他的靶基因包括增加血管新生、增加干细胞的归巢以及具有细胞保护作用的靶基因。下面介绍几种常用的治疗心衰的靶基因。

1. 增加心肌收缩力的靶基因

β-肾上腺能系统的靶基因

β-肾上腺素能系统是心肌收缩的关键调节系统之一。儿茶酚胺与β-肾上腺素能受体（β-AR）结合，激活G蛋白和腺苷酸环化酶（AC），从而增高心肌细胞内环磷酸腺苷（cAMP）的浓度，继而活化蛋白激酶A（PKA），增加心率和增强心肌收缩性，诱导心肌蛋白合成，从而导致心肌肥大[5]。心衰时β-AR明显下调，并且敏感性降低，这是因为交感神经长期兴奋抑制了β-AR的合成，受体与AC脱耦联和下游cAMP介导的传导途径修饰（如Gi增高导致Gs/Gi比值下降）。G蛋白偶联受体激酶-2（GRK2）是β-AR的脱敏剂，因此通过增加β-AR或βARKct（GRK2的抑制剂）或AC的表达，均可以显著增加转基因动物心肌收缩性和左室功能[6,7]。Jones等发现心脏手术时将编码人$β_2$-AR基因的腺病毒转染至猪心肌细胞，有助于改善左室收缩功能。但持续刺激β-AR系统会引起心肌毒性和心律失常，加速心衰。已有实验显示，过表达$β_2$-AR的转基因小鼠行主动脉缩窄术后，左室心功能不全程度高于野生型小鼠。进一步研究发现过表达βARKct较过表达β-AR能更有效地改善运动耐量、心脏功能、心室重构及心衰相关性全身炎症反应等，提示扭转对β-AR的脱敏比单纯增加β-AR的数量更有效。在心肌梗死后的实验猪心衰模型中发现，*AAV6.*

β*ARKct* 基因治疗可逆转心功能不全和心肌重塑，这些基础研究提示抑制 GRK2 是治疗心衰一个较有前景的靶点。此外，直接升高腺苷酸环化酶或可避免持续刺激 β-AR 而引发的副作用，AC6 基因在这一方面有独特的优势，Lai 等[8]经冠状动脉将编码 AC6 的腺病毒转入猪的心衰模型，发现可改善左室功能、延缓左室重构，同时 cAMP 的表达明显增改，而 β-AR 和 G 蛋白的数量没有增加。

2. Ca^{2+} 调控蛋白靶基因

无论何种病因引起的心衰，其共同病理特征均有钙稳态失调和心肌收缩舒张功能障碍[9]。正常情况下，细胞内钙稳态通过细胞膜和肌质网两个钙离子循环来维持，胞膜存在三种钙转运系统：电压依赖式钙通道（L 型为主）、钠 - 钙交换体（NCX）以及钙泵（PMCA）；肌质网通过肌质网钙释放通道（主要为兰尼碱受体 RyR2）、肌质网钙泵（SERCA2a）以及肌质网腔内钙结合蛋白进行钙转运。上述钙离子蛋白在心脏的收缩功能中起到了核心作用，一旦这些钙离子蛋白有所异常，就很可能导致心肌质网功能失调，进而导致心衰[10]。因此，目前一些心衰基因治疗主要针对钙离子调控蛋白进行了大量的基础和临床试验。

2.1 肌质网钙泵靶基因（SERCA2a）

心肌细胞收缩时，肌质网钙释放通道开放，使 Ca^{2+} 由肌浆内质网进入胞质中，而舒张时由 SERCA 将 Ca^{2+} 重新摄取。心衰时 SERCA2a 的 mRNA 和蛋白水平均明显下降，活性减低，导致肌质网摄取 Ca^{2+} 的速度减低，影响心肌收缩功能[11]。目前大多数针对钙稳态的基因治疗均以增加 SERCA 或降低受磷蛋白(PLB) 对 SERCA2a 的抑制作用为目标。将 SERCA2a 基因以腺病毒或腺相关病毒载体转入心肌梗死或压力超负荷所致心衰的大鼠、羊、猪心脏和临床心衰患者分离出来的心肌细胞，均可改善心肌的收缩功能，并且室性心律失常减轻。在二尖瓣反流引起的心衰实验猪中，经 AAV1 转入 SERCA2a 通过增加内皮细胞的一氧化氮合酶表达而改善冠脉血流[12]。在野百合碱引起的肺动脉高压所致的右心功能不全小鼠中，AAV1/SERCA2a 减轻肺动脉重构和延缓右室重构进程[9]。

2.2 小分子泛素样修饰体 -1（SUMO-1）

SUMO-1 是类泛素蛋白家族的重要成员之一，通过名为 SUMO 化的转录后修饰与 SERCA2a 发生相互作用，以增强 SERCA2a 的稳定性和活性。SUMO-1 被证实在实验动物和临床患者的衰竭心脏中均明显降低，在小鼠中敲除 SUMO-1 则直接出现心衰。在衰竭心脏中 SERCA2a 的 SUMO 化也随之降低。有研究使用经 AAV9 病毒载体转入 SUMO-1，可以逆转主动脉缩窄小鼠的心肌肥厚和心功能不全[13]。在心梗的实验猪上也发现 AAV1/SUMO-1 改善心梗心脏的心功能，逆转左室重构[14]。

2.3 受磷蛋白（PLN）

PLN 是一种小膜蛋白，为 5 个单体结合成的一个五聚体，未磷酸化的 PLB 抑制 SERCA2a 与 Ca^{2+} 的亲和力，降低 SERCA2a 的活性。PKA 和 CaMK 可催化 PLN 磷酸化，后者与 SERCA2a 解离，消除对 SERCA2a 的抑制作用，使钙泵与 Ca^{2+} 的亲和力增高，Ca^{2+} 转运速度加快。通过 AAV 转入 PLN 突变体能消除心梗大鼠的左室重构。在羊的动物实验中也得到发现，通过转入 PLN 抑制性肽，SERCA2a 活性增强，左室收缩和舒张功能均明显改善[15]。将携带重组 S16EPLN（一种受磷蛋白抑制剂）基因的腺相关病毒转移入心梗后心衰大鼠模型体内，可以改善心功能，延缓心室重构。在分离的人心肌细胞中也发现，使用腺病毒载体转入反义 PLN 基因，明显改善心肌细胞的收缩和舒张速率[16]。

2.4 蛋白磷酸酶 1（PP1）和蛋白磷酸酶 1 抑制因子 -1（I-1）

PP1 去磷酸化 PLN，增加 PLN 对 SERCA2a 的抑制作用。I-1 抑制 PP1，因此 PP1 间接抑制 SERCA2a，I-1 则增强 SERCA2a 活性。心衰患者心脏 PP1 活性增加，I-1 表达降低。在主动脉缩窄小鼠，心脏持续性活化的（Constitutively active）I-1 过表达通过间接增加 PLN 的磷酸化改善心功能。近年来，在心梗的实验猪上进行的几个独立研究发现，AAV2、AAV8、AAV9 作为载体表达 I-1 后，心功能明显改善[17]。

2.5 钙传感蛋白 S100A1

钙传感蛋白 S100A1 通过对 RyR2 和 SERCA2A 的调控，介导 Ca^{2+} 的释放、摄取和转运，是心肌维持收缩和舒张功能最重要的调节因子。心衰时心肌中钙传感蛋白 S100A1 表达下降。经腺病毒将 S100A1 基因转移心梗后心衰大鼠及体外培养的心梗后心衰的大鼠心肌细胞，发现其可增加肌质网对 Ca^{2+} 的摄取，减少 Ca^{2+} 向外转运，恢复肌质网内 Ca^{2+} 的负荷。此外，经冠脉内灌注携带重组 S100A1 基因的腺病毒则可

改变 Ca^{2+} 调节，恢复心脏收缩功能。在心肌梗死的实验猪模型和分离的临床心衰患者的心肌细胞上均发现经腺病毒或腺相关病毒转入 S100A1 可通过增加 RYR2 和 SERCA2a 活性改善心功能[4,18]。

3. 肌丝蛋白的靶基因

心肌细胞的收缩是肌动蛋白和肌凝蛋白相互作用的结果，其沿着肌丝蛋白移动的能量来源于 ATP 的水解。在动物实验中的研究发现，用 2-deoxyATP 代替 ATP，能够明显通过增加肌凝蛋白与肌动蛋白的结合和循环运动能量[19]，但是 2-deoxyATP 的生成有限，过表达 R1R2 酶能够显著增加 2-deoxyATP 的含量，从而导致心肌细胞收缩能力的增加，这已经在离体的心肌细胞中得到证实[20]，同时在 R1R2 过表达的转基因小鼠中，左心室的收缩功能也明显增强[19]。

4. 促进血管新生的靶基因

在缺血性心脏病中进行的大量基础和临床研究均证实血管内皮生长因子（VEGF）能够促进血管新生，然而临床试验的疗效却缺乏一致性，难以满意重复出基础研究中令人鼓舞的结果。其原因可能是过表达 VEGF-A 后不能形成有效的血管腔（无血流）。在小鼠的心肌梗死模型中，用修饰后的 RNA（modRNA））来瞬时高表达 VEGF-A 可以增加有效血管腔的生成，同时降低心肌梗死小鼠的死亡率[21]。

5. 具有心肌保护作用的靶基因

心衰是心功能渐进性恶化的病理生理过程，其与多种病理应激反应相关，例如氧化应激、凋亡以及缺血 / 再灌注损伤有关。近期研究发现血红素氧化酶 -1 的过表达对于缺血再灌注损伤具有保护作用，并且已经在动物实验中证实[22]。

6. 促进干细胞归巢的靶基因

SDF-1/CXCR 目前已经被证实能够促进干细胞向心肌梗死后心肌细胞归巢。SDF-1 是一种趋化蛋白因子，能够与 G 蛋白偶联受体 CXCR4 相结合[23]。SDF-1 最开始被认为能够招募骨髓来源的干细胞归巢到受损的心肌组织，因此被认为是内源性组织修复的重要调节因子。临床前期试验已经证实了 SDF-1 在心肌梗死边缘区的过表达能够改善心脏功能并且增加周围组织心脏血管的密度[24]。

7. miRNA 靶基因

miRNA 是 21~23 个碱基长度的非编码小 RNA，在心血管病的病理进程中起了重要作用。通过腺相关病毒转入 RNA 以提升起到治疗作用的 miRNA 水平，或转入短发夹 RNA 和小干扰 RNA 造成基因沉默，降低引起不良效应的 miRNA 水平，目前在基础研究中已经得到实现。通过 AAV9 转入 miR-1 会明显减轻主动脉缩窄大鼠的心肌肥厚和心功能不全[9]。通过 AAV9 转入 miR-378 也会明显减轻主动脉缩窄小鼠的心肌肥厚和心功能不全。在心梗小鼠和主动脉缩窄小鼠，miR-34 上调，注射 miR-34 的抑制剂（AntimiR-34）则明显改善心功能。在主动脉缩窄后的小鼠和临床心衰患者，miR-25 上调。上调的 miR-25 通过抑制 SERCA2a 的作用，促进心功能不全的发生。通过 AAV9 使得 miR-25 过表达明显降低心脏收缩功能，通过注射 miR-25 的抑制剂（AntimiR-25）则明显延缓心衰进展[25]。以 miRNA 为基础的基因治疗效果目前还没有来自大型实验动物的报道，未来也还有待临床试验进一步验证其疗效。

（三）载体的选择

靶基因起作用需要通过各种载体的运输到达目的细胞后起作用，因此载体有效性的选择对于基因治疗的有效性作用也是不可忽略的一道屏障。目前，虽然有少数研究尝试使用裸病毒，但这种情况下，带负电荷的 DNA 链难以穿透同样带负电荷的细胞膜，并且裸 DNA 极易被各种酶降解，导致难以持久稳定表达，效率低下。因此，绝大多数基因治疗的研究均使用载体传递目的基因。广义上下面介绍几种常用的病毒载体和非病毒载体。

1. 非病毒载体

在非病毒载体中，主要应用的是裸质粒 DNA 和脂质体。裸质粒 DNA 可以直接注射至治疗区，其优点是可以相对容易的大量制备，没有 DNA 片段长度的限制，引起细胞及宿主的免疫反应相对较轻，但是其进入细胞并行使功能的效率偏低，大多持续 3~4 周，具有一定的免疫原性。脂质体是一种带有电荷的脂质颗粒包裹的 DNA，能够与细胞的磷脂表面融合，进入细胞，转染效率比裸 DNA 高，并能携带较大的 DNA 分子，缺点是脂质体的不断积累能够引起毒性，目前主要在肿瘤和囊性纤维病的治疗中应用。总的来说，非病毒载体虽然更加安全,但转染效率很低,靶向差,大多仅用于局部给药。

目前,出现了一种新的非病毒载体的方法用于基因治疗,这种方法是基于使用核酸修饰过的 mRNA(被称为 modRNAs),modRNAs 与传统的未修饰核酸一样,不能与 Toll 样受体结合,在转染过程中不引起机体的固有免疫反应,因此可以在体外反复注射[26]。此外,mRNA 只需要直接在胞质内翻译即可,不需要整合至宿主的核酸中。因此 modRNAs 能够引起短时的高效率的靶基因过表达,一般持续时间为 2~6 天[21]。Turbell 等[27]研究发现用纳米微粒载体包装后的 modRNAs,在直接心肌注射后在 20min 后即可在大鼠和猪的心脏中检测到有靶基因的表达。

2. **病毒载体**

病毒载体主要包括逆转录病毒、慢病毒、疱疹病毒、痘病毒、腺病毒、腺相关病毒等。相对于非病毒载体,病毒载体的转染效率明显高得多,但是存在免疫反应问题。

各种病毒载体都有自己的局限性,目前为止,绝大多数的心血管疾病的基因治疗实验都是使用腺病毒载体进行。腺病毒可以对绝大多数的细胞类型进行感染,其中包括心肌细胞,转染后能够得到较高的靶基因的表达,但是其表达是一过性的(一般持续 1~4 周左右);腺病毒载体最主要的缺点是能够引起较强烈的固有免疫反应,因此限制了其在基因治疗中的广泛应用[28]。

慢病毒载体是基因治疗的另一种载体,其引起的免疫反应较为温和,与其他病毒载体相比较,其优点是能够转染终末分化细胞(包括心肌细胞),慢病毒转染后的靶基因表达是稳定持续的表达,其特点是能够将包装好的靶基因整合入宿主的基因组中。但是其缺点是其对心血管系统的细胞(特别是心肌细胞)缺乏特异性的趋向性,需要通过心肌组织内注射的方法来实现心肌细胞的转染。基于安全性的考虑,慢病毒载体目前还未能在心衰的基因治疗的临床试验中使用[28]。

另外一种具有应用前景的病毒载体是腺相关病毒(AAVs),腺相关病毒(AAVs)是一种细小病毒,仅含有单链的病毒 DNA,转染效率较腺病毒更高,经过重组后,能够仅含有治疗基因,因此致瘤性很低,是一种很有前景的选择。重组后的腺相关病毒(AAVs)能够转染有丝分裂细胞以及终末分化细胞,rAAVs 不需要与宿主的基因组整合,并且能够稳定持续的表达。并且运用腺相关病毒作为载体来进行基因治疗的优点是有些亚型的腺相关病毒对于心肌细胞具有趋向性,因此,腺相关病毒在心衰的基因治疗中,是非常理想的基因转移系统。现有的Ⅱ期临床试验,均使用腺相关病毒。腺相关病毒有 13 个血清型,其中 AAV1、AAV6、AAV8 和 AAV9 对骨骼肌和心肌的趋向性最高[29]。在 CUPID 的临床试验中,在大于 300 例的患者中均未能检测到细胞免疫反应,但是值得注意的是,一些患者(80% 的病例来源于东欧)机体中本来存在的针对于该种病毒载体的中和抗体的滴度却明显升高,限制了腺相关病毒在所有人群中的广泛使用[30]。尽管存在这些问题,rAAVs 病毒载体依然是心衰靶基因治疗中最具有前景的病毒载体。

3. **心肌特异性启动子**

近些年来,心肌特异性的启动子例如 MHC 启动子、MLC 启动子以及肌钙蛋白 T 的启动子使靶基因的表达限制在心脏[31],同时疾病特异性的启动子例如 ANF(心衰时大量表达)启动子在动物实验中已经开始运用,虽然这些能够使靶基因特异性的在心脏组织表达,但是其表达的强度明显弱于常规持续性表达的启动子,并且需要高浓度的病毒载体。可诱导的启动子已经在动物实验中使用,该种启动子可以被药物或者小分子蛋白激活或者沉默[32]。

(四)基因传递方法的选择

选定目的基因和载体后,还需要有合适的基因传递方法,以确保基因治疗主要针对的衰竭心脏,转染进足够多的心肌细胞或心脏其他细胞,获得足够长的疗效。关于基因传递方法,主要有血管腔内转移和直接注射两种方式[4]。

1. **血管腔内转移**

1.1 冠状动脉内导管基因传递

该方法是目前最常用的方法;也是最有临床推广价值的心脏基因转导技术。已有诸多实验证实利用此技术转移目的基因的有效性及安全性。以常规冠脉内导管方法进行基因转导注射时,可以发现所转入基因主要在左心室表达,右心室没有表达或者表达水平很低。而对于以右心衰为主要表现的动物模型,可通过冠脉右主干注射目的基因以获得满意的表达水平。其转移效率受到动物类型、导管及载体的生物相容性、晶体溶液的使用、高冠脉流率、暴露时间、病毒浓度和温度的影响。单纯冠脉输注可能无效,需结合其他辅助措施来提高转导效率,如提高血管床通透性、增加灌注压以及提高细胞与心室充分接触的时间等。目前已有一些研究通过阻断管状静脉窦增加载体在血管内停留时间、逆行灌注以及建立再循环的闭环系统,从而达到提高转移效率的目的。近来有研究试图应用基因洗脱支架来达到基因传递的目的[4]。

1.2　静脉逆灌注

在啮齿类动物实验中,高浓度的病毒载体可通过静脉逆灌注进行有效转导。但是由于人体较大的血容量,将导致到达心肌的病毒载体有效浓度得到稀释,而过高浓度的病毒载体又将引发转导的安全性问题。一些使用大型动物的实验证实,应用心肌趋向性腺病毒相关性载体可有效转导目标基因。

2. 直接注射

2.1　直接心肌注射

直接心肌注射是目前研究较为充分的一种基因转导方式,但此方法只能在注射的局部及其周围获得较为令人满意的表达,而且除非利用极细的针头,这种基因转导方法均会造成心肌组织不同程度的损伤。

2.2　心包腔内注射

其原理为心包及心肌层解剖结构相比邻,以及心包腔内注射相对较易实现病毒载体的传递。经过心包腔内注射,所转入基因可分布到约 40% 的心肌表面,尤其在左心室前壁及室间隔可以获得满意表达,但心内膜下转染少,如同时输注胶原酶和透明质酸酶,有助于通过心包层细胞内及细胞间质的屏障,增加心内膜下转染[16]。

2.3　心室内注射

通过心室内注射技术可以在动物模型上获得最活跃的目的基因表达,这些研究均通过钳夹主动脉和(或)肺动脉以获得尽可能长的转染时间。主动脉和肺动脉交叉钳夹技术,可减少回心血量,左心室舒张末压基本不升,使静脉灌注在较低血流压力下进行,病毒能有效进入心内膜,并且目标基因较少在肝脏、肺等其他非靶脏器表达,但此方法不利于心肌保护[4]。

(五) 临床试验进展

1. SERCA2a 靶基因治疗的临床试验

迄今为止,目前使用 AAV-1.SERCA2a 的临床试验有 3 个:第一个临床试验是 CUPID 临床 1/2 期临床试验,CUPID 试验是第一个在人体上开展的心衰基因治疗。第二个临床试验是 AGENT-HF(NCT01966887)。临床二期试验使用的靶基因及载体是(AAV1-CMV-SERCA2a),用以治疗心力衰竭,该试验为单中心、随机、双盲安慰剂对照实验;第三个临床试验是 SERCA-LVAD(NCT00534703)临床试验,该试验是在接受了左室辅助装置的心衰患者中运用 AAV-1-SERCA2a 的基因治疗心衰,该试验为评估基因治疗后左室辅助装置的心衰患者是否能够在远期使患者脱离左室辅助装置。CUPID 系列临床试验研究是针对晚期心衰患者进行 AAV-1.SERCA2a(商用名 MYDICAR)基因治疗的系列临床试验。从 2009 年报道了一期临床试验结果以来,至 2015 年已完成 2 期。2009 年公布的一项针对晚期心衰患者所做的 1/2 期 CUPID 研究观察了 AAV-1 包装的人 SERCA2a 治疗晚期心衰的效果。该研究纳入了 9 例慢性心衰患者,心功能 NYHA 分级Ⅲ/Ⅳ级,LVEF≤30%,受试者随机分配至 3 个 AAV-1.SERCA2a 中的一个剂量组,持续观察 12 个月,在治疗 6 个月后进行了初步分析,5 例患者症状得到改善,4 例患者机体功能得到改善,2 例患者生物标志物指标(NT-proBNP)得到改善,6 例患者左心室功能或左室重构获得改善,1 例患者病情出现恶化。另外 2 例患者因体内已经存在病毒载体的抗体,因而病情未出现好转。更为重要的是,MYDICAR 在试验中表现出较好的安全性。2011 年完成的 CUPID Ⅱ期是双盲、随机、安慰剂对照的临床研究,其范围扩大至 39 例晚期心衰患者,受试者随机分配至 3 个 AAV-1.SERCA2a 中的一个剂量组或安慰剂对照组,经单次冠脉内注射进行干预。大剂量治疗组在治疗 6 个月和 12 个月后,症状好转,运动能力提高,NT-proBNP 水平降低,左室主张末期容积下降。此外,所有 AAV-1.SERCA2a 干预患者在治疗后 6 个月和 12 个月均出现运动能力改善,心血管事件发生率降低,慢性心衰相关的住院率下降。2014 年报道的 CUPID 二期临床研究是 2011 年该研究的延续,针对的是单次 AAV-1.SERCA2a 治疗后随访 3 年的情况。该研究发现,各基因治疗组在死亡率、心衰加重情况、心衰相关的住院率、心脏移植和左心室辅助装置的需求均有不同程度的下降,其中在大剂量治疗组最为明显,后者的心血管事件复发风险较安慰剂对照组下降了82%。大剂量治疗组所有患者所转染入的*SERCA2a*基因在患者体内仍存在。AAV-1.SERCA2a治疗所有治疗组均显示了较好的安全性。最新的CUPID二期是双盲、随机、安慰剂对照、多国、多中心的研究,于2014年从10个国家招募了250例中度到重度心衰患者,但是总的说来,根据最新发布的研究结果来看CUPID 2期临床试验的结果是中性的,未能证实在心衰的患者中能够改善其临床预后[30,33,34]。后面的两个临床试验已经进入了患者入组招募阶段,但是随着CUPID二期临床试验结果的公布,同时也导致这两个与SERCA2基因治疗相关的临床试验也被随之被暂停,也许在CUPID2期试验的结果数据全面开分析后,接下来的两个临床试验才能继续进行。

2. SDF-1靶基因的临床试验

目前针对于SDF-1的靶基因的临床试验有2个:STOP-HF以及RETRO-HF临床试验,STOP-HF二期临床试验评估SDF-1基因治疗在LVEF小于40%的缺血性心衰患者中的安全性和有效性。SDF-1质粒经过15次的心内膜注射,该研究为随机、双盲、安慰剂对照研究,p-SDF-1使用了2种不同的浓度(15mg和30mg),主要的研究终点是治疗4个月后患者的6min步行距离。结果显示两个治疗组与安慰剂组间未见明显差异,而在LVEF<26%的心衰患者中,30mg剂量的p-SDF-1能够将LVEF提高11%,这种结果在治疗一年后仍然存在,而SDF-1基因在注入一个月后几乎就不再表达[35]。另外一个临床试验是用逆向灌注的方式将p-SDF1靶基因注入心肌组织内,该研究目前还在进行中,其研究结果令人期待。

3. 其他已在进行的基因治疗的临床试验

鉴于AAV9-S100A1在临床前期大动物试验中取得了良好的结果,在未来的几年内,第一个S100A1靶基因的治疗人体临床试验即将开展[36]。此外另外一个正在计划中的临床试验是使用rAAV2i8作为载体,该载体具有高度的心脏趋向性,靶基因是蛋白磷酸酶1抑制因子-1(I-1),该临床试验计划使用4种不同剂量AAV包装后靶基因来治疗心衰[17]。此外,目前正在进行中的一个临床试验是使用AC6基因治疗心衰(AC6 gene transfer for CHF NCT 00787059),其途径是通过冠脉内给药的方式,在入组4个月和12个月后评估其治疗心衰患者有效性和安全性,其结果令人期待。

(六)问题和展望

虽然心衰的基因治疗无论在动物实验还是临床试验中都取得了可观的成就,展示了具有革命性和突破性的成果,但也存在着诸多问题。首先,由于细胞生理环境和生命周期非常复杂,对于基因治疗来说,其效果并不能保持很长时间,导致患者也可能需要接受多个疗程的治疗。虽然有的研究通过加大治疗剂量来达到使相关基因长期表达和细胞较长时间存活分化的效果,但加大剂量的长期安全性仍有待设计相关临床试验来阐明。其次,人体的免疫系统功能强大,对外来的基因具有很强的排斥性,不但降低了治疗效力,还给重复治疗带来了困难。病毒载体的选择,也是治疗中遇到的一大问题。如何寻找低毒、低免疫原性、高特异性的载体和干细胞,是研究者们努力的一个方向。

再次,在实际治疗中,许多疾病都是多基因致病,比如高血压、糖尿病等,目前的基因治疗还远不能有效地治疗这类疾病。通过调控多个基因进行多基因联合治疗(如SERCA2a和SUMO1)最近已经在小鼠身上取得成效。近年来通过转入数种转录因子,使得成纤维细胞转变为心肌样细胞也获得了成功。这些成果也为将来进行多基因联合干预的基因和细胞治疗指出了新的发展方向。由于实验动物和临床患者之间的物种差异性、实验条件和治疗方法的差别,迄今为止,在动物实验中取得的良好效果并不能满意延续到临床患者。甚至在动物实验和临床试验上,都出现了不少困惑甚至是完全相反的结论。例如在CUPID临床试验结果出现的与前期动物实验不一致的结果,可能与AAVs病毒载体在不同物种间的感染率相关,同时,人群中的疾病背景也与前期动物实验不尽相同,这些可能都会影响到基因治疗中靶基因表达的有效性,同时,如何克服AAV病毒载体在一部分人群中引起的中和抗体的升高也是今后需要克服的一大障碍,这些基因治疗中出现的问题都提示了基因治疗需要更进一步精细调控的复杂性和必要性。

目前基因治疗大部分仍停留在动物实验阶段,且取得了可喜的成果,用于临床研究的基因治疗仍处在起步阶段,其有效性及安全性仍需进一步验证,因而距离临床常规应用也只是踏出了万里长征的第一步。尽管如此,这些临床试验的成果必将为心血管病基因治疗提供更多、更新、更有价值的参考。随着高特异性载体的不断出现,基因表达精准调控的不断实现,以及3D打印和外泌体(exosome)介导的基因传递和细胞间信号传递等新技术和新概念的不断涌现,基因治疗势必在心衰的治疗方案中占据一席之地。

(叶勇 吴剑 邹云增)

参考文献

[1] Braunwald E. The war against heart failure: the Lancet lecture. Lancet, 2015, 385(9970): 812-824.

[2] 陈伟伟,高润霖,刘力生,等.中国心血管病报告2014概要.中国循环杂志,2015,30(7):617-622.

[3] Ishikawa K, Tilemann L, Ladage D, et al. Cardiac gene therapy in large animals: bridge from bench to bedside. Gene Ther, 2012, 19(6): 670-677.

[4] Hulot JS, Ishikawa K, Hajjar RJ. Gene therapy for the treatment of heart failure: promise postponed. Eur Heart J, 2016, 37(21): 1651-1658.

[5] Osadchii OE. Myocardial phosphodiesterases and regulation of cardiac contractility in health and cardiac disease. Cardiovasc Drug Ther, 2007, 21(3): 171-194.

[6] Reinkober J, Tscheschner H, Pleger ST, et al. Targeting GRK2 by gene therapy for heart failure: benefits above beta-blockade. Gene Ther, 2012, 19(6): 686-693.

[7] Gao MH, Lai NC, Roth DM, et al. Adenylylcyclase increases responsiveness to catecholamine stimulation in transgenic mice. Circulation, 1999, 99(12): 1618-1622.

[8] Lai NC, Roth DM, Gao MH, et al. Intracoronary adenovirus encoding adenylyl cyclase VI increases left ventricular function in heart failure. Circulation, 2004, 110(3): 330-336.

[9] Hammoudi N, Ishikawa K, Hajjar RJ. Adeno-associated virus-mediated gene therapy in cardiovascular disease. Curr Opin Cardiol, 2015, 30(3): 228-234.

[10] Netticadan T, Temsah RM, Kawabata K, et al. Sarcoplasmic reticulum Ca2+/calmodulin-dependent protein kinase is altered in heart failure. Circ Res, 2000, 86(5): 596-605.

[11] Zou YZ, Liang YY, Gong H, et al. Ryanodine receptor type 2 is required for the development of pressure overload-induced cardiac hypertrophy. Hypertension, 2011, 58(6): 1099-U363.

[12] Hadri L, Bobe R, Kawase Y, et al. SERCA2a gene transfer enhances eNOS expression and activity in endothelial cells. Mol Ther, 2010, 18(7): 1284-1292.

[13] Kho C, Lee A, Jeong D, et al. SUMO1-dependent modulation of SERCA2a in heart failure. Nature, 2011, 477(7366): 601-U263.

[14] Tilemann L, Lee A, Ishikawa K, et al. SUMO-1 gene transfer improves cardiac function in a large-animal model of heart failure. Sci Transl Med, 2013, 5(211): 211ra159.

[15] Kaye DM, Preovolos A, Marshall T, et al. Percutaneous cardiac recirculation-mediated gene transfer of an inhibitory phospholamban peptide reverses advanced heart failure in large animals. J Am Coll Cardiol, 2007, 50(3): 253-260.

[16] Hayward C, Patel H, Lyon A. Gene therapy in heart failure-SERCA2a as a therapeutic target. Circ J, 2014, 78(11): 2577-2587.

[17] Ishikawa K, Fish KM, Tilemann L, et al. Cardiac I-1c overexpression with reengineered AAV improves cardiac function in swine ischemic heart failure. Mol Ther, 2014, 22(12): 2038-2045.

[18] Brinks H, Rohde D, Voelkers M, et al. S100A1 genetically targeted therapy reverses dysfunction of human failing cardiomyocytes. J Am Coll Cardiol, 2011, 58(9): 966-973.

[19] Nowakowski SG, Kolwicz SC, Korte FS, et al. Transgenic overexpression of ribonucleotide reductase improves cardiac performance. Proc Natl Acad Sci U S A, 2013, 110(15): 6187-6192.

[20] Moussavi-Harami F, Razumova MV, Racca AW, et al. 2-Deoxy adenosine triphosphate improves contraction in human end-stage heart failure. J Mol Cell Cardiol, 2015, 79: 256-263.

[21] Zangi L, Lui KO, von Gise A, et al. Modified mRNA directs the fate of heart progenitor cells and induces vascular regeneration after myocardial infarction. Nat Biotechnol, 2013, 31(10): 898-907.

[22] Hinkel R, Lange P, Petersen B, et al. Heme oxygenase-1 gene therapy provides cardioprotection via control of post-ischemic inflammation an experimental study in a pre-clinical pig model. J Am Coll Cardiol, 2015, 66(2): 154-165.

[23] Ghadge SK, Muhlstedt S, Ozcelik C, et al. SDF-1 alpha as a therapeutic stem cell homing factor in myocardial infarction. Pharmacol Therapeut, 2011, 129(1): 97-108.

[24] Sundararaman S, Miller TJ, Pastore JM, et al. Plasmid-based transient human stromal cell-derived factor-1 gene transfer improves cardiac function in chronic heart failure. Gene Ther, 2011, 18(9): 867-873.

[25] Wahlquist C, Jeong D, Rojas-Munoz A, et al. Inhibition of miR-25 improves cardiac contractility in the failing heart. Nature, 2014, 508(7497): 531-535.

[26] Kariko K, Buckstein M, Ni HP, et al. Suppression of RNA recognition by Toll-like receptors: The impact of nucleoside modification and the evolutionary origin of RNA. Immunity, 2005, 23(2): 165-175.

[27] Turnbull IC, Eltoukhy AA, Fish KM, et al. Myocardial delivery of lipidoid nanoparticle carrying modRNA induces rapid and transient expression. Mol Ther, 2016, 24(1):66-75.

[28] Nayak S, Herzog RW. Progress and prospects: immune responses to viral vectors. Gene Ther, 2010, 17(3):295-304.

[29] Zincarelli C, Soltys S, Rengo G, et al. Analysis of AAV serotypes 1-9 mediated gene expression and tropism in mice after systemic injection. Mol Ther, 2008, 16(6):1073-1080.

[30] Jessup M, Greenberg B, Mancini D, et al. Calcium upregulation by percutaneous administration of gene therapy in cardiac disease (CUPID) a phase 2 trial of intracoronary gene therapy of sarcoplasmic reticulum Ca^{2+}-ATPase in patients with advanced heart failure. Circulation, 2011, 124(3):304-U113.

[31] Pacak CA, Sakai Y, Thattaliyath BD, et al. Tissue specific promoters improve specificity of AAV9 mediated transgene expression following intravascular gene delivery in neonatal mice. Genet Vaccines Ther, 2008, 6:13.

[32] Chen SJ, Johnston J, Sandhu A, et al. Enhancing the utility of adeno-associated virus gene transfer through inducible tissue-specific expression. Hum Gene Ther Method, 2013, 24(4):270-278.

[33] Jaski BE, Jessup ML, Mancini DM, et al. Calcium upregulation by percutaneous administration of gene therapy in cardiac disease (CUPID trial), a first-in-human phase 1/2 clinical trial. J Card Fail, 2009, 15(3):171-181.

[34] Greenberg B, Butler J, Felker GM, et al. Calcium upregulation by percutaneous administration of gene therapy in patients with cardiac disease (CUPID 2): a randomised, multinational, double-blind, placebo-controlled, phase 2b trial. Lancet, 2016, 387(10024):1178-1186.

[35] Chung ES, Miller L, Patel AN, et al. Changes in ventricular remodelling and clinical status during the year following a single administration of stromal cell-derived factor-1 non-viral gene therapy in chronic ischaemic heart failure patients: the STOP-HF randomized phase Ⅱ trial. Eur Heart J, 2015, 36(33):2228-2238.

[36] Pleger ST, Shan CG, Ksienzyk J, et al. Cardiac AAV9-S100A1 gene therapy rescues post-ischemic heart failure in a preclinical large animal model. Sci Transl Med, 2011, 3(92):92ra64.

射血分数严重下降的缺血性心肌病能否从CABG治疗中获益——STICHES研究解读

缺血性心肌病(ischemic cardiomyopathy,ICM)是当代心血管疾病治疗的重要难题,其高患病率和高致死率引起了许多临床工作者的重视。既往研究显示,ICM患者9年的全因死亡率可达到62.5%。ICM患者在合并左室功能不全(left ventricular systolic dysfunction,LVSD)的情况下,很容易引起冠状动脉(冠脉)的灌注不足及心肌代谢异常。其机制主要包括心肌耗氧量增加及心肌乳酸代谢异常,以及由其引起的心外膜下非冠脉疾病[1,2]。自提出ICM概念以来,冠心病合并LVSD的患者的临床诊疗发生了巨大的变化;另外,随着诊疗技术的提高,冠状动脉旁路移植术(coronary artery bypass grafting,CABG)也正在逐步成为治疗ICM的有效方法。

一、缺血性心肌病的当代诊疗经验

1970年,由Burch等[3]第一次提出ICM的概念,首先将ICM阐述为冠心病所导致的严重心功能不全,其临床表现酷似原发性扩张型心肌病。1995年,WHO/ISCF对ICM的定义为:表现为扩张型心肌病伴收缩功能损害,其临床表现不能完全用冠状动脉病变和缺血的严重程度来解释者。从ICM的定义可以看出,该病是由于心肌长期缺血导致,其发病与冠心病有着密切联系。流行病学资料显示:美国现有心力衰竭(心衰)患者约500万,其中至少70%左心室收缩功能不全患者为ICM所致[4]。ICM正成为影响人类健康的主要疾病,由ICM引发的心衰显著增加社会经济负担,甚至导致死亡风险直线上升。

随着时代的变迁,越来越多的技术设备运用到ICM的诊疗过程中。诊断方面提出了包括正电子发射计算机断层显像(positron emission tomography,PET)和单光子发射计算机断层显像(single photon emission computed tomography,SPECT)等在内的多种利用核素显像判断存活心肌的检查手段。治疗方面也提出了包括内科综合治疗、冠脉血运重建、干细胞移植、心脏移植几大治疗策略[5]。其中,CABG作为日渐成熟的新技术,目前仍未明确其能否使射血分数严重下降的ICM患者获益。

二、CABG作为ICM的有效治疗手段

众所周知,CABG是临床上常见的冠心病外科治疗手段,通过移植自身正常血管,吻合在主动脉和冠状动脉狭窄病变远端之间,即绕过狭窄部分,用自身血管搭一个桥,以使主动脉血液通过移植血管顺利到达冠状动脉狭窄病变远端,达到恢复缺血心肌正常供血的目的,以此解除心绞痛、防止心肌梗死以及严重并发症的发生。

这一手术方式在20世纪80年代提出,并同时发表了一系列冠心病治疗方面的具有里程碑意义的临床研究[6-8]。这些研究证实了CABG在缓解冠心病患者心绞痛症状方面的安全性和有效性。并且,研究证实,对于复杂冠脉病变以及左心功能不全的患者,CABG相比于单纯药物治疗可以获得更好的远期获益[9]。

然而,既往研究并未纳入当代有效的药物治疗,而且排除了具有严重左心功能不全的患者。随着技术的发展,CABG已经变得更加多种多样,且更加安全有效——越来越多的心肌保护技术、手术方式以及更加完善的围术期护理。CABG按手术方式分为体外循环(cardiopulmonary bypass,CPB)的CABG术以及创伤较少的非体外循环下的CABG术。按移植血管又分为静脉桥和动脉桥下的CABG,其中内乳动脉因为其高通畅率,已被广泛运用于临床。

在大量的早期研究中,仅有“冠脉外科临床研究(CASS)”是唯一一个按照左心室射血分数(left

ventricular ejection fraction, LVEF)随机分组的相关研究。该研究纳入 780 例患者，按照 LVEF 35%~50% 和 >50% 随机分组，研究的 10 年终点结果显示，单纯药物治疗组死亡率为 21%，而 CABG 联合药物治疗组仅为 18%（P=0.25）。其中，亚组分析显示，LVEF 较差的患者生存率更高，且有明显统计学差异（P=0.01）[10]。

然而，随着术前危险因素的增加，这种优势是否会被抵消尚不明确。2002 年起，在美国国家心肺血液病研究所的资助下，以美国杜克大学医学中心为首的几家机构联合开展了名为“缺血性心衰外科治疗研究（STICH）”的研究。该研究旨在解决两个问题：①在患者远期生存问题上，CABG 手术治疗是否优于同期药物 / 二级预防治疗；②心肌前壁功能失调患者中，CABG 联合外科心室重塑治疗（surgical ventricular remodeling, SVR）是否能提高院外生存率。研究[11]随访 4.8 年，结果于 2010 年发表在 *JACC* 杂志。结果显示，与内科治疗组比，CABG 组患者的全因死亡率无显著差异；但是，亚组分析显示，CABG 组患者在心源性致死率及心源性再住院率上获益明显[12]。

总之，以上各项临床研究都强调药物与手术治疗方法的进步，明显改善了 CAD/HF/LVSD 患者的生存质量和生存预期。

三、目前的 CABG 相关指南推荐

2011 年，美国心脏协会关于 CABG 的临床指南指出，对于未受保护的左主干病变，CABG 为Ⅰ级推荐（证据等级：B 级），在三支病变伴随或不伴随前降支近端病变情况下，CABG 为Ⅰ级推荐（证据等级：B 级），而对于两支及单支病变，CABG 的推荐级别则为Ⅱb~Ⅰ级，其中尤其强调在大面积心肌缺血及 SYNTAX 评分高分的患者中施行 CABG。值得注意的是，在左心室功能不全的患者中，指南推荐射血分数 35%~50% 患者接受 CABG 治疗（Ⅱa 类推荐，证据等级：B 级），射血分数 <35% 患者也同样推荐 CABG（Ⅱb 类推荐，证据等级：B 级）[13]。

同样，2014 年最新的欧洲心脏病学会（European Society of Cardiology, ESC）冠脉血运重建指南也得出类似的结果。在 ESC 指南中，对于 SYNTAX 评分高分患者及多支血管病变患者，CABG 的推荐及证据等级都要明显高于经皮冠状动脉介入治疗（percutaneous coronary intervention, PCI）。并且，ESC 指南进一步对左心室功能不全患者进行了推荐：射血分数 <35% 者，左主干狭窄无论是否合并前降支近端狭窄者或前降支重度狭窄伴多支病变的患者中，CABG 均为Ⅰ类推荐。指南还表明，对于冠心病合并严重肾功能不全的患者，CABG 的推荐级别相对 PCI 更高[14]。

与此同时，2012 年发表的《中国冠心病介入治疗指南》[15]也指出 CABG 用于治疗复杂冠脉病变患者的必要性，并提出相关的推荐意见。

四、CABG 及 STICHES 研究

2002 年的 STICH 研究包含两部分的临床试验，其一是外科心室重建研究；其二是外科血运重建研究，外科血运重建部分是为了证明 CABG 术联合指南用药情况下对 CAD/HF/LVSD 患者生存预后优于单纯药物治疗患者，但是最终仅得到两者预后无差异的结果[12]。

在此研究基础上，研究者又再次开展了名为“STICH Extension Study（STICHES）”的 STICH 后续研究，STICHES 研究旨在探究 ICM 患者 CABG 术后的 10 年疗效评估，并在今年 4 月发表于 *NEJM* 杂志[16]。

研究纳入 2002 年至 2007 年共 1212 例患者，患者年龄均大于 18 岁，并在 3 个月内通过核素显像、SPECT 或超声心动图等多种方法方法确诊射血分数低于 35%。研究排除了 72 小时内有心源性休克、准备行 PCI 治疗、近期发生直接导致 LVSD 的急性心肌梗死、既往行 CABG 治疗的患者[11]。

患者随机分为 CABG 组及单纯药物治疗组，其中 CABG 组共 610 例，药物治疗组共 602 例，主要观察终点是全因死亡率，次要终点包括心源性死亡或心源性再入院率，此次研究的平均随访时间 9.8 年。CABG 组患者平均年龄 60 岁，女性比例 12%；药物治疗组患者平均年龄 59 岁，女性比例 12%。两组患者体重指数（body mass index, BMI）、既往病史（心肌梗死、高脂血症、高血压病、糖尿病、脑卒中、慢性肾功能衰竭）、CCS 心绞痛分级、NYHA 分级、平均收缩压、平均脉率、6 分钟步行距离等基线资料无明显差异。

1 年随访结果显示，单纯药物治疗组的死亡率为 68.0%，而行 CABG 治疗的死亡率为 57.2%（HR=0.75,

95%CI：0.65~0.87，$P<0.001$）。CABG 组平均生存时间为 7.73 年，而单纯药物组为 6.29 年，CABG 组患者比单纯药物组患者生存时间平均高出 1.44 年[16]。

除了本文提及的有关 CABG 的研究外，仍然有大量的临床研究从不同侧面为 CABG 提供循证证据[17,18]，如糖尿病人群 CABG 的治疗效果，如 PCI 与 CABG 治疗的预后比较。

STICHES 研究与这些研究的不同之处在于：首先，STICHES 的研究对象限定为射血分数小于或等于 35% 的 ICM 患者，在研究对象上就存在根本差异，这一发现将会为心功能不全患者的 CABG 治疗提供更加可靠的循证医学证据；其次，STICHES 研究相比经典研究，存在外科技术以及用药方案上的改进，更加符合现有的临床诊疗经验，更能体现当今医疗现实；最后，与 STICH 研究相比，STICHES 研究立足 CABG 患者的 10 年预后，并得到 CABG 远期预后更佳的结果，为 ICM 患者 CABG 治疗的远期预后提供了循证证据。尽管如此，研究尚存在一些不足。方案中未将 CABG 与 PCI 的疗效进行比较，在当今诊疗指南中，PCI 推荐等级一步步的提高，PCI 技术与设备也在发生巨大的变化，需要进一步的研究，证实两者的差异，或结合 SYNTAX 评分等风险评估因素，为 ICM 患者制定治疗策略提供更进一步的证据。

总之，STICHES 的队列研究最终证实，ICM 患者行 CABG 治疗的 10 年间全因死亡率、心源性死亡率、心源性住院率明显低于单纯药物治疗。这一结论与当代的治疗背景相吻合，有利于 ICM 患者的长远预后，但还需要更进一步的相关研究进行证实。

五、总结与展望

冠心病仍然是当今人类社会致死致残的主要疾病。在美国，每年有 50 多万人死于冠心病[19]，尽管随着心血管危险因素的控制，急性冠脉综合征患者的存活率近几年有上升趋势，但极易发展为慢性病，冠心病的主要不良预后包括心衰、左室功能不全等，这些并发症将长期影响数以百万患者的生活。随着近年生活方式的改变、人口的老龄化以及冠心病诊疗水平的提高，ICM 患病率逐年增长，这不仅影响患者的生活质量，而且增加医疗费用和社会经济负担。尽管研究尚存在例如未用盲法、未进行 PCI 治疗的疗效比较等不足，目前的 STICHES 研究已经证实 CABG 手术是治疗 ICM 行而有效的方式。当然除了 CABG 外还有很多相当有前景的治疗技术和方法尚处于研究的起步阶段，例如细胞治疗、基因治疗等，虽然尚未呈现令人满意的结果，但其相关领域的研究成果仍使我们充满信心。在未来数十年内，相信 ICM 的治疗能取得重大突破，在不断创新的过程中为更多的患者带来更有效的治疗。

（谭宁　陈鹏远）

参考文献

[1] De Marco T, Chatterjee K, Rouleau JL, et al. Abnormal coronary hemodynamics and myocardial energetics in patients with chronic heart failure caused by ischemic heart disease and dilated cardiomyopathy. Am Heart J, 1988, 115(4): 809-815.

[2] White M, Rouleau JL, Ruddy TD, et al. Decreased coronary sinus oxygen content: a predictor of adverse prognosis in patients with severe congestive heart failure. J Am Coll Cardiol, 1991, 18(7): 1631-1637.

[3] Burch GE, Tsui CY, Harb JM. Ischemic cardiomyopathy. Am Heart J, 1972, 83(3): 340-350.

[4] Chaudhry FA, Iskandrian AE. Assessing myocardial viability in ischemic cardiomyopathy. Echocardiography, 2005, 22(1): 57.

[5] 王鸣和，王骏．缺血性心肌病的研究近况．国际心血管病杂志，2007，34(1)：1-5.

[6] Coronary artery surgery study (CASS): a randomized trial of coronary artery bypass surgery. Survival data. Circulation, 1983, 68(5): 939-950.

[7] Eleven-year survival in the Veterans Administration randomized trial of coronary bypass surgery for stable angina. The Veterans Administration Coronary Artery Bypass Surgery Cooperative Study Group. N Engl J Med, 1984, 311(21): 1333-1339.

[8] Varnauskas E. Twelve-year follow-up of survival in the randomized European Coronary Surgery Study. N Engl J Med, 1988, 319(6): 332-337.

[9] Passamani E, Davis KB, Gillespie MJ, et al. A randomized trial of coronary artery bypass surgery. Survival of patients with a low ejection fraction. N Engl J Med, 1985, 312(26): 1665-1671.

[10] Alderman EL, Bourassa MG, Cohen LS, et al. Ten-year follow-up of survival and myocardial infarction in the randomized Coronary Artery Surgery Study. Circulation, 1990, 82(5): 1629-1646.

[11] Velazquez EJ, Lee KL, O Connor CM, et al. The rationale and design of the Surgical Treatment for Ischemic Heart Failure (STICH) trial. J Thorac Cardiovasc Surg, 2007, 134(6): 1540-1547.

[12] Jones RH, White H, Velazquez EJ, et al. STICH (Surgical Treatment for Ischemic Heart Failure) trial enrollment. J Am Coll Cardiol, 2010, 56(6): 490-498.

[13] Hillis LD, Smith PK, Anderson JL, et al. 2011 ACCF/AHA guideline for coronary artery bypass graft surgery: Executive summary. J Thorac Cardiovasc Surg, 2012, 143 (1): 4-34.

[14] Windecker S, Kolh P, Alfonso F, et al. 2014 ESC/EACTS Guidelines on myocardial revascularization: The Task Force on Myocardial Revascularization of the European Society of Cardiology (ESC) and the European Association for Cardio-Thoracic Surgery (EACTS) Developed with the special contribution of the European Association of Percutaneous Cardiovascular Interventions (EAPCI). Eur Heart J, 2014, 35 (37): 2541-2619.

[15] 中华医学会心血管病学分会介入心脏病学组，中华心血管病杂志编辑委员会．中国经皮冠状动脉介入治疗指南 2012(简本). 中华心血管病杂志，2012，40 (4): 271-277.

[16] Velazquez EJ, Lee KL, Jones RH, et al. Coronary-Artery Bypass Surgery in Patients with Ischemic Cardiomyopathy. N Engl J Med, 2016, 374(16): 1511-1520.

[17] Sa MP, Ferraz PE, Escobar RR, et al. Five-year outcomes following PCI with DES versus CABG for unprotected LM coronary lesions: meta-analysis and meta-regression of 2914 patients. Rev Bras Cir Cardiovasc, 2013, 28 (1): 83-92.

[18] Kassimis G, Patel N, Banning AP. Myocardial revascularization strategies in diabetic patients with multi-vessel disease: CABG vs DES-based PCI. Curr Pharm Des, 2014, 20 (28): 4589-4596.

[19] Mozaffarian D, Benjamin EJ, Go AS, et al. Heart Disease and Stroke Statistics-2016 Update: A Report From the American Heart Association. Circulation, 2016, 133 (4): e38-e60.

联合肾素-血管紧张素系统拮抗剂治疗心力衰竭并无益处——ATMOSPHERE研究解读

一、ATMOSPHERE研究的背景

对于慢性心力衰竭患者,血管紧张素转化酶抑制剂可有效降低射血分数减低的慢性心力衰竭(HFrEF)患者的死亡和住院风险[1,2]。对此,医学界产生通过其他方法阻断"肾素-血管紧张素系统"的兴趣。血管紧张素受体阻断剂(ARBs)是第一个替代性的研究,在一项安慰剂-对照试验中,对于无法接受ACEI治疗的心衰患者,应用坎地沙坦可降低心衰患者心血管死亡率和住院风险[3]。在一项"头对头"心力衰竭治疗的对比研究中,氯沙坦治疗心衰似乎不如卡托普利有效[4]。然而,肾素抑制剂对此类患者的临床效果尚不明确。ARB和ACEI联用的疗效也在少数关于心衰患者的试验中被检验[5,6]。这两项研究发现,在标准ACEI治疗方案的基础上加用ARB比单用ACEI能进一步降低重症心衰患者的住院风险,其中一个试验还发现能降低心血管死亡风险。然而该两项研究都没有执行循证医学基础的ACEI剂量,随后(执行循证医学ACEI剂量)研究显示,ACEI加用ARB对于心肌梗死和其他心血管高风险人群无效[7,8]。

从2009年3月13日至2013年12月26日启动的ATMOSPHERE(The Aliskiren Trial to Minimize Outcomes in Patients with Heart Failure)研究,在射血分数降低的心衰患者中,分别对血管紧张素转化酶抑制剂依那普利、肾素抑制剂阿利吉仑以及两者的联合治疗方案进行对比(检验优效性和非劣效性)。共有43个国家789个试验中心的8835例患者进入了准备期(见图1)。最终成功入选7016例患者,随机分为3组。研究结果由John J. V. McMurray教授为首的研究团队在2016年4月4日发表于新英格兰杂志上。

在ATMOSPHERE研究之前,2008年的ALLAY研究评价阿利吉仑对左室肥厚的影响,结果显示,阿利吉仑单药治疗与氯沙坦单药治疗效果相似,但联合应用这两种药物对于伴左室肥厚的高血压患者并无更多获益[9]。随后的两项研究,也是ATMOSPHERE的前期研究:①2012年的ALTITUDE研究[10]旨在评价在伴有慢性肾病和(或)心血管疾病的2型糖尿病患者中,在ACEI或ARB类药物治疗的基础上加用阿利吉仑是否有更多获益,但由于中期研究分析发现阿利吉仑组患者不良反应事件(肾功能不全、高血钾、低血压、脑卒中)明显增加,且主要终点无获益趋势,因而该研究提前终止。为此,后续的ATMOSPHERE研究不把该范围病例列入统计。②2013年发表的ASTRONAUT研究[11]评价阿利吉仑治疗急性心衰疗效,结果显示在包括ACEI或ARB类药物在内的标准治疗基础上,应用阿利吉仑未能降低急性心衰患者的心血管死亡或心衰再住院风险,且高血钾、低血压和急性肾损伤等不良反应事件显著增多。

鉴于肾素抑制剂提供了阻断"肾素-血管紧张素系统"的另一个位点[12-14]。基于上述的研究,ATMOSPHERE研究者在设计该研究时提出了以下两点假设:①优越性假设:阿利吉仑与依那普利联合治疗优于依那普利单药治疗,阿利吉仑单药治疗优于依那普利单药治疗;②非劣性假设:阿利吉仑单药治疗不劣于依那普利单药治疗。

二、ATMOSPHERE研究的人群、分组与方法

研究对象与排除标准:入组患者是慢性心衰、纽约心功能分级Ⅱ~Ⅳ级且射血分数≤35%的患者。纳入研究的患者还要求血浆BNP浓度≥150pg/ml(或NT-proBNP浓度≥600pg/ml),或者在过去的12个月内

因心衰住过院而血浆 BNP 浓度≥100pg/ml（或 NT-proBNP 浓度≥400pg/ml）。参与者在纳入时必须已经接受稳定剂量的 ACEI 药物（等同于至少每天 10mg 依那普利）和 β 受体阻断剂。排除标准包括有症状的低血压、筛查时收缩压小于 95mmHg（或随机分组时小于 90mmHg）、筛查时 eGFR 小于 40ml/（min·1.73m^2）[或随机分组时小于 35ml/（min·1.73m^2），或随机分组时 eGFR 较筛查下降 >25%]、初筛时血钾≥5.0mmol/L（或随机分组时≥5.2mmol/L）、有不能服用 ACEI 的病史。详细的纳入与排除标准提供于补充数据中。所有参与者提供手写的知情同意书。

最终成功入选 7016 例患者，随机分为 3 组：阿利吉仑 300mg qd+ 依那普利 5~10mg bid 联合治疗（n=2340）、阿利吉仑 300mg qd 单药治疗（n=2340），依那普利 5~10mg bid 单药治疗（n=2336）。

研究主要终点包括心血管死亡或因心衰住院；次要终点为 12 个月时的 KCCQ 临床评分改变；探索性终点包括心血管死亡、心衰住院、心肌梗死、脑卒中和心脏停搏组成的复合心血管结局，以及由肾性死亡、终末期肾病、血清肌酐 >6.0mg/d 或 > 基线 2 倍组成的肾性终点；安全性终点包括低血压、肾功能损害、高钾血症和咳嗽。

试验的准备期分为两个阶段，在将原先的 ACEI 治疗转变后，符合条件的患者进入准备期的第一阶段，在这一阶段他们以单盲的方式接受 1~4 周的依那普利治疗（5mg bid）；如果没有出现不可接受的副作用，则接着服用 2~4 周更高剂量的依那普利（10mg bid）；既往正在服用等同于依那普利 20mg qd 剂量的 ACEI 药物的患者可以直接进入第二步。第一阶段结束时若没有出现不可接受的副作用，则将患者根据依那普利的服用剂量进行分层：5mg bid（低剂量层）或 10mg bid（高剂量层）。

患者随后进入准备期的第二阶段，在这一阶段，患者以单盲的方式在依那普利治疗的基础上加用阿利吉仑 150mg qd。可接受两个药物治疗的患者随后以 1：1：1 的比例和双盲双模拟的方式，使用“voice-based computerized randomizationsystem involving concealed trial-group assignments”的方法安排至 3 个不同的治疗组。患者或接受联合依那普利 5mg 或 10mg bid 和阿利吉仑 150mg qd 治疗；或单用阿利吉仑 150mg qd；或单用依那普利 5mg 或 10mg bid。随机化分组两周后，联合治疗组及阿利吉仑组的阿利吉仑的剂量提高至 300mg qd，依那普利组则进行虚假的调整。患者在前 4 个月每 2~8 周接受 1 次评估，之后则每 4 个月评估 1 次。如果患者不能接受目标剂量的药物，则适当减少剂量。

三、ATMOSPHERE 研究结果分析

研究数据分析的科学性

最开始的主要目标是检验阿利吉仑与依那普利联用对于主要终点事件是否优于依那普利，其次检验单用阿利吉仑对于相同的终点事件是否优于或至少不劣于单用依那普利。根据研究者最开始的效能计算，预计需要 7041 例患者参加随机化研究，并且需要发生 2318 例主要终点事件。

当试验正在进行的时候，“使用心肾疾病终点、在 2 型糖尿病患者中进行的阿利吉仑研究（Aliskiren Trial in Type 2 Diabetes Using Cardio-Renal Disease Endpoints，ALTITUDE）”基于无效性和安全性原因而被提前终止；及随后“阿利吉仑对于急性心衰患者结局的研究（Aliskiren Trial on Acute Heart Failure Outcomes，ASTRONAUT）”发现糖尿病患者接受阿利吉仑治疗终点事件比安慰剂组更糟糕，这导致“Clinical Trial Facilitation Group of the Heads of Medicine Agencies in Europe”要求基线水平合并糖尿病或在试验过程中新发糖尿病的患者不再继续试验治疗，而转为传统的治疗方案，同时合并糖尿病的患者不再纳入研究。根据 2013 年 4 月发布的修正方案，该决定在全世界范围内执行[11,15-16]。

这项决定也导致统计分析计划的修改。对于糖尿病患者，随访的试验结局在修正方案通过时即被删失（censored）（或在个别国家特定的批准终止试验治疗方案的时候）。在非糖尿病患者中对比联合治疗与依那普利治疗成为新的优效性假设。NT-proBNP 浓度的变化也不再作为次要终点事件[15]。研究保留了主要分析的效能，附录资料中有阐述。

分析包括所有根据“意向处理原则（intention-to-treat principle）”正确随机分组的患者。事件发生时间（Time-to-event）资料根据数据分析计划使用 Cox 比例风险模型进行分析。在 25 个预先设定的亚组中通过加入相互作用项进行疗效的一致性评价。KCCQ 评分的变化用重复测量的分析方法评价。

不良事件用 Fisher's 精确检验法进行比较；预期关注的特定不良事件包括低血压、肾功能损伤、高血钾和咳嗽。

所有 P 值为双侧检验（除了非劣性检验）。以 Bonferroni 校正为基础，结合分层与联合检验因素的监管程序（gatekeeping procedure）被用于确保对主要和次要终点事件中 I 类错误的控制。根据该程序，预先确立的判定非劣性的单侧 α 值为 0.0123。

试验监管的严谨性

研究的设计和患者基线水平的特征已经发表[15,17]。执行委员会与资助者（novartis）一同设计和监督该试验的进行。各试验中心伦理委员会同意本试验方案（在 NEJM.org 可获取）。

随访时间：总体随访时间的中位数为 36.6 个月（四分位数间距 22.4~52.2 个月），3 组间无明显差异。由于性命攸关的身体状况或对糖尿病患者进行常规删失（censored），而在试验结束前失访的患者数：联合治疗组 31 例（1.3%），阿利吉仑组 19 例（0.8%），依那普利组 19 例（0.8%）。对于没有因常规原因删失数据的患者，随访于 2015 年 7 月 31 日截止。

联合治疗组中因糖尿病而进行数据删失的患者数为 665 例（28.4%），阿利吉仑组有 627 例（26.8%），依那普利组为 652 例（27.9%）。各组分别有 20、25、18 例患者因为其他国家特定的要求而删失了数据。

对于没有糖尿病的患者，随访期中位数为 46.0 个月（四分位数间距 28.0~56.1 个月）。合并糖尿病患者的随访中位数为 24.1 个月（四分位数间距 15.1~33.2 个月）。

治疗管理

对于没有糖尿病的患者，联合治疗组的 1675 例患者中有 741 例（44.2%）因为死亡及管理以外的因素而未能继续试验治疗方案，阿利吉仑组的 1713 例患者中有 693 例（40.5%），依那普利组的 1684 例患者中则有 706 例（41.9%）。联合治疗组患者接受试验药物治疗的时间所占的比例平均为 77%，阿利吉仑组为 81%，依那普利组为 80%。

对于合并糖尿病的患者，联合治疗组的 665 例患者中有 211 例（31.7%）因为死亡及管理以外的因素而未能继续试验治疗方案，阿利吉仑组的 627 例患者中有 175 例（27.9%），依那普利组的 652 例患者中则有 209 例（32.1%）。联合治疗组患者接受试验药物治疗的时间所占的比例平均为 80%，阿利吉仑组为 84%，依那普利组为 82%。

结果解读与安全性

总体上，主要终点事件：心血管死亡或心衰住院发生于联合治疗组的 770 例（32.9%）患者中（11.7 事件 /100 人年），阿利吉仑组的 791 例（33.8%）患者发生主要终点事件（12.1 事件 /100 人年），依那普利组中有 808 例（34.6%）患者发生主要终点事件（12.4 事件 /100 人年）（图 1A）。联合治疗组与依那普利组之间的风险比（hazard ratio，HR）为 0.93（95% CI：0.85~1.03，P=0.17）。阿利吉仑组与依那普利组之间的风险比为 0.99（95% CI：0.90~1.10，对于优效性 P=0.91）。虽然非劣效性检验值 1.104 在 95% 的置信区间之内，但单侧 P 检验值 0.0184 未满足预先设定的 $P \leqslant 0.0123$。

各组间在次要终点事件（包括 12 个月时的 KCCQ 评分变化）和预先确定的研究事件上均无统计学差异（图 1，见文末彩图 35）。与依那普利组相比，联合治疗组复合肾脏终点事件（因肾脏病而死亡、终末期肾脏病或血肌酐水平翻倍事件的复合）明显增多。与依那普利组相比，联合治疗组在 4、8、12 个月的 NT-proBNP 浓度较基线水平下降更多。

安全性：与依那普利组相比，联合治疗组患者出现更多低血压、肾功能不全、高血钾事件；单独阿利吉仑组和依那普利组在其他不良反应发生率上相似，低血压在依那普利组更多。联合治疗组在基线水平接受过醛固酮阻断剂治疗的患者，其肾功能不全和高血钾的发生率比没有接受醛固酮阻断剂治疗的患者高。与随机分组时的血压情况相比，联合治疗组第 4 个月的收缩压水平明显比依那普利组低（−1.84mmHg，95% CI：−2.70~0.98，P<0.001）；阿利吉仑组与依那普利组平均血压的差值为 0.53mmHg（95% CI：−0.31~1.37，P=0.22）。

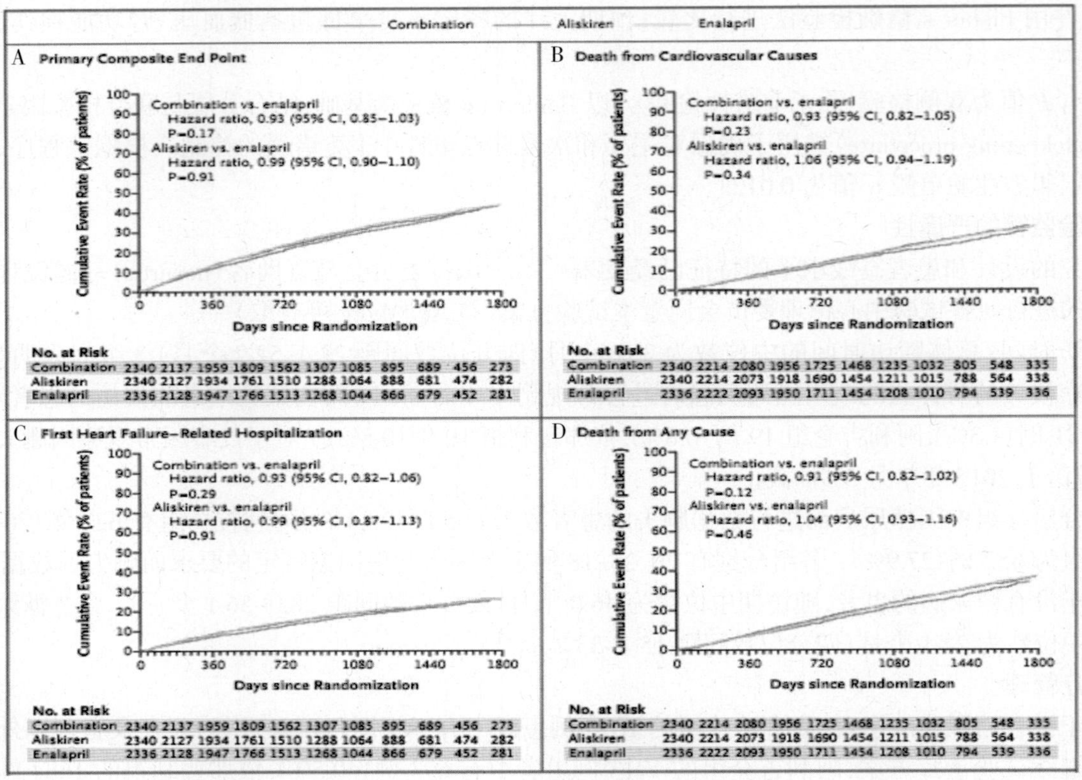

图1

在复合终点事件、心血管死亡、首次心衰发作和各种原因死亡中，联合治疗组（阿利吉仑 + 依那普利）与单独依那普利组比较；单独阿利吉仑组与单独依那普利组比较，结果显示各组间无差别

四、从 ATMOSPHERE 研究得到的启示与小结

从 ATMOSPHERE 研究发现，与单用依那普利相比，在使用循证医学根据的 ACEI 剂量基础上，联合阿利吉仑治疗并未减少心血管死亡或心衰住院。作者一直认为在能耐受的前提下，心衰患者对 RAS 的充分阻断才能获取最大的临床效益。而本研究并非缺乏对肾素 - 血管紧张素系统的充分抑制。值得提出的是：RAS 系统的传统位点的充分抑制与多位点的全面抑制可能存在着本质上的不同。

ATMOSPHERE 研究也发现，肾素抑制剂阿利吉仑每天 300mg 与单用依那普利相比，并未能达到预先设计的的非劣效性标准（单侧 P 检验值 0.0184 未满足预先确定的非劣性单侧 α 值 0.0123。）。

此前研究发现心衰患者在 ACEI 治疗的基础上加用 ARB 类药物有所获益[5,6]，而本研究对于联合不同位点 RAS 阻断治疗却不能获益。虽然肾素抑制剂在药理学作用上与血管紧张素受体阻断剂不同，研究者认为该试验与其他试验所获不同结果很难用治疗方案上的区别来解释[9-11]；该解释认为以往的试验并未使用循证医学根据的 ACEI 剂量，而本试验则使用了循证医学根据的 ACEI 剂量。笔者的看法不同，因为 RAS 系统相当复杂，除了血管紧张素Ⅰ、Ⅱ、及其相关受体外，还包括了缓激肽、血管紧张素 1~5、1~7、1~9、Apelin/APJ 等对抗系统，不言而喻，多位点的全面 RAS 阻断必然把自身固有的保护机制也同时阻断了。

对于合并糖尿病的患者，考虑到在 ACEI 基础上加用阿利吉仑可能会影响这些患者的安全，而该类患者提前终止了试验治疗[10-11,18-19]。因此，ATMOSPHERE 研究修改了统计分析计划，以提前明确在非糖尿病心衰患者中联合治疗与依那普利治疗的疗效检验[13]。该分析显示联合治疗效果与总体试验相同。本试验一个很明显的特征是，在试验的过程中对合并糖尿病的患者进行常规干预，该类患者不再接受阿利吉仑药物治疗[15]。该干预是基于其他两个试验的结果，他们发现糖尿病患者服用阿利吉仑可能带来害处（ASTRONAUT 和 ALTITUDE）[10-11,19]。所以本试验纳入了很大一部分糖尿病患者，他们接受阿利吉仑药物治疗的中位数为 24 个月，随访时间是缩短的。对于合并糖尿病的患者，研究并没有发现联合治疗的结果比单用依那普利更差。合并糖尿病的患者单用阿利吉仑与单用依那普利有相似的结局。关于ATMOSPHERE数据与安全委员会作出该常规干预的评论已经发表于杂志[20]。

ATMOSPHERE研究中除了未减少心血管死亡或心衰住院外，观察到更多的低血压、肾功能受损和高血钾事件。已有研究表明，在循证医学根据剂量的卡托普利治疗基础上加用一半最大剂量的缬沙坦，也可以观察到更多的不良反应[7]。总的来说，这些发现提示阻断肾素-血管紧张素系统的药物的获益已经达到极限，更强地抑制该系统很少或没有带来更多获益，反倒是出现更多的不良反应。

总的来说，对于射血分数减低的心衰患者，ATMOSPHERE研究发现在循证医学证据剂量的依那普利治疗基础上加用肾素抑制剂并未带来更多益处；增加了低血压、肾功能损害、高血钾等不良事件；研究未满足预先设定的非劣效性标准，不支持在心衰治疗中将肾素抑制剂作为ACEI药物的替代。

（高修仁 李庆朗）

参考文献

[1] The CONSENSUS Trial Study Group. Effects of enalapril on mortality in severe congestive heart failure: results of the Co-operative North Scandinavian Enalapril Survival Study (CONSENSUS). N Engl J Med, 1987, 316: 1429-1435.

[2] The SOLVD Investigators. Effect of enalapril on survival in patients with reduced left ventricular ejection fractions and congestive heart failure. N Engl J Med, 1991, 325: 293-302.

[3] Granger CB, McMurray JJ, Yusuf S, et al. Effects of candesartan in patients with chronic heart failure and reduced left ventricular systolic function intolerant to angiotensin-converting-enzyme inhibitors: the CHARM-Alternative trial. Lancet, 2003, 362: 772-726.

[4] Pitt B, Poole-Wilson PA, Segal R, et al. Effect of losartan compared with capto-pril on mortality in patients with symp-tomatic heart failure: randomised trial-the Losartan Heart Failure Survival Study ELITE Ⅱ. Lancet, 2000, 355: 1582-1587.

[5] Cohn JN, Tognoni G. A randomized trial of the angiotensin-receptor blocker valsartan in chronic heart failure. N Engl J Med, 2001, 345: 1667-1675.

[6] McMurray JJ, Ostergren J, Swedberg K, et al. Effects of candesartan in patients with chronic heart failure and reduced left-ventricular systolic function taking angiotensin-converting-enzyme inhibitors: the CHARM-Added trial. Lancet, 2003, 362: 767-771.

[7] Pfeffer MA, McMurray JJV, Velazquez EJ, et al. Valsartan, captopril, or both in myocardial infarction complicated by heart failure, left ventricular dysfunction, or both. N Engl J Med, 2003, 349: 1893-1906.

[8] ONTARGET Investigators, Yusuf S, Teo KK, et al Telmisartan, ramipril, or both in patients at high risk for vascular events. N Engl J Med, 2008, 358: 1547-1559.

[9] Solomon SD, Appelbaum E, Manning WJ, et al. Effect of the Direct Renin Inhibitor Aliskiren, the Angiotensin Receptor Blocker Losartan, or Both on Left Ventricular Mass in Patients With Hypertension and Left Ventricular Hypertrophy. Circulation, 2009, 119(4): 530-537.

[10] McMurray JJ, Abraham WT, Dickstein K, et al. Aliski-ren, ALTITUDE, and the implications for ATMOSPHERE. Eur J Heart Fail, 2012, 14: 341-343.

[11] Gheorghiade M, Böhm M, Greene SJ, et al. Effect of aliskiren on postdischarge mortality and heart failure readmissions among patients hospitalized for heart failure: the ASTRONAUT randomized tri-al. JAMA, 2013, 309: 1125-1135.

[12] Seed A, Gardner R, McMurray J, et al. Neurohumoral effects of the new orally active renin inhibitor, aliskiren, in chron-ic heart failure. Eur J Heart Fail, 2007, 9: 1120-1127.

[13] McMurray JJ, Pitt B, Latini R, et al. Ef-fects of the oral direct renin inhibitor aliskiren in patients with symptomatic heart failure. Circ Heart Fail, 2008, 1: 17-24.

[14] Oparil S, Yarows SA, Patel S, Fang H, Zhang J, Satlin A. Efficacy and safety of combined use of aliskiren and valsartan in patients with hypertension: a randomised, double-blind trial. Lancet, 2007, 370: 221-229.

[15] Krum H, McMurray JJ, Abraham WT, et al. The Aliskiren Trial to Minimize Outcomes in Patients with HEart failure trial (ATMOSPHERE): revised statistical analysis plan and baseline characteristics. Eur J Heart Fail, 2015, 17: 1075-1083.

[16] Parving HH, Brenner BM, McMurray JJV, et al. Cardiorenal end points in a trial ofaliskiren for type 2 diabetes. N Engl J Med, 2012, 367: 2204-2213.

[17] Krum H, Massie B, Abraham WT, et al. Direct renin inhibition in addition to or as an alternative to angiotensin con-verting enzyme inhibition in patients with chronic systolic heart failure: rationale and design of the Aliskiren Trial to Minimize OutcomeS in Patients with HEartfailuRE (ATMOSPHERE) study. Eur J Heart Fail, 2011, 13: 107-114.

[18] Krum H, Massie B, Abraham WT, et al. Losing ALTITUDE? How should ASTRONAUT launch into ATMOSPHERE. Eur J Heart Fail, 2013, 15: 1205-1207.

[19] Maggioni AP, Greene SJ, Fonarow GC, et al. Effect of aliskiren on post-discharge outcomes among diabetic and non-diabetic patients hospitalized for heart failure: insights from the ASTRONAUT trial. Eur Heart J, 2013, 34: 3117-3127.

[20] Swedberg K, Borer JS, Pitt B, et al. Challenges to data monitor-ing committees when regulatory authori-ties intervene. N Engl J Med, 2016, 374 (16): 1580-1584.

慢性心力衰竭肺动脉压力的远程监测

心力衰竭是一项全球公共健康问题，流行病学资料表明目前全球心力衰竭患者已达2600万[1]。心力衰竭的死亡率、发病率以及再住院率均很高。有数据表明心力衰竭患者30天和6个月的再住院率高达20%~30%及50%，这不仅导致大量医疗费用的浪费，而且严重影响患者的生活质量。尽管药物和器械装置等治疗手段的发展应用，但目前心力衰竭患者的再住院率并没有得到显著改善，因此对院外慢性心力衰竭患者进行监测以防止急性发作并减少再住院率仍是一个巨大的挑战[2]。心力衰竭患者的远程监测能够使患者在院外的监测数据传输给临床工作者，从而使临床医师能够对心力衰竭患者的状态进行多次评估，早期发现并干预血流动力学变化以此减少心力衰竭恶化事件的发生。而随着无线装置及远程技术的发展，使得对院外心力衰竭患者进行持续血流动力学监测成为可能。本章将对肺动脉压力这一血流动力学远程监测相关的新技术进行阐述。

1. 远程血流动力学监测的必要性

对心力衰竭患者的远程管理而言，非侵入性远程监测曾因其“非侵入性”而受到人们的广泛关注，其主要包括通过电话随访或患者激活的电子装置对症状、体重、心率、血压等数据进行监测。但是不幸的是，尽管对早期的随机对照研究和观察性队列研究进行的荟萃分析表明通过非侵入性远程监控手段能够降低心力衰竭患者的死亡率以及住院率，最近两个前瞻性大规模随机对照研究Tele-HF研究和TIM-HF研究却得出了相反的结论[3-7]。Tele-HF研究通过电话互动语音系统采集入选心力衰竭患者的症状及体重等相关信息，临床医师以此为依据对患者进行干预管理。该研究结果显示这种远程管理并未降低180天的全因再住院率，也未降低心力衰竭相关的再住院率、心力衰竭住院次数及时间[5]。而TIM-HF研究依据便携式电子设备及蓝牙输送系统所监测的体重、血压、心电图数据对心力衰竭患者进行管理也并未获得益处[6]。这些临床试验的阴性结果一方面可能是由于症状的出现往往已经是心力衰竭失代偿的晚期阶段，再住院已经不可避免，另一方面也因其采用的预测参数如体重、胸内阻抗等对心力衰竭恶化的敏感性较低所致[8-10]。从而提示单纯应用非侵入性手段对心力衰竭患者进行远程监测和管理并不足以改善临床预后，由此植入性血流动力学监测就应运而生了。

2. 置入性肺动脉压力监测系统

目前已有多种置入性血流动力学监测系统能够对心力衰竭患者的血流动力学参数进行持续监测，包括肺动脉压力监测装置、右心室压力监测装置以及左心房压力监测装置，以便临床医师在心力衰竭症状出现前对恶化的血流动力学指标进行提早干预，避免心力衰竭的进一步加重。其中CardioMEMS装置作为无线肺动脉压力监测系统受到人们的广泛关注。

CardioMEMS系统由一个经静脉导管置入的无线压力传感器和一个电子系统组成，可用于监测心力衰竭患者的肺动脉压力及心率(图1，见文末彩图36)。该压力传感器是一个囊状容器，其内置有一个线圈和一个压力敏感性电容，压力传感器本身并不具有电线或电池。囊状容器两端各有一个镍钛合金环，可以自动调节装置的尺寸以适应肺动脉分支的大小，从而对压力传感器在肺动脉中起着锚定作用。线圈与压力敏感性电容形成电路并可在特定频率下产生共振。肺动脉压力可使压力传感器表面发生偏移，从而导致共振频率特征性的改变。而置于体外的感应装置则通过电磁耦合原理为压力传感器提供能量，并能持续监测后者的共振频率，将其转换为压力波形，最后将肺动脉压力信息传递到安全数据库，供医师通过CardioMEMS网站实时监测[11]。

CardioMEMS无线肺动脉压力监测系统的植入需在无菌及局部麻醉下完成。首先将5F导引系统插入股静脉，然后换为11F鞘管。在透视下将Swan-Ganz导管置入左或右肺动脉系统，然后依据肺动脉造影所见血管大小以及血管与后胸壁的距离确定合适的靶血管。一旦明确了靶血管，则通过Swan-Ganz导管送

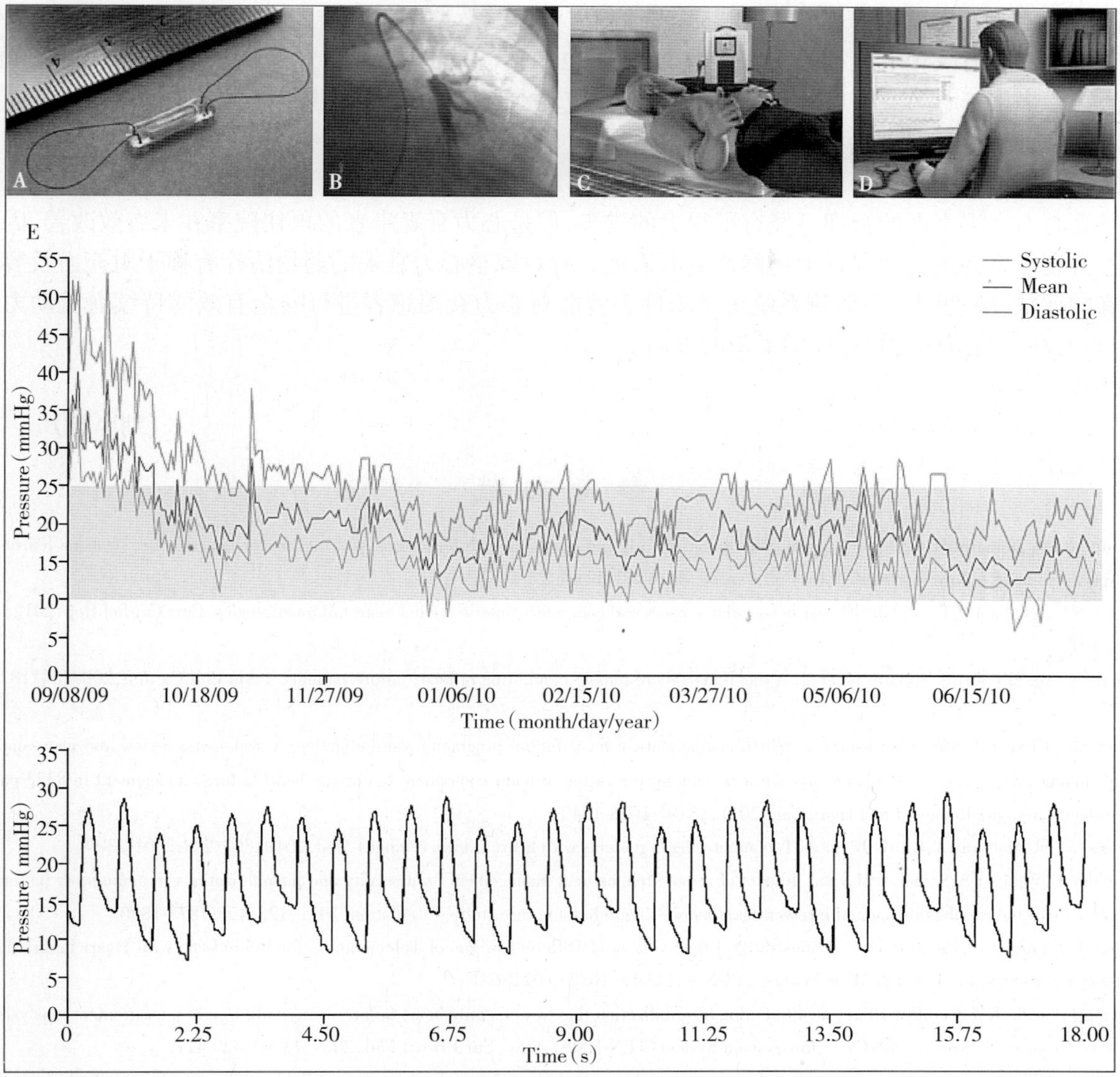

图 1　无线肺动脉压监测系统

A：CardioMEMS 传感器；B：经导管将 CardioMEMS 传感器植入降肺动脉远端分支血管；C：患者在家使用电子装置进行肺动脉压监测；D：临床医师通过 CardioMEMS 系统对肺动脉压力数据进行实时监测；E：监测到的压力数据包括压力趋势以及每一个压力波形

入 0.018 导丝以指引 CardioMEMS 输送系统进入。CardioMEMS 压力传感器位于输送系统导管前端并在到达靶血管后释放。撤出输送系统后再次送入 Swan-Ganz 导管至压力传感器附近进行肺动脉压力校零，最后撤出所有导管及鞘管，手术结束。术前服用华法林的患者在术后可继续服用，术前未服用华法林的患者则需在术后每天服用阿司匹林（81mg 或 325mg）与氯吡格雷（75mg）1 个月，然后阿司匹林单药维持[11]。

2007 年，Castro 等[12]完成第一例患者体内 CardioMEMS 置入术，首次证实了无线肺动脉压力监测的可行性。此后多项研究均表明 CardioMEMS 系统不仅能够准确的对肺动脉压进行连续监测，而且长期植入并未增加装置相关并发症的发生[13-15]。CHAMPION 研究是一项旨在明确 CardioMEMS 无线肺动脉压力监测指导心力衰竭治疗能否减少心力衰竭恶化，从而降低心力衰竭患者再住院的前瞻性单盲随机化试验。该研究共招募 550 例伴有呼吸困难的 NYHA Ⅲ级心力衰竭患者，这些受试者均接受 CardioMEMS 植入术，但临床医师无法获得对照组的监测数据。其目标为使用利尿剂、血管扩张剂、神经体液调节等治疗维持肺动脉收缩压 15~35mmHg，肺动脉舒张压 8~20mmHg，肺动脉平均压 10~25mmHg。研究结果表明平均随访 15 个月后与标准治疗组相比，依据 CardioMEMS 系统上传的肺动脉压力数据调整治疗策略能够使心力衰竭患者的再住院率减少 37%。进一步的亚组分析发现与标准治疗组相比，在射血分数保留（射血

分数 >40%)和射血分数降低的患者中依据肺动脉压力监测数据调整治疗能分别使再住院率下降 50% 和 26%[16,17]。基于 CHAMPION 研究结果,2014 年 5 月 28 日,CardioMEMS 成为美国食品和药品管理局(FDA)批准的第一个用于心力衰竭患者的无线、植入式血流动力学监测系统,可用于过去 1 年内有心力衰竭住院史的 NYHA Ⅲ级患者的心力衰竭监测[18]。

3. 结论

尽管心力衰竭患者的管理已经有了很大的进步,但是心力衰竭患者的再住院率并未有效改善,因此对院外心力衰竭患者进行远程管理仍然任重而道远。有效调整心力衰竭的药物治疗有赖于对充血及容量状态准确的评估,肺动脉压力监测系统等植入性装置能对心力衰竭患者进行安全有效的持续血流动力学监测,为心力衰竭的治疗与管理提供了新的方向。

(刘小慧)

参 考 文 献

[1] Ambrosy AP, Fonarow GC, Butler J, et al. The global health and economic burden of hospitalizations for heart failure: lessons learned from hospitalized heart failure registries. J Am Coll Cardiol, 2014, 63(12): 1123-1133.

[2] Smith SA, Abraham WT. Implantable cardiovascular sensors and computers: interventional heart failure strategies. Curr Cardiol Rep, 2012, 14(5): 611-618.

[3] Klersy C, De Silvestri A, Gabutti G, et al. A meta-analysis of remote monitoring of heart failure patients. J Am Coll Cardiol, 2009, 54(18): 1683-1694.

[4] Inglis SC, Clark RA, McAlister FA, et al Which components of heart failure programmes are effective? A systematic review and meta-analysis of the outcomes of structured telephone support or telemonitoring as the primary component of chronic heart failure management in 8323 patients: Abridged Cochrane Review. Eur J Heart Fail, 2011, 13(9): 1028-1040.

[5] Chaudhry SI, Mattera JA, Curtis JP, et al. Telemonitoring in patients with heart failure. N Engl J Med, 2010, 363(24): 2301-2309.

[6] Koehler F, Winkler S, Schieber M, et al. Impact of remote telemedical management on mortality and hospitalizations in ambulatory patients with chronic heart failure: the telemedical interventional monitoring in heart failure study. Circulation, 2011, 123(17): 1873-1880.

[7] Kotb A, Cameron C, Hsieh S, et al. Comparative Effectiveness of Different Forms of Telemedicine for Individuals with Heart Failure (HF): A Systematic Review and Network Meta-Analysis. PloS one, 2015, 10(2): e0118681.

[8] Zhang J, Goode KM, Cuddihy PE, et al. Predicting hospitalization due to worsening heart failure using daily weight measurement: analysis of the Trans-European Network-Home-Care Management System (TEN-HMS) study. Eur J Heart Fail, 2009, 11(4): 420-427.

[9] Abraham WT, Compton S, Haas G, et al. Intrathoracic impedance vs daily weight monitoring for predicting worsening heart failure events: results of the Fluid Accumulation Status Trial (FAST). Congest Heart Fail, 2011, 17(2): 51-55.

[10] Chaudhry SI, Wang Y, Concato J, et al. Patterns of weight change preceding hospitalization for heart failure. Circulation, 2007, 116(14): 1549-1554.

[11] Adamson PB, Abraham WT, Aaron M, et al. CHAMPION trial rationale and design: the long-term safety and clinical efficacy of a wireless pulmonary artery pressure monitoring system. J Card Fail, 2011, 17(1): 3-10.

[12] Castro PF, Concepcion R, Bourge RC, et al. A wireless pressure sensor for monitoring pulmonary artery pressure in advanced heart failure: initial experience. J Heart Lung Transplant, 2007, 26(1): 85-88.

[13] Rozenman Y, Schwartz RS, Shah H, et al. Wireless acoustic communication with a miniature pressure sensor in the pulmonary artery for disease surveillance and therapy of patients with congestive heart failure. J Am Coll Cardiol, 2007, 49(7): 784-789.

[14] Verdejo HE, Castro PF, Concepcion R, et al. Comparison of a radiofrequency-based wireless pressure sensor to swan-ganz catheter and echocardiography for ambulatory assessment of pulmonary artery pressure in heart failure. J Am Coll Cardiol, 2007, 50(25): 2375-2382.

[15] Abraham WT, Adamson PB, Hasan A, et al. Safety and accuracy of a wireless pulmonary artery pressure monitoring system in patients with heart failure. Am Heart J, 2011, 161(3): 558-566.

[16] Abraham WT, Adamson PB, Bourge RC, et al. Wireless pulmonary artery haemodynamic monitoring in chronic heart failure: a randomised controlled trial. Lancet, 2011, 377(9766): 658-666.

[17] Adamson PB, Abraham WT, Bourge RC, et al. Wireless pulmonary artery pressure monitoring guides management to reduce decompensation in heart failure with preserved ejection fraction. Circ Heart Fail, 2014, 7(6): 935-944.

[18] Loh JP, Barbash IM, Waksman R. Overview of the 2011 Food and Drug Administration Circulatory System Devices Panel of the Medical Devices Advisory Committee Meeting on the CardioMEMS Champion Heart Failure Monitoring System. J Am Coll Cardiol, 2013, 61(15): 1571-1576.

2016 AHA 先天性心脏病合并慢性心力衰竭管理的科学声明解读

先天性心脏病(先心病,congenital heart disease,CHD)发病率不容小视,据资料统计,CHD 占出生活婴的 0.6%~0.9%,这意味着我国每年新增 CHD 患儿 15 万 ~20 万[1]。心力衰竭(心衰)是 CHD 最常见的并发症,也是其致死的主要原因。与其他疾病导致的慢性心衰(chronic heart failure,CHF)不同,CHD 患者合并右心衰与左心衰的发病率相当(据美国健康中心网站的报道,CHD 合并右心衰的患病率为 5%),故其治疗方法也不尽相同。既往在全球范围内均无专门针对 CHD 合并 CHF 患者的治疗及管理指南,在各大心衰治疗指南中也甚少提及此类特殊人群,因此,在临床工作中存在一定的迷惑与争议。2016 年 1 月,美国心脏协会(AHA)发表了全球首个关于 CHD 患者 CHF 管理的科学声明(以下简称声明)[2]。该声明回顾了 CHD 患者 CHF 管理的相关文献,确认了 CHD 合并 CHF 患者管理从儿童到成年的知识空白,着眼于心肌功能异常的机制和相应治疗,认为心衰症状可能由其他潜在异常所导致,并为此类 CHF 患者的治疗与管理提出了基于循证医学证据的治疗建议,为临床工作提拱了较完整的治疗策略指导。同时,声明也提出 CHD 患者 CHF 的管理面临许多挑战,包括心衰发生的年龄跨度大、解剖结构和手术修复具有异质性、心衰原因众多、缺乏疾病进展的生物标志物、缺乏可靠的风险预测因子或替代终点、缺乏治疗有效的证据等,为今后的临床研究思路提供了方向。本文就该科学声明的相关内容进行介绍与解读。

一、一般问题

(一) 先心病的发病率与存活率

2016 年,AHA 先心病合并 CHF 管理的科学声明对 CHD 的发病率、存活率等做了较系统的概述。在过去几十年中,随着复杂 CHD 外科手术治疗技术的提高,CHD 患儿的生存率显著提高。据一项研究显示,第一年存活的 CHD 患儿中 76% 在 18 岁之后死亡。成年 CHD 患者可以存活更久,中位寿命从 2002 年的 37 岁提高到 2007 年的 57 岁。复杂性 CHD 患者死亡年龄从 1995 年的 2 岁,提高到现在的 25 岁。

CHD 流行病学估算和登记数据表明,美国成人 CHD 患者超过 100 万、欧洲约 120 万。虽然大多数成人 CHD 为简单的房间隔缺损或室间隔缺损,但仍有相当多的患者为复杂 CHD,包括单心室、动脉圆锥干畸形等。

(二) 先心病 CHF 的发病率与死亡率

随着儿童 CHD 患者存活率增加及成人 CHD 患者的增多,意味着 CHD 合并 CHF 的风险增加。既往研究显示,儿童时期的心衰在所有 CHD 患者中占 5% 左右,Fontan 术后患者心衰可达 10%~20%。Fontan 术后存活至成年者,心衰患病率接近 50%。

另有研究显示,心衰是小儿心脏手术后晚期死亡(>30 天)的主要原因,死亡率高达 27%。心衰也是成年 CHD 患者直接的死亡原因之一,据美国国家死亡登记系统中 8000 多例成年 CHD 死亡病例资料,其中 26% 由心衰导致死亡。另有研究表明,有心衰症状的 CHD 患者较无症状的患者死亡率增加 5 倍,出现心衰症状后第 1 年和第 3 年死亡率分别为 24% 和 35%。

(三) 先心病 CHF 的评估

CHD 合并 CHF 患者临床表现可能因解剖畸形或年龄差别有显著不同,既可表现为典型的乏力、呼吸困难、运动耐量下降等症状,也可表现为轻微的营养不良、发育不良或恶病质。由于 CHD 患者对疾病有长期的适应性,因此他们虽然存在明显活动功能障碍,也可能无主诉症状。该声明比较了几种心衰的分级评估方式,包括常用的纽约心功能评级(NYHA)、改良罗斯分级(Ross)及 Warnes-Somerville 评分等,但迄今为止没有一个确定有效可预测先心病 CHF 预后的心功能评级系统。NYHA 评级及改良 Ross 分级均可能低估心衰的严重程度，特别是复杂 CHD 或发绀型 CHD 患者。Warnes-Somerville 评分可在一定程度上弥补其他成人 CHD 患者心衰评级的缺陷。

ACC/AHA 虽然建立了一系列心衰的诊断和管理指南，并在 2013 年进行了更新[3-5]，但未包括儿童心衰、CHD 合并心衰、瓣膜疾病和浸润性心肌病。指南中描述了心衰发展的危险因素：包括高血压，糖尿病和冠状动脉粥样硬化等。如果将指南中心衰的 A、B、C、D 阶段引入 CHD 患者，绝大多数无症状 CHD 患者将被归类为至少 B 阶段。然而，很少有数据显示，任何年龄段的 CHD 患者在 B 到 D 阶段中通过药物或设备治疗是有效的。因此，现有的心衰治疗建议不是所有都适用于 CHD 患者，仅有部分指导方案适用于该人群。

（四）先心病 CHF 的发生机制

CHD 患者因其解剖畸形各不相同，发生心衰的机制也不一样。根据血液动力学及病理生理变化，一般可将 CHD 分为三类：左向右分流型（如房间隔缺损、室间隔缺损）、无分流型（如主动脉瓣狭窄、主动脉缩窄）和右向左分流型（如法洛四联症、右室双出口）。其心衰的发生机制不尽相同。①左向右分流型 CHD 临床最常见。由于大量左心系统血流入右心系统，肺动脉血流量明显增加，心脏前负荷加重而导致心功能不全。此外，由于肺血流量增多易患肺炎，常成为诱发急性心衰的原因。随着疾病的进展，部分左向右分流型 CHD 可并发肺动脉高压，使右心后负荷加重易并发右心衰。②无分流型 CHD，如左室流出道梗阻、主动脉缩窄等，心脏后负荷加重、心肌肥厚造成舒张性心衰，至晚期左心室缺血和扩张，心肌收缩力下降。③右向左分流型 CHD，如法洛四联症、右室双出口并肺动脉狭窄等，由于长期发绀，心室肌缺氧纤维化，心肌收缩力减弱，形成很多侧支血管，在手术矫治解除肺动脉狭窄后，大量血流进入肺动脉而原先的侧支循环血流仍流入肺循环，造成右心负荷突然加重，常易发生心衰。

该声明还列举了导致 CHD 患者心衰的原因，包括左向右分流及瓣膜反流、心脏瓣膜病及其他梗阻性病变导致的压力超负荷、心肌病变、其他 CHD 本身及合并症、获得性心血管疾病（如归因于 CHD 的冠状动脉疾病、动脉粥样硬化或合并糖尿病）、发绀及难治性房性心律失常等。文中总结了与 CHD 患者心衰发生相关的各种潜在机制，既有我们熟知的心衰发生机制，也有 CHD 特有血流动力学特点导致的因素。此类患者心衰的发生机制大致有以下几项：心肌结构异常、心肌灌注异常、神经内分泌激活、心肌纤维化、重塑及心脏几何与解剖的异常等。

（五）运动耐量下降

CHD 患者运动耐量下降非常常见，既是心衰诊断依据的重要组成部分，也是导致成人 CHD 患者死亡与生活质量降低的主要原因。在美国三级医疗中心随访的 CHD 患者中，近半数患者存在一定程度的运动耐量下降，最常见的是未修复或姑息治疗的复杂 CHD 患者，或合并重度肺高血压的 CHD 患者。

由于 CHD 患者日常活动往往较少，可能导致对其运动耐量下降程度的低估。事实上，根据症状和运动能力主观描述的 NYHA 分级与客观的心肺运动试验结果存在差异。儿童患者可能没有这样的差别。因此，该声明提出应对所有 CHD 患者进行运动能力的客观评估，特别是那些可能会改变管理策略并因此获益的患者。存在客观运动耐量下降的患者，无论症状轻重均应考虑早期药物或血流动力学的干预，这可能会改善心肌功能和运动能力。并指出运用活动平板或踏车试验进行心肺运动试验非常适用于 CHD 患者的评估。峰值耗氧量（Vo_2）、心率及血压反应、氧脉冲和运动通气反应的测定，将为运动耐量下降严重程度的评估及相关机制研究提供非常宝贵的信息。基线评估可以早期识别病情恶化，在症状进展或无症状的间隙反复评估，以便进行有效的靶向目标干预；同时这种评估方式也能更客观地评价干预的效果。

（六）综合评价与管理

声明建议最好能在同一医学中心内，由心脏内科和心脏外科专家共同完成 CHF 及 CHD 的评估与管理。参与评估与管理的人员应该对患者的解剖畸形与病理生理学特点有充分的认识，还应详细回顾患者曾经的外科手术及其他干预措施的记录。

当患者首次就诊或症状加重时，应了解左、右心解剖结构并进行血流动力学的评价（如超声心动图、心脏 MRI、CT 心脏成像和心导管检查），以识别那些可逆或可修复的结构异常，包括瓣膜功能不全、流入道或流出道梗阻、管道狭窄及残余分流等。同时建议，当出现下列情况时，还应对患者进行客观的功能测试（心肺运动试验或替代方式）以评估运动极限：①新发 CHF 症状；②基于心功能状态给予的治疗方式导致症状恶化；③新出现或恶化的心室功能障碍，即使没有症状。

鉴于 CHD 患者可能出现肺高压，从而导致或加剧 CHF。声明建议对肺高压患者应进行仔细检查，包括心导管检查，用于判断原因、评价严重程度并筛选可以进行靶向治疗的病例。CHD 相关肺高压的诊断并不简单，超声心动图有时可能出现误判，例如存在右室流出道梗阻时，用三尖瓣反流速率来评估右室收缩压进而造成肺动脉压力的误判。同样，膜部室间隔缺损的穿隔血流可能被误判为三尖瓣反流，从而错误的估测肺动脉压力。应引起高度重视，以免因误判而采取不必要的侵入性操作。

（七）先心病 CHF 的治疗

虽然现行的心衰治疗与管理指南在一定程度上可用于CHD患者CHF的治疗。但由于CHD的特殊性，又不能照搬所有的治疗策略，因为这些指南在制定时采用的循证医学证据中缺乏针对 CHD 的资料。该声明详细地回顾了 CHD 患者 CHF 管理的相关文献，确认了 CHD 患者 CHF 从儿童到成年的知识空白，提出了以下的观点与建议。

部分先心病 CHF 患者和其他原因导致的心脏收缩功能障碍存在相同病理生理学过程或特点，故可使用相同的治疗方式。例如儿童及成人 CHD 患者 CHF 过程中神经体液的变化与其他原因 CHF 类似，推断相应的治疗对于延缓或逆转心室重构、改善预后有着同样的效果，故声明认为对于双心室、收缩功能障碍的 CHF 患者，使用心衰管理指南中的相关措施可能获益。但需要注意的是，即使在心衰管理指南中也提出对于射血分数保留的心衰，很多治疗措施对预后没有明显改善、甚至可能导致死亡率增加，因此并未将这些治疗措施推广到所有类型的 CHF。因此，声明建议对于合并单心室、Eisenmenger 综合征、系统性右室及肺动脉瓣下心室功能障碍的 CHF 患者，应和 CHD 专家共同制定药物治疗方案。

存在双心室循环、系统性右室及单心室循环 Fantan 术后患者，当出现收缩功能障碍时，由标准的心衰药物治疗方案带来的获益明显低于双心室循环、系统性左心室的患者，甚至可能导致相反的结果。声明特别强调，要警惕一些特殊病理生理状态时全身血管扩张剂的副作用，包括血管紧张素转换酶抑制剂（ACEI）、血管紧张素受体拮抗剂（ARB）及肼屈嗪，尤其是血压正常的 Fantan 生理和由于肝硬化或肝肾综合征导致血管舒张状态的患者，上述药物需谨慎使用。

（八）心律失常对 CHF 的影响及管理

CHD 患者常发生心律失常，且随着年龄增长而增加。常见类型包括缓慢性心律失常，房性及室性心动过速，心脏性猝死（SCD）等。房性心律失常以房内折返性心动过速最为常见，常导致脑卒中与 CHF 风险增加，甚至可能导致死亡。声明指出 CHD 患者抗心律失常治疗时应慎重选择药物，因为此类药物的致心律失常作用及负性肌力作用可能导致心动过缓和心室功能障碍。

持续的房性或室性心律失常既可是血流动力学状态改变的原因、也可是其后果，因此临床医生必须寻找可逆的心律失常原因，尤其是那些可以治疗的心脏解剖畸形。窦房结功能障碍或房室结传导异常可加重心动过缓或房室不同步，导致有效心腔容量的降低，进而导致心室功能障碍。必要时可采用相应的器械治疗措施。

1. 心脏节律装置的运用

无论成人或儿童 CHD 患者，CHF 进展和心律失常均是主要的死亡原因，埋藏式心律转复除颤器（ICD）是治疗存在 CHF 高危因素，尤其是需数十年抗心律失常治疗的早发心律失常患者的重要治疗策略。但 ICD 预防 CHD 患者猝死的获益缺乏前瞻性试验依据。因此，必须从 CHD 患者猝死危险因素的回顾性研究、特殊类型 CHD 患者 ICD 置入病例报告及成人获得性心脏病 ICD 运用前瞻性研究结果来推测此类患者 ICD 置入的获益。目前，儿童患者或 CHD 患者 ICD 置入率低于 1%。

CHD 患者置入 ICD 的生存获益尚不清楚。声明中列举了多个多中心研究结果，这些研究用 ICD 适当放电率作为获益进行评估的一个指标。但这些研究显示，患者电极故障率为（2%~5%）/ 年。置入后 10%~30% 的 CHD 患者发生过适当的放电，而作为二级预防置入 ICD 的患者中适当放电率更高。研究中有多达 25%~40% 的患者并不具备置入 ICD 的一级或二级适应证，而被不恰当的置入了 ICD。不适当的治疗往往导致导线故障、感知过度和窦性或房性心动过速。既往研究显示，在获得性心脏病不恰当置入ICD与死亡率的增加有关，特别是心衰继发的死亡。声明强调，应仔细注意设备的程序控制、改进电极的监控功能，以减少CHD患者ICD的不适当放电率。

在另一些获得性CHF和心脏不同步的成人患者的大型、前瞻性临床研究中，心脏再同步化治疗（CRT）已被证实能提高运动能力、生活质量、左心室功能和生存率，然而尚没有CHD患者置入CRT的等效数据。CHD患者置入CRT的研究大部分是回顾性，且CRT仅凭术者经验进行应用。2012年ACC/AHA/HRS更新了心脏节律异常器械治疗指南[6]，其中并未将CHD患者作为一个特别的亚组进行描述，但指南更新的建议中许多方面涉及了CHD患者，尽管没有循证医学的数据，在CHF治疗方面，也应该进行类似的做法。HRS指南[7-8]对成年CHD患者心律失常问题的阐述，解决了这类人群相关心律失常的识别和管理问题，增加了指南的实用性。

2. 装置置入的独特技术挑战

CHD患者置入心脏节律装置时常存在操作技术上的挑战。由于患者既往心脏手术史及需要设备治疗时间延长的更换需要，无论是最初置入，还是后续的更换，静脉入路都可能存在困难。该声明要求在经静脉置入装置前，应该评估患者的静脉狭窄、残余分流及可修复的分流。存在心内分流的患者经静脉途径置入电极，相关的血栓栓塞事件风险会增加2倍。当患者无法经静脉置入时，可考虑心外膜途径。心外膜除颤器电极的置入方法，主要运用于儿科年龄组患者，而较大年龄患者由于之前的外科手术使心包粘连明显导致需要较高的除颤能量，限制了该方法的运用。近来，一种完全皮下ICD置入装置的研究结果令人鼓舞，该系统主要用于相对年轻、需长期治疗的CHD患者。该装置通过一个胸骨电极和左侧胸部脉冲发生器，检测和治疗的室性心律失常。但该设备存在的一个重要缺陷是不能提供心动过缓的起搏及抗心动过速的起搏治疗。

声明建议，CHD合并CHF患者心律失常的评估、治疗方式选择及管理，应由心律失常专家和CHD专家共同完成。鉴于CHD患者置入心脏节律装置时在技术上存在一定的挑战性，故建议在CHD医学中心由有经验的CHD专家与电生理专家或心脏外科医生共同完成。

二、特 殊 病 变

鉴于CHD合并CHF的患者在解剖畸形、血流动力学及病理生理方面各不相同，在评估和治疗策略上存在很大差异，故声明特别在第二部分详细地列举了系统性右室、单心室Fontan术后、左侧梗阻性病变及肺动脉瓣下右室容量增加的4种特殊病理生理状态的相关治疗策略。

（一）系统性右室

1. 定义和流行病学

系统性右室（主动脉瓣下右室）在复杂先心病中占有很大比例。最常见的是心房转位术（Mustard或Senning手术）后的矫正型大动脉转位（ccTGA）和右旋襻大动脉转位（dTGA，也被称为完全性TGA），也见于形态学右室担任单系统性功能心室的患者，尤其是左心发育不全综合征（HLHS）及其变异体。一项关于复杂CHD伴系统性右室成年患者的研究显示：22%的Mustard术后的dTGA患者及32%的ccTGA患者出现CHF的临床症状，右室功能障碍与CHF发病率随时间推移而增加。48%心房转位术后患者在15~18年的随访中出现系统性右室收缩功能降低，25%出现CHF，而25年后超过50%的心房转位患者出现中重度系统性右室功能障碍。另一项大型、多中心ccTGA回顾性研究分析显示，25%无相关病变的患者和67%合并相关病变的患者至45岁均出现CHF。

心律失常、心脏起搏器植入、各种类型的外科矫正手术及三尖瓣成形或置换术均可导致有症状的CHF。声明强调应仔细评估系统性右室患者的三尖瓣功能。有研究显示，右心室收缩功能保留的此类患者常存在明显的三尖瓣反流。系统性右室患者中，无症状右心室功能不全和收缩功能保留的有症状CHF均较常见，舒张功能不全可能是CHF症状的原因，尽管流行病学数据尚不清楚。心房转位术后静脉回心血量的调节能力受限，导致回心血量减少，心室前负荷减少进而导致心输出量减少，静脉压升高，最终导致CHF症状的出现。尽管原因不明、现有文献报道有些矛盾，但均显示此类患者的CHF症状与猝死的风险增加有关(可增加4.4倍)。

2. **临床评估**

声明建议,对系统性右室患者每年均需要进行临床评估,当出现CHF症状时其临床评估需更频繁。既往研究显示,BNP水平与CHF临床症状恶化、右心室射血分数降低、运动能力下降及加重的三尖瓣反流有关。但系统性右室患者能明确心室功能不全或CHF诊断与鉴别诊断的BNP特定临界值尚未明确。声明认为,定期影像学评估右室功能和三尖瓣反流是合适的。对于那些有心功能不全的患者,超声心动图检测应该是连续的,由临床稳定性和心室功能决定检测时间间隔。另外,定期MRI检测可更精确地评估右心室大小和功能变化、三尖瓣反流严重程度及心肌纤维化等。影像学的变化可提供详细的临床评价,便于给予适当的药物或外科手术治疗。

3. **药物治疗**

尽管系统性右室患者的晚期临床CHF和猝死的发生率高,但其CHF的医疗管理尚缺乏确凿数据。由于其常合并窦房结功能障碍、心脏传导阻滞及心房和右室扩张受限,使治疗CHF的常规药物应用受到影响。如β受体阻滞剂可能加剧缓慢性心律失常,血管扩张剂可能会适得其反(可增加静脉容量,从而可降低心室充盈而降低每搏量)。因此,对获得性左心室功能障碍有效的药物疗法,在治疗此类患者CHF时应慎重。

(1) ACEI或ARB

系统性右室患者使用ACEI的研究大多是小规模、单中心的,试验终点不是死亡率、生存率等硬终点,而是运动参数及右室大小或功能变化等替代终点。声明列举了3项研究,包括赖诺普利的两项研究(14例患者回顾性研究及8例患者的前瞻性研究)及雷米普利的一项17例成人患者随机、安慰剂对照研究,其结果均未显示实验终点的改善,尽管这些终点有一定的局限性。因为并非所有的获得性CHF患者使用ACEI或ARB都会改善LVEF或左室容积,进而提高生存率和改善症状。因此,有观点认为ACEI不一定能直接改善RVEF和右室舒张末期容积,故以此来判断治疗终点并非理想。一项系统性右室伴HLHS婴儿患者运用依那普利的研究显示,该药物未能改善患儿生长发育、心室功能及临床CHF等终点事件,不过该研究中大多数患者基线心功能水平尚可(96%正常或仅轻度降低,80%上腔静脉-肺动脉吻合术后患者无临床症状)。尽管没有足够的循证医学证据,也没有使用ACEI与心室收缩或舒张功能障碍改善之间的直接证据,但临床上单心室伴有右心室形态改变及明显房室瓣反流的患者常使用ACEI进行治疗。

在仅有的2项ARB用于成年患者的多中心、随机、安慰剂对照研究中则没有显示显著的获益。其中一项试验没有发现对于运动时间、VO_2及N-ProBNP水平的改善;另一项研究中88例患者使用缬沙坦治疗3年,随访结果显示,尽管患者保存了良好的右心室舒张末期容积,但对RVEF或运动能力的改善无确切的获益。这些发现再次提出关于这类人群是否应该常规使用ACEI/ARB的问题,虽然不排除存在对于合适的人群或更长时间使用该类药物可能获益的可能性。目前尚无ARB在系统性右室的儿童患者中研究报道。

以上关于ACEI和ARB的研究均没有检测细微的变化,也没有像在其他获得性CHF的治疗研究中被证明对降低死亡率有益,仅显示有益于心室重塑这一替代终点的改善。因此,有限的研究尚不足以确定抑制RAAS对于系统性右室儿童及成人患者心室功能障碍和CHF症状改善的有效性及安全性。声明不建议在所有系统性右室合并CHF患者中应用ACEI/ARB。

(2) **β受体阻滞剂**

有研究显示,系统性右室成年患者使用β受体阻滞剂有潜在的益处,如症状改善、三尖瓣反流减少、功能状态改善及并右室重构的积极影响。但尚无关于CHF入院率、猝死及CHF相关死亡的研究。唯一在儿童使用β受体阻滞剂治疗CHD合并CHF的多中心、前瞻性、随机对照研究中,β受体阻滞剂与其他治疗相比在改善CHF症状方面未显示显著性差异,系统性右室亚组则显示了有害的趋势。相反,在年龄较大的单心室患儿中则表现为射血分数增加和CHF症状改善,这与另一项系统性右室患者的小样本研究结果相似。除此以外目前尚无系统性右室患儿更大规模研究的数据。

虽然理论支持β受体阻滞剂与RAAS抑制剂适用于系统性右室的无症状患者,但实际临床使用这些药物的获益并不明显。随着系统性右室的病理生理学更好地阐释和更多的随机研究的开展，可能会有更多的证据支持这些药物的日常应用。对系统性右室合并临床 CHF 的患者，可考虑在介入治疗、手术治疗与抗心律失常治疗后使用RAAS 抑制剂和β受体阻滞剂。此类药物的疗效可能会因以下情况而有所不同：患者的年龄、合并症、心功能不全的机制和程度，以及相关的解剖畸形。因此，声明强调这些药物使用时应通过剂量滴定，针对每一个患者的临床反应进行充分评估，以确保疗效而无不良反应。但由于临床资料的缺失，确定药物临床获益尤其是能否延长生存时间可能是比较困难的。

4. 器械置入治疗

(1) 埋藏式心律转复除颤器

系统性右室患者，心源性猝死常伴随 CHF 的进展，预防猝死是 CHF 管理中不可或缺的部分。ccTGA 患者的临床表现与自然病程常与以下异常相关，如传导系统的完整性、三尖瓣反流和右室功能。目前尚没有 ccTGA 患者使用 ICD 的研究报道。声明提出 ACC/AHA/HRS 指南可能适用于晕厥或室速患者，尽管指南中并未确定系统性右室功能不全与重度三尖瓣反流患者的相关风险。现有指南中 ICD 置入的一级预防适应证的循证依据是基于以射血分数和 NYHA 分级确定左室功能不全的冠心病和非缺血性心肌病成年患者的前瞻性数据。

一项心房转位术后的 dTGA 患者 ICD 置入的多中心研究发现，一级及二级预防置入 ICD 的适当放电率分别为 0.5%/ 年与 6%/ 年。如此低的 ICD 适当放电率对目前确定患者猝死风险评估方法的质疑。研究发现在一级预防组中唯一的猝死风险因素为治疗中未加用β受体阻滞剂，并且发现 RVEF 不能作为预测适当放电的单变量。因此，ICD 可谨慎作为一级预防使用，但需在β受体阻滞剂使用后或同时与之联合使用。

系统性右室患者 ICD 置入的相关技术挑战主要来自电极定位的困难，良好的定位是确保 ICD 实现成功除颤的保证。ccTGA 患者存在心室反转，所以导线穿过二尖瓣进入前面的左室，相反在心房转位术后的 dTGA 患者，左室在后面。30% ccTGA 患者出现右位心，需要右侧放置 ICD 装置。此外，残余心内分流、静脉解剖异常、静脉和板障的梗阻都会导致 ICD 电极置入困难。这些问题须在系统性右室合并 CHF 患者植入 ICD 时充分考虑。

(2) 心脏再同步化治疗

CRT 在 CHD 患者应用中研究表明，有系统性右室的 TGA 患者占接受 CRT 治疗所有 CHD 患者总数的 15%~29%。此类患者往往为治疗缓慢性或快速性心律失常而需植入相应心脏装置，而 CRT 常作为预留的附加方式。在这些患者中，CRT 指征判断主要是左右心室电不同步，因为尚无确定的方法来评估系统性右室的机械不同步。ccTGA 患者由于心脏位置异常可能影响束支阻滞形态的判断。目前文献报道的接受 CRT 的患者 QRS 时间平均约为 160ms。CRT 在系统性右室 CHF 治疗中的作用仍不清楚，尽管一些数据表明 CRT 可改善 RVEF 与患者 NYHA 心功能分级，但 CRT 逆转右室重构的作用尚未被证明。

系统性右室患者置入 CRT 技术上可行。右室电极的置入可根据解剖学和相应心脏手术的需要采用经静脉或心外膜途径，通常需两者结合。欲经静脉将右室电极置入冠状静脉窦时，需仔细了解冠状静脉窦存在的多个解剖变异。20% 的 ccTGA 患者冠状窦引流入左心房，此类患者应放弃经静脉途径。欲经静脉植入冠状静脉窦电极前，应通过 CT 或 MRI 检查了解冠状窦的确切解剖结构。如果必需经心外膜置入右室电极，则需经左胸切口抵达位于后方的右室。

心房转位术后的 dTGA 患者，通常经心外膜置入右室电极。右室电极通常可以通过剑突下切口或微小的胸骨正中切口放置。也有经腔静脉、穿刺板障放置右室电极的病例报告，但有一定全身性栓塞的远期风险。CRT 术后应密切监测左室和右室功能，因为目前已有 3 例系统性右室 CHF 患者接受 CRT 后新发肺动脉瓣下左室功能不全的报告。

5. 外科治疗和心室辅助装置

一般认为对于此类患者应积极处理残余病变(如流出道梗阻或瓣膜反流)，且最好在出现明显的心室功能障碍前。一旦系统性右室功能不全，进行手术治疗死亡率明显增加，且心室功能恢复率低。系统性右室出现 CHF 症状且药物治疗无效或无可处理的残余病变患者，声明建议到 CHD 移植中心进行进一步治疗(包括机械支持和心脏移植)。多种的心室辅助装置可用于 ccTGA 或心房转位术后 dTGA 的系统性右室衰竭患者。在这两种情况下即使右心室明显扩张,系统性右室流入道肥大的小梁也会导致梗阻,因此大部分病例在置入流入套管前应广泛切除肌肉。

心房转位术后患者,右室流入套管植入时定位及定向更为复杂。尽管存在操作技术难度大,置入右心室流入套管似乎更优于在 Mustard 或 Senning 板障上置入心房流入套管,因为板障狭窄的心房口径可能导致流入管梗阻。未来的置入装置可能更小、更好定位,甚至能经导管置入,提供临时和长期治疗。

(二) 单心室和 Fontan 生理

1. 定义和流行病学

绝大多数单心室患者都会进行某种形式的初始姑息治疗以控制肺血流量、达到改善其症状的目的,但姑息性手术存在缺限,如体 - 肺动脉分流术后肺动脉常扭曲变形,造成日后纠治术时困难;肺血流增加太多也会因增加心室容量负荷而促发 CHF;上腔静脉 - 肺动脉吻合术(Glenn 手术)不增加心室容量负荷,但晚期有时会发生同侧肺动脉脉瘘;而肺动脉束带术则可能束带向远侧移位造成肺动脉扭曲等。

Fontan 手术使肺循环与心室直接从心房进入肺动脉,而遗下的单心室专供体循环使用。Fontan 手术可改善全身氧饱和度,但因为没有肺底泵、需要一个略高于平均肺动脉、心房、肺静脉压力及心室舒张末期压力的中心静脉压(CVP)使血流进入肺血管。Fontan 术后患者 CHF 可能是 Fontan 生理本身的特点。收缩或舒张性心室功能不全引起的心室充盈压力增加,导致 CHF 进展。然而即使心室收缩和舒张功能尚可,由于异常增高的肺血管阻力,也可导致"前负荷匮乏"的心室,从而引发 CHF。此外,Fontan 生理的患者容易出现症状类似 CHF 的蛋白丢失性肠病(包括疲劳、外周水肿、胸腔积液、腹水)。尽管给予药物或手术治疗,蛋白丢失性肠病的预后仍较差,死亡率高达 46%~62%。

Fontan 生理的长期复合并发症与 CHF 症状的加剧有关。随着时间的推移,CVP 的升高和心输出量降低可能导致慢性充血性肝病和肝功能障碍、肝硬化、腹水、静脉曲张、肝肾综合征等风险。通过心房 - 肺动脉连接的缓慢血流增加血栓栓塞的风险,从而进一步增加肺血管阻力及 CVP。常见的房性心律失常和窦房结功能障碍,既是 Fontan 异常血流动力学的原因、也是其后果,是导致 CHF 症状的重要因素。虽然 CHF 患者高 CVP 和低心输出量是所有 Fontan 术后患者常见的并发症,但发绀、肝功能障碍和血栓均可导致心室功能保留的患者出现 CHF 症状。该现象强调了单心室患者的 CHF 仅是由于心肌功能降低导致。

Fontan 术后早期估测的 CHF 患病率为 10%~20%,多年后上升至 50%。Fontan 生理由于进展性的系统性心室功能障碍及 CVP 升高,导致 CHF 症状进展风险随年龄增加而增加。

2. 临床评估

由于 Fontan 术后 CHF 的复杂性、异质性和不寻常的特点及临床表现,声明建议对其管理需要 CHD 专家的参与。强调评估 Fontan 术后潜在的 CHF 原因(如心律失常、Fontan 通路中的梗塞、残余分流及瓣膜功能不全)的重要性。进一步的评估包括动态心电图监测,负荷试验、MRI 或 CT。应尽早进行心导管检查以评估其解剖和血流动力学,尤其是非侵入性检查未发现逆转 CHF 的原因。理想情况下,所有诊断程序均应执行,并由具有 CHD 专业知识的人员对结果进行解释。

声明建议对此类患者的评估应包括以下几个方面:心功能不全、心律失常、Fontan 通路血栓、蛋白丢失性肠病、瓣膜功能不全、残余右向左分流、流入或流出道阻塞(包括能降低心输出量的房间或室间隔缺损)、全身血管阻力升高、全身静脉压和肺血管阻力升高等。

3. 药物治疗

临床上 ACEI 常被用于治疗单心室患者的 CHF,但缺乏充分的研究依据。在一项依那普利用于单心室儿童患者 CHF 的较大规模、随机试验中,通过评估心室功能和生长发育情况来判断其疗效,结果显示安慰剂与治疗组之间在心室大小、Ross 分类、BNP 水平、射血分数及 12 个月内死亡 / 移植等方面均无显著性差异。目前尚没有 ACEI 用成人单心室合并 CHF 的研究数据。

已发表的 β 受体阻滞剂用于单心室 CHF 患者的临床经验有限。仅有 1 项研究报告,51 例不同年龄段患者(儿童、青少年和年轻的成年人)及不同的处理方式(非手术干预,Glenn 分流术后或 Fontan 术后)的回顾性研究,使用卡维地洛与标准药物治疗(利尿剂、地高辛、自行决定是否使用 ACEI)对照,结果显示 β

受体阻滞剂可减轻 CHF 症状、提高临床参数。另一项对心功能不全儿童使用卡维地洛的多中心、双盲、对照研究中，单心室或系统性右室患者与心肌病及无结构性心脏缺陷的患者相比，显示出有负面或中性的影响。

利尿剂和地高辛在临床上广泛用于存在液体潴留、单心室功能严重异常的所谓充血性心衰患者。但目前还没有研究证明单心室患者应用利尿剂和地高辛治疗 CHF 可获得益处。

近年来肺血管扩张剂用于降低肺血管阻力、改善心室前负荷的作用越来越受到关注。虽然理论上是有益的，但有限的系列研究显示出不一致的结果。其中磷酸二酯酶抑制剂显示出降低肺血管阻力、改善心室前负荷对 CHF 最有利的改变，在单药使用时可适度增加运动时肺和全身运动峰值血流、提高 VO_2 峰值。一项长期应用肺血管扩张剂的双盲、安慰剂对照的交叉试验显示，其可提高心肺运动试验的通气效率斜率，但其他方面没有改善。内皮素拮抗剂未被证明有效，仅在 1 项研究中显示有限的心室功能改善。

Fontan 术后单心室患者 CHF 最佳药物治疗仍在研究中，未来需要更多的多中心、随机对照的前瞻性试验来阐明治疗效果，为指南制定提供依据。

4. 器械置入治疗

单心室患者 CRT 获益的证据有限，更恰当应称为多点起搏。目前仅有一些急性术后使用的病例报告和一项回顾性的单中心研究。这些研究证明 CRT 可改善心脏指数、收缩压和不同步指标，但由于患者的异质性，身体大小导致的技术局限性，以及需要心外膜放置电极和独特的心室不同步形式，使其难以获得有力的疗效结论和合理化的推广。

ICD 置入的益处尚未经验证，操作上需要一个镶嵌的心外膜方法（使用心外膜起搏 / 感知电极结合皮下和 / 或心包电极等），技术难度大。

（三）左侧压力超负荷

左侧压力超负荷包括左心室流出道（LVOT）梗阻病变，或主动脉瓣下、瓣膜及瓣上梗阻，以及主动脉缩窄。根据左心室压力超负荷的严重程度和持续时间，上述任何病症都可能导致心室肥厚和舒张功能不全。无论瓣下、瓣膜或瓣上的阻塞性病变均具有显著的风险，并需要干预，治疗包括经导管介入治疗或外科手术治疗[9-10]。与成人钙化性主动脉瓣疾病不同，儿童、青少年和年轻成年人 CHD 患者，由于主动脉解剖特点和无明显钙化，瓣膜球囊扩张会使之获益。因此，主动脉瓣球囊成形术可能是更适合年轻主动脉瓣狭窄患者的一线选择。

在某些情况下，即使手术干预后，CHF 仍可能由于左室舒张功能障碍或不利的心室重塑导致心肌功能失调而持续存在。这类患者只要梗阻已经解除，就适用于现有的 CHF 指南。

1. 药物治疗

LVOT 梗阻首选外科手术或介入治疗，一般不使用药物治疗，除非患者无法进行手术或介入治疗时[9,11]。合并高血压时的药物治疗可能是整体管理的一部分，但不能替代缓解梗阻的手术治疗。

先天性主动脉缩窄是一种较常见的先天性左心室后负荷增加的原因。然而，解除缩窄后的高血压或 CHF 患者的最佳药物治疗方案尚未确定。一项比较 β 受体阻滞剂与 ARB 对解除缩窄后高血压患者治疗疗效的研究显示，美托洛尔较坎地沙坦能更显著降低收缩压，结果提示 RAAS 可能没有参与此类患者高血压的发生机制，β 受体阻滞剂可能是这类患者最好的药物选择。

2. 手术治疗

左心室压力超负荷的 CHF 患者，必须首先解除任何阻塞性病变。例如切除胎儿期球囊扩张术或外科术后引起的心内膜弹力纤维增生。尽管临床经验有限，但现有资料显示该切除术可以改善心脏的舒张功能。

左室梗阻性病变导致 CHF 患者欲行心室辅助装置治疗时，应充分了解残余病变。主动脉瓣下或瓣膜残余狭窄并不是问题，因为辅助装置流出导管位于这些区域的远端。合并主动脉瓣关闭不全者需要注意反流分数，部分患者可能需要主动脉瓣成型。残余主动脉弓梗阻或缩窄的患者需要急救辅助装置置入术时，采用开胸体外循环方法，随着流出套管置入降主动脉，但这样的策略可能导致近端主动脉血栓风险增加。

3. 器械置入治疗

左侧梗阻性病变患者可发生室性心律失常、猝死、左束支传导阻滞、心房颤动等心律失常，器械置入包括心脏起搏器、ICD 和 CRT[6,8]。对先天性心脏阻塞性病变患者管理的关键是干预时机的选择。

(四) 肺动脉下右室容量过重

右侧容量超负荷往往由 Ebstein 畸形、重度三尖瓣反流所致，右室扩大和功能障碍常见，延迟干预可导致心肌功能障碍和 CHF 的发生。

右心室对容量负荷的长期变化有更好的耐受性相较短期急剧的变化，右室的适应性不仅取决其内在因素(心肌)，也有如左室和心包等外在因素。右室慢性容量负荷增加最终导致渐进性右心室扩张和功能障碍，导致运动耐力降低和疲劳。右室纤维化、结构异常、电 - 机械耦联及灌注异常均可能导致右室功能障碍。过量的右室负荷可能导致室间隔向左移位，影响左室功能，进而导致心输出量降低。长期右室容量超负荷和既往手术史导致的心肌纤维化和瘢痕、神经激素系统的激活和心肌肥厚的影响，也可导致恶性室性心动过速和猝死。

1. 心室相互作用与左室功能不全

心室间机械、电活动和神经激素的相互作用在左室功能不全的发展中起着重要作用。在正常心脏，经典的实验数据表明，左室对右室压力影响很大，而右室极少影响左室。然而，具有显著的右侧容量负荷过重的患者，右室大小和几何形状异常在心包的限制作用下影响左室收缩和舒张功能。舒张期室间隔的偏移、左室舒张扩张限制在右室容量负荷过重患者中常见，尤其是大型室间隔缺损修补术后和有较大房化右室的 Ebstein 畸形患者。

法洛四联症(TOF)修复术后左室功能障碍并不少见。与对照组相比，21% 的 TOF 术后患者 LVEF 明显降低，其中 1/3 为中重度左室功能障碍。这种现象常发生于男性、较晚手术、左心室扩大、心律失常史、QRS 时程延长，植入 ICD 或存在中重度右室功能障碍的患者。Ebstein 畸形患者左心室功能障碍导致运动耐量下降，是一种强烈的预后不良预测因子。

2. 药物治疗

有研究显示，TOF 术后晚期患者交感神经系统活性增加，抑制神经内分泌的治疗越来越多的应用于右心室容量负荷过重患者。然而，现有的试验并未证实其获益。在一项 TOF 术后无症状、轻度右室功能下降、BNP 升高及 VO_2 峰值受损患者应用比索洛尔的随机、双盲、对照研究中，与对照组比较，比索洛尔并未在 NYHA 心功能分级、运动能力、右室或左室大小和功能等方面显示获益。此外，比索洛尔组 BNP 升高，安慰剂组则没有观察到该变化。另一项雷米普利的研究中，64 例 TOF 术后存在肺动脉瓣反流、右心室扩张的患者纳入研究，雷米普利没有显示出改善右室或左室功能、提高运动能力或减少肺动脉瓣反流的获益，但雷米普利组右室和左室长轴缩短率提高，也改善了患者左心室容积及射血分数。

3. 器械置入治疗

虽然 TOF 患者术后长期预后一般较好，但 SCD 并不罕见，属严重的术后晚期并发症。文献报道 TOF 术后患者的 SCD、室速的发生率或 ICD 放电率为 6%~14%，此类人群适用于心源性猝死的二级预防指南。然而，一级预防时患者是否会因 ICD 置入获益并不清楚。TOF 术后患者 ICD 的一级和二级预防 SCD 的队列研究显示，组间生存率无明显差异。在平均 3.7 年的随访中，平均死亡率为 2.2%/ 年，CHF 和 SCD 所占比相似。

对于 TOF 术后 SCD 的风险预测，至今仍未达成共识。以下因素作为临床室速和 SCD 的独立预测因素已被广泛接受：如手术年龄晚、跨瓣环补片、QRS≥180ms、宽 QRS 心动过速、频繁而复杂的室性心律失常及心功能不全等。右心室扩张和功能障碍，长期以来被用来预测此类人群 SCD 和室速的危险，同时左室功能障碍(EF<45%)也与猝死风险有关。TOF 术后患者接受 ICD 的研究中，左心室舒张末期压力≥12mmHg 是最适当的 ICD 置入指征。

适合器械置入治疗的 TOF 患者比例较高，中期随访中占 18%~30%。有症状而接受 ICD 治疗的患者比一级预防的患者更容易接受该项治疗。目前认为，适合 ICD 治疗的独立预测因子包括：升高的左室舒张末压、非持续性室速、诱发出的室速及右室收缩压升高。

4. **再同步化治疗**

CRT的获益取决于对患者的选择,目前右室功能不全合并心室不同步的患者如何评价获益预测及最佳操作尚不清楚。超声心动图检测对于评价右室超负荷患者的房室、室间和室内不同步提供了帮助。在TOF患者,右室和左室收缩功能不全时必须考虑CRT。如前所述,由于心室间的相互作用,使得每个心室的功能障碍与临床状态均独立相关。

当存在左室收缩功能障碍时,基于获得性心脏病CHF的大规模临床试验数据的指南推荐CRT。然而目前尚不清楚TOF患者右心室功能不全和右束支阻滞是否能从右心室或双心室起搏中获得长期的血流动力学改善,以及CRT治疗能否改善右室功能障碍,从而防止渐进性左心室功能障碍。现有的研究数据表明,患者右心室功能不全时应首先评估症状或心功能不全是否存在可逆的动力学原因,当未发现确切的原因时,其管理可根据已发表的CRT病例报道。

已有研究显示,TOF合并右束支传导阻滞患者接收CRT后,心导管检查发现血流动力学明显改善。有一项研究探讨了无左心衰患者右室起搏的获益,显示术后右心室最大dp/dt和心脏指数增加。另一项研究中,8例TOF术后右室功能不全患者(QRS>120ms、NYHA心功能分Ⅱ~Ⅲ级)进行双心室起搏,导线分别置于右心房、右心室心尖部及经冠状静脉窦置入侧静脉,结果显示与原有窦性心律相比,随着QRS时限明显缩短,右室和左室的最大dp/dt明显增加。已报道的大多数CRT研究结果将CHD数据作为一个整体的队列,在儿科研究中甚至还包括心肌疾病患者。有报道显示TOF合并严重双心室功能障碍的儿童接收心外膜右室和左室起搏后左室收缩功能明显改善。

鉴于上述研究报告,声明建议对左室功能不全出现CHF症状的TOF患者,可从现有的扩张型心肌病或缺血性心肌病治疗指南类推其治疗策略。然而仍有许多问题尚不明确,例如:右室功能障碍是否能从CRT中获益;是否应该给予右心室或双心室再同步化治疗;是否应同期预防室性心律失常。另外测定心室功能障碍的最佳方法也尚未确定,CRT在年轻人中的长期影响和效率仍不清楚。亟待开展不同解剖病变的前瞻性临床研究来解答这些问题。

5. **手术治疗**

TOF或Ebstein畸形瓣膜手术的时机尚不明确。理想的手术时机是避免形成心室功能障碍之前的长时间容积负荷过重。TOF患者术后肺动脉瓣反流是外科干预的常见指征。2008成人CHD管理指南中明确了肺动脉瓣置换术的适应证[9]。一般情况下,以下患者均应推荐外科干预:有症状的、伴重度肺动脉瓣反流、重度右心室扩张,存在右室收缩功能障碍证据或可归因于肺动脉瓣反流的运动耐量下降。

Ebstein畸形患者,心脏肥大是手术修补或瓣膜置换的指征,虽然这些改变是由右心室房化导致。

三、心脏移植

对于经大量药物治疗、外科手术及抗心律失常干预后依然进展的重度CHF患者,心脏移植不失为一项有效的治疗选择。但目前与心脏移植有关的信息几乎都来自机构注册研究和单中心的研究数据,而没有随机的临床试验或荟萃分析数据支持。近年来,成人CHD患者心脏移植比例在不断增加,但成人CHD不大可能接受ICD治疗或心室辅助装置作为心脏移植的桥梁。在美国,没有专门针对成人CHD患者的心脏移植列表,不太适合接受心室辅助装置或血管活性药物治疗的患者,从器官分配的角度就处于不利的地位。与成人心脏移植类似,小儿移植的数量基本保持不变,近6年来美国每年300~350例。等待心脏移植者与接受移植者的比率始终保持在1.4∶1。可见对CHD患者施行心脏移植治疗困难重重。

(一)心脏移植指征

由于儿童或成人CHD医学治疗的循证医学证据很少,决定心脏移植往往凭医生的经验,多为药物治疗或外科手术治疗失败后的选择。因此,心脏移植时机、是否应在移植前进行主要或额外解剖缺陷的修复及哪些病变或条件下心脏移植获益更大等问题都非常难以确定。2013 ACC/AHA成人CHD相关指南[4]及2004国际社会对儿童CHD患者的心脏移植及肺移植指南[12]中均未明确相关的心脏移植问题。

由于CHD终末期CHF的自然病程可能是渐进的。因此,对于短期内出现渐进性CHF或其他器官损害的CHD患者可考虑心脏移植。此外,即使处于稳定状态的CHF患者,由于慢性肺血流量过度增加、肺动脉压升高、发绀及其他器官或系统功能障碍时，也是考虑心脏移植的指征。鉴于CHF本身和与之相关的多器官功能障碍的发病率和死亡率，心脏移植不应该是唯一的选项，还应包括选择风险高的心肺联合移植或多器官联合移植。

（二）心脏移植禁忌证

成人CHD患者应在心脏移植中心由心衰专家、外科专家和成人CHD专家共同进行评估。CHD患者心脏移植的禁忌证包括传统的危险因素和CHD的特异危险因素。但其往往不是绝对禁忌证，而是复合的相对禁忌证。

该声明建议的CHD患者心脏移植禁忌证包括：①心脏病合并其他器官系统严重的、不可逆的改变或部分严重的、不可逆转的、多系统的疾病过程；②心脏病伴有严重的、不可逆的肺血管阻力升高，此时可考虑心肺移植；③与中央支气管肺动脉或肺静脉严重发育不良相关的心脏病，可考虑心肺移植。

（三）儿童心脏移植问题

目前，尽管小儿心脏移植的相关临床指南已经发表[4,13]，但儿童CHD患者进行心脏移植治疗的临床获益尚无太多循证医学证据。HLHS患儿Norwood手术失败的病例施行心脏移植后死亡率较未行姑息手术者高。同期的另一项队列报告显示Norwood术后心脏移植5年总生存率约54%。因此，有学者认为，对合并HLHS的单心室患者应进行姑息手术缓解症状而不是心脏移植。

声明建议，对儿童CHD患者具有以下情况时可考虑心脏移植术：①行修复术或姑息手术后，因心室功能障碍导致CHF已经严重影响生长发育者；② CHD合并CHF和运动耐量严重下降者；③心室功能正常，但存在以下不适合外科手术治疗的解剖和生理条件者：a. 近端冠状动脉严重狭窄或闭锁；b. 中度至严重房室或系统性半月瓣狭窄或功能不全；c. 不能适合外科手术的、有症状的动脉低氧血症（发绀）；d. 药物和外科治疗后仍持续蛋白质丢失性肠道疾病。

（四）心脏移植效果

CHD患者心脏移植后早期生存较其他原因行心脏移植的患者差，其原因可能包括：①独立于CHD的危险因素，如解剖畸形，需要体外膜氧合的支持，抗体致敏作用，严重的CHF；② CHD患者往往存在重复的切开胸骨（既往手术）和移植时需重建的需要，导致其缺血时间延长等。

从心脏移植后长期效果分析，儿童CHD患者心脏移植后的预期寿命（13年）较成人CHD患者更好。在儿童患者中，心脏移植后1年生存率优于小婴儿的CHD患者。成人CHD患者心脏移植后相关结果分析显示，黑人、缺血时间较长与肺阻力超过4Wood单位的肺动脉瓣置换等均为独立的死亡危险因素。

以上是2016年AHA关于CHD患者CHF管理科学声明的全部内容，详实而严谨地回顾了该领域的各类临床研究结果，为CHD患者CHF管理提出了科学而系统的建议。近年来，虽然CHD发病率相对保持不变，但随着技术的进步，越来越多的儿童和成人CHD患者通过外科手术和介入技术得到成功的治疗。尽管多数患者得到了良好的管理，但CHF仍是一种常见的难治的终末期并发症。因此，心肌功能的保护应贯穿于CHD患者的生活中，并且是首要的目标。未来对CHD患者的CHF管理，面临的许多新的挑战，包括：CHF发生的年龄跨度大、解剖结构和手术修复具有异质性、CHF原因众多、缺乏疾病进展的生物标志物、缺乏可靠的风险预测因子或替代终点、缺乏治疗有效的证据等。因此，临床需要更多的数据。理想的研究是随机对照试验，但由于CHD人群的分散性，非均质性限制了大型临床试验的可行性。我们需要更多的临床研究来解决上述问题，包括有意义的替代终点、大规模的详细注册登记研究及多中心合作研究等。新的知识将促进我们对风险的认识，更清晰地认识预防、医疗及侵入性治疗的价值。

（姚青　宋治远）

参考文献

[1] Yang XY, Li XF, Lu XD, et al. Incidence of congenital heart disease in Beijing, China. Chin Med J (Engl), 2009, 122: 1128-1132.

[2] Stout KK, Broberg CS, Book WM, et al. American Heart Association Council on Clinical Cardiology, Council on Functional Genomics and Translational Biology, and Council on Cardiovascular Radiology and Imaging. Chronic heart failure in congenital heart disease: A

Scientific statement from the American Heart Association. Circulation,2016,133(8):802-820.

[3] Hunt SA,Abraham WT,Chin MH,et al. 2009 Focused update incorporated into the ACC/AHA 2005 guidelines for the diagnosis and management of heart failure in adults:a report of the American College of Cardiology Foundation/American Heart Association Task Force on Practice Guidelines. Circulation,2009,119:e391-e479.

[4] Yancy CW,Jessup M,Bozkurt B,et al. 2013 ACCF/AHA guideline for the management of heart failure:executive summary:a report of the American College of Cardiology Foundation/ American Heart Association Task Force on Practice Guidelines. Circulation,2013,128:1810-1852.

[5] Acker MA,Pagani FD,Stough WG,et al. Statement regarding the pre and post market assessment of durable,implantable ventricular assist devices in the United States. Circ Heart Fail,2013,6:e1-e11.

[6] Tracy CM,Epstein AE,Darbar D,et al. 2012 ACCF/AHA/HRS focused update of the 2008 guidelines for device based therapy of cardiac rhythm abnormalities:a report of the American College of Cardiology Foundation/American Heart Association Task Force on Practice Guidelines and the Heart Rhythm Society. Circulation,2012,126:1784-1800.

[7] Khairy P,Van Hare GF,Balaji S,et al. PACES/HRS expert consensus statement on the recognition and management of arrhythmias in adult congenital heart disease:developed in artnership between the Pediatric and Congenital Electrophysiology Society(PACES)and the Heart Rhythm Society(HRS). Heart Rhythm,2014,11:e102-e165.

[8] Epstein AE,DiMarco JP,Ellenbogen KA,et al. 2012 ACCF/AHA/HRS focused update incorporated into the ACCF/AHA/HRS 2008 guidelines for device-based therapy of cardiac rhythm abnormalities:a report of the American College of Cardiology Foundation/American Heart Association Task Force on Practice Guidelines and the Heart Rhythm Society. Circulation,2013,127:e283-e352.

[9] Warnes CA,Williams RG,Bashore TM,et al. ACC/AHA 2008 guidelines for the management of adults with congenital heart disease:a report of the American College of Cardiology/American Heart Association Task Force on Practice Guidelines(Writing Committee to Develop Guidelines on the Management of Adults With Congenital Heart Disease). Circulation,2008,118:e714-e833.

[10] Nishimura RA,Otto CM,Bonow RO,et al. 2014 AHA/ACC guideline for the management of patients with valvular heart disease:executive summary:a report of the American College of Cardiology/American Heart Association Task Force on Practice Guidelines. Circulation,2014,129:2440-2492.

[11] Nishimura RA,Otto CM,Bonow RO,et al. 2014 AHA/ACC guideline for the management of patients with valvular heart disease:a report of the American College of Cardiology/American Heart Association Task Force on Practice Guidelines . Circulation,2014,129:e521-e643.

[12] Rosenthal D,Chrisant MR,Edens E,et al. International Society for Heart and Lung Transplantation:practice guidelines for management of heart failure in children. J Heart Lung Transplant,2004,23:1313-1333.

[13] Canter CE,Shaddy RE,Bernstein D,et al. Indications for heart transplantation in pediatric heart disease:a scientific statement from the American Heart Association Council on Cardiovascular Disease in the Young;the Councils on Clinical Cardiology,Cardiovascular Nursing,and Cardiovascular Surgery and Anesthesia;and the Quality of Care and Outcomes Research Interdisciplinary Working Group. Circulation,2007,115:658-676.

ADAM17——心力衰竭治疗的新靶点

一、心力衰竭的病理学机制

进入21世纪以来，随着医学科学的进步，急性心血管事件所致的死亡率已显著下降，但慢性心力衰竭所致的死亡率仍居高不下。据统计，我国人群心力衰竭的发病率约为1%，估计罹患人数约为1300万[1]。目前，心力衰竭已成为老年人住院治疗和医疗消费的首要病因。令人遗憾的是，近年来一系列旨在降低心力衰竭患者死亡率的新药临床试验均以失败告终[2]，表明我们对于心力衰竭发生机制的认识仍过于肤浅，亟需进行更深入的基础研究。

20世纪80年代以来，研究发现，心力衰竭发生的主要病理学机制是多种病因激活神经-内分泌系统所导致的心肌重构，所谓心肌重构是指心肌细胞肥大、坏死或凋亡而细胞外基质（expansion）过度增生所导致的心肌形态和功能的异常[3]。然而，长期以来，人们只重视心力衰竭发生和发展过程中心肌细胞的研究而忽略了细胞外基质的作用，而旨在改善心肌细胞病理过程的靶点或药物作用有限。近年研究提示，细胞外基质扩展是心肌重构中一个不容忽视的发病环节和病理标志，可反映心力衰竭患者的长期预后，能减少心肌胶原含量的药物如血管紧张素转换酶抑制剂、血管紧张素受体拮抗剂、醛固酮受体拮抗剂等，可降低心力衰竭患者的死亡率，这促使人们开始重视Weber于1989年提出的“间质性心脏病（interstitial heart disease）”的概念[4]，心肌组织由心肌细胞和间质细胞两种互相独立调节的成分所组成，心肌成纤维细胞激活产生的细胞外间质扩展可导致心肌纤维化以及心肌舒缩、心电传导和血管舒缩功能的异常，近而导致心肌受损，从而在心力衰竭病理生理学和左室病理性重构中发挥着独立于心肌细胞的核心作用。近年来的实验和临床研究为“间质性心脏病”的概念提供了新的证据。在左室压力负荷增重的小鼠中，心肌成纤维细胞的激活可导致心肌胶原的沉积，而选择性抑制心肌成纤维细胞激活可抑制心肌纤维化和改善心脏功能[5]。在心肌淀粉样变性患者中，大量淀粉样蛋白的沉积是一个原发于心肌间质的病理过程，可引起心肌细胞的进行性萎缩和心脏功能的进行性降低。在多种心脏病，诸如肥厚型心脏病、药物性心肌病、病毒性心肌炎、结节病、心脏排异、糖尿病性心肌病、慢性肾病、高血压、主动脉瓣狭窄、慢性缺血性心脏病、扩张型心肌病等，心肌纤维化是共同的病理结局。这些结果提示，心脏间质扩展可独立引起心脏疾病，应成为心力衰竭监测和干预的新靶点。

在正常情况下，细胞外基质对于心肌细胞起到支架作用，既可传递收缩力和电激动，又可避免肌节的过度牵拉。细胞外基质主要由胶原组成，其中Ⅰ型胶原约占85%，Ⅲ型胶原占10%~15%，Ⅳ型胶原占5%以下[6,7]。因此，细胞外基质扩展常被视为心肌纤维化的同义语。作为分泌胶原的主要细胞，成纤维细胞将前胶原链分泌到细胞外形成原纤维并在赖氨酸氧化酶的作用下组合为三螺旋结构，这种螺旋结构对于确保心肌抗张强度、抵制金属蛋白酶降解、预防心腔扩张具有重要的意义。在病理情况下，当胶原合成过度增加和（或）胶原降解明显减少时，细胞外基质发生扩展，出现心肌纤维化，可分为以下3种类型[3]：①间质性纤维化（interstitial fibrosis）：又称为反应性纤维化（reactive fibrosis），在多种病因作用下，成纤维细胞激活为肌成纤维细胞，分泌大量胶原，心肌间质出现纤维化并伴有心肌重量增加，持久存在的肌成纤维细胞可释放炎症因子，导致心肌细胞的肥厚、凋亡和坏死，丧失的心肌组织被纤维组织充填后可形成替代性纤维化（replacement fibrosis）。②血管周围纤维化（perivascular fibrosis）：在多种病因作用下，成纤维细胞激活为肌成纤维细胞，分泌胶原，在血管周围出现纤维化，可导致血管舒缩障碍和心肌缺血。③替代性纤维化（replacement fibrosis：当心肌缺血和坏死使心肌组织丧失后，成纤维细胞激活为肌成纤维细胞，分泌胶原，坏死组织被纤维组织充填而形成替代性纤维化。在心力衰竭的发生和发展过程中，3种心肌纤维化可有一种为主要类型，但亦可交替或同时出现。然而，在这3种心肌纤维化的发生机制中，成纤维细胞激活为肌成纤维细胞始终是一个关键和共同的环节。

二、心肌纤维化的细胞和分子机制

1. 心肌成纤维细胞 传统观点认为，在成年哺乳类动物中，心肌成纤维细胞的数量远大于心肌细胞，但近年研究发现，心肌组织中成纤维细胞和心肌细胞的相对数量受到动物种属、年龄、性别、遗传背景、研究技术和成纤维细胞标志物等因素的影响[8]。应用荧光激活细胞分类(fluorescence activated cell sorter, FACS)技术的研究显示，成年小鼠心脏中心肌细胞占56%，成纤维细胞占27%[9]。与长条状的心肌细胞不同，心肌成纤维细胞呈纺锤形。已有的研究表明，心肌成纤维细胞的主要作用有：①在心脏发育期，成纤维细胞通过 β_1 信号通路促进心肌细胞的增生[10]；②在正常情况下，成纤维细胞保持静止状态，但在心肌组织受到损伤时，成纤维细胞被激活为肌成纤维细胞而大量分泌胶原，形成细胞外基质；③成纤维细胞通过表达连接蛋白(connexin)而形成成纤维细胞 - 成纤维细胞以及成纤维细胞 - 心肌细胞间的网络结构，藉以传递机械和心电信号，有助于心脏的正常收缩和舒张功能[11]；④成纤维细胞作为哨兵细胞具有调节细胞因子、炎症因子和血管生长因子的作用[12]；⑤成纤维细胞可作为独特的机械感受器感受心腔机械环境的变化。

虽然以往已报告多个心肌成纤维细胞的分子标志物，但迄今仍无高度心肌特异的分子标志物。常用的分子标志物包括：①成纤维细胞特异性蛋白(fibroblast-specific protein-1, FSP-1)：又称为SA100A4，是细胞内钙结合蛋白S100家族成员。FSP-1不仅在成纤维细胞和肌成纤维细胞中表达，在巨噬细胞、内皮细胞、平滑肌细胞和心肌细胞中亦有表达。②盘状结构域受体2(discoidin domain receptor 2, DDR2)：属于受体络氨酸激酶蛋白家族成员，不仅在成纤维细胞和肌成纤维细胞中表达，在平滑肌细胞和激活的上皮细胞中亦有表达。③Ⅰ型胶原(Col Ⅰ)：系细胞外间质的结构蛋白，不仅在成纤维细胞和肌成纤维细胞中表达，在成骨细胞、成齿质细胞、平滑肌细胞和间充质细胞中亦有表达。④波形蛋白(vimentin)：包含部分细胞骨架的中间丝蛋白(intermediate filament protein)，不仅在成纤维细胞和肌成纤维细胞中表达，在内皮细胞、免疫细胞和间充质来源细胞中亦有表达。⑤成纤维细胞激活蛋白(fibroblast activation protein, FAP)：膜结合的脯氨酸特异性丝氨酸蛋白酶，可裂解明胶和Ⅰ型胶原，在正常成纤维细胞中不表达，但在肌成纤维细胞中表达，在其他细胞中未发现表达，有望成为肌成纤维细胞的特异性标志物[13]。

2. 心肌肌成纤维细胞 肌成纤维细胞是处于激活状态的具有收缩功能的成纤维细胞，兼具成纤维细胞和平滑肌细胞的特点，对于生长因子和炎症因子具有高度的反应性。除心脏瓣膜外，正常心脏不存在肌成纤维细胞，但在心肌梗死、心脏压力负荷过重、缺血损伤等病理状态下，静止的成纤维细胞被激活而转变为肌成纤维细胞的表型。研究表明，肌成纤维细胞具有区别于成纤维细胞的以下特点：①肌成纤维细胞具有树突状细胞的突触，呈海星状，不同于成纤维细胞的纺锤形；②肌成纤维细胞含有粗糙和合成功能活跃的内质网；③肌成纤维细胞表达 α- 平滑肌细胞肌动蛋白(α-SMC actin)和FAP，而成纤维细胞不表达此两种蛋白；④研究表明，纤连蛋白的剪接变体(ED-A Fibronectin)为成纤维细胞转化为肌成纤维细胞所必需，可作为细胞表型转化的标志物[14]；⑤肌成纤维细胞可合成应激纤维(stress fibers)，在体外实验中形成所谓纤维融合膜(fibronexus)；⑥肌成纤维细胞具有较强的游移和增殖能力。这些特点，为肌成纤维细胞的研究提供了鉴别依据。

近年研究发现，肌成纤维细胞可能有多种来源。在急性组织损伤和修复期，心肌成纤维细胞主要来自静止的成纤维细胞、平滑肌细胞和血管周细胞，在慢性组织损伤和修复期，心肌成纤维细胞主要来自间充质化的内皮细胞和上皮细胞、骨髓来源的纤维细胞、骨髓细胞以及静止的成纤维细胞[15]。由于这些复杂的来源，在研究心肌纤维化的干预靶点时，试图阻断肌成纤维细胞的来源是不切合实际的。然而，已知多个促进肌成纤维细胞转型和增殖的因子，促进转型的因子包括：纤连蛋白剪接变体ED-A Fibronectin、某些蛋白聚糖如多配体蛋白聚糖 -4(syndecan-4)、机械应力、激活的转化生长因子 -β(transforming growth factor, TGF-β)、血管紧张素Ⅱ(angiotensin Ⅱ, Ang Ⅱ)等，促进增殖的因子包括：成纤维细胞生长因子 -2(fibroblast growth supplement-2, FGF-2)、Ang Ⅱ、醛固酮、血小板源性生长因子(platelet-derived growth factor, PDGF)、肥大细胞来源的糜酶和类胰蛋白酶、TGF-β 等。这些促进肌成纤维细胞转型和增殖的因子，为心肌纤维化的干预提供了潜在的靶点。

肌成纤维细胞的主要作用有：①分泌细胞因子和基质蛋白：心肌损伤后，局部炎症细胞如巨噬细胞开始启动建立包括肾素-血管紧张素系统的分泌组（secretome），细胞内的肾素将血管紧张素原分解为血管紧张素Ⅰ（angiotensin Ⅰ，Ang Ⅰ）并分泌至细胞外，细胞膜上的血管紧张素转化酶（angiotensin converting enzyme，ACE）将Ang Ⅰ分解为Ang Ⅱ，后者以自分泌的方式与巨噬细胞膜上的血管紧张素1受体（angiotensin 1 recepter，AT1R）相结合，上调、激活和分泌细胞内的TGF-β_1，TGF-β_1促进肌成纤维细胞的转型和增殖，肌成纤维细胞同样启动建立包括肾素-血管紧张素系统的分泌组，自我产生的Ang Ⅱ通过自分泌刺激细胞产生TGF-β_1，激活下游信号通路和结缔组织生长因子（connective tissue growth factor，CTGF）而产生大量的基质蛋白如纤连蛋白和Ⅰ型、Ⅲ型胶原并抑制金属蛋白酶（metalloproteases，MMPs）的产生[16]；②缩小和闭合损伤：肌成纤维细胞通过所分泌的α-平滑肌细胞肌动蛋白产生收缩和游移以缩小和闭合损伤；③细胞连接和定向修复：肌成纤维细胞通过所分泌的纤连蛋白等基质蛋白可实现细胞连接和定向修复。当组织修复完成后，肌成纤维细胞常自行凋亡和消失，如肌成纤维细胞持续存在并保持活性则将造成细胞外基质堆积和组织重构，引起心力衰竭。

关于肌成纤维细胞转型的细胞内信号通路已有较多的研究，但仍有诸多问题未能阐明。较明确的信号通路包括：①TGF-β-TGF-βR1-SMAD2/3通路：此为经典的TGF-β信号通路，组织损伤后多种细胞如间质细胞、巨噬细胞、单核细胞、成纤维细胞的TGF-β基因上调并分泌TGF-β蛋白，与细胞膜TGF的Ⅰ型受体（TGF-βR1）相结合，引起SMAD2/3磷酸化并与SMAD4结合后转位入核，进而启动肌成纤维细胞的基因转录。②TGF-β-TGF-βR2-P38通路：此为非经典的TGF-β信号通路，TGF-β与细胞膜TGF的Ⅱ型受体（TGF-βR2）结合后，作用于TGF-β活化激酶（TGF-β activated kinase，TAK1）和TAK1结合蛋白（TAB），进而激活MAPK-P38通路和核内转录因子——血清应答因子（serum response factor，SRF）。③Ang Ⅱ-P38通路：如前所述，Ang Ⅱ与其受体AT1R结合后，可刺激TGF-β合成和分泌，从而增强经典和非经典TGF-β信号通路的作用。此外，Ang Ⅱ可直接激活P38通路。④内皮素-P38通路：已知内皮素可促进肌成纤维细胞的转型，但在心肌中的信号通路仍未明确，推测与Ang Ⅱ相同。⑤Rho-MRTF-SRF通路：Rho A GTP酶可被机械张力所激活（TGF-β和G蛋白偶联受体对此通路的作用尚不明），RhoA可激活Rho相关激酶（ROCK1和ROCK2）或mDia蛋白，进而影响肌动蛋白的动力学和细胞骨架的再分布，对于细胞游移、黏附和收缩以及心肌素相关转录因子（myocardin-related transcription factors，MRTF）的入核起到调节作用。SRF是MADS转录因子家族成员，为肌成纤维细胞基因转录所必需，SRF的转录活性需要心肌素（myocardin）或MRTF家族作为辅助因子。⑥瞬时受体电位通道信号通路：晚近，瞬间受体电位（transient receptor potential，TRP）通道已被证明是一个重要的肌成纤维细胞转型的激活通路。多数为钠离子和钙离子通道，并可由多个配体和机械牵拉所激活，其中钙离子依赖性通路——TRPC6-钙依赖磷酸酶（calcineurin）-激活的T细胞核因子（nuclear factor of activated T cells，NFAT）较为重要[15]。

三、肾素-血管紧张素系统与心肌纤维化和心力衰竭

传统的肾素-血管紧张素系统（renin-angiotensin system，RAS）包括肾素、血管紧张素原、ACE、Ang Ⅰ、Ang Ⅱ、AT1R和醛固酮。大量研究表明，RAS成员尤其是Ang Ⅱ和醛固酮在心肌纤维化发病中起到关键作用。在多种心肌纤维化的动物模型中，应用血管紧张素转化酶抑制剂（angiotensin converting enzyme inhibitor，ACEI）、血管紧张素受体阻滞剂（angiotensin receptor blocker，ARB）和醛固酮拮抗剂（aldosterone antagonist，AA）可显著减少心肌组织的胶原表达和纤维化程度。更为重要的是，在高血压、扩张型心肌病等临床患者中，应用ACEI、ARB、AA等药物，可显著改善心肌纤维化、左室重构和心功能[17-19]。在多项大规模随机临床试验中，ACEI、ARB、AA等药物可显著降低慢性心力衰竭患者的死亡率，这部分是由于心肌纤维化和左室重构改善的结果。基于这些研究结果，2013年美国心脏病学会（American College of Cardiology，ACC）/美国心脏协会（Ameican Heart Associassion，AHA）心力衰竭管理指南建议在左室射血分数（left ventricular ejection fraction，LVEF）减低的心力衰竭患者作为ⅠA类指征使用ACEI或ARB，在NYHA心功能Ⅱ~Ⅳ级且肾功能和血钾水平正常的患者作为ⅠA类指征添加AA，在经ACEI和β阻滞剂

治疗心力衰竭症状持续存在的患者，作为ⅡB类指征合用ACEI和ARB，但ACEI、ARB和AA三者合用可能导致严重的高血钾症，是心力衰竭治疗的ⅢC类指征即禁忌证[20]。

尽管应用ACEI、ARB和AA治疗心力衰竭已取得了重大的进展，但近年研究发现，这些药物存在着明显的限制性：①在心肌组织中，ACE和糜酶均可独立地将AngⅠ裂解为AngⅡ，但大部分的AngⅡ来自糜酶途径，使用ACEI无法阻断，这解释了为何心力衰竭患者使用ACEI后血浆AngⅡ水平迅速下降但逐渐复升的现象；②ACE既可将AngⅠ裂解为AngⅡ，又可将缓激肽裂解为无活性片段，使用ACEI后缓激肽水平升高，可促进炎症因子分泌，引起患者咳嗽、喉头水肿等，同时缓激肽通过与肥大细胞上的B2受体结合，刺激肥大细胞释放糜酶，从而部分抵消ACEI的作用[21]；③ARB可阻断AngⅡ与细胞膜上AT1R的结合，但近年发现，多种细胞可在细胞内合成AngⅡ或通过细胞内吞使胞膜上的AngⅡ和AT1R进入细胞内，这些细胞内的AngⅡ可导致氧化应激、细胞凋亡和心肌纤维化，ARB无法阻断这些AngⅡ的作用[22]；④ARB阻断AngⅡ与AT1R的结合可使游离AngⅡ水平升高，这些AngⅡ可激活ADAM17，裂解细胞膜上的ACE2使其胞外结构域脱落，从而减少Ang 1-7的生成[23]；⑤AA可导致血钾升高，尤其与ACEI和ARB合用时为然。因此，尽管ACEI、ARB、AA三者合用可更有效地阻断AngⅡ的作用，但由于可导致危及生命的高钾血症而被ACC/AHA指南列为禁忌证。

鉴于ACEI、ARB和AA的上述限制性，近年来学者们开始探索RAS新成员在心力衰竭治疗中的作用和机制，这些新成员包括：血管紧张素转化酶2（ACE2）、血管紧张素1-7（Ang 1-7）、Mas受体（MasR）、AT2受体（AT2R）、血管紧张素1-9（Ang 1-9）、血管紧张素1-5（Ang 1-5）、血管紧张素Ⅲ（Ang Ⅲ）、血管紧张素Ⅳ（Ang Ⅳ）等。我们和其他实验室的研究发现，ACE2-Ang 1-7-MasR是治疗心血管病的一条新轴线[24]。ACE2是一个单羧肽酶和805个氨基酸组成的Ⅰ型跨膜蛋白，由包含酶活性部位的N端细胞外结构域、疏水的跨膜结构域和C端的细胞内结构域3部分组成。ACE2可将8肽的AngⅡ水解为7肽的Ang 1-7，后者具有与AngⅡ完全相反的功能：扩张血管、抗氧化、抗增殖、抗炎、抗凋亡等。我们首先在大鼠急性心肌梗死区周围注射携带ACE2基因的腺病毒，发现ACE2基因过表达抑制了心肌纤维化和左室扩大，改善了左室收缩功能[25]。继之我们发现，心肌纤维化是糖尿病性心肌病（diabetic cardiomyopathy，DCM）最重要的病理学特征，故DCM为研究心肌纤维化的发病机制和干预靶点提供了一个理想的疾病模型[26]。我们的研究显示，RAS过度激活和心肌AngⅡ水平升高是DCM心室重构和功能异常的重要机制，ACE2基因治疗可使心肌ACE2表达、MMP-2活性和LVEF显著增加，左室容量、心肌纤维化程度、ACE表达、AngⅡ含量和胶原表达显著下降。对于改善左室重构和功能，ACE Ⅱ基因治疗优于ARB氯沙坦[27]。我们进一步证实，长期静脉输注Ang 1-7可通过减轻心肌纤维化、心肌肥厚和心肌细胞凋亡而剂量依赖性地改善左室重构和功能。这些效应的细胞机制涉及成纤维细胞增殖和向肌成纤维细胞转分化的减少、心肌细胞线粒体肿胀、肌丝排列紊乱和心肌细胞肥厚和凋亡程度的减轻以及成纤维细胞与心肌细胞之间交互对话的抑制。这些效应的分子机制涉及炎症因子表达、氧化应激和胶原合成的减少、ERK1/2和p38-MAPK磷酸化、TGF-β_1表达的下调、ACEⅡ活性和Ang 1-9水平的上调以及MasR、AT2R和AT1R之间复杂的相互作用。此外，Ang 1-7与培哚普利合用可提供额外的心脏保护作用，这一发现对于发展DCM的新疗法具有潜在的临床意义[28]。此外，我们发现，糖尿病型心肌病大鼠的左右心室均出现明显的病理性重构，但与左室不同，右室的主要病理改变是心肌纤维化而无心肌肥厚和凋亡。大剂量Ang 1-7持续输注可预防糖尿病所致的右室纤维化和功能异常且疗效优于培哚普利。这些效应的分子机制涉及AT2R和MasR之间复杂的相互作用，进而导致ACE表达、活性以及AT1R表达的下调，同时导致ACE2表达、活性以及AT2R、肌质网Ca^{2+}-ATP酶表达的上调。这些结果提示，右室心肌纤维化和功能异常在DCM发病中起有重要作用，Ang 1-7输注可减轻糖尿病所致的右室重构[26]。上述研究表明，ACE2-Ang 1-7-MasR为心肌纤维化的干预提供了具有临床开发前景的新途径[16]。将RAS新老成员相结合（如Ang 1-7+ACEI，ACE2+ARB）有可能为心肌纤维化的治疗提供更有效的方法。

四、解联蛋白和金属蛋白酶17与RAS和心力衰竭

解联蛋白和金属蛋白酶17（a disintegrin and a metalloprotease 17，ADAM17），又称为肿瘤坏死因子-α

转化酶(TNF-α converting enzyme,TACE)是一个由824个氨基酸组成的Ⅰ型跨膜蛋白和锌离子依赖性金属蛋白酶超家族成员。ADAM17是1997年发现的第一个"脱落酶(sheddase)",其功能是通过蛋白水解作用裂解锚定于细胞膜上的一系列细胞因子、细胞黏附因子、生长因子、受体、配体和蛋白酶等。跨膜蛋白细胞外结构域的脱落既可提供下调细胞表面蛋白的机制,又可产生包括细胞因子和细胞因子受体在内的可溶性和功能性蛋白胞外结构域,从而起到启动或抑制自分泌和旁分泌信号的作用[29]。

ADAM17分子由包含N端的前区(prodomain)、金属蛋白酶区、解联蛋白区、富含半胱氨酸区、跨膜区和包含C端的细胞质区6个结构域所组成。前区的功能是抑制ADAM17的激活和预防ADAM17的降解,前区由弗林蛋白酶(furin proteinases)裂解而失去功能;金属蛋白酶区的锌结合共有基序(zinc-binding consensus motif)是裂解基质的活性部位,担负脱落酶的基本功能;解联蛋白区的功能是与整联蛋白相互作用而调节细胞黏附和游移;富含半胱氨酸区又称表皮生长因子样区域(EGF-like domain),与ADAM17分子成熟和基质识别有关;跨膜区的功能是与细胞质中的PKC、ERK等信号分子结合,但对于ADAM17功能的影响不明[30]。

随着研究的不断深入,ADAM17作为脱落酶的作用底物逐年增多,但主要涉及炎症和肿瘤领域,因此ADAM17已被称为控制炎症和组织再生的"分子开关"。然而,近年研究发现,ADAM17可裂解细胞表面的ACE2,被裂解的细胞外域分为较大(约80kDa)和较小(约70kDa)两部分,具有相似的ACE2酶活性;ADAM17的金属蛋白酶区对于ACE2的脱落起到主要作用[31]。实验研究表明,高糖刺激可增加ADAM17活性和ACE2脱落[32]。近期研究发现,Ang Ⅱ可激活ADAM17,增加ACE2脱落,形成RAS中一个正反馈机制,即Ang Ⅱ刺激抑制ACE2对于Ang Ⅱ的降解,从而使ACE2失去心肌保护作用[23]。我们最近的研究发现,Ang 1-7和ACEI培哚普利具有增加心肌ACE2活性的协同作用:Ang 1-7不影响ADAM17活性但可通过刺激AT2R而增加心肌ACE2活性,培哚普利可通过减少Ang Ⅱ水平而抑制ADAM17激活,从而增加心肌ACE2活性[28],这可能是二者疗效相加的重要机制。

关于ADAM17与心力衰竭的直接关系研究甚少。2009年,加拿大学者Carlos Fernandez-Patron领导的研究小组发现,基因沉默ADAM17可显著抑制自发性高血压大鼠和Ang Ⅱ刺激所致高血压大鼠的心肌肥厚、心肌纤维化和心力衰竭,但其分子机制不明[33]。2011年,同一组研究学者证明,在Ang Ⅱ刺激所致高血压大鼠中,基因沉默MMP-7和ADAM17可预防血压升高、心肌肥厚、心肌纤维化和心力衰竭,但基因沉默MMP-2可预防血压升高,但不能预防心肌肥厚、心肌纤维化和心力衰竭,提示ADAM17在心肌纤维化和心力衰竭中的重要作用,但具体的分子机制仍未阐明[34]。

五、结论与展望

综上所述,ADAM17已成为RAS新成员,可脱落细胞表面的ACE2。下调ADAM17有可能通过调控RAS减轻或延缓心肌纤维化和心力衰竭。因此,ADAM17有望成为心力衰竭新的有效治疗靶点。目前ADAM17在心肌纤维化和心力衰竭中的作用及具体分子机制尚需进一步阐明,相关研究在转化医学领域中仍是空白。后续研究有必要解决以下几个重要问题:①ADAM17对心力衰竭状态下RAS新老成员有何影响?其机制是什么?②ADAM17激活和抑制对于心力衰竭状态下成纤维细胞转分化有何影响?其机制是什么?③ADAM17激活和抑制对于心力衰竭中心肌纤维化有何影响?其机制是什么?④ADAM17抑制与RAS已知治疗靶点联合对于心肌纤维化和心力衰竭有何影响?其机制是什么?

(郝盼盼　张运)

参考文献

[1] 国家心血管病中心. 中国心血管病报告2013. 中国大百科全书出版社,2014:118.

[2] Schelbert EB,Fonarow GC,Bonow RO,et al. Therapeutic targets in heart failure:Refocusing on the myocardial interstitium. J Am Coll Cardiol,2014,63:2188-2198.

[3] Hasenfuss G,Mann DL. Pathophysiology of heart Failure. in Mann DL,Zipes DP,Libby P,Bonow RO,ed. Braunwald's Heart Disease. 10th ed. 2015:454-483.

[4] Weber KT. Cardiac interstitium in health and disease: the fibrillar collagen network. J Am Coll Cardiol, 1989, 13: 1637-1652.

[5] Thum T, Gross C, Fiedler J, et al. MicroRNA-21 contributes to myocardial disease by stimulating MAP kinase signalling in fibroblasts. Nature, 2008, 456: 980-984.

[6] Weber KT, Janicki JS, Shroff SG, et al. Collagen remodeling of the pressure-overloaded, hypertrophied nonhuman primate myocardium. Circ. Res, 1988, 62: 757-765.

[7] Chapman D, Weber KT, Eghbali M. Regulation of fibrillar collagen types Ⅰ and Ⅲ and basement membrane type Ⅳ collagen gene expression in pressure overloaded rat myocardium. Circ Res, 1990, 67: 787-794.

[8] Camelliti P, Borg TK, Kohl P. Structural and functional characterisation of cardiac fibroblasts. Cardiovasc Res, 2005, 65: 40-51.

[9] Banerjee I, Fuseler JW, Price RL, et al. Determination of cell types and numbers during cardiac development in the neonatal and adult rat and mouse. Am J Physiol Heart Circ Physiol, 2007, 293: H1883-H1891.

[10] Ieda M, Tsuchihashi T, Ivey KN, et al. Cardiac fibroblasts regulate myocardial proliferation through beta1 integrin signaling. Dev Cell, 2009, 16: 233-244.

[11] Camelliti P, Green CR, LeGrice I, et al. Fibroblast network in rabbit sinoatrial node: structural and functional identification of homogeneous and heterogeneous cell coupling. Circ Res, 2004, 94: 828-835.

[12] Smith RS, Smith TJ, Blieden TM, et al. Fibroblasts as sentinel cells. Synthesis of chemokines and regulation of inflammation. Am J Pathol, 1997, 151: 317-322;

[13] Ito TK, Ishii G, Chiba H, et al. The VEGF angiogenic switch of fibroblasts is regulated by MMP-7 from cancer cells. Oncogene, 2007, 26: 7194-7203.

[14] Goldsmith EC, Bradshaw AD, Zile MR, et al. Myocardial fibroblast-matrix interactions and potential therapeutic targets. J Mol Cell Cardiol, 2014, 70: 92-99.

[15] Serini G, Bochaton-PiallatML, Ropraz P, et al. The fibronectin domain EDA is crucial for myofibroblastic phenotype induction by transforming growth factor-beta1. J Cell Biol 1998, 142: 873-881.

[16] Davis J, Molkentin JD. Myofibroblasts: Trust your heart and let fate decide. J Mol Cell Cardiol, 2014, 70: 9-18.

[17] Weber KT, Sun Y, Bhattacharya SK, et al. Myofibroblast-mediated mechanisms of pathological remodelling of the heart. Nat Rev Cardiol, 2013, 10, 15-26.

[18] Brilla CG, Funck RC, Rupp H. Lisinopril-mediated regression of myocardial fibrosis in patients with hypertensive heart disease. Circulation, 2000, 102: 1388-1393.

[19] Diez J, Querejeta R, Lopez B, et al. Losartan-dependent regression of myocardial fibrosis is associated with reduction of left ventricular chamber stiffness in hypertensive patients. Circulation, 2002, 105: 2512-2517.

[20] Izawa H, Murohara T, Nagata K, et al. Mineralocorticoid receptor antagonism ameliorates left ventricular diastolic dysfunction and myocardial fibrosis in mildly symptomatic patients with idiopathic dilated cardiomyopathy: a pilot study. Circulation, 2005, 112: 2940-2945.

[21] Yancy CW, Jessup M, Bozkurt B, et al. 2013 ACCF/AHA guideline for the management of heart failure: a report of the American College of Cardiology Foundation/American Heart Association Task Force on Practice Guidelines. J Am Coll Cardiol, 2013, 62: e147-239.

[22] Wei CC, Hase N, Inoue Y, et al. Mast cell chymase limits the cardiac efficacy of Ang I-converting enzyme inhibitor therapy in rodents, J Clin Invest, 2010, 120: 1229-1239.

[23] Singh VP, Le B, Khode R, et al. Intracellular angiotensin Ⅱ production in diabetic rats is correlated with cardiomyocyte apoptosis, oxidative stress, and cardiac fibrosis. Diabetes, 2008, 57: 3297-3306.

[24] Patel VB, Clarke N, Wang Z, et al. Angiotensin Ⅱ induced proteolytic cleavage of myocardial ACE2 is mediated by TACE/ADAM-17: a positive feedback mechanism in the RAS. J Mol Cell Cardiol, 2014, 66: 167-176.

[25] Jiang F, Yang J, Zhang Y, et al. Angiotensin-converting enzyme 2 and angiotensin 1-7: novel therapeutic targets. Nat Rev Cardiol, 2014, 11: 413-426.

[26] Zhao YX, Yin HQ, Yu QT, et al. ACE2 overexpression ameliorates left ventricular remodeling and dysfunction in a rat model of myocardial infarction. Hum Gene Ther, 2010, 21: 1545-1554.

[27] Hao PP, Yang JM, Zhang MX, et al. Angiotensin-(1-7) treatment mitigates right ventricular fibrosis as a distinctive feature of diabetic cardiomyopathy. Am J Physiol Heart Circ Physiol, 2015, Epub ahead of print.

[28] Dong B, Yu QT, Dai HY, et al. Angiotensin-converting enzyme-2 overexpression improves left ventricular remodeling and function in a rat model of diabetic cardiomyopathy. J Am Coll Cardiol, 2012, 59: 739-747.

[29] Hao PP, Yang JM, Liu YP, et al. Combination of angiotensin-(1-7) with perindopril is better than single therapy in ameliorating diabetic cardiomyopathy. Sci Rep, 2015, Epub ahead of print.

[30] Black RA, Rauch CT, Kozlosky CJ, et al. A metalloproteinase disintegrin that releases tumour-necrosis factor-alpha from cells. Nature, 1997, 385: 729-733.

[31] Scheller J, Chalaris A, Garbers C, et al. ADAM17: a molecular switch to control inflammation and tissue regeneration. Trends Immunol, 2011, 32: 380-387.

[32] Arribas J, Esselens C. ADAM17 as a therapeutic target in multiple diseases. Curr Pharm Des, 2009, 15: 2319-2335.

[33] Iwata M, Silva Enciso JE, Greenberg BH. Selective and specific regulation of ectodomain shedding of angiotensin-converting enzyme 2 by tumor necrosis factor α-converting enzyme. Am J Physiol Cell Physiol, 2009, 297: C1318-1329.

[34] Xiao F, Zimpelmann J, Agaybi S, et al. Characterization of angiotensin-converting enzyme 2 ectodomain shedding from mouse proximal tubular cells. PLoS One, 2014, 9: e85958.

[35] Wang X, Oka T, Chow FL, et al. Tumor necrosis factor-alpha-converting enzyme is a key regulator of agonist-induced cardiac hypertrophy and fibrosis. Hypertension, 2009, 54: 575-582.

[36] Odenbach J, Wang X, Cooper S, et al. MMP-2 mediates angiotensin II-induced hypertension under the transcriptional control of MMP-7 and TACE. Hypertension, 2011, 57: 123-130.

舒张性心力衰竭的药物治疗进展

近年来，舒张性心力衰竭（diastolic heart failure，DHF）越来越被人们所重视，DHF 又称为射血分数保留型心力衰竭（heart failure with preserved ejection fraction，HF-PEF）。其病理生理机制尚不明确，目前认为本病是由于左心室舒张期主动松弛能力受损和心肌顺应性降低，即僵硬度增加（心肌细胞肥大伴间质纤维化），导致左心室在舒张期充盈受损，心搏量减少，左心室舒张末期压增高而发生的心衰。本病可与收缩功能障碍同时出现，也可单独存在。DHF 约占心衰总数 50%（40%~71%），其预后与射血分数降低的心力衰竭（heart failure with reduced left ventricular ejection fraction，HF-REF）相仿或稍好。无症状左心室舒张功能异常与心衰发生率及病死率相关，来自美国的一项流行病学调查发现社区人群中无症状轻度左心室舒张功能异常占 21%，中重度左心室舒张功能不全占 7%[1]。

一、HF-PEF 的诊断标准[1]

对本病的诊断应充分考虑下列两方面的情况。

1. 主要临床表现

①有典型心衰的症状和体征；②LVEF 正常或轻度下降（≥45%），且左心室不大；③有相关结构性心脏病存在的证据（如左心室肥厚、左心房扩大）和（或）舒张功能不全；④超声心动图检查无心瓣膜病，并可排除心包疾病、肥厚型心肌病、限制型（浸润性）心肌病等。本病的 LVEF 标准尚未统一。LVEF 在 41%~49% 被称为临界 DHF，其人群特征、治疗及预后均与收缩性心力衰竭类似，这提示将 LVEF>50% 作为临床诊断标准可能更好。此外，有的患者既往出现过 LVEF 下降至≤40%，其临床预后与 LVEF 持续性保留的患者可能也不同。

2. 其他需要考虑的因素

①应符合本病的流行病学特征：大多为老年患者、女性，心衰的病因为高血压或既往有长期高血压史，部分患者可伴糖尿病、肥胖、房颤等；②BNP 和（或）NT-proBNP 测定有参考价值，但尚有争论。如测定值呈轻至中度升高，或至少在“灰区值”之间，有助于诊断。

二、HF-PEF 的药物治疗

关于 HF-PEF 的临床研究迄今为止均未能证实对 HF-REF 有效的药物如 ACEI、ARB、β 受体阻滞剂等可改善 HF-PEF 患者的预后和降低病死率。这些数据表明，HF-PEF 与 HF-REF 的病理生理学基础有根本差异。究其原因可能为所有可改善 HF-REF 预后的治疗，也可逆转 HF-REF 增大的左心室，但 HF-PEF 患者的左心室未发生或仅有极轻微的左心室增大，所以这些药物在 HF-PEF 中不如在 HF-REF 中有效并不意外。HF-PEF 治疗的目的同其他各种心力衰竭，即缓解心力衰竭的症状，减少住院次数，增加运动耐量，改善生活质量和预后。2013 年美国心脏病学会基金会 / 美国心脏协会（American College of Cardiology Foundation/American Heart Association，ACC/AHA）[2]以及 2014 年《中国心力衰竭诊断和治疗指南》均提出针对 HF-PEF 的并存疾病、危险因素及症状，采用综合性治疗。其中（a）根据指南推荐控制高血压，防治并发症的发生和（b）给予利尿剂缓解容量负荷是强烈推荐。

1. 相关并存疾病的药物治疗

众所周知，在 HF-PEF 患者的治疗中，一个重要组成部分是治疗常常存在并显著影响临床病程的并存疾病。最常见的并存疾病包括：高血压、心房颤动（atrial fibrillation，AF）、冠状动脉疾病（coronary artery disease，CAD）、肺部疾病、肥胖、贫血、糖尿病、肾脏疾病和睡眠呼吸暂停综合征。HF-PEF 患者发生再住院的大部分病因是由于这些并存疾病所致。下面将介绍几种最常见并存疾病的药物治疗进展情况。

(1) 高血压

高血压是引起 HF-PEF 的首位原因，在美国的一项注册研究表明，HF-PEF 的心衰患者中 77% 合并高血压，50% 合并冠心病，而在 HF-REF 患者中，合并高血压和冠心病的比例分别为 69% 和 59%。Beckett 等[3]、Kostis 等[4]、Davis 等[5]分别发表的几项关于高血压治疗的大型随机试验显示通过降低收缩压可降低心力衰竭的发生率。在有并存疾病（糖尿病或慢性阻塞性肺疾病）的情况下，某些药物的应用应实现个体化治疗。不同种类的降压药在预防新发 HF-PEF 方面的作用不一，对 ALLHAT 的试验数据进行分析后显示，与氨氯地平、赖诺普利和多沙唑嗪相比，氯噻酮降低了新发 HF-PEF 的发生率[5]。左心室质量指数（Left ventricular mass index）是反映左心舒张功能异常的重要指标，因此降低左心室质量指数也是改善舒张功能的一个重要的治疗目标[6]。为评估不同种类降压药物对左心室质量指数的影响，一项荟萃分析[7]对 80 项试验（其中包括 146 个活性治疗组和 17 个安慰剂组）进行了评估，结果显示 ARB 降低左心室质量指数的能力最强为 13%，其次依次为钙通道阻滞剂（11%）、ACE 抑制剂（10%）、利尿剂（8%）、β 受体阻滞剂（6%）。在配对比较中，ARB、钙通道阻滞剂及 ACE 抑制剂均较 β 受体阻滞剂更能降低左心室质量指数。但是，因为目前没有证据表明左心室质量指数的降低与改善 HF-PEF 远期预后有关，所以这种差异的临床意义尚不确定。因此 HF-PEF 患者降压药物的选择还是应遵循已发表的临床实践指南。

(2) 冠心病

冠心病也是 HF-PEF 的常见病因，许多冠心病患者出现 HF-PEF 先于 HF-REF，也有的冠心病同时伴有收缩及舒张功能障碍。一项对 376 例 HF-PEF 患者进行的流行病学资料分析显示，其中 255 例可明确诊断为冠心病。与非冠心病的 HF-PEF 患者相比，合并冠心病的 HF-PEF 患者的射血分数降低更明显，死亡率更高[8]。且冠心病是 HF-PEF 患者死亡率增加的独立预测指标。HF-PEF 患者的心肌缺血可由心外膜冠心病、高室壁应力或微血管功能障碍所致[8,9]。HF-PEF 患者有心肌缺血的症状和体征时应遵照指南给予药物治疗，包括 β 受体阻滞剂、钙通道阻滞剂，医生常常会使用硝酸酯类药物，但其降低前负荷的作用可使部分患者发生低血压事件。

(3) 高脂血症

目前为止已发表的 2 项大规模随机试验结果均提示他汀类药物对 HF-REF 患者预后没有益处[10,11]。但是对于 HF-PEF 患者的观察性研究证实，与接受钙通道阻滞剂或 ACE 抑制剂或 β 受体阻滞剂相比，他汀治疗降低 HF-PEF 患者的死亡率，改善预后，但是这些试验结果需要随机试验来证实。因此对于有他汀类药物适应证的 HF-PEF 患者，我们推荐使用他汀类药物治疗。

(4) 心房颤动

心房颤动在 HF-PEF 患者中很常见，美国学者对 939 例 HF-PEF 患者回顾性分析发现，2/3 的患者会在病程中发作心房颤动，且心房颤动的存在与并发症的发病率和死亡率呈正相关[12]。心房颤动是心房正常的收缩功能受损，HF-PEF 患者的左心室充盈主要发生在舒张晚期，且比正常心脏更依赖于心房收缩。房颤所致的心动过速相应的缩短了心室舒张时间，上述两方面均可导致病情加重。基于这些原因，当 HF-PEF 患者出现心房颤动时，如有可能，转复并维持窦性心律，对患者有益。如果无法实现，则心率控制非常重要，此时，β 受体阻滞剂和非二氢吡啶类 CCB（地尔硫䓬或维拉帕米）是常规一线药物，为了获得充分的心率控制，可以联合使用这些药物。最后无论选择心律控制还是心率控制，进行抗凝治疗以预防全身性栓塞都是心房颤动治疗的重要组成部分。而地高辛最常用于 HF-REF 患者。

2. 具体的药物治疗

(1) 螺内酯

2014 年《The New England Journal of Medicine》[13]发表了醛固酮拮抗剂治疗 HF-PEF 患者的随机对照双盲试验（TOPCAT）的结果。TOPCAT 是第一项评估螺内酯对 HFPEF 临床效果的随机双盲试验，纳入 6 个国家（阿根廷、巴西、加拿大、格鲁吉亚、俄罗斯和美国）233 个中心的 3445 例症状性患者，随机分为螺内酯组（15~45mg/d）及对照组。左室射血分数至少为 45%，中位数为 56%。患者在过去 1 年有住院史或过去 60 天内利钠肽（BNP）水平升高。复合主要终点事件包括心血管原因死亡、心搏骤停和因心力衰竭住院，随访时间为 3.3 年。研究结果显示，两组主要复合终点无显著差异，两组全因死亡、卒中、心肌梗死和总体住院率亦无显著差异。两组总体严重不良事件率相似，螺内酯组高钾血症发生率增加1倍(18.7% *vs.* 9.1%)，血肌酐水平超过上限的发生率增加了近1倍(10.2% *vs.* 7%)，螺内酯组低钾血症的发生率低于安慰剂组(16.2% *vs.* 22.9%)。研究者写道，这些发现强调了射血分数保留患者使用螺内酯治疗时监测的重要性。在多个亚组分析中，发现螺内酯可减少BNP水平升高的HF-PEF患者主要复合终点发生率，而有住院史的患者则未减少。因此，对于HF-PEF诊断(包括BNP升高)明确且能密切监测血清钾和肾功能改变的患者，我们建议药物治疗方案中加入螺内酯(血清钾水平小于5mmol/L且估计肾小球滤过率应≥30ml/(min.1.73m^2))。

(2) 血管紧张素转换酶抑制剂(angiotensin converting enzyme inhibitors，ACEI)和血管紧张素Ⅱ受体阻滞剂(angiotensin Ⅱ receptor antagonist，ARB)

基础和临床的研究均证实，心肌肥厚、充血性心力衰竭伴随有神经内分泌系统，特别是RASS系统激活，不但可以引起水钠潴留，而且还有细胞内外的直接作用，如影响纤维蛋白原的活性，导致间质纤维化、细胞内钙释放异常及心肌僵硬度增加等。ACEI和ARB作为RASS拮抗剂不但可降低血压，而且对心肌局部的RASS也有直接的作用，可减轻左心室肥厚，改善心肌松弛性，因此理论上可用于HF-PEF的治疗。但实际上ACEI对于HF-PEF的大规模临床试验远不如HF-REF有说服力。仅有为数不多的研究证明ACEI可降低HF-PEF的全因死亡率(PEP-CHF)，但无统计学意义。令人遗憾的是，近年来，ARB的几个大型临床研究虽有减少全因死亡等主要终点事件的结果(如CHARM-Preserved[14])，但其差异较小，几乎有统计学意义。而有的研究则是中性结果(Ⅰ-Preserve[15])，所以ACEI及ARB用于HF-PEF患者的作用机制、具体方法、对于死亡率的影响等都有更多的研究来证明。

尽管上述试验结果不尽如人意，但ACEI和ARB对那些可促发HF-PEF的疾病，如高血压、冠状动脉性心脏病、糖尿病和慢性肾脏病)的治疗有重要作用。但使用时应谨慎，避免发生肾功能障碍和低血压。

(3) 利尿剂

2014年《中国心力衰竭诊断和治疗指南》建议应用利尿剂消除HF-PEF患者液体潴留和水肿十分重要，可缓解肺淤血，改善心功能。CHAMPION研究[16]为这一建议提供了间接证据。该研究是一项随机单盲评价在心力衰竭患者中进行植入式肺动脉血流动力学监测的研究，入选了119例HF-PEF患者和430例HF-REF患者，结果表明在心衰患者中植入远程血流动力学监测系统显著降低了HF-PEF患者和HF-REF患者的心衰住院率。该研究中根据监测结果大多数药物调整是关于利尿剂使用方面的，在肺动脉压指导的治疗组中，平均利尿剂剂量的增加显著更多，这些数据提供了证明利尿剂能有效降低HF-PEF并发症发病率的间接证据。但是在治疗过程中不宜过度利尿，以免前负荷过度降低而致低血压。

(4) β受体阻滞剂

β受体阻滞剂对HF-PEF患者有多种潜在有益作用：①降低心率可使舒张期延长，改善左心室充盈，增加舒张期末容积。②负性肌力作用可降低耗氧量，改善心肌缺血及心肌活动的异常非均一性。③抑制交感神经的血管收缩作用，降低心脏后负荷，也可改善冠状动脉灌注。④能阻止儿茶酚胺引起的心肌损害和灶性坏死。尽管如此，β受体阻滞剂在HF-PEF治疗中的作用尚不确定，缺乏临床获益的直接证据，如OPTIMIZE研究[17]结果表明，β受体阻滞剂对HF-REF患者和HF-PEF患者的临床有效性不同。对于HF-REF患者，β受体阻滞剂可降低死亡率和再入院率。而对于HF-PEF患者，β受体阻滞剂没有改善死亡率和再入院率。但是也有间接证据提示β受体阻滞剂可使HF-PEF患者部分获益，如SWEDIC研究[18]中，将113例有症状的HF-PEF患者随机分配至卡维地洛或安慰剂组进行治疗，在基线和6个月时进行超声心动图评估，卡维地洛显著改善了E/A比值，但E峰减速时间、等容舒张时间和肺静脉血流速度无显著改善。因β受体阻滞剂可引起过度心动过缓，尤其在运动时会限制心输出量，导致呼吸困难和乏力。因此在HF-PEF患者应用β受体阻滞剂时需注意患者的静息心率和活动时心率。

(5) 钙通道阻滞剂

临床应用钙通道阻滞剂治疗HF-PEF与HF-REF不同，在HF-PEF的治疗中，钙通道阻滞剂扮演着重要的角色。现已证明，钙通道阻滞剂可减低细胞质内钙浓度，改善心肌的舒张和舒张期充盈，并能减轻后负荷和心肌肥厚，在扩张血管降低血压的同时可改善心肌缺血，有利于舒张期心室做功。尽管钙通道阻滞剂有一定程度的负性肌力作用,但是,维拉帕米和地尔硫䓬可通过减慢心率而改善心肌的舒张功能。一项关于HF-PEF的小型研究表明,维拉帕米可改善患者症状和舒张功能。另一项纳入20例男性HF-PEF患者的随机、双盲、交叉研究[19]中,相较于安慰剂,维拉帕米可显著减少心衰的症状和体征,并增加了左心室舒张期充盈速度及平板运动时间。另外,钙通道阻滞剂除扩张外周血管外,还有扩张冠状动脉的作用,可减轻心脏前、后负荷及增加心肌供血,恢复心肌细胞对钙离子的良性转运,加强心室收缩活动,也能改善心室舒张功能的异常。

(6)不宜用于HF-PEF治疗的药物

1)硝酸盐

2015年*The New England Journal of Medicine*发表了小型随机交叉试验NEAT-HF-PEF的研究[20]结果,对HF-PEF患者应用硝酸盐提出了质疑。在这项美国国家心肺血液研究所赞助的研究中,110例HF-PEF患者(LVEF≥50%)随机接受6周单硝酸异山梨酯[剂量递增,从30mg/d到60mg/d再到120mg/d(如可耐受)]或安慰剂治疗,之后交换治疗方案,维持6周。结果发现硝酸酯治疗组受试者的活动水平比安慰剂组降低(P=0.06),活动时间也明显减少(P=0.02)。那么除单硝酸异山梨酯外其他一氧化氮供体(如无机亚硝酸盐)能否改善HF-PEF患者的病情呢?答案在同年*Journal of The American College of Cardiology*[21]杂志发表的一篇随机、双盲、对照研究揭晓:一种新型无机亚硝酸钠可通过提供一氧化氮改善HF-PEF患者的血流动力学,该物质作为一种替代治疗正在研究中,我们共同期待好的研究结果问世,或许可提供某些治疗思路。

2)磷酸二酯酶-5抑制剂

2011年*Circulation*[22]发表了一篇单中心随机对照试验,将44例伴有肺动脉高压(肺动脉收缩压>40mmHg)的HF-PEF患者(LVEF≥50%)随机接受西地那非(50mg,3次/日)和安慰剂治疗,在6和12个月时西地那非显著改善了平均肺动脉压、平均右心房压以及右心室功能。但是上述获益并没有在加拿大和美国的26个中心进行的RELAX试验研究[23]结果显示。RELAX是一项针对西地那非的随机、双盲、安慰剂对照试验,该研究纳入NYHA 2~3级的HF-PEF患者(LVEF>50%),结果发现服用西地那非20mg,每日3次3个月,随后60mg每日3次3个月的患者(n=113)与安慰剂对照组相比(n=103),运动能力和临床结局并无改善,主要终点24周最大摄氧量变化没有显著差异。2015年*European Heart Journal*[24]刊出了一篇单中心、随机、双盲、病例对照研究,该研究共纳入52例合并有肺动脉的HF-PEF患者,随机接受西地那非(60mg,3次/日)和安慰剂治疗12周,结果显示,与安慰剂相比,西地那非治疗组没有获益。因此,磷酸二酯酶-5抑制剂不被推荐用于HF-PEF的治疗。

3)地高辛

DIG试验发现,HF-PEF患者应用地高辛有降低由于心衰恶化导致住院治疗的趋势,但差异无统计学意义。2014年《中国心力衰竭诊断和治疗指南》中提到因地高辛不能增加心肌的松弛性,不推荐HF-PEF患者使用。但如果合并HF-REF,则以治疗后者为主,可适当应用地高辛改善症状。

(安涛 张健)

参考文献

[1] 中华医学会心血管病学分会,中华心血管病杂志编辑委员会.中国心力衰竭诊断和治疗指南2014.中华心血管病杂志,2014,42(02):98-122.

[2] Yancy CW,Jessup M,Bozkurt B,et al. 2013 ACCF/AHA guideline for the management of heart failure:a report of the American College of Cardiology Foundation/Heart Association Task Force on Practice Guideline. J Am Coll Cardiol,2013,62:e147.

[3] Beckett NS,Peters R,Fletcher AE,et al. Treatment of hypertension in patients 80 years of age or older. N Engl J Med,2008,358:1887.

[4] Kostis JB,Davis BR,Cutler J,et al. Prevention of heart failure by antihypertension drug treatment in older persons with isolated systolic hypertension. SHEP Cooperative Research Group. JAMA,1997,278:212.

[5] Davis BR,Kostis JB,Simpson LM,et al. Heart failure with preserved and reduced left ventricular ejection fraction in the antihypertensive and lipid-lowering treatment to prevent heart attack trial. Circulation,2008,118:2259.

[6] Wachtell K,Bella JN,Rokkedal J,et al. Change in diastolic left ventricular filling after one year of antihypertensive treatment:The losartan

intervention For Endpoint Reduction in Hypertension (LIFE) Study. Circulation, 2002, 105: 1071.

[7] Klingbeil AU, Schneider M, Martus P, et al. A meta-anlysis of the effects of treatment on left ventricular mass in essential hypertension. Am J Med, 2003, 115: 41.

[8] Hwang SJ, Melenovsky V, Borlaug BA. Implications of coronary artery disease in heart failure with preserved ejection fraction. J Am Coll Cardiol, 2014, 63; 2817.

[9] Mohammed SF, Hussain S, Mirzoyev SA, et al. Coronary microvascular rarefaction and myocardial fibrosis in heart failure with preserved ejection fraction. Circulation, 2015, 112: 357.

[10] Fukuta H, Sane DC, Brucks S, et al. Statin therapy may be associate with lower mortality in patients with diastolic heart failure: a preliminary report. Circulation, 2005, 112: 357.

[11] Alehagen U, Benson L, Edner M, et al. Association between use of statins and mortality in patients with heart failure and ejection fraction of ≥50. Circ Heart Fail, 2015, 8: 862.

[12] Zakeri R, Chanbertain AM, Roger VL, et al. Temporal relationship and prognostic significance of atrial fibrillation in heat failure with preserved ejection fraction: a community-based study. Circulation, 2013, 128: 1085.

[13] Pitt B, Pfeffer MA, Assmann SF, et al. Spironolactone for heart failure with preserved ejection fraction. N Engl J Med, 2014, 370: 1383.

[14] Yusuf S, Pfeffer MA, Swedberg K, et al. Effects of candesartan in patients with chronic heart failure and preserved left-ventricular ejection fraction: the CHARM-Preserved Trial. Lancet, 2003, 362: 777.

[15] Massie BM, Carson PE, McMurray JJ, et al. Irbesartan in patients with heart failure and preserved ejection fraction. N Engl J Med, 2008, 359: 2456.

[16] Adamson PB, Abraham WT, Bourge RC, et al. Wireless pulmonary artery pressure monitoring guides management to reduce decompensation in heart failure with preserved ejection fraction. Circ Heart Fail, 2014, 7: 935.

[17] Hemandez AF, Hammill BG, O'Connor CM, et al. Clinical effectiveness of beta-blockers in heart failure: findings from the OPTIMIZE-HF Registry. J Am Coll Cardiol, 2009, 53: 184.

[18] Bergstrom A, Andersson B, Ender M, et al. Effect of carvedilol on diastolic function in patients with diastolic heart failure and preserved systolic function, Results of the Swedish Doppler-echocardiographic study. Eur J Heart Fail, 2004, 6: 453.

[19] Setaro JF, Zaret BL, Schulman DS, et al. Usefulness of verapamil for congestive heart failure associated with abnormal left ventricular diastolic filling and normal left ventricular systolic performance. Am J Cardiol, 1990, 66: 981.

[20] Redfield MM, Anstrom KJ, Levine JA, et al. Isosorbide mononitrate in heart failure with preserved ejection fraction. N Engl J Med, 2015, 373: 2314.

[21] Borlaug BA, Koepp KE, Meienovsky V. Sodium nitrite improves exercise hemodynamics and ventricular performance in heart failure with preserved ejection fraction. J Am Coll Cardiol, 2015, 66: 1672.

[22] Guazzi M, Vicehzi M, Arena R, et al. Pulmonary hypertension in heart failure with preserved ejection fraction: a targeted of phosphodiesterase-5 inhibiton in a 1-year study. Circulation, 2011, 124: 164.

[23] Redfield MM, Chen HH, Bortaug BA, et al. Effect of phosphodiesterase-5 inhibition on exercise capacity and clinical status in heart failure with preserved ejection fraction: a randomized controlled trial. JAMA, 2013, 309: 1268.

[24] Hoendermis ES, Liu LC, Hummel YM, et al. Effects of sildenafil on invasive haemodynamics and exercise capacity in heart failure with preserved ejection fraction and pulmonary hypertension: a randomized controlled trial. Eur Heart J, 2015, 36: 2565.

第五篇 其他临床问题

无症状严重颈动脉狭窄的治疗——支架置入，颈动脉内膜剥脱术还是药物治疗？

2004 至 2005 年完成的全国第 3 次死因回顾性抽样调查报告显示[1]，脑血管疾病已经跃升至国内疾病死因的首位。颈动脉狭窄是引发脑卒中的重要病因，其症状主要是脑部缺血的临床表现，例如视物模糊、头痛、记忆力减退等。无症状性颈动脉狭窄指患者在最近 180 天内未发生过颈动脉狭窄侧的缺血性脑血管症状[2]。无症状性颈动脉狭窄斑块分为稳定性及不稳定性，如狭窄进展、狭窄程度增加，或在狭窄的基础上发生血栓形成、管腔狭窄，均有斑块脱落导致缺血性脑卒中的可能。

脑卒中是单病种致残率最高的疾病，根据英国卒中研究机构最近的流行病学调查显示，85% 脑卒中病例是缺血性脑卒中，而在缺血性脑卒中病例中有 80% 是颈动脉供血区域受累。每 100 例脑卒中患者中约 11 例是由狭窄程度 >50% 的无症状颈动脉狭窄导致。大约占脑卒中总病例数 11% 的无症状性颈动脉狭窄患者治疗方法的选择，也成为目前学术界争论的议题。

与症状性颈动脉狭窄相同，无症状性颈动脉狭窄的治疗方法分为保守治疗和外科治疗两类。前者包括高危因素控制、饮食习惯调整、适度地锻炼及抗血小板、他汀类药物治疗等综合治疗措施。外科治疗包括经典的颈动脉内膜剥脱术（carotid endarterectomy，CEA）及在脑保护装置保护下颈动脉支架成形术（carotid artery stenting，CAS）[3]。

1. 药物治疗的地位

随着药物治疗手段的进展，单纯应用药物治疗动脉硬化性颈动脉狭窄的疗效在不断改善。应用抗血小板、抗高血压、控制血糖和血脂治疗，停止吸烟，保持良好的生活习惯，是目前预防颈动脉狭窄的最佳内科药物治疗方案。2004 年完成的前瞻性随机 ACST1 研究，3120 例无症状颈动脉狭窄（>60%）患者，分为 CEA 手术组和非手术组，两组均给予抗血小板和降压治疗，后加用降血脂药物。CEA 手术组术后立即卒中的风险（<30 天）是 3.1%，非手术组患者年卒中的风险大约是 2.0%。5 年随访，CEA 手术组卒中的风险是 3.8%，与非手术组（11.0%）比较，差异有统计学意义（P<0.0001）。获益者大多数是颈动脉狭窄 70%~90% 的患者[4]。一项无症状患者 CEA 后 10 年随访的研究结果发现，行 CEA 患者 10 年卒中风险是 10.8%，药物治疗的患者卒中风险是 16.9%[5]。根据 ACST 和 ACAS 发表的 5 年和 10 年药物治疗患者全部和同侧卒中发生率的数据，可以发现随着时间推移，药物治疗患者卒中发生率逐渐减少，连续 5 年下降率 >60%[6]。近 10 年来，随着药物治疗的进展，卒中的风险已经明显降低。当前证据表明，同侧卒中的年发生率仅是 1%，达到 CEA 与非手术治疗对比研究中手术组的卒中发生率[7]。同时在临床医疗费用方面，CEA 手术组较非手术治疗组费用高 3~8 倍[8]。

1.1 抗血小板药物

2002 年英国抗血栓试验组报道，应用 Meta 分析抗血小板药物治疗试验，纳入 21 项试验共计 18 270 例患者，发现试验组高危患者的总体卒中率减少 25%（P<0.0001），但是在药物的种类和剂量方面存在争议。大多数证据支持每天应用阿司匹林 75~150mg，无证据支持应用双重抗血小板药物治疗[9]。在有症状和无症状患者中比较应用阿司匹林与氯吡格雷的双抗组和单用阿司匹林组的治疗效果，CHARISMA 研究初步

分析示，两组的卒中事件发生率相似(6.8% *vs* 7.3%)[10]。Cochrane 综述评估了双嘧达莫二级预防血管事件的疗效和安全性(包括血管疾病患者血管原因死亡、非致命性卒中 / 心肌梗死)。双嘧达莫和安慰剂相比较，不影响血管原因死亡率，但是可以减少血管事件的发生风险。双嘧达莫和阿司匹林双抗药物治疗，同样对死亡率没有影响，而血管事件的发生率与单用双嘧达莫相似。在高危患者中没有发现双嘧达莫作为一线抗血小板药物的证据[11]。

1.2 抗高血压药物

控制血压是颈动脉疾病最可控的危险因素，能够减少 30%~40% 的卒中风险。多数学者认可非糖尿病患者血压应该维持在 140/90mmHg 以下，而糖尿病患者的收缩压应该 <130mmHg[12]。心脏后果预防评估(heart outcomes prevention evaluation，HOPE)研究了雷米普利治疗血管疾病或者糖尿病患者的证据。9297 例受试者，4645 例随机接受 10mg 雷米普利治疗。治疗组和对照组患者平均血压相似，但是雷米普利能够明显降低卒中的风险(治疗组 3.4% *vs* 对照组 4.9%)(P<0.001)[13]。涉及 105 951 例患者对 β 受体阻滞剂和其他降压药物或者安慰剂进行了比较的相关研究荟萃分析显示，应用 β 受体阻滞剂的患者卒中风险似乎增加，高达 16%，全因死亡率也增加了 3%，与其他抗高血压药物相比，具有相对高的卒中发生率。研究表明，利尿剂(例如氢氯噻嗪)较 β 受体阻断剂(例如普萘洛尔)能够更好地控制血压，但是应用 β 受体阻断剂的患者实际卒中发生率低于利尿剂。最近一项纳入 44 708 例患者的研究显示，应用 β 受体阻断剂和不应用者，血管事件的发生率没有显著性差异[14]。到目前为止，没有颈动脉狭窄患者最适抗高血压药物的研究。

1.3 他汀类药物

应用他汀类药物能够降低胆固醇水平，抑制颈动脉内膜中层增厚，可能对消退颈动脉狭窄斑块有利。近 10 年，许多研究结果表明，他汀类药物治疗对预防原发性和继发性卒中事件十分有效。在 5 项阿托伐他汀随机对照研究(randomized controlled trial，RCT)中 4 项试验证明阿托伐他汀可以明显减少卒中的相关风险[15,16]，研究进一步发现，阿托伐他汀能够持续减少低密度脂蛋白(low density lipoprotein，LDL)血浆浓度，使其 <76mg/dl，每减少 10% 的 LDL，将减少 15% 的卒中风险[17]。也有研究发现辛伐他汀具有显著消退颈动脉斑块和减少卒中发生率的作用[18]。另外，他汀类药物有助于减少手术后并发症，一项纳入 1600 例 CEA 患者的系列研究发现，他汀类药物可以减少术后 30 天卒中发生率(1.2% *vs* 4.5%，P<0.01)、短暂性脑缺血发作(transient ischemic attack，TIA)发生率(1.5% *vs* 3.6%，P<0.01)和死亡率(0.3% *vs* 2.1%，P<0.01)。

1.4 抗凝药物治疗

缺血性卒中患者应用抗血小板药物治疗时，临床上常同时应用抗凝药物治疗。2007 年发表的 BAFTA 随机研究，纳入 973 例应用华法林和阿司匹林治疗的患者，在平均 2.7 年的随访中比较分析表明，口服华法林组患者的卒中、颅内出血或全身栓塞事件发生率较低(4.9% *vs* 9.9%)[19]。比较抗凝组与对照组(安慰剂、抗血小板治疗)的荟萃分析显示，抗凝治疗不比安慰剂或者抗血小板治疗更具有优势[20]。纳入 23 748 例患者的 24 项相关研究，分析应用依诺肝素、低分子肝素和口服维生素 K 拮抗剂的治疗效果，发现常规抗凝治疗可以轻度减少缺血性卒中的发生，但是却明显增加颅内和颅外出血的发生[21]。另一项纳入 16 558 例患者的研究显示，应用抗凝药物治疗不能得到比应用阿司匹林治疗更大的益处，而且明显增加颅内出血的风险[22]。目前卒中相关临床试验没有发现常规应用抗凝药物治疗对预防卒中有明显益处，因为抗凝药物增加了出血性卒中和致命性大出血的风险。由于缺少颈动脉狭窄方面的资料，在无症状颈动脉狭窄患者预防卒中的方面，尚难以推广。

2. CEA 还是 CAS

尽管 1954 年首次提出将 CEA 作为治疗颈动脉狭窄、预防脑卒中的外科方案[23]，对无症状性颈动脉狭窄患者是否应行手术的争议一直持续到 20 世纪 90 年代。直至 1995 年和 2004 年 ACAS 研究和 ACST 研究[24,25]发表，才告一段落。ACAS 和 ACST 的试验结果表明，CEA 可以将 5 年内患者发生脑卒中的风险减少 50%，即从 12% 减少至 6%，同时 ACST 提示没有证据可以证明 CEA 能够使 >75 岁患者受益[25]。ACAS 未发现行 CEA 可以使患者的 5 年致残性脑卒中发生风险减少，而 ACST 观察到行 CEA 使 5 年致残性脑卒中发生风险相对减少了 43%，从之前的 6.1% 减少至 3.5%。ACST 试验发表了 10 年间的数据并且证实急诊 CEA 与药物治疗方法相比,发生脑卒中险的可能性减少 4.6%[26]。相当于在每 1000 例 CEA 手术中 46 例可以预防脑卒中的发生。

随着 CAS 的普及和药物治疗方法的进步,目前争议主要在各种治疗方法的适应证方面。美国倾向于进行积极的外科干预,每年施行超过 120 000 例 CEA/CAS 手术[27]。在丹麦,无症状性颈动脉狭窄患者则不会实施任何外科干预。在英国、芬兰、瑞典和挪威,无症状性颈动脉狭窄患者行 CEA/CAS 的比例为 15%~20%,澳大利亚为 33%,匈牙利、瑞士为 40%,意大利接近 70%[28]。目前国内尚无权威的相关统计数据[35]。

3. 指南推荐现状

2014 年美国心脏病协会(American Heart Association,AHA)对无症状性颈动脉狭窄患者行 CEA 和 CAS 的指南进行了更新[29]:①无症状性颈动脉狭窄患者应该遵循医嘱,每日服用阿司匹林或他汀类药物。患者应该筛查其他可治疗的卒中危险因素,进行合适的治疗并改变生活方式(Ⅰ类推荐;C 级证据)。②行 CEA 的患者,围术期与手术后建议服用阿司匹林,有禁忌证除外(Ⅰ类推荐;C 级证据)。③对颈内动脉狭窄 >70% 的无症状患者来说,如果围术期卒中、心肌梗死、死亡风险很低(<3%),考虑进行 CEA 是合理的,然而疗效尚未确定(Ⅱa 类推荐;A 级证据))。④动脉粥样硬化狭窄 >50% 的患者,每年由技术专家进行超声多普勒检查,用于评估疾病的进展以及对治疗的反应(Ⅱa 类推荐;C 级证据)。⑤对于高选择性无症状颈动脉狭窄的患者(血管造影狭窄率≥60%,超声多普勒狭窄率≥70%),可以考虑预防性 CAS,但疗效尚未明确(Ⅱa 类推荐;B 级证据)。⑥对于 CAS 并发症风险较高的无症状患者,CAS 的效果尚未明确(Ⅱb 类推荐;B 级证据)。⑦不推荐对低危人群进行无症状性颈动脉狭窄的筛查(Ⅲ类推荐;C 级证据)。

2011 年 AHA 指南首次提出[30],对经高度选择的中危患者,CAS 可以作为 CEA 的替代治疗方法(Ⅱb 类推荐;B 级证据)。目前 AHA 结论是针对行 CEA 有高风险的患者,选择 CAS 作为 CEA 的替代治疗方法,但效果尚不确切(Ⅱb 类推荐;B 级证据)[29]。尽管有 CEA 为Ⅰ类推荐,各指南之间对治疗无症状性颈动脉狭窄的最佳方案未达成共识。十四协会联合指南[31]发表的建议与 AHA 建议十分相似。与之相对,澳大利亚和新西兰的指南建议对经过高度选择的普通风险的患者应该考虑只行 CEA(Ⅰ类推荐;A 级证据),不建议在任何情况下行 CAS。他们还建议,对行 CEA 高风险患者,最佳药物治疗方法(best medical therapy,BMT)是首选方案[32]。英国国家健康研究院(National Institute for Health and Care Excellence,NICE)建议,对经过高度选择的患者应该考虑行 CEA,随机对照试验提示行 CAS 也合适。NICE 没有针对行 CEA 术高风险的患者提供治疗指南。欧洲心脏病协会建议对经高度选择的 70%~99% 狭窄的患者行 CEA(Ⅱa 类推荐;A 级证据),但是还认为在手术风险 <3% 的高水平治疗中心给予 CAS 也是合理的(Ⅱb 类推荐;B 级证据)[33]。而美国血管外科学会建议,对存在一般风险的患者应该考虑只行 CEA,同时对行 CEA 有高风险的无症状患者,药物治疗(而不是 CAS)是首选的治疗方法[34]。

2010 年颈动脉狭窄介入治疗操作规范专家共识(介入学组)建议:①CEA 主要适应证:影像检查证实颈动脉狭窄率达到 70% 并伴有明确相关的症状和体征者;颈动脉狭窄率为 50% 以上且伴有明确的溃疡形成和(或)不稳定斑块者。②CEA 次要适应证:无症状性单侧颈动脉狭窄,管腔狭窄率(直径)>80% 者;无症状双侧颈动脉狭窄,狭窄直径均 >70% 者;无症状双侧颈动脉狭窄,狭窄直径为 50%~70%,但需要进行全身麻醉的重大手术者,为预防发生术中脑缺血可在术前行单侧(优势侧)CAS。

2015 年国家卫生和计划生育委员会脑卒中防治工程委员会发布的中国颈动脉狭窄介入诊疗指导规范:无症状患者,通过无创性成像或血管造影发现同侧颈内动脉直径狭窄超过 70%,预期围术期卒中或死亡率小于 3%。对于颈部解剖不利于 CEA 外科手术的患者应选择 CAS,而不使用 CEA。CAS 术后无症状患者如果再狭窄程度 <70%,且颈动脉长期保持稳定,则可不再行 CEA 或 CAS。

2015 年中国脑血管病一级预防指南推荐:关于选择 CEA、CAS 治疗无症状颈动脉狭窄,新版指南仍沿用无症状性颈动脉粥样硬化研究(ACAS)、无症状颈动脉外科手术试验(ACST)、内膜切除术高危患者保护性支架置入和血管成形术(SAPPHIRE)及颈动脉内膜切除术或支架术血运重建研究(CREST)结果,并没有新的证据被纳入。但近期的研究结果显示,无症状颈动脉狭窄患者采用药物治疗卒中的年发生率降低到约≤1%。因此新指南将CEA的推荐级别由Ⅰ类下调至Ⅱ类，并建议无症状颈动脉狭窄患者每日服用阿司匹林和他汀类药物。正在进行的CREST-2试验将分别比较强化药物、CEA及CAS对于无症状颈动脉狭窄的治疗效果。

国内文献报道最早的CAS是由首都医科大学宣武医院于1997年开展的。截止2013年3月，全国共有8299例CAS的患者。宋刚等[38]分析了1997至2012年国内与颈动脉支架置入术相关的154篇有效文献：1篇是随机对照试验，2篇是非随机对照试验，按照修正后的Jadad量表进行评定，得分分别为2分和0分，文献质量较低。其他文献均为没有对照的临床回顾性病例研究和病例报告。关于无症状颈动脉狭窄的治疗，目前国内尚无相关RCT研究结果，多为单中心回顾性研究，证据强度同样较低。

4. 最新RCT研究

2016年，新英格兰医学杂志连续发表2篇针对颈动脉狭窄外科治疗CEA与CAS对比的多中心RCT文章，分别是ACT-1的5年随访和CREST的10年随访结果。

4.1 ACT-1主要结果[37]

1）患者一般资料：年龄小于80岁（平均67.8岁），患有>70%（平均73%）重度颈动脉狭窄（超声或造影证实），无手术并发症的高风险，无与颈动脉狭窄直接相关的临床症状。

2）主要终点：术后30天卒中、心肌梗死或死亡，术后1年同侧卒中的发生情况，CAS并不劣于CEA（3.8% *vs* 3.4%，P=0.011），见表1。

表1 CAS、CEA主要终点发生情况比较

主要终点	CAS（%）	CEA（%）	P值
死亡、卒中、心肌梗死	3.3	2.6	0.6
死亡或卒中	2.9	1.7	0.33
死亡或严重卒中	0.6	0.6	1.00
死亡	0.1	0.3	0.43
卒中	2.8	1.4	0.23
同侧严重卒中	0.4	0.3	1
同侧小卒中	2.1	1.1	0.36
心肌梗死	0.5	0.9	0.41
复合发病率	2.8	4.7	0.13

3）其他指标：术后30天，同侧卒中CAS发生率高于CEA，但差异无统计学意义。颅神经损伤、周围神经损伤、非脑血管出血、内膜切除术或穿刺部位血肿的复合发病率CAS低于CEA，但差异无统计学意义。术后1年，死亡、卒中、心肌梗死复合终点，CAS与CEA两组无明显差异（3.8% *vs* 3.4%）。术后5年，同侧卒中发生率CAS与CEA两组无明显差异（0.5%/年 *vs* 0.4%/年）。

4.2 CREST主要结果[36]

1）术后30天：卒中发生率CAS显著高于CEA（4.1% *vs.* 2.3%，P=0.01），心梗心肌梗死发生率CAS显著低于CEA（1.1% *vs.* 2.3%，P=0.03），死亡率无差异差异无统计学意义，见表2。

表2 CREST术后30天CAS与CEA比较

主要终点	CAS（%）	CEA（%）	P值
死亡	0.7	0.3	0.18
卒中	4.1	2.3	0.01
心肌梗死	1.1	2.3	0.03

2）术后5年：同侧卒中CAS与CEA无明显差异（0.7%/年 *vs* 0.6%/年）。

3）术后10年：主要复合终点发生率（卒中、心肌梗死或死亡）CAS与CEA无明显差异（11.8% *vs* 9.9%）。

进一步的亚组分析结果显示：症状性及无症状颈动脉狭窄患者组中，主要复合终点事件（卒中、心肌梗死或死亡）的发生情况 CAS 与 CEA 无显著差异。

4.3　无症状性颈动脉狭窄患者外科处理获益

ACT-1 和 CREST 两大研究，只在无症状颈动脉狭窄外科干预时 CEA 和 CAS 的选择方面提供了临床依据。但这类患者是否必须接受积极的外科干预，仍不得而知。

ACAS 是最早比较 CEA+BMT 与 CEA 治疗无症状性颈动脉狭窄 RCT，而 ACST 是 CEA+BMT 与 CEA 治疗无症状性颈动脉狭窄样本量最大的 RCT。两个研究结果见表 3、表 4。

表3　ACAS 与 ACST 结果

ACAS+ACST ASYMPTOMATIC	N=	5 年卒中风险		BMT 治疗未发生卒中
		CEA	BMT	
ACAS	1662	5.1%	11.0%	89.0%
ACST	3120	6.4%	11.8%	88.2%
ACST ASYMPTOMATIC	N=	10 年卒中风险		BMT 治疗未发生卒中
		CEA	BMT	
ACST	3120	13.4%	17.9%	82.1%

表4　ACAS 与 ACST 卒中比较

ACAS ACST	卒中风险 CEA	卒中风险 BMT	每 1000 例 CEA 预防卒中人数	1000 例患者中无需外科干预人数
ACAS/5 年	5.1%	11.0%	59/5 年	941/1000
ACST/5 年	6.4%	11.8%	53/5 年	947/1000
ACST/10 年	13.4%	17.9%	46/10 年	954/1000

从结果数据看，CEA 与 BMT 相比，确实可降低卒中风险。但由于仅靠 BMT 治疗，患者发生卒中的风险也已经降得很低，也就是说每接受 CEA 治疗的 1000 例无症状患者中，真正得到预防卒中获益的仅有约 50 人，可见绝大多数患者仅需 BMT 干预就不会发生卒中。

小结与展望

针对无症状性颈动脉狭窄，BMT 几乎适用所有患者。CEA 仍然是外科治疗金标准，但 CAS 的地位逐渐提高，最新研究结果提示已与 CEA 旗鼓相当，并一定程度上撼动了 CEA 传统意义上“金标准”的位置[39]。但对于无症状性颈动脉狭窄患者外科干预与药物治疗的选择，尚需进一步的研究证实。期待 SPACE2、CREST2 等研究的结果对目前临床思维的改变。

（张钲　舒小军）

参考文献

[1] 陈竺. 全国第三次死因回顾抽样调查报告. 北京：中国协和医科大学出版社，2008：1-9.

[2] Solomon，Caren G，Grotta，et al. Carotid Stenosis. N Engl J Med，2013，369（12）：1143-1150.

[3] 曲乐丰，柏骏. 关于“颈动脉内膜切除术”手术名称的商榷. 中国血管外科杂志：电子版，2015（2）：76-77.

[4] MRC Asymptomatic Carotid Surgery Trial（ACST）Collaborative Group. Prevention of disabling and fatal strokes by successful carotid endarterectomy in patients without recent neurological symptoms：randomised controlled trial. Lancet，2004，363：1491-1502.

[5] Bazan HA，Smith TA，Donovan MJ，et al. Future management of carotid stenosis：role of urgent carotid interventions in the acutely symptomatic carotid patient and best medical therapy for asymptomatic carotid disease. Ochsner J，2014，14：608-615.

[6] Naylor AR，Schroeder TV，Sillesen H. Clinical and imaging features associated with an increased risk of late stroke in patients with asymptomatic carotid disease. Eur J Vasc Endovasc Surg，2014，48：633-640.

[7] Raman G, Moorthy D, Hadar N, et al. Management strategies for asymptomatic carotid stenosis: a systematic review and meta-analysis. Ann Intern Med, 2013, 158: 676-685.

[8] Abbott AL. Medical (nonsurgical) intervention alone is now best for prevention of stroke associated with asymptomatic severe carotid stenosis: results of a systematic review and analysis. Stroke, 2009, 40: e573-e583.

[9] Antithrombotic Trialists Collaboration. Collaborative meta-analysis of randomised trials of anti-platelet therapy for prevention of death, myocardial infarction and stroke in high risk patients. BMJ, 2002, 324: 71-86.

[10] Bhatt DL, Fox KA, Werner H, et al. Clopidogrel and aspirin versus aspirin alone for the prevention of atherothrombotic events. N Engl J Med, 2006, 354: 1706-1717.

[11] .De Schryver ELLM, Algra A, Van Gijn J. Cochrane Review: dipyridamole for preventing major vascular events in patients with vascular disease. Stroke, 2003, 34: 2072-2080.

[12] Sillesen H. What does suppress restenosrapy' really mean? Eur J Vas Endovasc Surg, 2008, 35: 139-144.

[13] Yusuf S, Sleight P, Pogue J, et al. The Heart Outcomes Prevention Evaluation Study Investigators. Effects of an angiotensin converting enzyme inhibitor, Ramipril, on cardiovascular events in high-risk patients. N Engl J Med, 2000, 342: 145-153.

[14] Bangalore S, Steg G, Deedwani P, et al. b-Blocker use and clinical outcomes in stable outpatients with and without coronary artery disease. JAMA, 2012, 308: 1340-1349.

[15] Nicholls SJ, Borgman M, Nissen SE, et al. Impact of statins on progression of atherosclerosis: rationale and design of SATURN (Study of Coronary Atheroma by In Travascular Ultrasound: effect of Rosuvastatin versus AtorvastatiN). Curr Med Res Opin, 2011, 27: 1119-1129.

[16] Sillesen H, Amarenco P, Hennerici MG, et al. Atorvastatin reduces the risk of cardiovascular events in patients with carotid atherosclerosis: a secondary analysis of the Stroke Prevention by Aggressive Reduction in Cholesterol Levels (SPARCL) trial. Stroke, 2008, 39: 3297-3302.

[17] Paraskevas KI, Hamilton G, Mikhailidis DP. Statins: an essential component in the management of carotid artery disease. J Vasc Surg, 2007, 46: 373-386.

[18] Pedersen TR, Faergeman O, Kastelein JJ, et al. Incremental Decrease in End Points Through Aggressive Lipid Lowering (IDEAL) Study group. High dose atorvastatin vs usual dose simvastatin for secondary prevention after myocardial infarction: the IDEAL study: a randomized controlled trial. JAMA, 2005, 294: 2437-2445.

[19] Hobbs MJ, Fletcher K. Warfarin reduced major stroke in aspirin in elderly patients with AF in primary care. Lancet, 2007, 370: 493-503.

[20] Jonas S. Anticoagulant therapy in cerebrovascular disease: review and meta-analysis. Stroke, 1998, 19: 1043-1048.

[21] Sandercock PA, Counsell C, Kamal AK. Anticoagulants for acute ischaemic stroke. Cochrane Database Syst Rev, 2000, (4): CD000024.

[22] Berge E, Sandercock P. Anticoagulants versus antiplatelet agents for acute ischaemic stroke. Cochrane Database Syst Rev, 2002, (4): CD003242.

[23] Eastcott HH, Pickering GW, Rob CG. Reconstruction of internal carotid artery in a patient with intermittent attacks of hemiplegia. Lancet, 1954, 267: 994-996.

[24] Executive Committee for the Asymptomatic Carotid Atherosclerosis Study. Endarterectomy for asymptomatic carotid artery stenosis. JAMA, 1995, 273: 1421-1428.

[25] Asymptomatic Carotid Surgery Trial Collaborators. The MRC Asymptomatic Carotid Surgery Trial (ACST): carotid endarterectomy prevents disabling and fatal carotid territory strokes. Lancet, 2004, 363: 1491-1502.

[26] Halliday AH, Harrison M, Hayter E, et al. 10-year stroke prevention after successful carotid endarterectomy for asymptomatic stenosis (ACST-1): a multicentre randomized trial. Lancet, 2010, 376: 1074-1084.

[27] McPhee JT, Schanzer A, Messina LM, et al. Carotid artery stenting has increased rates of post-procedure stroke, death and resource utilization than does carotid endarterectomy in the United States, 2005. J Vasc Surg, 2008, 48: 1442-1450.

[28] Vikatmaa P, Mitchell D, Jensen LP, et al. Variation in clinical practice in carotid surgery in nine countries 2005e2010: lessons from VASCUNET and recommendations for the future of national clinical audit. Eur J Vasc Endovasc Surg, 2012, 44: 11-17.

[29] Meschia JF, Bushnell C, Boden-Albala B, et al. Guidelines for the Primary Prevention of Stroke A Statement for Healthcare Professionals From the American Heart Association/American Stroke Association [J]. Stroke, 2014, 45 (12): 3754-3832.

[30] Goldstein LB, Bushnell CD, Adams RJ, et al. Guidelines for the primary prevention of stroke. Guideline for healthcare professionals from AHA/ASA. Stroke, 2011, 42: 517-584.

[31] Brott TG, Halperin JL, Abbara S, et al. ASA/ACCF/AHA/AANN/AANS/ACR /ASNR/CNS/SAIP/SCAI/SIR/SNIS/SVM/SVS. Guideline on management of patients with extracranial carotid and vertebral arterydisease. Circulation, 2011, 124: e54-e130.

[32] Bladin C, Chambers B, Crimmins D, et al. Guidelines for patient selection and performance of carotid-artery-stenting: Inter-Collegiate Committee of the RACP/RACS/RANZCR.Intern Med J, 2011, 41: 344-347.

[33] Tendera M, Aboyans V, Bartelink I, et al. ESC guidelines on the diagnosis and treatment of peripheral artery diseases: document covering atherosclerotic disease of extracranial carotid and vertebral, mesenteric, renal, upper and lower extremity arteries: the Task Force on the Diagnosis and Treatment of Peripheral Artery Diseases of the European Society of Cardiology. Eur Heart J, 2011, 32: 2851-2906.

[34] Ricotta JJ, AbuRahma A, Ascher E, et al. Updated Society for Vascular Surgery guidelines for management of extracranial carotid disease:

executive summary. J Vasc Surg, 2011, 54: 832-836.

[35] 杨復唐，柏骏，曲乐丰．无症状性颈动脉狭窄外科干预的循证医学证据．血管与腔内血管外科杂志，2016，(1):67-70.

[36] Thomas G, Brott MD, George Howard, et al. Long-Term Results of Stenting versus Endarterectomy for Carotid-Artery Stenosis. N Engl J Med, 2016, 374(11): 1021-1031.

[37] Rosenfield K, Matsumura JS, Chaturvedi SE, et al. Randomized Trial of Stent versus Surgery for Asymptomatic Carotid Stenosis. N Engl J Med, 2016, 374(11): 1011-1120.

[38] 宋刚，焦力群，凌锋，等．中国颈动脉支架置入术的文献评价与现状．中国脑血管病杂志，2014，(3): 113-116.

[39] 曲乐丰．从新英格兰医学杂志最新报道谈无症状颈动脉狭窄的诊疗决策．中国血管外科杂志：电子版，2016，4.

非心脏手术围术期心脏并发症的预防

随着社会经济的发展，我国国民生活方式发生了深刻的变化。尤其社会老龄化等问题的日趋严重，我国心血管疾病(cardiovascular disease，CVD)患病率及死亡率仍处于上升阶段，导致目前非心脏手术 CVD 并发症比例也相应升高。本篇以欧洲心脏病学会(ESC)、欧洲麻醉学会(ESA)最新指南为基础，并参阅美国心脏病学会(ACC)与美国心脏协会(AHA)指南，同时结合我国以往指南及专家共识，为内科及相关医师对非心脏手术患者术前评估、围术期及术后管理提供依据。

围术期并发症的风险取决于患者术前的状况、合并症的情况、外科手术的紧迫性、手术大小、类型及持续时间。非心脏手术后 CVD 并发症好发于明确诊断或无症状的缺血型心脏病(IHD)、左心室功能不全、心脏瓣膜疾病(VHD)及心律失常的患者。术前需要评估这类患者围术期的心血管风险。给予患者最佳的评估及相应合理治疗，可提高围术期的治疗效果，有效降低、预防围术期心血管事件并发症和死亡的发生，提高手术安全性。

该篇中根据指南对治疗的建议以国际通用方式表示：

推荐等级：

Ⅰ类推荐　指已证实和(或)一致公认某治疗措施或操作有益、有效，应该采用；

Ⅱ类推荐　指某治疗措施或操作的有效性尚有争论或存在不同观点；

Ⅱa 类推荐　指有关证据和(或)观点倾向于有效，应用该治疗措施或操作是适当的；

Ⅱb 类推荐　指有关证据和(或)观点尚不能充分证明有效，需进一步研究；

Ⅲ类推荐　指已证实和(或)一致公认某治疗措施或操作无用和(或)无效，并对某些病例可能有害，不推荐使用。

证据级别：

证据水平 A 级　指资料来源于多项随机临床试验或荟萃分析；

证据水平 B 级　指资料来源于单项随机临床试验或多项大规模非随机对照研究；

证据水平 C 级　指资料来源于专家共识和(或)小型临床试验、回顾性研究或注册登记。

一、术前心脏风险评估

为了减少围术期心脏并发症风险，手术前询问患者疾病史并进行心脏评估必不可少。对于存在潜在或已知 CVD 风险且风险因素较为复杂的患者，必须全面评估其手术造成的 CVD 风险。

步骤 1：评估外科手术的紧迫性。紧急手术，不允许进行心血管的评估和治疗，给予围术期内科治疗的建议，继续已有心脏疾病的治疗，并监测心脏事件。

步骤 2：若患者有不稳定的心脏情况，包括不稳定型冠心病、急性心力衰竭、严重心律失常、有症状的心脏瓣膜病、30 天内的心肌梗死和残存的心肌缺血，手术前应明确并给予适当治疗，但这些情况通常导致外科手术取消或延期，由于干预措施可能涉及麻醉和手术过程，应由多学科医师共同讨论来明确及选择治疗方案。若无不稳定情况，进入步骤 3。

步骤 3：术后 30 天内不良心脏事件(心源性猝死或心肌梗死)的外科手术风险评估见表 1(外科手术风险评估是指仅考虑特定的外科操作，不考虑患者合并症前提下心血管死亡及心肌梗死 30 天风险的大概评估)。心脏稳定的患者且预期手术风险较低(<1%)，按计划进行外科手术是恰当的。如果预期外科手术风险是中或高危，进入步骤 4。

表 1　各类外科手术治疗风险率的评估

低风险:<1%	中等风险:1%~5%	高等风险:>5%
表浅手术	腹膜内手术	主动脉及主要血管手术
乳腺	症状型颈动脉手术	开放式下肢血运重建术
牙科	外周动脉成形术	开放式下肢截肢术
内分泌:甲状腺	介入血管瘤修复术	开放式下肢血栓栓塞清除术
眼科	头颈部手术	十二指肠 - 胰腺手术
置换型手术	大型神经及整形外科手术	肝切除术,胆道手术
无症状颈动脉手术	大型泌尿及妇科手术	食管切除术
妇科手术:小型	肾移植	肠穿孔修复术
整形手术:小型(半月板切除术)	非大型胸腔内手术	肾上腺切除术
泌尿外科手术:小型(经尿道前列腺切除术)		胆囊切除术
		肺切除术
		肝或肺移植

步骤 4:评估患者的活动耐力,使用代谢当量(metabolic equivalents,METs)。有中等或良好活动耐量(≥4METs,例如能够爬两层楼梯或短距离跑步)的无症状或心脏情况稳定的患者,安排患者进行手术是恰当的。当活动耐量较差(<4METs)或不确定,进入步骤 5。评估指标和方法见表 2 和表 3。

表 2　心肺储备功能评估表

心功能储备分级	指标	心功能储备分级	指标
优	>10METs	中	4~6METs
良	7~10METs	差	<4METs

表 3　代谢当量对患者活动耐力的评估

代谢当量	活动状态	代谢当量	活动状态
1MET ↓ 4METs	照顾自己 吃饭、穿衣、上厕所 屋内散步 平地上 3.2~3.8km/h 速度步行 1~2 个街区 在屋内进行轻体力活动,如打扫卫生或洗碗	4METs ↓ 10METs	上楼梯或爬小山 平地 4km/h 速度步行 短距离跑步 在屋内进行重体力活动,如擦地板、搬动重家具 参加中等强度娱乐,如高尔夫、保龄球、跳舞 参加剧烈体育活动,如游泳、足球、篮球、滑冰

步骤 5:根据表 1 进一步评估外科手术风险。如患者计划接受高风险外科手术,进入步骤 6。如为中等手术风险的患者能接受手术。

步骤 6:预计高风险手术的患者(且活动耐力差),推荐进一步检查评估。检查取决于以下危险因素:缺血性心脏病史、心力衰竭病史、脑血管疾病史、肾功能不全[肌酐 >170μmol/L 或 2mg/dl 或肌酐清除率 <60ml/(min·1.73m^2)]及需要胰岛素治疗的糖尿病。

步骤 7:无创性检查提示轻到中度心肌缺血的患者,能够继续接受择期手术。对于严重心肌缺血患者,推荐给予个体化围术期管理。这类患者需权衡外科手术的潜在获益。需对药物治疗和(或)冠脉血运重建的效果仔细评估,不仅要考虑外科术后的短期效果,还要考虑对远期预后的影响。对于接受经皮介入治疗的患者,需考虑启动和维持抗血小板治疗对外科手术操作的影响。

二、术前评估

术前无创检测的目的是评价3项心血管风险指标:左室功能、心肌缺血程度和心脏瓣膜情况,这3项指标是术后不良预后的主要决定因素。另冠脉造影是一项完善的有创检查。围术期接受冠状动脉造影及血运重建的适应证与非手术患者类似。术前相关推荐见表4~表7。

表4 对于术前接受心电图(ECG)的推荐

推荐	推荐等级	证据水平
若患者存在风险因素,且接受中高危手术,推荐术前ECG	Ⅰ	C
若患者存在风险因素且接受低危手术,可考虑术前ECG	Ⅱa	C
若患者无风险因素,但年龄超过65岁且接受中度风险手术,可考虑术前ECG	Ⅱb	C
若患者无风险因素,且接受低危手术,不推荐将ECG作为术前常规检查	Ⅲ	B

表5 对于术前检测左心功能的推荐

推荐	推荐等级	证据水平
若患者接受高危手术,可考虑静息超声心动图	Ⅱb	C
若患者接受低中危手术,不推荐将超声心动图作为术前常规检查	Ⅲ	C

表6 对于无症状患者术前影像学负荷试验的推荐

推荐	推荐等级	证据水平
存在两个以上风险因素(步骤6)、<4METs患者,高危手术前推荐影像学负荷试验	Ⅰ	C
存在1或2个风险因素、<4METs患者,中高危手术前可考虑影像学负荷试验	Ⅱb	C
若患者无风险因素,且接受低危手术,不推荐术前影像学负荷试验	Ⅲ	C

表7 术前进行有创冠脉造影的推荐

推荐	推荐等级	证据水平
围术期患者接受冠脉造影及血运重建的适应证与非手术背景的患者相同	Ⅰ	C
若患者存在急性ST段抬高型心肌梗死,且接受非急诊、非心脏手术,推荐行急诊冠脉造影	Ⅰ	A
若非ST段抬高型急性冠脉综合征(NSTE-ACS)患者接受非急诊、非心脏手术,根据风险评估推荐行急诊或早期介入治疗	Ⅰ	B
若患者诊断有心肌缺血伴不稳定胸痛,且接受适宜治疗仍出现不稳定胸痛,近期接受非急诊、非心脏手术,推荐行术前冠脉造影	Ⅰ	C
若患者心脏状况稳定,且接受非急诊颈动脉内膜切除术,可考虑行术前冠脉造影	Ⅱb	B
若患者心脏状况稳定,且接受低危手术,不推荐术前冠脉造影	Ⅲ	C

三、降低心血管风险的策略

手术和麻醉应激可增加心肌耗氧、减少心肌供氧,有可能诱发心肌缺血。除外根据患者自身特点和手术方式所进行特定的风险降低措施,术前评估还应进一步控制心血管危险因素。

1. β受体阻滞剂

2014年中华医学会心血管病分会制定了非心脏手术患者围术期β受体阻滞剂应用中国专家建议。

（1）非心脏手术的患者围术期起始 β 受体阻滞剂治疗不属常规，应按个体化原则在仔细权衡获益 - 风险后做出临床决定。

（2）因心绞痛、冠心病、心力衰竭、有症状心律失常或高血压等明确适应证而正在使用 β 受体阻滞剂的患者，围术期应继续使用 β 受体阻滞剂。

（3）冠心病患者或有明确心肌缺血证据的高危患者，如尚未使用 β 受体阻滞剂，在择期血管手术前可考虑根据心率和血压使用 β 受体阻滞剂，注意剂量调整。

（4）择期手术患者如考虑 β 受体阻滞剂治疗，应在术前至少 2 天（争取 1 周）起始，从较小剂量开始，按心率和血压逐步上调剂量［围术期的目标心率为 60~80 次 / 分，同时收缩压 >100mmHg（1mmHg=0.133kPa）］，术后继续应用。

（5）不推荐手术前短时间内不经剂量调整而直接进行大剂量 β 受体阻滞剂治疗。

2. 他汀类药物

绝大部分外周动脉疾病患者需应用他汀类药物治疗。如此类患者须行开放性血管手术或者血管内介入治疗，他汀类药物继续应用至术后。尚未应用他汀类药物的患者，应在术前至少 2 周启动他汀类药物治疗（以达到最大的斑块稳定效果），并延续至术后至少 1 个月。拟行非血管手术的患者，如无其他指征不推荐术前应用他汀类药物（表 8）。

表 8　术前应用他汀类药物的推荐

推荐	推荐等级	证据水平
推荐围术期继续应用他汀类药物，优先选用长半衰期或缓释型他汀类药物	Ⅰ	C
拟行血管手术患者应考虑至少在术前 2 周开始应用他汀类药物	Ⅱa	B

3. 血管紧张素转换酶抑制剂（ACEI）

ACEI 对器官的保护作用独立于其降压作用之外。围术期应用 ACEI 或 ARB 类药物有导致麻醉后严重低血压的风险，尤其在麻醉诱导过程中以及联用 β 受体阻滞剂时。术前 1 天停用 ACEI 可降低低血压发生率。稳定的心力衰竭和左室功能不全患者，在密切观察的基础上，继续应用 ACEI 或 ARB 类药物是合理的。如未经治疗的稳定状态患者在术前评估中发现左室功能不全，应尽可能推迟手术，以明确潜在的心功能不全原因，并启动 ACEI 和 β 受体阻滞剂类药物治疗（表 9）。

表 9　术前应用 ACEI 或 ARB 类药物的推荐

推荐	推荐等级	证据水平
若患者存在左室功能不全及心力衰竭，但状况稳定，可考虑在密切观察病情的基础上，继续使用 ACEI 及 ARB 治疗	Ⅱa	C
若患者存在左室功能不全及心力衰竭，但状况稳定，至少应在术前 1 周开始 ACEI 及 ARB 治疗	Ⅱa	C
若患者有高血压，可考虑在非心脏手术前短暂停用 ACEI 及 ARB 治疗	Ⅱa	C

4. 钙通道拮抗剂、α_2 受体激动剂和利尿剂

钙通道拮抗剂未被推荐用于心力衰竭和收缩功能不全患者，但对于不能耐受 β 受体阻滞剂的患者可考虑继续应用或启用该类药物。另外，血管痉挛性心绞痛患者在接受非心脏手术时应继续应用钙拮抗剂。接受非心脏手术的患者须避免应用 α_2 受体激动剂。高血压患者应继续应用利尿剂至手术当日，并尽量继续口服。心力衰竭患者如出现症状或液体潴留征象，应考虑增加利尿剂剂量。如患者出现低血容量、低血压或电解质紊乱，应考虑减少利尿剂剂量。

5. 抗血小板及抗凝药物的使用

正在服用小剂量阿司匹林患者拟行非心脏手术，可在权衡围术期出血与血栓风险基础上做出继续应用与否的个体化选择。如预期术中止血困难，应考虑暂停阿司匹林（表 10）。

表 10 抗血小板药物术前应用推荐

推荐	推荐等级	证据水平
除非阿司匹林造成严重出血事件，否则推荐其应在裸金属支架放置后使用 4 周或药物洗脱支架放置后使用 3~12 个月	Ⅰ	C
若患者以往服用阿司匹林，可在权衡利弊，尊重患者选择的基础上考虑术前继续使用	Ⅱb	B
若预计患者术后血流动力学状况难以控制，可考虑停用阿司匹林	Ⅱa	B
除非造成严重出血事件，否则 P2Y12 阻滞剂应在裸金属支架放置后使用 4 周或药物洗脱支架放置后使用 3~12 个月	Ⅱa	C
若患者服用 P2Y12 阻滞剂，且需行手术治疗，除非有严重缺血事件，否则可考虑停用替卡格雷或氯吡格雷 5 天后再手术，或停用普拉格雷 7 天后再手术	Ⅱa	C

抗凝治疗会增加非心脏手术出血风险。一些患者抗凝治疗的获益大于出血风险，应在围术期继续原方案或适当调整方案后抗凝治疗。血栓风险低危患者应停用抗凝药物，以减少出血并发症。心脏病患者术前服用维生素 K 拮抗剂的，是否停药和进行肝素桥接治疗需权衡外科出血和患者血栓的风险，若国际标准化比值（INR）<1.5 可安全进行外科手术，低栓塞风险的患者术前停服维生素 K 拮抗剂 3~5 天，以后每天检测 INR，直至 INR≤1.5；但对于栓塞高危人群，围术期需要低分子肝素桥接治疗，停服维生素 K 拮抗剂后第二天或 INR<2.0 后即开始低分子肝素桥接治疗，应用至术前 12 小时。非维生素 K 拮抗剂如凝血酶抑制剂达比加群，Xa 因子抑制剂利伐沙班等由于半衰期较短，大多不需要肝素桥接治疗。

6. 血运重建

常规预防性冠脉造影和血运重建治疗对减少非心脏手术患者冠脉风险的作用尚不确定。拟行非心脏大手术的明确诊断或疑诊 IHD 患者，术前冠脉造影的指征同非手术状态患者类似。如非心脏手术可安全推迟，应在术前改善心肌缺血。但目前尚无指征在非心脏手术前对所有患者常规进行无症状心肌缺血的筛查。值得注意的是，PCI 术后患者在后续的非心脏手术中、术后可能有更高的心血管事件风险。尤其在支架术后进行非计划或急诊手术，因影响围术期处理而风险更高。相关推荐见表 11~ 表 13。

表 11 既往接受血运重建的稳定无症状患者非心脏手术时间选择的推荐

推荐	推荐等级	证据水平
若患者既往 6 年内曾接受冠脉旁路移植手术（CABG）的无症状患者，除非风险率较高，否则推荐非急诊、非心脏手术无须行血管造影评估	Ⅰ	B
若患者接受过金属裸支架（BMS）治疗，则至少 4 周后，最佳 3 个月后可考虑非急诊、非心脏手术	Ⅱa	B
若患者接受过药物洗脱支架（DES）治疗，则非急诊、非心脏手术宜在术后至少 12 个月后进行，对于二代 DES，则至少 6 个月后进行	Ⅱa	B
若患者近期接受球囊扩张术，则非心脏手术至少推迟 2 周	Ⅱa	B

表 12 稳定或无症状缺血性心脏病患者预防性血运重建治疗推荐

推荐	推荐等级	证据水平
若患者为稳定型冠心病，推荐遵照适用指南行心肌血运重建术	Ⅰ	B
若患者为稳定型冠心病，且适应证符合 ESC 指南，可考虑在非心脏手术成功后行晚期血运重建术	Ⅰ	C
根据手术应激造成的灌流缺损程度，可考虑高危术前行预防性血运重建术	Ⅱb	B
不推荐为确诊 IHD 患者行低中危术前预防性血运重建	Ⅲ	B

表 13　对非 ST 段抬高型急性冠脉综合征（NSTE-ACS）患者常规血运重建治疗的推荐

推荐	推荐等级	证据水平
若 NSTE-ACS 患者非心脏手术可安全延期实施，推荐依照 NSTE-ACS 指南诊治	Ⅰ	A
有致命临床情况须行非心脏外科手术，同时并发 NSTE-ACS 需血运重建术，专家团队应根据病情具体分析、讨论血运重建与非心脏手术的先后顺序	Ⅱa	C
对于非心脏手术术后患者，推荐根据 NSTE-ACS 指南给予强化药物治疗和血运重建治疗	Ⅰ	B
亚急诊手术前患者存在经皮冠状动脉介入治疗（PCI）指征，推荐二代 DES 治疗、BMS 治疗或仅进行球囊扩张治疗	Ⅰ	B

四、对伴有特殊疾病患者的推荐

1. 慢性心力衰竭

众所周知，心力衰竭是围术期和术后心脏事件的危险因素。所以，发现并治疗心力衰竭对改善非心脏手术的不良事件发生率和死亡率非常重要。对新诊断的、严重的收缩性心力衰竭患者，建议推迟非紧急手术，以利于有充分的时间实施新的药物治疗或其他治疗方案，促进 LV 功能改善和 LV 重构（表 14）。

表 14　对心力衰竭患者术前治疗和评估的推荐

推荐	推荐等级	证据水平
若患者确诊或疑似心力衰竭，且近期接受中高危手术，推荐术前行超声心动图评估左室功能和（或）检测 B 型利钠肽水平	Ⅰ	A
若患者确诊心力衰竭，且近期接受中高危手术，推荐遵照 ESC 指南使治疗最优化，包括 β 受体阻滞剂、ACEI 或 ARB、盐皮质激素拮抗剂及利尿剂	Ⅰ	A
若患者最近确诊心力衰竭，推荐至少在心力衰竭治疗 3 个月后，行中高危手术。以保证滴定治疗药物剂量并尽可能改善 LV 功能	Ⅰ	C
推荐心力衰竭患者术前继续服用 β 受体阻滞剂；术前当日早晨应根据患者血压，决定是否停用 ACEI 或 ARB，若决定使用，应监测患者血流动力学情况并及时调整剂量，必要时补充适量液体	Ⅰ	C
除非有充足的剂量滴定时间，否则不推荐心力衰竭患者术前服用大剂量 β 受体阻滞剂	Ⅲ	B

2. 高血压

总体而言，尽管高血压是一种危险因素，但并不是非心脏手术围术期心血管并发症的非常强的独立危险因素。没有确切的证据表明接受非心脏手术患者接受某种抗高血压药物治疗优于其他抗高血压药物。高血压患者应根据 ESC 高血压指南接受治疗（表 15）。

表 15　高血压患者术前评估推荐

推荐	推荐等级	证据水平
若患者最近确诊高血压，推荐术前监测患者靶器官损害情况及心血管危险因素	Ⅰ	C
避免高血压患者术前血压过大波动	Ⅱa	B
医师没有必要推迟 1 或 2 级高血压（收缩压 <180mmHg，舒张压 <110mmHg）患者的非心脏手术	Ⅱb	B

另外，2016 年中国心胸血管麻醉学会及北京高血压防治协会制定了《围术期高血压管理专家共识》，概述如下。

围术期高血压控制原则：①保证重要脏器灌注，降低心脏后负荷，维护心功能；②术前继续服用 β 受体阻滞剂和钙通道阻断剂，停用血管紧张素转换酶抑制剂及血管紧张素受体拮抗剂；③血压控制目标：一般认为，患者年龄≥60 岁，血压控制目标 <150/90mmHg；患者年龄 <60 岁，血压控制目标 <140/90mmHg；糖尿病和慢性肾病患者，血压控制目标 <140/90mmHg。术中血压波动幅度不超过基础血压的 30%；④目前尚无延期手术的高血压阈值，原则上轻、中度高血压（收缩压 <180mmHg，舒张压 <110mmHg）不影响手术进行。

妊娠期高血压围术期高血压管理：①妊娠期高血压的管理应重视药物的使用对母体和胎儿的双重影响。因胎盘无自动调节血压功能，降压过程力求平稳，不能过快、过度，在控制血压同时应注意补充容量，以免影响胎儿血供。常用降压药物有乌拉地尔、钙通道阻滞剂，慎用硝普钠；②围术期血压不宜高于治疗前水平，避免发生高血压危象、高血压脑病或脑卒中。另外，为保证胎盘血流灌注，血压不低于 130/80mmHg；③应注意降压药物与镇静药物、解痉药（如硫酸镁）的相互作用。

颅内病变围术期高血压管理：①颅内病变引起的高血压常见原因有颅脑外伤、脑出血、颅脑肿瘤及颅内感染等，尤其以颅脑外伤及脑出血常见，其共同特点为多因颅内压升高引起高血压。②关于自发性脑出血血压管理目标，我国参考 AHA/ASA2015 版指南，并结合中国实际情况建议：a. 收缩压在 150~220mmHg 和无急性降压治疗禁忌证的脑出血患者，急性期收缩压降至 140mmHg 是安全的（Ⅰ类；A 级证据），且能有效改善功能结局（Ⅱa 类；B 级证据）；b. 收缩压 >220mmHg 的脑出血患者，连续静脉用药强化降低血压和频繁血压监测是合理的（Ⅱb 类；C 级证据），但在临床实践中应根据患者高血压病史的长短、基础血压值、颅内压情况及入院时的血压情况个体化决定降压目标；c. 为了防止过度降压导致脑灌注压不足，可在入院时高血压基础上每日降压 15%~20%，这种分布阶梯式的降压方法可供参考。脑出血急性期推荐静脉给予快速降压药物，可选择乌拉地尔、拉贝洛尔、盐酸艾司洛尔、依那普利等。③重症动脉瘤性蛛网膜下腔出血管理专家共识（2015）建议：a. 目前尚不明确能够降低动脉瘤再出血风险的最佳血压水平，动脉瘤处理前可将收缩压控制在 140~160mmHg（中等质量证据，强推荐）；b. 处理动脉瘤后，应参考患者的基础血压，合理调整目标值，避免低血压造成的脑缺血（低质量证据，弱推荐）。④降低血压同时应保证脑灌注压（CPP）≥60mmHg。⑤一切有利于降低颅内压的措施，如限制液体入量、利尿、巴比妥类镇静、过度通气等均有助于降低血压。对机械通气的患者，应维持 $PaCO_2$ 在 30~35mmHg，以利于降低颅内压。⑥避免应用可能增高颅内压的降压药物，优先选用乌拉地尔。

嗜铬细胞瘤围术期高血压管理：①术前应积极抗高血压治疗同时补充容量，最终目标为术前 24 小时内未出现血压 >160/90mmHg；未发生血压 <80/45mmHg 及体位性低血压；术前 1 周 ECG 无 ST 段或 T 波改变；无频发性室性早搏；②α 肾上腺素能受体阻滞剂为术前控制血压的主要药物，以酚苄明、酚妥拉明最为常用。β 肾上腺素能受体阻滞剂是控制心率的常用药物，但切忌在未使用 α 受体阻滞剂时单独使用，以免出现仅阻滞 β 受体的血管扩张作用后加重肾上腺素作用于 α 受体所导致的血压剧增；③术中一旦血压超过基础血压 1/3 或达到 220mmHg 时，除分析、排除诱发原因外，应立即采取降压措施，同时提示外科医师暂停手术操作。常用药物为酚妥拉明、乌拉地尔、硝普钠。若同时心率 >100 次 / 分，可静脉注射 β 受体阻滞剂；④术中应尽量避免使用刺激交感神经系统的药物（如麻黄碱、氯胺酮等），抑制副交感神经系统的药物、引起组胺释放的药物（如吗啡、阿曲库铵、氟哌利多等）。

3. 心脏瓣膜病（VHD）患者术前评估（表 16）

表 16 VHD 患者接受不同风险手术的推荐

推荐	推荐等级	证据水平
若 VHD 患者接受择期中高危手术，推荐行心脏超声心动图检查评估心功能	Ⅰ	C
如果接受瓣膜手术的不良事件风险较低，建议有症状的重度主动脉瓣狭窄患者在择期进行非心脏手术前行主动脉置换	Ⅰ	B
如果接受瓣膜手术的不良事件风险较低，建议无症状的重度主动脉瓣狭窄患者在择期进行高风险非心脏手术前行主动脉置换	Ⅱa	C
若主动脉瓣狭窄患者无明显症状，既往无主动脉瓣手术史，则可以考虑行择期低中危非心脏手术	Ⅱa	C

续表

推荐	推荐等级	证据水平
若主动脉瓣狭窄患者症状严重，且外科瓣膜手术风险过高，则可以考虑在专家组指导下行经皮主动脉瓣球囊成形术或经导管主动脉瓣置入术（TAVI）	Ⅱa	C
不伴有严重心力衰竭或 LV 功能减退的重度瓣膜反流患者可接受择期非心脏手术	Ⅱa	C
有症状且合并重度二尖瓣狭窄及肺动脉高压，则可以考虑在择期中高危非心脏手术前行经皮二尖瓣连合处分离术	Ⅱa	C

4. 心律失常患者的术前评估

心律失常是围术期死亡率和发病率增加的主要原因之一。心律失常，例如心房颤动和室性心律失常通常提示存在结构性心脏病，当术前发现这些心律失常时应当进一步评估，如超声心动图。

室性心律失常，包括室性期前收缩（VPB）和室性心动过速（VT）尤其常见于高危患者。单形性 VT 可能由心肌瘢痕引起，多形性 VT 则是急性心肌缺血的常见后果。如在术前发现这些心律失常，应进行诊断性评价，并给予恰当治疗。室性心律失常患者术前评估的推荐见表 17。

表 17 室性心律失常患者术前评估的推荐

推荐	推荐等级	证据水平
推荐一般室性心律失常患者术前继续服用抗心律失常药物	Ⅰ	C
推荐持续性室性心动过速患者围术期服用抗心律失常药物，但需考虑患者的具体情况	Ⅰ	C
不推荐给予室性早搏患者抗心律失常药物治疗	Ⅲ	C

在围术期，室上性心律失常和心房颤动较室性心律失常更加常见。应纠正可能使之恶化的因素，如呼吸衰竭或电解质紊乱。不建议使用药物来抑制室上性期前收缩。刺激迷走神经可终止部分患者的室上性心动过速（SVT）。对于 SVT 频繁发作的患者，在围术期可以使用 β 受体阻滞剂、钙通道阻滞剂或胺碘酮治疗。围术期心房颤动治疗目标通常是心室率控制。室上性心律失常患者术前治疗的推荐见表 18。

表 18 室上性心律失常患者术前治疗的推荐

推荐	推荐等级	证据水平
推荐此类患者术前继续服用抗心律失常药物	Ⅰ	C
若患者血流动力学不稳定，推荐电复律治疗	Ⅰ	C
若室上性心动过速患者血流动力学稳定，推荐迷走神经刺激法或抗心律失常治疗	Ⅰ	C

围术期心动过缓常对短期的药物治疗反应很好，很少需要临时心脏起搏。非心脏手术前通常不需要预防性使用起搏治疗。只要给予恰当的关注，已经置入永久起搏器的患者可以安全的接受外科手术。依赖起搏器的患者应当在术后检测起搏器以确保恰当的起搏程序和感知 - 起搏阈值。缓慢型心律失常患者术前的推荐见表 19。

表 19 缓慢型心律失常患者术前的推荐

推荐	推荐等级	证据水平
术前临时起搏器适应证一般与永久起搏器相同	Ⅰ	C
推荐医院委派专人负责围术期起搏器事宜	Ⅰ	C
如果术前关闭了植入型心脏除颤器（ICD）的除颤功能，在此期间应当对患者实施术持续的心电监护，并准备好体外除颤设备	Ⅰ	C
若双束支或三束支传导阻滞患者无症状，则不推荐将术前临时起搏作为常规治疗	Ⅲ	C

5. 肾功能不全患者术前评估

肾脏功能损害和CVD风险显著增加相关,而且是术后心血管不良事件(包括心肌梗死、卒中和心力衰竭进展)的独立预测因素。肾功能不全患者术前管理的推荐见表20。

表20 肾功能不全患者术前管理的推荐

推荐	推荐等级	证据水平
对于一般患者若患者接受对比剂影像学检查,需评估患者对比剂诱导肾损伤(CI-AKI)的风险	Ⅱa	C
对于中重度慢性肾病(CKD)的患者		
建议在使用对比剂之前予生理盐水水化治疗	Ⅰ	A
推荐使用低渗(LOCM)或等渗对比剂(IOMC)	Ⅰ	A
尽量减少对比剂用量	Ⅰ	B
使用对比剂之前可考虑给予碳酸氢钠溶液	Ⅱa	A
可考虑短期内大剂量他汀类药物治疗	Ⅱa	B
重度CKD患者		
若患者为4或5期CKD,推荐在中高危手术前行透析治疗	Ⅱb	B
若患者为3期以下CKD,不推荐行术前透	Ⅲ	B

6. 脑血管疾病

文献报道,接受普通手术患者的非心脏手术围术期卒中发生率为0.08%~0.7%。发生卒中意味着围术期死亡率增加8倍。伴有颈动脉疾病患者术前推荐见表21。

表21 伴有颈动脉疾病患者术前推荐

推荐	推荐等级	证据水平
若患者在术前6个月内有短暂性脑缺血发作(TIA)或脑卒中病史,推荐术前进行脑部及颈动脉影像学检查	Ⅰ	C
若患者接受血管外科手术,可考虑行术前常规颈动脉影像学检查	Ⅱb	C
颈动脉疾病患者应在围术期尽可能维持以往的抗血小板及他汀治疗	Ⅱa	C
接受非心脏手术的颈动脉疾病患者血运重建术适应证与一般人群相同	Ⅱa	C
计划接受非血管手术的患者不建议在术前常规行颈动脉影像学检查	Ⅲ	C

7. 周围动脉疾病(PAD)

PDA患者通常存在不同程度、累及全身大多数血管床的严重的动脉粥样硬化病变,其预后较无PCA患者差。有PAD病史患者应通过常规的临床检查评价是否存在IHD。但除非患者合并3个以上临床危险因素,否则不建议无临床症状的PAD患者常规接受负荷试验或影像学检查来评价是否存在心肌缺血。有PAD患者应接受他汀和血小板抑制剂治疗。

8. 肺疾病

合并肺部疾病患者的非心脏手术的手术风险增加。这些疾病包括:急性呼吸道感染、COPD、哮喘、囊性纤维化、间质性肺病和导致呼吸功能损害的其他状况。伴有肺部疾病患者的术前推荐见表22。

表22 伴有肺部疾病患者的术前推荐

推荐	推荐等级	证据水平
推荐肺动脉高压(PAH)患者应在具有相关专业技能的科室接受治疗	Ⅰ	C
高危PAH患者的介入治疗应征询多个学科专家意见	Ⅰ	C
建议PAH患者在任何非急诊手术之前尽可能优化PAH治疗方案	Ⅰ	C

续表

推荐	推荐等级	证据水平
保证 PAH 治疗在术前、术中及术后顺利实施	Ⅰ	C
PAH 患者术后检测时间不少于 24 小时	Ⅰ	C
若 PAH 患者术后出现右心衰竭，推荐使用利尿剂，并在需要的情况下给予血管活性药物	Ⅰ	C
推荐慢性阻塞性肺疾病（COPD）患者术前至少戒烟 2 个月	Ⅰ	C
若 PAH 患者术后右心衰竭严重，对支持性治疗无反应的患者，推荐在有经验的医师指导下给予肺动脉扩张药物治疗（吸入或静脉）	Ⅰ	C
高危的肥胖伴低通气综合征（OHS）患者大型择期手术前，需进行全面身体状况评估	Ⅱa	C

9. 先天性心脏病

建议复杂先天性心脏病患者在择期非心脏手术前请相关专家会诊（Ⅰ、C）。

五、围术期心脏监测

1. 心电图（表 23）

表 23　围手术期心电监测的推荐

推荐	推荐等级	证据水平
推荐所有患者外科手术期间都应行心电监测	Ⅰ	C
在术中选择可更好地反映心肌缺血的导联组合	Ⅱa	B
如果条件允许，对于高风险患者行外科手术治疗时应选择 12 导联心电监测	Ⅱa	B

2. 经食管超声心动图（TOE）（表 24）

表 24　围术期进行经食管超声心动图的推荐

推荐	推荐等级	证据水平
检测心肌缺血		
若患者手术期间或围术期出现 ST 段改变，可考虑 TOE 检查	Ⅱa	C
若患者心肌缺血风险高，可考虑高危非心脏手术前行 TOE 检查	Ⅱb	C
检测血流动力学		
若患者手术期间或围术期出现严重血流动力学紊乱，推荐 TOE 监测	Ⅰ	C
在高危非心脏手术期间及术后，若患者有明显的血流动力学紊乱趋势，可考虑行 TOE 监测	Ⅱb	C
若患者存在严重瓣膜病变伴明显血流动力学异常，可考虑在高危非心脏手术期间行 TOE 监测	Ⅱb	C

3. 糖代谢紊乱

对于糖尿病患者，应进行术前评估来识别，减少合并症，并且制定围术期糖尿病管理策略（表 25）。对于没有已知糖尿病的接受非心脏手术的患者是否需严格控制血糖目前存在争议。

表 25　围术期血糖的管理推荐

推荐	推荐等级	证据水平
若患者经高危手术后送 ICU 护理，推荐术后给予静脉胰岛素注射，预防高血糖症［血糖目标至少 <10.0mmol/L（180mg/dl）］	Ⅰ	B

续表

推荐	推荐等级	证据水平
若患者手术风险较高,应考虑在大型手术前监测糖化血红蛋白(HbA1c)是否升高,以期控制患者术前血糖水平	Ⅱa	C
手术过程中可考虑胰岛素预防高血糖症	Ⅱa	C
不推荐将血糖 <6.1mmol/L(110mg/dl)作为术后目标值	Ⅲ	A

六、麻　　醉

高危心血管病患者的最佳围术期策略的制定应由心脏科医师、外科医师、呼吸科医师和麻醉科医师共同协作完成。术前风险评估和术前心脏疾病的治疗应联合进行(表 26)。

表 26　麻醉前风险评估和麻醉方式的推荐

推荐	推荐等级	证据水平
应给予心脏高危及手术高危患者目标导向治疗	Ⅱa	B
对于高危患者,可考虑检测利钠肽及高敏感性肌钙蛋白,可改善风险分层	Ⅱb	B
与全身麻醉相比,在无禁忌证并估算风险收益比率后单独进行椎管内麻醉可降低围术期死亡率和并发症发病率	Ⅱb	B
避免术中低血压(平均动脉压 <60mmHg)累计时间超过 30 分钟	Ⅱb	B
若无禁忌证,可考虑以椎管内麻醉作为术后镇痛方式	Ⅱb	B
避免使用非甾体抗炎药(特别是 COX-2 抑制剂)作为 IHD 或脑卒中患者一线镇痛药物	Ⅱb	B

(袁祖贻　陈涛)

参 考 文 献

[1] Kristensen SD, Knuuti J, Saraste A, et al. 2014 ESC/ESA Guidelines on non-cardiac surgery: cardiovascular assessment and management: The Joint Task Force on non-cardiac surgery: cardiovascular assessment and management of the European Society of Cardiology (ESC) and the European Society of Anaesthesiology (ESA). Eur Heart J, 2014, 35(35): 2344-2345.

[2] Fleisher LA, Fleischmann KE, Auerbach AD, et al. 2014 ACC/AHA Guideline on Perioperative Cardiovascular Evaluation and Management of Patients Undergoing Noncardiac Surgery. Circulation, 2014, 130(24): 2215-2245.

[3] 中华医学会心血管病分会非心脏手术围术期 β 受体阻滞剂应用专家组. 非心脏手术患者围术期 β 受体阻滞剂应用中国专家建议. 中华心血管病杂志, 2014, 42(11): 895-897.

[4] 中国心胸血管麻醉学会, 北京高血压防治协会. 围手术高血压管理专家共识. 临床麻醉学杂志, 2016, 32(3): 295-297.

肺动脉高压的治疗进展

一、肺动脉高压(PAH)分类、危险分层和治疗目标

2015 ESC/ERS PAH 诊断及治疗指南明确指出,PAH 患者的治疗决策取决于对该疾病的临床及功能分类、治疗目标以及预后因素的综合判断及评估[1]。

1. 分类

基于对肺血管高压(PH)的病理机制、血流动力学特点和临床治疗反应,现将 PH 分成 5 类。第一类为肺动脉高压(PAH);第二类为左心疾病所致 PH(LHD);第三类为肺部疾病和(或)低氧血症所致 PH;第四类为慢性血栓栓塞性 PH;第五类为不明原因和(或)多因素机制包括不同病理环境下导致的 PH。其中第一类 PAH 定义为毛细血管前肺动脉高压(平均肺动脉压力≥25mmHg,肺动脉楔压≤15mmHg)和肺血管阻力(resistance>3Wood 单位)(表 1)[1],分为 4 个亚组:原发性 PAH(IPAH)、遗传性 PAH(HPAH)、药物/毒素诱导性 PAH 和关联性 PAH(APAH)。IPAH 和 APAH 是最常见的病因,分别占所有 PAH 病例的 46% 和 51%。

表 1　最新 PAH 临床分类

Ⅰ类肺动脉高压:PAH	
血流动力学特点	分类
● 平均肺动脉压≥25mmHg ● 肺动脉楔压≤15mmHg ● 肺血管阻力 >3Wood 单位	● 特发性 ● 遗传性 骨形成蛋白受体 2 突变 其他突变 ● 药物/毒素诱导 ● 疾病相关 结缔组织疾病 HIV 感染 门静脉高压 先天性心脏病 血吸虫病

1.1　功能性分类

功能分类是评估 PAH 患者重要组分,预测其死亡风险,决定治疗策略。世界卫生组织(WHO)功能分类是最常用的评估工具(表 2),纽约心脏病协会(NYHA)功能分类类似 WHO 分类。依据国家卫生局(NIH)数据,NYHA 基线Ⅰ或Ⅱ级的患者,中位线生存时间为 6 年,而Ⅲ级和Ⅳ级患者中位线生存时间则仅分别为 2.5 年和 6 个月。一系列研究证实基线功能分类与患者预后相关。在一项 162 例采用依前列醇治疗的 PAH 患者研究中,3 年和 5 年的生存率分别为 81% 和 70%,而初始分类为 NYHA Ⅲ级和Ⅳ级的患者,生存率仅为 47% 和 27%。同样,在另一项依前列醇治疗的 PAH 患者评估研究中,1 年和 3 年生存率分别为 90% 和 71%,而初始为Ⅲ和Ⅳ级的患者,其生存率则仅为 76% 和 47%。

表 2　PH 患者 WHO 功能性分级

分级	体力活动	症状 呼吸困难、疲劳、胸痛、晕厥
Ⅰ级	不受限	日常体力活动时无症状
Ⅱ级	轻度受限	日常体力活动时有症状

续表

分级	体力活动	症状 呼吸困难、疲劳、胸痛、晕厥
Ⅲ级	显著受限	低于日常体力活动时出现症状
Ⅳ级	严重受限	任何体力活动或静止时出现症状;右心衰竭表现出现

1.2 危险分层

PAH 患者的危险分层至关重要,2015 年 ESC/ERS 指南推荐 PAH 患者分为低、中或高危组(表 3)。高危患者推荐强效的联合治疗如静滴前列环素,而低危患者则以口服药物作为起始治疗[1]。

表 3 PAH 危险评估

预后因素		预计 1 年死亡率 低危 (<5%)	 中危 (5%~10%)	 高危 (>10%)
	右心衰竭	无	无	有
	症状进展	无	慢	快
	晕厥	无	偶尔	反复
	WHO 功能分级	Ⅰ或Ⅱ	Ⅲ	Ⅳ
	6MWD(m)	>440	165~440	<165
CPET	峰值耗氧量[ml/(min·kg)]	>15	11~15	<11
	VE/VCO_2 斜率	<36	36.0~44.9	≥45
血清标志物	NT-proBNP(ng/L)	<300	300~1400	>1400
	BNP(ng/L)	<50	50~300	>300
心脏超声	右心房面积(cm^2)	<18	18~26	>26
	心包积液	无	无 / 少量	有
血流动力学	右心房压力(mmHg)	<8	8~14	>14
	心脏指数[$L/(min·m^2)$]	≥2.5	2.0~2.4	<2.0
	混合静脉氧饱和度	>65%	60%~65%	<60%

1.3 治疗有效标准

目前 PAH 治疗目标已从短期功能性改善转变为长期病情的改善,PAH 的多项研究表明综合性治疗比采用任何单一治疗更能改善预后[2]。2009 年 ACCF/AHA 专家共识会议提出 PAH 的治疗最佳目标为:NYHA 分级Ⅰ或Ⅱ级;心脏超声或心脏核磁共振显示正常 / 接近正常的右室大小和功能;血流动力学参数显示右心室功能正常;6 分钟步行距离(6MWD)>380~440m;心肺功能测试氧耗量峰值 >15ml/(min·kg)而二氧化碳当量($EqCO_2$)<45L/min 以及 B 型脑钠肽(BNP)达到正常水平[3,4]。

二、PAH 综合性治疗策略

2.1 PAH 的预防及筛查

PAH 目前治疗的新进展为 FDA 新批准的作用于不同途径的血管靶向性药物,以及通过不同的作用途径对疾病的早期联合治疗。2015 ESC/ERS 治疗指南提出 PAH 的综合治疗策略包括预防、筛查、支持和靶向药物治疗。强调了预防的重要性,如先天性心脏病的缺损修补能有效减少发生 PAH 的危险;减少药物如甲基苯丙胺衍生物的使用可预防药物性 PAH 的发生。APAH 占 PAH 全部病因的 50%,识别具有家族史、结缔组织病、先天性心脏病、HIV 和肝脏疾病的高危人群并定期筛选,及时最优化治疗疾病相关症状是预防发生 PAH 的关键步骤[5,6]。筛查对于结缔组织病相关的 PAH 尤为重要,系统性硬化患者 PAH 预计发病率在 10%~12%,其危险因素包括老年、局限性皮肤亚型、长病程、自身抗体状态(抗着丝粒阳性,Scl-

70 阴性)、肺功能、心电图和右心导管检查异常。推荐对于无症状的系统性硬化症或混合结缔组织病或其他类型硬皮病患者,每年筛查 1 次心电图[7]。高危患者的筛选推荐分两步的 DETECT 方案,第一步是采用 6 部评分法:预测最大潮气量 / 预测肺一氧化碳弥散量、当前或既往有毛细血管扩张、血清抗着丝粒抗体水平、血清 NT-proBNP 水平、血清尿酸和心电轴右偏;第二步心电图结果,综合两步评分决定是否需要行右心导管检查。采用此种 DETECT 方案对有系统性硬化的患者漏诊 PAH 的比例与 2009 年 ESC/ERS 筛查方法相比显著降低(4% *vs* 29%)[8]。

2.2 PAH 的支持 / 辅助治疗

支持 / 辅助治疗目的在于减少 PAH 的并发症。尽管这些辅助治疗缺乏长期获益的数据,但能改善患者的症状。PAH 疾病进展必然会导致右心衰竭,利尿剂的使用能有效减轻水钠潴留;地高辛可改善心肌收缩;吸氧则用于低氧血症患者,增强动脉氧合,氧气作为肺血管扩张剂,有助于降低肺血管阻力;原位血栓发生于 PAH 病理生理过程中,故抗凝也为一种有效的辅助治疗。一些回顾性研究推荐华法林用于 IPAH、HPAH 和减肥药 anorexigen 所致 APAH,但近期基于 REVEAL 数据库分析表明对于 IPAH 或者结缔组织病相关 PAH 患者,华法林并不能改善其生存率[9]。目前推荐接种疫苗防止呼吸道感染、运动康复和生理性支持均为 PAH 的辅助治疗[1]。

2.3 PAH 的靶向治疗

血管靶向疗法是当今 PAH 治疗的基石,虽不能治愈 PAH,但其作用于潜在导致发病的分子通道。

手术干预也是 PAH 治疗的一种手段。患者接受最佳药物治疗后 WHO 功能分级仍为Ⅲ或Ⅳ级需考虑肺移植。近年来肺移植 5 年总生存率据报道为 75%,10 年生存率增至 45%~66% 且生活质量良好,因此,推荐早期评估肺移植的可行性[10]。另一种干预方法是经皮球囊房间隔开口术,即在房间隔穿刺,扩张室间隔,从而形成右向左分流,降低右心负荷并增加左室前负荷和心输出量,可用于顽固性右心衰竭或严重晕厥症状的 WHO Ⅳ级患者,尽管未证明对长期生存率的影响,可作为姑息性治疗或等待移植患者的过渡[11]。

2.4 目前证实有效的靶向治疗药物

目前证实四类血管靶向性药物治疗能显著提高 PAH 患者的生存率。第一种为钙离子拮抗剂(CCBs),指南推荐右心导管检查急性血管扩张实验呈阳性反应的 IPAH、HPAH 或药物相关性 PAH 患者,使用 CCBs 治疗。研究显示,不足 15% 的 PAH 患者为血管实验阳性,仅有约 50% 的患者使用 CCBs 治疗 1 年后仍能维持Ⅰ或Ⅱ级 WHO 分级。

PAH 患者前列环素合成酶下调致前列环素水平下降,前列环素类似物作用于环磷酸腺苷,激活前列环素合成通路,扩张血管、抑制血管平滑肌增生和血小板聚集[11]。前列环素类似物可通过静脉(依前列醇和曲前列环素)、皮下(曲前列环素)、吸入(依洛前列素和曲前列环素)以及最近出现的口服(曲前列环素)途径给药。前列环素类似物主要用于 WHO 分级Ⅲ或Ⅳ级患者,需要静脉给药。存在导管的感染、静脉血栓和 PAH 复发的危险,但能提高高危患者长期生存率[10]。

PAH 患者内皮素通路表达上调,导致血管收缩和平滑肌增殖。内皮素受体拮抗剂(ERAs)为 PAH 有效治疗药物,研究证实对改善患者活动耐量、生活质量、血流动力学和临床恶化时间均有效。目前三种 ERAs 为波生坦、安贝生坦和美西特田,临床耐受性可,其中波生坦有一定的肝毒性。

PDE-5 抑制剂通过抑制 PDE-5 活性作用于一氧化氮通路,而后者抑制 cGMP 介导的血管扩张。可用的口服药物为西地那非和他达拉非,可改善运动耐量和心肺功能储备,临床耐受性可,常见不良反应为头痛和面部潮红。

2.5 新近批准的治疗 PAH 靶向药物

近几年批准上市了一些新型治疗 PAH 靶向药物。最新的 ERA 药物美西特田(Macitentan),其组织穿透性和亲和力更强,较波生坦更长效地阻断内皮素受体[12]。美西特田在 SERAPHIN 试验后 2013 年批准上市,该药单用或与其他靶向药物联合应用能显著降低 WHO Ⅱ~Ⅳ级 PAH 患者的罹患率和死亡率[13]。美西特田推荐剂量为 10mg,每日 1 次,口服,最常见副作用为贫血、鼻咽炎、支气管炎、头痛、流感样症状和泌尿道感染,其他不良反应如畸胎发生和液体潴留和该类其他药物一致。美西特田肝毒性显著降低,无需常规监测肝功能[13]。

另一种新型药物为利奥西呱(riociguat),鸟苷酸环化酶激动剂。鸟苷酸环化酶结合一氧化氮(NO)后,催化环鸟苷酸(cGMP)合成,促进血管扩张、抑制平滑肌重构和增殖、减少血小板聚集。NO在PAH中下调,利奥西呱可不依赖NO通道直接刺激鸟苷酸环化酶而发挥作用。PATENT-1试验证实利奥西呱治疗后患者6MWD显著提高;肺血管阻力、NT-proBNP水平、WHO功能分级和临床恶化时间均有改善。PATENT-2为PATENT-1的扩展研究,证实持续治疗1年和2年后的患者6MWD进一步增加,超过90%的患者功能分级稳定或得以改善[14,15]。2013年FDA审批通过利奥西呱,最大剂量2.5mg,每日3次,口服,最严重副作用为低血压,不推荐与PDE-5抑制剂联合使用。其他常见副作用包括头痛、眩晕、消化不良、末梢水肿、恶心、呕吐和腹泻等。

前列环素类似物为治疗PAH的有效药物,因其给药过程比较复杂,临床使用受限。曲前列环素是FDA批准的第一种口服前列环素类似物,其作用机制与其他前列环素类似物相同。FREEDOM-C1和FREEDOM-C2研究表明在PAH的背景治疗的基础上加用口服曲前列环素(16mg,每日2次)并不能显著改善患者的一级终点事件,6MWD[16,17]。在FREEDOM-C1试验中,曲前列环素作为首次初始治疗患者的单一药物,当剂量达12mg,每日2次时可显著提高6MWD,但并未能改善临床症状或者恶化进程[18]。曲前列环素副作用包括头痛、恶心、腹泻、面部潮红、颚部疼痛、低钾血症和腹痛。

噻莱西哌(selexipag)2015年12月被FDA批准上市,临床研究提示能延缓PAH病程及降低住院风险。该药选择性地激活前列腺素-12受体激动剂。在GRIPHON Ⅲ期临床研究中,噻莱西哌1.6mg每日两次可减低一级复合性终点事件如死亡或PAH相关并发症,临床疗效在不同年龄、性别、PAH病因、基础功能分级和其他PAH药物背景治疗下均获益[19]。副作用包括头痛、腹泻、恶心、颚部疼痛、肌痛、肢端疼痛、面部潮红和关节痛。

2.6 前期联合治疗

除了新型药物的出现,最新的研究表明早期、强效的联合治疗对患者有益。既往传统的治疗手段为逐步添加单一药物,但联合治疗可作用多个靶点起到协同效应且降低单药的使用剂量。2014年小规模的临床研究表明新诊断的功能分级Ⅲ或Ⅳ级患者,早期三联治疗即静脉滴注依前列醇、口服波生坦和西地那非4个月后能显著提高患者的6MWD和血流动力学,平均随访41个月,所有19例患者均存活[20]。

近期公布的两个大型临床试验结果进一步证实了联合治疗的有效性和安全性。COMPASS-2在西地那非基础上加波生坦能显著改善患者的罹患率和死亡率[21]。AMBITION临床研究采用早期安贝生坦联合他达拉非与单药治疗作比较,入组500例首次接受治疗的功能分级Ⅱ或Ⅲ级PAH患者,随机地分为安贝生坦联合他达拉非治疗组、安贝生坦或他达拉非单药治疗组,研究的一级终点事件为临床治疗失败,包括死亡、住院、疾病进展或较差的临床治疗反应,平均随访517天。联合治疗组显著降低一级终点事件的发生(联合组18%、安贝生坦单药组34%、他达拉非单药组28%,$P<0.001$)。24周二级终点事件,包括6MWD、临床治疗反应、患者满意的比例以及NT-proBNP水平,联合治疗组均有大幅度提高。不良事件,如末梢水肿、头痛、鼻塞和贫血,在联合治疗组中较单药治疗组更为常见,但药物停用率联合组较低,其严重不良反应各组间差异无统计学意义[22]。在AMBITION阳性结果的基础上,FDA最近批准了安贝生坦联合他达拉非作为PAH患者的一线治疗方案[1]。2015年ESC/ERS肺血管高压指南依据AMBITION研究结果,推荐联合治疗为功能分级Ⅱ和Ⅲ级的PAH患者一线选择。

三、近期的两大指南解读

3.1 2014年CHEST指南

CHEST PAH指南于2014年6月公布,重点基于功能分级的药物治疗的选择,对诊断也提出了几个关键点。指南推荐PAH患者在治疗之前先至肺循环专家中心进行评估,明确PAH的诊断,后续治疗应包括当地医师、专科医师和专家中心的共同监督及评估。同时,指南重申PAH的诊断必需进行右心导管检查,推荐开展肺血管扩张试验[23]。2014年CHEST指南提出了基于功能分级的PAH的治疗方案。指南推荐对于功能分级Ⅱ或Ⅲ级且临床没有迅速进展或不良预后的患者采用逐步加药治疗,起始治疗推荐口服单药如ERA、PDE-5抑制剂或鸟苷酸环化酶激动剂。对于功能分级Ⅲ级的进展迅速、预后评估较差以及一种或以上口服药无效的患者，指南推荐静脉注射前列环素为初始治疗。对于Ⅳ级患者，推荐静脉注射前列环素。尽管2014年CHEST指南讨论了早期联合治疗的前景，他们并未将此方法推荐给低危或中危患者使用，因当时AMBITION临床试验结果尚未公布，而GRIPHON试验仍未结束。

3.2 2015年ESC/ERS指南

2015年8月欧洲心脏病协会/欧洲呼吸协会(ESC/ERS)公布了PAH的诊疗指南，强调了心电图的筛查，如发现中度或高度PH则需进一步评估及检查明确PH的病因，重申了右心导管检查以及尽早进入肺循环专家中心治疗的重要性。与2014年CHEST指南相比，2015年ESC/ERS指南推荐对功能分级Ⅱ至Ⅲ级的PAH患者，逐步治疗(单药起始治疗)和早期联合治疗方法均可作为初始治疗，均为Ⅰ类推荐级别(图1)，但根据AMBITION试验，早期联合治疗推荐药物为他达拉非和安贝生坦联合，而其他药物的联合治疗目前并无足够的临床证据。此外，口服单一药物之间的直接比较也很少，故ERAs、PDE-5抑制剂、利奥西呱和噻拉西哌均推荐为功能分级Ⅱ和Ⅲ级患者Ⅰ级推荐的单药起始治疗[1]。

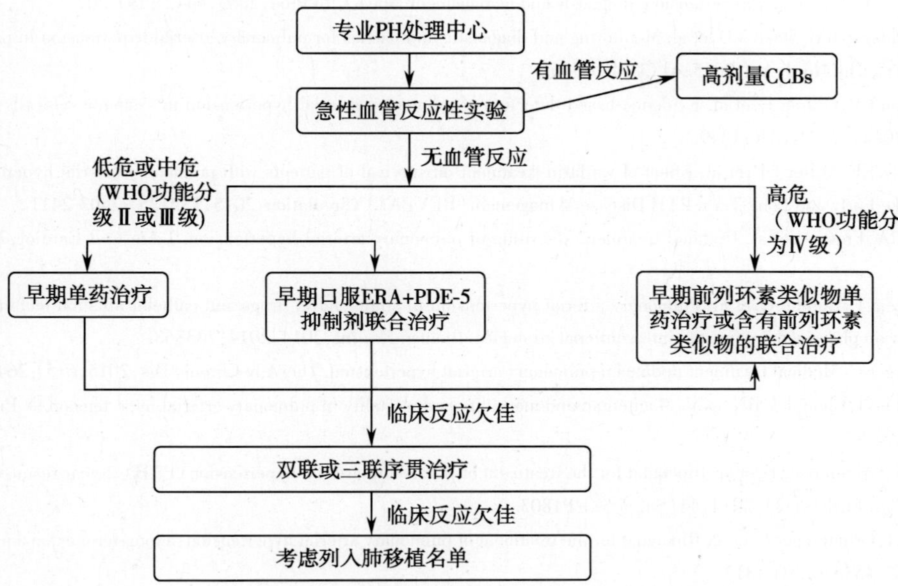

图1 PAH治疗原则

2015年ESC/ERS指南推荐PAH分层评估如下，右心衰竭症状和指征、运动耐力(如心功能分级、6MWD和心肺功能试验)；生化指标(NT-proBNP、肌钙蛋白)；心电图右心房面积和心包积液)和血流动力学参数(如平均右心房压力、心脏指数和SvO_2)来预测患者的预后和死亡的风险(见表3)。此外，2015 ESC/ERS指南提出了治疗PAH有效的标准，并采用危险分层来评估治疗效果。主要治疗目标是获得或保持“低危”的状态(如良好活动耐力、良好的右心功能以及无右心衰竭表现)。这一治疗策略的益处在于患者初始治疗后病情有改善或稳定的情况下，如未达治疗目标仍可接受进一步联合治疗[24]。PAH患者早期进入肺循环专家中心能显著提高PAH患者的生存率，故指南推荐PAH患者尽早进入肺循环专家中心以明确诊断并开始合理的治疗。根据2015年ESC/ERS指南，专家中心的作用是评估和明确PH的病因、开始PAH特异性的治疗并与其他卫生机构包括护理医院合作，综合改善患者病情。中心须具备多学科队伍包括医师、药剂师和放射科医师，以及心理医师和社工，给予患者提供诊断、治疗、教育和紧急处理方案[25,26]。PAH患者的最佳治疗策略仍需进一步进入研究，探索不同类型PAH治疗方案能改善患者的预后，减少PAH患者的经济负担。

(严文文 王乐民)

参考文献

[1] Galie N, Humbert M, Vachiery JL, et al. 2015 ESC/ERS Guidelines for thediagnosis and treatment of pulmonary hypertension. The Joint Task Forcefor the Diagnosis and Treatment of Pulmonary Hypertension of the EuropeanSociety of Cardiology (ESC) and the European Respiratory Society (ERS).Endorsed by: Association for European Paediatric and Congenital Cardiology (AEPC), International Society for Heart and Lung Transplantation (ISHLT). Eur Heart J, 2016, 37 (1): 67-119.

[2] Adachi S, Hirashiki A, Nakano Y, et al. Prognostic factors in pulmonary arterial hypertension with Dana Pointgroup 1. Life Sci, 2014, 118 (2): 404-409.

[3] McLaughlin VV, Archer SL, Badesch DB, et al. ACCF/AHA 2009 expert consensus document on pulmonary hypertension: a report of the American College of Cardiology Foundation Task Force on Expert Consensus Documents and the American Heart Association: developed in collaboration with the American College of Chest Physicians, American ThoracicSociety, Inc, and the Pulmonary Hypertension Association. Circulation, 2009, 119 (16): 2250-2294.

[4] McLaughlin VV, Gaine SP, Howard LS, et al. Treatment goals of pulmonary hypertension. J Am Coll Cardiol, 2013, 62 (25 Suppl): D73-D81.

[5] Badesch DB, Raskob GE, Elliott CG, et al. Pulmonary arterial hypertension: baseline characteristics from the REVEAL Registry. Chest. 2010; 137 (2): 376-87.

[6] McGoon MD, Kane GC. Pulmonary hypertension: diagnosis and management. Mayo Clin Proc, 2009, 84 (2): 191-207.

[7] Valenzuela A, Nandagopal S, Steen VD, et al. Monitoring and diagnostic approaches for pulmonary arterial hypertension in patients with systemic sclerosis. Rheum Dis Clin North Am, 2015, 41 (3): 489-506.

[8] Coghlan JG, Denton CP, Grunig E, et al. Evidence-based detection of pulmonary arterial hypertension in systemic sclerosis: the DETECT study. Ann Rheum Dis, 2014, 73 (7): 1340-1349.

[9] Preston IR, Roberts KE, Miller DP, et al. Effect of warfarin treatment on survival of patients with pulmonary arterial hypertension (PAH) in the Registry to Evaluate Early and Long-Term PAH Disease Management (REVEAL). Circulation, 2015, 132 (25): 2403-2411.

[10] Galie N, Corris PA, Frost A, et al. Updated treatment algorithm of pulmonary arterial hypertension. J Am Coll Cardiol, 2013, 62 (25 Suppl): D60-D72.

[11] Rosanio S, Pelliccia F, Gaudio C, et al. Pulmonary arterial hypertension in adults: novel drugs and catheter ablation techniques show promise? Systematic review on pharmacotherapy and interventional strategies. Biomed Res Int, 2014, 2014: 743868.

[12] Enderby CY, Burger C. Medical treatment update on pulmonary arterial hypertension. TherAdv Chronic Dis, 2015, 6 (5): 264-272.

[13] Pulido T, Adzerikho I, Channick RN, et al. Macitentan and morbidity and mortality in pulmonary arterial hypertension. N Engl J Med, 2013, 369 (9): 809-818.

[14] Rubin L, Galie N, Grimminger F, et al. Riociguat for the treatment of pulmonary arterial hypertension (PAH): 2-year results from the PATENT-2 long-term extension. EurRespir J, 2014, 44 (Suppl 58): P1803.

[15] Rubin LJ, Galie N, Grimminger F, et al. Riociguat for the treatment of pulmonary arterial hypertension: a long-term extension study (PATENT-2). EurRespir J, 2015, 45 (5): 1303-1313.

[16] Tapson VF, Torres F, Kermeen F, et al. Oraltreprostinil for the treatment of pulmonary arterial hypertension in patients on background endothelin receptor antagonist and/or phosphodiesterase type 5 inhibitor therapy (the FREEDOM-C study): a randomized controlled trial. Chest, 2012, 142 (6): 1383-1390.

[17] Tapson VF, Jing ZC, Xu KF, et al. Oraltreprostinil for the treatment of pulmonary arterial hypertension in patients receiving background endothelin receptor antagonist and phosphodiesterase type 5 inhibitor therapy (the FREEDOM-C2 study): a randomized controlled trial. Chest, 2013, 144 (3): 952-958.

[18] Jing ZC, Parikh K, Pulido T, et al. Efficacy and safety of oral treprostinilmonotherapy for the treatment of pulmonary arterial hypertension: a randomized, controlled trial. Circulation, 2013, 127 (5): 624-633.

[19] Sitbon O, Channick R, Chin KM, et al. Selexipag for the treatment of pulmonary arterial hypertension. N Engl J Med, 2015, 373 (26): 2522-2533.

[20] Sitbon O, Jais X, Savale L, et al. Upfront triple combination therapy in pulmonary arterial hypertension: a pilot study. EurRespir J, 2014, 43 (6): 1691-1697.

[21] McLaughlin V, Channick RN, Ghofrani HA, et al. Bosentan added to sildenafil therapy in patients with pulmonary arterial hypertension. EurRespir J, 2015, 46 (2): 405-413.

[22] Galie N, Barbera JA, Frost AE, et al. Initial use of ambrisentan plus tadalafilin pulmonary arterial hypertension. N Engl J Med, 2015, 373 (9): 834-844.

[23] Taichman DB, Ornelas J, Chung L, et al. Pharmacologic therapy for pulmonary arterial hypertension in adults: CHEST guideline and expert panel report. Chest, 2014, 146 (2): 449-475.

[24] Nickel N, Golpon H, Greer M, et al. The prognostic impact of follow-up assessments in patients with idiopathic pulmonary arterial hypertension. EurRespir J, 2012, 39 (3): 589-596.

[25] Chakinala M, McGoon M. Pulmonary hypertension care centers. Advances in Pulmonary Hypertension, 2014, 12 (4): 175-178.

[26] Hemnes AR. Pulmonary arterial hypertension treatment guidelines: new answers and even more questions. Chest, 2014, 146 (2): 239-241.

循环系统外疾病的心脏表现

完整详细的病史采集对循环系统疾病诊断十分重要。循环系统疾病的常见症状有胸痛、呼吸困难、心悸、晕厥、发绀、咯血及水肿等。需要注意的是，其他系统疾病如内分泌疾病、消化系统疾病、严重贫血、尿毒症等也可出现循环系统疾病的表现，在病史采集时应仔细获取相关信息，为疾病的诊断和鉴别诊断提供重要线索。本文对循环系统外疾病的心脏表现概述如下。

一、神经疾病

1. 颈椎病 低位颈椎（6~7）椎间盘突出时压迫颈部脊神经后根可产生前锯肌和胸部疼痛，这是引起胸痛较常见的原因。由于胸痛较多局限于胸骨后，可波及心前区，并可放射至颈部、上颌部、左肩及左上肢，可呈压迫或窒息感；常伴面色苍白、出汗、胸闷、气短、头晕等，类似冠心病心绞痛表现，故也称颈 - 心综合征（cervici-cardiac syndrome）或颈椎性类冠心病综合征，极易误诊误治。该病有以下特点[1]：症状多在扭头或伏案过久后诱发，常伴颈部酸胀不适；疼痛与姿势有关，如转身、弯腰或长时间下蹲等；压迫下颈椎或上胸椎可引起相同性质的疼痛；疼痛也可于卧位休息时发生，无心电图缺血改变，硝酸甘油治疗无效。卧位试验与转颈试验为鉴别冠心病与颈心综合征简便、有效的方法。颈椎 X 线片、CT 或 MRI 显示颈椎骨质增生等退行性改变。治疗主要针对颈椎病，按颈椎病治疗后症状缓解或消失可确诊。

2. 脑心综合征（brain-heart syndrome） 急性脑血管病如脑出血、蛛网膜下腔出血、脑缺血以及急性颅脑外伤等可引起心律失常、心肌缺血、急性心肌梗死或心力衰竭等表现。发生的可能机制主要有神经体液和功能调节紊乱。急性脑部受损通过神经体液机制影响心肌复极顺序，使心肌复极延长，心电图可出现 ST-T 改变以及 Q-T 间期延长。应激状态下机体儿茶酚胺、肾上腺素水平升高，可引起冠状动脉痉挛，出现心肌缺血，快速性心律失常。心脏活动受到交感、副交感神经的双重支配，支配心脏活动的高级中枢位于下丘脑、脑干及边缘系统，这些部位出现病变时，中枢对心脏的调节将发生紊乱，可出现心律失常及心肌损伤。治疗主要是针对原发病。

3. 肌营养不良 Duchenne 肌营养不良是 X- 连锁隐性疾病，是最常见的遗传性神经肌肉疾病，血清肌酸磷酸激酶活性增高，几乎所有的 Duchenne 肌营养不良患者都伴有心肌疾病，多数患者心电图异常，女性携带者扩张型心肌病风险增加。

4. 心脏神经症 又称 Da Costa 综合征，病因尚不清楚，中青年女性较多见，尤其是更年期女性。以自主神经功能紊乱为主要表现，胸痛表现为短暂（几秒钟）的刺痛或持久（几小时）的隐痛，部位多在左胸乳房下或经常变动。症状多在疲劳后出现，轻度体力活动反觉舒适，可耐受重体力活动而不发生胸痛。含用硝酸甘油无效或 10 多分钟后才“见效”。易激动，常伴有焦虑、心悸、头昏、耳鸣多汗、失眠、多梦、疲乏等神经衰弱症状。有明显心血管系统症状，但无客观体征及实验室阳性结果，排除器质性心脏病后可考虑本病诊断。

5. 癔症 多见于青年女性，突然出现呼吸困难，呼吸快速而浅表，常因过度换气引起呼吸性碱中毒而发生抽搐。可反复发作，常有情感反应异常史。需排除循环系统器质性疾病。

二、内分泌疾病

1. 甲状腺疾病 甲状腺功能异常是全身性内分泌疾病，可引起全身器官受累，尤以心血管系统受累最突出。心血管系统症状是甲状腺功能亢进症最常见的表现[2]。甲亢性心脏病是指在甲状腺功能亢进症基础上出现心脏增大、心律失常、心力衰竭等心脏表现，占甲状腺功能亢进症患者的 5%~10%。超生理需要量的甲状腺激素作用于心脏，心肌代谢加速使心肌缺氧、营养物质缺乏，心肌细胞变性肥大，心房细胞不应期缩短及房室传导时间缩短，血流动力学改变等多种因素共同作用所致。心脏扩大、心律失常、心力衰竭为诊断甲状腺功能亢进性心脏病必备的症状和体征，但需除外其他原因引起的心血管病变。

甲状腺功能减退症的心血管表现比较隐匿，特征性的症状有心动过缓、舒张性高血压、脉压差缩小、心尖搏动强度减低。长期的甲状腺功能减退可引起机体基础代谢率低下，心脏能量供应减少，易出现劳力性胸闷、乏力等临床表现，多伴发心肌酶增高。如心肌酶持续增高但无心电图动态演变，要考虑甲状腺功能减退性心脏病的可能。约 70% 的甲状腺功能减退伴有心血管病变，以心动过缓、心脏增大多见。如患者明确诊断为甲状腺功能减退，并除外其他原因，心脏增大、心包积液、心力衰竭，甲状腺激素替代治疗后明显好转甚至恢复可确诊为甲状腺功能减退性心脏病。甲状腺功能减退症可引起继发性血脂异常，总胆固醇和低密度脂蛋白(LDL)胆固醇以及载脂蛋白 B 升高[3]。

2. 糖尿病 过去认为糖尿病是心血管病的危险因素，目前观点认为糖尿病是心血管疾病，是冠心病的等危症[4]，对所有明确冠心病患者推行常规三部曲：①常规询问是否有糖尿病；②如患者不知晓，常规查空腹血糖；③空腹血糖正常，常规作 OGTT 试验。糖尿病患者合并冠心病预后差，发生心肌梗死后的病死率比非糖尿病者明显增高。糖尿病性心肌病(diabetic cardiomyopathy)发病机制尚未完全清楚，目前研究[5]认为是由高血糖、胰岛素抵抗与高胰岛素血症或胰岛素缺乏通过对心肌细胞的直接毒性作用或引发代谢紊乱、氧化应激、神经内分泌系统异常激活、非酶促糖基化产物堆积、钙调控机制异常等引起的一系列级联反应所致。病理表现为心肌细胞肥大、心脏重量指数(心肌重量/体重)增加，细胞外基质沉积，心肌纤维化。临床上主要表现为不同程度的左心室收缩或舒张功能不全。治疗上主要针对糖尿病及心力衰竭。糖尿病肾病目前也已经成为继发性高血压常见的原因。

3. 内分泌性高血压 内分泌组织或肿瘤引起相应的激素如醛固酮、皮质醇，以及儿茶酚胺等分泌增多使血流动力学改变引起血压升高，是较常见的继发性高血压，如原发性醛固酮增多症、库欣综合征、嗜铬细胞瘤等。切除肿瘤去除病因后高血压可缓解或治愈。

三、胸壁及胸腔脏器疾病

1. 胸壁疾病 胸壁疾病引起的胸痛常有明显压痛，深呼吸、举臂等胸廓活动时胸痛加剧。可见于带状疱疹、肋间神经炎、非化脓性肋软骨炎、化脓性骨髓炎、肋骨骨折等。强直性脊柱炎如病变累及胸椎，可引起剧烈的肋间神经痛，可能由于脊神经根受压引起。

2. 肺栓塞 常发生于下肢静脉曲张、盆腔手术、骨折、长期卧床、心脏病患者。典型的肺栓塞为突发呼吸困难、胸痛、咯血、休克、晕厥等，常有严重低氧血症。心电图Ⅰ导联S波加深，Ⅲ导联Q波显著，T波倒置，即 $S_1Q_3T_3$，但发生率低。肺动脉 CTA 可检出肺动脉大分支血管栓塞；血浆 D-二聚体含量低于 500μg/L，对肺栓塞的诊断有重要的价值。

3. 睡眠呼吸暂停低通气综合征(sleep apnea hypopnea syndrome，SAHS) 多种原因导致睡眠状态下反复出现低通气和(或)呼吸中断，引起间歇性低氧血症伴高碳酸血症以及睡眠结构紊乱，进而使机体发生一系列病理生理变化的临床综合征。常伴有交感缩血管反应增强，低氧血症、高碳酸血症、迷走神经张力增高，肾上腺素能活性增高时可引起期前收缩、房室传导阻滞、心力衰竭、猝死等发生。SAHS 常伴随有心率变异性下降、内皮系统功能异常、炎症因子水平升高、胰岛素抵抗、夜间血压波动以及血栓形成风险增加等。

4. 纵隔疾病 急性或慢性纵隔炎、纵隔肿瘤、纵隔气肿等可引起胸痛。病史和相关检查可与循环系统疾病鉴别。

四、消化系统疾病

1. 食管疾病 如食管炎、食管裂孔疝、食管肿瘤、弥漫性食管痉挛、食管憩室、自发性食管破裂等均可引起胸痛。共同特点有：疼痛常位于胸骨后，疼痛多在吞咽时发作或使之加重；常伴随有吞咽困难。

2. 胃心综合征 也称 Roemheld 综合征，由于胃部疾病反射性引起心血管系统的功能紊乱。主要表现为左侧胸痛或绞窄感，可向左肩放射，偶尔引起心绞痛样发作[1]，服用硝酸甘油疼痛不能缓解。多见于青年男女，心电图检查正常，心脏检查多无异常发现。发病机制可能为多因素引起：支配心脏的脊神经与支配胃的脊神经在 T_3~T_5 处有交叉，胃病发作时通过胃冠反射引起冠状动脉痉挛、缺血导致心律失常或心绞痛发作。胃-食管反流时，胃酸或胆汁等胃内容物的反流刺激黏膜内的化学感受器，使食管纵形肌或环形肌运动失调，贲门失弛缓，食管痉挛，进食时出现心绞痛或心律失常。食管裂孔疝、消化性溃疡疼痛引起机体出现应激反应，心率加快，心脏前后负荷增加，心肌耗氧量增加，心肌供血不足，无氧代谢增加使乳酸堆积，可引起冠状动脉痉挛，出现心绞痛等症状。交感神经兴奋时儿茶酚胺分泌增多，引起心悸、胸闷、期前收缩等。慢性胃病基础上出现心血管症状，在排除心血管器质性病变后可做出诊断。如胃部症状不明显而心血管症状突出者易误诊。

3. 胆心综合征（biliary-heart syndrome） 由于胆囊、胆管的疾病诱发胆道压力增高，通过神经反射引起冠状动脉供血不足、心脏功能失调以及心电图异常。表现为胆道疾病发作时出现类似冠心病的症状及心电图异常，随着胆道疾病的治愈而好转，临床上常误诊为冠心病或其他心脏病[6]。内脏神经反射学说认为胆囊受 T_4~T_9 脊神经支配，而心脏受 T_2~T_8 脊神经支配，两者在 T_4~T_5 脊神经处有交叉。胆囊疾病时通过迷走神经反射性影响导致心血管异常表现。当胆管内压力增高时可引起胆管痉挛，反射性引起心律失常、心绞痛、血压下降等。此外，胆盐的刺激可直接作用于心脏传导系统产生心律失常。

4. 肝心综合征 由 Horsiers 于 1950 年提出，指肝脏疾病引起心悸、心律失常、心绞痛、心功能不全、心电图心肌缺血改变等一系列临床表现，可继发于任何肝病。在肝病活动期，排除原发心脏病和引起心脏异常的其他原因，出现心悸、心前区不适、胸闷等症状，心电图异常改变，单纯内科治疗心脏症状无改善，肝脏疾病治愈后心电图异常及心脏症状明显改善或随之消失。对心电图异常、有消化道症状及腹部体征者，应行肝、肾功能检查，肝炎恢复后，必要时行运动试验排除冠心病。

5. 胰心综合征 无原发心脏疾病，由胰腺炎引起的心脏功能性紊乱。急性胰腺炎剧烈疼痛通过神经反射引起冠状动脉痉挛，产生心绞痛或心律失常；低血压或休克使冠状动脉供血不足；急性胰腺炎产生的心肌抑制因子及血管活性肽（组胺、缓激肽、5-羟色胺等）对心脏产生毒性作用；胰蛋白酶可损害心肌。低血钙和坏死心肌局部高血钾等电解质紊乱也是引起胰心综合征的重要因素。与急性心肌梗死比较，胰心综合征无典型心电图表现及演变规律，无心肌肌钙蛋白升高的曲线特征，而血清淀粉酶明显升高。重症急性胰腺炎如伴有心脏异常表现，只有在排除了原发性心脏疾病后方可诊断。急性胰腺炎伴发的心脏损害治疗上主要是保护心肌、维持有效的循环血量、控制低氧血症。

五、风湿性疾病

急性风湿热（rheumatic fever，RF）是由 β-溶血性链球菌引起的免疫介导的难治性炎症性疾病。系统性风湿性疾病常累及心血管系统，进行性心脏瓣膜功能异常，形成风湿性心脏病（rheumatic heart disease），最终导致心力衰竭。系统性红斑狼疮（systemic lupus erythematosus，SLE）是系统性自身免疫性疾病，任何年龄都可发病，女性常见。心包炎是最常见的心脏病变表现[7]；心肌功能不全可能与免疫损伤、瓣膜病变、缺血等多种因素有关；窦性心动过速可能是狼疮性心肌炎最早期的表现。瓣膜受累在 SLE 中较常见，超过 50% 的 SLE 患者经食管心脏超声检查显示有瓣膜异常[8]。

六、肾脏疾病

肾脏在维持电解质平衡、血压调节、血容量等方面发挥枢纽作用。心肾两个器官在多个层面上存在联系，包括交感神经系统、肾素-血管紧张素-醛固酮系统、抗利尿激素、内皮素及利钠肽等。肾脏是调节血压的中枢，可通过自身调节控制肾小球囊内压。肾实质性及肾血管性病变均可导致继发性高血压；肾实质性病变中以高血压性肾硬化及糖尿病肾病最常见。肾小球受损时，可激活一系列途径导致收缩压升高。可行肾脏计算机断层或磁共振检查，有条件可行肾脏穿刺及病理学检查，该方法为诊断肾实质性疾病的“金标准”。肾血管性高血压是继发性高血压最常见的病因，引起肾动脉狭窄的主要原因为动脉粥样硬化。彩色多普勒超声是诊断肾动脉狭窄首选无创的检查方法。多数慢性肾脏病（chronic kidney disease，CKD）合并高血压患者需要服用 3 种或 3 种以上降压药才能达到目标血压（<130/80mmHg）[9]。肾功能不全也

是影响急性冠脉综合征远期死亡率的显著预测因子，肾功能受损与主动脉硬化和二尖瓣钙化相关，终末期肾病患者中可出现心脏瓣膜增厚和钙化[10]，约 80% 患者有主动脉硬化。尿毒症、高钾血症、钙 - 磷失衡等与心律失常的发病率增高密切相关。肾功能异常所导致的心脏疾病应考虑肾心综合征。

七、继发性心肌疾病

1. 围生期心肌病（peripartum cardiomyopathy，PPCP） 指既往无心脏病的女性，妊娠最后 1 个月至产后 6 个月内发生的以心肌病变为特征及临床表现为充血性心力衰竭的心脏病变，类似扩张型心肌病。高龄、双胎妊娠、应用宫缩抑制剂等与本病有关。严重病例需卧床休息，栓塞高风险者需抗凝治疗。预后通常良好，但妊娠可再发。

2. 应激性心肌病（stress cardiomyopathy） 又称 Tako-Tsubo 综合征，心尖部气球样变综合征（apical ballooning syndrome，ABS），多见于绝经后的中老年女性。发病机制不十分清楚[5]，可能包括交感神经系统和儿茶酚胺介导的心肌顿抑，冠状动脉及微血管痉挛、雌激素水平降低、脂肪酸代谢障碍及病毒感染等。患者发病前常有强烈的心理刺激或躯体应激诱发因素。也可在应用肾上腺素、阿托品、多巴酚丁胺等刺激交感神经药物期间发生。最常见的临床表现为在应激事件发生数分钟至数小时出现类似急性冠状动脉综合征的剧烈胸痛、胸骨后压榨感、呼吸困难、晕厥，部分患者以心力衰竭为首发症状。多数患者急性期心电图出现胸前导联 ST 段抬高，QT 间期延长，部分可出现病理性 Q 波，恢复期常有 T 波倒置。心肌标志物轻至中度升高。心脏超声心动图可发现左心室射血分数降低和心脏整体及节段性收缩功能障碍。左心室造影显示心尖及中部运动减弱、消失或运动异常（气球样变）。根据病史及典型的影像学改变可诊断。但需除外嗜铬细胞瘤、心肌炎等疾病。急性期应积极去除诱发因素，治疗原发疾病。B 受体激动剂及儿茶酚胺类正性肌力药应禁忌；长期应用 β 受体阻滞剂可能有预防复发的作用。

3. 贫血性心脏病 各种原因引起血红蛋白（Hb）<70g/L 的慢性贫血，导致心排血量增加、心脏增大、心功能不全，称为贫血性心脏病（anemic heart disease）。贫血引起血氧供应不足，慢性严重贫血心肌长期缺氧出现退行变性，心脏储备功能减退，血液载氧能力明显下降，机体各系统供氧不足，心输出量增加，心脏负荷加重，左、右心室扩大和肥厚，心脏持续重负荷必然导致心功能不全。长期慢性贫血患者 Hb 接近或低于 70g/L，并且影像学检查心脏扩大，心电图呈缺血性 ST-T 改变或梗死样改变，诱发或加重心绞痛发作，存在心功能不全表现，可以初步诊断贫血性心脏病。贫血纠正后，上述改变逐渐消失，可以确诊贫血性心脏病。

4. 维生素 B_1 缺乏性心脏病 又称脚气性心脏病（beriberi heart disease），是因严重且长时间缺乏维生素 B_1 而引起的一种高排量性心脏病。周围动脉血管阻力降低、心排血量增加是其特征性改变。诊断该病要点主要有：存在缺乏维生素 B_1 的病史，心脏高动力循环表现，全心衰竭，多发性神经炎，血中维生素 B_1 降低，维生素 B_1 治疗有效。

八、妊娠相关的心血管疾病

妊娠期间，血容量、心排出量、心率显著增加。如妊娠前血压正常，妊娠期（多在 20~24 周后）出现高血压，称妊娠高血压综合征。可出现“四高”：高体重、高度水肿、高血压、高蛋白尿[1]。可能与子宫胎盘缺血、肾素 - 血管紧张素敏感性增高、前列腺素合成失调、免疫遗传等因素有关。先兆子痫为高血压伴发蛋白尿、水肿或二者同时出现，当先兆子痫合并癫痫时可定义为子痫。关于围生期心肌病，病因不明，现认为属扩张型心肌病的一种特殊类型（见前述）。

九、肿　瘤

心脏原发恶性肿瘤罕见，而转移性肿瘤却很常见。几乎全身各处的肿瘤都可转移至心腔内，以肺癌和乳腺癌最多见，白血病、淋巴肉瘤及黑色素瘤也较常见。可直接蔓延，或经淋巴转移，也可通过上、下腔静脉转移。转移灶多侵犯心包或心肌，常为多发性，境界清楚。

某些抗肿瘤药物（常见的如蒽环类、紫杉醇、环磷酰胺、5- 氟尿嘧啶等）具有心脏毒性，表现为心律失常、心功能障碍及心包积液。抗肿瘤药物与一些激素联合应用可增加心肌病变及心肌梗死的危险性。乳腺、肺部或食管癌等的放疗常包括了心脏的范围，心脏辐射可引起心肌损伤。放疗引起的急性心包炎常伴随疼痛和发热，有时甚至造成心包填塞，糖皮质激素可用于治疗放射相关的心包疾病。

十、电解质紊乱及酸中毒

1. 低钾血症　早期心肌应激性增强，以窦性心动过速、房性早搏、室性早搏多见；重度低钾可致低钾性心肌病，心肌坏死、纤维化。血钾降至3.5mmol/L时，心电图表现为ST段下移、T波宽而低、Q-T间期延长、U波明显、PR间期延长。更严重者可因心室扑动、心室颤动、心脏骤停而猝死。

2. 高钾血症　血钾增高对心肌有抑制作用。当血钾快速增高时心肌收缩功能降低、出现窦性心动过缓、室性心动过速、心室颤动等严重心律失常。血钾缓慢增高时，可出现传导阻滞，心室停搏。心电图是诊断高钾血症程度的重要参考指标：血清钾 >6mmol/L时，出现窄而高尖的T波；7~9mmol/L时，PR间期延长，P波消失，QRS波群变宽，R波渐低，S波渐深，ST段与T波融合；>9~10mmol/L时，出现正弦波，QRS波群延长，T波高尖，进而心室颤动和心室静止。

3. 酸中毒　血浆 H^+ 浓度增高可对心脏和血管产生不良影响。H^+ 使小动脉平滑肌及毛细血管前括约肌对儿茶酚胺的反应性降低，阻力血管扩张，血压下降，严重时可出现休克。H^+ 抑制心肌收缩，严重时引起心力衰竭。酸中毒时常伴随高钾血症，导致传导阻滞或心室颤动等严重心律失常。

（杨天和　张长海）

参考文献

[1] 邝贺龄，胡品津．内科疾病鉴别诊断学．5版．北京：人民卫生出版社，2006.

[2] Klein I，Ojamaa K. Thyroid hormone and the cardiovascular system. N Engl J Med，2001，344（7）：501-509.

[3] Bakker S，ter Maaten JC，Popp-Snijders C，et al. The relationship between thyrotropin and low density lipoprotein cholesterol is modified by insulin sensitivity in healthy euthyroid subjects. J Clin Endocrinol，2001，86（3）：1206-1211.

[4] 胡大一，马长生．心血管内科学．北京：人民卫生出版社，2008.

[5] 马爱群，王建安，肖颖彬．心血管系统疾病．北京：人民卫生出版社，2015.

[6] 崔建华，朱代生．胆心综合征21例临床分析．中国实用医刊，2009，36（9）：87.

[7] Moder KG，Miller TD，Tazelaar HD. Cardiac involvement in systemic lupus erythematosus. Mayo Clin Proc，1999，74（3）：275-284.

[8] Roldan CA，Shively BK，Crawford MH. An echocardiographic study of valvular heart disease associated with systemic lupus erythematosus. N Engl J Med，1996，335（19）：1424-1430.

[9] Chobanian AV，Bakris GL，Black HR，et al. The Seventh Report of the Joint National Committee on Prevention，Detection，Evaluation，and Treatment of High Blood Pressure：the JNC 7 report. JAMA，2003，289：2560-2572.

[10] Umana E，Ahmed W，Alpert MA. Valvular and perivalvular abnormalities in end-stage renal disease. Am J Med Sci，2003，325（4）：237-242.

心血管疾病患者妊娠安全评价——《2011年ESC妊娠期心血管病管理指南》解读

随着生育年龄的增加、先天性心脏病的早期干预，以及高血压病、糖尿病、肥胖等诱因，妊娠合并心血管疾病患者的发生数量呈上升趋势。尽管临床上约1%~4%的妊娠妇女患有心血管疾病，10%~25%孕产妇仍因心血管疾病而导致死亡。妊娠合并心血管疾病是孕产妇非产科因素死亡的主要原因之一，对妊娠合并心血管疾病患者应进行合理地、有效地心血管风险的安全评价，将有助于孕产妇平稳地度过妊娠与分娩阶段，获得良好的妊娠结局。

欧洲心脏病协会（ESC）组织22位医学专家整理2003—2011年间的美国国立卫生研究院数据库（Pubmed）的科研成果，集合欧美心血管专家共识、德国心血管疾病指南和2007版ESC心脏瓣膜病指南，于2011年8月在法国巴黎召开的ESC会上公布《2011 ESC妊娠期心血管病管理指南》（以下简称指南）[1]。该指南首次总结和评估所有可用的临床证据，利用风险-效益比等特定的诊断或治疗手段，为患有心血管疾病的孕产妇提供一套最佳的安全评价策略[2]；但是，最终的决定权仍需要主管医师结合患者的实际情况来制定。

1. 指南的总体建议

合并心血管疾病的妊娠妇女，以下情况被指南列为Ⅰ类推荐：

（1）已知或怀疑先天性或获得性心血管和主动脉疾病的妇女，应行产前安全评价和咨询。

（2）合并心血管疾病的孕妇在妊娠期和产后均应接受安全评价。

（3）高危的孕妇应在多学科组成的医疗团队中心进行救治。

（4）合并先天性心脏病或先天性心律失常、心肌病、主动脉疾病或与心血管疾病相关的遗传性畸形的妇女，应进行相应的基因筛查。

（5）伴有原因不明的或新发的心血管症状的妊娠患者，应行超声心动图检查。

（6）孕产妇在心血管疾病术前应密切监测皮质激素水平。

（7）妊娠期间应预防感染性心内膜炎的发生，具体方法与非妊娠期相同。

（8）推荐采取阴道分娩方式。

以下情况指南推荐为Ⅱa类：

（1）如果超声心动图不能有效地诊断心血管疾病，可以选择磁共振成像（MRI）（不含钆）。

（2）合并重症高血压的孕妇可考虑阴道分娩与硬膜外麻醉和器械辅助分娩相结合。

（3）孕龄超过28周的孕妇在行心外科手术前应考虑先行剖宫产术。

（4）具有产科的适应证或者伴有升主动脉扩张（>45mm）、重度主动脉瓣狭窄、产前口服抗凝药、艾森曼格综合征或顽固性心力衰竭的患者，应采取剖宫产术。

以下情况指南推荐为Ⅱb类：

（1）合并马方综合征且主动脉直径40~45mm的孕妇，推荐行剖宫产术。

（2）合并原因不明的呼吸困难的孕妇，在充分保护胎儿的前提下，可以考虑行胸部正侧位片检查。

（3）严格掌握心导管手术的适应证，且充分保护胎儿的前提下，可以考虑短时进行心导管术。

（4）严格掌握相应心血管手术的适应证，且充分保护胎儿的前提下，可以考虑进行CT和心脏电生理学检查。

（5）当心血管疾病危及孕妇的生命，而药物或介入治疗均失败时，可以考虑行冠状动脉旁路手术或心脏瓣膜置换手术。

在指南中不推荐分娩期间对孕妇行抗生素的预防性治疗。

2. 妊娠合并心血管疾病的诊断方法

患者的病史和临床表现是诊断心血管疾病的基础，通过询问个人史和家族史，将为临床诊断提供一条重要的线索，尤其是心肌病、马方综合征、先天性心脏病、青少年猝死、长 QT 间期综合征、儿茶酚胺敏感性室性心动过速（VT）或 Brugada 综合征等。

基于孕妇的个体差异性，应结合实际情况进行相关的实验室检验或物理检查。家族史中有妊娠高血压综合征或先兆子痫的孕妇应进行动态血压和尿蛋白的监测；先天性心脏病患者应进行血氧饱和度的监测；妊娠过程中出现呼吸困难或新发的病理性心脏杂音，必须进行心脏超声学检查。

绝大多数孕妇的心电图都属于正常；部分心电图也可表现：电轴轻度左偏、一过性 ST-T 改变，Ⅲ导联出现 Q 波，倒置 T 波，以及 V_1~V_3 导联出现倒置 T 波；这些可能与孕妇的心脏变大、心脏转位有关。对于曾经患有的阵发性或持续性心律失常（室性心动过速、心房颤动、心房扑动）或有心悸症状的孕妇需要进行动态心电图监测。先天性心脏病与无症状的心脏瓣膜病患者，最好是孕前应进行平板运动试验，客观地评价心脏变时、变力，及左心室的顺应性，协助孕妇进行安全性评估。

超声心动图检查因不暴露于辐射且容易操作，是评估心脏功能的首选检查方法。经食管超声心动图有助于复杂的器质性心脏病的诊断，对孕妇也是相对安全的。

放射线检查对于胎儿的影响主要依赖于射线量大小及接触射线时的妊娠时间；妊娠期间接受电离辐射的最大累积量为 5rad，但指南建议尽可能避免或减少放射线暴露。心血管磁共振（CMR）在妊娠阶段对胎儿是相对安全的，至今尚无致畸的相关报道[3]。

3. 心血管疾病孕妇的危险因素评估

世界卫生组织修订的关于妊娠合并心血管疾病患者的风险评估系统（简称 WHO 风险评估系统）是临床上最常用，也是公认的安全评估系统。所有患有心血管疾病的孕妇在妊娠前后至少进行一次安全评估，建议在医院内进行分娩。

Ⅰ级：轻度或单纯的肺动脉瓣狭窄、动脉导管未闭、二尖瓣脱垂；已矫正的二尖瓣脱垂、房间隔缺损、室间隔缺损、动脉导管未闭，肺静脉畸形引流；孤立的房性或室性早搏。临床研究证据未证实这类孕产妇的发病率和死亡率的增加，妊娠期间只需进行 1~2 次随访或评估。

Ⅱ级：未修补的房间隔缺损或室间隔缺损、已修复的法洛四联症、大多数的心律失常。此类患者为低 ~ 中危，建议妊娠早期、中期、晚期各进行 1 次心脏科随访。

Ⅱ~Ⅲ级：轻度的左心室损伤、肥厚型心肌病、不属于 WHO Ⅰ或Ⅳ级的心脏瓣膜病，不伴有主动脉扩张的马方综合征、已修复的瓣膜或流出道缩窄，可根据患者个体差异，进行相应的 WHO 风险评估分级。

Ⅲ级：机械瓣置换术、Fontan 循环、未修复的发绀性或复杂的先天性心脏病、马方综合征（主动脉扩张 40~45mm）、主动脉瓣相关疾病（主动脉扩张 45~50mm）；此类属于高危患者，建议患者在妊娠过程中进行心脏科和产科医师的专业咨询，且每 1~2 个月到心脏科及产科进行相应的检查。

Ⅳ级：任何原因的肺动脉高压、重度心力衰竭（LVEF<30%，NYHA Ⅲ~ Ⅳ级）、既往围生期心肌病、重度二尖瓣狭窄和主动脉瓣狭窄、马方综合征（主动脉扩张 >45mm）等疾病，均属于妊娠禁忌证。此类患者若已妊娠，又不愿意终止妊娠者，需要每 1~2 个月到心脏科及产科进行相关检查。

4. 胎儿的健康性评估

胎儿超声检查可以明确妊娠时间、多胎妊娠和畸形判定等（敏感性 85% 和特异性 99%）；最佳筛查时间是孕 18~22 周，超声可清楚地探查此时胎儿的心脏结构和心室流出道。家族中有先天性心脏病史者，孕 13 周时行超声即可以筛查先天性心脏病发生，如果胎儿伴有严重的畸形，家长可以提前选择终止妊娠；孕 30 周后，因为胎儿蜷缩在羊膜腔中，将影响胎儿心脏畸形的筛查结果。

当胎儿有畸形发生的可能时，建议行以下内容：

(1) 需要对胎儿的心脏做完整的超声心动图：包括心脏结构和功能，动静脉血流和心率。

(2) 详细地分析胎儿心脏的解剖结构，寻找畸形的可能性（甚至脚趾和骨骼）。

(3) 家族史的分析。

(4) 排除孕妇的慢性疾病，病毒性感染，或致畸性药物的使用。

(5) 胎儿染色体筛查。

(6) 转诊到具有医学专家的全科进行检查；

(7) 建议在一个可以提供新生儿心脏护理的机构进行分娩。

每周进行 1 次或多次胎儿的生物物理曲线测试，4 个超声变量（胎动、语气、呼吸、羊水量）和非压力测试，将帮助预测胎儿的中枢神经系统是否存在低氧血症 / 酸中毒。

5. 妊娠期母体心脏手术的时机选择

妊娠合并心血管疾病的患者诊断急需行冠状动脉造影时，最好的选择在孕中期的第 4 个月（孕 7 个月），因为此时胎儿的各器官已发育完成，而甲状腺尚无活性；母体子宫体积仍很小，胎儿与母体心脏的距离最远，此时，冠脉造影术对胎儿的影响相对较小。建议应尽量快速地行冠脉造影或 X 射线透视，避免妊娠子宫直接暴露于辐射。

当合并心血管疾病的孕妇在给予相应药物治疗或介入手术皆失败，孕妇的生命仍受到严重的威胁，此时可以考虑心脏外科手术治疗。妊娠早期行外科手术会增加胎儿致畸的风险，建议手术的最佳时间是孕 13~28 周之间。当孕龄超过 28 周或以上时，可考虑在心脏外科手术前先进行分娩，且在术前 24 小时进行孕妇皮质激素水平的动态性监测。

6. 分娩时间及方式的选择

绝大多数心功能正常的心血管疾病孕妇，建议采取阴道分娩，因为阴道分娩出血少、感染及血栓栓塞的风险小。对于孕妇伴有轻度的未修复的先天性心脏病或已手术成功修复的心脏病患者也是可以选择阴道分娩；然而，由于缺乏前瞻性的数据和孕妇的个体差异性，主管医师应结合患者的实际情况进行个体化管理。

当孕妇伴有剖宫产术的产科指征、分娩前口服抗凝剂、马方综合征（主动脉直径 40~45mm）、主动脉直径 >45mm、急性或慢性主动脉夹层、急性顽固性心力衰竭等情况时，应考虑剖宫产术。在某些产科中心，患者合并重度主动脉瓣狭窄、重度肺动脉高压（包括艾森曼格综合征）或急性心力衰竭时，也可选择剖宫产术；然而，无论阴道分娩或剖宫产术，均应在分娩前后密切监测孕产妇的动脉血压、脉率、血氧饱和度和心电图的变化。

7. 心血管疾病孕妇妊娠的安全评价

(1) 先天性心脏病

多数先天性心脏病的孕妇可以耐受妊娠过程，孕前应进行超声心动图和平板运动试验检查，分析基础心脏病的左心室功能和心脏瓣膜情况，之后再决定是否妊娠。患者在进行平板运动试验，达到预期的最大心率 70% 时，若出现动脉血压或血氧饱和度的下降，则提示：患者在妊娠期间可能出现心血管症状或相应并发症的恶化。房间隔缺损（ASD）的孕妇多会伴有心律失常，特别是 ASD 未修复，修复时间较晚或孕妇年龄超过 30 岁。妊娠前 3 个月应制定个性化随访计划。大多数患者可经阴道分娩，但伴有产科指征、心功能恶化时可择期行剖宫产术。

(2) 主动脉病变

很多遗传性疾病会影响胸主动脉的发育和形成，如马方综合征、主动脉瓣闭锁、埃勒斯综合征、Turner 综合征、Fallot 综合征、主动脉缩窄等，孕前应行主动脉彩超检查；马方综合征患者，若主动脉根部直径 >45mm 不建议受孕。临床研究报告显示：主动脉夹层最常发生于妊娠前 3 个月（约占 50%）或产后早期（约占 33%），建议妊娠期和分娩后所有胸痛症状者均应排除主动脉夹层的可能。

(3) 心脏瓣膜病

先天性和获得性心脏瓣膜病是孕产妇和胎儿的发病率和死亡率的重要原因之一。风湿性心脏病、二尖瓣狭窄仍然是发展中国家的一个主要问题，在西方国家的移民中也高发。妊娠期间如果药物治疗效果不佳，可考虑经皮二尖瓣球囊扩张术，最佳手术时机是在妊娠 4~7 个月；中重度二尖瓣狭窄或有症状的主动脉瓣狭窄一般不能耐受妊娠，故应在妊娠前进行治疗。瓣膜脱垂或返流比瓣膜狭窄的患者能更好地耐受妊娠，但需要密切随访；伴有重度瓣膜返流导致难以纠正的顽固性心力衰竭或心室扩大时，需在妊娠前接受外科瓣膜置换手术。人工瓣膜置换术后，为预防瓣膜血栓形成，建议在妊娠4~9个月内服用华法林抗凝，用药期间密切监测国际标准比值（INR），且维持INR在2~3之间。妊娠早期及孕36周后，可用普通肝素或低分子肝素替代华法林治疗。

(4) 急性冠脉综合征

妊娠期或产褥期急性冠脉综合征（ACS）的发生率相对比较罕见，约(3~6)/10万，诊断标准与非妊娠患者相同，如持续性胸痛伴有心电图改变和心肌标志物（CKMB、肌钙蛋白）的升高，但需要与先兆子痫、急性肺栓塞和主动脉夹层进行相鉴别。另外，产后出血、心力衰竭或失血性休克也可能导致肌钙蛋白水平升高。超声心动图用于评估室壁运动异常的存在，运动心电图或平板运动试验只适用于稳定性心绞痛的患者。PCI被认为是ST段抬高性心肌梗死最佳的血运重建方式，若术后无残余缺血，LVEF>40%的冠心病患者可以考虑继续妊娠，但必须密切观察病情变化。

(5) 心肌病或心力衰竭

妊娠期心肌病的发生率相对较少，但可引起严重的并发症。妊娠合并心力衰竭时可按照急慢性心力衰竭的指南进行治疗，但尽量避免使用ACEI、ARB或肾素抑制剂，因为这些药物会对胎儿产生毒性；利尿剂可以减少胎盘的血流量，指南建议利尿剂只在心力衰竭合并肺淤血时应用；安体舒通拮抗剂（螺内酯）也不建议使用；必要时可选用肼屈嗪或硝酸酯类药物。妊娠合并围生期心肌病的心功能LVEF<40%是病情恶化的高危预测指标；若LVEF<20%，孕妇死亡率非常高，应尽早终止妊娠。

如果孕妇血流动力学稳定且无产科手术指征，建议行硬膜外麻醉与催产素联合作用下阴道分娩；但分娩过程中必须密切观察血流动力学变化。若孕妇的血流动力学不稳定、顽固性心力衰竭，药物无法控制，建议及时行椎管内脊椎-硬膜外联合阻滞麻醉行剖宫产手术。

(6) 心律失常

妊娠期间的心律失常多数是良性的，危及生命的室性心律失常是相对罕见的，但新发的室性心动过速（VT）应考虑器质性心脏病的存在。

阵发性室上性心动过速（SVT）占妊娠期间心律失常的20%~44%，若伴有血流动力学不稳定的心动过速应考虑直接电转复；对于伴有心房扑动与心房颤动的孕妇，最好给予抗凝剂后电复律。因为缺乏相应的大规模临床试验，所有抗心律失常药物均可能对胎儿有潜在的毒副作用；建议严重的或频发的SVT应在妊娠前行射频消融术治疗。

(7) 高血压性疾病

妊娠期高血压（PIH）多发生于妊娠20周，产后42天自行缓解，是人类妊娠期特有的疾病，也是导致孕产妇和胎儿的发病率和致死率较高的主要因素之一。PIH主要伴有重要组织器官的低灌注；建议产后应尽快将血压恢复至正常，且在产后定期随访，防治其后心血管并发症的发生。

指南建议：孕妇收缩压为140~150mmHg和（或）舒张压90~99mmHg，可以密切观察血压变化，不需要药物干预；若孕妇的血压引起临床症状或亚临床器官损伤时，应给予药物干预；若孕妇收缩压≥170mmHg和（或）舒张压≥110mmHg，必须急诊住院治疗。

(8) 静脉血栓-栓塞性疾病（VTE）

有0.05%~0.20%孕产妇在妊娠期或产褥期发生肺栓塞和深静脉血栓形成（DVT），其中，肺栓塞是英国孕产妇最常见的直接死因，也是导致全世界孕妇死亡率增加的第二元凶。VTE多发生于分娩即刻至产褥期第6周，特别是剖宫产术后的患者。

危险因素：既往反复性VTE，无诱因或与雌激素相关性VTE，家族史，血栓形成倾向，孕妇年龄超过35岁，肥胖（BMI>30kg/m^2），吸烟史，静脉曲张；产科危险因素：先兆子痫，脱水、呕吐、急诊剖宫产术、产后大出血（>1000ml）、分娩时间超过24小时；一过性诱因：长时间地平卧、全身性炎症、妊娠期外科手术或产后6周。

8. 妊娠期心血管药物使用建议

尽管指南中总结了所有在妊娠期和哺乳期可以应用的相关药物，以及潜在的作用机制，然而，至今还没有统一的药物治疗建议。通常情况下，不建议在妊娠期和哺乳期应用的药物；除非紧急情况下，药物使用前必须争得孕妇的同意，同时权衡药物应用的利弊。

根据药物的FDA分级、胎盘通过性、母乳排泄及不良反应等,将妊娠期和哺乳期间使用的药物分为5类,从A类(最安全的)到X类(已知的危险或禁止使用)。

A类药物:药物对孕妇和胎儿均无危害,至今尚无FDA推荐药物。

B类药物:动物繁殖实验中没有证实对胎儿的致畸性,但缺乏孕妇的临床对照研究。

C类药物:尽管在动物繁殖研究中证实对胎儿有致畸或致死的报道,但未在临床研究得到证实,仅在权衡对胎儿利弊时选择应用。

D类药物:有研究报道对胎儿存在危害,但对孕妇有益处,在孕妇生命垂危或疾病严重时可以选择应用。

X类药物:动物或人类的研究表明,药物存在潜在的胎儿致畸性,且孕妇使用药物的风险显著超过益处。此类药物禁用于妊娠或即将妊娠的妇女。

9. 指南的局限性

目前的产科领域尚缺乏前瞻性或随机对照研究,临床试验研究中仍有很多问题亟待解决,如严重肺动脉高压是妊娠禁忌证,人工心脏瓣膜置换术后的抗凝时机等问题;同时,临床中也缺乏有效地符合我国妊娠合并心血管疾病患者的安全评价系统。我们必须建立多中心妊娠合并心血管疾病患者的资料库,在指南的基础上完善患者的妊娠安全评估和预测,鼓励前瞻性研究和临床应用,最终建立适合我国孕妇群体的安全评价系统。

(田野 赵鹃)

参考文献

[1] European Society of Gynecology(ESG);Association for European Paediatric Cardiology(AEPC);German Society for Gender Medicine(DGesGM), et al. ESC Guidelines on the management of cardiovascular diseases during pregnancy:the Task Force on the Management of Cardiovascular Diseases during Pregnancy of the European Society of Cardiology(ESC). Eur Heart J,2011,32(24):3147-3197.

[2] Taylor J. The first ESC Guidelines on the management of cardiovascular diseases during pregnancy. Eur Heart J,2011,32(24):3055-3056.

[3] Ntusi NA,Samuels P,Moosa S,et al. Diagnosing cardiac disease during pregnancy:imaging modalities. Cardiovasc J Afr,2016,27(2):95-103.

2015 年 SCAI 关于肿瘤合并心脏病患者的导管室评估与管理专家声明概要与解读

20 世纪 90 年代以来，随着化疗与放疗技术的发展，癌症患者的存活率得到了很大改善，调查数据显示，目前美国约有 1450 万癌症幸存者，至 2020 年该数字将增加至 2000 万。同时，癌症的化疗和放疗存在潜在的心脏毒副作用，包括化疗诱发血管毒性及放疗导致冠脉及与外周动脉疾病，可能导致心绞痛、急性冠脉综合征、卒中、严重的肢体缺血、恶性心律失常和心力衰竭，而且这些损害往往独立于抗癌治疗对心肌和心包的直接损害；除此之外，癌症患者往往存在高凝状态，从而增加血栓性事件的发生。因此，癌症患者的心血管疾病的发病率和致死率也逐年增加。但是现在少有规范癌症幸存者心血管病治疗的指南，为此心血管造影与介入协会（SCAI）发表了一项导管室心脏 - 肿瘤（cardio-oncology）患者管理专家共识声明，依据已有文献及专家对癌症患者的导管室治疗经验制定了此次声明，以指导此类患者的治疗。此共识是针对癌症患者在心导管室（cardiac catheterization Laboratory，CCL）的诊断和介入治疗方面的推荐，化疗和放疗相关的心肌损伤的相关内容并不在此共识的讨论范围。

1. 癌症患者的心血管疾病筛查建议

共识给出了多项癌症治疗患者的心血管疾病筛查建议（图 1、图 2），包括正在进行癌症治疗的患者及癌症存活患者的心血管疾病的筛查建议。

部分化疗药不仅会影响心室功能，还会对血管系统造成损伤，引起内皮损伤、血管反应性异常、血管痉挛及血小板激活和聚集。临床表现可能包括不稳定心绞痛、ST 段抬高型心肌梗死、冠脉血栓、Prinzmetal 心绞痛、Takotsubo 心肌病、出血性心包心肌炎与急性下肢缺血，以及冠脉与外周动脉疾病的后续进展。共识对相应的疾病的诊断筛查做出了推荐（图 1），同时还列举出多种与心血管疾病有关的化疗药物。

共识对癌症存活者的心血管疾病筛查做了更为详尽地推荐，强调对于治疗效果及预后较好的癌症存活患者，如果患者不需要经常在血液 / 肿瘤科复查，建议患者定期至康复中心或心脏肿瘤中心复查，这些癌症患者的治疗经过，包括化疗的剂量及放疗的累计剂量应详细记录。目前国外已非常重视心脏肿瘤学科的建设，很多医学中心都已建立心脏肿瘤（cardio-oncology）/ 肿瘤心脏科（onco-cardiology），负责对肿瘤患者的心血管疾病进行筛查和治疗。我国在这一方面的学科建设尚未启动，随着合并肿瘤的心血管疾病患者的增加，应引起大家足够的重视。

共识对癌症存活患者的心血管疾病的随访做出了详细的推荐（图 1、图 2），指出胸部放疗（30Gy）与蒽环霉素类化疗（>240mg/m^2）可能引起心肌纤维化和功能障碍，放疗还可造成缩窄性心包炎与瓣膜增厚，在治疗前、治疗后 2 年及治疗后每 5 年应进行经胸部超声心动图检查。对于心血管疾病高危患者（如已知冠心病患者、年龄 >60 岁，1 个或多个心血管疾病危险因素），在放疗结束后 2 年应该进行心血管疾病的筛查。症状性心血管疾病患者接受有血管毒性的化疗和（或）胸部或其他血管部位放疗后，每 5 年应进行 1 次臂踝指数（ABI）、颈动脉超声、负荷试验或冠状动脉 CTA 造影筛查。

存在放射性心脏病危险因素的患者进行放疗后，无创检查（如负荷 MPI/MRI/ 心脏超声、冠状动脉 CTA）提示缺血性心脏病可能的患者，行冠状动脉造影检查是合理的。同时指出对于左室收缩功能降低的患者放疗后可进行冠状动脉造影检查进一步评估放射性缺血性心脏病的可能。

临床怀疑缩窄性心包炎或限制性心肌病患者，如果无创检查（如超声心动图、CT、MRI）不能明确诊断，可考虑行右心和左心导管检查。

胸部的放射治疗可能增加冠心病的发病率、增加心血管事件和心血管死亡的发生率，尤其是进行斗篷野放疗的霍奇金淋巴瘤患者。对于此类患者，放射治疗后 >5 年后，应进行冠状动脉 CTA 检查及冠状动脉

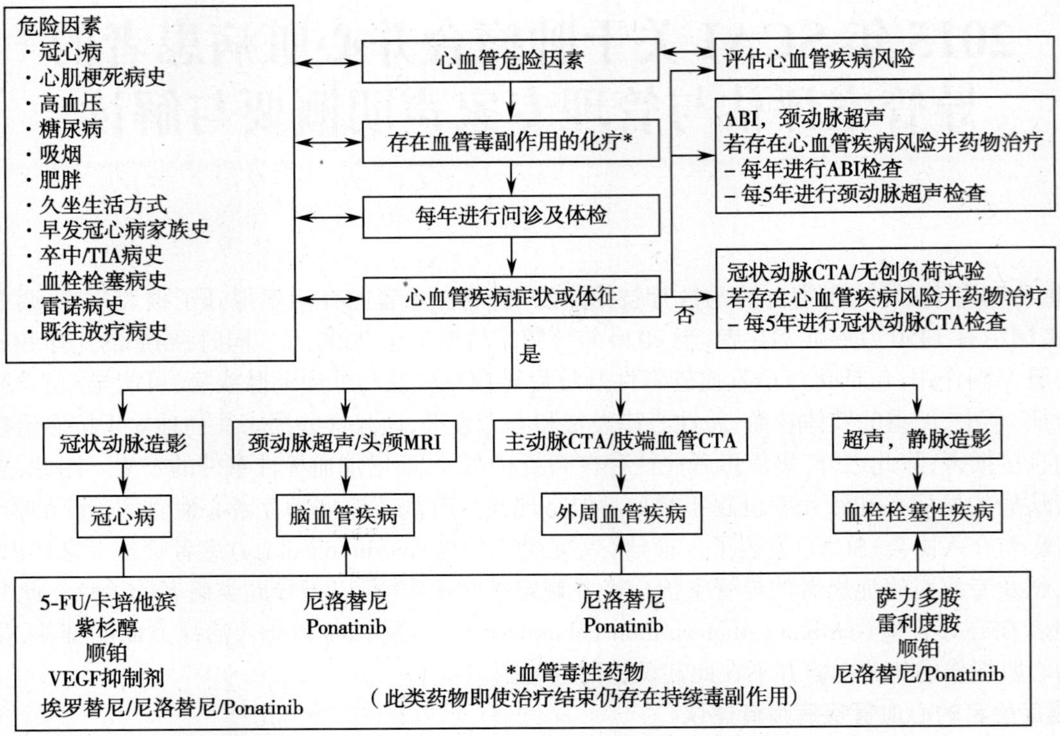

图 1 SCAI 对化疗患者进行心血管疾病筛查的建议流程

ABI（ankle-brachial index）：踝臂指数；TIA（transient ischemic attack）：短暂脑缺血发作；CTA（computed tomography angiography）：CT 血管造影

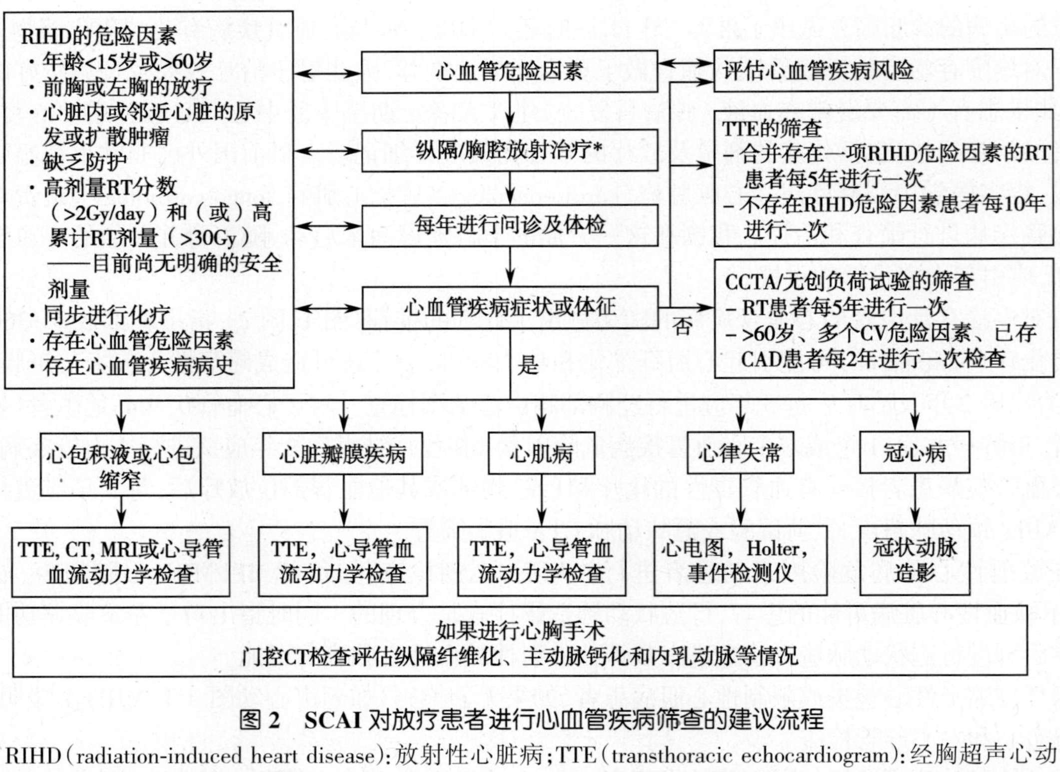

图 2 SCAI 对放疗患者进行心血管疾病筛查的建议流程

RIHD（radiation-induced heart disease）：放射性心脏病；TTE（transthoracic echocardiogram）：经胸超声心动图；CCTA（cardiac computed tomography angiograph）：冠状动脉 CT 造影；RT（radiation therapy）：放射治疗

钙化积分评估，如果临床考虑存在心脏缺血，可进一步行冠状动脉造影检查。

2. 血小板减少症患者进行心导管检查的建议

由于癌症患者自身疾病或放疗、化疗可能引起血小板减少，因担心血小板减少对心导管检查引起出血风险增加，共识专门对血小板减少患者进行心导管检查予以建议。

共识指出：诊断性冠状动脉造影没有血小板低限标准。

不建议血小板减少患者进行心导管检查前预防性输注血小板，除非存在以下任一状况并且肿瘤或血液科医师推荐使用：

(1) 血小板计数 <20 000/ml，并且存在以下情况：高热；白细胞增多；血小板急性下降；存在凝血功能异常。

(2) 实体性肿瘤如膀胱癌、妇科肿瘤、结直肠肿瘤、黑色素瘤或坏死性肿瘤接受治疗的患者，血小板计数 <20 000/ml。

如果血小板减少患者在心导管检查术中或术后出现出血，建议治疗性血小板输注。在血小板输注后建议随访血小板计数，密切观察出血倾向。

血小板减少患者进行 PCI 治疗，若血小板计数 <50 000/ml，术中肝素建议剂量 30~50U/Kg，并且术中检测 ACT。若血小板计数 <30 000/ml，血运重建治疗和 DAPT 治疗之前应进行多学科评估（介入心脏科 / 肿瘤科 / 血液科），并进行风险 / 获益评估。

若血小板计数 >10 000/ml，可以应用阿司匹林抗血小板；若血小板计数在 30 000~50 000/ml，可以应用氯吡格雷进行 DAPT 治疗；若血小板计数 <50 000/ml，不建议使用普拉格雷、替格瑞洛及Ⅱb/Ⅲa 受体拮抗剂等药物进行抗血小板治疗。

若血小板计数 <50 000/ml，建议 DAPT 治疗时程在仅进行 PTCA 的患者术后 2 周，裸金属支架植入后 4 周，第 2 代和第 3 代药物支架植入后 6 个月，但建议 IVUS 或 OCT 证实支架扩张良好，患者支架内血栓风险低且存在高危出血风险。

3. 癌症患者进行心导管检查入路选择的建议

桡动脉径路进行心导管检查相关的出血等并发症较股动脉径路明显下降，因此共识指出癌症患者进行心导管检查，如果股动脉和桡动脉路径均可选择，首先桡动脉途径。血液透析患者、双侧 Allen 试验异常、多次桡动脉径路治疗后、双侧乳腺切除术后或复杂冠脉病变患者建议股动脉径路。建议术中选择相对小号鞘管，术后尽早拔除鞘管并尽早开始活动。

合并血小板减少的肿瘤患者建议小剂量肝素术中抗凝，推荐 50U/kg 或 3000U，血小板 <50 000/ml 的患者建议选用桡动脉径路，以减少入路相关出血的风险。股动脉途径患者建议术中行股动脉造影，已尽早发现潜在的入路相关并发症并进行相应的处理，避免发生大出血等风险。

4. 合并癌症的冠心病患者进行介入治疗的建议

合并癌症的冠心病患者的介入治疗的策略及治疗时机的选择一直存在争议，临床中心血管介入医师对于此类患者治疗较为棘手，除此之外，介入治疗后抗血小板治疗的策略也是临床中的难点。共识对合并癌症的冠心病患者进行介入治疗进行了推荐，要点如下：

对于进展期癌症患者进行血运重建前，应综合考虑患者的预期生存时间。对于预后相对良好的癌症患者，可适用一般血运重建标准，但血运重建只可用于“最合适人群”。对预期存活不足 1 年的 STEMI 或高危 NSTEMI 癌症患者，可考虑经皮血运重建；对预期存活不足 1 年且伴有稳定性心绞痛的癌症患者，应在介入治疗前进行优化药物治疗，药物治疗还包括对可加重心肌缺血的癌症相关并发症的治疗，如贫血、感染、低氧血症等；对于预期存活不足 1 年且正在考虑非紧急 PCI 的癌症患者，应测定其血流储备分数（FFR）来确定血运重建的必要性。

当需要经皮血运重建治疗时：对不适合 DAPT（血小板计数为 10 000~30 000/ml）治疗或 4 周内计划进行非心脏手术或外科手术时，癌症患者应考虑球囊血管成形术治疗；对于血小板计数 >30 000/ml 且非心脏手术、外科手术或化疗可延迟到 4 周以后的患者，应考虑裸金属支架加短期双抗治疗；对于血小板计数 >30 000/ml 且不需直接进行非心脏手术、外科手术或化疗的患者，应考虑新一代药物涂层支架加更长时间的双抗治疗。

在 PCI 手术中，选择桡动脉入路及应用比伐卢定抗凝可避免或减少出血的风险。

推荐应用血流储备分数明确血运重建需求，支架植入术后建议应用血管内超声或光学相干断层成像来保证最佳支架扩张良好，减少支架内血栓的风险，能有助于患者尽早停止双抗治疗。

5. 癌症患者非冠脉介入手术治疗的适应证

共识对冠状动脉造影及介入治疗作了详细地推荐，同时简要地对可能进行的非冠脉介入手术治疗的适应证作了说明，总结为表 1。

表 1 癌症患者非冠脉介入导管检查的适应证

手术方式	适应证
右心导管检查	评估心力衰竭、缩窄性心包炎或限制性心肌病、瓣膜病、肺动脉高压与心包疾病
心内膜活检	评估心脏内肿瘤、疑似蒽环霉素心肌病相关心力衰竭、浸润性心肌病以及心肌炎
心包穿刺术	评估心包积液与缓解症状
球囊心包切开术	预防大量心包积液
主动脉瓣膜球囊成形术与经导管主动脉瓣植入术	缓解症状性主动脉瓣狭窄（或作为外科或经导管主动脉瓣植入的桥接治疗）

6. 小结

近年来合并心血管疾病的肿瘤患者越来越多，患者的生活质量及预期生存时间都有了明显提高。由于创伤性心脏导管检查及治疗，尤其是冠心病 PCI 治疗相关的注册研究或随机试验排除了癌症患者，所以癌症合并心血管疾病患者相关研究数据很少，临床治疗策略的选择较为棘手，为此 SCAI 根据已有文献及专家对癌症患者的导管室治疗经验制定了此次声明，共识旨在指导心脏 - 肿瘤患者的导管室治疗工作，为相关治疗提供意见，对心血管介入医师提供了很好的指导作用。但共识中推荐内容的循证医学证据并不充分，对于此类患者的处理还需要大规模的临床试验来证实。另外，在临床工作中，对于具体的患者处理策略的选择还需要个体化，心血管医师与肿瘤 / 血液科医师的协同合作极为重要。

（钱菊英　陆浩）

2015年肺高血压处理指南概要与解读

第一节　概　　述

肺动脉高压(pulmonary arterial hypertension,PAH)是一类异质性很强,疾病谱很广的综合征,以肺血管阻力进行性升高为主要特点,最终导致右心功能衰竭甚至死亡。世界卫生组织(WHO)自1973年在日内瓦召开了第一次全球肺动脉高压论坛到2013年2月的法国尼斯会议,世界各地科学家针对肺动脉高压的流行病学、发病机制、遗传背景、诊断分类、功能评估、治疗策略和新药研究方面均取得了显著进展,PAH患者的生存治疗和预后得以明显的改善。

最早关于PAH的文献报道可以追溯到1891年,直到1951年美国医师David T. Dresdale提出了原发性肺高血压(primary pulmonary hypertension,PPH)的概念[1]。1954年,他又发现了家族性肺高血压(familial pulmonary hypertension,FPH)[2]。尽管这两个概念分别沿用至2003年和2008年,最终被特发性肺动脉高压(idiopathic pulmonary arterial hypertension,IPAH)和遗传性肺动脉高压(hereditary pulmonary arterial hypertension,HPAP)所替换,但这个过程反映了人们对疾病本质的认识不断加深。肺高血压(pulmonary hypertension,PH)是各种原因所致肺动脉、肺静脉或肺毛细血管压力增高,最终反映为测量的肺动脉压力增高为特点的一组疾病。PAH是以肺小动脉闭塞性病变为特征导致肺动脉压力增高的病理状态,属于引起整个肺循环高血压(PH)的一类特殊的疾病群,对靶向肺动脉高压药物有着独特的治疗反应。

2004年欧洲心脏病学会(ESC)发布了第一部PH诊断和治疗指南,并于2009年进行了更新。2015年8月29日,《欧洲心脏杂志》在线发表了最新版本的欧洲PH指南,该指南的21名作者全部来自欧洲,分别代表了欧洲心脏学会、欧洲呼吸学会、国际心肺移植学会、欧洲儿童和先天性心脏病学会、欧洲抗风湿病联盟、欧洲放射学会等几个学术组织,总结了近5年来PH领域的最新进展。指南对PH的定义、分类、遗传机制、危险分层、诊断评估、治疗进展、学科建设等各个层面进行了系统全面的介绍,使我们对PH这一类疾病的认识更加细致深入。本文将对该指南中的要点一一解读,以利于临床医师更好的理解PH的诊治核心和研究热点,同时客观展现了该领域目前亟待攻克的诸多难题,希望能在全世界科学家,尤其是中国科学家和医学专家的共同努力下尽早取得突破性进展。

第二节　肺高血压的定义与分类

一、肺高血压的定义

PH是个血流动力学异常的状态,并非一个独立的疾病,而是多种疾病引发的肺循环压力升高的一个综合征;既可以是来源于肺血管自身的改变,也可继发于其他系统疾病。新指南明确提出诊断肺动脉压力增高的标准是静息状态下平均肺动脉压(mPAP)≥25mmHg,而这个数据是指右心导管测量的结果,不能用超声心动图估测的数据代替。

1. 临界性肺高血压

新指南指出,mPAP的正常上限是20mmHg,肺动脉高压的诊断界值是25mmHg,但mPAP在21~24mmHg之间属于"灰区"。如何界定这一部分mPAP高于正常值上限但又尚未达到肺动脉高压诊断标准的患者,有的学者提出了"临界性肺高血压"的概念。新指南强调,虽然目前mPAP处于"灰区"的临床意义尚不明确,但对于这类人群,尤其是存在结缔组织病、家族性肺动脉高压病史的患者,需密切随访。在临床实践中,我们也经常观察到PAP的测量值受到许多因素的影响,如情绪紧张、温度、血容量等,这些因素也可以导致mPAP轻度升高。虽然有研究发现,急性或慢性的临界肺高血压可造成右心负荷增加,但这种临界肺循环高血压的病程、相关因素和预后评估方面的资料仍然较少，因此临床意义尚待明确，建议密切随访监测肺动脉压力变化，以便早期识别疾病的进展和采取干预措施。

2. 运动与肺高血压

运动可引起肺动脉压升高。既往将 mPAP 超过 30mmHg 也作为肺高血压的诊断标准。但是，由于不同年龄人群运动后 PAP 的正常值差别明显，而且因运动方式和强度不同变异很大，目前仍然难以准确界定运动后 mPAP 的正常范围。因此，新指南仍然仅仅以静息状态下 mPAP≥25mmHg 作为诊断标准。这一诊断标准临床应用方便，易于统一。但从另一方面而言，可能不利于早期识别肺动脉高压。实际上，某些存在早期肺血管病变的患者其 mPAP 在静息状态下尚达不到肺动脉高压的诊断标准，但运动却诱发 mPAP 出现明显升高；而正常个体在运动后 mPAP 也可出现不同程度的增高。因此，临床上有时很难判断哪些患者为生理性升高，哪些为病理性升高。此时，肺血管阻力（PVR）这一指标可以帮助我们更好的鉴别诊断，因为 PVR 的升高常常提示肺循环压力出现了与心排血量不相适应的病理性上升。与 PAP 在运动后 PVR 增高不同，正常个体在运动后 PVR 下降，而存在肺血管病变的患者运动后 PVR 却升高。两者变化方向相反，可借此区分生理与病理性肺高血压。因此，以运动后 PVR 的变化作为早期识别肺血管病变的评估指标可能具有更好的应用价值。新指南也提出最新的回顾性研究开始联合应用运动后 mPAP 和 PVR 作为肺高血压的诊断依据[3]，但是否能有效应用临床作为评估预后的标准尚缺乏足够可靠的证据。

3. 毛细血管前肺动脉高压与毛细血管后肺动脉高压

第一大类肺动脉高压（PAH）是肺小动脉的闭塞性病变引起肺动脉压力升高，它与第三大类即肺部疾病和缺氧导致的肺高血压，以及第四大类慢性血栓栓塞性肺高血压等均属于毛细血管前肺动脉高压。也就是说，上述几类肺高血压均为肺毛细血管前的肺动脉病变导致的肺血管阻力升高。血流动力学表现为 mPAP≥25mmHg，同时肺动脉楔压（PAWP）≤15mmHg，PVR>3Wood 单位。新指南取消了“被动性”和“不成比例毛细血管后肺动脉高压”的概念，强调了 3 个新的概念，即单纯毛细血管后肺动脉高压，毛细血管前、后混合性肺动脉高压和舒张期压力梯度（diastolic pressure gradient，DPG），并对肺高血压的血流动力学特点和临床分型进行了更加深入的描述（表 1）。

表 1 肺高血压的血流动力学定义

定义	特征	临床分型
肺高血压	PAPm≥25mmHg	所有
毛细血管前肺动脉高压	PAPm≥25mmHg PAWP≤15mmHg	1. 肺动脉高压 3. 源于肺部疾病的肺动脉高压 4. 慢性血栓性肺动脉高压 5. 未知和（或）多因素机制所致肺动脉高压
毛细血管后肺动脉高压	PAPm≥25mmHg PAWP>15mmHg	2. 源于左心疾病的肺动脉高压 5. 未知和（或）多因素机制所致肺动脉高压
孤立性毛细血管后肺动脉高压（Ipc-PH）	DPG<7mmHg 和（或）PVR≤3WU	
毛细血管后与毛细血管前肺动脉高压（Cpc-PH）	DPG≥7mmHg 和（或）PVR>3WU	

注：PAWP：肺动脉楔压；DPG：舒张期跨瓣压差（diastolic PAP-mean PAWP）；WU：Wood units

单纯肺毛细血管后肺动脉高压主要是指左心系统疾病引起肺静脉压升高导致的肺高血压，而肺动脉本身并没有器质性的改变。除 mPAP≥25mmHg 外，表现为 PAWP>15mmHg。它体现了左心房、左心室和右心血流动力学之间的密切联系。这对我们准确评估急危重症状态下患者体循环和肺循环血流动力状态至关重要。需要强调的是，PAWP 值并不总是恒定的，其测量值受多种因素影响，如液体负荷、胸内压变化等。因此，以 PAWP 不超过 15mmHg 判定毛细血管前性肺动脉高压可能并不总是正确。如某些左心疾病患者经过利尿、调节血压等治疗，PAWP 可短时间内降至正常。因此，临床上评估毛细血管前肺动脉高压与毛细血管后肺动脉高压需综合分析患者病史及其他辅助检查资料。

此外，对于左心疾病所致肺动脉高压究竟是单纯肺静脉压力升高导致的被动性肺动脉高压或是合并有肺血管病变，既往指南应用跨肺压力梯度（TPG）进行界定。TPG是指mPAP与PAWP的差值，当TPG升高（>12mmHg）时提示PAP升高不仅仅是由左房压升高所致，而是同时包含有肺血管本身的病变；反之TPG≤12mmHg则提示肺动脉高压单纯由左房压升高逆向传导至肺循环所致。然而，作为反映肺循环的变量受到左房的影响越小越好。研究表明，与肺动脉收缩压和mPAP相比，当每搏输出量不同时PAWP对肺动脉舒张压的影响较小[4]。因此，新指南提出舒张期压力梯度的临床应用价值优于TPG。DPG具体计算方法就是肺动脉舒张压减去肺毛细血管嵌顿压，而这个压力梯度小于7mmHg或PVR<3Woods单位就可以诊断单纯肺毛细血管后肺动脉高压。在正常人群，DPG波动在1~3mmHg。存在心脏疾患（排除分流）者DPG升高，但大多数病例DPG仍然≤5mmHg，DPG≥7mmHg时提示肺血管病变可能。DPG越高提示肺血管病变导致肺动脉压力增高的成分越明显。Zotter-Tufaro等对在2010至2014年间入选的174例左室射血分数保留心衰（HFpEF）患者进行血流动力学和预后分析显示DPG≥7 mHg组无事件生存率明显下降，提示DPG增高是HFpEF患者预后不佳的独立危险因素[5]。该研究提示临床医师应关注HfpEF患者的血流动力学指标情况，并根据DPG的高低进行疾病进展风险评估。因此，在临床实践中，左心疾病相关的肺动脉高压联合应用DPG对治疗方案的决策和预后评估至关重要。

二、肺高血压的分类

2015年ESC指南仍然沿用了2013年在法国尼斯召开的第5届WHO肺高血压论坛的提出的五大分类方案，根据相似的临床表现、病理表现、血流动力学特点和治疗策略，将不同临床情况的肺动脉高压分为五大类，见表2。

与既往的分类相比，此次对肺高血压的分类变化反映了目前世界上对这一临床综合征在遗传机制，病理学特点和临床表现上有了更深入的认识。

(1) 第一大类PAH属于是一类具有特征性肺动脉病变的疾病，主要累及肺小动脉（直径<500μm）。其特点包括肺小动脉中层肥厚、内膜增殖与纤维化、外膜增厚等。PAH包括特发性肺动脉高压、遗传性肺动脉高压、药物或毒素诱导的肺动脉高压、相关因素所致肺动脉高压4个亚类。各亚类PAH患者具有相似的临床症状、血流动力学及病理学表现，不同诱因导致的肺动脉病变被认为是PAH发病的关键环节。IPAH是PAH中病因未明的一类疾病。但应注意，IPAH是一种具有特征性肺动脉病变的疾病，临床上对于不能找到病因但不具有PAH特征的肺动脉高压患者不应诊断为IPAH。

(2) 新指南将儿童心脏疾病如先天性或获得性左心流入道或流出道梗阻、先天性心肌病列入第二大类（左心疾病所致肺动脉高压），使分类同时适用于成人及儿童。

(3) 新指南将第四大类"慢性血栓栓塞性肺高血压"更名为"慢性血栓栓塞性肺高血压和其他肺动脉梗阻"，包括慢性血栓栓塞性肺高血压、肺动脉肉瘤、其他血管内肿瘤、动脉炎、先天性肺动脉狭窄和寄生虫病。我们在临床中也发现，除血栓栓塞外，其他肺动脉梗阻性疾病并不少见，尤其是对于影像学上存在肺动脉充盈缺损的肺动脉高压患者应注意仔细鉴别是血栓栓塞还是肺动脉肿瘤性疾病。另一方面，第四大类包含寄生虫引起的肺动脉梗阻，但血吸虫病相关肺动脉高压仍属于第一大类，这是由于血吸虫病相关肺动脉高压与IPAH在临床及病理组织学上表现非常相似。更重要的是，研究发现门脉高压、炎症等多种因素可能是此类患者发生肺动脉高压的主要原因，而虫卵阻塞并不占主要作用。

(4) 慢性溶血性贫血相关的肺动脉高压在病理表现上缺乏丛状病变，血流动力学特点上一般为低PVR和高心输出量（与第一大类PAH不同），而且对靶向治疗的反应上也与第一大类PAH明显不同。因此，新指南中，慢性溶血性贫血相关的肺动脉高压归为第5类。

新分类较之前更为精确、严谨，体现了目前对各类型PH的最新认识，将使临床治疗策略更专业化（表3）。

表 2 肺高血压的分类

1. 肺动脉高压
  1.1 特发性
  1.2 遗传性
    1.2.1 BMPR2
    1.2.2 ALK-1,ENG,SMAD9,CAV1,KCNK3
    1.2.3 未知突变
  1.3 药物和毒物诱导
  1.4 相关因素
    1.4.1 结缔组织病
    1.4.2 人类免疫缺陷病毒感染
    1.4.3 门静脉高压
    1.4.4 先天性心脏病
    1.4.5 血吸虫病

1' 肺静脉闭塞病 和 / 或 肺毛细血管瘤样病(PVOD/PCH)

1" 新生儿持续性肺动脉高压(PPHN)

2. 左心疾病相关性肺高血压
  2.1 左心室收缩功能不全
  2.2 左心室舒张功能不全
  2.3 心脏瓣膜病
  2.4 先天性 / 获得性左心流入道 / 流出道梗阻和先天性心肌病
  2.5 先天性 / 获得性肺静脉狭窄
3. 肺部疾病和 / 或缺氧所致的肺高血压
  3.1 慢性阻塞性肺疾病
  3.2 间质性肺疾病
  3.3 其他限制性或阻塞性肺疾病
  3.4 睡眠呼吸障碍
  3.5 肺泡低通气综合征
  3.6 慢性高原病
  3.7 先天性膈疝
  3.8 支气管肺发育不良
  3.9 先天性肺发育不良
4. 慢性血栓栓塞性肺高血压和其他肺动脉梗阻
  4.1 慢性血栓栓塞性肺高血压
  4.2 其他肺动脉阻塞性疾病
    4.2.1 血管肉瘤
    4.2.2 其他血管内肿瘤
    4.2.3 动脉炎
    4.2.4 先天性肺动脉狭窄
    4.2.5 寄生虫病(包虫病)
5. 机制不明和 / 或多因素所致的肺高血压
  5.1 血液系统疾病:慢性溶血性贫血,骨髓增生性疾病,脾切除
  5.2 系统性疾病:结节病,肺朗格汉氏组织细胞增多症,淋巴管肌瘤病
  5.3 代谢性疾病:糖原累积病,高雪氏病,甲状腺疾病
  5.4 其他:肿瘤压迫,纤维纵隔炎,慢性肾功能不全,节段性肺高血压(segmental PH)

注:BMPR2:2 型骨形成蛋白受体

表3　2015年ESC指南更新点

更新点	更新理由或证据
➢ 第一大类遗传性肺动脉高压补充与PAH发病相关的新突变基因	发现与PAH发病相关的新突变基因，包括SMAD9、CAV1和KCN3
➢ 第一类肺动脉高压将新生儿持续性肺动脉高压单列一个亚类	主要累及肺动脉，治疗策略和临床转归与同类其他亚类存在明显差异
➢ 第二类左心疾病相关性肺高血压增加新的亚型，包括：先天性/获得性左室流入道/流出道梗阻型；先天性/获得性肺静脉狭窄	使既往未涉及到的存在肺静脉高压先天性心脏病患者以及医源性的肺静脉高压患者可能通过积极治疗改善预后
➢ 第三类肺部疾病和/或缺氧导致的肺高血压增加肺发育不良性疾病，包括：先天性膈疝和支气管发育不良等	对先天性发育不良性疾病引起的PH认识进一步加深
➢ 将慢性溶血性贫血由第一大类PAH移至第五大类机制不明和/或多因素所致肺高血压	慢性溶血性贫血不仅存在肺动脉病变，还可合并累及肺静脉，尚未发现肺小动脉丛样病变，对靶向药物治疗反应与第一类PAH显著不同
➢ 第五类增加节段性肺动脉高压	累及部位局限，预后不同

第三节　肺高血压的诊断

2015年ESC指南仍然强调PH的诊断需要结合临床症状、体格检查和全面辅助检查的结果，确定符合血流动力学诊断标准，明确病因并从功能以及血流动力学状态等多方面评估病情严重程度。因此需要心内科、呼吸内科、风湿免疫科、影像科等多学科密切合作，形成肺动脉高血压诊治的专业团队。

经胸超声心动图在PH的诊断中至关重要，可反映PH对心脏结构和功能的影响。指南建议将超声心动图作为一线的PH无创筛查手段。根据静息时三尖瓣返流速率（TRV）和其他支持肺动脉高压的超声心动图指标（右心室和左心室内径比、收缩期和舒张期左心室偏心指数、多普勒右心室流出加速时间、舒张早期肺动脉返流速度、下腔静脉直径、下腔静脉吸气时塌陷率以及右房面积等）对疑似PH诊断的患者进行可能性分级（表4），并根据分级决定制定下一步诊疗策略（表5）。

表4　具有PH可疑诊断的患者超声心动图发现PH的可能性

三尖瓣反流峰速度（m/s）	存在其他肺动脉高压超声特征	超声诊断肺动脉高压可能性
≤2.8或测量不到	无	可能性较小
≤2.8或测量不到	有	中度可能性
2.9~3.4	无	中度可能性
2.9~3.4	有	可能性较大
>3.4	无需具备此项	可能性较大

表5　基于超声心动图评估肺高血压诊断可能性分级的处理策略

PH可能性分级	无PAH或CTEPH危险因素或相关情况	推荐级别	证据水平
低	考虑其他诊断	Ⅱa	C
中	其他诊断，超声心动图随诊	Ⅱa	C
	考虑进一步检查PH	Ⅱb	C
高	推荐进一步检查PH（包括RHC）	Ⅰ	C
PH可能性分级	有PAH或CTEPH危险因素或相关情况	推荐级别	证据水平
低	考虑超声心动图随访	Ⅱa	C
中	考虑进一步评估PH包括RHC	Ⅱa	B
高	推荐进一步检查包括RHC	Ⅰ	C

但是，在临床实践中仅仅根据超声心动图测得的TRV估测肺动脉收缩压来判断是否存在PH其准确率只有40%~70%，因此新指南依然强调PH的确诊要依靠右心导管检查。

右心导管检查不仅可以评估血流动力学损害的严重程度，还可以通过肺动脉造影协助诊断；同时对特定患者进行急性肺血管扩张试验，对确定患者诊疗策略和预后评估有极其重要的作用。吸入10~20ppm一氧化氮（NO）是急性肺血管反应试验的标准方案。静脉用依前列醇、腺苷和吸入伊洛前列素均可作为急性肺血管扩张试验的选择用药。其中，吸入伊洛前列素是由中国阜外医院荆志成教授首次提出，目前被中国大多数肺血管诊治中心广泛应用的急性肺血管扩张试验方案[6]。不推荐口服或静脉钙离子通道阻滞剂作为血管扩张剂。而且指南再次强调，除了IPAH、HPAH和毒物药物使用相关PAH患者以外，不推荐其他类型的PH患者进行急性肺血管扩张试验（表6）。

表6 肺高血压患者右心导管检查的推荐意见

推荐意见	推荐级别
➤ 推荐右心导管检查用于肺动脉高压（临床分型1）诊断以指导治疗决策	Ⅰ/C
➤ 右心导管检查对操作技术有一定要求，可能导致严重不良反应，因而推荐在专业医疗中心开展	Ⅰ/B
➤ 应考虑采用右心导管检查评估药物治疗效果	Ⅱa/C
➤ 推荐右心导管检查用于先天性心脏分流患者以指导治疗决策	Ⅰ/C
➤ 对于左心疾病(临床分型2)或肺部疾病(临床分型3)所致肺动脉高压并考虑器官移植者，推荐进行右心导管检查	Ⅰ/C
➤ 当PAWP评估结果不满意时，应考虑应用左心导管检查测量左室舒张末压（LVEDP）	Ⅱa/C
➤ 右心导管检查适用于慢性血栓性肺动脉高压患者，以明确诊断并以指导治疗决策	Ⅰ/C

对于高度怀疑PH的患者，应该进一步行特异性检查明确病因，如结缔组织病、先天性心脏病、药物相关、门脉分流或血吸虫病等。根据病因才能制定有效的治疗策略，尤其是病因复杂的PH患者，各学科的共同诊治和综合评估至关重要。

肺高血压诊断要点

➤ 应用超声心动图对PH诊断进行可能性分级后，对中度或高度可疑PH患者进行综合评估，明确有无左心疾病或肺部相关性PH，针对各类情况进一步诊治

➤ 如存在严重PH/右心功能障碍，或通气/灌注扫描异常，则需要转诊多学科联合诊治能力的PH诊疗中心，判断是否为CTEPH，并行RHC

➤ 对于高度怀疑PH的患者，进一步行特异性检查明确病因

第四节 肺高血压的评估和治疗

一、肺动脉高压

1. 肺动脉高压的病情评估

由于目前无任何单一指标可提供全面的诊断和预后信息，故新指南强烈推荐在PH诊疗中心由有经验的医师联合应用多项指标进行危险分层（表7）和预后评估（预计低危患者1年死亡率<5%，中危患者5%~10%，高危患者>10%）。此次指南中新增加的评估PAH患者病情的指标有心肺运动试验指标VE/VCO_2斜率、超声心动图测量的右心房面积、以及右心导管中检测的混合静脉血氧饱和度。而且，新指南进一步强调了每3~6个月的规律随访对维持患者病情的稳定至关重要，随访的项目必须包括临床症状，超声心动图，生化标志物以及心功能的评估。

表 7 肺动脉高压的危险分层

预后决定因素	低危	中危	高危
右心衰临床表现	无	无	有
症状加重	无	缓慢进展	快速加重
晕厥	无	偶发	反复发作
WHO 心功能分级	Ⅰ、Ⅱ	Ⅲ	Ⅳ
6 分钟步行试验	>440 米	165~440 米	<165 米
心肺运动测试	最大氧耗量 >15ml/(min·kg) VE/VCO_2 斜率 <36	最大氧耗量 >11~15ml/(min·kg) VE/VCO_2 斜率 <36~44.9	最大氧耗量 <11ml/(min·kg) VE/VCO_2 斜率 ≥45
血浆 NT-proBNP 水平	BNP<50ng/L NT-proBNP<300ng/ml	BNP<50~300ng/L NT-proBNP<300~1400ng/ml	BNP>300ng/L NT-proBNP>1400ng/ml
影像学检查(超声、CMR)	右心房面积 <18cm^2 无心包积液	右心房面积 <18~26cm^2 无或有少量心包积液	右心房面积 ≥26cm^2 有心包积液
血液动力学	右心房压 <8mmHg 心脏指数 ≥2.5L/(min·m^2) SvO_2>65%	右心房压 8~14mmHg 心脏指数 ≥2.0~2.4L/(min·m^2) SvO_2 60%~65%	右心房压 >14mmHg 心脏指数 <2.0L/(min·m^2) SvO_2<60%

注:CMR:心脏磁共振检查;VE:通气量;VCO_2:二氧化碳成量;SvO_2:混合静脉氧饱和度;BNP:B 型利钠肽

2. 肺动脉高压的治疗策略

近 5 年来,越来越多的多中心临床试验结果为 PAH 的治疗提供了新的循证医学证据。新版指南较 2009 年的指南在 PAH 的治疗流程和策略方面有了较大的更新(图 1,见文末彩图 37),强烈推荐所有 PAH 患者都应在有经验的 PH 诊疗中心,制定一套完整的治疗策略,包括危险分层、明确病因、血管反应性评价和疗效评估。根据危险分层决定靶向药物治疗策略,低危或中危的患者采用单药或口服靶向药物联合治疗,高危患者起始即行联合治疗。

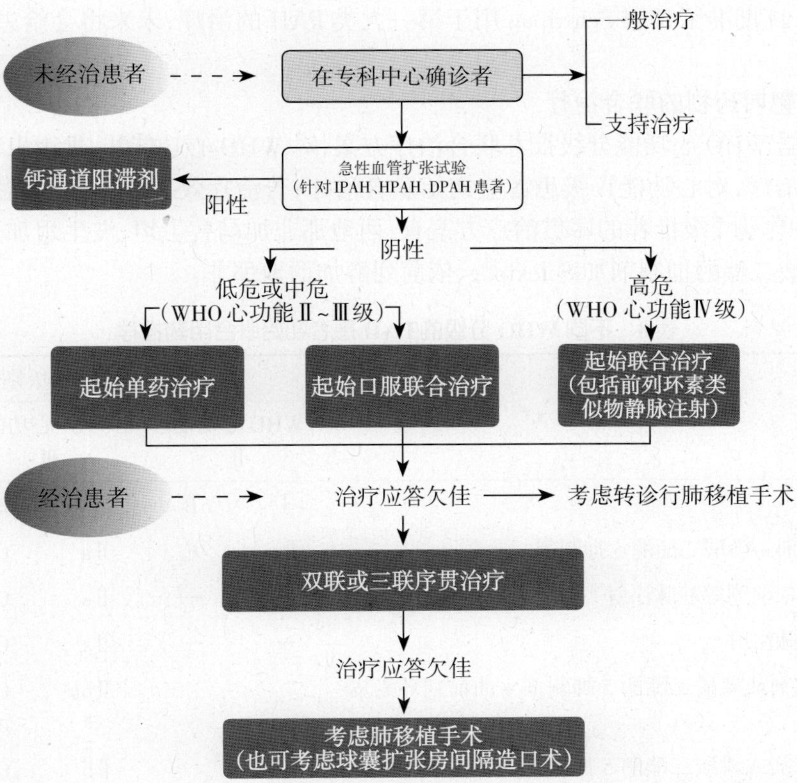

图 1 肺动脉高压的治疗流程

3. **新的肺动脉靶向治疗药物**

随着目前肺动脉高压靶向治疗药物临床研究在全球如火如荼的开展,许多新的药物取得了令人瞩目的成果,在新的指南中地位也得到了进一步的肯定。

(1) 马西替坦(Macitentan):2013 年 8 月,Pulido 等在《新英格兰医学杂志》发表的一项大型随机、双盲、安慰剂对照临床试验成果。该研究首次以不良事件发生率和死亡率为主要终点,纳入长期口服或吸入内皮素受体拮抗剂之外药物的患者。结果表明,Maticentan 可显著降低不良事件发生率及死亡率,且治疗效果与患者是否接受其他 PAH 靶向治疗无关。常见副作用包括贫血、鼻咽炎、咽喉疼痛、支气管炎、头疼和尿路感染。新指南推荐该药治疗 WHO Ⅱ~Ⅲ级的 PAH 患者[7]。目前该药物已在美国上市。

(2) Riociguat:是一种鸟苷酸环化酶激动剂,通过与内源性一氧化碳协同或直接激活鸟苷酸环化酶促进环磷酸腺苷合成来发挥扩张肺动脉作用。2015 年年初,Riociguat 治疗第一大类 PAH 患者的延长期研究(PATENT-2)和治疗无法手术慢性血栓栓塞性肺动脉高压(CTEPH)患者的延长期研究(CHEST-2)结果公布。两项研究结果均显示,经过 1 年口服 riociguat 治疗,患者平均 6 分钟步行距离可较基线显著提高(两类患者均能增加 51 米),绝大多数患者的心功能可改善或维持稳定,而患者不良反应则不会增加。这两项延长期研究结果为 Riociguat 治疗 PAH 和无法手术 CTEPH 患者的疗效和安全性增添了更多证据。但 Riociguat 的长期疗效仍待随访观察。此外需强调的是,临床试验由于纳入病情相对稳定的患者,可能会高估真实世界中 PAH 患者的实际生存情况[8,9]。

(3) Selexipag:是全球首个口服选择性前列环素(IP)受体激动剂。2015 年 12 月,Selexipag 治疗第一大类 PAH 的随机双盲、安慰剂对照、事件驱动的Ⅲ期国际多中心临床试验(GRIPHON 研究)结果公布。该研究共入选 1156 例 PAH 患者,是迄今为止样本量最大的 PAH Ⅲ期临床试验。入选患者随机接受口服 Selexipag(最大剂量 1600μg bid)或安慰剂治疗,首要观察终点为联合全因死亡及发生 PAH 相关并发症的复合终点。结果显示,平均治疗 1.4 年(中位数),与安慰剂相比,接受口服 Selexipag 治疗可显著降低 PAH 患者复合终点事件发生率(27% *vs* 41.6%,风险比(HR)=0.60)及因 PAH 病情恶化而住院的比例,显著提高患者的 6 分钟步行距离并降低 NT-proBNP 水平。但该研究未能观察到 PAH 患者死亡率显著下降(17.4% *vs* 18.0%,HR=0.97)。口服 selexipag 的主要不良反应与其他前列环素类药物相似[10]。美国 FDA 已于 2015 年 12 月 21 日批准了口服 Selexipag 用于第一大类 PAH 的治疗,未来将会给患者带来更多治疗选择和希望[11]。

4. **肺动脉高压靶向药物的联合治疗**

新指南仍然根据 WHO 心功能分级推荐联合治疗方案,对 WHO 心功能Ⅱ~Ⅲ级患者,建议起始单药治疗或联合口服药物治疗,对心功能Ⅳ级患者应初始联合治疗;若治疗效果不佳,可考虑序贯双联或三联治疗(表 8)。新指南中作为Ⅰ级推荐的序贯治疗方案有:西地那非加马替生坦、波生坦加 Riociguat,内皮素受体阻滞剂或 5 型磷酸二酯酶抑制剂加 Selexipag、依前列醇加西地那非。

表 8 不同 WHO 分级的 PAH 患者初始联合用药推荐

治疗	推荐级别					
	WHO 心功能Ⅱ		WHO 心功能Ⅲ		WHO 心功能Ⅳ	
安贝生坦 + 他达那非	Ⅰ	B	Ⅰ	B	Ⅱb	C
其他内皮素受体拮抗剂 + 磷酸二酯酶 5 抑制剂	Ⅱa	C	Ⅱa	C	Ⅱb	C
波生坦 + 西地那非 + 依前列醇静脉注射	—	—	Ⅱa	C	Ⅱa	C
波生坦 + 依前列醇静脉注射	—	—	Ⅱa	C	Ⅱa	C
其他内皮素受体拮抗剂或磷酸二酯酶 5 抑制剂 + 曲前列环素皮下注射			Ⅱb	C	Ⅱb	C
其他内皮素受体拮抗剂或磷酸二酯酶 5 抑制剂 + 其他前列腺素类似物静脉注射			Ⅱb	C	Ⅱb	C

目前，越来越多的循证医学证据开始支持PAH初始治疗联合应用靶向药物治疗较单药治疗的优势。2015年发表在《新英格兰医学杂志》的AMBITION研究结果显示，初始联合治疗组（安立生坦10mg qd+他达拉非40mg qd）与单药治疗组（安立生坦10mg qd或他达拉非40mg qd）相比较，首次发生全因死亡或因PAH病情恶化或未达到长期治疗目标而住院事件发生率明显下降。在治疗24周时，初始联合治疗可更大幅度降低NT-proBNP水平，更多提升6分钟步行距离以及更多患者获得满意治疗反应。在安全性方面，尽管初始联合治疗组不良事件发生率高于单药治疗组，但诸如外周浮肿，头痛，鼻塞和贫血等不良反应可被绝大多数患者耐受[12]。该研究首次证实心功能Ⅱ~Ⅲ级的PAH患者尽早接受联合治疗可更多获益，为早期强化PAH药物治疗策略提供了强有力循证医学证据，也会对临床医师治疗策略的选择产生重要影响。

二、特殊类型的肺动脉高压

1. 成人先天性心脏病相关性肺动脉高压

目前国际上关于先天性心脏病患者修补手术适应证选择的临床证据依然较少，新指南对合并肺动脉高压的成人先心病手术指征的推荐证据令人难以信服。指南明确指出，根据明尼苏达大学1991年在《美国心脏杂志》发表的文献[13]，确定了肺血管阻力>4.6Wood单位或者肺血管阻力指数大于8Wood/m^{2}是不能进行手术或介入矫正心脏畸形的红线。但是，该文献发表于1991年，尚未进入肺动脉高压靶向治疗的时代，不能代表当今时代我们对于先心病外科治疗的最新理念；而且文献研究对象均为室间隔缺损患者，不能代表房间隔缺损和动脉导管未闭的治疗条件。实际上，由于西方国家特别是欧洲，在婴幼儿早期就会对先心病进行完善的普查和治疗，很少有成年先天性心脏病患者的研究经验。而我国则不同，我们尚在面对大量的成人先心病患者，而且这些患者多数合并肺动脉高压，按照以上标准，多数患者将失去手术纠正畸形的机会。

笔者课题组在阜外医院实行内外科联合，首先使用靶向药物治疗改善患者氧合状态，并在合适时机对肺血管阻力>5Wood单位的患者进行手术或者介入治疗，救治了上百例患者。随访至今，患者的临床症状，血流动力学指标和心功能得到显著改善[14]。因此，对于成人先天性心脏病相关性肺动脉高压，我们需要利用自身得天独厚的优势，积累大规模的循证医学证据，去制定更加可靠的诊疗策略和临床指南。

对于艾森曼格综合征患者，新指南除肯定了常规长期吸氧、注意休息等传统治疗外，还提出波生坦、安立生坦和5型磷酸二酯酶抑制剂也可以作为治疗艾森曼格综合征的靶向治疗药物。这与笔者课题组2010年在*HEART*杂志发表了西地那非有效治疗艾森曼格综合征的研究结果一致。指南还提出了三个很关键的临床要素：尽量避免使用钙离子拮抗剂；尽量避免抗凝，除非患者无咯血史而肺动脉又有血栓形成可谨慎抗凝；如果患者有缺铁性贫血，可以考虑补充铁剂来治疗。以上三点具有重要意义。很多临床医师常直接给艾森曼格综合征患者处方钙离子拮抗剂和ACEI，引发患者低血压。另外，很少有临床医师警惕此类患者缺铁性贫血而诱导的心衰加重。长期房间隔缺损和室间隔缺损可以引起慢性肺动脉扩张、内皮损伤而导致原位血栓形成，这常被误诊为肺栓塞。抗凝治疗之前一定要仔细询问患者有无咯血史，若没有，可考虑使用华法林或新型口服抗凝剂利伐沙班等谨慎抗凝。

2. 结缔组织相关性肺动脉高压

指南指出可以依据特发性PH的诊疗和治疗策略处理结缔组织病相关性肺动脉高压。但需注意，对无症状的系统性硬化患者必须每年行超声心动图、呼吸功能及生物标志物进行检查，以明确有无肺间质病变和肺动脉高压。由于结缔组织病常常引起多系统受累，因此需要多学科合作诊治，积极控制基础疾病和有针对性的治疗肺动脉高压，才能真正改善患者预后。

与欧美系统性硬化是引起肺动脉高压的首要原因不同[15]，笔者课题组与北京协和医院风湿免疫科共同研究中国人结缔组织病的流行病学特点后发现，系统性红斑狼疮相关性肺动脉高压在我国最为常见，其次是干燥综合征相关性肺动脉高压[16]。不同的病因对靶向药物治疗的反应和预后差异显著，系统性硬化症患者并发PAH进展迅速，死亡风险较高。

因此对于高度怀疑PAH的患者均需要常规筛查风湿免疫学抗体综合评估，明确病因后进行危险分层，早期干预对改善预后至关重要。来自日本德岛大学医院的学者使用6分钟步行距离（6MWD）负荷超声心动图技术对78例结缔组织病患者进行评估和长达5年的随访。结果显示，16例结缔组织病患者随访过程中发生PAH（中位时间为32个月）。Cox生存分析显示，6MWD、舒张早期三尖瓣环运动速度和6MWD后肺动脉平均压变化幅度/心输出量变化幅度（ΔmPAP/ΔQ）与患者发生PAH相关。其中ΔmPAP/ΔQ>3.3mmHg/（L·min）可作为预测结缔组织病患者发生PAH的界定值[17]。该研究为早期筛查结缔组织病相关PAH提供一种新的思路和方法。

3. 门脉高压相关性肺动脉高压

中国是肝炎大国，是肝硬化门脉高压高发地区，目前估计1%~5%的门脉高压患者会发展为合并肺动脉高压状态。指南建议对有PH症状的肝病患者、门脉高压患者以及所有肝移植申请者应进行超声心动图评估筛查PH，在门脉高压相关性PAH的诊断和治疗中应考虑基础肝病及其他并发症的严重程度。

本指南除了推荐前列环素和5型磷酸二酯酶抑制剂来治疗外还指出，如果使用内皮素受体拮抗剂，要考虑肝脏毒性更低的安立生坦，而不推荐波生坦。另外，不建议对该类PAH患者使用抗凝药物。指南提醒肝脏外科医师，在肝移植手术前，务必要确认患者肺血管阻力<3Woods单位，否则手术后患者可能会出现难以控制的呼吸循环衰竭。对严重PH及疾病进展迅速的PH患者不推荐进行肝脏移植。因此，对于所有肝脏外科医师和移植专科医师，应高度重视肺循环血流动力学状态的评估。

三、左心疾病相关性肺高血压

本指南明确表明：左心疾病，包括高血压、瓣膜病、心肌病等是导致肺高血压产生的最主要来源。左心疾病相关肺高血压患者是最大的肺高血压人群。一旦患有肺高血压，往往导致原发左心疾病预后更加恶劣。目前研究最多的是左心室射血分数正常的心力衰竭，往往合并肺高血压，DPG增高是HFpEF患者预后不佳的独立危险因素。在治疗此类患者的同时，需要其他警惕病理生理状态的存在：患者是否合并慢性阻塞性肺疾病（COPD）、呼吸睡眠暂停综合征、肺栓塞或深静脉血栓形成以及慢性血栓栓塞性肺高血压。另外，对于严重心力衰竭合并肺高血压患者，住院治疗期间提倡有创监测来最大程度优化容量治疗。如果患者左心疾病引起的PH患者DPG和PVR较高，应在PH诊治中心进行诊断和治疗。对于这一类PH患者，应给予左心疾病的规范化治疗，新指南仍不建议采用针对PAH的靶向药物治疗。Hoendermis等完成的一项随机、双盲、安慰剂对照、单中心临床研究结果显示，与安慰剂组对比，西地那非治疗组在降低肺动脉平均压和PAWP，提高心输出量及峰值氧耗量等方面均未体现出显著疗效[18]。单目前这项研究结果和既往部分小规模，开放临床研究结果不一致。因此，西地那非在HFpEF合并PAH患者中的地位还需要进一步研究确认，临床中需非常谨慎评估在这类患者中应用肺动脉高压靶向药物治疗的指征。

四、肺部疾病和（或）缺氧所致的肺高血压

超声心动图检查可以作为此类PH患者的筛查手段，但确诊仍需进行右心导管检查。目前暂无慢性阻塞性肺病或间质性肺病相关的PH特异性的治疗方法，长期氧疗能部分延缓患者PH的进展。若患者存在严重PH或右心衰竭的症状应在肺血管中心进行个体化治疗。新指南仍不建议应用针对PAH的特异性药物进行治疗。

五、慢性血栓栓塞性肺高血压

无其他原因解释的PH患者应行肺灌注扫描和（或）CT血管造影以明确是否存在CTEPH。一旦提示存在CTEPH，患者应该被转入有丰富肺动脉内膜切除手术经验的治疗中心，推荐行肺动脉内膜切除手术[19]。如不适合手术治疗或肺动脉内膜切除术后仍有PH的患者，可选择PAH靶向药物治疗。基于CHEST研究的结果，新指南首先推荐使用Riociguat，也可考虑使用其他PAH靶向药物。CTEPH患者还应接受终生抗凝治疗。对于不能手术的CTEPH患者还可考虑行肺血管球囊扩张术[20]，但该技术尚未普及，应在有经验的中心进行。

笔者课题组在国内首先开展了经皮腔内肺动脉球囊扩张术治疗慢性血栓栓塞性肺高血压的新技术，并应用OCT和肺动脉血管内超声技术评价肺动脉管腔内闭塞和管壁增厚重构情况；与阜外医院外科团队

合作完成大量肺动脉内膜剥脱术(手术量国内第一),实现了对慢性血栓栓塞性肺动脉高压进行影像学诊断、内科介入、外科手术综合治疗的新格局。目前,在该团队的带领和协助下,国内多家知名三甲医院陆续开展此项技术,明显缩小了我国与国外最先进的PH诊治中心在治疗CTEPH水平上的差距,显著改善了我国CTEPH患者的临床症状,血流动力学指标和预后。

六、机制不明和(或)多因素所致的肺高血压

该类PH的发病机制尚不明确,可能由多种机制参与。治疗该类PH患者时,首先要明确诊断基础疾病,主要针对基础疾病进行治疗。能否应用PAH靶向药物治疗该类PH有待进一步证实。需要注意的是,有一些疾病引起的PH有静脉病变参与,应用肺血管扩张剂可能使病情恶化。所以,处理该类PH患者要在明确诊断的基础上,进行个体化的治疗,通常需要多学科联合诊治,综合评估,才能早期诊断和全面评估此类疾病。

肺高血压评估和治疗要点

- 根据右心衰竭临床表现,症状进展程度,是否晕厥,WHO心功能分级,6分钟步行试验,心肺运动试验,NT-proBNP,影像学结果以及血流动力学数据进行危险分层和制定随访计划
- 在专科诊治中心确诊,给予一般支持治疗和综合管理
- 对IPAH、HPAH和DPAH应进行急性肺血管扩张试验,若为阳性,给予大剂量钙离子拮抗剂治疗,若为阴性,WHO心功能Ⅱ~Ⅲ级患者,给予初始靶向药物单药治疗或联合治疗,WHO心功能Ⅳ级患者,予初始联合治疗
- 若药物治疗效果欠佳,予序贯双联或三联靶向药物,若无效,考虑肺移植
- CTEPH终身抗凝基础上,可行肺动脉内膜剥脱术或肺动脉球囊扩张术治疗
- 继发于左心疾病或肺部疾病患者,不常规推荐靶向药物,积极治疗基础疾病

第五节　区域性肺循环专科诊治中心的建设

本指南以较大篇幅再次强调了建立地区性肺循环专科诊治中心的重要性,其意义在于可以使患者集中在一个中心诊治,通过患者数量的增多而推动医生经验增长,从而最大程度使患者获益。指南粗略评估,对于人口>1000万的国家或地区,至少每年诊治300例肺高血压患者并常规随访至少50例患者,每个月至少要诊治2例全新患者,才能称之为区域性肺血管病诊治中心。对于儿童中心,至少每年要诊治30~50例全新患者。

肺血管病诊治中心要有很好的团队来完成患者遗传学评估,筛查结缔组织病,治疗成人先天性心脏病,能完成肺动脉内膜剥脱术来治疗CTEPH,能组织和参加国际性的新药临床试验,有成熟的心导管、超声心动图和核磁共振评价右心的团队。

近年来,全国各地成长起来很多可以满足上述条件的区域性肺血管病中心,对综合诊治复杂、疑难患者,积极开展PH临床研究,积极进行学术交流和新技术的迅速推广,发挥着积极重要的作用,这也是我国肺高血压患者预后大幅改善的主要原因。

肺循环专科诊治中心建设要点

- 专科诊治中心提供多学科合作模式医疗团队
- 具备可提供其他服务的科室,如遗传学检测,具备针对结缔组织病,成人先天性心脏病,VTE以及肺移植诊疗的专业团队
- 能够组织和参加药物临床试验
- 有成熟的导管室,影像学和功能检测中心

第六节 总 结

肺高血压是一类严重威胁人类身心健康的心肺血管疾病，基于最近6年在临床诊治领域的各项进展，2015年欧洲指南主要针对成人患者，对PAH定义、临床分类、血流动力学分型、流行病学、病情评估及预后预测因素、遗传学、诊断流程、治疗策略等进行全面更新，新的发现和成果层出不穷，使我们对肺高血压的认识更加全面深入，更令我们欣喜的是，该版欧洲指南引用了9篇来自中国学者的研究成果，意味着在肺高血压领域，中国科学家已经在国际上具备越来越重要的影响力。

但是，我们同样也看到，新指南只是一个原则上的推荐和指导，我们在临床实践中仍然要根据患者的实际情况，结合临床症状，影像资料，病理学特点以及基因学背景制定个体化的细致评估和精准化的治疗策略。因为，新指南也很公正地指出了许多问题至今为止仍未有定论，如发病机制仍旧不明确、治疗效果尚待提高、艾森曼格综合征的定义仍有争议、外科手术指征仍待探索等，所以，距离我们完全了解这类疾病和攻克这些难题，还有很长的一段路要走。但是，也正因为这些未解之谜，意味着肺循环是一个颇具魅力的领域，才会吸引无数的科学家和医学工作者不断地孜孜以求探索答案，希望尽早能取得突破性进展，为改变全世界肺高血压患者的命运作出贡献，这也正是我们学习、总结和思索这篇新指南精要的闪光之处所在！

（卢志南 荆志成）

参考文献

[1] Dresdale DT, Schultz M, Michtom RJ. Primary pulmonary hypertension. I. Clinical and hemodynamic study. Am J Med, 1951, 11(6): 686-705.

[2] Dresdale DT, Michtom RJ, Schultz M. Recent studies in primary pulmonary hypertension, including pharmacodynamic observations on pulmonary vascular resistance. Bull N Y Acad Med, 1954, 30(3): 195-207.

[3] Herve P, Lau EM, Sitbon O, et al. Criteria for diagnosis of exercise pulmonary hypertension. Eur Respir J, 2015, 46(3): 728-737.

[4] Naeije R, Vachiery JL, Yerly P, et al. The transpulmonary pressure gradient for the diagnosis of pulmonary vascular disease. Eur Respir J, 2013, 41(1): 217-223.

[5] Zotter-Tufaro C, Duca F, Kammerlander AA, et al. Diastolic pressure gradient predicts outcome in patients with heart failure and preserved ejection fraction. J Am Coll Cardiol, 2015, 66(11): 1308-1310.

[6] Jing ZC, Jiang X, Han ZY, et al. Iloprost for pulmonary vasodilator testing in idiopathic pulmonary arterial hypertension. Eur Respir J, 2009, 33(6): 1354-1360.

[7] Pulido T, Adzerikho I, Channick RN, et al. Macitentan and morbidity and mortality in pulmonary arterial hypertension. N Engl J Med, 2013, 369(9): 809-818.

[8] Rubin LJ, Galie N, Grimminger F, et al. Riociguat for the treatment of pulmonary arterial hypertension: a long-term extension study (PATENT-2). Eur Respir J, 2015, 45(5): 1303-1313.

[9] Simonneau G, D'Armini AM, Ghofrani HA, et al. Riociguat for the treatment of chronic thromboembolic pulmonary hypertension: a long-term extension study (CHEST-2). Eur Respir J, 2015, 45(5): 1293-1302.

[10] Sitbon O, Channick R, Chin KM, et al. Selexipag for the Treatment of Pulmonary Arterial Hypertension. N Engl J Med, 2015, 373(26): 2522-2533.

[11] Sharma K. Selexipag for the treatment of pulmonary arterial hypertension. Expert Rev Respir Med, 2016, 10(1): 1-3.

[12] Galie N, Barbera JA, Frost AE, et al. Initial Use of ambrisentan plus tadalafil in pulmonary arterial hypertension. N Engl J Med, 2015, 373(9): 834-844.

[13] Moller JH, Patton C, Varco RL, Lillehei CW. Late results (30 to 35 years) after operative closure of isolated ventricular septal defect from 1954 to 1960. Am J Cardiol, 1991, 68(15): 1491-1497.

[14] 孙明利，程春燕，张锐，等. 先天性心脏病修复术后肺动脉高压患者基线临床特征分析. 中华心血管病杂志，2014，42(5): 396-399.

[15] Chung L, Liu J, Parsons L, et al. Characterization of connective tissue disease-associated pulmonary arterial hypertension from REVEAL: identifying systemic sclerosis as a unique phenotype. Chest, 2010, 138(6): 1383-1394.

[16] Hao YJ, Jiang X, Zhou W, et al. Connective tissue disease-associated pulmonary arterial hypertension in Chinese patients. Eur Respir J, 2014, 44(4): 963-972.

[17] Kusunose K, Yamada H, Hotchi J, et al. Prediction of Future Overt Pulmonary Hypertension by 6-Min Walk Stress Echocardiography in Patients With Connective Tissue Disease. J Am Coll Cardiol, 2015, 66(4): 376-384.

[18] Hoendermis ES, Liu LC, Hummel YM, et al. Effects of sildenafil on invasive haemodynamics and exercise capacity in heart failure patients with preserved ejection fraction and pulmonary hypertension: a randomized controlled trial. Eur Heart J, 2015, 36(38): 2565-2573.

[19] Mayer E, Jenkins D, Lindner J, et al. Surgical management and outcome of patients with chronic thromboembolic pulmonary hypertension: results from an international prospective registry. J Thorac Cardiovasc Surg, 2011, 141(3): 702-710.

[20] Sugimura K, Fukumoto Y, Satoh K, et al. Percutaneous transluminal pulmonary angioplasty markedly improves pulmonary hemodynamics and long-term prognosis in patients with chronic thromboembolic pulmonary hypertension. Circ J, 2012, 76(2): 485-488.

2015 欧洲心脏病学会心包疾病诊断和治疗指南概要与解读

2015 年欧洲心脏病学会(ESC)公布了最新的心包疾病诊断和治疗指南。作为对 2004 年指南的更新，2015 年指南严谨、明确、清晰、完整地对心包疾病的诊治进行了说明，并对旧指南做出了较大幅度的补充和调整。

指南第一节和第二节首先对心包疾病进行概述，并给出心包疾病的流行病学数据，随后通过一个详细的表格，对心包疾病的病因学分类进行了说明。

指南第三节从临床特点分类的角度分别对 7 种类型的心包综合征的诊断、预后、治疗进行了陈述，对不同类型的心包综合征给出了明确的定义和诊断标准。指南第四节分为两个部分，首先对目前各种有助于心包疾病诊治的影像学手段进行了评价，随后给出了心包疾病诊治的总体思路与策略，便于临床医师根据危险分层有针对性的筛选不同危险程度的患者，从而做出合理处置。指南第五节是对病因分类的深化，根据所导致的心包疾病的不同病因，详细介绍各种心包疾病的对因治疗。指南第六节对特殊人群(包括不同年龄，不同妊娠、生产、哺乳状态的患者)的心包疾病诊治给予了指导。心包疾病的介入操作及外科治疗在指南第七节中论述。指南第八节提出了心包疾病研究及更好处理的努力方向。

本文按照心包疾病诊断治疗的逻辑顺序，对比 2004 年旧指南，对新指南的精要进行复习和解读，指南的推荐和证据等级在文中括号内注明。

一、心包疾病的临床特点分类——心包综合征(pericardial syndrome)

心包疾病可表现为截然不同的特征性临床表现，其表现和病因并非一一对应，同一病因可有不同表现，反之亦然；根据心包疾病临床特点分类(并非根据病因分类)，2015 年指南对常见的心包疾病的诊治进行了详细论述。需要提出的是，不是所有心包疾病都有心包炎症，因此不能称之为“心包炎”，这些心包疾病统称为“心包综合征”。

1. 急性心包炎

其诊断标准包括：①典型的胸痛(锐痛、胸膜性胸痛，坐位或前倾位可减轻)；②有心包摩擦音；③心电图新发广泛 ST 段抬高或 PR 段压低；④新发或增多的心包积液。如果符合上述两条或以上，可以诊断为急性心包炎。此外，有系统性炎症的提示，包括 C 反应蛋白升高、血沉加快、血白细胞升高等。

急性心包炎通常预后良好，常由病毒感染引起，但确诊较为困难，通常不强调病因诊断。但是，对于非病毒性非特发性急性心包炎，或合并预后不良高危因素的患者，则需要谨慎处理。预后不良的危险因素包括：主要危险因素：高热 >38℃；亚急性起病(即起病时间不确切)；大量心包积液；心包填塞；对 NSAIDs 类药物反应差；次要危险因素：心包炎合并心肌损害(心肌心包炎)、免疫抑制状态、外伤和口服抗凝治疗。

2015 年指南对于急性心包炎的危险分层给予了明确的流程(图 1，见文末彩图 38)，如果存在任何对潜在严重致病病因有提示的临床表现或上述危险因素，则需要住院治疗并筛查病因(ⅠB)，并考虑对因治疗；相反，则可以门诊经验性抗炎治疗并随访 1 周评估药物疗效(ⅠB)。在炎症消退和症状缓解前，需要严格限制体力活动(ⅡaC)。

对于特发性 / 病毒性急性心包炎，抗炎治疗是关键，常用抗炎药物的用法见表 1，阿司匹林和 NSAIDs 类药物是首选(ⅠA)，在阿司匹林 /NSAID 类药物基础上联用秋水仙碱是一线治疗策略(ⅠA)，有助于提高疗效，减少复发。如果对 NSAIDs 类药物 / 秋水仙碱有禁忌或治疗无效，而且除外了感染性病因，可以考虑糖皮质激素作为二线用药(ⅡaC)，其用法因为低中剂量[例如泼尼松 0.2~0.5mg/(kg·d)或相当剂量其他

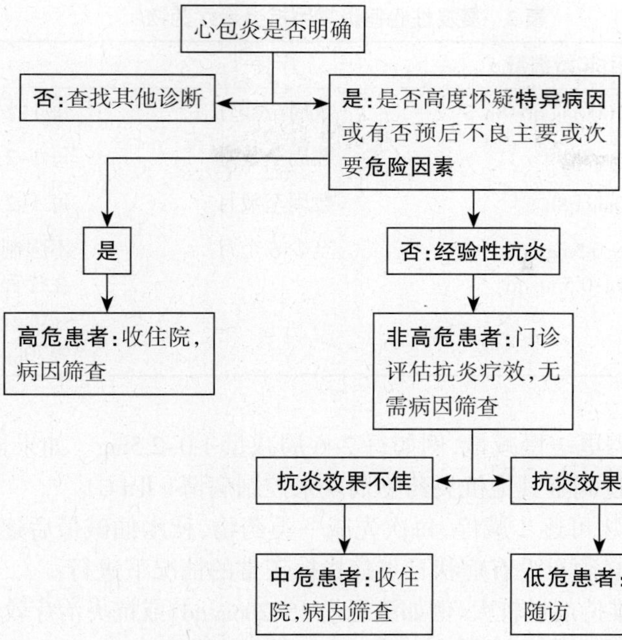

图 1　心包炎的危险分层诊治流程(主要 / 次要危险因素见正文)

表 1　急性心包炎常用抗炎治疗药物

药物	常用剂量	疗程	减量方法
阿司匹林	750~1000mg q8h	1~2 周	每 1~2 周减量 250~500mg
布洛芬	600mg q8h	1~2 周	每 1~2 周减量 200~400mg
秋水仙碱	<70kg:0.5mg qd ≥70kg:0.5mg bid	3 个月	不强制减量 在疗程最后数周,可减量为: <70kg:0.5mg Qod ≥70kg:0.5mg qd

注:疗程的决定需要同时参考症状缓解情况和炎症指标恢复情况。

糖皮质激素]起步,当症状缓解及炎症指标恢复正常后,考虑逐渐减量。

大多数急性心包炎(通常指病毒性 / 特发性心包炎)通常预后良好。特发性急性心包炎进展为缩窄性心包炎的风险 <1%,但是,对于自身免疫介导或肿瘤性病因导致的急性心包炎,其缩窄性心包炎风险较高(2%~5%),而结核性或化脓性急性心包炎则有高达 20%~30% 的患者可进展为缩窄性心包炎。若不联用秋水仙碱,急性特发性心包炎复发的风险约为 15%~30%。

2. 持续性及慢性心包炎

如果心包炎在急性发作后症状持续存在 >4~6 周,没有明确的缓解期,但不超过 3 个月,则诊断为持续性心包炎(incessant pericarditis);如果心包炎症状持续超过 3 个月,则考虑为慢性心包炎。

3. 复发性心包炎

在首次心包炎急性发作后,症状消失 4~6 周后,再次出现心包炎发作,诊断为复发性心包炎。心包炎再次发作的诊断标准和首次发作急性心包炎的诊断标准相同。首次急性心包炎发作后,复发率约为 15%~30%,其病因较难明确,通常和病毒感染后免疫介导机制相关。对首次心包炎发作治疗不充分是复发的常见原因。

对于有明确特异性病因的复发性心包炎,须对因治疗;对于其他原因不明的复发性心包炎,使用足量 NSAIDs 类药物进行抗炎治疗是主要手段(ⅠA),推荐联合使用秋水仙碱(ⅠA)(表 2)。当 NSAIDs 类药物联合秋水仙碱效果不佳或存在应用禁忌的时候,可考虑联用小剂量糖皮质激素[例如泼尼松 0.2~0.5mg/(kg·d)],但需要排除感染,尤其是结核及其他细菌感染。如果应用糖皮质激素,其减量应缓慢,当减量到

表 2 复发性心包炎常用抗炎治疗药物

药物	常用起始剂量	疗程	减量方法
阿司匹林	500~1000mg q6~8h	数周至数月	每 1~2 周减 250~500mg
布洛芬	600mg q8h	数周至数月	每 1~2 周减 200~400mg
吲哚美辛	25~50mg q8h	数周至数月	每 1~2 周减 25mg
秋水仙碱	<70kg:0.5mg qd ≥70kg:0.5mg qd	至少 6 个月	不强制减量 在疗程最后数周,可减量为: <70kg:0.5mg Qod ≥70kg:0.5mg qd

10~15mg qd 时,常容易复发,需更缓慢减量,例如每 2~6 周减量 1.0~2.5mg。如果再次复发,激素加量或重新使用需要非常谨慎,尽量通过调整其他抗炎药物剂量来控制病情(Ⅱa C)。

如果心包炎完全缓解,药物可逐步减停,每次先减一类药物,秋水仙碱最后逐渐停用。减量过程中有再次复发风险,每次尝试减量必须在没有症状且炎症指标正常的情况下进行。

当糖皮质激素减量困难,维持剂量较大(例如泼尼松 15~20mg qd)或抗炎治疗效果不理想时,可在充分权衡风险获益的基础上谨慎试用硫唑嘌呤、静脉丙种球蛋白及阿那白滞素(Anakinra),但证据尚不充分(Ⅱb C)。

当反复充分尝试多种药物治疗无效时,作为最后考虑的治疗策略,可在有经验的中心进行心包剥脱术。对于急性心包炎和复发性心包炎,2015 年指南给予了明确的治疗策略流程图(图 2,见文末彩图 39)。

和急性心包炎类似,复发性心包炎的患者在症状缓解前和炎症指标恢复前,也需要限制体力活动(Ⅱa C)。

对于特发性复发性心包炎,较少出现严重并发症,即使反复发作,进展为缩窄性心包炎的可能性也很低。预后和病因相关,而与复发的次数无关。

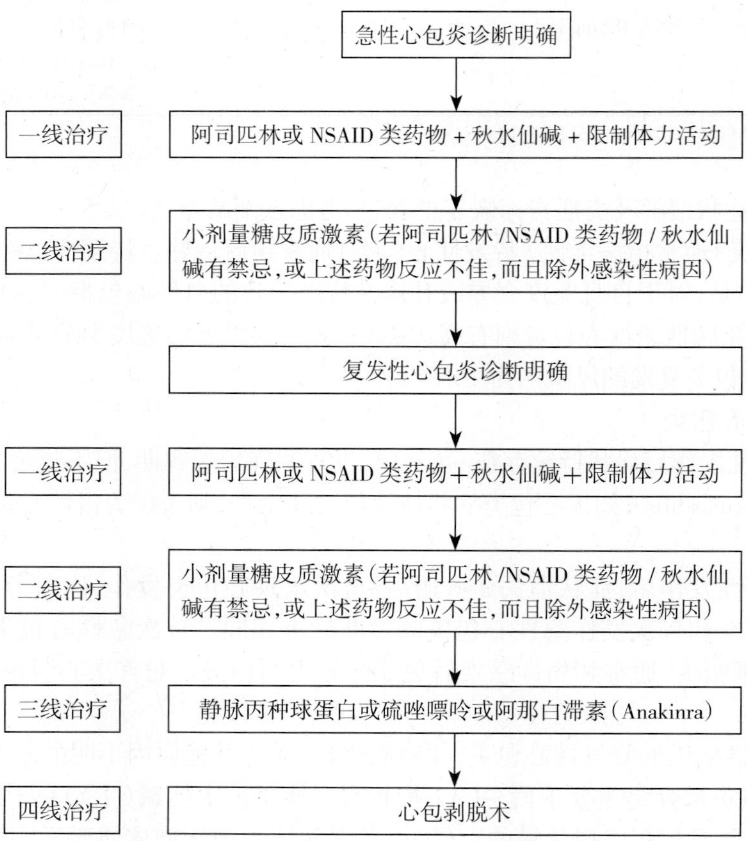

图 2 急性及复发性心包炎的治疗流程

4. 心包炎累及心肌(心肌心包炎,myopericarditis)

心包炎和心肌炎有共同的致病因素(通常是病毒),两者在临床上可合并出现。心包炎患者出现心肌累及,称为“心肌心包炎”(myopericarditis),其临床表现主要为心包炎的症状体征,符合前述急性心包炎的诊断标准,同时伴有心肌损伤的证据(例如肌钙蛋白、CKMB 的升高),但心脏影像学上没有新发局灶或弥漫的左室收缩功能异常的提示。很多心肌心包炎仅仅表现为亚临床心肌酶升高。

相反,若主要表现为心肌炎,有新发局灶或弥漫左室收缩功能异常的提示,同时又有心包累及的证据,则称为“心包心肌炎”(perimyocarditis)。

若怀疑心包炎合并心肌炎,冠脉造影排除急性冠脉综合征是需要的(ⅠC);心脏核磁对于评估心肌累及很有意义(ⅠC)。

心肌心包炎需要住院治疗(ⅠC),其治疗策略与药物类似于前述的心包炎治疗,经验性抗炎治疗常用于控制胸痛症状(ⅡaC),糖皮质激素作为二线药物。但是,需要注意的是,秋水仙碱没有明确证据用于此类患者。心肌心包炎患者也需要限制体力活动(ⅠC)。

心肌心包炎通常预后良好,进展为心力衰竭者少见。

5. 心包积液

心包积液根据病程不同,可分为急性、亚急性和慢性(持续超过 3 个月);根据分布可分为环心包分布和局灶性分布;根据对血流动力学的影响,可分为无影响、心包填塞和渗出缩窄三种;根据积液性质可分为渗出性、漏出性、血性和较为罕见的气性;并且根据其超声测量半定量程度,分为少量(<10mm)、中量(10~20mm)和大量(>20mm)。

在发达国家,超过 50% 心包积液的原因是特发性,其他原因包括肿瘤性(10%~25%)、感染性(15%~30%)、医源性(15%~20%)和结缔组织病(5%~15%),而在结核流行的发展中国家,则结核是主要病因(超过 60%)。

心包积液产生的速度决定其临床表现。对于外伤或医源性心脏穿孔导致的心包积液,其产生速度很快,即使少量心包积液也能在数分钟内引起心包填塞;相反,如果心包积液缓慢形成,即使量较大,也可以在数天或数周内没有症状。典型症状包括活动后气短、端坐呼吸、胸痛胸闷等。当发生心包填塞时,可出现颈静脉怒张、奇脉、心音遥远等。心脏超声是诊断心包积液的首要检查(ⅠC),心脏 CT 和核磁也对诊断有重要意义,对于怀疑局部心包积液、心包增厚、心包肿物和肺部病变的患者,可考虑进行检查(ⅡaC)。

2015 年指南给予了清晰的心包积液诊断流程图(图 3,见文末彩图 40)。一旦发现心包积液,首先要评估血流动力学是否受到影响(有否心包填塞)、其积液量的多少、有否相关疾病(心血管疾病或系统性疾病)。如果存在系统性炎症提示,则按照心包炎处理(ⅠC);如果没有炎症提示,但出现心包填塞,需要高度怀疑肿瘤引起;如果大量心包积液但没有填塞和炎症表现,则多数为特发性的。存在前述危险因素的心包积液患者需要住院治疗(ⅠC)。对于慢性特发性心包积液,假如没有炎症提示,抗炎治疗的指征不强;如果有炎症提示,则可以尝试应用 NSAID 类药物和(或)秋水仙碱和(或)小剂量糖皮质激素。如果病因明确,则必须需要对因治疗(ⅠC)。

如果心包积液引起症状,又没有炎症提示,经验性抗炎治疗效果不佳,则需要心包积液穿刺引流检查。对于孤立性心包积液抗炎无效,心包引流是缓解症状的方法,但是复发率高,也可以考虑心包剥脱或心包开窗,可同时进行心包活检评估。

心包积液的预后主要和病因相关,心包积液量和病因有关系,对预后有影响。对于心包积液患者,需要定期随访评估症状、心脏超声和炎症指标。

6. 心包填塞

心包填塞的临床表现包括心动过速、低血压、奇脉、颈静脉压升高、心音低钝、心电图低电压 / 高电压交替及 X 光透视心影增大等。心包填塞的常见原因包括心包炎、结核、医源性损伤(例如介入操作、心脏外科术后)、外伤、肿瘤等;少见原因包括胶原血管病(例如系统性红斑狼疮、类风湿关节炎、硬皮病等)、放疗、心肌梗死后、尿毒症、主动脉夹层、细菌感染及肺胸膜疾病等。

心包引流是心包填塞的首要治疗,常用超声或透视引导下的心包穿刺引流,对于化脓性心包积液填塞或血性心包积液,可考虑外科引流。

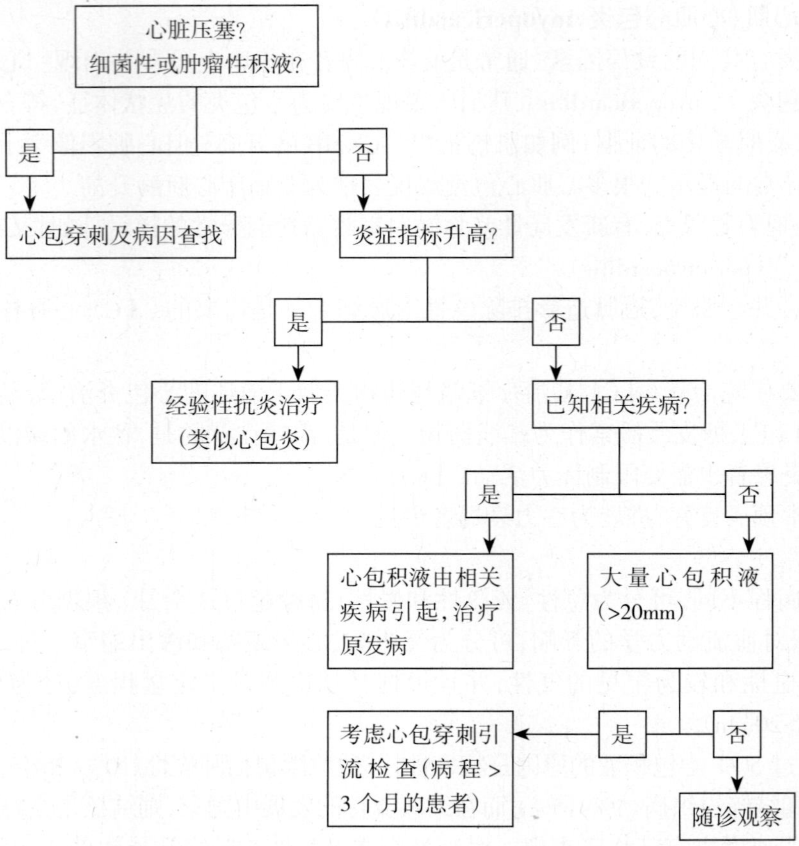

图 3 心包积液诊治流程

7. 缩窄性心包炎

多种类型的心包疾病可以进展为缩窄性心包炎,其进展的风险和心包疾病病因相关。病毒性或特发性心包炎,发生缩窄性心包炎风险低(<1%),免疫介导和肿瘤性心包疾病风险中等(2%~5%),而细菌性尤其结核性心包炎风险较高(20%~30%)。在发达国家,缩窄性心包炎的常见病因包括特发性或病毒性(42%~49%)、心脏外科术后(11%~37%)、放疗后(9%~31%)、结缔组织病(3%~7%)、细菌感染(3%~6%),其他原因也占一定比例(<10%),包括恶性肿瘤、外伤、药物、石棉沉积、结节病、尿毒症等;在发展中国家,结核感染仍旧是主要病因。

典型的缩窄性心包炎有特征性的症状,结合心脏超声等影像学检查,不难确诊,但部分缩窄性心包炎需要和限制性心肌病鉴别(表 3)。

外科手术是缩窄性心包炎的主要治疗手段,但是,药物治疗同样不能忽视。其原因有 3 点:①针对特异病因的药物治疗可预防缩窄性心包炎的发生;②大约 10%~20% 患者为一过性炎性缩窄,在积极抗炎治疗数月后有可能恢复而避免手术,炎症指标升高和心脏 CT 及核磁有助于发现此类患者;③对于无法进行手术的严重晚期患者,药物是对症支持治疗的手段。

缩窄性心包炎可表现为一过性缩窄、渗出缩窄和慢性缩窄 3 大类型。一过性缩窄性心包炎(transient constrictive pericarditis)常伴有炎症指标升高,少量心包积液,在抗炎治疗后数周可以恢复。对于新诊断的缩窄性心包炎的患者,如果没有慢性缩窄的提示(包括恶液质、房颤、肝功能异常和心包钙化),可给予经验性抗炎治疗 2~3 个月(Ⅱb C),不必立即外科手术。部分缩窄性心包炎患者存在心包积液,加剧了心包腔压力,此类型称为渗出性缩窄性心包炎。心包剥脱术是慢性缩窄性心包炎的主要治疗手段(ⅠC),但是对于终末期严重缩窄的患者,外科手术风险很大,效果较差。常见的终末期表现包括恶病质、心房颤动、心输出量下降、低白蛋白血症、肝功能异常。慢性缩窄性心包炎不良预后的提示包括:放疗引起、肾功能异常、肺动脉高压、左室收缩功能异常、低钠血症及高龄。缩窄性心包炎主要亚型的治疗策略总结见表 4。

表 3　缩窄性心包炎和限制性心肌病的鉴别诊断

项目	缩窄性心包炎	限制性心肌病
查体	Kussmaul 征；心包叩击音	Kussmaul 征可存在；反流性杂音；第三心音
心电图	低电压；非特异 ST/T 改变；房颤	低电压；假性心肌梗死 Q 波；QRS 波可增宽；电轴左偏；心房颤动
X 线胸片	1/3 患者可有心包钙化	无心包钙化
心脏超声	间隔抖动征 心包增厚及钙化 二尖瓣 E 峰速度呼吸变异 >25% 舒张期肺静脉血流速度峰值变异 >20% 彩色 M 型超声血流传导速度 >45cm/s 室间隔组织多普勒 e' 速度 >8cm/s	左室小，双房明显增大；室壁可增厚 E/A 比值 >2，E 峰下降时间缩短 二尖瓣血流速度呼吸变异小 彩色 M 型超声血流传导速度 <45cm/s 室间隔组织多普勒 e' 速度 <8cm/s
心脏导管	“平方根”征； 右室舒张末压通常等于左室舒张末压	右室收缩压显著升高（>50mmHg） 左室舒张末压大于右室舒张末压
心脏 CT/MR	心包增厚（>3~4mm）；心包钙化	心包厚度正常（<3mm）；心肌受累表现

表 4　缩窄性心包炎不同亚型的定义和治疗策略

类型	定义	治疗策略
一过性缩窄性心包炎	可逆；自发或经过药物治疗后恢复	经验性药物抗炎治疗 2~3 个月
渗出性缩窄性心包炎	心包积液引流后，右房压力下降幅度小于 50% 或未下降至 10mmHg 以下	心包积液引流后给予药物治疗；对于持续缩窄患者，给予外科手术
慢性缩窄性心包炎	缩窄持续 3~6 个月	外科手术；对于手术高危或终末期患者，药物对症支持治疗

二、心包疾病的病因学分类——对因治疗

尽管根据临床表现分类，有助于对部分心包疾病进行有效的经验性治疗，但是对某些由明确病因引起的心包疾病，针对其致病原因的对因治疗非常关键，所以对于部分心包疾病，需要探讨其病因。

引起心包疾病的病因繁多（表 5），在发达国家，病毒是最常见的心包炎病因，而在发展中国家，最常见的心包疾病原因则为结核。对于病因明确的心包疾病，对因治疗是关键。不同的病因，治疗策略不同。

1. 病毒性心包炎

发达国家大多数急性心包炎由病毒感染或病毒感染引起的自身免疫反应引起。急性病毒性心包炎通常为自限性。为明确病毒性心包炎的诊断及病毒感染的类型，需要完整的针对心包积液和 / 或心包活检的组织学、细胞学、免疫组织学、分子检测手段（例如定量 PCR）（ⅡaC），相反，常规病毒血清学检测的诊断意义不大（Ⅲ）。

急性病毒性心包炎通常表现为自限性病程，对 NASID 类药物联合秋水仙碱反应良好。抗病毒治疗（例如静脉应用丙种球蛋白、口服更昔洛韦、干扰素 α 等）的地位尚有争议，可请感染科专科医师会诊。不建议使用糖皮质激素（Ⅲ），因其会令病毒活动并加重炎症。

2. 细菌性心包炎

结核性心包炎是发展中国家最常见的细菌性心包炎病因；其他细菌感染造成的化脓性心包炎比较少见。

在发展中国家，超过 90% 的 HIV 感染人群的有临床意义的心包积液由结核引起，而在非 HIV 感染人群，此比例也高达 50%~70%。结核性心包炎最常见的临床表现为慢性心脏受压，表现出类似充血性心力衰竭的特点，临床上可出现心包积液、渗出性缩窄性心包炎和缩窄性心包炎。心包积液找到结核杆菌或心包活检组织学培养出结核杆菌或 PCR 明确存在结核感染，是确诊结核性心包炎的手段。如果有其他器官的明确结核感染，而存在原因不明的心包炎，心包积液检查为淋巴细胞为主的渗出液，且非激活 γ 干扰素、

表 5 心包疾病的病因

大分类	小分类	具体病因
感染	病毒（常见）	肠道病毒（科萨奇病毒、埃可病毒）、肝病毒（EBV、CMV、HHV-6）、腺病毒、微小病毒（parvovirus）（可复合感染）
	细菌	结核分枝杆菌（常见）、贝纳特立克次体（coxiella burnetii）、包柔疏螺旋体（borrelia burgdorferi）、肺炎双球菌、脑膜炎双球菌、淋球菌（gonococcus）、链球菌、葡萄球菌、嗜血杆菌（haemophilus）、衣原体（chlamydia）、支原体（mycoplasma）、军团菌（legionella）、螺旋体（leptospira）、李斯特菌、providencia
	真菌（极少）	组织胞浆菌（见于免疫正常病人）、曲霉菌、芽生菌（Blastomyces）、念珠菌（见于免疫缺陷病人）
	寄生虫（极少）	包虫（Echinococcus）、弓形虫（Toxoplasma）
自身免疫（常见）	系统性自身免疫及自身炎症性疾病	系统性红斑狼疮、干燥综合征、类风湿关节炎、硬皮病
	系统性血管炎	嗜酸性粒细胞性肉芽肿病伴多发脉管炎、过敏性肉芽肿病、Horton 病、大动脉炎、白塞病、川崎病）家族性地中海热、炎症性肠病、Still 病
肿瘤	原发性（少见）	心包间皮瘤
	继发性转移（常见）	肺癌、乳腺癌、淋巴瘤
代谢		尿毒症、黏液水肿、神经性厌食
创伤 / 医源性	早发（少见）	直接损伤：胸部穿通伤、食管穿孔 间接损伤：胸部非穿通伤、放射性损害
	迟发	心包损伤综合征：心肌梗死后综合征、心包剥脱术后综合征、创伤（例如冠脉 PCI 损伤、起搏器电极穿孔、射频消融穿孔）
药物相关（少见）		狼疮样综合征（普鲁卡因胺、肼苯哒嗪、甲基多巴、异烟肼、苯妥英）；抗肿瘤药物（多柔比星、柔红霉素、阿糖胞苷、5- 氟尿嘧啶、环磷酰胺、青霉素超敏反应心包炎伴嗜酸性粒细胞增多症、胺碘酮、麦角新碱、美沙拉嗪、氯氮平、米诺地尔、丹曲洛林、普萘洛尔、保泰松、噻嗪类利尿剂、链霉素、硫尿嘧啶、链激酶、氨基水杨酸、磺胺类药物、环孢霉素、溴隐亭、某些疫苗、GM-CSF、抗 TNF 制剂）
其他（常见）		淀粉样变性、主动脉夹层、肺动脉高压、慢性心力衰竭
其他（不常见）		先天性心包部分或完全缺如

腺苷脱氨酶或溶菌酶升高，抗结核治疗有效，则可以诊断为结核性心包炎可能性大。在结核流行地区，经验性抗结核治疗推荐用于原因不明的渗出性心包积液的诊治（ⅠC）。

正规四联抗结核治疗（利福平 + 异烟肼 + 吡嗪酰胺 + 乙胺丁醇）是肺外结核的标准治疗策略（ⅠC）。假如抗结核治疗 4~8 周患者情况无改善，推荐进行心包剥脱（ⅠC）。缩窄性心包炎是结核性心包炎的常见并发症，除了积极的抗结核治疗以外，心包腔内应用尿激酶（Ⅱb C）和大剂量糖皮质激素可减少进展为缩窄性心包炎的风险，但是糖皮质激素对于 HIV 感染患者有增加恶性肿瘤的风险，所以对于非 HIV 感染患者，可考虑联用糖皮质激素以减少缩窄性心包炎发生（Ⅱb C）。

化脓性心包炎较罕见，病因以链球菌、葡萄球菌和肺炎球菌常见，最常见的合并疾病是脓胸和肺炎。对于免疫抑制或胸外科术后的患者，金黄色葡萄球菌和真菌更为常见。细菌可来自血行播散或邻近感染灶的侵袭。化脓性心包炎通常表现为高热，一旦怀疑化脓性心包炎，需要进行紧急心包穿刺引流（ⅠC），对心包积液进行常规、生化和病原学检查（ⅠC）。心包积液含糖水平显著下降及中性粒细胞比例显著升高支持化脓性心包炎诊断。尽快积极静脉抗生素治疗（ⅠC）以及充分心包引流（ⅠC）是治疗关键策略。

3. 肾衰竭心包炎

终末期肾病可累及心包，肾衰竭心包炎有 3 个亚型，包括尿毒症心包炎、透析心包炎及缩窄性心包炎。肾衰竭心包炎可表现为急性心包炎、慢性心包积液和慢性缩窄性心包炎。肾衰竭患者出现心包积液的可能机制包括：容量过多、心包炎症、代谢废物积聚。对于此类型心包炎的治疗，及时开始透析并调整透析方案是关键（ⅡaC），假如透析方案未能缓解心包积液，可以给予心包引流（ⅡbC），并且可以考虑应用NSAIDs类药物和糖皮质激素（ⅡbC），但是严重肾衰患者禁忌使用秋水仙碱（Ⅲ）。

4. 系统性自身免疫/炎症性疾病的心包累及

多种自身免疫性疾病(见表1)可以累及心包，心包累及常常是其病情活动的提示，积极寻找基础疾病，请专科医师会诊，并治疗基础疾病是关键。

5. 心脏损伤后综合征

心脏损伤后综合征（post-cardiac injury syndrome，PCIS）包括心肌梗死后心包炎（又包括心包积液、心肌梗死后早期心包炎与Dressler综合征）、心包剥脱后综合征、外伤后心包炎（包括心脏介入并发症）等一类心包炎症综合征，其机制均为原发心包损伤后继发的自身免疫反应。常见的诱因包括心包出血及胸膜切开。

其诊断标准包括在心脏损伤后出现：①不明原因发热；②心包或胸膜性胸痛；③心包或胸膜摩擦音；④心包积液；⑤胸腔积液伴C反应蛋白升高，如果符合其中2条或以上，可以诊断。其中明确的炎症反应是诊断的关键。

给予经验性抗炎治疗是处理的关键，可促进症状缓解并减少复发（ⅠB），当表现为急性心包炎时，可联用秋水仙碱和NSAID类药物（ⅡaB），但是如果没有全身炎症表现的外科术后心包积液，不推荐应用NSAID类药物和秋水仙碱。

PCIS通常预后良好，但部分患者可进展为缩窄性心包炎，建议密切随访（ⅡaC）。

6. 外伤性心包积液与心包积血

如果有明确心胸创伤病史，伴心包炎的症状及体征，伴炎症指标升高，可以诊断。其原因包括冠脉介入操作、起搏器电极放置和射频消融操作导致的并发症引起的心包积血、填塞。治疗策略根据病情严重程度而定，若不影响血流动力学，通常给予经验性抗炎治疗；一旦出现危及生命的穿孔，急诊心胸外科手术是关键。

7. 肿瘤性疾病心包累及

心包原发肿瘤（包括良性的脂肪瘤、纤维瘤及恶性的间皮瘤、血管肉瘤、纤维肉瘤等）比较少见，而最常见的继发性心包肿瘤包括肺癌、乳腺癌、恶性黑色素瘤、淋巴瘤和白血病等。诊断关键是心包有恶性肿瘤浸润的证据，包括心包积液检查和心包活检。有恶性肿瘤的患者，其心包积液不一定是恶性肿瘤引起的。

其治疗步骤包括：①基础抗肿瘤治疗；②心包积液引流以缓解症状；③心包内应用细胞毒性药物或硬化剂可预防复发。一旦出现心包填塞，须及时心包引流。大量心包积液反复发作也可以考虑心包外科手术处理。

8. 放射性心包炎

霍奇金淋巴瘤、乳腺癌和肺癌的放射治疗可引起放射性心包炎。临床上可表现为接受放射治疗后短期内的急性心包炎，而迟发心包炎也很常见，其潜伏期可长达15~20年，临床上可表现为渗出缩窄或缩窄性心包炎。其治疗和其他类型的心包炎、心包积液类似。由于放射治疗还会引起心肌、冠脉及心瓣膜的损伤，所以放射性缩窄性心包炎的心包剥脱术风险较高。

随诊放疗技术的改进，放射性心包炎的发病率明显减少。

9. 乳糜心包

胸导管将肠道乳糜引流入血，其和左侧颈内静脉和左侧锁骨下静脉连接，如果发生原发性（少见）或继发性（较常见）胸导管损伤，则可以导致乳糜性心包积液，通常和乳糜性胸腔积液合并出现，临床上可表现为心包填塞、急性心包炎和慢性缩窄性心包炎。

继发性胸导管损伤的原因包括肿瘤、外科手术（例如先天性心脏病手术）、先天性淋巴管瘤病、放疗、锁骨下静脉血栓、感染（例如结核）、纵隔肿瘤和急性胰腺炎。胸部CT和（或）淋巴管造影/核素显像可以发现淋巴管异常。治疗原发病是乳糜心包治疗的关键。

10. 药物相关性心包炎/心包积液

药物引起的心包反应很少见，此外一些特殊化学成分、血液制品、异种生物成分引起的心包损伤也可以导致。主要治疗原则是脱离接触，对症处理。

11. 代谢与内分泌疾病所致心包积液

引起心包积液的内分泌代谢疾病主要是甲状腺功能减低。5%~30% 的甲减患者可以出现心包积液，但很少出现心包填塞。临床上可以表现为心动过缓、心电图低电压。可以查甲状腺功能明确。

12. 肺动脉高压心包受累

25%~30% 的肺动脉高压患者可以有心包积液，通常是少量的，但也有导致血流动力学异常的。其机制可能和右心衰竭、右心充盈压力升高相关，也可能是肺高压的潜在病因所引起，例如结缔组织病。肺动脉高压患者大量心包积液导致填塞表现需要和肺动脉高压的右心衰竭所鉴别。

13. 心包囊肿

心包囊肿占纵隔肿物的 6%，占纵隔囊肿的 33%，可以通过心脏超声、胸部 CT、心脏核磁诊断。通常无症状，偶然发现。对于症状性先天性或炎症性囊肿，一线治疗是穿刺引流，结合乙醇硬化；假如囊肿复发或诊断不确切，可能需要外伤手术。

三、心包疾病诊治的影像学手段——合理应用

多种影像学检查可用于心包疾病的诊断，其各有优势，对于不同临床类型的心包疾病。合理选择或综合应用最佳影像学检查，有利于明确诊断。

X 线胸片可以初步粗略评估心影大小、心包钙化等情况，但其准确性不如心脏超声和 CT。心脏超声是心包疾病的一线检查，可以准确评估心包积液、心包填塞、室壁运动、心脏结构和功能。胸部 CT 是心脏超声的有益补充，其对心包钙化、心包炎症、心包和心脏结构的解剖细节判别比较清楚，而且可以评估心脏相邻器官结构的病变情况，例如肺、大血管和食管等。心脏核磁可精确的评估心包、心脏的结构和功能，延迟强化可以评估心包炎症和心肌受累情况。PET 或 PET/CT 可以评估心包疾病病因的代谢活性，对于淋巴瘤和实体肿瘤的诊断和治疗效果很有意义，此外还可以评估心包炎症程度。有创心导管检查应用较少，但对于无创检查无法明确的血流动力学改变，可考虑使用，例如鉴别缩窄性心包炎和限制型心肌病；此外，对于心脏介入操作导致的并发症，心导管监测有助于及时发现心包填塞导致的血流动力学异常。

四、心包疾病的诊治思路——危险分层

哪些心包疾病需要全面积极探寻病因，哪些心包疾病属于高危情况，需要住院全面评估；相反，哪些心包疾病预后良好，仅仅给予经验性治疗即可恢复，不必探寻病因，2015 年指南给出了较为明确的危险分层方案，有利于临床医师更有效更经济的管理患者（见图 1）。如果有任何提示不良预后的主要或次要危险因素，均应该住院进行全面检查，其他患者则可以门诊处理。此流程适用于进行心包炎和复发性心包炎。对于已经确诊特发性心包炎的复发性心包炎，则不必再次病因筛查。

病史、查体、心电图、心脏超声、X 线胸片、血常规、肝肾功能、甲状腺功能、炎症指标及心肌酶是所有心包炎患者均需要完善的检查；如果初步筛查未能明确诊断，则需要完善其他检查，包括胸部 CT、心脏核磁等，如果出现心包填塞、怀疑细菌性心包炎、肿瘤性心包炎、症状性中大量心包积液抗炎治疗无效，则需要心包积液引流检查（包括常规、生化、细胞学、细菌学等）。

对于心包炎患者，首先需要明确或排除有否细菌性（包括结核）、肿瘤性、系统性自身免疫性疾病以及医源性心包损伤疾病（例如冠脉介入、起搏器植入及导管消融等）。

五、特殊人群的心包疾病

1. 儿童患者

以胸痛为主诉的儿科急诊就诊患儿有 5% 为心包炎。心包疾病患儿可以表现为和成人患者类似的心包综合征，其诊断标准相同，病因相近，复发风险相似。

和成人不同的是，患儿炎症反应更显著，更常伴有发热，更多胸膜肺受累、CRP 升高更多见，但抗核抗

体阳性比较少见。治疗方面，NSAID 类药物是非明确病因的心包炎的主要治疗方法，但多数儿科医师避免使用阿司匹林，秋水仙碱可以减少儿童心包炎复发。

2. 孕妇、哺乳期患者及围产期患者

孕妇最常见的心包疾病是心包积水，通常是少量的，无症状，偶然被发现，通常是良性病程，无需治疗。孕妇发生急性心包炎的诊断标准和前述成人心包炎诊断标准的一致。在孕妇急性心包炎的治疗方面，在怀孕早期和中期可考虑布洛芬或吲哚美辛，但大多数专家倾向于使用大剂量阿司匹林。最小有效剂量的泼尼松可以在整个孕期和哺乳期使用。孕期和哺乳期禁忌使用秋水仙碱。

3. 老年人

由于没有专门针对老年心包炎的研究文献，因此对于老年心包炎患者的诊治推荐主要基于专家共识。对于老年人群，需要重点关注治疗依从性、药物剂量调整和警惕药物相互作用和对肾功能的影响。

纵观 2015 年 ESC 最新的心包疾病诊治指南，其突出的指导原则有两点。第一是分层论治的思想，并非所有心包疾病都需要住院全面筛查病因，只有符合标准的高危患者，才需要住院治疗，低危患者可以门诊随访。第二是清晰区分经验性抗炎治疗和针对特异性病因的对因治疗。指南指出，对于有明确临床意义病因的心包疾病，应针对具体致病原因治疗，而对于特发性 / 病毒性心包炎患者，经验性抗炎治疗是关键手段。秋水仙碱的治疗地位由于有随机对照研究的支持，得到了进一步的巩固。

另一突出特点是全面：指南囊括了所有临床上的心包疾病，以及各种常见或罕见的病因，在治疗上包括了药物、介入及外科手术的介绍。而且对特殊人群的心包疾病诊治给予了关注。

通过对心包疾病新指南的学习，必将大大有助于临床工作。

（杨德彦　方全）

2015 年感染性心内膜炎预防、诊断和治疗指南解读

感染性心内膜炎(infective endocarditis,IE)是病原微生物经血行途径直接侵袭心内膜、心脏瓣膜或邻近大动脉内膜引起的炎症性疾病,常伴有赘生物,住院患者死亡率为15%~30%。既往认为感染性心内膜炎是一种较罕见的疾病,发病率约为(3~10)/10万人,近年来其发病率呈增加趋势。美国心脏病协会(AHA)估计每年美国新增10 000~15 000例IE患者。尽管在过去的10年中,手术对活动期IE预后的改善做出了贡献,但此病的发病率和病死率却依然很高[1]。

2015年欧洲心脏病学会(ESC)年会公布了最新版的IE管理指南[2],尽管IE新指南在经典的诊断标准、临床特征和治疗方案方面并无大的修改,但与2009年ESC发表的《感染性心内膜炎预防、诊断及治疗指南》[2]相比,新指南对部分内容进行更新。新指南强调IE诊治应注重早诊断、早期应用抗菌药物及早期手术相结合的方式,强调多模态成像技术在心内膜炎诊断过程中的重要作用,并首次提出了用于IE管理的多学科团队合作的重要性;注意对高危人群进行抗菌药物预防用药,同时提出葡萄球菌性心内膜炎新的抗菌药物治疗方案。更新了特定情况重症监护病房(ICU)患者、IE合并癌症患者及消耗性(非细菌性)IE患者的诊疗建议等的管理。本文旨在对2015感染性心内膜炎预防、诊断、治疗指南更新亮点进行解读。

1. 预防性使用抗生素

新指南指出,高危患者行高危操作时需预防性应用抗菌药物,如植入人工瓣膜或用人工材料修补心脏瓣膜的患者(Ⅱa,C);有IE病史的患者(Ⅱa,C);任何类型的发绀型先天性心脏病患者(Ⅱa,C);仅应在处理牙龈、根尖周组织或穿透口腔黏膜时考虑预防性应用抗菌药物(Ⅱa,C),进行非感染组织的局部麻醉,表浅龋齿治疗,拆线,X线检查,植入或调整可移除的口腔修复及正畸装置、乳牙脱落后、口腔黏膜及唇部创伤后的患者不建议使用抗生素(Ⅲ,C);气道操作如气管支气管镜、喉镜检查及经鼻或气管插管、胃镜、直肠镜、膀胱镜、经阴道分娩或剖宫产、经食管超声(transoesophageal echocardiography,TOE)或皮肤及软组织操作等均不建议预防性使用抗生素(Ⅲ,C)。口腔操作过程中预防性应用抗菌药物主要针对口腔内的链球菌属。推荐术前30~60分钟应用阿莫西林或氨苄西林(也可选用头孢唑啉或头孢曲松)。过敏者选用克林霉素。不推荐应用喹诺酮类抗菌药物和氨基糖苷类抗菌药物。非口腔的侵入操作仅在感染区域进行时需应用抗菌药物治疗。选择抗菌药物时,呼吸道操作需针对葡萄球菌,胃肠道及泌尿生殖道操作需针对肠球菌(可选用氨苄西林、阿莫西林、万古霉素),皮肤及骨骼肌肉操作时需针对葡萄球菌及乙型溶血性链球菌。

外科手术或经皮介入技术行假体植入的先天性心脏病患者,术后恢复且无残余漏后,推荐术后6个月给予预防性抗菌药物治疗至植入材料内皮化,如果存在残余漏或瓣膜返流则终生应用(Ⅱa,C);植入人工瓣膜1年内最常见的病原微生物为凝固酶阴性葡萄球菌和金黄色葡萄球菌,可在术前进行预防性治疗,如术程延长,应重复使用抗生素预防直至术后48小时。其他类型的瓣膜疾病或者先天性心脏病患者不推荐预防性应用抗菌药物(Ⅲ,C);尽管AHA指南推荐对接受心脏移植后发生瓣膜病的患者预防性应用抗菌药物,但却缺乏有力证据支持,因此ESC专家组不推荐对这类患者预防性应用抗菌药物。

此外,新版指南提出,不建议高危及患自身瓣膜疾病患者进行纹身或穿刺,如必须进行此类操作,也应在严格无菌条件下实施,不建议该类患者预防性使用抗生素(Ⅲ,C)。尽管不推荐在有创操作前常规应用抗菌药物,但操作过程中的无菌原则还是有助于降低医源性感染性心内膜炎。

心血管手术前应用抗菌药物预防局部及全身感染的推荐意见:推荐心脏手术前筛查鼻部金黄色葡萄球菌携带者并加以治疗(Ⅰ,A);起搏器及可植入除颤仪置入术的围术期内预防性应用抗菌药物(Ⅰ,B);除非急诊手术,否则应在人工瓣膜或其他心脏血管内外源性材料植入术前至少2周将潜在的感染灶清除(Ⅱa,C);对于拟行外科手术或经导管置入人工瓣膜、血管内移植物及其他外源性材料的患者,应在其围术期预防性

应用抗菌药物（Ⅱa,C）；不推荐对未筛查金黄色葡萄球菌的患者进行系统性治疗或局部治疗（Ⅲ,C）。

2. 诊断

新版指南强调多模态成像技术在IE诊断中的重要作用，影像学特别是超声心动图，在IE的诊断及治疗中具有重要作用。经胸超声心动图（transthoracic echocardiography，TTE）可作为疑诊IE患者的一线形态影像学检查手段（Ⅰ,B），临床疑似IE，TTE为阳性或非诊断性结果的患者及临床疑诊为IE且植入心脏瓣膜或心脏内装置的患者，推荐再行TOE（Ⅰ,B），初步检查结果为阴性但临床仍高度怀疑是IE的患者，推荐5~7天内再次行TTE和（或）行TOE检查（Ⅰ,C）。新版指南还建议，如疑似出现新IE并发症（如新出现的心脏杂音、栓塞、持续性发热、心力衰竭、脓肿或房室传导阻滞）时，应尽早重复TTE和（或）TOE检查（Ⅰ,B）。所有需要手术的IE患者，推荐术中行超声心动图检查（Ⅰ,B）。指南还指出IE患者的评估不应局限于传统的超声心动图，应包括诸如多层螺旋CT、MRI、18F-氟脱氧葡萄糖（FDG）正电子发射断层扫描（PET）/计算机断层扫描（CT）或其他成像技术。

本次指南修订工作组对诊断标准提出了三点补充：心脏CT发现心脏瓣膜周围病变，应视作一个主要诊断标准；人工瓣膜疑似发生心内膜炎，经18F-FDGPET/CT（仅当假体植入超过3个月时）或放射性标记白细胞SPECT/CT发现植入部位附近存在异常活动，应视作一个主要诊断标准；仅通过成像技术发现近期发生栓塞事件或感染性动脉瘤，应视作一个次要诊断标准。IE诊断符合以下2项主要标准或符合1项主要标准和3项次要标准或符合5项次要标准的患者可明确诊断为IE，符合1项主要标准和1项次要标准或符合3项次要标准的患者可能为IE，诊断标准见下表1。

表1　感染性心内膜炎的诊断标准

主要标准
1. IE血培养阳性
a. 2次独立取样的血培养结果显示存在典型微生物感染符合IE诊断
草绿色链球菌、解没食子酸链球菌（牛链球菌）、HACEK细菌组[备注：HACEK是一组革兰阴性菌“嗜血杆菌属（H）、放线菌属（A）、人心杆菌属（C）、啮蚀艾肯菌属（E）、金氏杆菌属（K）”）的英文缩写，该组微生物都是口咽部正常菌群的一部分]、金黄色葡萄球菌；或
社区获得性肠球菌，未发现原发感染灶；或
b. 连续血培养阳性发现的微生物感染符合IE诊断
相隔>12小时取样的≥2次血培养结果阳性；或
所有3次血培养或≥4次独立取样血培养（首次和末次取样间隔时间≥1小时）结果中多数阳性；或
c. 单次血培养发现伯纳特立克次体阳性或Ⅰ期IgG抗体滴度>1∶800
2. 成像技术显示IE
a. 超声心动图提示IE
赘生物
脓肿、假动脉瘤或心内瘘
瓣膜穿孔或动脉瘤
人工瓣膜新发部分裂隙
b. 经^{18}F-FDG PET/CT（仅当假体植入超过3个月时）或放射性标记白细胞SPECT/CT发现植入部位附近存在异常活动
c. 经心脏CT确定发现瓣膜周围病变
次要标准
1. 诱发心脏病倾向或静脉注射药物诱使发病
2. 发热体温>38℃
3. 血管征象（仅包括通过成像技术发现的血管事件）：大动脉栓塞、化脓性肺梗死、真菌感染性动脉瘤、颅内出血、结膜出血及Janeway损害
4. 免疫征象：肾小球肾炎、Osler结节、Roth点和类风湿因子
5. 微生物学证据：血培养阳性但是不满足上述有关微生物证据的主要标准，或符合IE诊断的微生物活动性感染的血清学证据

3. 心内膜炎团队

新指南强调由多学科组成的“心内膜炎团队”非常关键，该团队应包含心脏外科专家、心脏病专科专家、麻醉师、感染性疾病专家及微生物学家，如有可能，还应包括瓣膜病、冠状动脉心脏病、起搏器取出、超声心动图及其心脏影像技术等方面的专家及神经科专家，以及行神经外科手术和介入神经放射学的设备（Ⅱa，B）。由该团队联合制定的方案在对瓣膜性疾病管理，包括经胸主动脉瓣介入置换、规范化医疗、外科手术适应证选择方面经过随访 1 年后死亡率从 18.5% 降至 8.2%。新版指南建议复杂性 IE 患者，如心内膜炎伴有心力衰竭、脓肿、栓塞、神经系统并发症或先天性心脏病，应在早期即转诊至“心内膜炎团队”（Ⅱa，B）。

非复杂性 IE 患者可由非 IE 团队诊治，但治疗场所需具备与 IE 团队保持沟通可随时转诊的条件（Ⅱa，B）。

4. 治疗

4.1 瓣膜 IE 手术的时限和指征

新版指南建议以下情况应行急诊外科手术：①因主动脉或冠状动脉自体瓣感染性心内膜炎（NVE）或人工瓣膜心内膜炎（PVE）伴有返流、梗阻或动脉瘘而导致的心力衰竭或超声证实的血流动力学紊乱者（Ⅰ，B）；②存在局部未控制感染如脓肿、假性动脉瘤、瘘管及赘生物增大者（Ⅰ，B）；③真菌 / 多重耐药菌感染者（Ⅰ，C）；④自体或置入主动脉瓣或二尖瓣的 NVE 或 PVE 患者，接受合理抗感染治疗后，仍持续存在赘生物 >10mm 及≥1 次栓塞事件者（Ⅰ，B）。

4.2 IE 神经系统并发症的管理

新版指南指出，若患者出现心脏手术指征，即使已经发生短暂性脑缺血（TIA）或无症状血栓，仍建议立即手术（Ⅰ，B）；患者颅内感染性动脉瘤较大或有扩张及破裂的表现，建议行神经外科手术或血管内治疗（Ⅰ，C）；患者有新发颅内出血，手术一般应推迟至少 1 个月（Ⅱa，B）。发生卒中后，存在心力衰竭、未控制的感染、脓肿或持续性高血栓栓塞风险的患者，一旦患者苏醒或经头颅 CT 或 MRI 排除存在颅内出血后应立即手术（Ⅱa，B）。

4.3 心脏辅助设备相关 IE（cardiac device-related IE，CDRIE）

对于确诊的 CDRIE 以及可能伴有游离囊状感染的患者，建议延长抗菌药物治疗的时间，并完全移出心脏辅助设备（Ⅰ，C）。若没有其他显著感染灶，且确定为阻塞性感染，可以考虑做完全辅助设备移除处理（Ⅱa，C）。对于可疑瓣膜感染但无相关证据显示心脏辅助设备感染的情况下，也可以考虑完全移除辅助设备（Ⅱb，C）。

对于大部分 CDRIE 患者，即使设备上的赘生物超过 10mm，仍推荐经皮穿刺移除设备（Ⅰ，B）。设备移除后，建议重新评估植入电子设备的必要性（Ⅰ，C），设备植入前应先采用常规抗生素预防治疗（Ⅱa，C），对于起搏器依赖且需先进行合适的抗菌药物治疗的患者，可以考虑行暂时的同侧固定策略（Ⅱb，C），不建议常规植入临时起搏器。

4.4 抗栓治疗

新版指南推荐，患者若出现大出血，建议停止使用抗血小板药物（Ⅰ，B）；对于没有出血的缺血性卒中，在密切监测下，可以考虑将口服抗凝药物更换为普通肝素或低分子肝素，持续 1~2 周（Ⅱa，C）；出现颅内出血，建议停止所有抗凝药物（Ⅰ，B）；对于有颅内出血和人工瓣膜的患者，在多学科会诊讨论之后应立即恢复使用普通肝素或低分子肝素（Ⅱa，c）；不建议 IE 患者接受溶栓治疗（Ⅲ，C）。

4.5 抗菌药物治疗原则及用药方案补充

IE 的致病微生物以革兰阳性菌为主，随着耐药性的增加，治疗时需格外关注耐药革兰阳性菌。IE 病原微生物的特点是被致密的生物膜所包绕，治疗药物应选择杀菌型并对生物被膜具有较大穿透性的抗生素。治疗 IE 的理想抗菌药物应在血流中和特定的组织（心瓣膜上的赘生物）中有足够的分布和渗透。IE 治疗多为大剂量和长疗程，因此，治疗 IE 的药物应有良好的安全性。新版指南对 IE 治疗中抗菌药物的应用做了如下补充：①改变了氨基糖苷类抗生素用药指征和方式，目前不推荐该类药用于治疗葡萄球菌感染性 NVE，该类药临床获益尚未得到临床研究证实，且可能具有肾毒性；②仅当有植入异物感染时（如 PVE）才考虑联合使用利福平，其他抗菌药物治疗 3~5 天，菌血症消失后即可开始用药；③推荐使用达托霉素和磷霉素用于治疗葡萄球菌 IE，使用奈替米星治疗青霉素敏感的口腔链球菌和消化链球菌，当患者具备达托霉素用药指征时，给药时必须采用高剂量方案（每日 1 次，药量≥10mg/kg），同时联合其他抗菌药物以增加抗菌活性，同时避免产生耐药性；④用于治疗 IE 的抗菌药物治疗方案目前大多已达成共识，但对于葡萄球菌感染性 IE 的最佳治疗方案以及经验性治疗方案仍存争议。

5. 预后评估

IE 患者住院死亡率为 15%~30%，快速识别死亡高风险患者为扭转疾病病程（如及时急诊就诊或行急症手术）提供机会，有助于改善患者的总体预后情况。主要有 4 个因素可影响 IE 的预后，分别是：患者特征、是否存在心源性和非心源性并发症、所感染的微生物和超声心动图检查结果。

结　语

2015 ESC 感染性心内膜炎指南更新了 IE 的诊断，改良 Duke 标准，新增多模态成像技术作为 IE 的主要诊断标准之一，随着器械的广泛置入、静脉吸毒人群等增加，右心系统感染性心内膜炎人群在增加，且 IE 的临床表现和引起感染的病原体种类也有显著改变，不典型病例居大多数，过去少见的、高度耐药的病原体感染已成为常态，应引起临床医师重视，避免误诊、漏诊。

新指南由 ESC 的 IE 专家工作组主导，与欧洲心胸外科学会（EACTS）和欧洲核医学学会（EANM）合作制定，渗透了多学科合作的理念。我国 2014 年发布的专家共识[3]就是组织国内心血管内外科、感染病科、影像科和病理学专家共同撰写完成，与新版 ESC 指南多学科合作理念不谋而合。感染性心内膜炎诊治中强调 IE 团队的重要性，建议在具备 IE 团队的标准治疗中心对患者进行治疗。

（李保　杨滨）

参 考 文 献

[1] Habib G, Hoen B, Tornos P, et al. Guidelines on the prevention, diagnosis, and treatment of Infective endo-carditis (new version 2009): the Task force on the prevention, diagnosis, and treatment of infective endocarditis of the European Society of Cardiology (ESC). Endorsed by the European Society of Clinical Microbiology and Infectious Diseases (ESCMID) and the International Society of Chemotherapy (ISC) for Infection and Cancer[J]. Eur Heart J, 2009, 30(19): 2369-2413.

[2] Habib G, Lancellotti P, Antunes MJ, et al. 2015 ESC Guidelines for the management of infective endocarditis: The Task Force for the Management of Infective Endocarditis of the European Society of Cardiology (ESC) Endorsed by: European Association for CardioThoracic Surgery (EACTS), the European Association of Nuclear Medicine (EANM). Eur Heart J, 2015, PMID: 26320109.

[3] 中华医学会心血管病学分会，中华心血管病杂志编辑委员会．成人感染性心内膜炎预防、诊断和治疗专家共识．中华心血管病杂志，2014，42：806-816.

· 2015 AHA/ATS 儿童肺高血压处理指南概要与解读 ·

肺高血压(pulmonary hypertension,PH)是一类肺血管阻力进行性升高和血管重构为特征的心肺血管疾病,往往引起右心功能衰竭甚至死亡[1]。PH 已成为一类严重威胁人类身心健康的常见疾病[2]。目前,儿童 PH 缺乏相关的大规模随机对照研究,故临床上缺乏儿童 PH 指南。尽管有基于不少高质量研究制定的成人 PH 指南[3-5],但因儿童在疾病谱构成、临床表现、诊疗策略等方面与成人 PH 均存在差异,故成人 PH 指南并不完全适应于儿童。为了更好地指导 PH 患儿诊治,2015 年 11 月美国心脏协会(American Heart Association,AHA)/ 美国胸科协会(American Thoracic Society,ATS)在 *circulation* 杂志上联合发布了首部儿童 PH 的临床实践指南[6]。该指南由 27 位小儿胸腔科、小儿与成人心脏病学、小儿重症监护科、新生儿科以及转化医学科的临床医师和研究专家合作,在 Pubmed 和 Ovid Medline 数据库中检索相关术语,并筛选出相关文献,在参考了 600 余篇文献后对儿童 PH 定义、分类、流行病学特点、诊断及治疗策略等方面进行了全面的总结和推荐。由于此指南主要侧重于儿童 PH 诊治,故本文也主要侧重于对儿童 PH 诊治的解读。

一、儿童 PH 及肺动脉高压(pulmonary arterial hypertension,PAH)定义

PH 是指足月儿在出生 3 个月后,在海平面状态下、静息时右心导管检查测定平均肺动脉压(mean pulmonary artery pressure,mPAP) ≥25mmHg。

PAH 是指在海平面状态下、静息时,右心导管检查 mPAP≥25mmHg;肺动脉楔压(pulmonary artery wedge pressure,PAWP)<15mmHg;肺血管阻力指数(pulmonary vascular resistance index,PVRI)>2WU·m²。需要补充一点的是,去年我国中华医学会儿科学分会心血管学组和《中华儿科杂志》编辑委员制定了第一部关于儿童 PH 的专家共识[7]。目前对于儿童 PAH 的血流动力学定义尚存在一定的争议,根据国内外专家的意见,此共识中儿童 PAH 的诊断标准如下:在海平面状态下、静息时,右心导管检查 mPAP≥25mmHg、PAWP≤15mmHg;PVRI>3WU·m² 。

二、儿童 PH 分类

目前国际上所有的儿童 PH 临床试验和注册登记研究均采用了世界卫生组织(World Health Organization,WHO)的分类标准。WHO 先后召开 5 次会议对 PH 进行分类及更新。第 5 次会议于 2013 年在法国尼斯举行,PH 临床分类详见表 1[8]。在第 5 次会议中,为了使新的分类不仅仅适用于成人,更能够普遍适用于儿童,在新的分类中特别增加了某些与儿童 PH 相关的疾病,尤其是肺发育性疾病,包括先天性膈疝、支气管肺发育不良等常合并肺动脉压力增高的疾病。此外,因新生儿持续性肺动脉高压(persistent PH of the newborn,PPHN)治疗策略和临床转归与同类其他亚类存在明显差异,其主要累及肺动脉,故把 PPHN 单列为一个亚类。

表 1　2013 年 WHO 肺高血压临床分类

1. 肺动脉高压
1.1　特发性肺动脉高压
1.2　遗传性肺动脉高压
1.2.1　*BMPR2* 基因突变
1.2.2　*ALK1*、*ENG*、*SMAD9*、*CAV1*、*KCNK3* 基因突变
1.2.3　未知基因突变

续表

1.3 药物和毒药诱导
1.4 相关因素所致
1.4.1 结缔组织疾病
1.4.2 人类免疫缺陷病毒感染
1.4.3 门静脉高压
1.4.4 先天性心脏病
1.4.5 血吸虫病
1′肺静脉闭塞病和(或)肺毛细血管瘤
1″新生儿持续肺高血压
2. 左心疾病所致的肺高血压
2.1 左心室收缩功能障碍
2.2 左心室舒张功能障碍
2.3 心脏瓣膜疾病
2.4 先天性或获得性左心流入道或流出道梗阻,先天性心肌病
3. 肺部疾病或缺氧所致的肺高血压
3.1 慢性阻塞性肺疾病
3.2 间质性肺疾病
3.3 其他同时存在限制性和阻塞性通气功能障碍的肺疾病
3.4 睡眠呼吸障碍
3.5 肺泡低通气综合征
3.6 慢性高原病
3.7 肺发育性疾病
4. 慢性血栓栓塞性肺高血压
5. 多因素所致的不明机制的肺高血压
5.1 血液系统疾病:慢性溶血性贫血、骨髓增生性疾病、脾切除
5.2 全身性疾病:结节病、肺组织细胞增生症、淋巴管肌瘤病
5.3 代谢性疾病:糖原累积症、戈谢病、甲状腺疾病
5.4 其他:肿瘤性阻塞、纤维性纵隔炎、慢性肾衰竭、节段性肺高血压

注:*BMPR2*:骨形成蛋白Ⅱ型受体 -2;*ALK-1*:活化素受体样激酶 -1;*ENG*:内皮素;*SMAD9*:Smad 蛋白 -9;*CAV1*:质膜微囊蛋白 -1;*KCNK3*:酸敏感钾离子通道蛋白 -3。

三、PH 诊断流程

当临床上患儿病史、症状、体征提示 PH 可能,予完善心电图、胸部 X 线片、超声心动图检查。超声心动图可明确大部分左心疾病相关的 PH,即第二大类 PH。完善动脉血气分析、肺功能(包括一氧化碳弥散功能)、胸部 CT、夜间睡眠呼吸监测,判断是否属于第三大类 PH,肺部疾病或缺氧所致的肺高血压。当排除左心疾病及肺部疾病所致的 PH,需进行肺通气、灌注扫描检查,明确是否存在不匹配的灌注缺损,若有,则考虑第四大类 PH 慢性血栓栓塞性肺高血压,若无,考虑 PAH 可能,予其他项目的检查,如血常规、肝功能、肾功能、甲状腺功能、自身抗体、HIV 抗体、腹部 B 超、胸部高分辨 CT 等检查排除结缔组织病、HIV 感染、门静脉高压、血液系统疾病、血吸虫病、代谢性疾病等。若怀疑 PAH 患儿有肺静脉闭塞病、肺泡毛细血管瘤、血管炎,可以考虑行肺活检。若上述检查均未见异常,则考虑特发性或遗传性 PAH,可予完善遗传学相关检查（*BMPR2*、*ALK-1*、*ENG*、*CAV1*、*KCN3* 基因）、心导管检查、急性肺血扩张试验（acute vasoreactivity testing，AVT）。

四、儿童 PH 治疗策略

在这部指南中，其循证医学证据等级以国际通用的方式表达如下：Ⅰ类：已证实或一致公认某诊疗措施有益、有用和有效。Ⅱ类：某诊疗措施的有用性和有效性的证据尚有矛盾或存在不同观点。Ⅱa 类：有关证据或观点倾向于有用和有效。Ⅱb 类：有关证据或观点尚不能充分说明有用和有效。Ⅲ类：已证实或一致公认某诊疗措施无用和无效并在有些病例可能有害。对证据来源的水平表达如下：证据水平 A：资料来源于多项随机临床试验或荟萃分析。证据水平 B：资料来源于单项随机临床试验或多项非随机试验。证据水平 C：专家共识和（或）小型试验结果。

因 PH 是一种多病因且复杂的疾病，故建议 PH 患儿接受专业医师诊治。根据其临床分类选择相应的治疗方案。由于儿童 PH 中常见的为 PAH 及左心疾病相关 PH，其他类型 PH 较为少见[9]。PAH 中较为常见的原因是先天性心脏病，对于先天性心脏病相关的 PAH，若能手术，建议早期手术，具体手术指征在下文中描述；对于左心疾病、肺部疾病相关 PH，应治疗原发病为主。

PAH 的治疗策略如下（其亚类除外），治疗流程详见图 1。

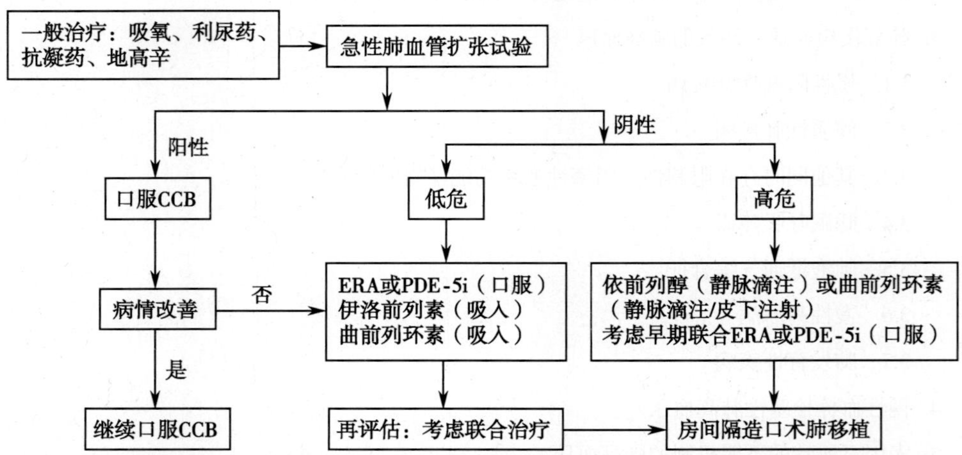

相关药物推荐等级如下：安倍生坦（Ⅱa B）、波生坦（Ⅰ B）、CCB（Ⅰ B）、依前列醇（Ⅱa B）、西地那非（Ⅰ B）、他达拉非（Ⅱa B）、曲前列环素静脉滴注或皮下注射（Ⅰ B）、吸入曲前列环素（Ⅱa B）静脉滴注

图 1 PAH 治疗流程图

4.1 一般治疗

4.1.1 体育锻炼：可进行轻至中度的运动锻炼，不建议近期有晕厥病史或严重 PH（WHO 功能分级Ⅲ或Ⅳ）患儿参加竞技体育。

4.1.2 预防感染：接种呼吸道合胞病毒、流感、肺炎链球菌疫苗，积极预防肺部感染，一旦出现肺部感染，应尽早诊断、及时治疗；对有发绀或者留置中心导管的患儿预防性使用抗生素减少亚急性感染性心内膜炎的发生。

4.1.3 心理治疗：积极开展对患儿及其家属的心理支持，消除患儿心理障碍，减轻家属心理压力，利于更好地治疗。

4.2 支持治疗

4.2.1 氧疗：对于血氧饱和度小于 92% 的 PAH，尤其是合并肺部疾病相关的 PAH，建议吸氧治疗（Ⅱa B）。

4.2.2 利尿药和地高辛：辅助治疗可用于右心功能不全患者，但需谨慎使用（Ⅱb C）。

4.2.3 抗凝治疗：目前抗凝药的使用尚存在争议。尤其是对于有倾向出血风险的婴幼儿，更需权衡利弊。华法林可用于特发性及遗传性 PAH、低心排量、长期留置导管、高凝状态患者（Ⅱb C），其 INR 控制目标较成人更为严格，控制目标为 1.5~2.0（ⅠC）。抗凝治疗不用于遗传性出血性毛细血管扩张症或门静脉高压相关的 PAH。

4.3　肺血管扩张剂

4.3.1　钙离子通道阻滞剂（calcium channel blockers，CCB）：同欧美成人 PH 指南，本儿童 PH 指南也同样强调 CCB 仅用于 AVT 阳性患儿（ⅠC），禁用于未进行 AVT 或 AVT 阴性的儿童（Ⅲ C）。不同的是，CCB 不用于小于 1 岁的患儿。

4.3.2　PAH 靶向药物治疗：在过去的几十年研究中发现调控肺动脉压力主要通过 3 条经典途径：前列环素、一氧化氮、内皮素 1 途径。据此研究出治疗 PAH 的 3 大经典药物：前列环素类药物（prostanoids，PGI_2，如：依前列醇、曲前列环素、伊洛前列素、贝前列环素），磷酸二酯酶抑制剂 -5（phosphodiesterase inhibitors-5，PDE-5i，如：西地那非、他达拉非），内皮素受体拮抗剂（endothelin-receptor antagonist，ERA，如波生坦、安倍生坦）。专家共识认为 PAH 靶向药物可提高特发性和遗传性 PAH 的生存率，但对于先天性心脏病相关 PAH 疗效尚未明确。对于先天性心脏病相关的 PAH，若能手术，建议早期手术，具体手术指征在下文描述。在进行 PAH 靶向药物治疗之前，必须要行心导管检查，其中心导管检查包括急 AVT。儿童 AVT 阳性：PAP 下降≥20%，心输出量及肺循环阻力（PVR）/ 体循环阻力（SVR）比值不降低。若对于 AVT 阴性患儿，根据 PAH 危险度评估来决定患儿的治疗策略，其危险度评估详见表 2。低危患儿推荐的一线治疗为患儿可选 PDE-5i 或 ERA（ⅠB）。高危的 PAH 患儿应尽早静脉或皮下使用 PGI_2 及其类似物（ⅠB）。当初始治疗 3~12 个月后或临床恶化时，需再次行心导管检查（ⅠB）。

表 2　AHA/ATS 儿童 PAH 病情严重程度评估

决定因素	低危	高危
右心衰竭	无	有
WHO 功能分级	Ⅰ、Ⅱ	Ⅲ、Ⅳ
晕厥	无	有
超声心动图	无右心室明显增大或功能不全	右心室明显增大或功能不全，有心包积液
血流动力学	CI>3.0L/（min·m²） PVRI<10WU·m² PVR/SVR<0.5	CI<2.0L/（min·m²） PVRI>20WU·m² PVR/SVR>1.0
BNP/NTproBNP	轻度升高	明显升高
6 分钟步行试验	大于 500 米	小于 300 米
心肺运动试验	峰值摄氧量 >25ml/（kg·min）	峰值摄氧量 <15ml/（kg·min）

注：CI：心指数；PVRI：肺循环阻力指数；PVR：肺循环阻力；SVR：体循环阻力；BNP：脑钠肽；NTproBNP：氨基末端脑利钠肽前体

4.4　手术治疗

在药物治疗无效的严重 PAH 的患儿可考虑房间隔造口术及肺移植。

先天性心脏病是引起儿童 PAH 最常见的原因之一，其治疗流程详见图 2。对于有明显结构性心脏病（如 ASD、VSD、PDA）且未行早期修补术（取决于缺损类型及整体临床表现，通常定义为 1~2 岁）的患儿，推荐如下：行心导管检查测定 PVRI 明确有无手术指征（Ⅱ B）；PVRI<6WU·m² 且 PVR/SVR<0.3 可考虑行手术修补（ⅠB）。对于出现右向左分流的患儿，心导管检查示 PVRI≥6WU·m² 或 PVR/SVR≥0.3，若 AVT 示 PAH 可逆（PVRI<6WU·m² 且 PVR/SVR<0.3），那么行修补术是有益的（Ⅱa C）。若心导管检查示 PVRI≥6WU·m² 或 PVR/SVR≥0.3 且 AVT 试验阴性，推荐如下：不建议行修补术（Ⅲ A）；PAH 靶向治疗后 4~6 个月再次行包括 AVT 的心导管检查，若 PVRI<6WU·m² 可考虑修补术（Ⅱb C）。先心性心脏病相关 PAH 治疗流程见图 2。

PPHN 是指新生儿生后肺血管阻力持续性增高，肺动脉压超过体循环动脉压，使由胎儿型循环过渡至正常“成人”型循环发生障碍而引起的心房和（或）动脉导管水平血液的右向左分流，导致临床上出现严重

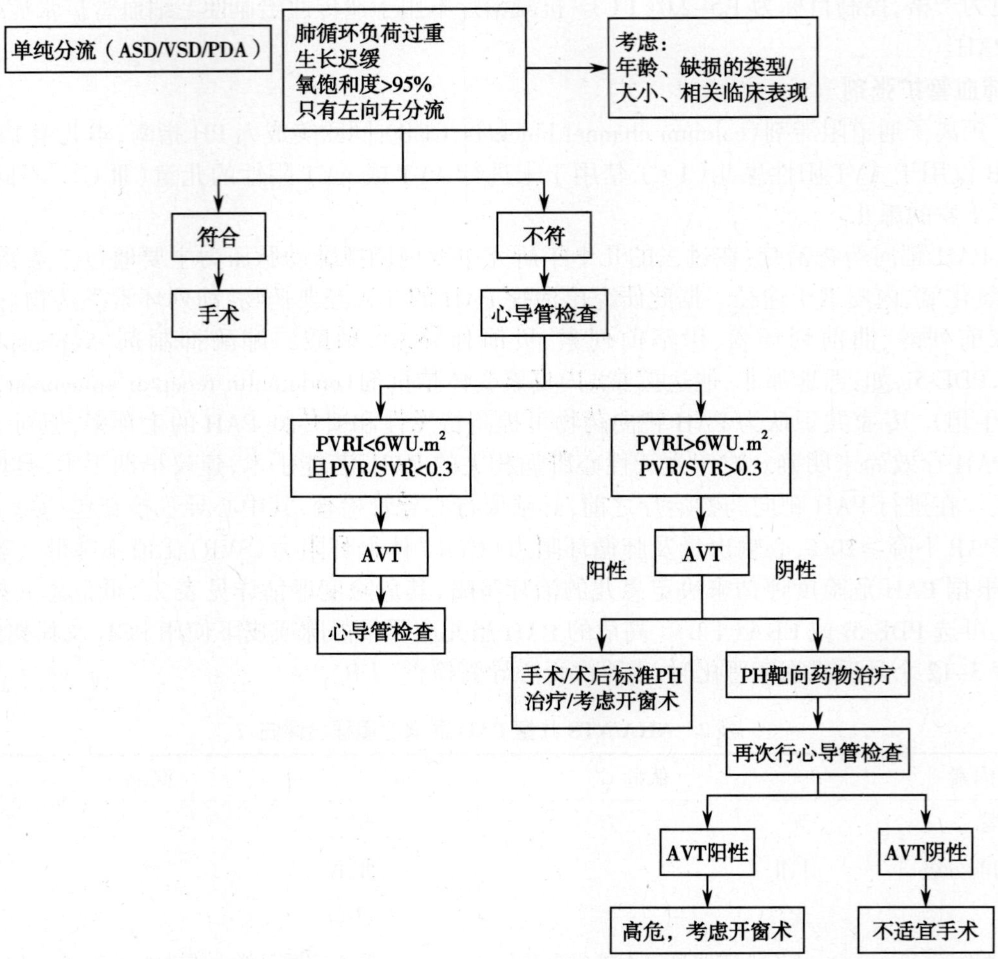

图 2 先心性心脏病相关（单纯分流，如 ASD/VSD/PDA）PAH 治疗流程图

低氧血症等症状[10]。PPHN 是 PAH 中的一个亚类，其主要累及肺动脉，有较高的发病率及死亡率。氧合指数（oxygenation index，OI）可以作为评估 PPHN 疾病严重程度的一个有效指标，OI 计算方式为 PaO_2/FiO_2。在新生儿中出现发绀，且在吸氧及机械辅助状态下仍有严重低氧血症，需警惕患儿是否有 PPHN。因心导管有创的缺陷极大地限制了其应用，尤其是对于病危的新生儿，故对于此类新生儿可行超声心动图评估肺动脉压力并除外有无其他导致低氧血症的先天性心脏病，不一定必须行心导管检查。

治疗上，目前临床证据最充分的是 iNO，其已被美国食品及药物管理局批准用于治疗足月或接近足月儿 PPHN。iNO 可以减少 PPHN 或 OI 大于 25 的低氧性呼吸衰竭的足月儿或近足月儿 ECMO 的使用（ⅠA）。需要注意的是，当 iNO>20ppm 不仅不增加 OI，反而增加高铁血红蛋白症和其他并发症的风险，由于这些存在潜在的副作用，故推荐 iNO 起始浓度为 20ppm。另外，鉴于 iNO 突然停药可能导致 PAH 反弹，停药时需缓慢减量。30%~40% 的患者对 NO 无反应。对于 iNO 效果不佳的严重 PPHN 足月儿及近足月儿，可以考虑使用 ECMO（ⅠA），若其 OI 大于 25 的 PPHN，可考虑吸入 PGI_2 类似物或西地那非作为辅助治疗。

五、总 结

虽然这个首部儿童 PH 指南为临床 PH 患儿诊治提供了一定的指导意见，但此指南诸多推荐是源于专家组对有限文献进行全面回顾后的建议，更多细致和精确指导仍有待未来进一步的研究结果来提供信息。由美国发布的这部 PH 指南能否运用于亚洲人群，目前也有待进一步研究提供指导。

（曾晓春 黄丽蓉 伍伟锋）

参考文献

[1] Rubin LJ. Primary pulmonary hypertension. N Engl J Med, 1997, 336(2): 111-117.

[2] Humbert M, Khaltaev N, Bousquet J, et al. Pulmonary hypertension: from an orphan disease to a public health problem. Chest, 2007, 132(2): 365-367.

[3] McLaughlin VV, Archer SL, et al. ACCF/AHA 2009 expert consensus document on pulmonary hypertension: a report of the American College of Cardiology Foundation Task Force on Expert Consensus Documents and the American Heart Association: developed in collaboration with the American College of Chest Physicians, American Thoracic Society, Inc., and the Pulmonary Hypertension Association. Circulation, 2009, 119(16): 2250-2294.

[4] Galiè N, Hoeper M. Guidelines on diagnosis and treatment of pulmonary hypertension: the Task Force on Diagnosis and Treatment of Pulmonary Hypertension of the European Society of Cardiology and of the European Respiratory Society. Eur Heart J, 2009, 30: 2493-2537.

[5] Galiè N, Humbert M, Vachiery JL, et al. 2015 ESC/ERS Guidelines for the diagnosis and treatment of pulmonary hypertension: the joint task force for the diagnosis and treatment of pulmonary hypertension of the European Society of Cardiology (ESC) and the European Respiratory Society (ERS): endorsed by: association for European Paediatric and Congenital Cardiology (AEPC), International Society for Heart and Lung Transplantation (ISHLT). Eur Heart J, 2016, 37(1): 67-119.

[6] Abman SH, Hansmann G. Pediatric pulmonary hypertension: guidelines from the American Heart Association and American Thoracic Society. Circulation, 2015, 132(21): 2037-2099.

[7] 中华医学会儿科学分会心血管学组．儿童肺高血压诊断与治疗专家共识．中华儿科杂志，2015，53(1)：6-16.

[8] Galiè N, Simonneau G. The fifth world symposium on pulmonary hypertension. J Am Coll Cardiol, 2013, 62(25 Suppl): D1-D3.

[9] Berger RM, Beghetti M. Clinical features of paediatric pulmonary hypertension: a registry study. Lancet, 2012, 379: 537-546.

[10] 中华医学会儿科学分会新生儿学组，中华儿科杂志编委会新生儿学组．新生儿持续肺动脉高压诊疗常规(草案). 中华儿科杂志，2002，40(7)：438-439.

2015 AHA 心肺复苏与心血管急救指南概要与解读

《2015 AHA 心肺复苏与心血管急救指南更新》与之前各版《心肺复苏与心血管急救指南》有很多不同。《2015 指南更新》并非《2010 AHA 心肺复苏与心血管急救指南》的全面修订，而只是一份指南更新，仅讨论 2015 国际复苏联络委员会(ILCO)证据审查中涉及的具有显著临床意义或具有争议的主题，以及培训网络所要求的主题。选中的主题均以 PICO(population interventional comparator outcome)模式进行审查，并且审查流程也增加了两项重要内容。ILCO 采用 GRADE(grading of recommendations assessment development and evalution;www.gradeworkinggroup.org)流程进行审查，这是一个高度结构化和具有可重复性的证据审查系统。其次，来自世界各地的审查专家可以通过系统的证据评估和审查系统(SEERS)进行网上协作。SEERS 网站(www.ilcor.org/seers)用于公开发布 ILCOR 编写的 2015 心肺复苏和心血管急救科学及治疗建议的国际共识(2015 CoSTR)的各版样稿，以供公共评论。《2015 指南更新》是根据 2015 CoSTR 的制定。2015 CoSTR 的出版为复苏学开启了一个进行持续审查的新时代；审查的主题会根据需要的进行持续更新，而新的主题也会不断的加入。当有足够的新证据表明《AHA 心肺复苏及心血管急救指南》需要变更时，AHA 会进行相关的指南更新，并传达给临床医师及培训网络；这与以前每 5 年进行 1 次全面修订存在明显不同。此外，《2015 指南更新》中使用的建议级别和证据水平，依据 AHA 的最新定义(如下)。

建议级别(强度)

1 级(强)　益处 >>> 风险

撰写指南建议时推荐采用的表述：

- 是推荐的
- 是有效的 / 有用的 / 有效的 / 有益的
- 应实施 / 执行 / 其他
- 相对有效性的表述 †：
  - 推荐 / 需要使用治疗方案 / 策略 A 而不是治疗方案 B
  - 优先选择治疗方案 A 而非治疗方案 B

2a 级(中)　益处 >> 风险

撰写指南建议时推荐采用的表述：

- 是合理的
- 可能是有用的 / 有效的 / 有益的
- 相对有效性的表述 †：
  - 可能推荐 / 需要使用治疗方案 / 策略 A 而不是治疗方案 B
  - 优先选择治疗方案 A 而不是治疗方案 B 是合理的

2b 级(弱)　益处≥风险

撰写指南建议时推荐采用的表述：

- 可能 / 或许是合理的
- 可能 / 或许可以考虑使用的
- 有用性 / 有效性尚未知 / 不明确 / 不确定或未获公认

3 级：无益(中)　益处 = 风险(通常只用于 LOEA 或 B)

撰写指南建议时推荐采用的表述：

- 不建议

- 是无效的 / 无用的 / 无效的 / 无益的
- 不应实施 / 执行 / 其他

3 级:有害(强) 风险 > 益处

撰写指南建议时推荐采用的表述:

- 可能有害
- 导致危害
- 与发病率 / 死亡率增加相关
- 不应实施 / 执行 / 其他

证据水平(质量)‡

A 级

- 来自一项以上的 RCT 的高质量证据 ‡
- 高质量 RCT 的元分析
- 一项或以上由高质量注册研究证实的 RCT

B-R 级(随机)

- 来自 1 项或以上的 RCT 的中等质量证据 ‡
- 中等质量 RCT 的元分析

B-NR 级(非随机)

- 来自 1 项或以上设计良好、执行良好的非随机研究、观察性研究或注册研究的中等质量证据 ‡
- 这类研究的元分析

C-LD 级(有限数据)

- 设计或执行有局限的随机或非随机观察性或注册研究
- 这类研究的元分析
- 对人类受试者的生理或机理研究

C-EO 级(专家意见)

- 基于临床经验的专家共识

COR 与 LOE 是独立确定的(COR 和 LOE 可随意匹配)。

如果某建议的证据等级为 LOE C,并不代表其为弱建议。本指南中提到的许多重要临床问题缺乏临床试验支持。尽管没有 RCT,但可能存在非常明确的临床共识,认为某一特定检查或治疗是有用的或有效的。

* 干预措施的结果或效果应该具体明确(临床效果改善或诊断精度提高或预后信息增加)。

† 对于相对有效性建议(CORI 和 2a;仅 A 和 B),支持使用比较动词的研究应该对所评估的几项治疗或策略进行了直接比较。

‡ 评价质量的方法在发生演变,包括对标准化的、广泛使用的、经过验证的证据评级工具的运用;以及在系统性审查中,有了证据审查委员会的参与。

COR 指建议级别;EO,专家意见;LD,有限数据;LOE,证据水平;

NR,非随机;R,随机;RCT,随机对照试验。

《2015 指南更新》主要更新内容如下。

1. 伦理学问题

随着复苏操作的演变,伦理学相关的考虑也必须演变。关于何时开始或终止心肺复苏的伦理学问题比较复杂,取决于环境(院内或院外)、医护人员(基础或高级)及患者年龄段(新生儿、儿童、成人)等多种因素。新的复苏策略,如体外心肺复苏(ECPR),使上述问题变得更加复杂。《2015 指南更新》提出可能影响伦理学策略的重大更新和建议如下:

- 心脏骤停时 ECPR 的使用
- 对早产儿预后评分的证据审查

- 儿童及成人心脏骤停的预后
- 心脏骤停后移植器官的功能恢复

2. 急救系统和持续质量改进

2.1 《2015 指南更新》区分了院内心脏骤停和院外心脏骤停，两者生存链也有所区别（图 1，见文末彩图 33）。

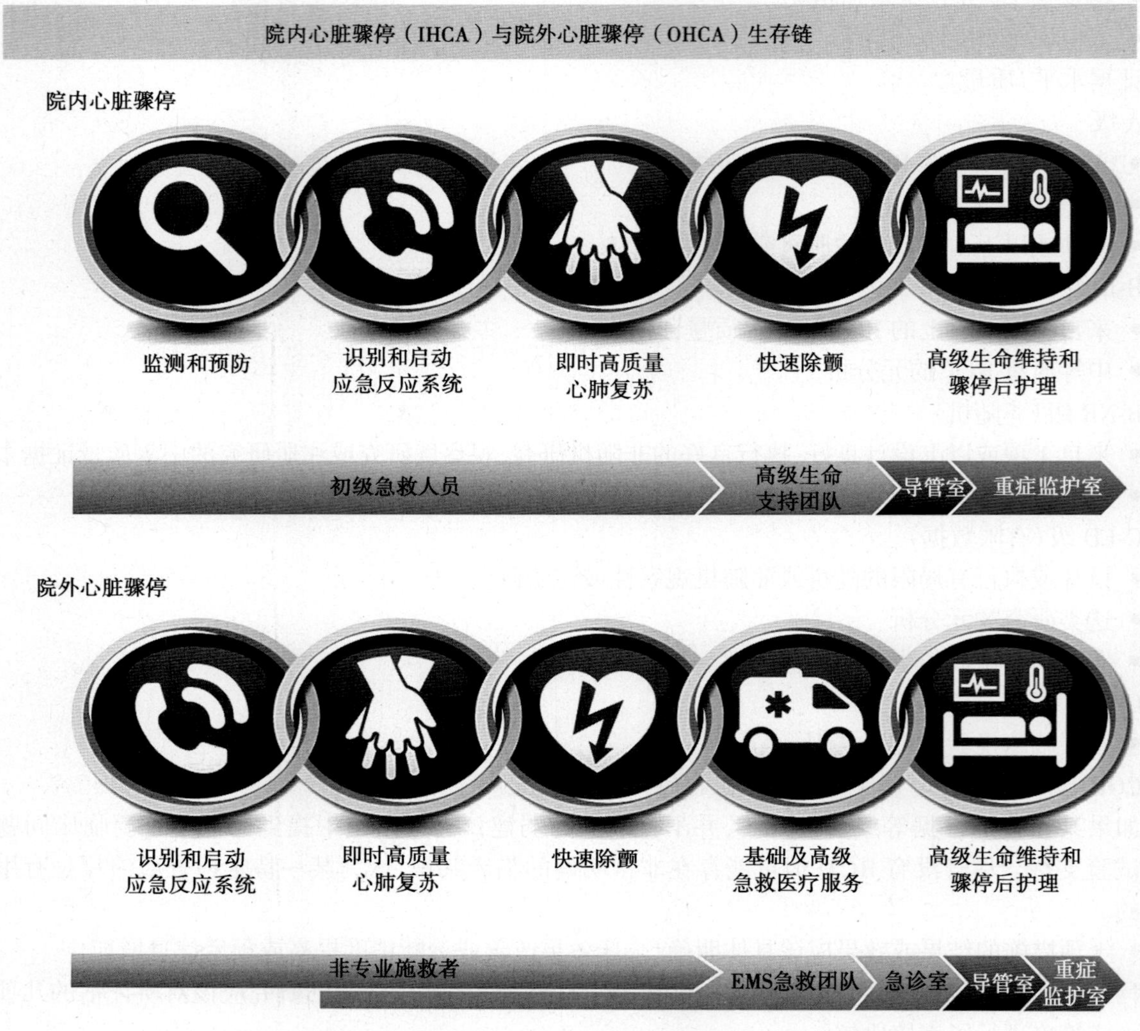

图 1 院内心脏骤停（IHCA）与院外心脏骤停（OHCA）生存链

2.2 在社区，利用社会媒体技术，帮助在院外发生心脏骤停的患者呼救附近有意愿帮助并有能力实施心肺复苏的施救者是有一定合理性的（Ⅱb，B-R）。

3. 成人基础生命支持和心肺复苏质量

《2015 指南更新》建议中，有关非专业施救者实施成人心肺复苏的关键问题和重大变更包括以下内容：

3.1 调度人员应该接受相应培训，以便于可以通过描述来判断患者是否存在意识丧失及不正常的呼吸或濒死喘息（Ⅰ，C-LD），并判断事发位置（Ⅰ，C-LD）。如果患者无意识并且呼吸消失或呼吸不正常，调度人员可以推断为心脏骤停（Ⅱa，C-LD）。对疑似心脏骤停的院外成人，调度人员可以下达仅做心脏按压的指令（Ⅰ，C-LD）。

3.2 鼓励经过培训的非专业施救者及医护人员同时进行几个步骤（即同时检查呼吸和脉搏），以缩短开始首次胸部按压的时间。

3.3　建议胸外按压速率为 100~120 次 / 分（Ⅱa，LOE C-LD）。一项大规模注册研究分析显示，过快的的按压速率（≥140 次 / 分）与按压幅度不足有关。

3.4　建议成人胸外按压幅度是至少 2 英寸（5cm），但不超过 2.4 英寸（6cm）（Ⅰ，C-LD）。一项很小的研究显示，按压深度过深会导致损伤，但不会危及生命。大多数心肺复苏反馈装置的监控表明，按压往往过浅而不是过深。

3.5　对于有目击者、有可电击心律的院外心脏骤停患者，基于优先权的多层急救系统可以借助 3 个 200 次持续按压的按压周期，加被动给氧和辅助气道装置的策略，来延迟正压通气（PPV）（Ⅱb，C-LD）。有研究显示，对院外心脏骤停的成人采取首先进行持续胸外按压而延迟正压通气的策略，有人目击或有可电击心律的心脏骤停患者的神经功能良好的存活率有所增加。

3.6　对于已知或疑似阿片类药物成瘾的患者，如果无反应且无正常呼吸，但有脉搏，可由经过正规培训的非专业施救者和 BLS 施救者在提供标准 BLS 救治的同时，给予患者肌肉注射或鼻内给予纳洛酮（Ⅱa，C-LD）。在教授处理阿片类药物过量的课程中，可以包括或不包括给予纳洛酮的内容（Ⅱa，C-LD）。有大量的流行病学数据显示，由服用过量阿片类药物导致的疾病带来巨大的负担，也有记录显示旁观者对有阿片类药物过量的风险者给予纳洛酮的策略在目标国家取得了成功。2014 年，美国食品和药物管理局审批通过了非专业施救者和医护人员使用纳洛酮自助注射器。应复苏培训网的要求，这种注射器的各种相关信息已经以最优方式融入成人 BLS 指南和培训中。

3.7　对于没有高级气道的心脏骤停患者，在实施心肺复苏的过程中，施救者应尽可能减少胸外按压中断的次数和时间，尽可能增加每分钟胸外按压的次数，目标是胸部按压时间占整个心肺复苏总时间至少≥60%（Ⅱb，C-LD）。

3.8　及早除颤，尽可能缩短除颤前总时间及除颤后心脏按压中断时间（Ⅰ，C-LD）。

3.9　对于正在进行持续心肺复苏且已植入高级气道的患者，对通气速率的建议简化为每 6 秒 1 次呼吸（每分钟 10 次呼吸）（Ⅱb，C-LD）。

3.10　无论是心脏骤停是否由心脏疾病引起，医护人员均应实施心脏按压及人工通气（Ⅰ，C-LD）。

3.11　可以在心肺复苏中使用视听反馈装置，以达到实时优化心肺复苏效果（Ⅱb，C-LD）。一些证据表明，使用心肺复苏反馈可以有效纠正胸部按压速率过快的情况，还有另外的证据显示，心肺复苏反馈可以减少胸部按压时的倚靠压力。但是，至今为止的研究表明，在实际心脏骤停事件中，使用心肺复苏反馈并未显示出可以显著增加良好神经功能预后或提高存活出院率。

3.12　对怀疑有脊柱损伤的患者，最初时施救者应该用手固定患者头部，而不是用固定装置（Ⅲ，C-LD）。

4. 成人高级心血管生命支持

4.1　联合使用加压素和肾上腺素，相比使用标准剂量的肾上腺素在治疗心脏骤停没有优势。而且，给予加压素相对仅使用肾上腺素也没有优势。因此，为了简化流程，已从成人心脏骤停流程中去除加压素。

4.2　对于心律不可电击，转而接受肾上腺素治疗的心脏骤停患者，建议尽早使用肾上腺素。一项针对不可电击心律的心脏骤停的非常大型的观察性研究比较了 1~3 分钟内给予肾上腺素和 3 个更晚时间段内（4~6 分钟，7~9 分钟及 9 分钟以上）给予肾上腺素。该研究发现，及早给予肾上腺素可以增加 ROSC、存活出院率和神经功能完好存活率。对可电击的患者，没有足够的证据显示何时注射肾上腺素最为合适，因为此时电击才是最重要的。

4.3　类固醇和加压素与肾上腺素一起做综合干预，治疗院内心脏骤停可能有益。尽管不建议在以后的随访研究中常规使用此综合治疗，但医护人员在治疗院内心脏骤停时仍然可以使用（Ⅲb，C-LD）。

4.4　经过 20 分钟心肺复苏后，呼气末二氧化碳（$ETCO_2$）仍然较低的插管患者复苏的可能性很低。尽管不能单凭此项指标进行决策，但医护人员可以把 20 分钟心肺复苏后低 $ETCO_2$ 与其他因素综合考虑，帮助确定终止心肺复苏的时间。

4.5　虽然一些观察性研究显示了体外心肺复苏（ECPR）的作用，但目前仍没有随机对照实验研究 ECRP 对心肺复苏存活率的影响。对于选定的心脏骤停患者，如患者有潜在可逆的病因，或是等待心脏移植的患者，若进行传统心肺复苏后没有反应，而 ECPR 又能够快速实施，则可考虑 ECPR。

5. 心肺复苏的替代技术和辅助装置

高质量的传统心肺复苏也只能产生相当于正常人25%~33%的心输出量及氧气供应。已研究出传统心肺复苏的一系列替代技术和辅助装置，以便在对心脏骤停实施复苏的过程中增强心输出量。2010版指南出版以来，已有很多临床试验给这些替代方法的有效性提供了新数据。与传统心肺复苏相比，这些技术和装置多需要特殊的设备和培训。当施救者或医疗系统考虑实施这些手段时，必须注意，有些技术和装置仅在精心选择的心脏骤停患者亚组中试验过。

5.1 不建议使用阻力阀装置(ITD)辅助传统心肺复苏(Ⅲ)。

一项大型多中心随机临床试验未能显示使用ITD(与使用假装置相比)辅助传统心肺复苏能有任何改善。

5.2 当有可用设备和经过适当培训的人员在场时，可以用ITD搭配主动按压-减压心肺复苏替代传统心肺复苏(Ⅱb)。另一项临床试验表明，相比于不用ITD的传统心肺复苏，主动按压-减压式心肺复苏搭配ITD有优势，可以增加院外心脏骤停患者神经功能完好的存活率。但是，主要评估指标的置信区间很宽泛，由于同时介入(接受了主动按压-减压式心肺复苏搭配ITD治疗组，也使用心肺复苏质量反馈装置进行的心肺复苏，而对照组并未使用这类反馈装置)而导致偏差的风险较高。

5.3 无证据表明，使用机械胸外按压装置对心脏骤停患者进行胸外按压，相对人工胸外按压更有优势。人工胸外按压仍然是治疗心脏骤停的救治标准。但是，在进行高质量人工胸外按压比较困难或危险时的特殊条件下(如施救者有限、长时间心肺复苏、低温心脏骤停时进行心肺复苏、在移动的救护车内进行心肺复苏、在血管造影室内进行心肺复苏，以及在准备体外心肺复苏期间进行心肺复苏)，机械胸外按压装置可以作为传统心肺复苏的替代品(Ⅱb，C-EO)。

5.4 ECPR的使用，见4.5。

6. 心脏骤停后救治

6.1 目标温度管理(TTM) 所有在心脏骤停后恢复自主循环的昏迷(即对语言指令缺乏有意义的反应)的成年患者都应采用TTM，目标温度选定在32~36℃，并至少维持24小时。

6.2 院外降温 不建议把入院前在患者恢复自主循环后对其快速输注冷静脉注射液降温作为常规做法。

6.3 血液动力学 心肺复苏后要避免出现及及时纠正低氧血症、低血压。为维持动脉血氧饱和度，采用最高吸氧浓度是合理的。但收缩或平均动脉压、血糖浓度、通气管理至的具体目标不能确定。

6.4 预后评估 对于没有接受TTM的患者，利用临床检查预后不良神经结果的最早时间，是在心脏骤停发生72小时后，但若怀疑有镇静的残留效果或瘫痪干扰临床检查时，还可进一步延长时间。对于接受了TTM治疗的患者，当镇静和瘫痪可能干扰临床检查时，应等回到正常体温72小时后再预测结果。没有一项单一的机体数据或检查可以百分之百准确地预测心脏骤停后的神经功能恢复。在体温过低和用药效果消退后，综合使用多项检查结果，最有可能提供准确的结果预测，具体指标如下：

- 心脏骤停后72小时或以上无瞳孔对光反射
- 心脏骤停后72小时内出现肌阵挛状态(不同于单独的肌肉抽动)
- 心脏骤停或恢复体温24~72小时后，无N_20体感觉诱发电位
- 心脏骤停2小时后，脑部CT显示灰质-白质比显著减少
- 心脏骤停后2~6天脑部MRI出现广泛的弥散加权受限
- 心脏骤停72小时EEG对外部刺激持续无反应
- 恢复体温后EEG持续爆发抑制或难治性癫痫持续状态

无机体活动、伸展姿势或肌阵挛不能单独用于评估预后。

休克、温度、代谢紊乱、之前应用镇静或神经肌肉阻滞剂及其他的临床因素也需要认真考虑。

6.5 器官捐献 所有心脏骤停患者接受复苏治疗，但继而死亡或脑死亡的患者都应被评估为可能的器官捐献者。未能恢复自主循环而终止复苏的患者，当存在快速器官恢复项目时，可以考虑为可能的肝肾捐献者。与因其他原因出现脑死亡的捐献者相比，心脏骤停后出现脑死亡的捐献者所捐献的器官在即时

和长期功能上没有发现区别。这类捐献者移植器官的成功率，与其他病症的类似捐献者相近。

7. 急性冠脉综合征

《2015 指南更新》中，AHA 对 ACS 的评估和管理指南部分有变更。自本次更新起，建议将仅限于入院前和急诊科阶段。院内阶段的内容见 AHA 和美国心脏病学会基金会联合发表的心肌梗死管理指南。

针对 ACS 的建议中关键问题及重大变更如下：

7.1　对于可能发生了 ACS 的患者，应在入院前尽早获取 12 导联心电图（Ⅰ，B-NR）；计算机辅助 ECG 解读可以和医师或经过培训的医护人员解读联合应用，以识别 STEMI（Ⅱb，C-LD）。对于所有通过入院前 ECG 确诊 STEMI 的患者，应在入院前通知接诊医院（具有溶栓药物），并在入院前启动导管室（Ⅰ，B-NR）。对疑似 STEMI，院前 ECG 可以传送给内科医师，以提高 STEMI 诊断的准确率及方便制定治疗方案；如果无法传送 ECG，经过培训的非医师，也应该选择相应的医院，并通知医院准备溶栓药物及通知导管室（Ⅱa，B-NR）。

7.2　利用肌钙蛋白确定患者能否安全离开急诊科　在 0 和 2 小时，单独测量高敏感性肌钙蛋白Ⅰ和肌钙蛋白 T（不进行临床风险分层），不能用来排除 ACS 的诊断，但若 0 和 2 小时测量高敏感性肌钙蛋白Ⅰ，结果低于第 99 百分位，同时属于低风险分层［心肌梗死溶栓（TIMI）分数为 0 或 1，或者依据温哥华标准属于低危］，则可以预测 30 天内发生主要不良心血管事件（MACE）的概率低于 1%（Ⅱa B-NR）。此外，3 到 6 小时内阴性肌钙蛋白 I 或肌钙蛋白 T 的测量结果为 0，同时属于极低风险层（TIMI 分数为 0，温哥华标准属于低风险评分，北美胸痛分数为 0，年龄小于 50 岁，或低风险 HEART 分数），则可预测 30 天内发生主要不良心血管事件（MACE）的概率低于 1%。

7.3　成人患者若在急诊科出现 STEMI，而医院不能进行 PCI，那么我们建议不接受溶栓治疗，立即从最初的机构转移到中心，而不应在最初的医院先立即接受溶栓治疗，仅在心肌缺血需要 PCI 时才转移（Ⅰ，B-R）。如果 STEMI 患者不能及时转诊至能够进行 PCI 的医院，可以将接受溶栓治疗和常规转诊进行血管造影作为无法立即转诊进行直接 PCI 的替代方案（Ⅱb，C-LD）。如果在不能进行 PCI 的医院中对 STEMI 患者进行了溶栓治疗，则应在溶栓治疗后最初的 3 到 6 小时内，最多 24 小时内，对所有患者尽早转诊进行常规血管造影，而不能只在患者因缺血需要血管造影时才转移溶栓治疗后的患者（Ⅱ，B-R）。

7.4　对拟行 PCI 术的 STEMI 患者，院前及入院后给予肝素都可以（Ⅱb，B-NR）。

7.5　对不合并低氧血症的 ACS 患者或疑似 ACS 患者，给予吸氧治疗是可以考虑的（Ⅱb，C-LD）。

8. 特殊情况下的心肺复苏

8.1　治疗已知或疑似阿片类药物过量患者的经验表明，急救和 BLS 中给予纳洛酮似乎是安全有效的。因此，现在建议非专业施救者和医护人员给予纳洛酮，并提供了简化的培训方法。另外，提供了一份新的、针对疑似阿片类药物过量的无反应患者的处理流程图。

8.2　对于因局部麻醉剂中毒而发生先兆神经性中毒或心脏骤停的患者，可以在标准复苏治疗的基础上，同时给予静脉脂肪乳剂（ILE）。对于因其他形式的药物中毒导致标准复苏措施失败的患者，可以给予 ILE。2010 年以来，已发表的动物实验和人类案例报道检查了对非局部麻醉剂输注导致全身中毒的患者施用 ILE 的情况。尽管这些试验和报道的结果较为混杂，但给予 ILE 后可能有临床改善。对于标准复苏措施失败的患者，预后结果很不乐观，因此虽然证据严重不足且存在矛盾，但在这种情况下给予 ILE 可能是合理的。

8.3　治疗孕期妇女心脏骤停的首要任务是提供高质量 CPR 和减轻主动脉下腔静脉压力。如果宫底高度超过肚脐水平，徒手将子宫向左侧移位有助于在胸部按压时减轻主动脉下腔静脉压力（Ⅱa，C-LD）。如果这项技术不成功，在 2010 指南中提出，如有适当的楔形物品可用，那么医务人员应考虑使用一个固定的楔形物品支持患者的骨盆和胸部，使之向左侧倾斜 27°~30°。由于认识到高质量 CPR 至关重要，而侧倾与高质量 CPR 不可兼得，故删掉了侧倾的建议，并加强了侧边子宫移位的建议。

8.4　当孕产妇发生不可存活的创伤，或无脉搏时间延长时，即对孕妇做复苏抢救显然无效时，必须马上实施濒死剖宫产（PMCD）（Ⅰ，C-LD）。如果孕产妇自主循环未恢复，则可在孕产妇心脏骤停出现，或复苏抢救(对于没有目击者的骤停)开始后 4 分钟时考虑进行 PMCD（Ⅱa，C-EO）。由于操作者和团队培训的水平、患者因素（如骤停病因、胎儿孕龄等）及系统资源等方面的差异，实施 PMCD 的临床决策很复杂。

9. 婴儿及儿童基础生命支持和心肺复苏

9.1 尽管证据的数量和质量都很有限，以 CAB 代替 ABC 开始 CPR，可能是合理的（Ⅱb，C-EO）。目前没有关于儿童“CAB”与“ABC”顺序优越性的研究，但将各年龄段患者的心肺复苏程序统一“CAB”顺序，这样可能最利于培训及施救者记忆和实施 CPR。

9.2 胸部按压的深度应至少为患者胸部前后径的 1/3。这大约相当于婴儿 1.5 英寸（4cm），儿童 2 英寸（5cm）。一旦儿童进入了青春期（即青少年），即应采用成人的建议按压深度，即至少 2 英寸（5cm），但不超过 2.4 英寸（6cm）。

9.3 为尽量简化心肺复苏培训，故对婴儿和儿童也采用针对成人的胸部按压建议速率，即 100~120 次 / 分。

9.4 对发生心脏骤停的婴儿和儿童，应进行传统心肺复苏（人工呼吸和胸部按压）（Ⅰ，B-NR）。大多数婴儿和儿童心脏骤停源于窒息，因此有效的心肺复苏需要进行通气。但是，由于单纯胸外按压式心肺复苏能对原发性心脏骤停患者有效，如果施救者不愿意或没有能力进行人工呼吸，我们建议施救者为心脏骤停的婴儿和儿童实施单纯胸外按压式心肺复苏（Ⅰ，B-NR）。

9.5 区分了单一施救者和多施救者的医护人员儿童 CPR 流程，以便在人们普遍拥有手机的时代更好地引导施救者完成复苏的初始阶段。手机等设备使单一施救者可以在开始心肺复苏的同时启动应急反应；施救者可以在心肺复苏过程中与调度员继续通话。这些流程继续强调了高质量 CPR 的高优先级，强调了有人目击的猝倒情况中，快速获取 AED 的高优先级，因为这类事件很可能是心脏病因导致的。

10. 婴儿及儿童高级生命支持

10.1 在特定条件下，治疗有发热病症的儿童患者时，使用限制量的等渗晶体液可以增加存活率。这与常规的大量液体复苏有益的传统想法相反，必须强调个体化治疗，同时进行频繁的临床再评估。

10.2 对非新生儿急诊气管插管时常规给予阿托品作为术前用药，专门预防心律失常的做法存在争议。而且，有证据显示，为此目的给予阿托品不存在最小用量的要求。

10.3 如果儿童发生心脏骤停时，已经设置了有创性血流动力监控，那么使用监控指导心肺复苏质量是合理的。

10.4 对于儿童患者电击造成难以纠正的心室颤动或无脉性室性心动过速的治疗，胺碘酮或利多卡因同等可用。近期一项针对院内儿童心脏骤停的多机构回顾性注册研究显示，与胺碘酮相比，利多卡因的自主循环恢复率和 24 小时存活率更高。然而，利多卡因和胺碘酮都没有增加存活出院率。

10.5 救治 OHCA 后恢复自主循环的昏迷儿童时，应避免发热。一项针对 OHCA 儿童低温治疗的大型随机试验表明，无论是一段时间的中度低温治疗（温度维持在 32~34℃），还是严格维持正常体温（温度维持在 36~37.5℃），结果没有区别。

10.6 自主循环恢复以后，应该使用液体和血管活性药物输注，使收缩压维持在患者年龄段的第 5 百分位以上。

11. 新生儿复苏

11.1 延迟脐带结扎 对于出生时无需复苏的足月和早产儿，都建议 30 秒后的延迟脐带结扎（Ⅱa，C-LD）。目前证据不足以建议对需要复苏的婴儿采取延迟脐带结扎。对于无需复苏的婴儿，延迟脐带结扎可以减少脑室内出血，提高血压和血容量，出生后较少需要输血，也较少出现坏死性小肠结肠炎。唯一发现的不良后果是胆红素水平略有上升，较多需要光线疗法。

11.2 心率管理 在复苏的第 1 分钟，评估心率仍然非常关键，可以使用 3 导联心电图（Ⅱb，C-LD），因为医护人员可能无法通过听诊和触诊准确地测定心率，而脉搏血氧测定法可能会低估心率。使用心电图并不能替代用脉搏血氧测定法评估新生儿氧合情况。

11.3 无窒息的新生儿出生后温度应维持在 36.5~37.5℃（Ⅰ，C-LD）。

11.4 对在胎粪污染羊水中出生的新生儿如果婴儿肌张力差，呼吸不足，那么可以把婴儿放在热辐射器下，如有需要可以开始正压通气。不再建议做常规插管用于气管内吸引（Ⅱb，C-LD），因为没有足够的证据保持这条建议。对每个婴儿个体而言,如有需要,应该进行恰当的干预,支持通气和氧合。包括在气道阻塞时进行插管和吸引。

11.5 尽管没有对心肺复苏中用氧的临床研究,仍继续建议在提供胸外按压时全部使用100%的氧气。心率一旦恢复,应立即降低氧浓度。

11.6 对不足35周妊娠的早产新生儿进行复苏,应在低氧情况下开始(21%至30%),逐渐调整氧浓度达到导管前血氧饱和度接近在海平面经阴道分娩的健康足月婴儿测得的四分位数间距差(Ⅰ,B-R)。不建议对早产新生儿进行复苏时从高氧情况(65%以上)开始。

11.7 有建议认为,新生儿复苏任务的培训,应比目前的两年1次更频繁。

12. 培训

与《2010指南》相比,《2015指南更新》更严格地专注于培训方面,将科学知识转化为实际操作,以提高心脏骤停患者接受高质量循证救治的可能性。有关培训的关键问题和重大变更如下:

- 建议使用心肺复苏反馈装置帮助学习心肺复苏的实践技能。能对复苏表现提供纠正性反馈的设备,优于仅能提供提示信息的设备(例如节拍器)。
- 鼓励在具备基础设施、受训人员和所需资源来维持培训项目的机构中使用高仿真模型。对于不具备这种能力的机构,普通模型仍然是一个合适的选择。
- BLS技能可以通过(利用录像或电脑)自学并动手练习学会,与通过传统的教师主导课程学习同样容易。
- 尽管可能的施救者不一定需要之前经过心肺复苏训练才能开始心肺复苏,但训练能帮助人们学习相关技能,并培养信心,敢于在碰到心脏骤停患者时提供心肺复苏。
- 为尽量缩短为心脏骤停患者除颤的时间,AED不能只限于让经过培训的人员获取(虽然仍然建议进行培训)。
- 自学和导师主导的,包括动手练习的综合方式可以替代传统的面向非医务人员的导师主导课程。
- 包括学习相应的课程信息、网上/课前测试,和(或)相关技能练习在内的课前准备可以促进在成人和儿童高级生命支持课程中的学习。考虑到复苏急救中团队复苏要素的重要性,高级生命支持的课程中应该融入对领导能力和团队合作原则的强调。
- 社区可以考虑对旁观者进行成人OHCA单纯按压式心肺复苏的培训,代替传统心肺复苏培训。
- 两年的复训周期并不理想。更加频繁的基础和高级生命支持技能的培训,会对可能碰到心脏骤停事件的救护者更有帮助。

《2015指南更新》面向的不仅是医护人员,还包括AHA协会的各级培训机构;此外,我国目前的院前急救系统与美国的院前急救系统也略有不同。所以相关指南更新内容的实施需结合我国的实际情况。

(严激)

2015 年 ACR/ACC/AHA 等胸痛急诊影像学检查合理应用声明概要与解读

胸痛是急诊就诊常见原因之一，胸痛病因繁多，严重者可危及生命，如急性冠脉综合征（acute coronary syndromes，ACS）、肺栓塞（pulmonary embolism，PE）、急性主动脉综合征（acute aortic syndromes，AAS），而肋软骨炎等良性胸痛预后较好。虽然不同病因导致的胸痛或伴随症状不尽相同，但单纯依靠临床表现和体格检查很难第一时间快速准确明确病因，影像学检查能够帮助临床医师做出排除诊断。2015 年美国放射学会（ACR）/ 美国心脏病学会（ACC）/ 美国心脏学会（AHA）等联合发布了胸痛急诊影像学检查合理应用声明，为急诊胸痛患者恰当选择心血管影像学检查提供了指导意见。

该应用声明根据患者临床表现，将急诊胸痛分为 5 类，其中每个类别涵盖多种临床情况（scenario）：①拟诊 ST 段抬高型心肌梗死（ST-segment elevation myocardial infarction，STEMI）或非心脏疾病（临床情况 1~2）；②拟诊非 ST 段抬高型心肌梗死（non ST-segment elevation myocardial infarction，NSTEMI）的 ACS（临床情况 3~10）；③疑诊 PE（临床情况 11~15）；④疑诊 AAS（临床情况 16~18）；⑤诊断困难或不明确（临床情况 19~20）。

声明对每种临床情况给出了相应的影像学检查建议，包括冠状动脉造影（catheter-based coronary angiography，CCath）、主动脉导管造影（catheter-based aortography，AoCCath）、经胸超声心动图（transthoracic echocardiography，TTE）、经食管超声心动图（transesophageal echocardiography，TEE）、加压法深静脉超声心动图（compression ultrasonography of the deep veins，CompUS）、冠状动脉 CT 血管造影（coronary CT angiography，CCTA）、CT 肺血管造影（CT pulmonary angiography，CTPA）、CT 主动脉造影（CT aortography，CTAo）、CT 胸痛三联血管成像（triple-rule-out CTA，TRO CTA）、心血管 MR（cardiovascular MR，CMR）、主动脉 MR（MR aortography，MRAo）、单光子发射计算机断层显像（single-photonemission computedtomography，SPECT）、肺通气灌注显像（ventilation-perfusion scan，VQ）。根据影像检查适用程度分为：适用（A=Appropriate）（7~9 分）、可能适用（M=May be appropriate）（4~6 分）及不适用（R=Rarely appropriate）（1~3 分）。若小组中不足 60% 的成员达成共识则标记为 M*（可能适用）。临床医师可以将急诊情况与这 20 种临床场景相对应，从而选择适当的初始影像学检查辅助诊断。急诊胸痛患者心血管影像学检查思路流程图如图 1。

一、拟诊 STEMI 或非心脏疾病（表 1）

这种情况可根据患者病史、体格检查以及心电图（electrocardiography，ECG）做出诊断，此时其他影像学检查很难对这类患者的诊断提供额外的价值。

情况 1：ECG 拟诊断为 STEMI

对于 ECG 提示 STEMI 的患者，CCath 能使其获益，而胸部 X 线平片对该类患者没有太大价值，但对于要进行球囊扩张的患者，胸部 X 线平片能帮助操作者了解患者有无继发性改变（如肺炎、气胸及食管病变等）。

情况 2：病史或体格检查和（或）胸部平片拟诊为非心脏疾病

这种情况下，根据患者病史、体格检查及心电图可将短期死亡率高的胸痛病因（如 ACS、PE 及 AAS）排除掉。此时所有影像学检查都不适用。

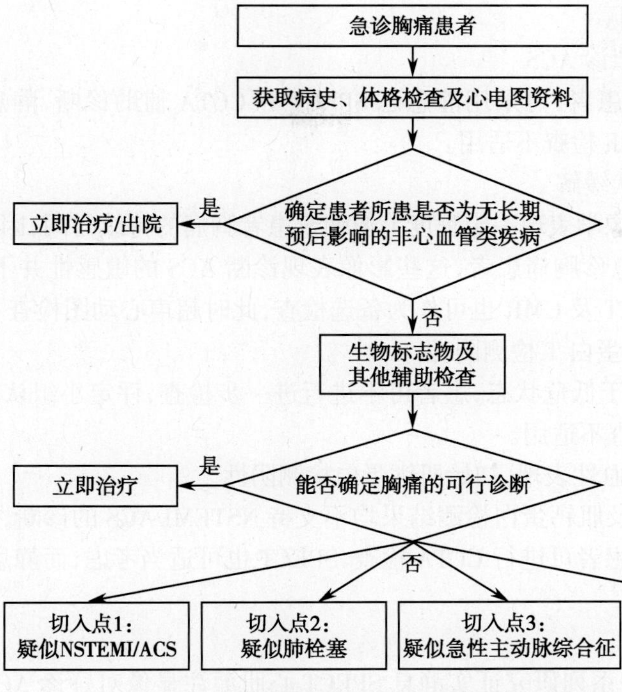

图 1　急诊胸痛患者心血管影像学检查思路流程图

表 1　拟诊 STEMI 或非心脏疾病患者影像检查建议

临床指征	胸部平片	静息超声心动图	静息 CMR	静 SPECT	CCTA	CCath
ECG 拟诊 STEMI	M	R	R	R	R	A
临床拟诊非心脏疾病		R	R	R	R	R

二、拟诊非 ST 段抬高型心肌梗死的 ACS（表 2、表 3）

对于这一部分急诊胸痛患者，问病史非常重要，虽然单纯依靠病史并不能做出诊断，但将患者病史、胸痛特点、伴随症状以及血液生化检查相结合，至少可以帮助临床医师初步判断疾病的轻中重程度，有目的性地进行后续影像检查。

急诊胸痛患者中有 10% 处于低风险状态，将此类患者危险分层模型、临床症状及 ECG 结合能够帮助临床医师客观评估其短期预后。其中 TIMI（Thrombolysis in Myocardial Infarction）危险评分通过 7 项指标将患者划分为不同危险层次，有研究提出，入院 0 小时与 2 小时肌钙蛋白检测阴性联合 TIMI=0，能够快速鉴别出低风险患者，减少这部分患者急诊观察时间。ECG 便捷、廉价，能够帮助快速判断患者危险程度，指导溶栓治疗。对疑似冠脉综合征患者，心肌标志物如肌钙蛋白对指导诊断及治疗非常重要。

如果病史、ECG 及肌钙蛋白检测结果明确诊断 ACS，则立即启动询证治疗方案，若明确诊断患者非 ACS，其处于低风险状态，可建议其出院并随访观察。若检测结果处于中间状态，即患者可疑 NSTEMI-ACS，该声明提出两条方案，一是早期评估方案，二是继续观察方案。

1. 方案一：早期评估（情况 3~7）

在这一方案中，该声明建议患者及早进行静息状态下形态结构（CCTA）、运动功能（超声、CMR）或灌注（静息 SPECT，CMR）影像学检查，评估心脏室壁运动、心肌灌注、冠脉堵塞情况。早期影像学评估不建议进行心肌负荷检查。Scenario 3~7 即采用了早期评估的方案，以早期 ECG、生物学标志物及临床表现为依据进行影像方法选择。

情况 3：ECG 和（或）生物学标志物检测提示缺血

心电图和（或）心肌标志物检测阳性的患者，血运重建能够改善预后，因此推荐进行 CCath 检查，而其他静息状态下影像检查方式不适用。

情况 4:仅肌钙蛋白检测结果拟诊 ACS

对于这类 ACS 诊断不明确的患者,可采用静息态 SPECT 和 CCTA 辅助诊断,静息态超声心动图及 CMR 也可作为备选检查,此时 CCath 检查不适用。

情况 5:检查前数小时胸痛症状缓解

由于室壁运动、灌注缺损等影像学表现一定程度上依赖于患者胸痛的持续时间,因此对于症状已经缓解数小时(尤其是 3 小时以上)的急诊胸痛患者,这些影像表现诊断 ACS 的敏感性并不高,指南推荐这类患者进行 CCTA 检查,静息态 SPECT 及 CMR 也可作为备选检查,此时超声心动图检查不适用。

情况 6:TIMI=0,初始高敏肌钙蛋白 T 检测阴性

理论上讲,这种情况下患者处于低危状态,患者可不进行进一步检查,评定小组认为此类患者可考虑进行 CCTA 检查,而其他影像学检查不适用。

情况 7:初始 ECG 正常或非缺血性表现,初始肌钙蛋白检测阴性

这种情况下患者的初始 ECG 及肌钙蛋白检测结果均不支持 NSTEMI/ACS 的诊断,这类患者短期发生 ACS 的可能性较小,此时指南推荐患者可进行 CCTA 检查,SPECT 也可适当考虑,而静息状态超声心动图、CMR 及 CCath 检查则不适用。

影像检查方法解读

静息 SPECT 心肌灌注显像:一系列研究证实静息 SPECT 心肌灌注显像对疑诊 ACS 的患者具有较好的阴性预测价值,能够减少不必要的入院等待时间,同时能够减少患者医疗费用,但其对陈旧性和急性心肌梗死的鉴别能力有限。

超声心动图:二维静息态超声心动图无创、便捷,尤其对于胸痛症状持续的患者,可通过节段性室壁运动异常以及射血分数改变来辅助诊断心肌缺血,但阴性预测价值较低。此外,对于有明显血管狭窄但心肌灌注及运动尚正常的患者,超声心动图无法检出。超声心动图可帮助排除其他可能造成胸痛的原因,如心包炎、心肌病、瓣膜病。与静息 SPECT 心肌灌注显像类似,超声心动图也很难鉴别陈旧性和急性心肌梗死。

CCTA:对于急诊胸痛患者,CT 钙化积分评估对鉴别诊断价值不大,指南不推荐。CCTA 通过评估冠脉狭窄程度,诊断 ACS 的敏感性(86%~100%)及阴性预测值(93%~100%)较高,阳性预测值较低(50%~90%)。冠脉广泛钙化时,CCTA 的诊断价值有限。

CMR:静息态 CMR 能够观察局部及整体室壁运动、心肌灌注以及心肌纤维化情况。对急诊胸痛患者,CMR 诊断心肌缺血的敏感性约为 70%~85%。CMR 冠脉成像尚不属于常规检查序列。

CCath:目前导管造影仍是临床诊断冠心病的金标准。对于室壁运动异常、灌注异常等检查结果阳性的患者,导管造影可以进一步明确病变程度。但对于 ACS 低风险患者,CCath 作为初始检查方法的价值较有限。

表 2 拟诊 NSTEMI-ACS:以早期 ECG、生物学标志物及临床表现为依据

临床指征	静息超声心动图	静息 CMR	静息 SPECT	CCTA	CCath
初始 NSTEMI-ACS 诊断阳性					
ECG 和(或)生物学标志物检测提示缺血	R	R	R	R	A
初始 NSTEMI-ACS 诊断模糊:					
仅肌钙蛋白检测结果拟诊 ACS	M*	M*	A	A	R
检查前数小时缺血症状缓解	R	M	M*	A	R
初始 NSTEMI-ACS 诊断可能性小					
TIMI=0,初始高敏肌钙蛋白 T 检测阴性	R	R	R	A	R
初始 ECG 正常或非缺血性表现,初始肌钙蛋白检测阴性	R	R	M*	A	R

2. 方案二：继续观察（情况 8~10）

在这一方案中，患者需接受一系列心肌标志物检测来辅助诊断或排除诊断，同时患者需接受心肌负荷试验，情况 8~10 即采用了这一方案，以连续肌钙蛋白检测结果为依据进行影像检查方法选择。

情况 8：拟诊 NSTEMI/ACS 患者 ECG 和（或）肌钙蛋白检测阳性

如果患者有心肌缺血症状、ECG 改变并且肌钙蛋白检测阳性，那么可以诊断 NSTEMI 或 ACS，可依据 2014 年 NSTE-ACS 指南进行患者管理，这类患者往往采用早期介入策略（对拟进行血运重建患者行诊断性血管造影）。但早期介入策略不推荐用于伴广泛并发症者（尤其是肾功能异常患者）、年老以及体弱者，对这类患者可采用缺血指导策略，即采用心脏负荷试验。如果负荷试验发现存在严重缺血，需进行冠脉造影和血运重建，若患者经药物治疗后病情稳定，无需冠脉造影和血运重建治疗。

情况 9：拟诊 NSTEMI/ACS 患者连续 ECG 和（或）肌钙蛋白检测阴性

这类患者没有明确心肌坏死，可排除 NSTEMI 诊断。心脏负荷试验对这类患者心肌缺血的评估很有价值，也可考虑 CCTA 进行冠脉解剖评估。

情况 10：拟诊 NSTEMI/ACS 患者连续 ECG/ 肌钙蛋白边界水平

对于 ECG 或肌钙蛋白检测结果处于临界状态患者，NSTEMI 或 ACS 诊断不能确定，心脏负荷试验和 CCTA 检查适用于这种情况，能够诱导缺血或了解冠状动脉解剖结构。

影像检查方法解读

心电图运动负荷试验：多数急诊胸痛患者并非 ACS，而属于低危患者，多项研究显示心电图运动负荷试验阴性预测值能达到 98%~99%，负荷试验阴性提示预后良好，因此适用于此类患者，并能增加出院率。但其阳性预测值相对较低，而平板运动 Duke 评分能够减少心电图运动试验的假阳性率。但对不能耐受运动试验以及静息心电图显示 ST 段改变、左束支传导阻滞的患者不适用。

负荷超声心动图：负荷超声心动图通过运动或药物（多巴酚丁胺或阿托品）负荷，增加心肌耗氧量，使有狭窄冠状动脉供血的区域，心肌缺血出现或加重，造成节段性室壁收缩舒张功能障碍，从而观察心脏血流动力学、结构及功能状态。这种方法比心电图运动试验敏感性、特异性以及阴性预测值更高。不能耐受运动负荷的患者可采用药物负荷 SPECT 或 CMR 观察各阶段心内膜灌注情况，提高检测准确性。

负荷 SPECT 和 PET 显像：药物或运动负荷心肌灌注显像能够通过心肌灌注异常提示心肌缺血或陈旧性心肌梗死。PET 成像探测效率高，空间分辨率明显优于 SPECT，适用于 BMI 较大的患者，且阴性预测值高（96%~100%），检查结果阴性的患者，随访中年心血管发生率低。

负荷 CMR：一项临床随机试验研究将怀疑 ACS 和 CAD 的患者分为两组，一组患者行腺苷负荷 CMR 检查及生物学标志物检测，另一组患者入院管理，发现两组 ACS 漏诊情况以及两组患者一年预后差异无统计学意义，但前组中患者花费小。与负荷超声心动图相比负荷 CMR 检测成本更高，因此临床医师更倾向于采用负荷超声心动图。

表 3　拟诊 NSTEMI-ACS：以肌钙蛋白检测结果为依据

临床指征	负荷 ECG	超声心动图		CMR		SPECT/PET		CCTA	CCath
		静息	负荷	静息	负荷	静息	负荷		
NSTEMI/ACS 诊断明确	M*	M*	M*	M*	M*	M*	M*	M*	A
NSTEMI/ACS 连续 ECG/ 肌钙蛋白阴性	A	R	A	R	A	R	A	A	R
NSTEMI/ACS 连续 ECG/ 肌钙蛋白边界水平	M*	M*	A	R	A	R	A	A	M*

三、拟诊肺栓塞（表 4）

静脉血栓栓塞症（VTE）包括深静脉血栓形成（DVT）和肺栓塞。肺栓塞死亡率高，即使患者幸存，其生活质量也多会因慢性血栓栓塞性肺动脉高压而下降。肺栓塞患者年龄分布广泛，且发病突然往往很难预测，其发生的危险因素包括长期不活动、外伤、近期手术、癌症、口服避孕药、妊娠以及绝经后激素替代治疗等。

肺栓塞常见 ECG 改变包括不完全或完全性右束支传导阻滞、$S_1Q_3T_3$ 型、V_1~V_4 导联 T 波倒置。ECG 对肺栓塞敏感性及特异性较差，大面积肺栓塞时 ECG 可表现为窦性心动过速、轻微 T 波改变和 ST 段异常，甚至表现为正常 ECG。

急性肺栓塞患者多数超声心动图表现正常，当出现右室收缩压升高、右室扩张、右室除心尖外运动不协调等表现时可怀疑肺栓塞。总体上超声检查对肺栓塞患者不适用，但可作为重要的备选检查方法，可与生物学标志物联合辅助诊断。肺栓塞典型胸部 X 线可表现为肺外周邻近胸膜的楔形阴影，称“驼峰征”，但很少见，也同样不适用。

1. 非妊娠患者（情况 11~13）

情况 11：D- 二聚体阴性，临床评分肺栓塞可能性小

临床中，若 Wells 评分和改良 Geneva 评分提示深静脉血栓和肺栓塞可能性较小时，且 D- 二聚体阴性，此时可以简单、准确排除肺栓塞诊断。这种情况下影像学检查都不适用。

情况 12：D- 二聚体阳性，临床评分肺栓塞可能性小

CTPA 和肺通气灌注扫描都适用于 D- 二聚体阳性且临床评分肺栓塞可能性小的患者，前者是临床首选的方法。PCath 虽然一直被认为是肺栓塞诊断的金标准，但在初始诊断中往往不适用。

情况 13：临床评分肺栓塞可能性大

临床评分肺栓塞可能性大的高风险患者，血流动力学处于不稳定状态，无论 D- 二聚体检测结果如何，CTPA、肺通气灌注扫描以及深静脉加压法超声成像，都适用于初始检查。

影像检查方法解读

CTPA：多排螺旋 CT 空间分辨率高，能够快速进行全肺成像，急性肺栓塞诊断和管理指南将其列为诊断或排除肺栓塞诊断的有效方法，主要影像征象是肺动脉充盈缺损。此外 CTPA 还能观察到肺炎、肺不张、气胸以及胸腔积液等其他胸部病变。一项 Meta 分析总结了 3500 例行 CTPA 患者的临床资料，随访时间最短为 3 个月，CTPA 阴性预测值约 99.4%。CTPA 检查后行 D- 二聚体检测是一种更为有效的诊断策略，研究证实采用这种方法，只有 1.5% 患者结果阴性但 3 个月随访中发生了深静脉血栓或肺栓塞。随着 CT 设备的更新，目前 CTPA 能够检测到微小的血栓，但这些小血栓对临床的意义尚不确定，此时可根据右心室内径与左心室内径之比判断患者预后，正常右室内径应小于左室。CTPA 快速扫描方案还可以同时对其他可能发生血栓的深静脉（如锁骨下静脉和上肢静脉）成像，从而发现可能引起肺栓塞的栓子来源。由于扫描剂量的限制，CTPA 成像时往往不对腹部、盆腔、大腿、膝关节等部位的深静脉成像，此外这些部位深静脉成像结果对临床肺栓塞管理影响较小。因此，指南不建议 CTPA 与 CT 静脉造影同时应用。需要注意的是，有 3% 怀疑肺栓塞的患者 CT 结果阴性但临床评估肺栓塞可能性大，此时 CT 结果的准确性将会下降。

肺通气灌注显像：核素肺显像的显像剂为放射性核素标记的大颗粒聚合白蛋白，显像剂均匀地暂时栓塞在肺毛细血管床内，局部栓塞的颗粒数与该处血流灌注量成正比，血栓栓塞处表现为灌注缺损。当肺灌注显像和通气显像结果不匹配，即局部灌注缺损而通气正常时，高度提示肺栓塞诊断。研究显示，肺通气灌注联合显像阳性、临床评估肺栓塞可能性大时高度提示肺栓塞；相反，肺通气灌注联合显像阴性、临床评估肺栓塞可能性小时患者发生肺栓塞可能较小；介于两者之间时，需要进一步评估。

MR 肺血管成像：虽然有单中心研究显示 MR 钆对比剂增强肺血管成像在肺栓塞诊断中很有前景，但肺栓塞诊断前瞻性调查研究显示其检测肺栓塞的敏感性较低。

PCath：有创性肺血管造影检查曾被认为是诊断肺栓塞的金标准。该检查方法很难准确识别较小的充盈缺损，且并发症有一定风险。但肺血管造影可指导制定肺栓塞介入治疗（如导管血栓抽吸、机械碎栓及导管内溶栓）计划。

CompUS：加压法超声成像适用于肺栓塞高危患者下肢深静脉检查，尤其是有腿部症状的患者。但是至少有半数肺栓塞患者深静脉没有血栓。

2. 妊娠期患者（情况 14~15）

由于妊娠期女性处于高凝状态的特殊性，D- 二聚体检测无法用于肺栓塞的排除诊断。妊娠期可疑肺栓塞女性可根据是否伴有下肢深静脉血栓症状分为两类。尽管大多数妊娠期可疑肺栓塞女性不伴有下肢

症状，但加压法超声成像无电离辐射，可减少一部分患者接受不必要的放射性影像检查。因此指南建议加压超声作为妊娠期可疑肺栓塞女性的首选检查。目前 MR 能够进行非增强肺血管成像，但此方法应用尚不普遍，仅限于少数研究中心，因此指南并没有推荐。此外，由于 X 线检查对肺栓塞诊断的价值有限，指南也不推荐。MR 钆对比剂增强肺血管成像以及有创的肺血管造影都是妊娠期可疑肺栓塞患者的禁忌。

情况 14：妊娠期可疑肺栓塞伴下肢症状

对于血流动力学稳定、伴下肢症状 / 确诊 DVT 的妊娠期可疑肺栓塞患者，加压法超声是首选影像检查方法。肺通气灌注显像也是适用的，而 CTPA 是可能适用的检查方法。

情况 15：妊娠期可疑肺栓塞不伴下肢症状

对于不伴下肢症状、但临床怀疑肺栓塞的妊娠期女性，CTPA 和肺通气灌注显像可作为首选检查方法。需要注意的是，当患者核素肺灌注显像结果为阴性时，可避免行肺通气显像。加压法超声成像是可能适用的检查方法。

表 4 拟诊肺栓塞

临床指征	CTPA	静息 CMR	静息 SPECT	CCTA	CCath
临床评分可疑肺栓塞，非妊娠					
D- 二聚体阴性，临床评分可能性小	R	R	R	R	R
D- 二聚体阳性，临床评分可能性小	A	M	A	R	R
临床评分可能性大	A	A	A	R	R
妊娠					
伴下肢症状	M*	A	A	R	R
不伴下肢症状	A	M*	A	R	R

四、拟诊主动脉综合征（表 5）

主动脉综合征包括主动脉夹层、主动脉壁内血肿、穿透性溃疡以及不稳定性胸主动脉瘤，其中主动脉夹层最常见。由于主动脉综合征患者缺乏明确危险因素并且临床表现多变，因此诊断有一定挑战性。然而，主动脉综合征严重威胁生命，早期每小时死亡率高达 1%~2%，因此早诊断、早治疗是决定预后的关键。在急诊中心，怀疑主动脉综合征的患者往往常规进行胸部 X 线检查，一是为了发现胸痛原因，二是为了观察主动脉是否扩张提示出血。但 X 线胸片结果阴性并不能排除主动脉综合征，并且指南也不推荐。

当患者胸痛并有以下危险因素时高度怀疑主动脉综合征：已知有胸主动脉瘤、导致主动脉中层变性的结缔组织疾病（马方综合征、Ehlers-Danlos 综合征、Loeys-Dietz 综合征）、主动脉瓣二叶畸形、家族性胸主动脉瘤或主动脉夹层、高龄、男性以及长期高血压。但不具有以上危险因素并不能排除诊断可能性。

与 ACS 胸痛逐渐加强不同，突发剧痛是主动脉夹层最重要的临床症状，可放射至肩背部。患者常伴有血流动力学异常，包括血压升高或下降。主动脉夹层没有特异性生物学标志物，虽然患者 D- 二聚体可明显升高，但有影像学检查时不将 D- 二聚体作为诊断手段，而是依靠影像学检查进行确诊。主动脉综合征影像学检查方法的选择取决于患者的状态，主要是血流动力学稳定性。

情况 16：血流动力学不稳定，无论有无主动脉治疗史

心包积血及心包填塞是这类患者最大的临床问题。主动脉 CTA 应于患者血流动力学稳定后进行。临床可根据患者血流动力学情况选择其他影像检查方法辅助诊断，如床旁经胸超声心动图检查。

情况 17：血流动力学稳定，无主动脉治疗史

多数患者属于这种类型，此时主动脉 CTA、主动脉 MRA 以及经食管超声心动图都适用。

情况 18：血流动力学稳定，有主动脉治疗史

这种情况下，患者血流动力学稳定，但需与手术或介入并发症如假性动脉瘤相鉴别。胸主动脉 CTA 及 MRA 都适用于这种情况，超声心动图检查尤其适用于图像伪影较重的患者。

影像检查方法解读

主动脉 CTA：主动脉 CTA 检查能够快速对全主动脉及其分支成像，鉴别主动脉综合征类型。多平面重组及三维重建能够辅助制定手术计划。心电门控技术对主动脉及冠状动脉的显示更有优势。虽然平扫 CTA 也能够显示主动脉综合征病变，但指南指出只有对比剂增强 CTA 才能够诊断主动脉综合征。

主动脉 MRA：MR 与 CT 相似，都有较高的敏感性及特异性，能够对全主动脉成像、显示主动脉夹层的解剖变异，并能通过多平面重组及三维重建的方法显示主动脉及分支血管结构。此外，MRA 还可以同时观察主动脉瓣病变并评估左心室功能。但 MRA 扫描时间长，患者需长时间独自处于封闭环境中，因此不适用于血流动力学不稳定的患者。磁共振禁忌证还包括幽闭恐惧症、金属植入物以及磁共振不兼容的心脏起搏器等。非对比增强 MRA 技术能够在无对比剂注射的情况下显示血管结构，但目前应用尚不普遍，指南未推荐使用。

经胸超声心动图：患者情况不稳定无法转移至 CT 检查室进行检查时，床旁超声心动图检查能够帮助提供诊断信息。经胸超声心动图主要作用是动态观察心包及瓣膜情况，并能够评估心室功能。与经食管超声心动图相比，经胸超声心动图由于受到声窗限制，对内膜片的评估有限，操作者需注意鉴别线样伪影与真夹层内膜片。

经食管超声心动图：与经胸超声心动图相比，经食管超声心动图能够更好地观察主动脉及主动脉瓣情况，也可进行床旁检查。经食管超声心动图最大的缺陷是无法评估主动脉长度，也无法三维重现主动脉及其分支。此外经食管超声心动图相对有创，咽部及食管有病变的患者禁忌。

主动脉造影：主动脉造影曾被认为是诊断主动脉病变（主动脉夹层、穿透性溃疡以及不稳定性动脉瘤）的金标准。尽管指南没有推荐主动脉造影，但这种方法在临床工作中是常用的诊断方法。

表 5 拟诊 AAS

临床指征	CTAo	MRAo	TTE	TEE	AoCCath
血流动力学不稳定					
16. 有 / 无主动脉治疗史	A	M*	M*	M*	M*
血流动力学稳定					
17. 无主动脉	A	A	M	A	R
15. 不伴下肢症状	A	A	M	M*	M*

五、诊断困难或不明确（表 6）

急诊胸痛患者临床症状、实验室检查以及 ECG 往往复杂多变，急诊医师往往首先根据这些临床资料对患者进行初步诊断并选择最佳的影像检查明确诊断。如果根据临床资料初步诊断不明确，这些病情复杂的患者就需要进行不止一项影像检查来帮助诊断。但这份指南认为“二线”影像检查结果往往对初始影像检查结果的影响较小，因此不推荐使用。

这种情况下可选择 TRO CTA，即一次 CTA 扫描来诊断或排除冠状动脉病变、主动脉病变以及肺栓塞诊断。已有单中心研究证实这种扫描方式阴性预测值可达 99.4%~100.0%，且图像质量以及诊断准确性与冠状动脉 CTA、肺动脉 CTA 以及主动脉 CTA 相似。大多数已发表的关于 TRO CTA 的研究是在冠脉 CTA 扫描方案基础上进行参数优化的，扫描范围包括整个胸腔，增加对比剂用量使肺动脉保持显影。由于此方案辐射剂会量增加 25%~150%，对比剂用量增加 20%~50%，因此，当鉴别诊断范围能够缩小时，尽量采用专用的 CTA 扫描方案。但随着技术的进步，大螺距双源 CT 能够在保证图像质量的基础上进一步减少辐射剂量和对比剂用量，使得 TRO CTA 技术能够更广泛地得到应用。指南推荐以下两种临床情况可考虑采用 TRO CTA 扫描。

情况 19：ACS、PE 或 AAS 诊断总体可能性低

TRO CTA 扫描方案诊断率超过 CTA 的可能性很小，因此当 PE 和 AAS 诊断的可能性较低时，不适合采用 TRO CTA 扫描方案。

情况 20:ACS、PE 或 AAS 诊断总体可能性不低

当患者 ACS、PE 或 AAS 诊断的可能性都不低时适合采用 TRO CTA 扫描方案。随着 CT 技术的不断进步,预计会出现能同时评估冠状动脉、肺动脉以及主动脉的新扫描方案。

表 6　诊断困难或不明确

临床指征	胸痛三联成像
ACS、PE 或 AAS 诊断总体可能性低	R
ACS、PE 或 AAS 诊断总体可能性不低	A

(程赛楠　赵世华)

· 2016 年 ILCOR/AHA 心脏骤停后体温管理建议解读 ·

2016 年 1 月，国际复苏联盟和美国心脏病学会联合首次发布了心脏骤停后体温管理建议[1]。该建议纳入了近年来众多的临床研究结果及该领域的最新发展情况，给临床工作提供了重要的参考依据。本文就心脏骤停后体温管理建议进行阐述和解读。

1. 心脏骤停后温度管理的概述

心脏骤停是心血管疾病患者死亡的主要原因之一，其严重威胁着人类健康；尽管心肺复苏（CPR）技术在不断进步，但心脏骤停患者出院存活率依然很低，我国仅为 1.3%，在发达国家出院存活率也低于 10%[2]。

心脏骤停患者经心肺复苏恢复自主循环后，机体由于全身的缺血再灌注损伤会出现脑损伤、心脏损伤及其他脏器损伤，统称为心脏骤停后综合征（PCAS）。脑损伤的严重程度直接决定着患者的存活情况和远期神经功能预后。

治疗性低温是将全身体温诱导降至 32~34℃，以有效的保护心脏骤停后患者的神经功能和预后。在心脏骤停导致的神经系统缺血缺氧性损伤发生的早期体温每降低 1℃，能够使脑代谢率降低 6% 左右，从而降低氧耗、减少 ATP 等能量物质的消耗、预防乳酸等代谢产物的堆积而导致的酸中毒。在低温状态下，脑血管存在自我调节功能，脑血流量随着脑组织耗氧量的降低而下降并呈线性相关，减轻再灌注后的脑组织充血。同时还能通过减少兴奋性氨基酸的释放，下调细胞膜谷氨酸盐受体的数量和抑制其磷酸化从而起到神经保护作用。在损伤发生的后期，低温治疗通过减轻缺血 - 再灌注后的氧化应激反应，使过氧化氢的浓度降低约 50%。减轻神经胶质细胞和星形细胞的活化，抑制促炎细胞因子的产生和释放。虽然低温治疗还会使抗炎细胞因子（例如 IL-10、TGF-β 等）的水平降低，但其总的趋势是使炎症反应减轻。低温治疗能够减少以 Bcl-2 为代表的多种促凋亡因子的表达和释放，同时通过增加 p53 等抗凋亡因子的表达和释放来减少细胞凋亡的发生并促进修复。更为重要的是低温治疗可以通过抑制金属蛋白酶的活化、促进内源性金属蛋白酶抑制剂的表达来减轻细胞外基质的降解；通过抑制神经元性一氧化氮合成酶的活性来减少一氧化氮的释放，抑制水通道蛋白 4 的表达，从而减轻其引发的大脑内皮细胞通透性的增加，低温还可以通过多种不同的机制来维持血脑屏障的完整性，有效减轻脑水肿，减轻损伤后颅内压升高的程度。总之，低温可以通过降低脑代谢、抑制脑温过高后的脑损害、减轻细胞膜通透性和脑细胞内酸中毒、降低血管渗透性和减轻水肿形成、抗氧自由基、抗细胞凋亡，稳定离子泵和抑制神经兴奋性级联反应等途径减轻脑缺血再灌注损伤，从而达到神经保护作用。

对心脏骤停患者进行低温治疗的报道最早出现于 1958 年。Williams 和 Spencer 报道了 4 例患者，心脏骤停后 5 分钟左右接受开胸心肺复苏，并在复苏后 24~72 小时接受了体表亚低温治疗。作者认为，心脏骤停后患者应降温至 32~34℃以减轻神经系统损害，但在进行低温治疗的同时应注意寒战、血容量、电解质平衡及肾功能等问题。著名的“现代心肺复苏之父”Peter Safar 也曾经提出心脏骤停患者应用低温治疗的观点，但当时认为必须降温至中度低温（30℃）才能获益，而这个温度在随后的若干临床研究中被证实会造成心律失常、感染、代谢性酸中毒、凝血功能异常等一系列并发症，而冰水浴等低温诱导方法还可能造成皮肤冻伤。所以低温治疗当时并未受到人们的重视，并且因为其存在诸多并发症而在一段时期内淡出了大家的视线。直到 20 世纪 80 年代末，动物实验证实轻度低温（32~34℃）治疗能够保护心脏骤停患者的神经功能，同时显著减少并发症的出现。低温治疗的神经功能保护作用引起了科学家的兴趣，在这一领域不断研究而获得了突破性的进展。2002 年在《新英格兰医学杂志》上发表的两个里程碑式的随机对照临床研究首次证实了亚低温治疗的有益作用。两个研究的结果均显示心脏骤停复苏后持续昏迷的患者，治疗性低温可以改善生存率及神经系统功能预后。自此，治疗性低温成为近 10 年来治疗心脏骤停后综合征的一个重要基石。

2. 心脏骤停后体温管理的临床实践策略

治疗性低温主要包括 3 个阶段，即诱导降温期、低温维持期和复温期。诱导降温期是通过各种降温手段（如静脉输注冰盐水，使用体表降温系统或血管内降温系统）使患者的核心温度降至目标温度。目标温度通常设置在 32~34℃，通常这一阶段应使体温尽快下降到目标温度，采用具备反馈调节系统的降温设备通常能够使体温下降的速度达到 1.5℃ /h。体温的快速下降伴随着多种生理和病理生理的变化，如快速和缓慢的心律失常、血压的波动、尿量的增加、电解质紊乱等，是亚低温治疗过程中的第一个“高风险”阶段。加强监护和对症支持治疗是保证这一阶段患者安全的重要措施。此外寒战是临床中常见的情况，充分的镇静和必要时肌肉松弛剂的使用是非常重要的。低温维持期是达到目标温度后的维持阶段。目前低温维持期的持续时间尚无统一的意见，但大多数学者认为这一阶段应维持 24~72 小时。在这一阶段，患者的各项生理指标在达到一个新的稳定状态。低温维持期最重要的是保持患者的体温维持在目标温度，尽可能减少体温的波动。相比静脉输注冰盐水、冰袋等降温手段的不可控性，具备反馈调节系统的降温设备的优势则凸显出来，有研究显示使用这种系统的患者体温波动范围不超过 ±0.3℃。复温期是在低温维持期结束后，使全身温度缓慢回升至 36~37℃。这是亚低温治疗过程中的另一个“高风险”阶段，对于血流动力学、电解质等的严密监测和及时的针对性处理是保证患者安全的核心。通常要求缓慢复温，温度上升的速度通常控制在 0.1~0.3℃ /h。仅对于出现低温导致的严重并发症的患者，才考虑以最快的速度“急速复温”，而这往往要求实施更加严密的监护。在体温达到 36~37℃后，一部分患者会出现体温的继续升高，出现发热，甚至达到 39~40℃，称为“反跳性高热”。这一现象的出现往往提示中枢神经系统的功能受损严重。针对这一情况往往建议继续目标体温管理治疗，将体温控制在 36~37℃，直到患者体温不再升高为止。低温治疗的每个阶段都还有许多存在争议且尚未解决的问题，比如低温开始的时间、最佳的目标温度、低温持续时间、最佳复温速率、低温结束后温度的管理等，都需要进一步的研究。

2.1. 低温诱导技术

在临床实践中，能够诱导低温的技术包括体表低温技术及体外循环技术、输注冰盐水及新型的血管内低温技术等核心降温技术[3]，见图 1 和文末彩图 41。

2.1.1　体表亚低温技

方法简便易行，但冷却速度慢、温度很难精确控制、温度波动较大、容易出现体温过低等并发症。这些技术包括使用冰毯、冰袋、风扇及冰帽等。近年来，新型的体表反馈降温装置问世，为体表降温技术在临床应用提供了广阔的前景，反馈性降温装置可以实现精确控制体温的目标。

2.1.2　体外循环热交换器技术

能满意地控制和维持脑深部温度从 37.5℃降至 34℃，是快速有效的脑部低温方法。但体外循环的应用由于价格昂贵、技术要求高及血管通道建立相对费时而使其应用受到限制。

2.1.3　输注冰盐水

心脏骤停后患者可以快速注入大量（30ml/kg）冰冷（4℃）的液体（林格乳酸盐溶液或生理盐水），能显著降低患者的体核温度，通过腹膜、胸膜的灌洗，也可达到冷却目的。输注冰盐水后 1 小时可以达到最大降温效果，但是降温效果很难维持，因此输注冰盐水适用于诱导降温，在心功能不全的患者中应用时是适当控制输注的速度和量，以防心功能不全加重。

2.1.4　血管内低温技术

血管内低温技术是一种新的低温技术，需要在股静脉或颈内静脉置入热交换导管，通过血液循环流经冷却的热交换导管球囊达到降温目的，可以精确控制体温，降低体温波动幅度，减少体温过低等并发症，这种技术与传统的体表低温技术相比，可以更快更准确地进行温度调节[4]，见表 1。

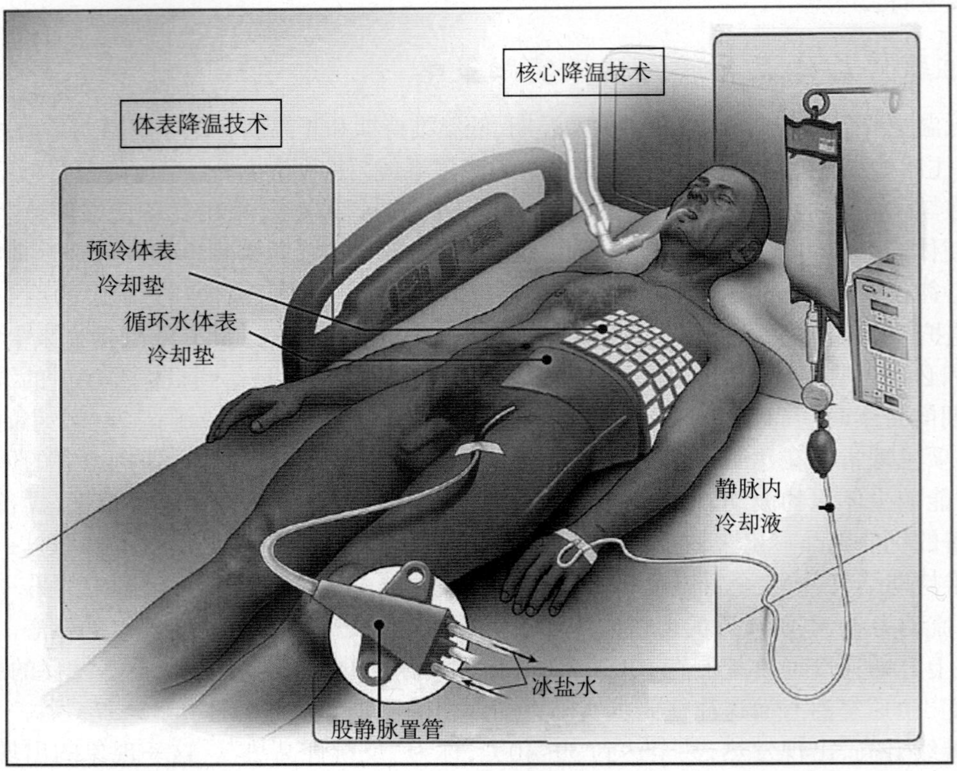

图 1 临床常用的降温技术

体表冷却(低温)技术包括使用预冷(却)冻体表冷却垫和水循环体表冷却垫;核心降温技术包括静脉内灌注冷却液和股静脉置管的使用

表 1 不同降温方式的控制体温效能参数比较

参数	冰盐水输注	冰毯	体表凝胶垫	血管内降温
诱导降温难易度				
院前	○	×	×	×
到医院后	○	△	△	△
		专用设备	专用设备	专用设备、导管
无创性	○	○	○	×
降温速率	×	○	○	○
(℃/h)	0.32+0.24	1.33+0.63	0.18+0.20	1.46+0.42
维持期				
稳定性	×	×	×	○
(%)	69.8 ± 37.6	50.5 ± 35.9	44.2 ± 33.7	3.2 ± 4.8
方便性	×	△	○	○
	人工控制	人工控制	自动控制	自动控制
价格便宜	○	△	×	×

注:○:优;△:中;×:差

2.2 低温治疗并发症

在低温治疗过程中,可能出现一些并发症,主要包括寒战、感染、心律失常、高血糖症、电解质紊乱、凝血功能障碍、肝酶升高、淀粉酶升高、胃肠道动力障碍等,必须严密监测。有些并发症需要早预防、早发现和早处理，有些并发症危险系数低，严密观察即可，无须处理。低温并发症和处理措施包括：

2.2.1　寒战

在诱导降温阶段寒战的发生率高，影响降温效率，需积极处理。可给予镇痛镇静类药物（芬太尼、丙泊酚、苯二氮䓬类）将患者深度镇静，如最大剂量仍不能控制的寒战，可给予杜冷丁或阿片类药物静脉推注，或加用肌松药。手、脚和面部皮肤保暖也有助于控制寒战。

2.2.2　多尿及电解质紊乱

多尿及电解质紊乱是治疗过程中常见的并发症之一。低温可使心房利钠肽活性增加，抗利尿激素减少，导致患者多尿。应积极预防并迅速纠正低温诱发的低血容量。冷利尿易引起电解质紊乱，包括低钾、低镁和低磷酸盐，低温诱导期发生率最高，需严密监测，复温时细胞内钾转入细胞外可能导致高钾血症，过多补钾及过快复温都有可能导致高钾血症。

2.2.3　高血糖

低温不仅减少了胰岛素的分泌，还降低了胰岛素的敏感性，从而导致高血糖症，影响预后，需积极控制。但血糖控制目标目前尚有争议，大多数研究倾向于4~8mmol/L。复温时胰岛素敏感性增加，要缓慢复温警惕出现低血糖症。

2.2.4　代谢紊乱

低温时温度每下降1℃，代谢率下降8%左右，氧耗减少，二氧化碳产生减少，低温诱导期需调整呼吸机参数、密切监测血气避免过度通气。血气分析仪测定的假定温度为37℃，在低温治疗过程中，如果不校正温度，可使氧分压和二氧化碳分压被高估，pH值被低估。低温时脂肪代谢增加，游离脂肪酸、酮体和乳酸产生增加，轻度代谢性酸中毒常见，但pH很少降至7.25以下，一般不需要处理。

2.2.5　感染

超过24小时的低温治疗可显著增加感染风险，肺炎的发生率最高，其次是血行感染和导管相关的感染。可能的机制包括：①低温抑制了致炎因子的释放，抑制了白细胞的迁移和吞噬功能；②低温容易发生高血糖症，使得感染的风险增加；③皮肤血管收缩使得压疮风险增加；④胃肠动力障碍导致反流增加吸入性肺炎风险；⑤深度镇静、镇痛后机械通气增加肺炎风险；⑥尿管和深静脉置管等增加感染的风险。尽管感染是否增加死亡率，是否影响预后尚存在争议，但感染延长了ICU住院时间、增加了住院费用是毋庸置疑的。应该对患者进行精心细致的护理，尽量减少感染的发生。包括患者床头需抬高30°~45°，每日4次口腔护理，每2小时翻身、叩背，注意观察有无胃潴留，及时清理气道和呕吐物，保持穿刺部位干燥等。有研究认为预防性使用抗生素能够减少感染的发生。

2.2.6　心血管系统并发症

低温治疗后可以出现血压波动、心律失常、心电图异常。低温治疗会导致外周血管收缩、外周循环阻力增加，回心血量增多，CVP升高，平均动脉压上升10mmHg左右，一般不需要使用血管扩张药物。复温后由于血管扩张，可出现外周阻力降低而导致低血压，快速补液多可以纠正。低温对心脏收缩力的影响与心率有关，如心率随温度降低而减慢，心脏收缩功能增加，舒张功能减退，但如果应用药物或起搏器人为地提升心率，心脏收缩力反而明显下降。因此，低温导致的心动过缓不宜过多干预，只需预防"冷利尿"导致的低血容量。心率随温度的变化而变化。诱导低温初期，由于外周血管收缩，回心血量增加，心率反射性增快，体温降至35.5℃后，会出现窦性心动过缓，温度越低心率越慢，核心体温32℃左右时心率40~45次/分，甚至更慢。一般不需要干预，极少数情况如需增加心率，建议使用异丙肾上腺素、多巴胺或临时起搏器，或将温度轻度升高，此时阿托品无效。相反，如果随温度降低心率并未下降，需要检查患者是否得到良好镇静。心率下降后，ECG会表现出PR间期和QT间期延长，QRS波群增宽，这些不需要处理。对个体来说，心率或者更准确地说心输出量是否足够，可根据乳酸水平来判断。正常情况下低温诱导期乳酸水平会逐渐增加，最高可达5~6mmol/L，到达目标温度后乳酸水平应该稳定，如此时乳酸水平仍持续升高出现代谢性酸中毒，需考虑存在循环障碍，需要补液甚至使用血管活性药物。28~30℃以下的深度低温可能导致房颤、室颤等心律失常的发生，如果不存在电解质紊乱，30℃以上的亚低温能够增加细胞膜的稳定性，减少心律失常的发生，动物实验甚至证实亚低温能够增加除颤的成功率。

2.2.7 消化系统并发症

患者可能出现呃逆、胃肠动力障碍、急性肝损伤、AMY 升高、急性胃黏膜病变伴消化道出血。上述表现可能与低温以及心肺复苏后脏器缺血再灌注损伤有关。多数情况下对症治疗即可，对胃肠动力障碍的患者可采取部分肠内营养和全胃肠外营养，消化道出血时可予质子泵抑制剂治疗。

2.2.8 血液系统并发症

低温治疗患者可能出现血小板减少、凝血功能障碍，偶有白细胞减少。低温能抑制凝血因子活性，从而导致凝血时间延长，特别是同时合并有代谢性酸中毒时。低温也可以造成血小板激活、血栓形成和血小板减少。但出血事件的发生概率很低。需严密监测血小板和凝血功能，必要时输入血小板及血浆以维持相对正常的凝血功能。

2.2.9 颅压增高

复温过快有高颅压风险。有试验研究发现，复温时间较短（$<$ 16 小时）时，会有颅内压反跳性增高的危险，这是复温期间死亡的主要原因，3~5 小时升温 1℃以上并发症的风险增加，需将复温速度控制在每小时上升 0.2~0.3℃。

3. 心脏骤停后体温管理在心肺复苏指南中的变迁

2003 年 ILCOR 高级生命支持工作组推荐，对于院外发生心脏骤停并昏迷的成年患者，若初始心律为室颤，应接受诱导性低温治疗。2010 年 AHA/ILCOR 的心肺复苏指南中再次强调了低温治疗的重要性，认为院外室颤性心脏骤停恢复自主循环的成人昏迷患者，应立即进入 ICU 接受综合评估，并将体温降至 32~34℃，维持 12~24 小时；对于任何初始心律的院内心脏骤停，或初始心律为无脉性电活动或心搏停止的院外心脏骤停，之后恢复自主循环的成人昏迷患者，也可以考虑诱导性低温治疗。2015 年 AHA 心肺复苏指南进一步扩大了温度管理的人群，推荐对所有心脏骤停后恢复自主循环的成年昏迷患者都应采用目标温度管理（TTM），目标温度 32~36℃，并至少维持 24 小时[5]。

2015 年温度管理的目标由 32~34℃扩大到 32~36℃是基于一项最近的高质量研究，该研究对比了 33℃和 36℃两种目标温度管理，发现两者的死亡率和神经功能预后结果相近[6]。但是目标温度管理仍然是有益的，因此指南建议选定一个单一的目标温度，实施目标温度管理，临床医师可以从一个较宽的范围内选择目标温度，可以根据临床因素来决定选择何种温度。

该项 RCT 研究之后，学术领域对于 TTM 的目标温度、TTM 的起始时间、TTM 的持续时间等问题存在许多争议，因此 ILCOR 回顾所有的相关证据来阐述 PCAS 的患者温度管理的 3 个主要问题，即心脏骤停复苏后昏迷的患者是否应该进行 TTM？如果进行 TTM，最佳的起始时机和最佳的持续时间？

4. 2016 年 ILCOR/AHA 心脏骤停后体温管理的新建议

4.1 诱导性低温（32~34℃）与非目标温度管理对心脏骤停患者的预后影响及推荐建议

2016 年 ILCOR 高级生命支持工作组回顾了 5045 项研究，其中 6 项 RCT、5 项对照研究，并对其进行荟萃分析，推荐以下建议：①院外发生心脏骤停恢复自主循环后昏迷的成年患者，若初始心律为可电击，应接受目标温度管理（强推荐）；②院外发生心脏骤停恢复自主循环后昏迷的成年患者，若初始心律为非可电击心律，应接受目标温度管理（弱推荐）；③院内发生心脏骤停恢复自主循环后昏迷的成年患者，无论初始心律是否为可电击心律，都推荐目标温度管理（弱推荐）④建议实行 TTM 时，选择并维持目标温度为 32~36℃。低于 32~34℃或高于 36℃是否会获益尚无证据，需进一步的研究。

总体来讲，该建议推荐对于心脏骤停恢复自主循环后仍然昏迷的患者建议进行目标温度管理，无论心脏骤停发生在院内还是院外，也无论初始心律是否为可电击心律，最佳的目标目前推荐为 32~36℃。该建议对于临床实践的指导意义在于肯定了目标温度管理对于心脏骤停患者的重要性和必要性。尽管国内目前仅有少数医院在进行规范的温度管理，但是未来温度管理应在心脏骤停后昏迷的患者中广泛推广并应用。

4.2 早期或者院前启动低温对恢复自主循环的心脏骤停患者预后的影响和推荐建议

2016 年，ILCOR 高级生命支持工作组回顾了院前低温治疗的临床研究。7 项研究共纳入 2237 例患者，其中有5项是应用冰盐水在心脏骤停患者恢复自主循环后开始诱导低温，一项是在复苏过程中用冰盐水诱导低温，另一项是在复苏过程中应用鼻部降温法诱导低温，综合分析上述7项RCT研究得出的结论是，院前给予冰盐水诱导降温不能降低死亡率，还可能会增加肺水肿和心脏再次停搏的风险。因此该建议推荐：对于成人心脏骤停经复苏恢复自主循环后，不建议在院前常规应用快速冰盐水输注来诱导低温（强推荐）。心肺复苏期间进行诱导降温的研究证据不足，仍需进一步研究。

4.3 目标温度管理的持续时间对恢复自主循环的心脏骤停患者预后的影响和建议

到目前为止尚未见有关人体目标温度管理持续时间的相关干预研究，仅有几项观察性研究。一项研究比较了TTM持续24小时和72小时对预后的影响，结果显示，两者在改善患者生存率和神经功能方面并无显著差异。但因缺乏对照研究，还无法得出相关结论。2016年，ILCOR高级生命支持工作组建议如进行目标温度管理，至少应该在24小时以上（弱推荐）。

5. 新建议对我国临床实践工作的意义

基于既往多项临床研究及荟萃分析得出的结果和建议，2016年，ILCOR高级生命支持工作组新建议中特别强调温度管理对于心脏骤停患者救治的重要性和必要性。然而目前我国的心脏骤停后体温管理理念还未普及，开展规范的体温管理技术的医院更是寥寥无几，治疗效果也大相径庭，因此有必要加强医务人员心脏骤停后体温管理的理念，并对有条件开展低温技术医疗机构的医务人员进行技术培训，进一步改善心脏骤停患者的预后，缩小与国际先进国家和指南之间的差距。

有关低温治疗的临床探索和机制研究也应是关注的重点，在未来的温度管理领域，应不断尝试开发出新的、安全有效的降温措施，使更多的心脏骤停患者受益。

（马青变 高炜）

参考文献

[1] Donnino MW, Andersen LW, Berg KM, et al. Temperature Management After Cardiac ArrestAn Advisory Statement by the Advanced Life Support Task Force of the International Liaison Committee on Resuscitation and the American Heart Association Emergency Cardiovascular Care Committee and the Council on Cardiopulmonary, Critical Care, Perioperative and Resuscitation. Resuscitation, 2016, 98: 97-104.

[2] Mozaffarian D, Benjamin EJ, Go AS, et al. Heart disease and stroke statistics—2015 update: a report from the American Heart Association. Circulation, 2015, 131: e29-e322.

[3] Holzer M. Targeted temperature management for comatose survivors of cardiac arrest. N Engl J Med, 2010, 363: 1256-1264.

[4] Fukuda T. Targeted temperature management for adult out-of-hospital cardiac arrest: current concepts and clinical applications. J Intensive Care, 2016, 27: 4-30.

[5] Callaway CW, Donnino MW, Fink EL, et al. Part 8: Post-Cardiac Arrest Care: 2015 American Heart Association Guidelines Update for Cardiopulmonary Resuscitation and Emergency Cardiovascular Care. Circulation, 2015, 132: S465-S482.

[6] Nielsen N, Wetterslev J, Cronberg T, et al. Targeted temperature management at 33℃ versus 36℃ after cardiac arrest. N Engl J Med, 2013, 369: 2197-2206.

心肺复苏时持续还是间断心外按压——我们该何去何从？

随着人口老龄化和心血管疾病发病率的增加，每年心血管疾病患者死亡数达百万人，约占总死亡人数的1/2，比如，在美国每年有超过30万人发生院外心脏骤停。心脏骤停一旦发生，如得不到及时地抢救复苏，4~6分钟后会造成患者脑和其他人体重要器官组织的不可逆的损害，因此心脏骤停后的心肺复苏（cardiopulmonary resuscitation，CPR）必须在现场立即进行，为进一步抢救直至挽回心搏骤停患者的生命而赢得最宝贵的时间。如在4分钟内实施初步的CPR，在8分钟内由专业人员进一步心脏救助，死而复生的可能性最大，从美国的数据来看，约有85%的成人参加心肺复苏训练，并熟练掌握CPR，使40%心脏骤停患者复苏成功，每年抢救了约20万人的生命。因此毫不夸张地说，时间就是生命，速度是关键。

CPR是心肺复苏中的重要内容之一，在近年来的心肺复苏相关研究进展中，对CPR的作用的认识逐步深入。目前CPR在心肺复苏中的地位和作用被提到了前所未有的高度，正如美国心脏协会2015年CPR[1]共识指出的：CPR是挽救生命的干预措施，是心搏骤停患者复苏的“基石”。完整的CPR包含了胸外心脏按压、开放呼吸道和人工呼吸。而经过几十年的努力，胸外心脏按压得到越来越多的重视。

胸外心脏按压法于1960年提出后曾一直被认为胸部按压使位于胸骨和脊柱之间的心脏受到挤压，引起心室内压力的增加和房室瓣的关闭，从而促使血液流向肺动脉和主动脉，按压放松时，心脏则“舒张”而再度充盈，此即为“心泵机制”。但这一概念在1980年以后受到“胸泵机制”的严重挑战，后者认为按压胸部时胸内压增高并平均地传递至胸腔内所有腔室和大血管，由于动脉不萎陷，血液由胸腔内流向周围，而静脉由于萎陷及单向静脉瓣的阻挡，压力不能传向胸腔外静脉，即静脉内并无血液反流；按压放松时，胸内压减低，当胸内压低于静脉压时，静脉血回流至心脏，使心室充盈，如此反复。不论“心泵机制”或“胸泵机制”，均可建立有效的人工循环。根据CPR时对呼吸管理，胸外心脏按压可以分为以下两种：连续胸外心脏按压（CCC-CPR），就是人工呼吸时不停止胸外心脏按压，做连续胸外心脏按压；而间歇胸外心脏按压心肺复苏（ICC-CPR）则按照2∶30的比例进行人工呼吸和心脏按压，每次做人工呼吸时，胸外心脏按压必须暂停。

连续胸外心脏按压是“老大”

研究认为，连续胸外心脏按压在所有的心肺复苏的技术内容中占据重要的位置，复苏时应尽量实施不间断按压，只要复苏没有结束，就应该让患者处在被按压的状态，直到患者恢复自主心搏或因病情无法挽回而放弃抢救。文献报道，胸外心脏按压中断1秒，复苏成功率下降约1%[2]。同时大量研究结果表明，胸外心脏按压分数（胸外心脏按压占整个心肺复苏过程的时间比）比值越大，患者生存率越高，反之亦然，理想的CCF值应该超过60%[1]。

持续胸外心脏按压的潜在益处已在历史对照性观察研究中获得检验。在其中一项大型的研究中[3]，研究人员同时采用了一些诸如“护理包”的急救措施。在3个200次的胸外心脏按压中，胸外心脏按压仅在心律分析和除颤时中断，而在心律、脉搏检查、延迟插入先进气道设备及在被动给氧代替正压通气达6分钟的情况下，均不中断胸外心脏按压。研究人员发现，实施上述“护理包”使得患者至出院时生存率从1.8%显著提高至5.4%；在心脏骤停和心室颤动患者中结果更为显著，出院时生存率从4.7%提升到了17.6%。

相关动物实验持续胸外心脏按压可能提高生存率。如Berg等[4]在2001年发表的文章中，采用猪室颤模型，随机分为两组，分别给予持续胸外心脏按压和间断胸外心脏按压，结果显示，持续胸外心脏按压组的冠脉灌注压力和左室血流流速均明显高于间断按压组。研究人员同样利用猪室颤模型[5]，分别给予持续胸部按压和间断胸部按压，表明持续胸部按压所产生的胸泵作用能够保证机体不间断的血液循环，从而改善血流动力学及复苏预后，而间断胸部按压存在循环中断，明显影响复苏效果。同时我国学者[6]亦开展了相关研究，利用猪心跳骤停模型，对比单纯胸外心脏按压与传统 30∶2 CPR 在 CPR 过程中的血流动力学参数的改变，所有动物在室颤后都可以观察到叹息样呼吸，并随时间推移逐渐减弱；而按压在大部分动物可以产生大于死腔的潮气量，但其随时间推移逐渐减少。两组之间按压产生的心输出量大致相当，但由于在间断按压组按压经常被通气打断，心输出量的波动非常明显。两组动物基础状态通气 / 血流比值均为 0.96，但在按压过程中均显著高于正常，由于持续心脏按压组总肺泡分钟通气量显著高于间断按压组，其通气 / 血流比值亦显著增高。血气分析结果表明在 CPR 大部分时间内 PaO_2 均大于 50mmHg，两组之间无显著性差异；而 $PaCO_2$ 在持续心脏按压组显著降低。因此可以得出结论：连续胸外心脏按压较传统 30∶2 CPR 可维持较好的冠脉灌注压、PaO_2 及通气 / 血流比值。

多个临床研究均显示持续胸外心脏按压可能提高患者生存率，我国学者[7]开展的临床研究共纳入 67 例院内发生心脏骤停的患者，并随机分为两组。两组均按照 2005 国际心肺复苏指南要求进行抢救，实验组做连续胸外心脏按压，对照组做间歇胸外心脏按压。结果表明：实验组自主循环恢复率明显高于对照组（85.5% *vs* 61.4%，$P<0.05$），24 小时生存率实验组明显高于对照组（28.6% *vs* 15.6%，$P<0.01$）。大量临床研究还认为，一旦中途短暂的停止，即使再进行胸外心脏按压，仍可导致血液氧饱和度下降。

持续心脏按压获得成功的机制可能为：①通过这种胸泵的作用，可以保证机体不间断血流循环，保证动脉血的氧饱和度在 60% 以上；②通过持续不间断的胸外心脏按压，可以维持脑血流的灌注，过多中断按压，会使冠脉和脑血流中断，复苏成功率明显降低；③心脏骤停可导致机体出现广泛严重的缺血，尤其是对血氧需求较高的器官，包括心、脑的缺血损伤会更为严重，缺血再灌注亦会导致心、脑等器官的严重损伤，缺血再灌注后，自由基、微血管损伤、钙超载和炎症因子等均参与到缺血再灌注损伤，自由基和炎症因子的释放可以明显抑制蛋白质功能，并破坏细胞膜完整性，导致器官的功能障碍，持续胸外心脏按压，有效地防止反复多次停止胸外心脏按压，减少缺血再灌注，减少损伤次数，从而降低了心脏骤停概率。因此，国际心肺复苏指南认为进行持续胸外心脏按压是给予生命支持的关键。

间断胸外心脏按压——小荷才露尖尖角

尽管持续胸外心脏按压获得较多支持，可是人们对间断胸外心脏按压仍在孜孜不倦的追求。在对心脏骤停门诊患者实施心肺复苏过程中，为挽救呼吸而进行间断性人工胸部按压会减少患者血流量和潜在生存时间，那么，经正压通气进行持续胸部按压后患者的转归，究竟是否与因通气而进行间断性胸部按压（每 2 次通气按压 30 次）后患者的转归间存在差异呢？对此，研究人员进行了评估。在一整群随机交叉试验中[8]，研究人员共纳入了 114 家急救服务机构。研究人员将非外伤相关性心脏骤停患者安排至干预组或对照组，干预组由急救人员对患者进行持续的胸部心脏按压，对照组则实施间断性胸部心脏按压。主要转归指标是至出院时的生存率。次要转归指标包括改良 Rankin 量表评分（其范围为 0~6，以 ≤ 3 分表示神经功能良好）。结果共有 23 711 例患者纳入主要分析，其中 12 653 例被分配至干预组，11 058 例被分配至对照组。干预组中有 1129 例可获得数据的患者（9.0%）在出院时依然存活，对照组中这一数值为 1072 例（9.7%）（两者相差 −0.7%，P=0.07）；出院时存活且神经功能良好的患者比例，在干预组和对照组中分别为 7.0% 和 7.7%（两者相差 −0.6%，P=0.09）。至于出院生存期（hospital-free survival），干预组显著短于对照组(平均差异 −0.2 天，P=0.004)。持续胸外心脏按压相较间歇性胸外心脏按压并没有给患者带来额外获益。

事实上，该研究也存在一些局限：第一，两实验组每分钟按压次数的差异小，如对照组的平均 CCF 已经高达 0.77，而干预组中 CCF 为 0.83，两者并未差别太大，同时亦远高于 AHA 和 ERC 心肺复苏指南所推荐的 CCF 高于 0.60 的目标值；第二，入群患者的不均衡；第三，没有测试每分钟的通气时间。

同时，我们亦需要考虑持续心脏按压下心脏按压质量的问题，研究者开展了相关研究。如我国学者[9]采用便利抽样法选取急诊科医护人员 120 名，按照 2010 美国心脏协会心肺复苏及心血管急救指南对胸外心脏按压质量的要求，在复苏模拟人身上实施单人徒手胸外心脏按压 2 分钟，电脑自动记录按压质量数据，包括按压频率、按压深度、胸壁回弹率等测试结果。结果显示120名医护人员中，胸外心脏按压定位准确91人，准确率为75.8%；按压姿势准确80人，准确率为66.7%；平均按压频率为(131.1 ± 14.3)次/分；0~30秒按压深度为(5.4 ± 0.5)cm，31~60秒按压深度为(5.2 ± 0.5)cm，61~90秒按压深度为(4.9 ± 0.4)cm，91~120秒按压深度为(4.7 ± 0.5)cm；胸壁回弹率为(66.9 ± 29.2)%。同样，蔡文伟等[10]利用心肺复苏模型对195名医务人员胸外心脏按压持续时间与按压有效性的关系进行研究，结果显示：随着胸外心脏按压持续时间的延长，出现按压偏轻的人数和次数逐步升高，到第5个循环时，有52.25%的操作者至少出现1次以上按压偏轻，第1~5循环中，偏轻的按压分别占4.63%、11.49%、14.34%、22.20%和25.31%，呈明显增高趋势。这些结果显示由于体力和其他原因导致持续心脏按压并不能保证心脏按压的质量(尤其是女性按压者)这对心脏骤停患者是致死性的威胁，可以通过减少持续胸外心脏按压的时间或者中途换人来保证按压质量。

目前研究结果并不能完全解释持续心脏按压优于间断心脏按压，也许正在开展的一项设计较严密的随机对照临床试验的结果可以给出更明确的解释。对我们临床工作而言，我们需具体情况具体分析，因此，2015年AHA对于心肺复苏指南中提到：①未经训练的非专业施救者应在调度员指导下或者自行对心脏骤停的成人患者进行单纯持续胸外心脏按压式心肺复苏，直到自动体外除颤器或有参加过训练的施救者赶到；②所有非专业施救者应至少为心脏骤停患者进行胸外心脏按压；③如果经过培训的非专业施救者有能力进行人工呼吸，则应按照30次按压给予2次人工呼吸的比例给予人工呼吸。

(卢群 马爱群)

参考文献

[1] Highlights of the 2015 American Heart Association guidelines update for CPR and ECC. American Heart Association, 2015.

[2] Gundersen K, KvalØy JT, Kramer Johansen J, et al. Development of the probability of return of spontaneous circulation in intervals with chest compressions during out-of-hospital cardiac arrest: an observational study. BMC Med, 2009, 7: 6.

[3] Bobrow BJ, Clark LL, Ewy GA, et al. Minimally interrupted cardiac resuscitation by emergency medical services for out-of-hospital cardiac arrest. JAMA, 2008, 299: 1158-1165.

[4] Berg RA, Sanders AB, Kern KB, et al. Adverse hemodynamic effects of interrupting chest compressions for rescue breathing during cardiopulmonary resuscitation for ventricular fibrillation cardiac arrest. Circulation, 2001, 104(20): 2465-2470.

[5] Kill C, Galbas M, Neuhaus C, et al. Chest Compression Synchronized Ventilation versus Intermitted Positive Pressure Ventilation during Cardiopulmonary Resuscitation in a Pig Model. PLoS One, 2015, 10(5): e0127759.

[6] 王烁. 不同心肺复苏方法对猪心跳骤停模型复苏效果及机制的研究. 首都医科大学博士毕业论文, 2011.

[7] 汪茂林, 金晓烨, 杨超, 等. 持续心脏按压心肺复苏术在院内心脏骤停患者的应用研究. 中国误诊学杂志, 2011, 12: 2870-2871.

[8] Nichol G, Leroux B, Wang H, et al. Trial of continuous or interrupted chest compressions during CPR. N Engl J Med, 2015, 373: 2203-2214.

[9] 华小雪, 史冬雷, 胡英莉, 等. 急诊医护人员单人徒手心脏按压质量的现状调查. 中华现代护理杂志, 2015, 21(12): 1393-1397.

[10] 蔡文伟, 袁永生, 费敏, 等. 心肺复苏中胸外心脏按压持续时间与按压有效性的研究. 中国急救医学, 2008, 4: 348-349.

第三部分 从病例学习处理原则

高血压急症的急诊处理原则

一、高血压急症

高血压急症(hypertensive emergency)是指血压突然/显著升高(BP>180/120mmHg)、同时伴有急性的靶器官损害和器官功能障碍甚至衰竭的表现,需要住院监测和静脉给予降压药治疗。高血压急症包括:

1. 高血压脑病。
2. 颅内出血、脑出血和蛛网膜下腔出血。
3. 脑梗死。
4. 急性心力衰竭、肺水肿。
5. 急性冠脉综合征、不稳定型心绞痛、急性非ST段抬高型和ST段抬高型心肌梗死。
6. 主动脉夹层动脉瘤。
7. 子痫。

应注意血压水平的高低与急性靶器官损害的程度并非成正比,并发急性肺水肿、主动脉夹层动脉瘤、心肌梗死者,即使血压仅为中度升高,也应视为高血压急症。

二、高血压亚急症

高血压亚急症(hypertensive urgency)的临床特点为血压升高明显、急性靶器官损害不明显,但患者可有头痛、胸闷、鼻出血和烦躁不安等因血压升高造成的不适症状。多因服药依从性差和治疗不足所致。立即给予口服降压药即可控制血压,需要仔细评估并给予血压监测,通常不需要留院观察。

值得注意的是,高血压急症和亚急症均合并慢性器官损害,区别两者的唯一标准是有无新近发生的急性进行性的严重靶器官损害,血压升高的程度不能作为区分二者的标准。

三、正确理解高血压急症

1. 血压升高不能作为高血压急症诊断的唯一依据。
2. 收缩压(SBP)>220mmHg或舒张压(DBP)>140mmHg时,即可诊断为高血压急症。
3. 需要关注已经或可能发生的靶器官损害。

四、高血压急症处理策略

(一)高血压急症的处理流程(图1,见文末彩图42)

(二)高血压急症的治疗原则

高血压急症患者应进入急诊抢救室或重症监护病房,持续血压监测,查找和去除诱因,预防靶器官的进行性损害,降低心血管事件及死亡率。具体措施如下:

1. 持续监测生命体征。
2. 首先进行危险性评估和危险分层。
3. 确保靶器官血液供应。
4. 制定个体化治疗方案。

急诊高血压处理流程

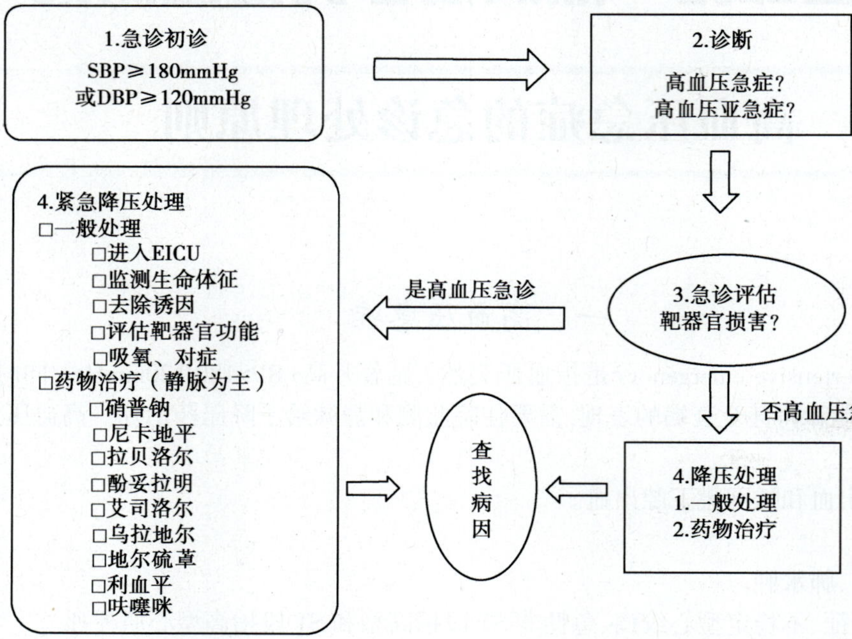

图1 高血压急症处理流程图

5. 充分衡量药物的安全性、有效性、可控制性和对靶器官的保护性。
6. 应用基础综合处理。
7. 注意血压控制节奏和目标。

（三）病情诊断及评估

询问病史、用药史、病情控制情况；评价是否合并高血压脑病、心功能不全、肾功能不全、高血压急症表现；观察血压情况、四肢血管搏动；进行神经系统查体及眼底检查；急查血尿常规、监测肝肾功能、X线检查、ECG、CT、超声心动图等。

（四）危险性评估及个体化治疗

1. 发生高血压急症的患者基础条件不同，升高的血压对患者的影响及损害程度也不同。
2. 由于患者临床表现形式各异，因此在治疗过程中首先要对其具体情况进行详细的评估，并划分危险等级，以制定血压控制目标和临床措施。
3. 以病史、体格检查、实验室检查以及其他辅助检查为依据。

（五）高血压急症的基础综合处理

1. **院外及现场抢救** 有条件时应先在现场给药，使血压下降后再送医院；如暂无条件开放静脉时可给予舌下服降压药物。

2. **合理体位** 一般床头抬高30°~40°为宜；伴脑出血患者取侧卧位，头偏向一侧，以免误吸；伴急性左衰竭、肺水肿患者取半卧位。

3. **监测** 密切观察血压、其他生命体征及靶器官功能的变化；定期采血以监测内环境；及时调整用药。

4. **治疗** 确诊患者应在急诊监护情况下给予治疗，以静脉给药为主，逐步降压，如用药后血压仍高于理想血压，应考虑联合用药，及时明确病因并给予对症处理。

5. **辅助措施** 把患者安置在安静病室，做好病情解释工作、缓和患者情绪、消除恐惧心理，酌情使用镇静剂、止痛药物、肌松剂等对症处理。

（六）初始治疗

目前关于以多快的速度使升高的血压下降尚无定论[1-4]，由于缺乏大规模的临床证据，指南推荐非常有限，但已明确结论是快速降压无临床获益[1,4-6]。对于无临床症状的患者，一般建议在数小时至数天的时间内将血压降低[4,7]，以降低快速降压带来的风险(如心肌梗死、卒中)，或由于降压效果不理想或者降压速度过慢导致的不良心血管损害。现有指南[5]多建议除急性脑卒中、肺水肿或主动脉夹层外，第1小时平均动脉压下降≤25%，在随后的2~6小时，在严密监测血压的情况下，逐渐将血压下降至160/110mmHg(1mmHg=0.133kPa)，24~48小时逐渐降至正常。应注意治疗过度可导致组织低灌注，从而导致额外的缺血性损伤。对高血压急症，理想的降压药物应具备以下特点：可静脉给药、起效快、药物剂量便于调节、作用时间短、耐受性好，不良反应小等[8]。

(七) 药物选择及监测

用于高血压急症的理想降压药需满足：①能预期降压的强度和速度且作用强度可随时调节；②停药后作用消失较快；③不良反应小，最好在降压过程中不明显影响心率、心排血量和脑血流量。一般建议滴定使用静脉短效降压药物。

1. 血管扩张剂

(1) 硝普钠：硝普钠为直接血管扩张剂，能同时直接扩张动脉和静脉，尤其是扩张冠状动脉，降低心脏前、后负荷，减少左室容量，减轻室壁压力，增加每搏输出量，减少心肌耗氧量。该药半衰期短，便于调整，可用于各种高血压急症。本药静脉滴注后立即起效，停药后作用可维持1~10分钟。开始剂量为0.5μg/(kg·min)，根据疗效逐渐以0.5μg/(kg·min)递增，通常维持剂量3μg/(kg·min)，极量10μg/(kg·min)，如已达极量，经10分钟降压效果仍不理想，应考虑停药。在通常剂量下不良反应轻微，有恶心、呕吐、肌肉颤动，而毒性反应主要由氰化物中毒引起，滴注部位如药物外渗可引起局部皮肤和组织反应。

(2) 硝酸酯类制剂：常用硝酸甘油或硝酸异山梨酯。主要扩张周围静脉，同时具有扩张周围小动脉及冠状动脉的作用。静脉滴注即刻起效，停药后数分钟作用消失。其作用强度呈剂量相关性，开始时以5~10μg/min速率静脉滴注，然后以每3~5分钟增加5~10μg/min的速率达到满意疗效，极量通常为100μg/min，合并肺水肿者极量可至200μg/min。主要用于合并急性肺水肿及急性冠脉综合征的高血压急症。有颅内高压、青光眼、肥厚型梗阻性心肌病、脑出血或头颅外伤等患者禁用。常见不良反应包括头痛、眩晕、皮肤潮红等。

2. 钙离子通道拮抗剂

(1) 尼卡地平：尼卡地平为强效、水溶性二氢吡啶类钙离子通道拮抗剂，降压有效性与硝普钠近似，主要扩张中小动脉，降低心脏后负荷，对静脉的作用很小。具有高度血管选择性，对椎动脉、冠状动脉和末梢小动脉的选择性远高于心肌，无明显负性肌力作用，在降压的同时能改善心、脑等器官血流量，对缺血心肌具有保护作用。适用于高血压急症及手术时异常高血压的短期急救处理，尤其急性高血压伴基底动脉供血不足者、冠脉供血不足或二尖瓣关闭不全及末梢阻力和肺动脉压中度升高的低心输出量患者。理想的降压药物，应是在降低血压的同时，能增加组织器官的血流灌注。因此在高血压急症治疗中，人们逐渐认识到，尼卡地平是紧急静脉降压治疗的首选药物[9]。本药具有中度利尿作用，不影响肺部的气体交换。尼卡地平半衰期居中，静脉注射5~10分钟起效，持续1~4小时，血压控制过程平稳，不易引起血压的过度降低，停药后不易出现反跳，无明显耐药性，但不改变血压的昼夜节律变化。禁用于重度主动脉狭窄。

(2) 地尔硫䓬：地尔硫䓬为非二氢吡啶类钙离子通道拮抗剂，能舒张血管平滑肌，降低周围血管阻力从而使血压下降，同时具有改善冠状动脉血流和降低窦房结、房室结自律性和传导性，控制快速性室上性心律失常作用。主要用于高血压危象或急性冠脉综合征，通常以每小时5~15μg/(kg·min)速率静脉滴注，根据血压变化调整速率。其不良反应有心动过缓、水肿、头痛、皮疹等。病态窦房结综合征、二度以上房室传导阻滞、严重充血性心力衰竭患者禁用。由于对心脏有抑制作用，不宜长期静脉用药。

3. 周围α受体阻滞剂

(1) 乌拉地尔：乌拉地尔有外周α受体阻滞作用及血压中枢调节双重作用[10]。本药降压平稳而迅速，有减轻心脏负荷、降低心肌耗氧量、增加心脏搏出量、降低肺动脉高压和增加肾血流量等优点，且不增加颅内压。因此，适用于大多数高血压急症(多数高血压急症发作时均存在不同程度交感神经亢进)，对嗜铬细胞瘤引起的高血压危象有特效。治疗高血压急症时可12.5mg稀释后静脉注射，通常5分钟内起效，10~15

分钟后效果不明显可重复应用，必要时还可加大剂量至25mg静脉注射，也可静脉泵连续输注，乌拉地尔100mg稀释至50ml（静脉滴注最大药物浓度为4g/L），推荐初始速度为2mg/min，依据降压需要调整速度。乌拉地尔不良反应较少，静脉输注过快可出现头晕、恶心、心悸等症状。禁忌证为主动脉峡部狭窄或动静脉分流（血流动力学无效的透析分流除外）。

(2) 酚妥拉明：酚妥拉明为肾上腺素受体阻滞剂，通过降低外周阻力，降低心脏后负荷及肺动脉压，增加心排出量。适用于嗜铬细胞瘤引起的高血压危象及高血压合并心力衰竭。通常从小剂量开始，每次5~10mg静脉注射，20~30分钟后可按需要重复给药，或予0.5~1mg/min静脉滴注。由于对抗儿茶酚胺而致周围血管扩张，个别患者可出现头痛、心动过速、颜面潮红，甚至严重的体位性低血压。严重动脉粥样硬化、肝肾功能不全、胃十二指肠溃疡及急性冠脉综合征患者禁用。

4. β受体阻滞剂

艾司洛尔：为极短效的选择性β_1受体阻滞剂，大剂量时选择性逐渐消失。能阻断β_1受体降低心输出量，抑制肾素释放，并阻断中枢β受体降低外周交感神经活性，从而发挥降压作用。本药静脉注射后即刻产生β受体阻滞作用，5分钟后达最大效应，单次注射持续时间为10~30分钟。适用于除合并急性心力衰竭发作期以外的各种类型的高血压急症，尤其是围术期包括手术麻醉过程中的血压控制。该药主要通过红细胞胞质中的酯酶代谢，不影响肝肾功能。本药即刻控制量为1mg/kg，在30秒内静脉注射，继之以0.15mg/（kg·min）静脉滴注，最大维持量为0.3mg/（kg·min）。支气管哮喘，严重慢性阻塞性肺疾病，窦性心动过缓，二、三度房室传导阻滞，难治性心功能不全，心源性休克及对本品过敏者禁用。

5. 选择性多巴胺（DA1）受体激动剂

非诺多泮（fenoldopam）是一种选择性多巴胺（DA）1受体激动剂。本品只作用于DA1受体，不存在α_1和β_1肾上腺素受体激动作用及其激活带来的副作用，肾血管扩张的作用比多巴胺强10倍。它作用于近端和远端肾小管的DA1受体，抑制钠的重吸收，起到利钠和利尿的作用。其在肝脏迅速代谢，不依赖细胞色素P-450酶，仅有4%未经代谢排出，代谢产物无活性。静脉滴注5分钟内起效，15分钟达到最大效果，作用持续30~60分钟。可用剂量0.1~0.6μg/（kg·min）。静滴开始时可出现头痛、面红、心动过速等副作用，随后消失。可增加眼内压，青光眼患者禁用。由于本品具有降低肾脏血管阻力、增加肾脏血流量、促进尿钠排泄以及利尿等优点，同时，对有无高血压的正常人和肾功能不全患者均有肾脏保护作用，与硝普钠相比，不会出现冠状动脉和脑部的窃血现象以及硫氰酸盐的毒性，非诺多泮已成为治疗各种临床类型的高血压急症首选药物之一，尤其是伴有肾功能损害者的首选药物。

6. 肾素-血管紧张-醛固酮系统抑制剂

依那普利（enalaprilat）是目前唯一可以注射给药的ACEI类药物。用法：1.25mg/次，5分钟内静脉注射，每6小时1次；每12~24小时增加1.25mg/次，最大量5mg。静脉注射15分钟内起效，作用持续12~24小时。降压效果与血浆肾素和血管紧张素浓度呈正相关。对于有慢性心力衰竭的HE患者效果较好。副作用有低血压、肾功能衰竭（双侧肾动脉狭窄患者）。肾动脉狭窄和孕妇禁用。

（八）血压控制步骤及目标

1. 原则 在掌握患者病情的基础上，制定个体化治疗方案，有步骤、有目标地降压；常需联合用药，在血压控制理想后逐步减少静脉用药，改为口服长期维持。

2. 步骤

(1) 第一步：在30~60分钟内将血压降低到理想水平。即在1小时内将平均动脉血压迅速下降，但不超过25%。一般掌握在近期血压升高值的2/3左右。（注意：血压的安全水平必须根据患者的具体情况而定，急性缺血性脑卒中应立即抗高血压治疗；主动脉夹层应将SBP迅速降至100mmHg左右）。

(2) 第二步：达到第一个目标后，放慢降压速度，加用口服降压药，逐步减少静脉给药，在以后的2~6小时内将血压降至约160/100~110mmHg，根据患者的具体病情适当调整。

(3) 第三步：如血压下降的水平可耐受和临床情况较稳定，可在24~48小时逐步将血压降到正常水平。（注意：是否将血压降至正常，也要根据患者的具体情况而定；原发性高血压患者要坚持长期口服降压药物治疗才能预防高血压危象再次发生。）

五、高血压亚急症的处理

高血压亚急症患者血压升高对短期预后无明显影响，而血压的突然下降反而可能会伴随严重的组织灌注不足，进一步增加心脑血管事件风险，故初始治疗应在休息并观察的前提下，逐渐给予口服降压药物治疗，在24~48小时将血压缓慢降至160/100mmHg。初始治疗可在门诊或急诊室，多选用短效口服降压药物、从小剂量应用如卡托普利、拉贝洛尔。对于在急诊就诊的患者，2010年中国高血压防治指南（修订版）[11]中强调在血压得到初步控制后，应建议患者去高血压专科门诊继续诊治。这样可避免患者在急诊就诊后仍维持原来未达标的治疗方案造成高血压亚急症反复发生（这种现象临床中并不少见）。

六、常见高血压急症的处理

（一）高血压脑病

高血压脑病：脑血管有压力自动调节机制，但当平均动脉压 >140mmHg 或血压突然升高超过脑血流自动调节的阈值（180mmHg），可导致高灌注破坏血脑屏障出现微出血和脑水肿。如不及时处理，则可进展为致死性脑出血，甚至死亡。降压速度过快会降低颅脑灌注，导致病情加重和卒中的发生[12]，在最初的1~2小时内使血压下降20%~25%或舒张压降至100~110mmHg。常用药物有尼卡地平、拉贝洛尔、氯维地平和非诺多泮。给予硝普钠时应监测颅内压。

（二）脑血管意外

脑血管意外（cerebrovascular accidents，CVA）：美国卒中学会发布的急性缺血性卒中指南指出：对于急性缺血性卒中患者，除非血压 >220/120mmHg，或患者有明确的治疗获益，在最初的24小时内不予降压治疗。若血压 >180/105mmHg，则不能溶栓治疗（静脉内给予 rt-PA），且溶栓开始后，需将血压控制在180/105mmHg 以下[13]。对于出血性卒中，美国心脏病学会建议将平均动脉压控制在 <130mmHg。目前对于蛛网膜下腔出血者的降压目标值尚无定论。拉贝洛尔和尼卡地平是脑血管意外患者首选降压药物，尼莫地平通常用于蛛网膜下腔出血时预防脑血管痉挛。

（三）急性冠脉综合征

包括不稳定性心绞痛和心肌梗死。治疗包括：①降压，减少心肌耗氧量；②避免冠脉灌注压过度降低而减少冠脉血流量；使其收缩压下降10%~15%，S-T段抬高者于溶栓前应将血压控制在160/110mmHg以下；③原发病的治疗如溶栓、抗凝、血管再通等也很重要。药物治疗首选硝酸酯类药，如硝酸甘油，早期联合使用其他降压药静脉给药治疗，如β受体阻滞剂、ACEI、α_1受体阻滞剂，必要时还可配合使用利尿剂和钙拮抗剂。配合使用镇痛、镇静剂等。

（四）急性主动脉夹层

主动脉夹层撕裂的进展常常是致命性的。血压增高是病情进展的重要诱因，无论保守治疗或手术治疗都必须首先降低血压，一般要求降低到正常偏低水平，如90~110/60~70mmHg，并要求血压稳定在较低范围。即使在患者有心、脑、肾缺血情况时非不得已不应让血压高于120/80mmHg。治疗前血压较高者尤其需要快速降压。首选硝普钠静脉点滴，有条件时最好在密切的监视下于30分钟内将血压降低到目标值。对此症应适当降低心输出量、减慢心率，β受体阻滞剂常在必选之列。当血压达到目标范围时，应加用口服降压药物。偶尔主动脉夹层患者血压不高甚至降低，为了使血压稳定，应加用抑制交感神经活性的口服药物，如β受体阻滞剂、ACEI、血管紧张素受体阻滞剂，加用小剂量利尿剂与上述药物有协同作用。在口服药物作用开始后，逐渐减少以至停用硝普钠。如病情未能稳定或准备手术治疗，而硝普钠又不宜长时间应用，应改用其他静脉制剂，如乌拉地尔、柳氨苄心定等。应同时重视止痛、镇静和其他对症治疗。

（五）急性左心衰竭

降低或调节心脏前后负荷是高血压性急性左心衰治疗的主要手段。应同时兼顾心脏前后负荷，常用的方法是较大剂量的髓袢利尿剂（呋塞米）静脉注射加血管扩张剂静脉点滴。就心脏功能而言，应力求降到正常水平。常用的药物：硝酸甘油、呋塞米、吗啡、硝普钠、乌拉地尔、毛花苷丙注射液。广泛心肌缺血引起的急性左心衰竭，硝酸甘油应为首选，必要时可同时应使用动脉扩张剂。急性左心衰竭症状缓解后不要立即停止静脉滴注降压药物，以免血压再度升高病情反复，应及时加用口服降压药，逐渐撤除静脉降压药。吗啡能扩张小静脉和小动脉，也有一定的降压效果，对于急性左心衰竭效果常常是比较显著的。对于急性左心衰竭伴中度高血压（二级）的患者，一个剂量的吗啡加呋塞米就可能使动脉血压降低到正常范围。注意不要使血压下降过度。

（六）急性肾损伤

通常为药物所致而非高血压本身引起。关于其降压速度目前尚无明确的证据，但推荐在最初1~2小时内使平均动脉压下降10%~20%，随后的6~12小时内再降低10%~15%[14]。应选择不降低肾血流量的药物，避免应用肾毒性的药物。研究表明非诺多泮在促进尿钠排泄、利尿和升高肌酐清除率上优于硝普钠[15]。

（七）子痫和先兆子痫

尽快将血压降到安全范围（160~170/100~110mmHg），以后逐渐过渡到口服降压药物治疗。10%硫酸镁10ml加5%葡萄糖液20ml静脉注射，或25%硫酸镁10ml肌肉注射。可用硝普钠、硝酸甘油、乌拉地尔。注意子痫的治疗不光是降低血压，应及时控制抽搐（如安定5~20mg静脉注射），降低颅压（如20%甘露醇125~250ml快速静脉滴注）对症治疗（如吸氧、镇静、支持疗法）。妊娠高血压不宜使用的药：ACEI、ARB、利尿剂；可使用的降压药：拉贝洛尔、β受体阻滞剂、α_1受体阻滞剂、血管扩张剂。

七、总　结

关于高血压急症的优化处理目前仍存在一定争议，首先，在决定患者处理流程前，应考虑患者病史，然后确定降压目标值、降压的速度，根据患者合并症选择合适的降压药物。对高血压急症患者，推荐使用静脉药物降压治疗，高血压亚急症患者使用口服药物缓慢降压。过于激进的降压可能导致组织器官供血不足，而不充分地降压可导致患者因持续性高血压，引起器官功能损害，导致患者病死率增高。而且强烈波动的血压也可引起靶器官和血管的损伤，因此，在降压过程中还需要根据病情，调节药物速度，有效控制血压在合适范围。在临床实践中，遵循个体化、小剂量开始、依据降压目标值调整的原则，有计划、分步骤地快速平稳降低血压，以更好保护靶器官，改善高血压危重症预后。

（刘俊明　王明建）

参 考 文 献

[1] Cherney D, Straus S. Management of patients with hypertensive urgencies and emergencies: a systematic review of the literature. J Gen Intern Med, 2002, 17(12): 937-945.

[2] Grossman E, Messerli FH, Grodzicki T, et al. Should a moratorium be placed on sublingual nifedipine capsules given for hypertensive emergencies and pseudoemergencies. JAMA, 1996, 276(16): 1328-1331.

[3] O'mailia JJ, Sander GE, Giles TD. Nifedipine-associated myocardial ischemia or infarction in the treatment of hypertensive urgencies. Ann Intern Med, 1987, 107(2): 185-186.

[4] Zeller KR, Von Kuhnert L, Matthews C. Rapid reduction of severe asymptomatic hypertension. A prospective, controlled trial. Arch Intern Med, 1989, 149(10): 2186-2189.

[5] Mancia G, Fagard R, Narkiewicz K, et al. 2013 ESH/ESC guidelines for the management of arterial hypertension: the Task Force for the Management of Arterial Hypertension of the European Society of Hypertension (ESH) and of the European Society of Cardiology (ESC). Euro Heart J, 2013, 34(28): 2159-2219.

[6] Handler J. Hypertensive emergency with cardiac tamponade associated with hypothyroidism. J Clinical Hyperten (Greenwich, Conn), 2007, 9(1): 67-72.

[7] K/DOQI clinical practice guidelines for cardiovascular disease in dialysis patients. Am J Kidney Dis, 2005, 45(4 Suppl 3): S1-S153.

[8] Tulman DB, Stawicki SP, Papadimos TJ, et al. Advances in management of acute hypertension: a concise review. Discov Med, 2012, 13(72): 375-383.

[9] 田国祥，孟庆义．高血压急症的治疗-尼卡地平的兴起．中国循证心血管病医学杂志，2010，21(1)：6-8.

[10] 盐酸乌拉地尔注射液临床应用专家共识．盐酸乌拉地尔注射液临床应用专家共识．中国急诊医学杂志，2013，22(9)：960-965.

[11] 中国高血压防治指南修订委员会．2011中国高血压防治指南2010. 中华心血管病杂志，39(7)：579-629.

[12] Vaughan CJ, Delanty N. Hypertensive emergencies. Lancet, 2000, 356: 411-417.

[13] Jauch EC, Saver JL, Adams HJ, et al. Guidelines for the early management of patients with acute ischemic stroke: a guideline for healthcare professionals from the American Heart Association / American Stroke Association. Stroke, 2013, 44: 870-947.

[14] Elliott WJ. Clinical features and management of selected hypertensive emergencies. J Clin Hypertens (Greenwich), 2004, 6: 587-592.

[15] Tumlin JA, Dunbar LM, Oparil S, et al. Fenoldopam, a dopamine agonist, for hypertensive emergency: a multicenter randomized trial. Fenoldopam Study Group. Acad Emerg Med, 2000, 7: 653-662.

顽固性高血压药物治疗进展

高血压是心血管疾病的主要危险因素，其发病率在我国仍呈总体上升趋势。据统计2010年中国因高血压死亡占全部死亡的24.6%。控制高血压可以很大程度上降低心脑血管疾病的风险。然而，目前我国血压控制率低，仅不足10%。顽固性高血压(resistant hypertension，RH)也称难治性高血压，是指高血压患者在改善生活方式的基础上，服用包括利尿剂在内的至少3种足剂量的不同作用机制降压药治疗后，血压仍未达标，它是高血压中的特殊类型，也是血压控制率低的一个重要原因。其发生率各地报道不一，约占高血压人群的5%~50%[1]。目前顽固性高血压的治疗有很大进展，但仍缺乏有效治疗手段。下面简要介绍其目前的药物治疗进展。

1. 三联治疗(triple therapy)

肾素-血管紧张素系统(RAS)的激活、交感神经系统(SNS)的亢奋和血容量增加是引起顽固性高血压的主要机制。针对其三大机制的药物，RAS抑制剂(ACEI和ARB)、利尿剂，钙拮抗剂(CCB)和β受体阻滞剂(BB)是目前治疗顽固性高血压最常处方的药物。据国外大型医疗统计系统数据库显示，96.2%患者服用RAS抑制剂，93.2%利尿剂，83.6%钙拮抗剂和80%β受体阻滞剂[2]。联合药物治疗是治疗顽固性高血压的基石，合理联合药物使患者能耐受，不良反应少，能长期坚持服用。

三联治疗，即联合血管紧张素转换酶抑制剂(ACEI)或血管紧张素受体拮抗剂(ARB)、利尿剂和钙拮抗剂，是治疗顽固性高血压的第一步。该联合具有有效、安全、依从性高和性价比高的特点。由于RAS抑制剂可以减弱钙拮抗剂引起的外周水肿和利尿剂引起的低钾血症。所以，三药联合配伍合理。由于有些药物已过专利期，可以采用固定配方制剂，这样一方面可以改善患者依从性，另一方面可减轻经济负担。基于临床研究(如ONTARGET、NEPHRON-D、ALTITUDE研究)的结果[3-5]，不提倡ACEI与ARB联合。在加用其他降压药物之前，三联治疗时应注意给予足剂量。当患者合并有心力衰竭时，β受体阻滞剂可取代钙拮抗剂。

2. 时间治疗学(chronotherapy)

大量研究表明，夜间血压较清醒血压或24小时平均血压，能更好预测心血管事件的风险。夜间血压升高，除了睡眠障碍、老年人、糖尿病和慢性肾病患者外，多见于顽固性高血压患者。根据血压昼夜节律服用药物，可提高血压控制率，尤其降低夜间血压和心血管不良事件。与早晨服药相比，睡前服用ACEI和ARB可使24小时血压恢复正常构型，更好降低睡眠血压，可有额外获益[6]。动态监测预测心血管事件(MAPEC)研究是首个前瞻性、随机化、旨在证实夜间治疗价值的研究。其结果显示，与传统早晨服药相比，就寝前服药降低夜间血压，可使总心血管事件风险降低61%，主要心血管事件(即心血管死亡、心肌梗死、缺血性和出血性卒中)风险降低67%[7]。然而，在广泛推广该方法前，还需更多的循证证据。

3. 盐皮质激素受体拮抗剂

RAS的激活，可导致醛固酮生成增加。醛固酮的过度生成可被盐皮质激素受体拮抗剂(mineralocorticoid receptor antagonists，MRAs)有效阻断。一些小型临床研究证实，第1代MRA螺内酯可使顽固性高血压的收缩压和舒张压分别降低20/10mmHg。在ASCOT研究中，螺内酯作为第4线加用药物，使血压降低21.9/9.5mmHg[8]。去年发表的PATHWAY-2研究采用随机、双盲、安慰剂对照、交叉研究设计，比较顽固性高血压在基础降压治疗基础上，加用螺内酯是否优于α阻断剂(多沙唑嗪)和β阻断剂(比索洛尔)，结果显示螺内酯(25~50mg/d)对血压控制率和降压幅度显著优于其他组，其中螺内酯对顽固性高血压的控制率达到57.8%[9]。

顽固性高血压患者往往伴有慢性肾病，在已进行RAS抑制剂治疗的基础上加服螺内酯，有增加高钾血症的风险。新型多聚树脂钾粘合剂patiromer，主要在末端结肠部位起作用，可结合钾与钙进行交换，通过增加钾的排泄而降低血清钾水平,可作为肾病患者服用RAS抑制剂的保护性治疗[10]。

由于螺内酯缺乏对MR选择性,结构上与孕酮类似,以及抗雄性激素作用,剂量25mg/d以上可出现乳腺增生和肿痛。依普利酮为第二代MRA,对MR选择性高,无抗雄性激素作用导致的乳腺副作用,但半衰期短,需一天两次服用;而且价格较螺内酯昂贵。其发挥降压作用时需要较大剂量,这种高费用限制了其广泛应用。目前有关依普利酮治疗顽固性高血压的研究鲜有报道[11]。

Finerenone(BAY 94-8862)是第3代口服非甾体盐皮质激素受体拮抗剂(MRA),较螺内酯对MR有较高的选择性,较依普利酮对MR亲和力更高,而且对L型钙离子通道无影响。Finerenone 5~10mg/d相当于安体舒通25~50mg/d,其不良反应少,大多轻微。目前主要用于慢性心衰竭和糖尿病肾病的Ⅱ期临床研究,还未用于顽固性高血压研究,但也是今后有潜力的降压药物[12]。

4. 醛固酮合成酶抑制剂

MRAs降压的同时,可引起肾素-血管紧张素-醛固酮系统各成分水平升高,尤其是醛固酮,长此以往会削弱其降压效应。醛固酮合成酶抑制剂可降低醛固酮水平。

LCI699是第一个口服活性醛固酮合成酶抑制剂,呈剂量依赖降低血浆和尿醛固酮浓度,升高血浆肾素活性。Ⅱ期临床研究表明,LCI699仅使24小时动态血压监测的收缩压下降4.2mmHg;其降压疗效劣于依普利酮。此外,由于其一方面抑制11β羟化酶(CYP11B1),刺激下丘脑-垂体-肾上腺轴的反馈,导致促肾上腺皮质激素水平升高和肾上腺激素的生成;同时,抑制CYP11B2引起醛固酮合成酶底物11脱氧皮质酮10倍以上的升高,又反过来激活MR,从而削弱其降压疗效。由于其显著的缺陷,其Ⅱ期临床研究被终止。

新型醛固酮合成酶抑制剂正在研发中,其较LCI699对CYP11B2更具选择性,降压疗效期待更佳[13]。

5. 血管紧张素受体-脑啡肽酶双重抑制剂

新药LCZ696(商品名Entresto)是ARB(缬沙坦)与脑啡肽酶抑制剂前体药AHU377(sacubitril)以1∶1结合形成的单分子药物,通过阻断血管紧张素Ⅱ(Ang Ⅱ),抑制降解利钠肽及其他血管活性肽(如AngⅠ,AngⅡ,内皮素-1,缓激肽等)的脑啡肽酶,发挥扩血管、利尿、减少醛固酮分泌,抑制交感兴奋而起到降压作用。LCZ696在治疗心力衰竭方面已取得了肯定的疗效,同时在降压治疗方面也开展了一系列临床研究。

Ruilope等在轻中度高血压患者中比较不同剂量LCZ696与不同剂量缬沙坦和AHU377的降压疗效。结果表明,治疗8周后,LCZ696在不同剂量范围内,较缬沙坦显著降低诊室收缩压和舒张压,以及24小时动态血压的收缩压和脉压,AHU377降压幅度不及LCZ696和缬沙坦[14]。另一项在亚洲人群进行的随机、双盲、安慰剂对照的研究表明,LCZ696降低诊室收缩压和夜间收缩压的幅度较西方高血压患者高6~8mmHg[15]。PRAMETER研究[16]显示,与奥美沙坦相比,LCZ696使中心动脉收缩压进一步下降了3.77mmHg(P=0.01),中心动脉压进一步下降了2.4mmHg(P=0.012);肱动脉收缩压进一步下降4.1mmHg(P<0.001)。因此,LCZ696可能更适于治疗老年高血压。Kario等[17]新近发表LCZ696可使重度高血压患者降低诊室血压35.3/22.1mmHg和脉压13.2mmHg。所有临床研究显示,LCZ696耐受性好,不良反应少(如血管性水肿、皮肤瘙痒、腹泻等),安全性高。目前LCZ696的降压研究已进展到Ⅲ期临床试验,有望成为高血压患者的第七大类降压药物。

6. 疫苗

开展靶向肾素-血管紧张素系统成分的疫苗治疗高血压有60多年,肾素疫苗虽可以在动物模型中成功降压,但因引起肾脏自身免疫疾病而遭到终止研究。Ang Ⅰ疫苗在动物实验时可以降压,但在随机、双盲、安慰剂对照的临床试验时降压无效。靶向Ang Ⅱ 1型受体的ATRQβ-001和ATR 12181,以及靶向AngⅡ的pHAV-4 Ang Ⅱs和AngⅡ-KLH正开展前期临床研究,而靶向AngⅡ的CYT006-AngQb已进入Ⅱa期临床研究阶段。300μg CYT006-AngQb可使轻中度高血压患者的24小时平均白天血压和晨峰血压显著下降达9/4mmHg和25/13mmHg;对夜间血压变化不明显。疫苗引起的白天血压变化与RAS活性的白天节律(即白天水平高于夜间)相平行。不良反应较轻微,主要是对注射部位的短暂反应和感冒样症状。该疫苗抗体引起的体内应答反应是可逆的,其半衰期约为4个月,1年只需注射3至4次,这样与高血压管理中常规随访时间同步[18,19]。国内廖玉华教授带领其团队,耗时10余年,也在高血压疫苗研究上取得重大进展。其筛选出的ATRQβ-001疫苗可与Ang Ⅱ结合,降低血液中Ang Ⅱ的含量,从而实现降压的作用。动物研究显示 ATRQβ-001 疫苗半衰期达 14.4 天，降低高血压小鼠血压达 35mmHg，自发性高血压大鼠 19mmHg，可防止高血压靶器官的重构；且未见疫苗免疫损伤不良反应[20]。但是疫苗治疗的长期有效性和安全性还需要在更多高血压人群中得以证实。

由于疫苗半衰期长，可以很大程度上减少每天服用降压药的剂量和数量，便于患者血压自我管理，从而大大提高患者的依从性。对于发展中国家而言，疫苗可以提供更便宜和有效的抗高血压治疗，可减轻患者和政府的经济负担。

顽固性高血压是高血压治疗中的难题，由于其往往合并有多项危险因素和并发症，所以其发生心血管病的风险极高，死亡率高于一般高血压患者。积极找寻行之有效的治疗方法势在必行。除了在排除假性高血压、测量不准确、临床医师的不作为、不合理用药、患者依从性差和继发性高血压外，仍积极提倡生活方式改变（合理饮食、减重、戒烟限酒等），合理和规范用药。在此基础上，积极研发和开展新药临床试验，除了上述提到的新药和疫苗外，目前还在同时开展 ACE2/Ang（1-7）/Mas 受体轴的激动剂、中枢作用氨基肽酶抑制剂、血管肽酶抑制剂、内皮素 - 脑啡肽酶双重抑制剂等前期临床研究。当药物治疗仍不能控制血压时，可考虑行介入治疗，如经导管射频消融去肾交感神经术（renal sympathetic denervation，RDN）、压力感受器反射激活治疗（baroreflex activation therapy，BAT）等。

（魏盟）

参考文献

[1] Prkacin I，Balenovic D，Jurina A，et al. Underestimated frequency of resistant hypertension in predialysis nondiabetic patients. Acta Med Croatica，2012，66（3）：229-233.

[2] Hanselin MR，Saseen JJ，Allwn RR，et al. Description of antihypertensive use in patients with resistant hypertension prescribed four or more agents. Hypertension，2011，58：1008-1013.

[3] Dukler D，Dehghan M，Teo KK，et al. Diet and kidney disease in high-risk individuals with type 2 diabetes mellitus. JAMA Intern Med，2013，173：1682-1692.

[4] Fried LF，Emanuele N，Zhang JH，et al. Combined angiotensin inhbition for the treatment of diabetic nephropathy. N Engl J Med，2013，369：1892-1903.

[5] Parving HH，Brenner BM，McMurray JJ，et al. Cardiorenal end points in a trial of aliskiren for type 2 diabetes. N Engl J Med，2012，367：2204-2213.

[6] Hermida RC，Ayala DE，Frnandez JR，et al. Chronotherapy improves blood pressure control and reverts the nondipper pattern in patients with resistant hypertension. Hypertension，2008，51：69-76.

[7] Hermida RC，Ayala DE，Smolensky MH，et al. Chronotherapy with conventional blood pressure medications improves management of hypertension and reduces cardiovascular and stroke risks. Hypertens Res，2016，39（5）：277-292.

[8] Chapman N，Dobson J，Wilson S，et al. Anglo-Scandinavian Cardiac Outcomes Trial Investigators.Effect of spironolactone on BP in subjects with resistant hypertension. Hypertension，2007，49：839-845.

[9] Williams B，MacDonald TM，Morant S，et al. Spironolactone versus placebo，bisoprolol，and doxazosin to determine the optimal treatment for drug-resistant hypertension（PATHWAY-2）：a randomised，double-blind，crossover trial. Lancet，2015，386：2059-2068.

[10] Epstein M，Mayo M，Garza D，et al. Patiromer controls hyperkalemia in resistant hypertensive patients on RAASi，with diabetic kidney disease. Circulation 2015；132（Suppl 3）：A14271

[11] Calhoun DA，White WB. Effectiveness of the selective aldosterone blocker，eplerenone，in patients with resistant hypertension. J Am Soc Hypertens，2008，2：462-468.

[12] Pitt B，Kober L，Ponikowski P，et al. Safety and tolerability of the novel non-steroidal mineralocorticoid receptor antagonist BAY 94-8862 in patients with chronic heart failure and mild or moderate chronic kidney disease：a randomized，double-blind trial. Eur Heart J，2013，34：2453-2463.

[13] Karns AD，Bral JM，Hartman D，et al. Study of aldosterone synthase inhibition as an add-on therapy in resistant hypertension. J Clin Hypertens，2013，15：186-192.

[14] Ruilope LM，Dukat A，Bohm M，et al. Blood-pressure reduction with LCZ696，a novel dual-acting inhibitor of the angiotensin Ⅱ receptor and neprilysin：a randomised，double-blind，placebo-controlled，active comparator study. Lancet，2010，375：1255-1266.

[15] Kario K，Sun N，Chiang FT，et al. Efficacy and safety of LCZ696，a first-in-class angiotensin receptor neprilysin inhibitor，in Asian patients with hypertension：a randomized，double-blind，placebo-controlled study. Hypertension，2014，63：698-705.

[16] Williams B1, Cockcroft JR, Kario K, et al. Rationale and study design of the Prospective comparison of Angiotensin Receptor neprilysin inhibitor with Angiotensin receptor blocker Measuring arterial Stiffness in the eldERly (PARAMETER) study. BMJ, 2014, 4 (2): e004254.

[17] Kario K, Tamaki Y, Okino N, et al. LCZ696, a First-in-Class Angiotensin Receptor-Neprilysin Inhibitor: The First Clinical Experience in Patients With Severe Hypertension. J Clin Hypertens, 2016, 18 (4): 308-314.

[18] Tissot AC, Maurer P, Nussberger J, et al. Effect of immunisation against angiotensin Ⅱ with CYT006-AngQb on ambulatory blood pressure: a double-blind, rendomised, placebo-controlled phase Ⅱa study. Lancet, 2008, 371: 821-827.

[19] Bairwa M, Pilania M, Gupta V, et al. Hypertension Vaccine may be a boon to millions in developing world. Hum Vaccin Immunother. 2014, 10 (3): 708-713.

[20] Chen X, Qiu Z, Yang S, et al. Effectiveness and safety of a therapeutic vaccine against angiotensin Ⅱ receptor type 1 in hypertensive animals. Hypertension, 2013, 61: 408-416.

混合型高脂血症的处理

血脂异常包括高胆固醇血症、高甘油三酯血症、混合型高脂血症和低高密度脂蛋白血症4种类型，第二次中国临床血脂控制达标率及影响因素多中心协作研究结果提示[1]，在我国血脂异常总人群中，这4种血脂异常类型的比例分别为20%、31%、37%和12%。混合型高脂血症是最常见的脂蛋白代谢异常类型，依据我国1997年《血脂异常防治建议》[2]，将混合型高脂血症定义为血清总胆固醇(TC)≥5.70mmol/L(220mg/dl)[或低密度脂蛋白胆固醇(LDL-C)≥3.63mmol/L(140mg/dl)]合并甘油三酯(TG)≥1.70mmol/L(150mg/dl)。大量临床研究证实，以低密度脂蛋白胆固醇(LDL-C)增高为主要表现的血胆固醇增高已确认为动脉粥样硬化性心血管疾病(ASCVD，包括冠心病、缺血性卒中以及外周动脉疾病)重要危险因素，因此在降脂治疗中，应将LDL-C作为主要干预靶点。但心血管高危患者即使经过大剂量他汀类药物强化降胆固醇治疗后，仍面临很高的心血管残留风险[3]。在2型糖尿病、肥胖、代谢综合征和心血管病患者中，TG升高和HDL降低是构成心血管剩余风险的主要因素。混合型高脂血症患者同时存在TC和TG升高，有更高的心血管疾病风险，需要强化生活方式干预、更大剂量的他汀类药物以及联合药物治疗，一直是血脂异常治疗的难点。我国于2011年发表了甘油三酯增高的血脂异常防治中国专家共识[4]，2012年美国内分泌学会发表了高甘油三酯血脂评估与治疗临床实践指南[5]，美国心脏病学学会(ACC)与美国心脏协会(AHA)于2013年年底发表了成人降胆固醇治疗指南[6]，我国于2014年对中国胆固醇教育计划血脂异常防治专家建议做了更新[7]。以上国内外关于血脂异常治疗的指南对降胆固醇和(或)甘油三酯治疗建议各有所侧重，对上述指南的深入解读有助于临床医师对混合型高脂血症的正确处理。

一、甘油三酯增高与动脉粥样硬化心血管疾病的关系

不同于胆固醇在ASCVD发病机制中不可动摇的致病性危险因素地位，血浆TG水平升高与冠心病的关系长期以来备受争议。正确认识高甘油三酯与ASCVD之间的关系，有助于理解混合型高脂血症处理中对甘油三酯增高的处置。

(一) 甘油三酯与心血管疾病关系不明确的原因

血浆甘油三酯水平升高与冠心病的关系难有定论。长期以来人们大多关注胆固醇致动脉硬化的作用，在这方面做了大量研究，但也有人认为血浆甘油水平升高是动脉粥样硬化的独立危险因素，对甘油三酯认识上的差异在很大程度上与其生物学变异性大有关。例如，血浆甘油三酯水平在人群中呈偏态分布；同一个体的血浆甘油三酯波动大，且甘油三酯水平越高者其波动越大。在临床上常见到有些患者的甘油三酯浓度在参考范围内，但数天后复查，其甘油三酯浓度可有数倍升高。因此，高甘油三酯血症的血脂分析特别强调受试者在抽血前2周内保持一般饮食习惯和体重稳定，24小时内不应进行剧烈活动，如有结果异常应在2个月内进行重复测定，以尽量减少甘油三酯的波动。

此外，甘油三酯增高与其他危险因素并存且相互影响。甘油三酯增高常与2型糖尿病和代谢综合征相伴随；人群中甘油三酯与高密度脂蛋白胆固醇(HDL)及载脂蛋白(Apo)A1明显负相关。在多因素分析时，往往经过上述共存危险因素校正后难以确定甘油三酯和冠心病的独立因果关系。然而，前瞻性流行病学研究的结果却支持甘油三酯是冠心病的独立危险因素。如哥本哈根心脏研究在1976年至1978年随机入选了13 981例受试者进行随访，直至2004年年初结束，结果表明，经其他心血管疾病危险因素(如年龄、体重指数、高血压、吸烟等)校正后，餐后甘油三酯水平可预测心肌梗死、缺血性心脏病及死亡的风险，特别是对于女性[8]。对26 509名45岁以上、体检健康的美国妇女进行了11.4年的随访，发现餐后高甘油三酯与冠心病存在独立的相关性，而空腹甘油三酯水平却与心血管事件的关联性非常小[9]。普伐他汀或阿托伐他汀在心肌梗死溶栓治疗的评价和影响研究(pravastatin or atorvastatin evaluation and infection therapy- thrombolysis in myocardial infarction 22, PROVE IT-TIMI22）中，即使他汀类药物治疗使 LDL-C 得到最佳控制（<1.8mmol/L），TG 增高（≥2.26mmol/L）者发生死亡、心肌梗死和急性冠状动脉综合征的风险仍较 TG<2.26mmol/L 者高 50%[10]；另有研究显示，TG 每升高 1mmo/L，男性和女性冠心病时间风险分别升高 12% 和 37%[11]。

再者，严重高甘油三酯与冠心病高风险无关。一般认为，甘油三酯轻至中度升高（2.26~5.65mmol/L）可能增加冠心病发病的风险性。然而，甘油三酯严重升高（≥5.65mmol/L）的患者则易患急性胰腺炎，而发生冠心病的危险并无明确增加。

（二）甘油三酯增高致动脉粥样硬化的可能机制

血浆中各种脂蛋白间不断进行脂质交换，处于动态平衡中。在胆固醇酯转移蛋白的作用下，富含甘油三酯的脂蛋白（TRL），如 CM、VLDL 中的甘油三酯向富含胆固醇的脂蛋白即 LDL-C、HDL-C 转移，而后者的胆固醇反向转移给 CM、VLDL。因此 CM、VLDL 中的胆固醇增高。转移至 LDL、HDL 的甘油三酯增加到一定程度，被肝脂酶水解除去，造成 LDL、HDL 的胆固醇含量减少，颗粒变小，密度增大，形成小 HDL 及小而致密 LDL（sLDL）。HDL 颗粒变小时其表面的的 apoA1 易脱落，被肾脏清除，最终 HDL 颗粒减少。TG 浓度越高，脂质交换越活跃。高甘油三酯血脂可引起 sLDL 浓度增高，HDL 及 HDL-C 水平降低，三者在代谢上联系密切，称为致粥样硬化性脂蛋白谱（ALP）或脂质三联症。

其次，脂质交换结果 CM、VLDL 中胆固醇增高，在脂蛋白脂酶（LPL）作用下，生成富含胆固醇的的残粒（RLP）。由于乳糜微粒（CM）和极低密度脂蛋白（VLDL）颗粒较大，过去认为无法穿过动脉内皮层进入动脉壁中。但 CM、VLDL 经分解代谢后生成的 RLP，不仅可以穿过动脉内皮，还可滞留于血管内皮下层组织基质中[12]。这些残粒可被动脉壁巨噬细胞表面受体识别而摄取形成泡沫细胞。RLP 被认为与冠状动脉疾病的发生、发展及颈动脉斑块的形成有关，并可直接促进斑块的形成和发展。

总之，无论是从流行病学的资料还是病理生理学的研究进展来看，甘油三酯和动脉粥样硬化心血管病发生、发展有密切相关性。因此，在关注他汀类药物降胆固醇治疗的同时，也应充分重视对高甘油三酯血症的干预。

二、混合型高脂血症的处理对策

（一）混合型高脂血症干预靶点及目标值

鉴于 LDL 在 ASCVD 发生的病理生理机制中的核心作用，并且大量随机对照临床研究（RCT）也证实降低 LDL-C 可显著减少 ASCVD 事件风险，因此在降脂治疗中，将 LDL-C 作为主要干预靶点。同时，近年来日渐增多的证据显示，富含甘油三酯的极低密度脂蛋白（VLDL）与 ASCVD 的发病风险也密切相关，因而 VLDL-C 应成为降胆固醇治疗的另一个可能目标。LDL-C 与 VLDL-C 统称为非 HDL-C，二者包括所有致动脉粥样硬化性脂蛋白中的胆固醇，因此非 HDL-C 可作为 LDL-C 的替代指标。临床上，非 HDL-C 数值由 TC 减去 HDL-C 而获得。

流行病学研究发现，HDL-C、TG 水平与 ASCVD 的发病存在相关性，HDL-C 水平降低和（或）TG 水平增高的人群中，ASCVD 发病风险也增高。然而，近年来所完成的多项以升高 HDL-C 和（或）降低 TG 为治疗目标的药物试验未能降低主要心血管终点事件发生率。目前仍建议以 LDL-C 为干预血脂异常的主要靶点。在保证 LDL-C（或非 HDL-C）达标的前提下，力争将 HDL-C 和 TG 控制于理想范围（HDL-C≥1.04mmol/L，TG<1.7mmol/L）。生活方式治疗是升高 HDL-C 和（或）降低 TG 的首要措施。若 TG 严重升高（≥5.6mmol/L，500mg/dl）（TG 单位换算：1mmol/L=1mg/dl × 0.0113）时，为降低急性胰腺炎风险，可首选贝特类或烟酸类药物治疗。因为缺乏临床终点获益证据，目前不建议应用他汀类药物之外药物升高 HDL-C。

新近颁布的 2013 年 ACC/AHA 降胆固醇治疗指南放弃了降胆固醇治疗目标值，而是根据患者心血管危险水平建议应用不同剂量与强度的他汀类药物治疗。然而，治疗目标值的设定是基于流行病学、遗传学和 RCT 结果综合分析所得出，设定降胆固醇治疗目标值并以此为导向进行药物治疗是广大临床医师所熟悉的应用，且行之有效的治疗模式，而且并无证据表明取消降胆固醇治疗目标值具有优势。基于现有流行病学和临床研究，根据患者整体心血管风险水平确定适宜的降胆固醇目标值是实用且合理的。明确治疗目标值，有助于临床医师根据患者基线胆固醇水平选择适宜的药物种类与剂量，保证治疗有效性的同时最大程度降低治疗相关的不良反应风险与治疗费用。

2014 年中国胆固醇教育计划专家指南仍建议根据有无危险因素与 ASCVD 对血脂异常患者进行危险分层，确定降胆固醇的治疗目标值（表 1）。对于无 ASCVD 的心血管低危、中危、高危患者，我国指南所推荐的 LDL-C 目标值分别为 <4.1mmol/L、3.4mmol/L 和 2.6mmol/L（与之相应的非 HDL-C 为 LDL-C 目标值 +0.8mmol/L）（胆固醇单位换算：1mmol/L=1mg/dl × 0.0259），超过此值即应启动生活方式干预和（或）药物治疗。对于已经患有 ASCVD 的患者，他汀类药物适用于所有无禁忌证的 ASCVD 的二级预防，并应指导患者坚持长期药物治疗。专家组建议将 ASCVD 患者的 LDL-C 控制于 <1.8/L（非 HDL-C<2.6/L）。若经他汀类药物治疗后患者 LDL-C 不能达到此目标值，可将基线 LDL-C 水平降低 50% 作为替代目标。对于我国指南中所界定的极高危患者（即急性冠脉综合征或 ASCVD 合并糖尿病）以及冠状动脉介入治疗围术期患者，均应与其他类型冠心病患者一样对待，采取相同的强化降脂策略。ASCVD 的二级预防中，若患者伴有高 TG 血症（TG≥2.3/L），经过适当强度（一般为中等强度）的他汀类药物治疗后非 HDL-C 仍不达标者，可在他汀类药物治疗基础上加用非诺贝特或缓释烟酸。

表 1 ASCVD 一级预防与二级预防降胆固醇治疗的目标值

临床疾患和（或）危险因素	目标 LDL-C（mmol/L）	临床疾患和（或）危险因素	目标 LDL-C（mmol/L）
ASCVD	<1.8	慢性肾病（3 或 4 期）	<2.6
糖尿病 + 高血压或其他危险因素 *	<1.8	高血压 +1 项其他危险因素 *	<2.6
糖尿病	<2.6	高血压或 3 项其他危险因素 *	<3.4

注：ASCVD：动脉粥样硬化性心血管疾病；* 其他危险因素包括：年龄（男≥45 岁，女≥55 岁），吸烟，HDL<1.04/L，体重指数≥28kg/m²，早发缺血性心血管病家族史

（二）生活方式干预方案

一些轻度或低危的血脂异常患者，经有效生活方式干预可将其血脂参数控制在理想范围。即便需用药物治疗者，积极有效的生活方式治疗也有助于减少用药剂量。同时，强化生活方式干预不仅有助于降低血脂水平，还可对血压、血糖以及整体心血管健康状况产生有益的影响，有效降低 ASCVD 的发病风险。生活方式治疗应作为血脂异常管理以及预防 ASCVD 的核心策略。

1. 营养因素 ①控制饮食中胆固醇的摄入：饮食中胆固醇摄入量 <200mg/d，饱和脂肪酸摄入量不超过总热量的 10%，反式脂肪酸不超过总热量的 1%。增加蔬菜、水果、粗纤维食物、富含 ω-3 脂肪酸的鱼类的摄入；②控制碳水化合物及高糖摄入：大量的碳水化合物摄入后引起血糖升高，刺激胰岛素分泌增加，后者可促进肝脏合成 TG 和 VLDL，因而引起 TG 浓度升高；③食盐摄入量控制在 <6g/d。

2 生活方式 ①增加体力运动：每日坚持 30~60 分钟的中等强度有氧运动，每周至少 5 天。需要减重者还应继续增加每周运动时间；②控制体重：超重或肥胖的患者体重降低 5%~10%，TG 可降低 20% 左右。按照国人标准，体重指数（BMI）≥24kg/m² 为超重，BMI≥28kg/m² 为肥胖，应力争达到 BMI 正常化，或 1 年内使体重降低至少 10% 以上。通过控制饮食总热量摄入以及增加运动量，将体重指数维持在 <25kg/m²；③戒烟：吸烟可增加 TG 水平，流行病学研究证实吸烟可使 TG 水平升高 9.1%。戒烟可以显著降低患者心血管疾病整体风险性；④限制饮酒：酗酒是导致 TG 升高的常见原因，TG 重度升高者应立即戒酒。无饮酒习惯者不建议饮酒，有饮酒习惯者应将每日酒精摄入控制在男性 <25g/d，女性 <15g/d［酒精摄入量（g）= 饮酒量（ml）× 酒精度数（%）× 0.8］。酒精可增加体内脂质的合成率，增加酯化脂肪酸的比例，还可降低脂蛋白脂肪酶（LPL）的活性，而使 TG 分解代谢减慢。

（三）药物治疗方案

经过生活方式干预后血脂异常仍未能满意控制者应考虑药物治疗。目前我国临床常用的调脂药物主要包括他汀类、贝特类、烟酸类药物、ω-3 脂肪酸，以及胆固醇吸收抑制剂等。常用调脂药物对于血脂参数的影响见表 2。

表 2　各类药物对血脂参数的影响

药物	LDL-C	HDL-C	TG
他汀类药物	降低 30%~40%	升高 4%~8%	降低 15%~20%
贝特类药物	降低 20%	升高 5%~20%	降低 25%~50%
烟酸	降低 20%	升高约 30%	降低约 35%
ω-3 脂肪酸	轻微升高或无影响	升高或无影响	降低 25%~30%
依折麦布	降低 17%~23%	升高或无影响	降低 5%~10%

1. 降低胆固醇为主的药物

(1) 他汀类药物：此类药物是羟甲戊二酰辅酶 A（HMG-CoA）还原酶抑制剂，通过抑制该酶而减少体内胆固醇的合成，而肝细胞表面特异的低密度脂蛋白（LDL）受体活性及合成则与细胞内胆固醇含量成反比。同时此类药物能抑制脂蛋白的合成，所以也能降低甘油三酯（TG）水平。新近报道证实他汀类药物还可以通过对 Rho 信号通路的抑制，激活过氧化物酶增殖物激活受体（PPAR），上调载脂蛋白（Apo）AI mRNA 的表达，从而能降低 TG 和提高高密度脂蛋白胆固醇（HDL-C）水平[13]。自 1994 年斯堪的纳维亚辛伐他汀存活试验（4s 研究）结果发表 20 年以来[14]，陆续完成的一系列他汀类药物干预试验有力证实了此类药物的疗效。这些研究显示，对于伴或不伴胆固醇升高的心血管高危人群，他汀类药物可有效降低 ASCVD 的发生率和总死亡率，因而被视为防治心血管疾病的核心药物。

(2) 胆固醇吸收抑制剂：主要是抑制胆固醇在小肠的吸收。代表药依折麦布（ezetimibe）口服后被迅速吸收且广泛结合成依折麦布 - 葡萄糖苷酸，后者与前体化合物一样只作用于小肠细胞的刷状缘，有效地抑制胆固醇的吸收。由于减少胆固醇向肝脏的释放，促进肝脏 LDL 受体的合成，又可加速 LDL 的代谢，与他汀类药物合用对 TC、LDL-C、TC 和 HDL-C 的作用进一步加强。心肾保护研究（SHARP 研究）表明，对于慢性肾病患者，联合应用辛伐他汀与依折麦布可显著降低不良心血管事件的发生率[15]。

2. 降低甘油三酯为主的药物

(1) 贝特类药物：此药物可激活 PPAR，刺激脂蛋白脂酶（LPL）基因的表达，增强脂蛋白脂酶的脂解活性，有利于去除血液循环中富含 TC 的脂蛋白从而降低 TG 水平，并使低密度亚型由小而密颗粒向大而疏松颗粒转变。

目前尚缺乏针对贝特类药物对高 TG 血症患者心血管临床终点事件影响的随机对照临床试验，但多项临床试验亚组或事后分析提示，贝特类药物单药或联合他汀类药物治疗可能显著降低 TG 升高者大血管与微血管事件风险。近年公布的大型临床实验组，非诺贝特干预降低糖尿病事件研究（fenofibrate intervention and event lowering of diabetes，FIELD）对比了非诺贝特或安慰剂对 2 型糖尿病患者预后的影响。结果显示，2 组患者总心血管事件发生率无显著差异，但接受非诺贝特治疗的高 TG（≥2.30/L）亚组患者总心血管事件发生率降低了 27%（P=0.005），且所有非诺贝特组患者的微血管终点事件均显著降低[15]。控制糖尿病患者心血管风险行动（action to control cardiovascular risk in diabetes，ACCORD）血脂分支试验表明，与单纯他汀类药物治疗相比，非诺贝特联合他汀类药物未能进一步降低 2 型糖尿病患者主要复合心血管终点事件风险，但显著降低了高 TG（≥2.30mmol/L）伴低 HDL（≤ 0.88mmol/L）亚组患者的主要终点事件发生率[16]。ACCORD 眼病研究则证实，非诺贝特治疗可有效预防糖尿病视网膜病变的进展[17]。基于现有证据，推荐将贝特类药物作为以降低 TG 为主要治疗目标的首选药物。

贝特类和他汀类药物单药治疗均与肌病风险增加相关，但不同种类的贝特类药物的安全性存在显著差异。吉非贝齐联合他汀类药物治疗时发生横纹肌溶解和肌病风险显著高于非诺贝特。FIELD 和 ACCORD 研究中接受非诺贝特单药或联合他汀类药物治疗的患者，均无横纹肌溶解病例发生。FIELD 研究观察到非诺贝特组血清肌酐上升的现象，但在停药 8 周内均自行恢复；与之相似，ACCORD 试验中非诺贝特组和安慰剂组血肌酐变化及终末期肾病或需透析治疗的发生率无变化，提示其具有良好的肾脏安全性。ACCORD 血脂研究显示与他汀类药物单用相比，非诺贝特联合治疗不良事件发生率差异无统计学意义。

在临床实践中对贝特类药物不良反应的监测与单用他汀类药物相同。主要是定期监测肝功能和血肌酸激酶(CK)以及随访患者的不适症状。治疗初期每 4~8 周复查肝转氨酶(ALT、AST)和 CK,轻度的转氨酶升高[<3 × ULN(正常上限)]和无症状的轻度 CK 升高不需停药。如 AST 或 ALT>3 × ULN,应暂停给药,停药后仍需每周复查肝功能直至恢复正常。治疗期间应询问患者有无肌痛、肌无力、乏力和发热等症状,血 CK 升高超过 5 × ULN 应停药。用药期间如有其他可能引起肌溶解的急性或严重情况,如败血症、创伤、大手术,低血压和抽搐等,应暂停给药。

(2) 烟酸:此类药物的降脂作用机制尚不十分明确,可能与抑制脂肪组织中的脂解和减少肝脏中 VLDL 合成和分泌有关。冠状动脉药物计划研究(the coronary drug project,CDP)是迄今唯一一项关于烟酸单药治疗的随机对照试验[18]。结果显示,速释烟酸(3g/L)治疗可使男性心肌梗死后患者 5 年死亡或非致死性心肌梗死发生率低 14%(P<0.05);随访 15 年时全因死亡率降低 11%(P=0.0004),冠心病死亡率下降 12%(P=0.005)。该研究规模较小且未设立他汀类药物单药对照组。提前终止的代谢综合征伴低 HDL/高 TG 动脉粥样硬化干预和对全球健康结局的影响研究(atherothrombosis intervention in metabolic syndrome with low HDL/high triglycerides and impact on global health outcomes,AIM-HIGH)却发现,为伴 TG 增高、HDL-C 降低的心血管病患者在他汀类药物治疗基础上加用大剂量缓释烟酸未能使患者更多获益。

烟酸最常见不良反应为皮肤潮红。若与他汀类药物联用,需要定期监测肝功能和血 CK 以及随访患者的不适症状。缓释型制剂的不良反应轻,易耐受。烟酸可能减低胰岛素敏感性而升高血糖。并可能增加代谢综合征与糖耐量受损者新发糖尿病风险。其他报道的不良反应包括升高肝转氨酶、尿酸和(或)痛风发作。

(3) ω-3 脂肪酸:ω-3 脂肪酸通过调节 VLDL 和乳糜微粒代谢降低血清 TG 水平,其效果与使用的剂量及基础 TG 水平有关。当血 TG 正常时该药几乎没有降脂作用,若血 TG>2.26mmol/L,应用 ω-3 脂肪酸(4g/d)治疗可使 TG 降低 30%。阿托伐他汀与 ω-3 EE90 降低糖尿病风险析因分析研究(Atovastatin in factorial with omega-3 EE90 risk reduction in diabetes,AFORRD),未能证实 ω-3 脂肪酸(2g/d)联合他汀类药物可降低糖尿病患者心血管风险[19]。该药不良反应较少,最常见为轻微消化不良。

(四) 混合型高脂血症的药物治疗策略

他汀类药物具有最充分的随机对照临床研究(RCT)证据,是被 RCT 证实可显著改善患者预后的调脂药物。对于伴或不伴胆固醇升高的心血管高危人群,他汀类药物可有效降低 ASCVD 的发生率和总死亡率,因而被视为防治心血管疾病的核心药物,适用于所有无禁忌证的 ASCVD 患者,应指导患者坚持长期药物治疗。贝特类与烟酸类药物一直广泛应用于临床。这两类药物不仅能够显著降低 TG、升高 HDL-C 水平,还可中等程度降低 LDL-C 水平。然而近年来先后结束的数项随机化临床研究发现,贝特类与烟酸类药物虽可降低 TG 并升高 HDL-C,却未能显著减少受试者主要心血管终点事件发生率与全因死亡率。因此,不推荐首选这两类药物用于血脂异常药物干预,除非患者 TG 严重升高或患者不能耐受他汀类药物治疗。当患者经过强化生活方式治疗以及他汀类药物充分治疗后 TG 仍不达标时,可考虑在他汀类药物治疗基础上加用非诺贝特或烟酸缓释剂。

我国指南强调临床上应根据患者具体情况确定个体化的他汀类药物用药剂量,在追求 LDL-C 和(或)非 HDL-C 达标的前提下,需考虑安全性、耐受性和治疗费用。2013 年 ACC/AHA 降胆固醇治疗新指南积极推荐的高强度他汀类药物治疗策略不适用于我国。在保证 LDL-C 和(或)非 HDL-C 达标的前提下,使用合理剂量(一般为中低强度的)他汀类药物有助于以更合理的经济学代价获取最佳疗效 / 安全性平衡(不同种类与剂量他汀类药物的降脂幅度参考附件 1 和附件 2。

临床上,少数患者可能不能耐受常规剂量的他汀类药物治疗,此时可考虑以下措施:①更换另一种药物代谢动力学特征不同的他汀类药物;②减少他汀类药物剂量或改为隔日 1 次用药;③换用其他种类药物(如依折麦布);④单独或联合使用贝特类或烟酸缓释剂;⑤进一步强化生活方式治疗;⑥若患者需使用但不能耐受大剂量他汀类药物治疗,可用中小剂量他汀类药物联合依折麦布。

对于混合型高脂血症患者的高 TG 血症应遵循以下最新原则:① TG 在 1.70mmol/L 以下为合适范围,超过此值时应指导患者积极改善生活方式;②对于心血管疾病患者及其高危人群,经过 2~3 个月生活方式治疗及他汀类药物治疗后,若 TG≥2.26mmol/L,应启动其他药物治疗,首选贝特类药物与他汀药物联合用药,非 HDL-C 成为治疗的次级目标;③联合应用贝特类与他汀类药物时,二者的剂量均不宜过高,采取早晨服用贝特类药物，晚上服用他汀类药物，避开两种药物的血药浓度峰值；④非诺贝特单药或联合他汀类药物治疗时需密切监测可能的不良反应。测定基线肝肾功能和肌酸激酶水平，并定期监测，如果发现肝酶增加至正常上限 3 倍或肌酸激酶至正常上限 5 倍，应暂停治疗，在 1 周内复查相关指标；⑤联合应用小剂量他汀类药物和贝特类药物治疗时，尽量避免与大环内酯类抗生素、抗真菌药物、环孢素、HIV 蛋白酶抑制剂、地尔硫䓬、胺碘酮等合用。

综上所述，对混合型高脂血症的治疗，首先应积极改善饮食结构和生活方式。以他汀类药物为基础的降低血胆固醇（LDL-C 达标）为主要干预靶点，我国指南强调根据患者整体心血管风险水平确定适宜的降胆固醇目标值，根据患者具体情况确定个体化的他汀类药物用药剂量（一般为中低强度），必要时合用以依折麦布为代表的胆固醇吸收抑制剂。在 LDL-C 达标后，ASCVD 患者或属心血管高危者，如果仍有 TG 明显升高（≥2.26mmol/L），考虑联合使用非诺贝特或烟酸降血甘油三酯（非 HDL-C 达标）作为干预的次级靶点。但当甘油三酯≥5.65mmol/L，为预防急性胰腺炎，立即启动非诺贝特或烟酸降低血甘油三酯，具体流程见图 1。联合使用他汀类药物及贝特类或烟酸类药物时，要适当控制他汀类和贝特类药物的使用剂量，可以从较小的剂量开始，同时考虑到调脂治疗药物的细胞色素酶代谢途径和肝、肾代谢途径的差异，有可能会降低发生肝脏和肌损害的风险。同时，特别要注意监测肝肾功能和肌酸激酶水平。

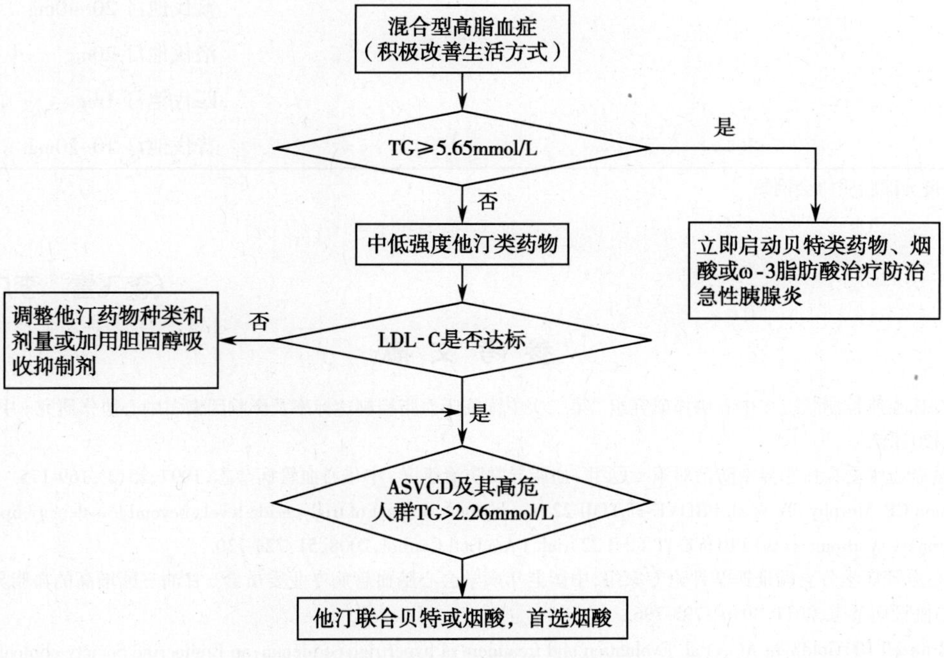

图 1　混合型高脂血症的治疗流程图

附件 1　不同胆固醇降幅所需他汀类药物及其剂量 *

药物	LDL 降幅				
	30%	38%	41%	47%	55%
阿托伐他汀（mg）	—	10	20	40	80
氟伐他汀（mg）	40	80	—	—	—
匹伐他汀（mg）	1	2	4	—	—
洛伐他汀（mg）	20	40 或 80	80	—	—
普伐他汀（mg）	20	40	80	—	—
瑞舒伐他汀（mg）	—	—	5	10	20
辛伐他汀（mg）	10	20	40	80	—

注：* 数据摘自美国食品药品监督管理局（FDA）网站[20]

附件 2 他汀类药物治疗的剂量强度 *

他汀类药物强度	他汀类药物
高强度（每日剂量可降低 LDL-C≥50%）	阿托伐他汀 40（80）mg
	瑞舒伐他汀 20（40）mg
中等强度（每日剂量可降低 LDL-C 30%~50%）	阿托伐他汀 10（20）mg
	氟伐他汀 40mg×2 次 / 天
	氟伐他汀 80mg
	洛伐他汀 40mg
	匹伐他汀 2~4mg
	普伐他汀 40（80）mg
	瑞舒伐他汀 5（10）mg
	辛伐他汀 20（40）mg
低强度（每日剂量可降低 LDL-C<30%）	辛伐他汀 10mg
	氟伐他汀 20~40mg
	洛伐他汀 20mg
	匹伐他汀 1mg
	普伐他汀 10~20mg

注：* 数据摘自美国脂质协会网站[21]

（李飞雪 李广平）

参考文献

[1] 第二次中国临床血脂控制状况多中心协作研究组．第二次中国临床血脂控制达标率及影响因素多中心协作研究．中华心血管病杂志，2007，35（5）：420-427.

[2] 中华心血管病杂志编委会血脂异常防治对策专题组．血脂异常防治建议．中华心血管病杂志，1997，25（3）：169-175.

[3] Miler M，Cannon CP，Murphy SA，et al. PROVE-IT TIMI 22 Investigators. Impact of triglyceride levels beyond low-density lipoprotein cholesterol after acute coronary syndrome in the PROVE-IT TIMI 22 trial. J Am Coll Cardiol，2008，51：724-730.

[4] 中华医学会心血管病学分会循证医学评论专家组，中国老年病学会心脑血管病专业委员会．甘油三酯增高的血脂异常防治中国专家共识．中华心血管病杂志，2011，39（9）：793-796.

[5] Berglund L，Brunzell JD，Goldberg AC，et al. Evaluation and treatment of hypertriglyceridemia：an Endiocrine Society clinical practice guideline. J Clin Endocrinol Metab，2012，97（9）：2969-2989.

[6] Stone NJ，Robinson J，Litchtenstein AH，et al. 2013 ACC/AHA Guideline on the treatment of blood cholesterol to reduce atherosclerotic cardiovascular risk in adults：a report of the American College of Cardiology/American Heart Association task force on practice gulidelines. Circulation，2013，pii：S0735-1097（13）06028-2.

[7] 2014 年中国胆固醇教育计划血脂异常防治建议专家组，中华心血管病杂志编辑委员会，血脂与动脉粥样硬化循证工作组，等．2014 年中国胆固醇教育计划血脂异常防治专家建议．中华心血管病杂志，2014，42（8）：633-636.

[8] Nordestgaard BG，Benn M，Schnohr P，et al. Nonfasting triglycerides and risk of myocardial infarction，ischemic heart disease，and death in men and women. JAMA，2007，298（3）：299-308.

[9] Freiberg JJ，Tybjaerg-Hansen A，Jensen JS，et al.Non-fasting triglycerides and risk of ischemic stroke in the general population. JAMA，2008，300（18）：2142-2152.

[10] Abdel-Maksoud MF，Hokanson JE. The complex role of triglycerides in cardiovascular disease. Semin Vasc Med，2002，2：325-333.

[11] Vine DF，Takechi R，Russell JC，et a1.Impaired post-prandial apolipoprotein-B48 metabolism in the obese，insulin-resistant JCR：LA-cp rat：increased atherogenicity for the metabolic syndrome.Atherosclerosis，2007，190（2）：282-290.

[12] Martin G，Duez H，Blanquzrt C，et al. Statin-induced inhibition of the Rho-sinaling pathway activates PPAR alpha and induces HDL apoA-I. J Clin Invest，2001，107（11）：1423-1432.

[13] Scandinavian simvastatin survival study group. Randomised trial of lowering in 4444 patients with coronary heart disease：the Scandinavian

simvastatin survival study (4S). Lancet, 1994, 344: 1483-1389.

[14] Sharp collaborative group. Study of heart and renal protection (SHARP): randomaized trial to assess the effects of lowering low density lipoprotein cholesterol among 9483 patients with chronic kidney disease. Am Heart J, 2010, 160: 785-794.

[15] Scott R, O' Brien R, Fulcher G, et al. Effects of fenodibrate treatment on cadiovascular disease risk in 9,756 induvuduals with type 2 diabetes and various components of the metabolic syndrome: the fenofibrate intervention and event lowering of diabetes (FIELD) study. Dianetes care, 2009, 32: 493-498.

[16] ACCORD study group . Effects of comnination lipid theraphy in type 2 diabetes mellitus. N Engl J Med, 2010, 362: 1563-1574.

[17] ACCORD study group, ACCORD eye study group, Chew EY, et al. Effect of medical therapies on retinopathy progression in type 2 diabetes. N Engl J Med, 2010, 363: 233-244.

[18] Canner PL, Bergen KG, Wenger NK, et al. Fifteen year mortality in coronary drug project patients: long term benefit with niacin. J Am Coll Cardiol, 1986, 8: 1245-1255.

[19] Holman RR, Paul S, Farmer A, et al. Atorvastatin in factorial with omega-3 EE90 risk reduction in diabetes (AFORRD): a randomised controlled trial. Diabetologia, 2009, 52: 50-59.

[20] FDA Drug Safety Communication: New restrictions, contraindications, and dose limitations for Zocor (simvastatin) to reduce the risk of muscle injury. (2011-06-08) [2014-03027]. http://www.fda. gov/Drugs/DrugSafety/ucm256581.htm.

[21] The National Lipid Association recommendations for patient-centered treatment of dyslipidemia. (2014-05-20) [2014-05-21]. http://www.lipid.org/nla/recommendations-patient-centered-management-dyslipidemia.

肌酸激酶升高的鉴别诊断

肌酸激酶(creatine kinase,CK),是一个与细胞内能量转运、肌肉收缩、ATP的再生有直接关系的重要激酶,其主要功能是催化肌酸与ATP之间高能磷酸键的可逆性转移,为肌肉收缩和运输系统提供能量来源。主要存在于骨骼肌和心肌,其次为脑组织,CK升高指血清CK高于正常值高限1.5倍以上[1]。正常情况下,绝大多数CK位于肌细胞质和线粒体内,血液中CK升高一般提示已有肌肉损害或正发生肌肉损害[2]。CK增高可见于生理性因素,如受年龄、性别、种族、地域、运动状态等多因素的影响[3]。病理性血清CK水平升高,一般提示含有CK的组织细胞通透性增加或细胞破坏。CK增高作为一个化验结果异常,可见于很多疾患,而不是个独立疾病。临床常出现CK单独升高的情况,但经过各种有关心脏检查排除了心肌梗死的诊断。此时,需要从多方面考虑,作出合理有益的处理,以免延误病情,造成误诊误治。本文结合病例介绍为临床中遇到CK值升高的鉴别诊断提供思路。

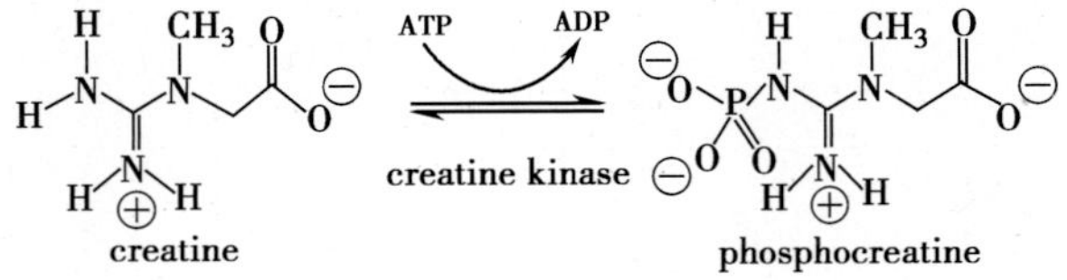

1. 肌酸激酶的生化特性与分布

CK作用生成的磷酸肌酸含高能磷酸键,是肌肉收缩时能量的直接来源,CK分布于骨骼肌、心肌、脑、甲状腺、肺组织、胃肠平滑肌中,以骨骼肌含量最高,其次为心肌,再其次为脑和胃肠平滑肌,而在肝、红细胞中含量极微或者没有。在肌纤维中主要集中于亚细胞结构的上清部分,也少量含于线粒体、微粒体部分。正常情况下,细胞外液的CK浓度仅是细胞内液的1/1000~1/10 000。因此,血清中CK升高一般提示含有CK的组织细胞的通透性增强或组织细胞的破坏。CK是由两种不同亚基M和亚基B组成的二聚体,正常人体组织常含3种同工酶,按电泳速率快慢顺序分别为:CK-BB、CK-MB和CK-MM。健康人血清中以CK-MM为主,约占CK总量的95%;CK-MB较少,一般小于5%,CK-BB则极微量,甚至检测不到。CK存在生理变异,CK含量和肌肉运动密切相关,其量和人体肌肉总量有关。CK增高可见于生理性因素,如受年龄、性别、种族、地域、运动状态等多因素的影响,男性肌肉容量大,CK活性高于女性;新生儿出生时骨骼肌损伤及暂时性缺氧,CK升高;黑人CK高于白人,白人的CK活性通常为黑人的2/3。老人和长期卧床者由于肌肉容量减低也可能低于成人水平;运动后导致CK明显升高,且与运动时间、剧烈程度呈正相关;14岁以下儿童的CK-MB无论是绝对活性或相对活性,均高于成人,在诊断儿童急性心肌炎时应考虑到这一生理差异[4]。

2. 肌酸激酶的测定

CK及其同工酶是目前世界上临床测定次数最多的酶。正常人的CK参考值:男24~195U/L,女24~170U/L。CK在骨骼肌、心肌和脑疾患时常明显升高,同时测定同工酶有助于疾病的鉴别诊断。为了减少运动对检验结果的影响,一般主张化验前3~4天内尽可能避免剧烈的运动和锻炼,运动造成的CK-MM增高可达到10~160倍。标本的采集、处理和贮存,以及测定方法都可能影响到CK的结果,CK的测定方法有比色法、酶偶联法、荧光法和生物发光法等;CK同工酶检测血清和血浆均可。CK对光和热不稳定,室温下失活,在4℃可保存数天,-15℃可保存2周。若使用血浆,宜用EGTA抗凝,而不用EDTA抗凝,强溶血情况下CK活性增高,测定CK值上升。免疫阻断法测定CK值迅速简单,应用抗体阻断CK-M活性后,测量CK-B活性,测量值的2倍即为CK-MB的活性值。但由于CK-BB,巨-CK(CK-M与r-球蛋白结合体)以及线粒体CK的存在,容易造成过高评估,当在临床中遇到患者血清CK-MB值高于 CK 值的现象即为此因，同工酶电泳法测量时不会出现这种情况，因此应用免疫阻断法测量 CK-MB 时必须同时测量 CK 值，当 CK-MB 活性占总 CK 活性高于 25% 以上，需要应用同工酶电泳法分析确认，以确定病因和明确诊断。

3. 高肌酸激酶血症的临床分型

慢性 CK 升高称为高 CK 血症，偶尔也见于正常人。高 CK 血症按照临床表现可分为症状性高 CK 血症和无症状性孤立高 CK 血症；按照病程可分为急性和慢性；按照病因可分为非肌病性和肌病性高 CK 血症。以及生理性高 CK 血症及病理性高 CK 血症，排除生理性高 CK 血症，病理性高 CK 血症应注意分析血清 CK 及相应同工酶的类型、活力，在不同病理条件下，CK 总活性及同工酶活性发生不同的变化，分析 CK 同工酶可提供有关组织损伤的更特异信息，从而有助于判断组织病变的部位，病理性高 CK 血症常见原因如表 1[5-7]。不同的疾病的 CK 升高的幅度不同。一般分轻度（正常值的 5 倍以下），中度（6~10 倍），重度升高（10 倍以上）。非肌病性高 CK 血症可见于心肌损伤或坏死，生化检查提示心肌型同工酶 CK-MB/CK 比值增大，往往大于 10%；脑部疾病与脑损伤时血清 CK 与脑型同工酶 CK-BB 常同时升高。若血清中出现异常水平的 CK 与 CK-BB 而又排除脑部疾病时，应注意肿瘤的可能。肌肉直接缺血或损伤、肌肉活动过度（抽搐、过量运动）、恶性高热，以及应用某些药物，如他汀类降脂药物、酒精和滥用药物，有机磷农药、苯酚中毒等也常使 CK 升高。肌病性高 CK 血症包括炎症性肌病、代谢性肌病、先天性肌病、肌营养不良、内分泌性肌病等。对于特发性高 CK 血症的诊断应建立在长期随诊的基础上。

表 1 病理性高肌酸激酶血症常见原因

CK-MM 增高（骨骼肌）	肌肉型糖原病	**CK-MB 增高（心肌）**	脑梗塞
骨骼肌损伤	末梢循环不全	急性心肌梗死	前列腺癌
进行性肌萎缩症(杜兴肌营养不良)	慢性酒精中毒性肌病	心肌炎	膀胱癌
恶性高热症	甲状腺功能低下	心外膜炎	乳腺癌
多发性肌炎	周围性四肢麻痹	多发性肌炎	肺癌
皮肌炎	神经源性肌病	进行性肌营养不良症	急腹症（肠梗阻等）
外伤或者烫伤造成的肌肉损害	强直性肌萎缩	**CK-BB 增高（脑、平滑肌）**	
动脉闭塞造成的肌肉损害		脑外伤	

4. 血清肌酸激酶增高的临床意义

血清 CK 水平增高主要用于急性心肌梗死的早期诊断，尤其对心肌缺血和心内壁下心肌梗死的诊断比其他酶灵敏度高。急性发病时 3~6 小时开始上升，12~48 小时达高峰，2~4 天可恢复正常，增高程度可以达到正常值 7 倍左右。心肌梗死溶栓治疗使梗死的血管恢复血流后，CK 达高峰时间提前，动态检测 CK 变化有助于病情观察和预后估计。大面积心肌梗死时由于血中 CK 流出率减少，可能造成梗塞量过小评估；病变血管疏通后，心肌梗死部位再灌注可能出现 CK 急剧升高，即 wash out 现象，早期迅速到达峰值，急剧恢复正常。在临床上根据 CK 值的高低判断梗死面积的大小容易造成误判。施行心律转复、心导管和无并发症的冠状动脉成形术等均会引起 CK 值的升高。值得注意的是，心脏插管以及冠状动脉造影在导致 CK 总活性升高的同时，可以引起 CK-MM 同工酶的升高，但 CK-MB 同工酶的活性上升并不明显。心脏手术和非心脏手术后都将导致 CK 活性的增高，且增高的幅度与肌肉的损伤范围的大小以及手术时间的长短密切相关。

临床经常见到 CK 单独升高，经各种心脏检查又排除了心肌梗死的情况。此时，需要从多方面考虑，做出合理的处理，以免造成误诊误治而延误病情。对于有神经肌肉病临床症状的高 CK 血症者，一般情况下行各种相关检查可明确诊断。符合以下条件者属无症状性高 CK 血症[1]：偶然发现血清 CK 升高；至少 3 个月持续性高 CK 血症；无症状或仅在就诊时发现轻微和非特异性症状（偶然出现轻度肌肉痛）；无神经肌肉病家族史；缺乏与高 CK 血症相关的神经肌肉病临床表现；无心脏疾病（CK-MB 及心电图正常）；无其他高 CK 血症的原因（恶性肿瘤、酗酒及滥用药物、全身代谢性疾病、感染、恶性高热、甲状腺及甲状旁腺疾病、血液病、妊娠、药物等）。对于确定为无症状性高 CK 血症者，一般应进行以下检查明确原因：神经系统检查，特别是肌力检查；家庭成员进行 CK 测定；血乳酸试验，包括基础状态、前臂缺血后以及运动后；针电极肌电图检查；肌肉活检，标本进行常规组织学、多种组织化学染色、某些抗体的免疫组织化学染色以及电子显微镜等检查[8,9]。如果经过以上所述系统的检查仍为阴性结果，则可以考虑为特发性高 CK 血症（流程详见图 1）[10]。1980 年，Rowland 无神经肌肉病临床和组织病理学证据的情况称之为特发性高 CK 血症，现有证据表明，特发性高 CK 血症有时可呈家族性，可经遗传学分析证实[11]。因此，特发性高 CK 血症的诊断应建立在长期随诊的基础上。但值得注意的是，大约 4% 无症状 CK 升高的患者具有巨 -CK，巨 -CK 是 CK 与不典型的高分子物质结合，降低 CK 的清除率，结果造成血清 CK 升高，分类为 1 型和 2 型，1 型更为常见，约占正常人群 1.2%，多与免疫球蛋白结合，常合并自体免疫性疾病；2 型巨 -CK 更多见于恶性肿瘤患者[12]。

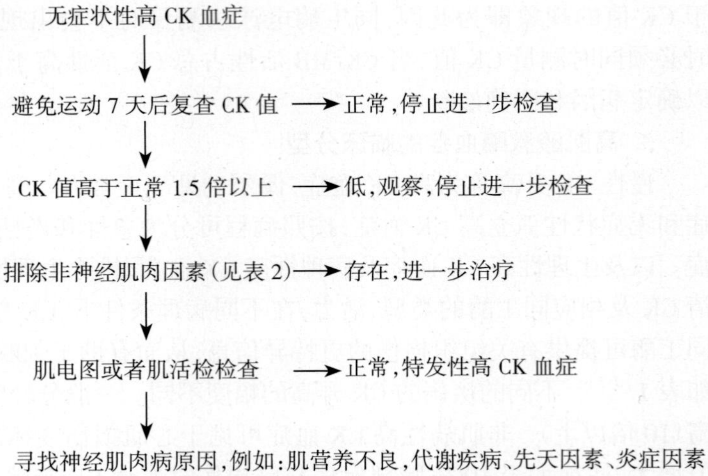

图 1 无症状性高肌酸激酶（CK）血症诊治流程图

非神经肌肉疾病导致的高 CK 血症见表 2[13]。脑血管疾病、急性脑外伤、酒精中毒、全身性惊厥、癫痫发作时血清 CK 的水平增高；内分泌性肌病，甲状腺功能减退出现黏液性水肿时 CK 水平也可增高，通常甲状腺激素替代疗法 1~2 个月后 CK 值恢复正常[14]。甲状腺功能亢进在出现横纹肌溶解时可能导致 CK 水平增高，极为罕见[15]。在体检前熬夜、过度疲劳、剧烈运动也会使 CK 增高。妊娠妇女通常在 14~26 周时出现 CK 活性降低，而后又逐渐增高，分娩时 CK 升高。服用药物也会导致 CK 增高如他汀类药物、ARB 类药物、秋水仙碱片、氯氮平等[16,17]。

表 2 高肌酸激酶血症的非神经肌肉类疾病

内分泌疾病	抗逆转录病毒	低钾血症	巨 -CK
甲状腺功能亢进（罕见）	Beta 受体阻滞剂	低磷酸血症	外科手术
甲状腺功能低下	氯氮平	**肌肉损伤**	妊娠
甲状旁腺功能亢进	ARB 类药物	过度运动	心脏疾病
肢端肥大症	氢化氯喹	肌内注射	急性肾衰竭
库欣综合征	异维甲酸	惊厥、癫痫发作	病毒性疾病
药物因素	秋水仙碱	**其他因素**	恶性高热
他汀类药物	**代谢紊乱疾病**	腹部疾病	
贝特类药物	低钠血症	恶性肿瘤	

慢性肌酸磷酸激酶升高病因复杂，多涉及神经肌肉系统或累及肌肉的代谢性疾病，引起高 CK 血症的神经肌肉性疾病（表 3）[19-24]。各种肌肉疾病，如进行性肌营养不良发作期、病毒性心肌炎、多发性肌炎、严重肌肉损伤（如挤压综合征）或手术后血清 CK 的水平增高。CK 增高即说明骨骼肌纤维膜完整性受到破坏，因此，高 CK 血症是遗传性或获得性肌病的标志，当怀疑存在肌肉病变时，CK 是最有意义的实验室检查方法[18]。肌病性高 CK 血症的常见病因有肌营养不良、代谢性肌病、先天性肌病、炎症性肌病、内分泌性肌病等。常见临床表现包括肌无力、疲劳、运动不耐受，可出现肌痛、肌痉挛、肌肉挛缩、肌强直和肌红蛋白尿。肌活检常见病理改变表现为肌纤维直径改变，肌型分布异常，肌纤维变性、坏死和再生，肌纤维出现分裂、环状、涡旋状、靶样和虫噬样改变，特殊病理改变（中央轴空、中央核、杆状体、胞浆体、管聚集等），线粒体异常，出现脂肪和糖原堆积，肌纤维间间质增生、炎性细胞浸润等。代谢性肌病是一组由于肌纤维产能和需能不平衡导致的以反复肌无力、运动不耐受为主要临床表现的肌肉疾病，伴或不伴心肌及神经系统其他部位受累，肌酶多轻 - 中度升高且波动。

表 3　高肌酸激酶血症的神经肌肉疾病

肌营养不良	肌肉代谢和线粒体肌病	炎性肌病	运动神经元病
进行性性肌营养不良	肉毒碱棕榈酰基转移酶Ⅱ缺失	皮肌炎	进行性腓骨肌萎缩
肌营养不良蛋白变异	麦卡德尔氏病(糖原贮积病Ⅴ型)	包涵体肌炎	其他先天性疾病
肢带型肌营养不良	肌腺苷酸脱氢酶缺失	抗合成酶综合征	
肌原纤维肌病	线粒体肌病	**其他肌病**	
肌间线蛋白相关肌病	蓬佩病(糖原贮积病Ⅱ型)	家族性高肌酸激酶血症	
强直性肌营养不良		肉瘤样肌病	

病例分享

病例一

患者,男性,20 岁。以“胸闷不适伴乏力 1 天”为主诉入院,患者 1 天前无明显诱因出现胸闷,伴乏力,于门诊化验检查发现 CK 及同工酶升高,以“高 CK 血症”收入院。既往体健,无烟酒嗜好,否认糖尿病,高血压病史,无肝炎结核病史,病程中无发热。

入院查体:体温 36.5℃,心率 80 次 / 分,血压 120/80mmHg,神情语明,口唇无发绀,眼睑无水肿,无颈静脉怒张,甲状腺未触及压痛、肿大、血管杂音,双肺呼吸音清晰,未闻及干湿啰音;心界不大,心尖搏动点位于左侧锁骨中线第五肋间内 0.5cm,心律规整,各瓣膜听诊区未闻及病理性杂音,腹软,肝脾肋下未触及,无双下肢浮肿。实验室检查:血、尿、便常规未见明显异常;血糖、离子、凝血常规未见明显异常,酶学检查 CK 值 860IU/L,CK-MB 106IU/L;肝功、肾功未见明显异常。心电提示:窦性心律,大致正常心电图。心脏彩超提示心内结构及血流大致正常,LVEF 60%。入院诊断:胸闷待查。

入院后各项检查不支持心肌病变,查房追问病史,患者 2 天前曾做 100 个俯卧撑运动,考虑为剧烈运动后 CK 增高,入院后复查 CK 呈下降趋势,胸闷、乏力不适症状逐渐缓解,观察 1 周后 CK 基本恢复正常,办理出院。

剧烈运动或长时间运动后 CK 可升高,运动强度的影响更大。运动后 CK 升高的原因可能是肌纤维膜通透性的增加结果,也可能是由于肌肉内酶合成增加。检查 CK 之前,应避免做激烈的运动(一般情况下轻度升高,除非伴随着肌纤维的破坏时可以中等度以上升高)。一般情况下,CK 轻度升高意义不太大,需要进一步观察或复查。但是中 - 重度升高时候应该引起高度重视。

病例二

患者,男,46 岁。主诉因双下肢乏力 1 个月入院。现病史:患者缘于入院一个月前始出现双下肢乏力伴食欲下降。门诊化验肝功能示 ALT 664U/L,AST 778U/L,总胆红素 20μmol/L,直接胆红素 8μmol/L,间接胆红素 12μmol/L。口服护肝片、葡醛内酯片等药物,症状未见明显好转,为进一步诊治入院。既往否认糖尿病高血压病史。

入院查体:体温 36℃,脉搏 62 次 / 分,呼吸 20 次 / 分,血压 120/70mmHg,神清,营养中等,眼睑无水肿,巩膜无黄染,睑结膜无苍白,双肺呼吸音清,未闻及啰音。心率 62 次 / 分,律齐,心音有力,无杂音。腹软,肝脾未触及。双下肢无水肿,四肢肌力正常。下肢肌肉无压痛。实验室检查:肌酸激酶(CK)2462U/L,谷草转氨酶(AST)846U/L,乳酸脱氢酶(LDH)628U/L。α- 羟丁酸脱羧酶(HBDH)426U/L。甲状腺功能:血清总三碘甲状腺原氨酸(TT3)<0.5ng/dl,血清总甲状腺素(TT4)<20ng/dl,血清反 T_3(rT_3)36ng/dl,促甲状腺激素(TSH)78mIU/L。心电图未见明显异常。肝胆 B 超未见异常。心脏彩超未见明显异常。临床诊断:甲状腺功能减退。

给予左旋甲状腺片 25μg/d,口服。用药 1 个月后,患者症状消失,复查肝功能、心肌酶恢复正常。由于肝脏中没有 CK,所有高 CK 不考虑肝脏疾病,但值得注意的是,骨骼肌的破坏伴随着肝酶的升高。因此,容易误诊为肌肉病和肝脏系统疾病。甲状腺功能低下常引起乏力,痉挛,肌痛合并轻中度的血清 CK 值升高,通常甲状腺激素替代疗法 1~2 个月后 CK 值逐渐恢复正常[14,25]。

病例三

患者,女,39 岁。主诉颜面部红肿 3 个月加重伴乏力 1 个月入院。

患者入院 3 个月前无明显诱因出现颜面部发红、肿胀,与当地医院就诊治疗,症状无缓解。逐渐出现胸背部,四肢皮肤变红,发硬。入院 1 个月前出现四肢乏力,为进一步治疗来我院。病程中无发热,无头痛,无咳嗽、咳痰,无胸闷、心悸,无腹胀、腹泻。饮食睡眠差,大小便如常。入院查体:体温 36℃,脉搏 62 次 / 分,呼吸 20 次 / 分,血压 120/70mmHg,神清,营养中等,全身皮肤发红,僵硬,双肺呼吸音清晰,未闻及干湿啰音及胸膜摩擦音,心率 80 次 / 分,心音有力,节律规整,各瓣膜听诊区未闻及病理性杂音及心包摩擦音。腹软,全腹无压痛及反跳痛,移动性浊音阴性,双下肢无明显水肿。实验室检查:肌红蛋白 968.00ng/ml,CK 7965U/L,CK 同工酶 464.5U/L,谷丙转氨酶 64U/L,谷草转氨酶 192U/L,乳酸脱氢酶 1168U/L,甘油三脂 4.98mmol/L,肌酐 16.3umol/L,抗核抗体:ANA 筛查 1∶3200。抗"O"(ASO)155.0IU/ml。辅助检查:胸部正位片,双肺纹理增强,左肺见斑点状钙化影。心影形态,大小位置未见异常。心电图未见明显异常。肝胆 B 超未见异常。心脏彩超提示:三尖瓣轻度关闭不全。临床诊断:皮肌炎。

给予糖皮质激素及对症治疗 1 个月后,患者病情平稳,四肢乏力症状明显缓解,办理出院。

肌病性高 CK 血症常见临床表现肌无力为双侧性,常对称分布,多数以近端肌肉无力为主,下肢无力表现为上下楼梯、蹲位站起困难,或从平卧位站起费力,上肢受累表现为将物体举过头顶困难,刷牙、梳头费力,有些肌病累及眼面肌和球肌表现为睑下垂、构音障碍和吞咽困难,无感觉障碍、肌束颤动,肌张力正常或减低,腱反射减弱或消失,病理征阴性。可伴不同程度和部位的肌萎缩和肥大,脊柱关节畸形,并出现其他系统如皮肤、心脏、眼、脑、胃肠道受累表现。皮肌炎为自身免疫性肌病,多亚急性起病,对称性近端肌无力,可伴吞咽困难及呼吸肌无力;伴随皮肤改变,包括上眼睑皮肤呈紫红色伴眼眶周围水肿,掌指关节和近端指间关节背侧有红鳞屑样皮疹;血清 CK 升高,ESR 增快,抗核抗体、抗 Jo-1 抗体可阳性;肌电图呈肌源性损害;肌活检提示束周肌纤维变性和肌内衣为主的炎性细胞浸润,毛细血管坏死等改变[26]。

小　　结

总之,临床工作中遇到生化检查 CK 升高,详细询问病史,进行全面体格检查,拓宽诊疗思路,根据患者症状,临床特征,既往史,服药史及相关辅助检查,综合分析谨慎判断,合理解释 CK 升高原因,在排除明确 CK 升高原因同时,应考虑到生理因素及无症状性高 CK 血症各种疾病,提高对 CK 升高的认识,掌握 CK 升高的鉴别诊断方法,在临床工作中更加游刃有余,减少误诊误治。

(刘斌　张春鹏)

参 考 文 献

[1] Kyriakides T, Angelini C, Schaefer J, et al. EFNS guidelines on the diagnostic approach to pauci- or asymptomatic hyperCKemia. Eur J Neurol, 2010, 17(6): 767-773.

[2] Falsaperla R, Parano E, Romano C, et al. HyperCKemia as a biomarker for muscular diseases. Clin Ter, 2010, 161(2): 185-187.

[3] Wong ET, Cobb C, Umehara MK, et al. Heterogeneity of serum creatine kinase activity among racial and gender groups of the population. Am J Clin Pathol, 1983, 79(5): 582-586.

[4] Lev EI, Tur-Kaspą I, Ashkenazy I, et al. Distribution of serum creatine kinase activity in young healthy persons. Clin Chim Acta, 1999, 279(1-2): 107-115:

[5] Brewster LM, de Visser M. Persistent hyperCKemia: fourteen patients studied in retrospect. Acta Neurol Scand, 1988, 77(1): 60-63.

[6] Galarraga B, Sinclair D, Fahie-Wilson MN, et al. A rare but important cause for a raised serum creatine kinase concentration: two case reports and a literature review. Rheumatology, 2003, 42(1): 186-188.

[7] Weglinski MR, Wedel DJ, Engel AG. Malignant hyperthermia testing in patients with persistently increased serum creatine kinase levels. Anesth Analg, 1997, 84(5): 1038-1041.

[8] Simmons Z, Peterlin BL, Boyer PJ, et al. Muscle biopsy in the evaluation of patients with modestly elevated creatine kinase levels. Muscle Nerve, 2003, 27(2): 242-244.

[9] Filosto M, Tonin P, Vattemi G, et al. The role of muscle biopsy in investigating isolated muscle pain. Neurology, 2007, 68(3): 181-186.

[10] Malandrini A, Orrico A, Gaudiano C, et al. Muscle biopsy and in vitro contracture test in subjects with idiopathic HyperCKemia. Anesthesiology, 2008, 109(4): 625-628.

[11] Capasso M, De Angelis MV, Di Muzio A, et al. Familial idiopathic hyper-CK-emia: an underrecognized condition. Muscle Nerve, 2006, 33(6): 760-765.

[12] Wyness SP, Hunsaker JJ, La'ulu SL, et al. Detection of macro-creatine kinase and macroamylase by polyethylene glycol precipitation and ultrafiltration methods. Clin Chim Acta, 2011, 412(23-24): 2052-2057.

[13] Fernandez C, de Paula AM, Figarella-Branger D, et al. Diagnostic evaluation of clinically normal subjects with chronic hyperCKemia. Neurology, 2006, 66(10): 1585-1587.

[14] Duyff RF, Van den Bosch J, Laman DM, et al. Neuromuscular findings in thyroid dysfunction: a prospective clinical and electrodiagnostic study. J Neurol Neurosurg Psychiatry, 2000, 68(6): 750-755.

[15] Lichtstein DM, Arteaga RB. Rhabdomyolysis associated with hyperthyroidism. Am J Med Sci, 2006, 332(2): 103-105.

[16] Brewster LM, Mairuhu G, Sturk A, et al. Distribution of creatine kinase in the general population: implications for statin therapy. Am Heart J, 2007, 154(4): 655-661.

[17] Mancini GB, Tashakkor AY, Baker S, et al. Diagnosis, prevention, and management of statin adverse effects and intolerance: Canadian Working Group Consensus update. Can J Cardiol, 2013, 29(12): 1553-1568.

[18] Rosalki SB. Serum enzymes in disease of skeletal muscle. Clin Lab Medicine, 1989, 9(4): 767-781.

[19] Prelle A, Tancredi L, Sciacco M, et al. Retrospective study of a large population of patients with asymptomatic or minimally symptomatic raised serum creatine kinase levels. J Neurol, 2002, 249(3): 305-311.

[20] Moghadam-Kia S, Oddis CV, Aggarwal R. Approach to asymptomatic creatine kinase elevation. Cleve Clin J Med, 2016, 83(1): 37-42.

[21] Merlini L, Sabatelli P, Columbaro M, et al. Hyper-CK-emia as the sole manifestation of myotonic dystrophy type 2. Muscle nerve, 2005, 31(6): 764-767.

[22] Eeg-Olofsson O, Kalimo H, Eeg-Olofsson KE, et al. Duchenne muscular dystrophy and idiopathic hyperCKemia in the same family. Eur J Paediatr Neurol, 2008, 12(5): 404-407.

[23] Dwianingsih EK, Takeshima Y, Itoh K, et al. A Japanese child with asymptomatic elevation of serum creatine kinase shows PTRF-CAVIN mutation matching with congenital generalized lipodystrophy type 4. Mol Genet Metab, 2010, 101(2-3): 233-237.

[24] Carbone I, Bruno C, Sotgia F, et al. Mutation in the CAV3 gene causes partial caveolin-3 deficiency and hyperCKemia. Neurology, 2000, 54(6): 1373-1376.

[25] Mastaglia FL, Ojeda VJ, Sarnat HB, et al. Myopathies associated with hypothyroidism: a review based upon 13 cases. Aust N Z J Med, 1988, 18(6): 799-806.

[26] Joy JL, Oh SJ. Asymptomatic hyper-CK-emia: an electrophysiologic and histopathologic study. Muscle nerve, 1989, 12(3): 206-209.

急性心肌梗死严重并发症的救治

急性心肌梗死(AMI)常合并严重的血流动力学异常、电活动紊乱以及机械性并发症。随着急诊介入的开展及普及,AMI并发症的发生率有所下降,但合并并发症的AMI症状重且预后差,所以尽早识别高危因素,早期预防心肌梗死并发症的发生,正确的诊断和处理并发症对于降低AMI病死率、改善预后具有非常重要的意义。本文以病例形式展现AMI合并严重并发症的诊断及治疗思路,同时介绍相关指南及最新进展。

病例1:急性心肌梗死合并心源性休克的诊治

男性,31岁,于入院3天前因过度劳累突发胸骨后剧烈疼痛,当地医院心电图显示 V_1~V_5 导联ST段弓背向上抬高,诊断为"急性广泛前壁心肌梗死,心功能2级(Killip分级)",给予药物保守治疗(未溶栓)。2天后因胸痛症状不缓解转入我院。既往无高血压、糖尿病、高脂血症病史及早发冠心病家族史。吸烟史10余年,平均30支/日。

入院查体:血压130/80mmHg,体重指数(body mass index,BMI)49.3kg/m^2,腹围118cm,腰臀比1.1。双下肺少量湿性啰音,心界向左下扩大,心尖区可闻及2/6级收缩期杂音,心率96次/分,律齐,双下肢无水肿。心电图:V_1~V_6 导联ST段弓背向上抬高伴R波递增不良。肌钙蛋白17.29ng/ml。超声心动图:左室舒张末内径72mm,收缩末内径53mm,左室射血分数38%,室间隔及左室前壁、心尖部和高侧壁运动幅度减低。

入院诊断:急性ST段抬高心肌梗死(广泛前壁),心功能Ⅳ级(Killip分级)。

入院后行急诊冠状动脉造影:左主干原发性夹层,前降支中远段完全闭塞,球囊扩张后前降支血流恢复TIMI 3级,由于血管细小未置入支架,左主干病变拟于病情平稳后择期处理。心外科会诊不建议进一步行急诊冠状动脉旁路移植术。球囊扩张术后患者胸痛仍未缓解,心电图梗死相关导联ST段抬高也未回落,心肌标志物持续升高。术后第5天再次出现剧烈胸痛,持续不缓解,端坐呼吸,咯粉红色泡沫样痰,听诊双肺满布湿性啰音,血压下降至70/50mmHg,使用大剂量血管活性药物后改善不明显。征得患者家属同意后行ECMO支持治疗,患者血压迅速回升,生命征渐趋平稳。次日在ECMO支持下复查冠状动脉动脉造影,左主干完全闭塞,右冠状动脉血流通畅,于左主干-前降支近段置入3.5mm×29mm雷帕霉素洗脱支架1枚,前降支中段置入2.5mm×24mm雷帕霉素洗脱支架1枚,并在回旋支和前降支开口行对吻扩张,即刻造影效果良好,左主干、前降支狭窄解除,回旋支开口未见明显受压,远端血流均为TIMI 3级(图1,见文末彩图43)。术后心电图胸前导联ST段抬高逐渐回落至基线水平,T波倒置。完全停用血管活性药物后生命征平稳,ECMO支持治疗53小时后顺利脱机。2周后患者出院,出院后给予二级预防,随访3个月,未再出现胸痛、胸闷及呼吸困难。

讨论

该病例中的诊治经验:早期血运重建及左室辅助装置应用在心肌梗死合并心源性休克患者当中的治疗价值。

心源性休克作为ST段抬高型心肌梗死严重并发症之一,发生率为6%~10%,是急性心肌梗死患者主要死亡原因,院内死亡率可达50%[1]。心源性休克常常发生在急性心肌梗死早期,且在入院时多未确诊。在SHOCK研究中,50%患者在住院期间6小时内,75%发生在24小时以内出现休克[2]。左心室(LV)功能不全是急性ST段抬高心肌梗死(STEMI)相关死亡单一的最强危险预测因素。

超声心动图是重要的诊断工具,应通过这一检查手段评估LV功能及容积、瓣膜功能、心肌受损程度并探查机械性并发症[3]。诊断心源性休克的血流动力学标准为心脏指数 <2.2L/(min·m^2)、楔压

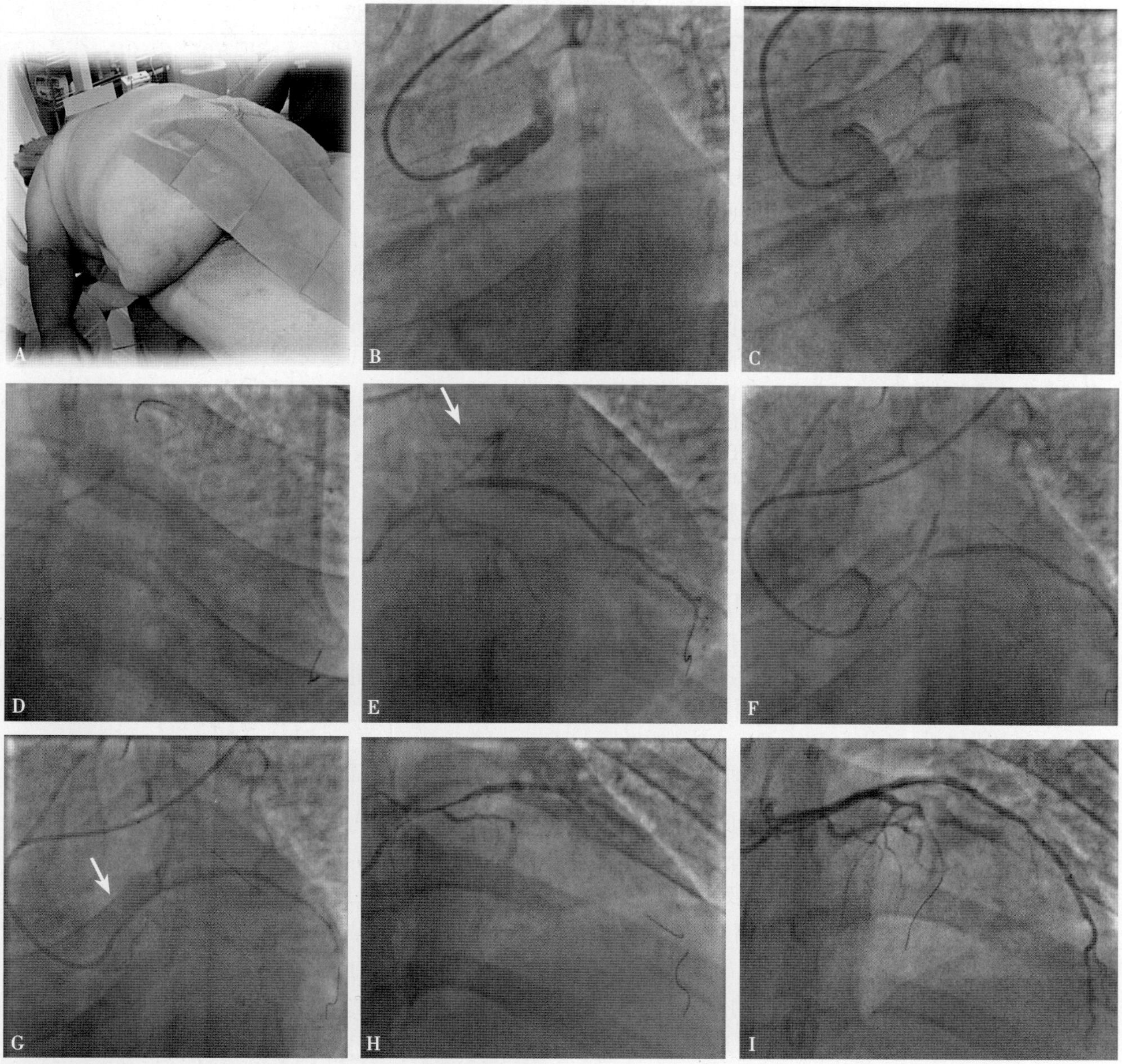

图 1 LM 完全闭塞，IABP 及 ECMO 支持下的介入治疗

增加 >18mmHg 及尿量 <20ml/h[3]。若需静脉给予正性肌力药物和(或)主动脉内球囊反搏泵(IABP)方能维持收缩压 >90mmHg 也提示休克状态。

急性心肌梗死并发心源性休克的治疗包括采用药物或机械循环支持以及通过 PCI 或冠状动脉旁路移植术(CABG)行紧急血管重建以维持血流动力学稳定。STEMI 并发心源性休克的药物治疗包括抗栓治疗、补液、升压药及正性肌力药。对于合并有心源性休克的 AMI，快速血运重建作为 ESC 及 ACC 的Ⅰ类指征推荐。IABP 治疗是治疗心源性休克最常用的机械辅助治疗手段，主要通过球囊在主动脉舒张期充气、收缩期快速放气来改善心肌和外周血管灌注，降低后负荷及心肌耗氧。在指南中作为Ⅱb 类指征推荐。但对于不合并心源性休克患者不常规推荐(表 1)。对于急性心衰或心源性休克患者可以考虑短期应用机械循环辅助装置如体外肺膜氧合(ECMO)、Tanderm Heart、Impella 等左室辅助装置。ECMO 是在体外循环基础上发展起来的一种以膜氧合器和血泵为核心的机械性心肺支持技术，心输出量可达 6L/min，可以实现体外长时间替代心肺功能，使全身氧供和血流动力学处在相对稳定的状态，急性心肌梗死后心源性休克是其众多适应证之一。可能较 IABP 有更好的疗效 2010 年 ESC 心肌血运重建指南推荐 ECMO 用于 PCI 术后出现急性左心衰竭且 IABP 无效的患者；2012 年 ESC 急、慢性心衰治疗指南推荐 ECMO 用于急性左心衰；2013

表 1 急性心肌梗死合并心源性休克的指南建议

ACC2013 指南[4,5]	2012ESC 指南[5]	2015 中国 AMI 指南[6]
推荐对因急性心肌梗死泵衰竭引起的心源性休克患者行紧急血运重建(PCI 或 CABG),无需考虑心肌梗死发作时间(Ⅰ,B)。 若无禁忌证推荐对急性心肌梗死合并心源性休克同时不适合 PCI 或 CABG 治疗的患者进行溶栓治疗(Ⅰ,B)。 急性心肌梗死合并心源性休克患者若药物治疗无法稳定,可以考虑加用 IABP 治疗(Ⅱa,B)。 对顽固心源性休克患者可以考虑应用左室辅助装置进行循环支持(Ⅱb,C)。	符合条件患者需考虑行紧急血运重建(PCI 或 CABG)(Ⅰ,C) 若无法行血运重建治疗应该考虑溶栓治疗(Ⅱa,C) 可以考虑行 IABP 辅助治疗(Ⅱb,C)。 难治性休克患者可以考虑左室辅助装置提供循环支持(Ⅱb,C)。 可以考虑使用球囊漂浮导管评估血流动力学情况(Ⅱb,B)。 应该考虑使用正性肌力药物 / 升压药: 多巴胺(Ⅱa,C) 多巴酚丁胺(Ⅱa,C) 去甲肾上腺素(血压较低时优先选择去甲肾上腺素而非多巴胺)(Ⅱb,B)	伴心原性休克或心力衰竭时,即使发病超过 12 小时者,考虑血运重建治疗(证据水平 B) 不推荐常规使用主动脉内气囊反搏泵(IABP)(证据水平 A)

年 ACC/AHA 心衰指南推荐 ECMO 用于急性左心衰(Ⅱa B)。

ECMO 血流动力学适应证为:心指数小于 1.8L/(min·m^2)伴有以下情况:①左房压或 PCWP>20mmHg;②收缩压 <90mmHg;③平均动脉压 <60mmHg;④尿量 <20ml/h(肾功能正常的成人);⑤代谢性酸中毒;⑥体循环血管阻力)2100dyn·s/cm^3。

病例 2:急性心肌梗死合并机械并发症的救治

男性,76 岁,突发胸闷、胸痛 4 小时就诊,期间曾出现心跳呼吸骤停,经心肺复苏成功。查体:昏迷状态,血压 94/60mmHg,脉搏 102 次 / 分,双肺大量湿性啰音辅助检查:ECG:V_1~V_4 ST 段抬高,呕吐物 OB(+)。入院诊断;冠心病,急性前壁心肌梗死,室间隔穿孔,心律失常(室颤),心肺复苏后,急性左心衰,心功能Ⅳ级,应激性溃疡。因合并上消化道出血,故给予扩冠,抗血小板,抗凝等保守治疗,患者一般状态明显好转,意识转清。一周后患者用力后再次出现胸闷,喘憋,不能平卧。查体:血压 76/42mmHg,心率 133 次 / 分,双肺闻及湿性啰音,心尖部及 3~4 肋间闻及 4/6 级收缩期杂音。急查 UCG:室间隔心尖部穿孔(图 2,见文末彩图 44),急诊植入 IABP,行冠脉造影:LM 大致正常,LAD 近段 100%,RCA 近段 70%狭窄。转入心外科行手术治疗。术中所见:间隔室间隔穿孔近心尖部 1.8cm。行室间隔修补术,行 AO-SVG-LAD 吻合。患者术后转入监护室,好转出院。患者随访 6 年,恢复情况良好。

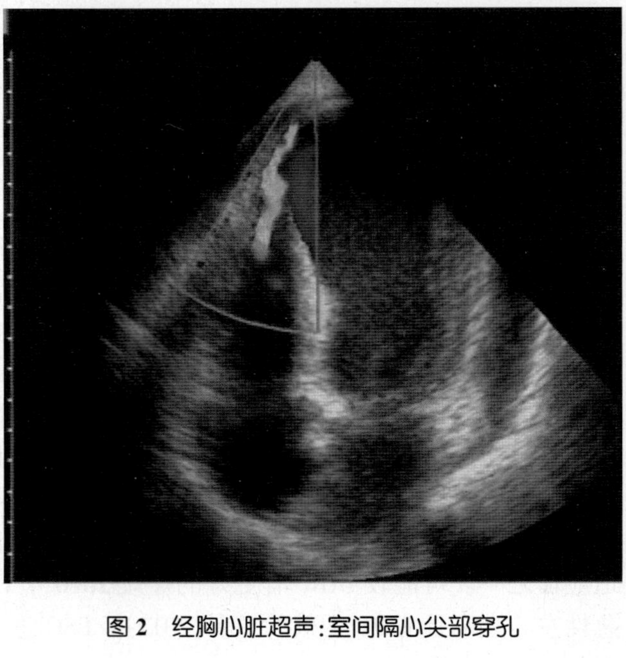

图 2 经胸心脏超声:室间隔心尖部穿孔

讨论

该病例的诊治经验:AMI 合并机械性并发症要快速识别,并选择合适的手术时机。

急性心肌梗死机械性并发症可表现为左室游离壁破裂,室间隔破裂,伴或不伴有缺血性乳头肌断裂的二尖瓣反流等,在美国,急性心肌梗死并发症每年可导致 25 000 例死亡,ISS2 研究显示,溶栓治疗可使心室破裂的发生率增加,特别是对于心肌梗死 24 小时内的晚期溶栓患者,主要是因为此时期心肌由缺血性梗死转为出血性梗死,所以心室容易破裂，早期的溶栓治疗及介入治疗的开展可减少缺血的发生并降低梗死的面积，使此类的并发症发生比例在过去的 20 年中明显下降。在所有致死的机械性并发症中最常见的部位为左室游离壁，占 85%，其次为左室室间隔，占 10%，乳头肌占 5%[7]。

当心肌梗死患者出现血流动力学不稳定的症状和体征时，一定要怀疑机械性并发症的可能性，确诊依赖于超声心动图检查。心肌梗死后机械并发症的临床特点及鉴别诊断请见表 2。

表 2　机械性并发症的临床特点及诊断

特点	左心室游离壁破裂	室间隔穿孔	乳头肌断裂
发生率	0.8%~6.2% 溶栓再灌注治疗未能降低其发生率，介入治疗似乎可以降低其发生率	未经再灌注治疗者占 1%~3%，溶栓治疗 0.2%~0.34%，合并心源性休克 3.9%	1%（后内侧多于前外侧）
易患因素	透壁心肌梗死，首次心肌梗死，单支病变且缺乏侧支循环，女性	大面积心肌梗死，侧支循环差	下壁心肌梗死
发生时间	急性心肌梗死 3~7 天出现，在溶栓患者中可能出现更早（24 小时）	心肌梗死后 3~7 天	心肌梗死后 1~7 天
临床表现	心绞痛，胸膜刺激痛，晕厥，低血压，心律失常，恶心，烦躁	胸痛，气短，血压下降	突发呼吸困难，肺水肿，低血压
查体	心脏填塞导致急性失代偿的体征（颈静脉怒张 29%，奇脉 47%，心音低钝），电机械分离，心源性休克	收缩期杂音伴震颤，由左向右传导，左侧胸骨下部听诊区最响肺水肿，右心室及左心室衰竭，心源性休克	全收缩期杂音，心尖部最响，伴震颤放射至腋下，杂音强度并不能反映瓣膜反流程度，严重肺水肿，心源性休克
超声心动图	>5mm 心包积液，未见得所有病例均出现，心包腔高回声区，可出现心肌撕裂的直接征象，心包填塞征象	室间隔破裂，左向右分流，右心室负荷过重	左心室收缩增强，乳头肌及键索破坏，瓣叶脱垂，超声显示严重二尖瓣反流

治疗及治疗时机选择

左心室游离壁破裂：左心室游离壁破裂根据临床表现可以分为急性，亚急性及慢性破裂。几乎所有病例需要紧急进行心包穿刺并准备进行手术，也需要植入体外循环装置（IABP 等）以避免循环衰竭。完全心脏破裂的死亡率为 100%，即使外科治疗其死亡率也高达 60%，外科治疗包括直接缝合或应有修补垫及生物胶覆盖在梗死部位。对于亚急性心脏破裂伴有血栓形成，或出血可自发性控制的病例，给患者稳定病情及纠正心源性休克的机会，患者可以等待更佳时机进行外科手术，但如出现早期心脏破裂也是外科手术的适应证。游离壁的不完全破裂或者假性破裂，伴有假性动脉瘤的形成，是此类严重并发症的较良性的表现，患病初期可以通过监护及药物治疗，稳定 15~30 天左右进行手术，这时心肌出现纤维化，增加手术成功率。

室间隔穿孔：外科治疗前的必要措施包括：监护，强心药物，抗心律失常药物，血管扩张药物及应用主动脉球囊反博作为过渡治疗。

外科治疗是心肌梗死后出现室间隔穿孔（VSD）的I类推荐，对于所有患者均需要尽早进行手术，即使是那些不伴有心源性休克及肺水肿的患者，主要原因是室间隔缺损的部位可突然扩展，引起血流动力学衰竭，甚至死亡。所以外科手术越早越好。

然而，外科手术病死率极高，而且由于心肌梗死后心脏组织较软且脆弱，所以修补通常较困难，所以当心肌组织发生纤维化或 VSD 边缘出现疤痕时预后可能较好。外科手术通常还有一定的残余漏，部分需要二次手术。目前，国内外尝试应用介入治疗试图纠正心肌梗死后 VSD 所导致的血流动力学异常，一方面可以封堵外科手术的残余漏，另一方面在急性期可以减少分流，为手术赢得时机。方法主要包括：Amplatz 伞封堵，国内也有应用心肌梗死后室壁瘤孔降落伞装置治疗封堵 AMI 伞堵术后 ASD 残余漏的报道等[8]，但目前经皮 VSD 封堵缺乏相应证据，多局限于散在的病例报道，及 <30 例的观察性研究，且其封堵时间多在心肌梗死后的 3~4 周。另一组在急性期 AMI 后 2 天，应用 Amplatz 封堵的观察研究（29 例患者）结果显示，

尽管早期成功率较高为 86.6%，但长期随访合并心源性休克患者的病死率可达 90%，不合并心源性休克患者的病死率可达 36% [9]。所以对于急性心肌梗死并发 VSD 患者，外科手术仍为治疗的主要手段。经皮治疗需要更多试验证实其应用的适应证及远期预后。

二尖瓣乳头肌断裂：药物治疗包括，强心扩血管药物降低心脏负荷，减少反流，大多数血运动力学不稳定患者也需要 IABP。但如不经过外科手术治疗，24 小时的存活率仅为 25%，半数患者可在 3 天内死亡。瓣膜修补术相对于瓣膜置换术可降低死亡率。瓣膜置换术中乳头肌保留相对于乳头肌切断术预后好些。文献中也有应用经皮 Mitraclip 对二尖瓣乳头肌断裂进行修补的报道。但证据有待于进一步的验证。

左心室室壁瘤：心肌梗死患者由于心肌损伤坏死及随之而来的瘢痕化，心脏出现扩大，部分可出现室壁瘤，使心力衰竭进一步加重，左心室室壁瘤多发生于急性心肌梗死术后，10%~30% 其易患因素为前壁心肌梗死，可发生于急性期，但大多数发生于慢性期，持续时间于心肌梗死后 6 周。体检时为心前区最强搏动点弥散，S3 可闻诊断：ECG（V_1~V_3 Q 波且存在 ST 持续抬高）超声心动，心脏 MRI 急性期治疗心源性休克，慢性期如果存在血栓，应用华法林及肝素抗凝，如果存在心律失常，除颤治疗。外科治疗可以在心肌梗死后 6 周进行，其目的是改善射血分数及降低舒张末容积以及同时进行 CABG 治疗。近些年经皮左室重建术（PVR）应运而生（图 3，见文末彩图 45），通过采用左室隔离装置——降落伞（Parachute）而达到减少左室容积，降低左室张力，重塑左室并改善心功能的目的。目前可用于陈旧前壁心肌梗死合并前壁无运动或反常运动，LVEF<40%；按照现有指南药物治疗稳定 3 个月；NYHA Ⅱ~ Ⅳ级的患者。但术前需要 CT 进行评估，排除左心室血栓，Landingzone 心肌过薄，缺乏 Landingzone，以及心尖部假键索影响降落伞装置植入的患者。其他除标准为：AMI 60 天内；血运重建治疗 60 天；心肌缺血需要血运重建和 CRT 治疗 60 天内；明显的瓣膜疾病等。早期试验显示，通过置入降落伞治疗前后的资料比较发现，患者的左室收缩末期容积指数(LVESVI）得到显著改善，6 分钟步行距离也明显增加，多达 54% 的患者 NYHA 心功能分级得到改善，显示其在心力衰竭方面具备良好的治疗效果。

病例 3：急性心肌梗死并发交感电风暴一例

患者，男性，56 岁，主因“阵发性晕厥 8 小时”入院。患者在入院前 8 小时无明显诱因出现阵发性意识丧失，每次发作可持续 30 秒左右，可自行缓解，共发作 3 次，急到当地医院就诊，做头颅 CT 未见明显异常。行心电图提示Ⅰ、aVL、V_2~V_6 导联 T 波倒置，考虑“心源性晕厥”可能，急转至北京安贞医院急诊科。入院时，神志清晰，语言流畅，血压 110/65mmHg 左右，双肺呼吸音略粗，未闻及干湿啰音，心率 46 次 / 分，律齐，未及杂音，腹软，未及肝脾肿大，双下肢不肿。既往陈旧性前壁心肌梗死病史 10 年，于 LAD 近中段串联植入两枚支架。高血压病史 25 年，血压最高 165/85mmHg，平素口服福辛普利 10mg，每日 1 次，血压控制在 125/70mmHg 左右。脑外伤病史 8 年，未留有后遗症。吸烟 20 年，每日 5~10 支，现已戒烟 10 年。偶有饮酒。急诊心电图提示：窦性心律，V_2~V_6 导联 ST 段压低大于 0.1mV，Ⅰ、aVL、V_2~V_6 导联 T 波倒置，心率 45 次 / 分（图 4）。生化提示：TNI 1.73ng/ml，BNP 78pg/ml；心脏彩超提示：左室下壁、室间隔及左室心尖运动幅度及增厚率减低，LVEDD 51mm，LVEF 55%。

入院诊断：晕厥查因：心源性晕厥？神经源性晕厥？陈旧性心肌梗死，PCI 术后；高血压病 2 级（极高危）；陈旧性脑外伤。

结合患者既往陈旧性前壁心肌梗死、前降支 PCI 术后以及此次入院后心电图、心肌酶改变，高度可疑“心源性晕厥”的可能，予以心电血压监护、阿司匹林 300mg、氯吡格雷 300mg、瑞舒伐他汀 10mg、卡托普利 6.25mg、单硝酸异山梨酯片 50mg 口服。患者心率偏慢，无法使用 β 受体阻滞剂。之后患者再次发作晕厥 2 次，发作时心电图如图 5，予以胸外按压后恢复窦性心律，置入临时起搏器作为保驾的前提下，使用抗心律失常药物艾司洛尔静泵，行冠脉造影提示，LAD 近中段支架内增生，可见 80%~90% 狭窄，远段发出侧支为 RCA 远段提供逆供；LCX 不规则，远段 70% 狭窄，OM 开口可见 85% 狭窄；RCA 中段次全闭塞。患者家属拒绝搭桥，要求 PCI 治疗。随后我们成功的对 RCA 行 PCI 治疗（图 6~ 图 11）。后患者未再出现室性心律失常发作，并择期对 LAD 行 PCI 治疗和 RCA 造影（图 12、图 13）。12 小时后停用艾司洛尔静泵，心室率

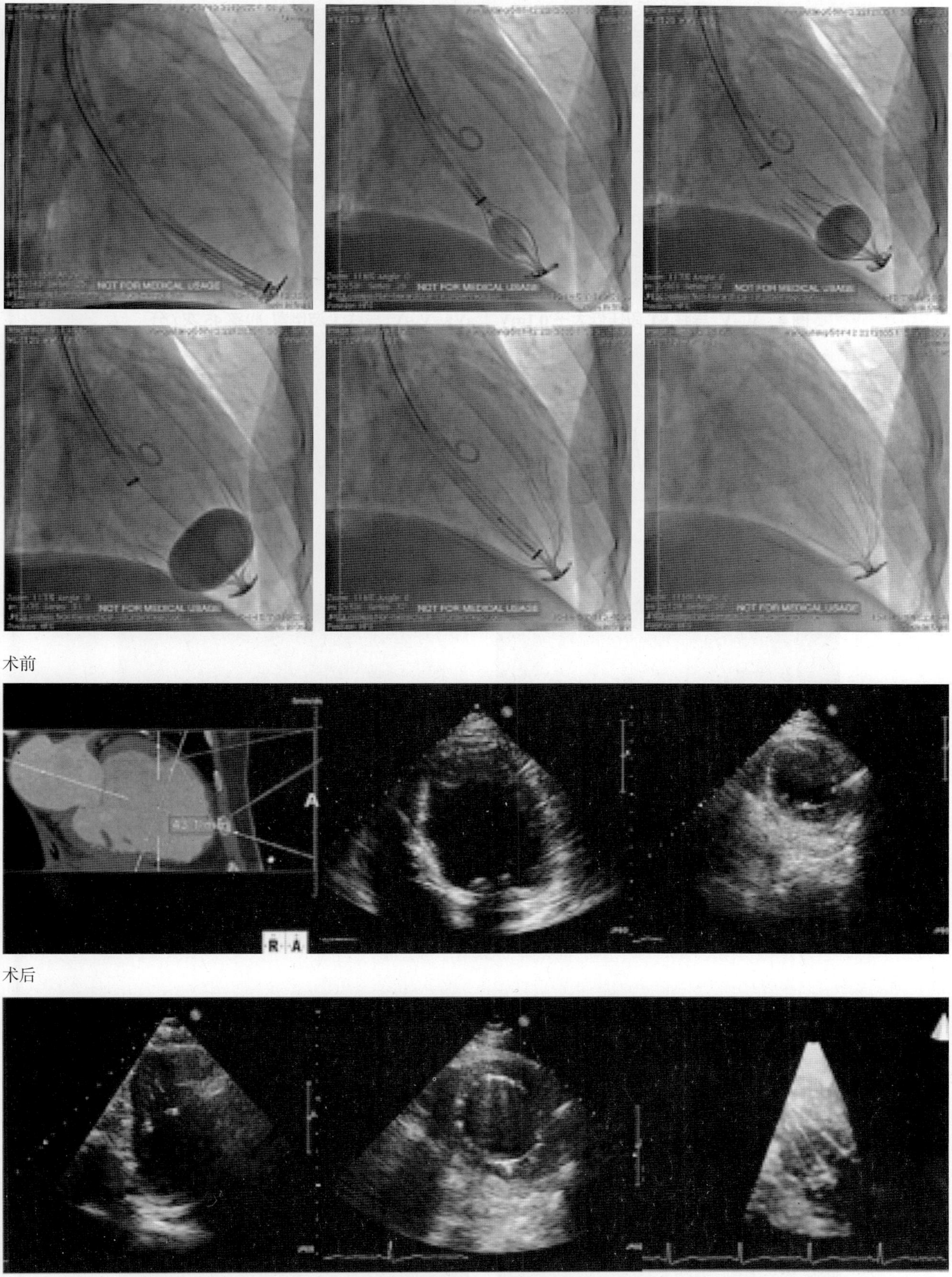

图3 左室重建术(PVR)

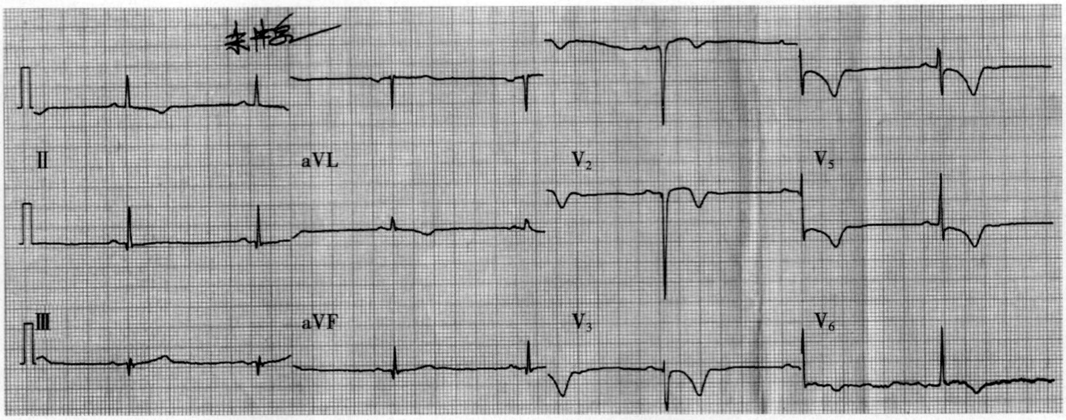

图 4 V_2~V_6 导联 ST 段压低大于 0.1mV，Ⅰ、aVL、V_2~V_6 导联 T 波倒置，心率 45 次/分

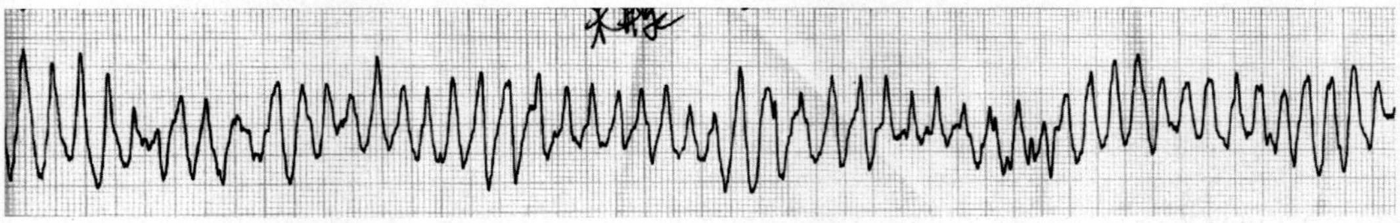

图 5 恶性室性心律失常

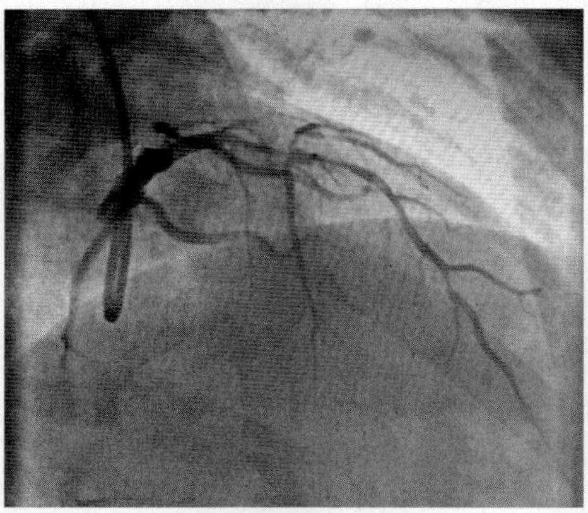

图 6 右前斜位十头位显影左冠脉

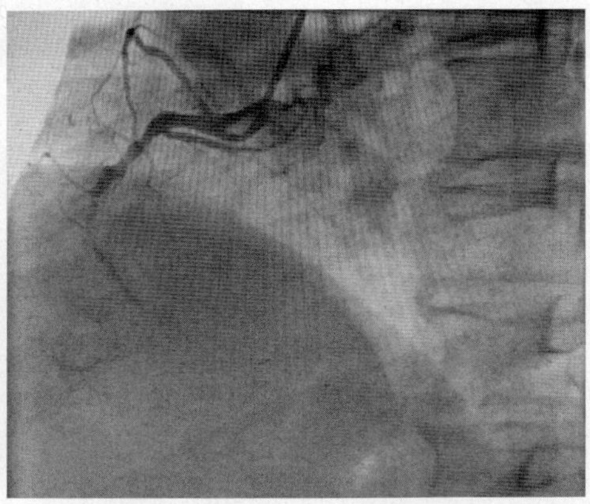

图 7 左前斜显影右冠脉

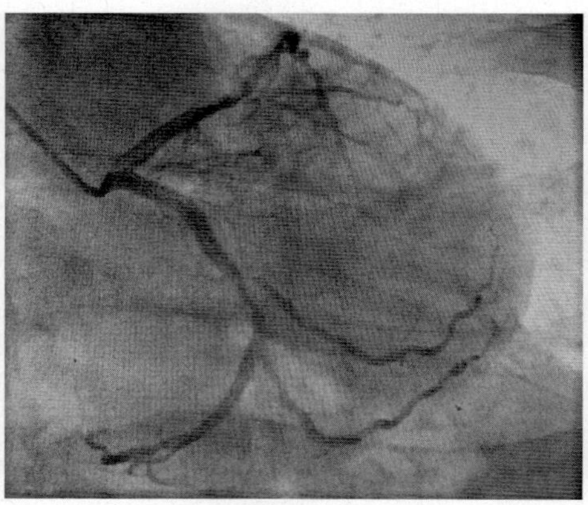

图 8 左前斜十足位显影左冠脉

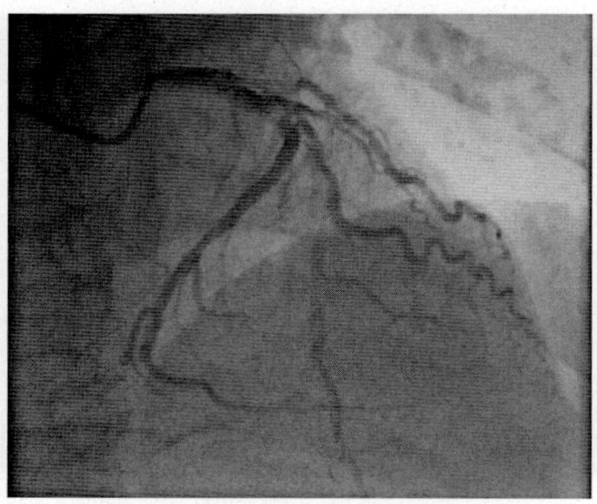

图 9 右前斜十足位显影左冠脉

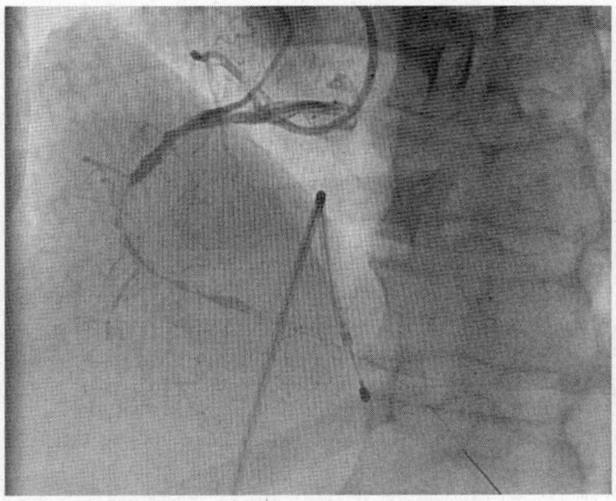

图 10 导丝通过病变到达右冠远端

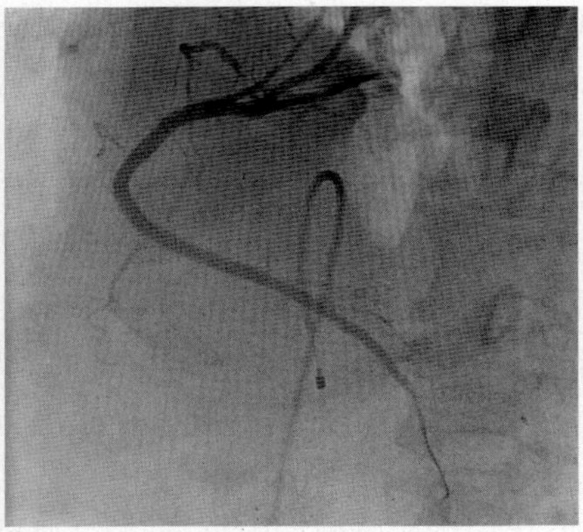

图 11 支架植入右冠后造影

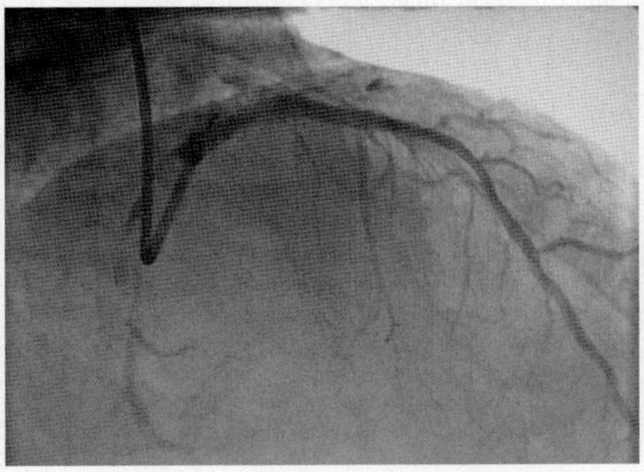

图 12 支架植入左冠后造影

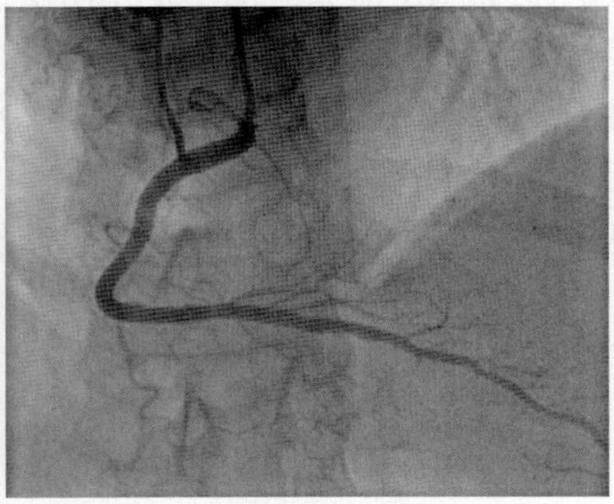

图 13 右冠脉造影

在 63 次 / 分左右，并加用倍他乐克平片 6.25mg，每日两次口服(图 14)。1 个月时复查，心室率仍在 65 次 / 分左右(图 15)，后改倍他乐克平片为缓释片 23.75mg，每日 1 次口服。随访，患者无不适主诉。

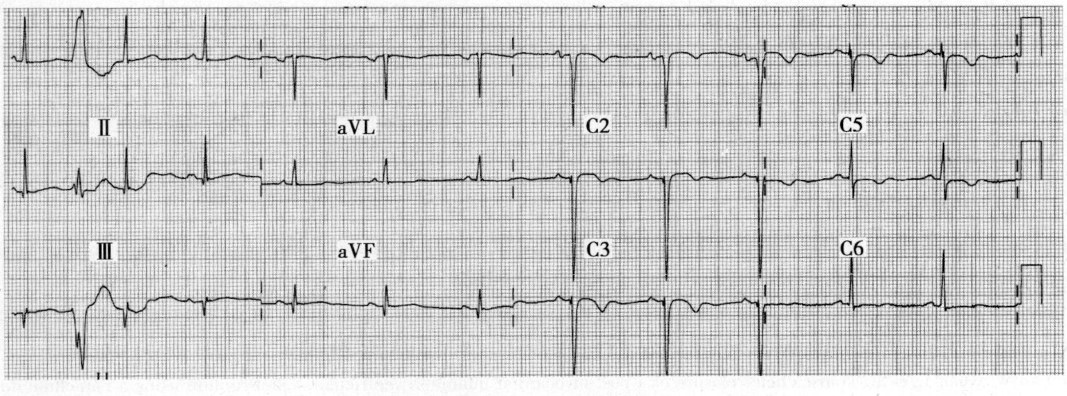

图 14 术后 12 小时心电图

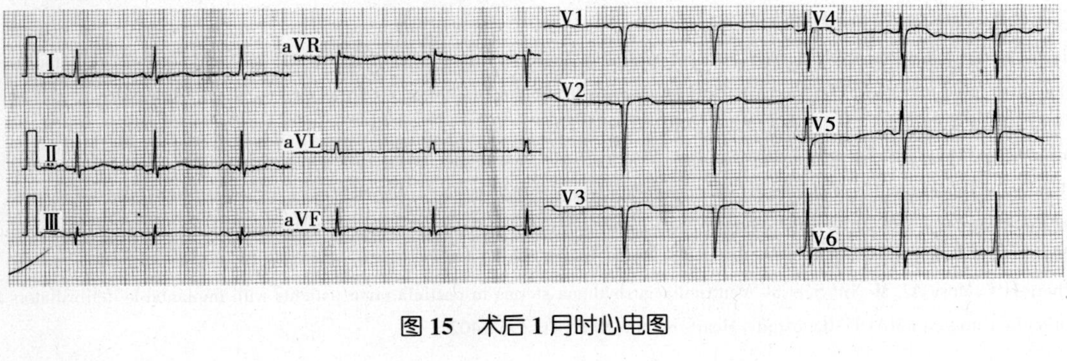

图 15 术后 1 月时心电图

交感电风暴也称心室电风暴(electrialstorm,ES)是引起晕厥的原因之一。2006年美国和欧洲心脏病协会ACC/AHA/ESC在《室性心律失常的诊疗与心源性猝死预防指南》首次联合明确"室速风暴和ICD风暴"的概念,将其定义为在24小时内自发2次和2次以上的室性心动过速和心室纤颤,并需要紧急治疗的临床综合症候群[10]。2014年《EHRA/HRS/APHRS室性心律失常专家共识》将E S定义为"24小时内发生≥3次明确需要ATP或电除颤治疗的VT/VF[11]。其根本原因是交感神经过度兴奋。ES是心源性死亡的独立危险因子。ES患者病死率为未发生ES的7.4倍,ES发生后3个月内死亡风险增加5.4倍[12]。交感电风暴发作时,心电图可表现为单形性室性心动过速、多形性室性心动过速和心室颤动。

2006年室性心律失常治疗与心脏性猝死预防指南指出,静脉注射β受体阻滞剂治疗心室电风暴是唯一有效方法。机制是:β受体阻滞剂能逆转心室电风暴时的多种离子通道的异常,抑制Na^+、Ca^{2+}内流增加及K^+外流增加:作用于交感神经中枢,抑制交感神经过度激活,降低心率,使室颤阈值升高;具有治疗基础心脏病的作用,如降低心肌耗氧量,预防心肌缺血;逆转儿茶酚胺对心肌电生理方面的不利影响,使缺血心肌保持电的稳定性;抗RAAS系统的不良作用及抗高血压作用;抑制血小板的聚集;减少儿茶酚胺对粥样斑块的破坏等。结合患者年龄、心功能情况(LVEF和BNP),在此病例中,我们选择了快速起效、作用时间短的$β_1$受体阻滞剂艾司洛尔注射液30mg静推,0.05mg/(kg·min)持续静泵。该药起效快,半衰期2分钟,清除半衰期约9分钟,负荷剂量+持续静泵后5分钟起效,停药后10~20分钟β受体阻滞作用消失。对于缺血导致的交感电风暴,快速恢复血运重建是纠正恶性心律失常最有效的措施。

总之,以上3个心肌梗死合并严重并发症的病例显示:急性心肌梗死的严重并发症病死率高,常伴有血流动力学严重障碍,需要早期识别,尽早积极进行手术及介入干预是最有效的手段。

(周玉杰 刘巍 王旭)

参考文献

[1] Goldberg RJ, Spencer FA, Gore JM, et al. Thirty-year trends (1975 to 2005) in the magnitude of, management of, and hospital death rates associated with cardiogenic shock in patients with acute myocardial infarction: a population-based perspective. Circulation, 2009, 119: 1211-1219.

[2] Dzavik V, Sleeper LA, Cocke TP, et al. Early revascularization is associated with improved survival in elderly patients with acute myocardial infarction complicated by cardiogenic shock: a report from the SHOCK Trial Registry. Eur Heart J, 2003, 24: 828-837.

[3] Picard MH, Davidoff R, Sleeper LA, et al. Echocardiographic predictors of survival and response to early revascularization in cardiogenic shock. Circulation, 2003, 107: 279-284.

[4] O'Gara PT, Kushner FG, Ascheim DD, et al. 2013 ACCF/AHA guideline for the management of ST-elevation myocardial infarction: executive summary: a report of the American College of Cardiology Foundation/American Heart Association Task Force on Practice Guidelines: developed in collaboration with the American College of Emergency Physicians and Society for Cardiovascular Angiography and Interventions. Catheter Cardiovasc Interv, 2013, 82: E1-E27.

[5] Task Force on the management of STseamiotESoC, Steg PG, James SK, et al. ESC Guidelines for the management of acute myocardial infarction in patients presenting with ST-segment elevation. Eur Heart J, 2012, 33: 2569-2619.

[6] 中华医学会心血管病学分会,中华心血管病杂志编辑委员会.急性ST段抬高型心肌梗死诊断和治疗指南.中华心血管病杂志,2015,43:380-393.

[7] Kutty RS, Jones N, Moorjani N. Mechanical complications of acute myocardial infarction. Cardiol Clin, 2013, 31: 519-531, vii-viii.

[8] Zhou D, Pan W, Guan L, et al. Transcatheter closure of a post-myocardial infarction ventricular septal rupture using a parachute device. JACC Cardiovasc Interv, 2015, 8: 369-371.

[9] Baldasare MD, Polyakov M, Laub GW, et al. Percutaneous repair of post-myocardial infarction ventricular septal defect: current approaches and future perspectives. Tex Heart Inst J, 2014, 41: 613-619.

[10] American College of Emergency P, Society for Cardiovascular A, Interventions, et al. 2013 ACCF/AHA guideline for the management of ST-elevation myocardial infarction: executive summary: a report of the American College of Cardiology Foundation/American Heart Association Task Force on Practice Guidelines. J Am Coll Cardiol, 2013, 61: 485-510.

[11] European Heart Rhythm A, Heart Rhythm S, Zipes DP, et al. ACC/AHA/ESC 2006 guidelines for management of patients with ventricular arrhythmias and the prevention of sudden cardiac death: a report of the American College of Cardiology/American Heart Association Task Force and the European Society of Cardiology Committee for Practice Guidelines (Writing Committee to Develop Guidelines for Management of Patients With Ventricular Arrhythmias and the Prevention of Sudden Cardiac Death). J Am Coll Cardiol, 2006, 48: e247-e346.

[12] Sesselberg HW, Moss AJ, McNitt S, et al. Ventricular arrhythmia storms in postinfarction patients with implantable defibrillators for primary prevention indications: a MADIT-Ⅱsubstudy. Heart rhythm, 2007, 4: 1395-1402.

重视急性心肌梗死早期静脉普通肝素的应用

1. 我国急性心肌梗死流行病学资料

近年来，随着社会环境、居民生活方式的改变以及人口老龄化进程的加速，心血管疾病已经成为威胁人类健康的主要杀手，其发病率呈逐年攀升趋势。伴随着新药的研发和推广、大规模临床试验的开展、诊疗技术的进步和规范以及临床指南的制定和更新，我国整体医疗水平不断提高；然而，我国急性心肌梗死的救治现状仍不容乐观。据《2015 中国心血管病报告》相关数据表明[1]，近 10 年来我国急性心肌梗死死亡率总体依旧呈上升趋势，截至 2015 年，我国预计有心肌梗死患者约 250 万，且农村地区明显高于城市，农村死亡率已达到68.6/10万人，城市地区为55.32/10万人，较2014年明显升高。China-PEACE研究显示[2]，我国 2001—2011 年急性心肌梗死住院人数增加 4 倍，但住院病死率和主要并发症发生率无改善。根据世界卫生组织（WHO）的统计数字预测，预计到 2030 年，我国急性心肌梗死患者将达到 2260 万。由此可见，我国急性心肌梗死患病率高、死亡率高、致残率高，是心血管病领域内最常见的急危重症，已经严重影响了广大人民群众的生命健康及生活质量，其防治形势十分严峻，需要我国广大医务工作者，特别是基层医疗单位的医护人员予以特殊重视。

2. 急性心肌梗死的病生理学机制及早期应用抗凝药物的意义

急性 ST 段抬高型心肌梗死（STEMI）即在冠脉不稳定斑块破裂、糜烂及内皮损伤基础上继发血栓形成，导致冠脉急性、持续性、完全性闭塞，冠脉血供急剧减少或中断，从而引起心肌细胞缺血、损伤和坏死。其特有的病理生理过程决定了 STEMI 患者的治疗具有时间的迫切性和有效性，是机会性极强、时间有决定性意义的抢救性治疗。缩短总缺血时间、尽早达到有效的心肌再灌注是 STEMI 的救治的核心。因此，在救治过程中，临床医生应因时、因地制宜，选择正确合适的策略和方法，恢复有效的心肌灌注。

由于 STEMI 是在冠状动脉斑块破裂基础上继发的凝血级联反应过程，不断使纤维蛋白原转化为纤维蛋白，网罗红细胞形成红血栓，导致梗死相关动脉内的血栓负荷不断增加，其对溶栓再通与介入开通血管均造成不利影响。因此，STEMI 早期抗凝治疗系核心环节，至关重要。在凝血级联反应过程中，凝血酶（Ⅱa 因子）是促使纤维蛋白原转变为纤维蛋白最终形成血栓的关键环节，为Ⅴ因子和Ⅷ因子的激活提供了条件，形成了正反馈，加速了凝血瀑布反应。因此，早期快速、有效抑制凝血酶至关重要。目前临床上 STEMI 常用的抗凝药物包括普通肝素（UFH）、低分子量肝素（LMWH）、比伐卢定和磺达肝癸钠，不同药物的作用机制、抗凝效果及药效、药代动力学特点等方面均有差异，临床应用的适应证和指南中的推荐级别也有所不同。因此，临床医生应结合患者的自身情况、个体差异，权衡获益及风险，选择适宜的药物治疗策略。

3. 各种抗凝药物的药理学特性及比较评价[3,4]

(1) 普通肝素

普通肝素属天然氨基葡聚糖，由体内肥大细胞产生，药用的 UFH 从猪或牛的黏膜中提取，主要由多条糖醛酸链和葡糖胺链交替组成，含大量硫酸基和羧基，带有大量负电荷，呈酸性，分子量为 3000~30 000Da，平均为 15 000Da。UFH 作为最常用的经典抗凝药物，在体内外均具有抗凝作用。UFH 可以促使抗凝血酶Ⅲ（AT Ⅲ）与凝血酶通过精氨酸 - 丝氨酸肽键相结合形成 ATⅢ凝血酶复合物的化学反应加速千倍以上，而复合物能够灭活多数外源性凝血因子，包括因子Ⅱa、Ⅹa、Ⅸa、Ⅺa 和Ⅻa，其中Ⅱa 和Ⅹa 最易受到抑制。灭活Ⅱa 不仅可以阻止纤维蛋白生成，还能够有效抑制其对Ⅴ和Ⅷ因子的活化。同时，肝素还可通过中和内皮细胞表面的电荷，促使内皮释放组织因子途径抑制物和 t-PA 等发挥抗凝血和纤溶作用。此外，肝素可以和 von Willebrand 因子（vWF）结合，抑制 vWF 诱发的血小板黏附和聚集，使微血管的通透性增加。静脉应用普通肝素后即可起效，可在多个环节抑制凝血反应，已被广泛应用于 STEMI 溶栓治疗及 PCI 围术期操作之中。普通肝素抗凝活性半衰期与给药剂量相关，静脉注射 100U/kg、400U/kg、800U/kg 时，其对应的抗凝活性半衰期分别为 1 小时、2.5 小时和 5 小时。

确诊 STEMI 诊断后应即刻静脉注射普通肝素 5000U（60~80U/kg），继以 12U/（kg·h）静脉滴注，患者如接受溶栓治疗，则应在溶栓及溶栓后监测活化部分凝血活酶时间（APTT）或活化凝血时间（ACT）至对照值的 1.5~2.0 倍（APTT 为 50~70 秒，ACT 为 200~300 秒），通常需维持 48 小时左右。48 小时之后，将肝素剂量逐渐减量，重叠低分子量肝素治疗。对于直接 PCI 患者，应静脉推注普通肝素 70~100U/kg，维持 ACT 在 250~300 秒。若联合血小板表面糖蛋白 GPⅡb/Ⅲa 受体拮抗剂（GPI）时，可将普通肝素用量适当降低，一般在静脉推注 50~70U/kg，维持 ACT 在 200~250 秒[5]。

（2）低分子量肝素

低分子量肝素是通过化学或酶学解聚的方法从普通肝素中衍生出来的片段，其长度约为普通肝素的 1/3。由于它们是通过不同的解聚方法制备的，因此，不同的 LMWH 其药物动力学特征及抗凝效果均有一定程度的差别，在临床上不能相互替代。低分子量肝素分子量为 1000~10 000Da，平均为 5000Da。由于多数 LMWH 小于 18 个糖单位，不能与抗凝血酶和Ⅱa 同时结合，故 LMWH 灭活Ⅱa 的能力较差。而Ⅹa 的灭活无需与肝素的糖单位结合，故 LMWH 主要作用于Ⅹa 达到抗凝的效果。UFH 的抗因子Ⅹa/ 抗因子Ⅱa 比率为 1∶1，而 LMWH 的抗因子Ⅹa/ 抗因子Ⅱa 比率依据其分子大小分布在 2∶1~4∶1 之间。目前唯一具有大规模循证医学证据的低分子肝素为依诺肝素。PCI 围术期应根据年龄、体重、肌酐清除率选择依诺肝素，年龄 <75 岁时，静脉推注 30mg，维持每 12 小时皮下注射 1mg/kg（前 2 次最大剂量 100mg），年龄大于 75 岁的患者，每 12 小时皮下注射 0.75mg/kg（前 2 次最大剂量 75mg），如肌酐清除率小于 30ml/min，则应每 24 小时皮下注射 1mg/kg。LMWH 可作为 STEMI 患者 PCI 术后普通肝素抗凝的桥接替代治疗。

（3）比伐卢定

比伐卢定是凝血酶的直接抑制剂，不依赖于辅助因子的介导，可以灭活游离状态及结合至凝血块的凝血酶。比伐卢定与凝血酶以 1∶1 的比例可逆性结合，可以抑制凝血酶多种生物学作用。其半衰期为 25 分钟，因此具有更好的可控性，然而其昂贵的价格限制了其临床应用。该药应用于直接 PCI 围术期时，应静脉推注 0.75mg/kg，维持 1.75mg/（kg·h）静脉滴注（联用或不用替罗非班），维持至术后 3~4 小时。

（4）磺达肝癸钠

磺达肝癸钠是人工合成的戊糖，可选择性抑制Ⅹa，其作用机制为可逆性的非共价结合，并以此抑制血栓形成。该药皮下给药后生物利用度可达 100%，在体内清除半衰期为 17 小时，因此可每日给药一次。无需监测Ⅹa 因子活性，无需调整剂量。然而，由于抗凝作用较弱，不适合应用于 STEMI 早期。此外，该药有增加导管内血栓的风险，不建议在直接 PCI 术中单独作为抗凝治疗药物使用。溶栓时应静脉推注 2.5mg，之后每天皮下注射 2.5mg，若肌酐清除率 <30ml/min，则不应使用磺达肝癸钠。

不同抗凝药的比较及指南推荐级别见表 2[5-8]。

表 1 不同抗凝药物的比较

特点	普通肝素	依诺肝素	磺达肝癸钠	比伐卢定
药理机制	促进抗凝血酶Ⅲ与凝血酶结合	同普通肝素	间接Ⅹ因子抑制剂	直接凝血酶抑制剂
Ⅹa/Ⅱa 抑制剂	1∶1	4∶1	只抑制Ⅹ因子	只抑制Ⅱ因子
用药途径	静脉 / 皮下应用	静脉 / 皮下应用	静脉 / 皮下应用	静脉应用
半衰期	1~2 小时，剂量相关	5~7 小时	17~21 小时	25 分钟
分子量（Da）	3000~30 000	1000~10 000	1.7	2.2
清除方式	经内皮细胞和巨噬细胞吞噬	经肾	经肾	经肾
起效速度	即刻	即刻（静脉）/3~5 小时（皮下）	2~3 小时	即刻

续表

特点	普通肝素	依诺肝素	磺达肝癸钠	比伐卢定
HIT 发生率	0.5%	<0.1%	—	—
拮抗剂	鱼精蛋白	鱼精蛋白	无	无
临床经验把握	熟悉	较熟悉	经验较少	经验较少

表 2 不同抗凝药物的指南推荐级别

指南	治疗	普通肝素	依诺肝素	磺达肝癸钠	比伐卢定
2015 年 中国 STEMI 指南	溶栓治疗	Ⅰ	Ⅰ	Ⅰ	—
	PCI 围术期	Ⅰ	—	Ⅲ	Ⅱa
2014 年 ESC 血运重建指南	PCI 围术期	Ⅰ	Ⅱa	—	Ⅱa
2013 年 ACC/AHA STEMI 指南	溶栓治疗	Ⅰ	Ⅰ	Ⅰ	—
	PCI 围术期	Ⅰ	—	Ⅲ	Ⅱa
2012 年 ESCSTEMI 指南	溶栓治疗	Ⅰ	Ⅰ	—	—
	PCI 围术期	Ⅰ	Ⅱb	Ⅲ	Ⅱa

4. 普通肝素在 STEMI 早期的应用现状

早期即刻肝素化是 STEMI 救治重要的第一步，是 STEMI 早期极其关键的基础性治疗。对于 STEMI 患者，静脉应用 UFH 能够快速、有效的阻断凝血瀑布的级联反应，防止血栓的进一步发生、发展，预防梗死面积扩大，缩短总缺血时间。因此，各国 STEMI 指南均将普通肝素均作为Ⅰ类推荐。Zijlstra 等[9]证实，院前早期予以 STEMI 患者普通肝素静脉推注，可有效改善患者冠脉内血流。研究回顾性分析了 1702 例 STEMI 行直接 PCI 的患者数据，其中 860 例在转运过程中接受了肝素和阿司匹林治疗，另外 842 例患者在院内接受治疗，分析数据发现，院前用药组患者血管再通率高，梗死相关血管（IRA）达到 TIMI 2~3 级的患者比例高（31% *vs* 20%），PCI 手术成功率较高（94% *vs* 89%），梗死面积相对较小，随访 30 天生存率明显降低（1.6% *vs* 3.4%）。由此可见，STEMI 早期应用 UFH，不但可以提高早期冠状动脉再通率、减少再闭塞，缩小梗死面积，同时可以减少直接 PCI 术中无复流的发生率。在临床中应强调 Door-Heparin 的时间，STEMI 患者应尽可能缩短 D-H 时间，越早应用 UFH，静脉溶栓治疗的效果越好，患者心肌再灌注水平越高。根据美国国家心血管 ACTION 注册研究（National Cardiovascular Data Registry，Acute Coronary Treatment and Intervention Outcomes Network Registry）显示[10]，在美国，约有 72% 的 STEMI 患者使用普通肝素进行抗凝治疗。然而，在我国，STEMI 患者早期肝素化的比例不达标，普通肝素的应用严重不足，由中国医学科学院阜外心血管病医院牵头的 CAMI 注册研究结果显示[11]，在入组的 STEMI 患者中，仅有约 6.8% 的患者在临床实践中应用了 UFH，是目前我国急性心肌梗死治疗领域中的严重实践误区。

(1) UFH 在 STEMI 溶栓治疗中的应用

各国指南均推荐 UFH 作为 STEMI 溶栓治疗中首选的抗凝辅助用药（均为Ⅰ类推荐）。溶栓治疗前早期静脉应用普通肝素，可提高早期冠状动脉再通率、减少再闭塞，缩小梗死面积。在溶解血栓、开通血管的同时，纤溶酶原激活剂还具有反跳性促凝的作用，纤溶酶与血凝块的结合具有极强的血小板激活作用。对于接受溶栓治疗的 STEMI 患者，如未及时予以充分的抗凝、抗血小板治疗，会导致血小板和凝血系统的反跳性激活，造成血栓顽固，不易疏通，导致冠脉再闭塞率高。因此，有效的抗凝治疗是溶栓的基础，溶栓必须配合抗凝辅助治疗，才能避免发生血管再闭塞。无论特异性及非特异性纤溶酶，持续性的抗凝抗栓是必须、必要的。已有大量研究证实，UFH 对于改善 STEMI 行溶栓治疗的患者预后具有重要意义。LIMITS 研究[12]共入组 118 例发病 6 小时内的 STEMI 患者，将患者随机分组，其中 56 例患者在溶栓治疗前予以 5000U 的普通肝素静脉推注，62 例患者予以安慰剂治疗，所有入组患者均应用沙芦普酶行溶栓治疗，在溶栓后 6~12 小时行 CAG，记录患者梗死血管 TIMI 血流情况、院内出血事件及死亡的发生率。结果发现，溶栓前接受普通肝素治疗的患者 IRA 达到 TIMI 2~3 级的比例明显升高（78.6% *vs* 58.5%，*P*=0.01），血管再通率明显升高，院内死亡率降低（5.4% *vs* 14.5%，95%CI：-20~1），且出血事件无显著差异（14.3% *vs* 8.1%，95%CI：-5.0~17.8）。Krumholz 等[13]回顾性分析了 6935 例 65 岁以上急性心肌梗死患者的临床资料，其中 3227 例（47%）接受静脉 UFH 治疗，分析结果显示，患者急性期静脉内应用 UFH 并不增加患者 30 天内的死亡率，且出血事件发生率也没有显著升高。值得重视的是，STEMI 早期患者机体处于高凝血栓状态，首次应用肝素时极少发生出血事件，此时不应过分担心肝素的出血风险。在应用肝素过程中，应避免突然停药，造成反跳性诱发血栓加重，从而恶化病情，因此，在普通肝素的使用过程中应逐渐减量，最终停药后应用低分子量肝素作为桥接替代抗凝治疗。

此外，Ⅱa 因子是促使纤维蛋白原转变为纤维蛋白最终形成红血栓的关键环节，早期灭活Ⅱa 至关重要，故在 STEMI 早期，低分子量肝素不能替代普通肝素的临床地位。

(2) 普通肝素在直接 PCI 围术期中的应用

目前，普通肝素是 STEMI 直接 PCI 围术期中最经典、最常用的抗凝药物，在各国指南中均为Ⅰ类推荐。前期的 HEAP（Heparin in Early Patency）研究证实[14]，急诊 PCI 术前应用大剂量肝素（300U/kg），可以增加患者冠脉再通率、改善患者症状。研究共入组 216 例发病 6 小时内的 STEMI 患者，将其随机分为两组：UFH 和对照组，UFH 组在术前接受 300U/kg 大剂量肝素静脉推注，随后行 CAG/PCI，结果显示，接受早期肝素化的患者 CAG 术中 IRA 再通比例高，达到 TIMI 2~3 级血流的患者比例增加（64% *vs* 41%），患者如能在发病早期（2 小时内）接受肝素化治疗，其获益将进一步提高，达到 TIMI 2~3 级血流的患者比例更高（51% *vs* 18%）。近年来，作为直接凝血酶抑制剂的比伐卢定也逐渐应用于临床，已有的 HORIZONS-AMI、EUROMAX 等多项大规模临床研究均对普通肝素和比伐卢定的疗效与安全性进行了分析与探讨[15,16]。由 G.Stone 教授牵头的 HORIZONS-AMI（Harmonizing Outcomes with Revascularization and Stents in AMI）研究是一项针对 STEMI 患者的大规模、多中心、前瞻性随机对照研究，试验入组 3602 例症状发作 12 小时内的 STEMI 患者，随机分为 UFH+GPI 组（1802 例）及比伐卢定组（1800 例），观察统计人群中主要不良心血管事件（死亡、血管再梗死、靶血管重建和卒中）和出血事件。随访 1 年，比伐卢定组的出血事件明显降低（8.3% *vs* 4.9%），两组的 MACE 发生率相似（5.5% *vs* 5.4%），而支架内血栓发生率 UFH+GPI 组患者明显低于比伐卢定组（0.3% *vs* 1.3%）。2013 年发表自 TCT 年会上的 EUROMAX（EUROpean Ambulance ACS AngioX）则提出了类似的问题，EUROMAX 试验共入组欧洲 65 家中心、2218 例拟接收直接 PCI 治疗的 STEMI 患者，入组对象随机予以比伐卢定组[0.75mg/kg 注射后 1.75mg/(kg·h) 静脉滴注]或肝素联合 GPI。随访 30 天发现，两组的全因死亡或心脏性死亡率并无差异（5.5% *vs* 6.6%），与肝素组比较，比伐卢定组支架内血栓风险增高（0.5% *vs* 1.6%）。2014 年单中心的 HEAT-PPCI（How Effective Are Antithrombotic Therapies in Primary Percutaneous Coronary Intervention）研究[17]也对直接 PCI 围术期应用肝素 / 比伐卢定的有效性及安全性进行了分析，研究共入组了 1829 例患者，研究结果显示，肝素组的 MACE 发生率明显低于比伐卢定组（5.7% *vs* 8.7%），主要出血事件无显著差异（3.5% *vs* 3.1%），在支架内血栓形成方面，比伐卢定组发生率较高（0.9% *vs* 3.4%）。2015 年，一项共纳入 22 个 RCT 的 Meta 分析显示[18]，在总数为 40 156 例的研究人群中，共有约 47.1% 的患者接受普通肝素治疗，52.9% 的患者应用比伐卢定，最终分析结果显示，比伐卢定虽然可以降低出血并发症的发生，但由于增加了患者术后 30 天内支架内血栓风险，比伐卢定总体并不能改善患者的临床获益。为减少支架内血栓的发生率，针对比伐卢定的 BRIGHT 研究[19]延长了 PCI 术后高剂量维持比伐卢定应用的时间，延长时间为 30 分钟 ~4 小时，结果显示，相比普通肝素（联合或不联合 GPI）组患者，两组支架内血栓发生比例相似（0.3% *vs* 0.3%）。随后，公布在 2015 年 ESC 年会的 MATRIX 研究第三部分结果则显示，将抗凝药物比伐卢定使用延长至 PCI 完成后至少 4 小时与 PCI 完成后立即停药相比无显著改善患者获益。MATRIX 研究第三部分共纳入 78 家临床中心、3610 例患者，随机分为两组：一组（1188 例）仅在 PCI 术中给予比伐卢定，术后立即减量停药，另一组（1799 例）在 PCI 术后继续给予比伐卢定，全剂量用药 4 小时，或以 0.25mg/kg 静脉用药至少 6 小时。试验主要终点包括术后 30 天靶血管血运重建、明确的支架内血栓和临床净不良事件。结果显示，两组主要终点发生率相似（11.9% *vs* 11.0%），延长比伐卢定用药时间并未显著改善患者的临床事件及支架内血栓形成风险。基于上述临床试验可以证实，对于STEMI行直接PCI术的患者而言，比伐卢定可降低行PCI的STEMI患者出血风险，但同时促使支架内血栓发生比例增高。因此，美国食品药物监督管理局（FDA）更新了比伐卢定的说明书，要求药品说明书上添加内容：接受PCI的STEMI患者，应用比伐卢定较肝素可增加急性（4小时内）支架内血栓形成风险，术后应用比伐卢定的患者应在可处理心肌缺血的医院内持续监测24小时。因此，肝素与比伐卢定在STEMI-PCI患者血栓/出血方面的获益与风险的比较目前仍存有争议。

相比比伐卢定，肝素价格更为低廉，且效果被证实安全可靠，药物效价比高，可降低中国广大冠心病患者的医疗费用，有效减轻患者的经济负担。

5. UFH抗凝的监测

临床中应用普通肝素时，需监测活化部分凝血活酶时间（APTT）或活化凝血时间（ACT）。测定APTT时，在贫血小板的血浆中加入APTT试剂（接触因子激活物+磷脂）及钙离子后，观察其凝固时间。APTT是内源性凝血功能的实验室检查，参考值为30~45秒，与肝素浓度具有一定相关性，其肝素剂量的敏感范围为0.1~1.0U/ml；当PTCA/PCI介入操作过程中，肝素浓度常超过1.0U/ml，此时应选择ACT监测抗凝效果。在试管中加入白陶土-脑磷脂混悬液，观察全血凝固时间，可测量得出ACT。对于高肝素水平的监测，ACT明显优于APTT。且相比APTT，ACT测定方便，操作更加简捷，可以及时指导临床医生调整患者肝素剂量，适合用于STEMI应用普通肝素患者的溶栓治疗监测。

6. 正视UFH的不良反应

UFH的主要并发症是出血。出血的绝对风险取决于UFH的总用量、患者的年龄、出血倾向、肾功能水平、是否联合应用抗血小板药物、介入血管路径的选择等因素。临床工作者应客观对待UFH的出血并发症，首先，由于STEMI早期患者机体处于高凝血栓状态，初次应用UFH（5000IU）时极少发生出血事件，此时不应过分担心肝素的出血风险；其次，目前桡动脉已成为STEMI急诊介入治疗的首选路径，其出血并发症的发生率较经股动脉路径明显减少，穿刺点出血、血肿等不良事件的发生已明显减少，从而有效改善患者预后，促进患者术后恢复。同时，规律检测ACT/APTT，避免连续、同时、同步、重叠且非减量应用抗栓抗凝药物，可以降低STEMI患者的出血风险。对于既往有消化道出血病史或出血高危的患者，可以考虑联合应用质子泵抑制剂。对于既往有颅内出血病史的患者，在应用肝素的过程中，应密切观察凝血指标及患者不良反应。

另一个可能的并发症是肝素诱导的血小板减少症（HIT）。HIT是由肝素类药物引起的一种以血小板减少为特征的并发症，主要表现为血小板减少、血小板激活和血栓形成。HIT可分为两型：最常见的为Ⅰ型，主要发生在初次使用UFH治疗后的1~3天之内。通常认为是由大剂量UFH引起血小板和纤维蛋白原结合而导致的一种轻微的血小板减少症，属非免疫系统介导反应，表现为血小板计数一过性轻微减少，随着继续应用肝素治疗，血小板计数将会逐渐上升，预后多较好。Ⅱ型HIT属自体免疫反应，表现为明显的血小板减少，其持续时间较长，可引起四肢血管闭塞或危及生命的动、静脉血栓栓塞。据文献报道，接受普通肝素治疗5天左右，约有1%的患者会出现与HIT有关的血栓形成。因此，应用肝素过程中应注意监测血常规等基础实验室指标，如怀疑患者发生HIT，无论是否伴有血栓形成，都应该立即停用肝素，换用其他抗凝药物，以免出现严重的血栓栓塞并发症。值得注意的是，肝素常见的不良反应多见于用药24小时后，而在急性心肌梗死早期，肝素化仍是最基础、有效的治疗，能够决定患者的临床预后及生活质量，不能因为过度担心其不良反应的发生，而忽视普通肝素在STEMI早期的应用。

7. 小结

对于STEMI患者来说，时间就是心肌，时间就是生命，普通肝素是急性心肌梗死早期经典的抗凝治疗选择，早期肝素化可显著增加冠脉血管再通率、缩小心肌梗死面积、预防心室重构，最终降低患者死亡率、显著改善患者生存质量，需要广大医务工作者予以足够的重视，进一步提高患者的救治率，改善患者预后。相比其他抗凝药物，普通肝素药物价格低廉，效果安全可靠，临床应用证据充分，药物效价比高，可显著降低中国广大冠心病患者的医疗费用，值得在临床实践中积极推广与应用。

（傅向华 肖宇杨 樊延明）

参考文献

[1] 国家心血管病中心 . 中国心血管病报告 2015. 北京:中国大百科全书出版社 . 2015:82-88.

[2] Li J, Li X, Wang Q, et al. ST-segment elevation myocardial infarction in China from 2001 to 2011 (the China PEACE-Retrospective Acute Myocardial Infarction Study): a retrospective analysis of hospital data. Lancet, 2015, 385 (9966): 441-451.

[3] 周玉杰,葛均波,韩雅玲 . 防栓抗栓现代治疗策略 . 北京:人民卫生出版社,2006:107-123.

[4] 韩雅玲,史旭波,郭静萱 . 抗栓与溶栓治疗:基础与实践 . 北京:人民军医出版社,2014:262-270.

[5] 中华医学会心血管病学分会,中华心血管病杂志编辑委员会 . 急性 ST 段抬高型心肌梗死诊断和治疗指南 . 中华心血管病杂志,2015, 43(5):380-393.

[6] Steg PG, James SK, Atar D, et al. ESC Guidelines for the management of acute myocardial infarction in patients presenting with ST-segment elevation. Eur Heart J, 2012, 33 (20): 2569-619.

[7] O'Gara PT, Kushner FG, Ascheim DD, et al. 2013 ACCF/AHA guideline for the management of ST-elevation myocardial infarction: a report of the American College of Cardiology Foundation/American Heart Association Task Force on Practice Guidelines. J Am Coll Cardiol, 2013, 61 (4): e78-140.

[8] Kolh P, Windecker S. ESC/EACTS myocardial revascularization guidelines 2014. Eur Heart J, 2014, 35 (46): 3235-3236.

[9] Zijlstra F, Ernst N, de Boer MJ, et al. Influence of prehospital administration of aspirin and heparin on initial patency of the infarct-related artery in patients with acute ST elevation myocardial infarction. J Am Coll Cardiol, 2002, 39 (11): 1733-1737.

[10] Kadakia MB, Desai NR, Alexander KP, et al. Use of anticoagulant agents and risk of bleeding among patients admitted with myocardial infarction: a report from the NCDR ACTION Registry--GWTG (National Cardiovascular Data Registry Acute Coronary Treatment and Intervention Outcomes Network Registry--Get With the Guidelines). JACC Cardiovasc Interv, 2010, 3 (11): 1166-1177.

[11] Xu H, Li W, Yang J, et al. The China Acute Myocardial Infarction (CAMI) Registry: A national long-term registry-research-education integrated platform for exploring acute myocardial infarction in China. Am Heart J, 2016, 175: 193-201.e3.

[12] Tebbe U, Windeler J, Boesl I, et al. Thrombolysis with recombinant unglycosylated single-chain urokinase-type plasminogen activator (saruplase) in acute myocardial infarction: influence of heparin on early patency rate (LIMITS study). Liquemin in Myocardial Infarction During Thrombolysis With Saruplase. J Am Coll Cardiol, 1995, 26 (2): 365-373.

[13] Krumholz HM, Hennen J, Ridker PM, et al. Use and effectiveness of intravenous heparin therapy for treatment of acute myocardial infarction in the elderly. J Am Coll Cardiol, 1998, 31 (5): 973-979.

[14] Verheugt FW, Liem A, Zijlstra F, et al. High dose bolus heparin as initial therapy before primary angioplasty for acute myocardial infarction: results of the Heparin in Early Patency (HEAP) pilot study. J Am Coll Cardiol, 1998, 31 (2): 289-293.

[15] Ducrocq G, Steg PG, Van' t HA, et al. Utility of post-procedural anticoagulation after primary PCI for STEMI: insights from a pooled analysis of the HORIZONS-AMI and EUROMAX trials. Eur Heart J Acute Cardiovasc Care, 2016.

[16] Stone GW, Mehran R, Goldstein P, et al. Bivalirudin versus heparin with or without glycoprotein Ⅱb/Ⅲa inhibitors in patients with STEMI undergoing primary percutaneous coronary intervention: pooled patient-level analysis from the HORIZONS-AMI and EUROMAX trials. J Am Coll Cardiol, 2015, 65 (1): 27-38.

[17] Shahzad A, Kemp I, Mars C, et al. Unfractionated heparin versus bivalirudin in primary percutaneous coronary intervention (HEAT-PPCI): an open-label, single centre, randomised controlled trial. Lancet, 2014, 384 (9957): 1849-58.

[18] Verdoia M, Schaffer A, Barbieri L, et al. Bivalirudin as compared to unfractionated heparin in patients undergoing percutaneous coronary revascularization: A meta-analysis of 22 randomized trials. Thromb Res, 2015, 135 (5): 902-915.

[19] Han Y, Guo J, Zheng Y, et al. Bivalirudin vs heparin with or without tirofiban during primary percutaneous coronary intervention in acute myocardial infarction: the BRIGHT randomized clinical trial. JAMA, 2015, 313 (13): 1336-1346.

室性心动过速的心电图诊断与三维标测消融

室性心动过速(简称室速,VT)是指起源于希氏束分叉处以下连续3个或3个以上的室性期前收缩形成的异位心律,常见于有器质性心脏病的患者,少数(约10%)可见于无明显器质性心脏病患者[1-3]。室速发作时常合并血流动力学障碍,可危及生命,及时依据心电图明确诊断并进一步采取相应的治疗措施,在临床上具有非常重要的现实意义[1-4]。近年来,随着电生理技术的进步,室速的心电图诊断以及三维标测和消融有了较多进展,本文拟就这些进展做一综述。

一、室速的心电图诊断

室速的心电图诊断主要依靠体表12导联心电图,大多数表现为宽QRS波心动过速,少数可表现为窄QRS波心动过速。因此,室速的心电图诊断主要根据QRS波宽度分两个方面进行。

1. 宽QRS波室速的诊断及鉴别

宽QRS波心动过速指心电图QRS波时限>120ms,频率>100次/分的心动过速,其中室速占80%,室上性心动过速合并固定或功能性束支阻滞约占15%,旁道前传介导的心动过速约占5%[2,3]。宽QRS波心动过速的鉴别通常依赖于一些传统的心电图特征以及一些流程图。

传统的鉴别宽QRS波心动过速的方法有如下几种:

(1) 房室分离、心室夺获及室性融合:如心电图可见明显的房室分离,且心室率快于心房率,即可明确诊断为室速,部分患者可见心房夺获和/或室性融合波形。通常情况下,在下壁导联Ⅱ、Ⅲ、aVF上较易发现房室分离,为提高房室分离的检出率,可行12导联同步心电图,并记录长Ⅱ导联以便于观察。房室分离诊断室速的特异性几乎可达100%,但由于室速时心室率通常较快,很难观察到明确的P波,且有部分室速存在室房1∶1逆传。因此,其敏感性较低,仅20%~40%。如心电图没有明确房室分离的特征,亦不能除外室速。

(2) 无人区电轴 额面QRS波电轴位于-90°~±180°之间(也称电轴极度左偏或重度右偏),即落在第3象限,支持室速诊断,其特异性几乎可达100%。右束支阻滞图形(RBBB,V_1导联QRS波主波向上)伴有电轴左偏超过-30°,提示室速诊断;左束支阻滞图形(LBBB,V_1导联QRS波主波向上)电轴右偏超过+90°,也提示室速诊断。

(3) 胸前导联QRS波的同向性:胸前导联QRS波的同向性指是指V_1~V_6导联QRS波主波一致向上(正向一致性)或一致向下(负向一致性),其中负向一致性几乎可以肯定是室速,而正向一致性则需排除伴旁道前传(A型预激)的房室折返性心动过速。

虽然这些常规诊断室速的心电图特征较为简单,且特异性较高,但敏感性均较低,因此自20世纪70年代以来,一些学者探索了一些宽QRS波心动过速的鉴别诊断流程。

(1) Wellens诊断流程[5](1978年):针对V1导联呈RBBB图形的宽QRS波心动过速,Wellens总结了诊断室速的4条标准:①QRS波时限>140ms;②电轴左偏;③V_1导联QRS波呈RS或RSr(兔耳征)型,V_6导联R/S<1,呈QR、QS型;④房室分离及心室夺获。

(2) Kindwall诊断流程[6](1988年):当心动过速V_1导联呈LBBB图形时,可采用Kindwall流程进行鉴别:①QRS波时限>160ms;②V_1/V_2导联r波时限>30mV;③V_6导联存在Q波,呈QR或QS型;④V_1/V_2导联QRS波起始至S波最深点>60ms;⑤V_1/V_2导联S波的降支出现切迹。该方法诊断室速的特异性可达94%~100%,但敏感性仅为30%~64%。

(3) Brugada诊断流程[7](1991年):1991年,Brugada在分析了554例宽QRS波心动过速(其中室速384例,室上速170例)心电图后,总结出了诊断宽QRS波心动过速的流程(图1),并成为近年来应用较为广泛的方法之一。在2015年10月美国ACC/AHA/HRS联合发表的室上速处理指南中,也对Brugada 4步鉴别法进行了认定[8,9]。

Brugada 4步法对宽QRS波心动过速的鉴别诊断敏感性可达98.7%，特异性为96.5%，但不能鉴别预激伴旁道前传与室速。为进一步鉴别预激伴旁道前传与室速，Brugada又对上述方法进行了补充（Antunes法，具体见图1）[10]。

（4）Vereckei四步法[11]（2007年）：2007年，Vereckei通过分析AVR导联及Vi/Vt值对453例（室速331例，室上速105例，旁道前传参与的心动过速17例）经电生理检查确诊的宽QRS波心动过速进行了分析，并与Brugada的方法进行对比，发现Vereckei法较Brugada法具有更高的敏感性及特异性。采用aVR导联诊断室速的理论基础在于aVR导联起始出现R波，反映额面电轴位于无人区，诊断为室速的准确性为97.6%。Vi/Vt反映的是心室激动的前40ms和后40ms所产生电压的比值。室上性心动过速经过房室结及希浦氏系统前传，其前40ms心肌除极的速度和产生的电压绝对值高于心室除极完毕前的40ms，因此Vi/Vt>1。而室速起源于心室，前40ms心肌除极的速度慢，产生的电压相对较小，而除极终末部分是通过希浦氏系统进行，因此Vi/Vt≤1，该指标诊断室速的正确率为82.2%。Vereckei法诊断室速的流程如下图（图2）。

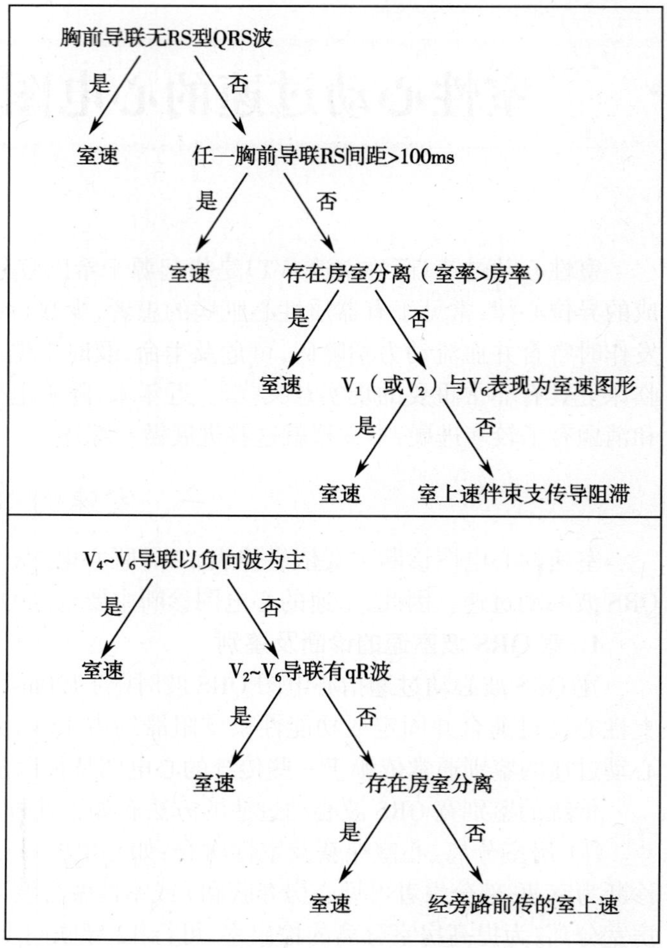

图1 宽QRS波心动过速的Brugada诊断流程（上）及其补充方法（Antunes法，下）

（5）VereckeiaVR导联诊断室速的4步法[12]（2008年）：为进一步简化室速的诊断流程，Vereckei在2008年又提出了以aVR导联诊断室速的流程，通过对483例宽QRS波心动过速的分析，显示简化aVR导联诊断流程和Vereckei 4步法具有相似的敏感性和特异性，并优于Brugada法。但在2015年美国ACC/AHA/HRS联合发表的室上速处理指南中，仅肯定了新Vereckei 4步法中的前3步，并没有肯定Vi/Vt方法。aVR导联诊断室速的新Vereckei 4步法见图3。

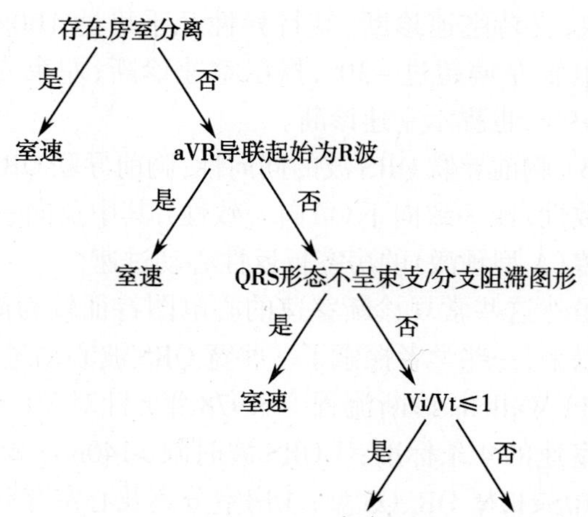

图2 Vereckei法诊断室速的流程图

（6）Ⅱ导联R波达峰时间[13]（2010年）：2010年，Pava提出了采用Ⅱ导联R波达峰时间来判断室速的简便方法，通过对218份宽QRS波心电图进行分析，发现R波达峰时间≥50ms对诊断室速的敏感性可达93%，特异性达99%，阳性预测值达98%。为目前诊断室速最为简便的方法，并得到了相应处理指南的肯定[8,9]。

宽QRS波心动过速的鉴别诊断一直是心电图领域的重点和热点，快速而准确的诊断对治疗措施的制定具有重要意义，结合常见室速的心电图特征，Brugada 4步法，VereckeiaVR单导联诊断4步法，以及Ⅱ导联达峰时间，基本可对绝大多数室速作出正确诊断。

2. 窄 QRS 波室速

在少数情况下，室速也可表现为窄 QRS 波形，通常起源于特殊传导系统附近，如左室高位间隔起源的分支性室速，其心电图 QRS 波几乎和窦律一致。一般来说，窄 QRS 波心动过速 95% 为室上速，起源于束支分叉以上，而仅有 5% 为室速，特别是儿童基底部起源的特发性室速可小于 120ms。此时室速的鉴别主要通过观察是否存在房室分离、室性融合波等传统鉴别方式进行鉴别诊断；此外，当心电图有特异的束支 / 分支传导阻滞表现时候，应该注意窄 QRS 波室速（如分支型室速）的可能性[1,3,8,14,15]。

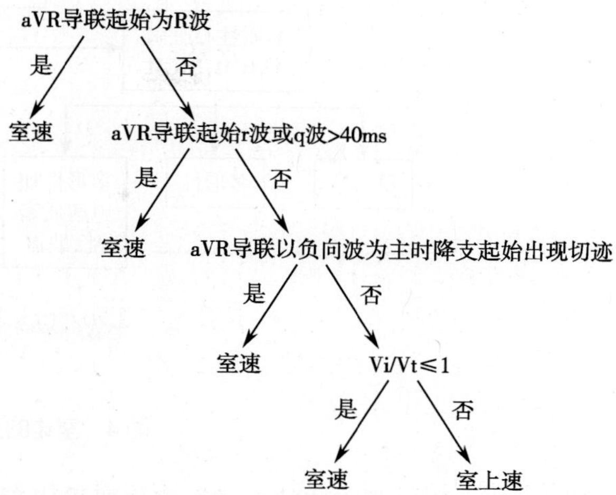

图 3　aVR 导联诊断室速的 4 步法

室速的诊断主要依据心电图进行，如果同时结合患者既往病史（如有无器质性心脏病、预激综合征等），则大多数可以及时做出明确的诊断；而在急诊处理时，倘若不能明确宽 QRS 波心动过速的诊断，则可以按照室速进行处理[2,3,9]。同时，对于诊断不能明确的心动过速（尤其是宽 QRS 波心动过速），则需要积极考虑电生理检查明确诊断[3]。

二、室速的三维标测和消融

室速的初始治疗以药物治疗为主，后期随着医疗技术的进步，逐渐开展手术治疗，最早报道的手术是通过室壁瘤切除成功治疗室壁瘤相关室速；而后于 1979 年才开始在电生理指导下心内膜切除治疗恶性室速。但因创伤大，外科手术的开展受到较多限制，而内科导管消融治疗逐渐兴起，起初采用直流电能量治疗室速，但因其安全性问题，逐渐过渡到采用目前最为常用的射频能量进行导管消融治疗[1,4,16]。既往室速的导管消融主要在 X 线透视指导下通过激动标测、起搏标测以及拖带标测等方式来进行，而如今随着三维标测系统的广泛应用，借助三维标测系统可以三维重建心室解剖结构以及直观显示时空分布的优势，室速的标测及消融手段较前改进（可以进行直观的激动标测、电压标测等），其手术疗效较前提高[17-22]。三维标测有其优势，但是仍需要结合起搏标测、拖带标测等方式以便进一步明确病灶关键区域并进行相应的消融治疗，方能取得较好效果。

室速的定义如上所述比较明确，但是室速有不同的分类方式，如根据室速维持时间是否超过 30 秒为界分为非持续性室速和持续性室速；根据形态分为单形性室速、多形性室速以及尖端扭转性室速；此外，还可以根据是否合并器质性心脏病而将室速分为器质性心脏病室速和非器质性心脏病室速[1-3]（图 4，见文末彩图 46）。室速的标测及消融因室速类型及机制的不同而各有侧重，结合具体的临床实践，本文将分别围绕器质性心脏病室速和非器质性心脏病室速的三维标测消融进行阐述。

1. 非器质性心脏病室速的三维标测及消融

尽管室速常见于器质性心脏病患者，但是将近 10% 的室速出现于无明显器质性心脏病的患者（经心电图、心脏超声、心脏磁共振、冠脉造影等检查除外），这类室速亦常被称为特发性室速[1-3]。这些所谓特发性或非器质性心脏病室速根据不同定义及起源部位又可进一步细分为流出道室速、流入道室速、分支型室速、乳头肌室速等（见图 4）。总体来说，特发性室速因其病灶相对局限，多为单形性室速，无器质性基础，其手术成功率较器质性心脏病室速高，且大多数可免于植入型心律转复除颤器（implantable cardioverter defibrillator，ICD）治疗，因此导管消融对于多数非器质性室速可视为一种治愈性的手术[1-4]。

（1）流出道室速：又称腺苷敏感型室速，是最常见的特发性室速，一般见于 30~50 岁患者，尤其多见于女性[23]。流出道室速的发病基础主要是晚后除极引起触发活动或者是局部心肌异常自律性电活动，因此流出道室速更多见的是局灶起源，这也决定了流出道室速很难被拖带验证，但是流出道室速可以为快速起搏所诱发并加速。因此，对于流出道室速，拖带标测理论上没有意义，而激动标测则可以找到室速的最早

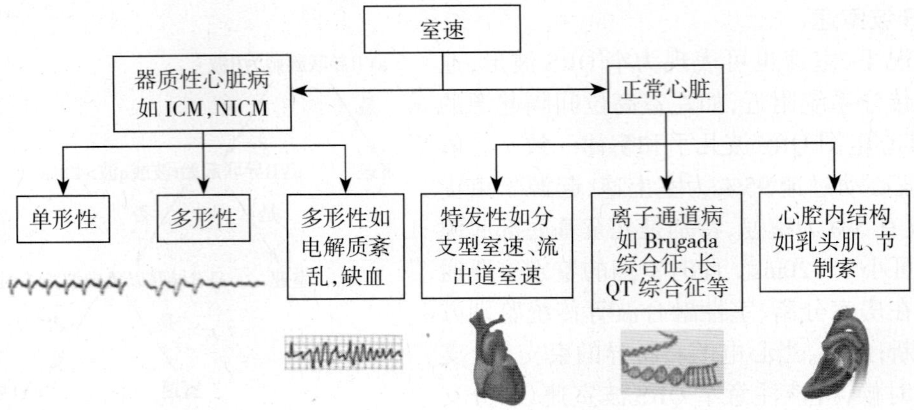

图 4 室速的分类（修改自参考文献 1）

起源点[23]。流出道室速的三维标测主要采用激动标测，但是激动标测在一些情况下会受到一定的限制，如室速不稳定（血流动力学或形态不稳定）或者不能诱发等。这种情况下，起搏标测则有其用武之地，但同样的，起搏标测亦存在一定缺陷，尤其是在瓣膜周边，常因需要较高输出方能夺获心肌，这时起搏标测的特异性和敏感性就有所降低。因此，一般情况下，如果可以进行激动标测的话，建议先进行激动标测，在标测过程中需要注意一些特殊电位（如锋电位）以免遗漏真正的靶点；必要时需要结合起搏标测等进一步明确[23,24]。一般来说，特发性的流出道室速很难标测出异常的心室电活动，因此不会进行基质标测，而如果标测到异常电活动，则需要考虑潜在的心肌病可能（如致心律失常性右室心肌病）[1-3,16,25]。

对于流出道室速，最佳的消融靶点大多是心内膜面激动标测到的最早激动点，且起搏形态相匹配的位置，而理想消融靶点的腔内心电图特征一般为：单极可记录到完全负向的 QS 波、并且该负向波与双极上电位起始同步[26]。少部分情况下，心内膜消融可能不是很理想，此时则需要注意标测周边毗邻的位置，如通过心大静脉远端标测，甚至需要心包穿刺进行心外膜标测[23,24,27,28]。而消融之后的诱发验证对手术预后也存在影响，一般建议消融后需要常规观察等待 30 分钟，并且在观察期间应该静滴异丙肾上腺素诱发，以期降低流出道室速的复发，但是应用异丙肾上腺素进行诱发时候需要注意可能会导致患者出现胸痛等不适[1,3]。目前，流出道室速的手术成功率高，可以超过 90%（其中右室流出道室速成功率相对最高），但是流出道室速复发并不少见，必要时可以再次手术[23]。

（2）流入道室速：即起源于二尖瓣环或三尖瓣环附近的室速，与流出道室速同样多见于非器质性心脏病，其发生也主要是由于自律性增强或触发活动造成的，因此，流入道室速的三维标测及消融与流出道室速基本类似[29-31]。但是，因为靠近瓣环附近，起搏标测受到的限制更为明显，故激动标测更为重要。流入道室速因解剖部位所致导管到位和操作相对困难，故其手术成功率相对流出道室速也要低一些[30,31]。

（3）分支型室速：也称特发性左室室速或维拉帕米敏感性室速，常见于 20~40 岁的年轻患者，尤其多见于亚裔男性[17]。因为分支型室速需要特殊传导系统参与维持，因此，其体表心电图常有特征性的束支传导阻滞表现，且其 QRS 波宽度相对较窄（一般在 120~140ms）；但分支型室速常起源于分支远端的浦肯野纤维，而不是真正的分支内[14,15]。目前认为分支型室速的机制是折返，因此，可以通过心房或心室程序起搏刺激诱发，而且可以被拖带。在分支型室速的标测过程中，一般进行激动标测，寻找最早的局部 P 电位进行消融；而亦有认为应该找寻收缩期前 P 电位（即 PP 电位或 P2 电位）进行消融，但是 P2 电位的寻找存在一定难度[1,3,32]。在进行分支型室速的标测和消融过程中，需要注意谨慎操作消融导管，以免因为机械刺激造成传导系统水肿而终止室速，甚至导致室速不能再重复诱发。在这种情况下，可以进行基质标测并进行消融（找寻最早的 P1 电位、或者经验性消融左后分支的中远端）。虽然分支型室速是折返机制，但其关键峡部比较小，一般进行点消融即可成功，但亦可垂直于分支进行短线消融[1]。分支型室速的手术成功率也较高，在 80%~90%，但是术后有部分容易复发，而且复发的室速大多数是与原先分支相关[17]。在消融之后应该注意在足够的观察等待期间反复进行程序刺激诱发，包括心房和心室程序刺激，以提高手术成功率。

（4）腔内特殊结构相关性室速：部分特发性室速可起源于心腔内特殊结构，如乳头肌、节制束、假腱索等。因其起源部位位于心腔内，解剖相对独特，导管操作比较难到位，因此这些特殊结构室速的消融相对复杂且成功率相对较低[33-36]。这类室速大多数是局灶自律性增加引起的，因此理论上仍应该进行激动标测。起搏标测在这类室速的应用价值有限，因容易夺获周边临近组织造成起搏匹配程度差异大，不容易找到确切的室速关键区域；但是起搏标测仍是三维激动标测的有利补充。对于心腔内结构相关性室速，在标测的同时如果能同时结合图像融合技术可能有助于识别导管位置，而腔内超声对于心腔内结构的识别以及指导导管到位有较大优势[34,37]，而冷冻消融导管可能有助于提高导管的贴靠程度[1]。值得注意的是，因为这些室速起源于心腔内结构，周边血流较快，射频消融能量损失较多，一般可以增加输出功率，并调整冷盐水灌注流速，以期提高手术成功率。

2. 器质性心脏病室速的三维标测及消融

在有器质性心脏病的患者中，无症状的非持续性室速并不少见（尤其是动态心电图检查常可发现），目前并无证据支持对这类室速进行积极治疗，因为干预非持续性室速并不一定能改善患者的预后[1,4,16]。但如果是持续性室速或者症状性室速，则常可引起患者出现严重症状，并可出现血流动力学障碍、猝死等严重事件，因此，对于症状性、持续性室速则需要积极治疗，器质性心脏病患者大多需要进行 ICD 植入治疗[1-3]。但是 ICD 植入后，多数患者将遭遇室性心律失常复发，且除颤治疗将降低患者生活质量及生存期，因此，对于这部分患者如果 ICD 程控及 / 或药物调整治疗之后仍然反复有室性心律失常发作，则需要考虑导管消融治疗[1-3]。近来的研究提示，对于反复发作的器质性心脏病室速，导管消融可以明显减少室速的发作、减少住院率、改善患者生活质量，并可延长患者生存期；对室速电风暴患者，尤其如此，应尽早或急诊行导管消融[1,4]。在这些情况下导管消融的指南推荐级别均为 I 类、B 级证据。

在器质性心脏病室速中，持续性单形性室速大多是折返引起的，但仍有一小部分是由于局灶自律性增加或者触发活动引起[1,4,16,38]。折返的形成一般需要有解剖屏障以使折返环路得以维持，这些解剖屏障常为瘢痕与周边解剖结构(如瓣环）构成缓慢传导通路；当然，功能性折返不一定需要解剖屏障的存在。因此，对于器质性心脏病室速的标测及消融则需要注意找寻室速得以维持的关键峡部，并进一步对相关解剖屏障进行改良以进一步提高手术成功率。这也就在机制上决定了器质性室速的标测及消融以基质标测为主，同时结合激动标测、拖带标测、起搏标测等方式，而消融主要针对异常传导通路，并同时注意基质改良（包括心外膜基质）。

(1) 瘢痕相关性室速：瘢痕相关性室速是器质性心脏病里面较为常见的室速，顾名思义其发病基础为瘢痕及其周边组织的传导异常，使得电传导在局部延迟、阻滞进而形成折返通路。大多数瘢痕相关性室速的瘢痕见于既往心肌梗死后，但亦可见于致心律失常性右室心肌病（ARVC/D)、肥厚型心肌病、扩张型心肌病、心肌淀粉样变性、既往心脏外科手术后等[1,4,16,25]。在瘢痕性室速消融之前，应该尽可能完善相关的影像学检查，如心脏磁共振或心脏 CT 增强检查，有助于判断心脏的功能、了解心脏瘢痕分布范围并进一步预估消融部位及范围[39-41]。

瘢痕相关性室速的三维标测方式主要是基质标测、激动标测，再结合拖带标测、起搏标测等传统标测方式来明确室速的发病基础及关键峡部。理论上激动标测可以标测出舒张期电位或舒张期连续电活动在心动过速周期的激动时间，并可在三维上直观定位显示，但是激动标测在瘢痕相关性室速中的应用受到较多限制，因为仅 30% 左右的瘢痕相关性室速可以稳定的完成激动标测或拖带标测[42]。而且激动标测并不足以完全确认需要消融的部位，因此，进行三维激动标测时候需要同时结合拖带标测来确定关键峡部以明确消融部位。但在新近发表的一项基础研究中，拖带标测会高估真正峡部的面积，而高分辨率激动标测则可以更好的指导消融治疗[43]。同样的，因起搏的 QRS 形态与输出电流、起搏间期、导管方向、周边组织兴奋性等因素有关，起搏标测在瘢痕性室速中的应用同样也受到较多限制[44]。

基质标测包括找寻指示异常心肌的特征性电位，如碎裂电位、双电位、心室局部异常电位（local abnormal ventricular activity，LAVA）[45]；而对于瘢痕相关性室速来说，基质标测主要是指电压标测，目前比较统一的瘢痕定义一般是指局部双极电压 <0.5mV，而正常组织的电压一般 >1.5mV，介于两者之间则定义为心肌瘢痕边界区[46]；但是对于不同个体，电压值的设置可能需要根据情况进行个体化调整，以免遗漏真正的关键区域。基质标测也同样存在缺陷，比如电压值可能因为导管贴靠不稳定而低估等（具体见表 1[1]）。

表1 不同标测技术的不足

标测方式	不足或缺陷
激动标测	大部分室速不能稳定维持以完成完整的激动标测 舒张期电位可能不是关键峡部的组成部分 难以标测出折返激动的整个周期(尤其是当折返环路包括心外膜或中膜)
拖带标测	难以明确是通过导管头端或环形电极夺获心肌 难以明确导管仅仅贴靠某一组织(希浦系统、乳头肌) 可能因为信号干扰,难以明确判断起搏后间期 室速可能因为血流动力学不稳定或不持续而不能完成拖带
起搏标测	起搏后 QRS 波形态与起搏输出电流、偶联间期以及导管方向有关 如果起搏部位临近折返环路则有可能误导关键峡部(旁观通路) 即使在关键峡部,QRS 波形态也可能不匹配(尤其是因功能性阻滞引发折返) 难以明确是通过导管头端或环形电极夺获心肌 难以明确起搏电极夺获的部位及面积 对于室壁内心律失常则没有意义
基质标测	上述所有不足 难以明确异常碎裂电位是否与心律失常有关 统一的电压设置标准可能遗落真正的心律失常区域 电压值与电极间距及其与心肌激动之间的方向有关 室壁内异常基质可能难以通过双极标测导管明确标识出来 导管与组织之间的接触难以明确进而影响电压值

而近期推出的压力监测导管、借助阻抗判断导管贴靠程度进行的单极电压基质标测等方式则可在一定程度上克服上述缺陷[20,43,47,48]。

在完成瘢痕相关性室速的标测之后主要是明确关键峡部并针对感兴趣的部位进行消融,如激动标测、拖带标测等明确的关键峡部或者基质标测确认的异常电位等。在进行激动标测或拖带标测时,诱发室速的方式将影响手术成功率。一般需要通过至少两个部位刺激来验证诱发情况,如果采用较高频率的基础刺激周长再加上数个期前刺激则有可能提高诱发的效率,但是随着刺激方案的激进,诱发敏感性提高的代价是特异性降低[49]。一般来说,除了在 ARVC/D 可能需要静滴异丙肾上腺素诱发之外,异丙肾上腺素并不常规用于瘢痕相关性室速的诱发[38]。临床型室速消融比较关键,但是目前亦有报道对于诱发出来的室速亦应该进一步消融,且以未能诱发室速作为手术终点可以提高预后[50,51]。

虽然通过激动、拖带标测等方式可以解决部分瘢痕相关性室速,但是瘢痕相关性室速顾名思义就是和瘢痕有关,因此,目前对于瘢痕性室速的消融主要还是围绕瘢痕做文章,也即以基质标测指导消融为主。目前瘢痕相关性室速进行基质改良的方法有瘢痕均质化(scar homogenization)、瘢痕去通道化(scar de-channelling)、核心区域隔离(core isolation)等多种术式[52-55]。心肌瘢痕区域内的存活心肌,多表现为延迟心室电位,可在窦律或心房起搏下标测到,常常是室速关键通道的重要组成部分,瘢痕均质化或去通道化就是消除瘢痕内的残存心肌电活动。通过对相应瘢痕进行基质改良,手术即刻成功率较高,且不需要反复诱发标测验证,因此,基质标测指导下的基质改良在瘢痕相关性室速的导管消融中有较大优势。从近期的文献研究来看,应用三维标测技术在基质标测指导下进行基质改良比其他标测方式更有优势[56,57]。另外,冷盐水灌注导管和压力监测导管的应用,可以缩短标测时间,节约手术时间,减少电复律,降低手术风险,进一步提高手术成功率。

瘢痕相关性室速,虽然都和瘢痕有关,但其长期预后则和原先器质性心脏病基础有关,通过长期的随访,ARVC/D 和缺血性心肌病室速的导管消融效果要优于其他器质性心脏病室速,且部分患者需要心内膜和心外膜联合消融,以提高导管消融的成功率。对于 ARVC/D 患者,可能是因为室速多数起源于右心室,心肌相对较薄,通过心内膜和心外膜消融可以达到透壁损伤的目的,疗效相对较好;而对于缺血性心肌病室速,其原因可能是因为缺血性心肌病室速的瘢痕大多数分布相对局限,而不像其他器质性心脏病的瘢痕以散在片状分布为主[4,16,58]。对于器质性心脏病室速患者，为了有效降低室速的复发率，部分患者需要多次经导管消融手术。但即便是在成功消融的患者，由于并存的疤痕性室速和心功能不良及基础疾病进展的影响，多数患者仍应植入 ICD[1-3]。

(2) 束支折返性室速：束支折返性室速多伴发于有器质性心脏病的患者，其中主要为扩张型心肌病以及冠心病，此外，还可发生于心脏瓣膜病、特发性 His-Purkinje 系统病变的患者[14,15,59]，在窦律下，常有不同程度的室内传导阻滞。束支折返性室速属于 His-Purkinje 系统参与的大折返性室速，但希氏束并非折返环路的一部分，其 QRS 波形态则因其参与折返通路的束支传导阻滞类型而有区别，常见右束支前传并通过左束支缓慢逆传形成环路(即表现为左束支传导阻滞图形)[1]。束支折返性室速腔内电生理的特点主要是：①窦律下 HV 间期延长并且在室速周期下 HV 间期延长更为明显；②心室激动时间晚于希氏束或左右束支；③室速周长变化时 HH 间期或者束支电位间期先于 VV 间期变化[1,60]。束支折返性室速周长往往小于 300ms，加之患者多数有器质性心脏病，发作时可致晕厥，因此需要积极治疗，但药物治疗通常无效，而导管消融成功率高[14,15,59]。因考虑左束支传导延迟所致的电不同步化对心功能的不良影响，通常不把左束支作为消融靶点，而通常将右束支作为消融靶点，但因为左束支常存在基础病变，因此，消融右束支之后可能增加房室传导阻滞的风险而需要起搏器植入[61]。即便是在成功消融的患者，由于并存的瘢痕性室速和心功能不良及基础疾病进展的影响，多数患者仍有猝死风险，高危者应植入 ICD[1-3]。现有研究并不能证明束支折返性室速成功消融后能改善患者预后，但可以明显减少 ICD 放电次数，并改善患者生活质量[1-3,59]。

综上，室速的标测及消融需要根据患者有无基础疾病、室速类型预先判断其发生机制、基质，并针对性地采取不同标测手段验证并找寻关键区域，以利于指导消融治疗；而在标测过程中需要注意找寻周边毗邻组织，必要时需要心外膜标测消融。借助三维标测系统，室速的标测及消融效率较前有所提高，但仍需结合传统的标测方式，扬长避短，优势互补，以助于提高手术成功率。

(陈松文　凌智瑜　刘少稳)

参考文献

[1] Killu AM, Mulpuru SK, Asirvatham SJ. Mapping and ablation procedures for the treatment of ventricular tachycardia. Expert Rev Cardiovasc Ther, 2016, 14(9): 1071-1087.

[2] Priori SG, Blomstrom-Lundqvist C, Mazzanti A, et al. 2015 ESC Guidelines for the management of patients with ventricular arrhythmias and the prevention of sudden cardiac death: The Task Force for the Management of Patients with Ventricular Arrhythmias and the Prevention of Sudden Cardiac Death of the European Society of Cardiology (ESC). Endorsed by: Association for European Paediatric and Congenital Cardiology (AEPC). 2015, 36: 2793-2867.

[3] Pedersen CT, Kay GN, Kalman J, et al. EHRA/HRS/APHRS expert consensus on ventricular arrhythmias. Heart Rhythm, 2014, 11(10): e166-e196.

[4] Betensky BP, Marchlinski FE. Outcomes of Catheter Ablation of Ventricular Tachycardia in the Setting of Structural Heart Disease. Curr Cardiol Rep, 2016, 18(7): 68.

[5] Wellens HJ, Bar FW, Lie KI. The value of the electrocardiogram in the differential diagnosis of a tachycardia with a widened QRS complex. Am J Med, 1978, 64(1): 27-33.

[6] Kindwall KE, Brown J, Josephson ME. Electrocardiographic criteria for ventricular tachycardia in wide complex left bundle branch block morphology tachycardias. Am J Cardiol, 1988, 61(15): 1279-1283.

[7] Brugada P, Brugada J, Mont L, et al. A new approach to the differential diagnosis of a regular tachycardia with a wide QRS complex. Circulation, 1991, 83(5): 1649-1659.

[8] Page RL, Joglar JA, Caldwell MA, et al. 2015 ACC/AHA/HRS Guideline for the Management of Adult Patients With Supraventricular Tachycardia: Executive Summary: A Report of the American College of Cardiology/American Heart Association Task Force on Clinical Practice Guidelines and the Heart Rhythm Society. J Am Coll Cardiol, 2016, 67(13): 1575-1623.

[9] Page RL, Joglar JA, Caldwell MA, et al. 2015 ACC/AHA/HRS Guideline for the Management of Adult Patients With Supraventricular Tachycardia: A Report of the American College of Cardiology/American Heart Association Task Force on Clinical Practice Guidelines and the Heart Rhythm Society. J Am Coll Cardiol, 2016, 67(13): e27-e115.

[10] Antunes E, Brugada J, Steurer G, et al. The differential diagnosis of a regular tachycardia with a wide QRS complex on the 12-lead ECG: ventricular tachycardia, supraventricular tachycardia with aberrant intraventricular conduction, and supraventricular tachycardia with

anterograde conduction over an accessory pathway. Pacing Clin Electrophysiol, 1994, 17(9): 1515-1524.

[11] Vereckei A, Duray G, Szenasi G, et al. Application of a new algorithm in the differential diagnosis of wide QRS complex tachycardia. Eur Heart J, 2007, 28(5): 589-600.

[12] Vereckei A, Duray G, Szenasi G, et al. New algorithm using only lead aVR for differential diagnosis of wide QRS complex tachycardia. Heart Rhythm, 2008, 5(1): 89-98.

[13] Pava LF, Perafan P, Badiel M, et al. R-wave peak time at DⅡ: a new criterion for differentiating between wide complex QRS tachycardias. Heart Rhythm, 2010, 7(7): 922-926.

[14] Nogami A. Purkinje-related arrhythmias part Ⅰ: monomorphic ventricular tachycardias. Pacing Clin Electrophysiol, 2011, 34(5): 624-650.

[15] Nogami A. Purkinje-related arrhythmias part ii: polymorphic ventricular tachycardia and ventricular fibrillation. Pacing Clin Electrophysiol, 2011, 34(8): 1034-1049.

[16] Winterfield JR, Mahapatra S, Wilber DJ. Catheter ablation of ventricular arrhythmias: targets, tactics, and tools. 2013: 28, 344-353.

[17] Liu Y, Fang Z, Yang B, et al. Catheter Ablation of Fascicular Ventricular Tachycardia: Long-Term Clinical Outcomes and Mechanisms of Recurrence. Circ Arrhythm Electrophysiol, 2015, 8(6): 1443-1451.

[18] Kapel GF, Sacher F, Dekkers OM, et al. Arrhythmogenic anatomical isthmuses identified by electroanatomical mapping are the substrate for ventricular tachycardia in repaired tetralogy of Fallot. Eur Heart J, 2016. [Epub ahead of print].

[19] Chang YT, Lin YJ, Chung FP, et al. Ablation of ventricular arrhythmia originating at the papillary muscle using an automatic pacemapping module. Heart Rhythm, 2016, 13(7): 1431-1440.

[20] Dinov B, Schratter A, Schirripa V, et al. Procedural Outcomes and Survival After Catheter Ablation of Ventricular Tachycardia in Relation to Electroanatomical Substrate in Patients With Nonischemic-Dilated Cardiomyopathy: The Role of Unipolar Voltage Mapping. J Cardiovasc Electrophysiol, 2015. [Epub ahead of print].

[21] Irie T, Yu R, Bradfield JS, et al. Relationship between sinus rhythm late activation zones and critical sites for scar-related ventricular tachycardia: systematic analysis of isochronal late activation mapping. Circ Arrhythm Electrophysiol, 2015, 8(2): 390-399.

[22] Tzou WS, Frankel DS, Hegeman T, et al. Core isolation of critical arrhythmia elements for treatment of multiple scar-based ventricular tachycardias. Circ Arrhythm Electrophysiol, 2015, 8(2): 353-361.

[23] Heeger CH, Hayashi K, Kuck KH, et al. Catheter ablation of idiopathic ventricular arrhythmias arising from the cardiac outflow tracts- recent insights and techniques for the successful treatment of common and challenging cases. Circ J, 2016, 80(5): 1073-1086.

[24] Liao Z, Zhan X, Wu S, et al. Idiopathic ventricular arrhythmias originating from the pulmonary sinus cusp: prevalence, electrocardiographic/electrophysiological characteristics, and catheter ablation. J Am Coll Cardiol, 2015, 66(23): 2633-2644.

[25] Peters S, Trummel M, Koehler B. Special features of right bundle branch block in patients with arrhythmogenic right ventricular cardiomyopathy/dysplasia. Int J Cardiol, 2012, 157(1): 102-103.

[26] Stevenson WG, Soejima K. Recording techniques for clinical electrophysiology. J Cardiovasc Electrophysiol, 2005, 16(9): 1017-1022.

[27] Lin CY, Chung FP, Lin YJ, et al. Radiofrequency catheter ablation of ventricular arrhythmias originating from the continuum between the aortic sinus of Valsalva and the left ventricular summit: Electrocardiographic characteristics and correlative anatomy. Heart Rhythm, 2016, 13(1): 111-121.

[28] Santangeli P, Marchlinski FE, Zado ES, et al. Percutaneous epicardial ablation of ventricular arrhythmias arising from the left ventricular summit: outcomes and electrocardiogram correlates of success. Circ Arrhythm Electrophysiol, 2015, 8(2): 337-343.

[29] Tada H, Tadokoro K, Ito S, et al. Idiopathic ventricular arrhythmias originating from the tricuspid annulus: Prevalence, electrocardiographic characteristics, and results of radiofrequency catheter ablation. Heart Rhythm, 2007, 4(1): 7-16.

[30] Li T, Zhan XZ, Xue YM, et al. Combined approach improves the outcomes of catheter ablation of idiopathic ventricular arrhythmias originating from the vicinity of tricuspid annulus. Pacing Clin Electrophysiol, 2014, 37(5): 624-629.

[31] Wasmer K, Kobe J, Dechering DG, et al. Ventricular arrhythmias from the mitral annulus: patient characteristics, electrophysiological findings, ablation, and prognosis. Heart Rhythm, 2013, 10(6): 783-788.

[32] Volkmer M, Ouyang F, Deger F, et al. Substrate mapping vs. tachycardia mapping using CARTO in patients with coronary artery disease and ventricular tachycardia: impact on outcome of catheter ablation. Europace, 2006, 8(11): 968-976.

[33] Yamada T, Doppalapudi H, Mcelderry HT, et al. Idiopathic ventricular arrhythmias originating from the papillary muscles in the left ventricle: prevalence, electrocardiographic and electrophysiological characteristics, and results of the radiofrequency catheter ablation. J Cardiovasc Electrophysiol, 2010, 21(1): 62-69.

[34] Sadek MM, Benhayon D, Sureddi R, et al. Idiopathic ventricular arrhythmias originating from the moderator band: Electrocardiographic characteristics and treatment by catheter ablation. Heart Rhythm, 2015, 12(1): 67-75.

[35] Mallidi J, Nadkarni GN, Berger RD, et al. Meta-analysis of catheter ablation as an adjunct to medical therapy for treatment of ventricular tachycardia in patients with structural heart disease. Heart Rhythm, 2011, 8(4): 503-510.

[36] Al' Aref SJ, Ip JE, Markowitz SM, et al. Differentiation of papillary muscle from fascicular and mitral annular ventricular arrhythmias in patients with and without structural heart disease. Circ Arrhythm Electrophysiol, 2015, 8(3): 616-624.

[37] Jongbloed MR, Bax JJ, van der Burg AE, et al. Radiofrequency catheter ablation of ventricular tachycardia guided by intracardiac echocardiography. Eur J Echocardiogr, 2004, 5(1): 34-40.

[38] Philips B, Madhavan S, James C, et al. High prevalence of catecholamine-facilitated focal ventricular tachycardia in patients with arrhythmogenic right ventricular dysplasia/cardiomyopathy. Circ Arrhythm Electrophysiol, 2013, 6(1): 160-166.

[39] Piers SR, Tao Q, de Riva SM, et al. CMR-based identification of critical isthmus sites of ischemic and nonischemic ventricular tachycardia. JACC Cardiovasc Imaging, 2014, 7(8): 774-784.

[40] Dickfeld T, Tian J, Ahmad G, et al. MRI-Guided ventricular tachycardia ablation: integration of late gadolinium-enhanced 3D scar in patients with implantable cardioverter-defibrillators. Circ Arrhythm Electrophysiol, 2011, 4(2): 172-184.

[41] Nazarian S, Bluemke D A, Lardo A C, et al. Magnetic resonance assessment of the substrate for inducible ventricular tachycardia in nonischemic cardiomyopathy. Circulation, 2005, 112(18): 2821-2825.

[42] Stevenson W G, Wilber D J, Natale A, et al. Irrigated radiofrequency catheter ablation guided by electroanatomic mapping for recurrent ventricular tachycardia after myocardial infarction: the multicenter thermocool ventricular tachycardia ablation trial. Circulation, 2008, 118(25): 2773-2782.

[43] Anter E, Tschabrunn CM, Buxton AE, et al. High-resolution mapping of post-infarction reentrant ventricular tachycardia: electrophysiological characterization of the circuit. Circulation, 2016, 134(4): 314-327.

[44] Stevenson WG, Sager PT, Natterson PD, et al. Relation of pace mapping QRS configuration and conduction delay to ventricular tachycardia reentry circuits in human infarct scars. J Am Coll Cardiol, 1995, 26(2): 481-488.

[45] Jais P, Maury P, Khairy P, et al. Elimination of local abnormal ventricular activities: a new end point for substrate modification in patients with scar-related ventricular tachycardia. Circulation, 2012, 125(18): 2184-2196.

[46] Marchlinski FE, Callans DJ, Gottlieb CD, et al. Linear ablation lesions for control of unmappable ventricular tachycardia in patients with ischemic and nonischemic cardiomyopathy. Circulation, 2000, 101(11): 1288-1296.

[47] Tschabrunn CM, Roujol S, Dorman NC, et al. High-resolution mapping of ventricular scar: comparison between single and multielectrode catheters. Circ Arrhythm Electrophysiol, 2016, 9(6).

[48] Tanaka Y, Genet M, Chuan LL, et al. Utility of high-resolution electroanatomic mapping of the left ventricle using a multispline basket catheter in a swine model of chronic myocardial infarction. Heart Rhythm, 2015, 12(1): 144-154.

[49] Morady F, Kadish A, de Buitleir M, et al. Prospective comparison of a conventional and an accelerated protocol for programmed ventricular stimulation in patients with coronary artery disease. Circulation, 1991, 83(3): 764-773.

[50] Silberbauer J, Oloriz T, Maccabelli G, et al. Noninducibility and late potential abolition: a novel combined prognostic procedural end point for catheter ablation of postinfarction ventricular tachycardia. Circ Arrhythm Electrophysiol, 2014, 7(3): 424-435.

[51] Ghanbari H, Baser K, Yokokawa M, et al. Noninducibility in postinfarction ventricular tachycardia as an end point for ventricular tachycardia ablation and its effects on outcomes: a meta-analysis. Circ Arrhythm Electrophysiol, 2014, 7(4): 677-683.

[52] Di Biase L, Santangeli P, Burkhardt DJ, et al. Endo-epicardial homogenization of the scar versus limited substrate ablation for the treatment of electrical storms in patients with ischemic cardiomyopathy. J Am Coll Cardiol, 2012, 60(2): 132-141.

[53] Berruezo A, Fernandez-Armenta J, Andreu D, et al. Scar dechanneling: new method for scar-related left ventricular tachycardia substrate ablation. Circ Arrhythm Electrophysiol, 2015, 8(2): 326-336.

[54] Berruezo A, Fernandez-Armenta J, Mont L, et al. Combined endocardial and epicardial catheter ablation in arrhythmogenic right ventricular dysplasia incorporating scar dechanneling technique. Circ Arrhythm Electrophysiol, 2012, 5(1): 111-121.

[55] Tzou WS, Frankel DS, Hegeman T, et al. Core isolation of critical arrhythmia elements for treatment of multiple scar-based ventricular tachycardias. Circ Arrhythm Electrophysiol, 2015, 8(2): 353-361.

[56] Fernandez-Armenta J, Penela D, Acosta J, et al. Substrate modification or ventricular tachycardia induction, mapping, and ablation as the first step? A randomized study. Heart Rhythm, 2016, 13(8): 1589-1595.

[57] Di Biase L, Burkhardt JD, Lakkireddy D, et al. Ablation of stable VTs versus substrate ablation in ischemic cardiomyopathy: the VISTA randomized multicenter Trial. J Am Coll Cardiol, 2015, 66(25): 2872-2882.

[58] Dinov B, Fiedler L, Schonbauer R, et al. Outcomes in catheter ablation of ventricular tachycardia in dilated nonischemic cardiomyopathy compared with ischemic cardiomyopathy: results from the Prospective Heart Centre of Leipzig VT (HELP-VT) Study. Circulation, 2014, 129(7): 728-736.

[59] Mizusawa Y, Sakurada H, Nishizaki M, et al. Characteristics of bundle branch reentrant ventricular tachycardia with a right bundle branch block configuration: feasibility of atrial pacing. Europace, 2009, 11(9): 1208-1213.

[60] Sung RK, Kim AM, Tseng ZH, et al. Diagnosis and ablation of multiform fascicular tachycardia. J Cardiovasc Electrophysiol, 2013, 24(3): 297-304.

[61] Reithmann C, Herkommer B, Huemmer A, et al. The risk of delayed atrioventricular and intraventricular conduction block following ablation of bundle branch reentry. Clin Res Cardiol, 2013, 102(2): 145-153.

室性早搏导管消融适应证的合理选择

室性早搏是临床上十分常见的心律失常，可见于心脏结构正常或合并器质性心脏病的患者。对于心脏结构正常的患者，室性早搏多被认为是一种相对良性的疾病，但频发室性早搏也有多种潜在的危害。有文献报道，频发室性早搏可能导致心律失常性心肌病[1]，引起左室扩张和心功能不全。此外，长期随访发现，频发室性早搏也可增加患者的心血管事件的发生率和总死亡率[2]。而对于合并器质性心脏病的患者，频发室性早搏往往是恶性心律失常的诱因和先兆。

室性早搏多起源于心室流出道部位，其中以右室流出道最为常见，其他如左室流出道、主动脉根部、右室流入道、希氏-浦肯野系统等部位起源的亦不少见[3]。室性早搏的发病机制较为复杂，起源于右室流出道的良性室性早搏主要的机制是晚期后除极和触发活动[4]。而对于器质性心脏病，如缺血性心肌病、扩张型心肌病、致心律失常性右室心肌病等合并的室性早搏，则以折返机制最为常见[5]。

根据2014年EHRA/HRS/APHRS室性心律失常专家共识，对于无症状或症状轻微的室性早搏患者，在排除结构性心脏病和遗传性心律失常后，除了心理安慰以外无需其他治疗[6]。对于有症状的患者，可选择β受体阻滞剂和非二氢吡啶类钙拮抗剂、胺碘酮等抗心律失常药物，但在选择的过程中，应注意患者的心功能情况[6]。对于频发的室性早搏，如症状明显或合并左室功能不全（排除其他原因），射频消融治疗可改善患者的症状和左室功能[6]。近些年来，随着相关技术的发展，经导管射频消融术治疗室性早搏的有效性和安全性也有了很大的进步。2015年ESC公布了室性心律失常及心脏性猝死的治疗指南，对心脏结构正常以及器质性心脏病患者室性早搏射频消融治疗的适应证做出了比较明确的推荐，较以往推荐等级有所提高[7]。以下介绍几个相关病例以供参考。

一、病例1

（一）病例资料

患者，男性，25岁，医生。

因“间断胸闷1个月余”入院。患者1个月前无明显诱因出现胸闷，每次持续数秒钟至数分钟，伴心悸，无头晕、头痛、胸痛、气促、呼吸困难等不适。曾在当地医院就诊，行长程心电图检查提示：频发室早，全天19 113次，前后予以美托洛尔、维拉帕米口服，患者症状未见好转，心电图检查仍提示频发室性早搏。体格检查除心律不齐、可闻及早搏外，无其他阳性体征。辅助检查：血常规、肝肾功能电解质、凝血功能等未见异常。心脏彩超未见明显异常。心电图提示频发室性早搏。

入院后，与患者及家属沟通后，行导管射频消融治疗。经右股静脉穿刺置入导丝两根，沿导丝分别置入10F、8F血管鞘各一根，经10F血管鞘送入长导丝及EnSite-Array球囊，将长导丝送入肺动脉，沿导丝将球囊放置于右室流出道（经10F血管鞘送入长导丝，并将长导丝置于肺动脉处，沿导丝送入EnSite-Array球囊，将球囊放置于右室流出道），将约7ml造影剂注入球囊使之充盈。再经8F鞘置入冷盐水灌注大头电极。随后在EnSite Velocity系统指导下构建右室流出道三维结构。在球囊指导下标测到临床室早起源点，起搏大头电极，可在体表心电图上观察到起搏心电图QRS波与临床室早QRS波形态完全一致，证实起源点标测准确（图1，见文末彩图47）。大头双极电位较体表心电图室早QRS起始提前约45ms。予冷盐水大头电极放电消融，消融功率为50W，消融温度50℃，放电10s后临床室早逐渐减少至消失，提示消融有效，在上述功率和温度下巩固消融200s。消融完毕给予异丙肾上腺素（1mg加入500ml生理盐水）静滴，心率提升至130次/分后仍未见临床室早发生。观察15分钟，仍无临床室早出现，提示消融成功，术毕，患者体表心电图为窦性心律，PR间期为150ms。退出电极、球囊、导丝，拔出鞘管，弹力胶带加压包扎，送返病房。

（二）讨论

患者为青年男性，心脏彩超未见结构性心脏病，既往无高血压、糖尿病、冠心病病史。体表心电图室性早搏在Ⅱ、Ⅲ、aVF 导联为高大的 R 波，胸前导联移形于 V_4 导联，提示为典型的特发性右室流出道室性早搏。患者曾口服美托洛尔和维拉帕米治疗，效果不佳。且患者心悸、乏力症状较明显，影响日常生活和工作，长程心电图提示：24 小时室性早搏为 19 113 次。根据 2015 年 ESC 室性心律失常及心源性猝死的指南，对于无器质性心脏病的患者，频发右室流出道室性早搏，症状明显且药物治疗无效者，射频消融治疗为Ⅰ类指征[7]。而在 2006 年 ACC/AHA/ESC 室性心律失常指南中，射频消融术对于此类患者为Ⅱa 类指征[8]。指南推荐等级的上升说明，对于该类患者，应首选导管射频消融治疗。

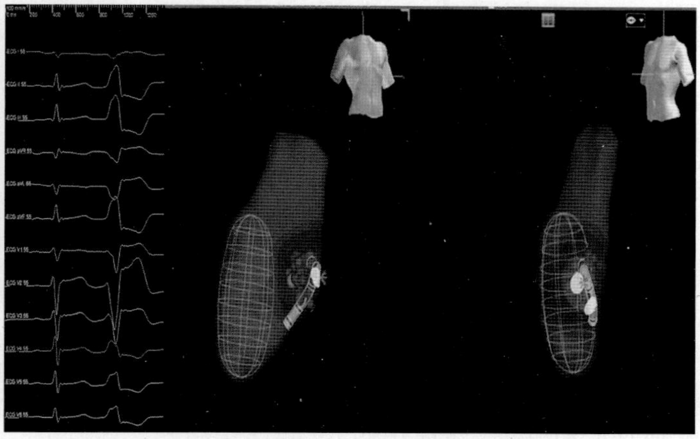

图 1　患者体表心电图及射频消融靶点

二、病例 2

（一）病例资料

患者，男性，52 岁，农民。

因“活动后呼吸困难 5 年，加重 2 年”入院；患者于 5 年前无明显诱因出现活动后呼吸困难，伴胸闷，偶有心悸，无晕厥，无胸痛，无头痛头昏，无腹痛腹泻，无恶心呕吐，无下肢水肿，近两年来症状较前加重，活动耐力下降，多次就诊于当地医院，心电图检查提示频发室早；心脏超声提示左心扩大；冠脉造影显示：左主干未见明显狭窄，前降支中段可见斑块未见明显狭窄，回旋支未见明显狭窄，右冠未见明显狭窄；考虑“扩张性心肌病，频发室性早搏”，予以利尿、ACEI 改善心肌重构等治疗，患者症状未见好转。两月前在当地医院行射频消融治疗，未能成功，术后仍频发室性早搏。动态心电图检查提示：①窦性心律，最小心率 43 次 / 分，最大心率 93 次 / 分；平均心率 74 次 / 分；②偶发房性早搏有 37 个 / 全程，短阵房性心动过速 1 阵次（连 3 跳，频率 128 次 / 分）；③频发单源室性早搏有 31 209 个 / 全程，成对室早 1462 次，部分呈二、三联律，室早起源于左室；④全程大于 2.00 秒的停搏共 30 个，长 RR 间期均见于室早后代偿间歇；⑤不完全性右束支阻滞；⑥监测中可见 ST-T 异常改变。未予抗心律失常药物治疗，为行进一步诊治转至我院。入院体格检查心界向左下扩大，心率 76 次 / 分，律不齐，可闻及早搏，各瓣膜区未及病理性杂音。辅助检查：心脏超声：左心扩大（左房 45mm，左室 56mm），EF 40%，心电图：窦性心律，室早二联律。

（二）治疗

考虑到患者心功能不全可能与频发室早有关，与患者及家属沟通后，决定再次行导管射频消融治疗。在局麻下穿刺右股静脉，置入 6F 血管鞘。经 6F 血管鞘送入 10 级电极至冠状窦，穿刺右股动脉，置入 8F 血管鞘。经 8F 血管鞘送入大头电极，在 Ensite3000 系统下建立左室三维结构模型。在大头及三维系统指导下行激动标测，于左室间隔部标测到室早起源点，消融大头可见 P 电位。在标测点四周大头电极放电消融，放电结束后仍可见室性期前收缩，多次尝试在该部位消融，仍可见室性早搏。考虑患者室早起源点可能较深，更换冷盐水灌注大头消融，消融 10 秒后室早明显减少至逐渐消失，巩固消融 200 秒，继续观测 20 分钟未见室性期前收缩，消融成功（图 2，见文末彩图 48）。

（三）讨论

患者中年男性，本次主要因心功能不全的相关症状入院，心脏彩超提示左室扩大并收缩功能减低。患者既往无高血压、糖尿病等病史，心脏彩超亦未发现瓣膜疾病，长程心电图提示 24 小时室性早搏 31 209 次，考虑患者可能为心律失常性心肌病，也可能是扩张型心肌病合并室性早搏。根据患者的体表心电图，

室性早搏 V_1 导联为右束支传导阻滞形态，Ⅱ、Ⅲ、aVF 导联负向波为主，患者室性早搏起源于左室心尖部。患者室性早搏 QRS 波较窄，考虑可能起源于浦肯野纤维。根据 2015 年 ESC 室性心律失常及心源性猝死的指南，对于左室功能不全合并室性早搏的患者或可能为室性早搏导致的左室功能不全的患者，导管射频消融术为Ⅱa 类指征[7]。

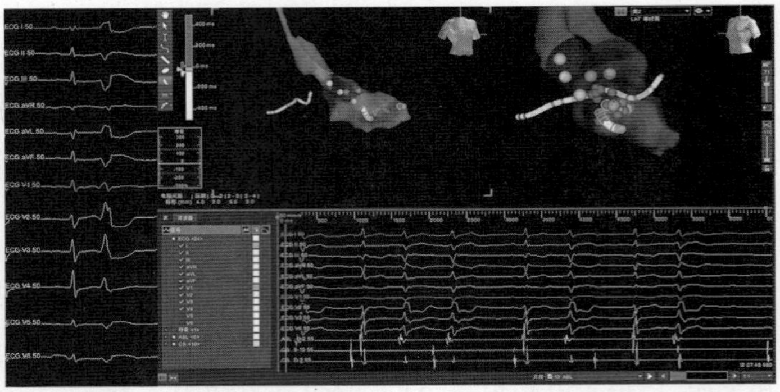

图 2 患者室性早搏的十二导联心电图及消融靶点

患者室早联律间期 320ms，有 RonT 现象。室早消融大头可见明显的 P 电位，提示该患者室性早搏起源于浦肯野纤维

频发室性早搏引起的左室功能不全越来越引起人们的重视。对于左室功能不全合并频发室性早搏的患者，在除外心脏瓣膜疾病、缺血性心脏病、代谢性疾病、浸润性疾病之后，需考虑频发室性早搏引起的心肌病的可能。频发室早导致的心肌病主要的预测因子有：患者自身因素（肥胖）、室早特征（室早负荷 >20%、联律间期较短 <300ms、插入性室早、联律间期变异性大、左束支传导阻滞形态、QRS 波较宽等）[9]。关于室早性心肌病的发病机制，目前仍有争议，主要的假说有心室收缩不同步、血流动力学损伤、细胞内钙离子浓度的改变等[1]。一种较为合理的解释是，联律间期较短的室性早搏落在前一次窦性心跳的收缩期，称为收缩期室早，收缩期室早由于发生在前次心搏的收缩末期，故不能产生有效的心室收缩、这种大量收缩期室早形成的无效心搏使患者长期处于心动过缓，进而发生了代偿性、获得性心肌病[10]。本例患者的室早联律间期较短，符合收缩期室早的定义，因此可能引起室早性心肌病。出院四个月后随访复查心脏彩超基本正常，考虑该患者为室早性心肌病。

三、病例 3

（一）病例资料

患者，男性，22 岁，大学生。

因“胸闷气促 4 个月”入院；患者近 4 个月来反复胸闷气促，自感在空气不流通及活动时明显，伴心悸、乏力，无胸痛，无黑矇、晕厥等不适。外院长程心电图提示：分析心搏数为 114 222 个，其中室性早搏 43 351 个。服用倍他乐克、稳心颗粒等治疗，效果不佳。入院体格检查提示心界稍大，心率 100 次 / 分，律不齐，各瓣膜区未闻及病理性杂音。辅助检查：心脏彩超：左室稍扩大（52mm）。长程心电图：频发单源室性早搏有 40 239 个 / 全程，大部分呈二、三联律。心脏磁共振：基底部右室游离壁局部向外膨隆，并条状延迟强化，结合病史考虑致心律失常性右室心肌病。

考虑患者频发室性早搏，药物治疗效果不佳。与患者及家属沟通后决定行导管射频消融治疗，在局麻下分别穿刺右股静脉和左锁骨下静脉，分别置入 8F、6F 血管鞘。经 6F 鞘送入冠状窦电极。经 8F 血管鞘送入大头电极，在 Ensite3000 系统下建立右室三维结构模型。在三维标测系统指导下标测到室早起源点后（三尖瓣环心室侧 9 点钟方向），在标测点四周以盐水灌注的大头电极放电消融，室性早搏逐渐消失，巩固消融 2 次，共 200 秒后室早消失。继续观测 10 分钟未见室性期前收缩，消融成功（图 3，见文末彩图 49）。

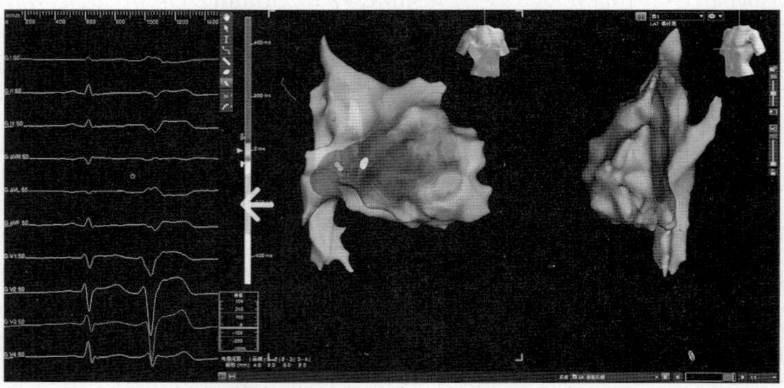

图 3 患者室性早搏十二导联心电图及消融靶点（绿点为消融靶点）

（二）讨论

患者青年男性，心脏磁共振检查提示致心律失常性右室心肌病（ARVC）可能，根据患者的体表心电图，室性早搏 V_1 导联为左束支传导阻滞形态，

Ⅱ、Ⅲ、aVF导联负向波为主，考虑患者室性早搏可能起源于右室流入道，与心脏磁共振提示的患者右室病变部位一致。根据2015年ESC室性心律失常及心源性猝死的指南，对于ARVC合并药物治疗效果不佳的频发室性早搏，导管射频消融术是Ⅱa类指征[7]。

ARVC的患者易合并右室起源的室性早搏和室性心动过速，且往往有多种形态，因此给射频消融治疗带来了一定的困难。电压标测有助于识别病变心肌的部位，可用来指导ARVC相关室性心律失常的导管消融治疗[11]。对于此类患者的药物治疗，一般首选β受体阻滞剂[7]。然而有研究表明，β受体阻滞剂和索他洛尔均不能减少ARVC患者室性心律失常发生率[12]。值得一提的是，对于既往有晕厥或引起血流动力学紊乱的室速的ARVC患者，应考虑植入ICD[7]。

四、小 结

室性早搏一般被认为是一种相对良性的疾病，且往往无明显症状，但在某些情况下，室性早搏可引起严重的问题，导致左心功能不全或甚至促发恶性心律失常，需引起高度重视。此外，与药物治疗相比，射频消融术作为一种根治性的治疗手段，相较于药物治疗具有一定的优势。根据文献报道，流出道和束支起源的室性早搏射频消融成功率为80%~100%[13]。而对于室早性心肌病，左室功能往往在射频消融成功后4个月内恢复[13]。室性早搏带来的危害已经有比较充分的认识，射频消融治疗的有效性和安全性也越来越高，射频消融在室性早搏治疗中发挥着越来越重要的作用。从相关指南的变迁来看，相较于2006年ACC/AHA/ESC室性心律失常指南，2015年的ESC室性心律失常及心脏性猝死指南对多种类型室性早搏行射频消融治疗的推荐等级都有所提高。

但是作为一种创伤性治疗措施，还必须考虑到其给患者带来的风险。导管射频消融治疗室性早搏的主要的严重并发症是心脏传导系统和冠脉的损伤，在这些结构周围放电消融时，应高度注意，尽量避免严重并发症的发生。因此，室性早搏导管消融适应证的选择尤为重要，需要充分考虑患者获益和风险之间的平衡。

2015年欧洲室性心律失常及心脏性猝死指南做出了比较明确的推荐：

对于无器质性心脏病的患者：

1. 频发的右室流出道室性早搏如有明显症状、药物治疗无效或引起左室功能不全者应行射频消融治疗（Ⅰ类推荐）。

2. 频发的起源于左室流出道、主动脉根部、心外膜部位的室性早搏，如患者有明显症状，应选择ⅠC类抗心律失常药物（Ⅰ类推荐），如药物治疗效果不佳或患者不愿接受长期药物治疗，在经验丰富的中心，应考虑射频消融治疗（Ⅱa类推荐）。

3. 对于起源于乳头肌、三尖瓣环、二尖瓣环的频发室性早搏，可选择β受体阻滞剂、维拉帕米或钠通道阻滞剂（ⅠC类）治疗（Ⅰ类推荐），对于药物治疗无效或不愿接受长期药物治疗的患者，在经验丰富的中心，可考虑射频消融治疗（Ⅱa类推荐）。

4. 对于由短联律间期室早诱发的尖端扭转型室性心动过速（TdP），ICD是首选的治疗（Ⅰ类推荐），为了预防电风暴和频繁的ICD放电，建议对诱发TdP的室早进行射频消融（Ⅱa类推荐）。

5. 对于特发性室颤，应考虑ICD治疗（Ⅰ类推荐），对于诱发特发性室颤的室性早搏，应行射频消融治疗（Ⅰ类推荐）以减少心律失常事件及ICD放电频率。

而对于器质性心脏病的患者，该指南也做出了明确推荐：

1. 对于频发室早合并左室功能不全的患者，可考虑使用胺碘酮（Ⅱa类推荐）；应考虑射频消融治疗（Ⅱa类推荐），对于可能由频发室早导致的左心功能不全，应考虑射频消融治疗（Ⅱa类推荐）。

如前所述：频发室早导致左心功能不全（室早性心肌病）的主要预测因子包括：患者自身因素（肥胖）、室早特征（室早负荷>20%、联律间期较短<300ms、插入性室早、联律间期变异性大、左束支传导阻滞形态、QRS波较宽等）[9]。

2. 对于致心律失常性右室心肌病的室性早搏和室性心动过速，射频消融治疗可用于减少ICD放电事件或用于药物治疗效果不佳的患者（Ⅱa类推荐）。

对于儿童患者，该指南也做出了明确的推荐：

1. 对于心脏结构正常的无症状的频发室早或加速性室性自主心律的儿童患者，应予以观察，无需药物治疗（Ⅰ类推荐）。

2. 对于可能由于频发室早或室速导致心功能不全的儿童患者，应予以药物治疗或射频消融治疗（Ⅰ类推荐）。

3. 对于有症状的特发性右室流出道室早/室速或维拉帕米敏感性室速，药物治疗效果不佳或不愿长期用药的患者，可考虑行射频消融治疗（Ⅱa类推荐）。

4. 对于有症状的特发性左室流出道、主动脉窦或心外膜起源的室性早搏，药物治疗效果不佳或不愿长期用药的患者，在经验丰富的中心，可考虑行射频消融治疗（Ⅱa类推荐）。

5. 对于小于5岁的患儿，不推荐行射频消融治疗（Ⅲ类推荐），除非药物治疗无效或发生引起血流动力学不稳定的室速。

综上所述，在临床实践的过程中，对于室性早搏导管射频消融的适应证选择，临床医生应以指南为基础，结合不同患者的病情特点，权衡利弊，在与患方充分沟通的基础上选择治疗策略，以更好的改善患者的预后和生活质量。

（林立 张存泰）

参考文献

[1] Adams JC, Srivathsan K, Shen WK. Advances in management of premature ventricular contractions. J Inter Card Electrophysiol, 2012, 35(2): 137-149.

[2] Kennedy HL, Whitlock JA, Sprague MK, et al. Long-term follow-up of asymptomatic healthy subjects with frequent and complex ventricular ectopy. N Engl J, 1985, 315(4): 260-262.

[3] Asirvatham SJ. Correlative anatomy for the invasive electrophysiologist: outflow tract and supravalvar arrhythmia. J Cardiovasc Electrophysiol, 2009, 20(8): 955-968.

[4] Lerman BB, Belardinelli L, West GA, et al. Adenosine-sensitive ventricular tachycardia: evidence suggesting cyclic AMP-mediated triggered activity. Circulation, 1986, 74(2): 270-280.

[5] Nogami A, Naito S, Tada H, et al. Demonstration of diastolic and presystolic Purkinje potentials as critical potentials in a macroreentry circuit of verapamil-sensitive idiopathic left ventricular tachycardia. J Am Coll Cardiol, 2000, 36(3): 811-823.

[6] Pedersen CT, Kay GN, Kalman J, et al. EHRA/HRS/APHRS expert consensus on ventricular arrhythmias. Heart Rhythm, 2014, 11(10): e166-196.

[7] Priori SG, Blomström-Lundqvist C, Mazzanti A, et al. 2015 ESC Guidelines for the management of patients with ventricular arrhythmias and the prevention of sudden cardiac death: The Task Force for the Management of Patients with Ventricular Arrhythmias and the Prevention of Sudden Cardiac Death of the European Society of Cardiology (ESC). Endorsed by: Association for European Paediatric and Congenital Cardiology (AEPC). Eur Heart J, 2015, 36(41): 2793-2867.

[8] Zipes DP, Camm AJ, Borggrefe M, et al. ACC/AHA/ESC 2006 guidelines for management of patients with ventricular arrhythmias and the prevention of sudden cardiac death: a report of the American College of Cardiology/American Heart Association Task Force and the European Society of Cardiology Committee for Practice Guidelines (Writing Committee to Develop guidelines for management of patients with ventricular arrhythmias and the prevention of sudden cardiac death) developed in collaboration with the European Heart Rhythm Association and the Heart Rhythm Society. Europace, 2006, 8(9): 746-837.

[9] Noheria A, Deshmukh A, Asirvatham SJ. Ablating premature ventricular complexes: justification, techniques, and outcomes. Methodist Debakey Cardiovasc J, 2015, 11(2): 109-120.

[10] 郭继鸿. 室早性心肌病发生机制的探讨. 临床心电学杂志, 2015, 24(3): 215-226.

[11] Bai R, Di Biase L, Shivkumar K, et al. Ablation of ventricular arrhythmias in arrhythmogenic right ventricular dysplasia/ cardiomyopathy: arrhythmia-free survival after endo-epicardial substrate based mapping and ablation. Circ Arrhythm Electrophysiol, 2011, 4: 478-485.

[12] Marcus GM, Glidden DV, Polonsky B, et al. Efficacy of antiarrhythmic drugs in arrhythmogenic right ventricular cardiomyopathy: a report from the North American ARVC Registry. J Am Coll Cardiol, 2009, 54: 609-615.

[13] Cha Y-M, Lee GK, Klarich KW, et al. Premature ventricularcontraction-induced cardiomyopathy: a treatable condition. Circ Arrhythm Electrophysiol, 2012, 5(1): 229-236.

左心耳封堵器脱落的处理

左心耳封堵术的发展过程

鉴于左心耳在心房颤动患者血栓栓塞事件中的重要地位，早在20世纪30年代就有学者提出封闭左心耳可减少心房颤动患者血栓栓塞事件的发生。但由于外科手术创伤大，封闭左心耳仅适用于因其他病因需行心脏外科手术治疗的慢性心房颤动患者，且约36%的患者经由外科手术也不能完全封闭左心耳，故使这一技术的推广应用受到限制。近十多年来，经皮封堵左心耳预防心房颤动患者血栓栓塞受到重视，极大地促进了左心耳封堵器材的研发与应用。而与此同期，第一个经皮左心耳封堵的装置PLAATO封堵系统，于2001年在动物实验中证明了其有效性及安全性。WATCHMAN封堵系统于2002年8月首次用于临床左心耳封堵术治疗。2003年，Meier等首先报道了用Amplazer房间隔封堵器行经皮介入左心耳封堵术。2005年由Mayo医学中心牵头的PROTECT-AF研究[1]，经5年随访证实采用WATCHMAN左心耳封堵装置在降低脑卒中和心血管病死亡率方面效果均优于华法林。2009年发起的ASAP研究提示对于华法林禁忌的心房颤动患者[2]，左心耳封堵术可以作为预防心房颤动血栓事件的替代治疗。新近公布结果的PREVAIL试验与PROTECT-AF研究比较[1,3]，心脏穿孔事件发生率降低，进一步证实了其安全性，卒中高危患者行左心耳封堵术净临床获益更大。2012年欧洲指南扩大了左心耳封堵术的适应证，为ⅡB类推荐，B级证据。2013年，中国香港中文大学香港威尔斯亲王医院Lam率先临床应用由我国深圳先健公司研制的Lifetech LAmbre TM左心耳封堵装置。2013年年底，美国FDA通过了左心耳封堵设备在预防心房颤动左心耳血栓形成治疗中的应用。从而成为左心耳封堵术预防心房颤动脑卒中临床应用的新起点。2015年的一项荟萃研究提示，相较于华法林，左心耳封堵装置明显降低非瓣膜性心房颤动患者出血性卒中、心血管病死亡以及非技术操作导致出血的事件发生率。目前2014年欧洲指南推荐对于给有高卒中风险的患者进行抗凝治疗时，应根据CHA_2DS_2-VASc评分进行判断卒中风险和根据HAS-BLED评分判断出血风险。有口服抗凝药禁忌证或因高出血风险或严重出血而停用抗凝药的心房颤动患者，可考虑行左心耳封堵术作为口服抗凝药的替代治疗。

左心耳封堵术的并发症

随着左心耳封堵术的日益普及，其并发症的发生率也逐渐暴露在介入医师的视野中。左心耳封堵的并发症发生率较低，为6%~7%，需要紧急心外科手术干预的比例在1.1%(0.2%~6.3%)，围术期平均死亡率在1.1%(0~1.6%)。大致可以分为两大类，一类是经皮介入治疗(包括房间隔穿刺)的并发症，一类是封堵相关的并发症。前者主要包括血管穿刺并发症、心包积液/心包填塞等；后者包括封堵相关脑卒中(气体栓塞、脑出血)、封堵器脱落栓塞、封堵器血栓形成等。左心耳封堵器脱落是介入封堵术中的严重并发症之一，脱落的左心耳封堵器可栓塞重要器官造成严重的后果。封堵器脱落大多与技术操作有关。左心耳封堵器脱落较少见。左心耳封堵器脱落一般发生在术中，一释放就能发现，少部分发生在术后24小时内，也是由于释放时位置不好，受体位、心跳等影响随即脱落，术后出院出现封堵器脱落的极为少见，主要也是由于脱落未引起症状、发现较晚。

左心耳封堵术属于介入心脏病学中高难复杂的操作手术之一，其成功的开展必须以一个强有力的专业合作团队和经验丰富的术者作为先决条件。此外还包括房间隔穿刺技术、导管操作技术，同时要能够对患者进行整体评估，懂得心房颤动的综合管理。手术要求医师必须严谨，防止操作相关并发症。心包积液及心包填塞是左心耳封堵最常见的并发症，总发生率在4.1%(0~6.7%)，既和一般介入操作相关，也和封堵相关。封堵相关脑卒中：总发生率为0.6%(0~2.2%)其原因是气体栓塞或血栓脱落等。封堵器血栓形成：

封堵器相关的血栓形成发生率在 4.0%(2.4%~6.8%),其中仅少数患者出现一过性脑缺血、极少数出现脑梗塞。其他并发症:其他并发症还包括主要出血事件(0.7%)、穿刺部位血肿(0.4%)、动静脉瘘(0.2%)、心律失常(0.2%)、假性动脉瘤(0.2%)及其他事件(经食道超声探头造成的食道撕裂、第一代封堵器输送导丝断裂 7、气道损伤、术后呼吸衰竭等)[3]。

Laura Perrotta 等首先报道了 ACP 左心耳封堵器回收的个案[4],利用了一个 24Fr 的大型鞘管,经房间隔抓捕回了左房中的 ACP 左心耳封堵器,见图 1 和见文末彩图 50。瑞士苏黎世大学心脏中心 Alibegovic 博士紧接着报道了一例 ACP 左心耳封堵器脱落至腹主动脉的个案[5]。穿刺右股动脉后置入 14F 鞘管,使用 Judkins R4 造影导管送入鹅颈圈套器,多次牵拉后成功套住封堵器并移出体外,可见左心耳封堵器已内皮化。术后患者无不良反应。应患者意愿未再次植入新的封堵器,见图 2 和文末彩图 51。而左心耳封堵

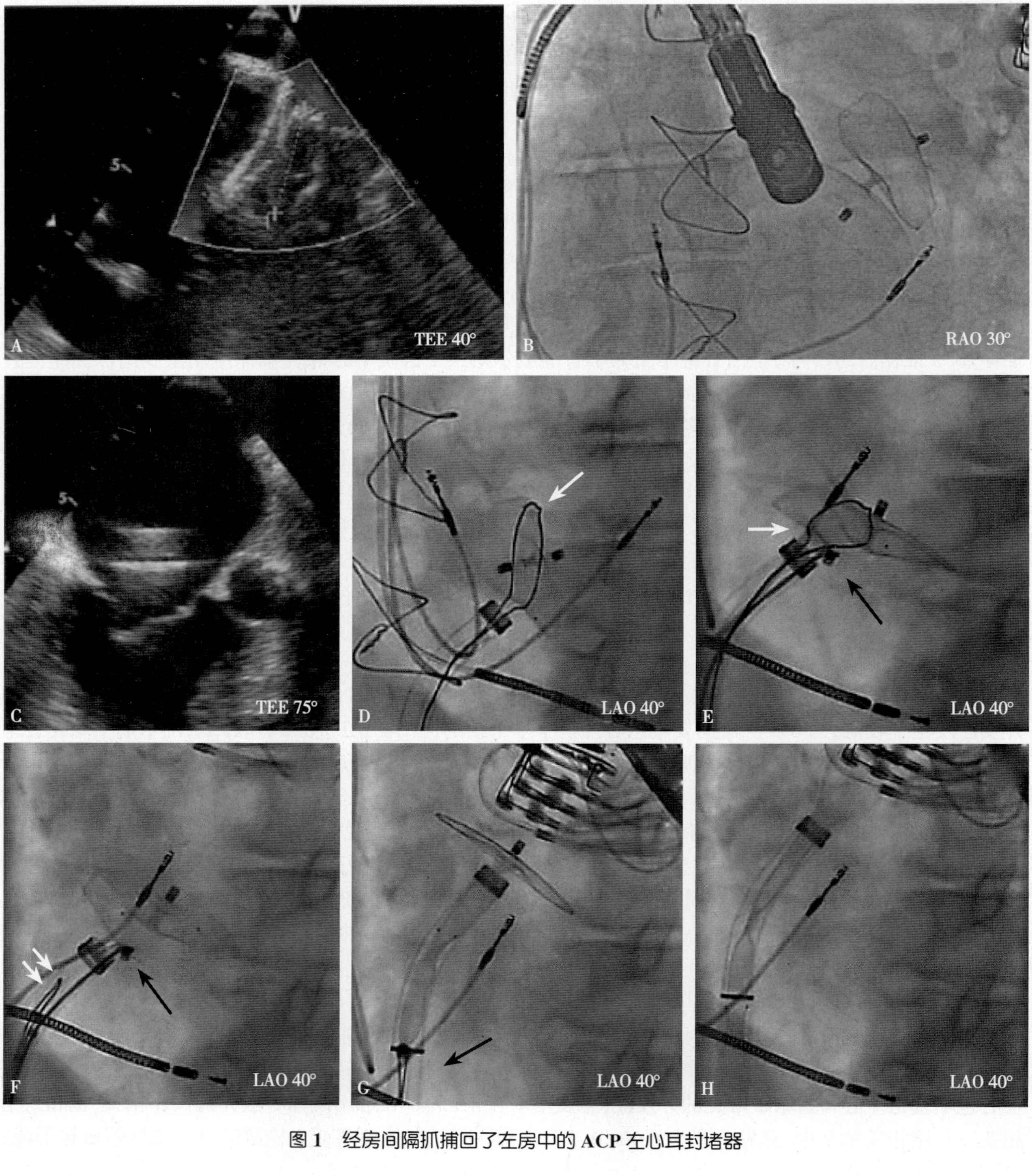

图 1 经房间隔抓捕回了左房中的 ACP 左心耳封堵器

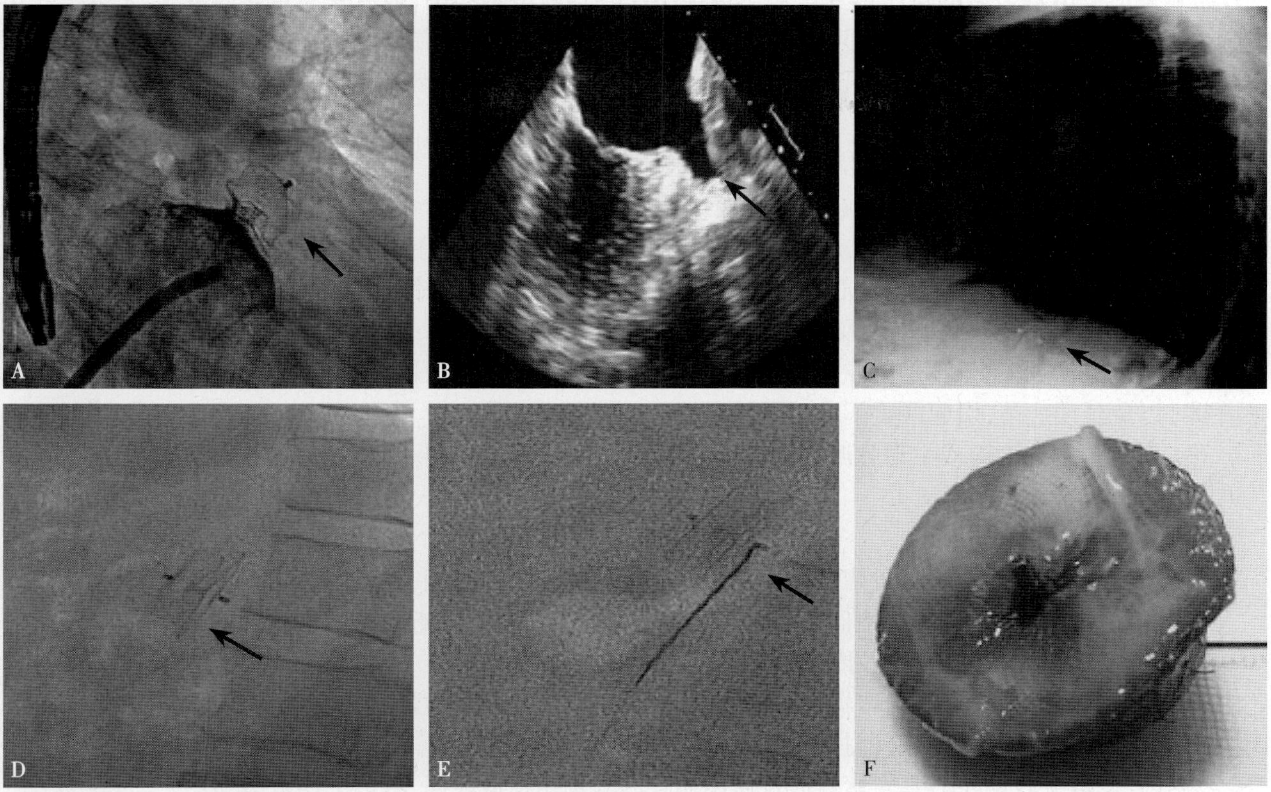

图2　经股动脉抓捕回了腹主动脉中的 ACP 左心耳封堵器

器脱落栓塞的发生率在0.7%左右(0~6.3%)。PROTECT-AF研究入组患者[1],0.65%出现WATCHMAN左心耳封堵器脱位,并因此造成不良后果,这种脱位是封堵术较为重要的手术并发症之一。左心耳封堵器脱落后可陷于左室流出道,或降主动脉(胸主动脉、腹主动脉、髂动脉分叉处),可行外科手术,或穿刺股动脉逆行应用圈套器经皮取出。因此,左心耳封堵术前应常备取回工具(圈套器、异物钳等)。

左心耳封堵器脱落的常见原因

(1) 适应证把握不当及超声监测手段不足:在左心耳封堵术的病例中,封堵器脱落最常见于心耳口部较大且无明显锚定区的病例中。特别是在左心耳封堵术介入治疗的早期阶段,部分手术操作者及超声监测医师对左心耳形态以及左心耳封堵术操作细节认识不足,左心耳封堵前后超声检查未能清晰显示心耳口部及脊部边缘及封堵器的锚定情况。由于左心耳封堵器在左心耳边缘缺乏足够的支撑,造成释放后封堵器脱落。目前,国内外学者实施左心耳封堵术多是在心腔内超声或食道超声的指导下进行,心腔内超声图像清晰,有利于对封堵器是否锚定在左心耳口部做出正确判断,一般只有在具备有该项技术或起码具备食道超声监测技术的条件下及少数大的医学中心才能进行。但对于左心耳口部较大或缺乏良好锚定区的介入封堵治疗仍需慎重。

(2) 封堵器尺寸选择不合适:低估心耳口部直径、左心耳封堵器选择过小是左心耳封堵术介入治疗中封堵器脱落的常见原因。在左心耳封堵术的病例中,超声及造影检查对左心耳很难有一个立体的综合评估,只能粗略判断左心耳的形态学指标。此时如果选择了偏小的封堵器且介入医师经验不足,有可能造成释放左心耳封堵器以后封堵器脱落。

(3) 技术操作原因:部分病例由于左心耳形态异常、口径过大、腰径过窄及深度欠佳等问题。一次操作难以成功封堵,操作者反复释放、回收封堵器,在操作过程中有时会产生旋转输送钢缆的动作,造成输送钢缆螺丝与封堵器之间的连接脱扣导致左心耳封堵器脱落。

(4) 对封堵器形态的影像学判断不准:左心耳封堵器植入后如位置良好,在X线监测上具有良好的形态，如苹果形或出现显著的挤压形变。对于该类型左心耳封堵术病例，多数要注意露肩现象，X 线下左房造影如露肩明显，可多次施行牵拉实验。以确定左心耳封堵器位置稳定。只有在仔细确定了左心耳封堵器的形态学以及位置正常后方可释放左心耳封堵器，以避免左心耳封堵器脱落。

左心耳封堵器脱落的处理原则

"及时发现、及时处理"。术中超声及透视、术后心电监测、术后 24 小时复查超声、胸片、心电图等是及时发现的重要保证。一旦明确左心耳封堵器脱落，有两种措施可以选用：介入取出以及手术取出[6]。

(1) 对于脱落于动脉系统的左心耳封堵器应尽可能尝试采用异物钳、圈套器等介入器材配合鞘管抓取(主要抓取左心耳封堵器的螺母以及封堵器体部，收入鞘中撤出体外)。

(2) 对于心房、心室等部位的左心耳封堵器先可尝试采用异物钳及圈套器抓取，若不成功，需行紧急外科手术，以免延误病情，引起严重不良后果甚至死亡。

(3) 对于卡在二尖瓣或主动脉瓣的左心耳封堵器，应及时采取外科手术取出，并外科切除心耳[7]。

介入取出左心耳封堵器

经导管套取并收回左心耳封堵器以及使用血管内异物钳抓取收回，具体方法如下：

(1) 先将用于回收左心耳封堵器的长鞘送至封堵器脱落的位置附近。

(2) 经长鞘送入输送导管以及圈套器或异物钳。

(3) 用圈套器套住左心耳封堵器的螺母或左心耳体部，拉入长鞘收回。

(4) 必要时可以使用双圈套器技术，增加抓捕的可操作性。

经导管套取并收回左心耳封堵器以及使用血管内异物钳抓取收回，有以下注意事项：

(1) 左心耳封堵器栓塞重要脏器以及患者临床状况不稳定时，应行急诊外科手术。

(2) 左心耳封堵器脱落的部位或取回过程中有可能损伤重要结构如瓣膜、下腔静脉等，应轻柔谨慎操作。

(3) 如果操作时间较长，术后最好肝素抗凝治疗 1 周，以防形成附壁血栓脱落后栓塞。

(4) 如左心耳封堵器脱落至主动脉或髂动脉，回收时则需要注意：要尽可能减少出血，最好使用尾端带止血阀的长鞘。且由于用于回收的长鞘较粗，股动脉穿刺处无法按常规方法压迫止血，必要时需要手术缝合修补动脉穿刺处。

外科手术取出左心耳封堵器

以下情况建议不要尝试介入法收回，直接选择外科手术取出左心耳封堵器并行外科心耳结扎或切除，可耐受者可考虑同期行心房颤动迷宫术。

(1) 较大尺寸的左心耳封堵器所致的抓捕困难或回收困难。

(2) 脱落的左心耳封堵器影响重要心脏结构，如二尖瓣、主动脉瓣。

(3) 脱落的左心耳封堵器影响重要脏器的血供。

(4) 患者临床表现血流动力学不稳定。

左心耳封堵器脱落的预防

(1) 严格掌握适应证，术前应行经食道超声心动图，初步判断患者是否合适行左心耳封堵术，以及选择合适的封堵器。

(2) 结合术中左心耳造影结果，反复确认并判断选择适当大小和型号的左心耳封堵器，尤其对左心耳口部较大或缺乏良好锚定区者应需格外谨慎，释放左心耳封堵器前一定要反复牵拉封堵器，并经超声心动图和 X 线透视确定其位置、形状是否正常。严格遵循 PASS 原则(Position——封堵器稍远或正好在左心耳开口处；Anchor——固定倒刺啮合 / 封堵器稳定；Size——封堵器相对原先的大小压缩 8%~20%；Seal——封堵器跨越开口，覆盖所有的左心耳瓣叶)。

(3) 术前应备有抓捕器或异物钳，以备术中或术后应急。心脏外科团队应同时后备待命。

(4) 最大程度的利用经食道超声心动图监测，测量左心耳封堵器的压缩比并保持其在 8%~20%。观察左心耳封堵器与左心耳口部的残余分流量的动态变化。对于有露肩释放的患者尤为要谨慎。

（刘方舟 吴书林）

参考文献

[1] Holmes DR, Reddy VY, Turi ZG, et al. Percutaneous closure of the left atrial appendage versus warfarin therapy for prevention of stroke in patients with atrial fibrillation: A randomized noninferiority trial. Lancet, 2009, 374: 534-542.

[2] Reddy VK, Mobuis-Winkler S, Miller MA, et al. Left atrial appendage closure with the Watchman device in patients with a contraindication for oral anticoagulation: The ASAP study (ASA Plavix feasibility study Watchman left atrial appendage closure technology). J Am Coll Cardiol, 2013, 61: 2551-2556.

[3] Safety of percutaneous left atrial appendage closure. Results from the Watchman left atrial appendage system for embolic protection in patients with atrial fibrillation (PROTECT AF) clinical trial and the Continued Access Registry. Circulation, 2011, 123: 417-424.

[4] Perrotta L, Bordignon S, Furnkranz A, et al. Catch me if you can. Transseptal retrieval of a dislodged left atrial appendage occluder. Circ Arrhythm Electrophysiol, 2013, 6: e64.

[5] Obeid S, Nietlispach F, L ü scher TF, et al. Percutaneous retrieval of an endothelialized AMPLATZER cardiac plug from the abdominal aorta 6 months after embolization. Eur Heart J, 2014, 35 (47): 3387.

[6] Gupta P, Szczeklik M, Selvaraj A, et al. Emergency surgical retrieval of a migrated left atrial appendage occlusion device. J Card Surg, 2013, 28: 26-28.

[7] Gonzalez-Santos JM, Arnaiz-Garcia ME, Arribas-Jimenez A, et al. Amplatzer Amulet left atrial appendage occluder entrapment through mitral valve. Can J Cardiol, 2013, 29: 1532.e5-1532.e7.

起搏器术后感染病例分析与处理

自20世纪50年代末第一台心脏起搏器植入以后，随着技术的不断进步，心律植入装置已由最初的缓慢性心律失常治疗工具发展为涵盖整个心律失常领域，集诊断、治疗功能为一体的心脏节律管理装置(cardiac rhythm management device，CRMD)，已成为现代心血管疾病诊疗领域的重要手段之一。虽然大量的CRMD应用于临床提高了众多患者的生活质量，挽救了无数患者的生命，但作为一种有创诊疗手段，同时也使植入CRMD的患者处于发生并发症的风险之中。随着近10年CRMD植入数量的剧增，相关并发症的问题亦日益凸显。而CRMD相关感染作为其并发症的一种，因其诊治困难、病死率较高等特点，已成为目前、也必将成为今后一段时间内，心脏电生理学家和感染病学家面临的最大挑战之一。

因此，笔者所在的北京大学人民医院电生理团队，自2012年起通过结合团队自身临床实践经验及欧美相关指南，一直在国内学界倡导CRMD感染规范化处理理念的普及，以及电极导线拔除技术的推广。通过近年来的不懈努力，“彻底移除装置及电极导线是治疗CRMD感染的基石”这一理念已得到大多数医生的认可，也陆续涌现出了一批勇于担当、勇于探索的电极导线拔除中心，国内整体CRMD感染治疗状况较前明显改善。本文拟结合3例典型临床病例，就CRMD感染诊治目前存在的常见问题进行探讨，以期使更多的同道认识到规范化处理CRMD感染的重要性。

病例 1

患者，男，64岁，2012年9月体检时发现窦性心动过缓，于当地市医院完善Holter、食管调搏窦房结功能测定等检查后，诊断为病态窦房结综合征，行DDD起搏器植入；2013年3月患者出现囊袋破溃，于当地市医院行局部清创治疗，术中取出起搏器、旷置电极导线，伤口愈合后出院，院外伤口局部有间断发热、疼痛不适。2015年3月出现发热，最高达39℃，伴畏寒、寒战，食欲下降、活动耐量降低，自服NASID类药物，体温可暂时恢复正常；2015年6月就诊于当地县医院予静脉抗感染(具体不详)治疗2周，体温有所下降，但停药后再次升高，建议转上级医院；2015年7月就诊于当地市医院，血常规白细胞升高、痰培养克雷伯杆菌，肺CT提示右下肺感染，予“头孢哌酮”抗感染治疗，用药5天后体温恢复正常，共用药2周，停药出院当晚，体温再次升至38.4℃；2015年8月因高热40.5℃再次诊于当地市医院，痰培养克雷伯杆菌、血培养表皮葡萄球菌，经胸心脏超声：右心扩大、三尖瓣大量反流，予“利福平、替考拉宁”抗感染疗效不佳，改为“万古霉素”，体温可恢复正常，此次住院治疗55天，但复查2次血培养仍为表皮葡萄球菌，且伴有咳血症状，为求进一步诊治转入我院。

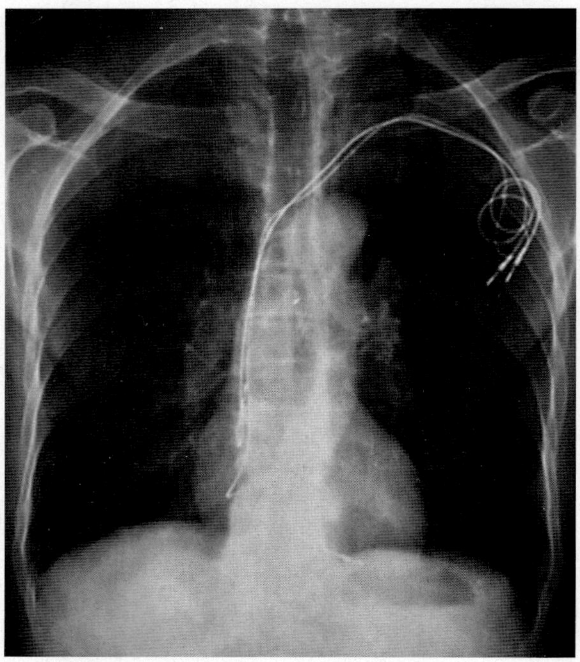

图1 入院正位胸片

入院完善相关检查(图1、图2，见文末彩图52)，感染性心内膜炎诊断明确，应用needle's eye snare装置经下腔静脉途径拔除电极导线，术后“万古霉素”抗感染4周，多次复查血培养阴性、体温恢复正常，好转出院。

回顾该病例的诊治过程，我们可以将其分为：起搏器植入、囊袋感染不恰当诊治(恶化为心内膜炎)、装置及电极导线完全移除3个部分(图3，见文末彩图53)。

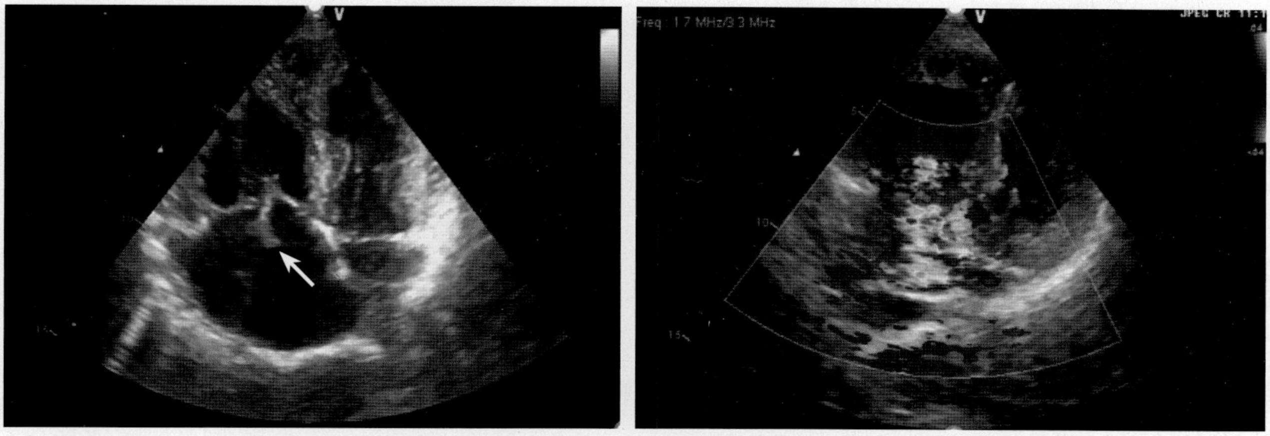

图 2 入院心脏超声

左图:可见导线赘生物(红色箭头);右图:可见三尖瓣中重度反流

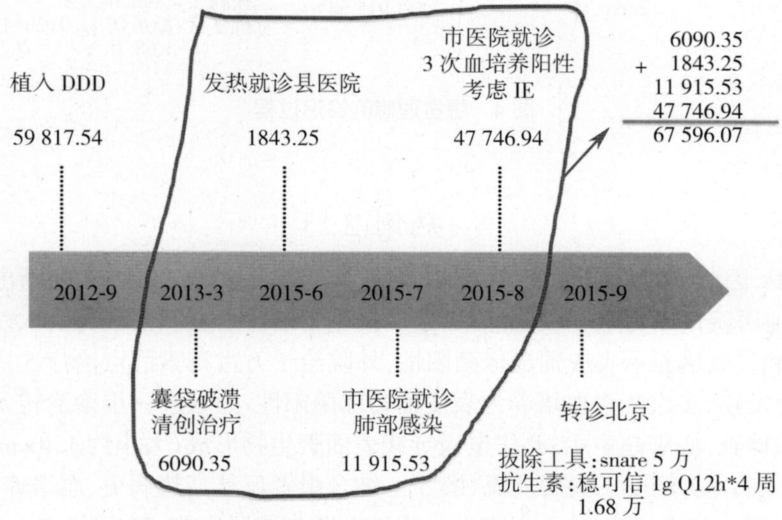

图 3 患者实际诊治过程

由于在囊袋感染的初期,未能及时行装置以及电极导线的完全移除,导致感染迁延不愈,最终恶化为感染性心内膜炎。从该患者的诊疗过程可以看出,药物抗感染治疗以及囊袋清创治疗,不仅无助于 CRMD 感染的控制,而且将导致感染迁延不愈、病情恶化、大大增加诊疗费用。此外,随着电极导线植入时间的延长以及导线赘生物生成,均大大增加了此后电极导线的拔除风险。如果能在囊袋感染的早期,及时拔除电极导线,考虑当时仅植入 4 个月,不需要特殊工具或应用锁定钢丝即可安全拔除电极导线,就可以避免恶化为感染性心内膜炎,节省此后高额的抗感染费用,以及高级电极导线拔除工具的费用(图 4,见文末彩图 54)。

本例临床启示

1. 完全移除装置及电极导线,是治疗心律装置相关感染(囊袋感染、革兰氏阳性菌菌血症、感染心内膜炎)的基石,如不拔除电极导线,局部清创以及抗感染药物治疗均无效。

2. 局部清创治疗囊袋感染无效,一方面延误治疗时机、恶化病情、增加医疗费用,另一方面增加此后拔除电极导线的风险。

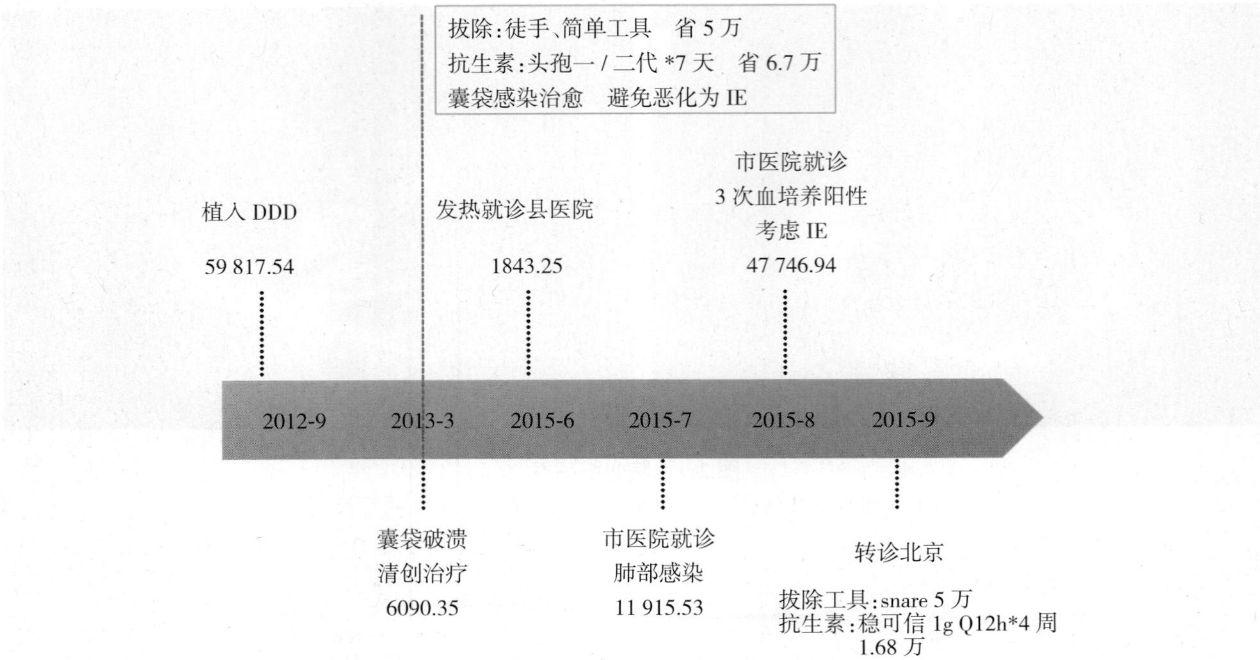

图4 患者理想的诊治过程

病例 2

患者，男性，70岁，因"三度房室阻滞"于2007年植入DDD起搏器；2012年间断出现寒战、发热，约每2个月发作一次，当地医院诊断为上呼吸道感染，给予抗生素治疗后症状可消失。入院3个月前患者出现持续高热，最高至40℃，血培养示表皮葡萄球菌阳性，外院给予万古霉素静点治疗5周，发热、寒战症状好转。出院后仍有间断发热，多次复查血培养为表皮葡萄球菌阳性，为求进一步诊治转入院。

入院后完善相关检查，心脏超声示：心房电极导线表面赘生物形成（大小约1.40cm×1.85cm，舒张期随三尖瓣开放，部分进入右室），轻度三尖瓣反流（图5）。结合患者反复高热病史、血培养阳性，及心脏超声结果，诊断为：心律装置相关感染 感染性心内膜炎。鉴于患者起搏器依赖、赘生物 <2cm，拟在临时起搏保护下应用needle's eye snare经下腔静脉行电极导线拔除（图6）。

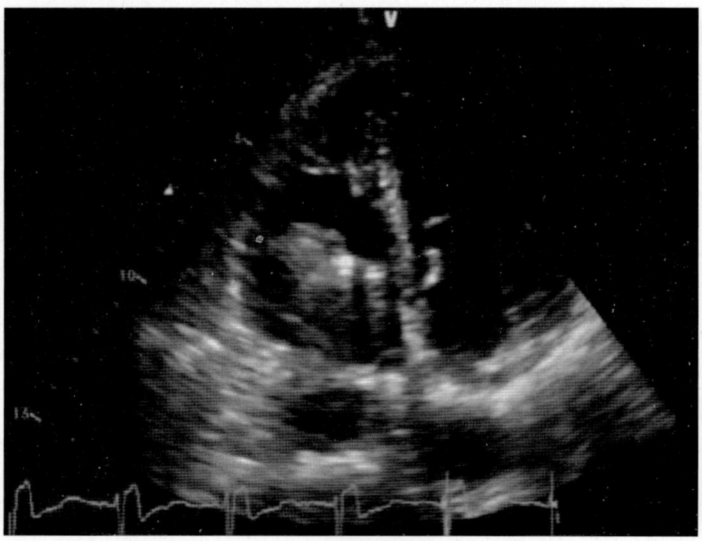

图5 心脏超声可见心房电极表面赘生物形成大小约1.40cm×1.85cm

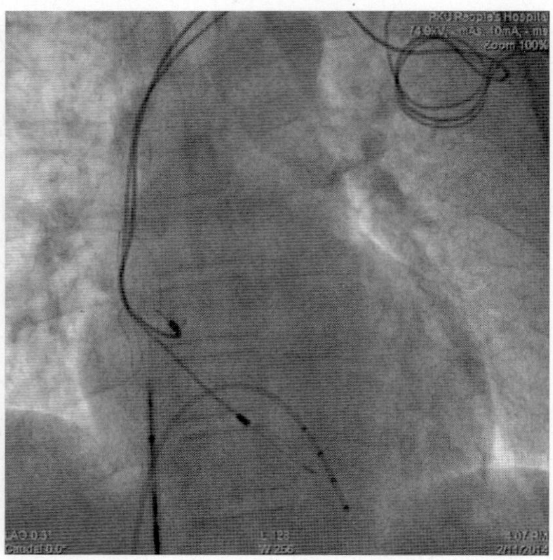

图6 应用needle's eye snare经下腔拔除电极导线

拔除心房及心室电极导线后，患者突然出现呼吸困难，血压、血氧饱和度下降，怀疑发生急性肺栓塞，立即进行肺动脉造影，证实为右肺动脉栓塞。立即行肺动脉切开取栓术，术中可见赘生物堵塞右侧中下肺动脉开口，完整取出赘生物，直径接近 2cm（图 7，见文末彩图 55）。关闭肺动脉及心房切口后，缝制心外膜临时起搏导线（图 8，见文末彩图 56）。

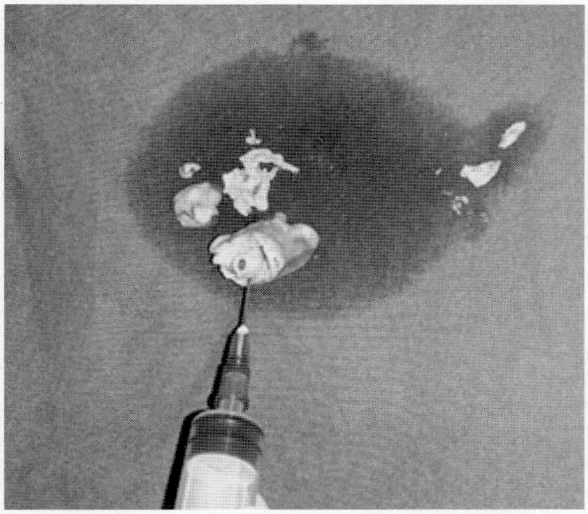

图 7　肺动脉切开取栓赘生物直径约 2cm，质硬，类似钙化物

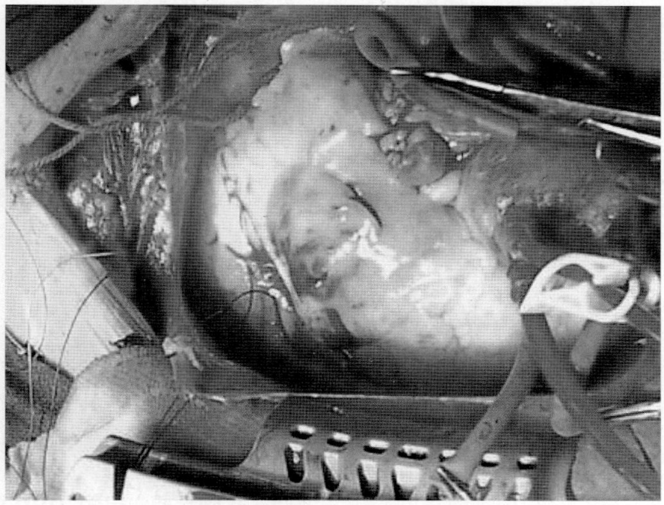

图 8　缝制心外膜临时起搏导线

术后患者恢复良好，未出现肺动脉高压和右心功能不全的表现；无发热，多次血培养均为阴性。术后第 18 天患者于对侧再次植入永久双腔起搏器，并拔除心外膜临时起搏导线，1 周拆线后好转出院。

本例患者心律装置相关感染性心内膜炎诊断明确，属于装置及电极导线移除的Ⅰ类适应证。但鉴于患者存在 1.40cm × 1.85cm 的赘生物，是外科开胸手术还是经静脉途径移除导线值得探讨。过去，对于装置相关的感染性心内膜炎且心腔内赘生物 >1cm 的患者，为减少三尖瓣损害、菌栓栓塞等风险，常采取外科开胸直视下取出电极。但外科开胸手术创伤大、延长恢复时间，且手术相关的死亡率高达 12.5%~40%，对于不需联合冠脉搭桥术、瓣膜修复术的患者，单独行开胸术移出电极似乎并不是最佳选择。随着经验的积累、相关器械的改进，经静脉移出电极导线已成为一项成熟的技术。一些中心尝试将该项技术应用于赘生物 >1cm 的装置相关心内膜炎患者，国外报道成功经静脉途径移除电极导线，赘生物直径最大达 4cm，本中心为 2.8cm。而目前相关指南建议 >3cm 的赘生物，首选外科途径；≤3cm 结合患者是否合并冠脉旁路移植术、瓣膜修复等其他外科手术指征具体而定。结合本中心经验、文献结果、指南建议，以及患者赘生物大小（1.40cm × 1.85cm），我们采取了经静脉电极导线拔除，但电极导线拔除后即刻，患者发生了严重的肺栓塞，取出的赘生物质地坚硬，类似钙化物。提示我们不仅要重视赘生物的大小，更应重视赘生物的直径，即疏松的菌栓可能分散成细小颗粒消散在肺循环中，但质地坚硬的赘生物，因其不能分解，即使直径不大也可能造成严重的肺栓塞。

本例临床启示

1. 心律装置相关感染性心内膜炎，电极导线完全移除是治疗的关键，单纯药物抗感染治疗无效。
2. 选择导线移除途径时，不仅应考虑赘生物的大小，更应重视赘生物的质地。
3. 经静脉电极导线拔除术中，一旦出现呼吸困难，血压、血氧饱和度下降等疑似肺栓塞症状时，须立即行肺动脉造影，明确诊断后应尽快取栓。

病例 3

患者，女性，66 岁，因“病态窦房结综合征”于 10 年前植入 DDD 起搏器，3 年前起搏器更换。2 年前因阵发性房颤口服可达龙 0.2g bid。5 个月前患者出现起搏器囊袋红肿，无发热，症状逐渐加重。2 个月前就诊于当地医院，血培养结果为表皮葡萄球菌感染，予静脉抗感染治疗，症状仍逐渐加重并出现间断发热，后就诊于我院。

入院后查血常规白细胞 11.21×10^9/L；血培养表皮葡萄球菌阳性；食管超声：三尖瓣未见明显赘生物附着。考虑患者诊断为心律装置相关感染 菌血症。术前起搏器程控，起搏模式 DDD，起搏频率 60 次 / 分时，心电图见图 9。将起搏模式改为 VVI，频率降为 35 次 / 分后，患者显露出自身交界区逸搏，心室率为 43~55 次 / 分，考虑起搏器不依赖，见图 10。

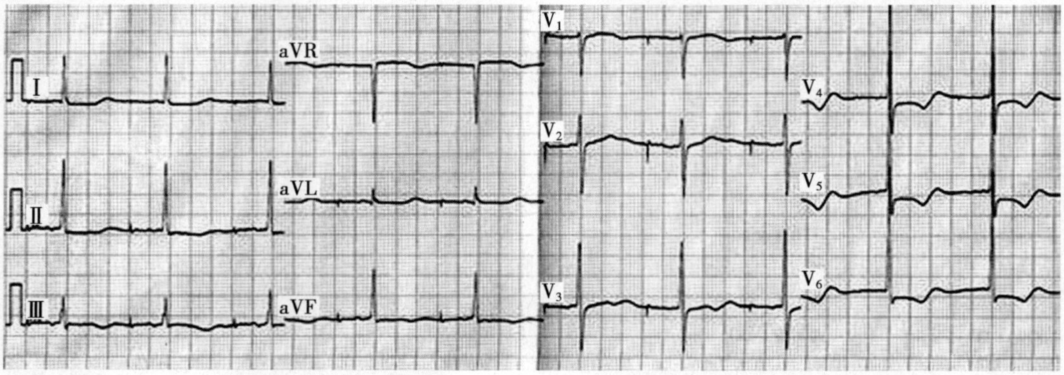

图 9　基础起搏心电图，DDD 模式，起搏频率 60 次 / 分

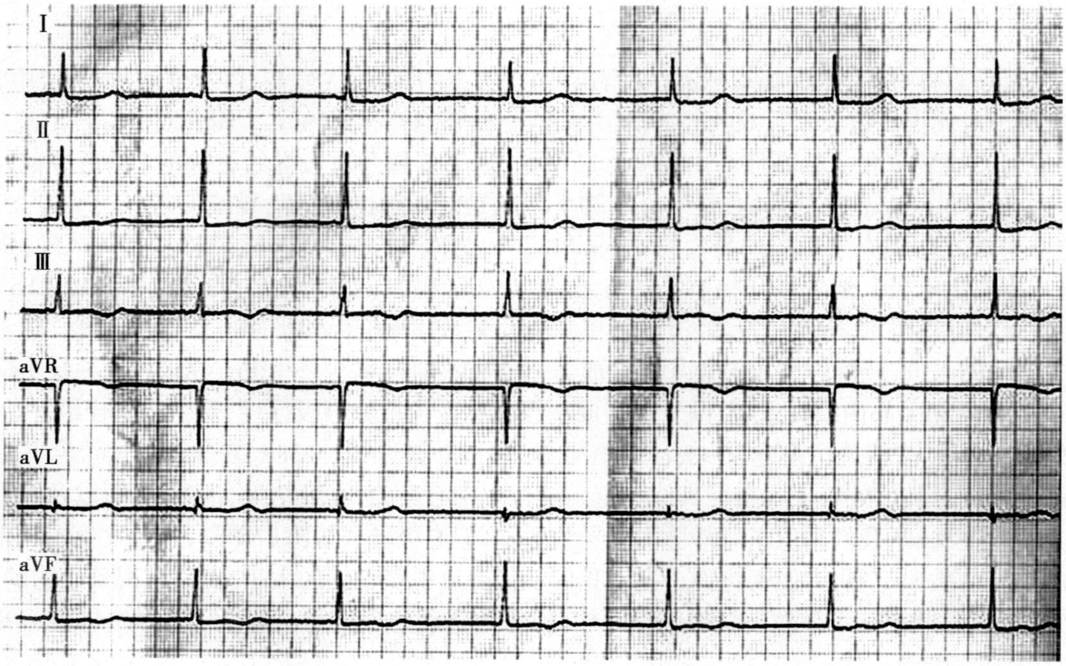

图 10　起搏器 VVI 模式，起搏频率 35 次 / 分，自身交界区逸搏 45 次 / 分

鉴于患者菌血症诊断明确，继续抗感染治疗同时，择期应用 Needle's eye snare 经下腔静脉成功拔除心房及心室电极，手术过程顺利，考虑患者起搏不依赖，未进行临时起搏器桥接。返回病房后嘱患者卧床，心电血压监测，拟于血培养阴性后行起搏器再植入手术。

术后第二天清晨，患者平卧中突发阿斯综合征，心电监护示心室颤动，立即予患者心肺复苏及电除颤，随即复律成功后，患者意识恢复。回看监护心电图（图 11），可见患者窦性心律下 QT 间期延长，为 600ms。室性早搏落入 T 波易损期，发生 R on T 现象，随即引发多形性室速，进而退化为室颤。予患者异丙肾上腺素静点提高心律，同时予静脉补钾治疗（当时血钾 3.5mmol/L）。随即将患者转运至导管室，植入心室主动

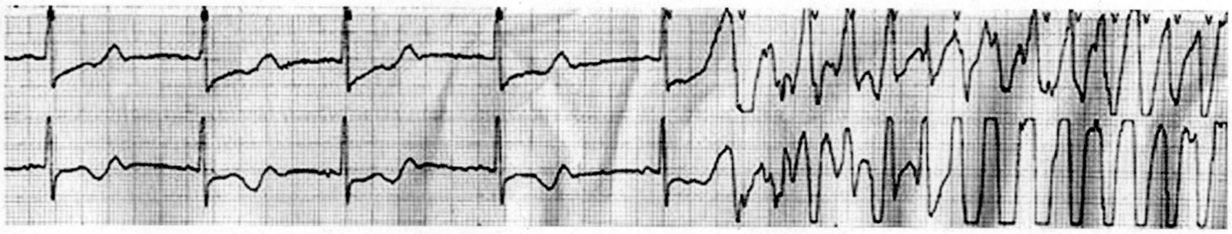

图 11　心电监护记录，窦性心律 46 次 / 分，QT 间期 600ms，一个室性早搏落入 T 波易损期引发多形性室速

固定电极至右室间隔部，外接重复利用的永久起搏器桥接治疗（图 12，见文末彩图 57）。

术后临时起搏器模式 VVI，频率 60 次 / 分，心电图示起搏的 QT 间期为 500ms（图 13）。患者未再有室速、室颤发作。3 天后患者血培养持续阴性，再次植入永久双腔起搏器，拔除临时起搏电极。患者出院后规律随访，病情稳定。

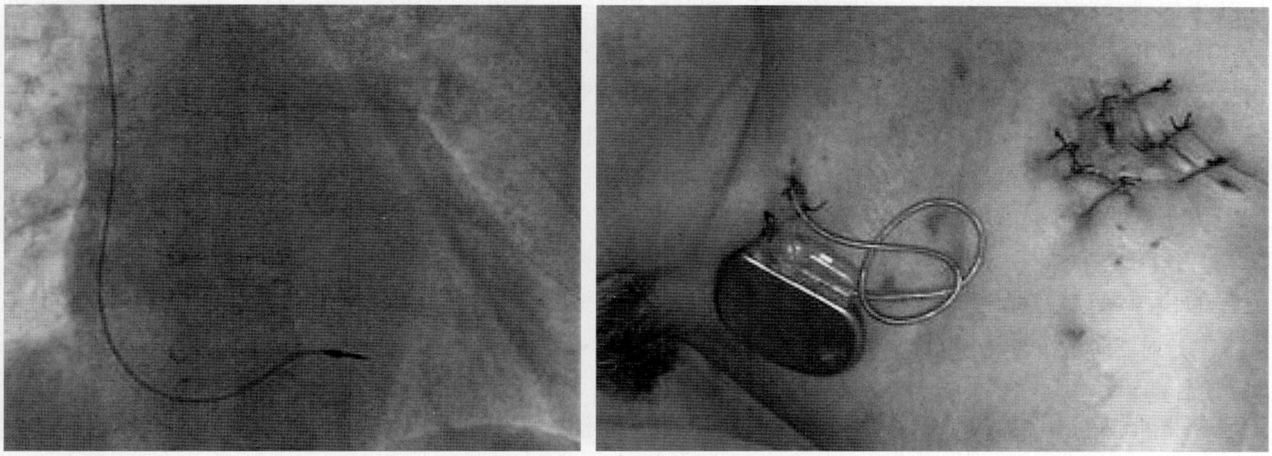

图 12　主动固定电极临时起搏

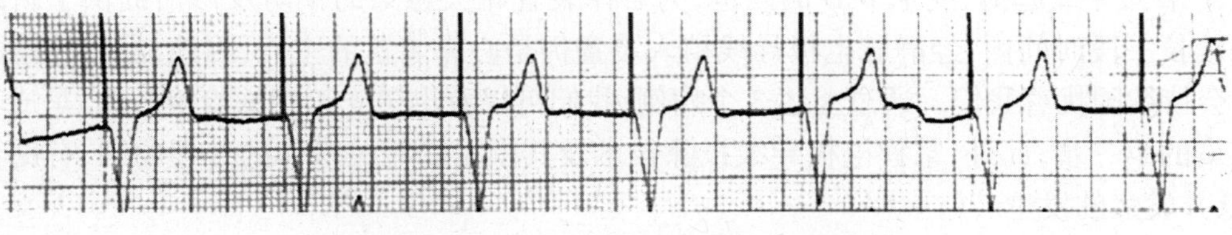

图 13　植入主动固定临时起搏器后心电图
起搏模式 VVI，起搏频率 60 次 / 分，QT 间期 500ms

该病例展示了电极导线拔除术围术期常见的 3 个临床问题：①如何判断是否起搏依赖；②对于起搏依赖的患者，电极导线拔除后如何处理；③心律装置感染患者，电极导线拔除后再植入的时机。

是否起搏依赖？

对于起搏器依赖的判断，临床常用的标准为：①是否发生过心动过缓相关晕厥；②室性逸搏、交界区逸搏 心室率 <40 次 / 分。

此例患者因病态窦房结综合征植入永久起搏器，自身心律为交界区逸搏，心室率为 43~55 次 / 分，似乎为起搏器不依赖。且患者为血行感染，临时起搏可能增加再植入感染的风险，因此起搏系统拔除后未予患者临时起搏桥接。

然而仔细观察图 9、图 10，患者起搏频率 60 次 / 分时 QT 间期为 560ms，而自身心律时（43 次 / 分）QT 间期为 660ms，为频率依赖型获得性长 QT 综合征。患者起搏系统拔除术后出现室性早搏 R on T 现象，引发室速、室颤，患者出现阿斯综合征。所幸抢救及时，迅速进行心肺复苏及电除颤，复律成功。在植入主动固定临时起搏器并补钾后，患者的 QT 间期缩短至 500ms，未再次发生室速、室颤。

该病例提示我们，对于是否起搏依赖的判断，不仅应考虑病史，逸搏心律的起源、逸搏心率的快慢，还应该重视是否存在慢频率依赖型获得性 LQTS。

起搏依赖患者，电极导线拔除后如何处理？

对于心律装置相关感染患者，目前的指南均不建议在电极导线拔除的同时，行对侧装置植入。因此，对于起搏依赖的患者，电极导线拔除后，如何过渡到下次再植入，是临床常见问题。鉴于普通临时起搏电极导线存在接触不良、脱位引起的起搏、感知不良的风险，且术后常需卧床制动则可增加静脉血栓形成风险。因此，目前建议起搏依赖患者电极导线拔除术后，可通过植入主动起搏电极导线外接永久起搏器的方法进行桥接过渡（见图 12）。这种主动固定导线的临时起搏方式较传统临时起搏更安全、电极脱位率低，允许患者早期活动，可减少不良事件的发生。

心律装置感染患者，电极导线拔除后再植入的时机

对于因感染行电极导线拔除的患者，术后应首先评估患者是否继续需要心律装置治疗，部分患者因疾病的进展或转归，不再需要心律装置治疗，如窦性心动过缓患者进展为持续性房颤等。对于需要心律装置治疗的患者，依据感染的类型不同选择不同的再植入时机：①囊袋感染着，避免在拔除同时植入，择期植入即可；②菌血症、电极赘生物者，应在体温正常，且血培养阴性至少 72 小时后，再考虑重新植入；③瓣膜赘生物者，至少在装置及电极导线移除后 14 天，方可考虑进行再植入。上述的再植入时机，均指的是经静脉途径再植入。对于存在瓣膜赘生物、且起搏依赖的患者，必要时可考虑植入心外膜永久起搏，不受上述时间限制。

本例临床启示

1. 对于电极导线拔除术后的患者，是否需要临时起搏过渡，不仅应考虑病史（是否发生过晕厥）、逸搏心律的起源、逸搏心率的快慢，还应该重视是否存在慢频率依赖型获得性 LQTS。

2. 对于需要临时起搏过渡的患者，建议采用植入主动起搏电极导线外接永久起搏器的方法进行桥接过渡。

3. 再植入的时机，应依据感染类型的不同而具体而定。

结　语

虽然近年来无导线起搏、皮下 ICD 的问世，为心律装置相关感染的预防及诊治提供了新的思路。但相信在未来较长一段时间内，经静脉电极导线植入装置仍是心律装置的主流，因此，经静脉植入装置相关感染问题仍会持续困扰着我们。通过上述 3 个病例，我们可以看出树立正确的诊治理念，是成功治疗心律装置相关感染的第一步；此外，掌握电极导线拔除技术及其围术期相关操作的处理原则，有助于提高手术成功率，降低并发症的发生。

（李学斌　段江波）

参考文献

[1] Wilkoff BL, Love CJ, Byrd CL, et al. Transvenous lead extraction: Heart rhythm society expert consensus on facilities, training, indications, and patient management: This document was endorsed by the american heart association (aha). Heart Rhythm, 2009, 6: 1085-1104.

[2] Baddour LM, Epstein AE, Erickson CC, et al. Update on cardiovascular implantable electronic device infections and their management: A scientific statement from the American Heart Association. Circulation, 2010, 121: 458-477.

[3] Grammes JA, Schulze CM, Al-Bataineh M, et al. Percutaneous pacemaker and implantable cardioverter-defibrillator lead extraction in 100 patients with intracardiac vegetations defined by transesophageal echocardiogram. J Am Coll Cardiol, 2010, 55: 886-894.

[4] 段江波，李学斌，王龙，等．经静脉途径拔除心腔内存在赘生物的起搏和除颤电极导线．中国心脏起搏与心电生理杂志，2013，27(1)：17-20.

[5] Zei PC, Eckart RE, Epstein LM. Modified temporary cardiac pacing using transvenous active fixation leads and external re-sterilized pulse generators. J Am Coll Cardiol, 2006, 47: 1487-1489.

右室电极亚急性和晚期穿孔并发症的识别与处理

随着人工心脏起搏器（PPM）、植入式自动心脏除颤器（ICD）、心室同步化起搏（CRT）植入数量的不断增加，起搏并发症的发生率虽未见增加，但发生的病例绝对数却在增加。右室电极穿孔这一严重并发症虽然并不多见，但也并不罕见。它可发生在术中、术后不久，或植入很长时间才出现；其临床症状和表现也不尽相同。术中急性穿孔一般需要紧急的心包穿刺引流，必要时需要外科处理；对于临床症状稳定的右室电极晚期穿孔的识别和处理，有很多地方值得讨论和学习。

右室电极穿孔分为急性穿孔、亚急性穿孔和晚期穿孔，分别发生在术中和术后 24 小时内、术后 24 小时至 1 个月，以及术后 1 个月以后。不同中心报道的发生率不尽相同，对 PPM 植入来说，右室电极穿孔的发生率为 0.1%~0.8%；ICD 的为 0.6%~5.6%。OPTIMUS 注册研究表明，植入 PPM 的患者右室穿孔发生率为 0.33%，而植入 ICD 的右室穿孔发生率为 0.5%。由于很多右室电极晚期穿孔的患者并没有任何临床症状，右室穿孔的发生率可能被显著低估了；一项研究表明，常规 CT 评估右室穿孔的发生率接近 6%。

对于右室电极亚急性和晚期穿孔来说，其发生的原因主要有以下几点：①解剖因素：正常右心室壁较薄，其中右室心尖部的心室壁最薄，最薄处为 2~3mm，是最容易发生心脏穿孔的部位，绝大多数穿孔发生在右室心尖部和游离壁。②患者临床特征：术后 7 天内使用抗凝药物、类固醇激素以及低体重指数 BMI<20kg/m^2 等。③电极原因：将成人电极导线应用于儿童、电极导线预留过长致局部张力过大；使用临时起搏电极；植入电极类型：ICD 除颤电极、主动固定电极和被动电极，其穿孔发生率依次由高到低；电极的设计，比如电极头端表面积小、直径较粗、质地较硬。④手术原因：急性和亚急性穿孔与术中操作关系较密切，术者经验不足或术中遇到胸廓畸形（如脊柱侧凸）、血管异常（永存左上腔静脉、上腔静脉闭锁或锁骨下静脉栓塞）等使起搏植入手术时间过长；手术操作较粗暴，特别是在植入硬质的临时起搏电极和使用硬质钢丝作导引。

根据穿孔的部位不同、电极导线头端到达的位置不同，其临床表现轻重不一，从无明显症状、仅表现为起搏和（或）感知功能异常，到肺栓塞、血气胸、心脏压塞或猝死。

对于亚急性和晚期穿孔来说，特别是晚期穿孔，相当一部分无明显临床症状，表现为起搏器起搏和（或）感知功能异常。常常首先波及的是起搏功能，对完全起搏器依赖的患者会由于起搏电极导线穿孔所致的起搏功能的突然丧失而导致晕厥、甚至死亡；对于植入 ICD 的患者，由于导线的穿孔，可导致无效的放电；对于存在一些基础心脏病的患者，如果出现感知功能异常，有引发恶性室性心律失常的风险。有些报道发现心脏穿孔后尽管起搏阈值会增高，未穿破心包腔时多数穿孔的电极导线仍能起搏，尤其是在那些没有心包积液的患者。

对于出现 PPM 的起搏和感知异常以及 ICD 无效的放电，要考虑导线穿孔。导线穿孔除了首先导致起搏和感知异常外，还可导致下列症状：①胸痛、腹痛、膈肌刺激，这是相对常见的症状。一般疼痛为锐痛，与是否合并器质性心脏病无关。刚开始出现症状时，拍胸片可能并未发现电极导线穿孔或心包、胸腔积液。但往往数天后电极导线穿孔或心包、胸腔积液等阳性征候就会表现出来。②气胸、血胸、血气胸、纵隔积气：电极导线穿透心肌移到肺组织或伤及胸膜腔，均有可能引起气胸、血胸、血气胸或纵隔积气。③心包积液：部分起搏电极导线穿孔患者可以出现心包积液，但一般在早期胸痛的时候积液量不大，后期随着积液量的增大可以出现血流动力学异常（心脏压塞、心源性休克）。④心脏压塞：有患者电极导线心脏穿孔后出现心脏压塞和心源性休克。多发生在术中或术后即刻，对于亚急性穿孔和慢性穿孔，发生率较低。经心包穿刺抽出积液后会遗留严重的慢性心包炎合并起搏和感知功能障碍，将电极导线拔出后患者心包炎治愈，起搏和感知功能恢复正常。⑤肺栓塞：有几篇个例报道起搏器术后发现起搏和感知功能障碍，CT 证实进入肺组织，引起肺栓塞，发生率比较少见。⑥脑栓塞：电极导线进入左心系统，可以引起脑栓塞，也比较少见。⑦死亡：心脏穿孔可以导致死亡，1 例起搏器术后第 7 天突然猝死的患者，尸检证实右室电极导线心脏穿孔，电极头端在心包腔内游离，但患者并未有心包积血。提示猝死的可能原因是起搏器的晚期并发症心脏穿孔。过去一般认为起搏器术后死亡原因是基础心脏病的进展、或由于感知不良引发的恶性室性心律失常所致，其实有些猝死患者是由于起搏电极导线引起的心脏穿孔。

正确诊断的前提是对该并发症的认识和重视。诊断可以根据症状、体征、胸片、超声心动、多层螺旋 CT 以及起搏器测试的结果进行诊断。对起搏器植入一周或几个月内出现胸痛，应疑及本病，检查心电图、胸片或进行起搏器功能测试，往往可以诊断。有些没有症状的患者是在体检中无异常发现，有些则是出现心脏压塞症状进行心脏 X 线检查时诊断。有几个征象提示电极导线导致的心脏穿孔，最重要的可能是心外膜脂肪垫征。心脏 X 线片检查中，只要起搏电极导线顶端的影像超出心外膜缘 3mm 即可诊断。其他提示和明确诊断的临床征象和辅助检查包括：①心前区疼痛、心包摩擦音。②心电图。最典型的心电图改变是由左束支阻滞的起搏图形变为右束支阻滞图形。此外，患者心电图常表现为起搏或感知功能不良。③超声心动图。心脏超声不仅有助于识别心脏电极导线是否穿出心肌，还可发现是否合并心包积液及积液量的大小，必要时行经食道超声检查。④X 线检查是确定心脏穿孔最重要的简便手段，穿孔的程度不同可有不同的影像特点，如右室心尖穿孔后，某些患者单纯在后前位无法确定，但当加用左、右前斜位后可明确诊断。⑤CT 检查越来越重要，通过三维重建，能够清楚显示穿孔的详细情况。对 CT 检查亦无法确诊的患者可以应用彩色三维超声。

处理策略

处理起搏电极导线相关的心脏穿孔的核心问题是：对穿孔的电极导线是否需要处理？如需处理，该如何处理？如何处理心包积液？目前尚缺乏足够的证据证实哪种方法最佳，总的处理原则包括：①电极导线的处理：绝大多数情况下，依照 HRS 指南，在心脏外科后备的支持下，在经胸超声和食道超声的指引下，经静脉拔除导线是安全有效的；拔除穿孔导线前先放置另一根心室起搏导线后再拔除穿孔的电极导线，以避免拔除心室电极导线后，重新植入新电极再次经原破裂处穿出心脏的可能。部分患者的右室导线穿破了重要脏器，需要外科开胸处理，开胸处理过程可以植入心外膜电极而无需经静脉植入导线。②心包积液的处理：对于有大量心包积液尤其是出现心脏压塞者应立即行心包穿刺，部分患者经心包穿刺后随访无异常。有些患者积液量迅速增加，出现血流动力学异常或在心包穿刺过程中出现抽吸困难而血压继续下降时，需要紧急开胸外科手术。有些患者抽出积液后遗留慢性心包炎，需要应用抗生素治疗。

预防

一旦发生心脏穿孔，患者潜在的死亡风险增加，而且处理起来比较棘手。因此积极预防起搏器相关的心脏穿孔尤为重要。术前或术中是否应用过临时起搏导管是发生起搏器相关的心脏穿孔最强的危险因素之一，其次为应用主动固定电极导线、使用激素、年龄增大、曝光时间、BMI<20kg/m^2 的患者，对于这些患者，手术过程中应更加注意预防穿孔的发生；而右室压≥30mmHg 是具有降低心脏穿孔的最有价值保护因素，可能与这部分患者肺动脉压偏高，引起右心室代偿性增厚有关。为避免慢性心脏穿孔的风险，建议对植入起搏器的患者定期进行随访。

（郑强荪）

参考文献

[1] Laborderie J, Barandon L, Ploux S, et al. Management of subacute and delayed right ventricular perforation with a pacing or an implantable cardioverter-defibrillator lead. Am J Cardiol, 2008, 102: 1352-1355.

[2] Rydlewska A, Małecka B, Zabek A, et al. Delayed perforation of the right ventricle as a complication of permanent cardiac pacing - is following the guidelines always the right choice? Non-standard treatment - a case report and literature review. Kardiol Pol, 2010, 68: 357-361.

[3] Migliore F, Zorzi A, Bertaglia E, et al. Incidence, management, and prevention of right ventricular perforation by pacemaker and implantable cardioverter defibrillator ceads. Pacing Clin Electrophysiol, 2014, 37: 1602-1609.

[4] Akbarzadeh MA, Mollazadeh R. Identification and management of right ventricular perforation using pacemaker and cardioverter-defibrillator leads: A case series and mini review. J Arrhythmia. (in press)

心力衰竭合并肾功能异常的治疗

一般人群中肾小球滤过率(estimated glomerular filtration rate,eGFR)<60ml/(min·1.73m^2)(慢性肾病)的发生率是4.5%,国外资料显示:急性或慢性心力衰竭(心衰)患者中(射血分数下降心衰HFrEF和射血分数保留心衰HFpEF)eGFR<60ml/(min·1.73m^2)的发生率超过50%,慢性肾病发生急性心衰高达50%~70%。我国心衰的注册研究:慢性心衰合并肾功能衰竭的发生率是37%。eGFR是心衰患者死亡率的独立预测因子。心脏和肾脏是密切相关的两个器官,既往将心肾综合征人为地分为五型,分别是:Ⅰ型,急性心肾综合征(急性心衰伴发的急性肾损伤);Ⅱ型,慢性心肾综合征(慢性心衰伴发的肾功能异常);Ⅲ型,急性肾心综合征(急性肾功能衰竭伴发急性心衰);Ⅳ型,慢性肾心综合征(慢性肾功能衰竭伴发慢性心衰);Ⅴ型,继发的心肾综合征(全身疾病同时累及心肾)。鉴于与心肾综合征相关的病理生理机制、治疗和预后的科学研究及证据有限,因此有些学者认为此类分型临床实用性不强[1],应从心衰的角度,主要是肾脏对衰竭心脏的被动反应方面进行考虑。心衰时肾功能异常的病理生理机制复杂多变,最主要因素的是肾灌注(低心排量和低肾血流量)和肾淤血(静脉压增高伴有的肾损伤),除了血液动力学因素外,整体的神经内分泌细胞炎症因子网络的失衡,既影响心脏也影响肾脏和血管(其他器官),包括:肾素血管紧张素醛固酮系统(renin aniotension aldosterone system,RAAS),交感神经系统,精氨酸血管加压素系统,利钠肽系统和炎症因子网络等。此外,氧化应激、贫血、离子紊乱、血液稀释、低蛋白血症和药物等因素在心衰和肾功能异常中相互影响,错综复杂,呈现不同的临床表现。同时由于心衰患者存在各种病因,比如:高血压、糖尿病、动脉粥样硬化等,都会引起肾脏器质性(肾小球和肾小管)病变,影响肾脏功能。腹内压力的增加也是因素之一。有资料表明:心输出量不是影响肾功能的主要因素,中心静脉压增高导致肾填塞是主要原因。

肾功能的异常能够影响心衰生物标志物的水平,当eGFR<60ml/(min·1.73m^2),BNP和NT-pro-BNP的临界值分别是200pg/ml和1200pg/ml(不考虑年龄时的标准),如果是老年患者,应根据年龄分层进一步校正。另一个心衰生物标志物ST2是白介素1受体家族成员,它的增高是心肌纤维化和心脏重构的标志,通常不受肾功能的影响。心衰时肾脏损伤标志物也会发生相应的改变。肾脏受损时除了血肌酐,尿素氮和蛋白尿常见指标外,尿液中肾脏损伤因子(kidney injury molecule 1,KIM-1),白介素-18(interleukin 18,IL-18),中性粒细胞明胶酶相关脂质运载蛋白,N-乙酰-β-D-氨基葡萄糖苷酶和肝型脂肪酸结合蛋白均可升高,肾小管损伤相应的生物标志物也会有些改变。有些学者认为:急性心衰时出现肾小管损伤标志物的升高预示肾功能将恶化。慢性心衰的患者出现肾损伤标志物的升高则预后较差,通常尿KIM-1被认为是最好的预测指标。这些肾损伤生物标志物的临床应用还有待更多研究进一步证实。也有学者将半胱氨酸蛋白酶抑酶-C的作为肾脏损伤的标志物。

心衰时肾功能损伤的标准和新术语

心衰(慢性心衰)肾功能恶化(WRF)的标准是:血肌酐增高≥26.5μmol/L(0.3mg/dl)和血肌酐增高≥25%;或在1~26周内eGFR降低≥20%。急性肾损伤(acute kidney injury,AKI)(急性心衰)的标准是:在第1~7天内基础的血肌酐水平增加1.5~1.9倍;或48小时内血肌酐增加>26.5umol/L;或6~12小时内尿量<0.5ml(min·1.73m^2)。WRF和AKI的诊断还需要结合临床病情的转归,综合判断患者是真性肾功能损伤,还是假性WRF或AKI。心衰好转:假性WRF或AKI;心衰病情恶化:WRF;急性心衰病情恶化或无法改善需要应用正性肌力药物,超滤或肾脏替代治疗时:真性AKI或WRF。住院期间应动态监测相关指标,包括出院后3个月内。这些WRF和AKI标准与肾内科的定义略有不同,KDIGO的标准是根据血肌酐增加的幅度将AKI分为3期,比较起来现有的定义更为简便,更易为心内科医师应用,2014年由Damman提出[2],2015年Damman等代表欧洲心脏病学会(European Society of Cardiology,ESC)正式提出此定义[1]。

需要注意的是肾功能的异常也可以出现在血液浓缩、充血状态完全消失和血压下降的情况下，通常这种情况的预后要好一些。对利尿剂治疗有效，即使出现一过性的肌酐升高，也是可以接受的，只要整体状态好转，比起利尿剂抵抗的患者，预后要好。急性心衰期间，只要临床情况不恶化，出现某种程度的肌酐水平增高是可以接受的。慢性心衰也是这样，病情稳定或好转，轻度的肌酐水平增高也是可以接受的。但是在特殊情况下出现肾功能异常波动，应引起重视，例如：滴定 RAAS 抑制剂的剂量时，或患者因为其他疾病或情况出现大的容量波动时，比如前列腺肥大、肾结石引起尿潴留等等。

慢性心衰肾功能恶化（WRF）的处理

慢性心衰出现肾功能恶化，重点关注血压、静脉压、容量状态、尿量等。前向：防止低血压低灌注的发生，后向：关注静脉压。在调整好容量的基础上，应用正性肌力药物。如果血压正常，静脉压增高为主，此时肾脏呈填塞状态，袢利尿剂剂量翻倍或者超滤。临床上另一极端是利尿过度引起容量不足，血液浓缩，血压偏低，利尿强度的把握很重要。

正性肌力药物：正性肌力药物通常在低灌注、低血压的情况下应用于射血分数减少心衰伴有心脏扩大的患者。ESC 心衰指南的正性肌力药物包括：多巴胺、多巴酚丁胺、米力农、左西孟旦和依诺昔酮。AHA/ACC 的心衰指南仅包括前 3 个药物。由于米力农和左西孟旦均有扩张血管的作用，在低血压的情况下，往往需要和升压药物联合应用，同时建议不用冲击量，直接静脉泵给药。

肾功能异常时应用正性肌力药物多巴酚丁胺，通常不需要特别调整剂量。米力农需要根据肾功能调整（表 1）。左西孟旦和其活性代谢产物在肾功能恶化时半衰期延长，也应作相应调整。左西孟旦有一定的肾脏保护作用，主要作用于肾小球的入球小动脉，能够增加肾小球的滤过率。

表 1　肾功能异常时的米力农剂量

肾功能 CrCl（ml/min）	米力农剂量［μg/（kg·min）］	肾功能 CrCl（ml/min）	米力农剂量［μg/（kg·min）］
50	0.43	20	0.28
40	0.38	10	0.23
30	0.33	5	0.2

由于慢性心衰患者的基础治疗可能包括地高辛，如果出现肾功能恶化或 AKI，无尿或少尿时地高辛的半衰期也会相应延长（3.5~5 天），剂量调整到隔天半片，必要时停用，透析不能有效排除该药。有些中成药有类洋地黄作用，应引起警觉，如芪苈强心胶囊中含有葶苈子，可使血地高辛浓度明显增高。慢性心衰常规治疗正在应用 β 受体阻滞剂的患者联用正性肌力药物时不宜选择多巴酚丁胺，而以米力农或左西孟旦为好。

血管扩张剂：心衰患者存在充血症状，静脉压高，血压不低的情况下，应选择血管扩张剂，通常包括：硝酸甘油、单硝酸异山梨醇、硝普钠和奈西利肽。硝普钠在肾功能异常时虽然不需要调整剂量，但是肝肾功能异常会影响硫氰酸的累积。奈西利肽一般不需要调整剂量，为了防止低血压的发生，主张微泵持续给药方法（不用冲击量），敏感人群可能对肾功能有影响，急性肾功能衰竭或需要透析的患者，慎用，密切监测。

利尿剂：利尿剂是降低静脉压改善充血症状的主要药物。在肾功能异常的情况下，噻嗪类利尿剂通常无效，袢利尿剂作用降低，通常采用袢利尿剂剂量加倍。利尿的速度应加以掌控，不要一味大量利尿，如果心衰患者住院第 1 天利尿尿量超过 5000ml，第 2 天利尿剂剂量应相应减量，个体化处理最重要。对存在低钠血症和容量负荷过重的患者，建议采用托伐普坦，该药作用于肾小管血管加压素受体，排水不排钠。

综合处理：心肾综合征合并贫血较为多见，病因复杂，除了慢性心衰致胃肠淤血营养不良外，离子缺陷（铁）、慢性肾病也通过多种途径导致贫血。研究表明：红细胞分布宽度增大是预测心肾综合征患者死亡的独立因子。如果心衰患者存在铁缺乏，应静脉补充铁剂。心衰患者应常规检测血清铁和铁结合蛋白，积极纠正贫血和低蛋白血症。来自中国台湾的队列研究证实，注射流感疫苗能够降低慢性心衰合并慢性肾病老年患者的心衰住院率。鉴于有些药物对肾功能有影响，患者治疗期间应常规检查其他疾病相关的用药情况，停用一些非必要用药，例如非甾体类抗炎药等；某些抗生素致肾脏损伤的副作用也应警惕，如：甲氧苄吖、庆大霉素等。通过肾脏排泄的药物包括：地高辛、胰岛素、低分子肝素等，其剂量均应作相应调整。老年男性患者常存在前列腺肥大，如果合并心衰，前列腺肥大所致尿潴留会进一步加重心衰及肾功能异常，鉴于 α 受体阻滞剂具有影响血压、导致钠水潴留的副作用，建议换用 5-α- 还原酶抑制剂。

心衰常规治疗的调整：通常慢性心衰患者血液动力学稳定后开始应用 RAAS 阻滞剂，此时应密切监测肾功能和电解质，如果用药期间血肌酐水平增加 <30%，血肌酐 <266μmol/L，eGFR≥25%，血钾正常，可能是假性肾功能异常，药物引起的一过性改变，密切监测条件下继续用药。如果情况相反，减半剂量或停药。药物调整后肾功能恢复，为假性肾功能异常；肾功能继续恶化，为真性肾功能衰竭；需请肾脏内科会诊，排查其他因素，例如肾动脉狭窄等。若慢性心衰患者的肾功能相对稳定，可以每 6 个月检测一次肾功能和电解质。

高钾血症的防范：慢性心衰的常规药物治疗包括血管紧张素转换酶抑制剂（angiotensin converting enzyme inhibitor，ACEI）或 ARB，大部分患者联合应用盐皮质激素受体拮抗剂，增加了发生高钾血症的风险，来自真实临床实践的报告，高钾血症在心衰患者中的发生率高达 15%~27%，除了 RAAS 阻滞剂外，其他合用药物、急慢性肾功能异常等多种因素相互影响。寻求控制血钾的理想药物，尽可能发挥心衰常规药物的优势是近年来心衰治疗的一个热点。聚磺苯乙烯钠（SPS）是第一个被批准治疗高钾血症的药物，副作用较大。Patiromer，一种钾结合多聚体，在结肠远端与钾特异结合减少钾的吸收，目前正在 FDA 申请高钾血症治疗的适应证。在 PEARL-HF、OPAL-HK 和 AMETHYST-DN 三个研究中该药达到降低血钾的一级终点。PEARL-HF 研究将 105 例慢性心衰接受常规心衰治疗（螺内酯 25~50mg/d）、血钾在 4.3~5.1mmol/L 水平、既往有慢性肾病或不能耐受 RAASI 的患者随机分入 Patiromer 治疗组和安慰剂对照组，治疗 4 周后，Patiromer 组耐受螺内酯 50mg/d 的患者比例增多，高钾血症发生率明显低于对照组（7.3% *vs* 24.5%，$P<0.015$）。低钾的发生率 6% 与安慰剂组无差异。OPAL-HK 和 AMETHYST-DN 研究分别在 3~4 期慢性肾病应用 RAAS 阻滞剂的患者（其中 42% 有心衰）和糖尿病肾病合并高钾血症的患者中证实该药降低血钾。

锆环硅酸钠（ZS-9）是另一种选择性钾离子结合剂，在胃肠道的上部与钾结合。HARMONIZE 研究是随机双盲安慰剂对照的三期临床研究，慢性心衰伴有高钾血症的患者先用 ZS-9 治疗 48 小时，血钾正常后随机分组，同时应用 RAASI，结果证实：该药有效控制血钾在正常范围。

急性心衰合并急性肾损伤（或肾功能恶化）的处理

急性心衰的患者 50%~70% 存在慢性肾病，住院期间 20% 出现肾功能恶化（worsening renal function，WRF）。也有部分患者是在急性心衰期间新出现的 AKI。急性心衰的处理根据时间分为紧急期、稳定期和长期三个阶段。紧急期的任务：纠正血液动力学紊乱，维持生命体征稳定；稳定期的任务：病因治疗；长期的任务：逆转心脏重构。

急性心衰紧急期需要密切监测血压、心率和心律、尿量、神志、容量状态、血氧分压、肾功能和电解质等指标，综合判断影响血液动力学的主要因素，对于存在充血状态，灌注正常的患者（温 - 湿型）选择利尿剂和血管扩张剂；对存在充血状态，低灌注的患者（冷 - 湿型），如果血压低，收缩压 <90mmHg，选择正性肌力药物和血管活性药物，低灌注改善后再利尿；若药物治疗无效，应予机械循环支持；如果血压正常，应用血管扩张剂或利尿剂，必要时加用正性肌力药物；对于低灌注，低血容量的患者（干 - 冷型），补充容量，必要时予正性肌力药物[3]。

急性心衰治疗期间观察利尿剂应用后的反应，如果对利尿剂有反应，血液动力学状态趋向好转，即使患者肾功能有一过性恶化，有可能是假性肾功能恶化。如果出现利尿剂抵抗：一种情况血压不低，可以采用增加利尿剂剂量，或两种利尿剂联用，病情好转，表明是肾淤血所致，稳定后，利尿剂减量，维持等容量状态；另一种情况血压低，要注意优化血液动力学状态，考虑应用正性肌力药物，改善后定期复查肾功能和电解质，不改善或病情进展，属于顽固性低灌注或肾淤血，应进行侵入性血液动力学监测，必要时采用机械循环支持或超滤或持续性肾脏替代治疗。

顽固性容量负荷过重的患者进行持续性肾脏替代治疗的指征[3]：液体补充后仍然少尿、严重高钾血症、严重酸中毒（pH<7.2）、血 BUN 水平 >25mmol/L（150mg/dl）和血 Cr>300μmol/L（3.5mg/dl）。

急性心衰是一组临床综合征，有不同的病因或诱因，早期的处理，既要考虑血液动力学状态，也要结合病因或诱因进行相应的处理。2016 年 ESC 心衰指南[3]将急性心衰的病因简化为“CHAMP”，分别代表：急性冠脉综合征、高血压、心律失常、机械障碍和肺栓塞。急性冠脉综合征合并急性心衰是一组极高危的患者，应遵循相应的指南，积极血运重建，入院后 2 小时内急诊冠脉造影，并进行相应处理。高血压伴急性心衰积极降压治疗，选择血管扩张剂或加利尿剂。快速心律失常伴有血液动力学紊乱，立即电复律，血液动力学稳定则控制心室率。急性的机械障碍是指：ACS 伴有的机械并发症，如心室游离壁破裂、室间隔穿孔、急性二尖瓣反流；心脏外伤；感染性心内膜炎伴有的心脏瓣膜反流或赘生物堵塞；急性主动脉夹层合并主动脉瓣关闭不全；心腔内占位病变堵塞流出道等；应外科急诊手术或介入治疗。急性肺栓塞应积极溶栓，或采用导管途径或外科治疗血栓，遵循相应的指南进行处理。

各种病因引起的低心排量综合征常伴有急性肾功能异常，正性肌力药物的应用非常必要。一组来自危重症伴有急性肾衰竭危险患者的荟萃分析（15 项失代偿性心衰，15 项心脏外科手术，2 项脓毒血症，1 项血管外科）显示：正性肌力药物减少 48% 的肾脏替代治疗，降低 40% 的围手术期急性肾损伤。

急性心衰患者有一组是慢性心衰急性失代偿，既往应用心衰的常规药物，如果本次入院出现 AKI 或 WRF 时，有些药物应作相应的调整。根据 2015 年欧洲心衰学会和欧洲急诊学会共同推出的院前和院内急性心衰早期处理的专家共识[4]，急性心衰 48 小时内：ACEI/ARB 和盐皮质激素受体拮抗剂在血肌酐 >2.5mg/dl、eEGF<30ml/（min·1.73m^2）均应停用；如果血肌酐 <2.5mg/dl、eEGF>30ml/（min·1.73m^2），ACEI/ARB 可考虑是否需要调整剂量，盐皮质激素受体拮抗剂则应减量。血钾 >5.5mg/dl，ACEI/ARB 和盐皮质激素受体拮抗剂均停用。ACEI/ARB 和 β 受体拮抗剂在收缩期血压 85~100mmHg 时减量或停用；收缩期血压 <85mmHg 时停用。β 受体拮抗剂在心率 50 次 / 分以下时停用，51~59 次 / 分之间减量。

心源性休克：在容量合适的状态下，收缩压依然 <90mmHg，同时存在低灌注状态诊断为心源性休克[3]。病因广泛，既可以是急性冠脉综合征引起，也可以表现为顽固性心衰的终末期等，快速评估，根据病因分别处理，推荐侵入性血液动力学监测。药物治疗的目的是改善器官灌注，提高血压。没有容量负荷过重的条件下，首先补充液体，15~30 分钟内输入 0.9% 氯化钠溶液或 Ringer 液 200ml 以上。在应用血管活性药物的同时，使用正性肌力药物，推荐去甲肾上腺素升压[3]，多巴酚丁胺应用最常见，左西孟旦需要与血管活性药物联用。急性心肌梗死的患者合并心源性休克，多巴酚丁胺、去甲肾上腺素与左西孟旦的联合应用可以改善血液动力学，维持血压稳定。磷酸二酯酶 -3 抑制剂也可以选用，后者更适用于非缺血性心源性休克。左西孟旦的作用机制包括钙增敏的正性肌力作用，ATP 敏感 K^+ 通道开放剂伴有的血管扩张作用和心肌线粒体的保护作用更适用于缺血性心源性休克。2016 年欧洲的专家发表了急性冠脉综合征合并急性心衰心源性休克的专家共识，推荐左西孟旦 0.05~0.1μg/（kg·min），持续 24 小时，如果希望快速起效，可在头 1 小时内 0.2μg/（kg·min），在 6 小时内给予这一剂量的获益 / 风险比较为合理。药物治疗无效可以考虑装置治疗，装置治疗类型的选择可以参考 INTERMACS 水平分级。心源性休克的同时常常伴有 AKI 或 WRF，血压和灌注改善通常会伴有肾功能的改善。

ACS 特殊药物的调整：急性冠脉综合征合并心衰时，部分患者合并肾功能异常（或者同时存在慢性肾病），可以表现为 AKI 或 WRF。某些特殊药物应该作相应的剂量调整，特别是经过肾脏代谢的药物[5]。例如：磺达肝素 75% 经肾脏排泄，如果肌苷清除率 <30ml/min，禁止使用。替罗非班 65% 经肾脏代谢，肌苷清除率≤60ml/min，PCI 25μg/kg 静脉注射超过 3 分钟，继以 0.075μg/（kg·min）静脉滴注维持 18 小时，维持剂量是正常者的一半。依诺肝素 40% 经肾脏代谢，肌苷清除率 <30ml/min 时，对不稳定型心绞痛 / 非 ST 段抬高型心肌梗死患者，由正常时 12 小时皮下注射减为每天应用一次；年龄 <75 岁的 ST 段抬高型心肌梗死（ST-segment elevated myocardial infarction，STEMI）患者接受溶栓治疗并使用该药冲击量后，维持量应减为每天一次，年龄大于 75 岁的 STEMI 患者溶栓治疗后不使用该药冲击量，直接采用每天一次的维持剂量。透析患者不推荐依诺肝素。比伐卢定 20% 经肾脏代谢，如果肌苷清除率 <30ml/min，冲击量后维持剂量减为 1mg/（kg·min）；透析患者维持量为 0.25mg/（kg·min）。

（卢永昕）

参考文献

[1] Damman K, Testani JM. The kidney in heart failure: an update. Eur Heart J, 2015, 36: 1437-1444.

[2] Damman K, Tang WH, Testani JM, et al. Terminology and definition of changes renalfunction in heart failure. Eur Heart J, 2014, 35: 3413-3416.

[3] Ponikowski P, Voors AA, Anker SD, et al. 2016 ESC Guidelines for the diagnosis and treatment of acute and chronic heart failure: The Task Force for the diagnosis and treatment of acute and chronic heart failure of the European Society of Cardiology (ESC)Developed with the special contribution of the Heart Failure Association (HFA) of the ESC. Eur Heart J, 2016, 37 (27): 2129-2200.

[4] Mebazaa A, Yilmaz MB, Levy P. et al. Recommendations on pre-hospital & earlyhospital management of acute heart failure: a consensus paper from the Heart FailureAssociation of the European Societyof Cardiology, the European Societyof Emergency Medicine and the Societyof Academic Emergency Medicine. Eur J Heart Fail, 2015, 17: 544-558.

[5] Washam JB, Herzog CA, Beitelshees AL, et al. Pharmacotherapy in chronic kidney disease patients presenting with acute coronary syndrome: a scientific statement from the American Heart Association. Circulation, 2015, 131: 1123-1149.

晕厥的鉴别诊断

晕厥是常见的临床症状，是指一时性广泛性脑供血不足导致的短暂意识丧失状态。一般表现为突然发作，迅速恢复，很少有后遗症。据统计，晕厥在急诊患者中的发生率为0.9%~1.7%，住院患者中1%~3%经历过晕厥[1,2]。虽然其发生率较高，但明确诊断及规范治疗的占比不高。究其原因主要为晕厥的病因较多，病理机制复杂，涉及循环、呼吸、神经等多个系统。因此，提高对晕厥的鉴别诊断能力，规范晕厥的诊断及治疗具有重要意义，下面我们通过具体病例来分析晕厥的鉴别诊断。

一、病 例 资 料

患者，女，43岁，因“晕厥伴恶心呕吐2个月”入院。2个月前患者无明显诱因突发剑突下不适，伴面色苍白、前额微汗，双下肢稍感乏力，约10分钟后出现意识丧失，持续2~3分钟后家人掐人中后苏醒。无牙关紧闭、口吐白沫、手脚抽搐，无胸闷、胸痛及心悸不适及大、小便失禁。醒后不能回忆发作时情景，并出现恶心呕吐，非喷射状，呕吐物为胃内容物，无肌肉酸痛、乏力、头痛不适。40天前再次出现意识丧失，发作过程及性质同前，于当地医院就诊，头颅CT示：“C3/4、C4/5、C5/6椎间盘平面可见向后方椎管内局限性突出的软组织影”，诊断为“晕厥”。起病以来，患者一般情况好，食欲、睡眠可，大小便未见明显异常。否认高血压、糖尿病史，无颅脑外伤史。

入院查体：血压122/70mmHg，脉搏74次/分。正常面容，头颅无畸型，双侧呼吸音清晰，心界不大，心前区无隆起，心尖搏动未见异常，律齐，各瓣膜听诊区未闻及病理性杂音，心率74次/分，双下肢无明显浮肿。四肢肌力及肌张力正常，病理征阴性。

入院诊断：①晕厥查因：血管迷走性晕厥？②颈椎病。

诊治经过：入院后查卧立位血压分别为116/64mmHg、123/68mmHg。心电图示窦性心律，正常心电图。血常规、尿常规、大便常规、肝功能、肾功能、凝血功能、血糖、血脂四项、糖化血红蛋白检查未见明显异常。胸片示心肺未见明显异常。心脏彩超示心内结构未见异常，彩色多普勒正常，左心功能正常。动态心电图示窦性心律，平均心率78次/分，偶发房性早搏，监测全程ST-T间歇性改变（与心率增快有关）。动态血压示血压呈间歇性异常改变。

入院后进行倾斜试验检查，结果为阳性。表现为药物加强阶段（含服硝酸甘油0.5mg）7分钟后心率突然下降，先降为64次/分，后出现心脏停搏，并伴有血压下降，测得最低血压为78/40mmHg。经胸外按压后约6分钟，自主心律逐渐恢复。治疗上对患者进行宣教，避免过度紧张及担忧，同时嘱咐患者增加水钠摄入以增加血容量、进行倾斜训练，减少及预防晕厥发作，注意识别晕厥前兆，适时卧床休息，避免躯体损伤，并植入闭环刺激双腔起搏器。随访18个月，患者未再次发作晕厥。

二、晕厥的诊断流程

晕厥的诊断主要分三步走[3-5]。

1. **首先明确是否为晕厥** 晕厥是由于短暂的全脑组织缺血导致的短暂意识丧失（T-LOC），特点为发生迅速、短暂、具有自限性，能够完全恢复意识。很多原因可以导致意识丧失，但并不是所有的都是晕厥，根据其是否为真性意识丧失、是否为一过性及可逆性等特点，排除非晕厥性意识丧失。鉴别流程见图1。

2. **明确晕厥病因** 也是晕厥治疗中最困难、最重要的一步。由于不同类型及原因导致的晕厥预后大不相同，心源性晕厥往往伴有较高的猝死风险，因此，晕厥的病因诊断尤为重要。明确病因诊断需详细询问病史（情境下晕厥根据病史可基本明确诊断），完善体格检查、心电图检查，初步评估可进一步完善颈动脉窦按摩、超声心动图、心电图监测、卧立位试验、直立倾斜试验、神经及血液检查明确晕厥病因。

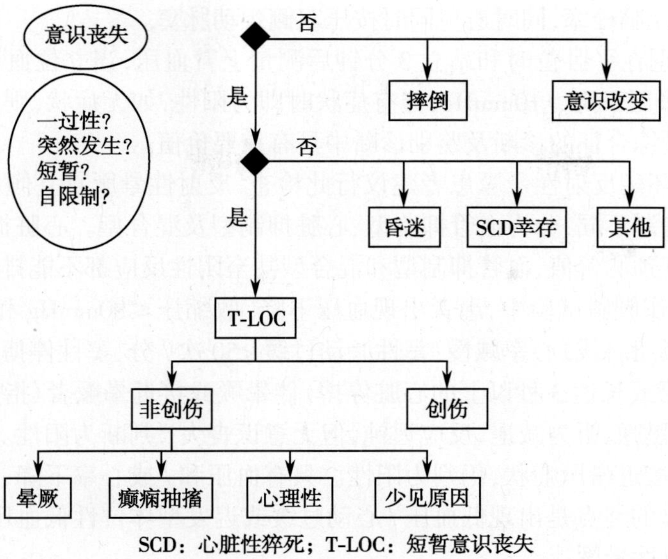

图1　晕厥鉴别流程图
（引自参考文献3）

3. **晕厥患者危险分层**[7-9]　据统计，约1/3的晕厥患者，尽管进行了完备的检查仍不能明确晕厥病因。对于初步评估后不能明确病因的患者，应进行危险评估及危险分层（表1）。具备以下1个或多个主要危险因素的晕厥患者应行紧急（2周内）心脏评估；具备1个或多个次要危险因素的患者应考虑紧急心脏评估。对于没有高危因素、但反复发生晕厥的患者，也应根据需要进行心脏及神经方面评估。无高危因素且发作次数较少的患者，无需进行进一步评估。

表1　晕厥的短期危险因素

危险因素	表现
主要：心电图异常	心动过缓、心动过速或传导系统疾病
	新发生的心肌缺血或陈旧性心肌梗死
心脏疾病史	心肌缺血、心律失常、心肌梗死、瓣膜性疾病
低血压	收缩压 <90mmHg
心力衰竭	既往史或目前发生
次要：年龄 >60岁	
呼吸困难	
贫血	血细胞比容 <0.30
高血压	
脑血管疾病	
早发猝死家族史	猝死年龄 <50岁
特殊情景	卧位、运动或没有先兆症状的晕厥

注：1mmHg=0.133kPa
（引自参考文献3）

三、晕厥诊断及评估检查项目[2,3,9]

1. **颈动脉窦按摩**　对于年龄在40岁以上、不明原因的晕厥患者建议行此检查，依次按摩右侧和左侧颈动脉窦10秒，按摩全程需持续心电、血压监测。当按摩颈动脉窦导致心脏停搏超过3秒和（或）收缩压下降 >50mmHg时，诊断为颈动脉窦高敏感，即为颈动脉窦试验阳性；当伴有晕厥时，诊断为颈动脉窦性晕厥，检查时可分别在卧位和立位依次按摩右侧和左侧颈动脉窦。对于颈动脉窦有斑块及狭窄的患者不宜行颈动脉窦按摩,以免引起脑栓塞,同时避免同时按压双侧颈动脉窦。

2. **卧立位试验** 分别在平卧位时和站立3分钟后测量上臂血压,当立位血压与卧位血压相比,收缩压下降≥20mmHg,或舒张压下降≥10mmHg,伴有症状时即为阳性,如无症状,则为卧立位试验可疑阳性。卧立位试验在直立不耐受综合征的诊断及鉴别诊断中具有重要价值。

3. **直立倾斜试验** 怀疑反射性晕厥患者建议行此检查,反射性晕厥直立倾斜试验多为阳性,并可根据对血管及心脏产生的抑制不同,分为血管抑制型、心脏抑制型及混合型。心脏抑制型的反应对临床心脏停搏导致的晕厥具有高度预测价值,血管抑制型和混合型甚至阴性反应都不能排除心脏停搏导致的晕厥。阳性表现为:在规范化操作倾斜试验中,患者出现血压下降[收缩压≤80mmHg和(或)舒张压≤50mmHg,或平均动脉压下降≥25%]和(或)心率减慢(窦性心动过缓<50次/分,窦性停搏代以交界性逸搏心律,一过性二度或以上房室阻滞或长达3秒以上的心脏停搏)伴晕厥或接近晕厥者(指试验中出现面色苍白、出汗、胸闷、过度换气,继之黑朦、听力减退、反应迟钝,但无意识丧失),判断为阳性。有的患者即使血压未达到标准,但已出现晕厥或接近晕厥症状,仍判为阳性。只有血压和/或心率下降,而无晕厥或接近晕厥,不判为阳性。直立倾斜试验的终点是出现低血压/心动过缓或迟发型体位性低血压,伴有晕厥或先兆晕厥。但阴性结果不能排除反射性晕厥。

4. **超声心动图** 是诊断及筛查心脏结构异常及评估心功能的重要检查方法,在以左心室射血分数(LVEF)为基础的危险分层中具有重要作用。超声心动图可明确少见的晕厥原因,如主动脉瓣狭窄、左房黏液瘤、心脏压塞等。怀疑心源性晕厥患者建议行此检查,同时可排除部分直立倾斜试验禁忌证。

5. **心电监测** 包括院内心电监测、Holter、体外及植入式循环记录仪和远程心电监测,通过长时间心电监测发现及记录心律失常,对心律失常性晕厥诊断及治疗具有重要意义。对于高危患者入院后立即行院内心电检查。频繁发生晕厥或先兆晕厥患者可行Holter检查。植入式循环记录仪的适应证为:①高危且反复发作的不明原因晕厥,预计在预期电池寿命期限内症状再发的患者;②经过全面检查不能明确晕厥原因或是否进行治疗的高危患者;③反复发作造成创伤而怀疑为反射晕厥患者,在安装心脏起搏器前评价心动过缓与临床症状的关系。对于4周以内的症状期患者可考虑应用体外循环记录仪。远程心电监测用于长期随访。

6. **电生理检查** 对诊断可疑间歇性心动过缓、束支传导阻滞剂可疑心动过速患者的晕厥有价值,适应证为:①缺血性心脏病患者初步评估提示心律失常为晕厥原因,但无明确ICD指征者;②伴束支传导阻滞,无创性检查不能确诊的患者;③晕厥前伴有突发、短阵的心悸,其他无创性检查不能确诊的患者;④Brugada综合征、致心律失常右室心肌病和肥厚型心肌病患者应行电生理检查;⑤高危职业患者,应尽可能排除心血管疾病所致晕厥,应选择行电生理检查。对于心电图正常、无心脏病史、无心悸史者不建议行电生理检查。

7. **运动试验** 对于在运动中或活动后不久出现晕厥的患者应进行运动试验。发生在运动过程中的晕厥可能是心源性的,而运动之后发生的晕厥几乎都是由于反射机制所致。运动诱发的、心动过速之后的二度和三度房室传导阻滞表明病变可能位于房室结末端,并预示着可能进展为永久性房室传导阻滞,静息心电图常表现为室内传导阻滞。一般晕厥患者无运动试验指征。

8. **三磷酸腺苷试验** 不建议作为常规检查,对不明原因晕厥患者可考虑。当注射三磷酸腺苷后诱发房室传导阻滞伴室性停搏时间持续>6秒,或可诱发房室传导阻滞持续>10秒为异常。表明阵发性房室传导阻滞可能是晕厥的原因。由于存在其他不可解释的阵发性房室传导阻滞(腺苷敏感性晕厥),内源性腺苷释放在触发晕厥中的作用仍不明确,不能根据该试验结果对患者植入心脏起搏器。

9. **心导管检查** 对于可疑心肌缺血或心肌梗死的患者应行冠脉造影检查。

10. **神经功能检查** 对于怀疑晕厥与原发性或继发性神经功能障碍有关的患者可行神经功能评估,以便发现潜在疾病,如多系统萎缩、帕金森病和路易体痴呆等神经变性疾病,常见的预警症状是早期阳痿、排尿紊乱和随后发生的帕金森病及共济失调。

11. **血液检查** 主要检查项目为血糖、血气分析、血红蛋白定量,对怀疑因血液成分异常引起晕厥建议排查低血糖综合征、过度通气综合征、重度贫血及高原性晕厥。

12. **脑部 CT/MRI 及脑部血管检查** 对怀疑颅脑病变导致短阵意识丧失患者可考虑行此检查，对于脑源性晕厥如短阵脑缺血发作、锁骨下窃血等具有诊断价值。普通晕厥患者不建议常规检查。

13. **脑电图** 当考虑意识丧失的原因可能是癫痫或临床资料怀疑癫痫时可行脑电图检查。晕厥患者脑电图正常，但癫痫患者发作间期的脑电图也正常，需要根据临床情况进行分析，当晕厥很可能是意识丧失的原因时不建议行脑电图检查。另外，诱发症状发作时记录脑电图对诊断心理性假性晕厥有鉴别价值。

四、常见不同病因晕厥的鉴别要点[2,3,9,10]

1. **反射性晕厥**

(1) 血管迷走性晕厥：也称为单纯性晕厥，此型是最常见的神经介导性晕厥。多有明显诱因，如久站、疼痛、紧张、使用药物后出现，常有恶心、出汗、脸色苍白等先兆表现，不因体位改变而发生晕厥，这可与直立性低血压鉴别。直立倾斜试验阳性可确诊，表现血压下降及缓慢性心律失常：多数患者为两种表现形式(混合型)，也可表现为单一血压下降(血管抑制型)或单一心率减慢(心脏抑制型)。

(2) 颈动脉窦综合征：多发生于中年以上者，男性多见，常见原因包括穿硬领衣服，头部转动或刮胡须，颈动脉窦附近的动脉狭窄或动脉瘤，颈动脉窦附近的肿瘤、手术或外伤。晕厥发作与颈部受压或颈部突然转动有关，按压颈动脉窦可诱发晕厥发作。发作时心率慢、血压低，但无恶心、苍白等前驱症状，部分患者颈脉窦周围有致其反射过敏病变，如颈部淋巴结肿大、肿瘤或甲状腺手术瘢痕组织压迫等，颈动脉窦按摩试验阳性。

(3) 情境性晕厥：常在特定的情境发生晕厥，如咳嗽、排尿、吞咽，发作前多无前驱症状。排尿性晕厥多见于老年男性，多于夜间起床解尿时发生，于立位排尿前、中、后均可发生。大便时也可能发生但少见。吞咽或舌咽神经痛引起的晕厥，与激活脑干迷走神经中枢有关，使得心率减慢、血压下降，治疗可用卡马西平或苯妥英钠。咳嗽也能引起晕厥发作，但并非迷走介导的情境性晕厥，机制可能是咳嗽增加胸腔静脉压，回心血流受阻，心排血量减少，导致短阵脑缺血。同时颅内静脉压和颅内压增高也起了一定作用。

2. **直立不耐受综合征** 常见于老年人，在直立位时，支配血管的交感神经衰竭，且自动的代偿性反应(如反射性的心动过速和血管收缩)消失，导致血液积聚在下肢而产生直立性低血压和晕厥。晕厥见于有卧位或蹲位突然起立或长时间站立时，其立卧位收缩压相差 30mmHg 和 / 或舒张压相差 10mmHg 可诊断。因交感神经功能障碍，多无代偿性心率加快、出汗等反应。可由多种病因引起：多种药物如利尿药、降压药、镇静药、β 受体阻断剂，左旋多巴、三环类抗抑郁药等均可引起直立性低血压；其他长期卧床、营养不良、贫血和低血容量等也易引起直立性低血压；周围神经病变(如吉兰 - 巴雷综合征)累及血管运动反射的可发生此类晕厥，常在餐后或锻炼后发作，表现为站立后或体位改变 30 分钟内出现头晕及晕厥，取卧位后血压迅速回升，意识恢复。卧立位试验阳性：站立 3 分钟内，收缩压下降 20mmHg 或舒张压下降 10mmHg。

3. **心源性晕厥** 由于心排血量突然减少导致脑缺血，多有器质性心脏病病史，可见于心律失常、心脏瓣膜病变、心肌病和心脏血管病。运动中或平卧时发作多提示心源性晕厥。心律失常是心源性晕厥的常见病因，包括缓慢性心律失常和快速性心律失常，有研究显示，晕厥发作前短阵心悸常提示与心律失常相关，而超过 2~3 分钟心悸常为血管迷走性晕厥表现。各种遗传性心律失常也易发生晕厥。心电图及持续心电监测可提高心律失常检出率。引起心脏输出受阻的疾病，多出现劳力性晕厥，如主动脉瓣狭窄、肺动脉高压、肥厚梗阻性心肌病、二尖瓣狭窄、左房黏液瘤、心脏压塞等。引起低心输出状态的疾病如心力衰竭、严重心肌病和瓣膜关闭不全可导致晕厥。急性冠脉综合征引起的晕厥，常伴有胸闷、胸痛。先天性心脏病，如法洛四联征等，合并右向左分流时，肺血流和氧合作用减少，可发生发绀型低氧性晕厥。心脏彩超检查常有异常改变。

4. **脑源性晕厥** 由于脑部血管或主要供应脑部血流的血管发生循环障碍，导致一时性广泛性脑供应不足所致。如脑动脉硬化引起血管腔狭窄，高血压病引起脑血管痉挛，偏头痛及颈椎病时基底动脉舒缩。无脉症、慢性铅中毒脑病等均可出现晕厥。短阵性脑缺血发作可表现为多种神经功能障碍症状。由于病变的血管不同而表现多样化，如偏瘫、肢体麻木、言语障碍。

5. **血液成分异常**

(1) 低血糖综合征:是由于血糖低而影响大脑的能量供应所致,常见于糖尿病患者或节食者,表现为头晕、乏力、饥饿感、心悸、出汗、震颤、神志恍惚、晕厥甚至昏迷。

(2) 过度通气综合征:是由于情绪紧张或癔症发作时,呼吸急促、过度通气,二氧化碳排出增加,导致呼吸性碱中毒,脑部毛细血管收缩,引起脑缺血缺氧而发生晕厥。

(3) 哭泣性晕厥:好发于幼童,先有哭泣,继而屏住呼吸,导致脑缺氧而发生晕厥。

(4) 重症贫血:由于血红蛋白过低,导致组织供应明显下降、血氧低下导致晕厥,多在用力时发生晕厥。

(5) 高原晕厥 由于吸入氧气含量过低,导致血氧及组织供氧低下引起短暂缺氧。

总之,临床上应根据晕厥的诊断流程和患者的临床特征进行鉴别诊断,选择合适的辅助检查手段以明确导致患者晕厥的病因,并采用针对性治疗措施以防止晕厥再发。标准治疗方案应针对病因治疗,对于某些疾病病因不明确或目前治疗无效时,则应针对导致全脑低灌注的发病机制治疗。

(何利伟 许顶立)

参考文献

[1] Soteriades ES, Evans JC, Larson MG, et al. Incidence and prognosis of syncope. N Engl J Med, 2002, 347: 878-888.

[2] Abe H, Benditt DG, Decker WW. Guidelines for the diagnosis and management of syncope (version 2009). Eur Heart J, 2009, 30(21): 2631-2671.

[3] 刘文玲,胡大一,郭继鸿,等. 晕厥诊断与治疗中国专家共识. 中华内科杂志,2014,11(53):916-925.

[4] Sheldon RS, Morillo CA, Krahn AD, et al. Standardized approaches to the investigation of syncope: Canadian Cardiovascular Society position paper. Can J Cardiol, 2011, 27(2): 246-253.

[5] Kenny RA, Brignole M, Dan GA, et al. Syncope Unit: rationale and requirement-the European Heart Rhythm Association position statement endorsed by the Heart Rhythm Society. Europace, 2015, 17(9): 1325-1340.

[6] Quinn JV, Stiell IG, McDermott DA, et al. Derivation of the San Francisco Syncope Rule to predict patients with short-term serious outcomes. Ann Emerg Med, 2004, 43(2): 224-232.

[7] Quinn J, McDermott D, Stiell I, et al. Prospective validation of the San Francisco Syncope Rule to predict patients with serious outcomes. Ann Emerg Med, 2006, 47(5): 448-454.

[8] Reed MJ, Newby DE, Coull AJ, et al. The ROSE (risk stratification of syncope in the emergency department) study. J Am Coll Cardiol, 2010, 55(8): 713-721.

[9] 万学红,卢雪峰. 诊断学. 8 版. 北京:人民卫生出版社,2013:58-59.

[10] Bennett MT, Leader N, Krahn AD. Recurrent syncope: differential diagnosis and management. Heart, 2015, 101: 1591-1599.

肺栓塞的识别和处理

急性肺栓塞（pulmonary embolism，PE）是常见的三大致死性心血管疾病（急性冠脉综合征、主动脉夹层和急性肺栓塞）之一。PE 是内源性或外源性栓子阻塞肺动脉引起肺循环障碍的临床和病理生理综合征，包括肺血栓栓塞症、脂肪栓塞综合征、羊水栓塞、空气栓塞、肿瘤栓塞等。其中肺血栓栓塞症（pulmonary thromboembolism，PTE）是最常见的 PE 类型，指来自静脉系统或右心的血栓阻塞肺动脉或其分支所致疾病，以肺循环和呼吸功能障碍为主要临床表现和病理生理特征，占 PE 的绝大多数，通常所称的 PE 即指 PTE。深静脉血栓形成（deep venous thrombosis，DVT）是引起 PTE 的主要血栓来源，DVT 多发于下肢或者骨盆深静脉，脱落后随血流循环进入肺动脉及其分支，因此，PTE 常为 DVT 的合并症。由于 PTE 与 DVT 在发病机制上存在相互关联，是同一种疾病病程中两个不同阶段的临床表现，因此统称为静脉血栓栓塞症（venous thromboembolism，VTE）。本章节主要针对血栓性 PE。

近年来，肺血管疾病领域发展迅速，尤其在PE患者诊断、评估和治疗等方面，大量临床试验结果的发表，提供了新的循证医学证据。2015 年，中华医学会心血管病学分会肺血管病学组专家组在 2010 年专家共识的基础上，对新近出现的临床证据系统研判，并参考国际最新急性 PE 诊断和治疗指南[1]，经认真研究讨论，制定了《中国急性肺栓塞诊断与治疗指南》(2015)[2]。该指南在易患因素、危险分层、诊断治疗策略、新型口服抗凝剂、慢性血栓栓塞性肺动脉高压等方面进行了更新，并对妊娠期和肿瘤患者PE的治疗给出正式推荐。

一、易患因素

PE 和 VTE 的易患因素包括患者自身因素（多为永久性因素）与环境因素（多为暂时性因素）。6 周到 3 个月内的暂时性或可逆性危险因素（如外科手术、创伤、制动、妊娠、口服避孕药或激素替代治疗等）可诱发 VTE，但在缺少任何已知危险因素的情况下，PE 也可以发生。PE 和 VTE 常见易患因素见表 1。

表 1　深静脉血栓形成和肺栓塞的易患因素

强易患因素（OR>10）	感染（尤其呼吸系统、泌尿系统感染或 HIV 感染）
下肢骨折	炎症性肠道疾病
3 个月内因心力衰竭、心房颤动或心房扑动入院	肿瘤
髋关节或膝关节置换术	口服避孕药
严重创伤	卒中瘫痪
3 个月内发生过心肌梗死	产后
既往 VTE	浅静脉血栓
脊髓损伤	遗传性血栓形成倾向
中等易患因素（OR:2~9）	**弱易患因素**（OR<2）
膝关节镜手术	卧床 >3 天
自身免疫疾病	糖尿病
输血	高血压
中心静脉置管	久坐不动（如长时间乘车或飞机旅行）
化疗	年龄增长
慢性心力衰竭或呼吸衰竭	腹腔镜手术（如腹腔镜下胆囊切除术）
应用促红细胞生成因子	肥胖
激素替代治疗	妊娠
体外受精	静脉曲张

注：OR：相对危险度

二、病理生理

急性 PE 导致肺动脉管腔阻塞，血流减少或中断，引起不同程度的血流动力学和气体交换障碍。轻者可无症状，重者因肺血管阻力突然增加，肺动脉压升高，压力超负荷导致右心室衰竭，这是 PE 死亡的主要原因。

1. 血流动力学改变 PE 可导致肺循环阻力增加，肺动脉压升高。肺血管床面积减少 25%~30% 时肺动脉平均压轻度升高，肺血管床面积减少 30%~40% 时肺动脉平均压可达 30mmHg 以上，右室平均压可升高；肺血管床面积减少 40%~50% 时肺动脉平均压可达 40mmHg，右室充盈压升高，心指数下降；肺血管床面积减少 50%~70% 可出现持续性肺动脉高压；肺血管床面积减少 >85% 可导致猝死。PE 时血栓素 A2 等物质释放，可诱发血管收缩。解剖学阻塞和血管收缩导致肺血管阻力增加，动脉顺应性下降。

2. 右心功能 肺血管阻力突然增加导致右心室压力和容量增加、右心室扩张，使室壁张力增加、肌纤维拉伸，通过 Frank-Starling 机制影响了右心室的收缩性，右心室收缩时间延长；神经体液激活导致变力和变时刺激。上述代偿机制与体循环血管收缩共同增加了肺动脉压力，以增加阻塞肺血管床的血流，由此暂时稳定体循环血压。但这种即刻的代偿程度有限，未预适应的薄壁右心室无法产生 40mmHg 以上的压力以抵抗平均肺动脉压，因而发生右心功能不全。右室壁张力增加使右冠状动脉相对供血不足，同时右室心肌氧耗增多，可导致心肌缺血，进一步加重右心功能不全。

3. 心室间相互作用 右心室收缩时间延长，室间隔在左心室舒张早期突向左侧，右束支传导阻滞可加重心室间不同步，引起左心室舒张早期充盈受损，加之右心功能不全导致左心回心血量减少，使心输出量降低，造成体循环低血压和血流动力学不稳定。

4. 呼吸功能 PE 患者呼吸衰竭主要是血流动力学紊乱的结果。心输出量的降低引起混合静脉血氧饱和度降低。此外，阻塞血管和非阻塞血管毛细血管床的通气 / 血流比例失调，导致低氧血症。由于右心房与左心房之间压差倒转，1/3 的患者超声可以检测到经过卵圆孔的右向左分流，引起严重的低氧血症，并增加反常栓塞和卒中的风险。

三、临床表现

PE 缺乏特异性的临床症状和体征，给诊断带来一定困难，易被漏诊。

1. 症状 PE 的症状缺乏特异性，症状表现取决于栓子的大小、数量、栓塞的部位及患者是否存在心、肺等器官的基础疾病。主要症状为突然发生呼吸困难、发绀、咳嗽、咯血、休克以及胸骨后疼痛等症状。①呼吸困难：尤以活动后明显。呼吸困难在中央型 PE 急剧而严重，而在小的外周型 PE 通常轻微而短暂。既往存在心衰或肺部疾病的患者，呼吸困难加重可能是 PE 的唯一症状；②胸痛：是 PE 常见症状，有两种性质，多数为胸膜性疼痛，多因远端 PE 引起的胸膜刺激所致；少数表现为心绞痛发作，多为中央型 PE，多因右心室缺血所致，需与急性冠脉综合征（acute coronary syndrome，ACS）或主动脉夹层相鉴别；③咯血：提示肺梗死，多在肺梗死后 24 小时内发生，呈鲜红色，或数日内发生可为暗红色；④惊恐：约 55% 的 PE 患者出现惊恐；⑤咳嗽；⑥晕厥：虽不常见，但无论是否存在血流动力学障碍均可发生，有时是急性 PE 的唯一或首发症状。

PE 也可以完全没有症状，只是在诊断其他疾病或者尸检时意外发现。

2. 体征 主要是呼吸系统和循环系统体征。①呼吸频率增加（超过 20 次 / 分）、心率加快（超过 90 次 / 分）、血压下降及发绀；②低血压和休克罕见，但非常重要，往往提示中央型 PE 和（或）血流动力学储备严重降低；③颈静脉充盈或异常搏动提示右心负荷增加；④下肢静脉检查发现一侧大腿或小腿周径较对侧增加超过 1cm，或下肢静脉曲张，应高度怀疑 VTE；⑤其他呼吸系统体征有肺部听诊湿啰音及哮鸣音，胸腔积液等；⑥肺动脉瓣区可出现第 2 心音亢进或分裂，三尖瓣区可闻及收缩期杂音；⑦急性 PE 致急性右心负荷加重，可出现肝脏增大、肝颈静脉反流征和下肢水肿等右心衰竭的体征。

对 1880 例 PE 患者临床表现进行分析[3]，上述症状和体征出现的频度分别为：呼吸困难（50%）、胸膜性胸痛（39%）、咳嗽（23%）、胸骨后胸痛（15%）、发热（10%）、咯血（8%）、晕厥（6%）、单侧肢体疼痛（6%）、单侧肢体肿胀(24%)。

四、实验室检查

1. 动脉血气分析 血气分析的检测指标不具有特异性,可表现为低氧血症、低碳酸血症、肺泡 - 动脉血氧梯度增大及呼吸性碱中毒,但多达 40% 的患者动脉血氧饱和度正常,20% 的患者肺泡 - 动脉血氧梯度正常。检测时应以患者就诊时卧位、未吸氧、首次动脉血气分析的测量值为准。

2. 血浆 D- 二聚体 D- 二聚体检测的阴性预测价值很高,正常 D- 二聚体水平往往可以排除急性 PE 或 DVT。许多其他情况下也会产生纤维蛋白,如肿瘤、炎症、出血、创伤、外科手术等,所以 D- 二聚体水平升高的阳性预测价值很低。因此血浆 D- 二聚体测定的主要价值在于能排除急性 PE,尤其是低度可疑患者,而对确诊 PE 无益。

3. 心电图 急性 PE 的心电图表现无特异性。可表现为胸前导联 V_1~V_4 及肢体导联Ⅱ、Ⅲ、aVF 的 ST 段压低和 T 波倒置,V_1 呈 QR 型,$S_IQ_{III}T_{III}$(即Ⅰ导联 S 波加深,Ⅲ导联出现 Q/q 波及 T 波倒置),不完全性或完全性右束支传导阻滞。上述改变为急性肺动脉阻塞、肺动脉高压、右心负荷增加、右心扩张引起,多出现于严重 PE 患者。轻症可以仅表现为窦性心动过速,见于约 40% 的患者。房性心律失常,尤其心房颤动也比较多见。

4. 超声心动图 在提示诊断、预后评估及除外其他心血管疾患方面有重要价值。超声心动图可提供急性 PE 的直接征象和间接征象。直接征象为发现肺动脉近端或右心腔血栓,如同时患者临床表现疑似 PE,可明确诊断,但阳性率低。间接征象多是右心负荷过重的表现,如右心室壁局部运动幅度下降,右心室和(或)右心房扩大,三尖瓣反流速度增快以及室间隔左移运动异常,肺动脉干增宽等。

5. 胸部 X 线平片 PE 如果引起肺动脉高压或肺梗死,X 线平片可出现肺缺血征象如肺纹理稀疏、纤细,肺动脉段突出或瘤样扩张,右下肺动脉干增宽或伴截断征,右心室扩大征。也可出现肺野局部浸润阴影、尖端指向肺门的楔形阴影、盘状肺不张、患侧膈肌抬高、少量胸腔积液、胸膜增厚粘连等。胸片虽缺乏特异性,但有助于排除其他原因导致的呼吸困难和胸痛。

6. 肺动脉 CTA CTA 具有无创、扫描速度快、图像清晰、较经济的特点,可直观判断肺动脉栓塞的程度和形态,以及累及的部位及范围。PE 的直接征象为肺动脉内低密度充盈缺损,部分或完全包围在不透光的血流之内的"轨道征",或者呈完全充盈缺损,远端血管不显影;间接征象包括肺野楔形条带状的高密度区或盘状肺不张,中心肺动脉扩张及远端血管分布减少或消失等。肺动脉 CTA 是诊断 PE 的重要无创检查技术,敏感性为 83%,特异性为 78%~100%。其主要局限性是对亚段及以远肺动脉内血栓的敏感性较差。

在临床应用中,肺动脉 CTA 应结合患者临床可能性评分进行判断。低危患者如果 CT 结果正常,即可排除 PE;对临床评分为高危的患者,肺动脉 CTA 结果阴性并不能除外单发的亚段 PE。如 CT 显示段或段以上血栓,能确诊 PE,但对可疑亚段或以远血栓,则需进一步结合下肢静脉超声、肺通气灌注扫描或肺动脉造影等检查明确诊断。

CT 静脉造影被认为是诊断疑似 PE 患者 DVT 的简易方法,因为可与肺动脉 CTA 同时完成,仅需注射一次造影剂。 联合 CT 静脉和肺动脉造影使 PE 诊断的敏感性由 83% 增加至 90%。但 CT 静脉造影明显增加放射剂量,对于年轻女性需慎重。加压静脉超声成像(compression venous ultrasonography,CUS)与 CT 静脉造影对 DVT 患者的诊断价值相似,因此建议采用超声代替 CT 静脉造影。

7. 放射性核素肺通气灌注扫描 典型征象是与通气显像不匹配的肺段分布灌注缺损。其诊断 PE 的敏感性为 92%,特异性为 87%,且不受肺动脉直径的影响,尤其在诊断亚段以远 PE 中具有特殊意义。但任何引起肺血流或通气受损的因素如肺部炎症、肺部肿瘤、慢性阻塞性肺疾病等均可造成局部通气血流失调,因此单凭此项检查可能造成误诊,部分有基础心肺疾病的患者和老年患者由于不耐受等因素也使其临床应用受限。此检查可同时行双下肢静脉显像,与胸部 X 线平片、肺动脉 CTA 相结合,可显著提高诊断的特异度和敏感度[4]。

8. 磁共振肺动脉造影(MRPA) 在单次屏气 20 秒内完成 MRPA 扫描,可确保肺动脉内较高信号强度,直接显示肺动脉内栓子及 PE 所致的低灌注区。既往认为该法对肺段以上肺动脉内血栓诊断的敏感度和特异度均较高，适用于碘造影剂过敏者[5]。但近期两项大规模临床研究结果（IRM-EP、PIOPED Ⅲ）表明，其敏感度较低，尚不能作为单独的检查用于排除 PE，目前国际上正在进行多中心临床试验探讨 MRPA 联合 CUS 排除 PE 的可行性。

9. 肺动脉造影 是诊断 PE 的"金标准"，其敏感性为 98%，特异性为 95%~98%。PE 的直接征象有肺动脉内造影剂充盈缺损，伴或不伴"轨道征"的血流阻断；间接征象有肺动脉造影剂流动缓慢，局部低灌注，静脉回流延迟，在其他检查难以肯定诊断时，如无禁忌证，可进行造影检查。对于疑诊 ACS 直接送往导管室的血流动力学不稳定患者，在排除 ACS 后，可以考虑肺动脉造影，且可同时行经皮导管介入治疗。

10. 下肢深静脉检查 PE 和 DVT 为 VTE 的不同临床表现形式，90% PE 患者栓子来源于下肢 DVT，70% PE 患者合并 DVT。由于 PE 和 DVT 关系密切，且下肢静脉超声操作简便易行，因此下肢静脉超声在 PE 诊断中有一定价值，对怀疑 PE 患者应检测有无下肢 DVT 形成。除常规下肢静脉超声外，对可疑患者推荐行 CUS 检查，即通过探头压迫静脉观察等技术诊断 DVT，静脉不能被压陷或静脉腔内无血流信号为 DVT 的特定征象。CUS 诊断近端血栓的敏感性为 90%，特异性为 95%[6]。

五、诊　　断

PE 临床表现不特异，而且常规辅助检查如胸片、心电图、血气分析、超声心动图等也缺乏特异性。肺动脉 CTA、放射性核素肺通气灌注扫描、肺动脉造影常能明确诊断，但费用高，尤其肺动脉造影具有侵入性，许多基层医院尚不具备检查条件。结合我国实际情况，参照欧洲心脏病学会（ESC）2014 年急性 PE 诊疗指南，中国急性肺栓塞诊断与治疗指南（2015）推荐对怀疑急性 PE 的患者采取"三步走"策略：第一步，临床可能性评估；第二步，初始危险分层；第三步，逐级选择检查手段以明确诊断。

1. 临床可能性评估 常用的临床评估标准有加拿大 Wells 评分和修正的 Geneva 评分[7,8]。这两种评分标准简单易懂，所需的临床资料易于获得，适合在基层医院普及。最近，Wells 和 Geneva 法则都进行了简化，更增加了临床实用性，其有效性也得到了证实（表 2、表 3）。

表 2　Wells 评分

Wells	原始版	简化版
既往 PE 或 DVT 病史	1.5	1
心率≥100 次 / 分	1.5	1
过去 4 周内有手术或制动史	1.5	1
咯血	1	1
肿瘤活动期	1	1
DVT 临床表现	3	1
其他鉴别诊断的可能性低于 PE	3	1
临床概率		
三分类法（简化版不推荐三分类法）		
低	0~1	
中	2~6	
高	≥7	
两分类法		
PE 可能性小	0~4	0~1
PE 可能	≥5	≥2

表3　Geneva 评分

Geneva	原始版	简化版
既往 PE 或 DVT 病史	3	1
心率		
75~94 次 / 分	3	1
≥95 次 / 分	5	2
过去 1 个月内手术史或骨折史	2	1
咯血	2	1
肿瘤活动期	2	1
单侧下肢痛	3	1
下肢深静脉触痛和单侧肿胀	4	1
年龄 >65 岁	1	1
临床概率		
三分类法		
低	0~3	0~1
中	4~10	2~4
高	≥11	≥5
两分类法		
PE 可能性小	0~5	0~2
PE 可能	≥6	≥3

2. **初始危险分层**　对急性 PE 的严重程度进行初始危险分层（图 1，见文末彩图 58）以评估 PE 的早期死亡风险（包括住院死亡率或 30 天死亡率）。初始危险分层主要根据患者当前的临床状态，只要存在休克或者持续低血压即为高危 PE，休克或者持续低血压是指收缩压 <90mmHg，或收缩压下降≥40mmHg 并持续 15 分钟以上，排除新发心律失常、血容量下降、脓毒血症。如无则为非高危 PE。此分层方法对诊断和治疗策略都具有非常重要意义，由此决定下一步诊疗策略。

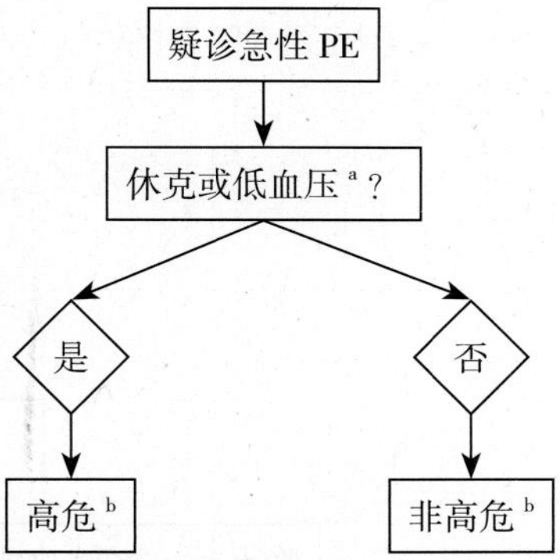

图 1　急性 PE 初始危险分层

PE：肺栓塞；a. 排除新发心律失常、血容量下降、脓毒血症后，收缩压 <90mmHg，或收缩压下降≥40mmHg 并持续 15 分钟以上；b. 基于住院或 30 天死亡率

3. **逐级选择检查手段以明确诊断**

（1）伴休克或低血压的可疑 PE：临床可能性评估分值通常很高，属可疑高危 PE，随时危及生命，首选肺动脉 CTA 明确诊断，鉴别诊断包括急性血管功能障碍、心脏压塞、ACS 和主动脉夹层。如患者和医院条件所限无法行肺动脉 CTA，首选床旁超声心动图检查，以发现急性肺动脉高压和右心室功能障碍的证据。对于病情不稳定不能行肺动脉 CTA 者，超声心动图证实右心室功能障碍足以立即启动再灌注治疗，无需进一步检查，如果发现右心血栓则更强化 PE 诊断。床旁辅助影像学检查还推荐 CUS，如果经胸超声心动图检查时声窗不理想，还可选择经食道超声心动图，以查找静脉或肺动脉血栓，进一步支持 PE 诊断。患者病情一旦得到稳定，应考虑肺动脉 CTA 最终确定诊断。对于疑诊 ACS 直接送往导管室的不稳定患者，在排除 ACS 后，如考虑 PE 可能，可行肺动脉造影。可疑高危 PE 患者诊断流程见图 2 和文末彩图 59。

（2）不伴休克或低血压的可疑 PE：首先进行临床可能性评估，在此基础上决定下一步诊断策略。对于临床概率为低、中或 PE 可能性小的患者，进行血浆 D- 二聚体检测，以减少不必要的影像学检查和辐射，建议使用高敏法检测。临床概率为低或 PE 可能性小的患者，如高敏或中敏法检测 D- 二聚体水平正常，可排除 PE；临床概率为中患者，如中敏法检测 D- 二聚体阴性，需进一步检查；临床概率为高的患者，需行肺动脉 CTA 明确诊断。可疑非高危 PE 患者诊断流程见图 3 和文末彩图 60。

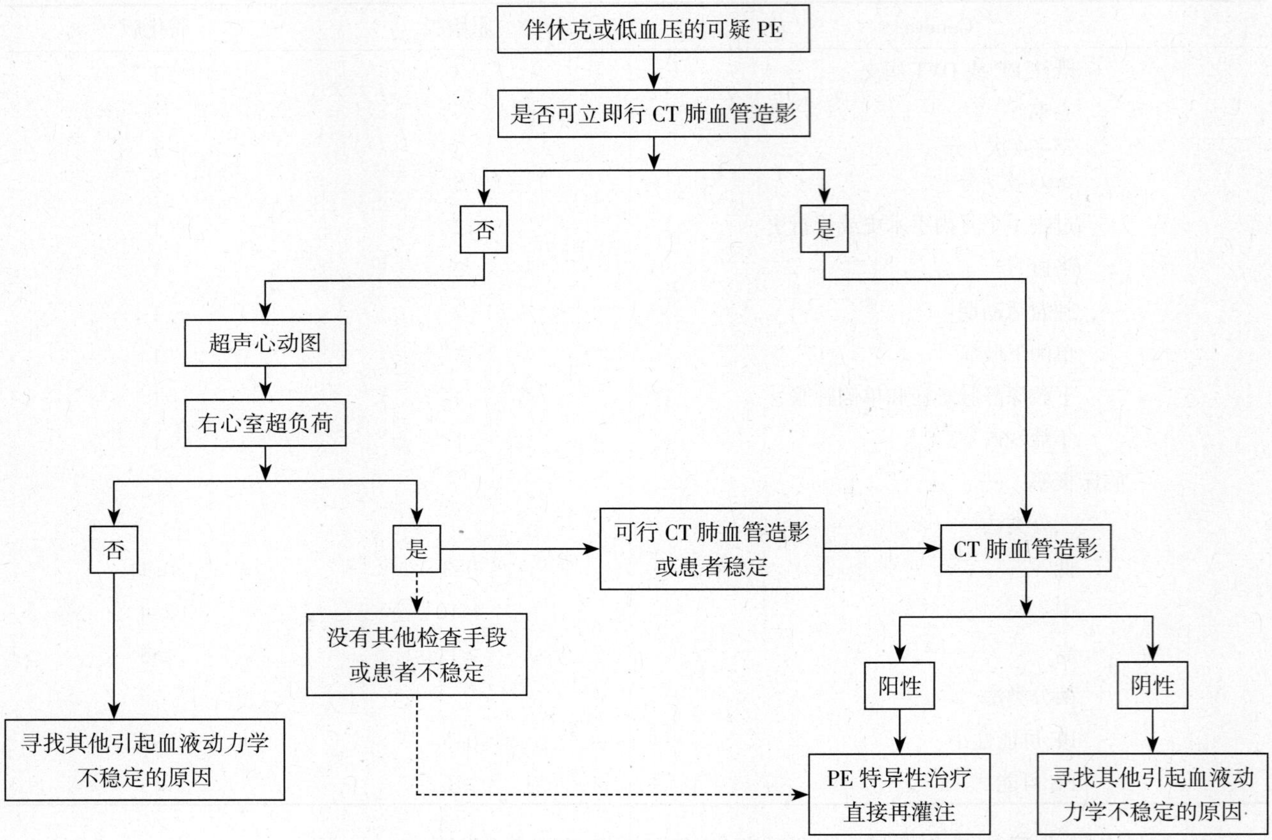

图 2 可疑高危 PE 患者诊断流程图

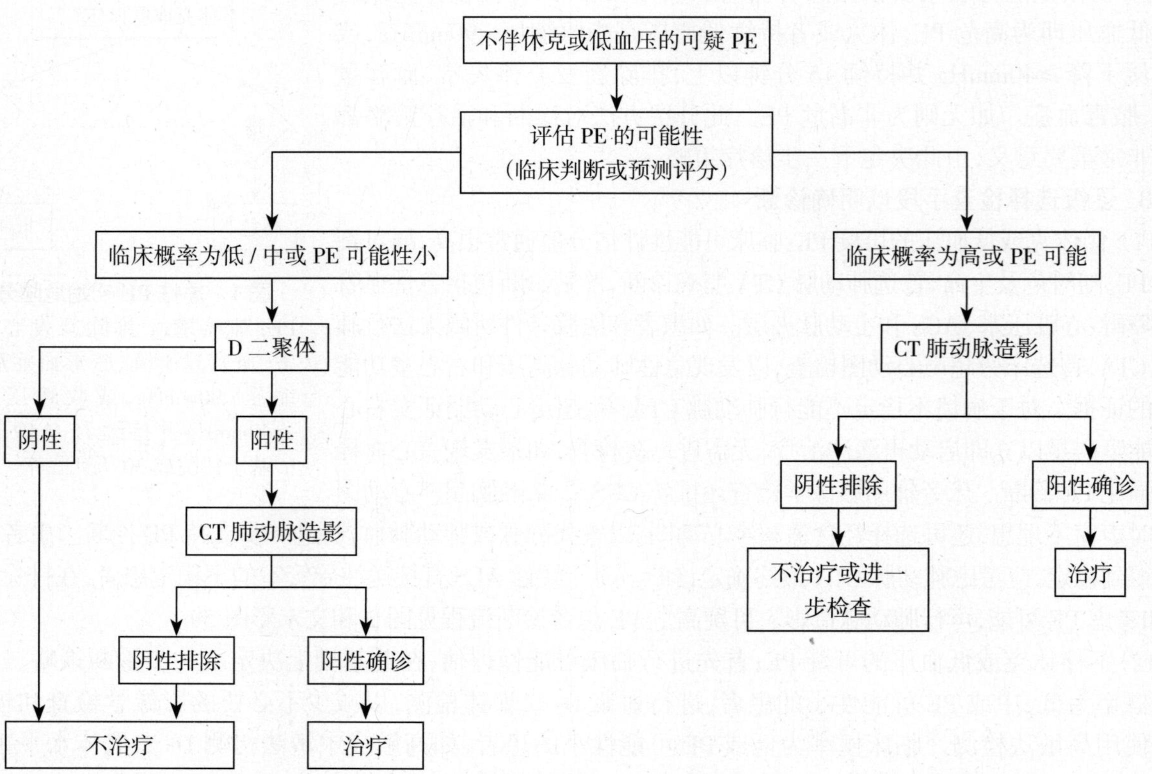

图 3 可疑非高危 PE 患者诊断流程图

六、治　疗

（一）危险度分层

PE 的治疗方案依据病情严重程度而定，因此必须迅速准确地对患者进行危险度分层以制定相应的治疗策略（图 4）。

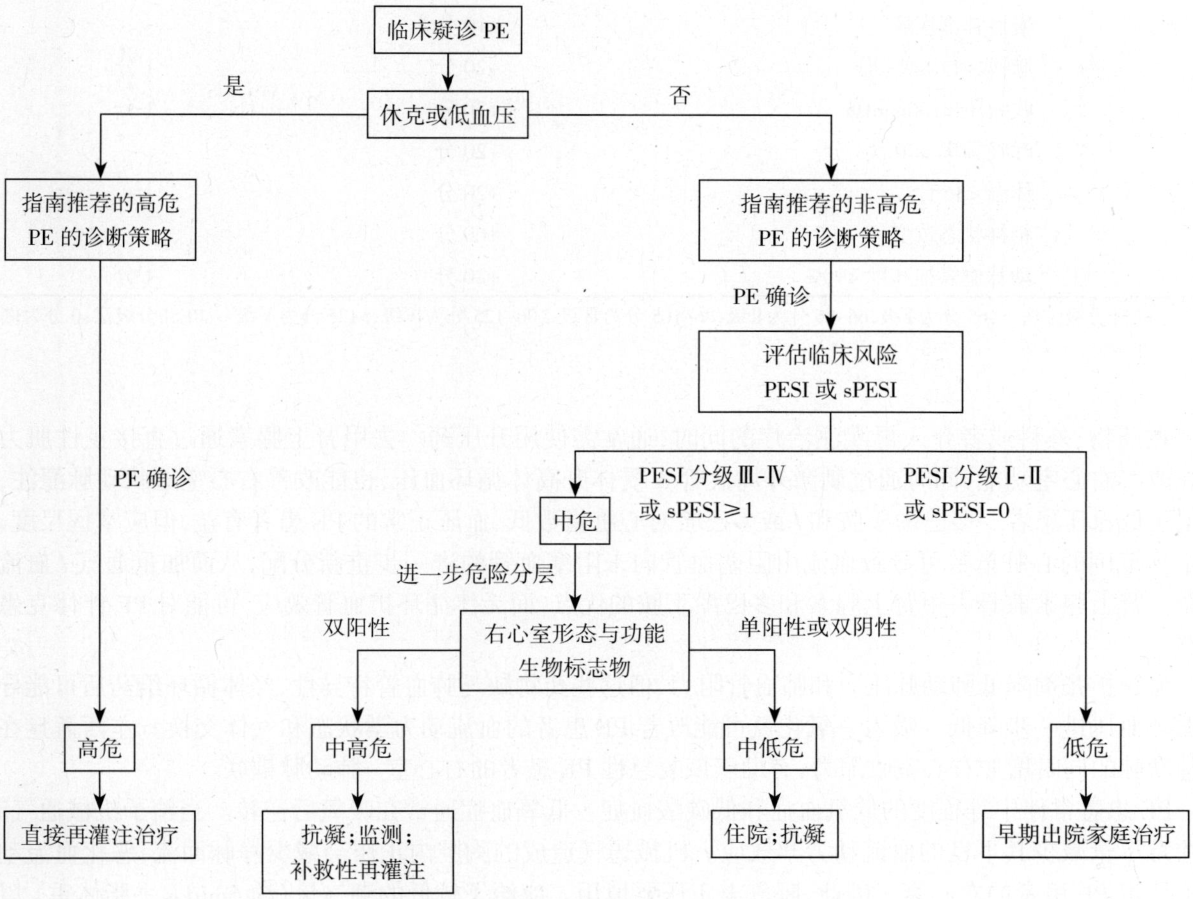

图 4　基于危险度分层的急性 PE 治疗策略

首先根据是否出现休克或者持续性低血压对疑诊或确诊 PE 进行初始危险度分层，以识别早期死亡高危患者。如患者血流动力学不稳定，出现休克或低血压，应视为高危患者，立即进入紧急诊断流程（见图 2），一旦确诊 PE，迅速启动再灌注治疗。

不伴休克或低血压者为非高危患者，需应用有效的临床预后风险评分，既往多采用肺栓塞严重指数（pulmonary embolism severity index，PESI）进行风险评估，但该评分系统繁琐，我国 2015 版指南推荐的用简化版本（sPESI）区分中危和低危患者（表 4）。对中危患者，需进一步评估风险。超声心动图或 CTA 证实右心室功能障碍，同时伴有心肌损伤生物标志物肌钙蛋白升高者为中高危，对这类患者应进行严密监测，以早期发现血流动力学失代偿，一旦出现即启动补救性再灌注治疗。右心室功能和（或）心脏标志物正常者为中低危，详见图 4 和文末彩图 61。

（二）急性期治疗

1. 血流动力学和呼吸支持　急性右心衰及其导致的心排血量不足是 PE 患者死亡的首要原因。因此，PE 合并右心衰患者的支持治疗极其重要。研究提示积极扩容不仅无益，反而有可能因过度机械牵张或反射机制抑制心肌收缩力而恶化右心功能。对心脏指数低、血压正常的 PE 患者，给予适度的液体冲击（500ml），有助于增加心输出量。

表 4 肺栓塞严重指数（PESI）及其简化版本 sPESI

指标	原始版本	简化版本
年龄	以年龄为分数	1 分（若年龄 >80 岁）
男性	+10 分	–
肿瘤	+30 分	1 分
慢性心力衰竭	+10 分	1 分
慢性肺部疾病	+10 分	
脉搏≥110 次 / 分	+20 分	1 分
收缩压 <100mmHg	+30 分	1 分
呼吸频率 >30 次 / 分	+20 分	–
体温 <36℃	+20 分	–
精神状态改变	+60 分	–
动脉血氧饱和度 <90%	+20 分	1 分

注：PESI 分级方法：≤65 分为Ⅰ级，66~85 分为Ⅱ级，86~105 分为Ⅲ级，106~125 分为Ⅳ级，>125 分为Ⅴ级。sPESI 分级法：0 分为低危，≥1 分为中危

在药物、外科或者介入再灌注治疗的同时，通常需使用升压药。去甲肾上腺素通过直接正性肌力作用能改善右心室功能，同时通过刺激外周血管 α 受体升高体循环血压，也能改善右心室冠状动脉灌注，但应限于低血压患者。多巴酚丁胺和 / 或多巴胺对心脏指数低、血压正常的 PE 患者有益，但应掌握尺度，超过生理范围的心脏指数可导致血流由阻塞血管向未阻塞血管的进一步重新分配，从而加重通气 / 血流比失调。肾上腺素兼具去甲肾上腺素和多巴酚丁胺的优点，而无体循环扩血管效应，可能对 PE 伴休克患者有益。

血管扩张剂降低肺动脉压力和肺血管阻力，但这些药物缺乏肺血管特异性，经体循环给药后可能导致体循环血压进一步降低。吸入一氧化氮可能改善 PE 患者的血流动力学状态和气体交换。左西孟旦在扩张肺动脉的同时增加右心室收缩力，有助于恢复急性 PE 患者的右心室 - 肺动脉耦联。

PE 患者常伴中等程度的低氧血症和低碳酸血症。低氧血症通常在吸氧后逆转。当给予机械通气时，需注意尽量减少其不良的血流动力学效应。机械通气造成的胸腔内正压会减少静脉回流，恶化血流动力学不稳定 PE 患者的右心衰。因此，呼气末正压要慎用。应给予较低的潮气量（约 6ml/kg 去脂体重），以保持吸气末平台压力 <30cmH_2O。

2. **抗凝** 急性 PE 患者推荐抗凝治疗，目的在于预防早期死亡和 VTE 复发。

(1) 肠外抗凝剂：对于高或中等临床可能性 PE 患者，在等待诊断结果的同时即应该开始抗凝治疗。肠外抗凝剂普通肝素、低分子量肝素或磺达肝癸钠均有即刻抗凝作用。初始抗凝治疗，低分子量肝素和磺达肝癸钠优于普通肝素，发生大出血和肝素诱导血小板减少症（heparin-induced thrombocytopenia，HIT）的风险也低。而普通肝素具有半衰期短、抗凝效应容易监测、可迅速被鱼精蛋白中和的优点，推荐用于拟直接再灌注的患者，以及严重肾功能不全（肌酐清除率 <30ml/min），或重度肥胖者。低分子量肝素和普通肝素主要依赖抗凝血酶系统发挥作用，如有条件，建议使用前和使用中检测抗凝血酶活性，如果抗凝血酶活性下降，需考虑更换抗凝药物。

1）普通肝素：首先给予负荷剂量 2000~5000IU 或按 80IU/kg 静脉注射，继之以 18IU/（kg·h）持续静脉滴注。抗凝必须充分，否则将严重影响疗效，导致血栓复发率明显增高。在初始 24 小时内需每 4~6 小时测定活化的部分凝血活酶时间（APTT）1 次，并根据 APTT 调整普通肝素的剂量，每次调整剂量后 3 小时再测定 APTT，使 APTT 尽快达到并维持于正常值的 1.5~2.5 倍。治疗达到稳定水平后，改为每日测定 APTT 1 次。应用普通肝素可能会引起 HIT，需重视。

2）低分子量肝素：所有低分子量肝素均应按照体重给药。一般不需常规监测，但在妊娠期间需定期监测抗Ⅹa 因子活性。

3）磺达肝癸钠：是选择性Ⅹa因子抑制剂，2.5mg皮下注射，每天1次，无需监测，但由于其消除随体重减轻而降低，对体重<50kg的患者慎用。严重肾功能不全的患者（肌酐清除率<30ml/min），因其将在体内蓄积，增加出血的风险，禁用磺达肝癸钠。对于中度肾功能不全的患者（肌酐清除率30~50ml/min）应减量50%使用。

（2）口服抗凝药：应尽早给予口服抗凝药，最好与肠道外抗凝剂同日给予。50多年来，维生素K拮抗剂（Vitamin K antagonist，VKA）一直是口服抗凝治疗的"金标准"，代表药物华法林。近年来，一些新型口服抗凝药开始应用于临床。

1）华法林：华法林是一种维生素K拮抗剂，它通过抑制依赖维生素K凝血因子（Ⅱ、Ⅶ、Ⅸ、Ⅹ）的合成而发挥抗凝作用。初始通常与普通肝素、低分子量肝素或磺达肝癸钠联用。

我国房颤抗栓临床试验的结果表明，华法林的维持剂量大约为3mg，为了减少过度抗凝的情况，根据2013年《华法林抗凝治疗的中国专家共识》，通常不建议给予负荷剂量，推荐初始剂量为1~3mg，某些患者如老年、肝功能受损、慢性心力衰竭和出血高风险患者，初始剂量还可适当降低。为达到快速抗凝目的，华法林应与普通肝素、低分子量肝素或磺达肝癸钠重叠应用5天以上，当INR达到目标范围（2.0~3.0）并持续2天以上时，停用普通肝素、低分子量肝素或磺达肝癸钠。

2）非维生素K依赖的新型口服抗凝药：近年来大规模临床试验为非维生素K依赖的新型口服抗凝药（non-vitamin K-dependent new oral anticoagulants，NOACs）用于PE或VTE急性期治疗提供了证据，包括达比加群、利伐沙班、阿哌沙班和艾多沙班。

达比加群：达比加群是直接凝血酶抑制剂。RE-COVER试验比较了VTE患者达比加群（150mg，每日2次）与华法林的治疗作用[9]，主要观察事件为有症状、客观确诊的VTE患者的6个月复发率，共纳入2539例，21%仅有PE，9.6%同时有PE和DVT，两组均给予肠道外抗凝剂，平均10天，有效性终点方面达比加群不劣于华法林（HR：1.10；95% CI：0.65~1.84），大出血事件无统计学差异，但达比加群的所有出血事件更少（HR：0.71；95% CI：0.59~0.85）。RE-COVER Ⅱ研究纳入2589例患者[10]，进一步验证了这一结果。

利伐沙班：为直接Ⅹa因子抑制剂。依据EINSTEIN-DVT和EINSTEIN-PE试验，以依诺肝素/华法林为对照，验证了利伐沙班单药口服（15mg，每日2次，3周；继以20mg，每日1次）在控制VTE复发方面的有效性不劣于依诺肝素/华法林的标准治疗（HR 1.12；95% CI：0.75~1.68），两者主要安全性事件（大出血或临床相关的非大出血）发生率相当，而利伐沙班大出血发生率更低[11,12]。

阿哌沙班：是直接Ⅹa因子抑制剂。依据AMPLIFY研究[13]，阿哌沙班单药口服治疗（10mg，每日2次，7天；继以5mg，每天2次）在减少复发症状性VTE或VTE相关死亡等有效性事件方面不劣于传统的依诺肝素/华法林治疗（RR：0.84；95% CI：0.60~1.18）。安全性方面，阿哌沙班大出血发生率及大出血合并临床相关的非大出血的复合事件发生率更低（RR 0.31；95% CI：0.17~0.55；优越性 $P<0.001$。

艾多沙班：是直接Ⅹa因子抑制剂。Hokusal-VTE研究比较了艾多沙班与华法林的作用[14]。艾多沙班在主要有效性事件（复发症状性VTE或致死性PE）方面不劣于华法林，且主要安全性事件（大出血或临床相关的非大出血）发生率更低。

上述试验结果提示NOACs治疗VTE的的疗效不劣于标准的肝素/华法林方案，且更安全[15]。目前，指南推荐NOACs可以替代华法林用于初始抗凝治疗，但以上4种新型口服抗凝药均不能用于严重肾功能损害患者。

3. **溶栓治疗** 溶栓治疗可迅速溶解血栓和恢复肺组织灌注，逆转右心衰竭，增加肺毛细血管血容量及降低病死率和复发率。

（1）临床常用溶栓药物及用法：我国临床上常用的溶栓药物有尿激酶（UK）和重组组织型纤溶酶原激活剂阿替普酶（rt-PA）两种。

1）尿激酶。2014年欧洲心脏病协会推荐方法为：负荷量4400IU/kg，静脉注射10分钟，随后以4400IU/（kg·h）持续静脉滴注12~24小时；或者采用2小时溶栓方案：300万IU持续静脉滴注2小时。我国"急性肺栓塞尿激酶溶栓、栓复欣抗凝治疗多中心临床试验"采用的方案是UK 20 000IU/（kg·2h）静脉滴注，总有效率为86.1%，无大出血发生，方案安全、有效和简便易行。2015年我国新指南建议尿激酶治疗急性 PE 的用法为:UK 20 000IU/(kg·2h)静脉滴注。

2) rt-PA。2014 年欧洲心脏病协会推荐方法为:100mg,2 小时内静脉给予;或者按 0.6mg/kg 给药,静脉注射 15 分钟。2015 年我国新指南推荐 rt-PA 用法:50~100mg 持续静脉滴注 2 小时,体重 <65kg 的患者给药总剂量不应超过 1.5mg/kg。

(2) 禁忌证

绝对禁忌证:①出血性卒中;② 6 个月内缺血性卒中;③中枢神经系统损伤或肿瘤;④近 3 周内重大外伤、手术或者头部损伤;⑤ 1 个月内消化道出血;⑥已知的出血高风险患者。

相对禁忌证:① 6 个月内短暂性脑缺血发作(transient ischemic attack,TIA)发作;②口服抗凝药应用;③妊娠,或分娩后 1 周;④不能压迫止血部位的血管穿刺;⑤近期曾行心肺复苏;⑥难于控制的高血压(收缩压 >180mmHg);⑦严重肝功能不全;⑧感染性心内膜炎;⑨活动性溃疡。

值得注意的是,对于危及生命的高危 PE 患者,大多数禁忌证应视为相对禁忌证。

(3) 溶栓时间窗:肺组织氧供丰富,有肺动静脉、支气管动静脉、肺泡内换气三重氧供,因此肺梗死的发生率低,即使发生也相对比较轻。PE 溶栓治疗的目的主要是尽早溶解血栓疏通血管,减轻血管内皮损伤,降低慢性血栓栓塞性肺动脉高压的发生危险。因此,在急性 PE 起病 48 小时内即开始行溶栓治疗,能够取得最大的疗效,但对于那些有症状的急性 PE 患者在 6~14 天内行溶栓治疗仍有一定作用。

(4) 溶栓治疗过程中注意事项:①溶栓前应行常规检查:血常规、血型、APTT、肝肾功能、动脉血气、超声心动图、胸片、心电图等作为基线资料,用以与溶栓后资料作对比以判断溶栓疗效;②备血,并向家属交待病情,签署知情同意书;③使用尿激酶溶栓期间勿同时使用普通肝素,rt-PA 溶栓时是否停用普通肝素无特殊要求,输注过程中可继续应用;④使用 rt-PA 溶栓时,可在第一小时内泵入 50mg 观察有无不良反应,如无则在第二小时内序贯泵入另外 50mg。在溶栓开始后每 30 分钟做一次心电图,复查动脉血气,严密观察患者的生命体征;⑤溶栓治疗结束后,应每 2~4 小时测定 APTT,当其水平低于基线值的 2 倍(或 <80 秒)时,开始规范的肝素治疗。常规使用普通肝素或低分子量肝素治疗。由于溶栓的出血风险,以及有时可能需要立即停用并逆转肝素的抗凝效应,推荐溶栓治疗后的数小时继续给予普通肝素,然后可切换成低分子量肝素或者磺达肝癸钠。如患者在溶栓开始前已接受低分子量肝素或磺达肝癸钠,则普通肝素输注应推迟至最近一剂低分子量肝素注射后 12 小时(每天 2 次给药),或最近一剂低分子肝素或磺达肝癸钠注射后 24 小时(每天 1 次给药)。

4. **外科血栓清除术** 1924 年成功实施了第一例外科肺动脉血栓清除术。近来,包括心脏外科医生在内的多学科综合团队再次将血栓清除术引入治疗高危 PE、选择性的中高危 PE,尤其对于溶栓禁忌或失败的患者。在血流动力学崩溃前,多学科迅速干预并实施个体化血栓清除术,可使围术期的死亡率降低至 6% 或更低。术前溶栓增加了出血风险,但不是外科血栓清除术的绝对禁忌证。系列结果表明,术后患者存活率、WHO 功能分级和生活质量均获得提高。

5. **经皮导管介入治疗** 介入治疗可去除肺动脉及主要分支内的血栓,促进右心室功能恢复,改善症状和存活率。对于有溶栓绝对禁忌证的患者,介入方法包括:①猪尾导管或球囊导管进行血栓碎裂;②液压导管装置进行血栓流变溶解;③抽吸导管进行血栓抽吸;④血栓旋切。对于没有溶栓禁忌证的患者,可同时经导管溶栓或者机械捣栓基础上药物溶栓。

介入相关并发症的发生率约 2%,包括右心室衰竭恶化导致的死亡、远端栓塞、肺动脉穿孔并肺出血、体循环出血、心包填塞、心脏传导阻滞或心动过缓、溶血、对比剂肾病以及穿刺并发症。

6. **静脉滤器** 我国指南不推荐 PE 患者常规植入下腔静脉滤器,但在有抗凝药物绝对禁忌证以及接受足够强度抗凝治疗后复发的 PE 患者,可以选择静脉滤器植入。

永久性下腔静脉滤器的并发症很常见,但较少导致死亡。早期并发症包括插入部位血栓(发生率约 10%)。上腔静脉滤器植入有导致严重的心脏压塞的风险。晚期并发症包括约 20% 的 DVT 复发和高达 40% 血栓后综合征。无论是否应用抗凝剂及抗凝时程长短,5 年后下腔静脉堵塞的发生率约 22%,9 年后约 33%。

非永久性下腔静脉滤器分为临时性和可回收性,临时性滤器必须在数天内取出,而可回收性滤器可放置更长时间。植入非永久性滤器后，一旦抗凝剂可以安全使用建议尽早取出。长期留置的晚期并发症发生率10%以上，包括滤器移位、倾斜、变形、腔静脉穿孔、滤器断裂、碎片栓塞以及装置本身血栓形成。

7. **治疗策略**　急性PE治疗策略的推荐流程见图4。

(1) 合并休克或低血压的PE(高危PE)：PE患者出现休克或低血压时住院期间死亡风险极高，尤其在入院后最初数小时内。给予血流动力学和呼吸支持，起始抗凝首选静脉普通肝素。直接再灌注治疗，尤其全身溶栓，是高危PE患者治疗的最佳选择。有溶栓禁忌或溶栓失败伴血流动力学不稳定的患者，可行外科血栓清除术。对全量全身溶栓有禁忌或溶栓失败者，也可行经皮导管介入治疗。

(2) 不伴休克或低血压的PE(中危或低危PE)：不推荐常规全身溶栓治疗。除合并严重肾功能不全患者外，皮下注射低分子量肝素或磺达肝癸钠是大多数不伴血流动力学障碍的急性PE患者治疗的最佳选择。PE确诊后，应采用有效的临床评分进行风险评估(推荐sPESI，见表4)和危险分层。中危患者，应行超声心动图或肺动脉CTA评估右心室功能并进行肌钙蛋白检测，以进一步危险分层。对中高危患者，应严密监测，以及早发现血流动力学失代偿，一旦出现即启动补救性再灌注治疗；对中低危患者，建议给予抗凝治疗。sPESI评分为0的低危患者，可考虑早期出院和家庭治疗。

(三)抗凝治疗时程

PE患者抗凝治疗的目的在于预防VTE复发。目前证据表明：①PE患者应接受至少3个月的抗凝治疗；②6个月或12个月后停止抗凝治疗与3个月后停止抗凝治疗相比，PE复发风险相似；③长期抗凝降低约90%的VTE复发风险，但这一获益被每年1%以上的大出血风险所抵消。因此，抗凝治疗的时程应因人而异，中国急性肺栓塞诊断与治疗指南(2015)推荐如下：

1. **诱发型PE**　VTE可被一些暂时性或可逆性危险因素，如手术、创伤、制动、妊娠、口服避孕药或激素替代治疗所诱发，称为诱发型PE。对于此类PE患者，如果暂时性危险因素已经去除，推荐口服抗凝治疗3个月。

2. **无诱因PE**　无诱因PE患者的复发风险高于诱发型PE，应给予口服抗凝治疗至少3个月。此后，根据复发和出血风险决定抗凝治疗的时程。以下情况提示复发风险较高：①既往有1次以上的VTE发作；②抗磷脂抗体综合征；③遗传性血栓形成倾向；④近端静脉残余血栓；⑤出院时超声心动图检查存在持续性右心室功能障碍。提示复发风险较低的因素：维生素K拮抗剂(华法林)停用1个月后D-二聚体阴性。目前尚无评价VTE患者抗凝治疗的出血风险评分体系。基于现有证据，出血危险因素主要有：①高龄(尤其>70岁)；②既往胃肠道出血史；③既往卒中史，无论出血性还是缺血性；④慢性肾病或肝病；⑤联用抗血小板治疗；⑥其他严重急性或慢性疾病；⑦抗凝治疗管理不善；⑧未严格监测凝血功能。

对于首次发作的无诱因PE且出血风险低者，可考虑长期抗凝治疗。对于复发的无诱因DVT或PE患者，建议进行长期抗凝治疗。血栓形成倾向分子携带者、狼疮患者、蛋白C或蛋白S缺陷者、纯合型凝血因子Ⅴ Leiden突变或纯合型凝血酶原G20210A(PTG20210A)突变者，在首次无诱因VTE发作后均需长期抗凝治疗。杂合型凝血因子Ⅴ Leiden突变或杂合型PTG20210A突变者长期抗凝治疗的临床获益尚不明确。值得注意的是，长期抗凝并非终生抗凝，仅指抗凝治疗时程不限于急性发作后3个月，对于这些患者，需定期评估，根据复发和出血风险，决定是否停用抗凝治疗。

3. **肿瘤合并PE**　活动期肿瘤是VTE复发的重要危险因素，最初12个月的复发率约20%，因此，肿瘤患者发生PE后建议长期抗凝治疗。

4. **长期抗凝治疗药物选择**　大部分患者可长期应用维生素K拮抗剂，肿瘤患者长期应用低分子量肝素更安全有效。RE-MEDY研究、RE-SONATE研究、EINSTEIN研究和AMPLIFY扩展研究分别评估了新型口服抗凝剂达比加群、利伐沙班和阿哌沙班用于VTE患者长期抗凝治疗的效果，结果显示这些新型抗凝药预防VTE和PE有效，且较常规的维生素K拮抗剂治疗更为安全，可替代华法林用于长期抗凝治疗。近期两项纳入1224例患者的临床试验结果显示[16,17]，长期阿司匹林治疗(标准口服抗凝治疗结束后)可使无诱因DVT或PE患者复发风险降低30%~35%。虽然降低复发风险不及口服抗凝剂效果的一半，但阿司匹林相关的出血发生率很低。对不能耐受或拒绝服用任何口服抗凝药者，可考虑口服阿司匹林。

七、慢性血栓栓塞性肺动脉高压

慢性血栓栓塞性肺动脉高压（chronic thromboembolic pulmonary hypertension，CTEPH）是以呼吸困难、乏力、活动耐力减低为主要表现的一组综合征，是急性 PE 的远期并发症，症状性 PE 发生 2 年内其累计发生率为 0.1%~9.1%。对于急性 PE 抗凝治疗 3 个月后仍合并呼吸困难、体力减退或右心衰竭的患者，均应评估是否存在 CTEPH。

CTEPH 的诊断需满足以下两个条件：①肺动脉平均压≥25mmHg，肺小动脉锲压≤15mmHg；②肺灌注扫描至少一个肺段灌注缺损，或肺动脉 CTA 或肺动脉造影发现肺动脉闭塞。

核素肺通气 / 灌注（V/Q）扫描是诊断 CTEPH 的首选影像学检查，敏感度和特异度分别为 96%~97%、90%~95%。肺动脉 CTA 或肺动脉造影可确定机化血栓位置，右心导管术可评估肺动脉高压严重程度。肺动脉造影是明确肺血管解剖结构的“金标准”，可判断是否存在慢性血栓栓塞、栓塞位置及外科手术可行性，并排除其他诊断。CTEPH 诊断流程见图 5 和文末彩图 62。

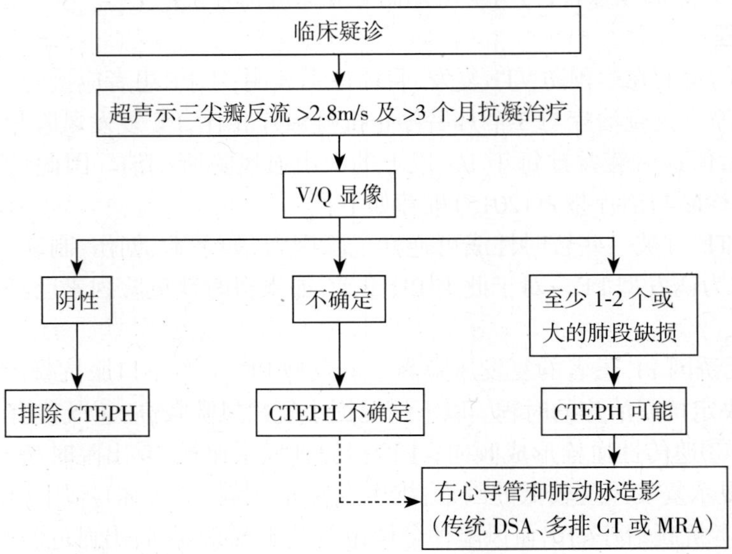

图 5 慢性血栓栓塞性肺动脉高压诊断流程图

CTEPH 治疗：①肺动脉血栓内膜剥脱术是 CTEPH 首选治疗方法，可使大部分患者症状缓解，血流动力学接近正常。CTEPH 患者是否可行手术决定于多种因素，通常的标准为术前 NYHA 心功能分级Ⅱ~Ⅳ级以及位于主干、叶或段肺动脉的血栓部位。未行手术治疗的 CTEPH 患者，或者肺动脉内膜剥脱术后持续或残留肺动脉高压的患者，预后差；②肺动脉球囊扩张术是部分无法外科手术治疗 CTEPH 患者的替代治疗；③ CTEPH 的内科治疗包括抗凝、利尿和吸氧。无论是否行肺动脉内膜剥脱术，均建议终生抗凝。目前尚无新型口服抗凝剂治疗 CTEPH 有效性和安全性的数据。现有证据不支持常规植入静脉滤器。对于不能手术、术后持续存在或复发的 CTEPH，可使用鸟苷酸环化酶激动剂 Riociguat 或其他已批准的肺动脉高压靶向药物治疗。CTEPH 治疗流程见图 6 和文末彩图 63。

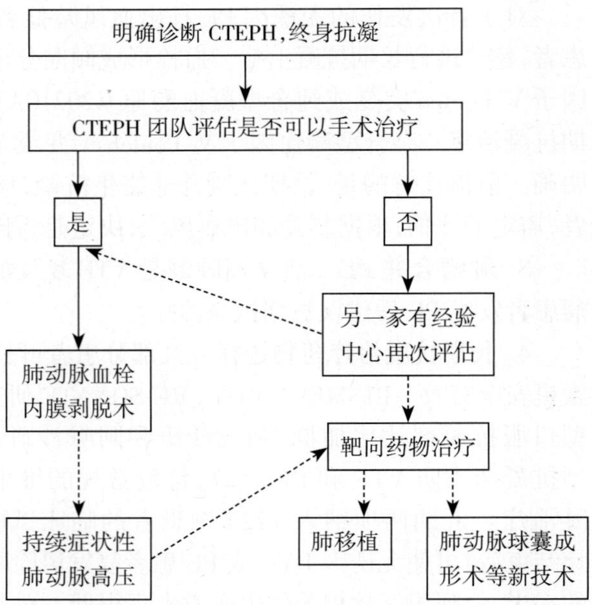

图 6 慢性血栓栓塞性肺动脉高压治疗流程图

八、特殊情况急性 PE 的诊断与治疗

（一）PE 与妊娠

PE 是妊娠相关孕产妇死亡的主要原因。由于顾虑胎儿的电离辐射暴露影响 CT 等检查，PE 可能会被漏诊，这可导致高危 PE 的妊娠患者致命性后果。而妊娠妇女一旦被误诊为 PE，也会导致母亲和胎儿暴露于不必要的抗凝治疗，影响分娩方法、未来避孕以及未来妊娠期间血栓预防。

1. 妊娠 PE 的诊断　妊娠期 PE 的临床表现与其他 PE 患者相似，但由于妊娠妇女平时即经常有气促症状，因此解读该症状需谨慎。动脉血气标本应在直立体位抽取，因为妊娠末 3 个月时仰卧位的氧分压会降低。D- 二聚体检测很必要，两次结果阴性基本可排除 PE，但阳性预测价值比非妊娠患者更有限，因为整个妊娠期间血浆 D- 二聚体水平都会生理性增高。如果 D- 二聚体水平升高，需行下肢加压超声，发现近端 DVT 可进一步支持 PE 诊断，提示需抗凝治疗，从而避免不必要的胸部影像学检查。疑诊 PE 妊娠患者，若胸片正常，应行肺通气 / 灌注显像以除外 PE。多个回顾性分析表明，正常的肺通气 / 灌注显像结果具有与 CT 结果阴性相同的价值，可排除妊娠 PE。若胸片异常或肺通气 / 灌注显像也无法进行，可考虑肺动脉 CTA。一般认为引起胎儿损伤的危险阈值为 50mSv，常规胸片和肺动脉 CTA 都低于这一数值。肺动脉造影术对胎儿的放射暴露过高，妊娠期间应避免。

2. 妊娠 PE 的治疗

抗凝：无休克或低血压妊娠患者，推荐应用低分子量肝素抗凝治疗，需要根据体重调整剂量，一般无需监测，但对于极端体重或者肾病患者应监测抗Ⅹa 因子活性。也可使用普通肝素，但需要监测 APTT，长期应用可能会导致骨质疏松。由于缺乏证据，不建议使用磺达肝癸钠。VKA 能通过胎盘，妊娠早期会引起胚胎病，妊娠晚期会引起胎儿和新生儿出血以及胎盘早剥，整个妊娠期间华法林都有引起中枢神经系统异常可能。新型口服抗凝剂禁用于妊娠患者。产后可用 VKA 替代肝素治疗，抗凝治疗至少维持至产后 6 周，总的治疗时程最低 3 个月，VKA 可用于哺乳期母亲。

溶栓：相关证据很少。已发表的资料中有 28 例妊娠女性进行了溶栓治疗[18]，多数采用 rt-PA，100mg，2 小时给药，结果显示孕妇出现并发症的风险与非妊娠人群相似。除非情况危急，围产期禁用溶栓治疗。

（二）PE 与肿瘤

肿瘤患者 VTE 的总体风险是普通人群的 4 倍，肺癌、结肠癌和前列腺癌发生 VTE 的绝对数量最大，而多发性骨髓瘤、脑部肿瘤和胰腺癌的 VTE 相对风险最高，分别为正常对照人群的 46 倍、20 倍和 16 倍，转移阶段的胃癌、膀胱癌、子宫癌、肾癌和肺癌亦是 VTE 的高发人群。肿瘤术后最初 6 周 VTE 的风险较健康对照人群增高 90 倍以上，仅次于髋关节或膝关节置换术，且在术后 4~12 个月仍维持较高水平，可达 30 倍。多因素分析显示，肿瘤使 PE 患者 30 天死亡、休克或 PE 复发的风险增加 3 倍。

1. 肿瘤患者 PE 的诊断　D- 二聚体阴性与非肿瘤患者具有同样的阴性诊断价值，但多数肿瘤患者 D- 二聚体水平非特异性增高，因此其阳性时诊断价值不高。

2. 肿瘤患者 PE 的治疗　肿瘤患者初发 PE 应与有症状的 PE 采取相同的治疗策略，抗凝药物的选择及抗凝治疗的时程见前文。慢性期抗凝包括续用低分子量肝素、换用 VKA 或停止抗凝，需综合考虑抗肿瘤治疗成功与否、预期 VTE 复发风险、出血风险以及患者意愿，制定个体化的治疗决策。低分子量肝素或 VKA 治疗的肿瘤患者 VTE 复发时，可考虑换用最高允许剂量的低分子量肝素或选用静脉滤器植入。如因出血无法抗凝时，可首先考虑静脉滤器植入，但肿瘤患者在无法应用抗凝剂的情况下，植入滤器血栓形成的发生率非常高。

（李凌　赵晓燕）

参考文献

[1] Konstantinides SV, Torbicki A, Agnelli G, et al. 2014 ESC guidelines on the diagnosis and management of acute pulmonary embolism. Eur Heart J, 2014, 35: 3033-3069.

[2] 中华医学会心血管病学分会肺血管病学组．中国急性肺栓塞诊断与治疗指南(2015).

[3] Pollack CV, Schreiber D, Goldhaber SZ, et al. Clinical characteristics, management, and outcomes of patients diagnosed with acute pulmonary embolism in the emergency department: initial report of EMPEROR (Multicenter Emergency Medicine PulmonaryEmbolism in the RealWorld Registry). J Am Coll Cardiol, 2011, 57: 700-706.

[4] Sostman HD, Stein PD, Gottschalk A, et al. Acute pulmonary embolism: sensitivity and specificity of ventilation-perfusion scintigraphy in PIOPED Ⅱ study. Radiology, 2008, 246: 941-946.

[5] Ley S, Kauczor HU. MR imaging/magnetic resonance angiography of the pulmonary arteries and pulmonary thromboembolic disease. Magn Reson Imaging Clin N Am, 2008, 16: 263-273.

[6] Kearon C, Ginsberg JS, Hirsh J. The role of venous ultrasonography in the diagnosis of suspected deep venous thrombosis and pulmonary embolism. Ann Intern Med, 1998, 129: 1044-1049.

[7] Wells PS, Anderson DR, Rodger M, et al. Derivation of a simple clinical model to categorize patients probability of pulmonary embolism: increasing the models utility with the SimpliRED D-dimer. Thromb Haemost, 2000, 83: 416-420.

[8] Le Gal G, Righini M, Roy PM, et al. Prediction of pulmonary embolism in the emergency department: the revised Geneva score. Ann Intern Med, 2006, 144: 165-171.

[9] Schulman S, Kearon C, Kakkar AK, et al. Dabigatran versus warfarin in the treatment of acute venous thromboembolism. N Engl J Med, 2009, 361: 2342-2352.

[10] Schulman S, Kakkar AK, Goldhaber SZ, et al. Treatment of acute venous thromboembolism with dabigatran or warfarin and pooled analysis. Circulation, 2014, 129: 764-772.

[11] Bauersachs R, Berkowitz SD, Brenner B, et al. Oral rivaroxaban for symptomatic venous thromboembolism. N Engl J Med, 2010, 363: 2499-2510.

[12] Büller HR, Prins MH, Lensin AW, et al. Oral rivaroxaban for the treatment of symptomatic pulmonary embolism. N Engl J Med, 2012, 366: 1287-1297.

[13] Agnelli G, Büller HR, Cohen A, et al. Oral apixaban for the treatment of acute venous thromboembolism. N Engl J Med, 2013, 369: 799-808.

[14] Büller HR, Decousus H, Grosso MA, et al. Edoxaban versus warfarin for the treatment of symptomatic venous thromboembolism. N Engl J Med, 2013, 369: 1406-1415.

[15] van der Hulle T, Kooiman J, den Exter PL, et al. Effectiveness and safety of novel oral anticoagulants as compared with vitamin K antagonists in the treatment of acute symptomatic venous thromboembolism: a systematic review and meta-analysis. J Thromb Haemost, 2014, 12: 320-328.

[16] Becattini C, Agnelli G, Schenone A, et al. Aspirin for preventing the recurrence of venous thromboembolism. N Engl J Med, 2012, 366: 1959-1967.

[17] Brighton TA, Eikelboom JW, Mann K, et al. Low-dose aspirin for preventing recurrent venous thromboembolism. N Engl J Med, 2012, 367: 1979-1987.

[18] Leonhardt G, Gaul C, Nietsch HH, et al. Thrombolytic therapy in pregnancy. J Thromb Thrombolysis, 2006, 21: 271-276.

肺动脉高压的个体化治疗选择

肺动脉高压(pulmonary hypertension，PH)是一种常见的血流动力学异常状态，其本身并非一种独立的疾病，既可来源于肺血管自身的病变，也可继发于其他心、肺或系统性疾病，致死率、致残率高。而不同病因的PH的治疗策略不同，价格昂贵的靶向药物并不适用于所有患者，对部分PH患者甚至是有害的，因此，在PH患者的规范诊治中，个体化治疗极为重要。

一、病 例 介 绍

患者，男性，49岁。31年前体检发现房间隔缺损，6年前出现活动性胸闷、气短，在当地医院行房间隔缺损修补术(当时超声心动图提示房间隔中段缺损，直径21mm，估测肺动脉收缩压58mmHg)，术后症状缓解，行走及上楼均不受限。4个月前"感冒"后出现夜间阵发性呼吸困难，咯痰，痰中带血丝。当地医院超声心动图提示"LA：61mm，LV：49mm，LVEF：58%，右房、右室、左房增大，估测肺动脉收缩压78mmHg"，诊断为先心病，房间隔缺损修补术后，肺动脉高压，先后给予西地那非、贝前列腺素钠口服，自觉症状加重，食欲明显减退，上二楼即觉气短，夜间不能平卧，双下肢浮肿，为进一步治疗入阜外医院肺血管病房。

既往史：高血压1年，最高160/110mmHg，未坚持服药；糖尿病史6年，口服二甲双胍。不吸烟；偶尔饮酒，已戒；其父于1997年诊断"扩张型心肌病"，2005年因"心衰"去世(63岁)。

入院查体：血压160/100mmHg，心率102次/分，心律齐，P2亢进，无明确杂音，双肺未闻及啰音，腹软，肝肋下未及，双下肢轻度水肿。

入院时已有的检查资料：化验：NT-proBNP为4147.3pmol/L；血气分析：pH为7.429，PO_2为83mmHg，PCO_2为35mmHg，SaO_2为96%。心电图：窦性心动过速，P波异常，心电轴右偏，不完全性右束支传导阻滞，T波异常。

根据上述病史、检查，入院诊断为：先心病、房间隔缺损修补术后、肺动脉高压、高血压、糖尿病。

治疗方案：停服西地那非和贝前列腺素钠。在原用药基础上调整为替米沙坦40mg qd、琥珀酸美托洛尔缓释片23.75mg qd、苯磺酸氨氯地平2.5mg qd、托拉塞米10mg qod、呋塞米20mg qod、氯化钾缓释片1g tid、螺内酯20mg qd、阿卡波糖50mg tid。

住院期间完成的主要检查：

1. 超声心动图 LA=59mm，LVED=48mm，RVED=40mm，LVEF=38%，室间隔厚度10mm，后壁厚度9.4mm，估测肺动脉收缩压80mmHg。印象：先天性心脏病，房间隔缺损修补术后，肺动脉高压重度，右心扩大，心功能减低，三尖瓣中大量反流，二尖瓣少中量反流。

2. 胸片 两肺淤血，未见实变；主动脉结偏宽；肺动脉段凸出；左房室增大为主；胸骨可见固定钢丝影；心胸比：0.56。

3. 肺血管CT 主肺动脉及左右肺动脉主干明显扩张；肺内分支相对纤细，未见明显栓塞征象；左肺下叶后内基底干局部扩张。肺内少许索条及小斑片影。印象：先心病术后，肺动脉高压，左肺下叶后内基底段局部扩张。

4. 心脏MRI 右房不大，右室偏大，左房增大，左室内径饱满。左室各节段室壁厚度正常，心肌未见异常信号。双室收缩功能弥漫减低，舒张顺应性亦偏低。心肌首过灌注和延迟增强均未见异常。影像：先心病房间隔缺损修补术后，肺动脉高压，心功能减低(累及双室)。

5. 心肺运动试验 静息状态下通气功能正常，轻度弥散功能障碍；运动心电图阴性。Peak VO_2 11.7ml/(min·kg)，达预计值32%。震荡呼吸。

6. 睡眠呼吸监测 患者入院后追问补充病史，得知既往打鼾史20年，近一年来鼾声较前减弱；夜尿

1~2 次；Epworth 嗜睡评分：7 分。因此，给予睡眠呼吸监测，结果提示重度阻塞性睡眠呼吸暂停，AHI：33.9/h；重度低氧血症（最低血氧饱和度 75%；阻塞性：14 次；中枢性：48 次；混合性：149 次；低通气 16 次）。

调整治疗方案：在药物治疗的基础上给予无创呼吸机正压通气治疗。

7. 右心导管 患者经过近 3 周的药物及 2 周的无创呼吸机正压通气治疗后病情明显改善，行右心导管检查。结果显示：RAP 3/-1/0mmHg，RVP 42/-1/1mmHg，PAP 38/15/23mmHg，PAWP 17/22/17mmHg，PVR 4.14Wood units。导管径路未见异常，压力测定符合肺静脉高压，临界肺动脉高压。

8. 住院期间 治疗前后超声心动图及 NT-proBNP 值变化（表 1）。

表 1 住院期间治疗前后超声心动图及 NT-proBNP 值变化

日期	LA（mm）	LV（mm）	RV（mm）	LVEF（%）	SPAP（mmHg）	NT-proBNP（pmol/L）
2014-03-25	59	48	40	38	80	4147.3
2014-04-10	46	50	33	40	53	1499.4
2014-04-15	53	43	35	54	37	302

9. 治疗前后胸片变化（图 1）

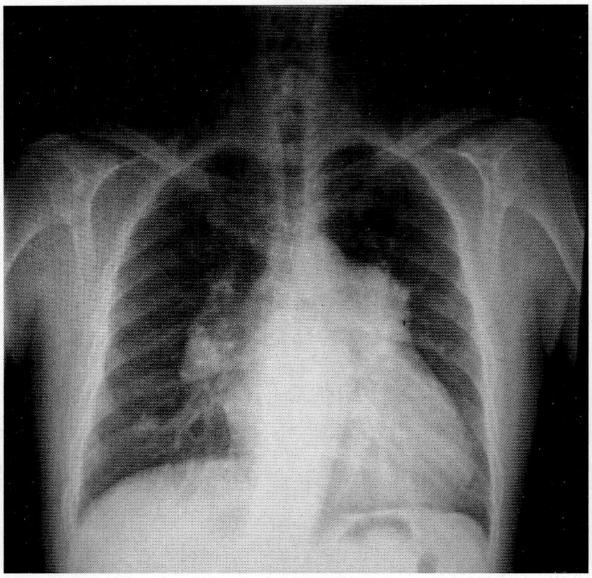

2014.3.25（CR，0.56）

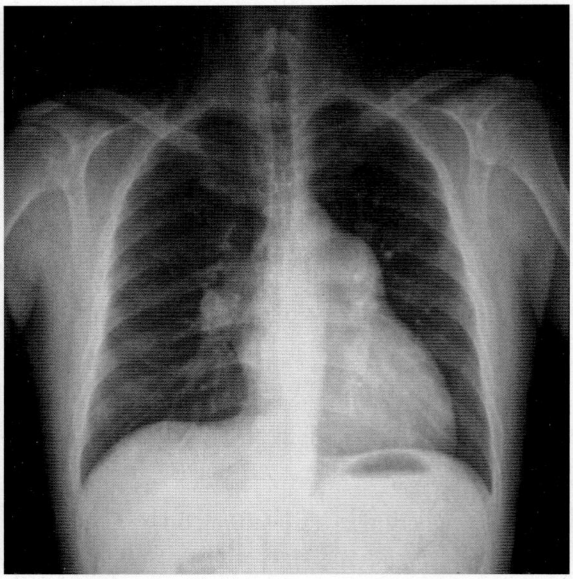

2014.4.15（CR，0.5）

图 1 治疗前后胸片变化

出院诊断：先心病 - 房间隔缺损修补术后，高血压病，2 型糖尿病；心肌病：心脏扩大、心功能Ⅲ级，阻塞性睡眠呼吸暂停综合征（重度）。

二、讨 论

PH 的治疗主要依据临床分类的不同，选择相应的治疗方案，其中最重要的是病因治疗。2015 年 ESC/ERS 出台了新一版的 PH 诊治指南[1]，仍将 PH 分为五大类，即①动脉性 PH（pulmonary arterial hypertension，PAH）[2]；②左心疾病相关性肺动脉高压；③肺部疾病 / 缺氧相关性肺动脉高压；④慢性血栓栓塞性 PH 或其他原因引起的肺动脉阻塞；⑤不明原因多机制引起的肺动脉高压。

用于 PH 治疗的靶向药物主要用于第一大类动脉性 PH 以及部分③、④、⑤大类中对因治疗效果不满意的毛细血管前性 PH 患者。临床实践中我们常常会遇到在同一个患者身上存在着几种引起 PH 的疾病或原因（例如慢性肺病合并左心系统疾病，先心病合并肺血栓栓塞症等），或同一疾病由于侵犯的脏器不同而引起不同类型的肺动脉高压(例如风湿免疫病,即可以通过累及肺血管引起毛细血管前性 PH,也可以通过累及心脏引起毛细血管后性 PH)。由于价格昂贵的靶向药物仅适用于部分毛细血管前性 PH 患者,对毛细血管后性肺动脉高压无效,甚至有害。因此,标准的右心导管检查,确定肺动脉高压的性质、严重程度,了解肺血管的反应性对治疗策略的抉择至关重要。

本例患者既往有明确的先心病,房缺修补术史,4 个月前感冒后出现活动后气促,超声心动提示重度 PH,当地医院认为先心病是 PH 的原因,因此,在没有做导管的情况下,直接给予了治疗 PH 的靶向药物西地那非治疗。后因效果不好加用贝前列腺素钠口服,但患者自觉症状逐渐加重,食欲明显减退,上二楼即觉气促,夜间不能平卧。这些表现与先心病引起的肺动脉高压不符。而入我院后的超声心动提示 LVEF 只有 38%,以及胸片提示两肺淤血均让我们质疑患者 PH 的原因是否与先心病有关,是否属于第一大类。的确,患者合并有高血压、糖尿病,其父曾诊断"扩张型心肌病",63 岁时因"心衰"去世。患者心脏核磁共振检查提示双室收缩功能弥漫减低,三级查房时,发现患者存在小下颌,追问病史患者诉:既往打鼾史 20 年,近一年来鼾声较前减弱;夜尿 1~2 次;Epworth 嗜睡评分:7 分。因此,给予睡眠呼吸监测,结果提示重度阻塞性睡眠呼吸暂停。指南将睡眠呼吸暂停相关性肺动脉高压归在了第三大类缺氧相关性肺动脉高压,这类的血流动力学特点是毛细血管前性肺动脉高压,与一大类相似。但治疗以病因治疗纠正睡眠呼吸暂停为主。因此,调整治疗方案:在药物治疗的基础上给予无创呼吸机正压通气治疗。

结果,患者经过近 3 周的药物(降压、利尿、降糖、补钾药物)及 2 周的无创呼吸机正压通气治疗后病情明显改善,心脏超声估测肺动脉收缩压由 80mmHg 逐渐降至 37mmHg;胸片示肺淤血改善,心脏明显缩小;NT-proBNP 由 4147.3pmol/L 降至 302pmol/L。出院前行右心导管检查,结果显示:RAP 3/-1/0mmHg,RVP 42/-1/1mmHg,肺动脉平均压只有 23mmHg,但 PAWP 高,达 17/22/17mmHg,压力测定符合肺静脉高压,临界肺动脉高压。

阻塞性睡眠呼吸暂停(OSA)的患者存在血流动力学的异常[3],患者反复的上呼吸道阻塞及呼吸暂停、肺泡缺氧所致的肺血管收缩,不仅会增加患者的肺血管阻力,也会导致其毛细血管前肺动脉压力的增加。在阻塞性事件发生期间,患者的胸内负压增大,引起静脉回流增加,又会导致右心室前负荷和心搏出量增加,并进而导致其肺动脉血流的增加。因此,指南将其归类在第三大类。实际上,OSA 也可通过增加左室跨壁压,胸腔内负压而增加患者左室的后负荷。这些因素都可以损害患者的左室功能,并导致其肺静脉压的相应增加,特别是已经存在左心疾病的患者。另外,除了上面讨论的血流动力学变化以外,血管内皮功能障碍、氧化应激、炎性反应以及高凝状态等,也有助于 OSA 诱发 PH。而本例患者经过强化左心衰的药物治疗,以及正压通气,肺动脉压力短期内明显下降,导管测定肺动脉平均压只有 23mmHg,复查胸片肺淤血改善,但 PAWP 仍高达 17mmHg,因此,应该属于后一种情况。

综上,从这例患者的诊治经过,我们可以看到右心导管在肺动脉高压的诊治过程中起着核心作用;寻找病因,对因治疗效果显著;靶向药物仅适用于部分毛细血管前性肺动脉高压患者,对左心疾病相关性肺动脉高压无效,甚至是有害的。因此,在肺动脉高压患者的规范诊治中,个体化治疗极为重要。

(柳志红　赵智慧　罗勤)

参考文献

[1] Galie'N, Humbert M, Vachiery JL, et al.2015 ESC/ERS Guidelines for the diagnosis and treatment of pulmonary hypertension. Kardiol Pol, 2015, 73(12): 1127-1206.

[2] 王辰. 肺动脉高压. 北京:人民卫生出版社, 2014.

[3] Ismail K, Roberts K, Manning P, et al. OSA and pulmonary hypertension: time for a new look. Chest, 2015, 147(3): 847-861.

早期识别急性主动脉综合征

随着人口老龄化、心血管影像学的发展和临床诊治水平的提高，主动脉疾病的检出率和治疗率明显提高。急性主动脉综合征(acute aortic syndrome，AAS)是一组最常见且严重威胁生命的急性主动脉疾病。AAS 主要累及主动脉与其分支，临床出现主动脉性疼痛和分支受累症状。主动脉破裂是 AAS 死亡的主要原因。AAS 起病急，临床表现可典型或不典型，患者可合并其他脏器缺血症状，误诊和漏诊率高，早期主动脉破裂和死亡风险明显升高。提出 AAS 这一概念突出主动脉病变的危急性和破裂的凶险性。如何早期识别 AAS 并及时给予积极处理，对于挽救 AAS 患者生命至关重要，需要临床医生引起足够关注。本文将介绍 AAS 相关概念、高危因素、早期识别及治疗原则。

一、急性主动脉综合征相关概念

急性主动脉综合征(acute aortic syndrome，AAS)是一组严重威胁生命的急性主动脉疾病，典型 AAS 的临床表现为胸痛，即主动脉性疼痛，呈急剧、撕裂样胸痛或背痛。包括主动脉夹层(aortic dissection，AD)、主动脉壁内血肿(intramural hematoma，IMH)、动脉粥样硬化穿通性溃疡(penetrating atherosclerotic ulcer，PAU)[1]。根据病变累及部位的不同，采用 Stanford 分型将 AAS 分为 A 型和 B 型：累及升主动脉及主动脉弓为 A 型，累及左锁骨下动脉开口以远的降主动脉为 B 型。AAS 各病变发病机理、流行病学、预后与转归不同，但三者临床表现相似，可合并存在或相互转化[1-4]。

1. AD

AD 指主动脉腔内高速、高压血流从动脉内膜撕裂处进入主动脉中膜，使中膜分离，并沿主动脉长轴扩展，从而造成主动脉真假两腔的一种病理改变[5]。AD 是 AAS 主要成分，占 62%~88%[1]。西方国家流行病学资料文献报道其年发病率为(2.6~3.5)/100 000 人，近 65% 为男性，发病平均年龄为 65 岁[1]。国内急性主动脉夹层注册登记系统(Sino-RAD)显示国人发病年龄较西方人更年轻，平均年龄 51 岁[6]。AD 内膜撕裂口多位于升主动脉(窦上数厘米)外右壁和降主动脉近端至动脉韧带处。AD 主要病理变化为中层囊性退变、弹性纤维和平滑肌断裂和丢失。发病原因包括导致主动脉壁退变的内部因素，如中层囊性坏死、马方综合征、主动脉瓣二叶畸形、妊娠、主动脉扩张、创伤等。主动脉腔内血流动力学变化(高血压)是导致夹层的外部因素[5]。绝大部分夹层患者有胸背痛，典型表现为剧烈的撕裂或刀割样痛，可由近心向远心放散。AD 沿主动脉扩展可累及各个分支(冠脉、头臂血管、肋间动脉、腹腔内脏动脉、下肢动脉)引起相应脏器的缺血、缺氧，导致灌注不良综合征，临床表现为急性冠脉综合征、急性脑卒中、截瘫、急腹症、急性下肢缺血。亦可累及主动脉瓣和心包，出现主动脉瓣反流、急性左心衰和心包填塞，甚至发生急性主动脉破裂、猝死[7-11]。查体发现 44% 的 AD 患者有主动脉关闭不全，A 型 AD 患者中 20%~30% 有肢体脉搏不对称和脉搏消失，1/3 的患者伴有高血压。但有少部分 AD 患者(约 5%)无明显症状[1]。CTA 检查见主动脉内膜破口、内膜撕裂、真假腔形成即可明确诊断[3]。

2. IMH

1920 年，Krukenberg[12]首次对 IMH 进行描述。目前其定义为各种原因导致主动脉壁内出血或主动脉壁内局限性血肿，血肿位于中膜与外膜之间，无内膜破裂，不与管腔相通[1-2]。但部分 IMH 可在血肿的基础上伴有穿通性溃疡、溃疡样凸起或血肿内局限性强化灶。IMH 在 AAS 中占 10%~30%[1]。国外 IMH 发病年龄高于 AD 发病年龄，多见于 70 岁以上的患者，且 80% 患者有高血压，国内 IMH 发病年龄相对年轻化，但尚无流行病学数据报道。IMH 常因动脉中层滋养动脉的破裂或者动脉粥样硬化斑块穿透内弹力膜导致中层出血。IMH 以累及降主动脉多见，其中单纯累及降主动脉占 60%~85%[1]。CTA 检查可见主动脉壁环形或新月形增厚(厚度超过 5mm)，无明确内膜片。CT 平扫有时可见内膜钙化移位。IMH 转归较难预料，可以自行吸收缓解，也可恶性进展，血肿增厚，出现 PAU 或 AD，主动脉壁通透性增高可出现胸腔和心包积血[2-3,13]。

3. PAU

PAU 指主动脉壁粥样硬化斑块破裂，穿透内膜或内弹力板，侵及中膜，脱落后呈溃疡样改变，通常位于外膜下，常伴有周围血肿形成。病变多见于 60 岁以上老年男性，多伴有高血压和其他心血管动脉粥样硬化病变。90% PAU 发生在降主动脉。PAU 可逐渐进展增大；进一步损伤使血流进入中层导致中层出血，形成 IMH 或 AD；穿透血管外膜可导致假性动脉瘤的形成，甚至发生动脉破裂[1]。影像学主要表现为壁在性充盈缺损和深大龛影，伴动脉粥样硬化斑块或钙化，可合并局限性 IMH，并发血液外渗形成纵隔血肿、胸腔和心包积血[3]。

二、急性主动脉综合征的高危因素

1. 高血压

急性主动脉夹层最重要的易感因素是系统性高血压。国际急性主动脉夹层注册登记系统（IRAD）数据显示，72% 的患者有高血压病史，其中 A 型夹层中高血压人群达 36%，B 型夹层中达到 70%[8,14]。突发、严重、瞬间的高血压通过相应的机制而容易触发夹层。如可卡因摄入人体，可促进儿茶酚胺的释放，进而导致瞬间的高血压状态。一项纳入中心城市夹层患者的研究显示，37% 的夹层患者有可卡因摄入史，末次可卡因摄入至夹层发病的平均时间约 12 小时[15]。此外，举重和剧烈的对抗性训练也能导致短暂的血压升高，也被报道是夹层发病前状态。

2. 胶原代谢异常

胶原代谢异常如 Marfan 综合征、Ehlers-Danlos 综合征、主动脉瓣环扩张。IRAD 数据显示 40 岁以下夹层患者中 50% 有 Marfan 综合征，且大部分合并 Marfan 综合征的夹层患者有主动脉夹层家族史[14,16]。

3. 主动脉瘤

IRAD 数据显示，13% 的夹层患者发病前合并主动脉瘤。主动脉瘤常见于 40 岁以下患者（19%）。最新 IRAD 数据显示确诊降主动脉夹层患者中 20.7% 的患者既往有主动脉瘤病史，确诊升主动脉夹层患者中 12.7% 的患者有主动脉瘤病史[16]。

4. 主动脉瓣二叶畸形

IRAD 数据显示 40 岁以下夹层患者中 9% 合并主动脉瓣二叶畸形，而 40 岁以上患者和一般人群中均仅占 1%[16]。合并主动脉瓣二叶畸形的夹层患者常有升主动脉受累，其动脉壁中层弹性纤维严重丢失。这种主动脉壁的先天缺陷导致了夹层易感性。主动脉瓣二叶畸形常出现主动脉根部和（或）升主动脉扩张，即使瓣膜功能正常，但二叶畸形患者的夹层易感性独立于其瓣膜功能[17]。

5. 心外科手术和介入操作

心脏外科手术和涉及冠脉或瓣膜的导管操作均有可能出现主动脉夹层。一项来自 IRAD 数据显示，2%（14/723）的夹层患者由心血管介入操作所致。升主动脉夹层是冠脉搭桥术少见的并发症，可以发生在体外循环搭桥术，但更多见于非体外循环不停跳冠脉搭桥术。一项单中心研究显示传统体外循环搭桥术后升主动脉夹层发生率为 0.04%，而非体外循环不停跳冠脉搭桥术后夹层发生率为 1%。尽管很少见，其他主动脉手术包括胸、腹主动脉开放手术或介入手术、颈动脉介入手术，都可能出现主动脉夹层[16,18,19]。

6. 主动脉缩窄

主动脉夹层可以发生在主动脉缩窄外科术后残余的缩窄旁主动脉，由于其动脉中层结构存在固有缺失，球囊扩张原缩窄部位能对缩窄旁异常主动脉造成机械性损伤，亦可诱发夹层。

7. Turner 综合征

通常认为主动脉缩窄情况下出现主动脉夹层和破裂被认为是女性 Turner 综合征死亡原因之一。一项纳入 237 例 Turner 综合征患者的研究中，15 例（6.3%）患者有主动脉扩张，升主动脉均受累，12 例患者有相关心血管危险因素如高血压、其他心血管畸形（主动脉缩窄），2 例患者出现夹层[14,20]。

8. 妊娠和分娩

妊娠和分娩是主动脉夹层的独立危险因素，原因尚不明确，可能与雌孕激素比例、血容量增加及血压升高有关。但其他合并症（二叶瓣畸形、Marfan 综合征）可为其混杂因素。

9. 其他

血管炎症性疾病，包括大动脉炎、巨细胞动脉炎、风湿关节炎、梅毒性主动脉炎。创伤也是主动脉夹层原因之一，但很少出现典型的主动脉夹层，内膜破口常位于主动脉峡部。常见的主动脉损伤是减震伤导致的主动脉破裂和主动脉横断。

三、急性主动脉综合征的早期识别与鉴别诊断

AAS 的早期识别需对 AAS 发生的危险因素、临床表现、实验室检查和影像学检查有充分的了解和足够的敏感。如上述，AAS 的高危因素包括高血压、动脉粥样硬化、遗传性疾病（马凡综合征）、先天发育畸形（主动脉瓣二叶畸形、主动脉缩窄）、创伤、妊娠、吸食可卡因等。当出现相应临床线索，尤其发生在高危人群时，应高度警惕 AAS 可能，需进一步行影像学检查（CTA/MRA）明确诊断。如下将阐述 AAS 相关临床线索，重点介绍主动脉夹层。

1. 临床表现

主动脉夹层的症状和体征与病变累及的部位和范围有关。患者一般以典型的临床表现就诊。疼痛是最常见的症状，以胸痛或腹痛最常见。也有少部分患者无疼痛表现（6.4%），通常多见于年龄大者（67 岁 *vs* 62 岁），升主动脉夹层，既往有糖尿病、主动脉瘤、心血管外科手术史的患者[14]。有研究显示，将近 10% 的患者以神经系统症状表现为主而无胸痛症状。70% 的 B 型夹层患者出现高血压，但 A 型夹层中仅 25%~35% 有高血压。B 型夹层患者很少出现低血压（低于 5%），低血压往往提示主动脉破裂。25%A 型夹层患者有低血压，可能提示主动脉瓣受累而引起主动脉瓣大量反流，和（或）心包受累而出现心包填塞。

(1) 急性疼痛

超过 90% 以上的患者有急性疼痛症状，85% 为突发性疼痛，典型疼痛为严重、撕裂样或刀割样痛，难以忍受和未曾体验之痛，迫使患者短时间内寻求医疗救助。疼痛可单独出现，也可伴随晕厥、脑卒中、急性冠脉综合征、急性心衰等其他临床表现出现。前胸疼痛通常提示 A 型夹层可能，背痛提示 B 型夹层可能。有研究数据显示胸痛更多见于 A 型夹层（83% *vs* 71%），而背痛（64% *vs.v* 47%）和腹痛（43% *vs.* 22%）更多见于 B 型夹层。疼痛可放射到胸部或腹部其他部位（19%）。相比年轻患者，突发性疼痛（77% *vs.* 89%）更多见于年长者（大于 70 岁）[14]。IMH 和 PAU 的临床特征与 AD 相似，这三者之间存在重叠并相互转化。

AAS 患者以急性胸痛起病，易误诊为急性冠脉综合征或急性肺栓塞，予抗栓治疗，其后果不堪设想，可能导致主动脉破裂和死亡。因此，排除心血管源性或肺源性胸痛非常重要。急性冠脉综合征患者的疼痛常为压榨性钝痛，进行性加重。急性肺栓塞患者突发胸痛伴有呼吸困难、低氧血症，同时结合动态心电图、心肌酶学、血气分析、CTA 等辅助检查有助于明确 AAS 诊断。但需要警惕 AAS 累及冠状动脉或者 AAS 合并急性冠脉综合征情况。文献报道 6%~15% A 型 AD 累及冠脉导致急性冠脉综合征，最常累及右冠脉，少数累及左冠脉，左、右冠脉亦可同时受累。5.7%~11.3% A 型 AD 心电图示心肌缺血改变，5% 示急性心肌梗死，约 25% 的 A 型 AD 患者实验室检查有肌钙蛋白升高[21]。

夹层患者以腹痛起病，往往以急腹症就诊于普外科和消化科，有时易与急性肠缺血、急性胆囊炎、急性阑尾炎、急性胰腺炎混淆，甚至部分急腹症患者行开腹探查，因此而延误病情，甚至导致患者死亡。误诊患者对症治疗后往往效果不佳，直接诊断往往未能解释全貌，此时需要考虑到夹层累及内脏分支可能，如肠系膜血管受累或受压，应全面查体，尽早影像学检查明确之。若患者出现腹胀，听诊肠鸣音减弱或消失提示病情严重，术后并发症率和死亡率明显升高。

(2) 无脉

由于夹层内膜片和血肿压迫，周围血管血流减弱和消失导致无脉。颈动脉、手臂动脉、股动脉均可受累，临床查体应全面检查。手臂动脉受累，左右上肢收缩压差超过 20mmHg 可作为提示。IRAD 数据显示女性患者和年老患者(大于 70 岁)更多见有无脉表现。夹层患者中头臂干受累达 14.5%，左颈总动脉 6.0%，

左锁骨下动脉 14.5%，股动脉 13.0%~14.0%。无脉患者常伴有神经功能障碍、昏迷和低血压表现。颈动脉无脉表现常与致命性脑卒中相关。24 小时内无脉缺失患者死亡率为 9.4%，1~2 处无脉患者死亡率达 15.8%，3 处及以上则高达 35.3%[14]。周围血管缺血的自然转归多样，其中 1/3 患者的无脉表现可自行缓解。无脉及其部位数是夹层患者围术期死亡和并发症的危险因素。床旁快速四肢脉搏检查可以为夹层的诊断和并发症风险评估提供重要参考。

夹层患者以急性下肢缺血起病，表现下肢麻木和疼痛，下肢无脉，足温凉。此时需要与急性下肢动脉血栓栓塞、急性下肢动脉血栓形成、急性深静脉血栓鉴别。需要详细询问各病变的易患因素，是否有栓子来源疾病（房颤、动脉瘤），是否全身弥漫动脉硬化病变，是否有易栓倾向。下肢动静脉超声检查可作为筛查，无法明确时注意除外夹层，尤其合并胸痛或背痛，四肢血压不对称者，高度怀疑夹层可能。

(3) 心脏杂音

主动脉夹层向近端进展，内膜撕裂至主动脉瓣出现主动脉瓣反流。严重的急性胸痛伴新发心脏舒张期杂音，提示急性主动脉瓣关闭不全。杂音特点为舒张期递减杂音，伴脉压增宽、低血压和（或）心衰。A 型夹层中 1/2~2/3 有主动脉瓣关闭不全，在年龄小于 70 岁患者中多见（47% *vs* 29%）[14]。

(4) 局灶性神经功能障碍

局灶性神经功能障碍通常由于夹层进展，内膜撕裂累及头臂血管、肋间动脉等神经系统供血动脉，或者扩张的夹层主动脉压迫周围神经。脑卒中、意识改变可由于夹层扩展至颈动脉或颈动脉血流消失。意识改变女性相比男性多见。Horner 综合征由于颈交感神经节受压。声音嘶哑是由于左喉返神经受压导致的声带麻痹。急性截瘫是由于肋间动脉供血中断导致的脊髓缺血，常见于 B 型夹层。夹层患者截瘫的发生率为 2%~3%[14]。以脑卒中、截瘫起病的患者，临床需要考虑夹层累及头臂血管和肋间动脉的可能性，并与单纯脑卒中和脊髓损伤相鉴别。

(5) 低血压

初始表现为晕厥、低血压和（或）休克，更多见于 A 型夹层。低血压、休克可能提示主动脉破裂或夹层进展，如主动脉破裂导致的心包填塞；急性主动脉关闭不全；由于冠脉受累导致急性心肌缺血和心肌梗死；胸腔积血和腹腔积血，由于夹层累及胸主动脉或腹主动脉，血液经外膜渗漏所致。

(6) 晕厥

5%~10% 的夹层患者有晕厥，提示心包填塞或者头臂血管受累。晕厥的夹层患者中，A 型夹层比 B 型夹层多见（19% *vs* 3%），此外晕厥患者的心包填塞（28% *vs* 8%）、脑卒中（18% *vs* 4%）和住院死亡率（34% *vs* 23%）均高于无晕厥患者[14]。

2. 心电图

临床上胸痛患者最先会行 ECG 评估。主动脉夹层未累及冠脉开口，根据 ECG 无心肌缺血改变，夹层疼痛性质和部位可与急性冠脉综合征相鉴别。若主动脉夹层累及冠脉开口而引起冠脉缺血时，ECG 检查的鉴别意义并不大。IRAD 数据显示夹层累及冠脉未必有 ECG 明显改变。一项纳入 464 例夹层患者研究显示：31% 的患者 ECG 表现正常，42% 的患者出现非特异性 ST-T 改变（高血压相关的左室肥厚常见），15% 的患者有缺血改变。其中升主动脉夹层患者中，5% 有急性心梗[14,21]。

3. 影像学检查

(1) 胸片

胸痛患者中胸部平片检查能帮助快速鉴别胸痛原因，如排除气胸。主动脉夹层的胸片最常见表现是主动脉轮廓增宽，见于 60%~90% 的患者。来自 IRAD 纳入 464 例患者数据显示，A 型夹层 63% 有纵隔增宽，11% 无胸片异常表现，而 B 型夹层 55% 有纵隔增宽，16% 胸片大致正常。19% 的夹层患者有胸腔积液，女性比男性多见（26% *vs* 15%）。此外胸片上可见主动脉钙化移位、主动脉褶曲，主肺动脉窗模糊。夹层累及至外膜，可导致血胸。胸片诊断缺乏敏感性，尤其对于 B 型夹层。IRAD 数据显示约 98% 的患者需要进一步影像学检查明确诊断。

(2) 超声心动图

超声检查便携，紧急情况下可对不稳定患者实施床旁检查，同时能评估主动脉瓣和心包情况。目前主要作为 AAS 的筛查手段。经胸超声心动图诊断 A 型和 B 型 AD 敏感性分别为 78%~100% 和 31%~55%，而经食道超声心动图诊断 AAS 敏感性和特异性可达 99% 和 89%。血管内超声是 AAS 血管内修复的有效辅助检查工具，但不常用于早期诊断[1]。

(3) CTA

全主动脉 CTA 是 AAS 可疑患者的首选检查手段，因为 CT 成像迅速且空间分辨率高，全程显示血管条件，能明确诊断并指导手术策略选择。CTA 诊断 AAS 敏感性可达 95%，特异性可达 87%~100%[1,12,23]。胸痛三联成像可用于区分 AAS、急性冠脉综合征和肺栓塞[24]。此外，合理应用 ECG 门控 CTA 可有效避免运动伪影，有利于根部病变观察。但 CTA 检查需注意造影剂肾病、碘过敏、电离辐射风险。

(4) MRI

MRI 诊断 AAS 准确性高，敏感性和特异性可达 88%~95% 和 94%~98%，但 MRI 检查时间相对较长，检查室往往缺少生命支持和监测装置，很少用于初始诊断，往往用于不能行 CTA 检查的患者[1,22]。

4. 实验室检查

实验室检查方面，AAS 患者 D- 二聚体水平升高，血浆 D- 二聚体 <0.5μg/ml 排除 AAS 准确性达 93%~98%，但是 D- 二聚体升高诊断 AAS 特异性不高，肺栓塞、深静脉血栓、恶性肿瘤和创伤后早期均可出现 D- 二聚体升高[25]。A 型 AD 可导致心肌缺血，肌钙蛋白诊断心肌缺血敏感性和特异性均很高，因此，肌钙蛋白升高不排除主动脉病变[21]。CRP 在 AD 中亦升高，可作为病变严重程度的评估指标[26]。此外研究发现很多新的 AAS 生物标志物(如平滑肌肌球蛋白重链、基质金属蛋白酶 -8 等)，这些标志物与遗传、炎症、凝血和基质重塑等有关，但尚未用于常规临床实践中[1,27]。

5. 临床预测

大量研究开始寻找临床预测因素，以早期、快速预测主动脉夹层的可能性，减少误诊和漏诊。一项纳入 250 例急性胸痛和(或)背痛患者的研究中，128 例确诊为主动脉夹层，其中 96% 的急性主动脉夹层可通过如下 3 项临床标准确诊[14]：

(1) 胸部或腹部出现突发剧烈的、撕裂样疼痛。

(2) 脉搏异常：肢体近端搏动或颈动脉搏动消失，和(或)上肢左右血压差大于 20mmHg。

(3) 胸片显示纵隔增宽和(或)主动脉增宽。

其他临床情况下主动脉夹层的预测可能性：

(1) 单独脉搏异常或血压异常，或者三项中出现任何组合(83%)。

(2) 纵隔增宽(39%)。

(3) 单独急性胸痛(31%)。

(4) 三项均无(7%)。

四、AAS 的治疗

AAS 治疗的意义在于延缓主动脉病变进展，预防致命性破裂和并发症出现。药物治疗是基础，进而根据病情选择外科手术或者主动脉腔内修复术[1]。

AAS 起始治疗应心电监护，严格控制血压、心率，降低左室压最大变化率(dP/dtmax)，防止病变进展。收缩压控制在 100~120mmHg，心率控制在 60~80 次 / 分。静脉应用 β 受体阻滞剂，可联合多种降压药物(如硝普钠)[1,27]。同时充分镇痛(阿片类药物)，保持大便通畅。

A 型 AD 应首选急诊外科手术。外科手术效果明显优于单纯药物治疗。手术方式包括假腔切除术、内膜撕裂口修补术或人工血管置换术。目前主要行人工血管置换术，重建主动脉。病变累及冠脉或主动脉瓣膜时，应相应行冠脉再植入术或主动脉瓣莫修补或置换术。国外报道不同术式治疗 A 型 AD 院内死亡率为 9%~33%，国内孙立忠团队报道应用全弓置换 + 支架象鼻术治疗 A 型 AD 死亡率为 3.09%[5,28]。B 型 AD 可选择药物保守治疗或主动脉腔内修复术。国外指南推荐对复杂型 AD(即存在器官灌注不良、主动脉破裂或邻近破裂、难治性高血压、持续性疼痛、扩张 >1cm/ 年或总主动脉直径 >5.5cm)选择腔内修复术，因为这部分患者病情严重，破裂风险高。而非复杂型 AD 药物治疗院内存活率可达 90%，5 年生存率可达 80%。因此，药物治疗是目前此类患者的标准治疗方案[1,29]。鉴于国内患者群相对年轻，远期夹层主动脉持续扩张和破裂风险依然存在，而早期干预利于主动脉重塑，国内学者推崇对非复杂 B 型 AD 积极行腔内修复术。腔内修复术近期治疗效果满意，但中远期仍有支架相关并发症、二次干预等问题[4,30]。

IMH 治疗意见不一。国外学者建议 A 型 IMH 外科治疗，B 型 IMH 行药物治疗。对于高危 IMH 患者(伴有溃疡样凸起、血肿最大厚度≥10mm、主动脉直径≥50mm、心包积血等危险因素)，其容易进展发生 AD 或主动脉破裂，建议积极干预[1,2,4]。

PAU 最佳治疗的证据甚少。一般推荐保守治疗，但对于持续性疼痛、病变增大、主动脉扩张或破裂风险大的患者可以选择外科治疗或腔内修复术。尽管大多数 A 型 PAU 可能不适合传统外科治疗，但仍旧推荐急诊外科修复，而 B 型 PAU 往往呈节段型且位置较好，较适合腔内修复术[1,2,31]。

AAS 患者 1 年生存率 81%，5 年生存率为 63%，往往需要二次主动脉干预，因此长期监测非常重要，术后规律 CTA 检查(1 个月、3 个月、6 个月及每年)必不可少[1,2]。

五、结　　论

综上所述，AAS 是一组威胁生命的急性主动脉疾病，临床检出率不低，早期识别 AAS，避免误诊和漏诊至关重要。临床若怀疑 AAS，应及早行影像学检查明确诊断。药物治疗是 AAS 的基础治疗。根据病情进一步选择外科手术或者腔内修复术。

(黄连军　曾庆龙)

参 考 文 献

[1] Clough RE, Nienaber CA. Management of acute aortic syndrome. Nat Rev Cardiol, 2015, 12(2): 103-114.

[2] Tsai TT, Nienaber CA, Eagle KA. Acute aortic syndromes. Circulation, 2005, 112: 3802-3813.

[3] von Kodolitsch Y, Nienaber CA, Dieckmann C, et al. Chest radiography for the diagnosis of acute aortic syndrome. Am J Med, 2004, 116: 73-77.

[4] Patel PJ, Grande W, Hieb RA. Endovascular management of acute aortic syndromes. Semin Intervent Radiol, 2011, 28: 10-23.

[5] 孙立忠 . 主动脉外科学 . 北京：人民卫生出版社，2012：127-163.

[6] Wang W, Duan W, Xue Y, et al. Clinical features of acute aortic dissection from the Registry of Aortic Dissection in China. J Thorac Cardiovasc Surg, 2014, 148: 2995-3000.

[7] Cho JR, Shin S, Kim JS, et al. Clinical characteristics of acute aortic syndrome in korean patients: from the korean multi-center registry of acute aortic syndrome. Korean Circ J, 2012, 42: 528-537.

[8] Hagan PG, Nienaber CA, Isselbacher EM, et al. The International Registry of Acute Aortic Dissection (IRAD): new insights into an old disease. JAMA, 2000, 283: 897-903.

[9] Meszaros I, Morocz J, Szlavi J, et al. Epidemiology and clinicopathology of aortic dissection. Chest, 2000, 117: 1271-1278.

[10] LeMaire SA, Russell L. Epidemiology of thoracic aortic dissection. Nat Rev Cardiol, 2011, 8: 103-113.

[11] Suzuki T, Mehta RH, Ince H, et al. Clinical profiles and outcomes of acute type B aortic dissection in the current era: lessons from the International Registry of Aortic Dissection (IRAD). Circulation, 2003, 108 (Suppl 1): Ⅱ 312-317.

[12] Krukenberg E. Contribution to the question of dissecting aneurysm. Beitr Pathol Anat Allg Pathol, 1920, 67: 329-351.

[13] Evangelista A, Mukherjee D, Mehta RH, et al. Acute intramural hematoma of the aorta: a mystery in evolution. Circulation, 2005, 111: 1063-1070.

[14] Warren JM, James HB. Clinical features and diagnosis of acute aortic dissection. uptodate.2016 (http://www.uptodate.com.ezproxy.roosevelt.edu:2048/contents/clinical-features-and-diagnosis-of-acute-aortic-dissection?source=search_result&search=Clinical+features+and+diagnosis+of+acute+aortic+dissection&selectedTitle=1~150.

[15] Hsue PY, Salinas CL, Bolger AF, et al. Acute aortic dissection related to crack cocaine. Circulation, 2002, 105: 1592.

[16] Januzzi JL, Isselbacher EM, Fattori R, et al. Characterizing the young patient with aortic dissection: results from the International Registry of Aortic Dissection (IRAD). J Am Coll Cardiol, 2004, 43: 665.

[17] Roberts CS, Roberts WC. Dissection of the aorta associated with congenital malformation of the aortic valve. J Am Coll Cardiol, 1991, 17: 712.

[18] Chavanon O, Carrier M, Cartier R, et al. Increased incidence of acute ascending aortic dissection with off-pump aortocoronary bypass surgery. Ann Thorac Surg, 2001, 71: 117.

[19] De Smet JM, Stefanidis C. Acute aortic dissection after off-pump coronary artery surgery. Eur J Cardiothorac Surg, 2003, 24: 315.

[20] Carlson M, Airhart N, Lopez L, et al. Moderate aortic enlargement and bicuspid aortic valve are associated with aortic dissection in Turner

syndrome: report of the international turner syndrome aortic dissection registry. Circulation, 2012, 126: 2220.

[21] Imoto K, Uchida K, Karube N, et al. Risk analysis and improvement of strategies in patients who have acute type A aortic dissection with coronary artery dissection. Eur J Cardiothorac Surg, 2013, 44(3): 419-424.

[22] Evangelista A, Carro A, Moral S, et al. Imaging modalities for the early diagnosis of acute aortic syndrome. Nat Rev Cardiol, 2013, 10: 477-486.

[23] Nienaber CA. The role of imaging in acute aortic syndromes. Eur Heart J Cardiovasc Imaging, 2013, 14: 15-23.

[24] Becker HC, Johnson T. Cardiac CT for the assessment of chest pain: imaging techniques and clinical results. Eur J Radiol, 2012, 81: 3675-3679.

[25] Eggebrecht H, Naber CK, Bruch C, et al. Value of plasma fibrin D-dimers for detection of acute aortic dissection. J Am Coll Cardiol, 2004, 44: 804-809.

[26] Makita S, Ohira A, Tachieda R, et al. Behavior of C-reactive protein levels in medically treated aortic dissection and intramural hematoma. Am J Cardiol, 2000, 86: 242-244.

[27] Erbel R, Alfonso F, Boileau C, et al. Diagnosis and management of aortic dissection. Eur Heart J, 2001, 22: 1642-1681.

[28] Sun L, Qi R, Zhu J, et al. Total arch replacement combined with stented elephant trunk implantation: a new "standard" therapy for type a dissection involving repair of the aortic arch? Circulation, 2011, 123: 971-978.

[29] Estrera AL, Miller CC 3rd, Safi HJ, et al. Outcomes of medical management of acute type B aortic dissection. Circulation, 2006, 114: I384-389.

[30] Tsai TT, Fattori R, Trimarchi S, et al. Long-term survival in patients presenting with type B acute aortic dissection: insights from the International Registry of Acute Aortic Dissection. Circulation, 2006, 114: 2226-2231.

[31] Brinster DR. Endovascular repair of the descending thoracic aorta for penetrating atherosclerotic ulcer disease . J Card Surg, 2009, 24: 203-208.

缩窄性心包炎的处理原则

病 例 回 顾

患者，女，46 岁，因“间断呼吸困难 3 年”来诊，曾反复因呼吸困难就诊于当地医院，诊断为“心力衰竭”，给予利尿治疗后症状略有缓解。否认高血压、糖尿病史，否认肝炎结核病史。查体：颈静脉怒张，双肺底可闻及湿啰音，心率 64 次 / 分，律整，心音低钝，各瓣膜听诊区未闻及明显病理性杂音，腹软，无压痛，肝肋下 2cm，肝颈静脉回流征阳性。双下肢中度水肿。心电图：窦性心律（60 次 / 分），V_1~V_4 导联下斜型压低 0.1~0.2mV。行心脏彩超见：双房增大，左室后壁 M 型曲线舒张中晚期略平直，左房后壁与左室后壁连接处轮廓异常并形成角度，左室壁运动不协调，弥漫性运动减弱，房室环处心包增厚，回声增强，较厚处 6.5mm，呈单层强回声光带，心包腔未见明显积液。血白蛋白正常。腹部彩超提示：肝硬化。行胸部 CT 检查可见心包钙化（图 1）。进一步测量肘静脉压力：17cmH_2O。

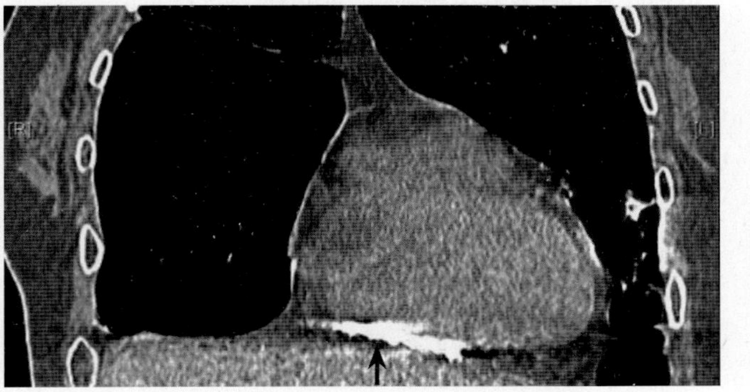

图 1　CT 冠状位重建显示心包明显钙化（箭头所指）

考虑患者缩窄性心包炎诊断明确，转入心外科行心包部分切除术。术中见心包内大量干酪样物质，心包粘连明显。切除心包病理提示：玻变的囊壁样纤维组织伴钙化，局部血管增生并见坏死。术后患者症状缓解明显，好转出院。

缩窄性心包炎可由各种原因的心包疾病发展而来。在发达国家，可由非特异性心包炎或病毒性心包炎（42%~49%）、手术损伤（11%~37%）、放射治疗（9%~31%）、结缔组织病（3%~7%）、感染后心包炎（结核或化脓性）（3%~6%）以及其他原因（<10%）演变而来[1]。在我国仍然以结核性心包炎为主要的缩窄性心包炎病因，有报道指出结核性缩窄性心包炎可占缩窄性心包炎总数的 79%[2,3]。

传统观点认为缩窄性心包炎一旦形成即进入不可逆的过程，但 Imazio 等[4]给出了“缩窄心包综合征”（constrictive pericardial syndromes）的描述，这对传统的缩窄性心包炎的认识提出了挑战（图 2）。Imazio 等[4]也提出了缩窄心包综合征的分类：①一过性缩窄性心包炎（transient constrictive pericarditis）：指经过自身康复或药物治疗缩窄性改变可以恢复的可逆性缩窄；②渗出 - 缩窄性心包炎（effusive-constrictive pericarditis）：指心包积液和缩窄相伴，心包积液与心脏压塞表现不匹配，经心包穿刺引流后的右房压力未能下降 50% 以上或未能下降至低于 10mmHg 水平的心包缩窄；③慢性缩窄性心包炎（chronic constrictive pericarditis）：指长期存在的心包缩窄，一般病程长达 3~6 个月以上。前两种类型的缩窄性心包炎可以好转恢复也可转化为慢性缩窄性心包炎。这一新的分类为缩窄性心包炎的治疗策略带来了新的思考。

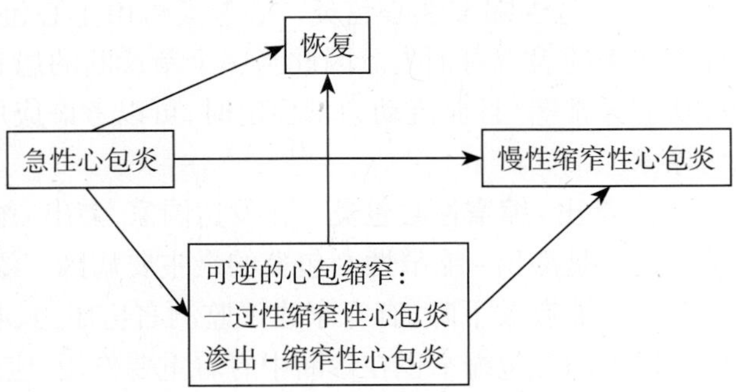

图 2　Imazio 等提出的心包炎转归

诊 断 方 法

缩窄性心包炎的诊断建立在右心功能不全的表现以及心室舒张期充盈受限的影像学证据之上。影像学手段在缩窄性心包炎的诊断中有着重要意义，常用的影像学手段在缩窄性心包炎中的作用总结如表1。

表1 常用影像学检查的缩窄性心包炎表现和意义

超声	CT	MRI
显示心包的厚度和回声强度，提示心包的组织特点 发现心房扩大 提示吸气相室间隔的移位 提示下腔静脉和肝静脉的异常扩张 提示肺动脉瓣的提前开放 心室充盈受限 发现吸气时二尖瓣血流减少，三尖瓣血流增加；呼气时相反 发现呼气时肝静脉血流减慢，并出现反流 提示正常或加快的二尖瓣运动速度(组织多普勒) 发现瓣环的反向运动	发现心包增厚和心包钙化 准确定位心包异常的位置 提示邻近心肌的纤维化和钙化 心脏变形，形态僵硬 室间隔形态异常 心房扩大，腔静脉及肝静脉扩张 增强时心包强化提示心包炎症反应	发现心包增厚 无法发现心包钙化 准确定位心包异常的位置 心包的延迟强化提示残留的心包炎症反应 提示邻近心肌的纤维化和钙化 心脏变形，形态僵硬 心房扩大，腔静脉和肝静脉扩张 可以显示心包的纤维粘连

治疗方法

一、总体原则

对于缩窄性心包炎，心包部分切除术是治疗的有效手段，也是最主要的治疗方法。但是，鉴于前述心包缩窄综合征的提出和临床综合情况的考虑，以下三种情况需要进行药物治疗：①对于存在确切病因的心包炎，例如结核性心包炎，针对病因治疗可降低疾病发展为缩窄性心包炎的可能，抗结核治疗可使结核性心包炎发展为缩窄性心包炎的可能性大幅降低[5,6]；②对于一过性缩窄性心包炎，基于抗炎药物的治疗可期在几个月内解除缩窄的症状[7]，这种治疗的疗效可应用C反应蛋白、增强CT或磁共振预判。增高的C反应蛋白、造影剂强化的CT和磁共振影像常常提示炎症反应，并提示应用抗炎治疗可使一过性的心包缩窄解除[8]；③当进展至晚期的患者手术风险很高时，应用药物治疗控制淤血症状可为手术治疗提供有力的支持，但是对于缩窄表现明显的患者，由于不手术患者的预后很差，我们不应当因药物治疗延缓手术[4]。

二、对于不同类型的缩窄性心包炎的处理方法

1. **一过性缩窄性心包炎** 心包炎可由于心包的炎症反应导致缩窄性改变，当炎症反应消退时，缩窄性心包炎的表现可消失。因此当一个新诊断的患者未检出慢性缩窄性心包炎的特征(如消瘦、心包钙化、肝功能异常等)且血流动力学稳定时，可以考虑应用药物治疗2~3个月，如果无效或可推荐进行心包部分切除术。

2. **渗出-缩窄性心包炎** 在发达国家，渗出-缩窄性心包炎通常是由特发性心包炎导致的，而在我国，结核仍然是渗出-缩窄性心包炎的最主要病因。渗出-缩窄性心包炎的诊断基础是心包引流后右心房压力依然不能有效下降，有专家建议监测右房压力、心包内压力和动脉血压以辅助诊断。同时，无创影像学检查提示的心包缩窄也在诊断中有着重要作用，应当予以重视，例如识别和发现心包钙化以及心包引流后应用超声探查缩窄性心包炎的表现等[9]。如果考虑缩窄改变不能逆转，则应当进行心包部分切除术。

3. **慢性缩窄性心包炎** 虽然心包部分切除术是慢性缩窄性心包炎的首选治疗方法，但是对于重症患者，手术的死亡率仍然可以达到6%~12%，尤其对于终末期患者，手术对预后的改善作用十分有限。终末期患者的表现包括：机体衰竭、房颤、心输出量明显下降(心指数 $<1.2L/(min \cdot m^2)$)、由于肝硬化或胃肠道丢失所导致的低蛋白血症。因此在进行手术治疗前，应当对患者的预后和风险做出相应的评估以期达到最好的治疗获益[10]。

在我们的病例中，患者病程长，在诊断中如不仔细区分，易与其他原因所致的心衰相混淆。由于其病程长、心包钙化明显且已出现淤血性肝硬化改变，考虑患者符合慢性缩窄性心包炎。疾病诊断后，尽早为其进行了心包部分切除术，手术治疗效果明显，其病程、术中所见及术后病理符合结核性心包炎的特点。

综上，对于缩窄性心包炎，心包部分切除术是主要的治疗手段，对于存在可逆因素且病情稳定的患者，可应用药物针对病因（如结核）或抗炎治疗后确定是否手术。对于这一类疾病，明确缩窄的情况、确定是否存在可逆因素以及综合评价患者对治疗的获益是处理和临床决策的关键。

（孙欢　杨萍）

参考文献

[1] Adler Y, Charron P, Imazio M, et al. 2015 ESC Guidelines for the diagnosis and management of pericardial diseases: The Task Force for the Diagnosis and Management of Pericardial Diseases of the European Society of Cardiology (ESC) Endorsed by: The European Association for Cardio-Thoracic Surgery (EACTS). Eur Heart J, 2015, 36: 2921-2964.

[2] 王朝晖，涂源淑. 248 例心包炎的临床分析. 临床心血管病杂志，1988(4): 216-218.

[3] 刘永太，严晓伟，朱文玲. 83 例缩窄性心包炎临床诊疗分析. 中国循环杂志，2005, 20: 445-447.

[4] Imazio M, Brucato A, Mayosi BM, et al. Medical therapy of pericardial diseases: part Ⅱ: Noninfectious pericarditis, pericardial effusion and constrictive pericarditis. J Cardiovasc Med (Hagerstown), 2010, 11: 785-794.

[5] Mayosi BM, Ntsekhe M, Bosch J, et al. Prednisolone and Mycobacterium indicus pranii in tuberculous pericarditis. N Engl J Med, 2014, 371: 1121-1130.

[6] Mayosi BM, Burgess LJ, Doubell AF. Tuberculous pericarditis. Circulation, 2005, 112: 3608-3616.

[7] Haley JH, Tajik AJ, Danielson GK, et al. Transient constrictive pericarditis: causes and natural history. J Am Coll Cardiol, 2004, 43: 271-275.

[8] Syed FF, Schaff HV, Oh JK. Constrictive pericarditis—a curable diastolic heart failure. Nature reviews. Cardiology, 2014, 11: 530-544.

[9] Sagrista-Sauleda J, Angel J, Sanchez A, et al. Effusive-constrictive pericarditis. N Engl J Med, 2004, 350: 469-475.

[10] Komoda T, Frumkin A, Knosalla C, et al. Child-Pugh score predicts survival after radical pericardiectomy for constrictive pericarditis. Ann Thorac Surg, 2013, 96: 1679-1685.

顽固性心包积液的处理

1. 心包积液病例分享

患者，女性，37 岁。主因“胸闷、气短 2 年余”，加重 2 周就诊于我院。患者 2 年前于“感冒、发热”后出现胸闷、心悸症状，当地医院查示“心肌酶升高”，超声心动图检查发现“心包积液（少 - 中量）”；经治疗好转后出院（具体不详）。此后半年，患者因“心包积液（中 - 大量）”再次住当地医院，行心包穿刺术，自述排除“结核”及“肿瘤”等病因，症状好转出院。患者此次入院前 2 周再次出现呼吸困难、心悸等症状，活动后加重，当地医院超声心动图示“心包积液”。此次发病来，无发热、胸痛，无夜间阵发性呼吸困难。既往体健，否认高血压、糖尿病、心脑血管病史，否认传染病史，父母无心脏病史。体格检查：体温 36.3℃，心率 96 次 / 分，血压 100/60mmHg。神志清楚，精神差；颈静脉充盈，双肺呼吸音清，未闻及啰音；心界向两侧扩大，心律齐，心音略低，二尖瓣、主动脉瓣听诊区可闻及Ⅱ/6 级收缩期柔和的吹风样杂音。肝位于右肋缘下 1cm，质软，双下肢无水肿。

心电图：窦性心律，各导联低电压，T 波改变（图 1）。超声心动图（UCG）：左房 2.79cm，左室 4.3cm，EF 74%，心包积液中 - 大量（液性暗区：左室后壁 1.39cm，右室游离壁 2.03cm）（图 2）。胸片示：心界向两侧扩大，左侧少量胸腔积液（图 3）。为明确病因，行实验室检查：血沉 23mm/h，白细胞 4.6×10^9/L；抗结核抗体、类风湿因子 + 抗链“O”均阴性；免疫球蛋白 + 补体阴性；其中，甲状腺功能测定 FT_3 2.15pg/ml（2.5~3.9pg/ml），FRT_4 0.36pg/ml（0.61~1.12pg/ml），TSH 83.39μIU/ml（0.3~6μIU/ml）。追问病史，曾有畏寒、乏力等症状；家族中母亲患有甲状腺功能低下。

进一步行甲状腺超声检查示：甲状腺略大，回声弥漫性均匀减低，血流丰富，符合甲状腺弥漫性病变；甲状腺球蛋白抗体定量 ATG>500.0U/ml（0~60U/ml），甲状腺过氧化物酶抗体定量 ATPO>1300.0U/ml（0~60U/ml）。甲状腺细针穿刺活检结果：可见嗜酸性滤泡上皮细胞及淋巴细胞，考虑为桥本病。至此，考虑心包积液病因与甲状腺功能减退可能存在较大关系。初步诊断：甲状腺功能减退症，桥本甲状腺炎，心包积液。

治疗上，因患者当前无心包压塞的症状和体征，且病因以甲状腺功能减退可能性最大；故考虑暂

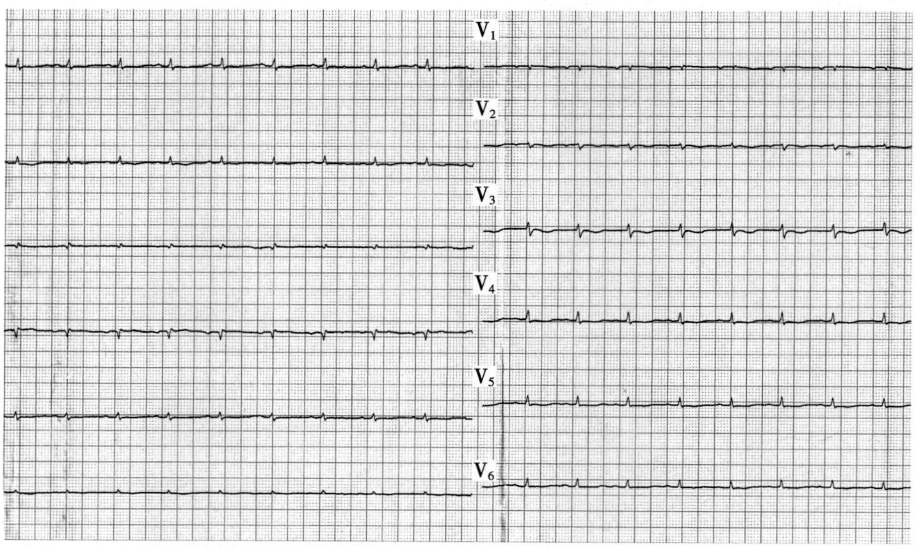

图 1　患者入院时心电图

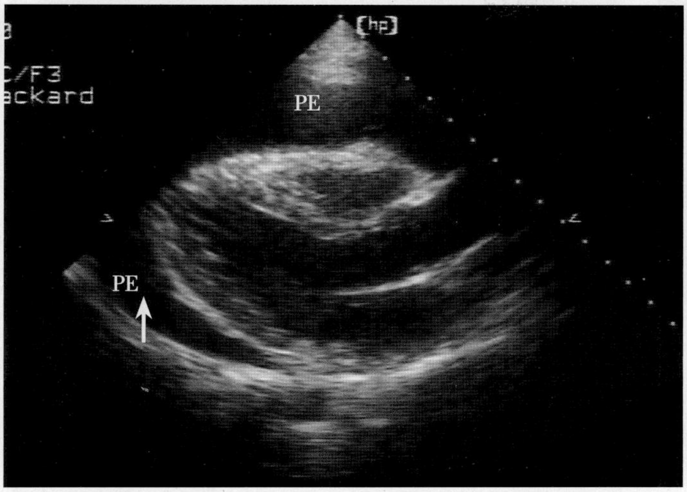

图 2　UCG 胸骨旁左室长轴切面示：心包积液

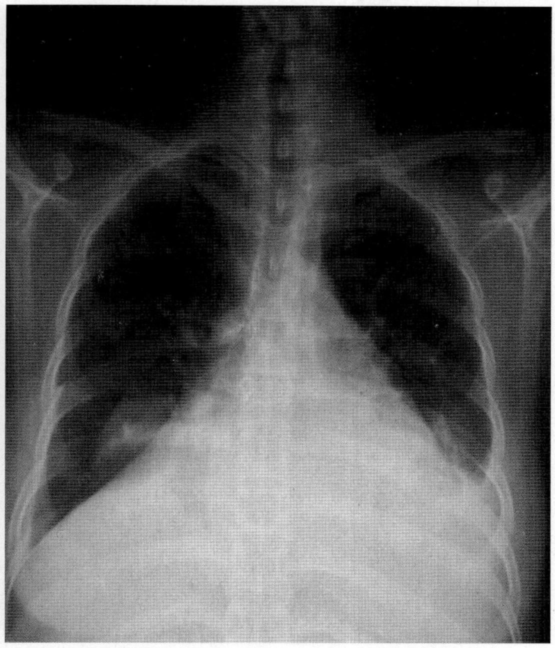

图 3　胸片示：心界扩大，左侧肋膈角变钝

时不予心包穿刺。严密观察下，给予左旋甲状腺素钠片（优甲乐）25μg，口服，一天一次；并逐渐加量至50~100ug，口服，一天一次（患者体重约 48kg）。每 2~4 周复查 FT_3、FRT_4、TSH，调整用药。治疗 1 个月时，复查 FT_3 3.01pg/ml（2.5~3.9pg/ml），FRT_4 0.57pg/ml（0.61~1.12pg/ml），TSH 14.02μIU/ml（0.3~6μIU/ml）；复查超声心动图示左室后壁液性暗区 0.9cm，患者呼吸困难、心悸症状明显减轻。继续服用优甲乐 75~100ug/d，9 个月后复查 FT_3 3.67pg/ml（2.5~3.9pg/ml），FRT_4 0.69pg/ml（0.61~1.12pg/ml），TSH 5.89μIU/ml（0.3~6μIU/ml）；复查心电图，各导联 R 波较前明显增高（图 4）；超声心动图示：心包积液基本消失（图 5、图 6）。

本病例的情况在临床实践中并不少见，患者心包积液反复出现；尽管本患者的疾病最终得到较好的控制，但纵观曲折的就诊经历，仍然提醒我们关注心包积液的规范化诊断和处理流程，特别是针对顽固性心包积液的处理。

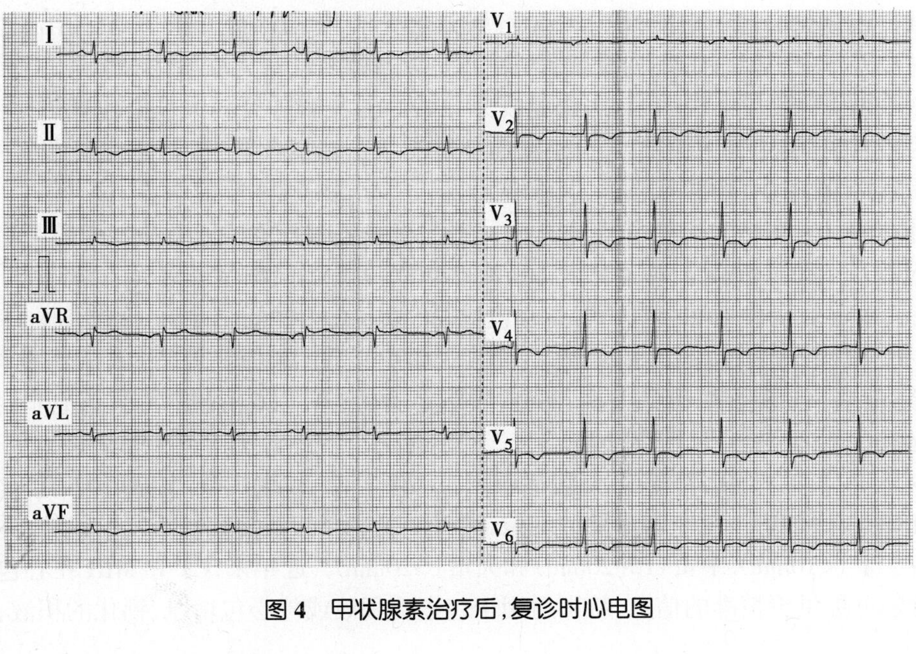

图 4　甲状腺素治疗后，复诊时心电图

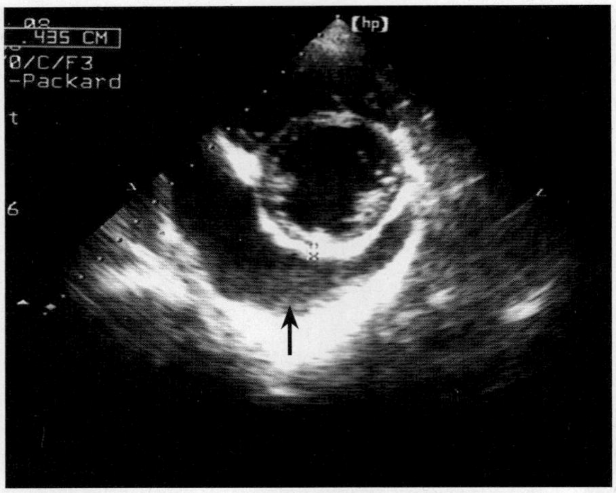

图 5 入院时 UCG 左室短轴示中 - 大量心包积液

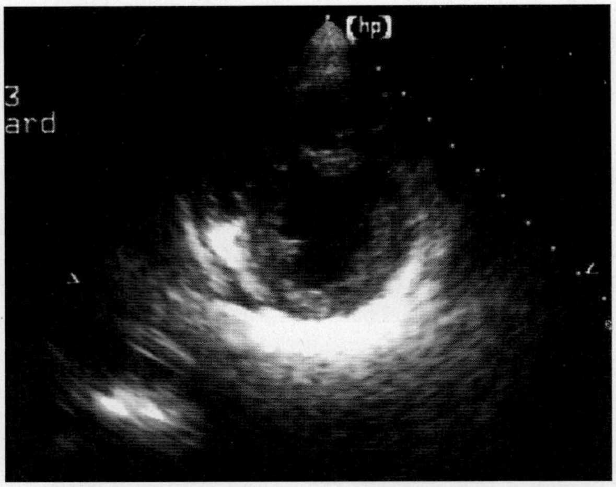

图 6 甲状腺素治疗 9 个月，心包积液消失

2. 心包积液的临床转归及评价策略

正常情况下，心包腔内可有 10~50ml 液体；心动周期中随着心脏不断收缩、舒张运动时，液体在心包脏层和壁层间充当润滑剂。炎症、肿瘤或静水压升高等病理因素作用下，心包腔内液体聚集和潴留，导致心包积液的出现和发展。

通常心包积液对临床的影响及转归有以下三个层面：首先，导致患者出现不适的临床症状；其次，影响血流动力学，危及患者生命安全（心包压塞）；以及后期造成心包缩窄（缩窄性心包炎），进一步加重心脏病变。

心包积液的临床表现差异较大，症状严重程度主要取决于积液的量、以及积液产生的速度；有些患者虽有中 - 大量心包积液，但因慢性病程，可无明显的不适症状。心包积液最突出的表现是呼吸困难，甚至呈端坐呼吸；另外还有心悸（心动过速）、乏力等非特异性症状。体征方面，最典型的是心界扩大、心尖搏动减弱和心音遥远。快速产生的心包积液还可导致急性心包压塞；积液集聚相对较慢时，可导致亚急性或慢性心包压塞。心包压塞可导致急性循环衰竭，心排血量急剧下降，是威胁生命安全的症候。主要表现包括心动过速、颈静脉怒张、血压下降、脉压减小、心音低钝等；《2015 ESC 心包疾病指南》指出，奇脉是心包压塞的突出表现，是诊断关键；通常是以吸气时收缩压的下降大于 10mmHg 来定义的。

缩窄性心包炎常继发于急性心包炎；随着积液的吸收，出现纤维组织增生、心包增厚、粘连；心脏被致密、坚实的纤维化或钙化心包所包围；使得心室舒张充盈受限，静脉回流受阻，心脏搏出量下降，而产生一系列循环障碍；常需与限制型心肌病鉴别。细菌性心包炎最容易进展为缩窄性心包炎，欧美国家报道化脓性心包炎（20%~30%）是最常见病因，其次是免疫介导的心包炎和肿瘤相关性心包炎（2%~5%）；我国的资料显示，结核为最常见的病因；而病毒性和特发性心包炎发生缩窄者最少（<1%）。心包发生缩窄后，主要表现为乏力、呼吸困难、尿少、颈静脉怒张、肝脏肿大、双下肢水肿、腹水等症状。

诊断与评估方面，《2015 ESC 心包疾病指南》建议，疑诊心包积液的患者需接受超声心动图检查（Ⅰ，C 类推荐），以及胸部 X 线检查（Ⅰ，C 类推荐）；所有心包积液患者推荐行炎性标志物监测，如 C 反应蛋白（Ⅰ，C 类推荐）；而对于怀疑包裹性心包积液和心包增厚的患者，可考虑 CT 或心脏磁共振检查（Ⅱa，C 类推荐）。对于疑诊缩窄性心包炎的患者，指南建议：需接受超声心动图检查与评估（Ⅰ，C 类推荐），以及胸部 X 线检查（Ⅰ，C 类推荐）；CT 或心脏磁共振推荐为次选影像学检查（Ⅰ，C 类推荐）；当其他非侵入性检查手段不能确诊时，建议心导管检查（Ⅰ，C 类推荐）。

目前评估心包积液的影像学手段主要包括超声心动图、CT 和磁共振（MRI）。如前所述，超声心动图在心包积液的诊断与评估中占据非常重要的地位，具有准确、实时、便捷和易重复的优势；并由此对心包积液进行半定量：少量（<10mm），中量（10~20mm）和大量（>20mm）。近年来，CT 和 MRI 在心包疾病诊断与评估领域取得进展，可提供更精准的信息，特别适用于包裹性积液或伴心包增厚、钙化的积液，心包缩窄的患者。当超声心动图不能确诊时，CT 和 MRI 有助于确定最终诊断，减少有创性心导管检查的需求。

与超声心动图相比，CT 或 MRI 检查能够更准确检出心包增厚（>4mm）；特别是检出和定位心包钙化，CT 具有更高的敏感性和准确性；因此与限制型心肌病鉴别时，可提供更有力的证据；MRI 检查的优势是可反映心脏的血流动力学状态，提供更多鉴别诊断信息。资料显示，心包缩窄与心包积液有时会同时存在，《2015ESC 心包疾病指南》将其归类为“渗出 - 缩窄性心包炎”；可见于恶性肿瘤或放射性心包损伤，且心包压塞的发生率可高达 8%；本病主要表现为明显的舒张充盈受损，传统上可能需要行心导管检查评估：心包穿刺后，右心房压力下降 50% 或达到 10mmHg 以下；对于此类疾病，MRI 检查是适宜的选择，可实现非侵入性影像学检查的目的。如前所述，CT 或 MRI 除了可显示心包积液、心包增厚和钙化，同时还可准确显示缩窄性心包炎其他结构特征：心室外形、双房扩大，室间隔运动平坦，或与后壁同向；以及右心室舒张充盈受损的表现，如右房、下腔静脉及肝静脉的扩张。报道显示，MRI 诊断缩窄性心包炎的敏感性和特异性分别是 88% 和 100%；在一些患者中，避免了使用心导管的方法来确诊，而后者被认为是诊断的“金标准”。需行心包剥脱术的患者，CT 的优势是能够更准确的评估钙化的范围和部位，影响手术选择和方式的决策。因此，在心包积液（或伴缩窄）的诊断与评价方面，CT 和 MRI 检查是超声心动图必要的补充，能够提供更精准和翔实的信息。

3. 心包积液的传统病因及临床面临的新情况

明确心包积液的病因，对进一步评估、治疗和预后起着至关重要的作用，正如本例患者，病程中反复出现心包积液，治疗效果不佳；当明确心包积液病因后，采取针对性的病因治疗措施，补充甲状腺激素后心包积液消失。但临床实践的现状是，心包积液的病因常常不易确定；且心包积液常有反复出现、长期存在的特征，表现为顽固性心包积液，处置上比较棘手。

心包积液的形成可能有多种多样的病因（表 1），如本例患者的心包积液继发于甲状腺功能减退。常见的传统病因包括急性非特异性心包炎、结核或肿瘤性心包积液、化脓性心包积液等；但是，临床实践中也面临一些新情况：如各种心脏介入操作相关的心包积液逐年增多；恶性肿瘤放射性治疗后患者生存期延长，心包损伤及积液发生率增多；尿毒症替代治疗的患者增多、寿命延长，尿毒症性心包积液和透析相关的心包积液增多等。

表 1　心包炎的病因（摘自 2015 ESC 心包疾病指南）

A 感染性病因
病毒性（常见）：肠道病毒（柯萨奇、Echo）；疱疹病毒（EBV，CMV，HHV6），腺病毒等
细菌性：结核分支杆菌（常见，其他少见）；立克次体肺炎球菌，链球菌等
真菌（非常罕见）：组织浆菌等
寄生虫（非常罕见）：棘球绦虫，弓形虫
B 非感染性病因
自体免疫（常见）
系统性自体免疫和炎症性疾病（SLE，类风湿关节炎），系统性血管炎（如嗜酸性肉芽肿血管炎），结节病等
肿瘤：
原发性肿瘤（少见，间皮瘤）
继发性转移瘤（常见，肺癌 / 乳腺癌 / 淋巴瘤）
代谢性疾病：尿毒症，黏液性水肿，神经性厌食，其他少见
创伤及医源性损伤：
早发性（少见）：直接损伤（穿透性胸部损伤）和间接损伤
延迟性：心包损伤综合征（常见），如心肌梗死后综合征，心包切开术后综合征
创伤后，包括医源性，如 PCI，起搏器或射频消融术后
药物相关性（少见）：狼疮样综合征（普鲁卡因胺等），抗肿瘤药（常合并心肌病）
其他（常见）：淀粉样变性、主动脉夹层，肺动脉高压，心力衰竭
其他（不常见）：先天性部分性或完全性心包缺如

传统病因中，急性非特异性心包炎的患者，积液量常常较少，多呈草黄色、偶呈血性。患者在发病前常有上呼吸道感染史，病程中多曾有发热、心包摩擦音和胸痛等症状。结核性心包积液的患者积液量可较大，多为血性渗出液，淋巴细胞多见；患者常无发热及胸痛，可伴有多浆膜腔积液，有时可确定原发性结核病灶。肿瘤性心包积液突出的特征是血性积液、发展速度快，反复出现，常为大量积液且淋巴细胞多见；通常无胸痛及心包摩擦音，有些患者可以找到原发肿瘤病灶。化脓性心包积液常有原发感染灶，伴明显的败血症表现，如高热；病程中常有胸痛和心包摩擦音的表现，而积液常呈脓性、量较多，积液中有时可找到化脓性细菌、中性粒细胞占多数。

创伤性或医源性心包积液

《2015 ESC 心包疾病指南》将创伤或医源性心包炎分为早发性和延迟性两类。早发性心包损伤包括直接损伤（穿透性胸部损伤）和间接损伤（非穿透性胸部损伤和放射性损伤）导致的心包积液，临床上相对少见。延迟性心包损伤是指通常意义上的心包损伤综合征，如心肌梗死后综合征，心包切开术后综合征等创伤后的心包反应。心包损伤综合征的发病机制可能涉及自体免疫性因素，是坏死心肌或外科手术创伤触发的心包和（或）胸膜组织损伤的反应；通常心包积液的出现距损伤的发生有一定的潜伏期，而且抗炎药物（如非甾体类抗炎药、糖皮质激素，秋水仙碱）具有相当的疗效；这些表现也支持自体免疫因素相关的发病机制。心脏外科手术后出现心包积液的情况较为常见，其中 2/3 的患者为少量积液，预后较好，多数在术后 7~10 天消失；另外有些患者可以出现中 - 大量积液，需进一步处理；而术后 1 小时内出现的积液，往往是手术后出血造成的，可导致心包压塞，需紧急处理。

近年来，随着介入操作手术量的逐年增加，医源性心包损伤、心包积血的发生率正在显著增加，如 PCI 术，起搏器植入术或射频消融术造成冠脉或心肌穿孔，可形成心包积血。曾有学者回顾性分析了 25 697 例接受 PCI 患者的临床资料，心包压塞的发生率为 0.12%（31 例）；55%（17 例）患者早期在导管室出现症状，14 例患者延迟出现症状（PCI 术后平均 4.4 小时）；即刻发生心包压塞的患者均有冠脉穿孔。20 例患者出现中 - 大量心包积液，30 例患者接受心包穿刺术；12 例（39%）患者需接受进一步紧急外科手术治。院内转归包括死亡 42%，急诊外科手术 39%，输血 65%。另外，介入治疗过程中，各类抗凝、抗血小板药物的应用，也使得操作术后相关的心包积液的处理更为复杂。

自体免疫性心包积液

自体免疫性疾病是发生心包积液的重要病因，系统性红斑狼疮（SLE）、类风湿性关节炎和硬皮病的患者中，常见合并心包积液的情况；系统性血管炎和结节病患者中，也易合并心包积液的发生；因此，自体免疫性疾病也是心包积液进行病因鉴别诊断的重要项目之一。自体免疫性心包炎可以有症状，也可以无症状存在；但心包积液往往不是患者的首发症状，常常是在自体免疫性疾病确诊的前提下发生，而心包积液的情况也可反应自体免疫性疾病的活动程度。如果心包积液患者的临床表现提示可能存在自体免疫性疾病，应当积极进行病因筛查；因为此类患者一旦确诊，需要针对病因的特殊治疗。

中国 SLE 治疗和研究注册研究组（CSTAR Ⅶ）的资料显示，SLE 患者容易发生浆膜炎（16.4%，浆膜腔积液，包括心包积液）；发生浆膜腔积液的患者更易出现并发症，如肾病、间质性肺病、肺动脉高压等等；且 SLE 的活动程度更高，因此提示可能需要更积极的 SLE 治疗。有学者曾经回顾性分析了 81 例发生心包炎（积液）SLE 患者的临床资料：其中 92% 为女性，患病时限的中位数是 1 个月（0~312 个月）；活动性 SLE 者占 93%，其中 16% 的患者出现心包压塞；合并心包炎的 SLE 患者中，71% 同时具有其他脏器受累的情况，79% 患者对类固醇及 NSAIDs 药物治疗反应良好。

放射性心包积液

近年来，接受恶性肿瘤放射性治疗的患者逐年增多，且放疗后存活时间延长，因此放射性治疗的副反应逐步显现，其中包括心包损害。放射相关的心脏损害还包括心肌纤维化、冠脉损伤（狭窄或闭塞），瓣膜疾病、传导系统疾病（心律失常）等。

早期纵隔照射治疗最常见的并发症就是心包受累，包括心包增厚和心包积液；近年来，随着放疗技术的进展（如低总剂量照射），心包受损的发生率已经由 20% 下降至 2.5% 左右。放射性因素的作用可导致心包微血管受损，心脏内静脉和淋巴管道的纤维化，降低其引流细胞外液的能力，导致富含纤维蛋白的液体聚集,发生心包积液。因此,放射性心包炎的患者早期可出现心包积液,随着病程的进展,可能出现心包增厚、纤维化,甚至进展至缩窄性心包炎。有学者的研究显示,患者在接受照射暴露后有一个潜伏期,观察到 18 个月后进展至症状明显的心包缩窄。由于可能同时合并心肌和冠脉等部位的病变,放射性心包炎的病情和治疗往往更为复杂,预后可能更差。

4. 心包积液(顽固性)的处理

一般来讲,心包积液(特别是顽固性积液)的治疗包括以下 4 个层次:病因治疗、抗炎治疗、心包穿刺和引流、心包开窗术和心包切除术治疗。《2015 ESC 心包疾病指南》推荐的治疗原则包括:①心包积液的高危患者建议住院治疗(Ⅰ,C);②根据流程图进行分诊(Ⅰ,C)(图 7);③ 治疗引起心包积液的病因学(Ⅰ,C);④心包积液与系统性炎症反应有关时,给予阿司匹林 /NSAIDs/ 秋水仙碱及心包炎治疗;⑤心包压塞、中 - 大量心包积液药物治疗无效及细菌性或癌性心包积液,选择心包穿刺术或心脏外科手术。

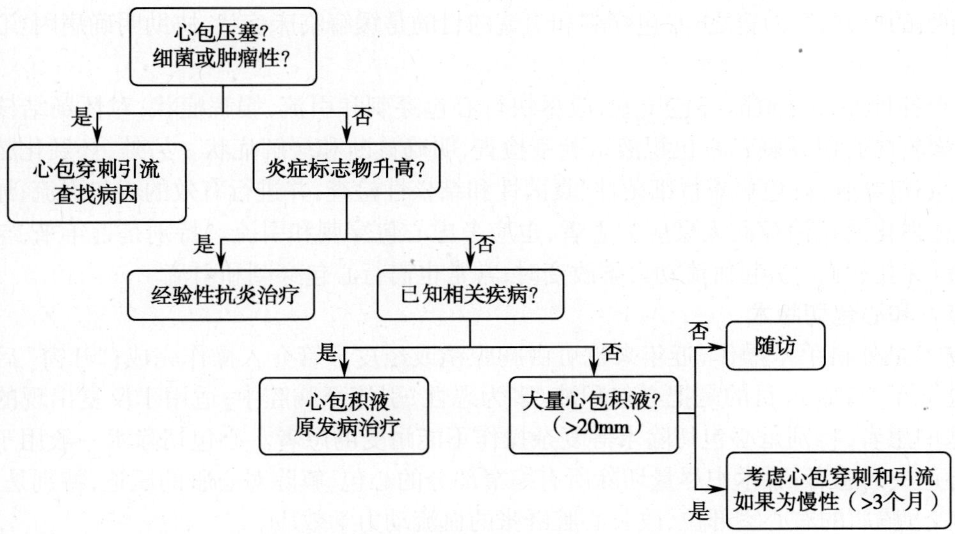

图 7 心包积液处理流程图(摘自 2015ESC 心包疾病指南)

病因治疗

本例患者的治疗经历体现了明晰病因、对因治疗的重要性;临床上心包炎和心包积液的治疗中,针对病因的治疗是重要的一环,有利于控制病情、遏制顽固性心包积液的复发。

急性病毒性心包炎和积液,短期使用 NSAIDs 类药物可能具有一定疗效;特别是辅助以秋水仙碱时,还可预防疾病复发;但是糖皮质激素不推荐用于此类患者。曾有学者建议使用抗病毒治疗,但是疗效和安全性尚待评估,截止目前极少在临床中应用。结核性心包积液的病因治疗主要涉及抗结核治疗,起始用药标准的把握曾存在争议;目前得到认可的方式是:在结核流行地区,除外其他病因后,可以试用经验性抗结核治疗;而在非结核流行地区,系统性检查未能确诊结核时,不推荐抗结核治疗。化脓性心包积液针对病原菌的治疗包括,静脉内注射抗生素,严重病例可考虑心包造口术和心包腔内冲洗。肿瘤性心包积液可考虑心包内灌注细胞硬化剂或抑制剂,防止恶性心包积液复发;肺癌、乳腺癌患者还可行心包腔内灌注抗肿瘤药物(如顺铂、三安硫磷等),淋巴瘤和白血病等放疗敏感的肿瘤,可考虑放射性治疗抑制恶性心包积液。另外,放射性心包损伤患者,推荐尽可能减少放疗部位和剂量,并采取相应的防护措施;尿毒症性心包积液考虑使用透析治疗;合理透析的患者发生心包积液时,考虑加强透析治疗。

抗炎治疗

《2015 ESC 心包疾病指南》中,抗炎治疗主要推荐用于急性心包炎和复发性心包炎,对于控制病情、减少复发具有重要作用。

急性心包炎和积液的患者,阿司匹林或 NSAIDs(布洛芬、吲哚美辛等)联合胃保护药物可作为一线治疗药物；同时，秋水仙碱可作为辅助阿司匹林或 NSAIDs 治疗的一线药物。治疗过程中，监测血清 CRP，作为指导治疗时间及评估治疗反应的手段。当阿司匹林 /NSAIDs 和秋水仙碱禁忌或治疗失败时，排除感染或存在特殊适应证（如自身免疫性疾病）的情况下，可考虑使用低剂量皮质类固醇类药物。复发性心包炎与积液的患者，阿司匹林和 NSAIDs 是主要治疗药物，ESC 指南推荐：如能耐受应全剂量给药，直到症状缓解（Ⅰ，A）。秋水仙碱与阿司匹林或 NSAIDs 联合使用 6 个月，部分患者可能长期应用（>6 个月）。治疗期间监测 CRP，CRP 正常后治疗药物考虑逐步减量。

必须认识到，非甾体类抗炎药物的治疗存在局限性，并不是对所有类型患者有效。Meurin 等观察了 196 例心脏外科手术后的患者，均为中 - 大量心包积液，给予双氯芬酸（NSAID）和安慰剂对比治疗后，观察到 NSAIDs 并不能减少积液量（P=0.105）、预防晚期心包压塞的发生（P=0.64）；而且会引起相关的副作用。

心包穿刺和引流

心包穿刺和引流需在透视或超声心动图指引下完成，进针部位一般选取剑突下，也可位于超声显示液体量最多的体表部位。适用患者包括心包压塞、有症状的中 - 大量心包积液对药物治疗无反应者，或怀疑未知细菌或肿瘤的原因；简而言之，心包穿刺和引流的目的是缓解临床症状，协助明确病因（心包积液试验室检查）。

首先，对于各种原因导致的心包压塞，应尽快行心包穿刺和引流，缓解症状；对怀疑结核和肿瘤的患者，也应考虑诊断性心包穿刺和心包积液试验室检查，明确诊断和缓解症状。另外，怀疑化脓性心包积液也建议尽早行心包穿刺，心包积液行细菌性、真菌性和结核性检查，并进行有效的心包引流；尿毒症性心包积液患者，经过强化透析治疗而无反应的患者，也应考虑心包穿刺和引流。特别是近年来，与介入操作相关的心包积液（穿孔积血），引起血流动力学改变时，常常也需行心包穿刺和引流。

心包开窗术和心包切除术

心包开窗术是外科手术操作，近年来也可由胸腔镜或经皮导管介入操作完成；“开窗”后在心包腔与胸膜腔之间建立了“交通”，目的是把心包积液（多为恶性）引流至胸腔中；适用于反复出现的大量心包积液或心包压塞的患者，特别是心包切除术等复杂操作不能耐受的患者。心包切除术一般用于各种病因导致的缩窄性心包炎的患者；手术中尽量切除所有缩窄部分的心包，解除对心脏的压迫；特别是右心房、上腔和下腔静脉、临近膈肌的右心室部位，改善心脏舒张的血流动力学效应。

综上所述，心包积液的产生可能源自不同病因；临床诊断和评估的影像学方法主要是超声心动图，CT 和 MRI 是对前者有力的补充；顽固性心包积液的临床处置常常比较棘手，更需要规范化的处理流程，包括：针对病因的治疗、抗炎治疗（阿司匹林、NSAIDs 和秋水仙碱）以及心包穿刺引流和心包开窗术、切除术等。治疗手段、治疗时机及适宜患者的决策，往往需根据临床指南、临床实践的经验积累，特别是患者个体的具体情况来确定。

（李虹伟　赵树梅）

TAVI 适应证的选择与并发症的处理

主动脉狭窄(aortic stenosis,AS)是一种进展性心血管疾病,一旦出现症状,预后很差。若不及时干预,患者中位生存期为 2~3 年。在西方国家,≥65 岁人群 AS 患病率为 2.0%,在≥85 岁人群中约为 4.0%,是仅次于高血压和冠心病的心血管疾病。我国尚缺乏大规模流行病学研究。目前 AS 治疗主要包括外科手术治疗和经皮主动脉瓣置换术(transcatheter aortic valve implantation,TAVI)。TAVI 是指通过股动脉送入介入导管,将人工心脏瓣膜输送至主动脉瓣区打开,从而完成人工瓣膜置入,恢复瓣膜功能。手术无需开胸,因而创伤小、术后恢复快,对不能手术的严重主动脉瓣狭窄患者,TAVI 与药物治疗相比可降低病死率 46%,并显著提高患者的生活质量。到目前为止,全球实际上已实施了数十万例 TAVI,它很可能会取代原来的外科手术,大大减低由手术引发的出血、感染、脑卒中等并发症的风险。

一、TAVI 适应证和禁忌证

根据欧美指南,TAVI 适应证主要包括:Ⅰ类:外科手术禁忌,预期寿命超过 1 年、症状性钙化性重度 AS。Ⅱa 类适应证:外科手术高危,预期寿命超过 1 年、症状性钙化性重度 AS。外科手术禁忌是指预期术后 30 天内发生死亡和不可逆手术并发症风险大于 50%,或存在手术禁忌的合并症,如胸部放射治疗后、肝衰竭、主动脉弥漫性严重钙化、极度虚弱等。外科手术高危主要是指美国胸外科医师协会(STS)评分≥8 分的患者。我国不同地域医疗发展水平不均衡,对于外科手术高危和禁忌的认识与国外有别,建议由两位或两位以上心胸外科医师评估认定,STS 评分作为参考。

1. 绝对适应证

根据《经导管主动脉瓣置换术中国专家共识》绝对适应证主要包括:①老年重度主动脉瓣钙化性狭窄;超声心动图示跨主动脉瓣血流速度≥4m/s,或跨主动脉瓣压力差≥40mmHg,或主动脉瓣口面积 <$8cm^2$,或有效主动脉瓣口面积指数 <$0.5cm^2/m^2$;②患者有症状,如心悸、胸痛、晕厥,纽约心脏病协会(New York Heart Association,NYHA)心功能分级Ⅱ级及以上(该症状为 AS 所致);③外科手术高危或禁忌;④解剖上适合 TAVI,不同瓣膜系统对 TAVI 的解剖有不同要求,包括瓣膜钙化程度、主动脉瓣环内径、主动脉窦内径及高度、冠状动脉开口高度、入路血管内径等;⑤三叶式主动脉瓣;⑥纠正 AS 后的预期寿命超过 1 年。同时符合以上所有条件者为 TAVI 的绝对适应证,此外,外科手术人工生物瓣退化也作为 TAVI 的绝对适应证。

2. 相对适应证

二叶式主动脉瓣(bicuspid aortic valve,BAV)伴重度钙化性狭窄,外科手术禁忌,存在 AS 相关性症状、预期术后寿命超过 1 年,解剖上适合 TAVI,可在有经验的中心尝试 TAVI。外科手术高危或禁忌的单纯性 AR,未来也可能是 TAVI 的适应证,目前国内外研究正在尝试使用自膨胀瓣膜尝试对该类患者进行 TAVI,但缺乏相关循证医学证据。

3. 禁忌证

TAVI 的禁忌证包括:左心室内血栓,左心室流出道梗阻,30 天内心肌梗死,左心室射血分数 <20%,严重右心室功能不全,主动脉根部解剖形态不适合 TAVI。

二、TAVI 并发症及处理要点

为了统一各并发症的定义,方便各研究之间的对比,瓣膜学术研究联盟发表了 TAVI 临床研究终点标准定义。

1. 传导阻滞

TAVI 的瓣膜支架在扩张和置入过程中会压迫传导束区域心肌,造成局部水肿、缺血乃至坏死可引起左、右束支传导阻滞和房室传导阻滞。90% 以上的房室传导阻滞发生在 TAVI 术后 1 周内，但有些病例发生在术后 1~6 个月。需置入永久起搏器的传导阻滞的发生率：CareValve 自膨胀瓣膜为 20%~40%，Edwards 瓣膜 <10%。主要预防措施：避免将瓣膜支架置入太深（>6mm）；避免选择直径过大的瓣膜；对已存在右束支传导阻滞的选用 Edwards 瓣膜；选择适当的、内径较小的扩张球囊；TAVI 术后临时起搏器留置 24~48 小时。

2. 瓣周漏

大多数瓣周漏为轻度，且随着时间延长可能减轻。预防措施：使用球囊后扩张可以减少瓣周漏，若此方法无效，严重瓣周漏病例可尝试再次置入瓣膜支架（瓣中瓣技术），避免选择瓣膜过度钙化病例、选择合适型号的瓣膜、瓣膜深度的准确定位，可以预防瓣周漏发生。

3. 脑卒中

TAVI 术后 30 天脑卒中发生率为 3.3%，1 年内 5.2% ± 3.4%。TAVI 相关的脑卒中主要因为：①输送系统经过主动脉时导致粥样斑块脱落引起；②球囊扩张使得主动脉瓣上钙化物质脱落造成。预防措施：术中应避免反复操作，减少操作次数高危患者可考虑使用脑保护装置。为了减少血栓形成、降低脑卒中发生率，TAVI 术后 3 个月内应进行双联抗血小板治疗。

4. 局部血管并发症

局部血管并发症的发生率达到 10%。预防措施：避免选择内径过小、过于扭曲的入路血管，避免粗暴操作，可减少血管并发症的发生。出现血管并发症，可采用外周血管球囊、外周覆膜支架，必要时进行血管外科手术处理。术后常规行穿刺动脉封堵。

5. 冠状动脉阻塞及心肌梗死

冠状动脉阻塞及心肌梗死是 TAVI 最严重的并发症之一。机制：钙化的自体瓣膜上翻堵住冠状动脉开口；瓣膜支架放置过高，可使得裙边挡住冠状动脉开口。预防措施：术前评估瓦氏窦宽度、高度以及冠状动脉开口高度（应 >10mm）；术中应避免将瓣膜放置过高，并行主动脉造影，确认冠状动脉。

6. 其他并发症

6.1 心包积液（15%~20%）及心脏压塞（2%）：将加硬导丝头端塑形成圆圈状，进输送鞘管时应固定好加硬导丝。直头导丝进左心室时，避免用力过猛，引起主动脉窦部或者左心室穿孔。

6.2 主动脉夹层、撕裂：准确测量主动脉瓣瓣环大小，勿使用过大的扩张球囊。

6.3 瓣膜的脱落及移位：避免选择过小的瓣膜。

6.4 感染：介入术前、术后常规应用头孢菌素类抗生素预防感染。

6.5 急性肾功能损害：围术期必要时水化；术中减少造影剂的应用；术后严密监测血压、尿量、肾功能；保证肾脏灌注、水电酸碱平衡。

病　　例

患者，女，75 岁，因“反复胸闷 9 个月，加重 6 天”入院。既往诊断“慢性阻塞性肺部疾病”2 年，有“高血压”病史 5 年，血压维持在(145~150)/80mmHg 水平。查体：体温 36.2℃，脉搏 100 次 / 分，呼吸 20 次 / 分，血压 119/68mmHg。神志清楚，慢性病容，皮肤巩膜无黄染，全身浅表淋巴结未扪及肿大。颈静脉正常。心界向左扩大，心律齐，主动脉瓣膜听诊区可闻及 3/6 级收缩期喷射样杂音，向双侧颈部传导。胸廓未见异常，双下肺叩诊呈浊音，双中上肺闻及湿啰音，未闻及胸膜摩擦音。腹部外形正常，全腹软，无压痛及反跳痛，腹部未触及包块。肝脏肋下未触及。脾脏肋下未触及。双肾无叩痛。双下肢无水肿。

入院检查：血常规：红细胞计数 4.73×10^{12}/L，血红蛋白 141g/L；白细胞计数 6.02×10^{12}/L，血小板计数 74×10^{12}/L，尿钠素 2895pg/ml；心肌标志物：肌钙蛋白 -T 184.0ng/L；生化：胆固醇 6.36mmol/L，血清胱抑素 C 测定 1.48mg/L，乳酸脱氢酶 289IU/L，羟丁酸脱氢酶 242IU/L，二氧化碳结合力 34.8mmol/L，肌酐 80.0umol/L，估算肾小球滤过率 62.33ml/(min·1.73m^2)；甲功：促甲状腺刺激激素 4.400mU/L，游离甲状腺素 23.87pmol/L；凝血常规、输血全套、大小便常规未见明显异常。心脏彩超示：先天性主动脉瓣二叶式畸形伴狭窄（重度），左室收缩功能测值稍降低。CTA 示：双侧大脑前动脉均起自右侧颈内动脉，双侧颈内动脉走行稍迂曲，右颈内动脉较左侧稍粗，右颈内动脉虹吸部稍膨大，右侧椎动脉颅内段纤细，颅内大动脉部分管壁毛糙不规整；脑萎缩，颅内散在缺血梗死灶可能。CT 腹部血管三维重建增强扫描：腹主动脉及左髂总动脉壁少许钙化；动脉期肝右叶前上段见稍粗血管影：血管畸形可能；胰管扩张。CT 心胸血管三维重建增强扫描：主动脉瓣二叶畸形并增厚、钙化，重度狭窄，左心室、左心房增大，心肌稍肥厚，右心室较小；升主动脉轻度扩张，右肺动脉干局部轻度扩张。给予低盐低脂饮食、监测 24 小时尿量及血压等处理，给予呋塞米、螺内酯等治疗，经全科讨论后认为患者主瓣膜病变严重，有行经导管主动脉瓣置入治疗指征，行临时起搏器 + 经导管主动脉瓣置入术，手术顺利完成，术后心脏彩超示主动脉瓣人工瓣活动可。术后继续给予双联抗血小板、韦迪护胃、补液补钾等对症支持治疗。术后查血回示：血红蛋白 92g/L，血小板计数 40 $\times 10^{12}$/L，中性分叶核粒细胞百分率 85.6%，尿常规未见异常。术后 1 周复查心脏超声示：TAVI 术后 1 周，人工主动脉瓣功能未见明显异常，左室收缩功能测值正常低限。24 小时动态心电图：窦性心律，平均心率 90 次 / 分，ST-T 无异常改变，心率变异指标中度降低。予以临时起搏器拔除，过程顺利。术后胸部 X 线片：心脏术后，心脏内可见网状支架影像；目前见双肺纹理增多，心脏轻度增大。现患者一般情况可，心累等症状明显缓解，生命体征平稳。

（李东泽　曾智）

参考文献

[1] 刘长福．经导管人工主动脉瓣膜置换术指南关于并发症的解读．中华保健医学杂志，2013(4)：366-367.

[2] 葛均波，潘文志．经导管主动脉瓣置换术：循证医学证据和争议．中国循环杂志，2014(7)：481-483.

[3] 潘文志，周达新，葛均波．经导管主动脉瓣置换术在外科手术中、低危患者中的研究现状及展望．中国介入心脏病学杂志，2016，24(2)：107-109.

[4] 中国医师协会心血管内科医师分会结构性心脏病专业委员．经导管主动脉瓣置换术中国专家共识．中国介入心脏病学杂志，2015，23(12)：661-667.

[5] Webb JG，Wood DA. Current status of transcatheter aortic valve replacement. J Am Coll Cardiol，2012，60(6)：483-492.

[6] Mohr F，Hamm CW，Welz A. Transcatheter aortic-valve replacement in clinical practice. N Engl J Med，2016，374(17)：1690-1692.

[7] Westman E，Simmons A，Muehlbaeck JS，et al. Transcatheter aortic valve replacement：Current perspectives and future implications. Heart，2014，101(3)：818-828.

成人室间隔缺损介入治疗的经验与教训

室间隔缺损(ventricular septal defect,VSD)于 1847 年由 Dalrymple 首次描述,约占所有先天性心血管畸形的 20%,占成人心血管畸形患者中的 10%。流行病学调查显示每 1000 例出生人口中发生 VSD 为 1.17 人,成人中为每 1000 人中有 0.5 人诊断为 VSD。在我国随着检查手段的进步以及人们健康意识的提高,近年成人中 VSD 发生率持续上升,以膜周部室缺(perimembranous ventricular septal defect,pmVSD)占据主体比例[1-3]。在成人 VSD 患者中一般认为缺损直径 <5mm 为小型 VSD,直径 5~9mm 为中型 VSD,直径 ≥10mm 为大型 VSD,而成人患者中孤立 VSD 的自然预后与缺损类型、大小及相关畸形密切相关。学龄前儿童中 VSD 自发闭合率为 40%~60%,但在成年阶段 VSD 自发闭合极其罕见[4]。对于引起血流动力学明显异常,以及临床症状明显的 pmVSD,一般在患者的儿童时期即给予治疗,未予治疗的 pmVSD 通常是当时认为缺损较小而无需治疗。大部分 VSD 较小的患者,超声心动图无左心负荷过重的表现,没有临床症状无需手术。但部分患者随着年龄增长,由于肺循环 / 体循环血流之比(pulmonary-to-systemic flow ratio,Qp/Qs)>1.5 导致左心容量负荷过重引起心力衰竭,活动耐力下降,反复感染性心内膜炎,肺动脉高压,心房颤动等,这些患者仍需在成年时期治疗。

一、成人室间隔缺损的临床特点

与儿童相比,成人 VSD 具有相似性,但也存在自身特点,主要表现在:①儿童术后特别是 VSD 封堵术后更关注其对传导组织的影响和并发症的防治,而成人的解剖特点和病理特征更体现在对疾病本身并发症的防治意义;②需要封堵治疗的成人 VSD 患者大多出现了左心室负荷过重的临床表现如心衰,活动耐力下降,纽约心功能分级水平高;③ 1%~4% 的 VSD 成年患者可罹患感染性心内膜炎,发生率明显高于普通人,开展 VSD 封堵术对降低感染性心内膜炎的发生率会有积极意义,④ VSD 封堵术能够有效降低左心容量负荷,重塑左心室结构,会使成人 VSD 患者从治疗中获益;⑤成人 VSD 患者多合并冠心病、糖尿病、高血压等疾病,增加了治疗的复杂性。

二、成人室间隔缺损的血流动力学特征

正常室间隔两侧左右心室的压力阶差较大,出现室间隔水平左向右分流,即左心室血流可经缺损分流入右心室。一般缺损越小,分流的血流速度越快对血流动力学的影响越小,因分流量少,且多为收缩中晚期分流。反之缺损越大,分流量越大,左右心室之间的压力阶差缩小几乎为零。长期异常的血流动力学结果导致肺循环血流增加,早期致使肺血管异常收缩与舒张,此阶段为动力性肺动脉高压,根据肺动脉压力与主动脉压力水平的动态变化,表现为双向分流,或右向左分流。肺动脉内皮细胞和纤维成分在生物力学的长期作用下,可出现肺血管内膜及中层增厚,血栓在肺血管内形成,右心导管检查示肺动脉压力恒定升高,急性肺血管扩张实验阴性,提示阻力性肺动脉高压形成,如右心导管测肺血管阻力 <7Wood 为轻度肺动脉高压,肺血管阻力 >10Wood 为重度肺动脉高压,直至发展为阻力性肺动脉高压,即艾森曼格综合征前期[5]。当阻力性肺动脉高压患者出现明显的右向左分流而发绀,形成艾森曼格综合征[6]。多数小型 VSD 患者,超声心动图无左心室负荷过重表现,无临床相关症状,不需手术或其他干预治疗[7]。少部分小 VSD 患者伴随年龄的增长,肺循环血流随时间持续增加,多与左向右分流量呈正比,导致左右心室的容量负荷增大,引起左侧房室扩张、增厚,左心室对容量负荷的承受能力变弱,可在血流动力学突然改变时出现左心衰竭[8]。长期肺动脉高压,使右心室和右心房容量负荷过重,通过扩张、肥厚等进行代偿,但右心系统对压力负荷的代偿能力较差,长期压力负荷致顺应性降低,最终导致右心衰竭。成年患者在随访远期陆续出现相关临床症状,如各种心律失常、肺动脉高压、充血性心力衰竭、活动耐力下降、反复感染性心内膜炎等,则

应当积极给予治疗[9]。

三、现阶段成人室间隔缺损治疗的相关指南

2008年美国ACC/AHA的成人先天性心脏病指南[10]中指出，对于肺循环与体循环血流比值（Qp/Qs）≥2.0，且临床检查证实存在左心室容量超负荷的患者，应予以闭合VSD（Ⅰ/B）；有感染性心内膜炎病史的患者可接受VSD闭合手术（Ⅰ/C）；对于肺动脉压低于全身循环血压的2/3、肺血管阻力小于全身血管阻力的2/3、Qp/Qs>1.5且存在单纯左向右分流的患者，可予以闭合VSD（Ⅱa/B）；对于左心室收缩或舒张功能衰竭、Qp/Qs>1.5且存在单纯左向右分流的患者，可予以闭合VSD（Ⅱa/B）；对于合并严重不可逆肺动脉高压的患者，不应予以闭合VSD（Ⅲ/B）。而对于经心导管介入治疗则提出采用封堵装置闭合VSD，尤其对于远离三尖瓣及主动脉的缺损，或合并左心腔严重扩大或肺动脉高压的肌部VSD须慎重（Ⅱb/C）。因缺乏临床证据，对pmVSD的成人治疗未给予任何建议。2010年，ESC先天性心脏病管理指南[11]建议，经导管封堵VSD可用于手术风险大或已行多次手术的患者。经导管封堵肌部VSD可作外科手术的替代选择，经导管封堵pmVSD被证实是可行的，但也有出现房室传导阻滞、三尖瓣和主动脉瓣反流的报告。该指南对经心导管封堵VSD有较为严格的适应证。指南建议：VSD术后应注意有无房室传导阻滞，每年了解患者左心室功能、残余分流、主动脉瓣或三尖瓣反流及心室流出道梗阻情况。经心导管封堵术后2年内定期随访，以后每2~4年随访1次。

2008年ACC/AHA的成人先天性心脏病指南和2010年ESC先天性心脏病管理指南，以及2015年AHA成人先天性心脏病管理科学声明[12]，对各种成人先天性心脏病的治疗方式，以及成人先天性心脏病治疗后残余损害的预防和管理进行了综述和推荐，进行了系统的文献回顾，认为应多学科权衡外科手术、介入治疗和杂交手术的风险和获益后再行初发损害的矫正治疗，术前应该对患者仔细评估风险（Ⅰ/B）。

四、室间隔缺损的介入器材发展

pmVSD是最常见的VSD类型，外科手术矫治是治疗pmVSD的金标准方法，但仍存在相当的并发症和病死率。自从1988年出现了经心导管介入治疗技术，相关器械研制层出不穷，但未被广泛推广应用。这些器械的主要缺点是诸多不可避免的并发症：包括输送鞘尺寸较大，控释及回收设计不完善，术后主动脉瓣及三尖瓣关闭不全，残余分流率高。随后出现的Amplazter介入器械，初步临床应用效果良好，有较高的手术成功率和完全封堵率，由于无需开胸体外循环，经导管介入封堵技术较传统外科手术更具吸引力。可是，应用Amplatzer封堵器介入治疗pmVSD仅局限于小规模临床研究，早期应用Amplazter pmVSD封堵器经导管治疗pmVSD的患者术后完全性房室传导阻滞发生率较高，时至今日尚未被美国FDA批准使用，相关临床医师也降低了对其的关注度。对于经导管pmVSD封堵技术而言，全球各心脏治疗中心的报道数据不尽相同，前瞻性的随机对照研究较少，尚无系统的荟萃分析，在先天性心脏病的权威治疗指南的地位巩固尚需更强有力的证据。

2001年，中国研发出对称型封堵器（symmetric concentric pmVSD occluder，S-pmVSO）和非对称型即小腰大边型封堵器（asymmetric concentric pmVSD occluder，AS-pmVSO），国产封堵器较Amplatzer封堵器材质柔软，腰部加长，可在植入后减轻对传导系统的挤压损伤，已有多篇临床应用的安全性及有效性报道，特别是在儿童中应用已被广泛认可。

根据现有国外指南，VSD外科修补术仍为标准治疗方法，pmVSD的介入治疗尚未被充分肯定及推荐，然而国产VSD封堵器与进口封堵器的形态结构明显不同，介入封堵术后房室传导阻滞的发生率极低，在国内经导管VSD封堵术逐步在成人VSD患者中开展应用，2009—2015年我国共进行近4万例VSD介入治疗，取得了良好的临床效果。2011年国内先心病介入专家根据中国近万例VSD的介入经验制定了《常见先天性心脏病介入治疗中国专家共识》，明确地规范了VSD的适应证选择，具体操作和并发症的防治，指导性地推广了VSD介入治疗的临床应用[13]。

五、成人室间隔缺损的形态学改变与选择封堵器的原则

在成人患者中，pmVSD也是最常见的VSD类型。传统外科修补术虽然曾是治疗成人pmVSD的标

准治疗方法，但更经济高效、创伤更小的介入治疗技术在不断探索和实践。21 世纪初，Amplatzer pmVSD 封堵器由于术后远期随访完全性房室传导阻滞发生率较高[14]，使临床应用受限。国产 S-pmVSO 问世，很大程度上降低房室传导阻滞的发生率，明显改善临床效果。Qin 等[15]在 2008 年报道了 S-pmVSD 封堵器应用的中期随访结果，证实了国产封堵器具有出色的安全性和有效性。Yang 和 Jin 等通过与非对称 Amplatzer pmVSD 封堵器比较，指出国产 S-pmVSD 封堵器是安全有效的，达到降低完全性房室传导阻滞发生率的预期[16,17]。笔者团队分别在 2004 年、2007 年报道了 pmVSD 患者介入治疗的疗效分析，并与同期外科手术修复的患者进行了比较，证实国产 pmVSD 封堵器具有良好的安全性及有效性[18-20]。因此，在多数研究中心，达到介入治疗条件的成年患者，绝大多数应用了国产 S-pmVSD 封堵器介入封堵治疗，通过安全性及有效性的中长期随访，报道了令人满意的研究结果[21-23]。

成人 pmVSD 的特点是多合并室间隔膜部膨出瘤[24]。大多数膜部瘤型 VSD 为多孔型，形态多样，并且周围组织复杂。膜部瘤一般在缺损自然愈合过程中形成，形成因素包括穿间隔血流，纤维组织沉积和黏附，因此膜部瘤的边缘常常附着三尖瓣的隔叶。自发的整合过程和纤维结构能够提高 VSD 自然愈合的概率。与此同时在左心室压力的慢性作用下，缺损边缘向右心室腔生长运动，最终形成膜部瘤样组织。解剖形态学上，通常位于缺损左心室面的入口直径较大，右心室面出口直径较小，入口位置、出入口间距离、囊壁厚薄等方面个体差异较大。形成膜部膨出瘤的生理意义是可以缩小 VSD 的内径[25]，但可能导致三尖瓣关闭不全，主动脉瓣反流，右心室流出道梗阻，膨出瘤破裂以及感染性心内膜炎[26]。因此膜部瘤型 VSD 应当尽早及时给予处置治疗。

一般依据造影结果可将室间隔膜部瘤分为四大类型，包括管型、窗型、瘤样型以及漏斗型，最常见为漏斗型膨出瘤。对于漏斗型膜部膨出瘤，完全封堵位于左心室面的膜部瘤基底部即可达到治疗目的，可选择 S-pmVSO 或 AS-pmVSO。若为瘤样型膜部膨出瘤，缺损上缘距主动脉瓣距离较近时多选用 S-pmVSO 封堵；如果缺损上缘距主动脉瓣距离较远，应选择 AS-pmVSO 以保证完全封堵入口，且封堵器的右心室面相对较小，植入后可以充分伸展，减少对三尖瓣的影响，不影响右心室流出道；管型膜部膨出瘤入口与出口间的距离较长，若 pmVSD 直径较小时可选择二代 Amplatzer 动脉导管未闭封堵器（Amplatzer duct occluder Ⅱ，ADO Ⅱ）或弹簧圈封堵，效果确切肯定；窗型膜部膨出瘤，完全封堵左心室面基底部入口后，右心室面多发孔道可自然被封堵，能否完全覆盖入口，是否影响三尖瓣、主动脉瓣的功能，以及对右心室流出道的影响是选择封堵器时需要考虑的因素。为使封堵器腰部能充分展开，通常选择封堵右心室面出口相对较大的孔，也可选用 AS-pmVSO 完全封堵缺损左侧盘面。

选择合适的封堵器，是获得经导管 pmVSD 封堵术成功的关键环节。相较其他类型封堵器，在我们中心治疗 pmVSD 患者应用国产 S-pmVSO 占据大多数。如果 VSD 为多孔膜部瘤型，封堵器的选择则基于缺损出口的多少和大小。当缺损出口相对集中，孔间距较小，则应选择 S-pmVSO 封堵器。当孔间距较大，则应当选择 AS-pmVSO 封堵器。AS-pmVSO 左盘面积较大可以一次性封闭多个出口，而右盘面相对小，可将三尖瓣损伤的风险降到最低。封堵器的细腰型设计可适应较大缺损入口直径，两侧盘面完全打开，避免对 VSD 部位和周围组织的挤压。基于在儿童患者中应用 S-pmVSO 治疗 pmVSD 的经验，以及封堵器与缺损大小关系的研究结果，选用的封堵器约比 VSD 大 1~3mm。从应用结果来看，经导管 pmVSD 封堵术成功实施 337 例患者（成功率为 98.3%），其中 302 例应用 S-pmVSO，35 例患者应用 AS-pmVSO。6 例植入失败，包括建立动静脉轨道失败 2 例，封堵器植入后主动脉瓣反流 3 例，三尖瓣反流 1 例。尽管微量或轻度残余分流在术后各组病例中出现，但术后第 12 个月随访时，各组的完全封堵率均达到了 100%。封堵器选择的另一原则是在确保没有封堵器移位和残余分流并发症的情况下，封堵器尺寸越小，对患者的心脏结构和功能的影响越小。以往的临床经验显示封堵术后出现完全性房室传导阻滞患者，多数封堵器选择过大，因为 VSD 较大或是膜部瘤型 VSD 的右室面多发孔缺损，封堵器尺寸较小而无法实现完全封堵 VSD，需灵活掌握选择原则[27]。

Wu 等[28]研究显示，经导管介入封堵治疗膜部瘤型 VSD 是安全有效的治疗措施，64 例膜部瘤型 VSD 患者中 63 例获得封堵成功，成功率为 98%，只有微量残余分流，没有出现持续严重的心律失常，并在 3 年的随访过程中无并发症发生。手术成功的关键在于依据左心室造影选择合适的封堵器。术前对缺损出口的大小，与主动脉瓣距离，以及膜部膨出瘤直径应该给予准确的测量。推荐选用的封堵器腰部与最大出口直径相等或大 1~2mm，与此同时膜部瘤入口直径大小必须考虑。通常封堵器左心室盘面直径应比膨出瘤囊袋入口大 2~4mm，封堵器选择原则是完全覆盖所有出口[25]。如果缺损上缘与主动脉瓣彼此临近，植入封堵器可能会引起主动脉瓣关闭不全。封堵术中，主动脉瓣与拟封堵缺损孔上缘距离应当精准测量，保证所植入的封堵器不影响主动脉瓣功能。封堵术前与封堵器植入后，应该实施传统心血管造影和经胸超声心动图（Transthoracic echocardiography，TTE）来评价封堵器对主动脉瓣的影响。多孔形膜部瘤型 VSD 与三尖瓣结构临近，甚至三尖瓣的隔叶是膜部瘤的组成部分，注意植入封堵器后是否影响三尖瓣的功能。曾观察到 1 例 54 岁女性患者术后出现三尖瓣反流，随访期间三尖瓣反流程度逐渐加重，术后第 24 个月转至外科行三尖瓣修复术。AS-pmVSO 右心室盘面直径比腰部直径大 2mm，腰部直径相对较小，理论上可降低三尖瓣的损伤概率。研究显示 35 例植入 AS-pmVSO 成人患者中 3 例新发三尖瓣微至轻度关闭不全，与 S-pmVSO 组无明显差异，也许与样本量过少有关。

膜部瘤型 VSD 相较于其他类型的 VSD 具有诸多特征，一般认为膨出瘤右心室面出口直径为缺损直径，相当一部分患者缺损的右心室面呈筛孔状，这意味着经导管封堵技术上难度更高，因此膨出瘤的位置，形状和大小均需在术前仔细评估。以往外科开胸体外循环下室间隔修补术无需关注是否存在膜部膨出瘤，因其不影响手术操作，外科主要采用补片缝在膜部膨出瘤基底部将 VSD 完全彻底修补，且补片大小与基底部大小相等即可完成，如果补片缝在膨出瘤右心室面顶端出口，会导致术后残余漏发生率升高。而经导管 pmVSD 封堵技术特点与外科修补术操作完全不同，评价膜部膨出瘤及其位置、大小和形状对介入治疗操作的指导性意义很大。作者研究中发现，术后出现瓣膜反流的情况一般不会持续存在，与之前的研究结果一致。通常膜部瘤型 VSD 封堵术有两种方案：一种是封堵左心室面入口，也是传统首选的介入封堵策略。但在某些情况下，如左心室面入口较大或预测对主动脉瓣有损伤风险时，封堵入口可能导致房室传导阻滞以及主动脉瓣反流情况发生。当选择第二种策略即封堵膜部瘤右心室面出口，由于封堵器盘面固定在纤维瘤样结构内，而远离传导组织可以降低传导系统的损伤，因此缺损右心室面解剖学特点对防治术后并发症是有利的[29]。此外，按照第二种方案执行，封堵器释放后也不会干扰主动脉瓣功能。Bian 等研究发现术后出现传导系统损伤的患者均为采用方案一进行封堵左心室面入口，反过来说明方案二确实可以减少传导系统损伤，方案二潜在的风险是可能导致右心室流出道梗阻。在 Bian 的研究中尚未发现因采用方法二而导致的右心室流出道梗阻，需要继续在术后应用 TTE 密切随访观察。另一个可能原因是方案二应用的封堵器尺寸较小，降低了损伤右心室流出道的概率[30,31]。总之，对于膜部瘤型 VSD 每种封堵策略均具有优缺点，对膨出瘤的详细评估是选择封堵策略的决定性因素。膜部瘤样组织的解剖学特点对介入封堵技术而言是不利因素。膜部瘤左心室面开口到右心室面逐渐缩小，且开口与室间隔切面呈锐角。研究发现这种解剖学特点允许 Amplatzer 动脉导管未闭封堵器（Amplatzer duct occluder，ADO）安全拉入膜部瘤内，而封堵器裙部结构远离室间隔内的传导组织，因此封堵器可避免接触到室间隔顶部希氏束，从而避免房室传导阻滞。而 ADO 封堵器的结构特征可很好的伸展适应膜部瘤样解剖特征，封堵器右心室面无伞盘，可以避免损伤三尖瓣腱索[32,33]。基于上述原因成人 pmVSD 封堵术前必须做出全面准确判断，行心血管造影检查决定是否可行介入治疗，确定 VSD 大小、是否存在室间隔膜部膨出瘤，以及其位置、形状等。综上所述应根据造影及其他影像学检查结果，个体化选择封堵部位和封堵器型号，确保封堵器可完全有效的堵闭血流通过，而不妨碍主动脉瓣或三尖瓣的功能，并降低其他并发症的发生率。

六、成人室间隔缺损介入治疗的疗效评估

（一）室间隔缺损介入术后传导阻滞的发生

对于 pmVSD 经导管介入治疗唯一的顾虑与争议是封堵术后出现完全性房室传导阻滞，一旦出现往往需要置入心脏起搏器，但在低龄患者中这种并发症更常见[34]。欧洲注册中心的非官方数据表明采用 Amplater pmVSD 封堵器操作中或术后房室传导阻滞的发生率为 5%[32]，这一数据明显高于传统外科手术，同期注册的外科术后房室传导阻滞发生率为 0.7%，查阅其他相关外科治疗研究，显示外科术后完全性房室传导阻滞发生率为 1%~5%[35]。由于 pmVSD 位置靠近传导组织，心脏传导阻滞是 pmVSD 经导管封堵

术最常见并发症。近些年多篇研究报道发现,VSD 封堵术后至晚期多例出现完全性房室传导阻滞,主要缘于 VSD 边缘临近传导系统[36]。从传导系统解剖结构上,希氏束起源于房室结,经三尖瓣环达室间隔,沿膜部间隔后缘分为右束支和左束支,右束支在心肌内穿行,左束支穿过室间隔。研究表明 VSD 上缘与主动脉右冠瓣间穿行房室传导束,此解剖结构的距离影响封堵器能否稳定安全的植入,而封堵器的植入部位与术后完全性房室传导阻滞发生密切相关[37]。1972 年,Latham 和 Anderson[38]报道了传导系统解剖结构的个体差异性,希氏束通常起源于右侧,少数起源于左侧分出左束支在心肌内穿行,而右束支在隔肌下行,这种解剖结构植入封堵器后更易影响传导系统。Amplatzer pmVSD 封堵器左盘上缘较小,下缘达 5mm,右盘为 2mm 圆边,左盘下部可触及左束支,右盘可触及希氏束,长期植入后封堵器与室间隔处纤维组织增生,会引发传导障碍。封堵器由镍钛记忆合金编织而成,材料具有特殊记忆性倾向于复原至初始状态,会持续挤压穿行传导系统的室间隔。再者 Amplatzer pmVSD 封堵器材质地较坚硬,若选择稍大型号植入,材料的记忆特性可加重传导系统损伤。并发症发生也呈现明显的年龄相关性,<5 岁或体重 <15kg 患儿术后 90% 出现并发症,一方面因心脏体积小,VSD 上缘与主动脉右冠瓣距离无法满足封堵器植入后的稳定性,从而影响传导系统[39];另一方面封堵器选择上,临床上通常会选择比实际缺损稍大的封堵器,以降低封堵器移位栓塞的风险,但在较小体积心脏中易出现挤压而损伤传导系统,术后出现传导阻滞[40]。有报道植入的封堵器位于膨出瘤内可降低完全性房室传导阻滞的发生率,封堵器远离传导系统和主动脉瓣,减少挤压炎症等损伤,但与三尖瓣结构毗邻,术后易出现右束支传导阻滞[41,42]。综上所述,完全性房室传导阻滞的病理机制为封堵器直接挤压损伤、炎症反应和瘢痕形成所致[43]。一些研究表明完全性房室传导阻滞早期可用激素等保守治疗方法逆转,但部分病例术后远期仍会出现完全性房室传导阻滞,需要植入永久起搏器[44,45]。在一组 337 例成人 VSD 研究中,完全性房室传导阻滞需要植入永久起搏器或外科手术移除封堵器被认定为最严重并发症,仅有 S-pmVSO 组出现了 1 例术后完全性房室传导阻滞。既往的相关研究对象多数是儿童,成人 VSD 封堵术后对传导组织干扰的概率小于儿童患者,可能原因是封堵器大小与缺损大小之比在成人中更小,且成人膜部膨出瘤发生率更高,封堵器置入干扰传导组织的概率较儿童小[39,46,47]。由于 S-pmVSO 或 AS-pmVSO 腰长比第一代 Amplater pmVSD 封堵器长(3.5 或 4.5mm *vs* 1.5mm),使盘面对室间隔的压迫力减小,这种封堵器设计上的革新,理论上可降低发生严重心律失常的风险,因此国产 S-pmVSO 具有经导管治疗成人 pmVSD 的潜力。完全性房室传导阻滞常发生在术后的第 1 周之内,患者术后至少 1 周内需要严密观察心电图变化。统计发现 S-pmVSO 组和 AS-pmVSO 组在封堵术后心脏传导阻滞(非完全性房室传导阻滞类心律失常)发病率的比较中未发现显著区别,但在既往 Wu 等在成人 pmVSD 封堵治疗研究中显示应用 AS-pmVSO 术后出现短暂性房室传导阻滞发生率较高,分析原因可能是封堵器左盘面与室间隔接触面积较大所致,此外右盘面与室间隔接触同样也容易产生短暂性房室传导阻滞[28]。在研究中右束支传导阻滞和左束支传导阻滞是主要发生的传导阻滞类型,推测机制是由于封堵器压迫心肌或周围组织,局部组织呈炎症水肿反应。右束支传导阻滞在 S-pmVSO 组最常见,是由于右束支传导系统细长容易损伤。经过密切监测和激素治疗,大多数术后出现右束支传导阻滞或左束支传导阻滞患者在出院时可恢复正常。

(二)室间隔缺损封堵术后的心功能评价

既往对儿童孤立型 VSD 封堵术前后左心室容积和收缩功能进行对比研究显示,封堵术后左心房,左心室内径有显著缩小,但左心室收缩功能与术前比较无显著改变[48]。心功能参数方面,心导管检查测定心功能被公认为是金标准,因此许多研究人员应用 TTE 对心功能检测结果与心导管检测结果进行对照,研究表明两种方法测得心功能结果显著相关,间接证明 TTE 测量心脏功能是准确可靠的[49]。TTE 是无创伤性检查,重复性强,较有创性检查更易于患者接受。目前尚无在成人 pmVSD 封堵前后应用 TTE 评价心功能指标变化的报道,为了对比成人 VSD 封堵前后近期及中远期左心室容积和收缩功能变化,笔者应用 TTE 对 337 例成人 VSD 封堵术前后左心室容积和收缩功能进行了对比研究。从研究结果看封堵后第 6 个月平均左心室舒张末期容积、左心室舒张末期直径已经下降至同期正常成人左心室内径的范围内,特别是对术前左心室舒张末期直径增大的患者动态随访观察发现,其在封堵术后第 3 天与术前测量值比较已明显下降,术后 1 个月可降至正常水平(图 1,见文末彩图 64)。从本研究封堵术前后对比结果表明,封堵术前后左心室舒张末期容积、左心室舒张末期直径和左心室射血分数均有不同程度改变(图 2)。分析左心室舒张末期容积和左心室舒张末期直径由封堵术前增大到封堵术后明显减小是由于封堵术后 VSD 闭合,阻断了心室水平左向右分流,减轻左心室容量负荷所致;而左心室射血分数在术后第 6 个月时与封堵术前相比虽然有下降但仍在正常范围内,其原因是与心脏的储备和代偿机制有关,心脏需要维持一定的血泵功能供应全身脏器血液,机体强大的储备和代偿功能以确保在血流动力学发生异常时仍能满足机体的需求,缺损存在时心脏特别是左心室需要更多的做功来满足全身脏器需求,因此射血分数在封堵术后略有下降但仍在正常范围是符合生理预期的。另外一种假说认为 EF 值下降与手术创伤有关,关于手术创伤使手术后近期心功能降低已有报道,既往研究结果表明术后第 5 天心功能降低到极值,从第 10~15 天明显回升,据此理论本项研究在第 6 个月观察射血分数时,手术创伤效应仍未完全恢复,可能需要进一步深入研究心功能变化机制,随着时间延长左心室射血分数有望进一步得到改善。与左心室舒张末期容积密切相关的因素主要是 VSD 大小和分流量多少,通常 VSD 越大,分流量越大,左心室舒张末期容积越大。用 TTE 测量 pmVSD 右室面直径平均(4.1 ± 1.5)mm,为小型缺损,因此对于成人 pmVSD 患者,心脏代偿能力的逐渐下降可能是因血流动力学变化导致出现临床相关症状的根本原因。研究发现患者封堵术后左心室舒张末期容积下降,可避免左心室容量负荷继续加重。因成人和儿童生理特点的差异,左心室大小变化在成人中可以量化分析,随访过程中发现增大的左心室在封堵术后恢复正常平均大小。左心室大小的变化证实了在 pmVSD 成人患者,大多数因血流动力学异常而增大的左心室,具有封堵术后恢复正常的潜力,伴随着血流动力学改变,心脏代偿和重塑机制。

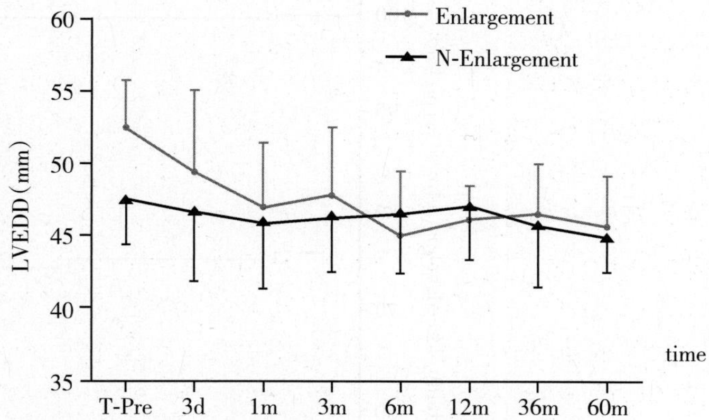

图 1　术前左心室增大患者经 TTE 术后随访的左心室舒张末期容积(LVEDD)变化曲线

(三)成人室间隔缺损介入治疗可以避免感染性心内膜炎

据报道感染性心内膜炎在成人 VSD 患者中年发生率为 2‰,是普通人群的 6 倍,特别是 30~40 岁的成人更常见[50]。在未经治疗的成年 VSD 患者中,主动脉窦瘤破裂和脑血管意外均与感染性心内膜炎密切相关[51,52]。研究发现,在成人 VSD 封堵术后相当长的随访时间内无感染性心内膜炎,脑血管意外,神经系统并发症,或栓塞病例出现,除了 2 例患者术后出现严重并发症,其余患者均可在封堵术后恢复正常生活,

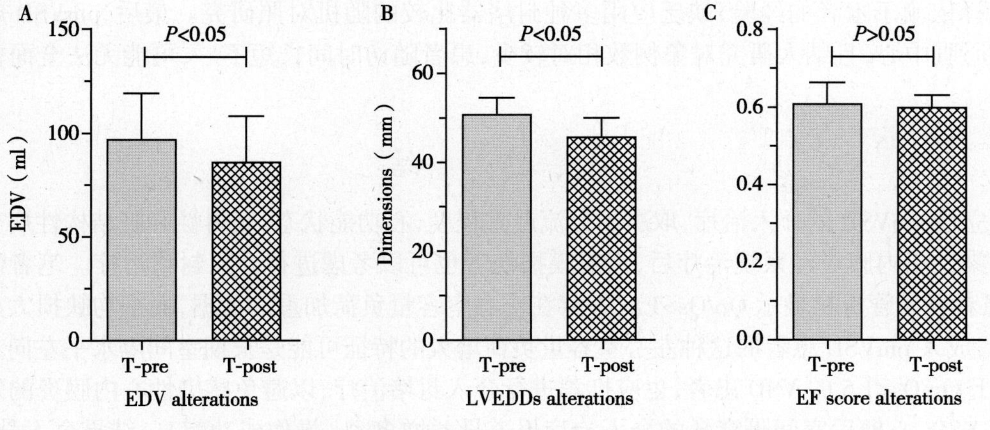

图 2　封堵术后第 6 个月随访时 EDV、LVEDD 与 EF 值与术前比较(n=337)

图 A:封堵术后 EDV 显著降低;图 B:封堵术后 LVEDD 显著降低;图 C:封堵术后与术前 EF 值无明显变化。T-pre,封堵术前;T-post,封堵术后;EDV,左心室舒张末期容积;LVEDD,左心室舒张末期内径;EF,射血分数。

1例术后三尖瓣关闭不全行外科修复术，1例因完全性房室传导阻滞安装永久起搏器。

中长期随访结果证实了在成人pmVSD患者中应用经导管封堵技术具有出色的安全性和有效性(图3，见文末彩图65)，介入治疗的适应证主要基于临床症状、超声心动图数据和心导管检查资料。根据2010年ESC成人先天性心脏病治疗指南，具有临床症状且无严重肺血管疾病患者，或无临床症状但有左心室容量负荷增大的证据或感染性心内膜炎病史，应该考虑外科手术治疗，合并肺动脉高压时，经心导管测Qp/Qs>1.5，Rp/Rs<0.7，可闭合VSD，为Ⅱa/C级证据[11]。我们的研究认为，某些pmVSD成人患者经导管介入治疗是传统外科手术外的另一选择，具有避免感染性心内膜炎、心力衰竭甚至手术心理创伤等优势，这种痛苦更少的经导管介入技术无疑对成年pmVSD患者和临床医师都具有巨大的吸引力。最近应用第2代Amplazer pmVSD封堵器，ADOⅡ以及其他新型封堵器均具有较出色的临床试验结果[53-56]。在全面实施于pmVSD成年患者前，这些新型封堵器仍需要长期的应用经验和远期的随访结果，以及更多的样本来论证。

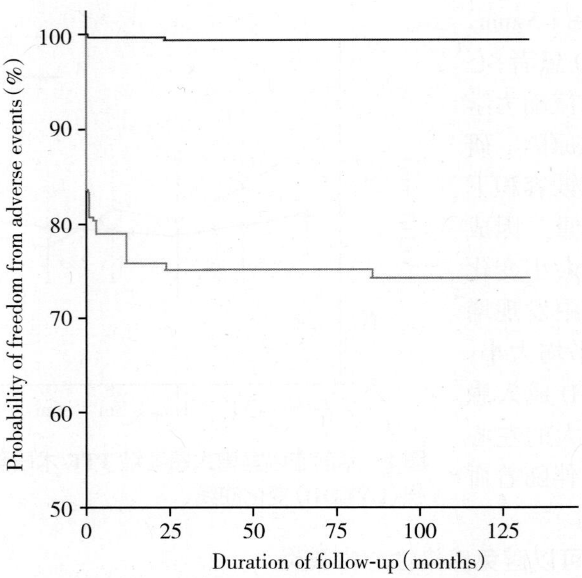

图3　封堵术后随访期间内未发生严重并发症及全部并发症概率的Kaplan-Meier生存分析曲线

目前的研究还有些局限性。首先最重要的是介入手术的适应证选择主要来自专家的共识，纳入和排除标准非常严格。其次，是回顾性研究，仅将18岁以上患者作为研究对象，儿童及青少年已排除。再次，封堵器的选择依赖于术者的经验，缺乏应用多种封堵器比较的随机对照研究。最后，pmVSD成年患者仅来自于2家心脏中心，且纳入研究对象例数相对较少，患者随访时间长短不一，可能无法全面代表整体人群情况。

七、总　　结

成人孤立性pmVSD的介入治疗，取决于分流严重程度，心功能状态，获得性心脏结构性病变如主动脉瓣反流。感染性心内膜炎经系统治疗后，无瓣膜损伤者也可以考虑进行介入封堵治疗。笔者研究中所有成人VSD患者心导管资料显示Qp/Qs>1.5，并存在左心室容量负荷加重的证据，而平均缺损大小均在小型VSD范围内，成人pmVSD患者的这种左心室容量负荷增大的特征可能是长期室间隔水平左向右分流导致的[57]，而对于Qp/Qs<1.5的VSD患者，也应推荐进行介入封堵治疗，以避免感染性心内膜炎的发生。目前对成人肌部VSD、心梗后室间隔穿孔的介入治疗报道日益增多[58]，操作成功率高，结果令人鼓舞，因此对于VSD成人患者应首选介入治疗。

(朱鲜阳　王建铭)

参 考 文 献

[1] Lock JE, Block PC, McKay RG, et al. Transcatheter closure of ventricular septal defects. Circulation, 1988, 78: 361-368.

[2] Hoffman JI, Kaplan S. The incidence of congenital heart disease. J Am Coll Cardiol, 2002, 39: 1890-1900.

[3] Martin GR, Perry LW, Ferencz C. Increased prevalence of ventricular septal defect: epidemic or improved diagnosis. Pediatrics, 1989, 83: 200-203.

[4] Butera G, Chessa M, Piazza L, et al. Percutaneous closure of ventricular septal defects. Expert Rev Cardiovasc Ther, 2006, 4: 671-680.

[5] Xian-yang Z. Interventional treatment of common congenital heart diseases: the common view of Chinese medical experts. Part Two Interventional treatment of ventricular septal defect. J Intervent Radiol, 2011, 20: 87-92.

[6] Daniel J, Penny GW3rd. Ventricular septal defect. Lancet, 2011, 377: 1103-1112.

[7] Gabriel HM, Heger M, Innerhofer P, et al. Long-term outcome of patients with ventricular septal defect considered not to require surgical closure during childhood. J Am Coll Cardiol, 2002, 39: 1066-1071.

[8] Neumayer U, Stone S, Somerville J. Small ventricular septal defects in adults. Eur Heart J, 1998, 19: 1573-1582.

[9] Soufflet V, Van de Bruaene A, Troost E, et al. Behavior of unrepaired perimembranous ventricular septal defect in young adults. Am J Cardiol, 2010, 105: 404-407.

[10] Warnes CA, Williams RG, Bashore TM, et al. ACC/AHA 2008 guidelines for the management of adults with congenital heart disease: a report of the American College of Cardiology/American Heart Association Task Force on Practice Guidelines (Writing Committee to Develop Guidelines on the Management of Adults With Congenital Heart Disease). Developed in Collaboration With the American Society of Echocardiography, Heart Rhythm Society, International Society for Adult Congenital Heart Disease, Society for Cardiovascular Angiography and Interventions, and Society of Thoracic Surgeons. J Am Coll Cardiol, 2008, 52: e143-e263.

[11] Baumgartner H, Bonhoeffer P, De Groot NM, et al. ESC Guidelines for the management of grown-up congenital heart disease (new version 2010). Eur Heart J, 2010, 31: 2915-2957.

[12] Bhatt AB, Foster E, Kuehl K, et al. Congenital heart disease in the older adult: a scientific statement from the American Heart Association. Circulation, 2015, 131: 1884-1931.

[13] 中国心血管医师分会先天性心脏病工作委员会. 先天性心脏病介入治疗中国专家共识 二、室间隔缺损介入治疗. 介入放射学杂志, 2011, 20: 87-92.

[14] Rao PS. Perimembranous ventricular septal defect closure with the amplatzer device. J Invasive Cardiol, 2008, 20: 217-218.

[15] Qin Y, Chen J, Zhao X, et al. Transcatheter closure of perimembranous ventricular septal defect using a modified double-disk occluder. Am J Cardiol, 2008, 101: 1781-1786.

[16] Yang J, Yang L, Wan Y, et al. Transcatheter device closure of perimembranous ventricular septal defects: mid-term outcomes. Eur Heart J, 2010, 31: 2238-2245.

[17] Jin Y, Han B, Zhang J, et al. Postimplant complications with transcatheter closure of congenital perimembranous ventricular septal defects: a single-center, longitudinal study from 2002 to 2011. Catheter Cardiovasc Interv, 2013, 81: 666-673.

[18] 朱鲜阳, 韩秀敏, 侯传举, 等. 经导管关闭膜部室间隔缺损的临床效果评价. 中华心血管病杂志, 2004, 32: 456.

[19] 朱鲜阳, 刘玉昊, 侯传举, 等. 膜周部室间隔缺损介入治疗术后早期心律失常危险因素的探讨. 中华心血管病杂志, 2007, 35: 633-636.

[20] 朱鲜阳, 刘玉昊, 韩秀敏, 等. 膜部室间隔缺损介入治疗与外科手术后早中期心律失常的对比分析. 中华医学杂志, 2007, 87: 2997-3000.

[21] Wang L, Cao S, Li J, et al. Transcatheter closure of congenital perimembranous ventricular septal defect in children using symmetric occluders: an 8-year multiinstitutional experience. Ann Thorac Surg, 2012, 94: 592-598.

[22] Yang J, Yang L, Yu S, et al. Transcatheter versus surgical closure of perimembranous ventricular septal defects in children: a randomized controlled trial. J Am Coll Cardiol, 2014, 63: 1159-1168.

[23] Wang J, Zuo J, Yu S, et al. Effectiveness and safety of transcatheter closure of perimembranous ventricular septal defects in adults. Am J Cardiol, 2016, 117: 980-987.

[24] Pinto RJ, Dalvi BV, Sharma S. Transcatheter closure of perimembranous ventricular septal defects using amplatzer asymmetric ventricular septal defect occluder: preliminary experience with 18-month follow up. Catheter Cardiovasc Interv, 2006, 68: 145-152.

[25] Bian C, Ma J, Wang J, et al. Perimembranous ventricular septal defect with aneurysm: two options for transcatheter closure. Tex Heart Inst J, 2012, 38: 528-532.

[26] Yilmaz AT, Ozal E, Arslan M, et al. Aneurysm of the membranous septum in adult patients with perimembranous ventricular septal defect. Eur J Cardiothorac Surg, 1997, 11: 307-311.

[27] Jian-Jun G, Xue-Gong S, Ru-Yuan Z, et al. Ventricular septal defect closure in right coronary cusp prolapse and aortic regurgitation complicating VSD in the outlet septum: which treatment is most appropriate? Heart Lung Circ, 2006, 15: 168-171.

[28] Wu H, Qin Y, Zhao X, et al. Transcatheter closure of multi-hole perimembranous VSD with aneurysm: 3-year follow-up study. Clin Res Cardiol,

2009,98:563-569.

[29] Masura J,Gao W,Gavora P,et al. Percutaneous closure of perimembranous ventricular septal defects with the eccentric Amplatzer device: multicenter follow-up study. Pediatr Cardiol,2005,26:216-219.

[30] Sullivan ID. Transcatheter closure of perimembranous ventricular septal defect: is the risk of heart block too high a price?. Heart,2007,93:284-286.

[31] Bian C,Ma J,Wang J,et al. Perimembranous ventricular septal defect with aneurysm: two options for transcatheter closure. Tex Heart Inst J, 2011,38:528-532.

[32] Carminati M,Butera G,Chessa M,et al. Transcatheter closure of congenital ventricular septal defects: results of the European Registry. Eur Heart J,2007,28:2361-2368.

[33] El Said HG,Bratincsak A,Gordon BM,et al. Closure of perimembranous ventricular septal defects with aneurysmal tissue using the Amplazter Duct Occluder I: lessons learned and medium term follow up. Catheter Cardiovasc Interv,2012,80:895-903.

[34] Butera G,Carminati M,Chessa M,et al. Percutaneous closure of ventricular septal defects in children aged <12: early and mid-term results. Eur Heart J,2006,27:2889-2895.

[35] Bol Raap G,Meijboom FJ,Kappetein AP,et al. Long-term follow-up and quality of life after closure of ventricular septal defect in adults. Eur J Cardiothorac Surg,2007,32:215-219.

[36] Lee SM,Song JY,Choi JY,et al. Transcatheter closure of perimembranous ventricular septal defect using Amplatzer ductal occluder. Catheter Cardiovasc Interv,2013,82:1141-1146.

[37] Bentham JR,Gujral A,Adwani S,et al. Does the technique of interventional closure of perimembranous ventricular septal defect reduce the incidence of heart block? Cardiol Young,2011,21:271-280.

[38] Latham RA,Anderson RH. Anatomical variations in atrioventricular conduction system with reference to ventricular septal defects. Br Heart J, 1972,34:185-190.

[39] Holzer R,de Giovanni J,Walsh KP,et al. Transcatheter closure of perimembranous ventricular septal defects using the amplatzer membranous VSD occluder: immediate and midterm results of an international registry. Catheter Cardiovasc Interv,2006,68:620-628.

[40] Zuo J,Xie J,Yi W,et al. Results of transcatheter closure of perimembranous ventricular septal defect. Am J Cardiol,2010,106:1034-1037.

[41] Velasco-Sanchez D,Tzikas A,Ibrahim R,et al. Transcatheter closure of perimembranous ventricular septal defects: Initial human experience with the amplatzer(R) membranous VSD occluder 2. Catheter Cardiovasc Interv,2013,82(3):474-479.

[42] Zhou T,Shen XQ,Zhou SH,et al. Complications associated with transcatheter closure of perimembranous ventricular septal defects. Catheter Cardiovasc Interv,2008,71:559-563.

[43] Walsh MA,Bialkowski J,Szkutnik M,et al. Atrioventricular block after transcatheter closure of perimembranous ventricular septal defects. Heart,2006,92:1295-1297.

[44] Yip WC,Zimmerman F,Hijazi ZM. Heart block and empirical therapy after transcatheter closure of perimembranous ventricular septal defect. Catheter Cardiovasc Interv,2005,66:436-441.

[45] Butera G,Gaio G,Carminati M. Is steroid therapy enough to reverse complete atrioventricular block after percutaneous perimembranous ventricular septal defect closure? J Cardiovasc Med(Hagerstown),2009,10:412-414.

[46] Carminati M,Butera G,Chessa M,et al. Transcatheter closure of congenital ventricular septal defect with Amplatzer septal occluders. Am J Cardiol,2005,96:52L-58L.

[47] Butera G,Carminati M,Chessa M,et al. Transcatheter closure of perimembranous ventricular septal defects: early and long-term results. J Am Coll Cardiol,2007,50:1189-1195.

[48] Zhu XY,Zhang DZ. [Interventional therapy for structural heart diseases in People's Liberation Army hospitals between 2005 and 2006]. Zhonghua Xin Xue Guan Bing Za Zhi,2008,36:608-612.

[49] Suh WM,Berdjis F,Rizi HR,et al. Multimodality evaluation and transcatheter closure of a muscular ventricular septal defect. J Am Coll Cardiol, 2011,58:e35.

[50] Gersony WM,Hayes CJ,Driscoll DJ,et al. Bacterial endocarditis in patients with aortic stenosis,pulmonary stenosis,or ventricular septal defect. Circulation,1993,87:I121-126.

[51] Moscarelli M,Attaran S,Thomas C,et al. Contained rupture of the sinus of valsalva associated with infective endocarditis and untreated congenital ventricular septal defect. World J Pediatr Congenit Heart Surg,2013,4:312-314.

[52] Salgado AV,Furlan AJ,Keys TF,et al. Neurologic complications of endocarditis: a 12-year experience. Neurology,1989,39:173-178.

[53] Tzikas A,Ibrahim R,Velasco-Sanchez D,et al. Transcatheter closure of perimembranous ventricular septal defect with the Amplatzer((R)) membranous VSD occluder 2: initial world experience and one-year follow-up. Catheter Cardiovasc Interv,2014,83:571-580.

[54] Kanaan M,Ewert P,Berger F,et al. Follow-up of patients with interventional closure of ventricular septal defects with Amplatzer Duct Occluder Ⅱ. Pediatr Cardiol,2015,36:379-385.

[55] Mallula K,Patel N,Amin Z. New design of the Amplatzer membranous VSD occluder: a step forward?. Pediatr Cardiol,2013,34:2068-2072.

[56] Velasco-Sanchez D,Tzikas A,Ibrahim R,et al. Transcatheter closure of perimembranous ventricular septal defects: initial human experience

with the Amplatzer(R)membranous VSD occluder 2. Catheter Cardiovasc Interv,2013,82:474-479.

[57] Ammash NM,Warnes CA. Ventricular septal defects in adults. Ann Intern Med,2001,135:812-824.

[58] Zhu X,Qin Y,Han Y,et al. Long-term efficacy of transcatheter closure of ventricular septal defect in combination with percutaneous coronary intervention in patients with ventricular septal defect complicating acute myocardial infarction:A multicenter study. EuroIntervention,2013,8:1270-1276.

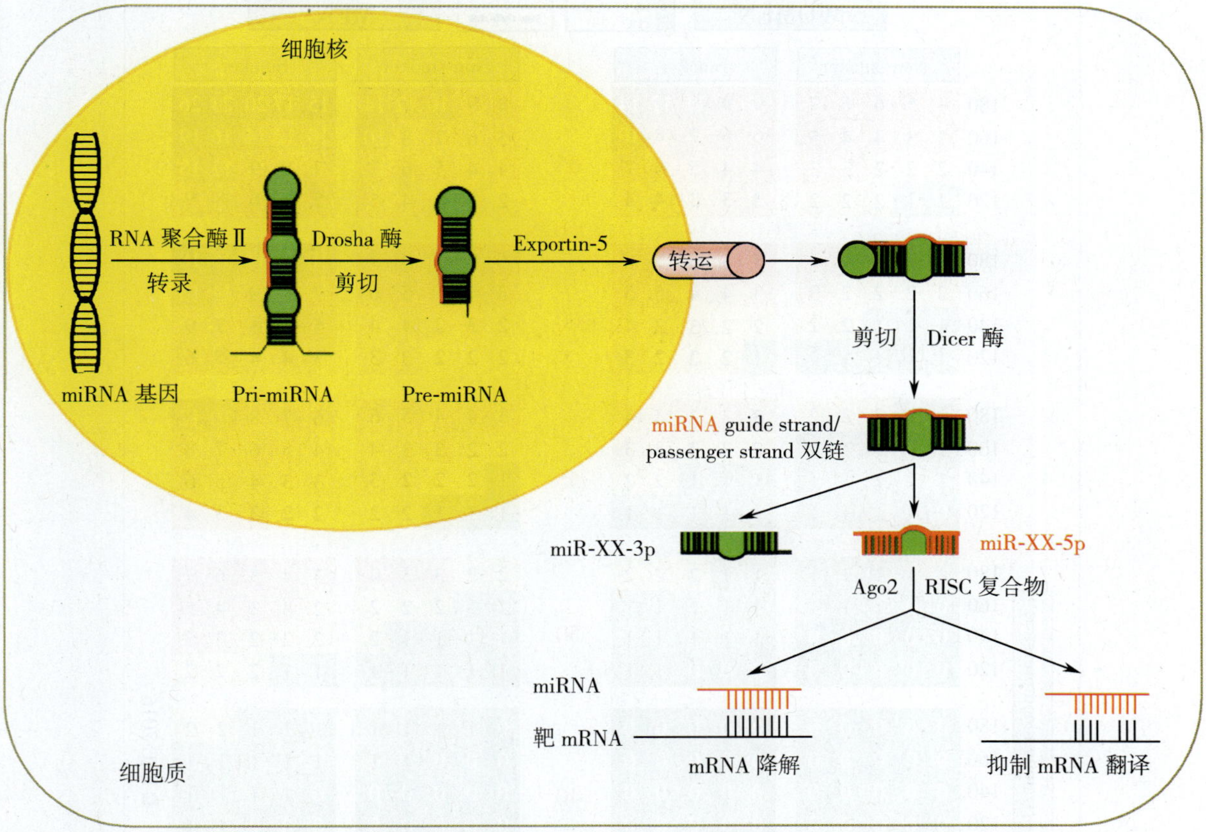

彩图 1　miRNAs 的生成及作用机制

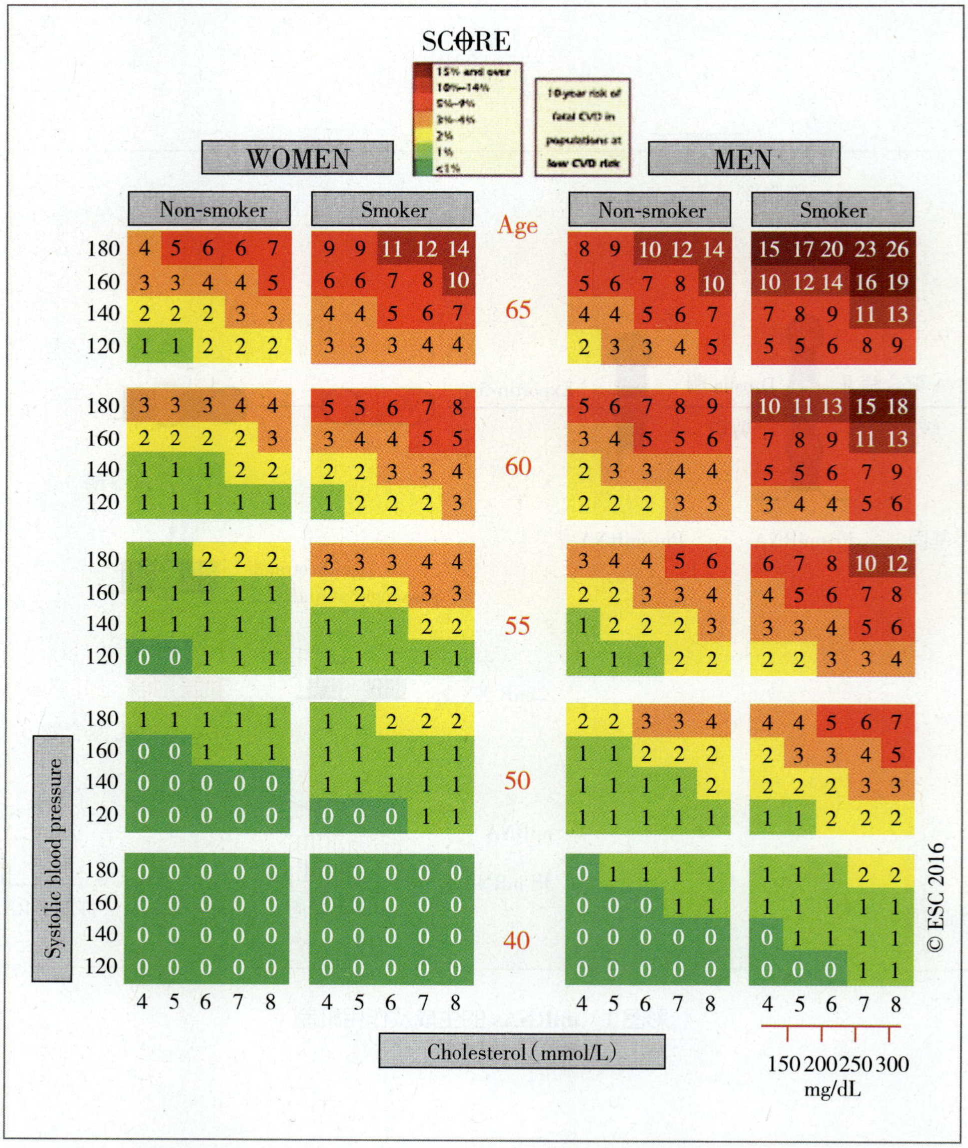

彩图 2　低心血管疾病风险 SCORE 量表(SCORE= 系统性冠脉风险评估)

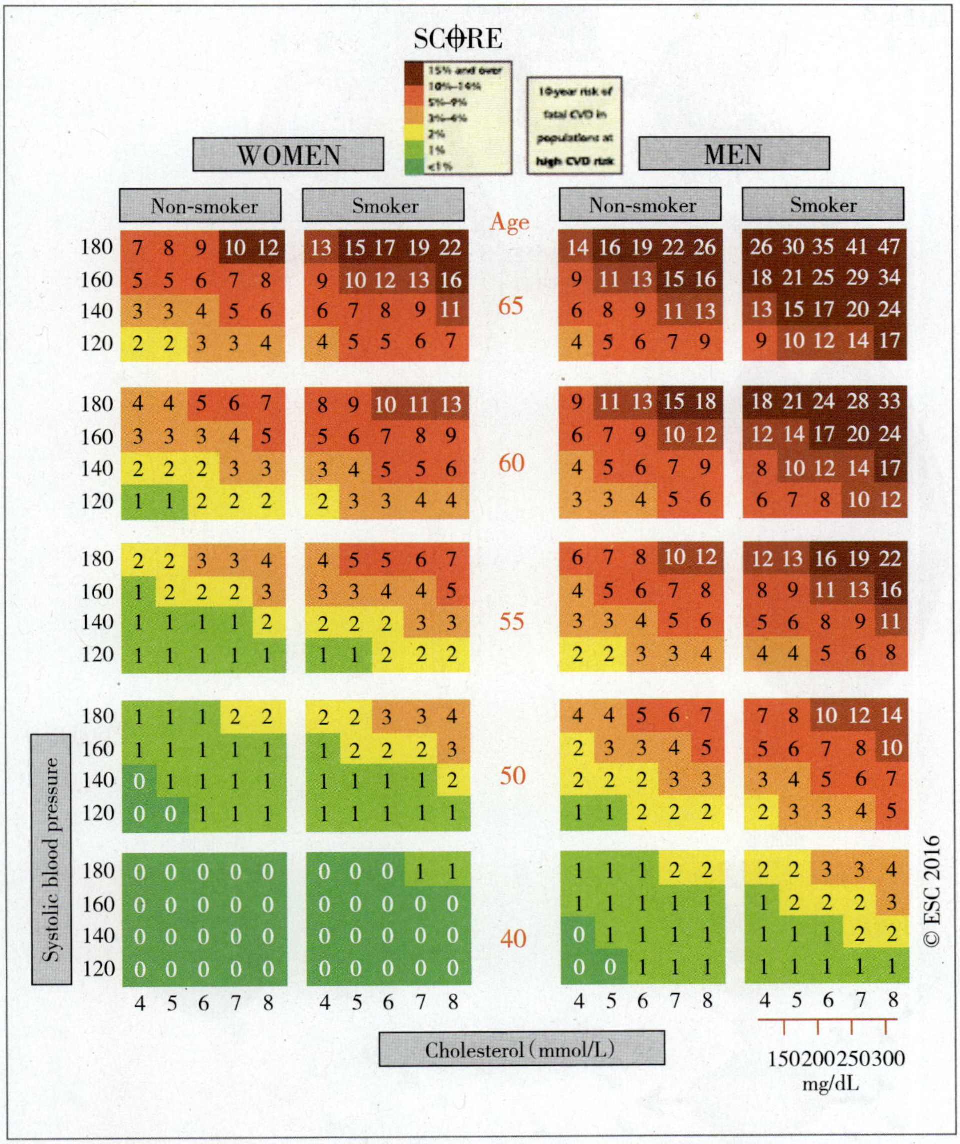

彩图 3　高心血管疾病风险 SCORE 量表（SCORE= 系统性冠脉风险评估）

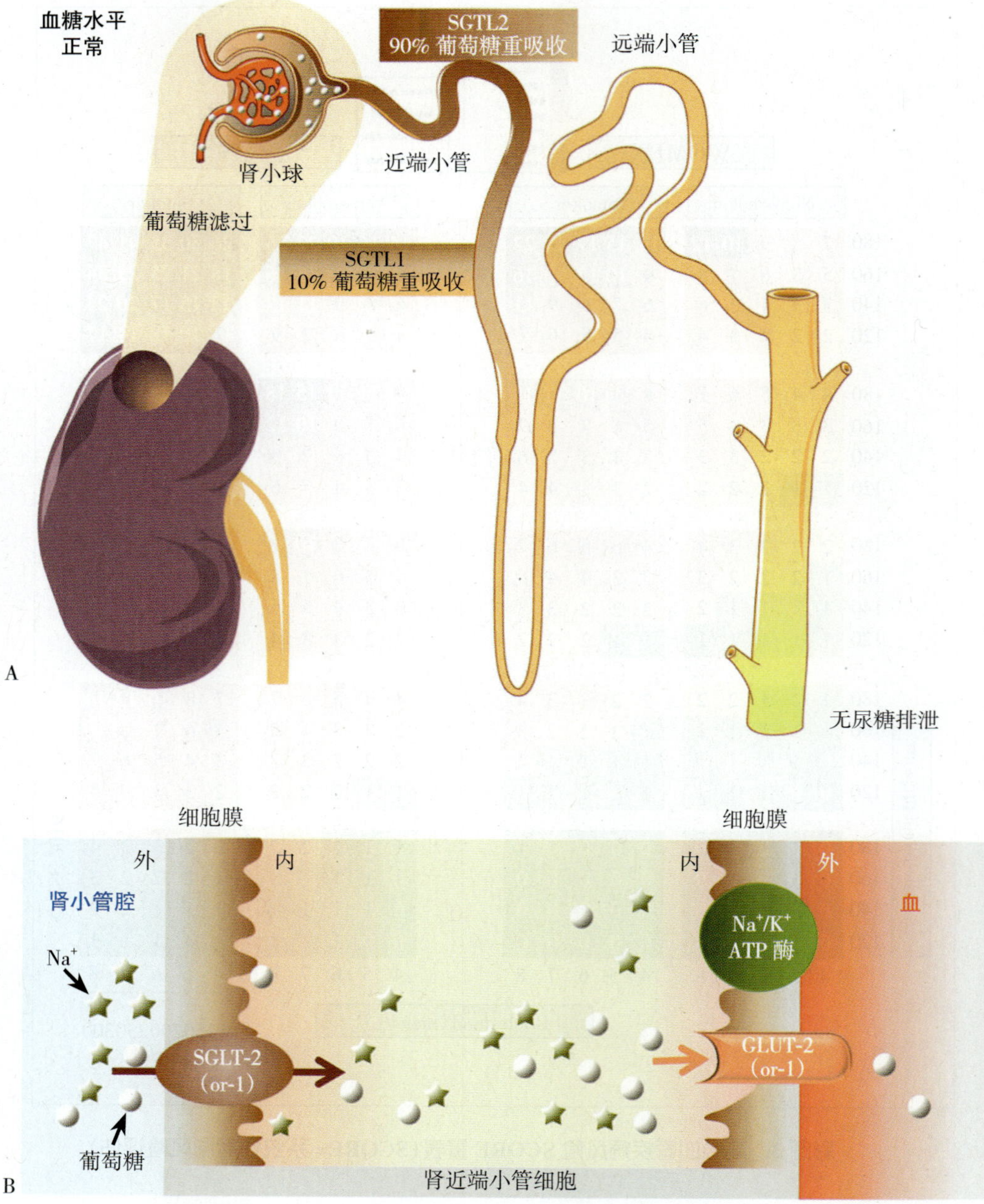
血糖水平
正常
SGTL2
90% 葡萄糖重吸收
远端小管
肾小球
近端小管
葡萄糖滤过
SGTL1
10% 葡萄糖重吸收
A
无尿糖排泄
细胞膜
细胞膜
外
内
内
外
肾小管腔
血
Na^+
Na^+/K^+
ATP 酶
SGLT-2
（or-1）
GLUT-2
（or-1）
葡萄糖
B
肾近端小管细胞

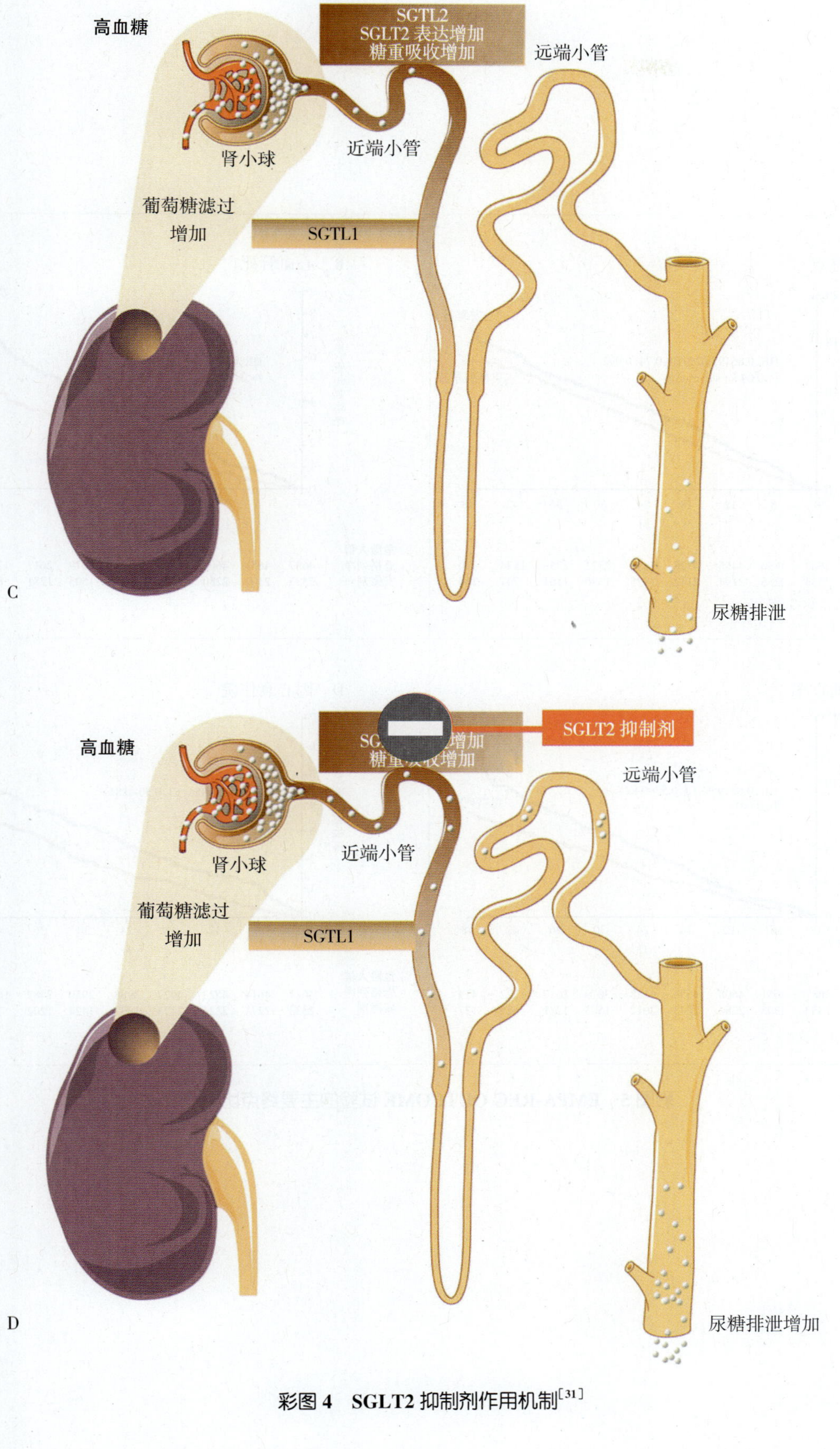

彩图 4　SGLT2 抑制剂作用机制[31]

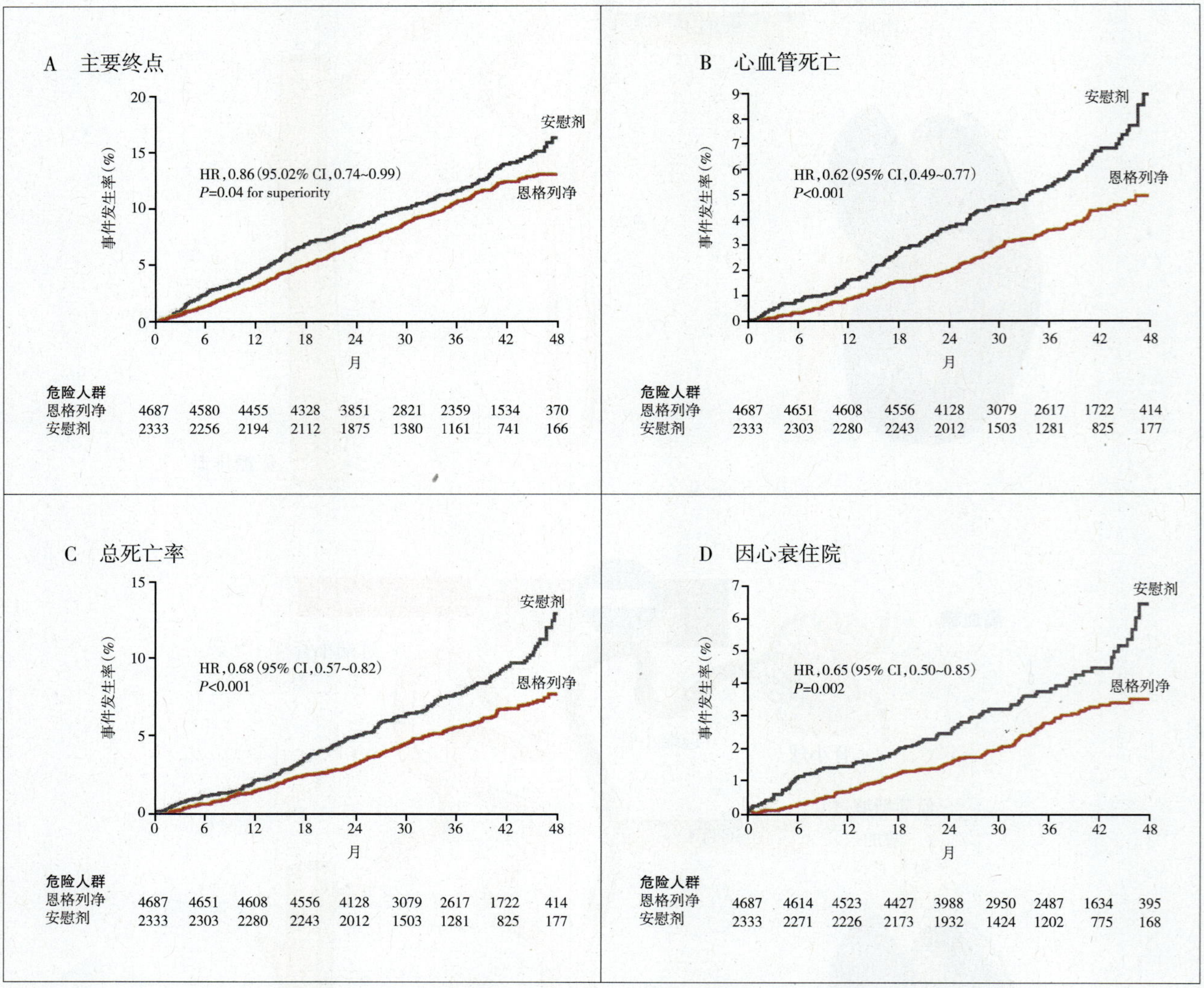

彩图 5 EMPA-REG OUTCOME 试验的主要终点比较[1]

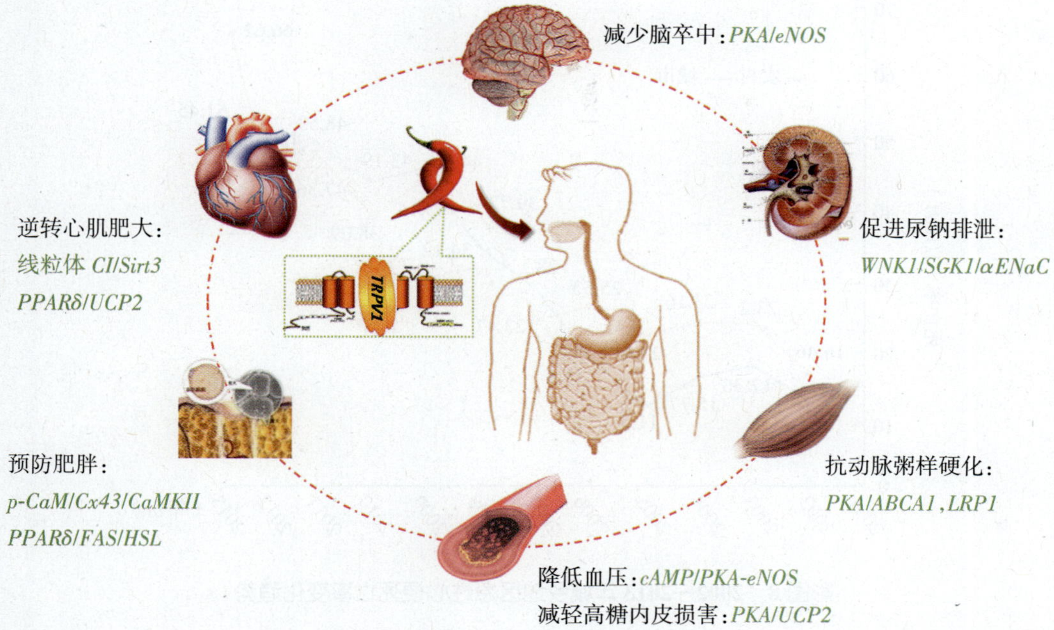

彩图 6 膳食辣椒素激活 TRPV1 防治代谢性心血管病的作用靶标

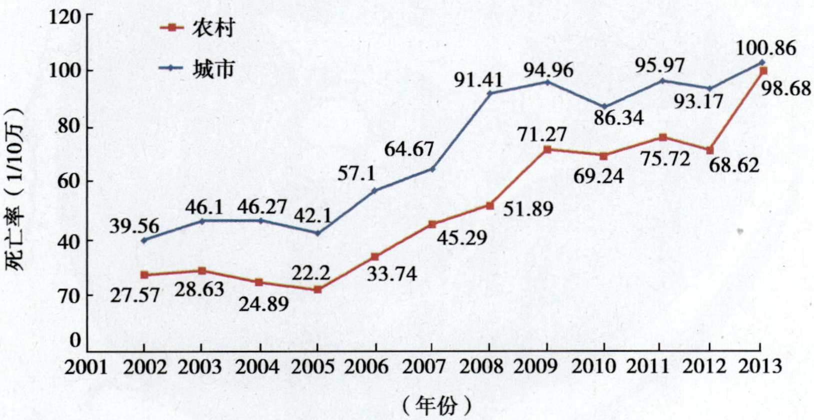

彩图 7 2002—2013 年城乡地区冠心病死亡率变化趋势

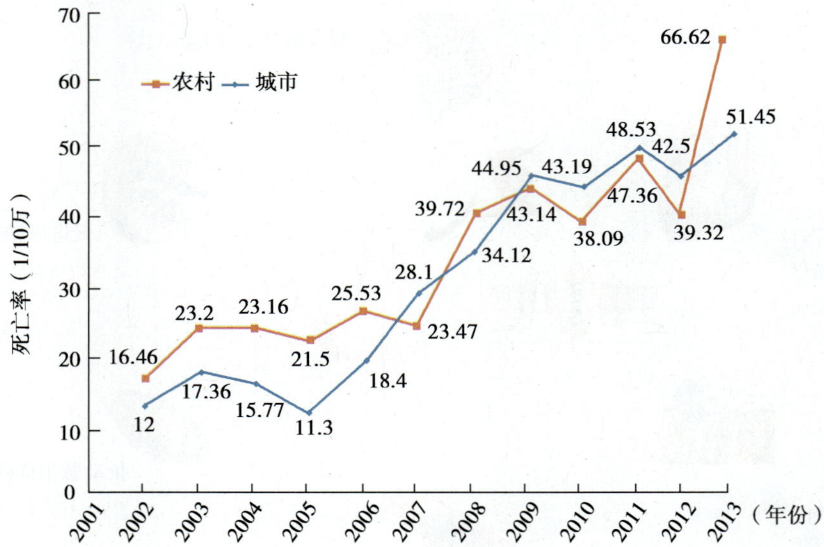

彩图 8　**2002—2013** 年城乡地区急性心梗死亡率变化趋势

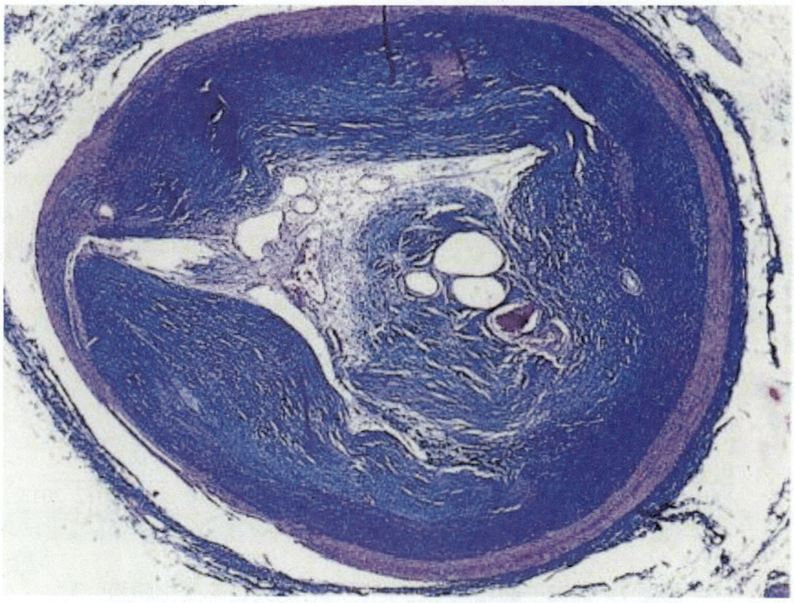

彩图 9　**CTO** 病变的病理学特点
引自：J Am Coll Cardiol Img，2010，3：797-805.

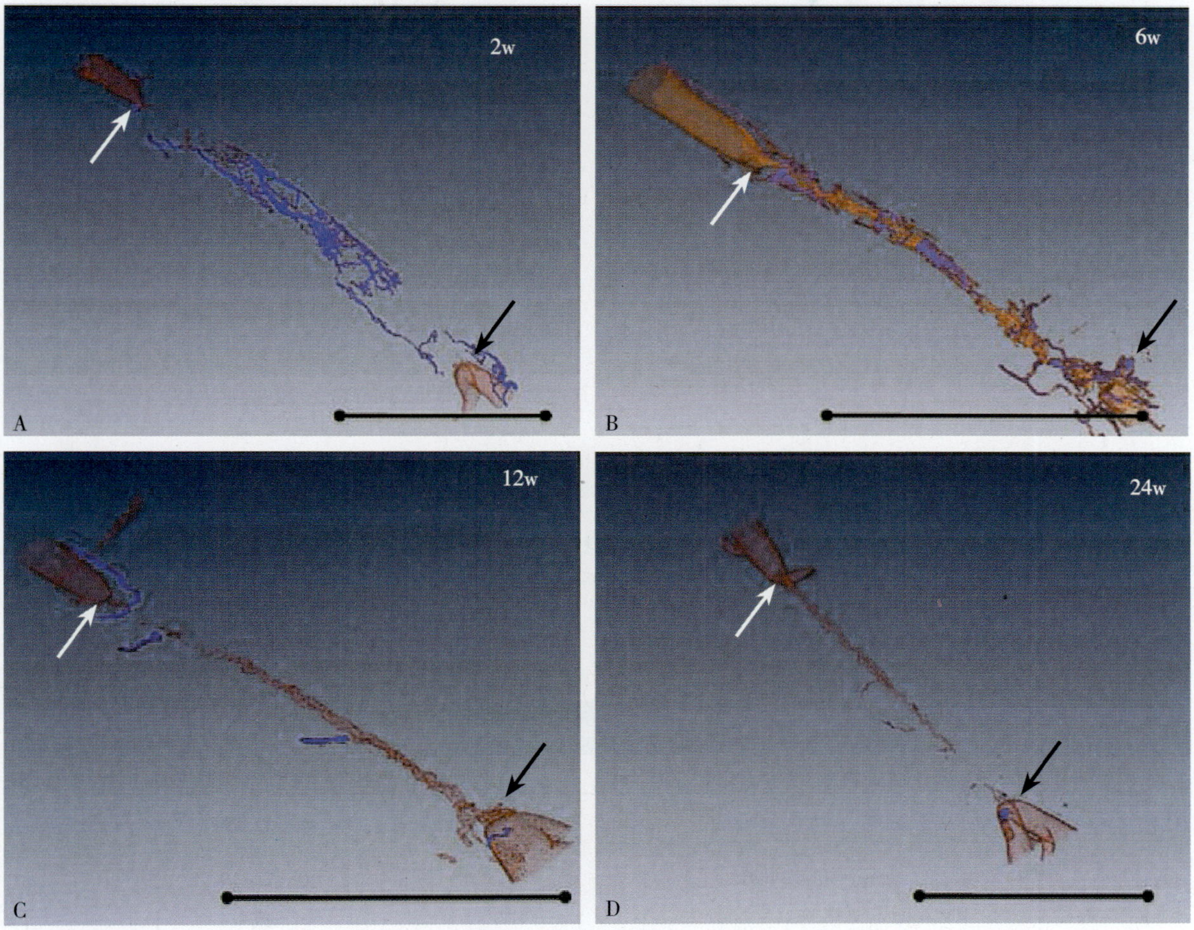

彩图 10　冠脉闭塞后病理演变

本组图记录的是冠脉闭塞后随时间进展，闭塞段内解剖病理的演变。A、B、C、D 图分别表示的是冠脉闭塞后 2、6、12 周和 18~24 周时的新生血管形成过程。白色箭头表示的是闭塞近端，黑色箭头表示的是闭塞远端。血管腔内微孔道（intravascular channel）以红色表示，血管外膜微孔道（extravascular channel）以蓝色表示[6]。提请介入医师注意的是，新生的血管通道常不是连续的。本图引自：J Am Coll Cardiol Img，2010，3：797-805.

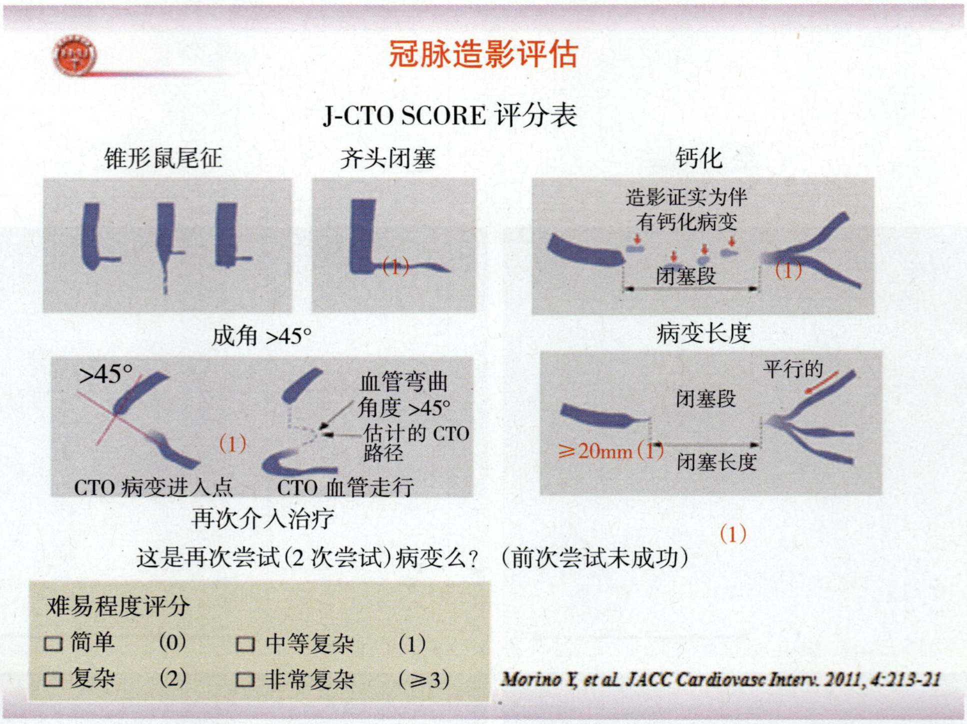

彩图 11 J-CTO Score 评估表

注：此图出自 Morino Y, et al. JACC CardiovascInterv, 2011, 4:213-221。图中所示内容介绍请见上文

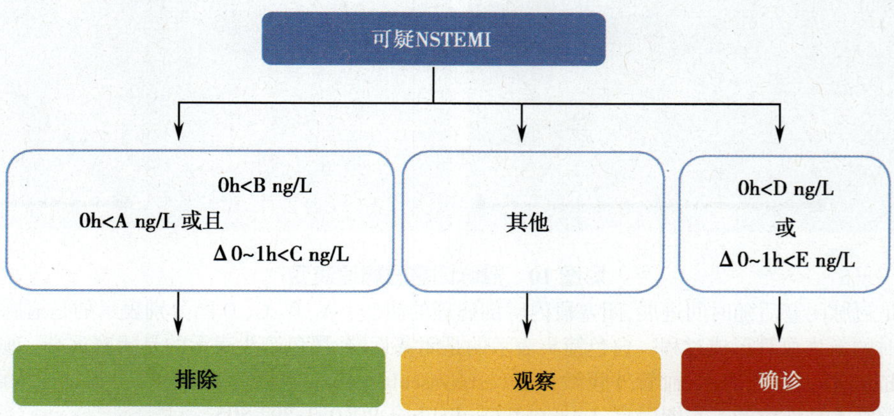

	A	B	C	D	E
hs-cTnT（Elecsys）	5	12	3	52	5
hs-cTnI（Architect）	2	5	2	52	6
hs-cTnI（Dimension Vista）	0.5	5	2	107	19

彩图 12 基于 hs-Tn 检测的 0h/1h 快速诊断 / 排除 NSTEMI 的诊断流程

NSTEMI：非 ST 段抬高型心肌梗死；hs-Tn：超敏肌钙蛋白。Elecsys：瑞士罗氏公司高敏肌钙蛋白 T 检测法；Architect：美国雅培公司高敏肌钙蛋白 I 检测法；Dimension Vista：德国西门子公司高敏肌钙蛋白 I 检测法

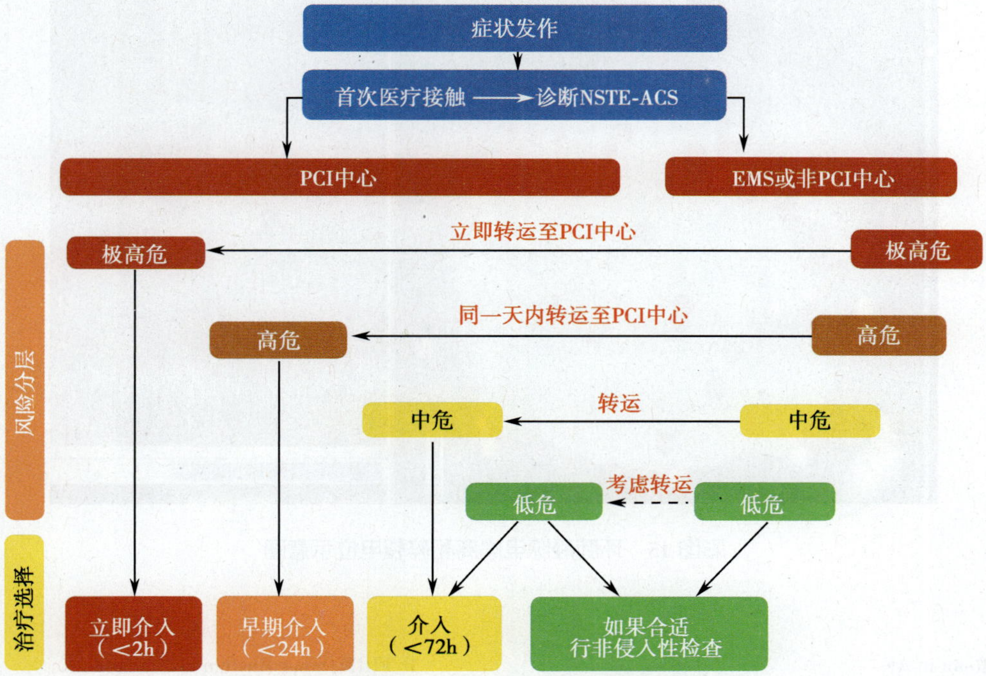

彩图 13　NSTE-ACS 根据风险分层选择侵入治疗策略

NSTE-ACS：非 ST 段抬高急性冠状动脉综合征；EMS：救援医疗服务；PCI：经皮冠状动脉支架置入术

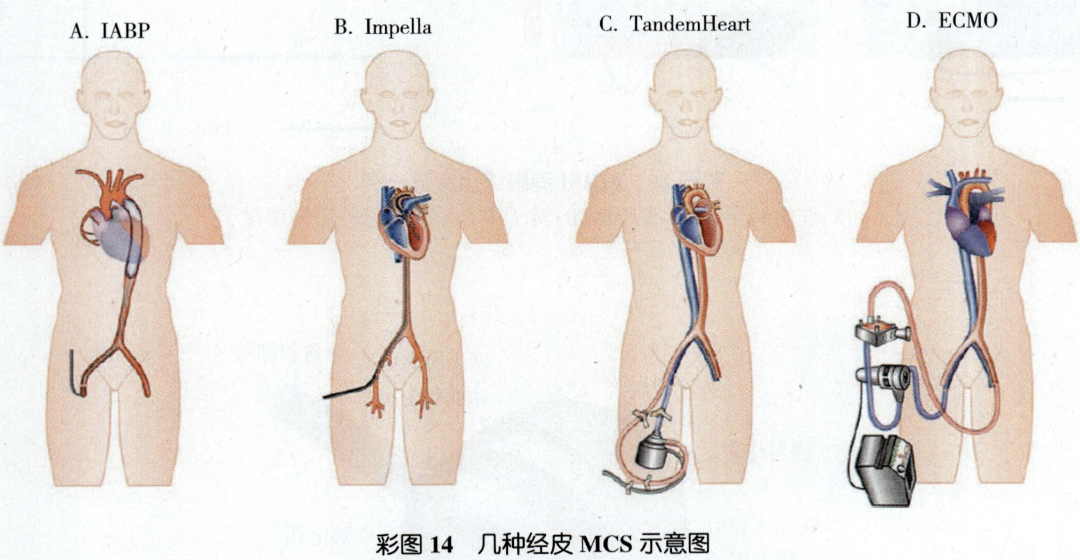

彩图 14　几种经皮 MCS 示意图

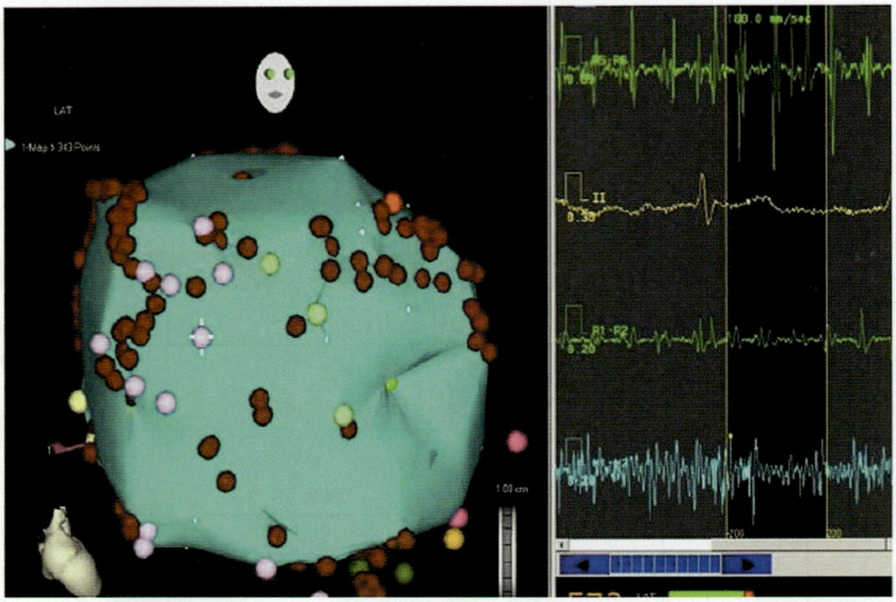

彩图 15 环肺静脉电隔离和碎裂电位示意图

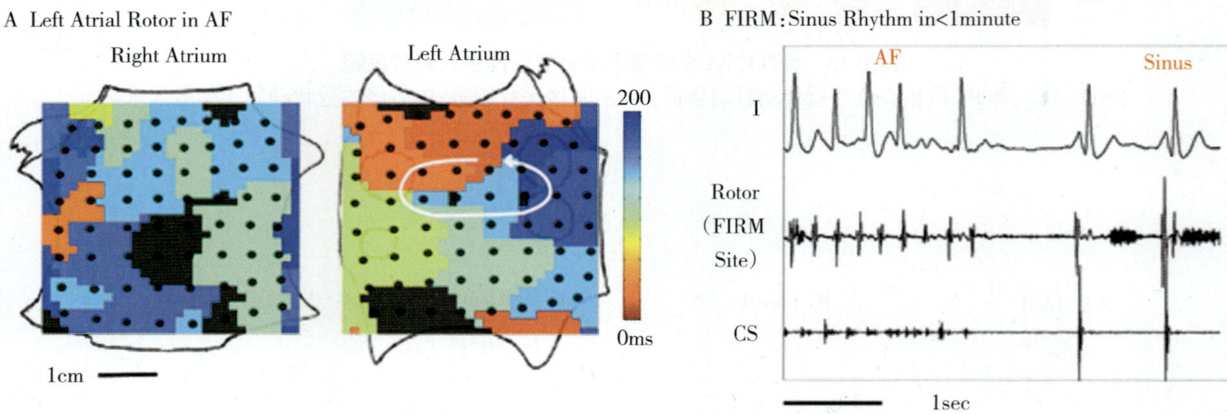

彩图 16 FIRM 消融终止房颤一例

A:左房转子,如箭头所示;B:转子中心消融 1 分钟后转窦律

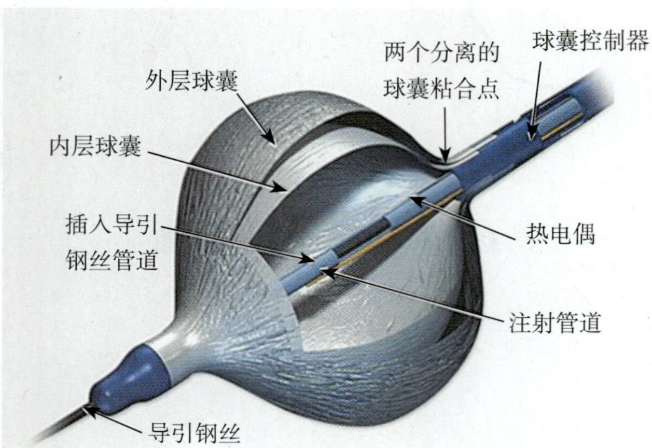

彩图 17 冷冻球囊结构图

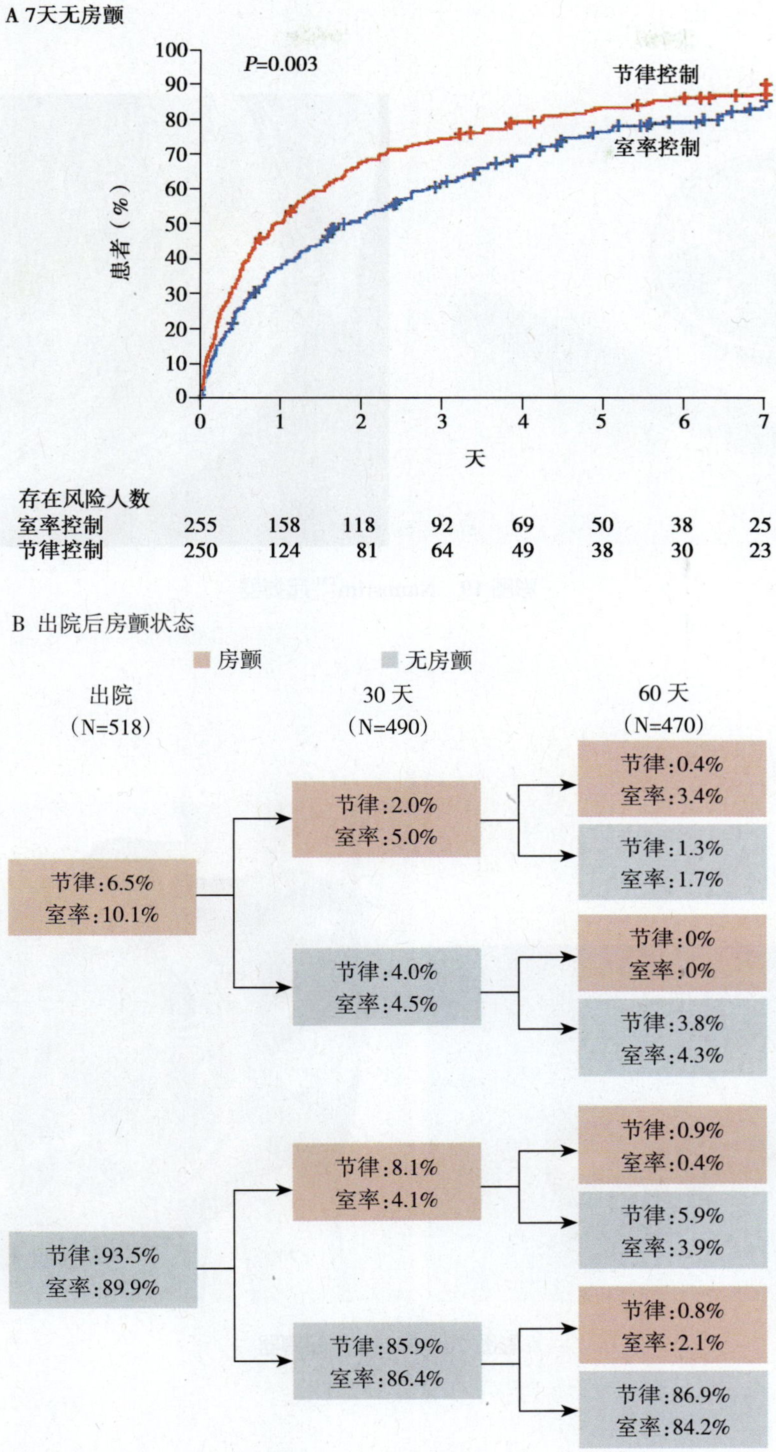

彩图 18 CTSN 试验结果

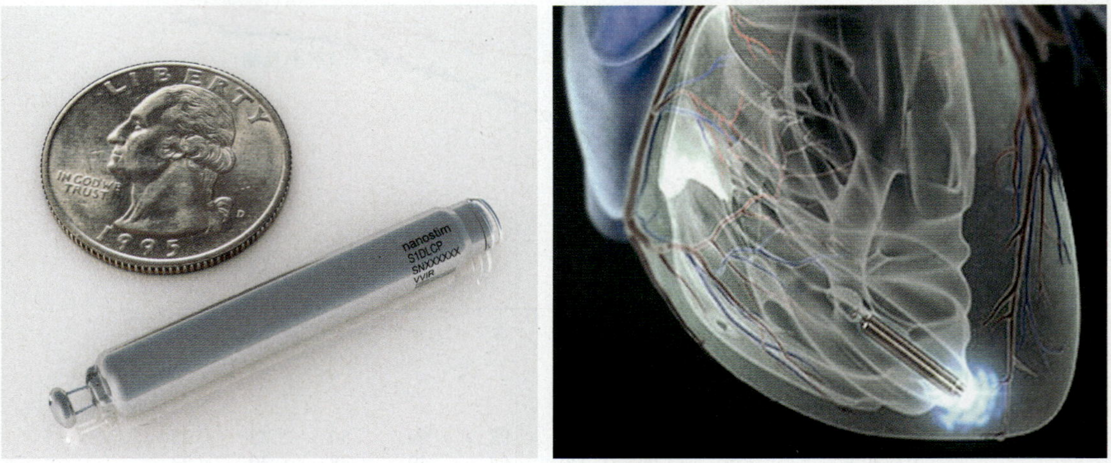

彩图 19 Nanostim™ 起搏器

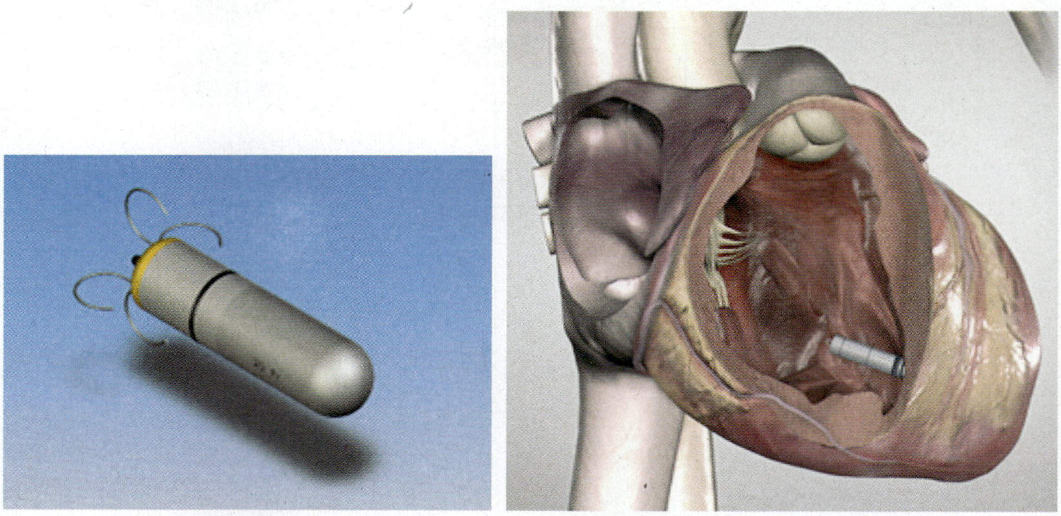

彩图 20 Micra™ 起搏器

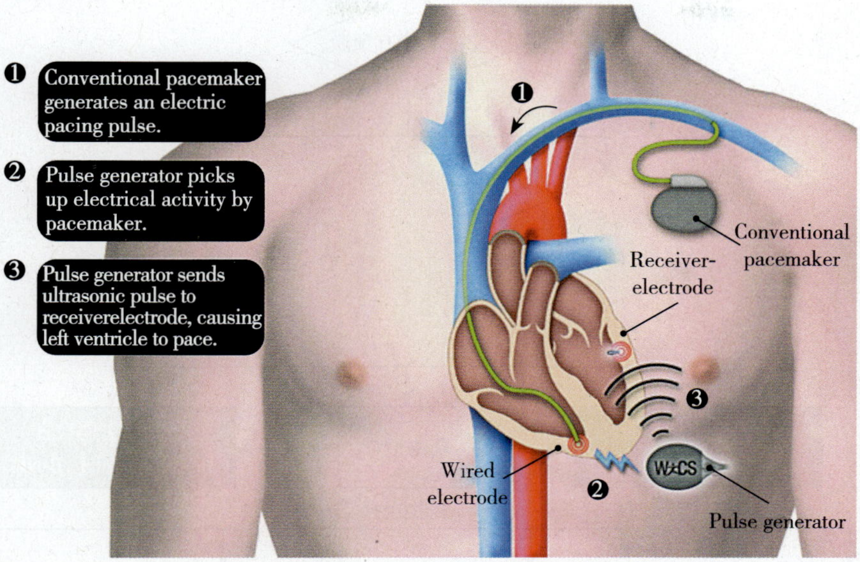

彩图 21　WiCS-LV CRT 装置

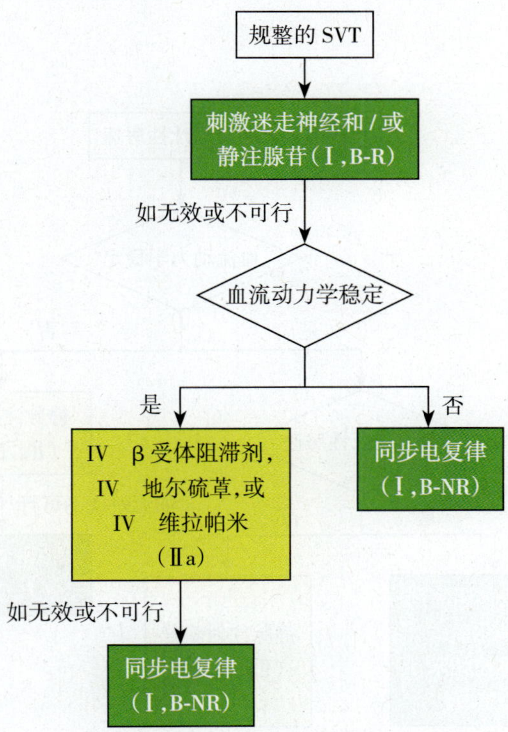

彩图 22　SVT 发作时的紧急处理流程

Ⅳ：经静脉使用

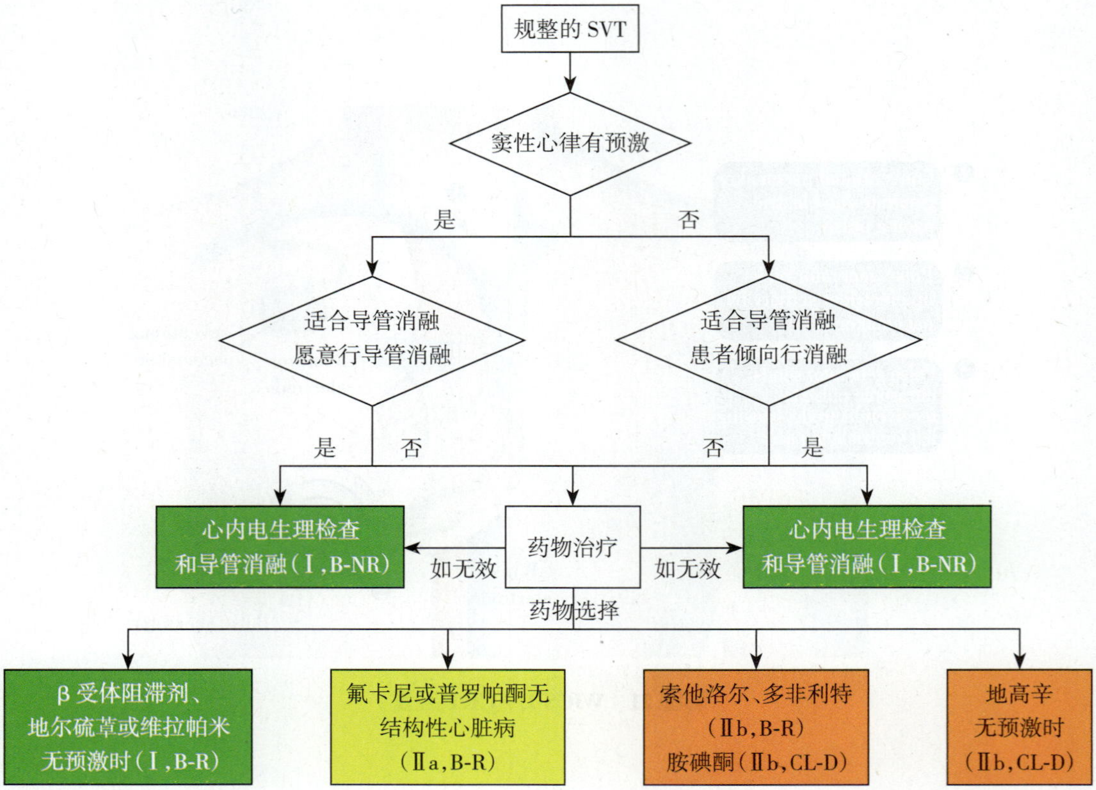

彩图 23　SVT 转复后的后续处理流程

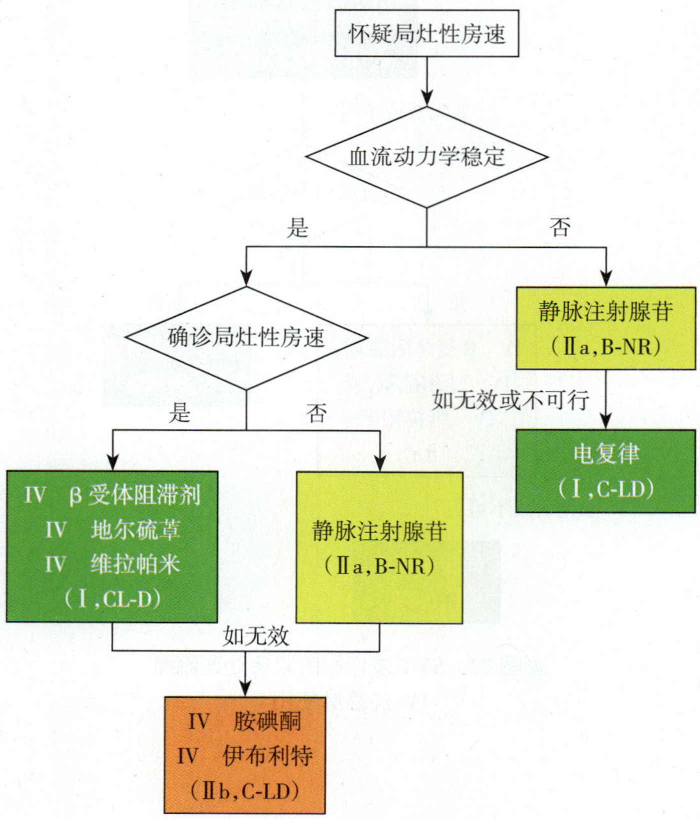

彩图 24　局灶性房速的紧急处理流程

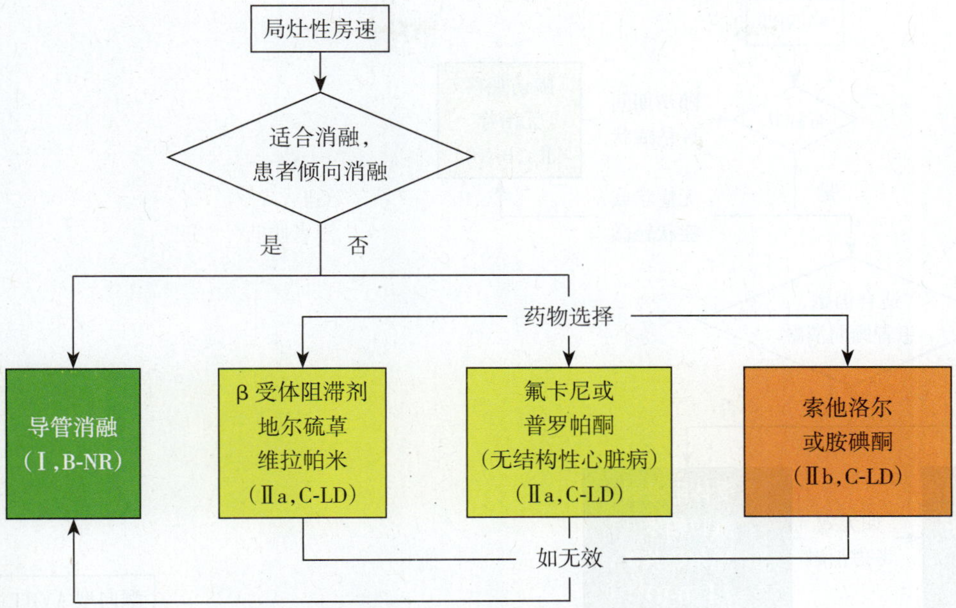

彩图 25　局灶性房速的非急性期处理流程

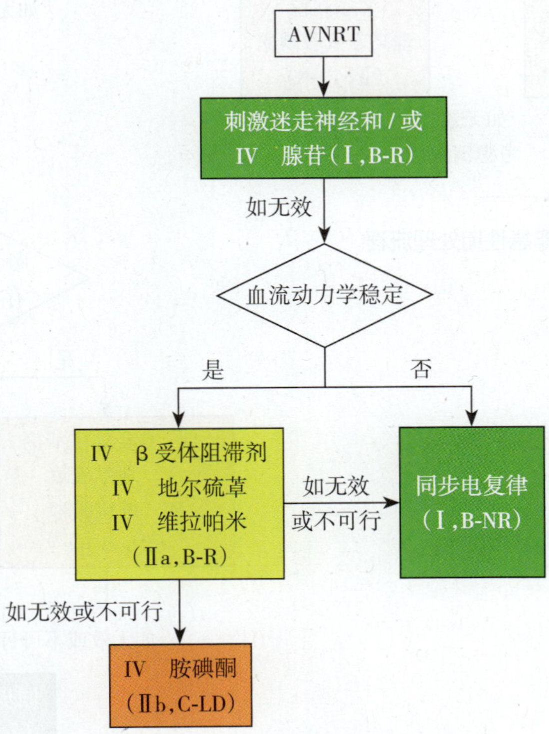

彩图 26　AVNRT 的紧急处理流程

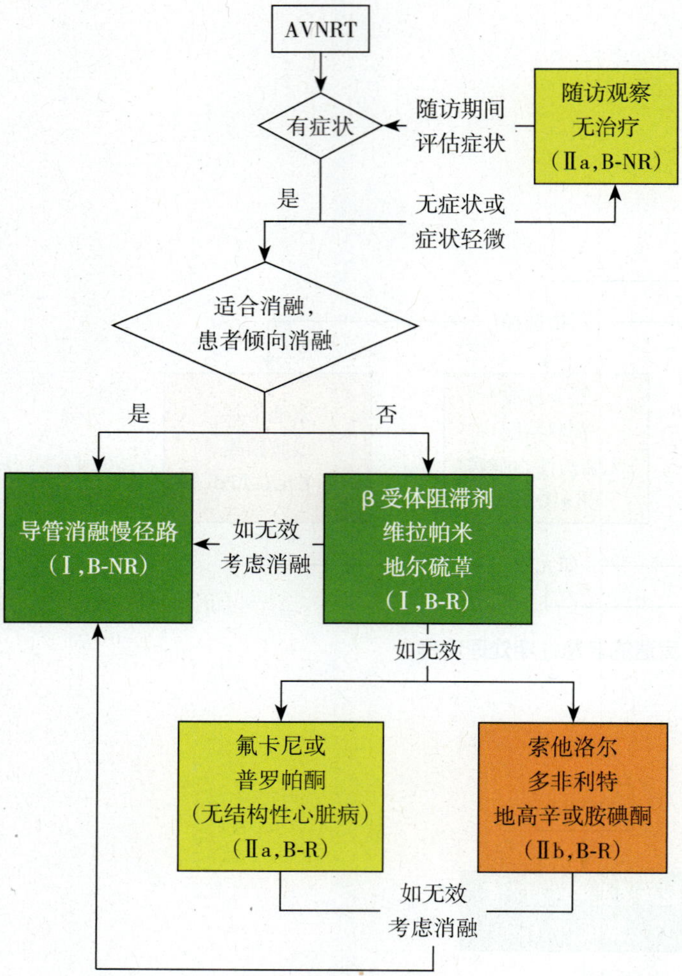

彩图 27 AVNRT 的非急性期处理流程

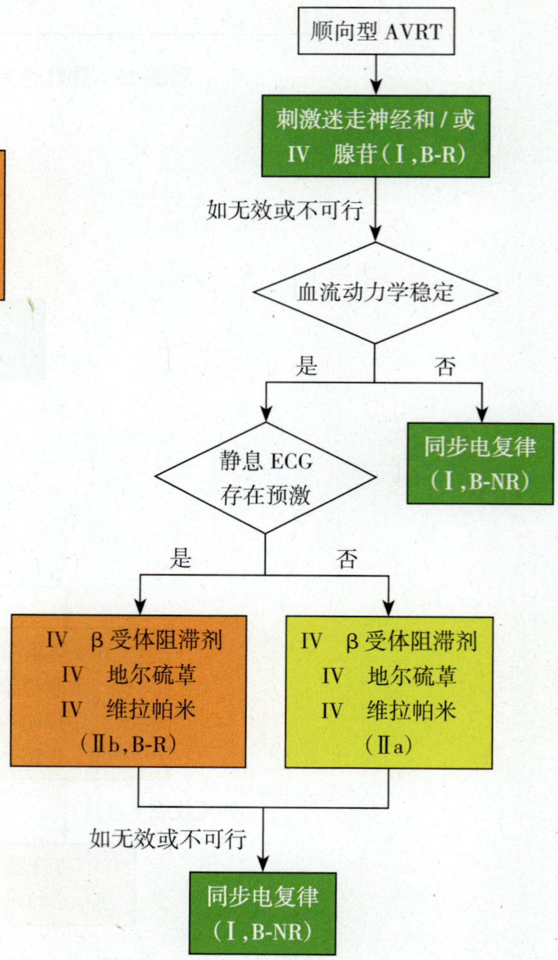

彩图 28 AVRT 的紧急处理流程

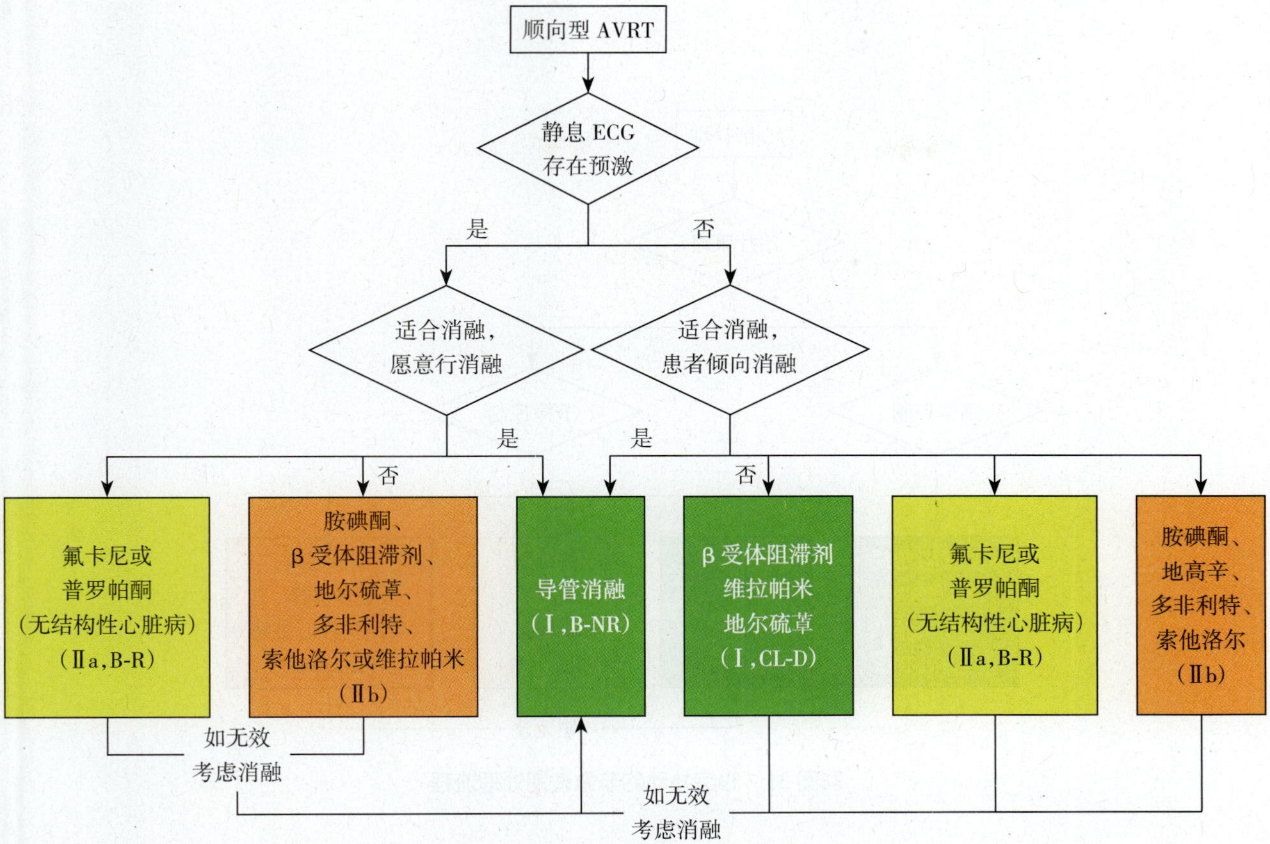

彩图 29　AVRT 的非急性期处理流程

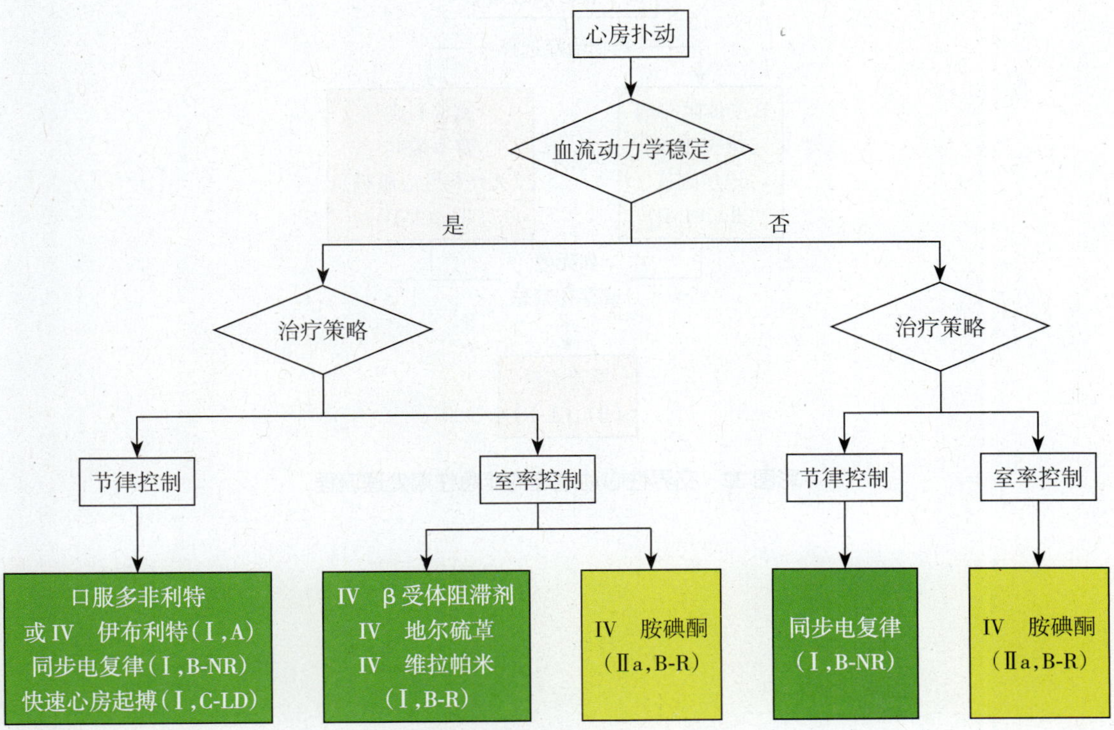

彩图 30　心房扑动的紧急处理流程

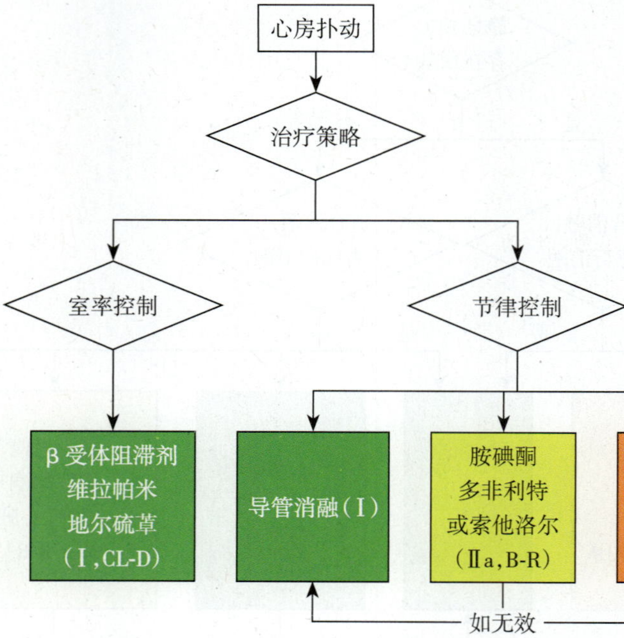

彩图 31　心房扑动的非急性期处理流程

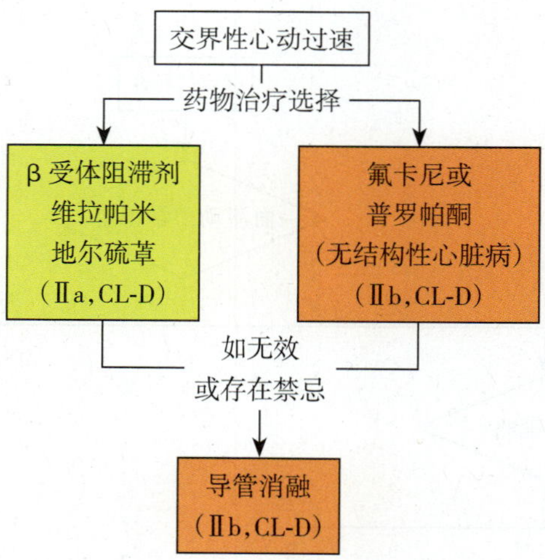

彩图 32　交界性心动过速的非急性期处理流程

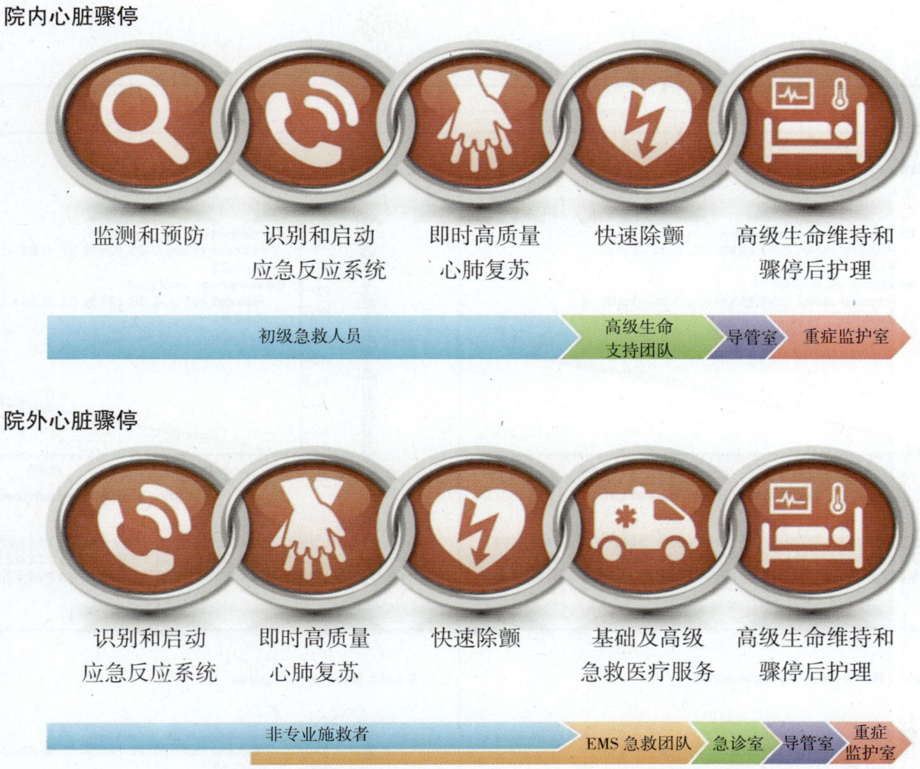
院内心脏骤停
监测和预防
识别和启动
应急反应系统
即时高质量
心肺复苏
快速除颤
高级生命维持和
骤停后护理
初级急救人员
高级生命
支持团队
导管室
重症监护室
院外心脏骤停
识别和启动
应急反应系统
即时高质量
心肺复苏
快速除颤
基础及高级
急救医疗服务
高级生命维持和
骤停后护理
非专业施救者
EMS 急救团队
急诊室
导管室
重症
监护室

彩图 33　2015 年院内心脏骤停生存链与院外心脏骤停生存链

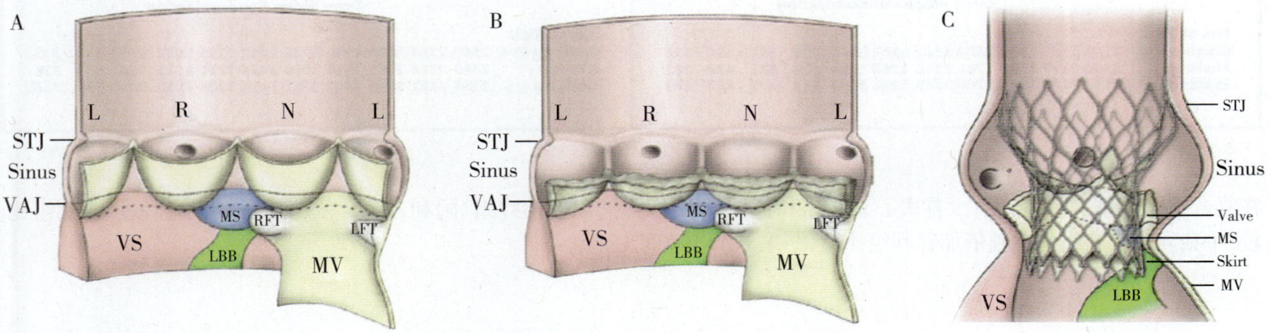

彩图 34　主动脉瓣与周围组织毗邻关系

VAJ：ventriculoarterial junction，室房结合区；VS：ventricular septum，室间隔；MV：mitral valve，二尖瓣；LBB：left bundle branch，左束支；MS：membranous septum，室间隔膜部；RFT：right fibrous trigone，右纤维三角；N 代表无冠瓣；L 代表左冠班瓣；R 代表右冠瓣；STJ：sinutubular junction，窦管结合区；LFT：left fibrous trigone，左纤维三角[68]

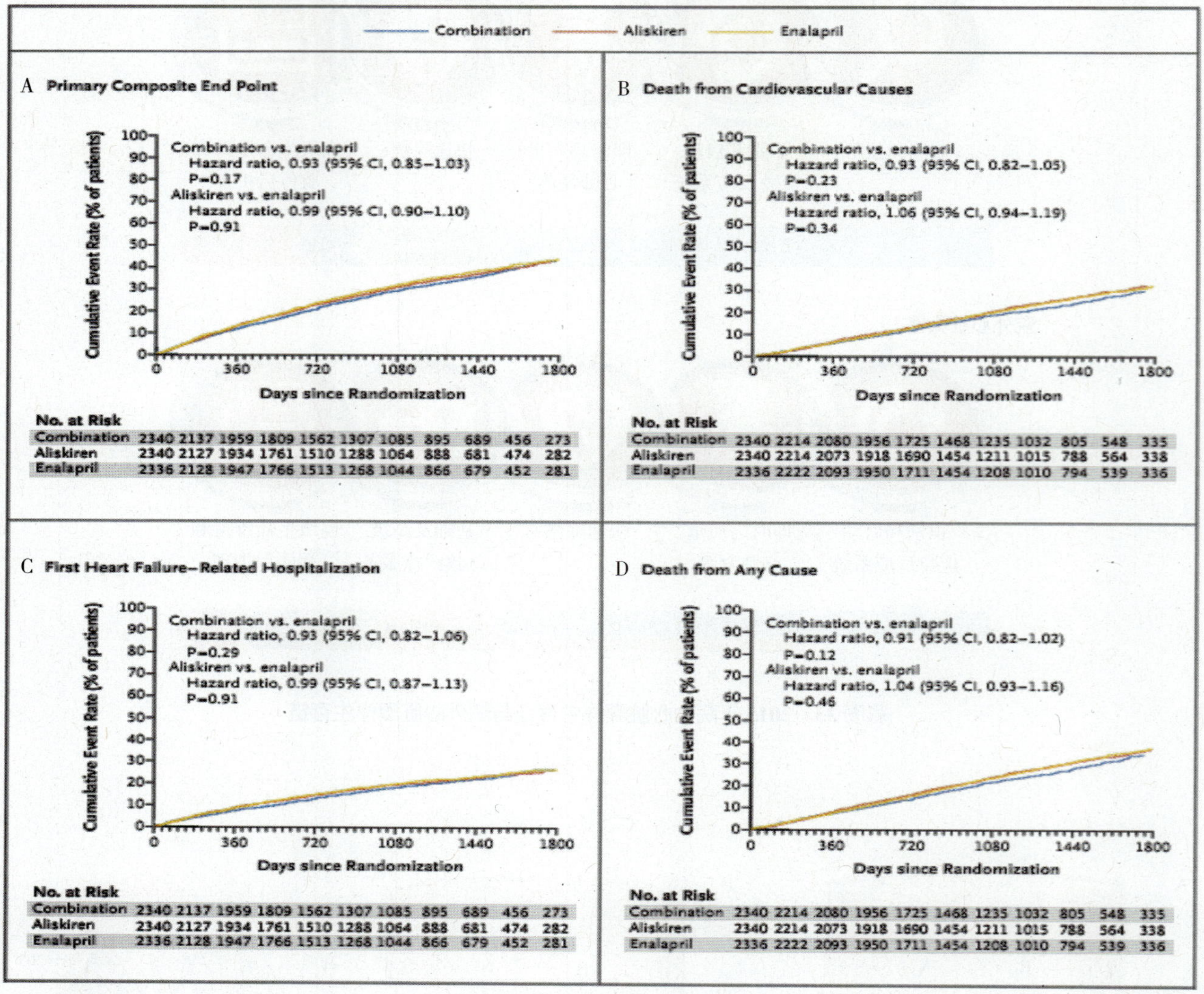

彩图 35

在复合终点事件、心血管死亡、首次心衰发作和各种原因死亡中，联合治疗组（阿利吉仑 + 依那普利）与单独依那普利组比较；单独阿利吉仑组与单独依那普利组比较，结果显示各组间无差别

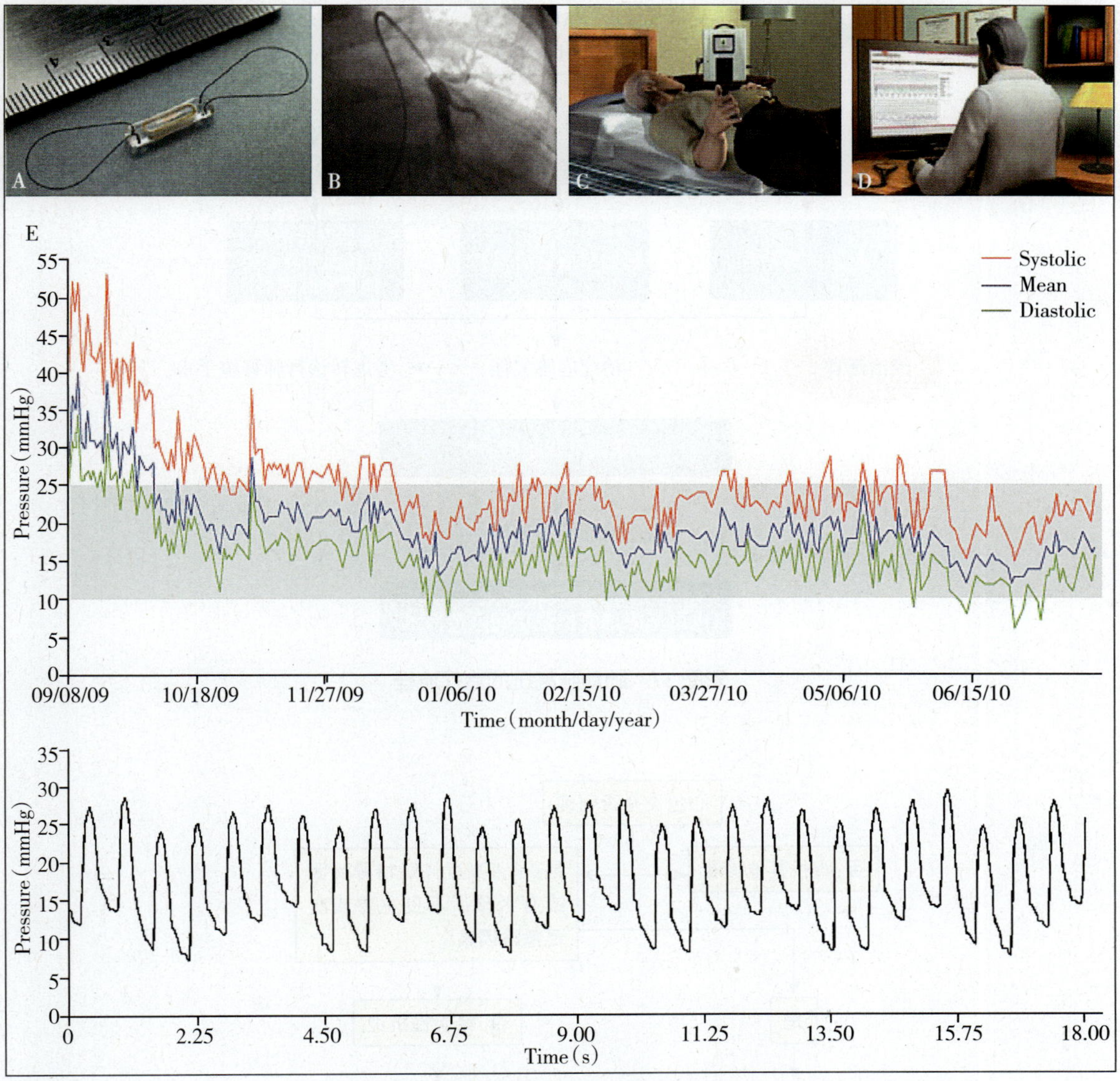

彩图 36　无线肺动脉压监测系统

A:CardioMEMS 传感器;B:经导管将 CardioMEMS 传感器植入降肺动脉远端分支血管;C:患者在家使用电子装置进行肺动脉压监测;D:临床医师通过 CardioMEMS 系统对肺动脉压力数据进行实时监测;E:监测到的压力数据包括压力趋势以及每一个压力波形

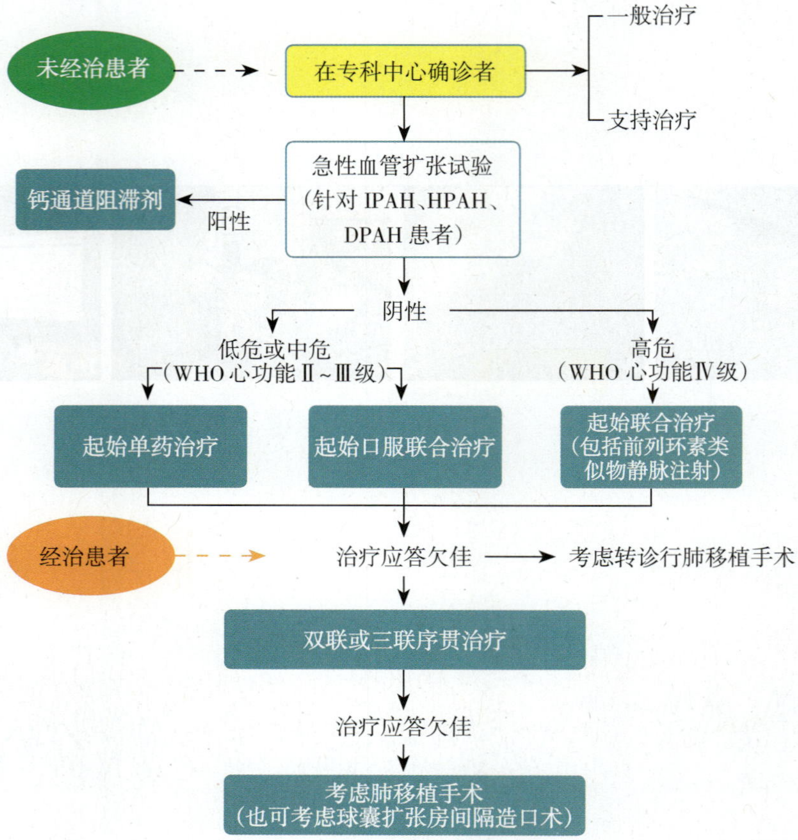

彩图 37　肺动脉高压的治疗流程

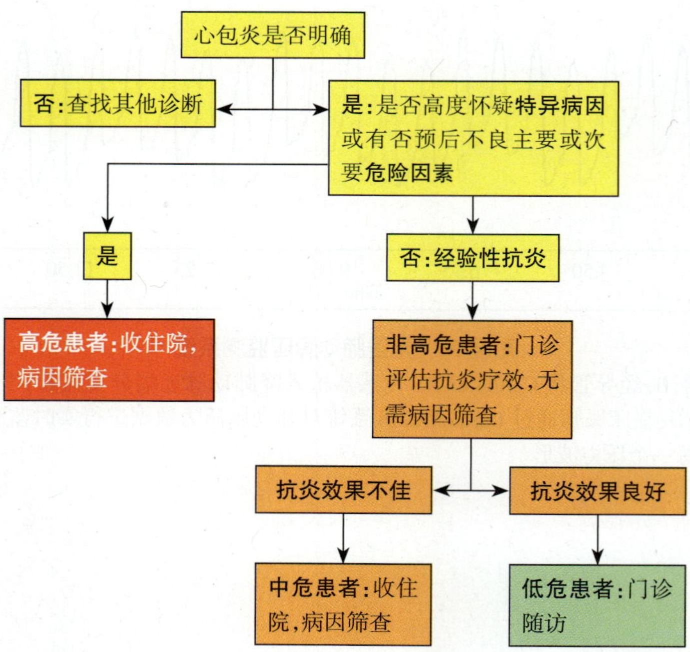

彩图 38　心包炎的危险分层诊治流程（主要 / 次要危险因素见正文）

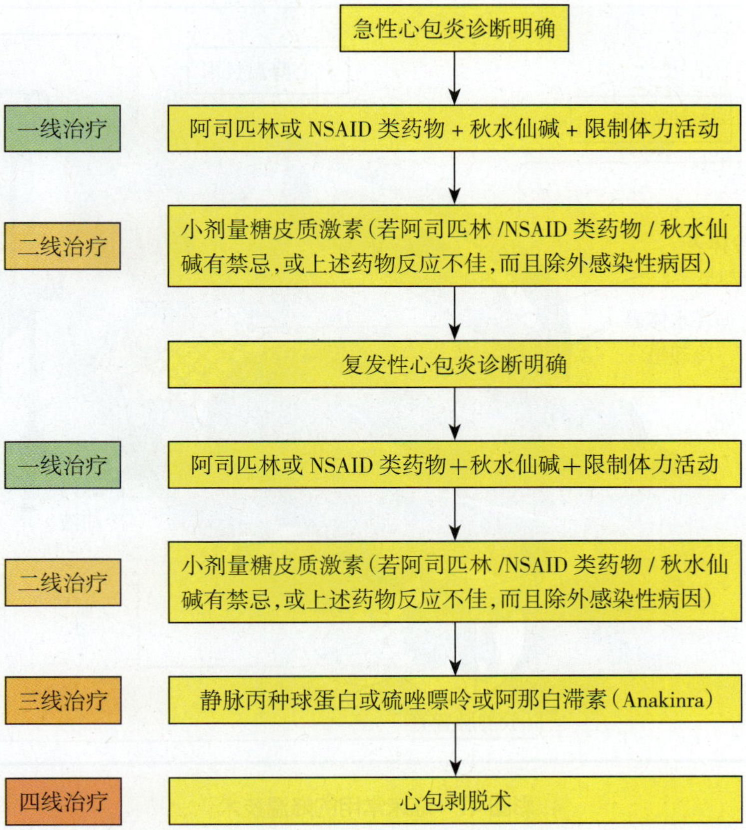

彩图 39　急性及复发性心包炎的治疗流程

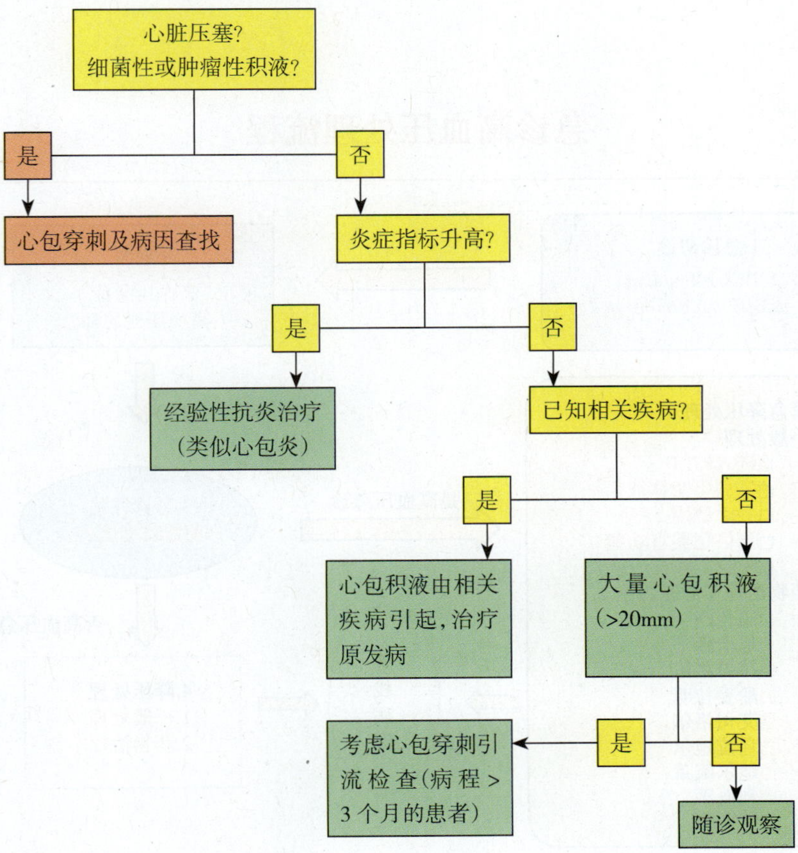

彩图 40　心包积液诊治流程

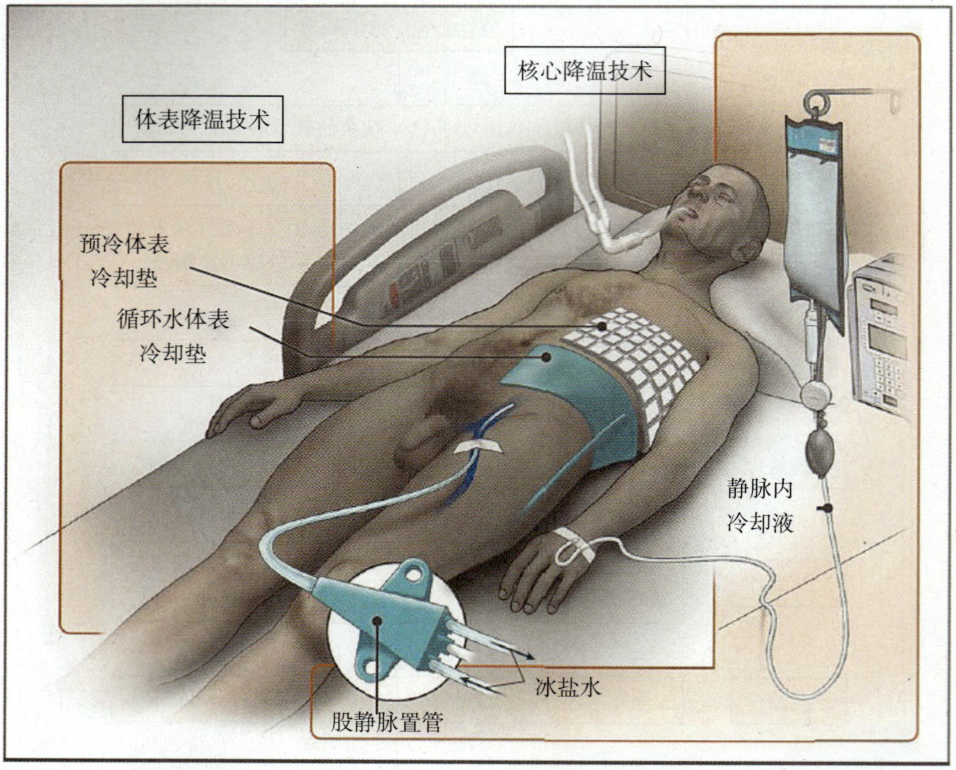

彩图 41　临床常用的降温技术

体表冷却（低温）技术包括使用预冷（却）冻体表冷却垫和水循环体表冷却垫；核心降温技术包括静脉内灌注冷却液和股静脉置管的使用

急诊高血压处理流程

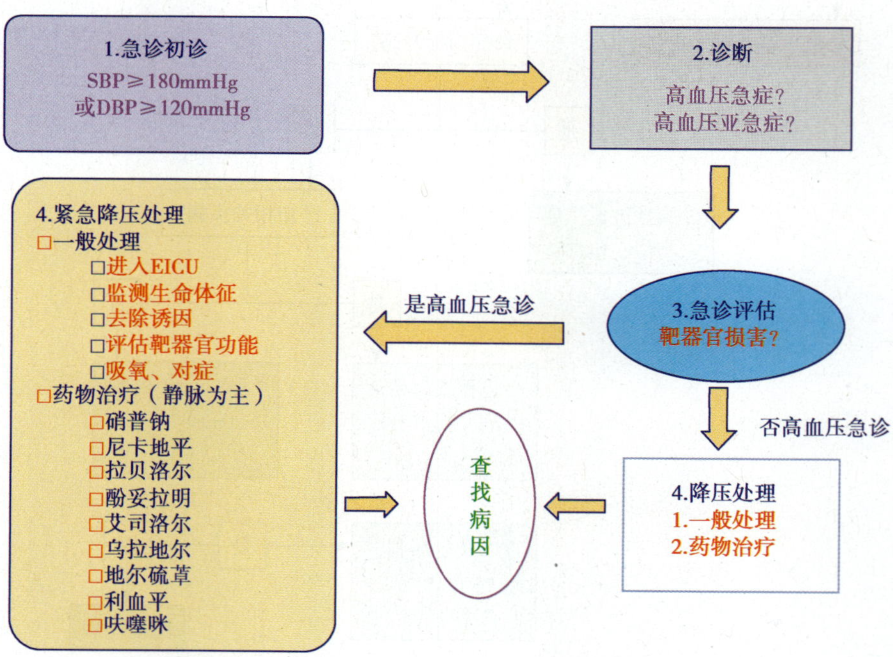

彩图 42　高血压急症处理流程图

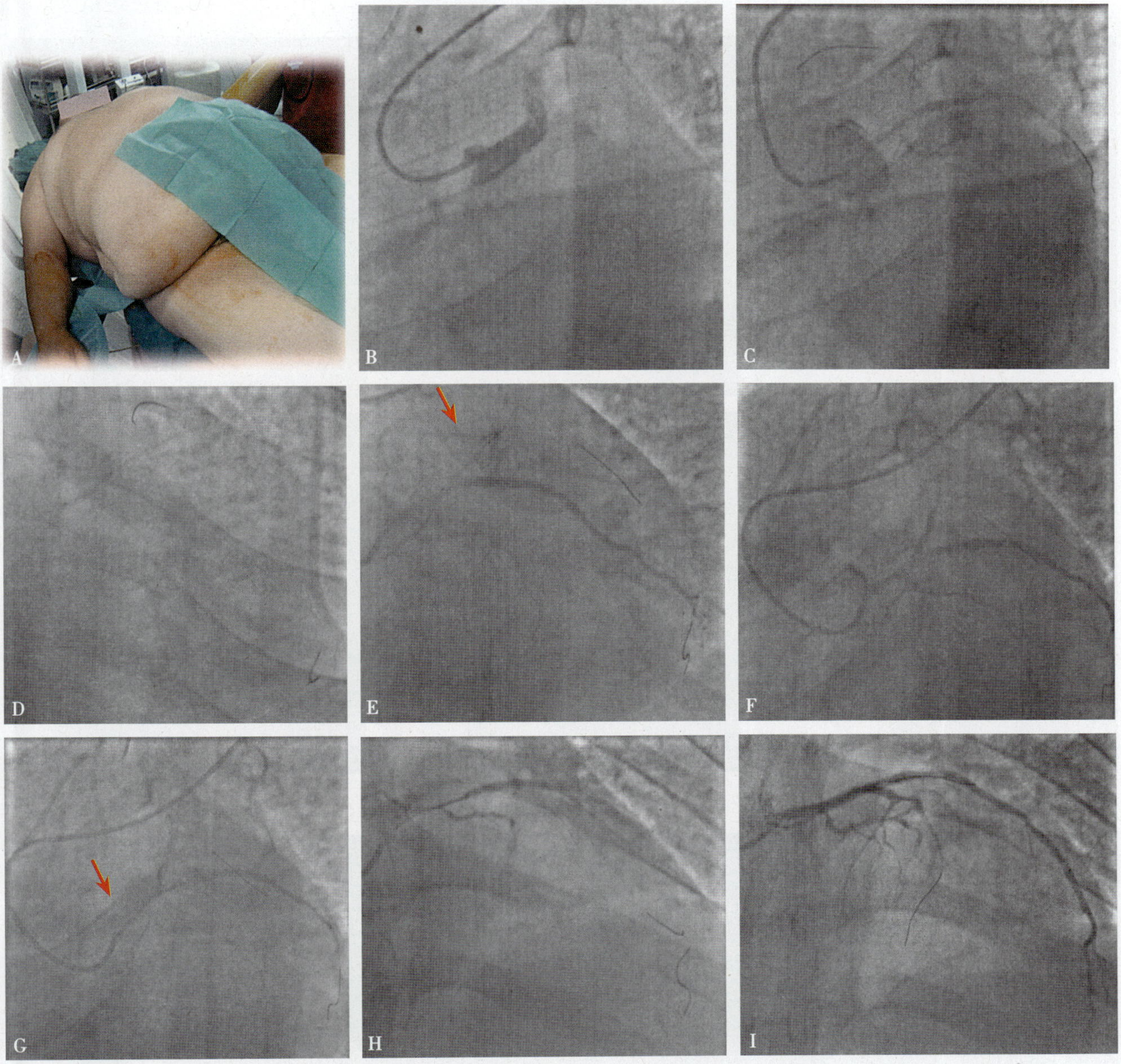

彩图 43 **LM** 完全闭塞, **IABP** 及 **ECMO** 支持下的介入治疗

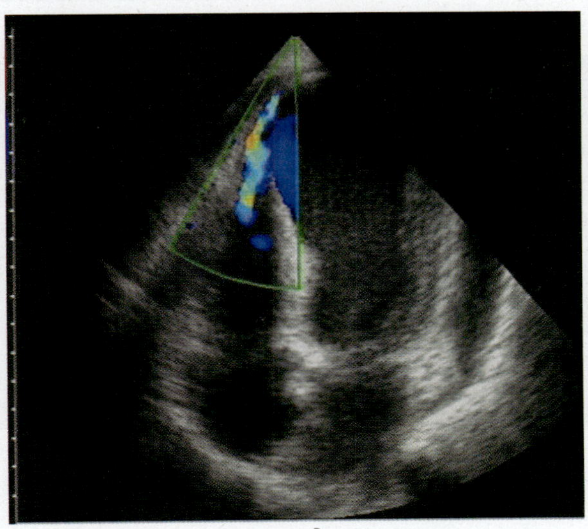

彩图 **44** 经胸心脏超声:室间隔心尖部穿孔

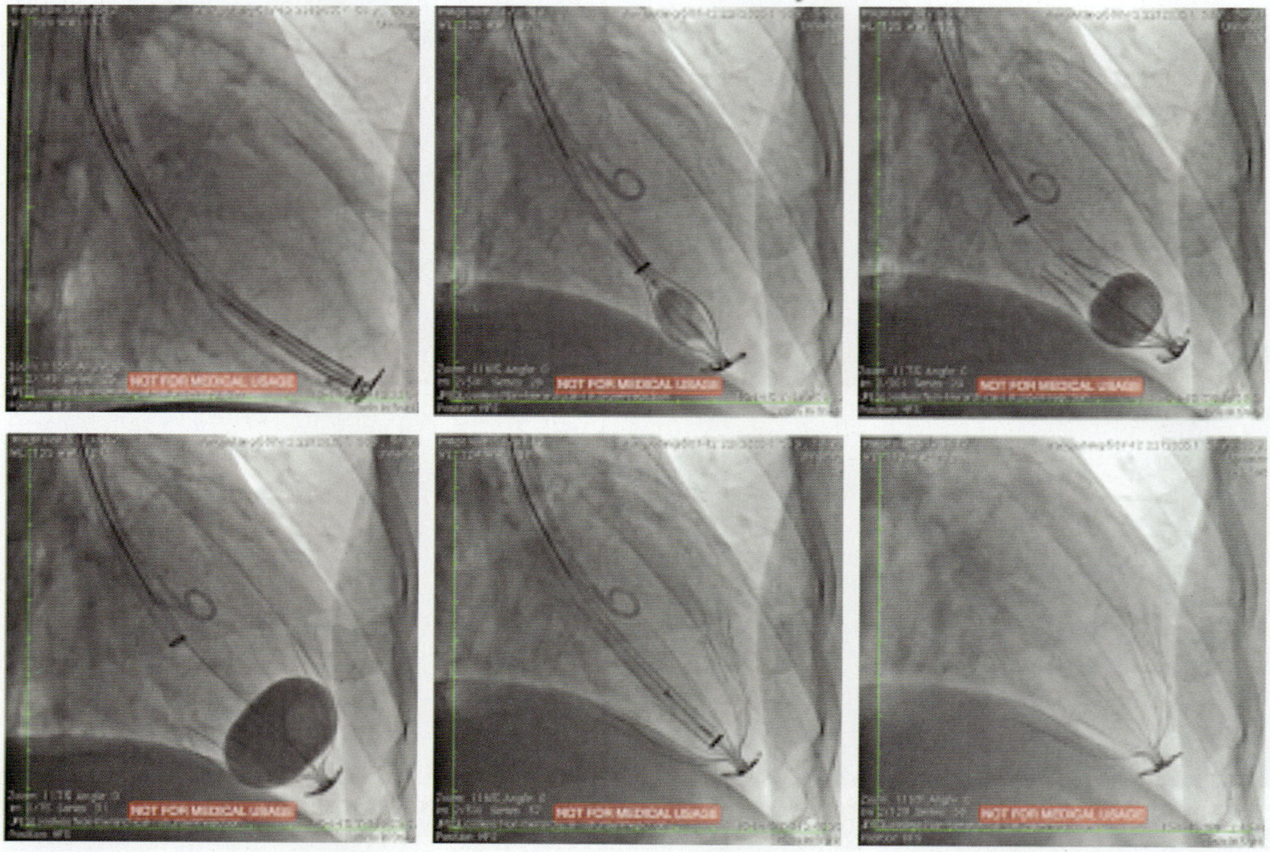

术前

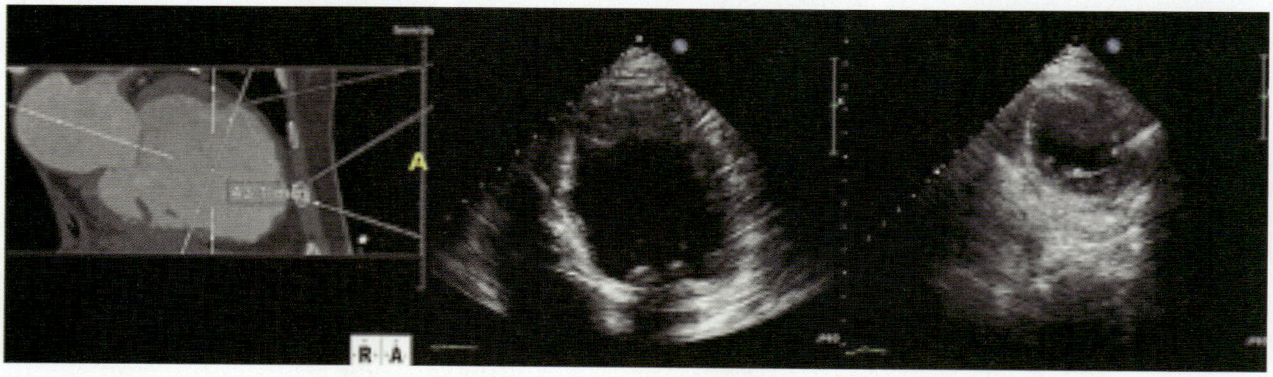

术后

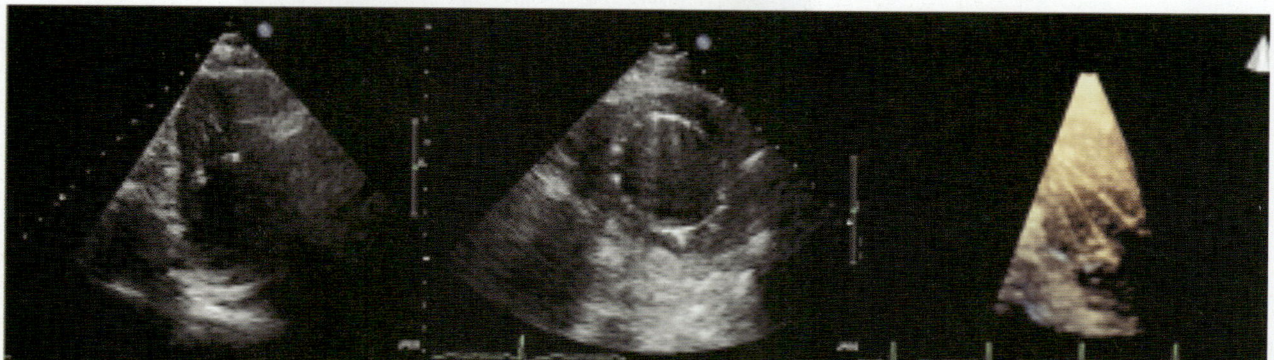

彩图 45　左室重建术（PVR）

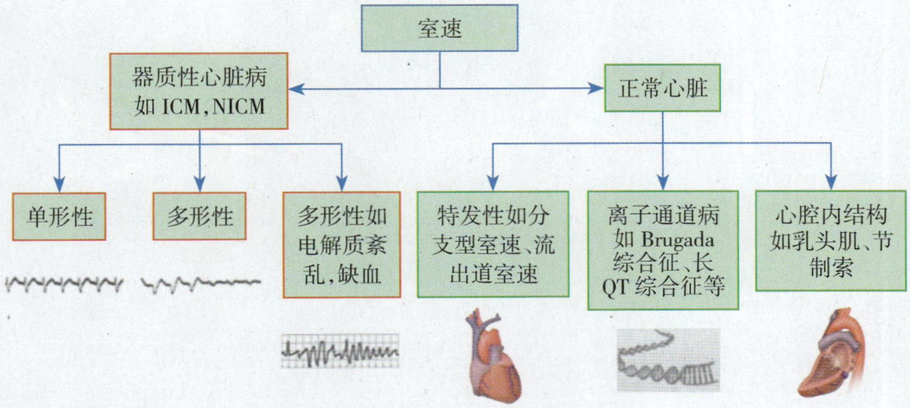

彩图 46　室速的分类（修改自参考文献 1）

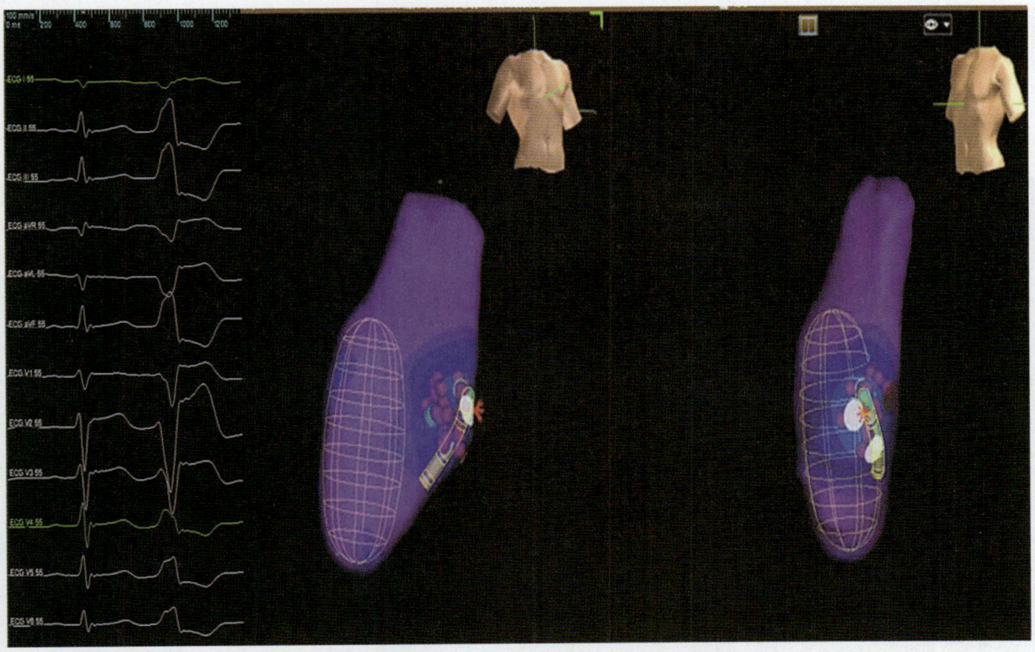

彩图 47　患者体表心电图及射频消融靶点

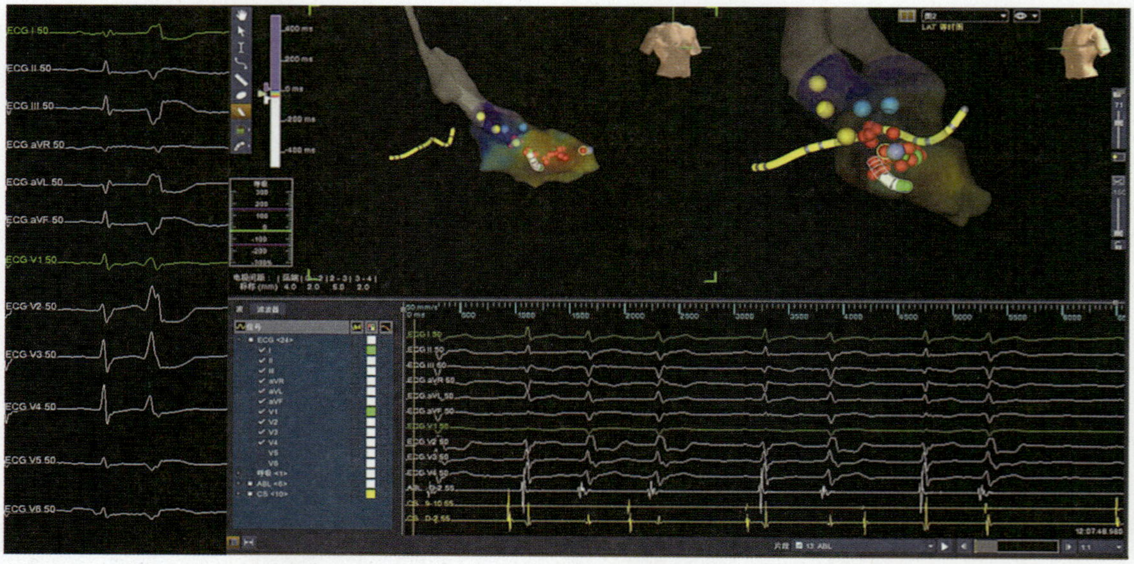

彩图 48　患者室性早搏的十二导联心电图及消融靶点

患者室早联律间期 320ms，有 RonT 现象。室早消融大头可见明显的 P 电位，提示该患者室性早搏起源于浦肯野纤维

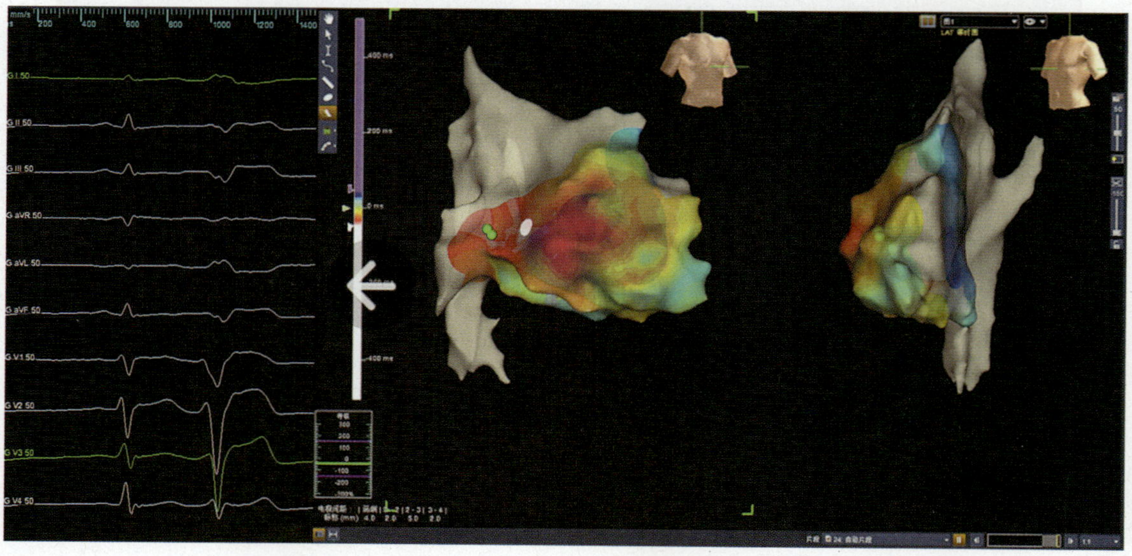

彩图 49　患者室性早搏十二导联心电图及消融靶点（绿点为消融靶点）

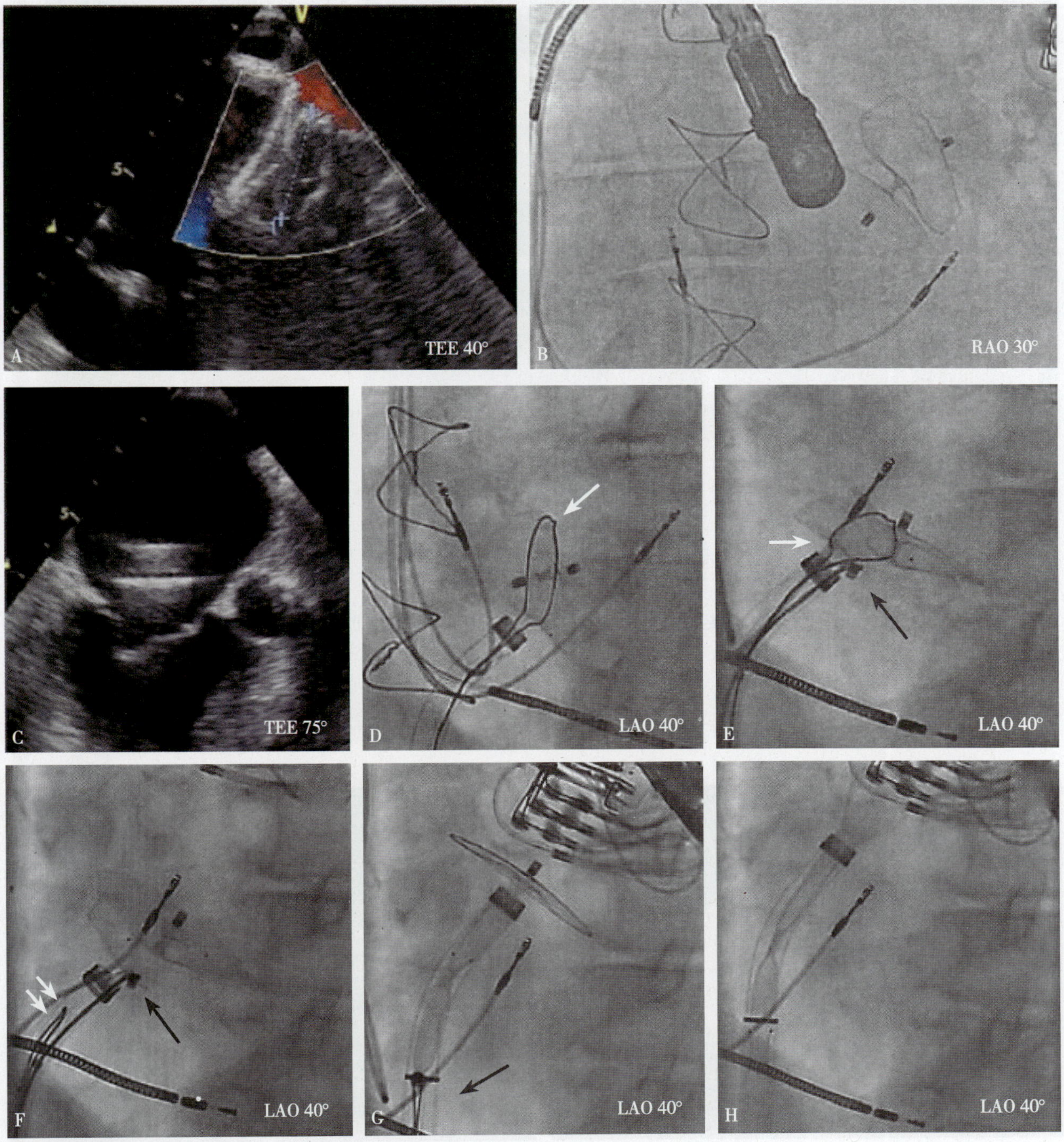

彩图 **50**　经房间隔抓捕回了左房中的 **ACP** 左心耳封堵器

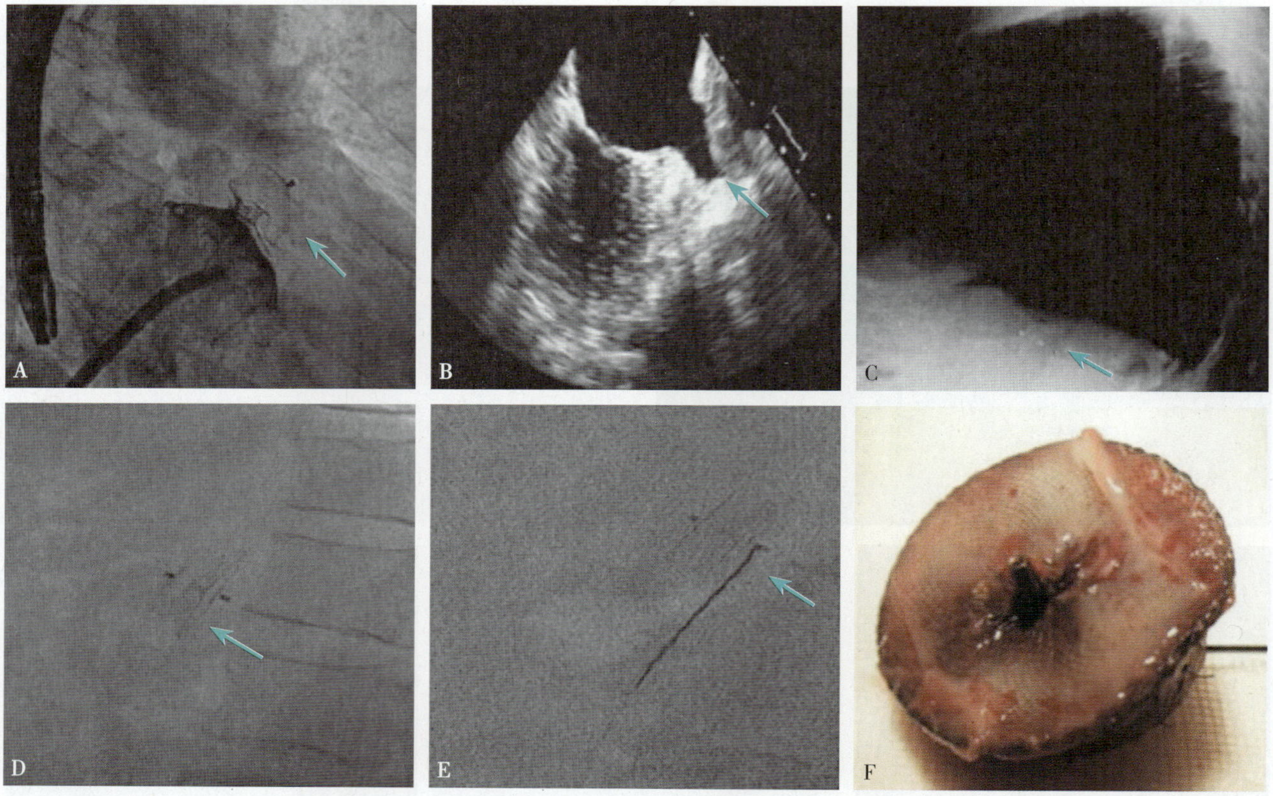

彩图 51　经股动脉抓捕回了腹主动脉中的 ACP 左心耳封堵器

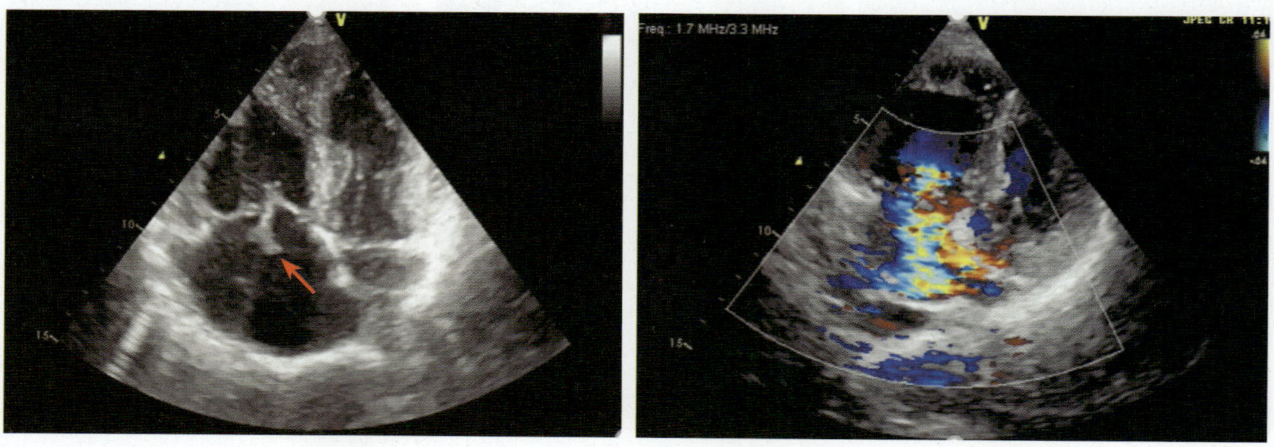

彩图 52　入院心脏超声

左图:可见导线赘生物(红色箭头);右图:可见三尖瓣中重度反流

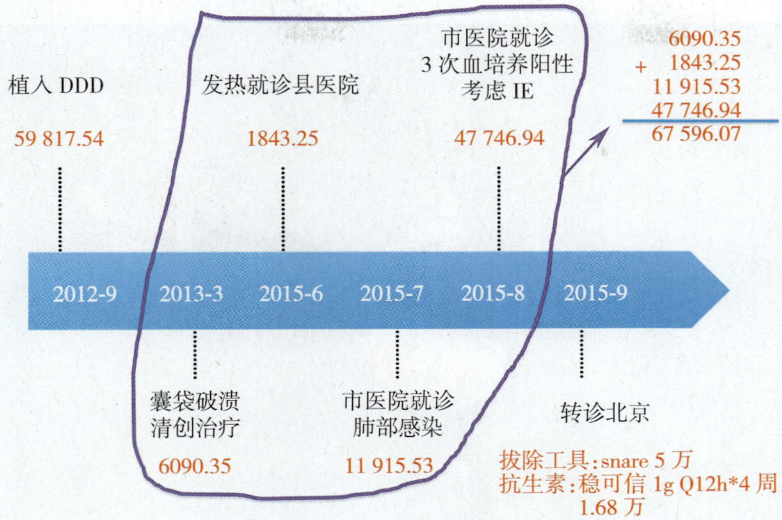

彩图 53　患者实际诊治过程

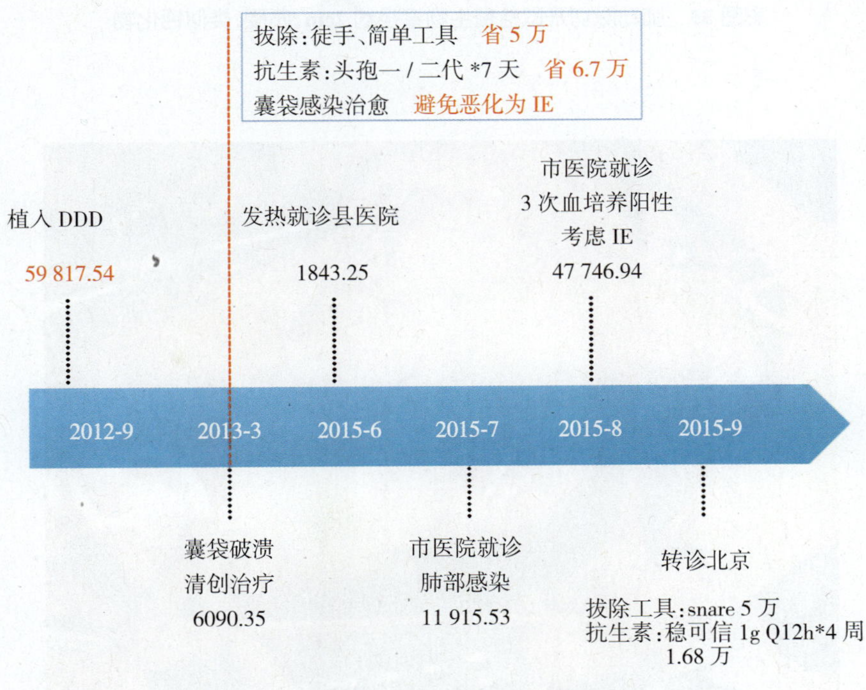

彩图 54　患者理想的诊治过程

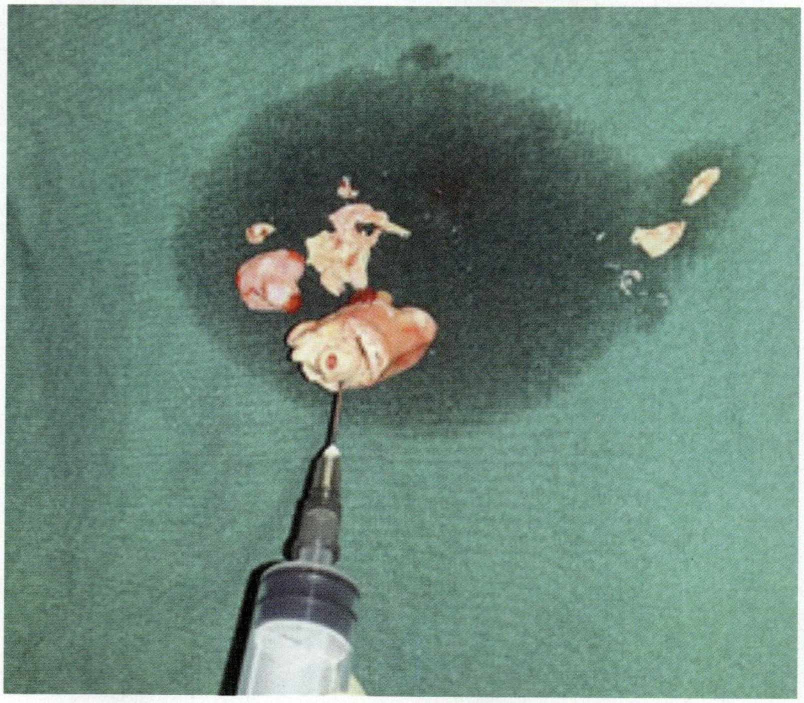

彩图 55　肺动脉切开取栓赘生物直径约 2cm，质硬，类似钙化物

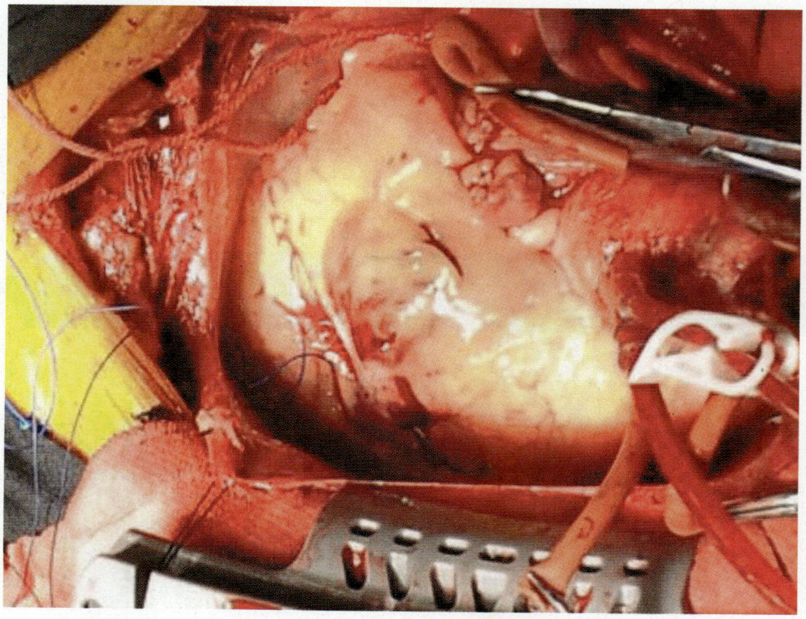

彩图 56　缝制心外膜临时起搏导线

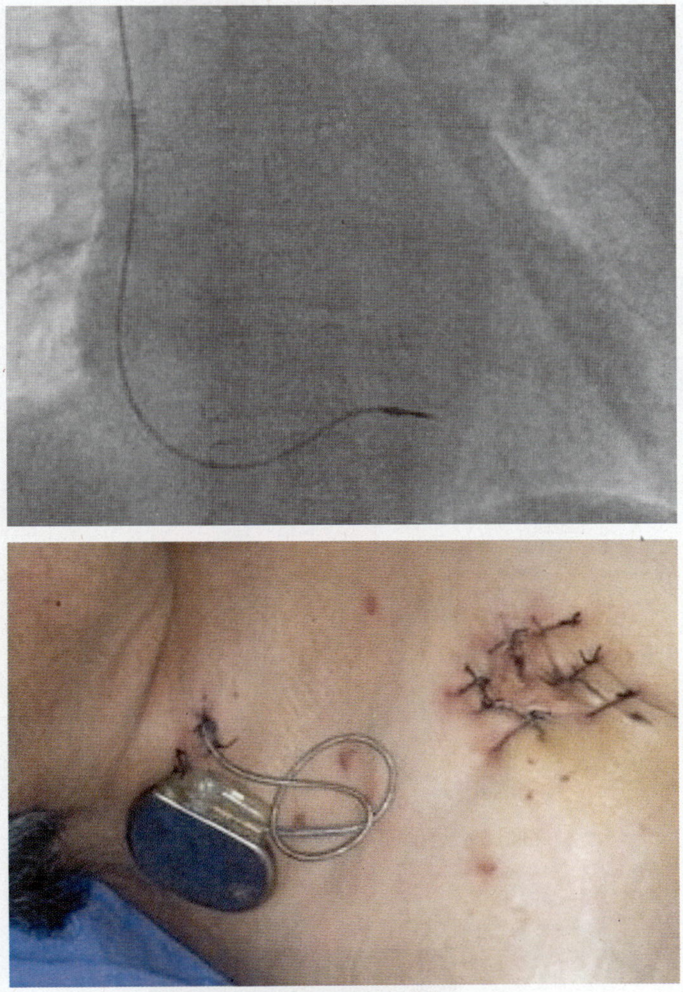

彩图 57　主动固定电极临时起搏

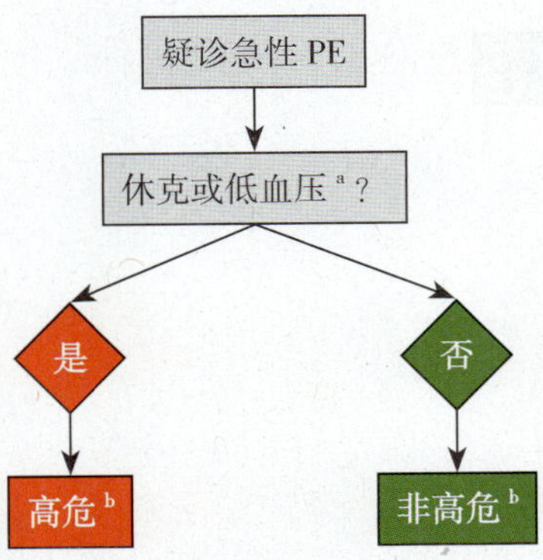

彩图 58　急性 PE 初始危险分层

PE：肺栓塞；a. 排除新发心律失常、血容量下降、脓毒血症后，收缩压 <90mmHg，或收缩压下降≥40mmHg 并持续 15 分钟以上；b. 基于住院或 30 天死亡率

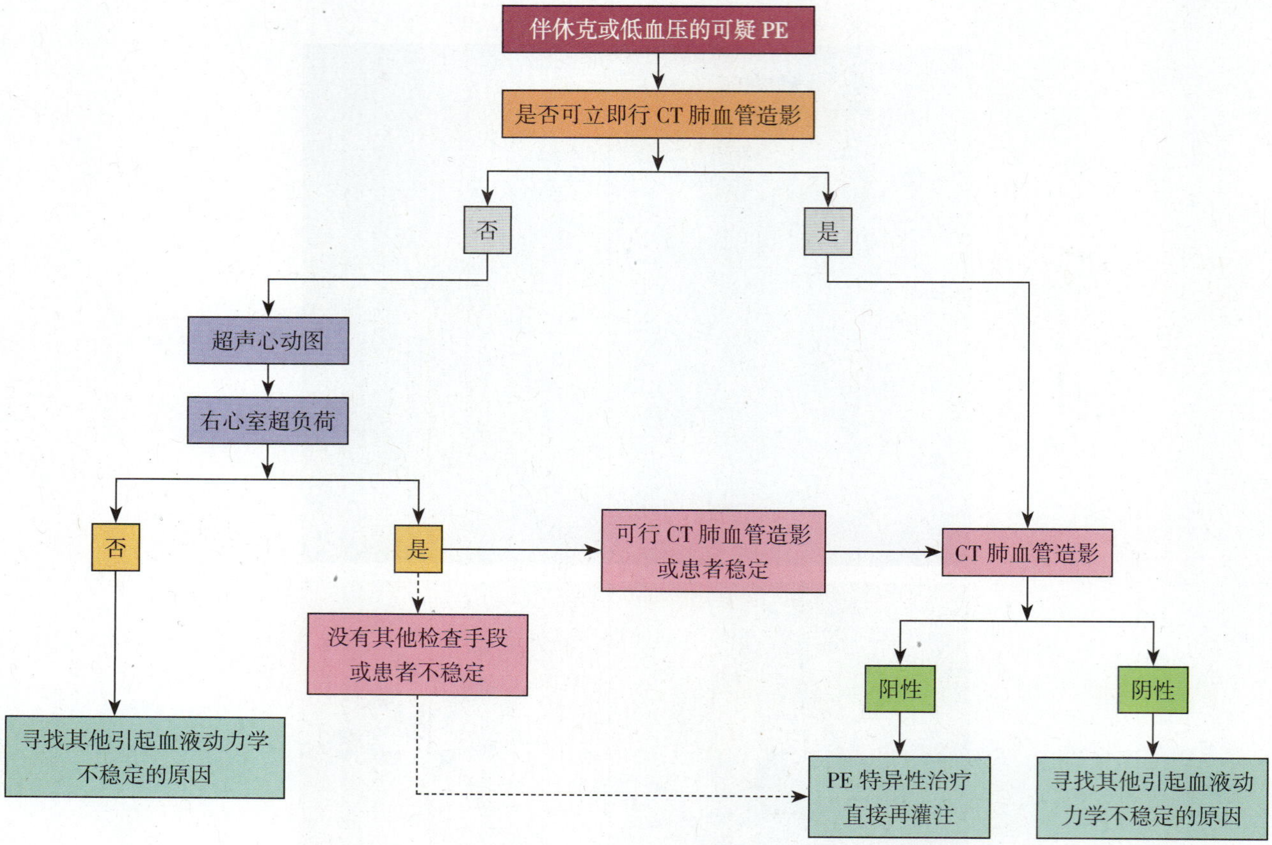

彩图 59　可疑高危 PE 患者诊断流程图

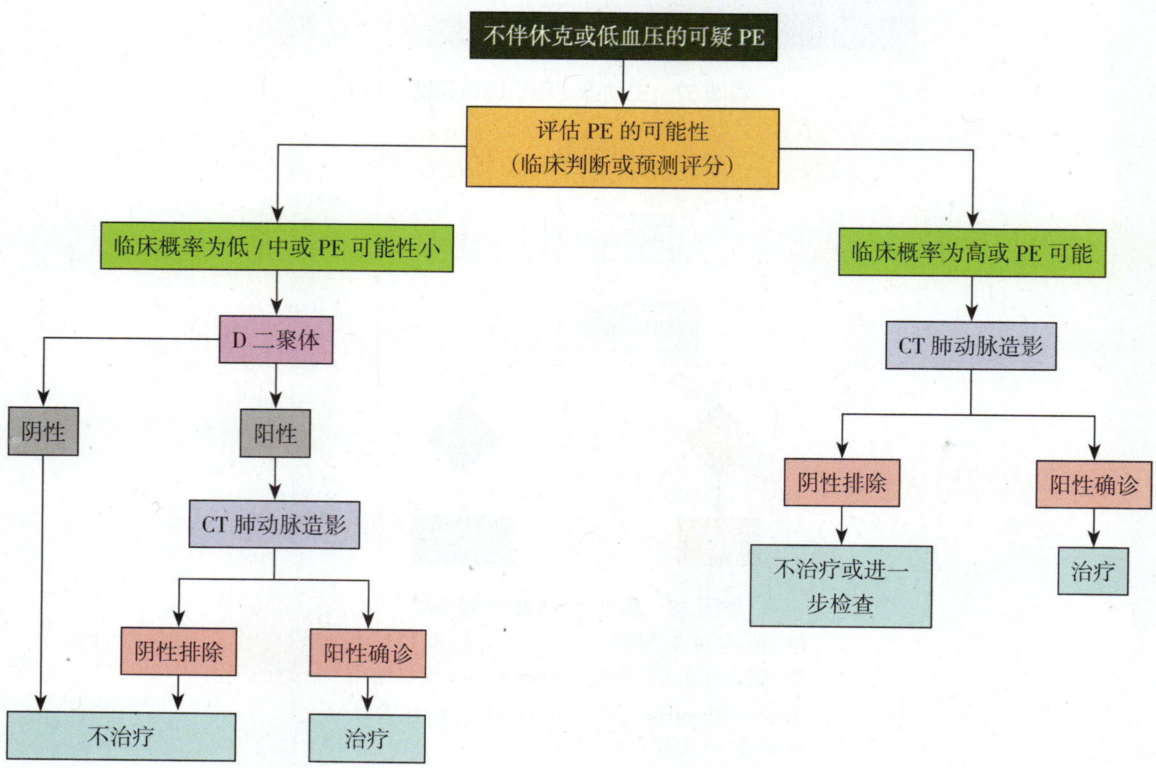

彩图 60　可疑非高危 PE 患者诊断流程图

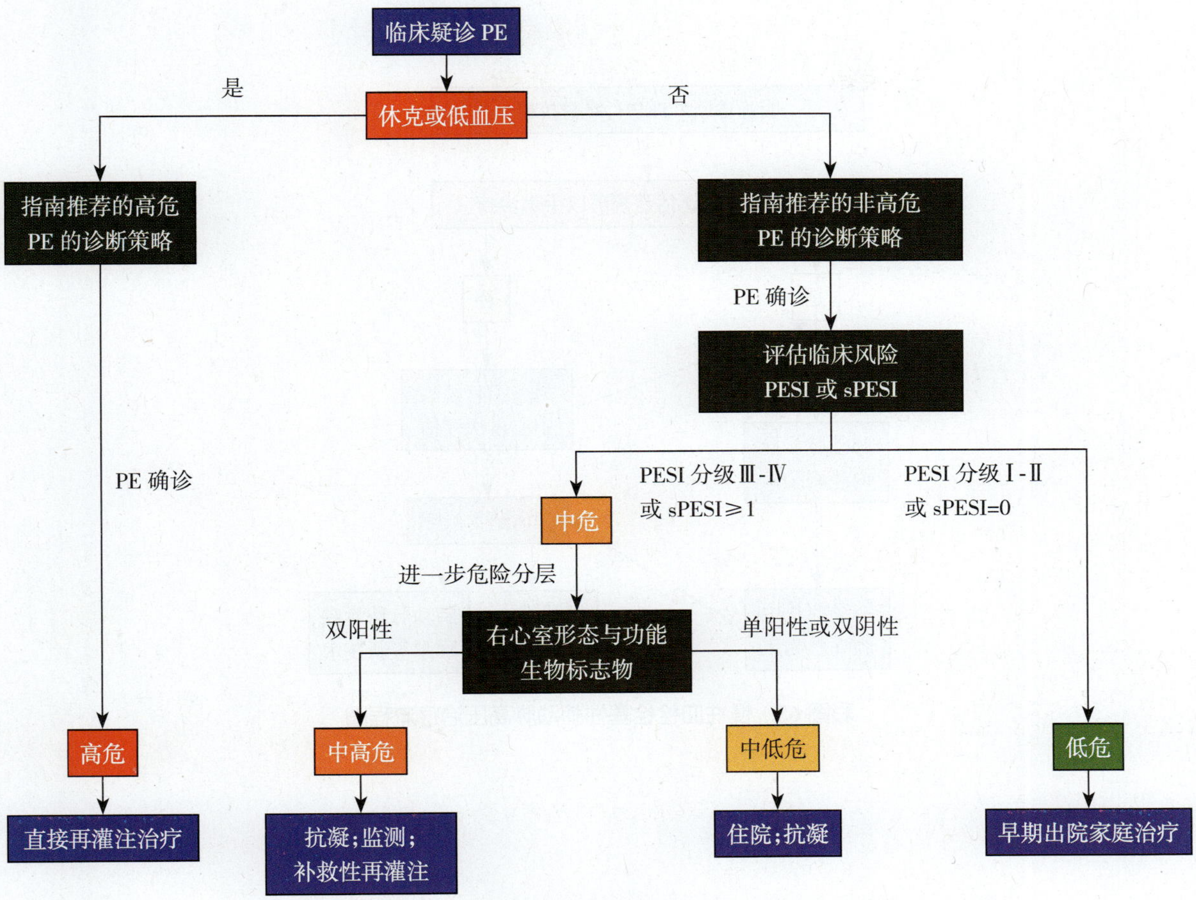

彩图 61　基于危险度分层的急性 PE 治疗策略

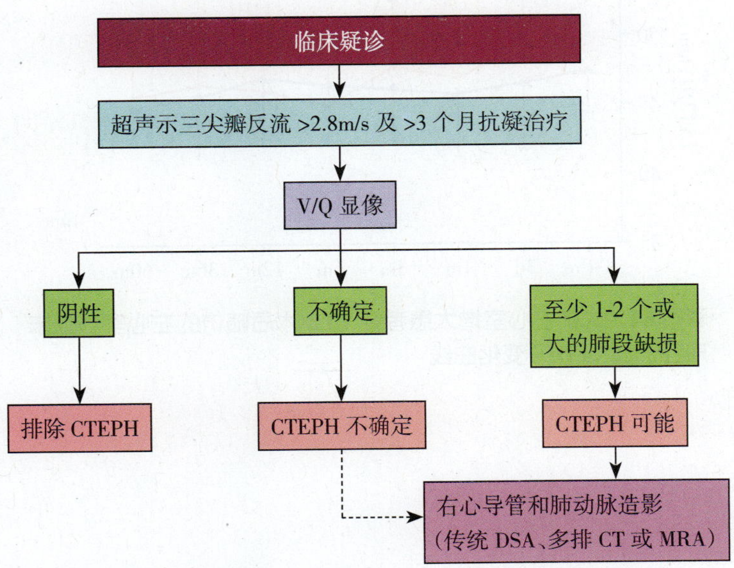

彩图 62　慢性血栓栓塞性肺动脉高压诊断流程图

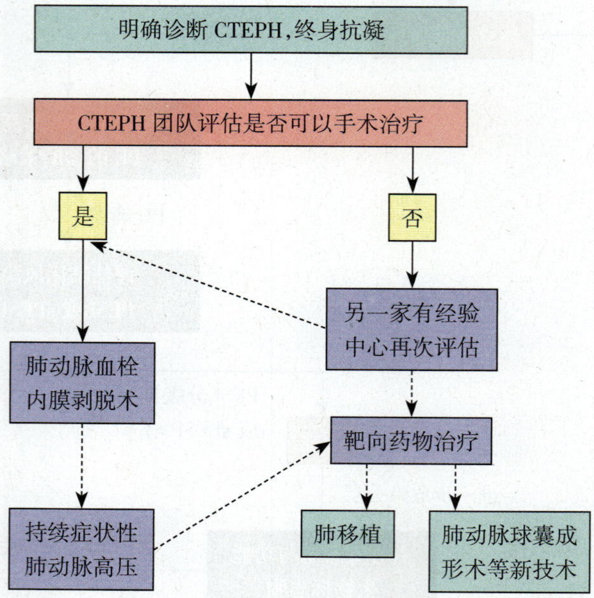

彩图 **63** 慢性血栓栓塞性肺动脉高压治疗流程图

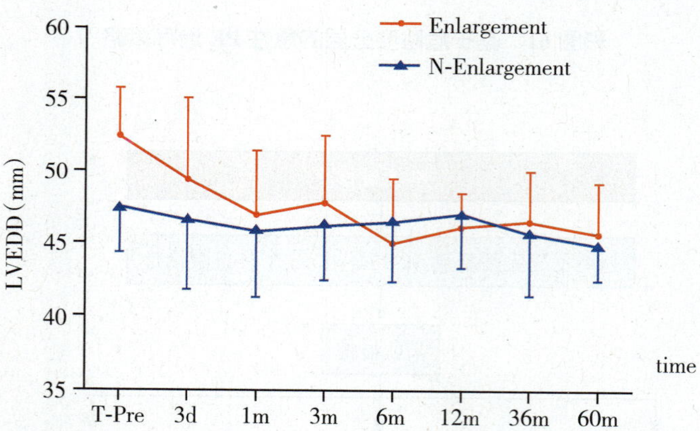

彩图 **64** 术前左心室增大患者经 **TTE** 术后随访的左心室舒张末期容积（**LVEDD**）变化曲线

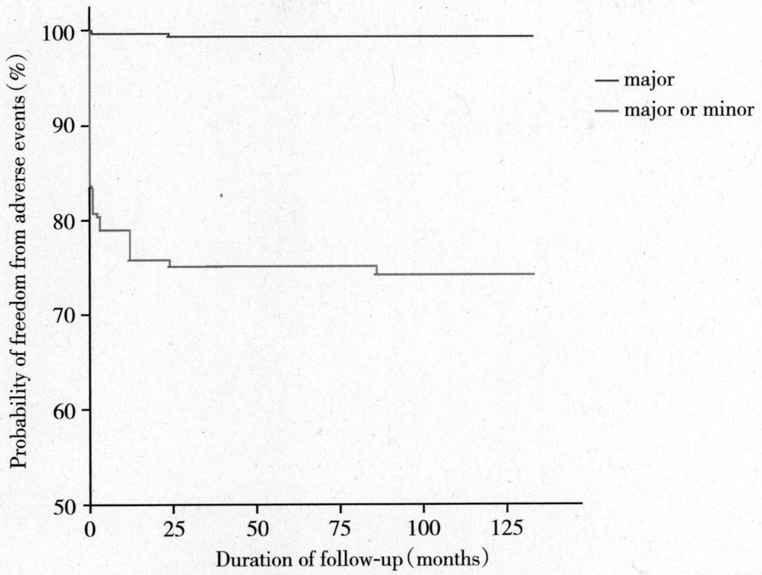

彩图 65　封堵术后随访期间内未发生严重并发症及全部并发症概率的 **Kaplan-Meier** 生存分析曲线